CURRENT
Diagnóstico & Tratamento
Gastroenterologia, Hepatologia & Endoscopia

um livro médico LANGE

CURRENT
Diagnóstico & Tratamento Gastroenterologia, Hepatologia & Endoscopia

Editor

Norton J. Greenberger, MD
Clinical Professor of Medicine, Harvard Medical School
Senior Physician, Division of Gastroenterology, Hepatology and Endoscopy
Brigham and Women's Hospital
Boston, Massachusetts

Associate Editors

Richard S. Blumberg, MD
Professor of Medicine, Harvard Medical School
Chief, Division of Gastroenterology, Hepatology and Endoscopy
Brigham and Women's Hospital
Boston, Massachusetts

Robert Burakoff, MD, MPH
Associate Professor of Medicine, Harvard Medical School
Clinical Chief of Gastroenterology, Division of Gastroenterology and Hepatology
Brigham and Women's Hospital
Boston, Massachusetts

Dilivros

DiLivros

CURRENT: Diagnóstico & Tratamento – Gastroenterologia, Hepatologia & Endoscopia, 2ª Edição ISBN 978-85-8053-060-5

Rua Dr. Satamini, 55 – Tijuca
Rio de Janeiro – RJ/Brasil
CEP 20270-232
Telefax: (21) 2254-0335
dilivros@dilivros.com.br
www.dilivros.com.br

Tradução:
Eder Rios de Lima Filho
Membro Titular da Sociedade Brasileira de Cancerologia
Membro Titular do Colégio Brasileiro de Cirurgiões – Capítulo do Rio de Janeiro – Seção de Cirurgia Oncológica
Membro Aspirante da Sociedade Brasileira de Endoscopia Digestiva
Membro da Sociedade de Gastroenterologia do Rio de Janeiro
Médico-Assistente do Serviço de Cirurgia Geral do Hospital Federal dos Servidores do Estado – Rio de Janeiro, Brasil
(Caps. 1 a 12, Cad. Zero e 4ª capa)

Denise Rodrigues
(Caps. 13 a 28 e Lâminas em Cores)

Douglas Omena Futuro
Médico-Ortopedista – RJ
(Caps. 29 a 53)

Supervisão da tradução:
Gregório Feldman
Especialista em Gastroenterologia pela FBG
Especialista em Endoscopia Digestiva pela SOBED
Membro Internacional da Sociedade Americana de Endoscopia Digestiva (ASGE)
Diretor Médico da Gastroendo-Endoscopia Especializada – Rio de Janeiro – Brasil

Nota

A medicina é uma ciência em constante evolução. As precauções de segurança padronizada devem ser seguidas, mas, à medida que novas pesquisas e a experiência clínica ampliam o nosso conhecimento, são necessárias e apropriadas modificações no tratamento e na farmacoterapia. Os leitores são aconselhados a verificar as informações mais recentes fornecidas pelo fabricante de cada produto a ser administrado, a fim de confirmar a dose recomendada, o método e a duração do tratamento e as contraindicações. Ao profissional de saúde cabe a responsabilidade de, com base em sua experiência e no conhecimento do paciente, determinar as doses e o melhor tratamento para cada caso. Para todas as finalidades legais, nem a Editora nem o(s) Autor(es) assumem qualquer responsabilidade por quaisquer lesões ou danos causados às pessoas ou à propriedade em decorrência desta publicação.

A responsabilidade, perante terceiros e a Editora Di Livros, sobre o conteúdo total desta publicação, incluindo ilustrações, autorizações e créditos correspondentes, é inteira e exclusivamente do(s) autor(es) da mesma.

A Editora

Edição original:
CURRENT Diagnosis & Treatment: Gastroenterology, Hepatology & Endoscopy – Second edition by Norton J. Greenberger, Richard S. Blumberg and Robert Burakoff

ISBN 978-0-07-176848-1
MHID 0-07-176848-3
ISSN 1946-3030

Impresso no Brasil – Printed in Brazil

Sumário

Seção II. Doenças do Esôfago

Seção III. Doenças do Estômago

Seção IV. Doenças do Intestino Delgado

Seção V. Doenças Colorretais

Seção VI. Pancreatopatias

Seção VII. Endoscopia Terapêutica & Técnicas Diagnósticas

Colaboradores

Jaya R. Agrawal, MD, MPH
Attending Gastroenterologist, Hampshire Gastroenterology Associates, Florence, Massachusetts
Complicações Gastrointestinais & Biliares da Gravidez

Frank A. Anania, MD, FACP, AGAF
Associate Professor of Medicine, Director of Hepatology, Division of Digestive Diseases, Department of Medicine, Emory University School of Medicine, Atlanta, Georgia
fanania@emory.edu
Doença Hepática Gordurosa Não Alcoólica

Peter A. Banks, MD
Director of the Center for Pancreatic Disease, Division of Gastroenterology, Brigham and Women's Hospital; Professor of Medicine, Harvard Medical School, Boston, Massachusetts
pabanks@partners.org
Pancreatite Aguda; Pancreatite Crônica

Ronald Bleday, MD
Chief, Section of Colon and Rectal Surgery, Brigham and Women's Hospital & Dana-Farber Cancer Institute; Associate Professor of Surgery, Harvard Medical School, Boston, Massachusetts
rbleday@partners.org
Doença Inflamatória Intestinal: Considerações Cirúrgicas

Richard S. Blumberg, MD
Professor of Medicine, Harvard Medical School; Chief, Division of Gastroenterology, Hepatology, and Endoscopy, Brigham and Women's Hospital, Boston, Massachusetts
rblumberg@partners.org
Doença Inflamatória Intestinal: Considerações Imunológicas & Implicações Terapêuticas; Doença Diverticular do Cólon

Robert Burakoff, MD, MPH
Clinical Chief of Gastroenterology, Division of Gastroenterology and Hepatology, Brigham and Women's Hospital; Associate Professor of Medicine, Harvard Medical School, Boston, Massachusetts
rburakoff@partners.org
Doença Inflamatória Intestinal: Considerações Clínicas; Dispepsia Funcional (Não Ulcerosa); Distúrbios de Motilidade Gástrica & do Intestino Delgado

David L. Carr-Locke, MA, MD, DRCOG, FRCP, FACG, FASGE
Chief, Division of Digestive Diseases, Co-Director of the Center for Digestive Health, Beth Israel Medical Center; Professor, Albert Einstein College of Medicine, New York, New York
dcarrlocke@chpnet.org
Colangiopancreatografia Retrógrada Endoscópica (CPRE)

Walter W. Chan, MD, MPH
Instructor in Medicine, Harvard Medical School; Associate Physician, Division of Gastroenterology, Hepatology and Endoscopy, Brigham and Women's Hospital, Boston, Massachusetts
wwchan@partners.org
Dispepsia Funcional (Não Ulcerosa); Distúrbios de Motilidade Gástrica & do Intestino Delgado

Arun Chaudhury, MBBS, MD
Senior Research Fellow in Medicine, Beth Israel Deaconess Medical Center and Center for Swallowing & Motility Disorders, VA Boston Healthcare System (VABHS), West Roxbury, Massachusetts
arun_chaudhury@hms.harvard.edu
Transtornos de Motilidade Orofaríngea & Esofágica

David E. Cohen, MD, PhD
Robert H. Ebert Associate Professor of Medicine and Health Sciences and Technology; Director of Hepatology, Division of Gastroenterology, Department of Medicine, Brigham and Women's Hospital; Director, Harvard–Massachusetts Institute of Technology Division of Health Sciences and Technology, Harvard Medical School, Boston, Massachusetts
dcohen@partners.org
Doença Hepática Gordurosa Não Alcoólica

Darwin L. Conwell, MD, MS
Associate Professor of Medicine, Division of Gastroenterology, Center for Pancreatic Disease, Brigham and Women's Hospital, Boston, Massachusetts
dconwell@partners.org
Pancreatite Aguda; Pancreatite Crônica

Jules L. Dienstag, MD
Carl W. Walter Professor of Medicine and Dean for Medical Education, Harvard Medical School; Physician, Massachusetts General Hospital, Boston, Massachusetts
jdienstag@partners.org
Hepatites Virais

Sonia Friedman, MD
Assistant Professor of Medicine, Harvard Medical School; Associate Physician, Brigham and Women's Hospital, Boston, Massachusetts
sfriedman1@partners.org
Complicações Gastrointestinais & Biliares da Gravidez; Síndrome do Intestino Irritável

Norman D. Grace, MD
Director of Clinical Hepatology, Division of Gastroenterology and Hepatology, Brigham and Women's Hospital; Lecturer on Medicine, Harvard Medical School; Professor of Medicine, Tufts University School of Medicine, Boston, Massachusetts
ngrace@partners.org
Hemocromatose Hereditária; Doença Hepática Alcoólica; Hipertensão Portal & Hemorragia de Varizes do Esôfago

Norton J. Greenberger, MD
Clinical Professor of Medicine, Harvard Medical School; Senior Physician, Division of Gastroenterology, Hepatology and Endoscopy, Brigham and Women's Hospital, Boston, Massachusetts
ngreenberger@partners.org
Dor Abdominal Aguda: Princípios Básicos & Desafios Atuais; Doença Vascular Mesentérica; Esofagite Eosinofílica; Tratamento da Obesidade: Impacto da Cirurgia Bariátrica; Pancreatite Autoimune; Abordagem para o Paciente com Icterícia & Testes Hepáticos Anormais; Encefalopatia Portal Sistêmica & Encefalopatia Hepática; Ascites e Peritonite Bacteriana Espontânea; Síndrome Hepatorrenal; Colangite Esclerosante Primária; Litíase Biliar

Jennifer L. Irani, MD
Instructor in Surgery, Harvard Medical School; Staff Surgeon, Section of Colon and Rectal Surgery, Brigham and Women's Hospital, Boston, Massachusetts
jirani@partners.org
Doença Inflamatória Intestinal: Considerações Cirúrgicas

Kunal Jajoo, MD
Lecturer in Medicine, Harvard Medical School; Associate Physician, Brigham and Women's Hospital, Boston, Massachusetts
kjajoo@partners.org
Esôfago de Barrett; Polipectomia

Fay Kastrinos, MD, MPH
Assistant Professor in Medicine, Columbia University, College of Physicians and Surgeons, Division of Digestive and Liver Diseases, New York, New York
fk18@columbia.edu
Triagem para Câncer Colorretal

Sonal Kumar, MD
Gastroenterology Fellow, Division of Gastroenterology, Hepatology and Endoscopy, Brigham and Women's Hospital, Boston, Massachusetts
skumar11@partners.org
Insuficiência Hepática Aguda

Timothy T. Kuo, MD
Instructor in Medicine, Harvard Medical School, Boston, Massachusetts
ttkuo@partners.org
Doença Hepática Alcoólica

Linda S. Lee, MD
Assistant Professor of Medicine, Harvard Medical School; Director of Women's Health and Endoscopic Education in Gastroenterology, Brigham and Women's Hospital, Boston, Massachusetts
lslee@partners.org
Sangramento Gastrointestinal Inferior Agudo; Colangiopancreatografia Retrógrada Endoscópica (CPRE); Ultrassonografia Endoscópica

Jonathan S. Levine, MD
Instructor in Medicine, Harvard Medical School; Associate Physician, Division of Gastroenterology, Hepatology and Endoscopy, Brigham and Women's Hospital, Boston, Massachusetts
jslevine@partners.org
Doença Inflamatória Intestinal: Considerações Clínicas

Edward Lew, MD, MPH
Staff Gastroenterologist, VA Boston Healthcare System; Assistant Professor of Medicine, Harvard Medical School, Boston, Massachusetts
elew@partners.org
Úlcera Péptica; Síndrome de Zollinger-Ellison (Gastrinoma)

Willis C. Maddrey, MD, MACP, FRCP
Professor of Internal Medicine, The University of Texas Southwestern Medical Center, Dallas, Texas
wcmaddrey@utsouthwestern.edu
Doenças Hepáticas Induzidas por Medicamentos

Frederick L. Makrauer, MD
Instructor in Medicine, Harvard Medical School; Center for Crohn's and Colitis, Brigham and Women's Hospital, Boston, Massachusetts
fmakrauer@partners.org
Dor Abdominal Aguda: Princípios Básicos & Desafios Atuais

Hiroshi Mashimo, MD, PhD
Assistant Professor of Medicine, Harvard Medical School; Director, GI Motility Service, VA Boston Healthcare System, Boston, Massachusetts
hmashimo@hms.harvard.edu
Transtornos de Motilidade Orofaríngea e Esofágica

Melissa A. Minor, MD, MPH
Gastroenterologist, Gastrointestinal Physicians, PC, North Shore Medical Center, Salem, Massachusetts
mminor@partners.org
Hipertensão Portal & Hemorragia de Varizes do Esôfago

Koenraad J. Mortele, MD
Associate Professor of Radiology, Harvard Medical School; Associate Director, Division of Abdominal Imaging and Intervention; Director, Abdominal and Pelvic MRI; Director, CME, Department of Radiology Brigham and Women's Hospital; Boston, Massachusetts
kmortele@partners.org
Estado da Arte de Imagem do Sistema Gastrointestinal

Gustav Paumgartner, MD, FRCP
Professor of Medicine Emeritus, University Hospital Munich-Grosshadern, Munich, Germany
Gustav.Paumgartner@med.uni-muenchen.de
Litíase Biliar

Daniel S. Pratt, MD
Assistant Professor of Medicine, Harvard Medical School; Director, Liver-Biliary-Pancreas Center, Massachusetts General Hospital, Boston, Massachusetts
dspratt@partners.org
Cirrose Biliar Primária

Amir A. Qamar, MD
Instructor in Medicine, Harvard Medical School and Division of Gastroenterology, Hepatology and Endoscopy, Brigham and Women's Hospital, Boston, Massachusetts
aqamar@partners.org
Insuficiência Hepática Aguda; Neoplasias Hepáticas; Transplante Hepático

Anthony Ramsanahie, MD
Specialist Registrar General Surgery, United Lincolnshire Hospitals, NHS Trust. East Midlands Deanery Training Program
aramsanahie@hotmail.com
Doença Inflamatória Intestinal: Considerações Cirúrgicas

Malcolm K. Robinson, MD
Assistant Professor of Surgery, Harvard Medical School and Brigham and Women's Hospital, Boston, Massachusetts
mkrobinson@partners.org
Tratamento da Obesidade: Impacto da Cirurgia Bariátrica

Anna Rutherford, MD, MPH
Instructor in Medicine, Harvard Medical School; Associate Physician, Division of Gastroenterology, Hepatology and Endoscopy, Brigham and Women's Hospital, Boston, Massachusetts
arutherford@partners.org
Hepatites Virais

John R. Saltzman, MD
Associate Professor of Medicine, Harvard Medical School; Director of Endoscopy, Brigham and Women's Hospital, Boston, Massachusetts
jsaltzman@partners.org
Doença do Refluxo Gastroesofágico; Esôfago de Barrett; Sangramento Gastrointestinal Inferior Agudo; Sangramento Gastrointestinal Superior Agudo; Endoscopia por Cápsula Endoscópica sem Fio & Enteroscopia Profunda de Intestino Delgado; Colangite Esclerosante Primária

Ashish Sharma, MD
Clinical Instructor, Harvard Medical School; Staff Physician, VA Boston Healthcare System, Boston, Massachusetts
ashish.sharma2@med.va.gov
Tumores do Pâncreas

Benjamin Smith, MD
Lecturer on Medicine, Harvard Medical School; Assistant Professor, Tufts University School of Medicine; Director of Endoscopy and Attending Physician, Faulkner Hospital; Affiliate Staff, Brigham and Women's Hospital, Boston, Massachusetts
bnsmith@partners.org
Hemocromatose Hereditária

Scott B. Snapper, MD, PhD
Associate Professor of Medicine, Harvard Medical School; Physician, Brigham and Women's Hospital; Director, Inflammatory Bowel Disease Center, Children's Hospital, Boston, Massachusetts
ssnapper@partners.org
Doença Inflamatória Intestinal: Considerações Imunológicas & Implicações Terapêuticas

Elena M. Stoffel, MD, MPH
Assistant Professor of Medicine, Harvard Medical School, Boston, Massachusetts
estoffel@partners.org
Isquemia Mesentérica; Síndromes Hereditárias de Câncer Gastrointestinal

Sapna Syngal, MD, MPH
Director, Gastroenterology; Clinical Director, Cancer Genetics and Prevention Center, Dana-Farber Cancer Institute/Brigham and Women's Hospital; Associate Professor of Medicine, Harvard Medical School, Boston, Massachusetts
sapna_syngal@dfci.harvard.edu
Triagem para Câncer Colorretal; Síndromes Hereditárias de Câncer Gastrointestinal

Christopher C. Thompson, MD, MSc, FACG, FASGE
Director of Therapeutic Endoscopy, Division of Gastroenterology, Brigham and Women's Hospital; Assistant Professor of Medicine, Harvard Medical School, Boston, Massachusetts
ccthompson@partners.org
Tratamento Endoscópico das Condições Biliares & Pancreáticas Agudas; Corpos Estranhos Gastrointestinais

Anne C. Travis, MD, MSc, FACG
Associate Physician, Division of Gastroenterology, Hepatology and Endoscopy, Brigham and Women's Hospital, Boston, Massachusetts
atravis@partners.org
Doença Diverticular do Cólon; Endoscopia por Cápsula Endoscópica sem Fio & Enteroscopia Profunda de Intestino Delgado

Jerry S. Trier, MD
Professor of Medicine Emeritus, Harvard Medical School; Senior Physician, Division of Gastroenterology, Department of Medicine, Brigham and Women's Hospital, Boston, Massachusetts
jtrier@partners.org
Doenças Diarreicas Agudas; Má Absorção Intestinal

Chinweike Ukomadu, MD, PhD
Attending Physician, Brigham and Women's Hospital; Assistant Professor of Medicine, Harvard Medical School, Boston, Massachusetts
cukomadu@partners.org
Transtornos Hepáticos da Gravidez; Hepatites Não Virais Crônicas; Neoplasias Hepáticas

Bechien U. Wu, MD, MPH
Instructor in Medicine, Division of Gastroenterology, Center for Pancreatic Disease, Brigham and Women's Hospital, Boston, Massachusetts
buwu@partners.org
Pancreatite Aguda; Pancreatite Crônica

Zhenglun Zhu, MD, PhD
Associate Physician, Brigham and Women's Hospital; Assistant Professor of Medicine, Harvard Medical School, Boston, Massachusetts
zzhu@partners.org
Manifestações Gastrointestinais da Imunodeficiência

Prefácio

Estamos satisfeitos com o lançamento da segunda edição do *CURRENT: Diagnóstico & Tratamento – Gastroenterologia, Hepatologia & Endoscopia*, dois anos após a publicação de sua primeira edição. Os editores perceberam que esse período foi muito importante para a atualização de vários temas que acumulam informações rapidamente, em particular no que diz respeito a considerações terapêuticas. Os distúrbios que apresentaram avanços notáveis no diagnóstico e na terapêutica estão incluídos, mas não estão limitados a hepatite crônica B, hepatite crônica C, pancreatite autoimune, pancreatite aguda, esofagite eosinofílica, esôfago de Barrett, doença inflamatória intestinal e doença hepática gordurosa não alcoólica. Nosso interesse particular foi incluir os importantes avanços da terapêutica apresentados em muitas seções deste livro didático. Agradecemos especialmente ao Sr. Clayton R. Bemis por seus esforços para incluir as modificações apresentadas pelos autores na revisão final.

Prefácio da Primeira Edição

As áreas de gastroenterologia e hepatologia têm sofrido modificações dramáticas nos últimos 10 anos, em parte como resultado dos avanços sobre a compreensão das bases moleculares e fisiopatológicas das doenças gastrointestinais. Tais avanços deram origem à investigação de translação, que, por sua vez, resultou em novas e importantes modalidades diagnósticas e terapêuticas. Ademais, a expansão da base de conhecimento resultou no desenvolvimento de subespecialidades nas áreas de gastroenterologia e hepatologia, como o transplante hepático, doenças do pâncreas, doença inflamatória intestinal e distúrbios de motilidade. Vários temas sobre essas disciplinas são discutidos detalhadamente no *CURRENT: Diagnóstico & Tratamento – Gastroenterologia, Hepatologia & Endoscopia*. Uma seção inteira do livro é dedicada especificamente aos avanços da endoscopia diagnóstica e terapêutica.

Como especialidade, a gastroenterologia superpõe-se a outras subespecialidades clínicas e cirúrgicas, em especial a cirurgia gastrointestinal, radiologia gastrointestinal e patologia gastrointestinal. Portanto, vários capítulos deste livro apresentam informações importantes sobre essas especialidades afins. Um capítulo sobre radiologia gastrointestinal, contendo mais de 50 ilustrações, discorre sobre as técnicas de imagem atualmente disponíveis. Os transtornos gastrointestinais que apresentam implicações cirúrgicas, como a doença inflamatória intestinal, bem como a cirurgia bariátrica, são apresentados detalhadamente. O capítulo sobre cirurgia bariátrica destaca os avanços nesse domínio, onde mais de 100.000 cirurgias bariátricas são realizadas anualmente. Mais de 1,5 milhão de pacientes nos Estados Unidos apresentam doença inflamatória intestinal, e as considerações cirúrgicas sobre esses transtornos são cada vez mais importantes.

Este livro representa o equilíbrio exato entre abrangência e conveniência. Ele enfatiza os aspectos práticos do diagnóstico dos transtornos hepáticos e gastrointestinais, e cada capítulo define os elementos essenciais para o diagnóstico de várias doenças. *CURRENT: Diagnóstico & Tratamento – Gastroenterologia, Hepatologia & Endoscopia* provê informação clínica concisa, completa, acessível e atual.

Uma característica única deste livro é que praticamente todos os autores são membros do corpo docente da Harvard Medical School e do Brigham and Women's Hospital. O editor e os editores associados trabalharam estreitamente com todos os autores, para assegurar a uniformidade da apresentação, bem como a clareza e a pertinência. O público-alvo para o qual este livro foi escrito inclui os gastroenterologistas, internistas gerais, médicos de família e cirurgiões, os quais podem beneficiar-se do fácil acesso e das informações atualizadas que ele oferece sobre o diagnóstico e o tratamento em gastroenterologia, hepatologia e endoscopia.

Norton J. Greenberger, MD
Richard S. Blumberg, MD
Robert Burakoff, MD

Lâminas em Cores

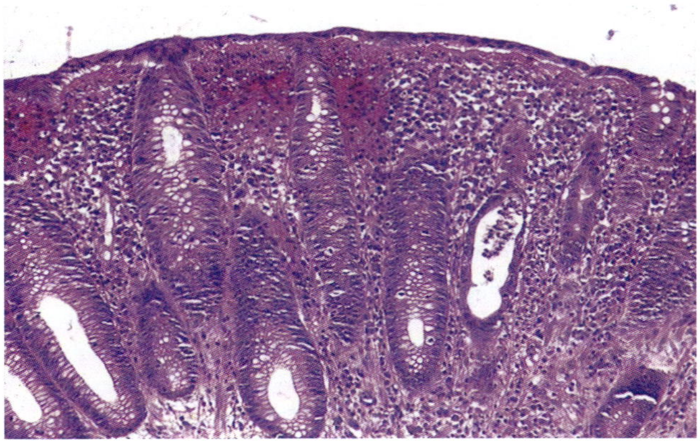

▲ **Lâmina 1.** Amostra de biópsia da mucosa retal de um paciente com disenteria causada por shigelose. Há inflamação considerável das mucosas provocada por infiltração com leucócitos polimorfonucleares e células mononucleares, bem como danos substanciais às células epiteliais da superfície. Contudo, a arquitetura da mucosa é geralmente preservada com criptas retas, imediatamente adjacentes. Um microabscesso da cripta é observado do lado direito.

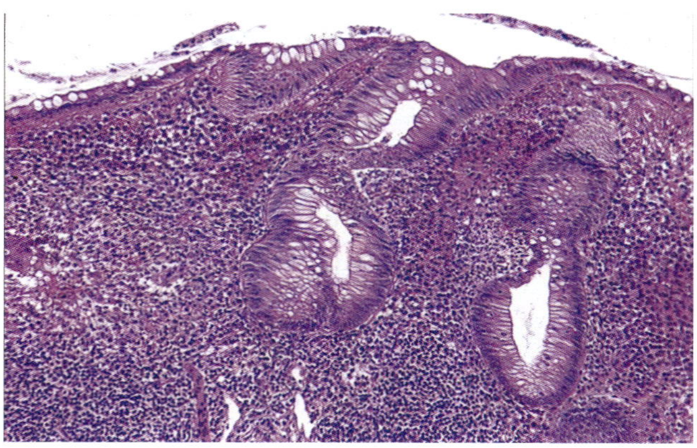

▲ **Lâmina 2.** Amostra de biópsia da mucosa retal de um paciente com fezes disentéricas causadas por um surto de colite ulcerativa crônica. A mucosa é fortemente infiltrada com leucócitos polimorfonucleares e células mononucleares. Ao contrário da Lâmina 1, a arquitetura da mucosa é acentuadamente distorcida, com redução substancial das criptas e distorção do que permanece.

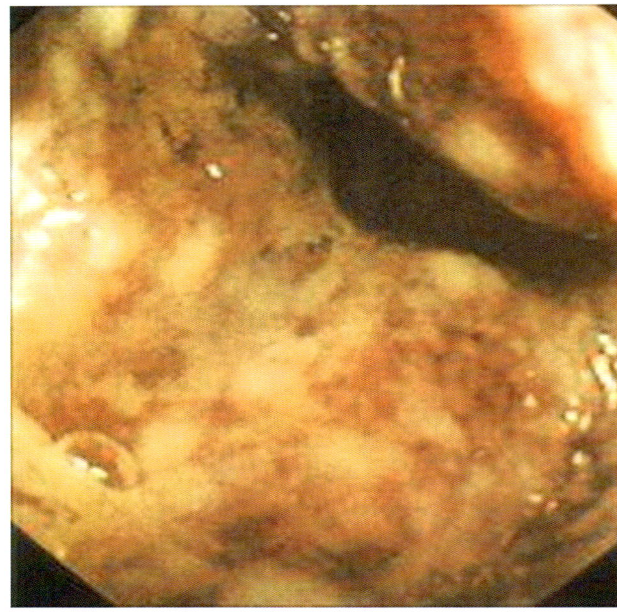

▲ **Lâmina 3.** Aspecto endoscópico de isquemia do cólon. (Usada com autorização de David Stockwell, MD.)

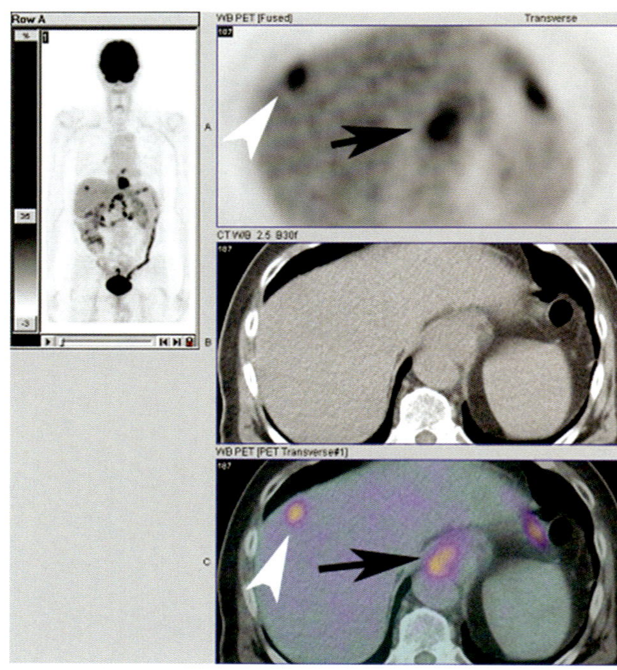

▲ **Lâmina 4.** Carcinoma de esôfago. Imagem de PET-TC fundida mostra um "local privilegiado" (*seta preta*), no nível do esôfago distal correspondente a carcinoma de células escamosas. Observe a metástase hepática (*cabeça de seta branca*).

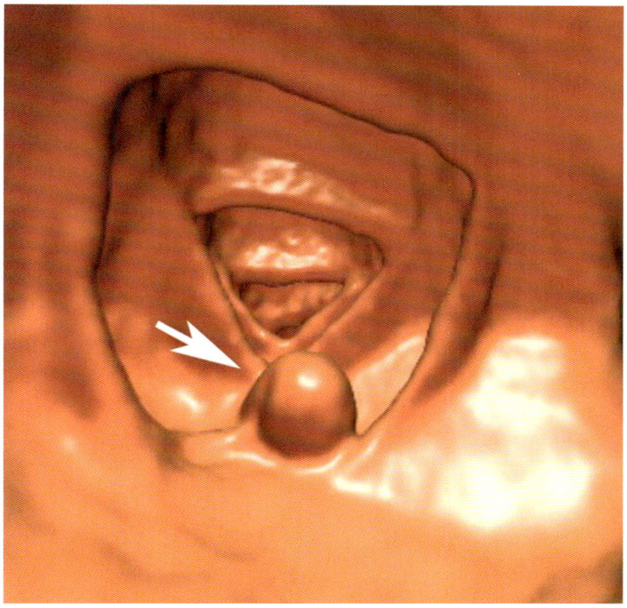

▲ **Lâmina 5.** Pólipo do cólon. Imagem reconstruída endoluminal tridimensional confirma a presença de um pólipo do cólon (*seta*). (Para imagem de MDTC axial correspondente, ver Figura 9-17 no texto.)

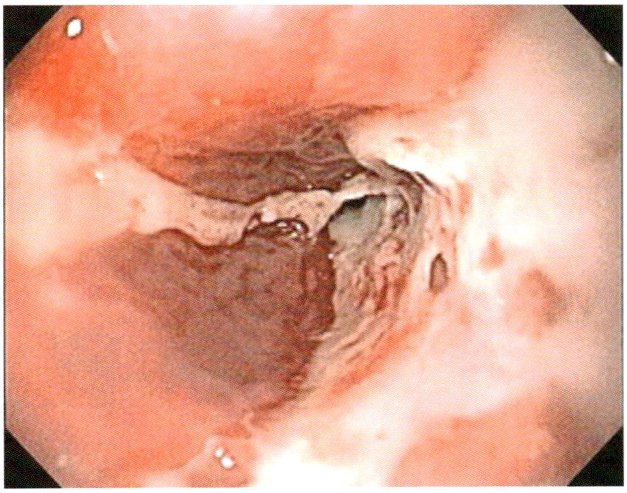

▲ **Lâmina 6.** Esofagite erosiva grave com estenose péptica.

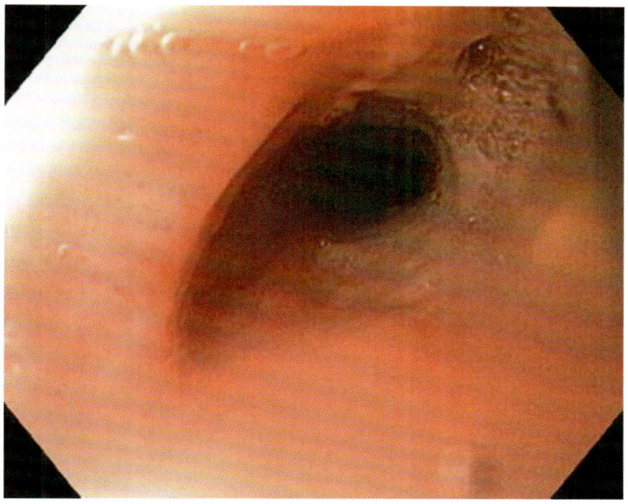

▲ **Lâmina 7.** Estenose de esôfago anterior à dilatação.

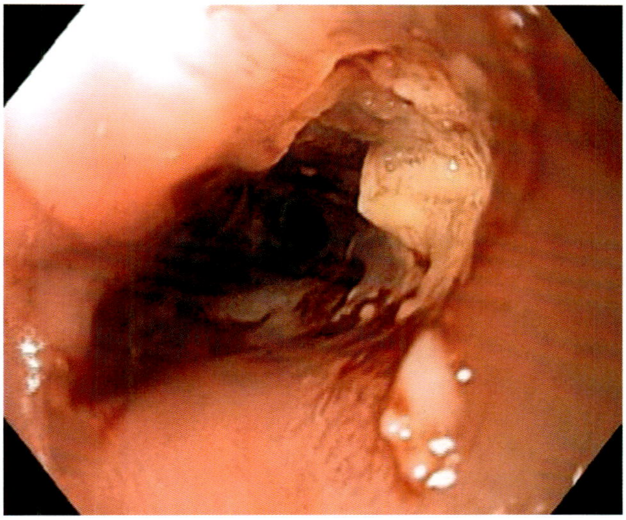

▲ **Lâmina 8.** Aspecto pós-dilatação de estreitamento esofágico mostrado na Lâmina 7.

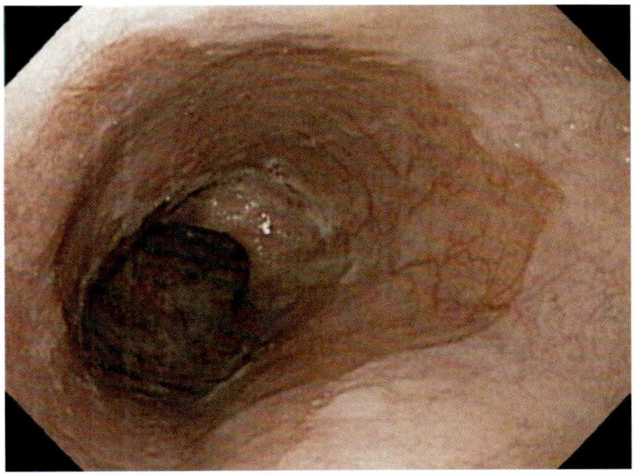

▲ **Lâmina 9.** Aspecto endoscópico do esôfago de Barrett.

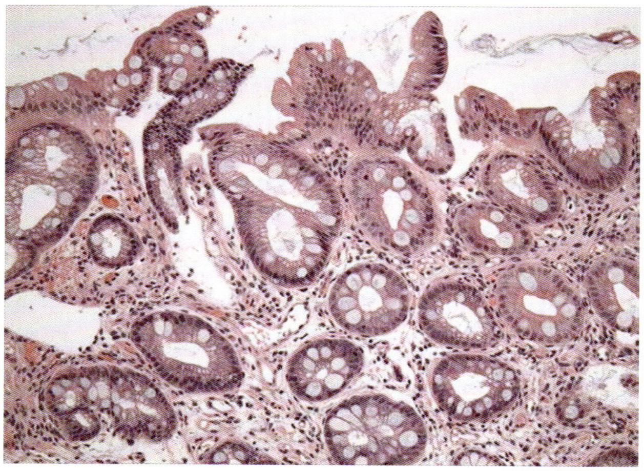

▲ **Lâmina 10.** Achados histopatológicos no esôfago de Barrett não displásico. Observe o epitélio glandular que contém células caliciformes. (Usada com autorização de Jason Hornick, MD, PhD, Brigham e Women's Hospital.)

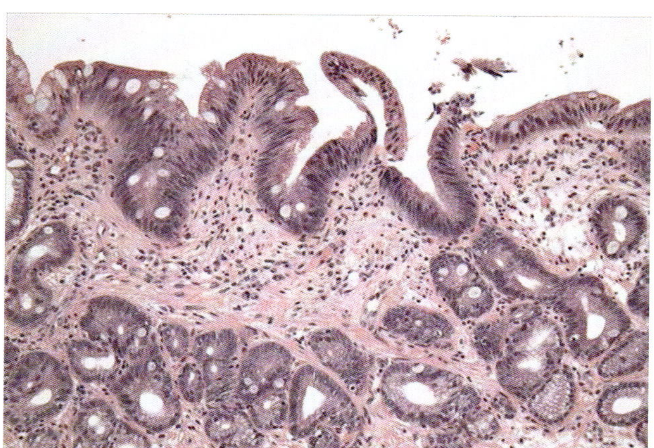

▲ **Lâmina 11.** Achados histopatológicos de displasia de baixo grau no esôfago de Barrett. O epitélio da superfície exibe estratificação nuclear, limitada à metade inferior do citoplasma. (Usada com autorização de Jason Hornick, MD, PhD, Brigham e Women's Hospital.)

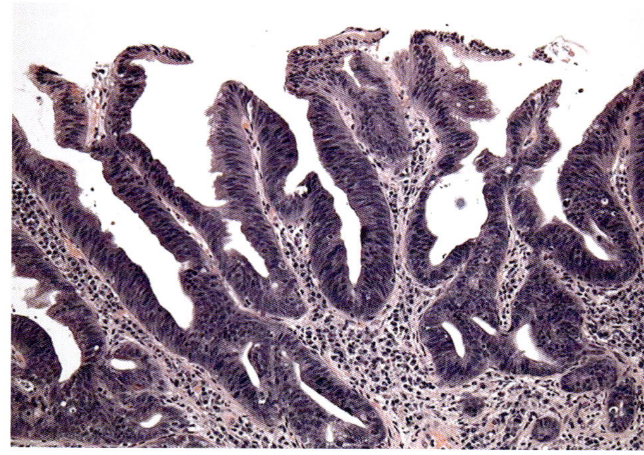

▲ **Lâmina 12.** Achados histopatológicos de displasia de alto grau no esôfago de Barrett. Existe estratificação nuclear de espessura total e a mucosa tem uma aparência vilosa. (Usada com autorização de Jason Hornick, MD, PhD, Brigham e do Women's Hospital.)

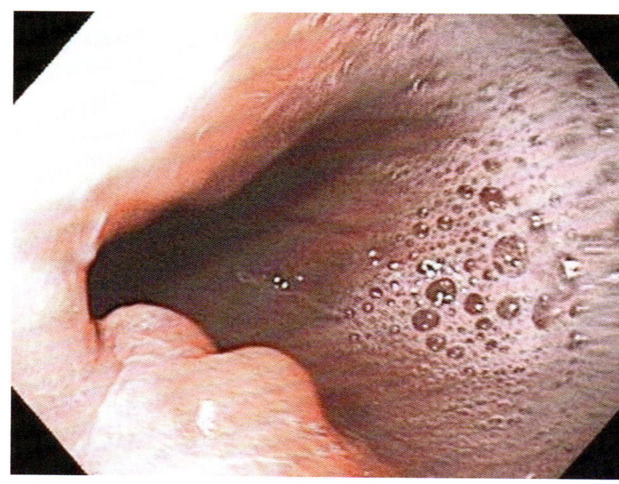

▲ **Lâmina 13.** Nódulo de displasia de alto grau em esôfago de Barrett.

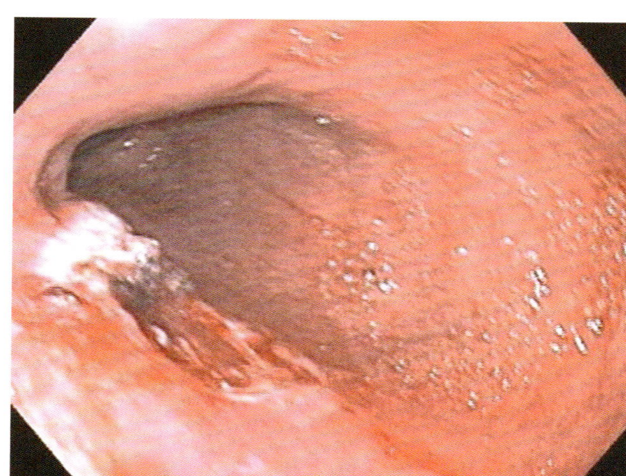

▲ **Lâmina 14.** Mesma área mostrada na Lâmina 13 após ressecção endoscópica da mucosa.

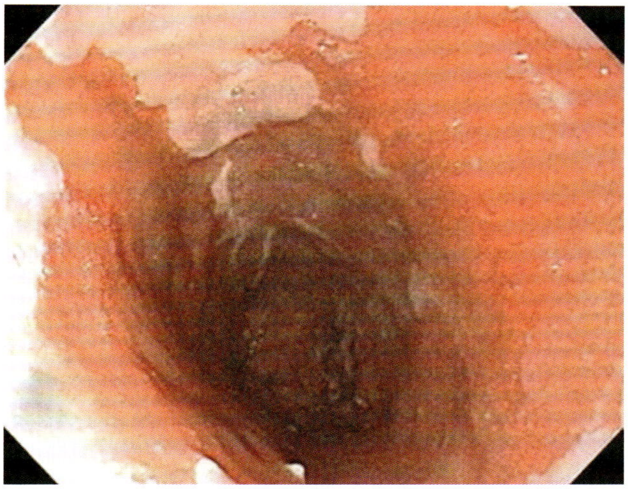

▲ **Lâmina 15.** Esôfago de Barrett com alto grau de displasia e adenocarcinoma intramucoso.

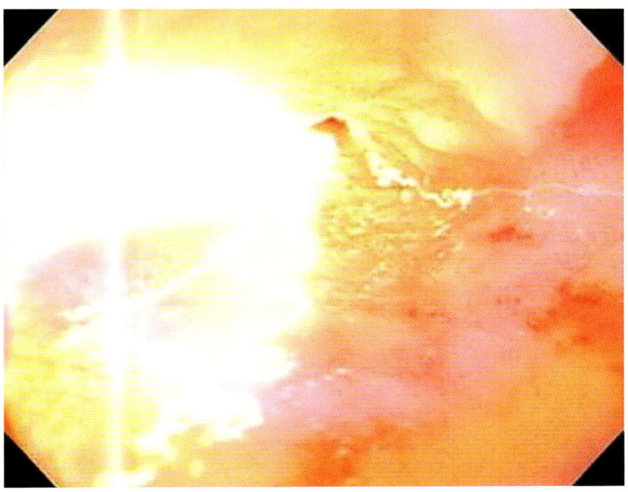

▲ **Lâmina 16.** Esôfago de Barrett. Mesma área que a Lâmina 15 mostrando iluminação com luz *laser* durante terapia fotodinâmica.

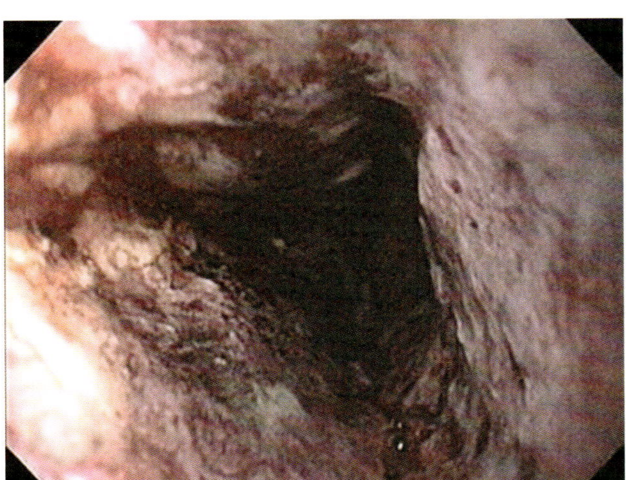

▲ **Lâmina 17.** Segmento de esôfago de Barrett de 48 horas após iluminação; mesma área das Lâminas 15 e 16.

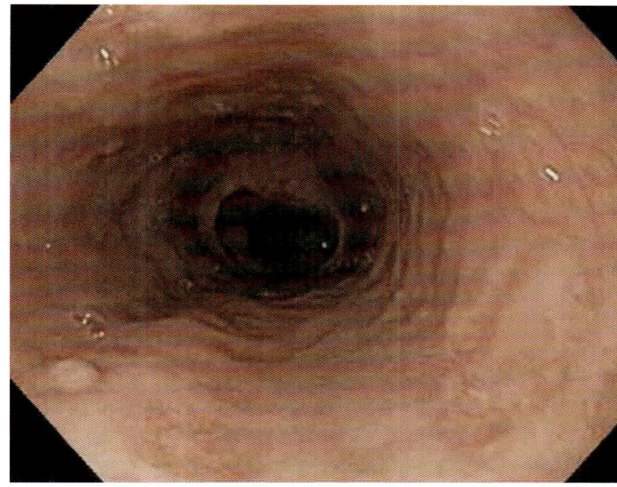

▲ **Lâmina 18.** Achados endoscópicos em esofagite eosinofílica. Observe anéis de mucosa semelhantes à traqueia.

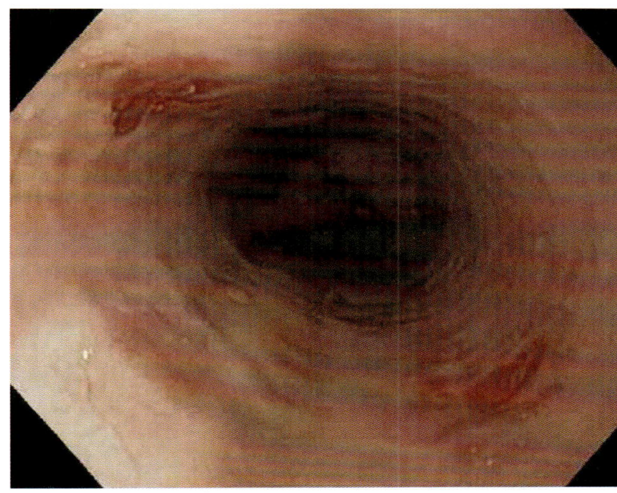

▲ **Lâmina 19.** Esofagite eosinofílica. Observe lacerações da mucosa.

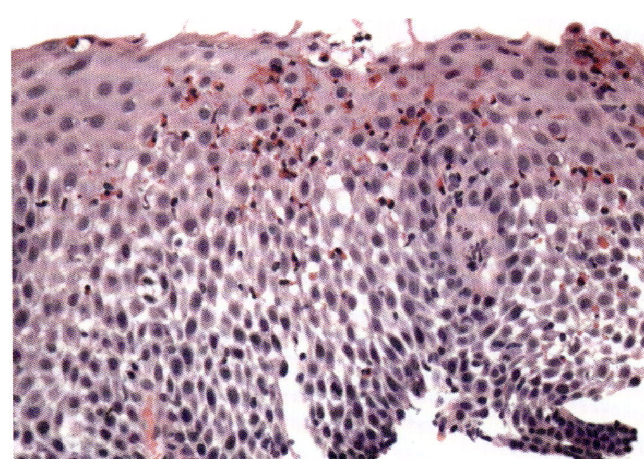

▲ **Lâmina 20.** Achados histológicos em esofagite eosinofílica. Observe aumento de eosinófilos na mucosa escamosa.

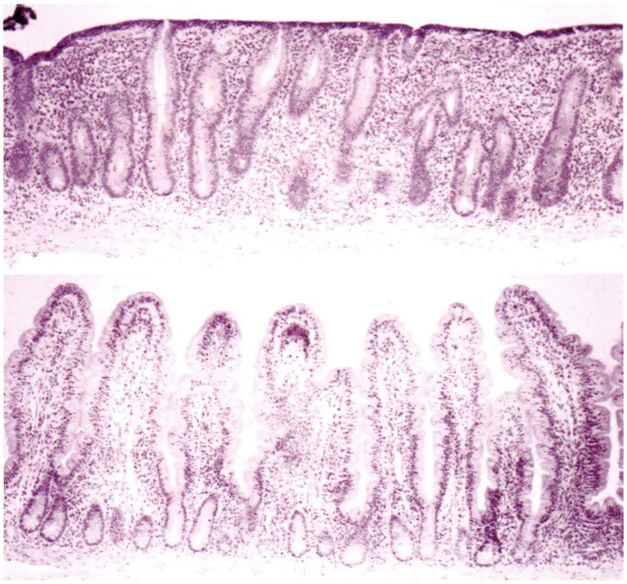

▲ **Lâmina 21.** No painel superior, uma lesão grave típica de um paciente com espru celíaco não tratado. As vilosidades estão ausentes, criptas são hiperplásicas, e a lâmina própria é infiltrada com muitas células mononucleares. Para comparação, no painel inferior uma amostra de biópsia de um voluntário normal mostrando arquitetura normal da mucosa, com altas vilosidades e criptas rasas e apenas algumas células mononucleares na lâmina própria.

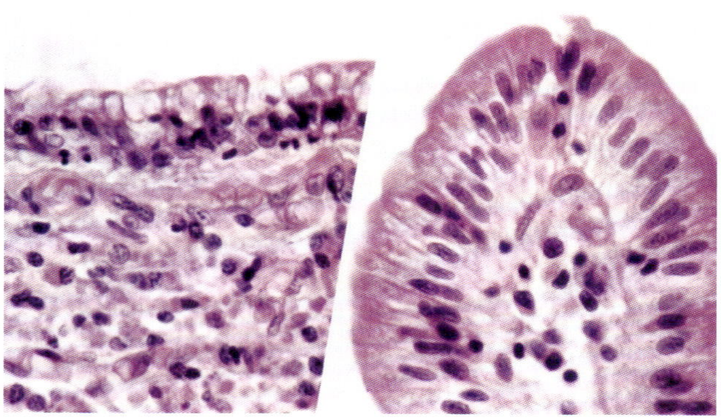

▲ **Lâmina 22.** No painel à esquerda, em maior ampliação, a superfície de absorção da amostra de biópsia do paciente com espru celíaco mostrado no painel superior da Lâmina 21. As células de superfície absortivas são reduzidas em altura e vacuoladas, e os núcleos perderam a polaridade. Inúmeros linfócitos intraepiteliais (LIEs) podem ser observados entre células epiteliais adjacentes. A lâmina própria subjacente é bastante infiltrada com linfócitos e células plasmáticas. Para comparação, no painel à direita está a ponta de uma das vilosidades da amostra de biópsia mostrada no painel inferior da Lâmina 23 de um indivíduo normal. Em contraste com o painel do lado esquerdo, as células absortivas são altas e têm uma borda em escova bem desenvolvida, com apenas LIEs ocasionais evidentes entre as células epiteliais.

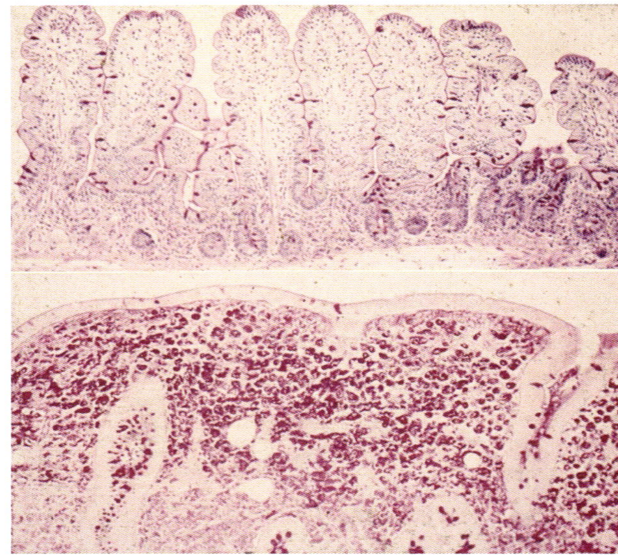

▲ **Lâmina 23.** No painel superior, uma amostra de biópsia obtida a partir de um voluntário normal e corada com corante de ácido Schiff periódico (PAS). A borda em escova da célula epitelial rica em glicoproteína e as mucosas de células caliciformes são positivas para PAS. A amostra de biópsia na parte inferior do painel foi obtida de um paciente com doença de Whipple não tratada. A arquitetura da vilosidade é acentuadamente distorcida, e a lâmina própria é concentrada com macrófagos grandes PAS-positivos que, praticamente, substituem os linfócitos e células plasmáticas que seriam normalmente observados. Além disso, os perfis dos linfáticos dilatados são evidentes na lâmina própria.

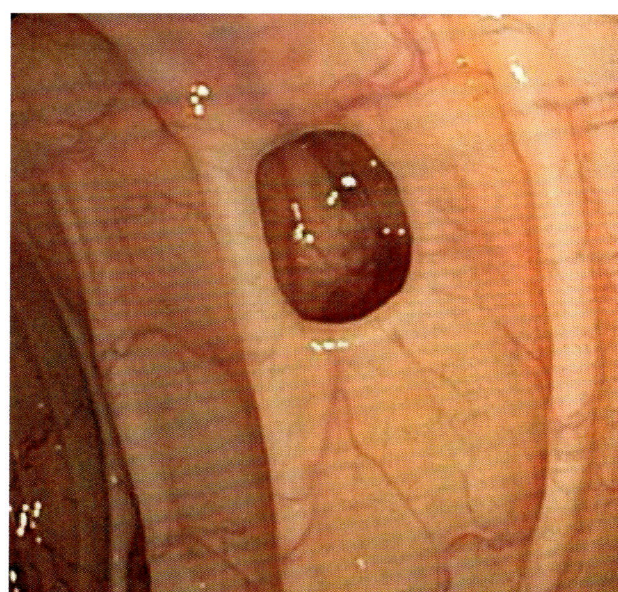

▲ **Lâmina 24.** Divertículo.

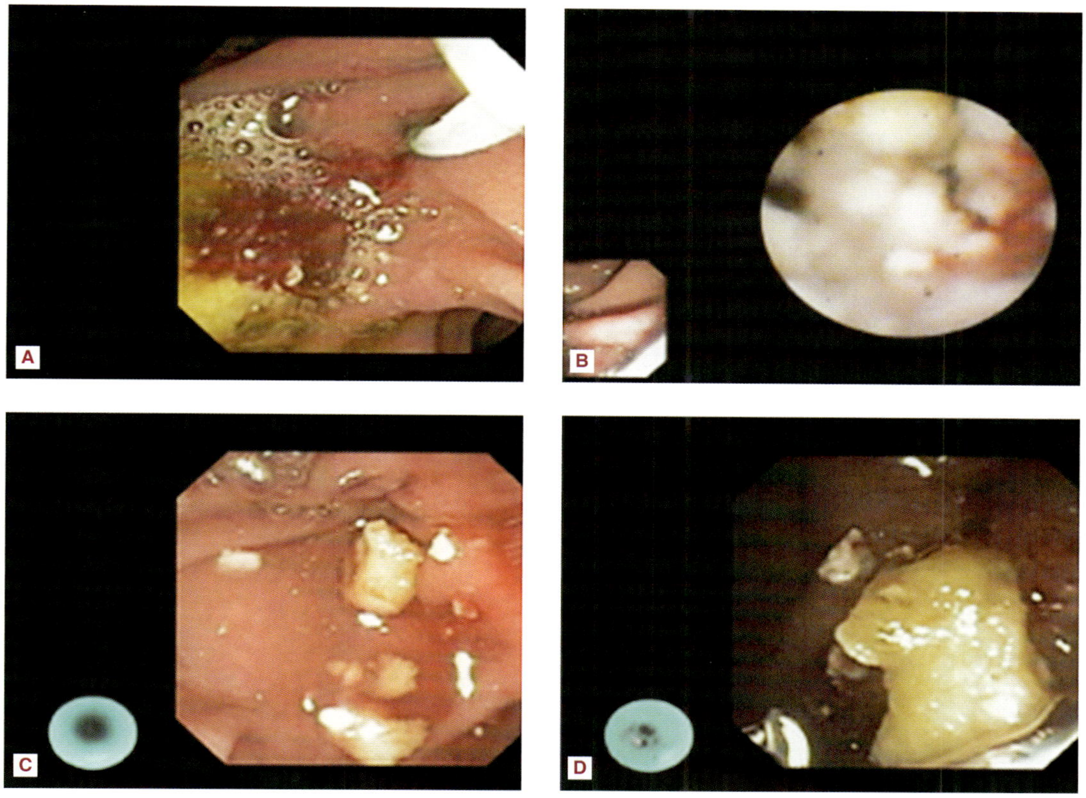

▲ **Lâmina 25.** CPRE + LECO: Cálculos do duto pancreático sintomáticos. **A.** Área de papila no duodeno, **B–D.** Cálculos. (Usada com autorização de David Leslie Carr-Locke, MD.)

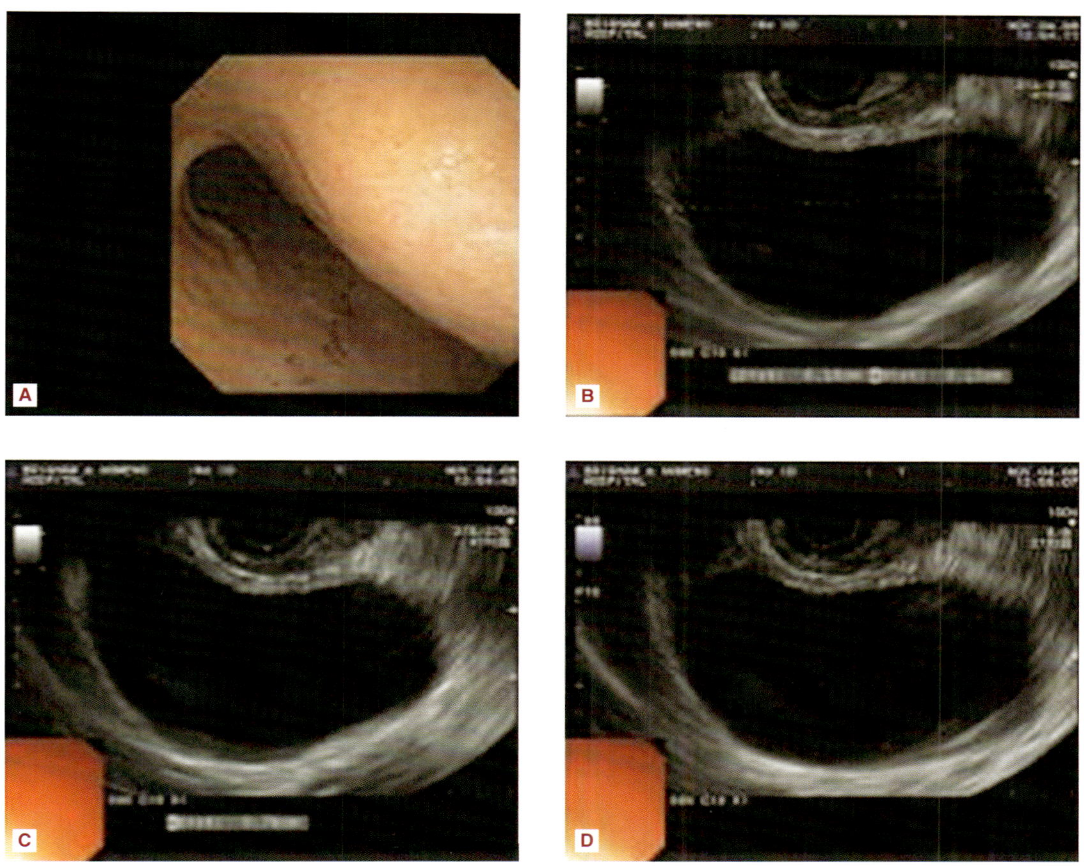

▲ **Lâmina 26.** **A.** Protuberância gástrica, **B–D.** USE de pseudocisto. (Usada com autorização de Christopher Thompson, MD.)

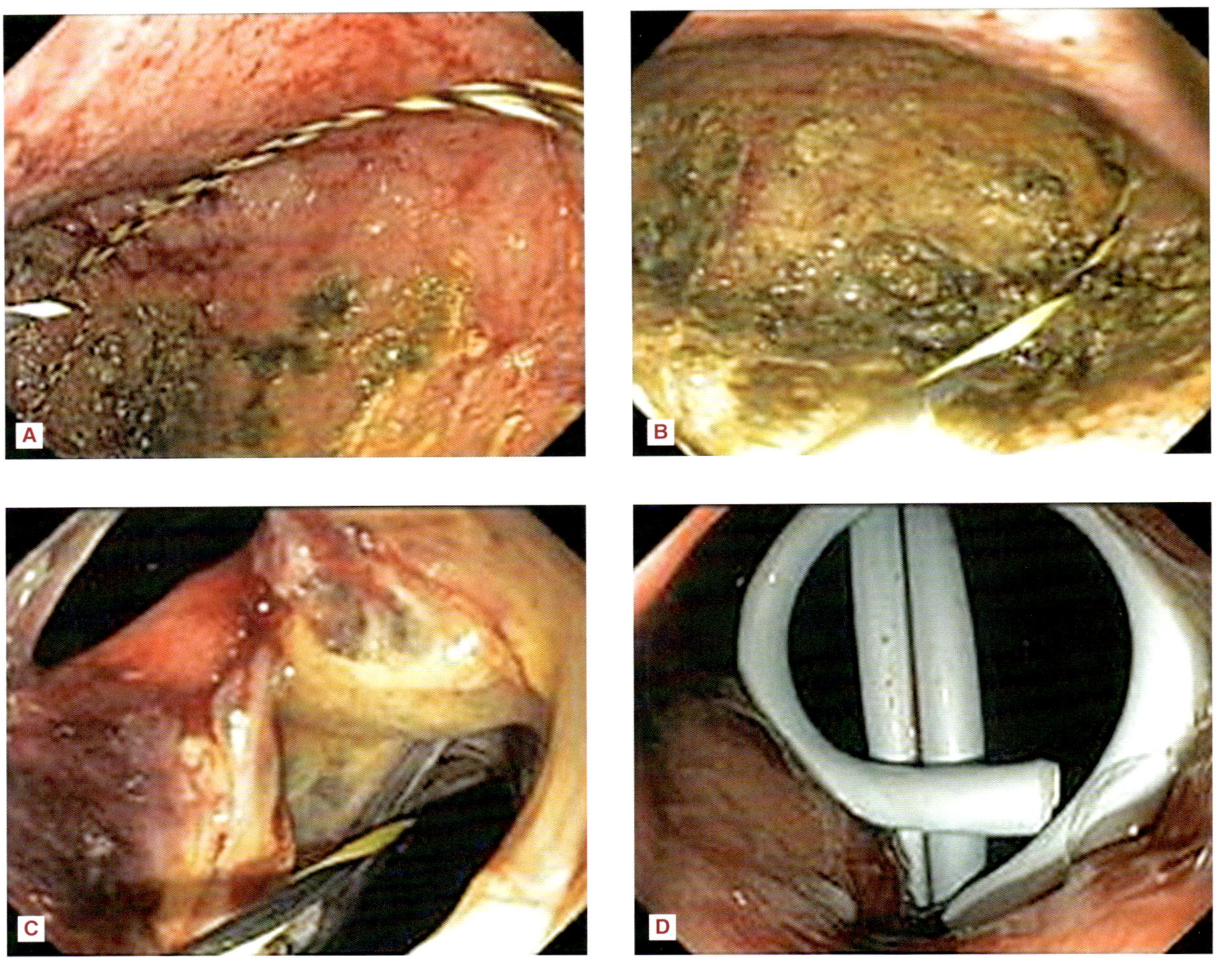

▲ **Lâmina 27.** Imagens passo a passo (Lâminas 26, A–D e 27 A–D) de drenagem endoscópica de pâncreas sintomático. **A.** Pseudocisto. **B.** Fio na cavidade do cisto. **C.** Local de cistogastrostomia com fios. **D.** Cateteres *pigtail* residuais. (Usada com autorização de Christopher Thompson, MD.)

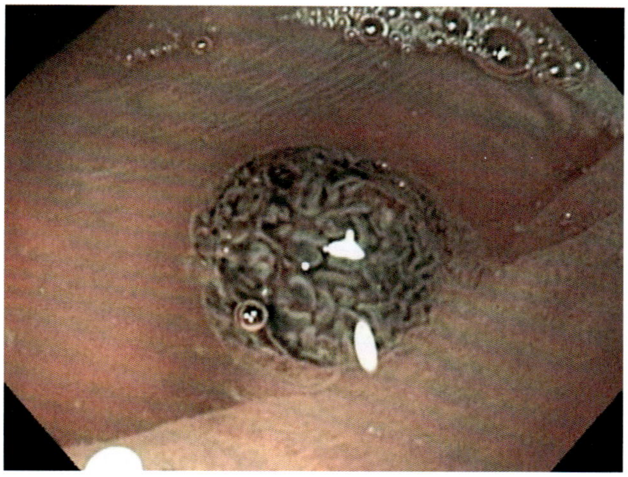

▲ **Lâmina 28.** Visão endoscópica de um pólipo adenomatoso diminuto antes da excisão com laço a frio (modo de imagem de banda estreita).

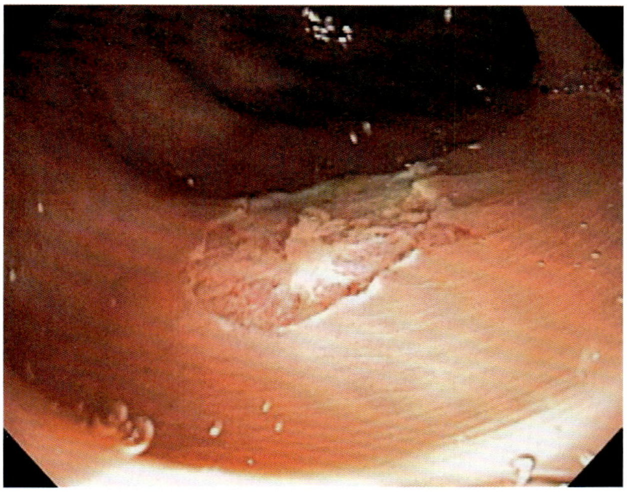

▲ **Lâmina 29.** Pólipo adenomatoso diminuto depois de excisão com laço a frio. Mesmo paciente da Lâmina 28.

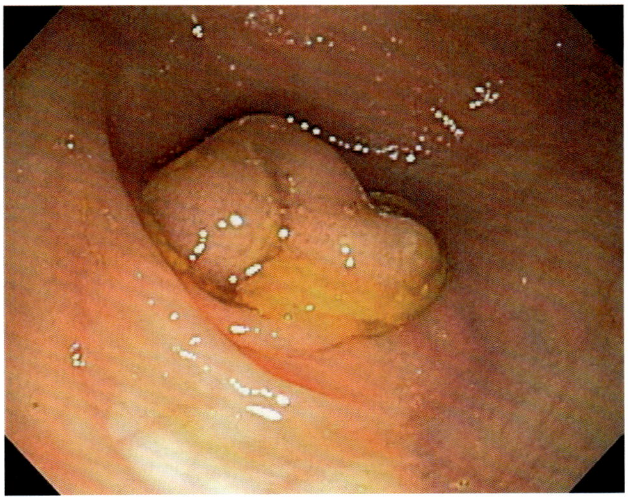

▲ **Lâmina 30.** Pólipo adenomatoso séssil.

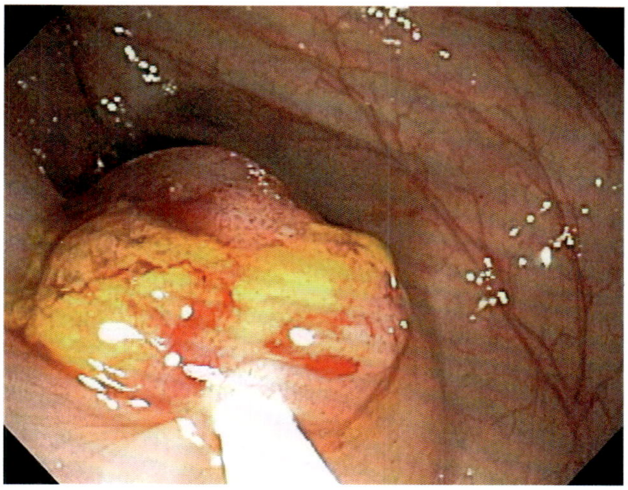

▲ **Lâmina 31.** Pólipo adenomatoso séssil submetido à polipectomia com laço a quente sem injeção de mucosa. Mesmo paciente da Lâmina 30.

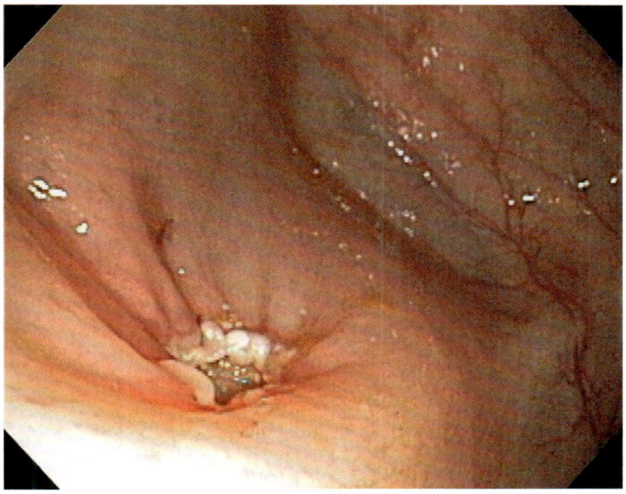

▲ **Lâmina 32.** Aspecto imediatamente após polipectomia. Mesmo paciente da Lâmina 30.

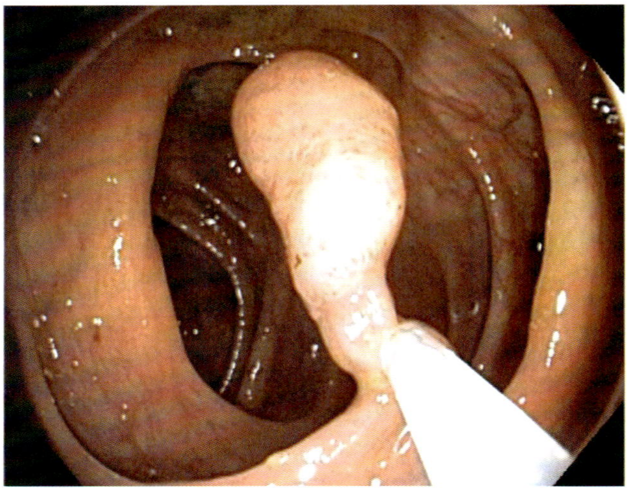

▲ **Lâmina 33.** Visão endoscópica de uma polipectomia com laço padrão para um pólipo pedunculado.

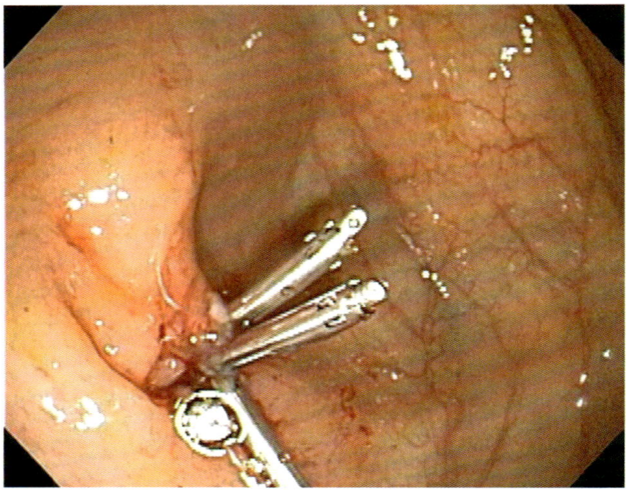

▲ **Lâmina 35.** Clipes hemostáticos aplicados após polipectomia para hemostasia e perfuração suspeita. Mesmo paciente da Lâmina 30.

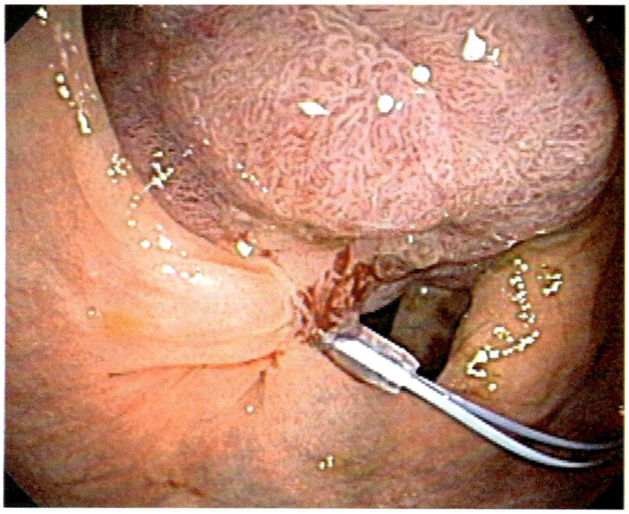

▲ **Lâmina 34.** Polipectomia com laço para pólipo pedunculado grande, com *endoloop* no local antes de ressecção com laço.

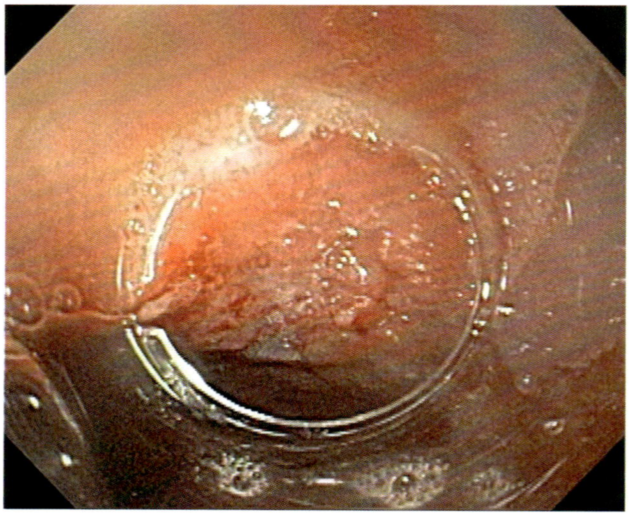

▲ **Lâmina 36.** Ressecção endoscópica da mucosa: método com tampa transparente posicionada sobre nódulo irregular de mucosa de Barrett.

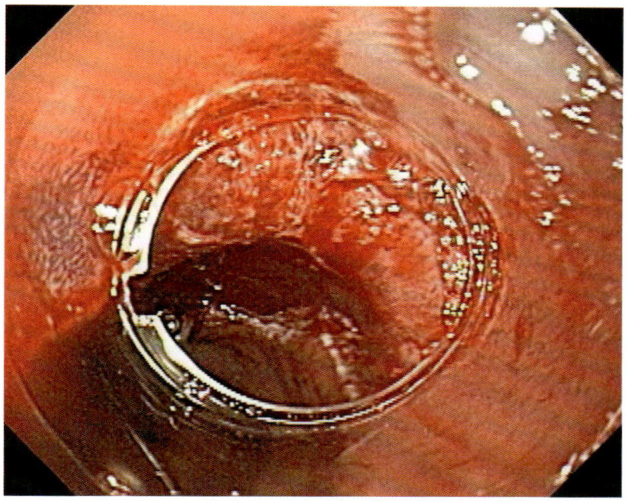

▲ **Lâmina 37.** Nódulo de Barrett após aspiração e ressecção com laço (laço não mostrado). Mesmo paciente da Lâmina 36.

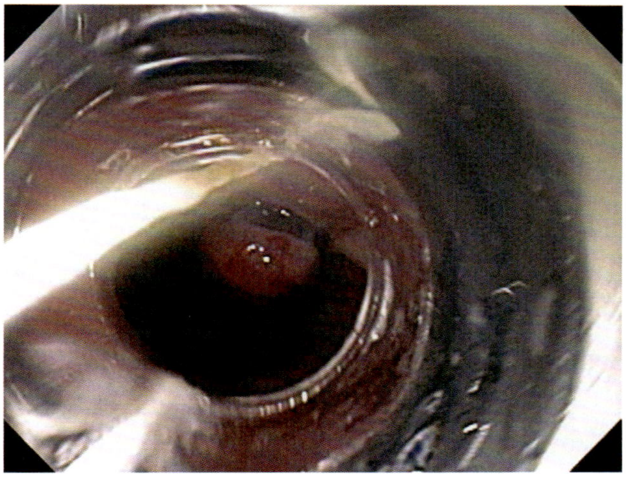

▲ **Lâmina 38.** Ressecção endoscópica da mucosa: método de ligadura com banda com nódulo de Barrett ligado.

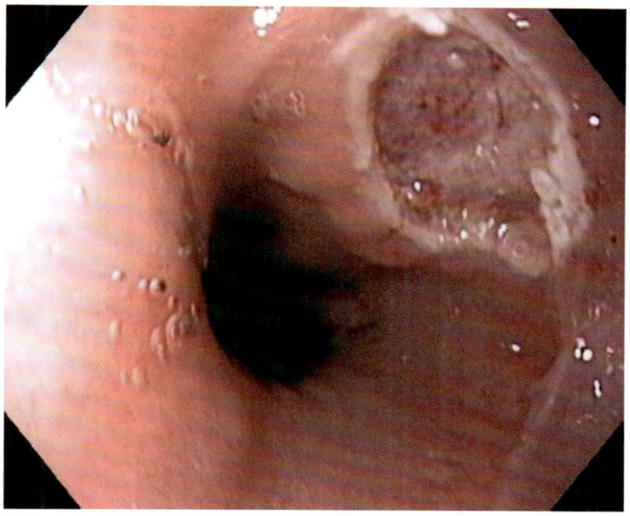

▲ **Lâmina 39.** Nódulo de Barrett após ressecção com laço. Mesmo paciente da Lâmina 38. (Cortesia do Dr. John R. Saltzman, Brigham e Women's Hospital.)

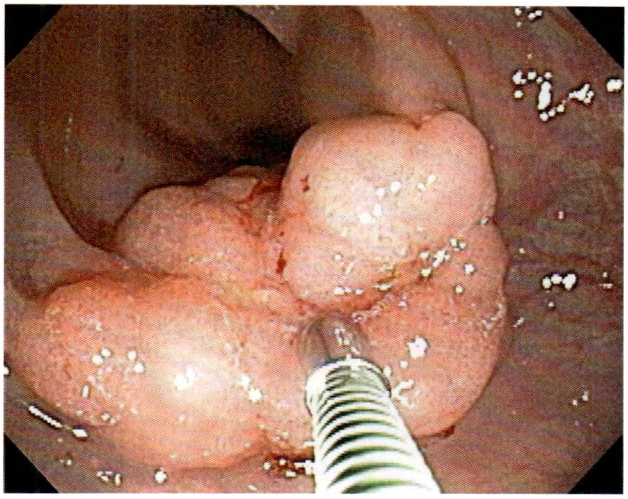

▲ **Lâmina 40.** Ressecção endoscópica da mucosa: método de injeção com agulha.

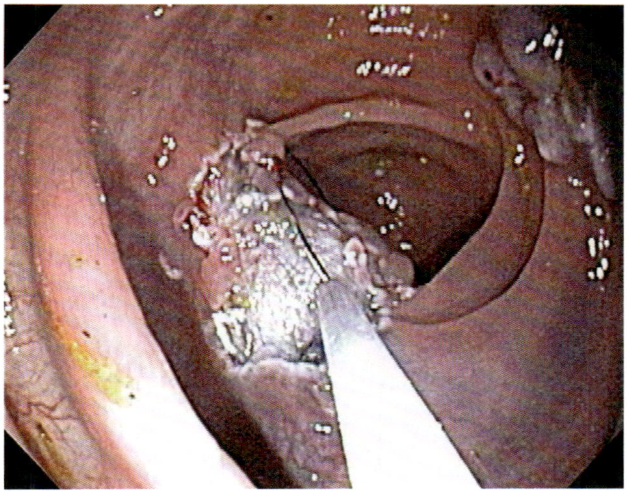

▲ **Lâmina 41.** Ressecção endoscópica da mucosa: polipectomia com laço fragmentada.

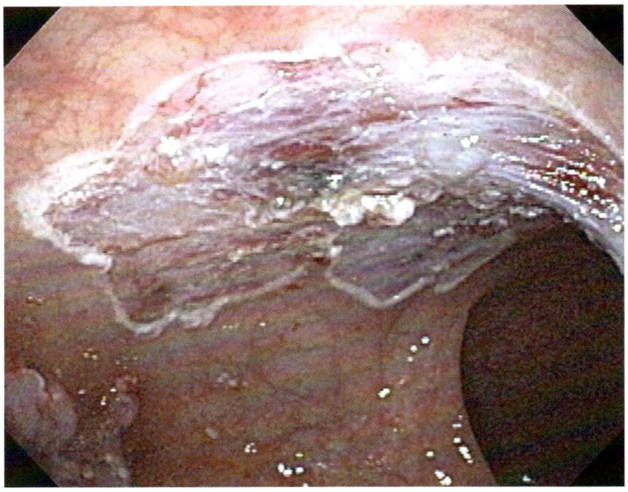

▲ **Lâmina 42.** Aspecto após a ressecção com laço. Mesmo paciente da Lâmina 41.

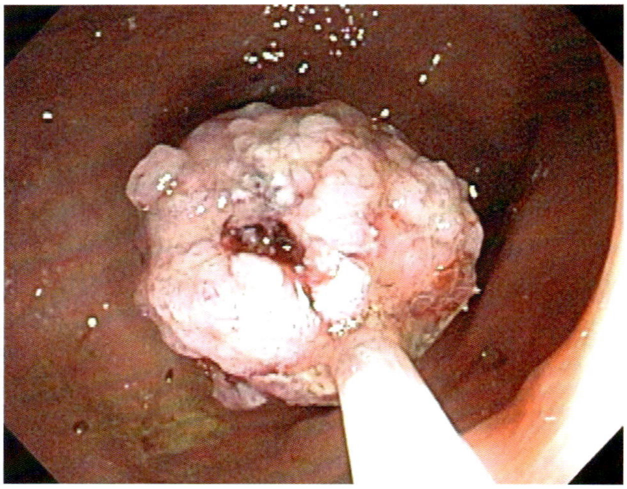

▲ **Lâmina 43.** Ressecção endoscópica da mucosa: recuperação geral de amostras.

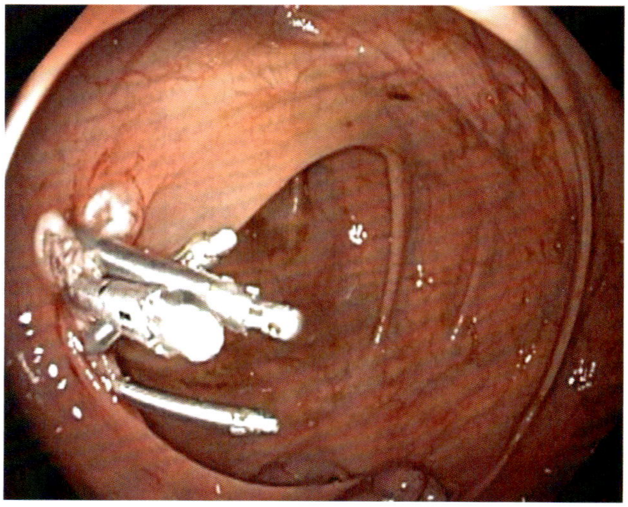

▲ **Lâmina 44.** Ressecção endoscópica da mucosa: fechamento do defeito da mucosa com clipes.

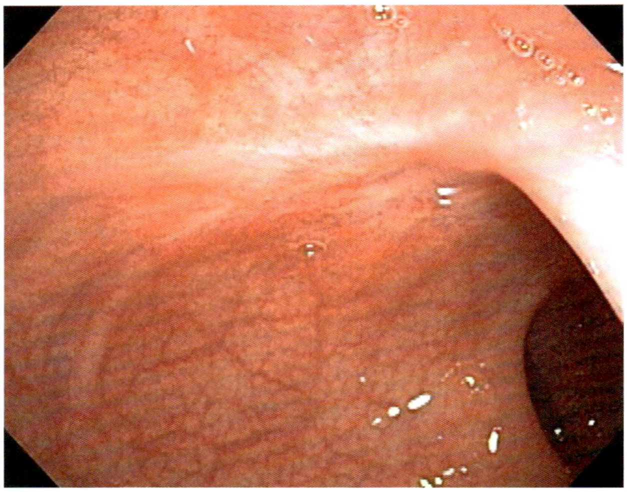

▲ **Lâmina 45.** Ressecção endoscópica da mucosa: cicatriz após 3 meses.

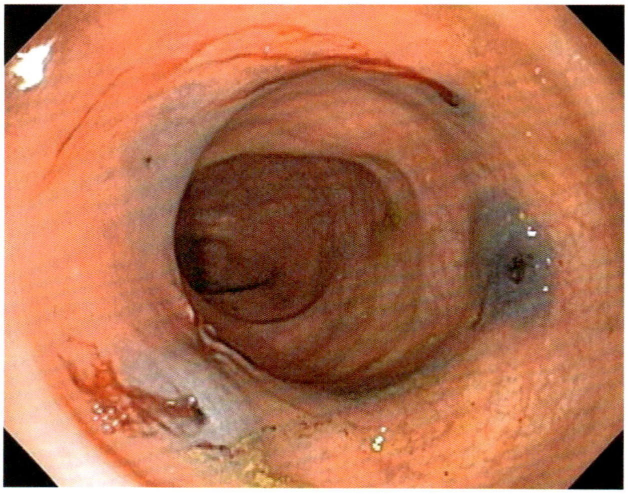

▲ **Lâmina 46.** Marcação com tinta do local de polipectomia.

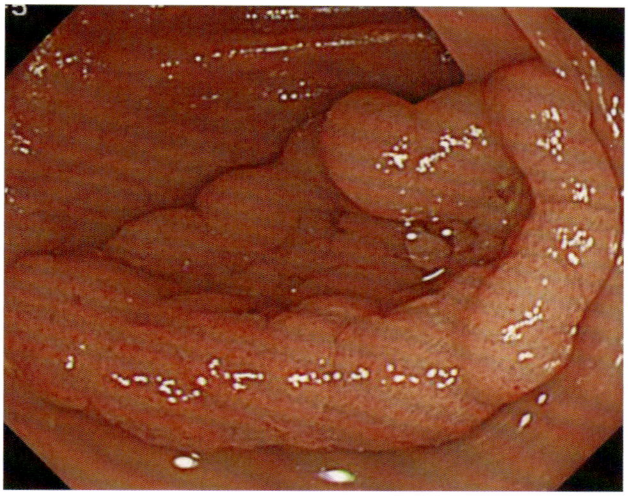

▲ **Lâmina 47.** Dissecção endoscópica da submucosa: pólipo séssil grande. (Usada com autorização do professor Yutaka Saito, National Cancer Center Hospital, Tóquio, Japão.)

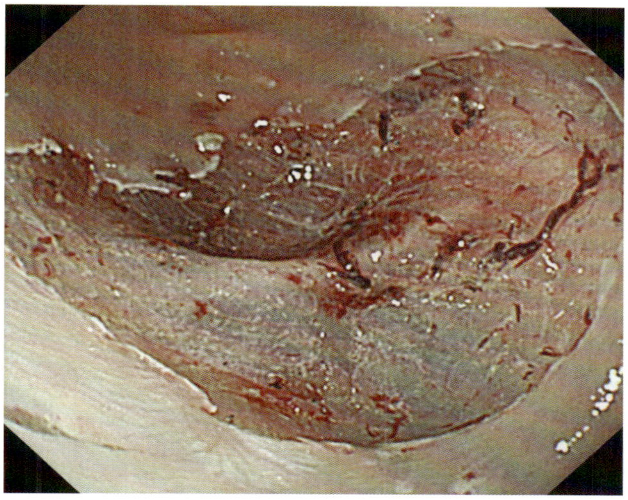

▲ **Lâmina 49.** Defeito da mucosa após dissecção endoscópica da submucosa. Mesmo paciente da Lâmina 44. (Usada com autorização do professor Yutaka Saito, National Cancer Center Hospital, Tóquio, Japão.)

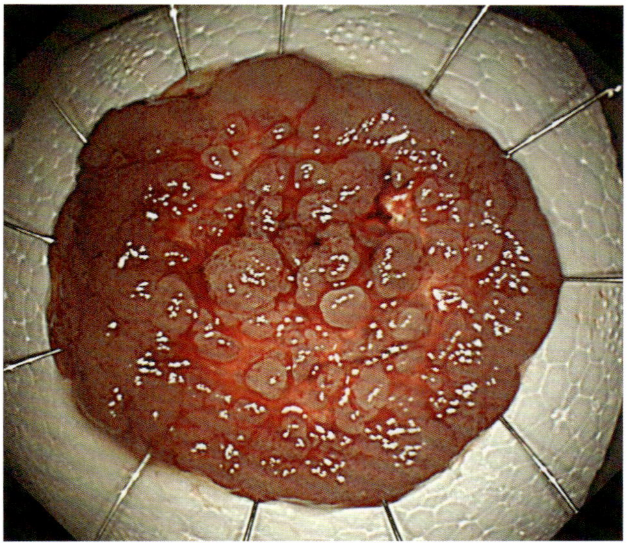

▲ **Lâmina 48.** Amostra ressecada em uma peça. Mesmo paciente da Lâmina 44. (Usada com autorização do professor Yutaka Saito, National Cancer Center Hospital, Tóquio, Japão.)

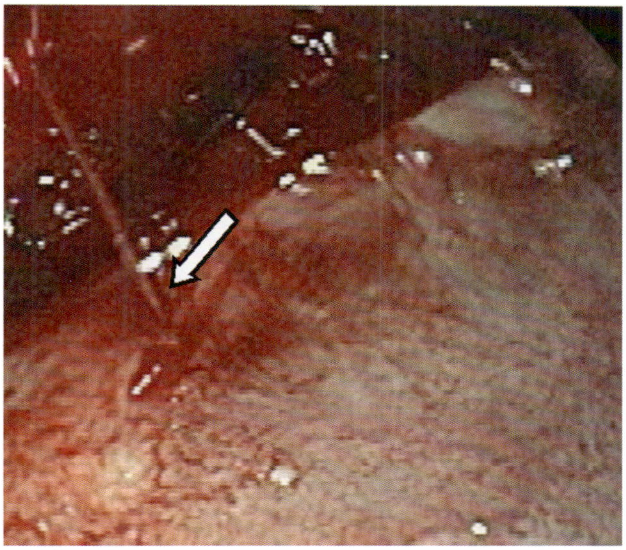

▲ **Lâmina 50.** Úlcera gástrica com sangramento ativo.

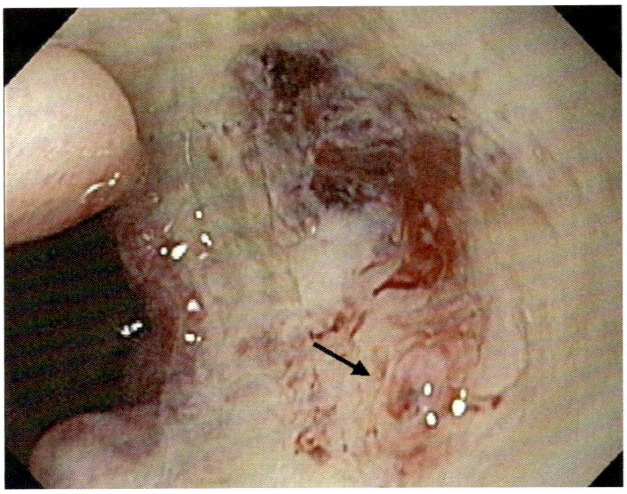

▲ **Lâmina 51.** Vasos visíveis sem sangramento. Úlcera duodenal gigante que ocupa todo o bulbo duodenal, com um vaso visível sem sangramento na parte inferior direita (*seta*).

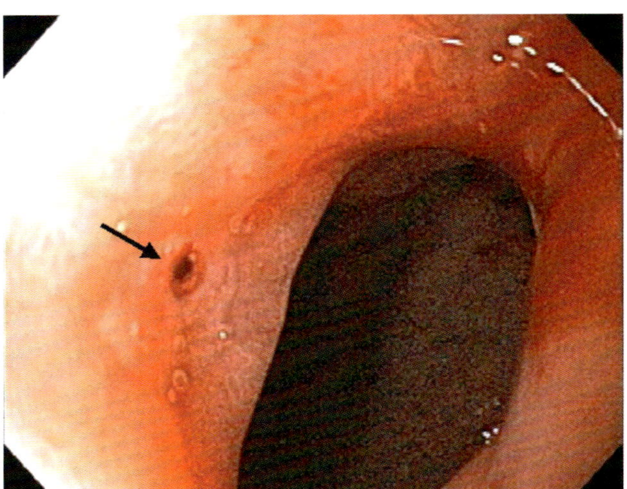

▲ **Lâmina 52.** Vasos visíveis sem sangramento. Úlcera do canal pilórico com vaso visível pigmentado sem sangramento (*seta*).

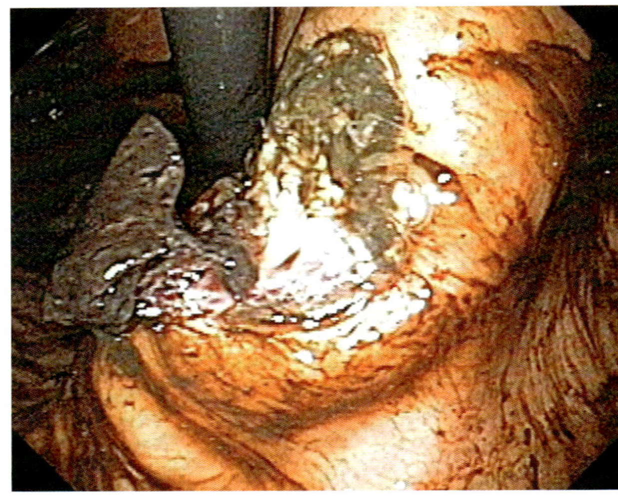

▲ **Lâmina 53.** Coágulo aderente sobre uma úlcera gástrica.

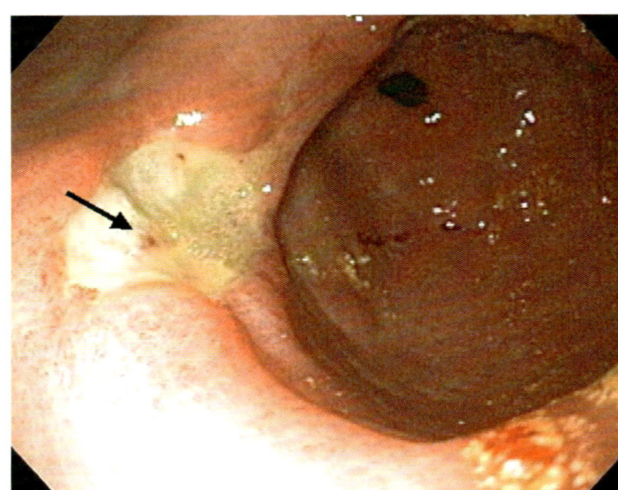

▲ **Lâmina 54.** Ponto plano em úlcera gástrica (*seta*).

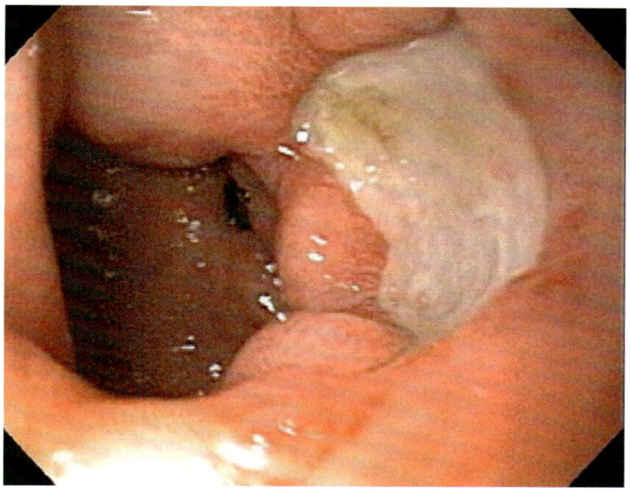

▲ **Lâmina 55.** Úlcera com base pré-pilórica limpa.

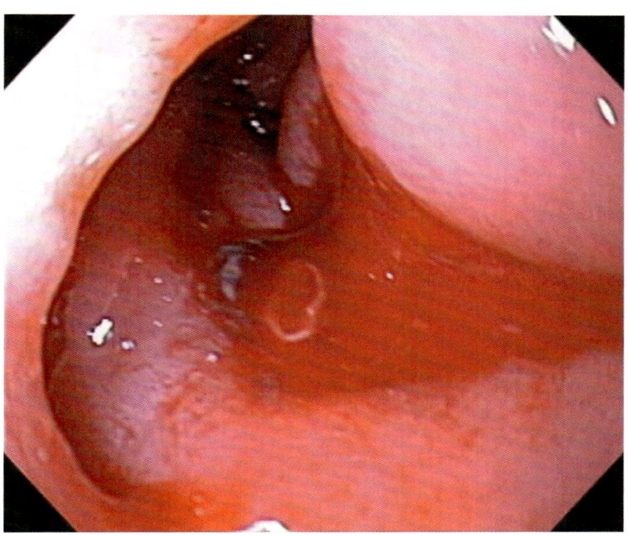

▲ **Lâmina 56.** Úlcera duodenal com sangramento ativo.

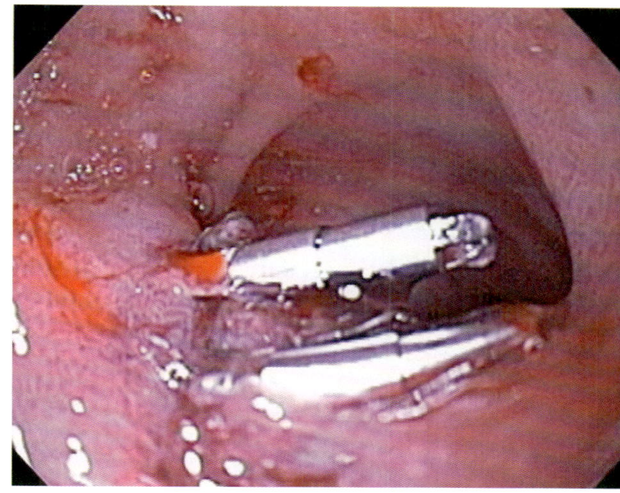

▲ **Lâmina 57.** Úlcera duodenal controlada pela colocação de dois hemoclipes.

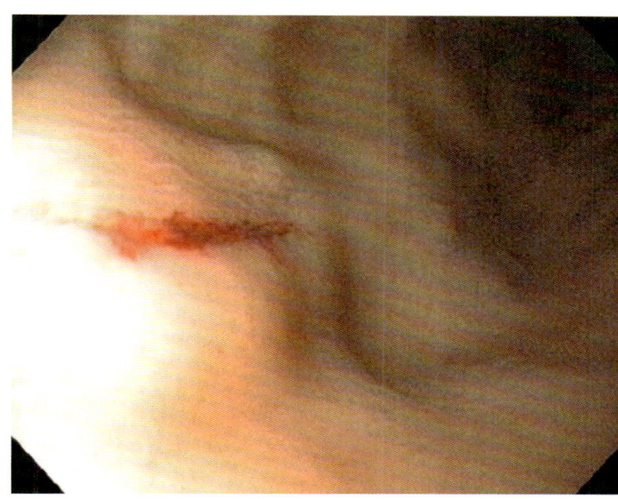

▲ **Lâmina 58.** Laceração linear de Mallory-Weiss, logo abaixo da junção gastroesofágica.

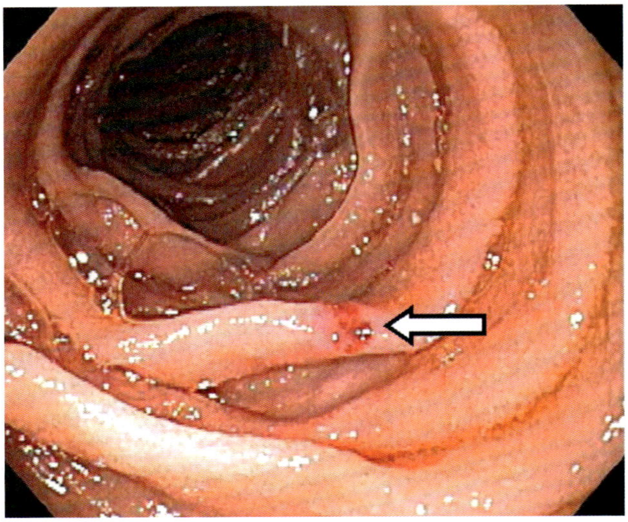

▲ **Lâmina 59.** Malformação vascular no duodeno (*seta*).

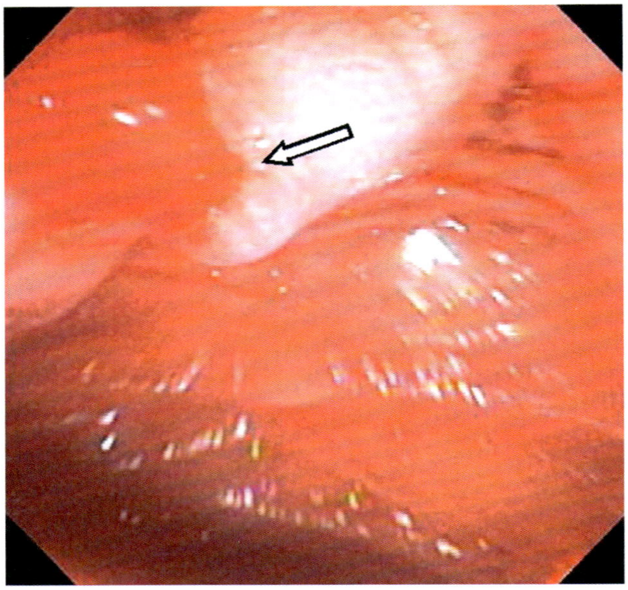

▲ **Lâmina 61.** Hemobilia com sangramento ativo e coágulos provenientes do orifício ampular (*seta*).

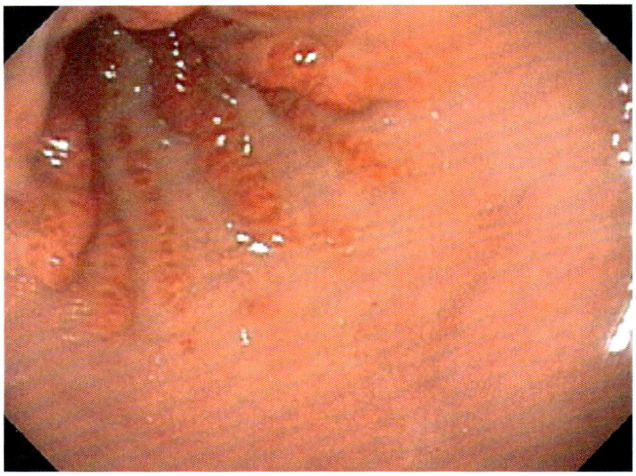

▲ **Lâmina 60.** Estômago melancia.

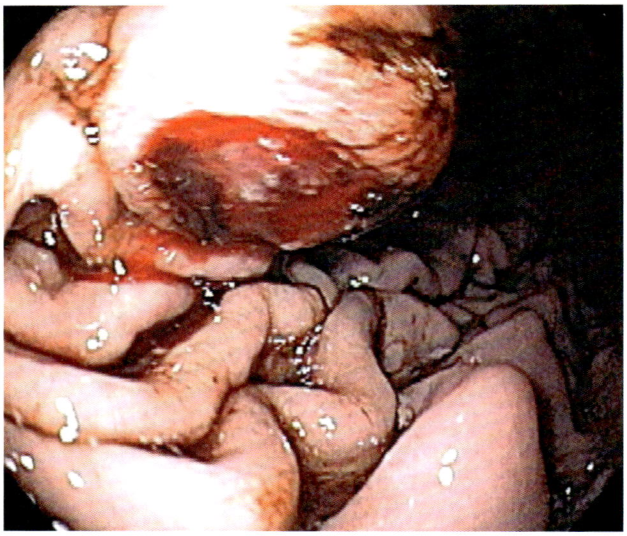

▲ **Lâmina 62.** Sarcoma metastático para o estômago com sangramento ativo.

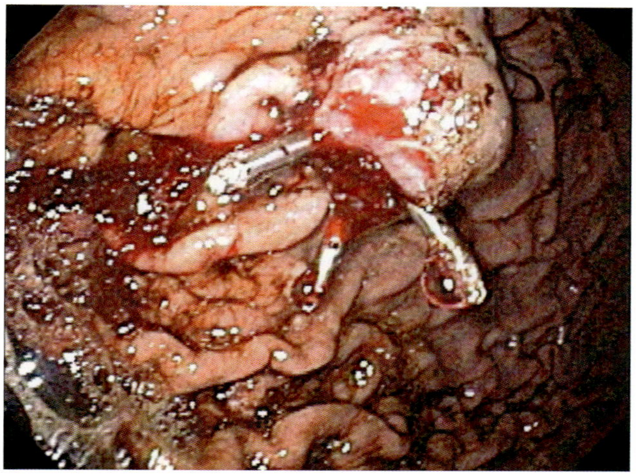

▲ **Lâmina 63.** Sarcoma metastático tratado por colocação de hemoclipes.

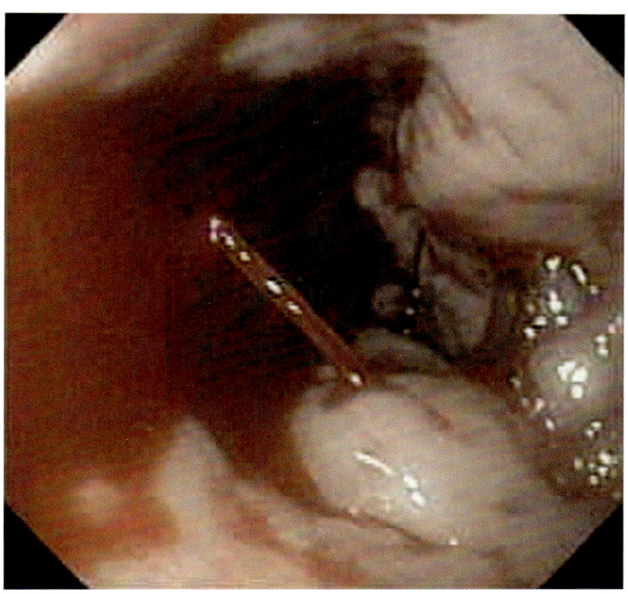

▲ **Lâmina 64.** Varizes esofágicas. Varizes esofágicas com sangramento ativo.

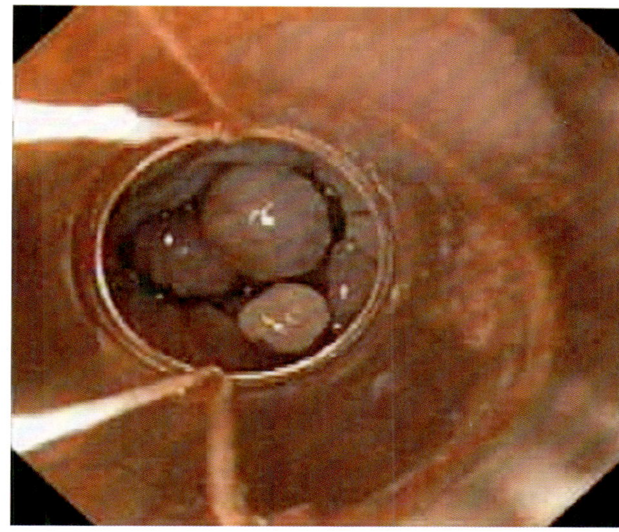

▲ **Lâmina 65.** Varizes esofágicas após terapia com laqueadura com banda.

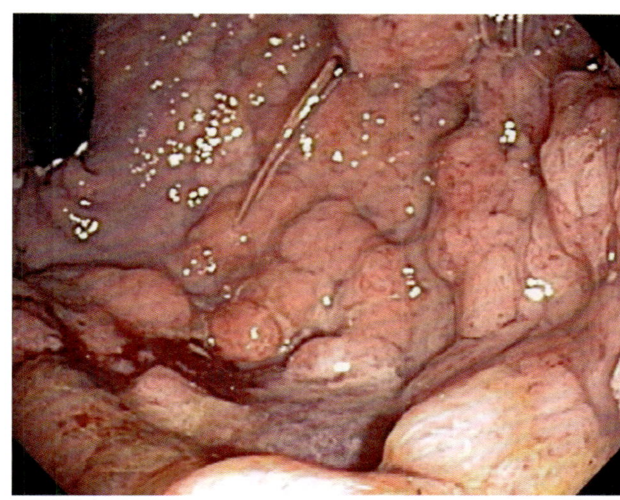

▲ **Lâmina 66.** Varizes gástricas no corpo e fundo.

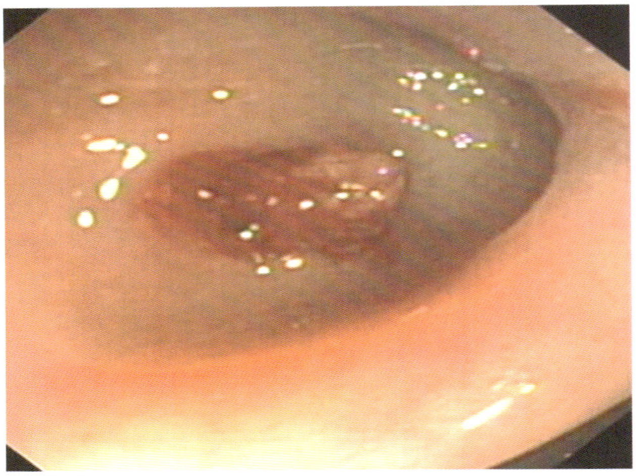

▲ **Lâmina 67.** Divertículo com um vaso visível grande, com vazamento.

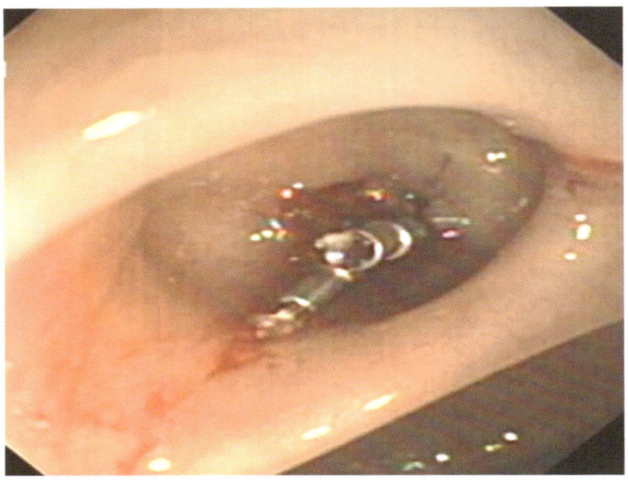

▲ **Lâmina 68.** Pós-tratamento do divertículo com dois endoclipes.

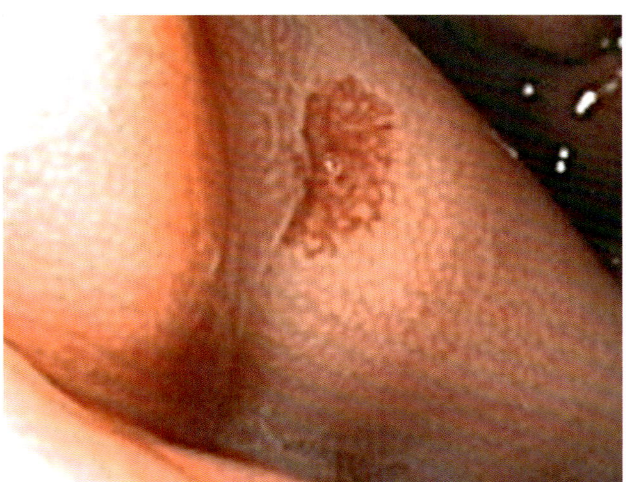

▲ **Lâmina 69.** Malformação arteriovenosa em paciente com hemorragia digestiva baixa.

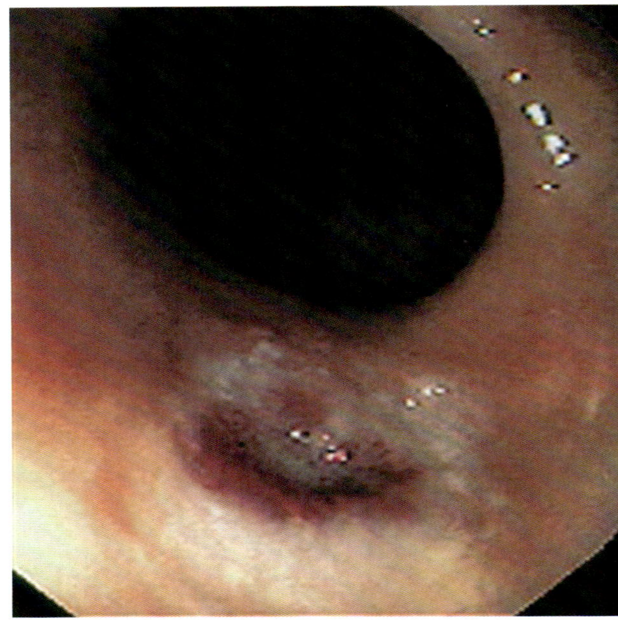

▲ **Lâmina 70.** Pós-tratamento de malformação arteriovenosa com cautério bipolar.

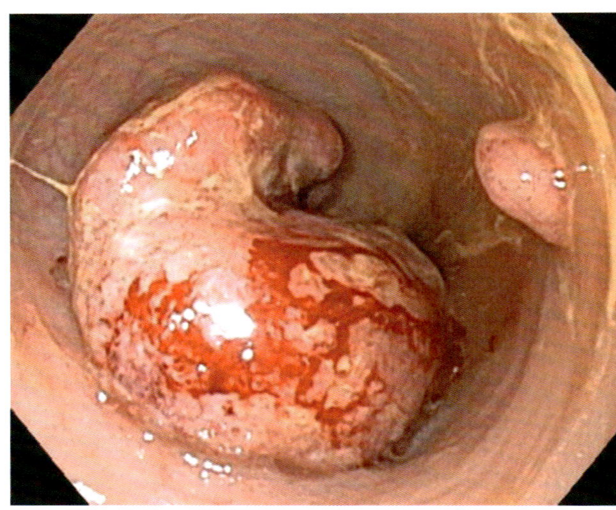

▲ **Lâmina 71.** Câncer de cólon.

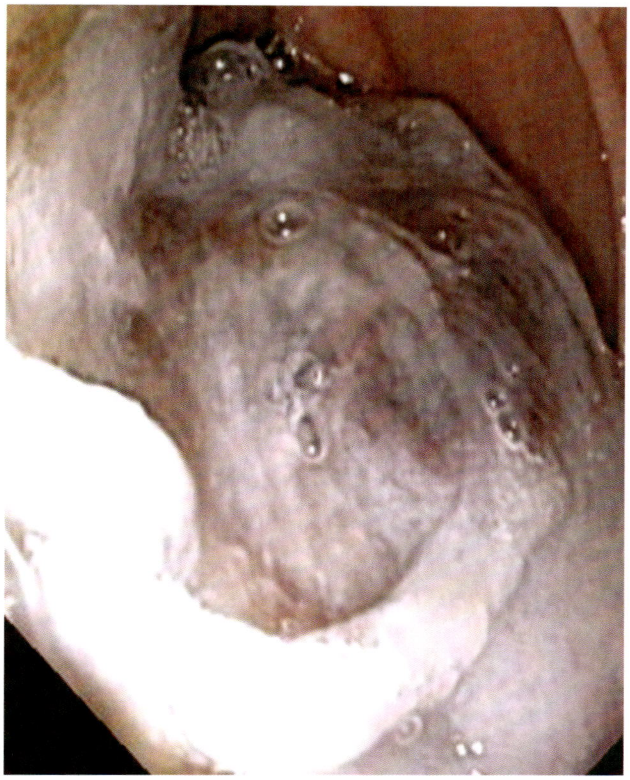

▲ **Lâmina 72.** Pós-tratamento com cola de fibrina Tisseel.

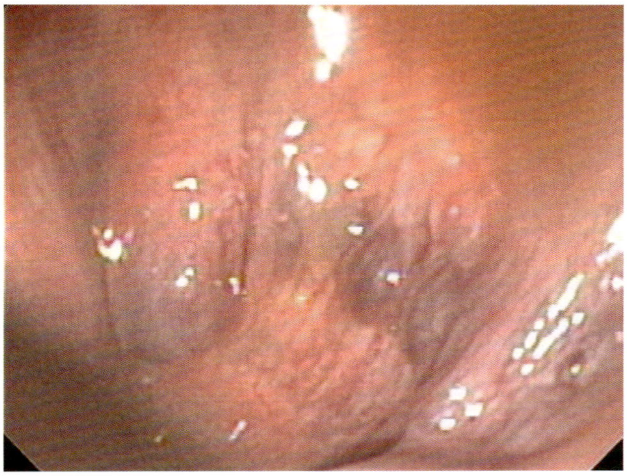

▲ **Lâmina 73.** Várias hemorroidas internas.

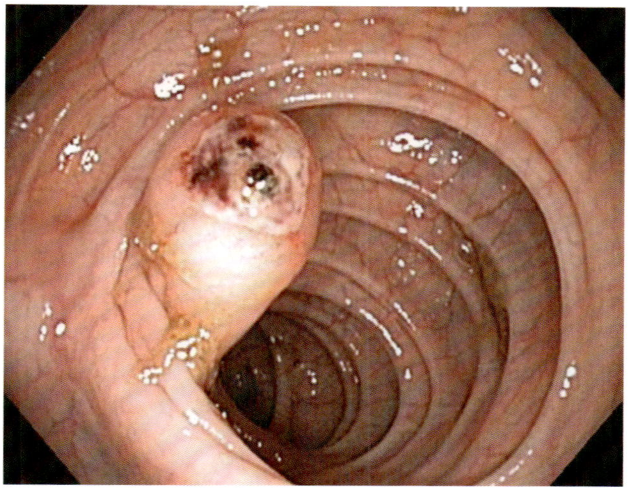

▲ **Lâmina 74.** Vasos visíveis no local de polipectomia.

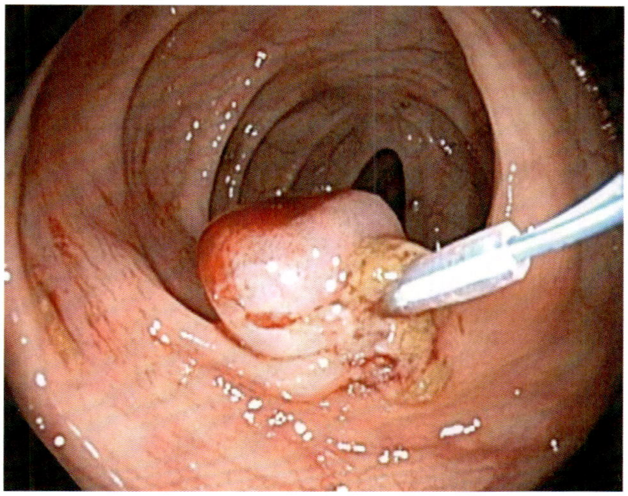

▲ **Lâmina 75.** Sangramento controlado com colocação de um *endoloop*.

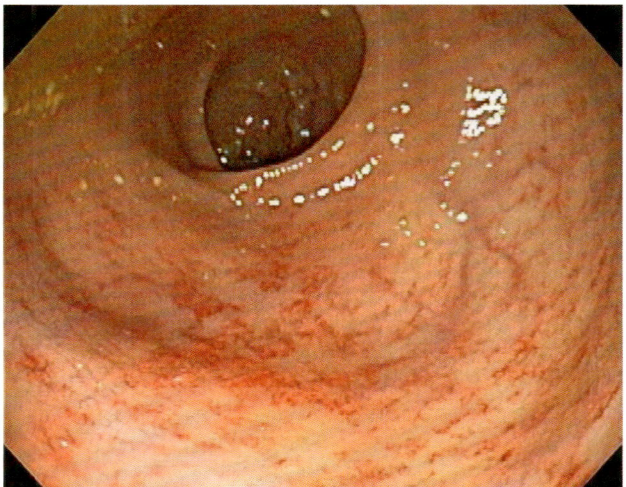

▲ **Lâmina 76.** Proctite por radiação crônica.

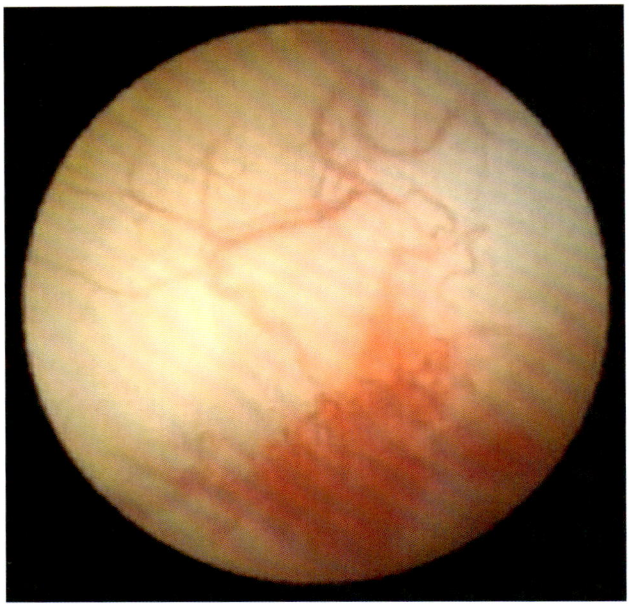

▲ **Lâmina 77.** Angioectasia do intestino delgado.

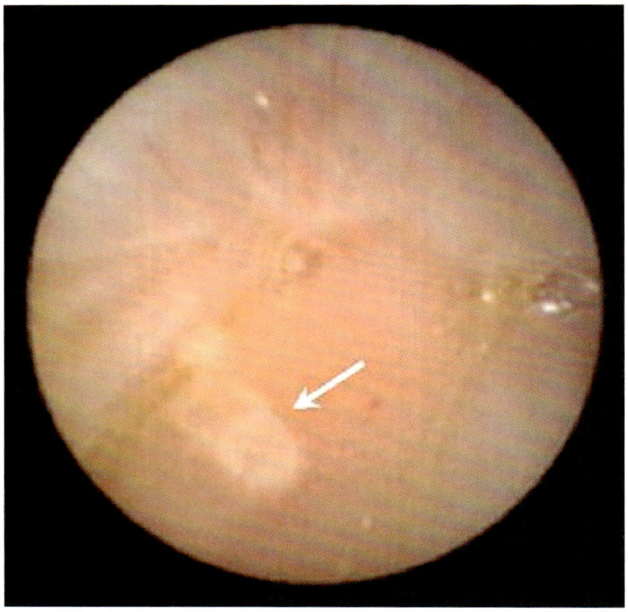

▲ **Lâmina 78.** Úlcera do intestino delgado (AINE associado).

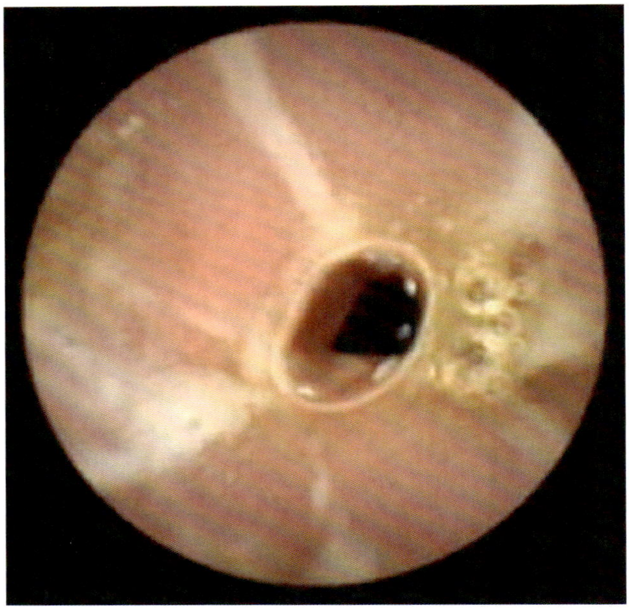

▲ **Lâmina 79.** Doença de Crohn do intestino delgado.

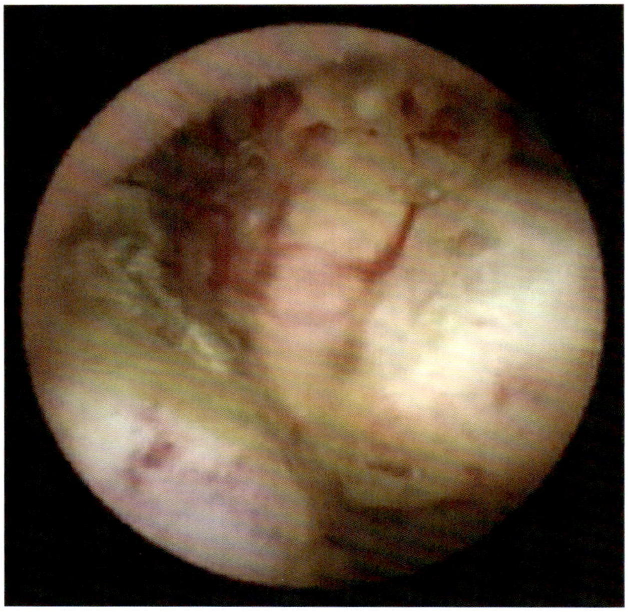

▲ **Lâmina 80.** Melanoma metastático.

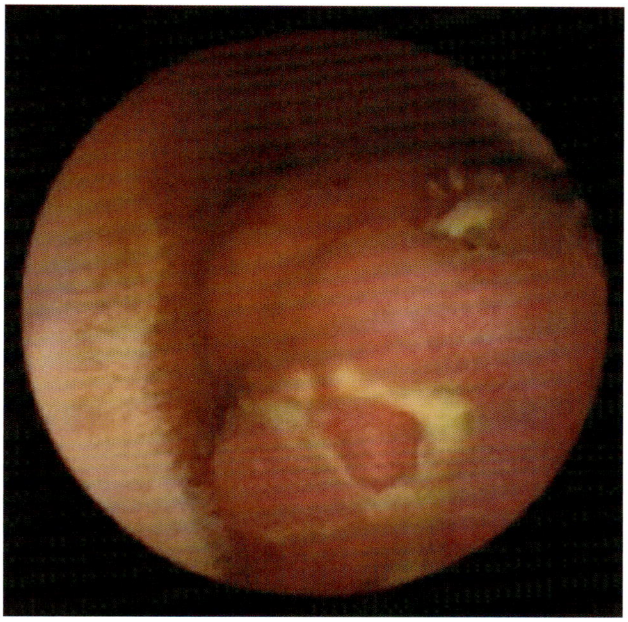

▲ **Lâmina 81.** Pólipo de Peutz-Jeghers.

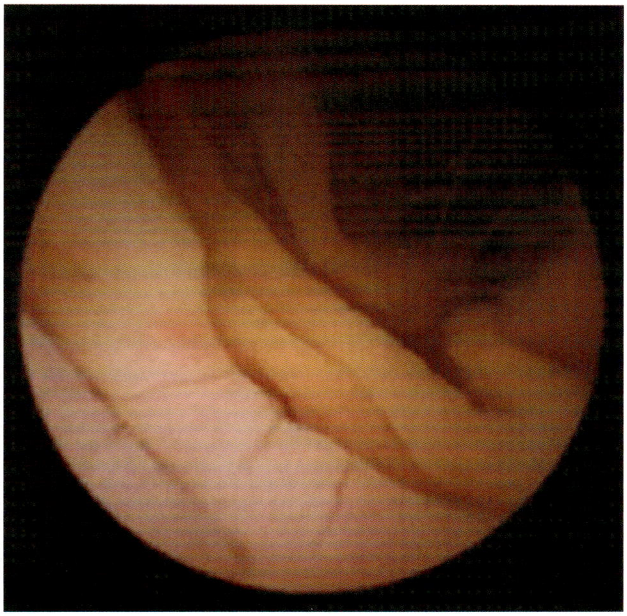

▲ **Lâmina 82.** Fissuras serrilhadas e na mucosa na doença celíaca.

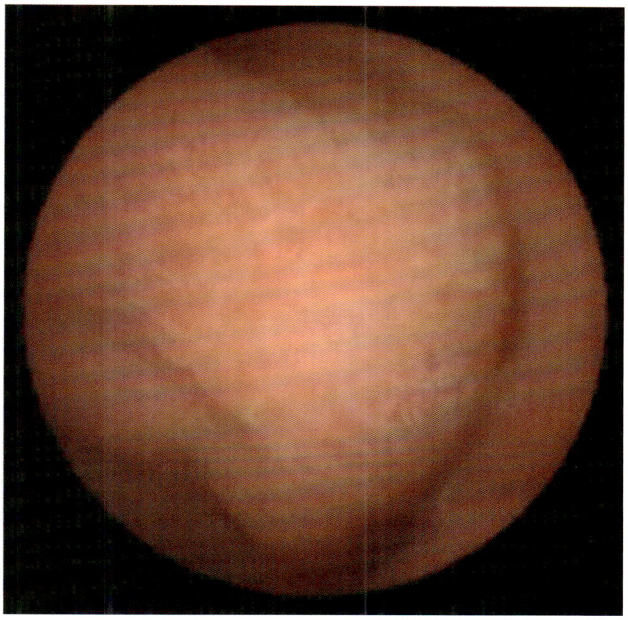

▲ **Lâmina 83.** Mosaico da mucosa na doença celíaca.

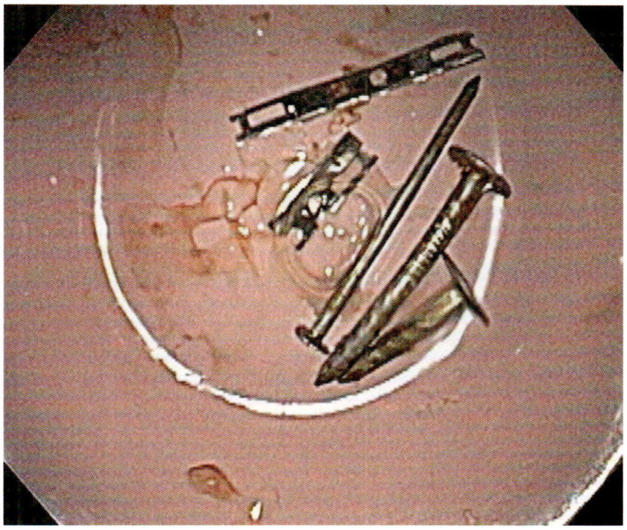

▲ **Lâmina 84.** Pregos e lâminas de barbear no estômago.

Tabela 1-1. Diagnóstico diferencial da dor abdominal aguda.

Condições comuns	Testes diagnósticos
Apendicite aguda	TC, ultrassonografia
Colecistite aguda	Ultrassonografia
Coledocolitíase	Ultrassonografia, CPRM
Diverticulite aguda	TC
Pancreatite aguda	Amilase/lipase séricas, TC
Perfuração intestinal	TC
Isquemia mesentérica aguda	Angiograma por TC, RM
Colite isquêmica	TC, colonoscopia
Obstrução intestinal	RX simples em ortostase, TC
Dor em parede abdominal anterior (hematoma do músculo reto)	Sinal de Carnett, e sinal de Fothergill, TC
Transtornos não cirúrgicos que simulam abdome agudo Dor abdominal aguda em mulheres: • Doença inflamatória pélvica • Gravidez ectópica • Doenças anexiais	Ver Tabela 1-2 HCG, ALT, EAS, exame pélvico, ultrassom pélvico, RM, laparoscopia Exame pélvico Ultrassom
Volvo do sigmoide	Enema de bário
Ruptura do duto biliar ou pancreático	CPRM, CPER (cintigrafia com enxofre coloidal-tecnécio-99).

ALT, alanina transferase; TC, tomografia computadorizada; CPER, colangiopancreatografia endoscópica retrógrada; HCG, hormônio gonadotrófico coriônico; CPRM, colangiopancreatografia por ressonância magnética; RM, ressonância magnética; EAS, análise urinária.

causas não cirúrgicas de dor abdominal que podem mascarar doenças cirúrgicas e conduzir a cirurgias desnecessárias, em particular os distúrbios funcionais.

O diagnóstico inicial do paciente com dor abdominal aguda pode representar um desafio e é muitas vezes incorreto em idosos, jovens e mulheres em idade fértil. A história e o exame físico devem ser baseados em uma minuciosa compreensão da anatomia e da fisiologia da dor abdominal. Eles continuam a representar o primeiro passo importante para o tratamento eficaz. Os exames de laboratório são de valor limitado. O hemograma completo (CBC), TFH, análise urinária, e teste de gravidez são mais úteis, especialmente quando estão alterados.

A tomografia computadorizada (TC) tem contribuído para a melhoria no atendimento de pacientes com dor abdominal aguda. Seu valor para um determinado paciente depende da experiência de uma determinada instituição com a utilização do método e interpretação das imagens. A dose de radiação cumulativa a que o paciente é submetido deve ser sempre considerada antes de indicar esse exame.

O papel da laparoscopia no manejo do paciente, sobretudo em jovens e mulheres grávidas, permanece controverso e muito debatido.

A causa da dor abdominal aguda permanece sem esclarecimento por ocasião da alta em até 30% dos pacientes. Uma grande variedade de doenças não cirúrgicas deve ser considerada nesse subgrupo de pacientes (Tabela 1-2). Os idosos e as mulheres jovens com síndrome da dor abdominal funcional (SDAF) representam uma grande parte dessa população de pacientes. Um diagnóstico prévio de síndrome do intestino irritável está associado a uma probabilidade aumentada de apendicectomia negativa. É fortemente recomendado avaliação e acompanhamento rigoroso dos pacientes diagnosticados com dor abdominal aguda.

Tabela 1-2. Transtornos não cirúrgicos que causam dor abdominal aguda.

Categoria	Característica(s) diagnóstica(s)
Metabólica/Endócrina	
Cetoacidose diabética	Glicose sérica elevada; cetoacidose
Hipertireoidismo	T_4 elevado, TSH baixo
Hipercalcemia	Cálcio sérico elevado
Hipocalemia	Potássio sérico baixo
Hipofosfatemia	Fosfato sérico baixo
Doença de Addison	Cortisol sérico baixo, ACTH elevado
Porfiria	Porfobilinogênio e delta-ALA elevados
Febre mediterrânica familiar	Duração de 1-3 dias; pleurite e peritonite
Vascular/Cardiopulmonar	
Isquemia miocárdica/infarto	ECG anormal, troponina elevada
Dissecção aórtica	Mediastino alargado e angiograma por TC
Síndrome do ligamento arqueado mediano	ARM ou ATC
Pneumonia/pleurisia	Radiografia de tórax
Embolia pulmonar	Escore de Wells, dímero-D elevado, embolia pulmonar, angiografia por TC
Medicamentos/Toxinas	
Salicilato	Zumbido, confusão, alcalose respiratória mista e acidose metabólica
Anticolinérgicos	Confusão, pupilas dilatadas, taquicardia, íleo, retenção urinária
Antidepressivos tricíclicos (TCAs)	Delírio, sintomas anticolinérgicos, alterações do ECG, dosagem de TCA sérico e urinário

(*continua*)

Tabela 1-2. Transtornos não cirúrgicos que causam dor abdominal aguda. (continuação)

Tabela 1-2. Transtornos não cirúrgicos que causam dor abdominal aguda. (continuação)

Categoria	Característica(s) diagnóstica(s)
Cocaína	Taquicardia, hipertensão, isquemia sistêmica de órgão nobre, *screen* toxicológico positivo
Metais pesados	Toxicidade renal e neurológica, exame de urina de 24 h
Vasculite/Tecido conjuntivo	
Lúpus eritematoso sistêmico (LES)	> 4 dos 11 critérios de LES
Vasculite sistêmica	Doença multiorgânica com P-ANCA e ANA positivos, complemento baixo
Esclerodermia	Alterações cutâneas, fenômeno de Raynaud, doença visceral, anticorpos anti Scl-70
Hematológica/Imunológica	
Crises falcêmicas	História, dor periarticular, derrames
Púrpura de Henoch-Schönlein	Biópsia de pele: vasculite leucocitoclástica com depósitos de IgA e C3
Síndrome hemolítico-urêmica	IRA com esquizócitos no esfregaço
Edema angioneurótico hereditário	Baixo nível de inibidor de esterase C1
Doença sistêmica dos mastócitos	Triptase sérica, histamina urinária, prostaglandina D_2 elevadas; aumento do número de mastócitos nos tecidos; anormalidades na biópsia de medula óssea
Síndrome de ativação de mastócitos	Marcadores sorológicos descritos anteriormente
Alergia alimentar	História, aumento do nível de IgE, alerta para o diagnóstico; eosinofilia em mucosa
Púrpura trombocitopênica trombótica	Febre, confusão, trombocitopenia, esquizócitos
Infecciosa	
Estafilotoxina	Febre, hipotensão, erupção cutânea (encaminhar ao CDC para definição de caso)
Doença de Bornholm	Febre, erupção, dor espasmódica, enterovírus (Coxsackie/echo)
Yersinia enterocolitica	Diarreia, febre, cultura de fezes positiva, inflamação ileal
Mesenterite tuberculosa	Febre, cansaço, diarreia, massa no QID e ascite, biópsia positiva
Dengue	Febre, anemia hemolítica, mialgias/artralgias, plaquetas baixas, TFH elevados, sorologia positiva
Malária	Febre, calafrios, sudorese, anemia hemolítica, mialgia, tosse, doença de múltiplos órgãos, esfregaço para avaliação de hemácias (RBC)
Musculoesquelética	
Síndrome da "costela escorregadia" (margem inferior das costelas)	Dor provocada por compressão da costela apenas no lado afetado
Hematoma da bainha do músculo reto/neuroma	Sinais de Carnett e Fothergill
Síndrome de dor crônica da parede abdominal	Sensibilidade dolorosa no QSD (principalmente) e sinal de Carnett positivo
Neuropsiquiátrica	
Herpes-zóster	Erupção vesicular dolorosa unilateral na distribuição do dermátomo, AFD da lesão positivo ou PCR do líquido da lesão
Enxaqueca abdominal	Adolescentes, ocorrência cíclica
Convulsões do lobo temporal	Adolescentes, aura, EEG anormal
Radiculopatia	Dor mecânica na distribuição do dermátomo, RM positiva
Síndrome da dor abdominal funcional	Ver Camilleri, 2006, citado no texto
Síndrome do intestino irritável	Critérios de Manning ou de Roma III
Síndrome intestinal causada por narcóticos	Aumento ou redução recente das doses de narcóticos
Renal	
Nefrolitíase/ureterolitíase	Hematúria e TC positiva
Necrose papilar	Hematúria, uropatia obstrutiva, diabetes, anemia falciforme

(continua)

ACTH, hormônio adrenocorticotrófico; ANA, anticorpo antinuclear; IRA, insuficiência renal aguda; CDC, Centers for Disease Control and Prevention; TC, tomografia computadorizada; ATC, angiografia por TC; posteroanterior; delta-ALA, ácido delta-aminolevulínico (teste); AFD, anticorpo fluorescente direto; ECG, eletrocardiograma; EEG, eletroencefalograma; IgA, imunoglobulina A; IgE, imunoglobulina E; TFH, teste de função hepática; ARM, angiografia por ressonância magnética; RM, ressonância magnética; P-ANCA, anticorpo citoplasmático antineutrofílico perinuclear; PCR, reação em cadeia da polimerase (amplificação); RBC, células vermelhas do sangue; QID, quadrante inferior direito; QSD, quadrante superior direito, T4, tiroxina; TSH, hormônio estimulador da tireoide.

Cartwright SL, Knudson MP. Evaluation of acute abdominal pain in adults. *Am Fam Physician.* 2008;77:971–978. [PMID: 18441863]

Flasar MH, Goldberg E. Acute abdominal pain. *Med Clin North Am.* 2006;90:481–503. [PMID: 16473101]

Langell JT, Mulvihill SJ. Gastrointestinal perforation and the acute abdomen. *Med Clin North Am.* 2008;92:599–625. [PMID: 18387378]

Leschka S, Alkadhi H, Wildermuth S, et al. Multi-detector computed tomography of acute abdomen. *Euro Radiol.* 2005;15:2435–2447. [PMID: 16132914]

Pearigen PD. Unusual causes of abdominal pain. *Emerg Med Clin North Am.* 1996;14:593–613. [PMID: 8681886]

Shanley CJ, Weinberger JB. Acute abdominal vascular emergencies. *Med Clin North Am.* 2008;92:627–647. [PMID: 18387379]

Singh VK, Wu BU, Bollen TL, et al. A prospective evaluation of the bedside index for severity in acute pancreatitis score in assessing mortality and intermediate markers of severity in acute pancreatitis. *Am J Gastroenterol.* 2009;104:966–971. [PMID: 19293787]

Singh VK, Wu BU, Bollen TL, et al. Early systemic inflammatory response syndrome is associated with severe acute pancreatitis. *Clin Gastroenterol Hepatol.* 2009;7:1247–1251. [PMID: 19686869]

Turner D, Seow CH, Greenberg GR, et al. A systematic prospective comparison of noninvasive disease activity indices in ulcerative colitis. *Clin Gastroenterol Hepatol.* 2009;7:1081–1088. [PMID: 19577010]

DOR ABDOMINAL AGUDA EM IDOSOS

Cinquenta por cento dos pacientes idosos com dor abdominal aguda são internados em hospital, e 33% deles, eventualmente, são submetidos à cirurgia. Pode ser muito difícil obter uma história exata, por causa do grande número de informações, incluindo relatos de familiares e amigos, e pelo estado mental alterado. Os achados físicos e laboratoriais podem ser sutis, pela presença de desnutrição, uso de medicamentos, tais como betabloqueadores, hipotermia fisiológica, e diminuição de função das células T ou da resposta leucocitária. O estado mental alterado e a hipotensão podem ser os únicos indicadores de doença abdominal grave. Mais de 40% dos idosos não têm diagnóstico esclarecido no momento da alta.

Flasar MH, Goldberg E. Acute abdominal pain. *Med Clin North Am.* 2006;90:481–503. [PMID: 16473101]

TRANSTORNOS NÃO CIRÚRGICOS QUE SIMULAM ABDOME AGUDO

Um número considerável de internações de emergência por dor abdominal aguda permanece sem diagnóstico definitivo. Os distúrbios funcionais ocupam grande parte desse grupo de pacientes. Os episódios recorrentes têm sido relatados em até 30% dos pacientes e podem ser decorrentes de maus-tratos. A síndrome do intestino irritável que ocorre após quadro infeccioso pode ser acompanhada de alterações inflamatórias da mucosa. A dor abdominal crônica da parede abdominal (DCPA) e a SDAF podem ser distinguidas pela resposta do paciente à ingesta alimentar e pelo caráter dos movimentos intestinais. Os sintomas constitucionais usualmente estão ausentes. Os obstáculos para o diagnóstico correto incluem fatores experienciais, psicossociais, anatômicos e fisiopatológicos. A síndrome intestinal causada pelo uso de entorpecentes foi descrita pela primeira vez em 1984. Pode aparecer em pacientes com trato digestivo previamente normal e tornou-se mais comum com o uso crescente de narcóticos para tratamento da dor abdominal funcional. Muitas vezes passa despercebida, e os sintomas mimetizam a SDAF. O exame de imagem pode sugerir obstrução intestinal, ou seja, pseudo-obstrução. Vale ressaltar que a dor pode permanecer inalterada ou apresentar piora com o aumento ou diminuição da dose de narcóticos.

Reações adversas aos alimentos são comuns, afetando até 20% da população adulta. Elas podem ser imunomediadas (imunoglobulina E, síndromes eosinofílicas) ou não imunomediadas.

O diagnóstico da síndrome de ativação de mastócitos (SAM) precisa ser considerado em todos os pacientes com dor abdominal aguda recorrente, especialmente após resultados negativos dos exames de sangue de rotina, endoscopia digestiva alta e baixa, e estudos de imagem (tomografia computadorizada, e ultrassom). Os fatores principais a serem considerados em caso de dor abdominal aguda recorrente são: (1) sexo feminino, (2) rubor, (3) dermatografismo, (4) diarreia, (5) intolerância ao álcool, (6) episódios de confusão mental (ou seja, incapacidade para concentrar-se), (7) dores de cabeça e (8) aumento da sudorese. Oitenta por cento dos pacientes apresentam a tríade de dor abdominal, rubor e dermatografismo. Os resultados dos exames laboratoriais que confirmam o diagnóstico incluem a elevação da histamina e prostaglandina D_2 urinárias, e aumento da triptase sérica. É especialmente importante suspeitar desse diagnóstico em pacientes que apresentam as características clínicas descritas acima porque a resposta à terapia com antagonistas histamínicos dos receptores H_1 e H_2 e com outros mediadores de mastócitos muitas vezes apresenta resultado bastante dramático.

Camilleri M. Management of patients with chronic abdominal pain in clinical practice. *Neurogastroenterol Motil.* 2006;18: 499–506. [PMID: 16771765]

Choung RS, Locke GR 3rd, Zinsmeister AR, et al. Opioid bowel dysfunction and narcotic bowel syndrome: a populationbased study. *Am J Gastroenterol.* 2009;104:1199–1204. [PMID: 19367263]

Costanza CD, Longstreth GF, Liu AL. Chronic abdominal wall pain: clinical features, health care costs, and long-term outcome. *Clin Gastroenterol Hepatol.* 2004;2:395–399. [PMID: 15118977]

Degaetani MA, Crowe SE. A 41-year-old woman with abdominal complaints: is it food allergy or food intolerance? How to tell the difference. *Clin Gastroenterol Hepatol.* 2010;8:755–759. [PMID: 20363367]

Grunkemeier DM, Cassara JE, Dalton CB, et al. The narcotic bowel syndrome: clinical features, pathophysiology, and management. *Clin Gastroenterol Hepatol.* 2007;5:1126–1139. [PMID: 17916540]

Hamilton MJ, Hornick JL, Akin C, et al. Mast cell activation syndrome—a newly recognized disorder with systemic manifestations. *J Allergy Clin Immunol.* 2011;128:147–152. [PMID: 21621255].

Longstreth GF. Avoiding unnecessary surgery in irritable bowel syndrome. *Gut.* 2007;56:608–610. [PMID: 17440179]

Marshall JK, Thabane M, Garg AX, et al. Eight year prognosis of postinfectious irritable bowel syndrome following waterborne bacterial dysentery. *Gut.* 2010;59:605–611. [PMID: 20427395]

Pearigen PD. Unusual causes of abdominal pain. *Emerg Med Clin North Am.* 1996;14:593–613. [PMID: 8681886]

Weijenborg PT, Gardien K, Toorenvliet BR, et al. Acute abdominal pain in women at an emergency department: predictors of chronicity. *Eur J Pain.* 2010;14:183–188. [PMID: 19419889]

Youssef NN, Atienza K, Langseder AL, et al. Chronic abdominal pain and depressive symptoms: analysis of the national longitudinal study of adolescent health. *Clin Gastroenterol Hepatol.* 2008;6:329–332. [PMID: 18258491]

AVALIAÇÃO DO ABDOME AGUDO

História clínica

> "Erros diagnósticos são mais imputados à falta de perspicácia ao pesquisar ou interpretar os sintomas do que à falha em ouvir um murmúrio, sentir uma massa ou fazer um eletrocardiograma." – F. Dennette Adams, 1958

A história clínica adequada da dor abdominal aguda deve começar ao primeiro contato com o paciente. Uma queixa de dor no quadrante inferior esquerdo (QIE), relatada pelo telefone por uma mãe de 24 anos de idade, às 15 horas, durante o inverno, ocupada em suas tarefas, provavelmente representará um diagnóstico diferencial diferente da de uma mulher de 75 anos de idade que a 1 hora apresenta uma temperatura de 38,3C, e que recentemente foi submetida à quimioterapia ambulatorial para câncer ovariano estágio IV.

O clínico pode localizar melhor o órgão responsável pela dor, determinando primeiro a região do abdome assinalada pelo paciente (Figura 1-1). Pode ser feita a distinção entre a origem *visceral* e *somática* (peritoneal), observando se o paciente a descreve como de início lento, pouco localizada, insidiosa, características relacionadas com a primeira, ou aguda, bem localizada, desconforto lateral (e às vezes referida), características da última. Deve ser lembrado que a dor *visceral* pode ser *referida* em um local distante do órgão afetado, simulando a dor somática, quando as fibras autonômicas penetram em um segmento da medula espinal compartilhado por uma via espinotalâmica não relacionada. A dor desproporcional aos achados físicos deve sempre levantar a suspeita de isquemia mesentérica. A percepção da dor por parte do paciente representa o somatório dos efeitos causados pela idade do paciente, estado mental, e uso de medicamentos. Moderadores fisiológicos da percepção dolorosa foram recentemente reconhecidos e explicam a hiperalgesia visceral e a nocicepção inibitória prejudicada. O nível cultural, *status* socioeconômico, história de abuso físico e mental, e contato prévio com os profissionais da área médica e doenças prévias, também são fatores contribuintes.

Exame físico

O exame do abdome em um paciente com dor aguda continua sendo uma ferramenta importante e, juntamente com uma história adequada, permitirá o diagnóstico correto em pelo menos 50% dos casos. A qualidade do exame físico realizado por estagiários neófitos mostrou ser deficiente. Os programas de treinamento devem dar ênfase continuada ao exame físico, notadamente à medida que aumenta a confiabilidade dos exames de imagem. Os analgésicos narcóticos podem alterar os achados físicos, mas não ao ponto de afetar a acurácia diagnóstica ou o tratamento.

Mediante as várias manobras simples de cabeceira, o clínico pode fazer a distinção entre a dor da parede torácica e abdominal e a doença intra-abdominal. A dor causada pelo assim chamado deslizamento de costela (também chamado de síndrome da margem inferior das costelas), pode ser provocada ao segurar o gradil costal (geralmente à esquerda) com os dedos e, em seguida, exercer tração para cima. A dor muscular devido a hematoma da bainha do reto, ruptura muscular ou neuroma pós-operatório pode ser diagnosticada pela pesquisa dos sinais de Carnett e Fothergill. O sinal de Carnett é pesquisado em pacientes que se queixam de dor durante a palpação convencional. Solicita-se ao paciente que contraia a parede abdominal e flexione o pescoço (para proteger as vísceras e a cavidade abdominal da pressão exercida pelas mãos do examinador), reexaminando-se o abdome em seguida. O aumento do desconforto sugere um distúrbio da parede abdominal. Se ele diminui, um processo intra-abdominal é mais provável. O sinal de Fothergill aparece quando um hematoma da bainha do músculo reto produz uma massa dolorosa, que não cruza a linha média e permanece palpável quando o músculo reto está contraído.

Cherry WB, Mueller PS. Rectus sheath hematoma: review of 126 cases at a single institution. *Medicine (Baltimore).* 2006;85: 105–110. [PMID: 16609349]

Elsenbruch S, Rosenberger C, Bingel U, et al. Patients with irritable bowel syndrome have altered emotional modulation of neural responses to visceral stimuli. *Gastroenterology.* 2010;139: 1310–1319. [PMID: 20600024]

Olesen SS, Brock C, Krarup AL, et al. Descending inhibitory pain modulation is impaired in patients with chronic pancreatitis. *Clin Gastroenterol Hepatol.* 2010;8:724–730. [PMID: 20304100]

Ranji SR, Goldman LE, Simel DL, et al. Do opiates affect the clinical evaluation of patients with acute abdominal pain? *JAMA.* 2006;296:1764–1774. [PMID: 17032990]

Exames de laboratório

A má interpretação dos exames laboratoriais básicos pode levar a erros de diagnóstico e de tratamento do paciente, e qualquer resultado deve ser visto com cautela. A supervalorização (p. ex., leucocitose em um paciente que faz uso de corticosteroides) ou a não valorização (p. ex., contagem normal de leucócitos em um paciente idoso ou submetido à quimioterapia) dos

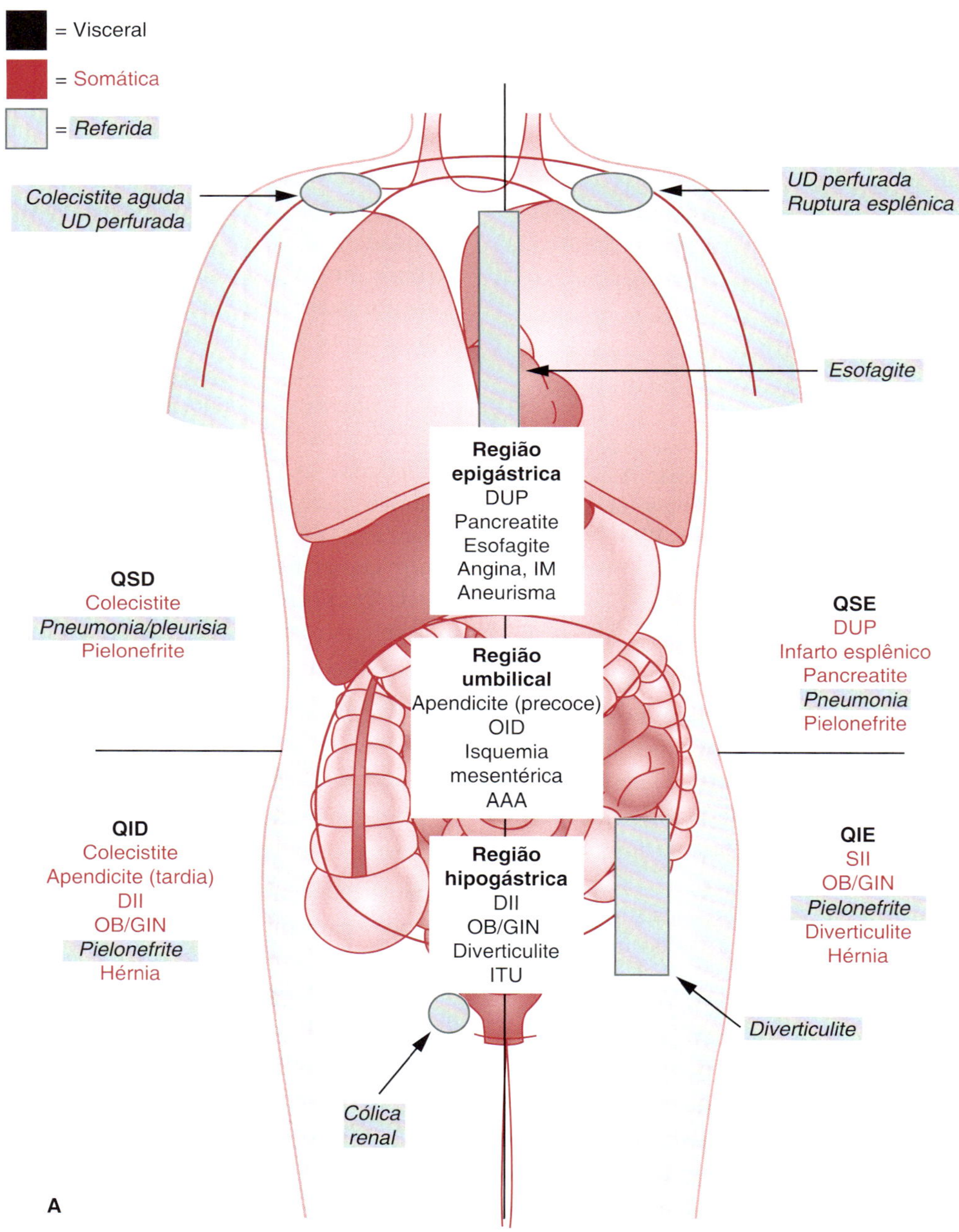

▲ **Figura 1-1.** Anatomia da dor abdominal: locais mais frequentes. **A:** Vista anterior. **B:** Vista posterior. AAA, aneurisma da aorta abdominal; UD, úlcera duodenal; DII, doença inflamatória intestinal; SII, síndrome do intestino irritável; QIE, quadrante inferior esquerdo; QSE, quadrante superior esquerdo; IM, infarto do miocárdio; OB/GIN, condições obstétricas/ginecológicas; DUP, doença ulcerosa péptica; QID, quadrante inferior direito; QSD, quadrante superior direito; OID, obstrução do intestino delgado; ITU, infecção do trato urinário. (Com permissão de Frederick L. Makrauer, MD.)

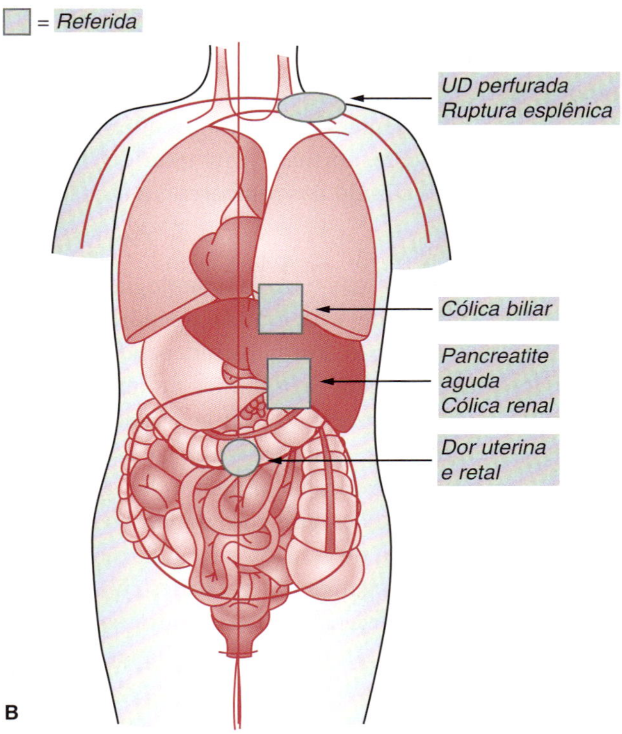

▲ **Figura 1-1.** (*Continuação*)

resultados não é incomum. A contagem de leucócitos e o hematócrito pode ser normal em um paciente que apresenta uma catástrofe abdominal incipiente. Uma análise de urina normal não exclui nefrolitíase. O eletrocardiograma e a radiografia de tórax não excluem doença cardiovascular ou pulmonar. Um teste de gravidez deve ser sempre realizado nas mulheres em idade fértil. Os pacientes muitas vezes estão mais comprometidos do que os exames de laboratório sugerem, particularmente idosos, imunodeprimidos ou grávidas.

Exames de imagem

O papel da imagem na avaliação e tratamento do paciente com dor abdominal aguda foi revolucionado pela ultrassonografia abdominal, tomografia computadorizada com multidetector (MDCT), e pela ressonância magnética (RM). A escolha do médico pelo método de imagem deve ter em conta o provável diagnóstico, a condição clínica do paciente, e a dose cumulativa de irradiação. O exame é seguro, está disponível, é de fácil interpretação? Tem valor terapêutico? A MDCT continua sendo o "padrão-ouro" pela sua sensibilidade e especificidade para avaliação global da dor abdominal aguda e crônica, e pelas informações adicionais que ela proporciona. A ultrassonografia deve ser sempre o primeiro método utilizado em mulheres jovens em idade fértil, e para investigação de doença do trato biliar. A RM, que também é livre de radiação ionizante, tem valor especial na investigação de doença biliar e pancreática. Os métodos de imagem abdominais mais eficazes, atualmente disponíveis, e suas aplicações, são discutidos nos Capítulos 9, 35 e 36, que contêm informações detalhadas sobre cada modalidade de imagem.

Cartwright SL, Knudson MP. Evaluation of acute abdominal pain in adults. *Am Fam Physician.* 2008;77:971–978. [PMID: 18441863]

Dixon AK, Watson CJ. Imaging in patients with acute abdominal pain. *BMJ.* 2009;338:b1678. [PMID: 19561055]

Karla MK, Francis IR. Personalized dose reduction for computed tomography scanning: size matters, so does prior radiation exposures. *Clin Gastroenterol Hepatol.* 2010;8:231–232. [PMID: 20005984]

Laméris W, van Randen A, van Es HW, et al. Imaging strategies for detection of urgent conditions in patients with acute abdominal pain: diagnostic accuracy study. *BMJ.* 2009;338:b2431. [PMID: 19561056]

Leschka S, Alkadhi H, Wildermuth S, et al. Multi-detector computed tomography of acute abdomen. *Euro Radiol.* 2005;15:2435–2447. [PMID: 16132914]

Pedrosa I, Rofsky NM. MR imaging in abdominal emergencies. *Radiol Clin North Am.* 2003;41:1243–1273. [PMID: 14661669]

APENDICITE AGUDA

Considerações gerais

A apendicite aguda é muito comum, apresenta risco de vida de 7–8%, favorecendo ligeiramente os homens. A apendicectomia é a operação de emergência mais comumente realizada em todo o mundo. A incidência diminuiu em mais de 50% nas últimas três décadas, por motivos desconhecidos. Mais de 250.000 pacientes são admitidos anualmente para tratamento de apendicite nos Estados Unidos, com maior incidência na segunda e terceira décadas de vida. A taxa de perfuração do apêndice pode ser de até 80%. A mortalidade caiu para menos de 1% com o diagnóstico mais rápido e preciso em grupos de alto risco e com os avanços nas técnicas de imagem. O diagnóstico tardio em mulheres, idosos, e afro-americanos representa uma situação preocupante.

A patogênese da apendicite aguda é a proliferação bacteriana secundária à obstrução da luz em decorrência de uma das múltiplas desordens, incluindo citomegalovírus ou enterite por adenovírus, doença de Crohn, cálculo, corpo estranho ou tumor. A apresentação da apendicite depende da idade do paciente, comprimento do apêndice, hábitos corporais, e do trimestre gestacional. A apresentação "clássica" (dor periumbilical aguda com migração para o ponto de McBurney, seguida de náuseas e vômitos) ocorre em apenas 30–60% dos pacientes.

A taxa de perfuração pode chegar a 50–70% e é diretamente proporcional a um atraso no diagnóstico de mais de 24 horas. Em idosos, a taxa de mortalidade decorrente de apendicite é oito vezes maior que a da população geral, e representa 50% das mortes por essa doença. Recentemente, o crescente índice de massa corporal e o tabagismo também foram apontados como fatores de risco para uma evolução complicada.

O diagnóstico é particularmente difícil em jovens e idosos, bem como durante a gravidez.

Grynspan D, Rabah R. Adenoviral appendicitis presenting clinically as acute appendicitis. *Pediatr Dev Pathol.* 2008;11:138–141. [PMID: 17990936]

Ingraham AM, Cohen ME, Bilimoria KY, et al. Effect of delay to operation on outcomes in adults with acute appendicitis. *Arch Surg.* 2010;145:886–892. [PMID: 20855760]

Papadopoulos AA, Polymeros D, Kateri M, et al. Dramatic decline of acute appendicitis in Greece over 30 years: index of improvement of socioeconomic conditions or diagnostic aids? *Dig Dis.* 2008;26:80–84. [PMID: 18277072]

Achados clínicos

A. Sintomas e sinais

A história e o exame abdominal podem variar dependendo da localização do apêndice. O diagnóstico é retardado, e, portanto, a perfuração ocorre mais comumente em indivíduos muito jovens (< 3 anos), grávidas e idosos (> 64 anos), estes últimos apresentando manifestação atípica em mais de 70% dos casos. O *status* socioeconômico, mas não a raça, também pode influenciar a taxa de perfuração. A localização atípica do apêndice no terceiro trimestre de gestação representa um desafio diagnóstico particular (ver Figura 7-3). A febre pode ser de baixo grau.

Pieracci FM, Eachempati SR, Barie PS, et al. Insurance status, but not race, predicts perforation in adult patients with acute appendicitis. *J Am Coll Surg.* 2007;205:445–452. [PMID: 17765161]

B. Achados laboratoriais

Os exames laboratoriais de rotina têm valor limitado no diagnóstico da apendicite aguda. A leucocitose pode ser modesta ou ausente. Os exames bioquímicos e de urina são geralmente normais. Um teste de gravidez deve sempre ser realizado nas mulheres em idade fértil.

C. Exames de imagem

1. Questões e controvérsias — A fisiopatologia e as alterações dos exames de imagem na apendicite aguda decorrem da obstrução luminal, independentemente da etiologia. A vantagem dos exames de imagem pré-operatórios em comparação com a avaliação clínica isolada continua a ser contestada por alguns estudos. Vários centros têm relatado aumento do tempo de acesso à sala de operações, aumento do tempo operatório e de internação, e dos custos, sem redução da taxa de apendicectomia negativa nos pacientes cuja cirurgia foi adiada para a realização de TC ou ultrassonografia. Por outro lado, até mesmo entre os pacientes com alta probabilidade de apendicite, quase um terço apresenta imagens compatíveis com outro diagnóstico ou exame normal (Tabela 1-3). Acreditamos que as divergências anteriores são em grande parte decorrentes da variabilidade da experiência institucional e recomendamos que os exames de imagem (TC, RM ou ultrassonografia) sejam realizados em *todos* os pacientes com suspeita de apendicite aguda, mesmo naqueles com alta probabilidade clínica para a doença (ver Figura 9-17).

A TC com um protocolo para apendicite é adequada à maioria dos pacientes. A vantagem do contraste retal continua a ser discutida.

2. Ultrassonografia — Tem sensibilidade e valor preditivo negativo de aproximadamente 98% e 100%, respectivamente, com especificidade de 70–100%. Os resultados são altamente dependentes do operador.

Tabela 1-3. Valor dos exames de imagem no pré-operatório de apendicite aguda.

	Apresentação clínica		
Diagnóstico operatório definitivo	**Baixa probabilidade (n = 109)**	**Probabilidade intermediária (n = 97)**	**Probabilidade alta (n = 144)**
Apendicite aguda	11 (10%)	23 (24%)	99 (65%)
Outros	34 (31%)	37 (38%)	26 (18%)
Doença inflamatória intestinal	7 (6%)	9 (9%)	6 (4%)
Enterite	15 (14%)	8 (8%)	1 (<1%)
Diverticulite à direita	0 (0%)	1 (1%)	5 (3%)
Cisto ovariano	3 (3%)	3 (3%)	1 (<1%)
Achados normais	64 (59%)	37 (38%)	24 (17%)

Os achados sugestivos de apendicite aguda incluem espessamento, lúmen terminando em fundo cego (ao contrário da extremidade aberta de uma trompa ou veia gonadal) com diâmetro > 6 mm, mal definido e preenchido por líquido, e a presença de apendicolito. Pode haver dor à compressão. A ultrassonografia deve ser utilizada como modalidade única de imagem, apenas para pacientes com alta probabilidade da doença. Os resultados falso-positivos ocorrem comumente (33% dos casos) em pacientes com doença inflamatória intestinal, diverticulite cecal, e doença inflamatória pélvica. O valor da ultrassonografia é limitado em pacientes com obesidade mórbida, na presença de perfuração, ou em apêndice retrocecal, e quando há incapacidade para comprimir o quadrante inferior direito (QID).

A ultrassonografia deve ser considerada como o exame de escolha nos grupos mais vulneráveis à radiação ionizante, especialmente em crianças e mulheres em idade fértil. As informações adicionais sobre a anatomia pélvica feminina também podem ser clinicamente valiosas.

3. TC — A TC helicoidal contrastada apresenta sensibilidade de 96–98% e especificidade de 83–89% na apendicite aguda, particularmente para demonstração do apendicolito. A MDTC pode melhorar ainda mais a especificidade. Os achados positivos incluem um diâmetro > 6 mm, parede espessada com realce, retração da gordura periapendicular e apendicolito. Na TC, um apêndice preenchido por ar essencialmente exclui apendicite aguda.

O espessamento focal do íleo terminal ou ceco pode ser confundido com a doença de Crohn e a dilatação do apêndice pode ser falsamente atribuída à infecção da trompa de Falópio direita. Um foco oval de atenuação da gordura com borda hiperatenuada próxima à serosa colônica, faz distinção com a apendicite epiploica. A enterite infecciosa deve ser facilmente diferenciada pela natureza difusa do espessamento e realce do intestino, na presença de um apêndice normal. Condições menos comuns que podem confundir o diagnóstico incluem a mucocele do apêndice, distúrbios dos ovários e endometriose. Uma vantagem da TC sobre a ultrassonografia é sua capacidade de visualizar todo o abdome, podendo mostrar um diagnóstico alternativo em 15% dos casos. Outros 15% dos pacientes apresentam exame normal.

Um índice elevado de suspeita clínica de apendicite aguda requer a utilização de um protocolo de apendicite com contraste intravenoso e retal isolado, reduzindo o tempo de estudo para apenas 15 minutos, ao eliminar a administração de contraste oral. Durante a gravidez, a TC deve ser utilizada com grande discrição; recomenda-se a ultrassonografia ou a ressonância magnética. Desde a introdução da TC, não houve redução das taxas de apendicectomia negativa, refletindo provavelmente a presença de padrões de desempenho inconsistentes.

Rettenbacher T, Hollerweger A, Gritzmann N, et al. Appendicitis: should diagnostic imaging be performed if the clinical presentation is highly suggestive of the disease? *Gastroenterology.* 2002;123:992–998. [PMID: 12360459]

Diagnóstico diferencial

O diagnóstico diferencial da apendicite aguda é amplo, refletindo as apresentações clássicas e atípicas da doença. Ele inclui a linfadenite mesentérica, enterite bacteriana, diverticulite aguda, cálculo ureteral, doença de Crohn, colecistite, apendicite epiploica, diverticulite de Meckel, e distúrbios ginecológicos diversos incluindo salpingite aguda (doença inflamatória pélvica), ruptura de folículo ovariano (mittelschmerz) e prenhez ectópica rota. Esses transtornos serão analisados em outros capítulos e apenas a apendicite epiploica será discutida detalhadamente a seguir.

Tratamento

A. Revisão

A partir de 1886 a cirurgia tem sido reconhecida como tratamento definitivo para a apendicite. O momento adequado e a escolha da técnica (apendicectomia aberta *vs.* apendicectomia laparoscópica), e quais variáveis influenciariam essas decisões, continua a ser motivo de discussão. A incidência de apendicectomia negativa continua tão alta quanto 20% em alguns grupos de pacientes, sobretudo em mulheres jovens e em pacientes com síndrome do intestino irritável preexistente. Mulheres entre 15–45 anos apresentam taxa de apendicectomia negativa de 20%, 2–5 vezes maior do que a população em geral, atribuída às múltiplas causas de dor pélvica aguda e a localização atípica do apêndice no final da gravidez.

Clyde C, Bax T, Merg A, et al. Timing of intervention does not affect outcome in acute appendicitis in a large community practice. *Am J Surg.* 2008;195:590–593. [PMID: 18367138]

Ditillo MF, Dziura JD, Rabinovici R. Is it safe to delay appendectomy in adults with acute appendicitis? *Ann Surg.* 2006;244: 656–660. [PMID: 17060754]

Howell JM, Eddy OL, Lukens TW, et al. Clinical policy: critical issues in the evaluation and management of emergency department patients with suspected appendicitis. *Ann Emerg Med.* 2010;55:71–116. [PMID: 20116016]

Longstreth GF. Avoiding unnecessary surgery in irritable bowel syndrome. *Gut.* 2007;56:608–610. [PMID: 17440179]

B. Antibióticos

Uma cefalosporina de terceira geração por via intravenosa pode ser iniciada no pré-operatório de pacientes que apresentam comprometimento leve. Os pacientes mais comprometidos com sinais de perfuração e sepse exigem maior cobertura para anaeróbios, incluindo *Bacteroides*. A continuação dos antibióticos no pós-operatório dependerá dos achados cirúrgicos e da resposta clínica do paciente. Com base na literatura atual, a terapia antibiótica, utilizada como tratamento isolado da apendicite aguda, deve ser vista com muita reserva e extrema cautela.

C. Radiologia intervencionista

A ruptura ou abscesso apendicular são encontrados em 25% dos pacientes no momento da apresentação. Quando um abscesso é encontrado no exame de imagem, a drenagem guiada por TC e a terapia parenteral com antibiótico deve ser considerada a alternativa preferida em lugar da apendicectomia imediata. A apendicectomia de intervalo, após o desaparecimento da coleção, deve ser realizada em data posterior. A decisão final deve ser tomada pelo cirurgião após consulta com o gastroenterologista e o radiologista.

D. Cirurgia

A cirurgia continua a ser o tratamento de escolha para a apendicite aguda. Atualmente, o momento e o tipo de abordagem cirúrgica para apendicite aguda é o aspecto mais debatido do tratamento, e o que se pretende é estabelecer o balanço entre o diagnóstico preciso e a estabilização do paciente *versus* a prevenção da perfuração. A prevenção da perfuração continua a ser o objetivo principal, e a taxa de perfuração tornou-se um indicador de qualidade do atendimento em algumas instituições. A identificação de fatores preditivos mais confiáveis que a idade e o sexo dos pacientes tem sido um desafio. Um pequeno atraso voluntário para realizar os estudos de diagnóstico, iniciar antibióticos, ou se adaptar as necessidades do *staff*, não provou aumentar o risco de complicações, incluindo a perfuração. O paciente com apresentação tardia ou atípica pode realmente se beneficiar de um período de observação, com a administração de antibióticos, enquanto o gastroenterologista obtém história adicional e analisa os exames de imagem e a resposta ao tratamento, em conjunto com o cirurgião ou ginecologista/obstetra. A terapia primária da apendicite aguda com antibióticos tem sido utilizada quando a intervenção cirúrgica não está prontamente disponível ou quando o cirurgião considera necessário o uso de antibióticos antes da operação.

A apendicectomia laparoscópica vem obtendo apoio crescente como operação de escolha. Os pacientes apresentam menor índice de infecção da ferida, menos dor e menor permanência hospitalar em comparação com aqueles submetidos à colecistectomia aberta. O cirurgião deve primeiro considerar o grau de certeza diagnóstica, evidência de complicação através de exames de imagem, estágio da apendicite, e a experiência com a técnica. Dados retrospectivos recentes sugerem que a raça e o *status* do seguro-saúde podem afetar a decisão. O debate continua sobre qual procedimento seria adequado, mas em mulheres, particularmente durante a gravidez, parece haver uma clara vantagem da apendicectomia laparoscópica que pode identificar outras doenças ginecológicas e de reduzir a taxa de apendicectomia negativa. A taxa de apendicectomia negativa em mulheres é inversamente proporcional à saúde do feto, e tem servido como referência para determinar o procedimento adequado em qualquer instituição. Nos homens, o benefício da apendicectomia laparoscópica negativa é bem menos estabelecido. Como observado anteriormente, a experiência cirúrgica de uma instituição deve ser sempre considerada antes de escolher definitivamente entre a colecistectomia laparoscópica *versus* aberta.

O apêndice ressecado pode revelar dados clínicos úteis e inesperados em 2% dos casos e, portanto, deve sempre ser submetido à análise histológica. Recomenda-se, portanto, que os cirurgiões continuem a enviar o apêndice ressecado para análise histológica.

Jones AE, Phillips AW, Jarvis JR, et al. The value of routine histopathological examination of appendectomy specimens. *BMC Surg*. 2007;7:17. [PMID: 17692116]

Paterson HM, Qadan M, de Luca SM, et al. Changing trends in surgery for acute appendicitis. *Br J Surg*. 2008;95:363–368. [PMID: 17939131]

APRESENTAÇÕES RARAS DE APENDICITE

1. Apendicite na gravidez (ver Capítulo 7)

A apendicite ocorre em aproximadamente 1 em cada 800–1.500 gestações, e a apendicectomia é a operação não obstétrica mais comumente realizada durante a gravidez. A presença do feto e a posição alterada do apêndice proporcionam grande dificuldade diagnóstica. O diagnóstico pré-operatório é impreciso em 25–50% dos casos. Atualmente, a mortalidade materna é praticamente zero, mas a perda fetal é de 2–3% sem perfuração e de 20% com perfuração apendicular. A ruptura do apêndice é relatada em 12–55% das gestantes.

A escolha do método de imagem adequado para mulheres com apendicite foi discutida anteriormente. O risco de danos fetais decorrentes da exposição à radiação ionizante durante a TC deve ser comparado a acurácia relativamente baixa da ultrassonografia, especialmente no terceiro trimestre. A experiência da própria instituição com os métodos de imagem, sobretudo tendo em conta o crescente papel da RM, continua a ser muito importante e deve influenciar a escolha final do método de imagem.

As taxas de apendicectomia negativa são maiores em mulheres grávidas (23%) do que em não grávidas (18%) e apresentam um aumento na *odds ratio* (razão de chance) de 2,69 para perda fetal. O objetivo de eliminar a apendicectomia negativa durante a gravidez, mediante melhor avaliação pré-operatória, deve ser balanceado com o atraso no tratamento cirúrgico e a expectativa do aumento de complicações e perfuração. Para o cirurgião experiente a apendicectomia laparoscópica parece ser segura e eficaz.

McGory ML, Zingmond DS, Tillou A, et al. Negative appendectomy in pregnant women is associated with a substantial risk of fetal loss. *J Am Coll Surg.* 2007;205:534–540. [PMID: 17903726]

2. Apendicite atípica

A apendicite retrocecal (ileal) apresenta-se com menos dor e rigidez, por causa da proteção da parede abdominal. A localização do desconforto pode ser mal definida pela falta de contato do apêndice com o peritônio, e é menos comum no QID.

A apendicite pélvica é caracterizada por dor severa, constante, localizada em geral no QIE, acompanhada de urgência urinária e fecal. A sensibilidade dolorosa abdominal é variável, mas a dor severa pode estar presente no exame pélvico e retal. A apendicite atípica, mais comum em idosos, é considerada causa menos frequente de dor abdominal aguda. A dor é vaga, e está localizada no QID em apenas 20% dos pacientes. Pode não haver febre. O exame abdominal pode apresentar apenas uma massa indolor. A contagem de leucócitos pode ser inferior ao esperado.

O tratamento adequado se baseia em um índice elevado de suspeita, na avaliação cuidadosa do paciente, e nos resultados da TC.

3. Apendicite tardia ("retardada")

A apendicite tardia é definida como aquela que apresenta sintomas por mais de 72 horas. Ela é mais frequente em jovens, idosos, e em mulheres em idade fértil, pois o diagnóstico preciso é mais difícil nesses grupos. Um fleimão pode ser palpável no QID ou ser visto na TC, e em geral apresenta um componente de abscesso. O diagnóstico exato é difícil em função da resposta inflamatória circundante. A doença de Crohn, infecção, e neoplasia fazem parte do diagnóstico diferencial. A malignidade (carcinoide, adenocarcinoma do cólon, linfoma, e câncer de ovário) pode estar presente em 1% dos casos. Os estudos sobre apendicite tardia são retrospectivos, e foram realizados antes que a tomografia computadorizada avançada estivesse amplamente disponível. Trinta por cento dos pacientes necessitaram de um procedimento de drenagem, pois a cirurgia inicial (apendicectomia) em geral foi postergada até que a sepse abdominal pudesse ser controlada.

Os pacientes devem ser mantidos em NPO (nada por via oral), com administração de fluidos e antibióticos intravenosos. Quando possível, o paciente que não apresenta toxemia (sem taquicardia, rigidez abdominal ou oligúria) não deve ser submetido à intervenção cirúrgica imediata, para melhorar a precisão diagnóstica e evitar episódios recorrentes. As indicações para drenagem percutânea de abscesso dependem da coleção, tamanho, consistência e acessibilidade, bem como da estabilidade do paciente. A drenagem percutânea não é recomendada como tratamento isolado da apendicite tardia porque, sem apendicectomia, a taxa de recidiva do abscesso é de 5–20%. A colonoscopia tem seu papel no manejo pré e pós-operatório de pacientes estáveis e que apresentam características clínicas e radiográficas de doença de Crohn ileocolônica. Note-se que o apêndice pode estar envolvido na doença de Crohn ileocolônica e confundir o diagnóstico em pacientes com dor abdominal aguda no QID.

Não existem critérios clínicos que possam prever o resultado da apendicectomia retardada ou o momento ideal da apendicectomia. A cirurgia curativa, de preferência por laparoscopia, é geralmente realizada em 2–3 meses.

4. Apendicite crônica ("recorrente", "subaguda")

Cinco a dez por cento dos pacientes com diagnóstico cirúrgico de apendicite aguda podem ter apresentado um surto prévio, e 1,5% apresenta sintomas por mais de três semanas. Tais observações levaram à descrição de um subgrupo de pacientes portadores da chamada apendicite crônica. A literatura é totalmente retrospectiva e não faz nenhuma distinção clínica entre os pacientes que apresentaram apêndice normal ou inflamado durante a apendicectomia. A fibrose com obliteração luminal tem sido descrita, mas sem fístula ou abscesso. O papel da apendicectomia nesses pacientes é controverso, pois eles parecem representar um grupo distinto que não apresenta o mau prognóstico associado à apendicite "tardia" ou "retardada".

5. Apendicite epiploica

A apendicite epiploica é muito rara. Em 70% dos pacientes, a doença é provocada por torção e isquemia de um ou mais dentre aproximadamente os 100 apêndices epiploicos (ou omentais) que surgem a partir da superfície serosa do cólon, produzindo sintoma doloroso. Esses apêndices são orientados em duas fileiras e compostos por tecido adiposo e um pedículo vascular, e medem 0,5–5 cm de comprimento. As manifestações menos comuns são o encarceramento (20%) e a obstrução (10%). A condição ocorre mais frequentemente em homens, principalmente entre a quarta e quinta décadas, e mimetiza a apendicite aguda, diverticulite, mesenterite, e infarto omental com dor de início agudo no QID ou QIE, ocorrendo frequentemente após a refeição ou exercício, em indivíduo previamente saudável. Os fatores de risco incluem obesidade, hérnia e inatividade física. Febre e sintomas obstrutivos são incomuns. A contagem de glóbulos brancos é normal. O diagnóstico pré-operatório é raro, mesmo com a disponibilidade de tecnologias sensíveis como a ultrassonografia e a TC. Quando presentes, os achados da TC mostram lesões ovais de 2–4 cm com densidade de gordura, inflamação circundante e atenuação central. Ao contrário da diverticulite, a espessura da parede e o diâmetro do cólon são normais. É importante fazer o diagnóstico, a fim de evitar cirurgias desnecessárias. O prognóstico é considerado benigno, embora um estudo tenha relatado uma taxa de recorrência de 40%. A cirurgia, quando realizada por sintomas recorrentes, consiste na ressecção dos apêndices inflamados.

Sand M, Gelos M, Bechara FG, et al. Epiploic appendicitis—clinical characteristics of an uncommon surgical diagnosis. *BMC Surg.* 2007;7:11. [PMID: 17603914]

Doença inflamatória intestinal: considerações imunológicas & implicações terapêuticas

2

Richard S. Blumberg, MD
Scott B. Snapper, MD, PhD

CONCEITOS ESSENCIAIS

- O tecido linfoide associado à mucosa intestinal (TLAMI) é caracterizado por apresentar estrutura própria, inflamação fisiológica, tendência para suprimir a resposta imunológica (tolerância oral), e para produzir imunoglobulinas secretórias.
- A resposta imune é composta por dois braços principais: inata (rápida, projetada) e adaptativa (apresenta memória e hipersensibilidade retardada).
- A doença inflamatória intestinal (DII) representa um paradigma a partir do qual se pode entender e tratar as doenças inflamatórias intestinais.
- A DII é uma resposta imune desregulada do TLAMI aos micróbios comensais normais que habitam o intestino de um hospedeiro geneticamente suscetível; essa resposta é modificada por fatores ambientais específicos (p. ex., tabaco).
- Numerosos locos genéticos definidos como fatores de risco para a DII regulam a imunidade inata, imunidade adaptativa, a barreira epitelial, e as relações de cada um deles com a microbiota comensal normal (bacteriana e não bacteriana).
- A DII é fundamentalmente causada por uma superprodução de mediadores pró-inflamatórios em relação aos mediadores anti-inflamatórios, ambos derivados de células associadas à imunidade adaptativa (células T helper [Th]) e à imunidade inata (macrófagos e células dendríticas).
- A doença de Crohn (DC) apresenta principalmente uma hiperatividade das células Th1 e Th17, e a retocolite ulcerativa (RCU) pode apresentar hiperatividade das células Th2.
- A produção excessiva de citocinas derivadas dos mecanismos de imunidade inata (fator de necrose tumoral [FNT] e interleucina-6 [IL-6]) ocorre tanto na DC como na RCU.
- As células T regulatórias secretam citocinas anti-inflamatórias (por exemplo, IL-10, o fator transformador de crescimento-beta [TGF-β], e IL-35) que inibem as respostas das citocinas pró-inflamatórias oriundas das células da imunidade inata e adaptativa.
- Uma maior compreensão sobre a imunopatogênese da DII levou ao desenvolvimento de agentes terapêuticos inflamatórios que são cada vez mais administrados de forma lógica, tendo como base os mecanismos fisiopatológicos.

Considerações gerais

Clinicamente, a doença inflamatória intestinal (DII) é uma condição inflamatória crônica dos intestinos, que é marcada por remissões e recaídas e que apresenta dois subtipos clínicos principais: retocolite ulcerativa (RCU) e doença de Crohn (DC). Ambas as doenças apresentam um traço geral comum em sua patogênese e são derivadas de uma resposta imune desregulada da mucosa aos componentes antigênicos da microbiota comensal normal que reside no intestino de um hospedeiro geneticamente suscetível (Figura 2-1).

Essa interação tripartida entre a composição genética do hospedeiro, a resposta imune da mucosa (incluindo a resposta da barreira epitelial), e sua relação com a microbiota comensal é provavelmente modificada por fatores ambientais específicos que afetam o risco de contrair essa doença. *Embora a influência das variações genéticas específicas, como fatores de risco endógenos, que definem claramente a suscetibilidade a essa doença, seja bem aceita, apenas um número limitado de fatores ambientais tem sido claramente comprovado como modificadores ou reguladores do risco de desenvolver a doença. Estes incluem o uso do tabaco, exposições enteropatogênicas, apendicectomia, o uso de antibióticos, e pílulas anticoncepcionais orais, os quais por si só não causam a doença, mas provavelmente modificam os aspectos genéticos definidos ou indefinidos da maior parte dos componentes mais críticos que constituem a base imunopatogênica dessa doença: as bactérias intestinais, a barreira epitelial, e a resposta imune da mucosa.* Dos

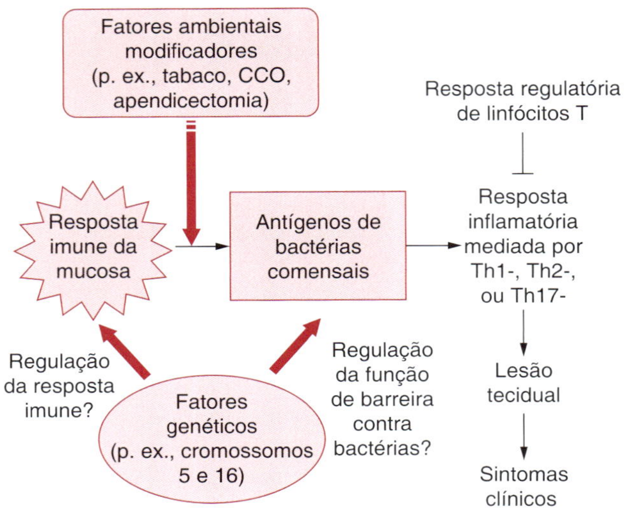

▲ **Figura 2-1.** Mecanismo fisiopatológico da doença intestinal inflamatória (DII). A DII representa a resposta imune desregulada da mucosa aos antígenos microbianos comensais de um hospedeiro geneticamente suscetível, e que é modificada por fatores ambientais. A resposta exagerada de células T polarizadas que secretam citocinas T helper (Th) 1, 2, ou 17 provoca a lesão tecidual e os sintomas clínicos. A resposta inadequada das células T reguladoras parece ser o provável fator que contribui significativamente para a patogênese da DII. CCO, contraceptivos orais.

três últimos fatores, o mais bem entendido atualmente, que deu origem a maioria dos relatos e a novas formas de terapia, envolve a resposta imune da mucosa associada a esses transtornos. *Por essa razão, uma discussão sobre a imunopatogênese da DII não só é importante para a compreensão da fisiopatologia dessas doenças, mas também fornece uma base para entender os mecanismos e as razões para a utilização da grande variedade de abordagens terapêuticas que tem sido desenvolvida recentemente.*

Friedman S, Blumberg RS. Inflammatory bowel diseases. In: Braunwald E, Fauci AS, Kasper DL, et al (editors). *Harrison's Principles of Internal Medicine*, 17th ed. McGraw-Hill, 2008: 1886–1899.

Kaser AK, Zeissig S, Blumberg RS. Inflammatory bowel disease. *Annu Rev Immunol*. 2010;28:573–621. [PMID: 20192811]

Loftus EV Jr. Clinical epidemiology of inflammatory bowel disease: incidence, prevalence and environmental influences. *Gastroenterology*. 2004;126:1504–1517. [PMID: 15168363]

Strober W, Fuss IJ, Blumberg RS. The immunology of mucosal models of inflammation. *Annu Rev Immunol*. 2002;20:495–549. [PMID: 11861611]

Tuvlin JA, Raza SS, Bracamonte S, et al. Smoking and inflammatory bowel disease: trends in familial and sporadic cohorts. *Inflamm Bowel Dis*. 2007;13:573–579. [PMID: 17345609]

PRINCÍPIOS GERAIS DO TECIDO LINFOIDE ASSOCIADO AO INTESTINO

O intestino normal apresenta uma enorme superfície que é exposta a uma grande variedade de antígenos exógenos, principalmente bacterianos (Figura 2-2). Consequentemente, o sistema imune da mucosa desenvolveu uma variedade de modificações específicas em sua estrutura em resposta a estes desafios. É importante ressaltar que a grande maioria dos encontros iniciais com os antígenos do hospedeiro ocorre na superfície da mucosa, que é banhada por uma população heterogênea de micro-organismos, a maioria dos quais se encontra no cólon e intestino delgado distal, locais onde a DII ocorre mais comumente (ver Figura 2-1). Assim, o intestino é exposto a um grande número de estímulos antigênicos que devem ser decifrados quanto ao seu potencial patogênico.

Características próprias da resposta imunológica intestinal

Na maioria das vezes, a resposta antigênica do intestino, caracterizada por ignorância imunológica ou supressão ativa, parece ser a mais adequada, para evitar uma resposta inflamatória inespecífica. Obviamente que, para algumas exposições, como a patógenos, uma resposta imunológica robusta é adequada. O tecido linfoide associado à mucosa intestinal, ou o assim chamado TLAMI, é caracterizado por apresentar uma organização própria, e ser regulado por um estado de inflamação fisiológica (ou controlada). Assim, o intestino, embora esteja preparado para uma ação integral, apresenta uma tendência para suprimir a resposta, uma característica referida como tolerância oral. Tolerância oral e inflamação fisiológica são características próprias do TLAMI e ambas representam a tendência da mucosa associada ao tecido linfoide para regular as respostas imunes (Tabela 2-1).

Essas duas características funcionais do TLAMI indicam que esse representa um órgão imunológico muito extenso, além de apresentar outras funções óbvias associadas a digestão e secreção endócrina. Suas funções são exercidas por dois componentes anatômicos. O primeiro componente é o assim chamado TLAMI organizado, que inclui as placas de Peyer, folículos linfoides isolados e as vilosidades preenchidas por linfócitos. O segundo componente, o TLAMI difuso, compreende as estruturas anatômicas que estão difusamente contidas na lâmina própria.

TLAMI organizado

As estruturas do TLAMI organizado são frequentemente caracterizadas por apresentar componentes

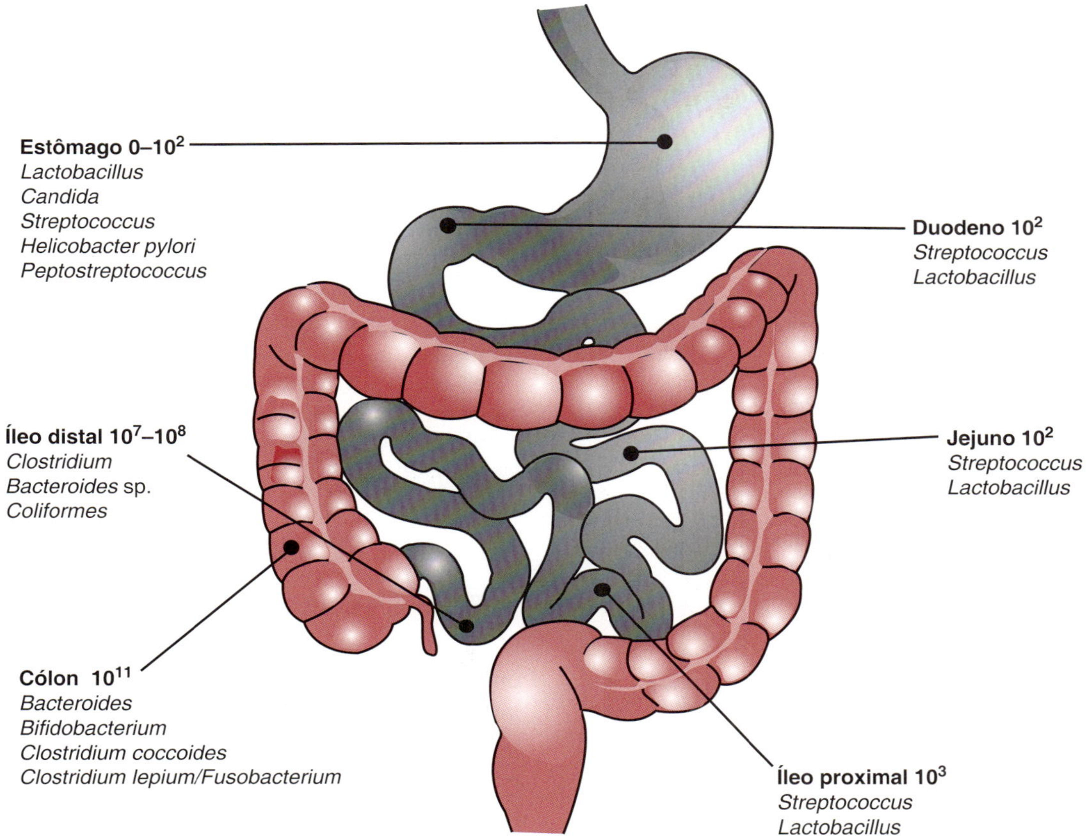

▲ **Figura 2-2.** Composição microbiológica do trato gastrointestinal. (Adaptada, com permissão, de Sartor RB, Blumberg RS, Braun J, et al. CCFA microbial-host interactions workshop: highlights and key observations. *Inflamm Bowel Dis.* 2007;13:600–619.)

Tabela 2-1. Características próprias do tecido linfoide associado à mucosa intestinal.

1. Inflamação fisiológica
2. Tipos especiais de estruturas linfoepiteliais organizadas (p. ex., placas de Peyer)
3. Tolerância oral
4. Produção e secreção de imunoglobulina A

especializados, como as células portadoras de micropregas (células M). As células M são encontradas no interior do epitélio que reveste as placas de Peyer, com seu rico conteúdo de linfócitos e células dendríticas, e que permitem a captação seletiva e a resposta aos diferentes tipos de antígenos. As placas de Peyer e outras estruturas linfoides organizadas estão distribuídas por todo o trato gastrointestinal, predominando especialmente no íleo. Elas representam principalmente locais indutivos, onde os antígenos, incluindo antígenos bacterianos, são apreendidos, processados, e apresentados às células dendríticas para que sejam reconhecidos pelos linfócitos do TLAMI.

TLAMI difuso

O TLAMI difuso, o componente principal dos intestinos delgado e grosso, é caracterizado por apresentar uma única camada de células epiteliais, situada entre o lúmen intestinal e a lâmina própria. Esse epitélio, que contém linfócitos intraepiteliais e células dendríticas, constitui a principal proteção intestinal contra a exposição a patógenos epiteliais. Além disso, essa superfície epitelial é altamente responsável pela manutenção da resposta imune regulada contra uma grande variedade de micro-organismos que fazem parte da microbiota comensal normal.

Resposta imune adaptativa & inata

Tanto o compartimento epitelial situado acima da membrana basal como o compartimento subepitelial, abaixo da membrana basal, que faz parte da lâmina própria, participam dos dois braços principais do sistema imunológico, os quais constituem o sistema imunológico inato e adaptativo (ou específico) (Tabela 2-2).

O sistema imunológico inato é formado por uma estrutura de reconhecimento-padrão que permite uma

Tabela 2-2. Imunidade inata e adaptativa.

Tipo de imunidade	Receptor	Ligante	Tipo celular
Imunidade inata (rápida, programada)	TLR2	Peptidoglicano	Macrófagos
	TLR4	LPS	Macrófagos/CEI
	TLR5	Flagelina	Macrófagos/CEI
	TLR9	DNA bacteriano	Células dendríticas
	PCR	Carboidrato bacteriano	Séricas
	NOD2	Muramil dipeptídeo	Células dendríticas/CEI
Imunidade adaptativa ou específica (é retardada e apresenta memória)	TCR	Peptídeo HLA *plus*	Células T
	BCR	Imunoglobulina	Células B
	IL-23R	IL-23	Células T

BCR, receptor de células B; PCR, proteína C reativa; HLA, antígeno leucocitário humano; CEI, célula epitelial intestinal; IL-23 R, receptor de IL-23; LPS, lipopolissacarídeo; NOD2, *nucleotide oligomerization domain-containing protein* 2; TCR, receptor de células T; TLR, receptores *toll-like*.

resposta rápida e programada para reconhecimento das estruturas microbianas. Um grupo clássico de estruturas que são utilizadas por uma grande variedade de tipos celulares em uma resposta imune inata são os chamados receptores *toll-like* (TLRs) que respondem a estruturas microbianas tão diversas quanto os lipopolissacarídeos ou DNA de micro-organismos. Uma outra importante classe de receptores de reconhecimento de padrões, associados à imunidade inata é constituída pelo domínio de oligomerização de nucleotídeos (NOD)-*like* (NLRs) que reconhecem estruturas microbianas como o dipeptídeo muramil dos peptidoglicanos de bactérias gram-negativas e gram-positivas. Os receptores de reconhecimento de padrões são distribuídos em praticamente todos os tipos celulares, mas estão especialmente ligados ao grupo profissional (células dendríticas, macrófagos e células B) e não profissional (células do epitélio intestinal) de células apresentadoras de antígenos (APCs).

A imunidade adaptativa ou específica apresenta uma resposta retardada e é caracterizada por possuir memória. Esse tipo de imunidade é característica da resposta imune derivada de células T e B e requer a captação, processamento e apresentação de antígenos às células linfoides (células T e B), associadas à resposta imune adaptativa, tarefa exercida pelas APCs. Além disso, a imunidade inata e a adaptativa interagem para que ambas promovam e regulem uma resposta imune equilibrada e eficaz.

Brandtzaeg P, Kiyono H, Pabst R, et al. Terminology: nomenclature of mucosa-associated lymphoid tissue. *Mucosal Immunol.* 2008;1:31–37.

Kaparakis M, Philpott DJ, Ferrero RL. Mammalian NLR proteins: discriminating foe from friend. *Immunol Cell Biol.* 2007;85: 495–502. [PMID: 17680011]

Sansonetti PJ. To be or not to be a pathogen: that is the mucosally relevant question. *Mucosal Immunol.* 2011;4:8–14. [PMID: 21150896]

PATOGÊNESE DA DOENÇA INFLAMATÓRIA INTESTINAL

Princípios gerais

O paradigma a partir do qual se baseia a nossa compreensão atual sobre a DII é que essa doença representa uma hiper-reatividade ou perda da tolerância oral do sistema imunológico da mucosa em relação a sua própria microbiota. Isso é consistente com as áreas do intestino comprometidas pela DC e RCU, em que os micro-organismos são mais prevalentes. Esse conceito é essencialmente derivado de observações obtidas a partir de modelos animais com DII, bem como em um número menor de estudos clínicos em humanos. Esses últimos têm revelado alguma resposta aos antibióticos, especialmente a DC, e a ausência de qualquer patógeno identificável em ambos os subtipos clínicos de doença inflamatória intestinal. Assim, é provável que a DII represente uma resposta imune desregulada da mucosa a antígenos microbianos da flora comensal em um hospedeiro geneticamente suscetível.

Bases genéticas

Há quase 50 anos, sabe-se que a DII em humanos apresenta uma forte base genética. Especificamente, 10–30% dos pacientes apresentam uma história familiar positiva. Há também uma concordância muito forte sobre a presença da DC e, em menor extensão (embora ainda significativa), da RCU em gêmeos monozigóticos. O risco de ambos os gêmeos monozigóticos desenvolver a DC é de até 60% (ou 800 vezes maior). Diferente dos distúrbios mendelianos simples (isto é, uma doença causada por um defeito genético isolado), tanto a DC quanto a RCU são decorrentes de distúrbios poligênicos complexos. Dito isso, a DII está associada a vários distúrbios mendelianos simples, como a síndrome de

Wiskott-Aldrich e as doenças de depósito de glicogênio. No entanto, a partir de estudos amplos de associação de genomas, torna-se evidente que múltiplos locos cromossômicos estão envolvidos no desenvolvimento dessas doenças. As observações realizadas em modelos animais apóiam a base genética da DII.

Os estudos amplos de associação de genomas e de genes candidatos e sequenciamento de DNA identificaram aproximadamente 100 locos geneticamente suscetíveis em todo o genoma humano (Tabela 2-3). O risco genético é uma variável importante, se não essencial, como causa da DII. No entanto, deve-se notar que o mecanismo pelo qual os fatores genéticos agem para o desenvolvimento da DII permanece desconhecido. Pode-se supor, mas não foi comprovado, que qualquer um desses genes por si só não pode causar a DII, o que é fortemente apoiado pela observação bem conhecida de que a deleção do *NOD2/CARDI5*, o fator de risco mais importante para a DC em ratos, não resulta em inflamação espontânea.

Várias observações interessantes foram derivadas da suscetibilidade dos locos identificados até o momento. Em primeiro lugar, como previsto por uma grande variedade de estudos imunológicos, a avaliação genética dos seres humanos mostra muito claramente que os componentes do sistema imunológico associados a imunidade inata (p. ex., *NOD2*) e a imunidade adaptativa (p. ex., receptores de interleucina [IL]-23, [*IL23R*]) estão claramente envolvidos na patogênese destas doenças. Além disso, os estudos genéticos mostram que as alterações na função das células epiteliais intestinais, especialmente, as células de Paneth, que secretam peptídeos antimicrobianos para o lúmen, contribuem para a patogênese dessas doenças. Isso ocorre através de genes tais como o *ATG16L1* (que regula a autofagia), o *XBP1* (que regula a resposta a proteínas desdobradas), e o *NOD2* (que regula o sensoriamento bacteriano intracelular). Além disso, os genes identificados até o momento parecem estar associados a vias funcionais específicas que podem ser compartilhadas pela DC e RCU, bem como outras doenças autoimunes como a esclerose múltipla, diabetes melito tipo 1, asma e outras.

Tabela 2-3. Vias imunogenéticas da doença inflamatória intestinal.

- Imunidade inata e autofagia (p. ex., *NOD2, ATG16L1, IRGM*): sensoriamento e *clearance* bacteriano inapropriado pelas células imunes inatas
- Imunidade adaptativa (p. ex., *IL123R, JAK2, STAT3, PTPN2, IL10*): desequilíbrio entre as vias efetoras e reguladoras
- Vias inflamatórias (p. ex., *MST1, CCR6*): disfunção no recrutamento leucocitário e na resposta e produção de mediadores inflamatórios
- Estresse do RE & epitélio (p. ex., *XBP1*): anormalidades na regulação celular intestinal e no sensoriamento bacteriano
- Vias metabólicas (p. ex., *SLC22A5*): metabolismo energético inadequado das células hipermetabólicas

Os genes humanos estão listados em itálico. RE, retículo endoplasmático.
Dados obtidos de Kaser AK, Zeissig S, Blumberg RS. Inflammatory bowel disease. *Annu Rev Immunol.* 2010; 28:573–621.

Abraham C, Cho JH. Inflammatory bowel disease. *N Engl J Med.* 2009;361:2066–2078. [PMID: 19923578]

Kobayashi KS, Chamaillard M, Ogura Y, et al. Nod2-dependent regulation of innate and adaptive immunity in the intestinal tract. *Science.* 2005;307:371–374. [PMID: 15692051]

Van Limbergen J, Russell RK, Nimmo ER, et al. Genetics of the innate immune response in inflammatory bowel disease. *Inflamm Bowel Dis.* 2007;13:338–355. [PMID: 17206667]

Fatores imunológicos

A influência dos fatores genéticos no desenvolvimento da DII ainda não está completamente esclarecida. Contudo, pode ser razoavelmente previsto que esses fatores genéticos modifiquem a barreira celular do epitélio intestinal e apresentem efeitos importantes sobre a função dos sistemas de imunidade inata e adaptativa. Provavelmente eles também possam regular a composição da microbiota. Além disso, esses fatores de risco genéticos convergem para uma via final comum caracterizada por respostas altamente polarizadas das células-T associadas a produção excessiva de citocinas pelas células diferenciadas T helper CD4 positivo e APCs agressivas (células dendríticas e macrófagos). Os modelos animais têm demonstrado a importância essencial da microbiota nessas respostas, pois na ausência de bactérias intestinais, nenhuma doença é observada. Finalmente, os modelos animais revelaram também a importância dos mecanismos reguladores (anti-inflamatórios) e das células T reguladoras, em especial, na prevenção e resolução da DII.

Por causa da importância da polarização das células T helper CD4 positivo na patogênese da doença inflamatória intestinal, a discussão sobre esse tema é apropriada (Figura 2-3). As células T deixam o timo e migram para os tecidos periféricos, como os intestinos, na condição de células inexperientes (inexperiente ao contato e resposta aos antígenos). Como tal, elas são consideradas células Th0 sem viés para a produção de citocinas que não seja a capacidade de secretar IL-2 após estimulação de seus receptores antígeno-específicos, o receptor de células T (TCR), juntamente com um sinal coestimulatório (sinal 2) que é classicamente liberado por moléculas da superfície celular, como as CD80 ou CD86 das APCs, para as CD28 das células T

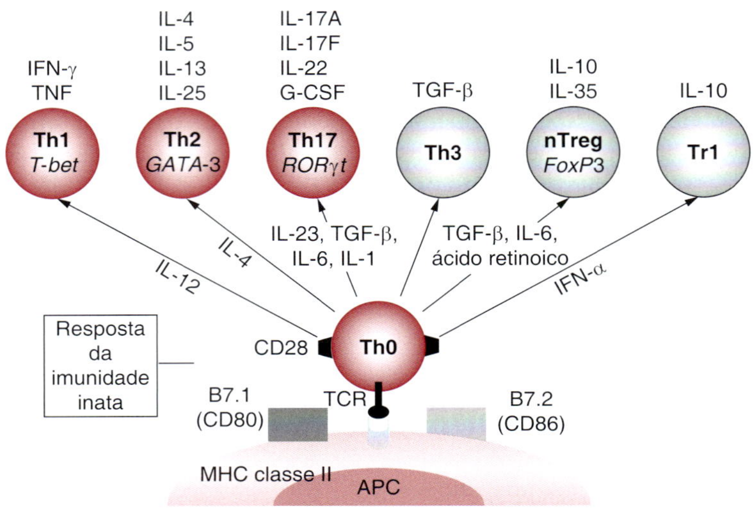

▲ **Figura 2-3.** Diferenciação das células T. Células T naive (puras e inocentes) CD4 positivo que nunca foram expostas a um antígeno (Th0) são estimuladas por uma célula apresentadora de antígeno (APC), tais como as células dendríticas. Os antígenos, sob a forma de moléculas do complexo de histocompatibilidade principal (MHC) classe II são apresentados aos receptores das células T (TCR) através do sinal 1 emitido pelas APCs. Na presença de sinais de coestimulação (o chamado sinal 2) fornecido pelo CD80 (B7.1) e CD86 (B7.2) da APC para o CD28 da célula Th0, a célula T é adequadamente ativada. A célula T ativada é induzida a se diferenciar em diversos tipos, ao sofrer influência do ambiente de citocinas locais. Esse ambiente de citocinas é principalmente derivado das APCs em si e, portanto, da resposta imune inata (área circunscrita da figura). Dessa forma, a interleucina 12 (IL-12) induz as células Th1; a IL-4 induz as células Th2; a IL-23 induz o fator transformador de crescimento beta (TGF-β), a IL-6 e IL-1 induzem as células Th17; o TGF-β, a IL-6, e o ácido retinoico induzem as células T reguladoras (Treg) naturais (n); e o interferon alfa (IFN-α) induz as células T reguladoras (Treg); e o interferon-alfa (IFN-α) induz as células T reguladoras (Tr1). Cada célula T é mantida em seu estado diferenciado por ação de fatores de transcrição intracelular. Estes incluem o T-bet (Th1), GATA-3 (Th2), RORt (Th17), e FoxP3 (nTreg). As células T diferenciadas secretam citocinas com perfil característico (mostrado acima das células T). As células em vermelho são células efetoras e as células em cinza são células reguladoras que inibem a inflamação. nTreg, células T reguladoras naturais (ver Figura 2-6).

(ver Figura 2-3). Quando as células T são apresentadas aos antígenos para os quais são específicas, mediante seu TCR (sinal 1) emitido por APCs profissionais (p. ex., células dendríticas nos tecidos periféricos, como os intestinos), juntamente com o sinal 2, são induzidas a seguir um dos vários destinos polarizados sob o controle de citocinas produzidas pelas APCs (células dendríticas) em si ou outras células vizinhas, ou ambas. É importante frisar que esses desvios da resposta imune das citocinas ou outros fatores são normalmente produzidos por fatores e células imunes inatas (ver Tabela 2-2 e Figura 2-3). Desse modo, as citocinas associadas à resposta imune inata (p. ex., IL-12, IL-23) direcionam a resposta imune adaptativa para um dos vários desfechos caracterizados pelo desenvolvimento de células T que são polarizadas para secretar uma assinatura específica de citocinas, como é demonstrado na Figura 2-3 (p. ex., Th1, Th2, Th17 ou T reguladoras), pela ação de fatores de transcrição específicos (p. ex., T-bet no caso das células Th1).

Kim SC, Tonkonogy SL, Albright CA, et al. Variable phenotypes of enterocolitis interleukin 10-deficient mice monoassociated with two different commensal bacteria. *Gastroenterology*. 2005; 129:891–906. [PMID: 15825073]

Zhu J, Yamane H, Paul WE. Differentiation of effector CD4 T cell populations. *Annu Rev Immunol*. 2010;28:445–489. [PMID: 20192806]

PATOGÊNESE DA DOENÇA DE CROHN: MECANISMOS SUBJACENTES DOS DISTÚRBIOS DO SISTEMA IMUNOLÓGICO

Uma grande variedade de estudos sobre a inflamação da mucosa em modelos animais, bem como a DC humana em si, sustentam fortemente o papel importante do excesso de células Th1 e Th17 e suas respectivas citocinas no desenvolvimento dessa forma de DII. Portanto, na DC humana, a IL-12, IL-23, interferon-γ, IL-17 e o fator de necrose tumoral (TNF) estão presentes em níveis elevados (Figura 2-4). Isso é consistente com a presença

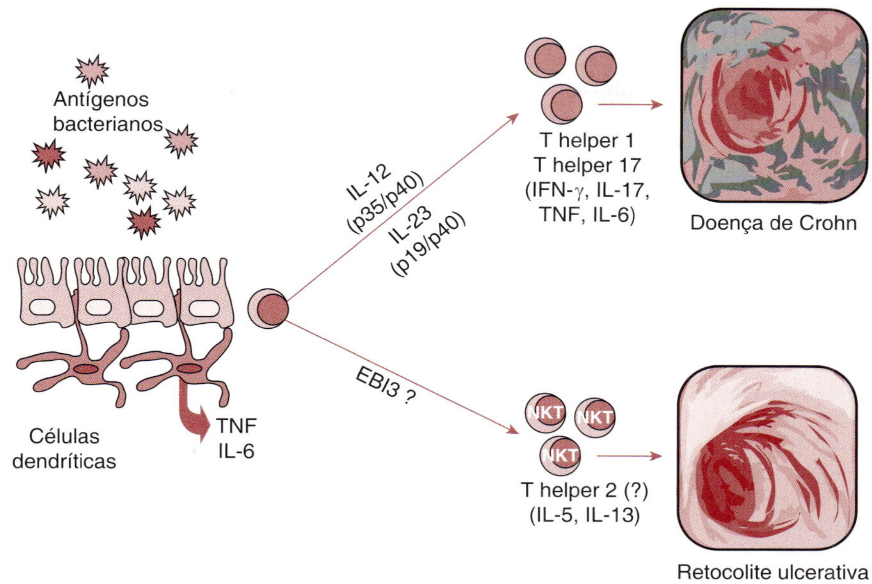

▲ **Figura 2-4.** Papel das células dendríticas na doença inflamatória intestinal (DII). As células dendríticas são sensíveis à presença de antigênicos bacterianos intestinais. Pela sua função imune inata, as células dendríticas secretam citocinas pró-inflamatórias (p. ex., fator de necrose tumoral [TNF] e interleucina 6 [IL-6]) e outros, tais como a IL-12, IL-23, proteína do gene 3 induzida pelo vírus de Epstein-Barr (EBI3; proteína IL-12-símile) que promovem o desenvolvimento de células Th1 ou Th17 na doença de Crohn ou de células Th2-símile na retocolite ulcerativa. Essas células Th1, Th17 e Th2-símile (ou células T *natural killer* [NKT]) secretam uma variedade de citocinas pró-inflamatórias que são mostradas abaixo das células em questão. (Dados de Neurath, MF, Finotto S, Glimcher LH. O papel da polarização de Th1/Th2 na imunidade mucosa. *Nat Med.* 2002;8:567–573).

de granulomas em um subgrupo de indivíduos com DC, uma consequência fenotípica bem conhecida das respostas imunes relacionadas com as Th1. Os modelos animais e humanos apresentam um aumento da atividade dos fatores de transcrição nas células T, que são essenciais para o desenvolvimento das respostas de citocinas (p. ex., aumento da expressão de T-bet, que está associado às células Th1). *Atualmente, a evidência mais concreta de que a DC em humanos representa uma desordem mediada por Th1 ou Th17, é a eficácia, ainda que limitada, das terapias biológicas dirigidas a subgrupos de pacientes que utilizam o interferon-γ, IL-12 e IL-23 para tratamento dessas doenças em estudos clínicos humanos.* A IL-6, outra citocina pró-inflamatória muito significativa que também é secretada pelas células Th17 e macrófagos ativados, encontra-se altamente presente nos tecidos humanos de portadores da DC. Como será discutido a seguir, a IL-6 é uma citocina que desempenha papel importante na RCU, mas, nesse caso, é derivada principalmente das células do sistema imune inato. Estudos clínicos em humanos também têm investigado a eficácia da neutralização da IL-6, pelo bloqueio dos receptores da IL-6 em pacientes com DC. No entanto, a IL-6 pode apresentar tanto atividades pró-inflamatórias como propriedades benéficas para o epitélio intestinal.

Quando as células Th1 ou Th17 ativadas interagem com as células APCs profissionais, como os macrófagos ou células dendríticas, ocorre uma grande variedade de interações com as superfícies desses tipos celulares, muitas vezes chamadas de coestimulação, e que ativam os dois tipos celulares. Elas incluem a interação entre o CD40 das células dendríticas e o CD40 ligante (CD4OL) das células T ativadas, o que leva à produção de altos níveis de secreção de TNF pelas APCs, bem como pelas células Th1 ativadas. Essa interação faz com que o TNF desempenhe importante função de citocina na DC, embora não seja produzido estritamente pelas células Th1, sendo também secretado por outros tipos celulares, como as APCs. *No entanto, é evidente que o TNF é um mediador central da DC a qual é desencadeada pelas células Th1 e células do sistema imune inato, servindo como importante alvo terapêutico. Não surpreendentemente, uma grande variedade de terapias, tendo o TNF como alvo, tem-se mostrado eficaz no manejo da DII, incluindo o infliximab, o adalimumab e o certolizumab pegol.* O mecanismo pelo qual os agentes anti-TNF induzem a remissão não está bem esclarecido, mas pode ser uma combinação de neutralização do TNF e sinalização reversa, inibindo a produção do TNF ligado à membrana.

Hommes DW, Mikhajlova TL, Stoinov S, et al. Fontolizumab, a humanized anti-interferon gamma antibody, demonstrates safety and clinical activity in patients with moderate to severe Crohn's disease. *Gut*. 2006;55:1131–1137. [PMID: 16507585]

Ito H, Takazoe M, Fukuda Y, et al. A pilot randomized trial of a human anti-interleukin-6 receptor monoclonal antibody in active Crohn's disease. *Gastroenterology*. 2004;126:989–996. [PMID: 15057738]

Kasran A, Boon L, Wortel CH, et al. Safety and tolerability of antagonist anti-human CD40 Mab ch5D12 in patients with moderate to severe Crohn's disease. *Aliment Pharmacol Ther*. 2005;22:111–122. [PMID: 16011669]

Mannon PJ, Fuss IJ, Mayer L, et al; Anti-IL-12 Crohn's Disease Study Group. Anti-interleukin-12 antibody for active Crohn's disease. *N Engl J Med*. 2004;351:2069–2079. [PMID: 15537905]

Schreiber S, Khaliq-Kareemi M, Lawrance IC, et al; PRECISE 2 Study Investigators. Maintenance therapy with certolizumab pegol for Crohn's disease. *N Engl J Med*. 2007;357:239–250. [PMID: 17634459]

Strober W, Zhang F, Kitani A, et al. Proinflammatory cytokines underlying the inflammation of Crohn's disease. *Curr Opin Gastroenterol*. 2010;26:310–317. [PMID: 20473158]

Targan SR, Feagan BG, Fedorak RN, et al; International Efficacy of Natalizumab in Crohn's Disease Response and Remission (ENCORE) Trial Group. Natalizumab for the treatment of active Crohn's disease: results of the ENCORE trial. *Nat Clin Pract Gastroenterol Hepatol*. 2007;132:1672–1683. [PMID: 17484865]

Targan SR, Hanauer SB, van Deventer SJ, et al. A short-term study of chimeric monoclonal antibody cA2 to tumor necrosis factor alpha for Crohn's disease. Crohn's Disease cA2 Study Group. *N Engl J Med*. 1997;337:1029–1035. [PMID: 9321530]

PATOGÊNESE DA RETOCOLITE ULCERATIVA: FATORES IMUNOLÓGICOS

A RCU é uma doença difusa superficial, que está confinada à mucosa e é mais comumente caracterizada pela presença de apoptose epitelial e ulcerações superficiais do que o observado na DC. O perfil imunológico da RCU também é muito diferente do observado na DC. É caracterizada pela presença de citocinas, que estão mais comumente associadas às células T desviadas ou diferenciadas para formarem as chamadas células Th2 (que secretam IL-5 e IL-13) e pela presença de citocinas derivadas da ativação de APCs profissionais que ocorrem em resposta a esses subconjuntos de células T ativadas (TNF e IL-6) (ver Figura 2-4).

Na RCU há fortes evidências de que o aparecimento das citocinas Th2 pode ser decorrente da atividade de um único subgrupo de células T. Especificamente, os modelos animais da RCU, bem como estudos em humanos, mostram que a IL-13 pode ser derivada principalmente de um único subconjunto de células T que carrega em sua superfície celular marcadores de células *natural killers* e de células T. Essas células, chamadas de NKT, reconhecem as moléculas do complexo de histocompatibilidade principal (MHC) classe I-*like*, CD1d, que é estruturalmente similar ao antígeno leucocitário humano (HLA)-A, -B e -C. Na presença do CD1d encontrado nas APCs, as células NKT, que representam cerca de 1-2% dos linfócitos do sangue periférico, juntamente com um conjunto igualmente limitado de células T do intestino, respondem aos antígenos glicolipídeos encontrados na molécula de CD1d das APCs. Isso contrasta com a apresentação de antígenos peptídeos encontrados na MHC classe I (HLA-A, -B e -C) e moléculas classe II (HLA-DR, -DP e -DQ). *Esses estudos sobre DII em humanos e em modelos animais apóiam fortemente a hipótese de que as células NKT CD1d restrito são responsáveis pela elevação de IL-13 observada na RCU.* A IL-13 é uma citocina de alto poder inflamatório com forte tendência para romper a barreira de células do epitélio intestinal, assim como o TNF e a IL-6, que também estão aumentados na RCU por causa da atividade dos macrófagos e células dendríticas que se apresentam inflamadas nessa doença. *O rompimento da barreira epitelial na RCU pode ser decorrente dos danos colaterais decorrentes dos efeitos deletérios dessas citocinas (TNF e IL-13). Esses estudos também sugerem que as terapias direcionadas a CD1d, a célula NKT, IL-13, TNF e IL-6 podem ser importantes para o tratamento futuro da RCU.* Estudos em humanos demonstram de fato a eficácia das terapias direcionadas com o TNF no manejo da RCU.

Assim, a imunopatogênese da DII pode ser derivada de um processo de tomada de decisão iniciado pelas células dendríticas e por outros tipos de células da imunidade inata, que ocupam e respondem a antígenos bacterianos provenientes da microbiota comensal normal. *No contexto de sinais derivados da resposta imune inata emitida por receptores (p. ex., TLRs) na superfície celular dessas APCs profissionais, as citocinas e outros fatores são secretados, estimulando a atividade e diferenciação de células T no interior da mucosa e lâmina própria e provocando danos ao epitélio. No caso da DC, as células dendríticas ou macrófagos, ou ambos, respondem aos antígenos bacterianos por meio da secreção aumentada de IL-12 e IL-23 levando a excessiva diferenciação e ativação de Th1 e Th17 (ver Figura 2-4).* Além disso, no caso da DC, essa tendência para secretar IL-12 e IL-23 em resposta a bactérias comensais provavelmente está sob o controle de receptores de imunidade inata associados ao risco de desenvolvimento da DII. Por exemplo, os polimorfismos genéticos do gene *NOD2* podem aumentar o risco de secreção exagerada de certas citocinas que promovem a sobrevivência e manutenção das células Th1 e Th17. Da mesma forma, as células T encontradas na DC podem ser mais sensíveis às citocinas secretadas pelas células dendríticas (como a IL-12 e a IL-23), dada à detecção de polimorfismos do receptor da IL-23, expresso em células T que determinam a capacidade de resposta desse receptor. De maneira semelhante, as células dendríticas encontradas na RCU provavelmente são estimuladas e respondem a antígenos bacterianos de uma forma que leva à secreção excessiva de outras citocinas, que tenderiam a promover uma resposta Th2-*like* derivada da atividade de um único subconjunto de células T, as células NKT.

Fuss IJ, Strober W. The role of IL-13 and NK T cells in experimental and human ulcerative colitis. *Mucosal Immunol.* 2008;1(Suppl 1): S31–S33. [PMID: 19079225]

Zeissig S, Kaser A, Dougan S, et al. Role of NKT cells in intestinal immunity. *Am J Physiol Gastrointest Liver Physiol.* 2007;293: G1101–G1105. [PMID: 17717040]

MECANISMOS QUE REGULAM A MANUTENÇÃO DA TOLERÂNCIA INTESTINAL

Como observado anteriormente, um atributo importante dos tecidos intestinais é a tendência para suprimir a resposta imunológica (ver Tabela 2-1). Essa tem sido associada ao fenômeno da tolerância oral. A tolerância oral é, portanto, uma manifestação funcional de um fenômeno mais geral da supressão das respostas imunes no tecido intestinal. Essa tendência dos intestinos para suprimir é decorrente da presença de mecanismos muito fortes e das altas concentrações de moléculas reguladoras derivadas dessas células intestinais. As células reguladoras encontradas no intestino normal e que são altamente relevantes para o desenvolvimento da DII incluem as células T reguladoras naturais (células T CD4 positivo, e CD25 positivo), células T reguladoras induzidas, células T reguladoras tipo 1, células Th3, células B e, possivelmente, as células NKT e células T CD8 positivo. Esses tipos celulares, quer pelas interações celulares de superfície quer pela secreção de mediadores solúveis, são capazes de manter a homeostase no estado basal e promover a inibição da inflamação mediante a secreção de uma variedade de citocinas reguladoras (anti-inflamatórias) como a IL-10, TGF-β, e um membro da família IL-12 identificado recentemente, a IL-35. Apesar dos diferentes tipos de células reguladoras existentes em atividade nos intestinos, as mais importantes, mais investigadas, e com maior probabilidade de estarem envolvidas na regulação da DII são as chamadas células T reguladoras naturais e as células T reguladoras induzidas; portanto, essa discussão concentra-se principalmente sobre essas células.

As células T reguladoras naturais são as CD4 positivo, células CD25 positivo (cadeia alfa do receptor de IL-2), que se diferenciam no interior do timo e dependem da expressão de um único fator de transcrição, o fator Foxp3 (ver Figura 2-3). O Foxp3 é um fator de transcrição homólogo à família bifurcada de fator de transcrição e induz o desenvolvimento de células T reguladoras. Na ausência da expressão Foxp3, nem os humanos nem os ratos desenvolvem células T reguladoras naturais. O transtorno humano IPEX (desregulação imune, poliendocrinopatia, enteropatia ligada ao X) é causado pela deficiência de Foxp3. O IPEX caracteriza-se por enteropatia autoimune, enteropatia perdedora de proteínas, diabetes melito dependente de insulina, dermatite e diarreia prolongada que não responde à retirada do glúten. Uma vez educadas no timo, as células T Foxp3 positivo são exportadas para a corrente sanguínea onde suprimem a atividade das células T efetoras (pró-inflamatórias) que foram diferenciadas para secretar as citocinas Th1, Th2 ou Th17 (Figura 2-5). Portanto, as células T reguladoras Foxp3 positivo são importantes na prevenção da autoimunidade (incluindo a DII), e também desempenham papel na alergia, na imunidade tumoral, no transplante de órgãos e na infecção microbiana.

As células T reguladoras naturais Foxp3 positivo podem ser detectadas no intestino humano e de ratos e

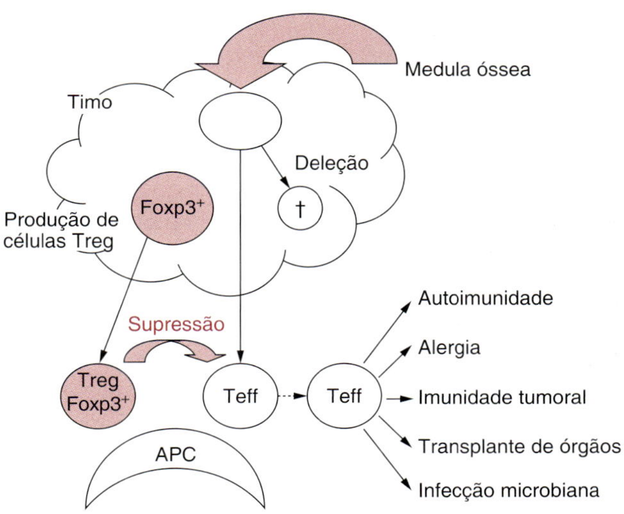

▲ **Figura 2-5.** Desenvolvimento das células T reguladoras naturais (nTreg). As células nTreg se desenvolvem no interior do timo e são induzidas a expressar o fator de transcrição (Foxp3) que resulta em suas características fenotípicas e funcionais. Elas são supressoras importantes das células T efetoras (Teff), que desempenham um papel importante em muitos mecanismos imunomediados, incluindo a DII. APC, células apresentadoras de antígenos. (Adaptada, com permissão, de Sakaguchi S. Naturally arising Foxp3-expressing CD25⁺CD4⁺ regulatory T cells in immunological tolerance to self and non-self. *Nat Immunol.* 2005;6:345–352.)

estão fortemente ligadas à regulação da inflamação, que é impulsionada pelos mecanismos de imunidade inata e adaptativa. Na ausência de uma resposta adequada das células T reguladoras naturais, haverá inflamação espontânea do intestino, conforme demonstrado em pacientes com IPEX. É importante observar que as células T FoxP3 negativo também podem ser induzidas no interior dos intestinos e se tornarem células FoxP3 positivo, quando as células T são expostas a elevadas concentrações de TGF-β e ácido retinoico, um produto metabólico derivado da vitamina A. Portanto, as células T reguladoras podem ser induzidas e recrutadas para melhorar a inflamação produzida pelas células T FoxP3 negativo. Embora as células T reguladoras tenham se mostrado extremamente importantes na prevenção da DII, não há até o momento garantia de como exercer influência terapêutica sobre essas importantes células reguladoras, apesar de ser um objetivo importante da imunoterapia moderna dessas doenças. Os estudos sobre essas importantes células demonstram que a DII pode evoluir a partir de uma resposta inata exuberante das células T efetoras e das células B, por meio da secreção de imunoglobulina G (IgG) com atividade antibacteriana, ou em decorrência de uma resposta relativamente insuficiente das células T reguladoras, ou ambos. *Portanto, é o equilíbrio entre esses vários mecanismos efetores e reguladores que leva ao desenvolvimento ou a incapacidade de prevenir e, portanto, regular a inflamação que ocorre na DII.*

Embora seja importante discutir os mecanismos de regulação implicados na patogênese da doença inflamatória intestinal, deve-se reconhecer que uma ampla variedade de outras vias de regulação operam normalmente nos intestinos sob condições homeostáticas e presumivelmente são importantes para o amortecimento ou prevenção de inflamação. Indiscutivelmente, cada etapa da cascata imunológica que conduz à inflamação encontra-se sob ação dos mecanismos reguladores. Uma grande variedade de moléculas com propriedades naturais de regulação tem sido descrita nos tecidos intestinais, incluindo mediadores endógenos anti-inflamatórios ou mediadores pró-resolução (p. ex., receptor ativado por proliferador de peroxissomo γ [PPARγ], lipoxinas, resolvinas, opioides e canabinoides), fatores antiadesão (p. ex., apoAIV), citocinas inibitórias e supressores (p. ex., o TGF-β e supressor de sinalização de citocinas) e, finalmente, um grupo emergente de receptores inibitórios de células T e APCs (p. ex., CTLA-4, PD-1, e CEACAM1). A mesalamina foi proposta com a finalidade de inibir a translocação de um potente fator de transcrição pró-inflamatório, o fator nuclear-κB, o qual é mediado pelo PPARγ. Portanto, as alternativas utilizadas para atingir a regulação e, portanto, a remissão da DII humana representam uma grande oportunidade terapêutica.

Boden EK, Snapper SB. Regulatory T cells in inflammatory bowel disease. *Curr Opin Gastroenterol.* 2008;24:733–741. [PMID: 19125486]

Coombes JL, Robinson NJ, Maloy KJ, et al. Regulatory T cells and intestinal homeostasis. *Immunol Rev.* 2005;204:184–194. [PMID: 15790359]

Kunos G, Pacher P. Cannabinoids cool the intestine. *Nat Med.* 2004;10:678–679. [PMID: 15229512]

Mucida D, Park Y, Kim G, et al. Reciprocal TH17 and regulatory T cell differentiation mediated by retinoic acid. *Science.* 2007;317:256–260. [PMID: 17569825]

Sakaguchi S. Naturally arising Foxp3-expressing $CD25^+CD4^+$ regulatory T cells in immunological tolerance to self and non-self. *Nat Immunol.* 2005;6:345–352. [PMID: 17659825]

Weaver CT, Hatton RD, Mangan PR, et al. IL-17 family cytokines and the expanding diversity of effector T cell lineages. *Annu Rev Immunol.* 2007;25:821–852. [PMID: 17201677]

IMPLICAÇÕES TERAPÊUTICAS DA IMUNOBIOLOGIA NA DOENÇA INFLAMATÓRIA INTESTINAL

Este debate mostrou que a DII emerge a partir de uma cascata imunológica de eventos muito específica. O evento inicial é a interação entre a célula T, uma APC, e um antígeno (Figura 2-6). Nessa interação, uma APC responde e ocupa um antígeno que é essencialmente derivado da microbiota comensal luminal, levando à sinalização dos receptores de imunidade inata da APC, seguido de processamento e apresentação das partes nominais deste antígeno aos linfócitos via moléculas de MHC relacionadas. As anormalidades isoladas da imunidade inata associadas ao epitélio ou ao sistema hematopoiético (p. ex., macrófagos) podem também representar a origem precoce da doença.

Como consequência do diálogo celular que ocorre entre as células T e as APCs, ambas são ativadas para produzir as citocinas que são características do seu estágio de diferenciação e são estimuladas a exibir em suas superfícies celulares uma grande variedade de novos receptores que podem tanto promover como sub-regular sua atividade. Por sua vez, as citocinas e outros mediadores solúveis que as células T ativadas e APC são induzidas a expressar ou a secretar, conduzem a maior ativação do endotélio.

O endotélio ativado é induzido a tornar-se muito aderente para outros leucócitos e, portanto, incrementa o assim chamado *homing* (endereçamento) de células T, monócitos, células B, e leucócitos polimorfonucleares

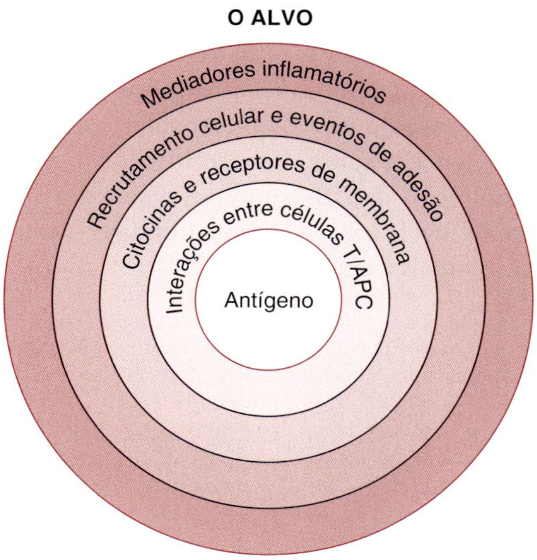

▲ **Figura 2-6.** Alvo imunoterapêutico da doença inflamatória intestinal (DII). A DII é iniciada por um único grupo de antígenos bacterianos que possui qualidades especiais que lhes permite interagir com os mecanismos da imunidade inata e adaptativa. Esses antígenos são captados por células apresentadoras de antígenos (APCs), as quais respondem aos antígenos (imunidade inata) e apresentam os antígenos (imunidade adaptativa) às células T. Isso leva à secreção de citocinas e regulação ascendente de receptores de membrana, ativação do endotélio e recrutamento de células inflamatórias, e a liberação de mediadores inflamatórios. Cada nível desse alvo é passível de tratamento, como descrito no texto e na Tabela 2-4.

para o intestino, por induzir a adesão desses leucócitos ao endotélio e a sua diapedese para a lâmina própria. Note-se que a adesão das células T ao endotélio ocorre por meio de moléculas específicas da superfície celular (p. ex., uma integrina chamada $\alpha4\beta7$ e uma quemoquina chamada CCR9) e moléculas correspondentes dispostas sobre o endotélio (p. ex., MadCAM1), que se constituem em potenciais alvos terapêuticos.

No contexto de um ambiente inflamatório, esses leucócitos recrutados encontram-se dentro de uma matriz altamente inflamatória, repleta de citocinas inflamatórias. Isso leva a uma ativação adicional dos leucócitos recém-recrutados e de sua produção de mediadores inflamatórios que agravam ainda mais a destruição dos tecidos pela produção de metaloproteinases e outras proteases, levando à degradação da matriz e à destruição dos tecidos. Mais deletérios talvez sejam os efeitos finais dessas citocinas e mediadores inflamatórios, incluindo proteases e metabólitos de oxigênio reativo, que levam à ruptura e degradação da barreira epitelial, resultando na captação mais indiscriminada de antígenos inflamatórios no contexto de um sistema de imunidade inata e adaptativa altamente ativados.

Diante desse cenário, pode-se entender tanto o mecanismo de ação dos agentes terapêuticos desenvolvidos até então como as razões para o desenvolvimento de novas gerações de agentes para tratar a DII (Tabela 2-4). Portanto, pode-se entender a justificativa para o uso de probióticos no intuito de desafiar as bactérias comensais "patogênicas" e seus antígenos, responsáveis pela doença, em primeira instância, embora esta seja uma área da terapia que requer um estudo muito mais definitivo antes que sejam feitas recomendações terapêuticas definitivas. Similarmente, é lógico bloquear as chamadas moléculas coestimulatórias que são o ponto de partida para as interações iniciais entre uma célula T e uma APC, tais como o CD28 das células T, pelo uso do abatacept, por exemplo. O abatacept (CTLA4-Ig), que está atualmente aprovado para o tratamento da artrite reumatoide, liga-se ao CD80 e CD86 das células apresentadoras de antígenos, bloqueando a interação

Tabela 2-4. Doença inflamatória intestinal – implicações terapêuticas.

Alvo	Mecanismo	Terapêutica
Antígeno	Eliminar cepa bacteriana patogênica	Antibiótico/probiótico (VSL#3)
Células T/interações APC	Manipular ativação de células T	Anti-CD3 (visilizumab), CTLA4-Ig (abatacept), azatioprina/6-MP
Citocinas e receptores de membrana	↓ Diminuição de citocinas pró-inflamatórias ou ↑ aumento de citocinas anti-inflamatórias	Anti-TNF (infliximab, adalimumab, certolizumab pegol), anti-IL-12, anti-IL-23, anti-IFNγ, anti-IL-6R, IL-10
Recrutamento celular	Bloqueio do recrutamento de células T ou da adressina das células endoteliais	Anti-$\alpha4\beta7$ (natalizumab), anti-MadCAM1
Mediadores inflamatórios	Bloqueio da sinalização inflamatória	Inibidores de proteases, mesalaminas, inibidor de JAK-3
Função de barreira e reparo	Aumento e restituição da barreira epitelial	Fator de crescimento epidérmico

APC, células apresentadoras de antígenos; IFNγ, interferon-γ; IL, interleucina; MP, mercaptopurina; TNF, fator de necrose tumoral.

do CD28 com as células T. No entanto, ao bloquear a sinalização do CD28 com o CTLA4-Ig pode também ocorrer o bloqueio do desenvolvimento e atividade das células T reguladoras, enfatizando os desafios em traduzir as ideias da imunobiologia na terapêutica da DII. O bloqueio de sinalização do CD28 também pode ser o mecanismo pelo qual a azatioprina/6-mercaptopurina induz a remissão da DII (ver Tabela 2-4). Torna-se óbvio por que as terapias anticitocinas direcionadas para bloquear citocinas pró-inflamatórias (p. ex., anti-TNF e potencialmente anti-IL-6, anti-IL-12, anti-IL-23 e anti-IL-13) ou promover citocinas anti-inflamatórias (p. ex., IL-35 ou IL-10) são de grande importância. Além disso, é claramente benéfico romper o *homing* leucocitário (p. ex., tendo como alvo as moléculas da superfície das células endoteliais viscosas, tais como o MAdCAM1, ou moléculas de *homing* na superfície dos leucócitos, tais como α4β7 dos linfócitos T) para tratar essas doenças. Finalmente, o bloqueio da sinalização pró-inflamatória e a produção de mediadores inflamatórios por inibição do fator de transcrição, fator nuclear-κB (NF-κB), mediante administração de mesalaminas tem se mostrado altamente eficaz, especialmente na RCU. No entanto, mesmo o NF-κB apresenta importantes efeitos protetores sobre o epitélio intestinal, e demonstra os desafios em aplicar os princípios imunogenéticos fundamentais da terapêutica em humanos. Em suma, é muito instrutivo considerar a imunobiologia da DII, como um meio para entender a lógica do mecanismo de ação e utilidade das terapias biológicas atuais e emergentes.

Feagan BG, Greenberg GR, Wild G, et al. Treatment of ulcerative colitis with a humanized antibody to the α4β7 integrin. *N Engl J Med*. 2005;352:2499–2507. [PMID: 15958805]

Gionchetti P, Rizzello F, Helwig U, et al. Prophylaxis of pouchitis onset with probiotic therapy: a double-blind, placebo-controlled trial. *Gastroenterology*. 2003;124:1202–1209. [PMID: 12730861]

Sandborn WJ, Colombel J, Enns R, et al. International Efficacy of Natalizumab as Active Crohn's Therapy (ENACT-1) Trial Group; Evaluation of Natalizumab as Continuous Therapy (ENACT-2) Trial Group. Natalizumab induction and maintenance therapy for Crohn's disease. *N Engl J Med*. 2005;353:1912–1925. [PMID: 16267322]

Tilg H, Moschen A, Kaser A. Mode of function of biological anti-TNF agents in the treatment of inflammatory bowel diseases. *Expert Opin Biol Ther*. 2007;7:1051–1059. [PMID: 17665993]

Doença inflamatória intestinal: considerações clínicas

3

Jonathan S. Levine, MD
Robert Burakoff, MD, MPH

CONCEITOS ESSENCIAIS

- A doença de Crohn e a retocolite ulcerativa são doenças inflamatórias crônicas com características clínicas e epidemiológicas bem definidas.
- Os fatores genéticos, a desregulação do sistema imunológico e a flora microbiana intestinal aumentam a suscetibilidade à doença.
- Nenhum sintoma isolado, achado físico, ou resultado de exame é capaz de diagnosticar a doença inflamatória intestinal (DII); o diagnóstico é clínico, baseado em dados consistentes obtidos a partir da história, exame físico, exames laboratoriais, endoscópicos, histológicos e radiológicos.
- Várias condições podem mimetizar a DII; os patógenos infecciosos são de particular interesse.
- As complicações intestinais são comuns na DII, muitas das quais são previsíveis conforme o tipo, localização, gravidade, ou duração da doença; as complicações extra-intestinais estão usualmente associadas à doença ativa.
- Os pacientes portadores de colite de longa duração apresentam risco aumentado de desenvolver câncer colorretal (CCR) e devem ser avaliados quanto a alterações displásicas preditivas de malignidade subsequente ou sincrônica.
- Os 5-aminossalicilatos, esteroides, antibióticos e imunomoduladores têm-se constituídos em pilares da terapia; a escolha da medicação apropriada é baseada em múltiplas variáveis, incluindo o tipo, a localização e a gravidade da doença.
- Os medicamentos biológicos oferecem múltiplas opções terapêuticas poderosas; o período ideal para utilizar esses medicamentos continua indefinido.

Considerações gerais

As doenças inflamatórias intestinais, doença de Crohn e retocolite ulcerativa, são doenças inflamatórias crônicas do trato gastrointestinal. Apesar de terem ocorrido avanços significativos na compreensão da patogênese dessas condições, a causa definitiva permanece desconhecida. As bases imunológicas da DII são discutidas no Capítulo 2. Este capítulo aborda o diagnóstico e o tratamento clínico da DII. As considerações cirúrgicas são discutidas detalhadamente no Capítulo 4.

A. Epidemiologia

A doença de Crohn e a retocolite ulcerativa apresentam baixo número de novos diagnósticos; no entanto, como doença crônica usualmente diagnosticada em jovens, a DII apresenta prevalência relativamente alta. As estimativas de incidência e prevalência variam significativamente entre os estudos, de acordo com as diferentes áreas geográficas e condições socioeconômicas. Estima-se que a incidência de retocolite ulcerativa na América do Norte é de 8–15 por 100.000 pessoas, com prevalência de 170–230 por 100.000. A incidência da doença de Crohn é estimada em 5–15 por 100.000 e a prevalência em 140–200 por 100.000. Um aumento da incidência e prevalência de ambas as formas de DII é encontrado em países desenvolvidos, localizados no norte (pelo menos no hemisfério norte) e em ambientes urbanos; entre os caucasianos; e entre pessoas de etnia judaica. Nos países industrializados, a incidência da doença de Crohn tem aumentado significativamente ao longo do último meio século, enquanto a retocolite ulcerativa tem se mantido relativamente estável. Nos países em desenvolvimento, a incidência de ambas as formas de DII cresceu dramaticamente.

A DII ocorre usualmente em indivíduos relativamente jovens, muitas vezes durante a adolescência. A idade média do diagnóstico da doença de Crohn e retocolite ulcerativa são respectivamente na terceira e quarta décadas de vida. Os estudos sugerem a presença de um segundo pico menor da incidência da DII na sexta e sétima décadas, embora isso esteja mais claramente associado à retocolite ulcerativa do que à doença de Crohn.

Sandler RS, Loftus EV. Epidemiology of inflammatory bowel disease. In: Sartor RB, Sandborn WJ (editors). *Inflammatory Bowel Diseases*. Saunders, 2004:245–262.

B. Etiologia

A causa da DII permanece indefinida, embora exista claramente uma interação de fatores genéticos microbianos, e fatores imunológicos. Estudos realizados em gêmeos e famílias demonstram a presença de um componente de suscetibilidade genética. No entanto, os índices de concordância entre gêmeos monozigóticos para a retocolite ulcerativa (6–18%) e doença de Crohn (~50%) indicam que a genética desempenha um papel relativamente menor na manifestação da doença. Presumivelmente, as mutações específicas conferem suscetibilidade à DII, mas não são por si só suficientes. Vários genes de suscetibilidade foram identificados na doença de Crohn, incluindo o *NOD2/CARD15* no cromossomo 16 e *IL23R* no cromossomo 1. Ambos desempenham papéis integrais na regulação imune do intestino. Ao mesmo tempo, as mutações nesses genes estão presentes em apenas uma minoria de casos de doença de Crohn. Existem claramente outros distúrbios de regulação dos sistemas de defesa imunológica do intestino, ainda não bem definidos. Uma discussão mais completa sobre imunopatologia da DII pode ser encontrada no Capítulo 2.

Estudos em animais demonstraram que a presença de bactérias intestinais comensais é necessária para que a DII ocorra. Teoricamente, a enterite ou colite subsequentes resulta de uma resposta imune desregulada ou inadequada à flora que é tolerada por indivíduos saudáveis. Outros fatores ambientais parecem importantes também. O tabagismo aumenta o risco para a doença de Crohn, mas protege contra a retocolite ulcerativa. Tanto os contraceptivos orais como os anti-inflamatórios não esteroides têm sido implicados como fatores de risco para a DII, embora essa associação permaneça controversa. Várias dietas são responsabilizadas como causadoras ou como forma de tratamento da DII, mas nenhuma evidência científica rigorosa sustenta seu uso.

Duerr RH, Taylor KD, Brant SR, et al. A genome-wide association study identifies IL23R as an inflammatory bowel disease gene. *Science*. 2006;314:1461–1463. [PMID: 17068223]

Podolsky DK. Inflammatory bowel disease. *N Engl J Med*. 2002;347: 417–429. [PMID: 12167685]

Achados Clínicos

A. Doença de Crohn

Na doença de Crohn a inflamação é tipicamente transmural. Frequentemente essa característica conduz as complicações decorrentes da doença perfurante ou a fibrose e estenose progressivas. A doença de Crohn pode, assim, se apresentar em um dos três fenótipos: inflamatória, estenosante ou doença perfurante (este último incluindo abscessos e fístulas). O comportamento da doença não é necessariamente constante em um mesmo indivíduo. De fato, a doença inflamatória frequentemente evolui para a doença penetrante, e depois para fibrose e estenose.

Ao contrário da retocolite ulcerativa, a doença de Crohn pode afetar qualquer parte do tubo digestivo, sob a forma de padrão não confluente (a chamada lesão em salto). Aproximadamente metade dos pacientes portadores de doença de Crohn apresenta inflamação localizada no íleo terminal e ceco (Tabela 3-1). O envolvimento isolado do intestino delgado ou cólon também é comum. A doença de Crohn do esôfago, estômago ou duodeno é rara, e praticamente desconhecida na ausência de doença do intestino delgado ou cólon. A doença perianal, incluindo abscessos e fístulas, é comumente encontrada, particularmente em associação à doença do íleo terminal.

1. Sintomas e sinais — Na doença de Crohn o início dos sintomas é tipicamente insidioso, e o curso clínico subsequente é muito variável. A maioria dos pacientes apresenta um curso clínico caracterizado por episódios recorrentes de doença sintomática intercalados por períodos de remissão. A dor abdominal e diarreia são os sintomas mais típicos. Ao contrário da retocolite ulcerativa, na doença de Crohn a diarreia muitas vezes não contém sangue. Febre e perda de peso são comuns. Como regra geral, a localização e o fenótipo da doença (inflamatória, estenosante ou perfurante), associados à gravidade da inflamação, são os responsáveis pelos sintomas e sinais apresentados pelo paciente.

As complicações da doença fistulizante são comuns. Dor e drenagem de material purulento ou fecal são características das fístulas perianais. As fístulas intestinais podem causar uma variedade de sintomas, dependendo dos locais de origem e de outro(s) órgão(s)

Tabela 3-1. Localização da doença de Crohn no trato gastrointestinal.

Localização	Frequência (%)
Ileocolônica	35 (26-48)
Intestino delgado isolado	28 (11-48)
Cólon	32 (19-51)
Gastroduodenal[a]	1-4
Perianal[a]	18 (14-20)

[a]Tipicamente associada à doença em outras localizações.

envolvido(s): intestino – diarreia, perda de peso; pele – drenagem; vagina – drenagem; bexiga – pneumatúria. A doença estenosante causa sintomas obstrutivos de dor, distensão abdominal, náuseas e vômitos. As manifestações extraintestinais são frequentemente encontradas na doença de Crohn (como acontece na colite ulcerativa) e são discutidas detalhadamente a seguir.

Os sinais da doença de Crohn incluem sensibilidade dolorosa abdominal, classicamente localizada no quadrante inferior direito. Uma massa abdominal pode ser palpável. Atrofia do músculo temporal e caquexia indicam desnutrição significativa. Os sintomas típicos de obstrução do intestino delgado (distensão, timpanismo, sons intestinais agudos) podem estar presentes na doença estenosante. As fístulas perianais e cutâneas são facilmente identificadas por um exame perineal e cutâneo cuidadoso.

2. Achados laboratoriais — Nenhum exame laboratorial isolado faz o diagnóstico ou é específico para a doença de Crohn. Comumente os pacientes encontram-se no mínimo levemente anêmicos, e muitas vezes apresentam deficiência de ferro. A leucocitose e a trombocitose são comuns e geralmente refletem inflamação sistêmica. A albumina sérica pode estar baixa, no caso de enterocolite perdedora proteica ou desnutrição. Má absorção decorrente de inflamação, proliferação bacteriana excessiva ou ressecção cirúrgica podem levar à redução dos níveis de vários minerais (cálcio e magnésio séricos) e vitaminas (B_{12}, D e ácido fólico). A proteína C reativa (PCR) e, em menor grau, a velocidade de hemossedimentação (VHS) de eritrócitos são marcadores inespecíficos de inflamação que estão frequentemente elevados na doença de Crohn.

O exame das fezes pode revelar excesso de gordura, indicativo de má labsorção, ou leucócitos fecais, indicativos de inflamação intestinal. O exame das fezes deve ser negativo para agentes infecciosos, incluindo os patógenos bacterianos padrões, *Clostridium difficile*, ovos e parasitas.

Vários marcadores sorológicos têm sido relacionados com a doença de Crohn, incluindo anticorpos para a levedura *Saccharomyces cerevisiae* (ASCA), para proteínas bacterianas Omp-C e 12, e para flagelina dos clostrídios, CBir-1. Vários anticorpos para carboidratos bacterianos, incluindo ALCA, ACCA e AMCA, têm sido estudados, mas ainda não estão disponíveis comercialmente. Anticorpos anticitoplasma de neutrófilos (ANCA, subtipo P) estão associados à retocolite ulcerativa e à doença de Crohn. Como testes individuais, esses marcadores apresentam acurácia diagnóstica limitada, mas, em casos selecionados, podem ser úteis para fazer o diagnóstico diferencial entre a doença de Crohn e outras condições inflamatórias.

Novos exames de fezes como a lactoferrina fecal e calprotectina estão disponíveis e podem ajudar a distinguir a DII da síndrome do intestino irritável (SII) (condições que muitas vezes apresentam sintomas superpostos), avaliar potencialmente a atividade da doença, prever o surto, e monitorar e/ou avaliar a resposta ao tratamento. A lactoferrina é o principal componente dos grânulos secundários dos neutrófilos e inibe a proliferação bacteriana mediante a ligação com o ferro. É estável nas fezes durante sete dias. A calprotectina está presente nos neutrófilos, monócitos e macrófagos. Ela abrange 60% da proteína citosólica dos neutrófilos e é estável nas fezes durante sete dias. Ambas parecem ser marcadores promissores para monitorar o tratamento e servir como substitutos para a cicatrização da mucosa. A cobertura dos seguros de saúde para esses testes, infelizmente, continua a ser uma grande barreira. As drogas que serão utilizadas em ensaios futuros necessitarão ser avaliadas por esses marcadores. Espera-se que no futuro haja melhor cobertura dos seguros de saúde em relação a esses testes.

Foram identificados mais de 60 locos de suscetibilidade distintos para a DII, e os avanços na tecnologia para análise das informações genéticas melhoraram dramaticamente. Eles permitiram a identificação de mais de 40 genes associados a DII, incluindo múltiplos genes que regulam a resposta imune inata. Cinco genes, incluindo o *NOD2*, foram identificados como reguladores da função imune inata na patogênese da doença de Crohn. Nove genes envolvidos na doença de Crohn têm sido implicados na desregulação da imunidade adaptativa. Por meio de estudos de varredura de genes foram identificados 13 genes associados à retocolite ulcerativa. O gene *NOD2* (anteriormente *CARD15*) foi o primeiro a ser bem caracterizado, e sua presença pode prever o desenvolvimento da forma penetrante e fistulizante da doença de Crohn. A *IL-23R* tem sido associada à doença de Crohn e à retocolite ulcerativa, e recentemente tem sido demonstrado que pode prever a resposta ao infliximab em pacientes com retocolite ulcerativa. Estudos recentes têm mostrado que o uso da varredura genética de sangue total é uma tecnologia promissora para distinguir a doença de Crohn da retocolite ulcerativa e pode ser potencialmente utilizada para diferenciar a gravidade da doença e a resposta à terapia.

Burakoff R, Chao S, Perencevich M, et al. Blood based biomarkers can differentiate ulcerative colitis from Crohn disease and non-IBD diarrhea. *Inflamm Bowel Dis.* January 6, 2011 [Epub ahead of print]. [PMID: 21213290]

Kane, SV, Sandborn WJ, Rufo PA, et al. Fecal lactoferrin is a sensitive and specific marker in identifying intestinal inflammation. *Am J Gastroenterol.* 2003;98:1309–1314. [PMID: 12818275]

Targan SR, Karp LC. Serology and laboratory markers of disease activity. In: Sartor RB, Sandborn WJ (editors). *Inflammatory Bowel Diseases.* Saunders, 2004:442–450.

3. Exames de imagem — As radiografias abdominais simples são úteis para detectar a doença obstrutiva e o megacólon, mas por outro lado desempenham papel limitado como método de imagem na doença de Crohn. A seriografia do intestino delgado é útil para avaliação da mucosa do intestino delgado, incluindo estenoses, ulcerações e fístulas. A enteroclise, embora mais sensível, é limitada por apresentar desconforto para o paciente, maior exposição à radiação, e por ser tecnicamente difícil. O enema opaco continua a ser uma opção para avaliar a doença no cólon, especialmente para delinear a doença obstrutiva ou fistulizante.

A tomografia computadorizada (TC) do abdome e pelve revolucionou o estudo por imagem da doença de Crohn ao permitir avaliar a parede intestinal em si, assim como a doença extraluminal como os abscessos ou massas inflamatórias. As anormalidades comuns do intestino incluem espessamento e aumento excessivo da gordura mesentérica (a chamada gordura rastejante). A enterografia por TC, que utiliza um contraste oral especial de baixa densidade, combina as vantagens da TC e da seriografia do intestino delgado, permitindo a obtenção de imagens detalhadas da mucosa do intestino delgado, enquanto, ao mesmo tempo, permite avaliação abdominal extraintestinal. A reconstrução tridimensional por TC permite avaliar a doença transmural complicada (ver Figura 9-10). A colonografia por TC é uma tecnologia que vem se desenvolvendo, mas seu papel na doença de Crohn permanece limitado quando comparada com o da colonoscopia.

A enterografia por ressonância magnética (ERM) tem sido cada vez mais utilizada. Os estudos têm demonstrado que ela é melhor para detectar a doença leve do que enterografia por TC (ETC), sendo também ligeiramente melhor para avaliar o espessamento e realce da parede intestinal. Nenhuma diferença significativa foi observada em pacientes com doença moderada a grave. Outras vantagens significativas incluem a falta de radiação ionizante e, sobretudo, avaliação compreensível da região perianal. As desvantagens incluem os custos mais altos em relação a ETC e o tempo adicional necessário para a realização do exame. Embora ainda não se encontre amplamente disponível, a tomografia por emissão de pósitrons (PET)/enterografia por TC, onde os transportadores de glicose são realçados nos segmentos inflamados, pode apresentar melhor detecção e estratificação de gravidade das lesões, e melhor monitoramento da terapia.

A colonoscopia continua sendo o principal método de avaliação da doença de Crohn, pois permite a visualização direta da mucosa intestinal e a coleta de amostra tecidual. Os achados principais incluem ulcerações, eritema, granularidade e estenoses. Os pseudopólipos podem estar presentes. Ulceração ileal e das lesões salteadas, quando presentes, ajudam a distinguir a doença de Crohn da colite ulcerativa. O reto é geralmente poupado. As fístulas são muitas vezes difíceis de localizar através da endoscopia, e são melhores observadas por exames contrastados ou ressonância magnética (RM). A ultrassonografia endoscópica, como mencionado anteriormente, é útil para delinear a doença perianal. A enteroscopia ocasionalmente permite a visualização de lesões no intestino delgado proximal.

A cápsula ("pílula") endoscópica desempenhou papel revolucionário em termos de permitir a visualização direta do intestino delgado na doença de Crohn. Os achados mais comuns são as ulcerações, que variam desde as rasas do tipo aftosas, até as lesões profundas do tipo "saca-bocado". As estenoses também podem ser encontradas, provocando, ocasionalmente, a retenção da cápsula e obstrução subsequente.

B. Retocolite ulcerativa

Ao contrário do que ocorre na doença de Crohn, a inflamação na retocolite ulcerativa é limitada à camada mucosa do cólon. O reto quase sempre está envolvido, e a inflamação se estende em direção proximal e de forma confluente. A extensão do envolvimento proximal é variável. Uma proporção significativa dos pacientes apresenta doença confinada ao reto (proctite ulcerativa). Cerca de um terço dos pacientes apresenta proctossigmoidite, e a maioria apresenta colite macroscópica distal à flexura esplênica. Aproximadamente um terço dos pacientes apresenta doença proximal à flexura esplênica (colite extensa), muitas vezes envolvendo todo o cólon (pancolite ou colite universal).

É possível encontrar o assim chamado remendo cecal ou *cecal patch*, produzido pela inflamação periapendicular. Isso não representa uma lesão salteada verdadeira sugestiva de doença de Crohn. Da mesma forma, o envolvimento limitado à região ileal (ileíte de refluxo ou *backwash ileitis*) pode ser observado em pacientes portadores de pancolite. As úlceras ileais profundas, o comprometimento de longos segmentos do íleo, ou a presença de doença estenosante é compatível com a doença de Crohn e não com a retocolite ulcerativa.

Embora a presença de doença confluente envolvendo o reto seja a regra na retocolite ulcerativa, pacientes submetidos a tratamento clínico, particularmente a terapia tópica, podem apresentar aspecto de lesões salteadas ou preservação do reto. Isso deve ser reconhecido como um efeito do tratamento e não como manifestação da doença de Crohn.

Ao contrário da doença de Crohn, a retocolite ulcerativa frequentemente apresenta início agudo ou subagudo. Semelhante a doença de Crohn, o curso clínico subsequente é representado por episódios recorrentes de doença sintomática intercalados por episódios de quiescência relativa (ou completa).

1. Sintomas e sinais — Tal como ocorre na doença de Crohn, os sintomas da retocolite ulcerativa dependem da extensão e da gravidade da inflamação. O sangramento retal evidente e o tenesmo estão universalmente presentes e podem ser os únicos sintomas em pacientes com proctite isolada. Quando o cólon proximal está envolvido, a diarreia e a dor abdominal são as queixas mais frequentes. A presença de náuseas e perda de peso pressagia doença mais grave. A dor abdominal intensa ou febre sugerem colite fulminante ou megacólon tóxico.

Os sinais de retocolite ulcerativa incluem dor abdominal leve, muitas vezes localizada no hipogástrio ou quadrante inferior esquerdo. O toque retal pode revelar sangue vermelho visível. Tal como acontece na doença de Crohn, os sinais de desnutrição podem ser evidentes. A sensibilidade dolorosa acentuada, febre, ou taquicardia é prenúncio de doença fulminante.

2. Achados laboratoriais — Os pacientes com doença ativa são geralmente anêmicos e apresentam deficiência de ferro. A hipoalbuminemia sugere doença extensa com perda de proteína através do cólon. A trombocitose, leucocitose, alterações da VHS e PCR são marcadores inespecíficos da inflamação sistêmica. Elevações da VHS e PCR são menos comuns na retocolite ulcerativa do que na doença de Crohn.

O exame das fezes deve ser negativo para patógenos bacterianos típicos, *C. difficile*, ovos e parasitas. Na retocolite ulcerativa os achados positivos comuns incluem os leucócitos e a lactoferrina fecal.

Os marcadores sorológicos para a retocolite ulcerativa também têm sido estudados. O P-ANCA é o marcador mais comumente associado à doença. No entanto, como mencionado anteriormente, também está presente na colite de Crohn, o que limita sua capacidade de distinguir as duas condições. Tal como acontece com os marcadores na doença de Crohn, o P-ANCA pode ser útil para predizer a atividade da doença. Os estudos têm sugerido que a retocolite ulcerativa associada ao P-ANCA é provavelmente mais refratária ao tratamento clínico, requer cirurgia precoce, e resulta em pouchite crônica em pacientes que foram submetidos à anastomose ileoanal com bolsa (IPAA).

Targan SR, Karp LC. Serology and laboratory markers of disease activity. In: Sartor RB, Sandborn WJ (editors). *Inflammatory Bowel Diseases*. Saunders, 2004:442–450.

3. Exames de imagem — As radiografias simples do abdome são úteis principalmente em pacientes com sintomas de colite grave ou fulminante. A chamada impressão do polegar ou o espessamento da parede do cólon indicam colite grave com edema da parede intestinal. No megacólon tóxico, o intestino torna-se dilatado com perda das marcações haustrais. A pneumatose intestinal é um achado tardio e sinaliza para isquemia e infarto intestinal. Os sinais de obstrução são menos comuns na retocolite ulcerativa do que na doença de Crohn e, geralmente, sugerem malignidade. O enema de bário vem sendo cada vez menos utilizado desde o advento da sigmoidoscopia flexível e colonoscopia. No entanto, ele pode ser útil para detectar doença ulcerativa em atividade, pólipos ou massas. Na retocolite ulcerativa, o cólon normalmente se apresenta tipicamente granular e encurtado, talvez como consequência da inflamação crônica ou fibrose. A pouchografia (estudo contrastado da bolsa) em pacientes que foram submetidos à IPAA permite avaliar as alterações relacionadas com essa operação, inclusive vazamentos, pouchite, fístulas ou estenoses.

A TC do abdome revela espessamento da parede do cólon, como acontece em outras formas de colite (ver Figura 9-21). A doença do intestino delgado não está presente, à exceção talvez de leves alterações inflamatórias do íleo. Uma vez que o diagnóstico de retocolite ulcerativa tenha sido feito, a TC desempenha papel limitado como modalidade de imagem, porque o exame endoscópico é comumente a modalidade preferida para avaliação da doença.

A colonoscopia permite avaliar a extensão e a gravidade da doença. Os achados clássicos incluem inflamação confluente que se estende proximalmente a partir da margem anal, com eritema, edema, e granularidade da mucosa e perda da vascularização normal. Na doença mais grave, a mucosa torna-se francamente hemorrágica, com ulcerações e exsudato purulento. A assim chamada *backwash ileitis* (ileíte de refluxo), caracterizada por enantema leve do íleo terminal, é vista em pacientes que têm pancolite. Os pseudopólipos, comumente encontrados em pacientes com doença de longa duração, são lesões colônicas polipoides não displásicas formadas por tecido hipertrofiado, e muitas vezes apresentam atrofia da mucosa adjacente. Acredita-se que eles representem as sequelas de inflamação crônica recorrente e cicatrização, e não apresentam potencial maligno. Os pólipos displásicos ou francamente malignos ou as lesões tipo massa também são encontrados em taxas mais elevadas nos pacientes portadores de retocolite ulcerativa. Essas lesões serão discutidas detalhadamente no item Complicações. Tanto os pseudopólipos como as lesões neoplásicas associadas à colite também são encontrados em pacientes com doença de Crohn.

A sigmoidoscopia flexível é uma ferramenta útil para avaliar a doença durante as crises de colite. Nessa ocasião, a colonoscopia total é normalmente muito incômoda para o paciente e pode levar ao risco indevido de perfuração em pacientes com colite grave. A colonoscopia flexível pode ser útil para avaliar a gravidade da doença e excluir diagnósticos alternativos, tais como a colite infecciosa ou isquêmica.

C. Considerações diagnósticas

Nenhum sintoma, achado físico ou exame complementar isolado é capaz de fazer o diagnóstico de DII. O diagnóstico da doença de Crohn e retocolite ulcerativa é clínico, baseado na história e exame físico do paciente, e nos achados laboratoriais, radiológicos, endoscópicos e histológicos. As ferramentas de diagnóstico foram discutidas longamente nas seções anteriores. A discussão detalhada sobre os achados histológicos da DII está além do escopo deste capítulo. Os granulomas não caseosos e a doença transmural são altamente específicos da doença de Crohn. Na retocolite ulcerativa e na doença de Crohn as biópsias do cólon demonstram evidência de inflamação aguda, caracterizada por criptite neutrofílica e inflamação crônica, tais como a distorção das criptas e infiltração plasmocitária da lâmina própria. A presença de um patologista especializado é indispensável para caracterizar os achados histológicos e fazer o diagnóstico de DII.

Tanto durante o diagnóstico inicial como nos períodos de surtos subsequentes, devem ser excluídas outras condições que simulam a DII (ver próxima seção). É particularmente importante excluir a presença de patógenos infecciosos, pois o tratamento da DII em atividade frequentemente envolve medicamentos imunossupressores. Os pacientes que não respondem ao tratamento clínico (ou que apresentam piora, apesar dele), devem ser reavaliados quanto ao diagnóstico de DII.

Abreu MT, Harpaz N. Diagnosis of colitis: making the initial diagnosis. *Clin Gastroenterol Hepatol.* 2007;5:295–301. [PMID: 17368227]

Diagnóstico diferencial

Muitas condições clínicas podem mimetizar a DII, em seus aspectos clínicos, radiológicos ou endoscópicos. As doenças infecciosas do trato gastrointestinal são de interesse particular (Tabela 3-2). Primeiramente, elas são comuns, e, segundo, muitas terapias imunossupressoras da DII são potencialmente deletérias quando administradas em pacientes portadores de doença infecciosa. Os patógenos bacterianos entéricos comuns, tais como *Campylobacter*, *Salmonella*, *Shigella* e *Escherichia coli*, podem causar colite infecciosa caracterizada por dor abdominal, diarreia e hematoquezia. O início é geralmente agudo e apresenta um curso autolimitado. A colite, sugestiva de retocolite ulcerativa ou colite de Crohn, é muitas vezes diagnosticada por TC e colonoscopia. A *Escherichia coli* sorotipo O157:H7 apresenta particular importância por causa de sua propensão para produzir colite hemorrágica, a qual pode mimetizar a retocolite ulcerativa fulminante. *Campylobacter*, *Salmonella*, *Shigella* e *Yersinia* podem causar ileíte e mimetizar o aspecto radiológico da doença de Crohn. A *Yersinia* é particularmente notável por apresentar predileção pelo íleo terminal e ceco. As colorações de Gram e a cultura das fezes são úteis para estabelecer o diagnóstico de colite bacteriana. No entanto, a cultura das fezes apresenta sensibilidade limitada, e um resultado negativo do teste de Gram e da coprocultura não exclui uma infecção bacteriana, particularmente na vigência de uma história clínica sugestiva.

A infecção por *Clostridium difficile* é comum em pacientes com DII, mesmo naqueles que não tenham sido hospitalizados ou que não tenham sido tratados recentemente com antibióticos. Os sintomas da infecção por *Clostridium difficile* podem ser representados pelas evacuações frequentes de fezes aquosas observadas em pacientes que não apresentam DII. Alternativamente, a infecção pode desencadear um surto de DII, com sintomas típicos de dor e diarreia sanguinolenta. Portanto, qualquer paciente que apresente sintomas sugestivos de um surto de DII deve ser avaliado cuidadosamente quanto à presença de *Clostridium difficile*, e deve ser tratado empiricamente até que essa infecção seja satisfatoriamente excluída.

As infecções do trato gastrointestinal causadas por micobactérias, incluindo o *Mycobacterium tuberculosis*, têm predileção pelo íleo terminal e ceco, e, portanto, podem mimetizar a doença de Crohn. A doença pulmonar ativa pode ou não estar presente. A história do paciente geralmente inclui viagens ou imigração de áreas endêmicas, contato com pacientes infectados ou imunossupressão. O diagnóstico pode ser difícil, pois as colorações histológicas e culturas apresentam sensibili-

Tabela 3-2. Doenças infecciosas que mimetizam a doença inflamatória intestinal.

Agente infeccioso	Localização da doença	Fatores de risco
Bactérias		
Salmonella spp. (não tifoide)	Íleo, cólon	Alimentos e água contaminados
Campylobacter jejuni	Íleo, cólon	Alimentos e água contaminados
Shigella sonnei	Íleo, cólon	Alimentos e água contaminados
Escherichia coli	Cólon	Alimentos e água contaminados
Yersinia enterocolitica	Íleo, cólon	Alimentos e água contaminados
Clostridium difficile	Cólon	Exposição a antibióticos, hospitalização
Plesiomonas shigelloides	Cólon	Água contaminada
Aeromonas spp.	Cólon	Água contaminada
Mycobacteria (tuberculose e spp. atípica)	Íleo, cólon	Áreas endêmicas, alimentos e água contaminados; imunossupressão
Actinomyces israeli	Íleo, cólon	Cirurgia ou trauma recente
Treponema pallidum	Proctite	Contato sexual
Chlamydia trachomatis	Proctite	Contato sexual
Neisseria gonorrhoeae	Proctite	Contato sexual
Vírus		
Citomegalovírus	Todo o trato GI	Imunossupressão
Herpes simples	Todo o trato GI	Imunossupressão
Protozoários		
Entamoeba histolytica	Íleo, cólon	Áreas endêmicas, alimentos e água contaminados
Isospora, Cyclospora, Cryptosporidium, Giardia	Intestino delgado	Alimentos e água contaminados, imunossupressão
Fungos		
Histoplasma capsulatum	Íleo, cólon	Áreas endêmicas, imunossupressão
Helmintos		
Strongyloides stercoralis	Intestino delgado	Áreas endêmicas

GI, gastrointestinal.

dade limitada. A amplificação do DNA pela reação em cadeia da polimerase em tecidos biopsiados aumenta o rendimento diagnóstico e deve ser solicitada na suspeita clínica forte. Quando não diagnosticada, a infecção por micobactérias pode acarretar graves consequências, pois as terapias utilizadas para doença de Crohn (esteroides, drogas antifator de necrose tumoral [anti-TNF]), em geral suprimem a resposta imune contra a infecção por micobactérias.

A diverticulite e a apendicite são infecções abdominais comumente encontradas, e em geral são facilmente distinguíveis da DII, em função de sua natureza aguda. No entanto, ocasionalmente, elas apresentam caráter subagudo, e se assemelham a doença de Crohn em seus aspectos clínicos e radiográficos.

As colites não infecciosas também podem mimetizar a retocolite ulcerativa ou a colite de Crohn. A colite isquêmica pode causar dor e diarreia sanguinolenta. No entanto, apresenta início tipicamente agudo, é autolimitada, e localizada em um segmento específico do cólon. As biópsias identificam prontamente a lesão isquêmica aguda. A radiação pode causar proctite, colite ou enterite. A lesão pode ser crônica ou aguda, com sintomas semelhantes aos encontrados na DII. O diagnóstico usualmente pode ser feito com base na história, no envolvimento focal, e nos achados característicos da biópsia. O diagnóstico de colite por derivação fecal normalmente é feito pela história, embora possa ser difícil distingui-la em pacientes portadores de DII preexistente (tipicamente a doença de Crohn) e que são submetidos à derivação fecal. A colite segmentar é uma entidade idiopática, recentemente apreciada e caracterizada por apresentar colite focal em torno de divertículos. O sintomas cardinais incluem sangramento retal, dor abdominal e diarreia.

As malignidades gastrointestinais podem se manifestar mediante sintomas semelhantes aos da DII. O adenocarcinoma do cólon ou reto pode apresentar sangramento retal, alteração dos hábitos intestinais, dor e anemia. O linfoma frequentemente envolve o íleo terminal e o ceco, e apresenta quadro clínico semelhante ao da doença de Crohn.

A síndrome do intestino irritável é muito comum, e à semelhança da DII é encontrada tipicamente em pacientes mais jovens. Os principais sintomas incluem dor abdominal e diarreia, o que pode dificultar o diagnóstico diferencial entre a síndrome do intestino irritável e a DII, levando-se em conta apenas os dados da história. Os achados objetivos tais como anemia, sangramento retal, perda de peso ou febre apontam para a DII. A colonoscopia ou estudo do intestino delgado são úteis para documentar a doença orgânica.

Por último, a doença de Crohn e a retocolite ulcerativa podem se superpor clinicamente e dificultar o diagnóstico definitivo. As características distintas já foram discutidas exaustivamente. Contudo, às vezes, o diagnóstico claro de colite de Crohn *versus* retocolite ulcerativa não pode ser feito, mesmo após colonoscopia, biópsias e outros estudos adequados. Nessa circunstância, utiliza-se o termo *colite indeterminada*.

Forcione DG, Sands BE. Differential diagnosis of inflammatory bowel disease. In: Sartor RB, Sandborn WJ (editors). *Inflammatory Bowel Diseases*. Saunders, 2004:359–379.

Complicações

Como foi discutido anteriormente, a doença de Crohn frequentemente apresenta complicações decorrentes da doença penetrante e estenosante, incluindo a perfuração, formação de abscessos, fístulas e obstrução. A doença ativa do intestino delgado ou sua ressecção extensa podem provocar complicações decorrentes da má absorção, cuja gravidade depende da localização e extensão do intestino desfuncionalizado ou ressecado. As deficiências de ferro, folato, vitamina B_{12}, e vitaminas lipossolúveis (A, D, E e K) são comuns, resultando em complicações, incluindo anemia e osteoporose. Por apresentar predileção pelo íleo, a reabsorção de sais biliares está frequentemente comprometida na doença de Crohn. A ressecção de 50–100 cm de íleo geralmente faz com que os sais biliares sejam depositados no cólon, resultando em diarreia induzida pelos sais biliares (responsiva a sequestrantes de ácidos biliares). A ressecção ou comprometimento do íleo pela doença numa extensão >100 cm, pode comprometer a reabsorção de sais biliares ao ponto de esgotar o seu *pool* total, causando má digestão de gordura e esteatorreia. O comprometimento extenso do intestino delgado ou sua ressecção pode também levar à síndrome do intestino curto, com deficiência proteico-calórica e de micronutrientes e dependência de nutrição parenteral. O supercrescimento bacteriano no intestino delgado frequentemente complica a doença de Crohn, sobretudo na vigência de doença estenosante ou após a ressecção da válvula ileocecal.

Por causa da má absorção de ácidos graxos os pacientes com doença de Crohn são predispostos aos cálculos renais. O cálcio se liga facilmente aos ácidos graxos não absorvidos, permitindo que o oxalato seja absorvido em maior quantidade pelo intestino. A excreção renal subsequente desse excesso de oxalato promove a precipitação de cálculos de oxalato de cálcio.

As complicações agudas da retocolite ulcerativa (e colite de Crohn) são semelhantes às observadas em outras colites graves. A hemorragia severa com risco de vida ocorre raramente. O megacólon tóxico com subsequente infarto e perfuração também é incomum, e seu diagnóstico requer maior grau de suspeita clínica. A perfuração do cólon apresenta alta taxa de mortalidade. Por isso o diagnóstico e o tratamento precoces são fundamentais.

O câncer colorretal (CCR) é a complicação tardia mais temida da retocolite ulcerativa. Os fatores de risco incluem a duração e a extensão da doença, gravidade da inflamação, história familiar de CCR e colangite esclerosante primária (CEP) concomitante. O início em idade precoce tem sido sugerido como um fator de risco. O risco excessivo de CCR aparece após 8–10 anos de doença. Portanto a colonoscopia é recomendada após oito anos para os pacientes com colite extensa, e os exames de vigilância a cada 1–2 anos. Ao contrário do CCR esporádico, o CCR associado à colite normalmente não surge a partir de pólipos adenomatosos. O epitélio displásico pré-maligno pode ser plano e não ser prontamente reconhecido. Por essa razão, recomenda-se a realização de biópsias aleatórias nos quatro quadrantes a cada 10 cm em todo o cólon. Os pólipos devem ser ressecados e a lesão plana da mucosa deve ser biopsiada em sua base. As lesões polipoides atípicas devem também ser biopsiadas. A presença de displasia de baixo grau em lesão plana da mucosa ou em qualquer lesão tipo massa diferente de um adenoma esporádico típico prenuncia alto risco de CCR sincrônico ou futuro. Nessa situação, a colectomia é aconselhada, embora, em certas situações, a vigilância intensiva possa estar justificada.

Embora seja observada com menor frequência, a colite de Crohn confere risco de CCR comparável ao da retocolite ulcerativa. Como ocorre na retocolite ulcerativa, o risco é proporcional à extensão do envolvimento do cólon. As recomendações para vigilância são bem menos definidas, mas devem seguir aproximadamente aquelas utilizadas para a retocolite ulcerativa.

Outras neoplasias malignas gastrointestinais ocorrem com maior frequência na doença de Crohn. O adenocarcinoma do intestino delgado, embora raro, é significativamente mais comum entre os pacientes portadores de doença de Crohn do intestino delgado do que na população geral. Os pacientes de Crohn também parecem apresentar risco excessivo de linfoma, embora a razão exata para isso não seja clara. Os medicamentos utilizados no tratamento da doença de Crohn têm sido implicados (ver mais adiante).

A bolsite (pouchite) é uma condição própria de pacientes que se submeteram à IPAA. A etiologia é desconhecida. A flora bacteriana desempenha seu papel, como evidenciado pela eficácia da terapia antibiótica. No entanto, a bolsite é rara entre os pacientes que não apresentam DII e que foram submetidos à IPAA, sugerindo que outras variáveis específicas da DII estejam implicadas. Os sintomas típicos incluem diarreia, sangramento, urgência, incontinência, febre e mal-estar geral. Os antibióticos (metronidazol e ciprofloxacina, entre outros), budesonida e probióticos mostram eficácia.

A terapia imunossupressora é um pilar do tratamento, e o risco aumentado de malignidades e infecções específicas tem sido documentado. Comprovou-se que o uso de tiopurina apresenta um pequeno aumento do risco de linfoma, mas está concentrado em duas populações: pacientes com idade > 65 anos e aqueles suscetíveis à infecção por mononucleose. Portanto, é razoável realizar titulações de anticorpos para o vírus de Epstein-Barr (VEB) antes de se instituir a terapia na adolescência e juventude. Da mesma forma, deve-se ter cautela ao instituir a terapia em idosos. Os relatos iniciais associam a utilização de agentes TNF-α a um tipo raro de linfoma, o linfoma hepatoesplênico de células T (HSTCL). Uma revisão de casos mostra números muito menores do que o inicialmente relatado e a maioria dos pacientes havia recebido tiopurinas quer como monoterapia ou associada à terapia com TNF-α. Com o surgimento de novos estudos sobre o uso da terapia combinada, esse problema pode receber maior atenção. É importante enfatizar que a maioria dos pacientes era do sexo masculino com < 40 anos de idade.

A DII também pode causar complicações extraintestinais (Tabela 3-3). A CEP (colangite esclerosante primária) está associada à colite ulcerativa e à doença de Crohn. O diagnóstico de CEP pode preceder ou suceder o de DII; os sinais e sintomas podem surgir anos após a colectomia. Além de apresentarem risco aumentado de CCR, esses pacientes têm risco elevado para colangiocarcinoma. Entre as alterações dermatológicas, o eritema nodoso é o mais comum e normalmente responde à terapia voltada para a doença intestinal ativa. O pioderma gangrenoso é mais raro e mais preocupante. Pode ocorrer até mesmo quando a DII encontra-se quiescente e muitas vezes não responde às terapias de primeira linha para DII. Dapsona, talidomida, inibidores da calcineurina, micofenolato e altas doses de corticosteroides têm sido utilizados. É aconselhável encaminhar o paciente ao dermatologista. A uveíte é especialmente preocupante, pois pode levar à cegueira se não for tratada. Os pacientes que apresentam dor ocular, vermelhidão e distúrbios visuais necessitam de avaliação oftalmológica urgente.

Itzkowitz SH, Present DH; Crohn's and Colitis Foundation of America Colon Cancer in IBD Study Group. Consensus conference: colorectal cancer screening and surveillance in inflammatory bowel disease. *Inflamm Bowel Dis.* 2005;11:314–321. [PMID: 15735438]

Tabela 3-3. Manifestações extraintestinais comuns da doença inflamatória intestinal.

Sistema ou localização	Manifestação
Hepatobiliar	Colangite esclerosante primária Colangiocarcinoma Cálculos biliares
Dermatológico	Eritema nodoso Pioderma gangrenoso Síndrome de Sweet
Oral	Ulceração aftoide
Ocular	Episclerite Uveíte/irite
Musculoesquelético	Artropatia enteropática Sacroileíte Espondilite anquilosante Osteopenia/osteoporose
Hematológico	Doença tromboembólica

Tabela 3-4. Diretrizes de consenso da ECCO para vacinação de pacientes com DII.

Item	Comentário
Geral	O mesmo esquema de vacinação indicado para a população geral
Ao fazer o diagnóstico de DII	Vacina contra varicela (sem história de catapora e com sorologia negativa) Vacina contra hepatite B (quando a sorologia for negativa) Vacina contra pneumococo Vacina contra Influenza (inativada) Papiloma vírus humano (em mulheres jovens)
Anual	Vacina contra Influenza (inativada)
Reforço	Vacina contra polissacarídeo pneumocócico (3-5 anos)
Discricionário	Vacinação para viagens: obter aconselhamento de especialista Raios X do tórax, teste cutâneo de tuberculina, anticorpo/antígeno de superfície para hepatite B antes de iniciar a terapia anti-TNF

ECCO, European Crohn's and Colitis Organization; DII, doença inflamatória intestinal; TNF, fator de necrose tumoral.

Vacinação

As diretrizes para a vacinação de pacientes com DII foram publicadas tanto nos Estados Unidos como na Europa. Pacientes com DII devem receber as mesmas vacinas utilizadas para a população em geral, com exceção das vacinas vivas. É imperativo que as vacinas sejam atualizadas imediatamente após o diagnóstico da DII, presumindo-se que os pacientes serão submetidos à terapêutica imunossupressora. Os medicamentos imunossupressores devem ser suspensos, se possível, para permitir que as vacinas tenham tempo suficiente para surtirem efeito. As recentes orientações europeias recomendaram a adição da profilaxia contra o *Pneumocystis* quando três imunomoduladores são usados simultaneamente (Tabela 3-4).

Tratamento

O principal objetivo do tratamento clínico da DII é o alívio dos sintomas. O tratamento clínico da doença de Crohn e da retocolite ulcerativa em geral é dividido em duas fases: (1) atingir a remissão dos sintomas da doença ativa, e (2) manter a remissão. Em geral, a apresentação clínica determina a escolha do agente farmacêutico. Os pacientes que apresentam doença severa em geral exigem tratamento mais agressivo, enquanto aqueles com doença mais branda podem responder bem aos medicamentos menos potentes ou podem não necessitar de nenhum tipo de terapia. Todas as opções de tratamento clínico apresentam riscos de toxicidade, os quais devem ser cuidadosamente considerados em relação ao seu benefício potencial.

O objetivo secundário de prevenir as complicações da DII só recentemente tem sido seriamente considerado. Os estudos recentes têm sugerido que o tratamento clínico pode ajudar a prevenir a recorrência pós-operatória da doença de Crohn, ou reduzir o risco de CCR na retocolite ulcerativa. Prevenir complicações pode também significar que o tratamento clínico deva ser descontinuado. O objetivo de alcançar a remissão livre de esteroides é agora bem reconhecido.

Sands BE. Therapy of inflammatory bowel disease: past, present, and future. *J Gastroenterol.* 2007;42:16–25. [PMID: 17322989]

A. Doença de Crohn

1. 5-aminossalicilatos — A farmacologia dos medicamentos à base de 5-aminossalicilato (5-ASA) é discutida detalhadamente no tópico sobre retocolite ulcerativa, para a qual o benefício terapêutico é mais bem estabelecido. Os estudos têm demonstrado que a sulfasalazina apresenta um benefício modesto no que se refere a remissão da doença de Crohn do cólon. Outras drogas à base de 5-ASA que não contêm a metade sulfa da sulfasalazina produziram resultados mais duvidosos, e alguns estudos sugerem uma resposta clínica modesta. Nem a sulfasalazina nem os outros agentes 5-ASA têm se mostrado eficazes na manutenção da remissão clínica da doença de Crohn. Algumas preparações à base de mesalamina permitem a liberação da droga no intestino delgado, e teoricamente direcionam o seu efeito para aquele segmento. Infelizmente, não existe evidência de que tal tratamento altere o curso da doença. Apesar de existirem evidências limitadas que possam sustentar o seu uso, o perfil de segurança favorável dos medicamentos à base de 5-ASA facilita a sua escolha para o tratamento de pacientes com doença leve a moderada.

2. Antibióticos — A ciprofloxacina (500 mg 2 vezes ao dia) e o metronidazol (1–1,5 g/dia) são amplamente utilizados no tratamento da doença de Crohn leve a moderada. Tal como acontece com os agentes 5-ASA, os estudos sobre a utilidade dos antibióticos têm mostrado resultados conflitantes. Os ensaios não controlados têm sugerido que esses dois antibióticos apresentam benefício clínico na doença de Crohn do cólon e região perianal, contudo não existe evidência convincente com base em estudo randomizado e placebo-controlado.

3. Corticosteroides — Os corticosteroides orais e intravenosos são eficazes para induzir a remissão clínica da doença de Crohn. A prednisona por via oral (40–60 mg/dia) é uma opção comum para pacientes com doença moderada. Os pacientes que apresentam doença grave ou aqueles cuja absorção entérica está comprometida, podem ser tratados com metilprednisolona intravenosa (40–60 mg/dia) ou hidrocortisona (200–300 mg/dia). As doses maiores de esteroides apresentam risco maior de efeitos colaterais, e não oferecem nenhum benefício clínico adicional. Deve-se notar que, apesar de 75–80% dos pacientes responderem ao tratamento inicial com corticosteroides, apenas 25% estão bem 1 ano após a suspensão dos esteroides. Setenta e cinco por cento tornam-se refratários ou dependentes dos esteroides. Os esteroides não têm valor sobre a cicatrização das fístulas.

Embora sejam úteis para alcançar a remissão, os esteroides não são eficazes para mantê-la. Portanto, uma vez a resposta clínica satisfatória tenha sido alcançada (geralmente dentro de 2 semanas), os esteroides devem ser reduzidos gradualmente, mas de forma constante. Uma abordagem comum é reduzir a dose diária de prednisona em 5 mg a cada semana. Os riscos da exposição crônica aos esteroides têm sido bem descritos (Tabela 3-5).

A budesonida é um corticosteroide oral com metabolismo hepático significativo em sua primeira passagem. Como tal, é útil para o tratamento da doença intestinal (na dose habitual de 9 mg/dia) com efeito sistêmico reduzido. Seu efeito predominante se faz sobre o íleo e cólon direito; geralmente não é recomendada para a doença do cólon esquerdo. É normalmente reservada para pacientes com doença ileocecal leve a moderada. Como acontece com outros esteroides, a budesonida não tem demonstrado ser útil como medicamento de manutenção. Além disso, podem ocorrer efeitos colaterais comuns aos corticosteroides (p. ex., osteopenia e osteoporose), mas com frequência significativamente menor em relação à prednisona.

Lichtenstein GR, Abreu MT, Cohen R, et al. American Gastroenterological Association Institute medical position statement and technical review on corticosteroids, immunomodulators, and infliximab in inflammatory bowel disease. *Gastroenterology*. 2006;130:940–987. [PMID: 16530532]

Tabela 3-5. Toxicidade dos corticosteroides.

Pele/tecidos moles
Aparência cushingoide: fácies lunar, "corcova de búfalo"
Estrias abdominais
Acne
Hirsutismo
Edema
Contusões fáceis
Psiquiátricas
Distúrbios do sono/ativação
Perturbação do humor
Psicose
Neurológicas
Neuropatia
Pseudotumor cerebral
Musculoesqueléticas
Osteoporose
Necrose asséptica dos ossos
Miopatia
Endócrinas
Diabetes melito
Supressão do córtex adrenal → potencial para crise adrenal
Hipocalemia
Ganho de peso
Imunológicas
Linfocitopenia
Imunossupressão (infecção oportunista)
Testes cutâneos falso-negativos
Cardiovasculares
Hipertensão
Oftalmológicas
Catarata
Glaucoma de ângulo estreito
Desenvolvimental
Retardo do crescimento

4. Tiopurinas (azatioprina e 6-mercaptopurina) — Azatioprina e 6-mercaptopurina (6-MP) são análogos da purina que funcionam como agentes imunossupressores. Azatioprina é convertida de modo não enzimático em 6-MP. A 6-MP, através de três vias metabólicas distintas, é então convertida em vários metabólitos, incluindo metabólitos terapêuticos como os nucleotídeos da 6-tioguanina. Ambos os medicamentos têm demonstrado ser eficazes para atingir e manter as remissões na doença de Crohn. Além disso, eles podem ser úteis para a cicatrização das fístulas e minimizar o uso de esteroides. Também são normalmente reservados para pacientes com doença moderada a grave, em função de sua toxicidade aumentada, incluindo hepatite, náuseas e pancreatite. Talvez o efeito colateral mais comum seja a leucopenia grave, que pode ser fatal. Vários estudos sugerem o aumento do risco de linfoma, embora o risco absoluto pareça estar bem abaixo de 1%.

As doses terapêuticas padrões de azatioprina e de 6-MP são 2–2,5 mg/kg/dia e 1–1,5 mg/kg/dia, respectivamente. Ao longo dos últimos anos, os estudos têm demonstrado que 80% dos pacientes apresentam resposta adequada a azatioprina/6-mercaptopurina (AZA/6-MP) quando o nível sérico do metabólito ativo da droga (6-tioguanina, 6TGN) atinge uma dosagem terapêutica (235–450 pg/mL).

Portanto, o ajuste posológico não é mais baseado unicamente no peso. Pelo fato de outro metabólito da AZA/6-MP, a 6-metilmercaptopurina (6-MMP), estar associado a alteração dos testes de função hepática, tornou-se rotina checar os níveis de metabólitos da AZA/6-MP após 3–4 semanas para garantir que o nível terapêutico das doses tenha sido atingido, bem como para avaliar o risco de lesões hepáticas.

Uma minoria de pacientes é portadora de um ou mais alelos mutantes em um dos genes que regulam o metabolismo da tiopurina – tiopurina metiltransferase (*TPMT*). Os pacientes portadores dessa mutação são altamente suscetíveis à leucopenia, mesmo com baixas doses da droga. Portanto, é prática comum pesquisar essa mutação antes de iniciar a terapêutica com esses medicamentos. Os pacientes homozigotos para as mutações *TPMT* (1%) não devem ser tratados com azatioprina nem com 6-MP. É importante que todos os pacientes (incluindo aqueles homozigotos para *TPMT* tipo selvagem) sejam submetidos a exames laboratoriais regulares para pesquisa de leucopenia (a cada 1–2 semanas durante os primeiros 3 meses, e depois a cada 2–3 meses por tempo indeterminado), pois pode ocorrer leucopenia no final do curso do tratamento clínico.

5. Metotrexato — O metotrexato é um antimetabólito, análogo ao ácido fólico, que tem se mostrado eficaz na remissão da doença, quando administrado por via intramuscular ou subcutânea (25 mg/semana). A droga, em doses mais baixas (15 mg/semana) é também eficaz na manutenção da remissão. A terapia oral não tem demonstrado eficácia, possivelmente pela diminuição da absorção. Os efeitos tóxicos comuns incluem náuseas, pancitopenia, pneumonite, hepatite e fibrose hepática. O metotrexato é abortivo, e deve ser usado com extrema precaução nas mulheres em idade fértil.

6. Agentes anti-TNF (infliximab, adalimumab, certolizumab pegol) — O infliximab, uma imunoglobulina G monoclonal quimérica contra o TNF, revolucionou o tratamento medicamentoso da doença de Crohn moderada a grave. A importância do TNF como citocina pró-inflamatória na DII foi bem relatada anteriormente (ver Capítulo 2). Quando administrada por via intravenosa (dose inicial de 5 mg/kg) em 0, 2 e 6 semanas, é eficaz para alcançar e manter a remissão da doença de Crohn, incluindo a doença refratária às medicações padrões discutidas anteriormente. Similar a 6-MP, é poupadora de esteroides e eficaz para a cicatrização das fístulas. O infliximab também pode manter a remissão da doença de Crohn (dosada a cada 8 semanas). No entanto, apesar de apresentar uma resposta inicial de 80%, até o final de um ano, apenas 25% dos pacientes permanecem em remissão clínica completa. Em pacientes que perdem a resposta ao infliximab, a dose pode ser aumentada para 10 mg/kg, sem nenhuma alteração no intervalo de infusão ou, alternativamente, o intervalo para a próxima infusão pode ser reduzido para 6 semanas. Um estudo recente, comparando a remissão sem esteroides em pacientes virgens de tratamento com imunomodulador com outro grupo tratado por uma combinação de azatioprina e infliximab, demonstrou melhora estatisticamente significativa com a terapia combinada em relação à monoterapia com azatioprina ou infliximab em até 26 semanas (Tabela 3-6). Estudos anteriores não demonstraram haver benefício clínico em pacientes que não responderam a azatioprina e depois foram tratados com infliximab.

Mais recentemente, outros agentes biológicos anti-TNF foram introduzidos (adalimumab, certolizumab pegol). Todos compartilham o mesmo mecanismo de ação putativa e parecem ser comparativamente eficazes. Tanto o adalimumab (dose de indução de 160 mg por via subcutânea [SC], seguido por 80 mg SC na semana 2, seguido de 40 mg SC a cada 2 semanas) quanto o certolizumab pegol (400 mg SC, nas semanas 0, 2 e 4, seguido de 400 mg SC a cada 4 semanas) produzem taxas de resposta e remissão semelhantes as do infliximab. Estudos multicêntricos recentes têm demonstrado que tanto o adalimumab (Tabela 3-7), como o certolizumab pegol (Tabela 3-8) são eficazes para manter a resposta clínica em 50–60% dos pacientes a cada 6 meses ou 1 ano e a remissão em 40–50% dos pacientes. Além disso, apro-

Tabela 3-6. Pacientes com remissão livre de corticoides e cicatrização da mucosa em 26 semanas após tratamento com azatioprina e infliximab.

	Azatioprina	Infliximab	Infliximab + Azatioprina
Remissão	51/170 (30%)	75/169 (44,4%)	96/169 (56,8%)
Cicatrização da mucosa	18/109 (16,5%)	28/93 (30,1%)	47/107 (43,9%)

Dados de Colombel JF, Sandborn WJ, Reinisch W, et al. Infliximab, azathioprine, or combination therapy for Crohn's disease. *N Engl J Med.* 2010;362:1383–1395.

Tabela 3-7. Resultados do tratamento com adalimumab (ADL) para manutenção da resposta clínica e remissão em pacientes com doença de Crohn.

Resultados	Placebo (n = 170)	ADL 40 mg/semana (n = 157)	ADL 40 mg/semana (n = 172)
Remissão 26 semanas	29 (17%)	74 (47%)	69 (40%)
Remissão 56 semanas	20 (12%)	64 (41%)	62 (36%)
Redução do IADC↓ > 100			
26 semanas	45 (26,5%)	82 (52,2%)	89 (51,7%)
56 semanas	28 (16,5%)	75 (47,8%)	71 (41,3%)
Redução do IADC↓ > 100			
26 semanas	48 (28,2%)	93 (54,1%)	88 (56,1%)
56 semanas	30 (17,6%)	74 (43%)	77 (49%)
Descontinuidade dos corticoides			
26 semanas	3%	30%	35%
56 semanas	6%	23%	29%

IADC, índice de atividade da doença de Crohn.
Dados de Colombel JF, Sandbom WJ, Rutgeerts P, et al. Adalimumab for maintenance of clinical response and remission in patients with Crohn's disease: the CHARM trial. *Gastroenterology* 2007:132:52-65.

Tabela 3-8. Resposta à terapia de manutenção com certolizumab pegol (CTZP) em pacientes com doença de Crohn.

Resultados em 26 semanas	Placebo (n = 210)	CTZP (n = 215)
Resposta clínica	36%	63%
Remissão clínica	29%	48%
Fechamento de fístula	13/30 (43%)	15/28 (43%)
Reações adversas importantes	1%	3%

Dados de Schreiber S, Khaliq-Kareemi M, Lawrence IC, et al; PRECISE 2 Study Investigators. Maintenance therapy with certolizumab pegol for Crohn's disease. *N Eng J Med.* 2007;357;239-250.

ximadamente 35% dos pacientes que perderam a resposta ao infliximab recuperam sua resposta após serem tratados com adalimumab ou certolizumab por mais de 12 semanas. Os pacientes que não responderam ao infliximab, incluindo os não respondedores primários, apresentaram taxa de remissão clínica de aproximadamente 45% após 2 anos de terapia com adalimumab. O adalimumab pode fechar as fístulas em 40% dos pacientes, e esse resultado é mantido por mais de 2 anos em 90% dos pacientes. Por serem proteínas estranhas, esses agentes podem gerar uma resposta imune no que se refere à formação de anticorpos contra a droga em si, particularmente quando administrados de forma intermitente. Por essa razão, a terapia contínua é o padrão atual de tratamento. A perda de resposta a um medicamento não significa necessariamente que haverá perda de resposta para a mesma classe de medicamentos.

A infecção é a complicação mais grave do uso de agentes biológicos anti-TNF. Os pacientes são particularmente vulneráveis à tuberculose e devem ser cuidadosamente rastreados para a doença, antes da administração inicial. Os pacientes portadores de hepatite B latente são vulneráveis a reativação. A terapia anti-TNF deve ser mantida na vigência de infecções piogênicas. Embora ainda controversa, foi levantada a questão sobre o possível aumento do risco de linfoma. Os efeitos adversos menos graves incluem reações à infusão ou injeção, reação lúpus-símile, e doença do soro.

Colombel JF, Sandborn WJ, Reinisch W, et al. Infliximab, azathioprine or combination therapy for Crohn's disease. *N Engl J Med.* 2010;362:1383–1395. [PMID: 20393175]

Hanauer SB, Sandborn WJ, Rutgeerts P, et al. Human anti-necrosis factor monoclonal antibody (adalimumab) in Crohn's disease: the CLASSIC-I trial. *Gastroenterology*. 2006;130:323–333. [PMID: 16472588]

Sandborn WJ, Feagan BG, Stoinov S, et al. PRECISE 1 Study Investigators. Certolizumab pegol for the treatment of Crohn's disease. *N Engl J Med.* 2007;357:228–238. [PMID: 17634458]

7. Outros agentes — O tacrolimus, um inibidor da calcineurina, mostrou ser eficaz no tratamento da doença fistulizante, mas é raramente usado em adultos, pelo seu risco de doença renal a longo prazo e infecções oportunistas. A talidomida parece ser eficaz, em parte pelos seus efeitos anti-TNF, mas é igualmente limitada pela sua conhecida toxicidade. O natalizumab é um anticorpo dirigido contra a integrina $\alpha 4$, projetado para inibir a migração de leucócitos. Embora seja eficaz na doença de Crohn, o entusiasmo inicial pelo natalizumab foi reduzido pelo risco aparente de leucoencefalopatia multifocal progressiva. A droga está disponível para pacientes selecionados e deve ser administrada em ambiente rigorosamente controlado. O MLN-02, direcionado contra a integrina $\alpha 4\beta 7$, tem se mostrado promissor. Os anticorpos contra a interleucina (IL)-12, IL-23 e IL-17, implicadas na patogênese da doença de Crohn, estão sendo estudados atualmente como potenciais agentes terapêuticos.

8. Cirurgia — O tratamento cirúrgico da doença de Crohn é frequentemente necessário em caso de doença estenosante, penetrante ou fistulizante. Pela possibilidade de recorrência frequente na anastomose, a cirurgia não é recomendada como estratégia primária de tratamento. Consulte o Capítulo 4 que contém descrição detalhada sobre o tratamento cirúrgico da doença de Crohn.

Achkar JP, Hanauer SB. Medical therapy to reduce postoperative Crohn's disease recurrence. *Am J Gastroenterol.* 2000;95:1139–1146. [PMID: 10811318]

Panaccione R, Colombel JF, Sandborn WJ, et al. Adalimumab sustains clinical remission and overall clinical benefit after 2 years of therapy for Crohn's disease. *Aliment Pharmacol Ther.* 2010;31:1296–1309. [PMID: 20298694]

B. Retocolite ulcerativa

1. 5-Aminossalicilatos — Os medicamentos à base de 5-ASA representam terapia fundamental para a retocolite ulcerativa leve a moderada. A sulfasalazina, a droga original dessa classe, é composta por uma sulfapiridina ligada à fração 5-ASA. O componente sulfa é responsável pela maioria dos efeitos colaterais da sulfasalazina (náuseas, vômitos, dispepsia, dor de cabeça, mal-estar). Desse modo, foram desenvolvidas as formulações que contêm exclusivamente a fração terapêutica 5-ASA, incluindo as preparações administradas por via oral ou retal. Essas formulações utilizam mecanismos diferentes que controlam o local de liberação da droga (Tabela 3-9). Os medicamentos que liberam 5-ASA em pH > 7 são direcionados seletivamente para o íleo terminal e cólon. Aqueles que necessitam da ação de bactérias para clivagem da ligação azo, liberam o 5-ASA apenas no cólon.

Os medicamentos à base de 5-ASA mostraram eficácia na indução e manutenção da remissão na retocolite ulcerativa. A maioria dos pacientes apresenta boa tolerância. Nefrite intersticial, pneumonite, pericardite, *rash*, pancreatite ou agravamento de colite ocorrem raramente. A adesão do paciente é motivo de preocupação, pois muitas formulações são administradas em 3–4 doses diárias. A terapia tópica administrada por via retal é altamente eficaz na retocolite ulcerativa distal, mas apresenta problemas semelhantes com a adesão do paciente.

As evidências recentes sugerem que os medicamentos à base de 5-ASA podem diminuir o risco de CCR. O mecanismo não é claro, mas parece estar relacionado com a diminuição da inflamação do cólon. Esse aparente efeito protetor sugere que o tratamento prolongado com 5-ASA pode ser justificado não apenas como droga de manutenção, mas como agente quimiopreventivo.

Levine J, Burakoff R. Chemoprophylaxis of colorectal cancer in inflammatory bowel disease: current concepts. *Inflamm Bowel Dis.* 2007;13:1293–1298. [PMID: 17567870]

2. Corticosteroides — Assim como ocorre na doença de Crohn, os corticosteroides são úteis na fase aguda da retocolite ulcerativa de moderada a grave. As doses iniciais padrões são: 40–60 mg de prednisona, metilprednisolona (40–60 mg/dia) ou hidrocortisona (200–300 mg/dia) reservadas para pacientes hospitalizados. Aproximadamente um terço dos pacientes portadores de retocolite ulcerativa necessita de tratamento com esteroides. Apenas cerca de 50% dos pacientes conseguem remissão e cerca de 30% apresentam resposta. No entanto, após um ano, cerca de 20% dos pacientes apresentam dependência aos esteroides e cerca de 30% necessitam de cirurgia. Tal como acontece na doença de Crohn, os esteroides são ineficazes como medicamentos de manutenção. Portanto, devem ser gradualmente reduzidos, uma vez que um medicamento de manutenção satisfatório seja iniciado. Os enemas esteroides administrados por via retal oferecem os benefícios da terapia esteroide durante os surtos da retocolite ulcerativa distal, e alguns podem apresentar menos efeitos colaterais.

3. Tiopurinas — A eficácia da 6-MP e azatioprina sobre a retocolite ulcerativa não tem sido extensivamente estudada. São medicamentos eficazes para manutenção da remissão na retocolite ulcerativa, embora a experiên-

Tabela 3-9. Preparações à base de 5-aminossalicilato (ASA).

Nome genérico	Nome comercial	Mecanismo de liberação	Local de liberação	Dosagem padrão
Sulfasalazina	Azulfidina	5-ASA ligado a sulfapiridina por uma ligação azo	Cólon	1-4 g/dia divididos em 2 doses diárias
Mesalamina	Asacol	pH >7	Íleo, cólon	2,4-4,8 g/dia divididos em 3 doses diárias
	Pentasa	Liberação fracionada	Intestino delgado, cólon	2-4 g/ dia divididos em 4 doses diárias
	Lialda	pH > 7	Cólon	2,4-4,8 g/dia em dose única
	Rowasa	Enema	Reto, cólon sigmoide	1-4 g/dia
	Canasa	Supositório	Reto	1 g/dia
Balsalazida	Colazal	5-ASA ligado a transportador inerte por ligação azo	Cólon	6,75 g/dia divididos em 3 doses diárias
Olsalazina	Dipentum	5-ASA ligado a sulfapiridina por ligação azo	Cólon	1-3 g/dia divididos em 2 doses diárias

cia anedótica sugira que eles sejam menos eficazes do que quando utilizados para tratar a doença de Crohn. Devido ao seu início de ação lento, sua utilização como agentes isolados na indução de pacientes com doença grave não é apropriado, especialmente quando se dispõem de outras opções de tratamento clínico ou cirúrgico. A dosagem e os seus efeitos adversos relacionados com o tratamento da doença de Crohn foram discutidos anteriormente.

4. Infliximab — Após ter sido amplamente utilizado no tratamento da doença de Crohn, o infliximab mostrou sua eficácia na indução e manutenção da remissão na retocolite ulcerativa. Ele representa uma alternativa valiosa e menos tóxica para a ciclosporina em pacientes portadores de doença grave, que em caso contrário seriam submetidos à cirurgia. O momento adequado para iniciar a terapia com infliximab ou com esteroides e tiopurina permanece controverso. No entanto, o infliximab pode ser considerado em pacientes refratários ou dependentes de esteroides e, definitivamente, em pacientes que não responderam a AZA/6-MP. A dosagem e a toxicidade foram previamente discutidas. Um estudo recente identificou vários marcadores que preveem forte resposta ao infliximab, incluindo a elevação do índice de atividade da colite (IAC), sorologia negativa para ANCA, e a presença de polimorfismo genético, a chamada variante *IL-23R*.

5. Ciclosporina — A ciclosporina é um inibidor da calcineurina utilizado como última opção de tratamento clínico em pacientes hospitalizados por retocolite ulcerativa grave. Administrado em infusão contínua (2–4 mg/kg/dia), a ciclosporina pode induzir uma resposta a curto prazo em 50–80% dos pacientes. Aconselha-se iniciar o tratamento em pacientes hospitalizados que não responderam aos corticosteroides intravenosos durante 7 dias. Os efeitos tóxicos limitam seu uso a longo prazo. A nefrotoxicidade e as infecções oportunistas são as principais preocupações. É também possível ocorrer convulsões; por essa razão, a ciclosporina deve ser evitada em pacientes que apresentam colesterol baixo (< 100 mg/dL) ou hipomagnesemia. Além disso, dados a longo prazo sugerem que metade dos pacientes tratados com ciclosporina necessita ser submetida à colectomia no prazo de 1 ano. Portanto, os riscos de toxicidade devem ser cuidadosamente ponderados em relação aos benefícios limitados do uso prolongado, e até mesmo a curto prazo. A ciclosporina não é adequada como medicação de manutenção a longo prazo.

6. Probióticos — Vários estudos recentes têm dado atenção para o uso de probióticos, especificamente o VSL #3, para induzir e manter a remissão na retocolite ulcerativa leve a moderada, podendo ser utilizado sob forma de monoterapia ou como terapia adjuvante/imunomoduladora do 5-ASA. As limitações desses dados incluem as diferentes dosagens utilizadas em estudos diversos, os custos elevados, e pelo fato de os seguros de saúde não oferecerem cobertura para a maior parte dos probióticos.

7. Cirurgia — Ao contrário do que ocorre com a doença de Crohn, a cirurgia é uma opção terapêutica para a retocolite ulcerativa. A proctocolectomia total remove o tecido doente e elimina a necessidade de tratamento clínico adicional para a colite. É indicada para a doença fulminante, doença grave refratária ao tratamento clínico exaustivo, e quando a displasia ou malignidade são detectadas. Como discutido anteriormente, a colectomia não exclui outras complicações, como a CEP ou a pouchite (bolsite). A IPAA é a cirurgia eletiva de escolha. A proctocolectomia total com ileostomia terminal também é uma escolha razoável, e pode ser a mais apropriada conforme o quadro clínico. O tratamento cirúrgico da retocolite ulcerativa será discutido detalhadamente no Capítulo 4.

Jurgens M, Laubender RP, Hartl F, et al. Disease activity, ANCA and IL23R genotype status determine early response to infliximab in patients with ulcerative colitis. *Am J Gastroenterol.* 2010;105: 1811–1819. [PMID: 21097757]

Sood A, Midha V, Makharia GK, et al. The probiotic preparation, VSL #3 induces remission in patients with mild-to-moderately active ulcerative colitis. *Clin Gastroenterol Hepatol.* 2009;7: 1202–1209. [PMID: 19631292]

Tursi A, Brandimarte G, Papa A, et al. Treatment of relapsing mild-to-moderate ulcerative colitis with the probiotic VSL #3 as adjunctive to a standard pharmaceutical treatment: a double-blind, randomized, placebo-controlled study. *Am J Gastroenterol.* 2010;105:2218–2227. [PMID: 20517305]

Prognóstico

A retocolite ulcerativa e a doença de Crohn são doenças crônicas, recorrentes, que em sua maioria podem ser manejadas com o tratamento clínico. No entanto, 75% dos pacientes com doença de Crohn são submetidos à cirurgia durante o curso da doença; essa taxa pode ser um pouco mais baixa quando são introduzidas as terapias biológicas. A maioria dos pacientes com retocolite ulcerativa pode receber tratamento clínico e cerca de 25% são submetidos à cirurgia. É importante lembrar que os pacientes que apresentam retocolite ulcerativa e colite de Crohn extensa apresentam risco aumentado de CCR quando a doença está presente há mais de 8–10 anos, e os pacientes devem ser rastreados através de colonoscopia a cada 1–2 anos, dependendo da extensão da doença.

Este capítulo é uma versão revisada do capítulo escrito pelos Drs. Robert Burakoff e Scott Hande que fez parte da edição anterior do Current Diagnosis & Treatment: Gastroenterology, Hepatology, & Endoscopy.

Doença inflamatória intestinal: considerações cirúrgicas

4

Jennifer L. Irani, MD
Anthony Ramsanahie, MD
Ronald Bleday, MD

CONCEITOS ESSENCIAIS

Retocolite ulcerativa

- A cirurgia é indicada quando (1) a doença crônica intratável não pode ser controlada por medicação, ou quando seus efeitos colaterais são muito acentuados; (2) em pacientes que apresentam colite grave e necessitam de procedimento de urgência; ou (3) quando a displasia ou câncer estão presentes.
- A maioria dos pacientes que necessita de cirurgia é candidata à anastomose da bolsa ileal com o canal anal (IPAA); entre os principais pré-requisitos podemos citar a idade, sexo, tipo de atividade e estilo de vida.
- A ileostomia em alça para desvio temporário do conteúdo intestinal é realizada com frequência em pacientes submetidos à IPAA, diminuindo a probabilidade de infecção pélvica.
- A IPAA aberta ou videolaparoscópica assistida apresenta resultados equivalentes.

Doença de Crohn

- Em geral, a cirurgia está indicada na presença de complicações (p. ex., abscessos, fístulas, perfuração, obstrução); deve-se levar em conta a gravidade dos sintomas, a falha do tratamento clínico ou seus efeitos colaterais, e o risco operatório.
- Muitos pacientes com suspeita de apendicite apresentam doença de Crohn diagnosticada durante a laparotomia e são submetidos à ressecção ileocólica precoce.
- A atividade da doença de Crohn perianal pode ser avaliada utilizando-se o Índice de Atividade da Doença de Crohn Perianal.
- Os procedimentos cirúrgicos para tratamento da fístula anal incluem a fistulotomia, colocação de *setons* para drenagem prolongada e fechamento com retalho endoanal, quando a mucosa do reto é normal.
- As novas formas de tratamento da fístula anal incluem os produtos adesivos, selante de fibrina, *plugs* bioprotéticos e colágeno suíno.

Considerações gerais

A *doença inflamatória intestinal* (DII) faz parte de um grupo de doenças gastrointestinais que são tratadas em conjunto por clínicos e cirurgiões. Os fatores genéticos e imunológicos que influenciam o desenvolvimento da DII foram discutidos no Capítulo 2. O Capítulo 3 descreve o tratamento clínico da DII. Este capítulo aborda as indicações e as técnicas cirúrgicas utilizadas para a retocolite ulcerativa e doença de Crohn.

Em geral, essas doenças são tratadas inicialmente por medicamentos. A cirurgia é recomendada após terem sido esgotadas todas as formas de tratamento clínico. No entanto, em certas situações (p. ex., abscesso anal, colite tóxica), a cirurgia é a primeira linha de terapia, e o tratamento medicamentoso é muitas vezes administrado após o procedimento cirúrgico. Nosso propósito neste capítulo é fazer um levantamento dos procedimentos cirúrgicos utilizados no tratamento da DII, e discutir as indicações e o seu momento adequado.

Armuzzi A, Ahmad T, Ling KL, et al. Genotype-phenotype analysis of the Crohn's disease susceptibility haplotype on chromosome 5q31. *Gut*. 2003;52:1133–1139. [PMID: 12864271]

RETOCOLITE ULCERATIVA

A retocolite ulcerativa usualmente é tratada com sucesso por meio de medicamentos; no entanto, estima-se que 25–45% dos pacientes portadores dessa patologia necessitarão, em última análise, de tratamento cirúrgico, o qual é indicado nos seguintes casos: (1) em pacientes que não são controlados por medicamentos, ou quando os efeitos colaterais da medicação são demasiado graves para serem suportados, (2) em pacientes com colite aguda grave que necessitam de procedimento de urgência, e (3) em pacientes que apresentam câncer ou displasia da mucosa colorretal. Pelo fato de a retocolite ulcerativa ser uma doença limitada ao cólon e reto, é preciso lembrar que é possível "curar" a doença com a intervenção cirúrgica. Além disso, o tratamento cirúrgico apresenta taxas de sucesso elevadas na maioria das vezes, além de contar com as técnicas de preservação do esfíncter. Apesar do uso de novas terapias como o infliximab, a incidência de cirurgia não se alterou significativamente nos últimos anos.

Antes de discutir as indicações específicas da cirurgia, várias questões gerais relativas ao paciente portador de colite precisam ser revistas.

1. IPAA ou ileostomia? — Quando a cirurgia é recomendada para um paciente portador de colite, o cirurgião precisa avaliar se o paciente, em última análise, é candidato a uma cirurgia de preservação do esfíncter, para evitar ileostomia permanente. Muitos pacientes são candidatos ao procedimento ileoanal (ver discussão mais adiante), mas outros não o são. Os principais pré-requisitos que determinam se um paciente deve ser submetido à ileostomia ou a um procedimento de preservação do esfíncter incluem sexo, idade, tipo de trabalho e estilo de vida. Por exemplo, ao consultar o cirurgião, uma mulher com idade mais avançada que deu à luz vários filhos pode apresentar problemas de incontinência fecal. Por mais constrangedor que seja no tocante à sua imagem corporal, recomendar um procedimento ileoanal para essa paciente é um desserviço a ela porque é muito provável que haveria perda fecal significativa e problemas com a higiene. Além disso, se o paciente desempenha uma função ou se o seu passatempo não permite o acesso a um banheiro, uma ileostomia pode proporcionar uma qualidade de vida melhor do que um procedimento ileoanal.

2. Suporte emocional e aconselhamento — Quando a cirurgia é recomendada, o paciente e a equipe médica podem experimentar uma sensação de fracasso. Além disso, o paciente muitas vezes apresenta-se muito temeroso em relação ao procedimento e a possível necessidade de uma ostomia permanente. A equipe médica, o cirurgião e o pessoal de apoio precisam estar cientes dessa percepção. Nesse momento, restabelecer a confiança e esclarecer o paciente sobre o procedimento é a melhor abordagem. A disponibilidade do pessoal de apoio, a presença de uma enfermeira especializada em estomas, e a oportunidade de discutir com os pacientes que se submeteram ao procedimento são recursos extremamente úteis para melhorar as perspectivas do paciente em relação a cirurgia.

3. Imunossupressão — O paciente portador de colite é muitas vezes encaminhado ao cirurgião após terem sido esgotadas todas as opções de tratamento imunossupressor. As taxas de infecção e a cicatrização de feridas podem ser muito afetadas pelos medicamentos imunossupressores. O gastroenterologista, o cirurgião e o paciente devem discutir sobre a suspensão dos medicamentos antes do procedimento, sem que haja risco significativo de exacerbação da doença. Não é racional suspender todos os medicamentos imunossupressores antes da cirurgia. Muitos pacientes, em particular os que utilizam corticoides devem manter o seu uso para evitar exacerbação significativa da doença. Embora os pacientes submetidos à cirurgia apresentem aumento de risco de infecções do sítio cirúrgico, os estudos recentes têm demonstrado que a adição de produtos biológicos ao tratamento da retocolite ulcerativa não tem aumentado os riscos de complicações pós-operatórias.

4. Nutrição — A DII, em especial a colite severa, pode levar a perda de peso, perda de proteínas e desnutrição. A nutrição parenteral pré e perioperatória são essenciais nos casos mais graves. A escolha da operação também é afetada pelo estado nutricional do paciente.

5. Comorbidades clínicas — Embora a colite geralmente afete os pacientes mais jovens, as comorbidades clínicas precisam ser revistas porque elas podem afetar o tipo de procedimento recomendado. Em particular, os pacientes portadores de colite parecem apresentar aumento na incidência de complicações trombóticas no período pós-operatório; portanto deve ser definido o limiar baixo para investigação de qualquer risco pré-operatório de trombose venosa das extremidades ou do sistema venoso intestinal.

6. Preparo intestinal — O preparo intestinal é recomendado para os pacientes submetidos à ressecção do cólon. Os estudos recentes têm demonstrado que o preparo mecânico não está necessariamente associado à diminuição do risco de complicações infecciosas. Esses estudos, entretanto, têm sido realizados em pacientes "médios" e não no subgrupo de pacientes portadores de colite que apresentam as complicações já conhecidas. Por isso, recomendamos, quando possível, que esses pacientes sejam submetidos ao preparo intestinal mecânico seguido da administração perioperatória de antibióticos que ofereçam cobertura para bactérias aeróbias e anaeróbias.

Indicações para cirurgia

A. Colite aguda

O tratamento cirúrgico da retocolite ulcerativa deve ser realizado de forma eletiva e deliberada. No entanto, alguns pacientes desenvolvem colite aguda grave, necessitando de intervenção cirúrgica de emergência.

Colite aguda é um termo usado para descrever uma série de sinais e sintomas que incluem a dor abdominal de início rápido, diarreia sanguinolenta, distensão e sensibilidade abdominal, anorexia, febre, taquicardia, leucocitose e débito urinário baixo. É importante lembrar que a maioria desses pacientes faz uso de corticosteroides e outros agentes imunossupressores que podem mascarar a gravidade de muitos sintomas clínicos. A dilatação acentuada do cólon ou megacólon tóxico é uma complicação temida do tratamento e que pode levar a perfuração, contaminação fecal, sepse, e até mesmo à morte. Embora a colite aguda possa ocorrer em pacientes com diagnóstico firmado de retocolite ulcerativa, ela também pode ocorrer em pacientes que não têm diagnóstico prévio de colite ulcerativa. A cirurgia é indicada para os pacientes que apresentam sinais de perfuração visceral, peritonite generalizada, sepse ou sangramento gastrointestinal maciço. Além disso, os pacientes que não melhoram após aproximadamente 72 horas de tratamento clínico intensivo, muitas vezes requerem operação de emergência. Os pacientes que melhoram com o tratamento clínico e o jejum, e que apresentam piora após iniciar a dieta oral, muitas vezes requerem tratamento cirúrgico. O diagnóstico diferencial de colite aguda inclui a infecção por *Clostridium difficile*, a diarreia infecciosa, e a colite por citomegalovírus. Essas condições podem coexistir e complicar a retocolite ulcerativa. É importante sempre que possível descartar essas doenças, pois o tratamento clínico bem-sucedido pode evitar um procedimento cirúrgico de urgência ou emergência. Às vezes, porém, a combinação da doença de base (colite) e outras colites secundárias indicam o procedimento de emergência.

A escolha da operação de emergência é discutida mais adiante neste capítulo. Na maioria dos casos, o objetivo do cirurgião é "entrar e sair". Normalmente, a colectomia total com ileostomia e o procedimento de Hartmann (fechamento do coto retal) são as técnicas executadas. Esse procedimento pode ser concluído rapidamente, remove cerca de 90% do intestino grosso, evita a dissecção pélvica complexa e a anastomose. O procedimento também não elimina outras opções de tratamento; por exemplo, a realização de anastomose ileoanal com preservação do esfíncter pode ser realizada em um segundo tempo.

B. Colite "subaguda": falha do tratamento clínico

a colite subaguda representa um padrão de doença na qual o paciente não manifesta o quadro agudo, com indicação precisa para ressecção, e por outro lado não se encontra em remissão e livre de sintomas. Os pacientes que apresentam sintomas de doença crônica intratável, tais como a colite aguda recorrente, dependência de esteroides, urgência fecal crônica, retardo do crescimento, doença ativa persistente ou complicações do tratamento clínico (diabetes, hipertensão, úlcera péptica, psicose, miopatia, osteonecrose e catarata) em geral se beneficiam com a intervenção cirúrgica. Os efeitos colaterais a longo prazo de alguns dos novos medicamentos biológicos ainda não foram determinados, e, portanto, o paciente, o gastroenterologista e o cirurgião precisam avaliar os riscos da terapia médica prolongada *versus* tratamento cirúrgico. Mais uma vez, convém sublinhar que a "cura" da retocolite ulcerativa pode ser conseguida mediante cirurgia, e a maioria dos pacientes apresenta qualidade de vida excelente sem necessidade de utilizar medicamentos. No entanto, uma pequena porcentagem de pacientes não apresenta boa resposta ao procedimento de preservação do esfíncter e necessitam ser submetidos à ileostomia, e alguns desenvolvem bolsite, uma condição pós-operatória que é raramente debilitante, mas que pode exigir tratamento prolongado.

C. Câncer ou displasia

Além da falha ao tratamento clínico, a presença de displasia ou câncer são indicações para a cirurgia em pacientes portadores de retocolite ulcerativa. Pacientes com DII apresentam risco aumentado de câncer colorretal (CCR). O risco de CCR associado à colite ulcerativa depende da duração e extensão da doença. Um estudo de base populacional nos Estados Unidos estimou que o risco fosse significativamente maior naqueles pacientes portadores de doença extensa ou pancolite (taxa de incidência padronizada [TIP] de 2,4, com incidência comulativa [IC] de 95%:0,6–6). Ademais, os pacientes portadores de retocolite ulcerativa associada à colangite esclerosante primária (CEP) podem apresentar risco aumentado de CCR em comparação com aqueles que não apresentam CEP. Um estudo de caso-controle em que os casos e os controles foram comparados quanto a extensão e duração da doença constatou que o risco de CCR foi reduzido com o uso de agentes anti-inflamatórios (incluindo aspirina, anti-inflamatórios não esteroides, e derivados do ácido 5-aminossalicílico [5-ASA]) e a vigilância por colonoscopia, e estava aumentado em pacientes com história de pseudopólipos pós-inflamatórios.

Os pacientes cuja doença se estende à flexura hepática ou que apresentam comprometimento do cólon mais proximal apresentam maior risco de CCR. Comparado com uma população pareada por idade, o risco começa a aumentar após 8–10 anos a partir do início dos sintomas. A IC aproximada de CCR é de 5–10% após 20 anos e de 12–20% após 30 anos de doença. Foram encontradas taxas menores de CCR. Um estudo de base populacional realizado em Copenhague demonstrou que o risco de CCR não foi diferente daquele apresentado pela população em geral, e os autores supõem que esse achado possa estar relacionado com uma abordagem cirúrgica agressiva em pacientes que apresentaram falhas ao tratamento clínico e não obtiveram resposta após o uso prolongado de drogas à base de 5-ASA. Os riscos mais elevados de câncer foram relatados por centros médicos que recebem predominantemente os pacientes portadores de doença mais grave ou de longa duração.

Conforme relatado por uma série, o risco absoluto de CCR em pacientes portadores de pancolite foi de 30% após 35 anos de doença. O risco estava aumentado quando os sintomas surgiram antes dos 15 anos de idade. No entanto, outros relatos mostram que a idade de início da colite não aumentou o risco de CCR após terem sido feitos os ajustes relativos ao período de tempo mais prolongado e a extensão da doença em pacientes jovens.

A maioria dos estudos demonstra que o risco de CCR aumenta após 15–20 anos (aproximadamente uma década mais tarde em relação à pancolite) em pacientes portadores de colite confinada ao cólon esquerdo (ou seja, distal à flexura esplênica). No entanto, foram descritas taxas de CCR e displasia semelhantes às observadas em pacientes portadores de pancolite. Os pacientes portadores de proctite ulcerativa e proctossigmoidite provavelmente não apresentam aumento do risco de CCR. Embora as estratégias ideais para a vigilância do câncer do cólon em pacientes com DII ainda não tenham sido estabelecidas, as grandes entidades médicas dos Estados Unidos estabeleceram as seguintes recomendações para os pacientes portadores de retocolite ulcerativa.

1. American Gastroenterological Association (AGA) — A AGA recomenda que a vigilância por colonoscopia deva ser iniciada após 8 anos de doença em pacientes portadores de pancolite, e, após 15 anos, em pacientes que apresentam colite envolvendo o cólon esquerdo. A colonoscopia deve ser repetida a cada 1–2 anos.

2. American College of Gastroenterology (ACG) — O ACG recomenda que vigilância anual por colonoscopia deva ser iniciada após 8–10 anos de doença em pacientes candidatos à cirurgia. Devem ser realizadas biópsias múltiplas a intervalos regulares. O achado de displasia (de qualquer grau) deve ser confirmado por um patologista especialista e constitui indicação para colectomia. Os pacientes cujas amostras de biópsia são consideradas indefinidas para displasia, após revisão por um patologista especialista, devem repetir a colonoscopia em intervalo mais curto. As recomendações do ACG não especificam se a vigilância deva começar mais tarde, em pacientes que apresentam doença limitada ao cólon esquerdo.

Velayos FS, Loftus EV Jr, Jess T, et al. Predictive and protective factors associated with colorectal cancer in ulcerative colitis: a case-control study. *Gastroenterology*. 2006;130:1941–1949. [PMID: 16762617]

Opções cirúrgicas

A escolha da operação em um paciente portador de retocolite ulcerativa depende da condição atual (urgente *vs.* emergente *vs.* eletiva), questões gerais já discutidas anteriormente, e da experiência do cirurgião. As três opções eventuais são: (1) proctocolectomia e anastomose ileoanal com bolsa (IPAA), (2) proctocolectomia com ileostomia terminal, e (3) ileostomia continente (bolsa de Koch ou variantes).

Outra questão é como a cirurgia deve ser conduzida. O procedimento pode ser realizado em um só tempo, ou ele requer abordagem em duas ou três fases? Finalmente, se em pacientes submetidos à IPAA, a mucosa retal que delimita o complexo esfíncteriano e a parede do reto distal imediatamente proximal à linha dentada deve ser removida, ou se devem ser preservados 0–3 cm de mucosa com realização de anastomose por grampeamento da bolsa com o manguito anorretal?

Muitos fatores são levados em consideração quando o cirurgião e o paciente optam por uma operação, incluindo idade, comorbidades, biótipo, preferência do paciente e extensão da doença. No entanto, em última análise, a cirurgia resulta em remoção completa do cólon e reto, e da remoção quase completa da mucosa anal proximal, o que elimina efetivamente a doença.

A. Cirurgia de emergência

Quando uma operação de emergência é indicada, as melhores opções cirúrgicas são a colectomia total com ileostomia terminal e o procedimento de Hartmann (fechamento manual ou mecânico do coto retal). Como foi mencionado, esse procedimento evita dissecção pélvica, remove a maior parte do intestino grosso, evita anastomose e não elimina nenhuma opção de procedimentos futuros. Também é utilizado em pacientes cujo diagnóstico de retocolite ulcerativa não foi confirmado. Esse procedimento deve ser realizado quando existe a possibilidade diagnóstica de doença de Crohn, colite indeterminada ou causada por *C. difficile* e de outras colites infecciosas; a eventual escolha pode então ser discutida após o patologista ter examinado todo o espécime cirúrgico. Em ocasiões extremamente raras, a única opção que resta ao cirurgião é a ileostomia de desvio. A única indicação para esse procedimento é quando o paciente encontra-se hemodinamicamente instável durante a cirurgia.

B. Bolsa ileoanal em J

Nesse procedimento, o cólon e o reto são removidos em uma ou duas etapas, utilizando-se o íleo distal para construção do reservatório. Esse reservatório ou bolsa é anastomosado ao ânus utilizando-se uma das seguintes técnicas: anastomose manual e remoção da mucosa distal do reto abaixo da linha denteada, ou anastomose com *stapler* com preservação de 0–3 cm do reto distal. A construção da bolsa (IPAA) é uma opção muito atraente, não só porque remove as áreas comprometidas pela doença, mas também permite que o paciente mantenha a continência e a defecação anal. Em geral é realizada em dois estágios: na primeira fase envolve a proctocolectomia total com anastomose da bolsa ileal em J ao ânus e ileostomia para desvio temporário do conteúdo intestinal, e na segunda fase (final) a ileostomia é desfeita, procedendo-se a reconstrução do trânsito intestinal. A IPAA também pode ser realizada em pacientes que foram submetidos à cirurgia de emergência (ver discussão mais adiante). Uma vez que o paciente tenha se recuperado suficientemente, tanto do ponto de vista clínico como psicológico, após se submeter à colectomia total de emergência, o cirurgião pode proceder à remoção do reto remanescente e a construção da bolsa.

O propósito da bolsa é servir de reservatório para as fezes e diminuir a frequência das evacuações. Quando a anastomose ileoanal foi idealizada inicialmente, a construção da bolsa não fazia parte do procedimento. Em seu lugar era realizada uma anastomose ileoanal direta. No entanto, a frequência das evacuações durante o primeiro ano após a cirurgia era extremamente elevada, tanto quanto 20 vezes por dia. Apesar de haver diminuição na frequência das evacuações após 1 ano, a construção da bolsa foi adicionada à anastomose ileoanal para corrigir esse problema funcional.

Existem várias configurações diferentes para a construção da bolsa ileoanal. A forma mais comum é a bolsa em J, assim chamada porque se assemelha a letra "J". A bolsa em J é construída após a realização de anastomose ileoileal com extensão de 12–15 cm, estabelecendo-se um lúmen comum entre os segmentos do ápice do J. O procedimento pode ser realizado por *stapler*, que pode ser rápido e confiável. A bolsa apresenta maior capacidade, o que permite diminuição da frequência das evacuações. A bolsa em J é anastomosada ao ânus ou à parte mais distal do reto por uma abertura em seu ápice, utilizada na construção do reservatório.

Existem várias outras configurações da bolsa (S, W, Q etc.); no entanto, raramente uma apresenta vantagem sobre a outra. A bolsa em S é a única configuração diferente que é comumente usada. Para criar uma bolsa em S, três segmentos do íleo distal são justapostos e anastomosados sobre si mesmo numa extensão de 8–10 cm, e o segmento mais distal apresenta-se em forma de um "cano" curto. O cano é anastomosado ao ânus. O objetivo dessa técnica é garantir que o tubo não seja muito longo, pois isso pode levar a dificuldades no esvaziamento da bolsa. Basicamente, o tubo não deve ter mais do que 2 cm.

Na maioria das vezes, após a construção da bolsa e anastomose ileoanal, é realizada uma ileostomia temporária para desvio do conteúdo intestinal. O objetivo é diminuir as taxas de infecção pélvica decorrente de qualquer vazamento através da linha de sutura da anastomose ileoanal ou proveniente das suturas da bolsa, quer tenham sido realizadas manualmente ou por *stapler*. As taxas de infecção pélvica diminuem significativamente quando uma ileostomia temporária é utilizada. Pelo fato de a infecção pélvica poder levar a um mau funcionamento da bolsa e, nas mulheres, levar à elevação das taxas de infertilidade, a ileostomia é quase sempre realizada (ou seja, em mais de 95% dos pacientes submetidos à IPAA). No entanto em pacientes cuidadosamente selecionados, esse desvio temporário pode ser descartado. Esses pacientes tendem a ser magros e bem nutridos, podem ser submetidos à anastomose com *stapler*, e não fazem uso de medicamentos imunossupressores.

C. Proctocolectomia total e ileostomia terminal

A IPAA não é adequada a todos os pacientes. Aqueles que apresentam comprometimento da função do esfíncter anal podem apresentar perda involuntária das fezes e incontinência fecal após a construção da bolsa ileoanal em J. Para esses pacientes, a melhor opção cirúrgica é a proctocolectomia com ileostomia terminal. Este procedimento remove todo o intestino grosso, incluindo o cólon, o reto e as glândulas anais, que são revestidas por mucosa colunar, removendo assim qualquer risco de inflamação ou carcinoma subsequente. Em geral é realizado em um só tempo e muitas vezes não apresenta grandes complicações sépticas, em função da ausência de anastomoses manuais ou grampeadas.

A desvantagem desse procedimento é que o paciente é obrigado a conviver com uma ileostomia permanente.

Qualquer estoma pode comprometer a imagem corporal do paciente; no entanto, a diminuição da qualidade de vida é contrabalançada pelo aumento global do bem-estar que resulta da eliminação da doença. Além disso, uma ostomia pode melhorar significativamente a qualidade de vida dos pacientes que apresentam problemas relacionados com a incontinência fecal.

A proctocolectomia total com ileostomia terminal são indicadas nos seguintes casos: controle inadequado do esfíncter anal, em pacientes que requerem quimiorradioterapia pós-operatória para tratamento de câncer, na presença de hábitos corporais (pacientes obesos), que impedem a realização da IPAA; em pacientes submetidos à ressecção prévia do intestino delgado, na presença de displasia severa da mucosa do reto distal, e conforme a preferência do paciente.

D. Ileostomia continente

Outra opção cirúrgica para pacientes portadores de retocolite ulcerativa é a proctocolectomia total com ileostomia continente. Esse procedimento combina a proctocolectomia total com bolsa ileal e a construção de uma válvula no íleo distal. A válvula é suturada à pele da parede abdominal. A bolsa é esvaziada por um cateter em intervalos regulares. Embora seja ideal do ponto de vista teórico, a ileostomia continente está associada a várias complicações, incluindo fistulização, necrose, prolapso e extrusão da válvula, intussuscepção e incontinência. Além disso, a construção da bolsa utiliza um longo segmento do íleo terminal resultando em prejuízo funcional. Em geral esse procedimento é realizado em centros especializados. É a terceira opção como tratamento cirúrgico da colite em decorrência de sua complexidade e da taxa de complicação.

E. Abordagem laparoscópica

Tal como ocorre em toda a cirurgia coloproctológica, as técnicas laparoscópicas podem ser aplicadas à cirurgia da retocolite ulcerativa. Contudo, a utilização de instrumentos laparoscópicos não diminui significativamente o tempo de hospitalização. Embora possa haver diminuição no tempo de hospitalização em pacientes submetidos à ressecção segmentar do cólon, a permanência hospitalar dos pacientes submetidos à colectomia total ou proctocolectomia total laparoscópica ou aberta, é muitas vezes semelhante. O procedimento laparoscópico apresenta alguma vantagem cosmética. O comprimento global das pequenas incisões é menor do que o comprimento da incisão utilizada para a cirurgia aberta, e, por vezes, a incisão laparoscópica principal pode ser posicionada sobre o baixo-ventre, no sentido transversal, de maneira que possa ser encoberta por um cinto ou pelo vestuário. O procedimento laparoscópico é destinado sobretudo aos pacientes magros que são submetidos a um procedimento eletivo. Larson e cols. estudaram os resultados funcionais da IPAA laparoscópica assistida *versus* técnica aberta e encontraram resultados equivalentes quanto a frequência das evacuações e consistência das fezes, uso de medicação, incontinência diurna e noturna, e qualidade de vida no tocante ao convívio social, familiar e domiciliar, viagens, esportes, recreação e vida sexual.

Larson DW, Dozois EJ, Piotrowicz K, et al. Laparoscopic-assisted vs. open ileal pouch-anal anastomosis: functional outcome in a case-matched series. *Dis Colon Rectum*. 2005;48:1845–1857. [PMID: 16175324]

F. Considerações sobre a fertilidade em pacientes do sexo feminino

os pacientes do sexo feminino que requerem proctocolectomia restaurativa usualmente encontram-se em idade reprodutiva por ocasião da cirurgia. Cornish e cols. analisaram o efeito da proctocolectomia restauradora sobre a função sexual e urinária, fertilidade, gravidez e parto. Eles descobriram que a incidência de dispareunia aumenta após a proctocolectomia restaurativa. Houve diminuição na fertilidade, embora a gravidez não estivesse associada a aumento de complicações. O parto vaginal é seguro após a proctocolectomia restaurativa e a função da bolsa retorna ao estado pré-gestacional dentro de seis meses.

Cornish JA, Tan E, Teare J, et al. The effect of restorative proctocolectomy on sexual function, urinary function, fertility, pregnancy and delivery: a systematic review. *Dis Colon Rectum*. 2007;50:1128–1138. [PMID: 17588223]

DOENÇA DE CROHN

A doença de Crohn pode afetar todo o trato gastrointestinal, desde a boca até o ânus. Pode limitar-se ao cólon ou comprometer apenas o canal anal. O envolvimento segmentar, ausência de comprometimento do reto, a presença de fístulas, doença perianal, estenoses e formação de abscessos são características da colite granulomatosa. A característica "gordura rastejante" (extensão subserosa de gordura em torno da superfície do intestino) e aumento da vascularização da serosa são características observadas durante a inspeção macroscópica da doença. A doença geralmente afeta o intestino de forma segmentar, levando à formação das chamadas lesões salteadas. A presença de úlceras e espessamento da parede intestinal é entremeada por áreas de tecido normal. Na doença de Crohn, é frequente a formação de fístulas que podem envolver o intestino delgado ou grosso, a bexiga, a vagina, o útero, o ureter ou a pele, e em geral são originárias a partir do bordo mesocólico (e não do bordo antimesocólico) do intestino. As três principais alterações histológicas encontradas na colite de Crohn são inflamação e fibrose transmural, granulomas, úlceras e fissuras rasas ou profundamente penetrantes.

Embora a maioria dos pacientes com doença de Crohn requeira cirurgia durante o curso de sua doença, as indicações para cirurgia não são totalmente claras. Em geral, a cirurgia é indicada principalmente na presença de complicações, incluindo a formação de abscesso, fístulas, perfuração e obstrução. A decisão de operar leva em conta a gravidade dos sintomas, a falha do tratamento clínico ou seus efeitos colaterais, e o risco operatório.

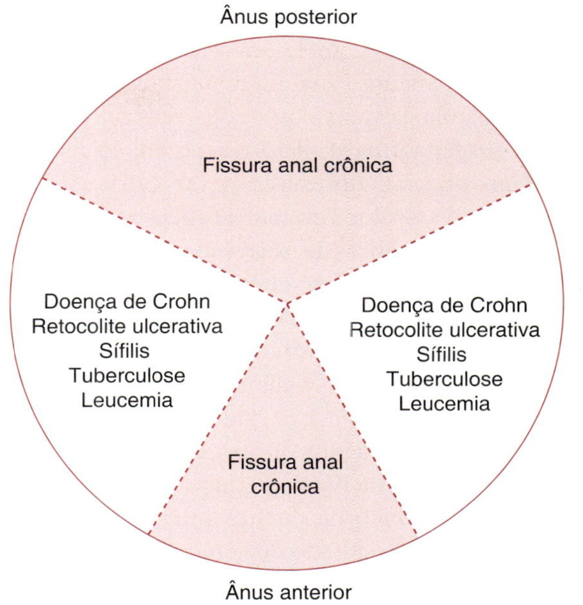

▲ **Figura 4-1.** Localizações mais comuns das fissuras anais crônicas e de outras doenças da região anal.

Doença ileocólica

A doença de Crohn ileocecal pode simular o quadro de apendicite. Tradicionalmente, os pacientes apresentam ileíte terminal durante a laparotomia por suspeita de apendicite, o ceco apresenta aspecto normal, e são submetidos à apendicectomia, preservando-se o íleo doente. No entanto, os estudos recentes mostram que a maioria dos pacientes que apresenta doença de Crohn durante a laparotomia com diagnóstico de apendicite necessita de ressecção ileocólica precoce; portanto, a orientação tradicional para preservar o intestino doente pode ser reconsiderada.

A região ileocecal é o local onde a doença de Crohn é mais comumente encontrada. O diagnóstico de doença de Crohn ileocólica pode sofrer um retardo de até 1 ano. A chance de uma segunda cirurgia para tratar a doença ileocólica é de 44% ao longo dos anos, mas essa taxa pode ser modificada com a introdução de produtos biológicos e outras terapias pós-operatórias consideradas como terapia de "manutenção".

Estenoses & fístulas

O reto e a região anal podem estar envolvidos pela doença intestinal inflamatória crônica (Figura 4-1), em conjunto (doença de Crohn perianal e retal) ou como entidades separadas, e, muitas vezes, a doença perianal representa o sintoma inicial da doença de Crohn intestinal (ver Figura 9-23). A doença perianal isolada apresenta um prognóstico melhor do que quando associada ao envolvimento do reto. No entanto, é importante que o diagnóstico definitivo seja confirmado pelo exame histológico, pois a colite ulcerativa e a doença de Crohn apresentam características semelhantes. O envolvimento perianal está presente em 3,8–80% dos pacientes, segundo revisão da literatura (Armuzzi *et al.*; McClane e Rombeau, listados mais adiante). Recentemente foi encontrado um fenótipo distinto da doença de Crohn após identificação de um *locus* de suscetibilidade no cromossomo 5.

Existe amplo espectro de apresentação da doença perianal. A pele da região perianal pode se apresentar azulada durante a doença ativa. As úlceras superficiais podem se estender até o canal anal ou podem fazer parte dos plicomas edemaciados da margem anal. Essas úlceras podem ser indolores, ao passo que as profundas, localizadas no canal anal superior, podem ser dolorosas, levando à formação de abscessos e fístulas. O ânus pode se apresentar distorcido pela doença fistulizante que às vezes é descrita como aspecto em "bico de regador". Dor e inchaço são achados comuns, os indivíduos portadores de fístulas apresentam secreção purulenta persistente, dor e, possivelmente, sangramento, bem como febre e história prévia de abscesso. O orifício externo localizado sobre a pele é evidente, e o exame digital do reto, anuscopia ou proctoscopia revelam a presença de área endurecida no canal anal correspondente à abertura interna da fístula. A mucosa retal apresenta aspecto nodular, espessado e congesto.

As lesões perianais são classificadas como primárias ou secundárias. As primárias compreendem a fissura anal, nódulos edematosos ulcerados, úlceras incipientes e ulceração agressiva. As lesões secundárias consistem em plicomas, estenose anal ou retal, abscesso ou fístula perianal, fístula da vagina ou bexiga e carcinoma.

Pode ser feita uma avaliação da atividade da doença de Crohn perianal utilizando o Índice de Atividade da Doença de Crohn Perianal (Tabela 4-1), que leva em conta a presença de secreção, dor, restrição da atividade sexual, tipo de doença perianal e grau de induração. Outros sistemas de pontuação também estão disponíveis e necessitam de avaliação adicional. Deve ser realizada uma avaliação completa da doença intestinal para determinar a extensão e a gravidade da doença, porque a doença do íleo terminal às vezes se manifesta como uma fístula perianal e, por outro lado, o tratamento clínico da doença intestinal melhora a cicatrização ou o resultado do tratamento cirúrgico da doença perianal.

Armuzzi A, Ahmad T, Ling KL, et al. Genotype-phenotype analysis of the Crohn's disease susceptibility haplotype on chromosome 5q31. *Gut*. 2003;52:1133–1139. [PMID: 12865271]

Basu A, Wexner SD. Perianal Crohn's disease. *Curr Treat Options Gastroenterol*. 2002;5:197–206. [PMID: 12003714]

McClane SJ, Rombeau JL. Anorectal Crohn's disease. *Surg Clin North Am*. 2001;81:169–183. [PMID: 11218163]

Pikarsky AJ, Gervaz P, Wexner SD. Perianal Crohn disease: a new scoring system to evaluate and predict outcome of surgical intervention. *Arch Surg*. 2002;137:774–777. [PMID: 12093328]

Indicações para cirurgia

Tradicionalmente, em decorrência da cicatrização retardada ou deficiente, a doença de Crohn perianal tem sido abordada conservadoramente. Os procedimentos cirúrgicos variam desde a simples drenagem de coleções purulentas até a proctocolectomia e ileostomia, esta última reservada a doença intratável ou às complicações associadas a doença intestinal.

As indicações para o tratamento cirúrgico local da doença de Crohn perianal restringem-se à drenagem de abscessos, à ressecção de fístulas anais refratárias ao tratamento clínico ou refratárias ao tratamento não cirúrgico, à ressecção de fístulas retovaginais, aos casos de proctite grave, estenose anal ou abscessos graves recorrentes e a proctectomia.

É importante ressaltar que a terapia médica ou cirúrgica isolada das fístulas não apresenta taxa de sucesso tão alta quanto à abordagem combinada. Quando combinados ou utilizados em sequência, a cirurgia, o uso de antibióticos e a terapia médica, especialmente o uso do infliximab, apresentam os melhores resultados.

Tabela 4-1. Índice de Atividade da Doença de Crohn Perianal.

Aspectos da doença fistulizante	*Score*
Secreção	
Ausente	0
Secreção mucosa mínima	1
Secreção mucosa moderada ou purulenta	2
Secreção abundante	3
Sujidade fecal grosseira	4
Dor e restrição das atividades	
Sem restrição das atividades	0
Desconforto leve, sem restrições	1
Desconforto moderado, alguma limitação das atividades	2
Desconforto acentuado, limitação acentuada das atividades	3
Dor severa, limitação severa das atividades	4
Restrição da atividade sexual	
Sem restrição	0
Restrição leve	1
Limitação moderada	2
Limitação acentuada	3
Incapacitado para atividade sexual	4
Tipo de doença perianal	
Sem doença ou presença de plicomas	0
Fissura anal ou mucosa	1
<3 fístulas perianais	2
≥ 3 fístulas perianais	3
Ulceração do esfíncter anal ou fístulas e comprometimento cutâneo substancial	4
Grau de induração	
Nenhum	0
Mínimo	1
Moderado	2
Substancial	3
Flutuação ou abscesso	4

Sciaudone G, Di Stazio C, Limongelli P, et al. Treatment of complex perianal fistulas in Crohn disease: infliximab, surgery or combined approach. *Can J Surg*. 2010;53:299–304. [PMID: 20858373]

Opções cirúrgicas

A. Incisão & drenagem de abscessos

A formação de abscesso é uma apresentação de emergência comum da doença de Crohn perianal que requer incisão e drenagem para permitir o controle máximo da infecção (Figura 4-2). A cobertura antimicrobiana apropriada é necessária na presença de celulite significativa em torno do abscesso, ou quando o paciente encontra-se imunocomprometido ou é portador de doença cardíaca valvular. Quando a cavidade do abscesso é grande procede-se a incisão cruciforme ou a excisão elíptica da pele que recobre a área de flutuação máxima, sob anestesia geral. Em seguida, as loculações são desfeitas digitalmente, e a ferida é tratada por curativos compressivos (Figura 4-2A). Essa abordagem deve ser suficiente para tratar os abscessos superficiais. Na presença de abscessos grandes ou profundos, a colocação de um cateter tipo cogumelo (cateter de Pezzer) ou Malecot permite a drenagem adequada e, portanto, impede o fechamento prematuro da incisão cirúrgica (Figura 4-2B).

Nesse momento, sob anestesia, pode ser realizada exploração em busca de trajetos fistulosos. Normalmente introduz-se uma sonda através da abertura externa da fístula para delinear o trato fistuloso. Se for encontrada alguma resistência à passagem da sonda, deve-se ter o cuidado para evitar a criação de falsos trajetos. Quando a abertura interna da fístula não é evidente, a introdução de um cateter vascular e injeção de azul de metileno diluído ou de peróxido de hidrogênio através da abertura externa da fístula podem facilitar a visualização. Quando o trajeto é encontrado, ele é curetado, introduzindo-se um *seton* perdido (não fixado) para permitir a drenagem. O *seton* (sedenho) consiste em um fio de material sintético que é passado através do trajeto da fístula e amarrado em forma de alça. (Os tubos de silastic ou um *vessel loop* são os preferidos por serem maleáveis e poderem permanecer no local por períodos

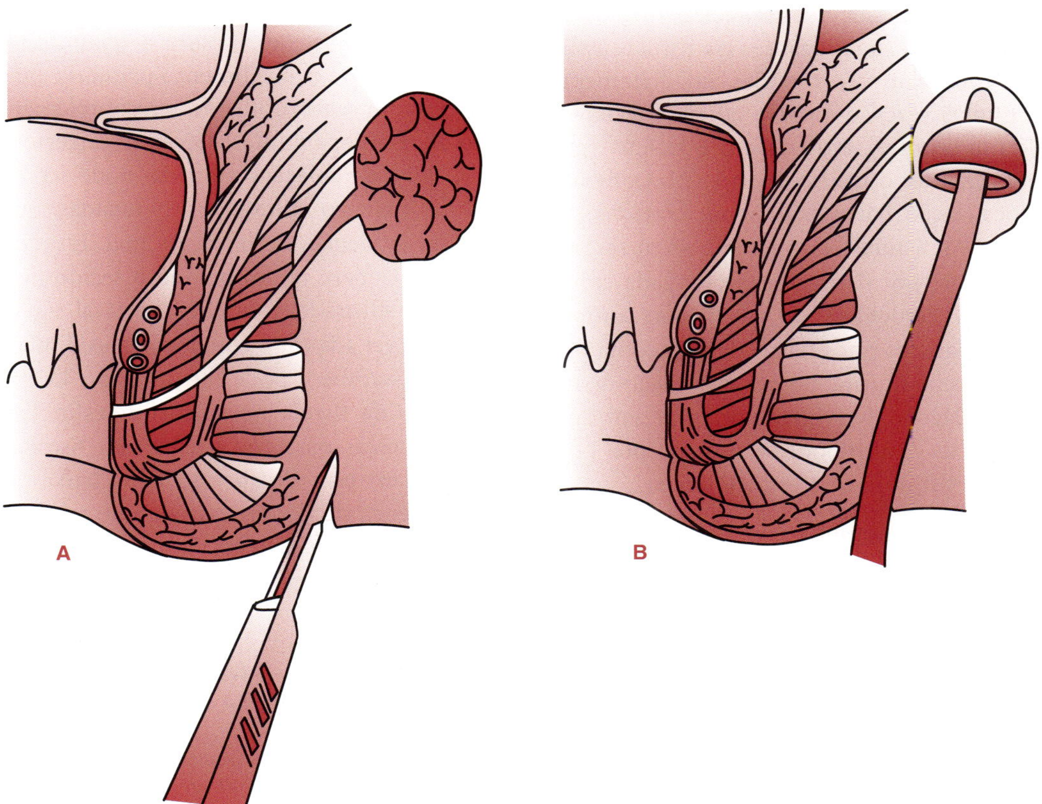

▲ **Figura 4-2.** Abordagem cirúrgica para drenagem do abscesso perianal. **A:** Incisão e drenagem do abscesso. **B:** Incisão e drenagem do abscesso, seguida da colocação de um cateter de drenagem do tipo cogumelo. (Reproduzida, com permissão, de Schwartz DA, Pemberton JH, Sandborn WJ. Diagnosis and treatment of perineal fistulas in Crohn disease. *Ann Intern Med*. 2001; 135:906–918.)

prolongados.) A drenagem dos abscessos diminui o risco de formação de novos abscessos e evita a incontinência iatrogênica decorrente da lesão da musculatura esfincteriana, o que ocorre particularmente nos casos de fístula anal alta.

Esses procedimentos simples aliviam a dor e melhoram a qualidade de vida da maioria dos pacientes. Eles também permitem a realização de ressonância magnética ou ultrassonografia endoanal para delinear os trajetos fistulosos mais complexos e a anatomia anorretal distorcida. Mais tarde, após o controle da infecção, pode ser realizado o procedimento cirúrgico definitivo.

Alguns pacientes requerem drenagem prolongada com *seton* (sedenho) por causa do risco de complicações que podem ocorrer caso a cirurgia seja realizada (cicatrização retardada das feridas e incontinência). No entanto, em alguns pacientes, ocorre a cicatrização da ferida perianal após a remoção do *seton*.

B. Tratamento cirúrgico das fístulas

Os procedimentos cirúrgicos realizados para o tratamento da fístula anal em pacientes portadores da doença de Crohn variam dependendo da gravidade dos sintomas e da complexidade dos trajetos fistulosos. As seguintes diretrizes são sugeridas: (1) As fístulas assintomáticas não precisam ser tratadas imediatamente. No entanto, muitas vezes, o orifício cutâneo fecha e a colocação de um *seton* para drenagem é muitas vezes necessária para manter o trajeto aberto. (2) As fístulas simples de localização baixa podem ser tratadas por fistulotomia. (3) As fístulas complexas podem ser tratadas paliativamente por drenagem prolongada com a colocação de *setons* (sedenhos). (4) As fístulas complexas podem ser reparadas por retalho de avanço na presença de mucosa retal normal ou por colocação de um *plug* (rolha) de colágeno de origem porcina e, em raras ocasiões, a fístula de Crohn pode ser tratada por LIFT (ligadura do trato fistuloso interesfincteriano).

1. Fistulotomia — A fistulotomia consiste em deixar o trajeto da fístula aberto e fundi-lo com o canal anal. Isso permite que os tecidos cicatrizem de dentro para fora. A fistulotomia primária em pacientes com doença de Crohn, utilizada em casos de fístulas simples de localização baixa, apresenta taxas de cura excelentes, sobretudo na ausência de doença retal. O procedimento está contra-indicado em fístulas complexas e altas onde seria necessária a remoção de grande parte do esfíncter anorretal.

Quando a fístula está situada anteriormente ao canal anal em um paciente do sexo feminino, a fistulotomia primária quase que invariavelmente causa certo grau de incontinência fecal. A cicatrização da ferida ocorre em 3–6 meses, podendo haver incontinência fecal e estenose anal. Nos casos complexos, adota-se uma abordagem cirúrgica mais conservadora para minimizar o risco de incontinência, mediante a colocação de dreno não cortante ou *seton*. O tratamento medicamentoso também pode ser instituído, reduzindo assim o risco de recorrência. Foi relatado que ocorreu o fechamento da fístula em 85% dos pacientes tratados com *setons* não cortantes; no entanto, as taxas de recorrência da fístula podem ser tão altas quanto 39%, após a remoção dos *setons* não cortantes, destacando a necessidade do tratamento clínico concomitante com antibióticos, azatioprina, ou 6-mercaptopurina e infliximab. Pode ser colocado mais de um *seton* quando estão presentes múltiplos trajetos fistulosos, embora possa ocorrer a infiltração fecal e a dificuldade de drenagem pelo *seton*.

Preconizam-se os retalhos endoanais ou retais para os pacientes que não apresentam envolvimento do reto pela doença. Esses retalhos são vantajosos porque evitam o risco de incontinência, os problemas relacionados com as feridas abertas, e, possivelmente, relativos à cicatrização deficiente, que podem ocorrer na presença de infecção. Além da perda do retalho, são observadas poucas complicações. Assim, a fistulotomia pode ser realizada como procedimento primário ou após a drenagem com *seton*, podendo ser complementada com o uso de retalhos ou interposição de enxertos.

O *plug* de colágeno porcino pode ser colocado nas fístulas mais complexas e prolongadas, que não apresentam evidência de infecção anal. Em geral o trajeto é curetado para remover todo o tecido de granulação; o *plug* é suturado à parede anorretal e recoberto pela mucosa (ver adiante). Um novo procedimento, a técnica do LIFT, também pode ser utilizado. O cirurgião abre o trajeto da fístula no sulco interesfincteriano. Todas essas técnicas para tratamento das fístulas complexas apresentam taxa de sucesso mais baixa em pacientes com doença de Crohn. As taxas de sucesso melhoram quando não há evidência de infecção anorretal e na presença de doença retal quiescente.

Bahadursingh AM, Longo WE. Colovaginal fistulas. Etiology and management. *J Reprod Med*. 2003;48:489–495. [PMID: 12953321]

Person B, Wexner SD. Management of perianal Crohn's disease. *Curr Treat Options Gastroenterol*. 2005;8:197–209. [PMID: 15913509]

Rojanasakul A, Pattanaarun J, Sahakitrungruang C, et al. Total anal sphincter saving technique for fistula-in-ano; the ligation of intersphincteric fistula tract. *J Med Assoc Thai*. 2007;90:581–586. [PMID: 17427539]

Rutgeerts P. Review article: treatment of perianal fistulizing Crohn's disease. *Aliment Pharmacol Ther*. 2004;20(Suppl 4):106–110. [PMID: 15352905]

Schwartz DA, Pemberton JH, Sandborn WJ. Diagnosis and treatment of perianal fistulas in Crohn disease. *Ann Intern Med*. 2001:135:906–918. [PMID: 11712881]

Singh B, McMortenson NJ, Jewell DD, et al. Perianal Crohn's disease. *Br J Surg*. 2004;91:801–814. [PMID: 15227686]

2. Avanço de retalho endoanal — O retalho endoanal é formado pela mucosa, submucosa anal e, em geral, parte do músculo circular subjacente. A base do retalho deve ser o dobro da largura de seu ápice para assegurar o suprimento sanguíneo adequado à cicatrização. A profundidade ideal do retalho é controversa; alguns cirurgiões acreditam que o retalho deva incluir toda a espessura da parede do reto para reduzir a chance de perda de retalho. Antes de mobilizar o retalho, o trajeto fistuloso é removido ou curetado, e a parte distal do retalho é suturada a abertura interna da fístula. Quaisquer trajetos secundários podem ser abertos ou curetados.

O retalho circular de mucosa é o mais comumente utilizado. Realiza-se uma incisão semicircular a partir da linha denteada e que se estende proximalmente até 4–5 cm. O trajeto fistuloso é removido, a fístula é fechada por planos, e o retalho é mobilizado. A porção distal do retalho comprometida pela doença é ressecada antes de o retalho ser suturado à borda da mucosa do ânus.

Quando a fístula é de localização alta, ou quando há demasiada tensão sobre o retalho, utiliza-se um retalho mucoso linear. Nessa forma de reparo, o trajeto da fístula é excisado de forma linear e perpendicular à linha denteada. O defeito é fechado por planos. A mucosa e a submucosa são mobilizadas em cada lado e suturadas.

O retalho anocutâneo é outra opção para fechar a abertura interna. Apresenta a vantagem teórica de não envolver o esfíncter e ser uma opção mais viável do que o retalho endoanal quando a abertura interna está localizada distalmente ou quando o canal anal encontra-se distorcido por estenose ou retração cicatricial decorrente de inflamação ou cirurgia prévia. O avanço do manguito retal descrito originalmente por Berman também tem sido utilizado para tratamento da estenose anal e das fístulas retais e perianais combinadas.

Com utilização de retalhos circulares para tratar a doença retal extensa, com ulceração retal, e com o emprego do avanço do manguito retal e retalho linear para os casos de fístula retovaginal alta, foram atingidas taxas de cura de 68%. Baseado em uma revisão da literatura, Sher e cols. preconizam a abordagem e o desenvolvimento do retalho transvaginal associada à ileostomia protetora em alça desfuncionalizada para o manejo da fístula retovaginal em pacientes com colite de Crohn. Eles alcançaram uma taxa de sucesso de 93% em suas séries de pacientes. Em casos de fístula retovaginal alta ou colovaginal, uma abordagem abdominal seria preferível. No entanto, algumas mulheres com fístulas intratáveis podem optar pela drenagem da fístula residual em lugar da proctectomia ou construção de um estoma.

Bahadursingh AM, Longo WE. Colovaginal fistulas. Etiology and management. *J Reprod Med*. 2003;48:489–495. [PMID: 12953321]

Hull TL, Fazio VW. Surgical approaches to low anovaginal fistula in Crohn's disease. *Am J Surg*. 1997;173:95–98.[PMID: 9074371]

Sher ME, Bauer JJ, Gelernt I. Surgical repair of rectovaginal fistulas in patients with Crohn's disease: transvaginal approach. *Dis Colon Rectum*. 1991;34:641–648. [PMID: 1855419]

Singh VV, Draganov P, Valentine J. Efficacy and safety of endoscopic balloon dilation of symptomatic upper and lower gastrointestinal Crohn's disease strictures. *J Clin Gastroenterol*. 2005; 39:284–290. [PMID: 15758621]

3. Desvio fecal — O desvio do trânsito fecal através da criação de uma ileostomia ou colostomia foi descrito pela primeira vez por Truelove e tem sido utilizado para tratar as fístulas anais da doença de Crohn. Um estoma em alça desfuncionalizante, que deve ser fácil de reverter, é construído mediante abordagem laparoscópica ou por cirurgia aberta. A diminuição do fluxo fecal através do reto e do trajeto da fístula permite a cicatrização da mucosa retal e o fechamento da fístula. A construção de um estoma pode melhorar os resultados das cirurgias subsequentes, e também permite que o paciente possa conviver com ideia de que a vida com um estoma pode ser viável. Após o desvio fecal, a melhora sintomática não pode ser prevista, e podem ocorrer novas manifestações da doença de Crohn perianal. Aproximadamente 50% dos pacientes com doença de Crohn perianal sintomática requerem desvio fecal permanente.

Há indicações limitadas para o desvio fecal na doença de Crohn. Estas incluem a infecção perianal grave, ulceração anal profunda e persistente, fístulas anorretais ou retovaginais complexas, bem como as complicações refratárias ao tratamento clínico e aos procedimentos cirúrgicos locais. Em alguns pacientes o desvio fecal pode ser considerado antes do início do tratamento clínico combinado. Inicialmente, há alta taxa de cicatrização perianal e é possível reverter o estoma em pacientes que não apresentam comprometimento do reto. No entanto, em indivíduos portadores de doença de Crohn localizada no reto ou cólons, a restauração do trânsito intestinal, quase que invariavelmente, leva à recorrência dos sintomas perianais, necessitando eventualmente de proctectomia.

Galandiuk S, Kimberling J, Al-Mishlab TG, et al. Perianal Crohn disease: predictors of need for permanent diversion. *Ann Surg.* 2005;241:796–801. [PMID: 15849515]

Yamamoto T, Allan RN, Keighley MR. Effect of fecal diversion alone on perianal Crohn's disease. *World J Surg.* 2000;24: 1258–1262. [PMID: 11071572]

C. Proctectomia

Os pacientes que apresentam doença anorretal ativa e que não respondem ao tratamento clínico e cirúrgico podem requerer proctectomia e colostomia terminal numa taxa de 10–18%, segundo alguns relatos. Aqueles que também apresentam envolvimento do cólon requerem a proctocolectomia com ileostomia terminal permanente. Em pacientes de alto risco ou em portadores de doença extensa esse procedimento pode ser feito em duas etapas: realização de colectomia e ileostomia terminal no primeiro procedimento, seguida por proctectomia. Em contraste com a ressecção abdominoperineal por câncer de reto, a dissecção interesfincteriana pode ser considerada durante a etapa perineal, pois isso propicia a formação de uma ferida menor, mais vascularizada, com melhor cicatrização e menor morbidade. No entanto, a presença de fístulas profundas ou infecção podem tornar impossível a utilização dessa técnica. Quando o fechamento sem tensão não for possível, a utilização de retalhos do reto abdominal, glúteos, retalhos de transposição do grácil podem promover a cicatrização da ferida.

Uma complicação reconhecida da proctectomia é o *sinus* perineal persistente. Nesses casos, é importante descartar a infecção pélvica ou uma fístula enteroperineal, o que exigiria a ressecção do intestino afetado. Após a proctectomia os pacientes experimentam algumas sensações fantasmas, análogas às que ocorrem após a amputação de um membro. Tranquilizar e esclarecer o paciente em geral é suficiente para aliviar suas preocupações. A dor persistente que ocorre após a proctectomia perineal pode causar incômodo e ser originada por um neuroma.

Os pacientes portadores de doença de Crohn de longa duração, como aqueles que apresentam colite ulcerativa, têm maior risco (3,7%) de desenvolvimento de adenocarcinoma bem como de carcinomas de células escamosas. Esse risco aumentado tem sido atribuído ao início precoce e duração da doença. A incidência de carcinoma é de 0,7% em pacientes com doença de Crohn perineal. Os pacientes com adenocarcinoma requerem proctectomia. Aqueles que desenvolvem carcinoma de células escamosas podem ser considerados para a quimiorradioterapia; no entanto, o resultado funcional pode ser insatisfatório. Portanto, a proctectomia pode ser a opção preferida. O diagnóstico geralmente é feito com base na análise das amostras de biópsias e a partir do material escovado obtido após a curetagem do trajeto fistuloso.

Rius J, Nessim A, Noguerasa JJ, et al. Gracilis transposition in complicated perianal fistula and unhealed perineal wounds in Crohn's disease. *Eur J Surg.* 2000;166:218–222. [PMID: 10755336]

D. Outras técnicas

Algumas terapias inovadoras recentes envolvem o uso de produtos adesivos. Vários estudos fazem menção sobre o tratamento da fístula anal à base de cola de fibrina com a utilização de adesivos teciduais de fibrina autóloga e a cola de fibrina disponível comercialmente. O adesivo é instilado após a curetagem do trajeto fistuloso, que às vezes é irrigado, para permitir a aderência da cola ao tecido. Continua-se a instilação do produto até que a cola saia pela abertura interna da fístula. O selante não só age como um *plug* para fechar a fístula, mas também como substrato para o crescimento de fibroblastos. A técnica não é adequada para as fístulas que apresentam trajetos secundários.

As taxas de sucesso variam de 40–85%, com uma média de 67% entre os vários produtos. Buchanan e cols. relataram uma taxa de cicatrização a longo prazo de apenas 14%, ao passo que Sentovich relatou uma taxa de cicatrização de 60% quando todos os pacientes eram submetidos à drenagem com *seton* no pré-operatório e a abertura interna era fechada com sutura no momento da instilação da cola. Uma revisão de 12 estudos feita por Swinscoe e cols. mostrou que a taxa de cicatrização foi de 53%. No entanto, em pacientes com doença de Crohn, os resultados do tratamento das fístulas foram consideravelmente inferiores. Dados recentes mostraram que não existe vantagem alguma com o uso da cola de fibrina quando comparado ao tratamento cirúrgico isolado. Atualmente, não recomendamos nem usamos a cola de fibrina no tratamento das fístulas. O uso do fator estimulador de colônia de granulócitos humanos em lugar da cola de fibrina parece cicatrizar as fístulas perianais em alguns pacientes com doença de Crohn.

Johnson e cols. introduziram um novo método para o fechamento da fístula anal utilizando um *plug* biológico. Ele tem a forma cônica, é produzido à base de colágeno porcino e introduzido através da abertura interna do trajeto primário até preencher toda a extensão do trajeto. Suas extremidades são fixadas com suturas e, no nível da abertura interna, sua extremidade é coberta com mucosa e também, de preferência, com o esfíncter interno. A abertura externa restante permanece aberta para permitir a drenagem. Champagne e cols. relataram uma taxa de sucesso de 83% em fístulas anais criptoglandulares altas com um seguimento médio de 12 meses. O método também foi utilizado em um grupo menor de pacientes com fístulas de Crohn e foi relatado por O'Connor e cols. No entanto, o papel exato que essas modalidades desempenham no tratamento das fístulas de Crohn ainda não está claro, mas seu uso não impede que outros procedimentos cirúrgicos sejam realizados caso haja falha do método.

Fissuras, hemorroidas e plicomas assintomáticos encontrados em pacientes de Crohn não devem ser tratados, e caso a cirurgia seja necessária, o paciente deve ser informado sobre as complicações tais como a cicatrização deficiente, estenose, incontinência e formação de úlcera. As úlceras anais são suscetíveis de agravamento pela cirurgia, e, portanto, o tratamento clínico deve ser instituído na tentativa de promover a cicatrização. A esfincterotomia lateral é indicada nas fissuras anais sintomáticas refratárias, sem proctite. As estenoses sintomáticas devem ser dilatadas cautelosamente com dilatadores de Hegar ou balão endoscópico, pois o risco de perfuração está presente. A estenose pode ser primária ou ocorrer como complicação da cirurgia anorretal ou da bolsa ileal, indicadas com base em diagnóstico pré-operatório incorreto de retocolite ulcerativa ou colite indeterminada. As estenoses severas que não respondem à dilatação podem ser tratadas com o avanço de retalhos (nas estenoses anais baixas) e finalmente pelo desvio fecal ou proctectomia (na estenose anorretal).

Em decorrência do curso imprevisível das fístulas perianais de Crohn e a variedade das opções cirúrgicas, o tratamento deve ser individualizado, utilizando-se o tratamento clínico e as abordagens cirúrgicas combinadas para oferecer ao paciente uma melhor qualidade de vida.

Buchanan GN, Bartram CI, Phillips RK, et al. Efficacy of fibrin sealant in the management of complex anal fistula: a prospective trial. *Dis Colon Rectum.* 2003;46:1167–1174. [PMID: 12972959]

Champagne BJ, O'Connor LM, Ferguson M, et al. Efficacy of anal fistula plug in closure of cryptoglandular fistulas: long term follow-up. *Dis Colon Rectum.* 2006;49:1817–1821. [PMID: 17082891]

Cintron JR, Park JJ, Orsay CP, et al. Repair of fistulas-in-ano using fibrin adhesive: long-term follow-up. *Dis Colon Rectum.* 2000;43:944–949. [PMID: 10910240]

Johnson EK, Gaw JU, Armstrong DN. Efficacy of anal fistula plug vs. fibrin glue in closure of anorectal fistulas. *Dis Colon Rectum.* 2006;49:371–376. [PMID: 16421664]

Lindsey I, Smilgin-Humphreys MM, Cunningham C, et al. A randomized, controlled trial of fibrin glue vs. conventional treatment for anal fistula. *Dis Colon Rectum.* 2002;45:1608–1615. [PMID: 12473883]

Loungnarath R, Dietz DW, Mutch MG, et al. Fibrin glue treatment of complex anal fistulas has low success rate. *Dis Colon Rectum.* 2004;47:432–436. [PMID: 14978618]

O'Connor L, Champagne BJ, Ferguson MA, et al. Efficacy of anal fistula plug in closure of Crohn's anorectal fistulas. *Dis Colon Rectum.* 2006;49:1569–1573. [PMID: 16998638]

Sentovich SM. Fibrin glue for anal fistulas: long-term results. *Dis Colon Rectum.* 2003;46:498–502. [PMID: 12682544]

Swinscoe MT, Ventakasubramaniam AK, Jayne DG. Fibrin glue for fistula-in-ano: the evidence reviewed. *Tech Coloproctol.* 2005;9:89–94. [PMID: 16007368]

Doenças diarreicas agudas

5

Jerry S. Trier, MD

CRITÉRIOS DE DIAGNÓSTICO

- Febre alta, presença frequente de sangue nas fezes, dor abdominal severa, e desidratação que não melhora após 3–4 dias de tratamento inicial de suporte são características preocupantes.
- A sigmoidoscopia com biópsia está indicada em pacientes com fezes disentéricas sanguinolentas e tenesmo que duram mais de 3–4 dias.
- A endoscopia alta com biópsia está indicada em pacientes com diarreia persistente e com evidência de má absorção.
- As coproculturas de rotina são úteis para identificar *Salmonella*, *Shigella* e *Campylobacter*, mas raramente fornecem informação útil quando a diarreia se desenvolve 2–3 dias após a hospitalização.
- As características clínicas da shigelose, salmonelose e colite por *Campylobacter* (diarreia, tenesmo, febre, cólicas abdominais) muitas vezes se sobrepõem.
- Considerar a presença de infecção por *Clostridium difficile* após o uso recente e tardio (nos últimos 3 meses) de antibióticos e se a diarreia se desenvolve durante a internação.
- Os fatores de risco para a infecção grave por *Clostridium difficile* incluem idade > 65, insuficiência renal, imunossupressão e contagem de leucócitos > 20.000/microlitro.
- Considerar a presença de *Escherichia coli* entero-hemorrágica (*E. coli*/0157:H7) em pacientes com diarreia sanguinolenta, dor abdominal, leucocitose e febre baixa ou ausente, sobretudo quando associada a uremia ou anemia microangiopática; na suspeita, deve-se evitar o uso de antibióticos.
- O melhor teste diagnóstico para giardíase é o método ELISA (*enzyme-linked immunosorbent assay*), para pesquisa de antígenos da *Giardia* e serve como complemento para o exame microscópico das fezes.
- Até 10% dos pacientes que foram acometidos por diarreia infecciosa podem desenvolver a síndrome do intestino irritável após a infecção.

DIARREIA AGUDA

Considerações gerais

As doenças diarreicas agudas são importante problema de saúde pública mundial, além de serem responsáveis por cerca de dois milhões ou mais de mortes anualmente. A maioria das mortes ocorre em países em desenvolvimento e muitas afetam lactentes e crianças. A maioria dos episódios agudos de diarreia é causada por infecções gastrointestinais, porém pode ser causada por medicamentos, intolerância alimentar; também podem surgir durante o início abrupto de uma doença intestinal crônica (Tabela 5-1). Nos Estados Unidos, as doenças diarreicas agudas representam um problema para a economia e a saúde, com um total de 200–400 milhões de episódios que resultam em 900.000 hospitalizações, e aproximadamente 6.000 mortes por ano.

Tabela 5-1. Principais causas de diarreia aguda.

Infecções virais
Infecções bacterianas
Infecções parasitárias
Medicamentos
Laxantes
Antibióticos
Antiácidos
Anti-inflamatórios não esteroides
Suplementos nutricionais
Outros (colchicina, ouro e muitos outros)
Alimentos
Alergias (marisco)
Aditivos (sulfitos)
Sorbitol
Intolerância a carboidratos
Início abrupto de doença crônica
Doença inflamatória intestinal
Doença celíaca
Síndrome do intestino irritável

As doenças diarreicas agudas representam a segunda causa de afastamento do trabalho nos Estados Unidos, perdendo apenas para as infecções respiratórias. Como sintoma, a diarreia pode ser definida como um aumento na frequência, volume e, muitas vezes, urgência das evacuações, além da diminuição na consistência das fezes. Como um sinal, mais objetivamente, a diarreia pode ser definida como um aumento da massa fecal acima de 200 g/24 h, o limite superior do peso normal das fezes. A doença diarreica aguda é geralmente definida por ter iniciado há 2 semanas; a diarreia que persiste por mais de 3 semanas é considerada subaguda ou crônica.

Thielman NM, Guerrant RL. Clinical practice. Acute infectious diarrhea. *N Engl J Med*. 2004;350:38–47. [PMID: 14702526]

Patogênese

A. Absorção e secreção normal

Sob circunstâncias normais, os adultos ingerem aproximadamente 2 litros de fluidos por dia. Os 7 litros adicionais são compostos por secreções endógenas salivar, pancreática, gástrica, biliar e entérica, que entram no intestino gerando um volume aproximado de 9 litros no período de 24 horas. Os nutrientes ingeridos ficam diluídos ou suspensos nesse volume de 9 litros. Cerca de 7,5 litros são absorvidos pelo intestino delgado normal, a maior parte pelo duodeno e jejuno. Do total de 1,5 litro que atravessa a válvula ileocecal, o cólon absorve cerca de 1,3 litro, resultando numa massa fecal de até 200 g/24 h. A capacidade máxima de absorção do intestino delgado é de cerca de 12 litros e a do cólon é de 4–6 litros, para um total de 18 litros; aproximadamente o dobro da produção diária normal de fluidos.

B. Principais mecanismos de diarreia (Tabela 5-2)

Uma sobrecarga de fluidos acima de 12 litros ultrapassa a capacidade de absorção intestinal e geralmente resulta em diarreia. A secreção excessiva de líquidos endógenos em geral é a responsável, mas a ingestão excessiva de líquidos pode contribuir. Exemplos de doenças que causam diarreia por secreção excessiva incluem a cólera, infecção por *E. coli* toxigênica, ou, raramente, um tumor secretor de peptídeo intestinal vasoativo.

Tabela 5-2. Principais mecanismos de diarreia.

Aumento da secreção mucosa
Comprometimento da absorção epitelial e da atividade digestiva
Aumento da permeabilidade da barreira epitelial
Diminuição da superfície de absorção
Alteração da motilidade
Aumento da osmolaridade intraluminal

Uma variedade de infecções e infestações gastrointestinais de origem viral, bacteriana, e protozoária pode comprometer a função absortiva das células epiteliais do intestino delgado e do grosso como também pode aumentar e permeabilidade da barreira epitelial por causa da lesão da mucosa. Além disso, a superfície de absorção disponível pode estar reduzida como acontece nas enterites causadas por rotavírus, norovírus, e giardíase. O aumento da osmolalidade intraluminal é causa de diarreia aguda. A ingestão de laxantes de baixa absorção ou inabsorvíveis como o citrato ou hidróxido de magnésio, ou polietilenoglicol 3.350 são exemplos clássicos, porém a absorção deficiente de nutrientes que acompanha algumas infecções intestinais contribui para a diarreia pelo aumento da pressão osmótica intraluminal. Todos os mecanismos descritos anteriormente podem ser responsáveis pelas doenças diarreicas agudas em que há inflamação substancial da mucosa como ocorre em muitas enterocolites mais invasivas e em alguns enterocolites bacterianas toxigênicas. A ausência de inflamação ou a presença de inflamação leve da mucosa está presente em casos de cólera e ingestão de laxantes, e está associada a um aumento da permeabilidade, da secreção de fluidos e da motilidade; nessas condições o aumento da osmolalidade intraluminal é o principal mecanismo.

Achados clínicos

A. Sintomas e sinais

Uma história e exame físico cuidadosos são fundamentais para avaliar os pacientes com diarreia aguda e devem fornecer informações quanto à possível natureza, causa e gravidade da diarreia. Os dados da história que devem ser explorados incluem (1) viagens recentes; (2) natureza dos alimentos ingeridos recentemente, incluindo o tipo, o modo de preparo (totalmente cozidos, malpassados ou crus), e o local onde foi processado (no domicílio, restaurante ou por um vendedor de rua); (3) acometimento de contatos recentes por doença semelhante; (4) uso de medicamentos, especialmente novas medicações e uso prévio ou atual de antibióticos; (5) história sexual; e (6) presença de condições predisponentes, tais como o estado imunológico comprometido.

O caráter da diarreia também fornece indícios sobre o seu local de origem. Um grande volume das fezes com pouca urgência, ausência de tenesmo, e um aumento moderado no número de evacuações sugere o envolvimento do intestino delgado e cólon proximal, enquanto a presença de evacuações frequentes, baixo volume de fezes disentéricas contendo sangue e muco, associado a urgência e tenesmo sugerem doença envolvendo o reto e o cólon distal. Embora a descrição subjetiva do paciente sobre a natureza da diarreia seja útil, o exame macroscópico das fezes feito pelo médico é mais útil.

No exame físico, a presença ou ausência de febre deve ser pesquisada. Hipotensão, ortostase, taquicardia, turgor cutâneo diminuído, e membranas mucosas secas indicam desidratação, uma das principais causas de morbidade e mortalidade associadas às doenças diarreicas agudas, especialmente em jovens e idosos. Um exame abdominal cuidadoso é essencial para avaliar a evidência de infecções abdominais localizadas (apendicite ou diverticulite) que podem estar associadas à diarreia. O abdome deve também ser examinado a procura de sinais peritoneais e distensão, a qual pode sugerir a presença de megacólon.

Centers for Disease Control and Prevention. Diagnosis and management of foodborne illness: a primer for physicians. *MMWR Recomm Rep*. 2004;53:1–40. [PMID: 15123984]

B. Achados laboratoriais

Nos países desenvolvidos a maioria dos pacientes com diarreia aguda apresenta doença relativamente leve, autolimitada, com resolução espontânea em 1–2 dias e não requer exames diagnósticos específicos. Um dos principais objetivos da avaliação inicial, incluindo a história e o exame físico, é identificar os casos mais graves que requerem rápida avaliação diagnóstica específica e tratamento agressivo (Figura 5-1). Os sinais preocupantes incluem febre alta, desidratação, evacuações sanguinolentas frequentes com tenesmo (disenteria), dor abdominal intensa, hospedeiro imunodeprimido, e nenhuma melhora ou progressão dos sintomas após 3–4 dias de tratamento de suporte (ver Figura 5-1). Os exames úteis para avaliação adicional incluem a pesquisa de leucócitos fecais, cultura de fezes, hemocultura, exame de fezes para pesquisa de ovos, parasitas, e para pesquisa de toxina do *C. difficile*, endoscopia e biópsia da mucosa e, em casos selecionados, exames de imagem do abdome.

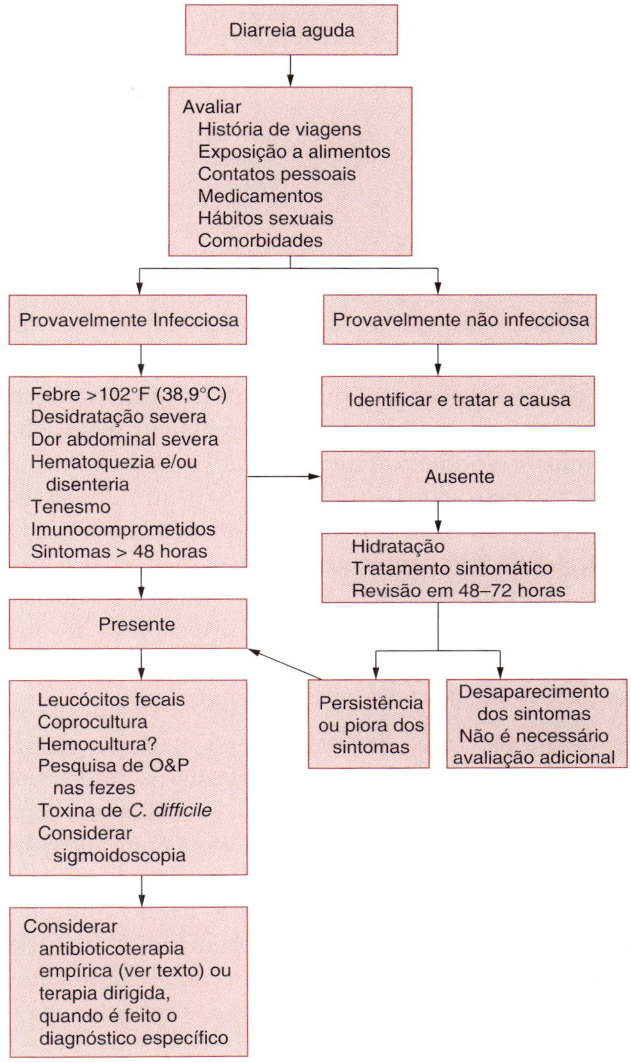

▲ **Figura 5-1.** Algoritmo mostrando a abordagem do paciente com diarreia aguda. O&P, óvulos e parasitas.

1. Pesquisa de leucócitos e lactoferrina fecal — O exame de suspensões fecais coradas com azul de metileno para pesquisa de leucócitos é um teste para avaliação dos pacientes com diarreia aguda que foi consagrado pelo tempo. Em geral os neutrófilos estão presentes em pacientes que apresentam fezes disentéricas (contendo sangue e muco) causada por infecção provocada por bactérias invasivas (Tabela 5-3) e podem estar presentes nas colites não infecciosas, como ocorre no início agudo ou durante as exacerbações agudas da doença inflamatória intestinal (DII). Em outras palavras, a presença de neutrófilos leva ao diagnóstico de colite inflamatória ou de enterocolite, mas não indica a sua causa. Assim, o teste não é específico para a colite infecciosa, e a sua sensibilidade para diagnosticar as infecções bacterianas invasivas é de apenas 60–70%, em parte porque a presença de neutrófilos nas fezes é variável em pacientes com diarreia causada por *Salmonella* ou *Yersinia*. Os leucócitos fecais em geral estão ausentes nas fezes líquidas encontradas nas infecções virais e naquelas provocadas por bactérias produtoras de toxina, com exceção da enterocolite induzida pelo *C. difficile* e citomegalovírus, nas quais os neutrófilos podem estar presentes nas fezes (ver Tabela 5-3).

Apesar de suas limitações, a pesquisa de leucócitos fecais permanece válida e, quando positiva, ajuda a

Tabela 5-3. Leucócitos fecais e diarreia infecciosa.[a]

Usualmente presente	Usualmente ausente	Variável
Shigelose *Campylobacter* *Escherichia coli* invasiva	Noroviroses Rotavírus *Vibrio cholerae* *E. coli* enterotóxica *E. coli* entero-hemorrágica Intoxicação alimentar por estafilococos ou *Bacillus cereus* Giardíase	Salmonelose Vibrião não colérico *Clostridium difficile* *Yersinia* Amebíase Citomegalovírus

[a]Os leucócitos fecais também estão presentes nas colites não infecciosas tal como ocorre na colite ulcerativa em atividade.

selecionar os pacientes que requerem uma avaliação diagnóstica mais ampla e que possivelmente serão submetidos à antibioticoterapia empírica. A lactoferrina fecal, um marcador substituto para os neutrófilos fecais, pode ser medida pelo teste de aglutinação do látex. O teste, usado mais amplamente para avaliar os pacientes com DII, parece ser mais sensível e menos dependente de observador, embora seja mais dispendioso do que a pesquisa convencional de leucócitos fecais. Podem ocorrer resultados falso-positivos em lactentes.

2. Cultura de fezes — As indicações e a relação custo-eficácia da cultura de fezes em pacientes com diarreia aguda ainda estão sendo debatidas. No entanto, o consenso geral é de que ela continua a ser praticada com frequência. A maioria das pesquisas relata incidência de culturas positivas em apenas 1,5–3% do conteúdo fecal examinado com um custo estimado de mais de 1.000 dólares por cultura positiva. Como foi dito anteriormente, a maioria dos episódios de diarreia aguda é autolimitada e desaparece em 48–72 horas, muitas vezes antes que o resultado da cultura de fezes esteja disponível. As coproculturas são raramente informativas em pacientes que não apresentam imunossupressão e que desenvolvem diarreia após 3 ou mais dias de hospitalização.

A cultura de fezes deve ser realizada em pacientes com desidratação grave, febre > 102°F (38,9°C), fezes disentéricas e neutrófilos fecais, e quando a cultura possa ser útil para orientar o tratamento. A cultura de fezes também deve ser realizada em todos os pacientes imunossuprimidos que desenvolvem diarreia ou em pacientes portadores de outras comorbidades graves, incluindo a DII idiopática. A cultura de fezes deve ser obtida para fins epidemiológicos, quando se suspeita de um surto de diarreia.

Uma vez obtida, a amostra de fezes deve ser enviada para o laboratório o mais rapidamente possível para minimizar os resultados falso-negativos. O clínico deve também estar ciente sobre quais organismos poderão ser identificados pelo laboratório que realiza a cultura. Em alguns laboratórios, apenas *Salmonella*, *Shigella* e *Campylobacter* são identificados durante o processamento de rotina. Portanto, em caso de suspeita, o médico deve especificar o tipo de organismo que deve ser pesquisado, tais como a *Yersinia*, *E. coli* entero-hemorrágica (EHEC), *Aeromonas* ou vibrião não colérico, para que sejam utilizados os meios e as condições de cultura apropriados.

3. Hemocultura — As culturas de sangue devem ser realizadas em pacientes que apresentam febre alta, calafrios e em pacientes imunodeprimidos.

4. Exame de fezes para pesquisa de ovos e parasitas — Em pacientes com diarreia aguda o rendimento dos exames positivos para ovos e parasitas é baixo, pois a maioria das infestações parasitárias que causa diarreia apresenta sintomas que duram várias semanas. As indicações para a avaliação incluem os casos de diarreia que persistem por mais de 2 semanas, história de viagem para regiões onde a doença parasitária é endêmica, contato com crianças em creches ou acampamentos de verão, história concomitante de imunossupressão (HIV, quimioterapia, drogas imunossupressoras), DII idiopática conhecida, homossexuais, e eosinofilia periférica inexplicável. Como a eliminação dos ovos e parasitas pode ocorrer de modo intermitente, é ideal que seja feito o exame imediato de cada uma das três amostras de fezes coletadas em dias diferentes. Quando há suspeita de giardíase ou criptosporidiose, o teste ELISA (*enzyme-linked immunosorbent assay*) ou os ensaios imunocromatográficos para detecção de antígenos de *Giardia* e/ou *Cryptosporidium* são úteis para complementar o exame microscópico de fezes, e apresentam sensibilidade de 80–90%.

5. Toxina do *Clostridium difficile* — O relato recente sobre o aumento da incidência, morbidade e mortalidade da colite causada pelo *C. difficile* (ver discussão a seguir) ressalta a importância da pesquisa da toxina do *C. difficile* nas fezes para fazer o diagnóstico oportuno e instituir o tratamento adequado. Os grupos de risco e, portanto, as indicações para o exame incluem os pacientes que foram submetidos à antibioticoterapia recente ou mesmo pregressa, os pacientes que desenvolvem diarreia durante a internação hospitalar ou que são provenientes de outra instituição, pacientes imunodeprimidos e os portadores de DII idiopática. As infecções comunitárias não associadas ao uso recente de antibióticos são cada vez mais reconhecidas.

O ensaio de citotoxicidade utilizando a cultura de fibroblastos representa o padrão-ouro para pesquisa da toxina do *C. difficile*, com sensibilidade aproximada de 70–90% e especificidade quase absoluta. No entanto, o custo do teste é alto e requer 2–3 dias para a sua conclusão. Também estão disponíveis os testes de ELISA para pesquisa da toxina do *C. difficile* que são menos dispendiosos, e um pouco menos sensíveis, mas que fornecem resultado no prazo de 1 dia. O PCR (*polymerase chain reaction*) é um novo teste disponível no mercado, fornece resultados em algumas horas e foi recentemente aprovado para utilização nos Estados Unidos. A sensibilidade e especificidade do PCR são comparáveis ou superiores aos demorados ensaios de citotoxicidade.

Peterson LR, Robicsek A. Does my patient have *Clostridium difficile* infection? *Ann Intern Med.* 2009;151:176–179. [PMID 19652187]

C. Endoscopia e biópsia

A sigmoidoscopia com biópsia pode ser muito útil em pacientes selecionados acometidos por diarreia aguda. A sigmoidoscopia é indicada em pacientes com disenteria e tenesmo que duram mais de 3–4 dias. Em pacientes que apresentam diarreia infecciosa aguda causada por organismos invasores, o aspecto endoscópico da mucosa é muitas vezes indistinguível daqueles que apresentam DII idiopática mas, em tais pacientes, o exame fornece algumas informações quanto à extensão e a gravidade da doença. Além disso, as biópsias do retossigmoide podem ser úteis para fazer o diagnóstico diferencial entre a diarreia infecciosa aguda e a diarreia causada por um surto agudo de DII (Lâminas 1 e 2). A sigmoidoscopia também pode ser útil para excluir a colite isquêmica, que pode se manifestar com dor abdominal e diarreia sanguinolenta. A sigmoidoscopia pode fazer o diagnóstico rápido de colite por *C. difficile* quando as pseudomembranas características estão presentes.

Além disso, a sigmoidoscopia pode fazer o diagnóstico rápido de amebíase, quando o organismo é visto ao exame microscópico das secreções das bordas das úlceras. A biópsia da mucosa em pacientes imunodeprimidos pode detectar a proctocolite herpética ou ser causada por citomegalovírus. A endoscopia digestiva alta é indicada em pacientes com diarreia persistente e má absorção e, por meio de biópsia da mucosa e do exame do aspirado duodenal, podem ser detectadas as infecções parasitárias, incluindo giardíase, criptosporidiose, infecção por *Isospora*, e, ocasionalmente, estrongiloidíase.

Shen B, Kahn K, Ikenberry SO, et al. ASGE Guidelines. The role of endoscopy in management of patients with diarrhea. *Gastrointest Endosc.* 2010;71:887–892. [PMID: 20346452]

D. Exames de imagem

Os exames de imagem geralmente não são necessários nos casos de diarreia aguda não complicada. As radiografias simples do abdome, incluindo as realizadas em posição ortostática, podem ser úteis se houver distensão abdominal, para avaliar a presença de megacólon tóxico, que pode ocorrer em casos de colite causada por *C. difficile* e por amebíase. Tomografia computadorizada (TC) ou ultrassonografia do abdome e da pelve podem estar indicadas, quando houver dor abdominal acentuada, sensibilidade dolorosa, ou evidência de irritação peritoneal, para excluir um processo focal intra-abdominal ou pélvico.

Tratamento

A. Princípios gerais

Alguns princípios gerais do tratamento da diarreia aguda estão resumidos a seguir. O tratamento da diarreia aguda de causa específica como, por exemplo, a colite por *C. difficile*, é descrito posteriormente, na seção intitulada Doença Diarreica Aguda Causada por Infecções Específicas.

B. Tratamento da desidratação

A reidratação oral será suficiente na maioria dos pacientes que desenvolvem diarreia aguda. Nos casos mais leves, sucos, caldos, água e bolachas salgadas em geral são suficientes. Quando a desidratação é mais grave, devem ser utilizados os reidratantes orais. A Organização Mundial da Saúde (OMS) recomenda a seguinte fórmula por litro de água:

2,6 g de cloreto de sódio
2,5 g de bicarbonato de sódio ou 2,9 g de citrato trissódico
1,5 g de cloreto de potássio
13,5 g de glicose ou 27 g de sacarose

Além das soluções recomendadas pela OMS existem várias soluções reidratantes disponíveis comercialmente. O Rehidrat imita as soluções reidratantes preconizadas pela OMS, ao passo que outros (Pedialite, Enfalite) contêm menos sódio e pode ser necessária a ingestão de maior volume. A manutenção da relação molar de sódio e carboidrato na proporção de 1:1 facilita o transporte de sódio nos casos de diarreia em que o mecanismo de cotransporte entérico de sódio–glicose permanece intacto como, por exemplo, na cólera ou na infecção por *E. coli* enterotoxigênica (ETEC). Alguns médicos preconizam as preparações formuladas à base de carboidratos complexos como as soluções à base de arroz (Ceralite). A OMS recomenda a suplementação de zinco, que deve ser adicionado às soluções reidratantes pediátricas (10 mg/dia para crianças < 6 meses de idade; 20 mg/dia para crianças > 6 meses de idade), mas não existem recomendações para os adultos, pela falta de dados.

A hidratação intravenosa é frequentemente utilizada em excesso nos países desenvolvidos como os Estados Unidos. No entanto, a reidratação intravenosa está indicada quando a diarreia é maciça e a desidratação é grave, especialmente em lactentes e crianças, idosos e pacientes impossibilitados de fazer a reidratação por via oral devido a náuseas, vômitos, ou outras comorbidades. Os níveis séricos de eletrólitos devem ser cuidadosamente monitorados e os desequilíbrios devem ser corrigidos.

Atia A, Buchman AI. Oral rehydration solutions in non-cholera diarrhea: a review. *Am J Gastroenterol*. 2009;104:2596–2604. [PMID: 19550407]

Sentongo TA. The use of oral rehydration solutions in children and adults. *Curr Gastroenterol Rep*. 2004;6:307–313. [PMID: 15245700]

C. Medicamentos antidiarreicos

A loperamida, um agente antimotilidade, pode ser usada com cautela para proporcionar alívio dos sintomas em pacientes que não apresentam febre alta, distensão do cólon, ou fezes disentéricas. A dose habitual é de 4 mg inicialmente seguidos por 2 mg a cada 4–6 horas, como é utilizado em casos de diarreia persistente, não excedendo a 10 mg/24 h. A absorção pode aumentar em função do prolongamento do tempo de contato do conteúdo luminal com a mucosa, embora a ingestão de líquidos por via oral deva ser continuada. Pode haver acúmulo de líquido no lúmen intestinal, pois os agentes antimotilidade não diminuem a secreção intestinal. O difenoxilato também tem sido utilizado, mas é menos desejável à medida que atravessa a barreira hematoencefálica e possui ação opioide sobre o sistema nervoso central. As drogas antimotilidade devem ser evitadas em pacientes com disenteria, e nenhuma droga antimotilidade deve ser usada quando se considera a possibilidade de megacólon tóxico. Além disso, há alguma evidência sugerindo que a utilização de agentes antimotilidade, ao reduzir o número das evacuações, pode prolongar o curso de algumas infecções entéricas, incluindo as causadas por *Shigella* e ETEC, e, talvez, prolonguem o tempo necessário para o clareamento dos organismos e das toxinas entéricas. O subsalicilato de bismuto reduz o número de evacuações, mas não há evidência alguma de que as perdas fecais de líquidos diminuam significativamente.

D. Antibioticoterapia empírica

Embora seja um tema controverso, os antibióticos são utilizados em excesso para tratamento da diarreia infecciosa aguda. Os episódios são em sua maioria autolimitados e apresentam resolução espontânea em 2–4 dias ou menos sem necessitar de tratamento específico; portanto, os antibióticos trariam pouco ou nenhum benefício e a maioria dos pacientes estaria exposta ao risco de dano potencial, caso os antibióticos fossem prescritos indiscriminadamente. A sua utilização predispõe ao desenvolvimento de organismos resistentes. Eles não trazem benefício algum em casos de diarreia viral causada pelo rotavírus e por outras norviroses e podem piorar as infecções por EHEC, prolongar a excreção fecal de *Salmonella* não tifoide, e precipitar a colite por *C. difficile*. Seu benefício nas infecções por *Yersinia*, *Campylobacter* e *Aeromonas* é controverso.

Em geral as indicações para o uso de antibiótico empírico (até o momento utiliza-se a quinolona) incluem febre acima de 102°F (38,9°C) e calafrios, disenteria grave, diarreia do viajante do tipo grave ou que afeta um indivíduo, cuja recuperação rápida seja fundamental, indivíduos com desidratação grave e diarreia prolongada, diarreia grave (1 semana ou mais), e hospedeiro imunocomprometido.

Os antibióticos devem ser evitados em pacientes que apresentam fezes sanguinolentas, dor abdominal, mas com febre baixa ou ausente até que a infecção por EHEC tenha sido excluída.

E. Antibioticoterapia específica

As recomendações para a terapêutica antibiótica das infecções agudas causadas por patógenos específicos são discutidas na próxima seção.

Pawlowski SW, Warren CA, Guerrant R. Diagnosis and treatment of acute or persistent diarrhea. *Gastroenterology*. 2009;136: 1874–1886. [PMID: 19457416]

DOENÇA DIARREICA AGUDA CAUSADA POR INFECÇÕES ESPECÍFICAS

Como foi comentado anteriormente, a maior parte das doenças diarreicas agudas é causada por vírus, bactérias ou parasitas. Os organismos infecciosos atuam por meio de vários mecanismos (Tabela 5-4). Alguns invadem e proliferam no epitélio intestinal, na mucosa subjacente, e nos folículos linfoides. Outros produzem citotoxinas que causam dano tecidual quando entram em contato com o lúmen e o epitélio. E outros elaboram enterotoxinas que provocam profundas alterações funcionais, sem, no entanto, apresentar lesão histológica detectável. Alguns aderem à superfície epitelial, causam dano ao epitélio e inflamação da mucosa sem no entanto invadi-la. Finalmente, outros produzem toxinas *in vitro* que, quando ingeridas, produzem a doença gastrointestinal sintomática.

O hospedeiro humano possui mecanismos de defesa para resistir às infecções entéricas. A secreção ácida gástrica reduz a colonização bacteriana do intestino delgado proximal, e há evidências de que os indivíduos que apresentam redução da secreção ácida após terem sido submetidos à cirurgia gástrica são mais suscetíveis à infecção por salmonelose não tifoide e outras infecções entéricas selecionadas. A motilidade gástrica normal age como um mecanismo de defesa; a estase predispõe à proliferação intraluminal de bactérias intestinais, e há evidências de que o uso de agentes antimotilidade prolonga a diarreia causada por alguns agentes patogênicos entéricos. A flora intestinal normal por si só atua como fator de proteção. A antibioticoterapia altera a flora intestinal normal, predispõe à colite por *C. difficile* e reduz o número de organismos necessários para produzir a infecção por salmonela não tifoide. Os anticorpos produzidos no intestino e secretados para o seu lúmen, além dos anticorpos provenientes do trato biliar parecem desempenhar um papel protetor, reduzindo a colonização de agentes patogênicos no intestino.

Tabela 5-4. Mecanismos das infecções e infestações intestinais.

Mecanismos	Exemplos
Invasivo	Rotavírus *Campylobacter* *Salmonella* *Shigella*
Citotóxico	*Clostridium difficile* *Escherichia coli* entero-hemorrágica
Enterotóxico	*Vibrio cholerae* *Escherichia coli* enterotoxigênica
Enteroaderente	*Escherichia coli* enteropatogênica Giardíase
Toxina produzida *in vitro*	*Bacillus cereus* *Staphylococcus aureus*

Musher DM, Musher BL. Contagious acute gastrointestinal infections. *N Engl J Med*. 2004;351:2417–2427. [PMID: 15575058]

1. Infecções virais

A. Noroviroses

Os norovírus, entre os quais o Norwalk, o Hawaii e o Snow Mountain, são calicivírus, vírus RNA pequenos de cadeia simples que, apesar dos extensos esforços, não foram cultivados (Tabela 5-5). Estima-se que esses vírus produzem aproximadamente 25 milhões de episódios de doença anualmente em todo o mundo e são responsáveis por mais de 90% dos surtos de gastroenterite viral nos Estados Unidos. Os surtos epidêmicos que ocorrem em hospitais, asilos, em escolas que servem refeições processadas em restaurantes, e em navios de cruzeiro têm sido amplamente divulgados, mas os casos endêmicos podem também ocorrer. A transmissão é por via fecal–oral por meio de alimentos e água conta-

Tabela 5-5. Gastroenterite viral.

Característica	Norovírus	Rotavírus
Tamanho	27 nm	70 nm
Ácido nucleico	SS RNA	DS RNA
Idade	> 2 anos	Lactentes, crianças
Transmissão	Fecal-oral: alimentos, água	Fecal-oral
Achados patológicos	Enterite leve	Enterite leve a severa
Incubação	1-2 dias	1-3 dias
Duração	1-3 dias	5-7 dias
Diagnóstico	RT-PCR e imunoensaio estão disponíveis; usados amplamente para identificar os surtos	ELISA, aglutinação do látex, e RT-PCR estão disponíveis comercialmente e são úteis para o diagnóstico
Tratamento	Reidratação quando necessário	Reidratação vigorosa
Vacina	Não existe	RotaTeq, Rotarix

ELISA, *enzyme-linked immunosorbent assay*; RT-PCR, *reverse transcriptase polymerase chain reaction*.

minados, de superfícies ambientais contaminadas pelos vírus, e pelo contato interpessoal direto. Os estudos histológicos realizados em voluntários mostraram que após a ingestão os norovírus produzem enterite mucosa ligeira a moderada que aumenta de intensidade em aproximadamente 48 horas após a ingestão viral e apresenta resolução espontânea completa em 4–6 semanas. Após a ingestão do agente Norwalk não foram detectadas lesões da mucosa gástrica.

Em geral o período de incubação é de 12–48 horas, e os sintomas clínicos podem incluir náuseas, vômitos, diarreia aquosa e cólicas abdominais. A febre, quando presente, é usualmente baixa (< 101,5°F [38,6°C]). A duração dos sintomas clínicos é curta, geralmente variando de algumas horas a 3 dias. A lesão histológica característica tem sido observada em voluntários assintomáticos, após a ingestão dos norovírus, sugerindo que algumas infecções sejam subclínicas. Os exames laboratoriais de rotina permanecem normais, a não ser que ocorra desidratação grave, quando são observadas elevações de ureia, creatinina e leucócitos.

O diagnóstico é baseado nos dados clínicos e epidemiológicos. O diagnóstico por meio de PCR e de técnicas de imunoensaio estão disponíveis, em geral são utilizados para identificar os surtos, e não são utilizados para diagnosticar pacientes individuais.

O tratamento é de suporte e consiste em reidratação oral com soluções de carboidratos e eletrólitos (ver discussão anterior); uma pequena minoria de pacientes com desidratação grave é tratada com hidratação venosa. O tratamento sintomático com subsalicilato de bismuto e loperamida pode ser utilizado, mas geralmente não é necessário, e há pouca evidência de que eles possam influenciar significativamente as perdas líquidas fecais. Não existe agente antiviral eficaz ou vacina disponível.

Essa doença que em geral é autolimitada tem excelente prognóstico, embora possam ocorrer mortes em associação a gastroenterite por norovírus, principalmente em pacientes debilitados e em idosos que apresentam comorbidades significativas.

Blanton LH, Adams SM, Beard RS, et al. Molecular and epidemiologic trends of caliciviruses associated with outbreaks of acute gastroenteritis in the United States, 2000–2004. *J Infect Dis.* 2006; 193:413–421. [PMID: 16388489]

Glass RI, Parashar UD, Estes MK. Norovirus gastroenteritis. *N Engl J Med.* 2009;361:1776–1185. [PMID: 19864676]

B. Rotavírus

Os rotavírus são os principais responsáveis pelas diarreias infecciosas em todo o mundo, com cerca de 500.000 ou mais mortes a cada ano. Nos Estados Unidos, antes do uso generalizado de vacinas contra o rotavírus, aproximadamente 2,7 milhões de crianças desenvolveram gastroenterite por rotavírus anualmente, resultando em mais de 50.000 hospitalizações e cerca de 30 mortes. No entanto, as evidências crescentes mostram que, após a introdução de vacinas eficazes, esses números diminuíram substancialmente.

Os rotavírus são vírus RNA de fita dupla (ver Tabela 5-5), cuja classificação é complexa. Existem vários grupos, os quais, por sua vez, podem conter subgrupos e sorotipos múltiplos. Em sua maioria, mas não todas, as doenças em seres humanos são causadas pelos vírus do grupo A. O vírus invade, prolifera e destrói os enterócitos, resultando na eliminação abundante de vírions (partículas virais) pelas fezes de indivíduos infectados durante 7–10 dias; no entanto, os vírions podem ser eliminados em até 3–4 semanas. Ocorre enterite significativa, com encurtamento ou até mesmo a perda completa das vilosidades, hiperplasia das criptas, e inflamação da lâmina própria.

A doença sintomática é mais comum no inverno e ocorre principalmente em lactentes e crianças. A diarreia aquosa, que pode ser profusa, e vômitos, são os sintomas principais, acompanhados por febre em 50% ou mais dos casos. As reinfecções em crianças maiores e adultos são geralmente assintomáticas ou leves, mas ocasionalmente podem apresentar sintomas graves. A desidratação é uma condição ameaçadora, representa a principal causa de morbimortalidade, especialmente em crianças, se a diarreia for acompanhada por vômitos que impeçam a ingestão oral adequada de líquidos. A doença dura geralmente 4–7 dias, embora existam relatos de casos de diarreia mais prolongada. O diagnóstico pode ser confirmado pela demonstração do antígeno do rotavírus nas fezes, utilizando o método ELISA específico, aglutinação do látex ou PCR.

A hidratação é a pedra angular da terapia e muitas vezes pode ser realizada utilizando-se os regimes de reidratação oral que contenham açúcar, sal e água ou por meio de reidratantes orais comercializados, a menos que a diarreia seja profusa e acompanhada de vômitos, caso em que a reidratação intravenosa pode salvar vidas. A American Academy of Pediatrics não recomenda a terapia sintomática com drogas antimotilidade, subsalicilato de bismuto e probióticos para crianças < 5 anos de idade.

O prognóstico é excelente, e a grande maioria dos pacientes recupera-se completamente em 7–10 dias, exceto nas situações citadas anteriormente.

A vacina pentavalente com rearranjo bovino– humano (RotaTeq) e a vacina monovalente, atenuada, contra rotavírus humano (Rotarix), são liberadas para uso nos

Estados Unidos. A vacinação é recomendada para todas as crianças que não apresentam contraindicações.

Kahn MA, Bass DM. Viral infections: new and emerging. *Curr Opin Gastroenterol.* 2010;26:26–30. [PMID: 19907323]

Widdowson MA, Bresee JS, Gentsch JR, et al. Rotavirus disease and its prevention. *Curr Opin Gastroenterol.* 2005;21:26–31. [PMID: 15687881]

C. Outras viroses

Os adenovírus entéricos provocam gastroenterite rotavírus-*like* endêmica que acomete principalmente crianças < 2 anos de idade. Seu período de incubação é mais longo que o do rotavírus, mas parece ser menos contagiosa. Os astrovírus também provocam gastroenterite endêmica principalmente em crianças, e também em adultos idosos e imunocomprometidos; os surtos ocasionais são descritos em estudos multicasos. Clinicamente, a gastroenterite causada por adenovírus e astrovírus se assemelha àquelas causadas por rotavírus e norovírus, e os princípios da terapia são os mesmos. A diarreia pode também acompanhar as infecções por enterovírus e vírus Coxsackie, embora as manifestações clínicas decorrentes do envolvimento de outros sistemas muitas vezes possam ofuscar o quadro diarreico.

Como discutido no Capítulo 10, enquanto as infecções do trato gastrointestinal causadas pelos citomegalovírus afetam principalmente os pacientes imunocomprometidos, têm sido descritos casos ocasionais de colite por citomegalovírus em adultos aparentemente imunocompetentes. Uma revisão descreveu 15 casos incidentes em ampla faixa etária. O quadro clínico era composto por diarreia, hematoquezia, febre e dor abdominal. A endoscopia em geral revelou colite com úlceras francas e a mortalidade foi elevada (27%). Quando diagnosticada é indicado o tratamento antiviral, com agentes tais como ganciclovir ou foscarnet.

Galiatsatos P, Shrier I, Lamoureux E, et al. Meta-analysis of outcome of cytomegalovirus colitis in immunocompetent hosts. *Dig Dis Sci.* 2005;50:609–616. [PMID: 15844689]

2. Infecções bacterianas

Embora as infecções bacterianas específicas sejam discutidas nas páginas seguintes, os pacientes portadores de enterocolite por *Shigella*, *E. coli* invasiva e EHEC, *Campylobacter* e *Salmonella* não tifoide podem apresentar quadro clínico indistinguível. Portanto a decisão sobre iniciar ou não o tratamento empírico com antibiótico pode ser difícil. Embora os antibióticos possam ser benéficos em poucas infecções (shigelose, *E. coli* invasiva), eles podem apresentar efeitos indesejáveis em outros casos (EHEC, enterocolite não complicada causada por *Salmonella* não tifoide) e podem predispor à colite por *C. difficile*. Portanto, os benefícios *versus* riscos potenciais devem ser cuidadosamente ponderados.

A. Shigeloses

As espécies de *Shigella* representam a principal causa de colite infecciosa disentérica, com incidência anual estimada de 450.000 casos nos Estados Unidos. Foram identificadas quatro espécies patogênicas (*Shigella dysenteriae*, *Shigella flexneri*, *Shigella sonnei* e *Shigella boydii*). A doença é transmitida pela ingestão de água e alimentos contaminados ou por disseminação fecal–oral por meio do contato direto interpessoal. As espécies de *Shigella* são ácido-resistentes, portanto é necessário apenas um inóculo muito pequeno (≤ 100 bactérias) para produzir a doença. As bactérias invadem e se propagam pelo epitélio, produzem diversas enterotoxinas, incluindo a toxina Shiga, e induzem a inflamação aguda acentuada da mucosa (ver Lâminas 1 e 2) provavelmente pela liberação de citocinas pró-inflamatórias. Não há vacina disponível.

Após um período médio de incubação de 3 dias, os pacientes desenvolvem diarreia aquosa, que evolui rapidamente para disenteria com muco e sangue, tenesmo e febre. Alguns pacientes também desenvolvem náuseas e vômitos. O grau de severidade é variável, podendo ser encontrado desde as fezes aquosas sem disenteria e sem febre alta até a disenteria grave, com > 20 evacuações diárias com volume fecal diminuído, cólicas abdominais, tenesmo e febre alta. As alterações observadas no exame retossigmoisdocópico de pacientes com disenteria causada por *Shigella* são indistinguíveis daquelas encontradas em outras infecções disentéricas (*Campylobacter*, *Salmonella* não tifoide) ou nos surtos de DII idiopática. A biópsia pode ser útil para a distinção entre as proctocolites infecciosas e os surtos de DII idiopática nos quais não se encontram as alterações crônicas, tais como alargamento e distorção das criptas, apesar da presença de inflamação acentuada, que predomina na metade superior da mucosa (compare as Lâminas 1 e 2). As fezes, em sua maioria, contêm neutrófilos, e o diagnóstico é estabelecido pela cultura de fezes.

Em indivíduos previamente saudáveis não imunossuprimidos, a shigelose é geralmente autolimitada e apresenta resolução em cerca de 1 semana sem tratamento. A antibioticoterapia reduz a duração dos sintomas e a eliminação fecal de *Shigella* em cerca de 50% e deve ser considerada na presença de febre alta e disenteria grave ou quando a cultura de fezes é positiva, sobretudo em lactentes e crianças, mas também em adultos. A antibioticoterapia está claramente indicada em pacientes que apresentam bacteriemia (< 10%), em manipuladores de alimentos, em idosos ou desnutridos que apresentam comorbidades, e nos imunossuprimidos. Se possível, a sensibilidade das espécies de *Shigella* aos antibióticos deve ser avaliada mediante cultura de sangue e fezes. Quando a suscetibilidade aos antibióticos é desconhecida, uma fluoroquinolona é a droga atual de escolha para adultos, embora existam relatos de resistência às quinolonas especialmente na Ásia. A azitromicina é indicada para pacientes < 18 anos de idade. Em todos os pacientes, as medidas de suporte como a hidratação são importantes, mas os agentes antimotilidade não são recomendados, pois podem prolongar os sintomas e a eliminação fecal de *Shigella*.

As complicações gastrointestinais são incomuns, contudo o prolapso retal, megacólon tóxico, e até mesmo a perfuração intestinal foram relatados. A complicação gastrointestinal mais comum desta e de outras infecções bacterianas intestinais parece ser a síndrome do intestino irritável que ocorre após a infecção, e que atinge até 10% dos pacientes (ver Capítulo 24). As complicações sistêmicas incluem a artrite reativa estéril que aparece normalmente após 1–2 semanas a partir do início dos sintomas gastrointestinais e, em raras circunstâncias, a síndrome hemolítico-urêmica associada a anemia microangiopática, trombocitopenia e insuficiência renal aguda. Além disso, podem ocorrer convulsões associadas à febre alta, sobretudo em lactentes e crianças.

Kosek M, Yori PP, Olortegui MP. Shigellosis update: advancing antibiotic resistance, investment empowered vaccine development, and green bananas. *Curr Opin Infect Dis.* 2010;23:475–480. [PMID: 20689423]

Sivapalasingam S, Nelson JM, Joyce K, et al. High prevalence of antimicrobial resistance among Shigella isolates in the United States tested by the National Antimicrobial Resistance Monitoring System from 1999 to 2002. *Antimicrob Agents Chemother.* 2006;50:49–54. [PMID: 16377666]

B. Salmonelose não tifoide

As salmonelas que causam doenças em seres humanos são zoonoses amplamente distribuídas por todo o reino animal. A salmonelose é a causa mais comum de enterocolite alimentar nos Estados Unidos. A maior parte dos supostos 1,5–2 milhões de casos anuais que ocorrem nos Estados Unidos resulta da ingestão de alimentos contaminados com fezes, alimentos malcozidos como a carne (especialmente aves e carne moída), ovos, leite e outros produtos lácteos, legumes contaminados, e até mesmo os alimentos processados, tais como a manteiga de amendoim. Podem ocorrer a propagação direta por contato interpessoal e a transmissão a partir de animais comuns e exóticos, principalmente os répteis. São descritos alguns surtos provocados por água contaminada.

A *Salmonella typhimurium* e a *Salmonella enteritidis* são as espécies mais comumente encontradas nos Estados Unidos, mas outros sorotipos podem ser isolados. Ao contrário das *Shigellas*, as salmonelas são ácido-sensíveis, portanto, é necessário um inóculo maior para induzir a doença clínica. A redução da secreção de ácido consequente a doença ou cirurgia gástrica, farmacoterapia e à redução da flora intestinal normal causada pelo uso de antibióticos, diminui o número de organismos necessários para produzir a doença. Idade avançada, imunossupressão e malignidade também predispõem à infecção. As salmonelas aderem e invadem o epitélio intestinal. Elas penetram nos macrófagos, onde as formas virulentas podem sobreviver e, em seguida, podem disseminar para locais distantes.

As características clínicas da gastroenterite causada por *Salmonella* não são distintas e variam de caso para caso. A presença de náuseas, vômitos e febre são comuns no início e são seguidas de cólicas abdominais e diarreia, que pode ser volumosa. Pode ocorrer disenteria com menor frequência em relação aquela encontrada na enterocolite causada por *Shigella* ou *Campylobacter*. Na maioria dos adultos saudáveis, a doença é autolimitada, a febre diminui em 2–3 dias e a diarreia desaparece em menos de 10 dias. As características clínicas são mais acentuadas em indivíduos que apresentam fatores predisponentes como a imunossupressão, em recém-nascidos e idosos, e em indivíduos portadores de outras comorbidades. Como não existem testes disponíveis para fazer o diagnóstico rápido, a confirmação depende da cultura de fezes positiva o que requer 2–3 dias. As culturas de sangue devem ser realizadas em pacientes com sintomas graves e naqueles que apresentam condições que predispõem à doença disseminada ou recorrente.

Há um consenso geral de que os antibióticos não são indicados em indivíduos que não apresentam idade avançada, apresentam doença leve a moderada e bom estado geral. Não há nenhuma evidência convincente de que tal tratamento altere de modo significativo o curso clínico, e vários estudos indicam que o tratamento com antibiótico prolonga a eliminação fecal de salmonelas não tifoides. Portanto, a reidratação constitui o tratamento básico de suporte. Existem controvérsias quanto ao tratamento de pacientes imunocompetentes que apresentam doença mais grave e prolongada. Algumas autoridades preconizam o uso de antibióticos por um curto período, 4–7 dias de fluoroquinolona. Também existem controvérsias quanto ao tratamento rotineiro da infecção encontrada em manipuladores de alimentos e em profissionais de saúde.

As indicações mais definidas para o tratamento com antibióticos incluem o hospedeiro imunossuprimido; portadores de doença falciforme ou doença aterosclerótica conhecida, nos quais a disseminação pode causar osteomielite ou infecção de uma placa aterosclerótica; portadores de enxertos vasculares ou próteses ortopédicas; e os idosos, especialmente aqueles que apresentam comorbidades. A maioria das autoridades recomenda que os pacientes de alto risco devam ser tratados durante pelo menos 2 semanas, e a escolha dos antibióticos deve ser orientada pelo padrão de resistência do organismo infectante e pela presença de comorbidades.

Hohmann EL. Nontyphoidal salmonellosis. *Clin Infect Dis*. 2001; 15:263–269. [PMID: 11170916]

Patrick ME, Adcock PM, Gomez TM, et al. Salmonella enteritidis infections, United States, 1985–1999. *Emerg Infect Dis*. 2004;10: 1–7. [PMID: 15078589]

C. *Campylobacter*

Como ocorre nas infecções causadas por *Salmonella*, as espécies de *Campylobacter* que infectam os humanos, notadamente o *Campylobacter jejuni* e o *Campylobacter coli*, são transmitidas por uma grande variedade de espécies domésticas e selvagens. Portanto, as infecções humanas causadas por *Campylobacter* ocupam o segundo lugar, perdendo apenas para a *Salmonella* como causa de enterocolite provocada por alimentos nos Estados Unidos, e as aves contaminadas são responsáveis por aproximadamente 50% das infecções. No entanto, a carne bovina, a de carneiro e a de porco, bem como o leite mal pasteurizado e a água contaminada, foram responsáveis por grandes surtos da doença. À semelhança da *Salmonella* e *Shigella*, o *Campylobacter* adere e, em seguida, invade o epitélio intestinal do intestino delgado e cólon, embora os mecanismos exatos de aderência e invasão sejam diferentes. Tal como ocorre com as espécies de *Salmonella*, o *Campylobacter* é ácido-sensível; como resultado, as condições que reduzem a secreção de ácido gástrico predispõem à infecção, reduzindo o número de bactérias ingeridas necessárias para produzir a doença sintomática. Os imunodeprimidos, especialmente os portadores de AIDS, e os idosos com comorbidades são suscetíveis à infecção grave causada por *Campylobacter*.

As características clínicas não são distintas e, muitas vezes, se assemelham às observadas em portadores de infecção por shigela ou salmonela não tifoide. Em alguns pacientes, após um período médio de incubação de 3 dias, uma breve fase prodrômica com febre e mal-estar é rapidamente seguida de dor periumbilical em cólica abdominal e diarreia. A hematoquezia ocorre em 30–50% dos pacientes, e as cólicas abdominais e diarreia são muitas vezes acentuadas. A febre ocorre em 70–90% dos pacientes. A doença é geralmente autolimitada, com recuperação em 5–9 dias, embora uma minoria (~10%) dos pacientes apresente recaída, usualmente poucos dias após uma aparente resolução. A dor abdominal que ocorre em pacientes com infecção por *Campylobacter* pode ser grave e levantar a suspeita de outros diagnósticos, tais como apendicite aguda, especialmente em crianças. Tal como acontece nas infecções por *Salmonella* e *Shigella*, a apresentação clínica e o aspecto endoscópico da mucosa do cólon encontrado na enterocolite causada por *Campylobacter* podem ser indistinguíveis das alterações encontradas no início agudo ou durante uma recaída aguda de colite em pacientes portadores de DII, especialmente a retocolite ulcerativa.

O diagnóstico definitivo requer a identificação do *Campylobacter* pela cultura de fezes. Pode-se tentar o diagnóstico mais rápido, pelo exame microscópico de uma suspensão de fezes, utilizando a microscopia de contraste de fase ou de campo escuro naquelas situações em que o *Campylobacter* é eliminado em grande quantidade nas fezes diarreicas. A presença de organismos espiralados móveis representa o achado característico.

Os antibióticos podem reduzir a duração dos sintomas quando administrados 1–2 dias após o seu início. No entanto, como o diagnóstico raramente é estabelecido com rapidez, e por ser a doença autolimitada em indivíduos saudáveis, o tratamento de rotina não é recomendado, embora essa conduta possa vir a ser modificada, pois alguns dados indicam que o tratamento com antibiótico pode reduzir a incidência da síndrome do intestino irritável que acompanha o estado pós-infeccioso. A terapia de suporte com reidratação é recomendada. O tratamento com antibióticos é indicado para pacientes com doença prolongada ou recidivante, em imunodeprimidos, para aqueles que apresentam comorbidades graves, e para os idosos. Recomenda-se fazer um curso de 3–5 dias com um macrolídeo tal como a eritromicina ou azitromicina. As fluoroquinolonas representam uma alternativa, embora a resistência a esse grupo de antibióticos seja alta, especialmente em regiões da Ásia.

Raramente, a artrite reativa ou a síndrome de Guillain-Barré podem complicar a infecção pelo *C. jejuni*, podendo surgir entre 1 semana a 2 meses após o aparecimento dos sintomas gastrointestinais.

Kirkpatric BD, Tribble DR. Update on human Campylobacter jejuni infections. *Curr Opin Gastroenterol.* 2011;27:1–7. [PMID: 21124212]

Ternhag A, Askikainen T, Giesecke J, et al. A meta-analysis on the effects of antibiotic treatment on duration of symptoms caused by infection with *Campylobacter species. Clin Infect Dis.* 2007;44:696–700. [PMID: 17278062]

D. *Yersinia*

A *Yersinia enterocolitica* e a *Yersinia pseudotuberculosis* são responsáveis por casos de enterocolite associada à diarreia em seres humanos. Embora as espécies de *Yersinia* sejam encontradas em todo o reino animal, as cepas patogênicas para os seres humanos não produzem doença em animais, que podem agir como hospedeiros, especialmente os porcos. A infecção dos seres humanos pode ser transmitida pela ingestão de alimentos contaminados especialmente carne de porco malcozida, como também pelos legumes cultivados em solo contaminado, laticínios e água contaminada. Tanto os surtos como as infecções esporádicas ocorrem nos Estados Unidos e, mais comumente, na Europa. Os indivíduos portadores de doenças que resultam em estoques aumentados de ferro, como a hemocromatose e a talassemia, parecem ser mais suscetíveis à infecção. A *Yersinia* invade o epitélio sobrejacente e atinge os folículos linfoides, que são encontrados em maior abundância sob a forma de agregados no íleo e ceco (placas de Peyer), embora esteja presente em todo o trato alimentar. Os organismos proliferam nos tecidos linfoides e podem se disseminar para os linfonodos regionais mesentéricos.

Após um período de incubação de 1–10 dias (mediana, 4 dias), os sintomas clínicos podem se desenvolver obedecendo a dois padrões principais. A enterocolite aguda típica, com febre, cólicas abdominais, diarreia (que pode ser sanguinolenta), e a presença de náuseas e vômitos que ocorrem em uma minoria de pacientes. Essa apresentação é inespecífica e indistinguível daquela observada na enterite por *Salmonella*, *Shigella* ou *Campylobacter*. No entanto, a duração dos sintomas em pacientes com enterocolite por *Yersinia* tende a ser mais longa, em média 2 semanas, segundo alguns relatos. Além disso, em contraste com a gastroenterite causada por outras bactérias invasivas, a faringite que envolve as amídalas ricas em tecido linfoide pode acompanhar a enterocolite por *Yersinia*. Um outro padrão da doença que é encontrado com maior frequência em adolescentes e adultos jovens apresenta-se sob a forma de diarreia que pode ser leve ou estar ausente, enquanto o predomínio de dor acentuada no quadrante inferior direito do abdome, febre e leucocitose, muitas vezes pode simular a apendicite aguda. Quando esses pacientes são submetidos à cirurgia, em geral observa-se a presença de ileíte aguda e adenite mesentérica.

O diagnóstico é estabelecido com maior facilidade pela cultura da *Yersinia* encontrada nas fezes, fluidos corporais, ou tecidos obtidos dos espécimes cirúrgicos. A cultura de garganta pode ser positiva, especialmente quando a faringite está presente. Quando se suspeita de infecção por *Yersinia* o laboratório deve ser alertado, pois em geral o rastreamento da *Yersinia* não é realizado rotineiramente. Os testes sorológicos podem ser úteis; a presença de anticorpos IgM contra *Yersinia* e o aumento significativo dos títulos de anticorpos no período entre a fase aguda e a convalescença sugerem a presença de infecção recente, embora esses últimos tenham pouca utilidade durante a fase aguda da doença. A TC e o ultrassom são importantes métodos de imagem para avaliar o quadrante inferior direito em pacientes cujos sintomas simulam a apendicite; a ileíte e a adenite mesentérica estão normalmente presentes, mas o apêndice em geral não apresenta alterações.

A terapia de suporte com hidratação é a base do tratamento. Não há evidência alguma que comprove se o tratamento com antibiótico altera o curso clínico da enterocolite por *Yersinia* em sua forma não complicada. O tratamento está indicado para o hospedeiro imunossuprimido, nas infecções invasivas e septicemia, e, talvez, em pacientes que apresentem condições associadas ao aumento dos estoques de ferro. Quando a terapia oral é suficiente, recomenda-se o uso de fluoroquinolona em adultos e do trimetoprim-sulfametoxazol em crianças durante 5–7 dias. Quando a administração intravenosa é necessária, recomenda-se uma cefalosporina de terceira geração durante 2–3 semanas. As complicações incluem artrite reativa, eritema nodoso, e, raramente, outras condições de cunho imunológico, incluindo a miocardite, glomerulonefrite, tireoidite e hepatite.

Black RE, Slome S. *Yersinia enterocolitica. Infect Dis Clin North Am.* 1988;2:625–641. [PMID: 3074119]

E. Listeriose

A *Listeria monocytogenes* é um organismo invasivo, gram-positivo, em forma de bastão semelhante aos difteroides. A *Listeria monocytogenes* é amplamente encontrada no solo, em muitas espécies de animais e em gêneros alimentícios, principalmente queijos, linguiça e outras carnes processadas, encontradas em delicatessen. A *Listeria monocytogenes* pode proliferar em alimentos refrigerados. A maioria das infecções ocorre esporadicamente, embora os surtos tenham sido também bem documentados.

Em outra forma de apresentação o organismo invade a mucosa intestinal de indivíduos saudáveis imunocompetentes, e produz gastroenterite febril autolimitada com período de duração relativamente curto, em geral de 2 dias ou menos. Os sintomas são inespecíficos e incluem febre, mal-estar, dores musculares, náuseas, vômitos e diarreia. As gestantes geralmente apresentam sintomas semelhantes à gripe, com ou sem sintomas gastrointestinais. Há predileção para invadir o tecido placentário, especialmente durante o último trimestre, pode haver contaminação e morte fetal ou nascimento de concepto infectado. Em hospedeiros imunossuprimidos e em idosos, há predileção para a invasão do sistema nervoso central resultando em meningite, meningoencefalite, e, raramente, abscesso cerebral.

Geralmente o diagnóstico é feito pela cultura da *Listeria monocytogenes* a partir do sangue e do líquido cefalorraquidiano. O significado do isolamento do organismo nas fezes não é claro, pois ele pode ser encontrado ocasionalmente em indivíduos assintomáticos. O seu isolamento nas fezes requer a utilização de meios seletivos que em geral não são utilizados rotineiramente em culturas de fezes. As culturas de sangue devem ser realizadas em pacientes grávidas e em pacientes imunocomprometidos que apresentam gastroenterite febril.

Não há evidência alguma de que a terapia antibiótica influencie o curso da forma não complicada da gastroenterite febril causada pela *Listeria* em pacientes saudáveis; em muitos casos, não se consegue isolar as bactérias e quando isso ocorre, os sintomas já teriam desaparecido. Por outro lado devem ser tratados gestantes, idosos, pacientes imunossuprimidos ou qualquer indivíduo que apresente evidência de propagação para outros tecidos. A ampicilina, penicilina G, e o trimetoprim-sulfametoxazol têm se mostrado eficazes.

Ooi ST, Lorber B. Gastroenteritis due to *Listeria monocytogenes*. *Clin Infect Dis*. 2005;40:1327–1332. [PMID: 15825036]

F. Vibriões não coléricos

Várias espécies de vibriões diferentes do *Vibrio cholerae*, incluindo o *Vibrio parahaemolyticus*, podem causar a doença diarreica em humanos. Esses organismos proliferam em altas concentrações de sal e são encontrados em estuários de água salgada, especialmente no verão e outono, embora eles também possam contaminar a água doce. A maioria dos surtos e casos esporádicos de doença diarreica resulta da ingestão de água contaminada e de frutos do mar crus ou malcozidos, especialmente moluscos (ostras, mexilhões ou amêijoas) e crustáceos, incluindo caranguejos e camarões. A maior parte dos vibriões não coléricos provoca diarreia pela produção de enterotoxinas semelhantes à toxina termolábil produzida pelo *V. cholerae* ou semelhante à toxina termoestável produzida pela ETEC. O *Vibrio parahaemolyticus* produz hemolisinas, que parecem estar correlacionadas com a virulência.

As características clínicas da gastroenterite induzida pelos vibriões não coléricos são inespecíficas e incluem a diarreia, que pode ser sanguinolenta em 25–30% dos pacientes, cólicas abdominais, febre, e, menos comumente, náuseas e vômitos. A duração da doença varia entre uma média de 3 dias, nas infecções causadas pelo *Vibrio parahaemolyticus*, até 6 dias nas infecções causadas por outras espécies de vibriões não coléricos. A maioria das espécies pode também causar infecções de feridas e, sobretudo em pacientes imunossuprimidos ou hepatopatas, pode ocorrer septicemia, esta última apresentando mortalidade tão elevada quanto 20%.

O isolamento do organismo a partir das amostras de fezes requer o uso de meios seletivos; portanto, o laboratório deve ser alertado quanto à suspeita de infecção por vibrião não colérico.

A terapia de suporte e a hidratação são os pilares do tratamento. Embora os estudos controlados sejam escassos e a diarreia seja autolimitada em indivíduos imunocompetentes, parece que a doxiciclina e as quinolonas reduzem a duração da diarreia e a eliminação dos vibriões pelas fezes.

Daniels NA, MacKinnon L, Bishop R, et al. *Vibrio parahaemolyticus* infections in the United States, 1973–1998. *J Infect Dis*. 2000;981:1661–1666. [PMID: 10823766]

G. *Vibrio cholerae*

A cólera é endêmica em países em desenvolvimento da Ásia, África, América Central e América do Sul e também é responsável pelos surtos epidêmicos nesses continentes em grande parte por causa da contaminação dos reservatórios de água e, menos frequentemente, dos gêneros alimentícios. Na América do Norte, ocorreram alguns casos esporádicos nos últimos anos, provavelmente por ingestão de alimentos contaminados, principalmente mariscos. O número de infecções importadas entre os viajantes é maior que o dos casos esporádicos encontrados em indígenas nos Estados Unidos. A recente epidemia de cólera no Haiti levanta a possibilidade de que um aumento de infecções importadas pode tornar-se evidente em ilhas vizinhas do Caribe e em todo o hemisfério ocidental, incluindo os Estados Unidos. O *Vibrio cholerae* é ácido-sensível; portanto, é necessário que haja um grande inóculo para causar infecção em indivíduos que apresentam secreção normal de ácido gástrico. Os organismos sobreviventes colonizam o intestino delgado, aderem à superfície epitelial através das vilosidades e elaboram toxinas que induzem a secreção de água e eletrólitos e alteram a permeabilidade epitelial na ausência de inflamação da mucosa.

As infecções variam desde a colonização assintomática até a presença de um quadro devastador de diarreia aquosa com perdas líquidas que podem atingir 1 L/h. Os vômitos podem acompanhar a diarreia, mas a febre alta é incomum. Quando as grandes perdas de líquidos fecais não são repostas, pode ocorrer desidratação rápida e acentuada, associada a grandes distúrbios eletrolíticos, incluindo hipocalemia e acidose metabólica, e insuficiência renal. A história epidemiológica e o quadro clínico facilitam o diagnóstico. O vibrião pode muitas vezes ser identificado nas fezes quando examinadas por contraste de fase ou por microscopia de campo escuro e pelo método de Gram. O *V. cholerae* é cultivado em meios seletivos.

A reidratação rápida é imperativa. A reidratação oral (ver Tratamento, Princípios Gerais, anteriormente) é suficiente para a maioria das infecções, salvou centenas de milhares de vidas e reduziu a mortalidade por cólera a menos de 1% em adultos e crianças. As perdas contínuas de líquido pelas fezes devem ser medidas para orientar o volume de líquidos administrados por via oral. Quando a desidratação é grave ou a presença de náuseas e vômitos impede a ingestão oral adequada, está indicada a hidratação endovenosa. Na ausência de instalações ou materiais adequados para a hidratação intravenosa, as soluções orais devem ser administradas por sonda nasogástrica, embora o risco de aspiração esteja presente. Os antibióticos (tetraciclina, doxiciclina, ou azitromicina, dependendo da suscetibilidade) reduzem as perdas líquidas e a duração da diarreia. A vacina rBS-WC, uma vacina oral, composta por células inteiras e que contém a porção não tóxica da subunidade B da toxina colérica, foi recentemente aprovada para profilaxia da diarreia dos viajantes (ver adiante) e confere proteção significativa contra as infecções por *V. cholerae* e ETEC.

Seas C, Gotuzzo E. *Vibrio cholerae*. In: Mandell GL, Bennett JE, Dolin R (editors). *Principles and Practice of Infectious Diseases*, 6th ed. Churchill Livingston, 2005:2536.

Tobin-D-Angelo M, Smith AR, Bulens SN, et al. Severe diarrhea caused by cholera toxin-producing *Vibrio cholera* serogroup O75 infections acquired in the southeastern United States. *Clin Infect Dis*. 2008;47:1035–1040. [PMID: 18781876]

H. *Aeromonas*

Assim como os vibriões não coléricos, as espécies de *Aeromonas* proliferam em água salobra e em água doce, e também causam doenças em peixes e em muitos animais terrestres. Elas produzem várias toxinas, adesinas, hemolisinas e proteases, mas o papel exato desses fatores de virulência na patogênese da doença em seres humanos ainda é incerto.

O papel das *Aeromonas* na doença diarreica humana é um tanto controverso. Embora tenham sido descritos pequenos surtos entre os viajantes e apesar dos organismos terem sido cultivados esporadicamente em pacientes com diarreia, as *Aeromonas* foram isoladas em 5–15% de indivíduos assintomáticos que habitam países em desenvolvimento. Um esforço para induzir a doença em voluntários normais mediante inoculação oral não foi conclusivo. No entanto, existe um consenso de que algumas espécies de *Aeromonas* possam causar doença diarreica em determinados indivíduos.

Os sintomas variam desde a diarreia aquosa até a disenteria, podendo ocorrer náuseas e vômitos. A febre acontece na minoria dos pacientes. Embora muitos casos sejam autolimitados, pode ocorrer diarreia prolongada com duração de várias semanas. Assim como os vibriões não coléricos, as *Aeromonas* também podem causar infecções de feridas. Pode ocorrer sepse por gram-negativo em pacientes imunodeprimidos ou em portadores de doença hepática. O diagnóstico é feito pela cultura das fezes, mas o laboratório deve ser alertado quanto à pesquisa de *Aeromonas*. Apesar de as *Aeromonas* crescerem rapidamente em meios convencionais, em geral esses organismos não são identificados rotineiramente.

A doença é autolimitada na maioria dos pacientes que apresentam diarreia associada a *Aeromonas*. Os relatos anedóticos sugerem que os pacientes que apresentam diarreia prolongada devam ser tratados com sulfametoxazol-trimetoprim ou fluoroquinolonas, dependendo dos resultados dos testes de sensibilidade. O benefício do tratamento com antibióticos não foi demonstrado por ensaios clínicos controlados.

I. *Plesiomonas*

À semelhança das espécies de *Aeromonas*, a *Plesiomonas shigelloides* é amplamente distribuída em ambientes aquáticos e entre ampla gama de animais terrestres e marítimos. Mariscos crus ou malcozidos, notadamente as ostras, bem como água contaminada têm sido responsabilizados pelos surtos de doença diarreica em humanos. Ao contrário das *Aeromonas*, a taxa de portadores assintomáticos é muito baixa. No entanto, à semelhança das *Aeromonas*, a tentativa de induzir a doença em voluntários não foi conclusiva.

A patogênese da gastroenterite induzida pela *Plesiomonas* é mal compreendida, e os fatores virulentos específicos responsáveis pela doença não foram identificados. As características clínicas se assemelham de perto às encontradas na gastroenterite induzida por *Aeromonas* e variam desde a diarreia aquosa até a disenteria. Uma minoria de pacientes apresenta disenteria. Náuseas e vômitos são comuns, e as cólicas abdominais podem estar presentes. A febre é incomum. Embora a maioria dos casos seja autolimitada, e os sintomas durem apenas alguns dias, pode ocorrer diarreia prolongada. O diagnóstico geralmente é feito por cultura da *P. shigelloides* a partir de amostras de fezes, mas, novamente, o laboratório de bacteriologia deve ser notificado quanto à pesquisa do organismo.

A eficácia do tratamento com antibióticos não foi demonstrada em ensaios controlados. Na maioria dos casos o tratamento de suporte é o suficiente. Os pacientes imunocomprometidos e aqueles portadores de doença hepática crônica, bacteriemia, infecções extraintestinais ou diarreia prolongada devem ser tratados. O trimetoprim-sulfametoxazol, as quinolonas e as cefalosporinas são geralmente eficazes, contudo a escolha do antibiótico deve ser guiada pelo teste de sensibilidade.

J. *E. coli* enterotoxigênica (ETEC)

A ETEC têm sido reconhecida há anos como uma das principais responsáveis pela doença diarreica em lactentes e crianças < 2 anos de idade no mundo em desenvolvimento e, em algumas séries, representa a causa mais comum de diarreia do viajante em qualquer idade. Nos últimos anos, também foram relatados grandes surtos nos Estados Unidos e na Europa. Em geral a transmissão é feita por alimentos ou água contaminados, sendo necessário um grande inóculo para produzir a doença. As toxinas termolábel (TL) e termoestável (TE) são fatores de virulência importantes que caracterizam a ETEC. A TL se assemelha de perto à toxina da cólera, estimulando a produção de monofosfato de adenosina cíclica, resultando na secreção de cloreto e água pelas criptas intestinais e na absorção reduzida de cloreto de sódio pelos enterócitos. A TE estimula a produção de monofosfato cíclico de guanosina, que, semelhante à TL, aumenta a secreção de cloreto e água e diminui a absorção de cloreto de sódio pelo intestino delgado.

A principal manifestação clínica é a diarreia, que varia desde as pequenas perdas fecais que duram menos de um dia até a diarreia aquosa grave que pode persistir por vários dias a uma semana e resultar em desidratação significativa. A febre é incomum e, quando presente, é baixa. Náuseas e cólicas abdominais podem acompanhar a diarreia, mas os vômitos, são incomuns.

Tal como ocorre na cólera, a mucosa envolvida não apresenta inflamação, portanto, os leucócitos estão ausentes nas fezes. A ETEC requer técnicas de pesquisa (sorotipagem ou bioensaio) para sua identificação; elas não podem ser diferenciadas das *E. coli* não patogênicas pela cultura de fezes de rotina. Quando não são disponíveis laboratórios para sua pesquisa, o diagnóstico é clínico.

A reidratação, novamente, é a pedra angular da terapia; a antibioticoterapia de curta duração, incluindo as fluoroquinolonas e a rifaximina, reduz em 1–2 dias o tempo de duração da doença. Na maioria dos casos a falta de um diagnóstico definitivo e a natureza autolimitada da doença restringem o seu uso terapêutico. A profilaxia é abordada mais adiante em Diarreia do viajante.

Beatty ME, Adcock PM, Smith SW, et al. Epidemic diarrhea due to enterotoxigenic *Escherichia coli*. *Clin Infect Dis*. 2006;42: 329–334. [PMID: 16392076]

K. *E. coli* enteropatogênica (EPEC)

A EPEC acomete os recém-nascidos e crianças < 2 anos de idade. As crianças maiores e os adultos podem abrigar o organismo, mas a doença manifesta é incomum. Tanto os surtos como os episódios esporádicos são mais comuns nos países em desenvolvimento. A EPEC adere à borda em escova da superfície dos enterócitos, ativando as vias de transdução de sinal, as quais são ativadas, e por sua vez alteram os componentes do citoesqueleto, resultando em supressão da superfície de absorção, bem como no aumento da permeabilidade epitelial e alteração da barreira epitelial. A diarreia em recém-nascidos e crianças maiores pode ser grave, estar associada a vômitos, e pode causar desidratação grave. A maioria dos casos é autolimitada.

Alguns laboratórios dispõem de um ensaio de adesão celular Hep-2, contudo o diagnóstico definitivo geralmente requer os recursos encontrados em laboratórios de referência ou de pesquisa. A terapia de reidratação é fundamental. Os antibióticos parecem ser eficazes. O trimetoprim-sulfametoxazol e a colistina têm sido utilizados.

L. *E. coli* enteroagregativa (EAEC)

A EAEC é um fenótipo de *E. coli* recentemente reconhecido como causador de diarreia. Ela é responsável pelos casos de diarreia em todas as faixas etárias e foi identificada tanto em países em desenvolvimento como naqueles totalmente industrializados. Em um estudo recente, foi detectada em 4,5% dos pacientes com diarreia atendidos nas salas de emergência de dois centros acadêmicos em Baltimore e New Haven. Há evidências de que a transmissão por alimentos contaminados seja uma importante fonte de infecção. A EAEC adere às células Hep-2 cultivadas *in vitro*, formando um arranjo semelhante a "tijolos empilhados"; portanto, o termo agregativa foi adicionado a sua denominação. A secreção de citotoxinas, enterotoxinas e de fatores de aderência específicos, juntamente com outros fatores de virulência têm sido incriminados, mas a patogênese da diarreia causada pela EAEC não foi completamente esclarecida.

A diarreia aquosa é uma característica clínica proeminente e pode ser acompanhada de febre baixa e dor abdominal. A diarreia acompanhada de sangue tem sido relatada. Embora muitos episódios de diarreia sejam autolimitados, a EAEC foi identificada nas fezes de crianças que habitam países em desenvolvimento e foi encontrada em adultos portadores de AIDS nos Estados Unidos e em portadores de diarreia crônica na Europa.

A identificação de EAEC nas fezes requer o uso do ensaio de aderência em cultura de células Hep-2, o qual não é realizado em laboratórios clínicos convencionais. Existem relatos sobre a eficácia do tratamento com ciprofloxacina, rifaximina e azitromicina, com redução do período de diarreia.

Huang DB, Nataro JP, DuPont HL, et al. Enteroaggregative *Escherichia coli* is a cause of acute diarrheal illness: a meta-analysis. *Clin Infect Dis*. 2006;43:556–563. [PMID: 16886146]

Nataro JP, Mai V, Johnson J, et al. Diarrheagenic *Escherichia coli* infection in Baltimore, Maryland and New Haven, Connecticut. *Clin Infect Dis*. 2006;43:402–407. [PMID: 16838226]

M. *E. coli* enteroinvasiva (EIEC)

A EIEC é uma causa relativamente incomum de diarreia encontrada em grande parte nos países em desenvolvimento e, ocasionalmente, entre os viajantes que retornam aos países industrializados. Ela compartilha os fatores de virulência encontrados nas cepas de *Shigella* e invade as células epiteliais do intestino, causando inflamação da mucosa. O quadro clínico é idêntico ao observado na shigelose (ver anteriormente), com diarreia aquosa que frequentemente progride para disenteria, acompanhada de febre e, em alguns pacientes, de náuseas e vômitos. O diagnóstico requer o teste com sonda de DNA realizado em centros de referência ou em laboratórios de pesquisa. As diretrizes para o tratamento seguem aquelas adotadas para a shigelose; os casos graves, especialmente os que ocorrem em crianças ou em adultos imunocomprometidos, devem ser tratados com fluoroquinolonas (adultos) ou azitromicina (crianças), juntamente com reidratação vigorosa quando necessário.

N. *E. coli* entero-hemorrágica (EHEC)

Desde sua descrição há 25 anos, a EHEC foi reconhecida como um grande problema de saúde. Mais de 50% dos surtos são de origem alimentar. A EHEC habita o trato intestinal do gado, cervos, ovelhas e cabras, e os surtos têm sido atribuídos à carne malcozida, especialmente carne moída, legumes, frutas e seus derivados contaminados. Os balneários aquáticos e o contato direto com animais, especialmente em jardins zoológicos, também foram responsabilizados pelos surtos. O contato pessoal em locais como creches ou casas de repouso também podem ser responsáveis pelos surtos, pois é necessário apenas um pequeno inóculo (< 100 organismos) para induzir a doença.

Após sua ingestão, a EHEC adere às células epiteliais intestinais e causa o apagamento da superfície apical do epitélio, produzido por mecanismos semelhantes aos encontrados na infecção pela EPEC. Todas as cepas de EHEC produzem uma ou mais toxinas Shiga, que, ao entrar na circulação sistêmica provoca danos às células endoteliais e dano vascular que pode contribuir para a diarreia sanguinolenta e predispor à síndrome urêmica hemolítica, púrpura trombocitopênica trombótica, e anemia hemolítica microangiopática. A *E. coli* O157: H7 é o sorotipo mais comum da EHEC isolado nos Estados Unidos, porém outros sorotipos produtores de toxina Shiga estão sendo cada vez mais isolados durante os surtos que ocorrem nos Estados Unidos e em outros países.

Após um período médio de incubação de 3–5 dias, a doença geralmente é iniciada com diarreia aquosa com duração de 2–5 dias, que progride para diarreia sanguinolenta em até 90% dos pacientes. Dores abdominais e cólicas acentuadas são comuns, e alguns pacientes apresentam sensibilidade dolorosa no quadrante inferior direito. Notavelmente, a febre está ausente na maioria dos pacientes e, quando presente, é de baixo grau. A leucocitose periférica de 10.000–20.000/microlitro é comum. Os sintomas gastrointestinais podem permanecer por apenas alguns dias e podem durar 2 semanas ou mais. Em alguns surtos, a *E. coli* O157: H7 foi isolada em pacientes que não apresentaram sintomas ou que apresentaram sintomas muito mais leves, sugerindo que as manifestações clínicas podem apresentar gravidade variável.

A endoscopia mostra edema, eritema e friabilidade da mucosa colônica, com ulcerações superficiais. Os métodos de imagem mostram espessamento da parede do cólon, sinal da impressão do polegar, e, quando se utiliza o meio de contraste, pode ser observado aumento na vascularização da mucosa, que geralmente é mais acentuado no cólon direito. Os leucócitos fecais podem ou não estar presentes.

O diagnóstico muitas vezes pode ser suspeitado a partir da apresentação clínica (sangue nas fezes, dor abdominal, leucocitose, febre baixa ou ausente) e é confirmado pela cultura de fezes utilizando o meio de sorbitol-MacConkey ágar. O teste ELISA para detecção de toxinas Shiga nas fezes também está disponível, mas ocasionalmente podem ocorrer resultados falso-positivos.

O tratamento é de suporte. A reidratação é importante. Os agentes antimotilidade devem ser evitados. Não há evidência de que o uso de antibióticos para tratamento da colite por EHEC traga algum benefício. Com efeito, algumas séries indicam que, em crianças, o tratamento com antibióticos aumenta o risco de síndrome hemolítico-urêmica. Um estudo realizado em crianças com diarreia e síndrome hemolítico-urêmica não mostrou benefício algum da administração de um agente que se liga à toxina Shiga, quando comparado com placebo.

Síndrome hemolítico-urêmica, púrpura trombocitopênica trombótica e anemia microangiopática são as complicações temidas da infecção por EHEC e ocorrem mais frequentemente em crianças < 10 anos, embora crianças maiores e adultos nem sempre sejam poupados. Os detalhes do tratamento dessas condições estão além do escopo deste capítulo, contudo o tratamento é em grande parte de suporte, muitas vezes necessitando de diálise para tratar a doença renal e, menos frequentemente, da troca de plasma nos casos de púrpura trombocitopênica trombótica.

Wong CS, Jelacic S, Habeeb RL, et al. The risk of the hemolytic uremic syndrome after antibiotic treatment of *Escherichia coli* O157:H7 infections. *N Engl J Med*. 2000;342:1930–1936. [PMID: 10874060]

Pennington H. *Escherichia coli* O157. *Lancet*. 2010;376:1428–1435. [PMID: 20971366]

O. *Staphylococcus aureus*

O *Staphylococcus aureus* é uma causa comum de gastroenterite por intoxicação alimentar. O alimento é frequentemente contaminado por quem o manipula. Os alimentos ricos em açúcar, como cremes, bolos com coberturas cremosas, carnes salgadas, como presunto, e saladas que contêm creme e maionese favorecem o crescimento do *Staphylococcus aureus* e a produção de enterotoxinas em temperatura ambiente. Seis horas após a ingestão de alimentos contendo a quantidade suficiente de toxina, os pacientes desenvolvem náuseas e vômitos, que podem ser graves; cólicas abdominais; e posteriormente, em alguns, pode ocorrer diarreia. A febre é incomum. A duração dos sintomas raramente ultrapassa 24 horas, e a recuperação rápida é a regra.

O diagnóstico pode ser melhor estabelecido pelo isolamento do *S. aureus* ou de sua enterotoxina a partir do alimento suspeito, quando se está diante de um provável surto. Além disso, a enterotoxina pode ser isolada a partir do conteúdo dos vômitos ou das fezes diarreicas, mas isso não é feito rotineiramente. O tratamento é de suporte, com hidratação e correção da alcalose metabólica causada pelos vômitos intensos.

P. *Bacillus cereus*

O *Bacillus cereus*, uma bactéria gram-positiva formadora de esporos, pode produzir dois tipos distintos de intoxicação alimentar. Algumas cepas produzem uma toxina termoestável *in vitro* que induz o vômito; outras cepas produzem uma enterotoxina termolábil que provoca diarreia.

Os organismos que produzem os vômitos têm sido amplamente associados à ingestão de arroz, notadamente o arroz frito. As formas vegetativas são destruídas quando o arroz é cozido, mas os esporos sobrevivem. Quando o arroz não é refrigerado, os esporos germinam e a toxina produzida não pode ser inativada pela fritura rápida do arroz. Um curto período de incubação de 2–3 horas segue a ingestão da toxina. Em seguida, ocorrem vômitos associados a cólicas abdominais que podem estar associadas à diarreia leve. A doença é autolimitada, com duração média de 8 horas, e pode ser tratada com antieméticos e, se necessário, com reidratação. Os organismos que produzem a síndrome diarreica têm sido associados a carnes, molhos, e a produtos lácteos contaminados. Após a ingestão de alimentos contaminados, um período de incubação mais longo (6–18 horas) sugere que a enterotoxina foi produzida *in vivo*. Os principais sintomas incluem diarreia e cólicas abdominais; os vômitos ocorrem em menos de 25% dos casos. Os sintomas normalmente desaparecem em 24 horas e devem receber tratamento de suporte com reidratação, se necessário.

Q. *Clostridium perfringens*

O *Clostridium perfringens* é um bacilo gram-positivo, anaeróbio, formador de esporos, e amplamente encontrado na flora intestinal de muitos animais e no solo. As cepas tipo A produzem uma enterotoxina termolábil que causa aumento da secreção de fluidos intestinais e também tem ação citotóxica sobre o epitélio intestinal. A doença é provocada quase que exclusivamente pela ingestão de carne cozida que foi inadequadamente refrigerada. Após uma incubação de 12–24-horas, os pacientes desenvolvem diarreia aquosa e dores abdominais em cólica que podem ser graves, náuseas, vômitos, ou febre em geral estão ausentes. Os sintomas geralmente duram menos de um dia e o tratamento é de suporte; a reidratação oral em geral é suficiente. As cepas tipo C podem produzir uma doença muito mais grave, que foi denominada enterite necrotizante ou *pigbel*. É caracterizada por necrose intestinal que pode produzir perfuração e necessitar de tratamento cirúrgico. Têm sido relatadas taxas de mortalidade tão altas quanto 40%. Essa doença tem sido descrita principalmente em ilhas do Pacífico Sul, após o consumo de grandes quantidades de carne de porco malcozida, durante os grandes festivais.

R. *Clostridium difficile*

O *Clostridium difficile*, um bacilo gram-positivo, anaeróbio, formador de esporos, é a principal causa de diarreia infecciosa adquirida em hospitais, mas também pode causar diarreia comunitária, embora com menos frequência. Os esporos do *C. difficile* são resistentes ao calor e álcool e podem permanecer infectantes *in vitro*. Eles podem colonizar até 40% dos pacientes hospitalizados e 3% dos indivíduos saudáveis.

A alteração da flora bacteriana enterocolônica normal causada pela administração prévia de antibióticos é responsável pelo desenvolvimento da colite por *C. difficile* na grande maioria dos indivíduos. Os antibióticos que estão mais frequentemente associados à doença induzida pelo *C. difficile* incluem aminopenicilinas, fluoroquinolonas, cefalosporinas e clindamicina, mas praticamente todos os antibióticos, até mesmo o metronidazol, podem ser incriminados. Ocasionalmente, a quimioterapia para tratamento de câncer ou a presença de DII preexistente, sobretudo quando ocorre envolvimento do cólon, parece induzir colite por *C. difficile*. Cada vez mais, a doença parece ocorrer na ausência de administração prévia de antibióticos e até mesmo em indivíduos saudáveis. Outros fatores de risco para o desenvolvimento da infecção por *C. difficile* incluem a internação prolongada em qualquer unidade de saúde, a presença de comorbidades debilitantes, cirurgia gastrointestinal e a idade avançada. Embora ainda controverso, há evidências crescentes de que a supressão crônica de ácido produzida pelos inibidores da bomba de prótons e, em menor grau, pelos antagonistas dos receptores H_2 aumentam o risco de colite por *C. difficile* ou a sua recorrência após o tratamento aparentemente eficaz.

Após a colonização do intestino, as cepas mais virulentas do *C. difficile* produzem as toxinas A e B, as quais produzem dano ao citoesqueleto epitelial do cólon, inflamação e aumento da secreção de fluidos pela mucosa, resultando nas características clínicas descritas a seguir. O dano a mucosa induzido pela toxina é caracterizado por lesão do epitélio, inflamação da mucosa, e presença da pseudomembrana exsudativa, constituída por debris necróticos, células inflamatórias e muco aderente à superfície da mucosa. As cepas que produzem apenas a toxina B têm sido isoladas em pacientes que apresentam manifestações clínicas da colite por *C. difficile*.

Recentemente, uma cepa altamente virulenta do *C. difficile* (BI/NAP1/027 ou PCR ribotipo 027) foi identificada na América do Norte e em surtos europeus. Demonstrou-se que esse toxinotipo III é capaz de produzir toxinas A e B em quantidades de até 16 e 23 vezes maiores, respectivamente. Isso tem sido atribuído a uma deleção parcial do gene *tcdC*, usualmente responsável pela sub-regulação das toxinas A e B. Essa cepa altamente virulenta está vinculada à ampla utilização de fluoroquinolonas, às quais são frequentemente resistentes, e têm sido responsabilizadas pelo aumento da frequência e morbidade da enterocolite por *C. difficile* na América do Norte e na Europa. Outra cepa altamente virulenta e produtora de toxina (PCR ribotipo 078, toxinotipo V) foi isolada, mais recentemente, e sua frequência aumenta na Europa e América do Norte.

As características clínicas da colonização pelo *C. difficile* podem variar desde a ausência total de manifestações clínicas em portadores assintomáticos, até a presença de diarreia fulminante e megacólon tóxico necessitando de cirurgia de emergência. Os sintomas começam a surgir geralmente em alguns dias e até 2 semanas após o início do tratamento com antibiótico, embora o período de latência possa atingir vários meses. Mal-estar, diarreia aquosa, sensibilidade dolorosa no baixo-ventre e febre baixa são traços característicos. A hematoquezia franca é rara, embora a perda de sangue oculto seja comum. A leucocitose periférica leve é comum, e os leucócitos fecais estão frequentemente presentes, sobretudo em pacientes que apresentam formas mais acentuadas de colite.

Deve salientar-se que muitos dos episódios mais leves de diarreia que estão associados ao uso de antibióticos não têm origem infecciosa. Em vez disso, as alterações no equilíbrio da flora colônica comprometem a digestão e a absorção de carboidratos. Os carboidratos não absorvidos permanecem no lúmen colônico, provocando diarreia osmótica.

A demonstração da citotoxina do *C. difficile* em amostras de fezes é o padrão-ouro para estabelecer o diagnóstico da colite causada pelo *C. difficile*. Esse resultado é obtido após cultura de fibroblastos encontrados no sobrenadante fecal. Quando a toxina está presente, os fibroblastos mostram evidências de citotoxicidade. A sensibilidade e a especificidade desse teste são de 95–99%, mas o ensaio requer 2–3 dias. Os imunoensaios (EIAs) enzimáticos disponíveis são mais rápidos e menos dispendiosos, porém menos sensíveis, e as chances de diagnóstico podem ser reduzidas em 10–20% quando se utiliza o ensaio de citotoxicidade. Alguns laboratórios utilizam um algoritmo de dois passos, usando inicialmente um EIA (*enzyme-immunosorbent-assay*) para glutamato desidrogenase (GDH), uma enzima produzida pelo *C. difficile* quer seja ou não uma estirpe toxigênica, seguido por um EIA para pesquisa de toxina em fezes GDH-positivas. Um método rápido de PCR para detecção direta de toxinas nas fezes foi recentemente aprovado e representa uma ferramenta diagnóstica promissora, em função de sua alta sensibilidade e especificidade.

Em alguns pacientes, pode ser feito um diagnóstico imediato, ainda que provisório, por meio de anuscopia ou sigmoidoscopia ao se identificar a pseudomembrana característica. No entanto, a ausência da pseudomembrana não exclui o diagnóstico de colite por *C. difficile*, pois a doença pode estar confinada ao cólon proximal e reto, poupando o cólon distal. Além disso, nem todos os pacientes portadores de colite por *C. difficile* desenvolvem a pseudomembrana característica. Os métodos de imagem, incluindo as radiografias planas do abdome ou TC abdominal são inespecíficos e podem mostrar espessamento da parede do cólon e realce do contraste da mucosa. Em pacientes portadores de colite fulminante, o íleo e o megacólon tóxico podem ser evidentes.

Os sinais que sugerem colite fulminante e potencialmente fatal incluem a diarreia florida com mais de 10 evacuações por dia; redução abrupta da diarreia na ausência de outros sinais de melhora clínica, que pode sinalizar para o desenvolvimento de megacólon tóxico; aumento da dor e distensão abdominal; febre alta; hipotensão que requer a utilização de vasopressores; hipoalbuminemia; aumento crescente da creatinina sérica; e dilatação do cólon demonstrada através de método de imagem. Os pacientes que apresentam tais sinais e sintomas devem ser cuidadosamente monitorados em conjunto com um cirurgião e podem requerer intervenção terapêutica vigorosa (ver adiante).

As recomendações de tratamento dependem da gravidade da doença clínica e dos fatores de risco. Os pacientes hospitalizados devem ser isolados, e em todos os casos, aqueles que lhes prestam assistência devem lavar as mãos com água e sabão após o contato com o paciente. Purell e outros produtos de limpeza para as mãos à base de álcool não destroem os esporos do *C. difficile*.

Recentemente, as diretrizes de tratamento foram publicadas pela Society for Healthcare Epidemiology of America e pela Infectious Diseases Society of America. Sempre que possível, os antibióticos responsáveis devem ser interrompidos e os agentes antimotilidade devem ser evitados. Os pacientes portadores de doença leve a moderada devem ser tratados inicialmente com metronidazol (500 mg 3 vezes ao dia durante 10–14 dias). Os pacientes que apresentam doença grave devem ser tratados com vancomicina por via oral (125 mg a cada 6 horas durante 10–14 dias). A falta de conceitos ou definições claras sobre o que constitui doença leve, moderada e grave são fatores limitantes. Claramente, a diarreia excessiva com 8–10 evacuações/24 h, leucocitose > 15.000/microlitro, febre > 101°F, hipoalbuminemia, e aumento crescente da creatinina sinalizam a presença de doença grave. Os pacientes que apresentam diarreia fulminante (> 10 evacuações/24 h), febre > 102°F, leucocitose > 25.000/microlitro, dor abdominal acentuada ou tenesmo, dilatação do cólon, ou instabilidade hemodinâmica, devem ser tratados com vancomicina por via oral ou com sonda nasogástrica (500 mg a cada 6 horas) e metronidazol intravenoso (500 mg a cada 8 horas). Além disso, na presença de íleo a administração intracolônica de vancomicina (500 mg, 4–6 vezes por dia) deve ser considerada. Esses pacientes muito debilitados devem ser submetidos a exame clínico abdominal frequente e a radiografias abdominais diárias para avaliar o desenvolvimento de megacólon, e devem ser submetidos à avaliação cirúrgica quanto a possível necessidade de colectomia. O metronidazol ou a vancomicina, ou ambos, devem ser mantidos durante pelo menos 14 dias ou durante 10 dias após o desaparecimento dos sintomas. A colectomia de emergência pode salvar a vida dos poucos pacientes que desenvolvem diarreia progressiva fulminante, íleo grave e megacólon com perfuração iminente ou sepse generalizada.

O manejo de pacientes que apresentam DII complicada por infecção pelo *C. difficile* pode representar um desafio, pois as apresentações clínicas da colite por *C. difficile* e o surto de DII podem ser bastantes semelhantes. O tratamento concomitante da DII deve ser iniciado, quando o paciente recebeu tratamento para *C. difficile* e não apresenta melhora rápida.

As recorrências que surgem após a aparente resolução completa acontecem em aproximadamente 10–25% dos pacientes tratados, e são provavelmente causadas por reinfecção ou germinação de esporos residuais remanescentes no cólon. O retratamento deve seguir as orientações descritas anteriormente para o tratamento inicial, pois não há evidências de que a resistência aos antibióticos possa influenciar o tratamento. Na presença de recaídas múltiplas, as doses de vancomicina podem ser ajustadas, iniciando com 125 mg 4 vezes ao dia, reduzindo-se, em seguida, a frequência da dose para 50% a cada semana até a dose de 125 mg de vancomicina a cada 3 dias, durante 2 semanas. Se não houver resposta, outros antibióticos, incluindo a nitazoxanida, bacitracina, rifampicina, ou rifaximina podem ser utilizados. O papel, se é que existe, dos probióticos na prevenção ou tratamento da colite por *C. difficile* permanece incerto. Como último recurso, pode ser utilizada a imunoglobulina G intravenosa, pois segundo alguns relatos houve boa resposta quando utilizada em pacientes refratários ao tratamento da colite por *C. difficile*. Um estudo promissor recentemente publicado mostra que a administração de anticorpos monoclonais humanos por via intravenosa pode neutralizar as toxinas A e B do *C. difficile* quando administrados simultaneamente com o metronidazol ou a vancomicina em pacientes que receberam tratamento para colite por *C. difficile*. A taxa de recorrência da colite por *C. difficile* foi reduzida em aproximadamente 4 vezes em pacientes que receberam anticorpos em comparação com os que foram randomizados para receberem placebo. Recentemente, a fidaxomicina, um antibiótico macrocíclico que parece ser equivalente à vancomicina e apresenta menor incidência de recorrência pós-tratamento, foi aprovado para o tratamento da colite por *C. difficile*.

Cohen SH, Gerding DN, Johnson S, et al. Clinical practice guidelines for *Clostridium difficile* infection in adults: 2010 update by the Society for Healthcare and Epidemiology of America (SHEA) and the Infectious Diseases Society of America (IDSA). *Infect Control Hosp Epidemiol*. 2010;31:431–455. [PMID: 20307191]

McDonald LC, Killgore GE, Thompson A, et al. An epidemic, toxin gene-variant strain of *Clostridium difficile*. *N Engl J Med*. 2005;353:2433–2441. [PMID: 16322603]

O'Connor JR, Johnson S, Gerding DN. *Clostridium difficile* infection caused by epidemic BI/NAP1/027 strain. *Gastroenterology*. 2009;136:1913–1924. [PMID: 19457419]

O'Donoghue C, Kyne L. Update on *Clostridium difficile* infection. *Curr Opin Gastroenterology*. 2011;27:38–47. [PMID: 21099432]

S. *Klebsiella oxytoca*

A *Klebsiella oxytoca* provoca uma colite hemorrágica distinta porém relativamente incomum, e que está associada ao uso de antibiótico. Demonstrou-se que a *Klebsiella oxytoca* produz uma citotoxina que tem sido implicada na patogênese da colite. A colite ocorre durante a primeira semana após a introdução da terapia com antibióticos, em geral uma penicilina, embora outros antibióticos, incluindo cefalosporinas e quinolonas tenham sido descritos. Os pacientes são relativamente jovens e estão na meia-idade em sua maioria. As características clínicas incluem a presença de diarreia sanguinolenta (incomum na colite por *C. difficile*), cólicas abdominais, febre baixa e leucocitose leve a moderada. O reto é geralmente poupado, e os segmentos colônicos apresentam áreas esparsas de colite hemorrágica com úlceras superficiais, e ausência de pseudomembrana. A biópsia mostra ulcerações da mucosa que se assemelham às lesões inflamatórias e isquêmicas observadas em pacientes portadores de EHEC. A condição é geralmente autolimitada, apresentando resolução espontânea imediata após a interrupção do antibiótico implicado e requer apenas tratamento de suporte.

Högenauer C, Langner C, Beubler E, et al. *Klebsiella oxytoca* as a causative organism of antibiotic-associated hemorrhagic colitis. *N Engl J Med*. 2006;355:2418–2426. [PMID: 17151365]

3. Infecções protozoárias

A. *Giardia lamblia*

A *Giardia lamblia* é a infestação protozoária mais comuns nos Estados Unidos, onde ocorre tanto de forma endêmica como em surtos epidêmicos. É uma causa comum de doença em todo o mundo, especialmente no mundo em desenvolvimento onde as condições de saneamento são precárias, e, portanto, é uma causa comum de diarreia do viajante. A *Giardia lamblia* infecta outros mamíferos, incluindo os castores, cães e bovinos. Os cistos da *Giardia* podem sobreviver por períodos prolongados na maioria dos ambientes. Uma vez que os cistos são ingeridos, os trofozoítos distintos são liberados no intestino delgado proximal, onde se multiplicam por fissão binária e colonizam o hospedeiro. Os trofozoítos aderem ao epitélio intestinal, mas não invadem a mucosa; no entanto, eles podem produzir enterite significativa, inflamação e mudanças estruturais na arquitetura da mucosa. Portanto, as amostras de biópsia podem revelar aspectos que variam desde a estrutura normal da mucosa até a presença de mucosa quase plana cuja arquitetura lembra a lesão grave da doença celíaca.

Vários fatores aumentam o risco de contrair a infecção por *G. lamblia*, incluindo as viagens para regiões onde o suprimento de água pode estar contaminado, a ingestão de água que não tenha sido filtrada ou fervida, proveniente de córregos encontrados nas montanhas e florestas ou proveniente de lagos, frequentar creches ou unidades pré-escolares, nadar em piscinas onde a água não é tratada adequadamente ou em lagos contaminados. O risco de desenvolver a giardíase é maior em pacientes que apresentam deficiências de imunoglobulinas e em homossexuais, embora, curiosamente, a infecção pelo HIV por si só não represente um fator de risco.

Aproximadamente 50% dos indivíduos infestados com *G. lamblia* não apresentam sintomas e podem ser portadores assintomáticos do parasita durante muitos meses. Aqueles que desenvolvem sintomas comumente apresentam diarreia, flatulência, cólicas abdominais, dor epigástrica e náuseas. Aproximadamente um terço dos pacientes sintomáticos apresenta vômitos. Podem ocorrer má absorção significativa com esteatorreia e perda de peso. Quando não tratada, a maior parte dos pacientes sintomáticos recupera-se espontaneamente e elimina o parasita dentro de 3–4 semanas. No entanto, até um quarto desenvolve infecção crônica se não for tratado, o que pode resultar em sinais e sintomas significativos de má absorção intestinal (ver Capítulo 20).

O exame parasitológico das fezes tem sido utilizado há anos para estabelecer o diagnóstico, contudo uma única amostra tem um rendimento de apenas cerca de 50%, enquanto o exame de três amostras de fezes separadas aumenta o rendimento de exames positivos para 80–90%. Os cistos e os trofozoítos podem ser vistos nas fezes diarreicas, mas em geral apenas os cistos são observados nas fezes formadas. Vários imunoensaios de fezes, incluindo o teste ELISA que segundo relatos apresenta sensibilidade e especificidade próximas de 100%, vêm sendo amplamente utilizados pelos laboratórios clínicos. Embora seja raramente necessária atualmente, a pesquisa de trofozoítos por aspirados duodenais e de biópsias da mucosa à procura dos trofozoítos apresentam sensibilidade e especificidade que podem chegar a 100%. É prudente excluir a presença dos parasitos entre os membros da família de pacientes sintomáticos.

O metronidazol (250 mg 3 vezes ao dia durante 5–7 dias) é o tratamento mais comumente utilizado. Embora o medicamento não seja aprovado pela Food and Drug Administration (FDA) dos EUA para tratamento da giardíase, a eficácia obtida por um único ciclo de tratamento varia de 85–95%. Uma dose única de 2 g de tinidazol pode ser eficaz em 90% dos casos. A eficácia do albendazol é semelhante à dos nitroimidazólicos. A nitazoxanida (500 mg 2 vezes ao dia durante 3 dias) é eficaz em 85% dos casos e combate também outros protozoários, tais como a *Entamoeba* e o *Cryptosporidium*. A paromomicina é recomendada para o tratamento de pacientes grávidas.

Rossingnol JF, Ayoub A, Ayers MS. Treatment of diarrhea caused by *Giardia intestinalis* and *Entamoeba histolytica* or *E. dispar*: a randomized, double-blind, placebo-controlled study of nitazoxanide. *J Infect Dis*. 2001;184:381–384. [PMID: 11443569]

B. Criptosporidiose

O *Cryptosporidium* é amplamente encontrado no reino animal. Duas espécies de coccídeos, o *Cryptosporidium hominis* e o *Cryptosporidium parvum*, são responsáveis pela maioria das infecções humanas. Os criptosporídios são transmitidos por alimentos ou água contaminados, pelo contato entre os humanos e, ocasionalmente, de animais para os humanos. Tem sido bem documentada a ocorrência de grandes surtos causados por veiculação hídrica. A ingestão de um pequeno número de oocistos pode produzir a colonização e a doença. Os oocistos liberam os esporozoítos, que aderem e invadem o epitélio endodérmico. Em última análise, os oocistos recém-formados são excretados em grande número nas fezes de indivíduos infectados. Tanto os defeitos da imunidade celular como os defeitos da imunidade humoral predispõem à doença sintomática; aliás, muitos dos casos de infecção criptosporidiana diagnosticados no passado coincidiram com o reconhecimento da infecção pelo HIV.

Embora o *Cryptosporidium* possa causar doença dos tratos biliar, pancreático e respiratório (ver Capítulo 10), a infecção intestinal é a manifestação mais comum. Os indivíduos infectados podem permanecer assintomáticos ou desenvolver enterite caracterizada por diarreia, cólicas abdominais, náuseas e mal-estar, que geralmente se resolvem espontaneamente em 2–3 semanas em hospedeiros imunocompetentes. A diarreia pode ser volumosa, especialmente em pacientes imunodeprimidos, os quais podem apresentar infecções crônicas associadas a diarreia secretora debilitante e a perda de peso.

O diagnóstico baseia-se na identificação dos criptosporídios na bile, fezes, ou em amostras de tecido. A coloração rápida das fezes pelo método de Ziehl-Nielsen modificado apresenta alta especificidade, porém sua sensibilidade é muito baixa e requer o exame de pelo menos três amostras de fezes quando o exame das amostras iniciais é negativo. Os testes de ELISA para exame de fezes por imunofluorescência apresentam alta especificidade e sensibilidade, assim como o ensaio de PCR-ELISA que se encontra agora comercialmente disponível. As amostras da mucosa intestinal obtidas por biópsia muitas vezes revelam a presença de criptosporídios no interior do citoplasma apical dos enterócitos.

Quando se faz necessário tratar os pacientes imunocompetentes, a nitazoxanida é a droga de escolha, embora a resolução espontânea dos sintomas seja a regra. Os pacientes imunossuprimidos também podem ser tratados com nitazoxanida, embora apenas alguns tenham respondido ao tratamento. É crucial tentar restaurar a competência imunológica dos pacientes infectados pelo HIV utilizando a terapia anti-retroviral altamente ativa (HAART). A paromomicina, o metronidazol, a claritromicina e outros antibióticos foram tentados, mas em geral os resultados foram decepcionantes. O tratamento de suporte com hidratação e agentes antidiarreicos é importante em pacientes imunossuprimidos, e a nutrição parenteral pode ser necessária. A octreotida foi tentada, mas poucos pacientes responderam ao tratamento.

Smith HV, Corcoran, GD. New drugs for the treatment for cryptosporidiosis. *Curr Opin Infest Dis.* 2004;17:557–564.

C. *Cyclospora cayetanensis*

A *Cyclospora cayetanensis*, assim como o *Cryptosporidium* e a *Isospora*, é um coccídeo amplamente distribuído geograficamente e, portanto, pode ser responsável pela diarreia do viajante. Pode causar doença diarreica prolongada em pacientes imunodeprimidos. Os vetores mais importantes responsáveis pela infecção de humanos nos Estados Unidos são as frutas e legumes contaminados, embora nos países em desenvolvimento a água contaminada provavelmente desempenhe o seu papel.

Depois de um período de incubação relativamente prolongado de 1 semana, os pacientes desenvolvem diarreia aquosa, flatulência, cólicas abdominais e mal-estar. Até mesmo em hospedeiros imunocompetentes a doença pode apresentar sintomas que variam desde manifestações mínimas até doença prolongada com duração de várias semanas e até meses, quando não tratada. Em hospedeiros imunodeprimidos, especialmente em pacientes portadores de AIDS, pode ocorrer doença prolongada, debilitante, praticamente idêntica a que é causada por outros coccídeos (*Cryptosporidium* ou *Isospora*). O diagnóstico é estabelecido pela demonstração dos oocistos nas fezes. Os oocistos são autofluorescentes; portanto, a microscopia de fluorescência é útil. Alternativamente, a coloração das fezes pelo método rápido de Ziehl-Nielsen modificado pode ser utilizada. As biópsias da mucosa intestinal revelam inflamação da mucosa e invasão epitelial pelos protozoários.

O trimetoprim-sulfametoxazol (160/800 mg 2 vezes ao dia durante 1 semana) é o tratamento eficaz para os portadores sadios; o tratamento mais prolongado e a administração de doses maiores estão indicados em pacientes imunossuprimidos. A ciprofloxacina ou a nitazoxanida pode ser utilizada em pacientes que apresentam intolerância ao trimetoprim-sulfametoxazol.

Herwaldt BL. *Cyclospora cayetanensis*: a review, focusing on the outbreaks of cyclosporiasis in the 1990s. *Clin Infect Dis.* 2000;31:1040–1057. [PMID: 11049789]

D. *Isospora belli*

A *Isospora belli*, assim como os outros patógenos coccídeos, é amplamente distribuída geograficamente. A ingestão de alimentos ou água contaminados e o contato interpessoal são provavelmente importantes na transmissão. Os viajantes e os pacientes imunossuprimidos são mais suscetíveis à infecção, mas a doença esporádica pode ocorrer em hospedeiros saudáveis dos Estados Unidos e de outros países desenvolvidos.

As características clínicas não são específicas e incluem diarreia, desconforto abdominal, esteatorreia, perda de peso, náuseas, vômitos e mal-estar. Em pacientes imunocompetentes os sintomas são geralmente autolimitados, mas podem apresentar períodos de exacerbação e acalmia durante meses, quando não recebem tratamento específico. Da mesma forma, pacientes portadores de AIDS e aqueles que se encontram severamente imunossuprimidos apresentam como regra os sintomas prolongados, diarreia grave, má absorção e perda de peso, quando não recebem tratamento específico.

O diagnóstico é estabelecido mediante identificação de oocistos nas fezes usando a autofluorescência ou o método de Ziehl-Nielsen modificado. Os oocistos também podem ser identificados em aspirados duodenais. A análise das amostras obtidas por biópsia da mucosa revela a presença das formas invasivas dos protozoários no interior do epitélio, bem como enterite e alterações arquiteturais que podem variar de leve a grave e um infiltrado inflamatório misto contendo inúmeros eosinófilos. A eosinofilia periférica pode também estar presente.

O tratamento com trimetoprim-sulfametoxazol por 3–4 semanas é eficaz na maioria dos pacientes, mas o tratamento mais prolongado e até mesmo por tempo indeterminado pode ser necessário em pacientes com AIDS e outros pacientes imunossuprimidos, para prevenir recaídas frequentes. As quinolonas foram usadas com sucesso em indivíduos intolerantes ao trimetoprim-sulfametoxazol. Sempre que possível, a recuperação da imunidade com o tratamento HAART é importante em pacientes portadores de AIDS.

E. *Entamoeba histolytica*

A infecção pela *Entamoeba histolytica* ocorre em todo o mundo, contudo as taxas de prevalência mais elevadas são encontradas nos países em desenvolvimento da Ásia, África, América Central e América do Sul, onde as condições sanitárias são precárias. O exame microscópico das fezes para fins de estudos clínicos e epidemiológicos tem valor limitado, pois apenas 10% das infecções por

E. histolytica são sintomáticas; por serem espécies não patogênicas e não invasivas, a *Entamoeba dispar* e a *Entamoeba moshkovskii*, colonizam os seres humanos com frequência muito maior do que a *E. histolytica*.

Os cistos de *E. histolytica* são ingeridos ao se consumir alimentos ou água contaminados ou pelo contato fecal–oral, muitas vezes durante a atividade sexual, portanto, há uma maior prevalência entre homossexuais. Após a excistação, os trofozoítos se ligam aos açúcares contidos nos glicocálices do epitélio colônico por meio de uma lecitina da superfície do trofozoíto e, posteriormente, invadem a mucosa do cólon, causando inflamação e ulceração. A disseminação sistêmica pode ocorrer com maior frequência para o fígado, resultando na formação de abscesso.

Clinicamente, a colonização do cólon pela *E. histolytica* produz amplo espectro clínico que varia desde a ausência de sintomas, na maioria dos pacientes, até a pancolite devastadora com megacólon tóxico, que requer colectomia de emergência e que apresenta uma taxa de mortalidade tão elevada quanto 50%. Na maioria dos indivíduos sintomáticos, a diarreia leve inicial evolui para disenteria com sangue e muco nas fezes e dor abdominal tipo cólica, podendo muitas vezes apresentar tenesmo. A febre baixa pode estar presente na minoria dos pacientes com colite amebiana. Anemia e hipoalbuminemia podem estar presentes, dependendo da gravidade e da duração da colite. As características clínicas podem ser muito semelhantes às encontradas na retocolite ulcerativa ou na colite de Crohn. De fato, é crucial excluir a amebíase antes da administração de corticosteroides ou outras drogas imunossupressoras em pacientes com suspeita de retocolite ulcerativa, para evitar a precipitação de uma colite amebiana fulminante associada a megacólon tóxico ou perfuração. As infecções localizadas podem produzir lesões tipo massa (amebomas), mimetizando uma neoplasia do cólon.

A pesquisa do antígeno específico da *E. histolytica* nas fezes já está disponível e tem a vantagem de identificar seletivamente a *E. histolytica* e não morfologicamente idênticas às cepas não patogênicas. Segundo alguns relatos a sensibilidade e a especificidade chegam aos 90%. O exame microscópico das fezes é menos sensível e menos específico. Usando técnicas de concentração de fezes e colorações especiais, o exame de três amostras resulta em sensibilidade de aproximadamente 85%. A sigmoidoscopia e coleta de muco das úlceras para exame microscópico, e a coleta de amostras obtidas por biópsia da borda das úlceras podem complementar a pesquisa de antígenos e a microscopia das fezes. O diagnóstico é menos provável em indivíduos que apresentam sintomas há 7–10 dias e que não apresentam anticorpos. Nesses casos o teste sorológico também é útil. Os níveis de anticorpos podem persistir por períodos prolongados após a exposição, e, portanto, um teste sorológico positivo não indica necessariamente a presença de amebíase aguda.

Os pacientes colonizados pela *E. histolytica*, sintomáticos ou não, devem ser tratados com metronidazol (750 mg, 3 vezes ao dia durante 10 dias) ou, alternativamente, com tinidazol (2 g por dia durante 3 dias), que apresenta menores efeitos colaterais. Para eliminar os cistos residuais, o tratamento com um nitroimidazol deve ser seguido por uma droga ativa intraluminal, tais como o iodoquinol (650 mg 3 vezes ao dia durante 20 dias) ou a paromomicina (10 mg 3 vezes ao dia durante 7 dias). Os pacientes que apresentam colite grave devem ser monitorados de perto quanto ao desenvolvimento de megacólon tóxico ou perfuração que podem requerer cirurgia de emergência até que apresente evidência de resposta ao tratamento com metronidazol.

Gonzales ML, Dans LF, Martinez EG. Antiamoebic drugs for treating amoebic colitis. *Cochrane Database Syst Rev.* 2009; 15:CD006085. [PMID: 19370624]

Haque R, Huston CD, Hughes M, et al. Amebiasis. *N Engl J Med.* 2003;348:1565–1573. [PMID: 12700377]

4. Infecções fúngicas: microsporídios

Anteriormente considerados como protozoários, os microsporídios devem ser classificados como fungos. Numerosas espécies infectam muitas formas de vida, e mais de 10 espécies são conhecidas por causar doença em seres humanos; o *Enterocytozoon bieneusi* é o mais comum. O envolvimento de vários órgãos, além do intestino, tem sido relatado e não será comentado neste capítulo. A maioria das infecções clinicamente significativas ocorre em pacientes com AIDS e em imunossuprimidos, embora as infecções de viajantes e de outros indivíduos saudáveis tenham sido documentadas.

A ingestão de esporos pelo contato interpessoal, ou contato com animais, alimentos, ou água tem sido incriminada como fontes de transmissão. Os esporos dos microsporídios foram isolados das fezes de indivíduos assintomáticos, saudáveis, imunocompetentes, levantando questões sobre se os organismos são sempre responsáveis pelos sintomas gastrointestinais que lhes são atribuídos. No entanto, tanto a diarreia autolimitada quanto a diarreia crônica ocasional têm sido relatadas, especialmente em viajantes e nos idosos.

Alguns pacientes imunodeprimidos, portadores de AIDS, e alguns pacientes transplantados imunossuprimidos, apresentam desidratação e má absorção clinicamente indistinguíveis daquelas associadas a infecções coccidiais como a criptosporidiose e que podem estar associadas a organismos microsporídios invasores da mucosa intestinal e com a presença de *E. bieneusi* ou *Enterocytozoon intestinalis* nas amostras de fezes. À semelhança da criptosporidiose, o envolvimento do trato biliar pode ocorrer.

O diagnóstico é estabelecido pelo exame parasitológico das fezes, que é facilitado pela utilização de colorações especiais, tais como a técnica da coloração tricrômica modificada ou pela identificação do organismo em amostras de tecido, tais como as obtidas por biópsias da mucosa intestinal e examinadas por microscopia óptica ou eletrônica.

O albendazol (400 mg 2 vezes ao dia durante 2–4 semanas) é o tratamento de escolha para a microsporidiose, mas apresenta eficácia limitada no tratamento de infecções por *E. bieneusi*, a forma mais comum associada a doença diarreica. Portanto, se possível, é aconselhável restaurar a imunocompetência através da HAART em pacientes com AIDS e melhorar o estado de imunossupressão dos pacientes transplantados. Numerosos outros agentes antibióticos, antiparasitários e antifúngicos têm sido tentados em pacientes imunodeprimidos que abrigam esses organismos e apresentam diarreia crônica, sem trazer muito benefício. Um pequeno estudo placebo-controlado e vários estudos não controlados utilizando o antibiótico fumagilina na dose de 60 mg ao dia durante 2 semanas, mostraram resultados promissores, embora uma preocupante depressão da medula óssea tenha sido observada em alguns pacientes.

Didier ES, Weiss LM. Microsporidiosis: current status. *Curr Opin Infect Dis.* 2006;19:485–492. [PMID: 16940873]

5. Diarreia do viajante

Com a crescente globalização da economia e a crescente popularidade do turismo para os países em desenvolvimento, a diarreia do viajante afeta literalmente milhões de indivíduos a cada ano. Uma definição da diarreia do viajante que em geral é aceita é a eliminação de fezes diarreicas em três ou mais episódios durante 24 horas, estando muitas vezes, mas não invariavelmente, associada a outros sintomas, incluindo o desconforto abdominal, náuseas, vômitos, hematoquezia e febre, dependendo da causa. Os sintomas em geral aparecem em 2–10 dias após a chegada do viajante, mas pode ocorrer em qualquer período durante a viagem.

A incidência de diarreia do viajante varia muito com a região geográfica e se correlaciona com o nível de saneamento do local de destino dos viajantes. Taxas de incidência de até 50% foram observadas em países selecionados da Ásia, África Central, e América Latina. Estima-se que os viajantes do Sul Europeu, ilhas do Caribe e Norte da África apresentem taxas de 10–20%. Aqueles que viajam para o Norte Europeu, Estados Unidos e Canadá, Austrália e Nova Zelândia apresentam taxas bem abaixo dos 10%. Além do local de destino, os fatores de risco relacionados com o viajante individual incluem as condições que interferem com as defesas do hospedeiro contra as infecções entéricas, como já foi abordado anteriormente neste capítulo. Em particular, os pacientes imunossuprimidos e aqueles que apresentam hipocloridria causada por agentes farmacológicos ou cirurgia gástrica podem ser especialmente vulneráveis ao desenvolvimento da diarreia do viajante.

Praticamente todos os organismos específicos descritos individualmente neste capítulo podem ser responsáveis pela diarreia do viajante. Segundo alguns estudos, nos quais o agente etiológico foi identificado, as bactérias patogênicas podem ser responsáveis por até 90% dos casos de diarreia do viajante. A ETEC e a EAEC aparecem como as causas mais comuns, contudo as bactérias invasivas, entre elas o *Campylobacter*, *Salmonella*, *Shigella* e *E. coli* invasiva predominam entre os indivíduos que apresentam disenteria. Os rotavírus e norovírus são causas estabelecidas, sendo este último cada vez mais reconhecido durante os surtos que ocorrem entre os passageiros que participam de cruzeiros. Os protozoários, como a *Giardia* e o criptosporídio, embora menos comuns, têm sido isolados em um número substancial de viajantes que apresentam diarreia mais prolongada, especialmente entre os que desenvolvem má absorção.

As características clínicas não serão descritas aqui. Aconselhamos o leitor reportar-se ao início deste capítulo para rever as descrições sobre as infecções específicas. As manifestações clínicas mais comuns estão associadas à infecção pela ETEC ou EAEC, com início abrupto de diarreia aquosa que pode durar algumas horas ou persistir por até 5 dias. No entanto, todo o espectro de manifestações clínicas das infecções gastrointestinais pode ser encontrado, podendo variar desde algumas poucas evacuações até a disenteria grave com febre ou diarreia prolongada associada a má absorção, dependendo da causa da infecção e da capacidade de resposta imune do hospedeiro.

Pela dificuldade em se estabelecer um diagnóstico específico durante as viagens, o tratamento é em grande parte empírico. Quando a diarreia é grave, a reidratação é crucial, de preferência utilizando uma solução para reidratação oral com uma fórmula semelhante à recomendada pela OMS ou, se necessário, a hidratação intravenosa. A loperamida (2 mg até 4 vezes ao dia) pode proporcionar alívio sintomático mas não deve ser utilizada em pacientes com disenteria de causa desconhecida e deve ser evitada em pacientes com risco de infecção por *C. difficile* (uso de antibióticos profiláticos), dado o risco de desenvolvimento de megacólon tóxico. Existe também alguma evidência, embora não conclusiva, de que os agentes antimotilidade possam prolongar algumas infecções entéricas, como a shigelose. O tratamento eficaz com antibióticos reduz a duração da infecção por ETEC e EAEC, as causas mais comuns de diarreia do viajante. O desenvolvimento de resistência aos antibióticos é um problema grave e reduziu a eficácia do trimetoprim-sulfametoxazol, aminopenicilinas e tetraciclinas. Em seu lugar, a ciprofloxacina ou a azitromicina são agora recomendadas. A rifaximina, um antibiótico inabsorvível, é eficaz contra a ETEC e, embora apresente custo elevado, pode vir a tornar-se o tratamento empírico de escolha para a diarreia do viajante em sua forma não disentérica.

A prevenção é o método mais eficaz para reduzir a diarreia do viajante. Informar o paciente representa um componente crucial dessa estratégia. Os viajantes devem ser instruídos a não consumir água que não tenha sido completamente fervida, ou não tenha sido tratada por filtros que contenham iodo, ou quimicamente tratada com lixívia ou tintura de iodo. As bebidas, especialmente aquelas que contêm gelo, devem ser evitadas. Os dentes devem ser escovados utilizando água mineral ou água tratada, devendo-se evitar a ingestão de água durante o banho. Apenas os legumes, peixes, mariscos e carnes bem cozidos devem ser consumidos. Molhos e pastas como o guacamole representam fonte frequente de infecção. As frutas, a menos que tenham sido recém-descascadas, não devem ser ingeridas. As saladas que contêm frutas, legumes e carne devem ser evitadas.

O subsalicilato de bismuto (2 comprimidos ou 30 mL da preparação líquida 4 vezes ao dia) pode ser ingerido como profilaxia. Porém, seu uso em geral tem pouca aceitação, pela falta de comodidade e pelo pequeno risco de toxicidade do salicilato, especialmente em caso de ingestão prolongada. A profilaxia antibiótica dirigida ao turista casual, saudável, embora seja muitas vezes utilizada, em geral não é recomendada por causa do custo e do risco de indução de resistência aos antibióticos. Por outro lado, a ciprofloxacina ou a azitromicina devem ser prescritas, caso o viajante apresente diarreia. Os efeitos colaterais indesejáveis da profilaxia antibiótica podem incluir as reações alérgicas, diarreia induzida por antibióticos, infecções, colite por *C. difficile*, e infecções por leveduras. A profilaxia antibiótica pode estar justificada em indivíduos imunocomprometidos, em portadores de DII ou de outras comorbidades significativas, ou em viajantes, cujas responsabilidades e cronograma são tais que uma diarreia grave seria mais do que uma inconveniência e poderia potencialmente negar a finalidade da sua viagem. As quinolonas, tais como a ciprofloxacina (500 mg por dia) são as mais amplamente utilizadas, embora a resistência a esses agentes seja crescente. Um estudo demonstra que a rifaximina (200 mg 2 vezes ao dia) parece ser uma droga promissora, ao reduzir a diarreia em mais de 3 vezes entre os que viajaram para o México, causando pouca variação na flora do cólon. A vacina de células inteiras administrada por via oral constituída pela subunidade B da toxina da cólera (Dukoral) é eficaz contra a ETEC. É aprovada pela FDA nos Estados Unidos para a profilaxia da diarreia do viajante, mas como é recomendado pela Infectious Diseases Society of America, o uso casual deve ser pesado contra o custo, potenciais efeitos colaterais, e o fato de que apenas alguns dos episódios de diarreia do viajante causados pela ETEC serão evitados pela vacina.

Goodgame R. Emerging causes of traveler's diarrhea: *Cryptosporidium, Cyclospora, Isospora* and *Microsporidia*. *Curr Infect Dis Rep*. 2003; 5:66–73. [PMID: 12525293]

Hill DR, Ericsson CD, Pearson RD, et al. The practice of travel medicine: guidelines by the Infectious Diseases Society of America. *Clin Infect Dis*. 2006;43:1499–1539. [PMID: 17109284]

Koo HL, DuPont HL. Rifaximin: a unique gastrointestinal-selective antibiotic for enteric diseases. *Curr Opin Gastroenterol*. 2010;26: 17–25. [PMID: 19881343]

6. Diarreia causada por medicamentos

Segundo a literatura, centenas de medicamentos podem causar diarreia. Basta ler as seções sobre as reações adversas relacionadas com os medicamentos individuais contidos nos bulários médicos para compreender o alcance do problema. Na Tabela 5-1 estão listadas apenas *algumas* das principais causas. A essa lista poderiam ser adicionados os antiarrítmicos, agentes colinérgicos, pró-cinéticos, prostaglandinas e muitos outros. Uma história cuidadosa sobre o uso de medicamentos, administrados com ou sem prescrição, bem como o uso de medicamentos à base de ervas e de suplementos nutricionais, *inclusive o tempo de uso* pode evitar uma investigação dispendiosa e desnecessária para identificar a causa da diarreia. Na grande maioria dos casos, embora não em todos, a diarreia causada por medicamentos ocorre após poucos dias a partir do início do tratamento, após uma mudança na dosagem ou após a troca do agente agressor.

Doença vascular mesentérica

6

Elena M. Stoffel, MD, MPH
Norton J. Greenberger, MD

ISQUEMIA MESENTÉRICA

CONCEITOS ESSENCIAIS

- A isquemia mesentérica aguda (IMA) é uma emergência clínica e cirúrgica. O retardo do diagnóstico está associado à mortalidade elevada.
- Os pacientes, em geral, apresentam dor abdominal desproporcional aos achados do exame físico.
- A suspeita clínica de IMA requer avaliação radiológica precoce (angiografia por tomografia computadorizada [TC], angiografia convencional) ou cirurgia exploratória, em pacientes que apresentam sinais de irritação peritoneal.
- A isquemia intestinal crônica intestinal é um diagnóstico clínico; os pacientes apresentam sintomas clássicos (p. ex., angina abdominal) e os achados radiológicos mostram a presença de estenoses graves ou oclusão de duas ou mais artérias mesentéricas.
- A isquemia colônica é raramente fatal e geralmente é resolvida por cuidados de suporte.

1. Etiologia & patogênese

A isquemia intestinal é causada por redução do fluxo sanguíneo intestinal, mais comumente como resultado de oclusão, vasoespasmo ou hipoperfusão da circulação mesentérica. É categorizada como aguda ou crônica, dependendo da rapidez e do grau de comprometimento do fluxo sanguíneo e se é episódica ou constante, como pode ocorrer na isquemia mesentérica crônica. A isquemia pode envolver o intestino delgado ou cólon. A isquemia aguda do intestino delgado é uma emergência clínica e cirúrgica que exige diagnóstico imediato e uma abordagem coordenada e interdisciplinar. Em contraste, a isquemia aguda do cólon (ou seja, colite isquêmica) raramente representa uma condição emergente. A isquemia intestinal aguda pode ser ainda categorizada como arterial *versus* venosa, embólica *versus* trombótica, e oclusiva *versus* não oclusiva. Outras causas de isquemia intestinal incluem as obstruções por estrangulamento (aderências, hérnias, doença metastática, intussuscepção) e vasculite (lúpus eritematoso sistêmico, poliarterite nodosa).

2. Circulação esplâncnica: anatomia & fisiologia

O suprimento vascular dos intestinos é fornecido pela artéria celíaca, artéria mesentérica superior (AMS), e artéria mesentérica inferior (AMI) (Figura 6-1). O tronco celíaco fornece sangue para o estômago e duodeno. A AMS supre o intestino delgado, a partir do duodeno distal até a metade direita do cólon transverso. A artéria mesentérica inferior supre a metade esquerda do cólon transverso até o reto. A circulação colateral estabelece a conexão entre os ramos dos grandes vasos e mantém a patência do fluxo sanguíneo caso uma artéria seja ocluída.

Quando um vaso principal é ocluído, as vias colaterais se abrem imediatamente em resposta a uma queda da pressão arterial distal ao ponto de obstrução. Os vasos pancreaticoduodenais superiores e inferiores são colaterais que ligam o tronco celíaco à AMS. A artéria frênica conecta a aorta ao tronco celíaco. A artéria marginal de Drummond e a arcada de Riolan são colaterais que conectam a AMS com a AMI. As artérias ilíacas internas fornecem colaterais para o reto. O ponto de Griffith localizado na flexura esplênica e o ponto de Sudeck localizado na junção retossigmoide são divisores de água do suprimento sanguíneo do cólon e são locais comuns de isquemia.

Em condições basais, a circulação esplâncnica recebe 25% do débito cardíaco, e pode chegar a 35% ou mais após as refeições. Aproximadamente 70% do fluxo esplâncnico são dirigidos à mucosa, que representa a área de maior atividade metabólica do intestino. As vilosidades são as mais vulneráveis à isquemia. O fluxo sanguíneo intestinal é regulado por mecanismos complexos, e é controlado principalmente pelas arteríolas de resistên-

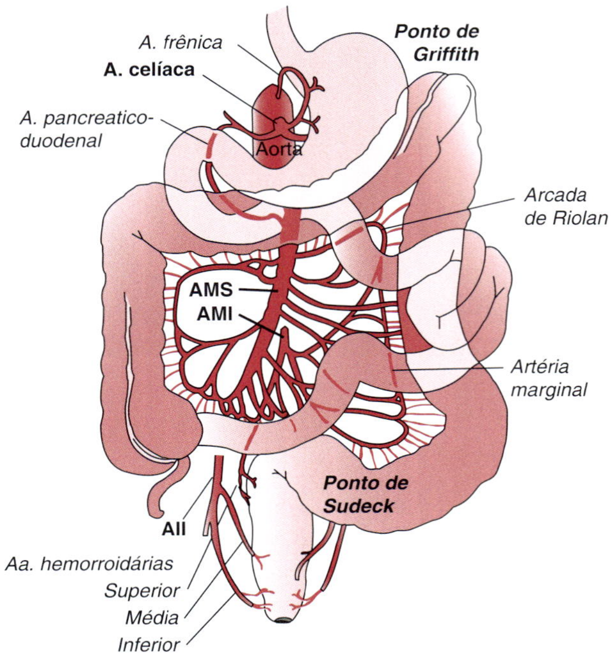

▲ **Figura 6-1.** Distribuição do suprimento sanguíneo para o intestino delgado e cólon proveniente da artéria celíaca, artéria mesentérica superior (AMS), artéria mesentérica inferior (AMI) e da artéria ilíaca interna (AII). (Reproduzida, com permissão, de Kasper DL, Braunwald E, Fauci AS, et al [editores]. *Harrison's Principles of Internal Medicine*, 17th ed. McGraw-Hill, 2008.)

cia e pelos esfíncteres pré-capilares. Várias substâncias vasoativas influenciam a perfusão intestinal. As catecolaminas, a angiotensina II, e a vasopressina podem causar vasoconstrição, enquanto os peptídeos intestinais vasoativos causam vasodilatação. Os produtos da isquemia tais como a acidose, hipoxemia e hipercalemia parecem causar vasodilatação. Os danos isquêmicos são causados pela hipóxia e pelas alterações da reperfusão.

Brandt LJ, Boley SJ. AGA technical review on intestinal ischemia. American Gastrointestinal Association. *Gastroenterology.* 2000;118:954–968. [PMID: 10784596]

Kirkpatrick ID, Kroeker MA, Greenberg HM. Biphasic CT with mesenteric CT angiography in the evaluation of acute mesenteric ischemia: initial experience. *Radiology.* 2003;229:91–98. [PMID: 12944600]

ISQUEMIA MESENTÉRICA AGUDA

CRITÉRIOS DE DIAGNÓSTICO

- Manter alto índice de suspeição clínica.
- Considerar os pacientes > 50 anos que apresentem início súbito de dor abdominal intensa com duração > 2 horas, especialmente se houver história de doença cardiovascular (insuficiência cardíaca congestiva, infarto do miocárdio, arritmia).
- Considerar os pacientes que apresentem dor abdominal desproporcional aos achados do exame físico.
- A angiografia é o procedimento diagnóstico de escolha sendo potencialmente terapêutico.

Considerações gerais

A isquemia mesentérica aguda (IMA) continua a ser um diagnóstico difícil, com taxa de mortalidade > 50%. A incidência de IMA aumentou nos últimos 20 anos em decorrência da maior expectativa de vida, do aumento da conscientização sobre as síndromes isquêmicas e da melhoria das técnicas diagnósticas e terapêuticas. As várias causas de IMA incluem a embolia da AMS (50%), trombose da AMS (15–20%), isquemia mesentérica não oclusiva (IMNO; 20–25%), e trombose venosa mesentérica (5–10%).

1. Embolia & trombose da artéria mesentérica

A embolia da AMS é com maior frequência causada pelo deslocamento de um trombo originário do átrio esquerdo, ventrículo esquerdo, ou das valvas cardíacas. Um terço dos pacientes apresenta história de evento embólico prévio, e 20% apresentam êmbolos sincrônicos. O início dos sintomas é abrupto e dramático. A trombose da AMS ocorre usualmente na origem do vaso, que frequentemente contém uma área de estreitamento aterosclerótico grave. A trombose aguda geralmente ocorre em paciente portador de isquemia intestinal crônica subjacente. Esse processo é análogo à ruptura de uma placa que ocorre nas síndromes coronarianas agudas. Aproximadamente 50% dos pacientes têm história de isquemia mesentérica crônica, e o evento agudo ocorre após a oclusão de um vaso colateral.

Achados clínicos

A. Sintomas & sinais

Os pacientes portadores de IMA apresentam dor abdominal aguda acentuada e incessante, notavelmente fora de proporção com os achados físicos iniciais. Ao exame, o abdome pode ser flácido e indolor ou levemente doloroso. Frequentemente a distensão é o primeiro sinal. Os achados tardios podem incluir sinais de peritonite, especialmente quando ocorre infarto ou gangrena. Os sintomas associados podem incluir náuseas, vômitos, e diarreia transitória por causa da urgência de evacuação intestinal. O sangue oculto é encontrado nas fezes em 50–75% dos casos.

B. Achados laboratoriais

A leucocitose acima de 15.000/microlitro é encontrada em 75% dos pacientes. No entanto, a maioria dos pacientes com isquemia intestinal precoce não apresenta achados laboratoriais anormais. A acidose lática, hemoconcentração, e aumento dos níveis séricos de aminotransferases em geral representam achados tardios indicativos de infarto intestinal.

C. Exames de imagem

Historicamente, os exames convencionais de imagem radiológica não têm utilidade para diagnóstico da IMA, porque a maioria dos sinais "clássicos" (edema intestinal, pneumatose intestinal, gás venoso portal) não é observada até que o quadro já esteja avançado. As radiografias simples do abdome geralmente são normais, e servem para excluir outros processos agudos abdominais, tais como a perfuração ou obstrução. A angiografia mesentérica representa o padrão-ouro para o diagnóstico da IMA; no entanto, estudos recentes têm demonstrado que a tomografia computadorizada possui sensibilidade diagnóstica global de 80% em casos de IMA, graças aos avanços técnicos, incluindo a TC espiral, injeção intravenosa rápida em *bolus* do meio de contraste, e a utilização da TC com multidetectores (MDCT) para reconstrução tridimensional. Os achados da TC podem ser tanto específicos como inespecíficos. Os achados mais específicos incluem o tromboembolismo de vasos mesentéricos, gás venoso portal, presença de gás intestinal intramural ou pneumatose, ausência de realce da parede intestinal, e sinais de isquemia em outros órgãos. Os sinais menos específicos incluem o espessamento difuso da parede do intestino, ingurgitamento vascular acentuado, alças intestinais dilatadas e preenchidas por líquido, e edema mesentérico (Figura 6-2). A angiografia por ressonância magnética (ARM) pode produzir imagens semelhantes; no entanto, a aquisição da imagem é mais demorada em relação à MDCT, o que limita seu uso em paciente grave.

A avaliação inicial deve incluir a realização de exames radiográficos para excluir outras causas de dor abdominal aguda, tais como a perfuração ou obstrução. A MDCT pode fornecer informações detalhadas sobre os vasos mesentéricos e o intestino delgado e apresenta sensibilidade especial para detectar a trombose venosa mesentérica.

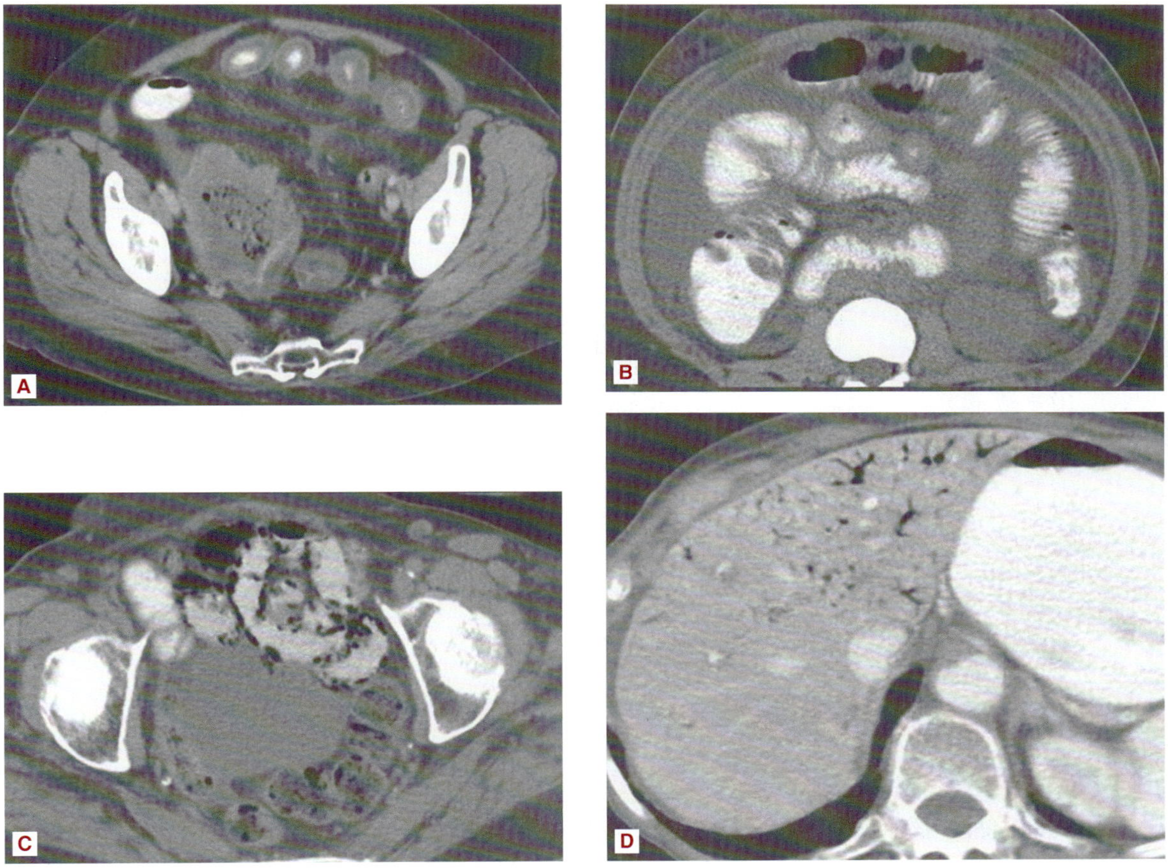

▲ **Figura 6-2.** Achados de isquemia intestinal detectados por TC. **A** e **B:** Espessamento do intestino delgado. **C:** Pneumatose do intestino delgado. **D:** Gás venoso portal. (Com permissão de Koenraad Mortele, MD.)

D. Angiografia

A angiografia é importante para o diagnóstico e tratamento da IMA e continua sendo o padrão-ouro para avaliação de pacientes com suspeita de IMA que não apresentam sinais peritoneais.

Ela representa o pilar fundamental para o diagnóstico e tratamento, tanto para isquemia mesentérica oclusiva quanto para a IMNO. Pode ser diagnóstica e terapêutica. A introdução de um cateter na AMS permite a visualização das lesões obstrutivas e facilita a realização de intervenções, tais como a infusão de vasodilatadores na AMS, angioplastia, colocação de *stent*, ou infusão de trombolíticos (Figura 6-3).

Tratamento

O objetivo do tratamento da IMA é restaurar o fluxo sanguíneo intestinal tão rapidamente quanto possível. Contudo, a abordagem inicial deve incluir a ressuscitação hemodinâmica e a correção das causas precipitantes da IMA, tais como arritmias, insuficiência cardíaca congestiva, ou depleção de volume. Os pacientes necessitam de monitoramento hemodinâmico e tratamento de suporte agressivo, correção dos distúrbios hidroeletrolíticos, e tratamento com antibióticos de amplo espectro.

Os pacientes que apresentam sinais peritoneais ou suspeita clínica de perfuração ou gangrena requerem laparotomia de emergência, após estabilização hemodinâmica, para restaurar imediatamente o fluxo sanguíneo mesentérico e ressecar o intestino inviável. Os pacientes que estão hemodinamicamente estáveis, sem sinais peritoneais, devem ser submetidos à angiografia para diagnosticar as lesões obstrutivas e iniciar o tratamento com vasodilatadores, como a papaverina, que, quando infundidos diretamente nos vasos mesentéricos podem ajudar a aumentar o fluxo sanguíneo, revertendo o vasoespasmo. Após a confirmação da lesão obstrutiva por angiografia, os pacientes podem submeter-se a revascularização cirúrgica (mediante *bypass* aortomesentérico, embolectomia ou tromboendarterectomia) ou a revascularização endovascular (utilizando técnicas como a dilatação com balão e a angioplastia com ou, sem colocação de *stent* ou, em casos selecionados pode-se lançar mão da terapia trombolítica dirigida por cateter). O algoritmo da American Gastroenterological Association para diagnóstico e tratamento da isquemia intestinal aguda é apresentado na Figura 6-4.

Oldenburg WA, Lau LL, Rodenberg TJ, et al. Acute mesenteric ischemia: a clinical review. *Arch Intern Med.* 2004;164:1054–1062. [PMID: 15159262]

Segatto E, Mortelé K, Ji H, et al. Acute small bowel ischemia: CT imaging findings. *Semin Ultrasound CT MR.* 2003;24:364–376. [PMID: 14620718]

Wiesner W, Khurana B, Ji H, et al. CT of acute bowel ischemia. *Radiology.* 2003;226:635–650. [PMID: 12601205]

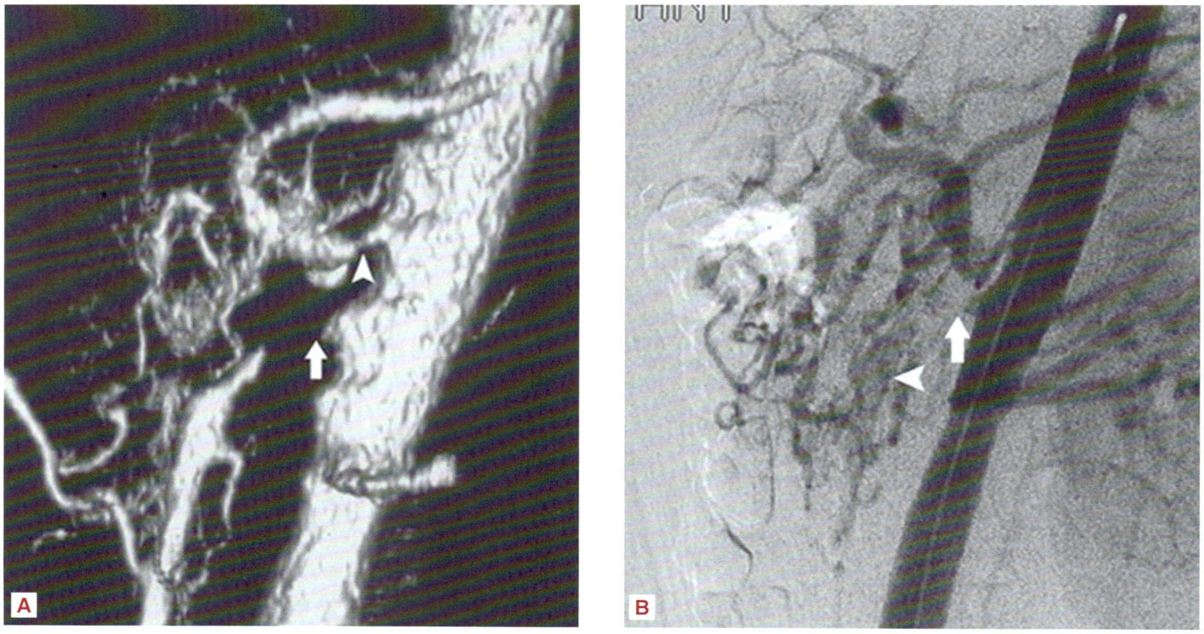

▲ **Figura 6-3. A:** TC tridimensional com renderização de volume mostrando estenose do tronco celíaco (*cabeça da seta*) e oclusão da AMS proximal (*seta*). **B:** Angiografia convencional mostrando oclusão da AMS (*seta*). (Reproduzida, com permissão, de Kirkpatrick Kroeker MA, Greenberg HM. Biphasic CT with mesenteric CT angiography is the evaluation of acute mesenteric ischemia: initial experience. *Radiology*. 2003;229:94.)

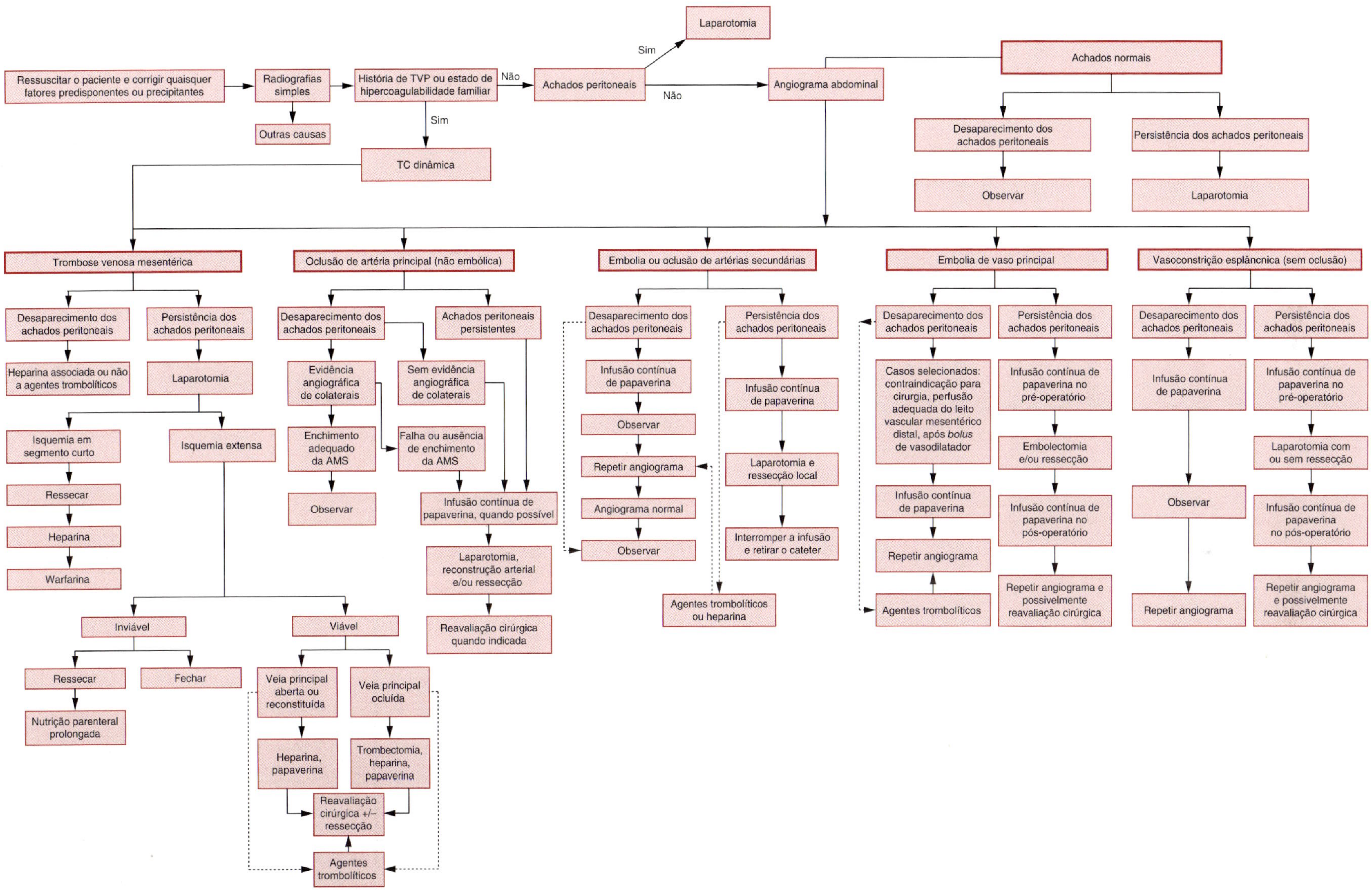

▲ **Figura 6-4.** Algoritmo para diagnóstico e tratamento da isquemia intestinal aguda. TVP, trombose venosa profunda; AMS, artéria mesentérica superior. (Reproduzida, com permissão, da American Gastroenterological Association Medical Position Statement: guidelines on intestinal ischemia. *Gastroenterology* 2000;118:951.)

2. Trombose venosa mesentérica

CRITÉRIOS DE DIAGNÓSTICO

- Forma aguda – manter elevado índice de suspeição em pacientes com início recente de dor abdominal aguda associada a uma condição predisponente (estados de hipercoagulabilidade de causa hereditária ou adquirida).
- TC, MDCT, ou a angiografia apresentam sensibilidade diagnóstica de 90%.

Considerações gerais

A trombose venosa mesentérica (TVM) é responsável por 5–10% dos casos de IMA. As condições responsáveis pelo desenvolvimento da TVM podem ser identificadas em mais de 80% dos casos, e os fatores de risco estão resumidos na Tabela 6-1. O quadro clínico da TVM pode ser agudo, caracterizado pelo início súbito dos sintomas; subagudo, cujos sintomas ocorrem durante dias ou semanas sem evoluir para o infarto intestinal; ou crônico, evoluindo para trombose da veia porta ou esplênica, com estigmas de hipertensão portal, com ou sem sangramento varicoso.

Patogênese

A TVM produz resistência ao fluxo do sangue venoso mesentérico, levando à isquemia intestinal, que resulta em edema da parede intestinal, efluxo de líquido para dentro do lúmen intestinal, e hipotensão sistêmica. Como consequência da congestão venosa, o influxo arterial é diminuído, o que pode levar à isquemia intestinal e, por fim, ao infarto. A extensão da circulação colateral venosa é uma variável importante que pode influenciar o desenvolvimento da hemorragia submucosa ou do infarto intestinal.

Tabela 6-1. Causas de trombose venosa mesentérica.

1. Estados de hipercoagulabilidade
a. Desordens hereditárias da coagulação
(1) Resistência à proteína C ativada induzida pelo fator V de Leiden
(2) Mutação *A20210* no gene da protrombina
b. Estados de hipercoagulabilidade de causa adquirida
(1) Hemoglobinúria paroxística noturna
(2) Doenças mieloproliferativas
c. Deficiências de proteínas anticoagulantes
(1) Proteína C e proteína S
(2) Antitrombina
d. Estados de hipercoagulabilidade de causa adquirida
(1) Neoplasias
(2) Contraceptivos orais
(3) Gravidez
2. Desordens inflamatórias
a. Pancreatite
b. Sepse intra-abdominal
3. Cirrose e hipertensão portal

Achados clínicos

A. Sintomas e sinais

Como se observa, a TVM pode se manifestar na forma aguda, subaguda ou crônica. Os sintomas da TVM aguda geralmente iniciam alguns dias ou algumas semanas (média de 7 dias) antes da admissão e, em 25% dos pacientes, estão presentes durante 30 dias antes da admissão. Náuseas, vômitos e diarreia são comuns, e mais de 50% dos pacientes apresentam sangue oculto nas fezes. Os achados do exame físico incluem febre (50%), distensão abdominal e sensibilidade dolorosa de leve a moderada e sinais de desidratação, e hipotensão (25%). A hematoquezia, encontrada em 15% dos pacientes, geralmente significa isquemia grave ou infarto intestinal. Febre, defesa e descompressão dolorosa do abdome, acidose lática e aumento das transaminases são achados tardios que podem estar associados ao infarto intestinal.

Na forma subaguda da TVM, a dor abdominal pode estar presente por várias semanas e estar associada a um exame físico negativo. Os pacientes com TVM crônica podem não ter apresentado dor abdominal e, muitas vezes, têm estigmas de hipertensão portal, varizes (esofágicas, gástricas, intestinais), e esplenomegalia ou sangramento varicoso. Este último pode se manifestar por hematêmese ou perda fecal de sangue.

Mais de 50% dos pacientes com TVM referem história pessoal ou familiar de trombose venosa profunda ou embolia pulmonar. A TVM deve ser suspeitada em pacientes que apresentam dor desproporcional aos achados do exame físico, especialmente se houver histórico pessoal ou familiar desses distúrbios da coagulação.

B. Exames de imagem

O padrão-ouro para o diagnóstico da TVM é a tomografia computadorizada com contraste intravenoso. Os achados clássicos, que apresentam sensibilidade superior a 90%, incluem a dilatação da veia mesentérica superior e a presença de um coágulo ou defeito de enchimento intraluminal (Figura 6-5).

Deve-se notar, no entanto, que a TC pode ser menos confiável em caso de trombose precoce quando os pequenos vasos estão envolvidos. A presença de gás venoso portal, ar no intestino delgado, ou a presença de ar livre intraperitoneal geralmente indica infarto intestinal.

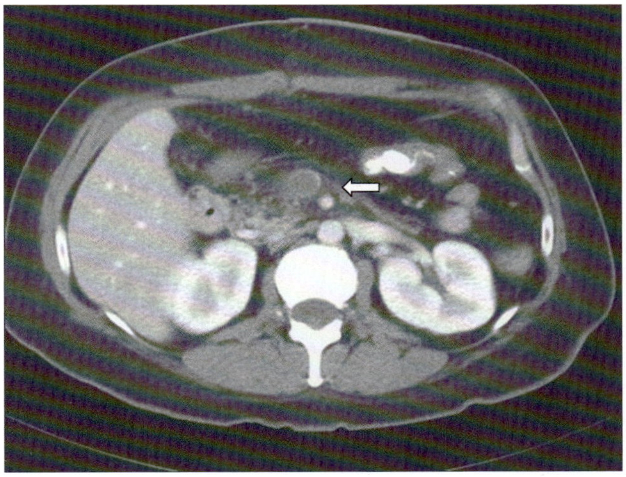

▲ **Figura 6-5.** Trombose aguda da veia mesentérica superior; a seta aponta para um enorme trombo localizado na veia mesentérica superior proximal. (Com permissão de David Stockwell, MD.)

Tratamento

O tratamento da TVM aguda depende de uma forte suspeita ou da presença de infarto intestinal. Por exemplo, os achados peritoneais persistentes tais como defesa ou descompressão dolorosa devem levantar a suspeita de infarto intestinal estando indicada a laparotomia (Figura 6-4). Por outro lado, os pacientes que apresentam evidência clínica e radiológica de TVM, sem infarto, associado ao fluxo sanguíneo mesentérico adequado, demonstrado pela angiografia, podem ser tratados conservadoramente com anticoagulação (ou seja, heparina). A anticoagulação é geralmente continuada por 6 meses ou mais se alterações da coagulação precederam a TVM. Há poucos dados disponíveis sobre o seguimento a longo prazo ou a necessidade de tratamento após 6 meses. A utilização de trombolíticos como a estreptoquinase, uroquinase, e ativador do plasminogênio tecidual não foi estudada em um grande grupo de pacientes; no entanto, a trombólise guiada por cateter tem sido realizada em alguns casos.

Quando há suspeita de infarto intestinal, a laparotomia é necessária para restaurar o fluxo sanguíneo mesentérico e ressecar o(s) segmento(s) de intestino gangrenado(s). A nutrição parenteral prolongada pode ser necessária nos casos de lesão isquêmica extensa e ressecção intestinal maciça.

Amitrano L, Brancaccio V, Guardascione MA, et al. High prevalence of thrombophilic genotypes in patients with acute mesenteric vein thrombosis. *Am J Gastroenterol.* 2001;96:146–149. [PMID: 11197244]

Harnik IG, Brandt LJ. Mesenteric venous thrombosis. *Vasc Med.* 2010;15:407–418. [PMID: 20926500]

3. Isquemia mesentérica não oclusiva

CRITÉRIOS DE DIAGNÓSTICO

- É responsável por cerca de 20% dos casos de IMA e resulta de intensa vasoconstrição mesentérica, levando à hipoperfusão esplâncnica.
- Manter alto índice de suspeição clínica.
- Deve ser suspeitada em pacientes que apresentam doença aterosclerótica difusa, e que se encontram sob condições de estresse hemodinâmico (hipotensão), em uso de agentes vasoconstritores (vasopressina, cocaína) e em pacientes com vasculite (lúpus eritematoso sistêmico, poliarterite nodosa).
- A angiografia pode ser diagnóstica e terapêutica.

Achados clínicos

Os sinais e sintomas de IMNO podem ser semelhantes aos de IMA. Os pacientes que desenvolvam IMNO são geralmente idosos com doença vascular difusa, mas a IMNO também pode ser observada em pacientes com vasculite ou nos que fazem uso de medicamentos vasoconstritores. Os fatores predisponentes incluem o infarto do miocárdio com diminuição do débito cardíaco, insuficiência cardíaca congestiva, arritmias cardíacas, septicemia, desidratação e choque; medicamentos como diuréticos, digoxina, e agonistas adrenérgicos; e diálise. A vasopressina e a angiotensina são provavelmente os mediadores que produzem vasoconstrição acentuada. A IMNO também tem sido relatada após uso de cocaína.

A taxa de mortalidade da IMNO é alta por várias razões, incluindo a idade avançada do paciente, as comorbidades, e a dificuldade em se fazer o diagnóstico e reverter a isquemia já instalada. Quando se suspeita de IMNO, a angiografia é o padrão-ouro para estabelecer o diagnóstico e tratamento (Figura 6-6).

Tratamento

O tratamento da IMNO inclui a ressuscitação hemodinâmica, antibióticos e infusão intra-arterial de papaverina, um relaxante de músculo liso, que reverte a vasoconstrição e restaura o fluxo sanguíneo mesentérico.

Bassiouny HS. Nonocclusive mesenteric ischemia. *Surg Clin North Am.* 1997;97:319–326. [PMID: 9146715]

Brandt LJ, Boley SJ. AGA technical review on intestinal ischemia. American Gastrointestinal Association. *Gastroenterology.* 2000;118:954–968. [PMID: 10784596]

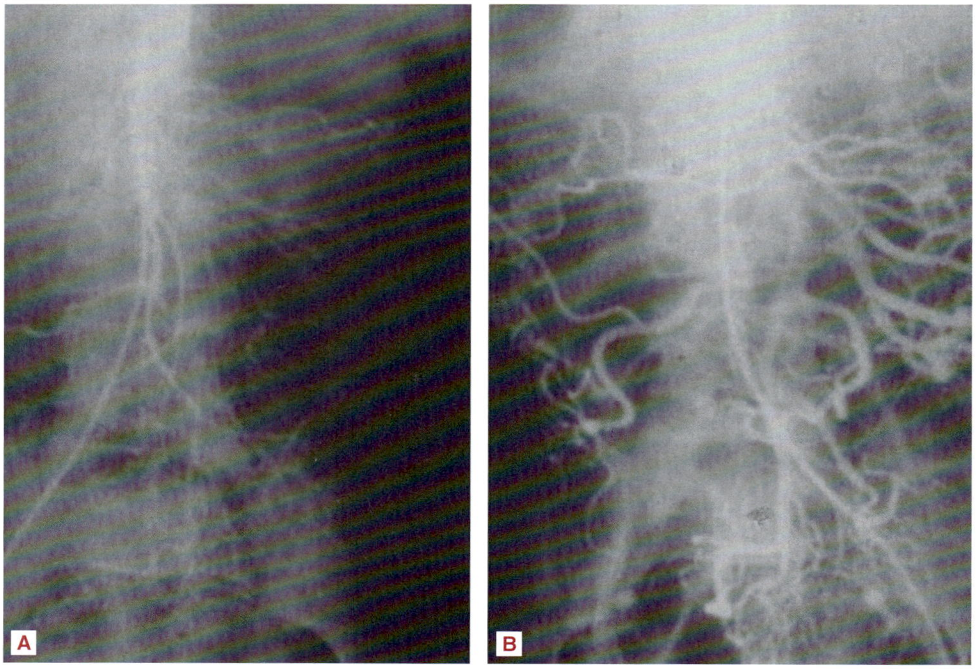

▲ **Figura 6-6.** Angiografia da artéria mesentérica superior em um paciente com isquemia mesentérica não oclusiva (IMNO). **A:** Angiograma inicial mostrando vasoconstrição difusa na vigência de choque hipotensivo. **B:** Angiograma após 48 horas de infusão de papaverina, mostrando dilatação. (Reproduzido, com permissão, de Boley SJ, Brandt LJ. Mesenteric ischemia. In: Baum S [editor]. *Abram's Angiography*, 4th ed. Brown, 1997:1627.)

Prognóstico dos pacientes com IMA

A sobrevida dos pacientes com IMA depende do diagnóstico e tratamento precoces. As taxas de mortalidade da IMA são de 70–90%, quando o diagnóstico é retardado e gangrena intestinal se desenvolve. No entanto, os pacientes com IMA comprovada por angiografia e que não apresentam peritonite podem melhorar as taxas de sobrevida, aproximando-se de 90%. O diagnóstico precoce e a intervenção imediata com angiografia ou cirurgia, ou ambos, são de importância fundamental para melhorar os resultados desses pacientes.

Schoots IG, Koffeman GI, Legemate DA, et al. Systemic review of survival after acute mesenteric ischaemia according to disease aetiology. *Br J Surg.* 2004;91:17–27. [PMID: 14716789]

ISQUEMIA MESENTÉRICA CRÔNICA

CRITÉRIOS DE DIAGNÓSTICO

- Dor abdominal pós-prandial, recusa alimentar (para não precipitar as dores), perda de peso, sopro abdominal (50% dos pacientes).
- A angiografia mostra o envolvimento de, pelo menos, dois dos três principais vasos sanguíneos esplâncnicos.

Considerações gerais

A isquemia mesentérica crônica (IMC) é o resultado da redução do fluxo sanguíneo em função do estreitamento aterosclerótico de pelo menos dois dos três vasos principais (tronco celíaco, AMS ou AMI). Normalmente, a circulação colateral adequada impede o infarto intestinal. No entanto, a isquemia mesentérica aguda ou crônica e o infarto podem se desenvolver subitamente, quando ocorre trombose ou embolia de uma artéria que apresenta estenose severa.

Achados clínicos

A. Sintomas e sinais

A tríade diagnóstica clássica da IMC consiste em dor abdominal pós-prandial, perda de peso e sopro abdominal. A dor da angina abdominal é tipicamente recorrente, maçante, em cólica, epigástrica, periumbilical, ocorrendo 10–30 minutos após as refeições e com duração de 1–3 horas. Os pacientes apresentam aversão aos alimentos, pois as dores são precipitadas pelas refeições, e disso resulta a perda de peso e, muitas vezes, a caquexia. A maioria dos pacientes tem história de doença vascular periférica (DVP). É importante notar que alguns pacientes com DVP desenvolvem angina abdominal após serem submetidos ao reparo cirúrgico das lesões vasculares periféricas por causa da assim chamada síndrome do roubo (aumento do fluxo sanguíneo para as extremidades e diminuição do fluxo mesentérico).

O exame físico dos pacientes com IMC geralmente revela um abdome flácido, sem dor à palpação durante os episódios de dor, daí a descrição clássica da dor desproporcional aos achados físicos. Tanto quanto 50% dos pacientes com IMC apresentam sopro epigástrico, especialmente pós-prandial. Náuseas, vômitos e saciedade precoce são sintomas associados comuns. A duração média dos sintomas antes do diagnóstico é de 1 ano. O diagnóstico é muitas vezes difícil em função da natureza vaga das queixas, da ausência de achados físicos e da falta de um exame não invasivo acurado.

B. Exames de imagem

A angiografia é o teste diagnóstico de escolha para a IMC; no entanto, o diagnóstico é clínico, em vez de anatômico. Os angiogramas desses pacientes mostram tipicamente alto grau de estenose em pelo menos dois vasos. A angiografia por TC, angiografia por ressonância magnética (ARM), e o Doppler ultrassom são modalidades de imagem não invasivas que avaliam o fluxo sanguíneo mesentérico. No entanto, é importante correlacionar os achados angiográficos com os sintomas, porque alguns indivíduos que apresentam oclusão completa das três artérias mesentéricas principais podem permanecer assintomáticos pela presença do fluxo sanguíneo colateral. Embora tenham surgido relatos preliminares sobre os "testes de estresse" para angina abdominal, no momento não há nenhum teste funcional que apresente alta sensibilidade ou especificidade para confirmar o diagnóstico clínico da IMC.

Tratamento

Após estabelecer o diagnóstico de IMC com base nos sintomas e no alto grau de estenose ou oclusão de duas ou mais artérias mesentéricas, o objetivo é restaurar o fluxo arterial mesentérico. Embora a revascularização cirúrgica convencional, utilizando o enxerto aortomesentérico seja o padrão-ouro, os estudos sugerem que a terapia endovascular utilizando a angioplastia percutânea com ou sem colocação de *stent* pode ser eficaz, embora haja um maior risco de recorrência dos sintomas.

Gupta PK, Horan SM, Turaga KK, et al. Chronic mesenteric ischemia: endovascular versus open revascularization. *J Endovasc Ther.* 2010;17:540–549. [PMID: 20681773]

ISQUEMIA COLÔNICA

CRITÉRIOS DE DIAGNÓSTICO

- Tipicamente, o início súbito de dor no quadrante inferior esquerdo do abdome é seguido de hematoquezia no período de 24 horas.
- Diagnóstico através de colonoscopia ou por metodos de imagem (TC, enema baritado).
- A hemorragia não é maciça e raramente é necessário transfusão.

Considerações gerais

A isquemia colônica, também conhecida como colite isquêmica, é a forma mais frequente de isquemia mesentérica, correspondendo a 75% das isquemias intestinais e afeta principalmente os idosos. Estima-se que a isquemia do cólon possa ser responsável por até 3 em 1.000 internações. Os achados de isquemia colônica são observados em 1 em cada 100 colonoscopias e podem ser diagnosticados erroneamente como doença inflamatória intestinal ou colite infecciosa (Lâmina 3). A isquemia do cólon apresenta características clínicas variadas (Tabela 6-2), embora em muitos casos nenhuma causa específica possa ser identificada. Muitos casos são inicialmente diagnosticados como doença inflamatória intestinal ou colite infecciosa, especialmente em indivíduos com idade < 50 anos. O risco de isquemia colônica parece ser maior em pacientes que foram recentemente submetidos à cirurgia cardiovascular, e esses pacientes podem apresentar episódios mais graves.

Tabela 6-2. Fatores de risco para isquemia colônica.

Fatores precipitantes da isquemia do cólon
Hipotensão
Insuficiência cardíaca congestiva
Bypass cardiopulmonar
Diálise
Cirurgia aortoilíaca
Êmbolos de colesterol
Desidratação
Fatores precipitantes em pacientes < 50 anos
Vasculite (p. ex., lúpus eritematoso sistêmico)
Estados de hipercoagulabilidade (fator V de Leiden), síndrome do anticorpo antifosfolipídeo
Crises de anemia de células falciformes
Corrida de longa distância
Medicamentos (estrógenos, danazol, vasoconstritores [pseudoefedrina, sumatriptano] ouro, drogas psicotrópicas, alosetron, anti-hipertensivos, diuréticos)
Cocaína
Infecções que resultam em colite hemorrágica (*Shigella*, *Escherichia coli* 0157:H7, *Campylobacter*, *Klebsiella oxytoca* [especialmente com a utilização de derivados da penicilina], *Clostridium difficile* [10% de colite hemorrágica])

Patogênese

A injúria isquêmica do cólon geralmente ocorre como consequência de uma redução súbita e transitória do fluxo sanguíneo, resultando em um estado de baixo fluxo. Na maioria dos casos, a lesão anatômica específica responsável pela oclusão não pode ser identificada. Embora possa ocorrer em qualquer segmento, a isquemia do cólon afeta mais comumente as chamadas regiões divisoras de águas e pode estar associada ao suprimento sanguíneo deficiente fornecido pela circulação colateral da região da flexura esplênica e do cólon esquerdo (Figura 6-7). Em geral a isquemia compromete a mucosa e raramente é transmural; consequentemente, a colite gangrenosa e as estenoses cólicas não são frequentes. Oitenta e cinco por cento dos casos de isquemia colônica se resolvem espontaneamente em 2 semanas.

Achados clínicos

A. Sintomas e sinais

Os pacientes portadores de isquemia do cólon geralmente apresentam início abrupto de dor em cólica localizada no quadrante inferior esquerdo do abdome, sangramento retal com intensidade leve a moderada ou diarreia com sangue nas primeiras 24 horas. Mais de 90% dos pacientes têm mais de 60 anos. A doença cardiovascular é comum, e os fatores precipitantes frequentes incluem a hipotensão, cirurgia cardiovascular (revascularização do miocárdio, reparo de aneurisma da aorta), diálise e desidratação. O exame físico revela sensibilidade abdominal leve a moderada sobre a região do intestino afetado, mais frequentemente localizada no lado esquerdo.

Em contraste com os pacientes que apresentam IMC, os portadores de isquemia do cólon normalmente não apresentam quadro agudo. O sangramento é usualmente leve, e os pacientes raramente necessitam de transfusão de sangue. Os sinais peritoneais, quando presentes, podem sugerir perfuração ou peritonite. A colite isquêmica é geralmente um evento singular, e apenas 5% dos pacientes apresentam recorrência.

O diagnóstico geralmente é estabelecido com base na história clínica, exame físico e exames endoscópicos ou radiológicos. Embora a maioria dos pacientes que desenvolve isquemia colônica seja formada por idosos, a doença pode também ocorrer em pacientes mais jovens. Em pacientes com menos de 50 anos, há vários fatores precipitantes da isquemia colônica que devem ser considerados (Tabela 6-2). Em mulheres jovens, a tríade formada por tabagismo, contraceptivos orais e fator V de Leiden pode estar associada a um maior risco de isque-

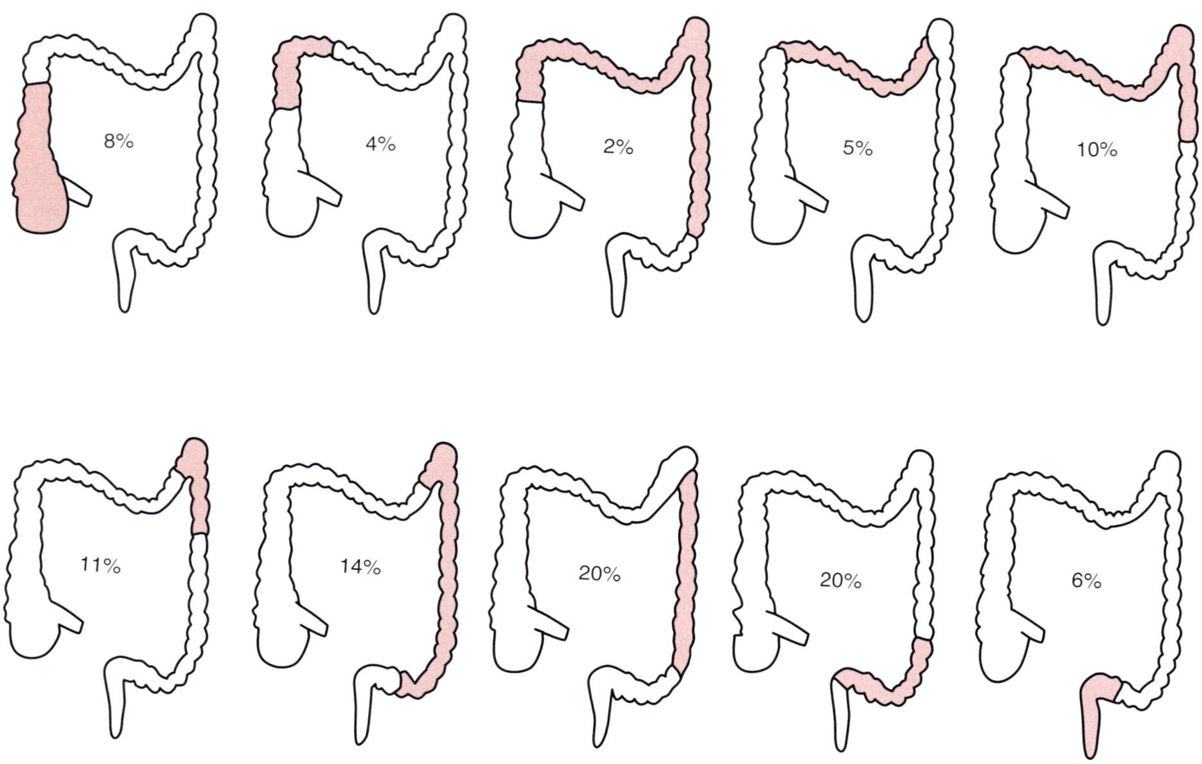

▲ **Figura 6-7.** Distribuição de isquemia colônica em 250 casos. (Reproduzida, com permissão, de Brandt L, Boley SJ. Colonic ischemia. *Surg Clin North Am.* 1992,72:212. Copyright Elsevier.)

mia do cólon. Relatos recentes indicam que os derivados da penicilina administrados a pacientes portadores de *Klebsiella oxytoca* podem precipitar a colite hemorrágica.

B. Métodos de diagnóstico

As modalidades de diagnóstico incluem a sigmoidoscopia flexível ou a colonoscopia, radiografias simples do abdome, e TC. A colonoscopia com biópsia estabelece o diagnóstico definitivo; no entanto, a endoscopia deve ser evitada em pacientes com dor abdominal ou distensão significativa porque a insuflação de ar pode precipitar a perfuração em casos de isquemia grave. Os achados endoscópicos frequentemente incluem a hemorragia petequial, mucosa pálida e, em casos mais graves, a úlcera hemorrágica (ver Lâmina 3). As amostras colhidas por biópsias mostram achados característicos. Em geral as radiografias simples do abdome não estabelecem o diagnóstico, mas em 20–25% dos casos pode ser observada a presença do sinal da impressão digital que representa a presença de hemorragia e edema da submucosa. As radiografias simples foram amplamente substituídas em decorrência da pronta disponibilidade e acurácia da TC. A TC pode demonstrar espessamento da parede, hemorragia da mucosa e submucosa, retração da gordura pericólica e, ocasionalmente, pneumatose da parede intestinal (Figura 6-8).

A realização de angiografia para avaliar a isquemia colônica em geral não é necessária; no entanto, deve ser considerada quando os resultados clínicos levantam a suspeita de isquemia ou infarto concomitante do intestino delgado.

O exame de fezes deve ser realizado para excluir infecções, tais como *Escherichia coli* O157:H7, enterite por *Campylobacter*, *Klebsiella oxytoca*, *Shigella* ou *C. difficile*, que podem estar associadas à colite hemorrágica.

Tratamento

Pacientes com isquemia colônica são geralmente colocados em repouso intestinal. Os pacientes devem ser seguidos com exames abdominais seriados e monitorados quanto à presença de sangramento, febre, leucocitose e alterações eletrolíticas. Embora não existam ensaios clínicos randomizados controlados que comprovem a eficácia dos antibióticos na redução da morbidade e mortalidade, os antibióticos venosos de amplo espectro são recomendados. Quaisquer medicamentos que possam causar vasoconstrição e isquemia devem ser suspensos (digitálicos, glicosídeos, vasopressina e diuréticos). A distensão colônica acentuada é tratada com sonda retal e descompressão nasogástrica, se necessário. Não há indicação para o uso de anticoagulantes ou corticosteroides. O prognóstico é favorável, e a maioria dos pacientes apresenta melhora após alguns dias e mostram resolução clínica e radiológica em 2 semanas.

As indicações para a cirurgia incluem a presença de sinais peritoneais que sugiram perfuração, colite gangrenosa, hemorragia maciça, megacólon tóxico e sepse recorrente. As complicações a longo prazo, incluindo a colite recorrente e persistente e o comprometimento estrutural do cólon, são pouco frequentes, mas podem exigir ressecção do segmento colônico afetado.

Em contraste com a isquemia do intestino delgado, a isquemia do cólon raramente constitui uma ameaça à vida. No entanto, alguns relatos sugerem que a isquemia do cólon direito possa apresentar um prognóstico pior em comparação com a isquemia de outros segmentos do cólon. Além disso, o desenvolvimento de isquemia colônica que ocorre após cirurgia cardiovascular recente também merece menção especial, pois a história natural da isquemia colônica nesses pacientes pode ser mais grave. A isquemia colônica prolongada, que pode ocorrer em

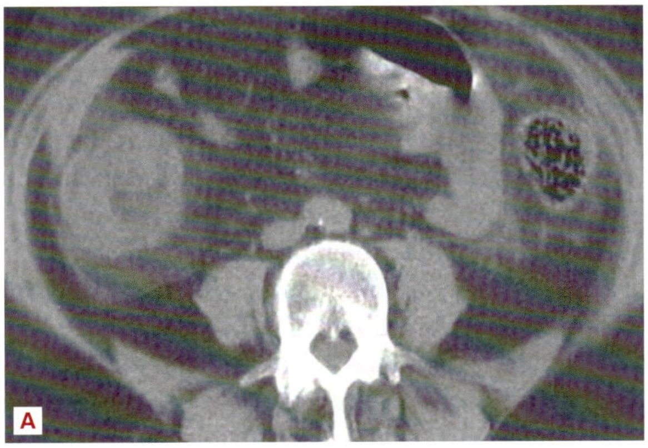

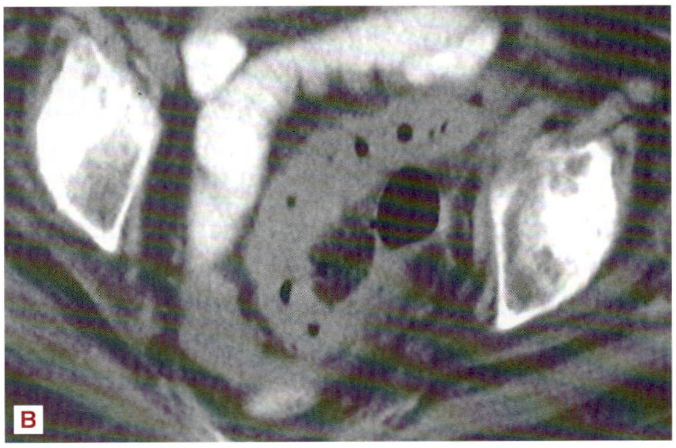

▲ **Figura 6-8.** Achados de isquemia colônica demonstrados pela TC. **A:** Espessamento do cólon. **B:** Pneumatose. (Com permissão de Koenraad Mortele, MD).

Tabela 7-1. Categorias de medicamentos aprovados pela FDA, para o uso durante a gravidez.

Categoria aprovada pela FDA para o uso durante a gravidez	Interpretação
A	Alguns estudos controlados realizados em animais e em mulheres não mostraram nenhum risco no primeiro trimestre, e possivelmente o dano fetal é remoto
B	Os estudos em animais também não mostraram presença de risco fetal, mas não há estudos controlados em mulheres grávidas ou em animais que mostrem um efeito adverso que não tenha sido confirmado em estudos controlados em mulheres no primeiro trimestre
C	Não foram realizados estudos controlados em humanos, e os estudos em animais revelaram efeitos adversos, ou os estudos em humanos e animais não estão disponíveis; administrar a medicação, caso os benefícios potenciais superem os riscos
D	Evidência positiva de risco fetal está disponível, mas os benefícios podem superar os riscos em presença de doença grave ou risco de vida
X	Estudos em animais ou seres humanos mostram anormalidades fetais; os medicamentos são contraindicados

Reproduzida, com permissão, de Mahadevan U, Kane S. American Gastroenterological Association Institute technical review on the use of gastrointestinal medications in pregnancy. *Gastroenterology*. 2006:131:283–311.

ao deitar e após alimentação, e os pacientes também podem relatar tosse, rouquidão, asma e sintomas semelhantes. O diagnóstico é baseado nos sintomas. A manometria e pHmetria esofágica raramente são necessárias, e os exames baritados devem ser evitados durante a gravidez. Na presença de sintomas graves, se for necessária, a esofagogastroduodenoscopia (EGD) pode ser realizada durante a gravidez com monitoramento cuidadoso (ver mais adiante abordagem sobre endoscopia durante a gravidez).

Tratamento

A modificação do estilo de vida deve ser a terapia de primeira linha. Isso inclui evitar o álcool, cafeína, hortelã, chocolate, tabaco e alimentos gordurosos e picantes. Evitar refeições no final da noite e elevar a cabeceira da cama também podem prevenir os sintomas noturnos.

As medicações utilizadas no tratamento da DRGE durante a gravidez são listadas na Tabela 7-2. Os dados sobre a eficácia ou segurança dos antiácidos são limitados, no entanto, os antiácidos que contêm alumínio e cálcio são considerados aceitáveis em doses terapêuticas normais durante a gravidez, e os estudos limitados realizados em animais não demonstraram evidência de teratogenicidade. Os antiácidos à base de cálcio são considerados a primeira linha de terapia farmacológica. Todos os compostos que contenham magnésio devem ser evitados durante as últimas semanas da gravidez, pois o magnésio pode reduzir ou impedir a capacidade laborativa e causar convulsões. Os antiácidos que contêm ácido algínico ou trissilicato de magnésio devem ser evitados, uma vez que esses produtos químicos têm sido associados a nefrolitíase, hipotonia, dificuldade respiratória e insuficiência cardiovascular. Os antiácidos contendo bicarbonato de sódio não devem ser utilizados porque eles podem causar acidose metabólica materna ou fetal e sobrecarga de fluidos. Finalmente, os antiácidos não devem ser ingeridos juntamente com as preparações que contêm ferro pois eles podem interferir com a absorção de ferro.

Em geral, o sucralfato, os bloqueadores dos receptores tipo 2 de histamina (bloqueadores H_2) e a maioria dos inibidores da bomba de prótons (IBP) são usados com segurança durante a gravidez, até mesmo quando utilizados no primeiro trimestre. O sucralfato, assim como os antiácidos, é um medicamento inabsorvível e, avaliado em um ensaio randomizado e controlado, mostrou ser eficaz para tratamento da pirose e regurgitação sem apresentar nenhum risco para o feto em mulheres grávidas com função renal normal. Os bloqueadores dos receptores H_2 são comumente usados e considerados seguros na gravidez. Foi demonstrado que a ranitidina é segura e eficaz e provavelmente o bloqueador H_2 de escolha. A cimetidina é também considerada segura; no entanto, algumas autoridades recomendam evitar sua utilização durante a gravidez por causa da feminização observada em alguns estudos realizados em animais e humanos. Os dados sobre a utilização da famotidina e nizatidina estão disponíveis em menor número.

Embora os IBPs sejam mais eficazes do que os bloqueadores H_2 para controlar os sintomas da DRGE e a cura da esofagite, eles não foram muito bem estudados na gravidez. Alguns investigadores sugerem a presença de falhas documentadas após o uso de bloqueadores H_2, e aconselham a realização de endoscopia digestiva alta antes de avaliar o resultado empírico. Estudos observacionais sugerem que o omeprazol pode ser usado com segurança durante a gravidez; no entanto, o aumento da toxicidade fetal observado por estudos realizados em animais e a evidência de malformações cardíacas em estudos humanos fizeram com que fosse incluído na classe C pela FDA. Os estudos em animais sustentam

Tabela 7-2. Medicamentos usados no tratamento de refluxo gastroesofágico e úlcera péptica.

Medicamento	Categoria aprovada pela FDA para uso em gestantes	Recomendações para gravidez	Recomendações para amamentação
Antiácidos			
Alumínio	Não	Maioria risco baixo: absorção mínima	Risco baixo
Cálcio	Não	Maioria risco baixo: absorção mínima	Risco baixo
Magnésio	Não	Maioria risco baixo: absorção mínima	Risco baixo
Trissilicato de magnésio	Não	Evitar uso prolongado ou doses altas	Risco baixo
Bicarbonato de sódio	Não	Não recomendado: alcalose	Risco baixo
Protetores da mucosa			
Sucralfato	B	Risco baixo	Sem dados em humanos: provavelmente compatível
Antagonistas dos receptores H_2			
Cimetidina	B	Dados controlados: risco baixo	Compatível
Famotidina	B	Faltam dados seguros	Dados humanos limitados: provavelmente compatível
Nizatidina	B	Dados humanos limitados: risco baixo em animais	Dados humanos limitados: provavelmente compatível
Ranitidina	B	Risco baixo	Dados humanos limitados: provavelmente compatível
Inibidores da bomba de próton			
Esomeprazol	B	Dados limitados: risco baixo	Sem dados humanos: toxicidade potencial
Lanzoprazol	B	Dados limitados: risco baixo	Sem dados humanos: toxicidade potencial
Omeprazol	C	Relatos de toxicidade embrionária e fetal, mas dados de grandes séries sugerem risco baixo	Dados humanos limitados: toxicidade potencial
Pantoprazol	B	Dados limitados: risco baixo	Sem dados humanos: toxicidade potencial
Rabeprazol	B	Dados limitados: risco baixo	Sem dados humanos: toxicidade potencial
Agentes promotilidade			
Cisaprida	C	Estudo controlado: risco baixo, disponibilidade limitada	Dados humanos limitados: provavelmente compatível
Metoclopramida	B	Risco baixo	Dados humanos limitados: toxicidade potencial
Tratamento do *Helicobacter pylori*			
Amoxicilina	B	Risco baixo	Compatível
Bismuto	C	Não é seguro: teratogenicidade	Sem dados humanos: toxicidade potencial
Claritromicina	C	Evitar no primeiro trimestre	Sem dados humanos: toxicidade potencial
Metronidazol	B	Risco baixo: evitar no primeiro trimestre	Dados humanos limitados: toxicidade potencial
Tetraciclina	D	Não é seguro: teratogenicidade	Compatível

Reproduzida, com permissão, de Mahadevan U, Kane S. American Gastroenterological Association Institute technical review on the use of the gastrointestinal medications in pregnancy. *Gastroenterology*. 2006;131:283–311.

que o lansoprazol e o rabeprazol são seguros; o pantoprazol e o esomeprazol também parecem ser seguros, com base em dados obtidos de estudos em animais, embora os estudos em seres humanos sejam limitados.

A cirurgia antirrefluxo durante a gravidez deve ser evitada e muitas vezes não é necessária, pois os sintomas desaparecem ou melhoram após o parto. A metoclopramida pode ser utilizada em casos muito refratários e pode ser útil no tratamento da hipomotilidade intestinal relacionada com a gravidez, que parece contribuir para o refluxo. Ela é usada para tratar as náuseas e os vômitos, e um estudo não mostrou nenhuma associação com a presença de malformações fetais. Em pacientes que foram submetidas à cirurgia antirrefluxo antes da gravidez, esses métodos parecem ser eficazes no controle dos sintomas da DRGE, durante e após a gravidez, e esta última não parece afetar os resultados a longo prazo e as taxas de falha da cirurgia antirrefluxo.

Os antiácidos e o sucralfato podem ser usados com segurança em pacientes que apresentam sintomas no período pós-parto, em decorrência da absorção materna limitada. Todos os bloqueadores H_2 são excretados no leite materno; no entanto, a cimetidina, a ranitidina e a famotidina parecem ser seguras durante a amamentação. A nizatidina foi associada a atraso do crescimento em um estudo realizado em animais.

Gonzalez R, Bowers SP, Swafford V, et al. Pregnancy and delivery after antireflux surgery. *Am J Surg.* 2004;188:34–38. [PMID: 15219482]

Richter JE. Gastroesophageal reflux disease during pregnancy. *Gastroenterol Clin North Am.* 2003;32:235–261. [PMID: 12635418]

NÁUSEAS & VÔMITOS

Quase 50% das mulheres apresentam náuseas e vômitos durante o início da gravidez e outras 25% adicionais apresentam apenas náuseas. Em um estudo prospectivo que reuniu 160 mulheres grávidas, 80% daquelas que apresentaram náuseas relataram que esses sintomas ocorreram durante todo o dia, sugerindo que "o mal-estar matinal" pode ser um equívoco. Na maioria das pacientes o início das náuseas ocorre nas primeiras 4 semanas após o último período menstrual e o pico máximo acontece após 9 semanas de gestação. Sessenta por cento dos casos têm resolução espontânea até o final do primeiro trimestre, e 91% em torno de 20 semanas de gestação. Náuseas e vômitos têm seu estímulo provavelmente oriundos da placenta, sendo menos comuns em mulheres de idade mais avançada, multíparas e fumantes, provavelmente devido ao tamanho reduzido da placenta encontrado nessas mulheres. Durante a gravidez esses sintomas estão associados à diminuição do risco de aborto espontâneo.

O curso clínico das náuseas e vômitos durante a gravidez está intimamente relacionado com o nível de gonadotrofina coriônica humana (hCG). Teoriza-se que a hCG pode estimular a produção de estrogênio pelo ovário; o estrogênio é conhecido por aumentar a náusea e os vômitos. Os níveis de hCG são mais elevados em mulheres que apresentam gravidez gemelar ou mola hidatidiforme, quando comparadas às outras mulheres grávidas, e apresentam um maior risco de desenvolvimento desses sintomas. A deficiência de vitamina B também pode contribuir uma vez que o uso de complexos vitamínicos que contêm vitamina B reduz a incidência de náuseas e vômitos.

Achados clínicos

A. Sintomas e sinais

É importante realizar uma avaliação cuidadosa para excluir a presença de outros distúrbios e de fatores contribuintes (Figura 7-1). A presença de pirose sugere a coexistência de DRGE e requer tratamento imediato com medicamentos antiácidos (ver a abordagem anterior sobre DRGE). Embora, durante os episódios recorrentes de náuseas e vômitos os pacientes possam apresentar dores na musculatura abdominal e costelas, a dor abdominal não está tipicamente associada às náuseas e aos vômitos, durante o período da gestação.

A dor epigástrica, periumbilical ou localizada à direita pode sugerir a presença de cálculo biliar, doença ulcerosa péptica (DUP), pancreatite ou apendicite, e, portanto, deve ser realizada avaliação completa para excluir esses transtornos. O conteúdo dos vômitos normalmente é formado por alimentos recém-ingeridos ou apresenta aspecto amarelado. Os vômitos biliosos ou a dor periumbilical pode sugerir obstrução intestinal.

O exame físico de uma paciente com náuseas e vômitos, na vigência de gravidez não complicada, não apresenta anormalidade. Hipotensão ortostática ou desidratação pode sugerir hiperêmese gravídica (ver abordagem mais adiante). Sensibilidade dolorosa, descompressão dolorosa, massa palpável, distensão abdominal, ou de vascolejo devem suscitar a realização de exames laboratoriais e de imagem a fim de descartar outras causas.

B. Achados laboratoriais

Uma contagem de leucócitos elevada (acima da leucocitose fisiológica da gravidez ou associada à neutrofilia)

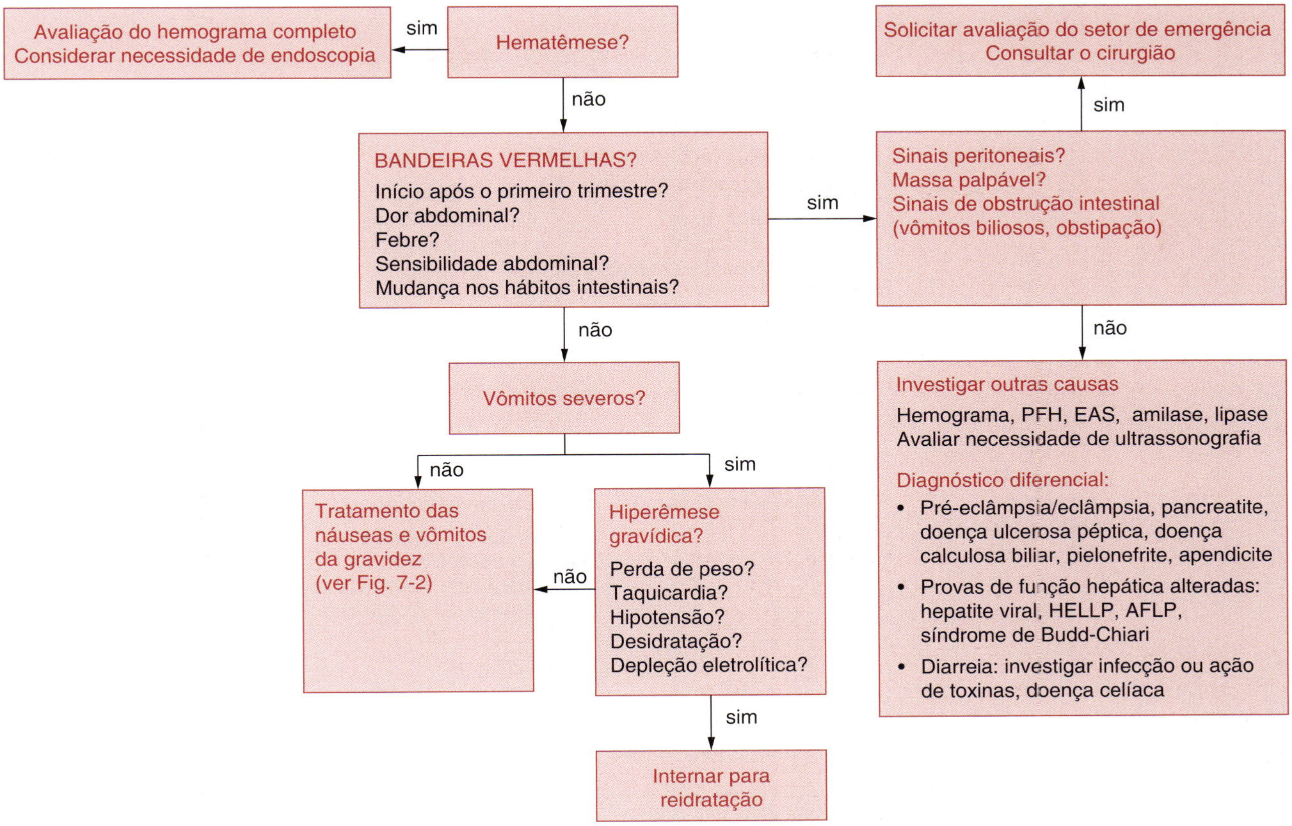

▲ **Figura 7-1.** Avaliação das náuseas e vômitos durante a gravidez. AFLP, esteatose hepática aguda da gravidez; CBC, hemograma completo; TFH, teste de função hepática; HELLP, síndrome constituída de hemólise, elevação das enzimas hepáticas, e baixa contagem de plaquetas; EAS, análise de urina.

pode sugerir colecistite, pancreatite, apendicite, ou pielonefrite. A urina deve ser colhida para realização de EAS e cultura, para excluir infecção do trato urinário. Outros exames relevantes incluem os testes para avaliar a função tireoidiana, as provas de função hepática (hepatite C crônica pode estar associada à elevada incidência de náusea), sorologia para hepatite e glicemia de jejum. As alterações acentuadas dos eletrólitos séricos resultantes de vômitos sugerem o diagnóstico de hiperêmese gravídica.

Tratamento

A literatura médica e leiga estão repletas de sugestões de dieta para mulheres que apresentam esses transtornos. O tratamento clínico é direcionado para controlar os sintomas (Figura 7-2).

As mulheres devem evitar a exposição aos odores, alimentos ou suplementos que parecem provocar náuseas. Tipicamente, os alimentos gordurosos são evitados, porque podem retardar o esvaziamento gástrico. Recomenda-se fazer pequenas e frequentes refeições à base de carboidratos leves (amidos, como o macarrão, batatas e arroz), frango e peixes. Recomenda-se também que as pacientes que apresentam náuseas e vômitos acentuados, ingiram pequenos goles de líquidos salgados, tais como bebidas esportivas ou caldos. Sucos e bebidas cremosas ou produtos lácteos não são recomendados, pois eles podem agravar os sintomas. Alguns autores recomendam evitar legumes ou alimentos ricos em fibras, que podem formar bezoares. A acupressura é frequentemente realizada com a utilização de faixas elásticas para pulso (Seabands) de forma contínua durante alguns dias, seguida por um intervalo de poucos dias, é não invasiva. Muitas mulheres relatam redução no número de episódios de náuseas, embora os dados sobre se esse benefício é real ou parcialmente um efeito placebo sejam ambíguos. A maioria dos estudos não mostra benefício significativo quanto ao tratamento dos vômitos. Recente revisão Cochrane sustenta a utilização de piridoxina (B_6) para o controle dos sintomas de náusea, e um outro pequeno ensaio comparando 1,05 g de gengibre por dia durante 3 semanas com 73 mg de piridoxina demonstrou um benefício modesto e semelhante na redução dos sintomas de náuseas.

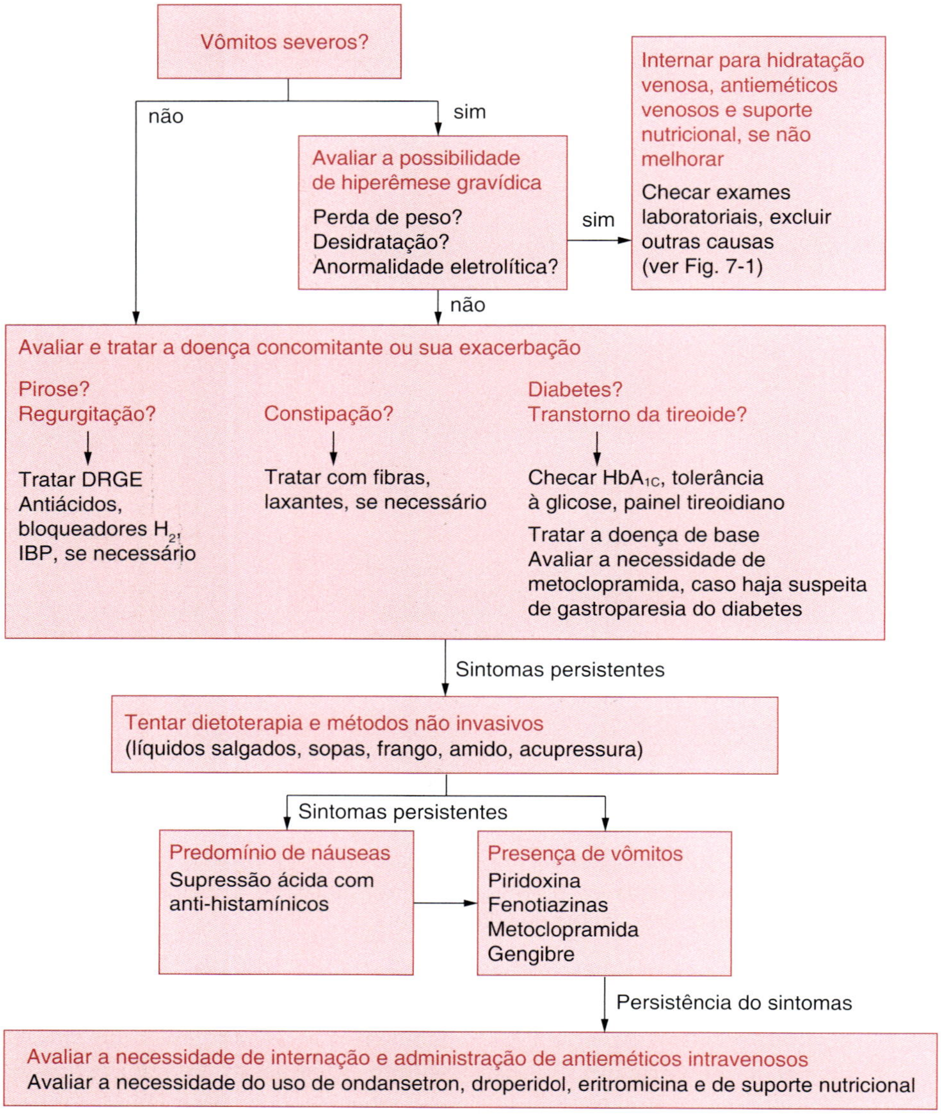

▲ **Figura 7-2.** Tratamento das náuseas e vômitos da gravidez. DRGE, doença do refluxo gastroesofágico; IV, intravenoso; IBP, inibidor da bomba de prótons.

As mulheres que apresentam náuseas e vômitos persistentes e altas concentrações de cetonas requerem hidratação intravenosa com multivitaminas, incluindo a tiamina, e monitoramento dos níveis de cetonas urinárias e de eletrólitos. Os agentes antieméticos devem ser prescritos para essas pacientes.

Os anti-histamínicos, como a meclizina, têm sido utilizados sem relato de teratogenicidade. Os estudos sobre a utilização do dimenidrinato e da difenidramina durante a gravidez têm mostrado resultados conflitantes sobre sua segurança e eficácia. As fenotiazinas como prometazina, proclorperazina e trimetobenzamida são consideradas drogas de baixo risco com base em estudos realizados em mulheres grávidas e também são clinicamente eficazes. A metoclopramida é usada com frequência na Europa, e um estudo não mostra associação a malformações fetais. Em um estudo randomizado recente a metoclopramida e a prometazina intravenosa apresentaram eficácia semelhante no tratamento de hiperêmese, mas a metoclopramida causou menos sonolência e tonturas. Um estudo de coorte realizado em Israel com a participação de 3.458 mulheres expostas a metoclopramida no primeiro trimestre (na maioria dos casos durante 1–2 semanas) não mostrou associação significativa entre a exposição e o risco de malformações congênitas, baixo peso ao nascer, parto prematuro ou mortalidade perinatal.

Outros procinéticos como a domperidona (usado no Canadá), o betanecol e a eritromicina não foram estudados. O ondansetron é considerado de baixo risco na gravidez, embora seu uso seja normalmente limitado aos casos de hiperêmese gravídica. O ganisetron e o dolasetron não foram estudados em gestações nos humanos.

Jewell D, Young G. Interventions for nausea and vomiting in early pregnancy. *Cochrane Database Syst Rev.* 2003;(4):CD000145. [PMID: 14583914]

Koch KL, Frissora CL. Nausea and vomiting during pregnancy. *Gastroenterol Clin North Am.* 2003;32:201–234. [PMID: 12635417]

Matok I, Gorodischer R, Koren G, et al. The safety of metoclopramide use in the first trimester of pregnancy. *N Engl J Med.* 2009;360:2528–2535. [PMID: 19516033]

Smith C, Crowther C, Willson K, et al. A randomized controlled trial of ginger to treat nausea and vomiting in pregnancy. *Obstet Gynecol.* 2004;103:639–645. [PMID: 15051552]

Tan PC, Khine PP, Vallikkannu N, et al. Promethazine compared with metoclopramide for hyperemesis gravidarum: a randomized controlled trial. *Obstet Gynecol.* 2010;115:975–981. [PMID: 20410771]

HIPERÊMESE GRAVÍDICA

Essa condição é caracterizada por vômitos incoercíveis e desidratação concomitante, alterações eletrolíticas ou perda de peso. A incidência é de 0,3–1% das gestações, e os sintomas quase sempre aparecem no primeiro trimestre, embora a hiperêmese às vezes possa ser suspeitada pela presença de vômitos persistentes após o primeiro trimestre. Essa condição é caracterizada por vômitos persistentes, perda de peso de mais de 5%, cetonúria, alterações eletrolíticas (hipocalemia) e desidratação (densidade urinária específica elevada). A hiperêmese gravídica está associada a níveis elevados de estrogênio e ocorre com probabilidade maior em mulheres multíparas, na presença de doença trofoblástica gestacional e de anormalidades fetais, tais como a triploidia, trissomia do 21 e hidropisia fetal. Ela também tem sido associada a hipertireoidismo, pré-eclâmpsia, eclâmpsia, síndrome HELLP (hemólise, elevação das enzimas hepáticas e baixa contagem de plaquetas) e com a esteatose hepática aguda da gravidez (EHAG). Embora o prognóstico fetal seja bom na maioria das pacientes com hiperêmese, um estudo demonstrou que a perda de 5% ou mais do peso corporal estava associada a um risco maior de retardo de crescimento ou anomalias fetais.

Achados clínicos

A. Sintomas e sinais

As pacientes podem relatar boca seca, sialorreia, exacerbação do olfato, disgeusia (gosto alterado ou gosto metálico) e diminuição do paladar. O exame físico pode revelar sinais de desidratação, incluindo membranas mucosas secas e diminuição do turgor cutâneo. A presença de dor no quadrante superior direito ou em região epigástrica, cefaleia e diplopia podem sugerir pré-eclâmpsia ou eclâmpsia. A pressão arterial deve ser medida e o exame de urina deve ser realizado; hipertensão e proteinúria sustentam o diagnóstico de pré-eclâmpsia. A hiper-reflexia e o edema também podem estar presentes na pré-eclâmpsia, e o desenvolvimento de convulsões define a eclâmpsia.

B. Achados laboratoriais

A bioquímica sanguínea deve ser avaliada, pois a alcalose metabólica hipoclorêmica, hipocalemia, hipomagnesemia e hiponatremia são comuns. O hemograma completo e as provas de função hepática também devem ser checados quanto à presença da síndrome HELLP (elevação das transaminases sem elevação significativa da fosfatase alcalina ou bilirrubinas, muitas vezes com baixo número de plaquetas). A EHAG pode se manifestar com insuficiência hepática fulminante (tempo de protrombina elevado, icterícia e elevação das transaminases) e, algumas vezes, pode estar associada a insuficiência renal e hipoglicemia. Essas pacientes devem ser transferidas para uma unidade de cuidados intensivos e um hepatologista deve ser consultado imediatamente. A síndrome HELLP e a EHAG ocorrem tipicamente no final da gravidez, em geral no terceiro trimestre. Outras doenças associadas a vômitos severos incluem a trombose das veias hepáticas ou síndrome de Budd-Chiari, que pode ser diagnosticada pelo ultrassom Doppler. A doença celíaca pode ser diagnosticada pela imunoglobulina A (IgA) transglutaminase tecidual e a IgA antiendomísio ou endoscopia, ou ambos. O *Helicobacter pylori* pode ser diagnosticado por sorologia, endoscopia ou teste respiratório do hidrogênio. A hiperêmese não costuma causar alterações das provas de função hepática ou insuficiência renal, a menos que a desidratação grave esteja presente.

Complicações

A hiperêmese gravídica pode estar associada a baixo peso ao nascer quando a mãe também se encontra abaixo do peso; no entanto, o óbito fetal é raro. Os vômitos incoercíveis raramente podem causar as lacerações do esôfago encontradas na síndrome de Mallory-Weiss ou a ruptura daquele órgão. Raramente, as mulheres podem desenvolver neuropatias periféricas por causa de deficiências das vitaminas B_6 e B_{12}. A complicação mais grave é a encefalopatia de Wernicke resultante da deficiência de tiamina. A ingestão deficiente de tiamina também pode resultar em deficiência de outras vitaminas e nutrientes como o ferro, cálcio e folato. Os recém-nascidos de mães que perderam peso no início da gravidez, quando comparados com recém-nascidos de mulheres cujo peso aumentou ou permaneceu o mesmo, apresentam uma perda média de peso menor e percentuais de peso mais baixos para a idade gestacional.

Tratamento

Hidratação oral e venosa e reposição de eletrólitos é o tratamento primário. A tiamina deve ser administrada antes da dextrose para evitar a encefalopatia de Wernicke. Após 24 horas de hidratação intravenosa agressiva, a infusão deve ser ajustada para manter o débito urinário. Uma vez que a hidratação oral é tolerada, deve ser iniciada ingestão de caldo de carne, ou líquidos salgados, seguida por pequenas refeições à base de carboidratos, tais como biscoitos e macarrão. Em alguns casos, pode ser necessária a alimentação através de sonda nasogástrica ou nasojejunal. Em casos raros, a nutrição parenteral tem sido utilizada, mas se possível deve ser evitado, pelos riscos de infecção, diabetes, colelitíase e riscos associados ao acesso venoso central. Foram relatados quatro casos de colocação de sondas gástricas pela técnica de gastrostomia endoscópica percutânea, com extensões para o jejuno (gastrojejunostomia endoscópica percutânea), durante a qual contou com o monitoramento fetal e o suporte anestésico. Embora não haja relato de efeitos adversos sobre o feto, esse procedimento deve ser reservado para pacientes que apresentam desnutrição grave, após falha da alimentação nasoenteral e contraindicação para nutrição parenteral (hiperglicemia, hipercoagulabilidade ou acesso venoso inadequado). Os medicamentos usados para controlar as náuseas e vômitos geralmente são eficazes para tratar a hiperêmese. Um estudo demonstrou algum benefício do extrato da raiz de gengibre em pó (20 mg por via oral, 4 vezes ao dia) no controle dos sintomas. Alguns relatos de casos descrevem os benefícios da eritromicina no controle da hiperêmese. Outro estudo mostrou alguma eficácia da metilprednisolona, porém os esteroides podem apresentar efeitos adversos para o feto.

Irving PM, Howell RJS, Shidrawi RG. Percutaneous endoscopic gastrostomy with a jejunal port for severe hyperemesis gravidarum. *Eur J Gastroenterol Hepatol.* 2004;16:937–939. [PMID: 15316422]

CONSTIPAÇÃO

O surgimento de constipação e a exacerbação da constipação crônica são queixas comuns durante a gravidez. Acredita-se que várias alterações fisiológicas contribuam para esse problema, incluindo a ingestão deficiente de líquidos durante os episódios de náuseas e vômitos, a suplementação de ferro, o repouso no leito ou a diminuição dos exercícios, e as mudanças hormonais, tais como aumento dos níveis de progesterona e estrogênio, que parecem reduzir a migração do complexo motor, e o tempo de trânsito orocecal.

Achados clínicos

A. Sintomas e sinais

Na constipação simples, o exame físico deve ser normal. Febre, dor abdominal, sensibilidade, distensão, náuseas ou vômitos, ou obstipação requerem avaliação imediata para afastar outras causas, como a obstrução intestinal ou volvo.

Tratamento

O tratamento da constipação durante a gravidez é semelhante àquele em pacientes não grávidas. A terapia de primeira linha consiste no uso de fibras dietéticas, método mais seguro e mais fisiológico para tratar a constipação; no entanto, muitas pacientes não respondem ao uso isolado de fibras dietéticas.

Psyllium, policarbofil de cálcio e metilcelulose são laxantes de volume que podem ser utilizados como alternativa ou como adjuvante às fibras dietéticas. Esses agentes devem ser diluídos e ingeridos com os alimentos durante as refeições. As fibras aumentam o conteúdo fecal de água, aumentam o peso das fezes, diminuem o tempo de trânsito colônico, e melhoram a consistência das fezes. O efeito laxante pode ser retardado por alguns dias. As pacientes grávidas devem ser advertidas de que as fibras podem causar distensão abdominal e flatulência e devem ser instruídas a ingerir uma quantidade suficiente de líquidos com as fibras. O docusato, um laxante, pode ser usado juntamente com os suplementos de fibras e é utilizado rotineiramente na gravidez; no entanto, há um relato de caso de hipomagnesemia neonatal associada ao docusato de sódio por via oral, administrado a gestante.

Os laxantes osmóticos podem ser utilizados quando não há resposta à suplementação de fibras. Sorbitol e lactulose são açúcares de baixa absorção que estimulam o acúmulo de líquido na luz do cólon mediante um efeito osmótico. A lactulose é mais dispendiosa e não deve ser utilizada em pacientes diabéticas porque contém galactose. Além disso, pode exacerbar a náusea em pacientes grávidas que apresentam esse sintoma. O polietilenoglicol tem sido utilizado para tratar a constipação crônica durante a gravidez e provoca menos distensão abdominal e flatulência do que outros laxantes osmóticos. É disponível para venda sem receita médica e é recomendado por várias sociedades obstétricas.

Os laxantes estimulantes são geralmente reservados para pacientes que não respondem a fibras ou laxantes osmóticos. Seu uso prolongado pode resultar em hipocalemia, hipomagnesemia, hiponatremia e desidratação e, portanto, os eletrólitos devem ser monitorados. O sene é geralmente seguro durante a gravidez e pode ser usado em combinação com os laxantes de volume. Ele pode ser ingerido com líquidos ao deitar até 3 vezes por semana. A cáscara é mais leve e menos frequentemente associada a desconforto abdominal. O bisacodil também é seguro na gravidez e usado sob a forma de comprimidos ou supositórios, mas pode produzir algum desconforto abdominal, quando administrado oralmente.

A impactação fecal deve ser tratada pela desimpactação digital. O óleo mineral, água da torneira ou os enemas de retenção podem ser utilizados para amaciar as fezes. O supositório de bisacodil pode então ser utilizado com agentes orais para tratar a constipação.

Os agentes que devem ser evitados durante a gravidez incluem o óleo de rícino, que pode iniciar as contrações uterinas prematuras; aloe, que tem sido associada a malformações congênitas; e os agentes salinos hiperosmóticos, como laxantes à base de magnésio e fosfosoda, que podem promover retenção de sódio e água. O óleo mineral administrado por via oral também deve ser evitado porque impede a absorção de vitaminas lipossolúveis. O tegaserod já não está disponível para uso em pacientes grávidas ou não grávidas. A lubiprostona pertence à classe C e não deve ser utilizada durante a gravidez.

Wald A. Constipation, diarrhea, and symptomatic hemorrhoids during pregnancy. *Gastroenterol Clin North Am.* 2003;32:309–322. [PMID: 12635420]

DIARREIA

A diarreia aguda ou crônica pode ocorrer em mulheres grávidas, e acredita-se que a patogênese e o diagnóstico diferencial são semelhantes em pacientes grávidas e não grávidas. A maioria dos casos de diarreia aguda é causada por infecções virais como rotavírus e vírus Norwalk e está associada a diarreia aquosa em grande volume, que é autolimitada. A diarreia de origem bacteriana muitas vezes produz evacuações mais frequentes de pequeno volume, dor abdominal, febre ocasional, acompanhadas por sangue e leucócitos nas fezes.

Achados clínicos

A. Sintomas e sinais

A avaliação da diarreia é tipicamente garantida apenas quando a diarreia é profusa, conduz a desidratação, é do tipo sanguinolento, está associada a febre alta, ou quando a doença persiste durante 48 horas sem melhora ou torna-se crônica. As causas não infecciosas de diarreia aguda e crônica incluem a diarreia funcional, intolerância alimentar, uso de substitutos do açúcar, tais como o sorbitol e manitol, e a DII. A história familiar deve ser obtida e a dieta cuidadosa deve ser instituída.

B. Exames laboratoriais e de imagem

O exame de fezes para pesquisa de bactérias, ovos e parasitas, e a pesquisa de toxinas do *Clostridium difficile* pelo teste de ELISA (*enzyme-linked immunosorbent assay*) constituem o próximo passo da avaliação. A sigmoidoscopia flexível com biópsia é considerada segura durante a gravidez e pode ser realizada, se necessário, para avaliar os casos de diarreia sanguinolenta e persistente.

Tratamento

A diarreia não complicada deve ser tratada com reidratação oral, sucos, bebidas descafeinadas e caldos. Suco de laranja e de bananas são fontes de potássio, e os biscoitos e caldos salgados são fontes de sódio. As refeições devem ser pequenas e frequentes. Os alimentos gordurosos, cafeína, laticínios e adoçantes artificiais devem ser evitados.

Os antibióticos devem ser usados somente na presença de infecções bacterianas ou parasitárias. O albendazol é teratogênico em animais, mas na presença de infecções causadas por helmintos, o benefício parece ser maior do que o risco teórico. O metronidazol pode ser usado para tratamento do *C. difficile*, *Giardia lamblia* e *Entamoeba histolytica*, mas deve ser evitado durante o primeiro trimestre e não deve ser administrado a longo prazo, porque não existem dados para recomendar o seu uso por mais de 2–3 semanas. A ampicilina e o estearato de eritromicina têm sido utilizados para tratamento das diarreias bacterianas, sendo o último usado especificamente para tratamento da infecção pelo *Campylobacter jejuni*. Há poucos dados disponíveis sobre a vancomicina, mas também é considerada uma droga de baixo risco. A azitromicina não está associada a defeitos congênitos, mas pode causar desconforto gastrointestinal para a gestante. As cefalosporinas de segunda geração, como a cefuroxima e a cefixima, podem ser usadas para tratar a shigelose aguda. As fluoroquinolonas, tetraciclina, doxiciclina, eritromicina e trimetoprim-sulfametoxazol não devem ser usados com base nos dados atualmente disponíveis. A rifaximina é um antibiótico não absorvível com amplo espectro de cobertura para gram-negativos e anaeróbios, atualmente aprovado pela FDA para tratamento da diarreia do viajante. Embora possa eventualmente ser útil durante a gravidez, atualmente não existem dados disponíveis sobre seu uso em mulheres grávidas.

Os agentes antidiarreicos podem ser usados para controlar os sintomas da doença grave ou persistente, uma vez tenha sido excluída a presença de infecção ativa. O caolin e a pectina não são absorvidos e são provavelmente seguros, apesar do possível comprometimento da absorção de ferro. A loperamida tem sido usada em pequenas doses e é classificada como categoria B. A codeína também pode ser usada em pequenas quantidades. Os agentes que devem ser evitados incluem o subsalicilato de bismuto (contido no Kaopectato), principalmente por causa da teratogenicidade dos salicilatos. O difenoxilato associado à atropina parece ter efeito teratogênico. O alosetron deve ser evitado, porque existem poucos dados sobre seu uso durante a gravidez. A colestiramina tem sido utilizada para tratar a colestase da gravidez com segurança; no entanto, sua utilização pode resultar em transtornos causados por deficiência de vitaminas lipossolúveis, incluindo a coagulopatia, que pode levar à hemorragia intracerebral em neonatos.

HEMORROIDAS

As hemorroidas são comuns na população adulta dos EUA e muitas vezes tornam-se sintomáticas ou pioram durante a gravidez. Acredita-se que a constipação associada à gravidez, o retorno venoso deficiente, o aumento de volume do sangue circulante, e a permanência na posição sentada por longos períodos de tempo contribuam para esse problema.

Achados clínicos

A. Sintomas e sinais

A região perianal deve ser inspecionada para descartar outras causas de dor e prurido tais como oxiuríase, fissuras, fístulas ou úlceras. Outras causas de sangramento retal devem ser descartadas, e a sigmoidoscopia flexível deve ser realizada se necessário. As hemorroidas internas devem ser graduadas: as hemorroidas de primeiro grau sangram mas não prolapsam e podem ser visualizadas por anuscopia; as hemorroidas de segundo grau protruem durante a defecação ou com o esforço, mas revertem com o repouso; as hemorroidas de terceiro grau apresentam prolapso contínuo, facilmente redutível, e as hemorroidas de quarto grau não podem ser reduzidas.

Tratamento

Hemorroidas externas necessitam de tratamento quando se tornam trombosadas, muitas vezes resultando em dor ou desconforto ao sentar. Quando as medidas conservadoras, como laxantes, banhos de assento diários com água morna e analgésicos leves não são eficazes, excisão cirúrgica sob anestesia local é segura durante a gravidez e não traz transtornos para o feto. Incisão e remoção do coágulo geralmente significam apenas uma medida contemporizadora, pois em geral há recorrência da trombose.

As hemorroidas internas podem causar sangramento, dor ou prurido, que podem necessitar de tratamento. O tratamento da constipação é essencial. As terapias tópicas tais como hamamélis, creme de hidrocortisona e anestésicos tópicos (benzocaína, dibucaína ou pramoxina) podem ajudar a tratar o prurido. Os produtos que contêm epinefrina ou fenilefrina devem ser evitados, especialmente em mulheres portadoras de hipertensão, diabetes ou sobrecarga hídrica. Quando as medidas tópicas falham, a ligadura elástica para tratar as hemorroidas internas de primeiro, de segundo ou de terceiro grau, ou a escleroterapia para tratar as hemorroidas de primeiro ou de segundo grau, são métodos seguros. A ligadura elástica traz o risco associado de sepse perianal aguda necrosante; no entanto, essa complicação é rara.

A fotocoagulação com radiação infravermelha ou a coagulação a *laser* das hemorroidas de primeiro e de segundo grau são também métodos minimamente invasivos, embora sua segurança não tenha sido demonstrada em gestantes. As pacientes que não obtiveram bons resultados após terem sido tratadas no consultório ou aquelas que apresentam hemorroidas de quarto grau podem ser submetidas à excisão do tecido hemorroidário pelo método fechado, sob anestesia local. Segundo alguns relatos, esse procedimento parece ser seguro e eficaz.

Wald A. Constipation, diarrhea, and symptomatic hemorrhoids during pregnancy. *Gastroenterol Clin North Am.* 2003;32: 309–322. [PMID: 12635420]

SÍNDROME DO INTESTINO IRRITÁVEL

O complexo de sintomas e os critérios de diagnóstico da síndrome do intestino irritável serão descritos no Capítulo 24. A síndrome do intestino irritável é comum na gravidez, em parte porque é uma síndrome comum em mulheres em idade fértil e em parte porque a gravidez parece exacerbar os sintomas gastrointestinais associados à síndrome. Muitas mulheres experimentam aumento da constipação, ou, inversamente, aumento na frequência das evacuações. Dor abdominal, distensão abdominal, flatulência e náuseas também são exacerbadas pela gravidez, e parecem ser causadas pelo impacto dos hormônios femininos sobre a motilidade gastrointestinal.

Achados clínicos

A. Sintomas e sinais

Em pacientes com síndrome do intestino irritável preexistente, é fundamental excluir outras causas de constipação, evacuações irregulares e desconforto abdominal. A falta de resposta ao tratamento clínico ou a presença de sintomas de alarme, como hemorragia, perda de peso ou febre devem estimular a procura por outras causas. O diagnóstico da síndrome do intestino irritável durante a gravidez é sugerido pela combinação de dor, flatulência, defecação irregular, presença de muco nas fezes, exacerbação dos sintomas pela ingesta alimentar e alívio após a defecação. (Ver Capítulo 24.)

Tratamento

As medidas dietéticas constituem o método mais seguro para tratar a síndrome do intestino irritável durante a gravidez. A suplementação de fibras pode ser utilizada nos casos em que há predomínio de constipação, para os casos em que há predomínio de diarreia, e para os casos de síndrome do intestino irritável em que há alternância de ambas. Os farelos e os suplementos tais como o *psyllium* podem ser adicionados às refeições. As pacientes devem ser advertidas de que no início pode haver aumento na distensão abdominal e flatulência causados pelas fibras, mas que podem melhorar com o tempo.

As medicações utilizadas no tratamento da síndrome do intestino irritável são apresentadas na Tabela 7-3. Para as pacientes com predomínio de constipação que não respondem aos laxantes de volume, podem ser utilizados os laxantes osmóticos, como polietilenoglicol, sorbitol ou a lactulose que são considerados de baixo risco na gravidez. Enemas de água corrente podem ser usados para tratar a impactação fecal. O citrato de magnésio e o fosfato de sódio devem ser evitados. Para uma discussão completa sobre os laxantes que podem ser usados na gravidez, ler a seção anterior sobre constipação. Os pacientes com sintomas predominantes de diarreia devem fazer uso de dieta com baixo teor de gordura e isenta de produtos lácteos. A loperamida ou a codeína podem ser usadas em pequenas doses após a presença de a infecção ter sido excluída. Para obter informações sobre os agentes antidiarreicos que podem ser usados durante a gravidez, consulte a seção anterior sobre o tratamento da diarreia durante a gestação.

Os agentes antiespasmódicos, como os anticolinérgicos, os bloqueadores do canal de cálcio e os relaxantes que atuam diretamente sobre a musculatura intestinal lisa, são utilizados em pacientes com síndrome do intestino irritável associada a dor severa, mas esses agentes não têm sido bem estudados na gravidez, e há falta de dados eficazes para sustentar o seu uso. A diciclomina é uma droga da categoria B e tem sido associada a presença de focomelia em animais. A maioria dos outros anticolinérgicos, como a hiosciamina, e os bloqueadores do canal de cálcio como a nifedipina, são drogas da categoria C e não foram bem estudadas na gravidez. Os medicamentos antidepressivos têm sido utilizados durante a gravidez para tratamento da depressão, mas não foram avaliados quanto ao tratamento da síndrome do intestino irritável durante a gravidez. Os antidepressivos tricíclicos e os inibidores seletivos da recaptação da serotonina (ISRSs) têm sido associados, a curto prazo, a sintomas de abstinência neonatal. Foram também relatados casos de insuficiência cardíaca neonatal e anormalidades eletrocardiográficas com o uso de antidepressivos tricíclicos. Os ISRSs, como a fluoxetina, paroxetina, sertralina e o citalopram, pertencem à categoria C da FDA. A paroxetina está associada a aumento do risco de malformação congênita. Os agentes tricíclicos, como a nortriptilina e a imipramina, são drogas da categoria D, mas a desipramina e a amitriptilina são da categoria C. Os narcóticos devem ser evitados pelo risco de tolerância, e os benzodiazepínicos pertencem à categoria D da FDA.

Hasler WL. The irritable bowel syndrome during pregnancy. *Gastroenterology Clin North Am.* 2003;32:385–406. [PMID: 12635423]

Tabela 7-3. Medicamentos usados no tratamento da síndrome do intestino irritável.

Medicamento	Categoria da FDA para a gravidez	Recomendações para a gravidez	Recomendações para amamentação
Alosetron	B	Evitar: acesso restrito	Ausência de dados em seres humanos: potencial de toxicidade
Amitriptilina	C	Evitar: ausência de malformações, mas com resultados piores	Dados limitados em humanos: toxicidade potencial
Bisacodyl	C	Baixo risco quando utilizado por pouco tempo	Segurança desconhecida
Subsalicilato de bismuto	C	Não seguro: teratogenicidade	Ausência de dados em seres humanos: toxicidade potencial
Óleo de rícino	X	Contração e ruptura uterina	Possivelmente inseguro
Colestiramina	C	Baixo risco, mas pode levar à coagulopatia em recém-nascidos	Compatível
Desipramina	C	Evitar: sem malformações, mas com piores resultados	Dados limitados em humanos: toxicidade potencial
Diciclomina	B	Evitar: possíveis anomalias congênitas	Dados limitados em humanos: toxicidade potencial
Difenoxilato/atropina	C	Teratogênicos em animais: ausência de dados em humanos	Dados limitados em humanos: toxicidade potencial
Docusato	C	Baixo risco	Compatível
Hiosciamina	C	Ausência de dados disponíveis	Ausência de dados em seres humanos: provavelmente compatível
Imipramina	D	Evitar: ausência de malformações, mas com resultados piores	Dados limitados em seres humanos: toxicidade potencial
Kaopectato	C	Inseguro pela presença atual de bismuto	Ausência de dados em seres humanos: provavelmente compatível
Lactulose	B	Ausência de dados em humanos	Ausência de dados em seres humanos: provavelmente compatível
Loperamida	B	Baixo risco: possível aumento de defeitos cardiovasculares	Dados limitados em seres humanos: provavelmente compatível
Lubiprostona	C	Ausência de dados em humanos mas interrupção da gravidez em porcos da Guiné	Evitar o uso
Citrato de magnésio	B	Evitar o uso prolongado: hipermagnesemia, hiperfosfatemia, desidratação	Compatível
Óleo mineral	C	Evitar: coagulopatia neonatal e hemorragia	Possivelmente inseguro
Nortriptilina	D	Evitar: ausência de malformações, mas com resultados piores	Dados limitados em seres humanos: toxicidade potencial
Paroxetina	D	Evitar: aumenta em duas vezes o risco de defeitos congênitos, como ocorre com outros antidepressivos	Toxicidade potencial
PEG	C	Laxante de primeira escolha na gravidez	Baixo risco
Sene	C	Baixa risco a curto prazo	Compatível
SSRIs (exceto paroxetina)	C	Evitar: ausência de malformações, mas aumento de efeitos adversos no feto	Dados limitados em seres humanos: toxicidade potencial
Simeticona	C	Ausência de dados disponíveis: baixo risco	Ausência de dados em seres humanos: provavelmente compatível
Fosfato de sódio		Evitar uso prolongado: hipermagnesemia, hiperfosfatemia, desidratação	Segurança desconhecida
Tegaserode	B	Baixo risco: dados em seres humanos negativos para malformações	Segurança desconhecida

PEG, polietilenoglicol; ISRS, inibidor seletivo da recaptação de serotonina.
Reproduzida, com permissão, de Mahadevan U, Kane S. American Gastroenterological Association Institute technical review on the use of gastrointestinal medications in pregnancy. *Gastroenterology*. 2006;131:283-311.

INCONTINÊNCIA FECAL

A incontinência fecal após o parto vaginal pode ser causada por ruptura do esfíncter anal, lesão por desnervação ou fístulas retovaginais. Os fatores de risco para a ruptura do esfíncter anal após o parto vaginal incluem as lacerações perineais de terceiro ou de quarto grau (aquelas que se estendem até as camadas musculares do esfíncter anal), reparos incompletos dessas lacerações, lesão nervosa ou deiscência parcial após o reparo da laceração, episiotomia (particularmente da linha média), história prévia de ruptura anal após partos e uso de fórceps ou vácuo. A incidência de ruptura do esfíncter anal é mais baixa em partos cesarianos eletivos, mas incontinência fecal ainda é comum após partos cesarianos de emergência, causado provavelmente por algum dano ao assoalho pélvico. As fístulas anovaginais e retovaginais são mais comuns em mulheres grávidas de países subdesenvolvidos e parecem ser, em parte, pelo trabalho de parto prolongado levando à necrose por compressão. As fístulas também podem ser observadas após o reparo da laceração ou após episiotomias infectadas. A lesão nervosa, particularmente a lesão do nervo pudendo durante o parto, também tem sido implicada na incontinência fecal, mas isso não tem sido demonstrado de forma conclusiva.

Achados clínicos

A. Sintomas e sinais

Os pacientes podem apresentar incontinência fecal imediatamente após a gravidez ou muitos anos após o parto. Na maioria das pacientes, o exame do reto é normal, assim como seu tônus é grosseiramente normal; em alguns casos, é possível palpar um defeito na parede anterior.

B. Exames de imagem

O principal método de avaliação é a ultrassonografia endoanal (USEA). Os defeitos do esfíncter anal externo ou interno aparecem como assimetrias sob a forma de anéis teciduais concêntricos que circundam o canal anal. O esfíncter anal interno é hipoecoico e os defeitos nessa camada aparecem como imagem hiperecoica. O esfíncter anal externo é hiperecoico e os defeitos formam imagem hipoecoica. Normalmente, as lesões decorrentes de ruptura após trauma obstétrico ou após episiotomias estão localizadas anteriormente. As fístulas aparecem como trajetos hipoecoicos; a presença de ar no interior deles aparece como áreas focais hiperecoicas. Os achados da USEA foram validados pela manometria anorretal e correlacionam com as pressões de contração anal e com os achados cirúrgicos e histológicos. Outros estudos sobre a realização da USEA antes e após a correção cirúrgica da lesão do esfíncter demonstram que a USEA é capaz de prever a melhora da incontinência fecal após o reparo do defeito do esfíncter. A manometria anorretal pode demonstrar as alterações na pressão de repouso e contração causadas por trauma do esfíncter, mas é menos sensível para detectar as rupturas do que manometria. A ressonância magnética (RM) de pelve pode ser uma modalidade útil e não invasiva, mas atualmente não está amplamente disponível e não foi bem estudada quanto a essa indicação. A lesão do nervo pudendo pode ser documentada por medida da latência motora terminal do nervo pudendo, mas o papel de lesão do nervo pudendo na continência fecal é controverso.

Tratamento

O tratamento das lacerações do esfíncter e das fístulas retovaginais é cirúrgico. A esfincteroplastia muitas vezes leva à melhora dos sintomas, quando o fechamento do defeito é bem-sucedido.

Chong AK, Hoffman B. Fecal incontinence related to pregnancy. *Gastrointest Endosc Clin N Am.* 2006;16:71–81. [PMID: 16546024]

Mimura T, Kaminishi M, Kamm MA. Diagnostic evaluation of patients with faecal incontinence at a specialist institution. *Dig Surg.* 2004;21:235–241. [PMID: 15237257]

DOENÇA INFLAMATÓRIA INTESTINAL

Achados clínicos

A. Impacto da gravidez sobre a atividade da doença

Paciente portadora de retocolite ulcerativa (RCU) e que se encontra em remissão no momento da concepção apresenta um terço de chance para o aparecimento de surtos da doença durante os 12 meses que incluem o período de gestação e puerpério. Isso ocorre de maneira semelhante com as taxas de recaídas encontradas em pacientes não grávidas portadoras de RCU, seguidas durante um ano. Entre as pacientes que apresentam RCU em atividade no momento da concepção, cerca de 45% pioram, 25% apresentam melhora e 25% permanecerão inalteradas. Assim, praticamente 3 em cada 4 pacientes apresentarão doença ativa durante o curso de sua gravidez com efeito deletério sobre o feto. Entre as pacientes que apresentam doença de Crohn (DC) em remissão no momento da concepção, aproximadamente 25% apresentarão recorrência nos 12 meses seguintes, a mesma taxa é encontrada nas pacientes não grávidas.

Entre as pacientes que apresentam doença ativa no momento da concepção, um terço apresentará melhora e um terço apresentará piora dos sintomas. Portanto, dois terços terão de lidar com a doença ativa durante a gravidez.

É comum que a atividade da doença varie de gravidez para gravidez em um mesmo indivíduo, apesar do fato de que a doença possa estar inativa no momento da concepção. O único estudo existente sobre essa questão avaliou a utilidade do teste de compatibilidade do antígeno leucocitário humano (HLA) para prever a atividade da doença. Os autores estudaram 50 gravidezes em 38 mulheres acometidas por DC e RCU. Tanto a mãe como o concepto foram submetidos à tipagem HLA. Trinta das 50 gravidezes apresentaram locos DRB1 e locos DQ diferentes. Doze gravidezes apresentaram incompatibilidade do locos DRB1 e quatro apresentaram no locos DQ incompatível. Quatro não apresentaram incompatibilidade em nenhum dos dois locos. Quando os índices médios de doença da gravidez foram calculados e comparados, a diferença em um *versus* ambos os locos, apresentou uma *odds ratio* de 22. Pela análise de regressão logística, a disparidade de HLA do DRB1 e DQ previu um índice menor de atividade da doença no período pós-parto. Assim, a resposta imune materna aos antígenos HLA de origem paterna pode desempenhar um papel na remissão de DII induzida pela gravidez.

B. Efeito da atividade da doença sobre a gravidez

Talvez o fator mais importante e que deve ser lembrado pelos médicos ao aconselhar uma paciente portadora de DII exposta a uma potencial gravidez é de que a paciente deve estar em remissão no momento da concepção. Essa remissão deve ser prolongada, durante pelo menos 3–6 meses pelos mesmos medicamentos, antes da concepção. A maioria dos medicamentos usados para tratar a DII é segura durante a gravidez, e o maior problema é que a maioria das pacientes suspende seus medicamentos por um período prolongado antes da concepção. Uma discussão franca sobre a gravidez, reforçada a cada visita ao consultório, para homens e mulheres portadores de DII ajuda tanto para que o médico e o paciente antecipem os eventuais problemas. Diante da possibilidade do aparecimento de complicações durante a gravidez (p. ex., há uma taxa de 14% de aborto nos Estados Unidos), é sempre o melhor esclarecer a paciente e seu (ou sua) parceiro sobre os todos os fatos e não permitir que eles próprios decidam sobre a interrupção de certos medicamentos como a azatioprina ou a 6-mercaptopurina.

É muito bem documentado que os recém-nascidos de mães portadoras de DC e RCU apresentam maior risco de complicações, incluindo o nascimento prematuro e baixo peso ao nascer quando comparados aos controles da população em geral. As mulheres com DII, e provavelmente DC em particular, apresentam maior risco de serem submetidas à cesariana. Uma meta-análise de 12 estudos anteriores abrangendo 3.907 pacientes com DII e 320.331 controles foi publicada em 2006. Em geral, houve aumento de 1,87 vez na incidência da prematuridade (< 37 semanas de gestação), em comparação com os controles. A incidência de baixo peso ao nascer (< 2.500 g) foi acima do dobro, quando comparada aos controles normais. As mulheres com DII eram 1,5 vez mais propensas à operação cesariana e o risco de anomalias congênitas foi 2,37 vezes maior. Um risco maior de apresentar baixo peso ao nascer e de parto cesariano foi encontrado apenas em pacientes com DC. Em um outro estudo isolado o maior risco de anomalias congênitas foi encontrado apenas em mulheres com RCU. Todos os tipos de anomalias congênitas, incluindo as de menor importância, foram incluídos nesse estudo em particular, e os autores não levaram em consideração a atividade da doença ou os medicamentos utilizados. Quando apenas os estudos de maior qualidade foram analisados, não houve maior risco de anomalias congênitas. Nem a atividade da doença nem o uso de medicamentos foram usados como fatores de confusão nessa meta-análise.

Há ainda informações novas e mais específicas sobre o impacto causado pela atividade da DC *per si* só sobre a gravidez. Um estudo recente analisou todos conceptos de mães portadoras de DC no condado de North Jutland, Dinamarca, no período de janeiro de 1977 a dezembro de 2005. Todos os registros individuais para fins médicos foram revisados. Os autores encontraram 71 gestações em mulheres com doença em atividade baixa a moderada-alta e 86 gestações em mulheres com doença inativa. Não houve aumento da incidência de baixo peso ao nascer, baixo peso em nascimento a termo ou anomalias congênitas entre os dois grupos de mulheres. No entanto, houve risco de 3,4 vezes maior de parto prematuro em mulheres com doença ativa moderada a elevada. Os autores utilizaram a influência da terapia medicamentosa, particularmente o uso de imunomodulador, para controle dos fatores de confusão.

Outro trabalho recente, ainda mais abrangente, avaliou os resultados da gravidez em mulheres com DII em uma grande organização para manutenção da saúde (HMO) no norte da Califórnia. Esse foi um estudo de coorte de 461 mulheres grávidas com DII comparadas com as 493 mulheres grávidas sem DII. Todos os registros médicos foram revisados, e a coleta de dados foi baseada em muitos fatores, incluindo a atividade da doença e os medicamentos administrados durante a gravidez. Um número muito pequeno de pacientes fez uso de produtos biológicos ou imunomoduladores (4%) durante a gravidez e concepção, enquanto 21% foram expostas aos corticosteroides e 51% utilizaram aminossalicilatos. As mulheres grávidas com DII apresentaram menor probabilidade de parto normal (60% *vs.* 68%, $P = 0,01$) e maior probabilidade de cesariana (13,8% *vs.* 9,5%, $P = 0,05$) do que as mulheres que não eram portadoras de DII. As taxas de aborto terapêutico e anomalias congênitas foram semelhantes entre os dois grupos. Não houve diferença na taxa de anomalias congênitas entre as crianças nascidas de mães com RCU ou DC ($P = 0,45$). As mulheres com DII eram também mais propensas a apresentar complicações durante a concepção (p. ex., aborto espontâneo, aborto de causa desconhecida) (23% *vs.* 17%, $P = 0,03$), e complicações durante a gravidez (p. ex., nascimento prematuro, feto pequeno para a idade gestacional, e feto natimorto) (25% *vs.* 19%, $P = 0,058$), ou uma complicação da gravidez (25% *vs.* 16%, $P < 0,01$) em comparação com as mulheres sem DII. Não houve diferença estatisticamente significativa entre os resultados dos dois grupos de recém-nascidos (10% *vs.* 7%, $P = 0,18$). O baixo peso ao nascer também foi mais comum entre os pacientes com DII do que entre os pacientes sem DII (7,4% *vs.* 3,6%, $P = 0,04$).

Entre os fatores preditivos de um resultado adverso durante a concepção, avaliados por um modelo multivariado estavam a presença de DII, etnia não caucasiana, história de cirurgia para DII e aumento crescente da idade materna (*odds ratio* por ano de idade, 1,10; intervalo de confiança [IC], de 95%, 1,05–1,14). Os fatores preditivos de um resultado adverso durante a gravidez incluíram as pacientes não caucasianas e a presença de doença inflamatória intestinal. Os fatores preditivos do surgimento de complicações durante a gravidez incluíram o diagnóstico da DII, DC e uma história de cirurgia para DII. O único de um resultado adverso para o recém-nascido foi o diagnóstico de DC.

Entre as pacientes com DII, a idade materna foi um fator preditor para um resultado adverso. A cirurgia para DII foi um fator preditor de resultados adversos quando essas pacientes foram comparadas com os controles, mas não quando as pacientes submetidas à cirurgia para DII foram comparadas com as pacientes portadoras de DII, que não foram operadas.

A atividade da doença, o uso de medicamentos para DII, e atividade moderada a grave da doença não foram associados com os resultados adversos. A maioria das pacientes (cerca de 80%) portadoras de DC e RCU apresentou atividade leve ou ausência de atividade da doença durante toda a gravidez. Embora limitado pela sua população homogênea, esse estudo deve assegurar-nos que as mulheres que apresentam doença em remissão devem ter uma gravidez saudável. Como apenas 4% das pacientes fizeram uso de imunomoduladores ou agentes biológicos, precisamos avaliar melhor o uso específico desses medicamentos durante a gravidez.

C. Tratamento da DII durante a gravidez

As pacientes com doença ativa devem ser consideradas como gestantes de alto risco e devem ser acompanhadas por um serviço de obstetrícia. Ao contrário do que acontece em muitas outras doenças, raramente um surto de DII desaparecerá após o parto, embora em algumas situações o parto prematuro possa proteger o feto e permitir o tratamento mais agressivo da mãe. A atividade da doença deve ser cuidadosamente monitorada antes da concepção e durante toda a gravidez. As pacientes devem ser encorajadas a cooperar com o tratamento direcionado aos surtos e a manutenção da remissão, pois doença ativa é a maior ameaça para a gravidez e não os medicamentos usados para seu tratamento. Como os pacientes com DII podem desenvolver outras complicações gastrointestinais durante a gravidez, antes de iniciar o tratamento de um episódio agudo deve ser feita uma avaliação para detectar a presença de infecção, úlcera, náuseas e vômitos associados a gravidez e doença biliar.

A avaliação da doença durante a gravidez depende em grande parte dos aspectos clínicos, e as pacientes devem ser questionadas sobre a presença de dor abdominal, frequência das evacuações, evacuações noturnas, presença de sangue e muco nas fezes. Os parâmetros laboratoriais muitas vezes não são precisos porque, durante a gestação, os níveis de hemoglobina e albumina estão reduzidos e a velocidade de hemossedimentação (VHS) encontra-se elevada, como resultado da hemodiluição. Durante a gravidez, o nível de proteína C reativa é uma medida mais precisa do que a VHS para avaliar a atividade da DII. Em caso de diarreia, a frequência do pulso e a temperatura devem registradas, como também devem ser realizadas as culturas de fezes e a pesquisa da toxina do *C. difficile* nas fezes. Manter uma alimentação adequada, hidratação e equilíbrio eletrolítico são fundamentais para a paciente e o feto. A terapia antidiarreica pode ser usada como um adjuvante ao tratamento da DII para ajudar a evitar a hospitalização em casos de diarreia refratária.

D. Exames de imagem e endoscópicos

1. Radiologia diagnóstica durante a gravidez — Diversas modalidades de imagem estão disponíveis para o diagnóstico de pacientes com DII durante a gravidez, incluindo raios X, ultrassonografia, ressonância magnética nos segundo e terceiro trimestres, e a tomografia computadorizada (TC) após 25 semanas de gestação. Nos seres humanos, o retardo do crescimento, a microcefalia e o retardo mental são os efeitos adversos mais comuns decorrentes de altas doses de radiação. Com base em dados de sobreviventes de bombas atômicas, parece que o risco de danos ao sistema nervoso central é maior com a exposição ocorre entre 8–15 semanas da gestação, e não há risco comprovado durante o período < 8 semanas ou > 25 semanas de gestação. Portanto, no período de 8–15 semanas de gestação, o feto está exposto a um maior risco de atraso mental induzido pela radiação, e o risco parece ocorrer com as doses de, pelo menos, 20 rad. Por exemplo, o risco de atraso mental grave em fetos expostos à radiação ionizante é de aproximadamente 40%, após exposição a 100 rad e tão alta quanto 60% após 150 rad de exposição. Até mesmo múltiplos procedimentos diagnósticos que utilizam os raios X raramente resultam em exposição à radiação ionizante dessa magnitude. Os riscos de anomalias fetais, retardo de crescimento ou abortos não são aumentados com a exposição à radiação < 5 rad, um nível acima da média de exposição da maior parte dos procedimentos diagnósticos. O risco de carcinogênese uterina como resultado da exposição à radiação ionizante não é claro, mas é provavelmente muito pequeno. Estima-se que a exposição fetal a uma dose de 1–2 rad pode aumentar o risco de leucemia em 1,2–2 vezes a incidência natural e estima-se também que 1 em 2.000 crianças expostas à radiação ionizante *in utero* desenvolverá leucemia na infância. Esse índice aumentou a partir de uma taxa basal de 1 em 3.000.

A ressonância magnética utiliza ímãs que alteram o estado de energia dos prótons de hidrogênio e são usados para substituir as radiações ionizantes. A RM é um tanto útil para estabelecer o diagnóstico ou avaliar a atividade da DC no segundo e terceiro trimestres. A ultrassonografia utiliza as ondas sonoras e não é uma forma de radiação ionizante. É menos útil do que a RM na avaliação da atividade da DII.

A maior parte dos agentes de contraste intravenosos usados durante a TC contém derivados de iodo e não foram estudados em seres humanos; no entanto, muitos foram estudados em animais e não parecem teratogênicos. O hipotireoidismo neonatal tem sido associado ao uso de alguns agentes de contraste iodados durante a gravidez e, por essa razão, esses compostos são evitados, a menos que sejam essenciais para estabelecer o diagnóstico correto. A função tireoidiana neonatal deve ser avaliada durante a primeira semana, se o meio de contraste iodado foi administrado durante a gravidez. Os agentes de contraste paramagnéticos utilizados durante a RM não foram estudados em mulheres grávidas. Estudos em animais têm demonstrado aumento das taxas de aborto espontâneo, anormalidades esqueléticas e viscerais, quando administrados em doses 2–7 vezes maiores que as recomendadas para os seres humanos. Os agentes devem ser usados quando o benefício justifica o risco potencial. Apenas uma pequena quantidade de meio de contraste iodado ou à base de gadolínio administrada à mãe lactante atinge o leite e apenas uma porcentagem ínfima é absorvida.

2. Endoscopia durante a gravidez — A sigmoidoscopia flexível é geralmente segura durante a gravidez e pode ser realizada, se necessário, para avaliar a gravidade de um surto ou descartar a presença de hematoquezia ou diarreia de outra origem. A colonoscopia é geralmente evitada durante a gravidez (ver mais adiante abordagem sobre a endoscopia durante a gravidez). As indicações para a realização de sigmoidoscopia em pacientes grávidas são semelhantes às indicações do procedimento em pacientes não grávidas e incluem a avaliação de diarreia, hematoquezia e dor abdominal ou massa. Um estudo demonstrou que o tratamento da DII foi modificado com base nos achados da sigmoidoscopia, em 15 de um total de 17 mulheres grávidas. Quando a endoscopia baixa é necessária, a sigmoidoscopia flexível apresenta risco muito menor do que a colonoscopia e deve ser considerada em primeiro lugar, sobretudo em pacientes com doença do cólon esquerdo.

Tratamento

O tratamento da DII durante a gravidez é semelhante ao das pacientes não grávidas.

A. Farmacoterapia

Nas Tabelas 7-4 e 7-5, considerações sobre o uso de medicamentos, em mulheres grávidas e durante o período de amamentação.

1. Sulfassalazina — A sulfassalazina é útil para tratamento da DC e da RCU que comprometem o cólon, particularmente no tratamento da doença leve e para manutenção da remissão. Pertence a categoria B de medicamentos utilizados durante a gravidez, mas apresenta alta taxa de efeitos colaterais tanto em pacientes grávidas como não grávidas (náuseas, vômitos, erupções cutâneas, febre, anorexia, pirose, dor epigástrica, diarreia, pancreatite, nefrite intersticial, hepatotoxicidade). As pacientes que nunca fizeram uso dessa medicação devem ser inicialmente tratadas com uma dose baixa de 500 mg/dia, pela elevada taxa de efeitos colaterais; se for bem tolerada, a

Tabela 7-4. Medicamentos utilizados em mulheres grávidas e em portadoras de doença intestinal inflamatória.

Categoria B	Categoria C	Categoria D	Categoria X
Balsalazida Adalimumab Certolizumab pegol Infliximab Loperamida Mesalamina (exceto Asacol e Asacol HD) Metronidazol[a] Prednisona/prednisolona Sulfassalazina	Budesonida Ciprofloxacina Codeína Ciclosporina Difenoxilato Olsalazina Asacol Asacol HD Tacrolimus Rifaximina	Azatioprina[b] 6-Mercaptopurina[b]	Metotrexato Talidomida

[a]Seguro durante o segundo e terceiro trimestre.
[b]Estudos em mulheres com DII e em pacientes submetidas a transplante renal demonstraram que estes medicamentos são relativamente seguros durante a gravidez (ver discussão no texto).

Tabela 7-5. Medicamentos utilizados em portadoras de doença intestinal inflamatória e no período de amamentação.

Seguros para uso quando necessário	Dados limitados disponíveis	Devem ser evitados
Balsalazida Mesalamina oral Prednisona/prednisolona Sulfassalazina Mesalamina tópica	Azatioprina Infliximab/Adalimumab/Certolizumab pegol 6-Mercaptopurina Tacrolimus	Ciprofloxacina Ciclosporina Metotrexato Metronidazol

dose pode ser aumentada até 4–6 g/dia, durante vários dias. As pacientes que fazem uso de sulfassalazina devem ingerir quantidades maiores de ácido fólico do que o recomendado normalmente (2 g/dia).

2. Ácido 5-acetilsalicílico — Os compostos à base do ácido 5-acetilsalicílico (5-ASA) são mais caros do que a sulfassalazina, mas têm efeitos secundários mínimos, e a mesalamina pode ser eficaz no tratamento de DC do intestino delgado. Os efeitos colaterais relatados são o mesmo em pacientes grávidas e não grávidas e incluem toxicidade renal, dor de cabeça, dor abdominal, náusea, febre, DII grave, pancreatite, leucopenia e toxicidade hepatocelular. Asacol (mesalamina), que libera 5-ASA no íleo distal e no cólon, pode ser utilizado em doses de 4,8 g/dia por via oral ou como enemas ou supositórios em pacientes com doença distal. Pentasa (mesalamina), usado em doses orais de 4 g/dia, é uma formulação que contém micrgrânulos revestidos e que libera 5-ASA em todo o trato gastrointestinal; é eficaz no tratamento da DC gástrica e do intestino delgado. A balsalazida libera 5-ASA no lúmen do cólon e também é segura na gravidez. Há poucos dados disponíveis sobre a Lialda (mesalamina MMX) de liberação lenta e a olsalazina de sódio. Recentemente a FDA modificou a classificação e incluiu o Asacol e o Asacol HD na categoria C, em função do dibutil ftalato (DBF), que está presente no Eudragit-S que compõe o revestimento dos compostos de liberação lenta do Asacol e os comprimidos de Asacol HD.

3. Antibióticos — Não existem estudos a longo prazo sobre o uso de antibióticos durante a gravidez. A ampicilina e as cefalosporinas são antibióticos considerados mais seguros para o tratamento da DC durante a gravidez por períodos curtos de tempo (semanas, não durante meses). São medicamentos de categoria B e os estudos em humanos não mostraram aumento do risco teratogênico. Eles podem ser usados durante o período de amamentação e podem servir como alternativa para a ciprofloxacina ou o metronidazol. O metronidazol é um medicamento da categoria B, e vários estudos têm sugerido que ele não está associado a defeitos congênitos. Entre os estudos estão incluídos duas meta-análises, dois estudos de coorte retrospectivos e um estudo prospectivo controlado que incluiu 228 mulheres expostas ao metronidazol durante a gravidez. Pode ser usado no segundo ou no terceiro trimestre. O metronidazol apresenta toxicidade associada ao uso prolongado e, por isso, não é recomendado durante o aleitamento.

A ciprofloxacina provoca lesões de cartilagem em animais imaturos e deve ser evitada em função da ausência de dados quanto a seus efeitos sobre o crescimento e o desenvolvimento em seres humanos. Embora um estudo prospectivo não tenha mostrado nenhum aumento dos casos de anomalias congênitas, os efeitos sobre os ossos e as cartilagens podem surgir após vários anos. Portanto, a ciprofloxacina não é recomendada durante a gravidez. Também deve ser evitada durante a amamentação pela falta de dados.

A rifaximina pertence à categoria C. Deve ser útil durante a gravidez, por sua absorção sistêmica ser muito reduzida (< 0,4%). Não foi demonstrado que esse medicamento possa afetar a fertilidade ou a evolução da gravidez em ratos, mas pode causar complicações teratogênicas em ratos e coelhos. Sua segurança durante o aleitamento materno é desconhecida.

4. Azatioprina e 6-mercaptopurina — A azatioprina e a 6-mercaptopurina (6-MP) são incluídas na categoria D dos medicamentos validados pela FDA para uso durante a gravidez. No entanto, após serem utilizados durante várias décadas em pacientes portadores de DII, em transplantados e em portadores de outras doenças imunológicas não foi mostrado claramente que estavam associadas a anomalias congênitas. A biodisponibilidade oral desses agentes é baixa nos seres humanos, e o fígado fetal, no primeiro trimestre não dispõe da inosinato pirofosforilase, uma enzima necessária para metabolizar esses medicamentos. Esses dois fatores podem proteger o feto durante a organogênese. Existem apenas dois estudos retrospectivos sobre o uso da 6-MP para tratamento da DII durante a gravidez, demonstrando que ela pode controlar a atividade da doença. Um dos estudos avaliou o efeito da 6-MP no momento da concepção e durante a gravidez e não encontrou nenhuma diferença estatística associada às falhas de concepção (definidas como abortos espontâneos), aborto secundário e defeito congênito, grandes malformações congênitas, neoplasias, ou associadas a aumento das infecções entre os pacientes do sexo feminino ou masculino que fizeram uso da 6-MP quando comparados com os controles (risco relativo, 0,85; IC de 95%, 0,47–1,55; P = 0,59). O estudo incluiu 155 pacientes (79 mulheres) e 325 gravidezes. Este artigo não levou em conta a prematuridade ou o baixo peso ao nascer. Todas as pacientes apresentavam remissão clínica no momento da concepção, e nenhuma paciente apresentou doença grave ou moderada durante a gravidez.

Um outro trabalho realizado por esse mesmo grupo analisou a 6-MP e a azatioprina, além de outras medicações usadas para tratamento da DII durante a gravidez. Os outros medicamentos utilizados em algum momento durante a gravidez incluíram o 5-ASA (100 em 207 concepções), prednisona (49 concepções), 6-MP ou azatioprina (101 concepções), metronidazol (27 concepções), ciprofloxacina (18 concepções) e ciclosporina (2 concepções). Oitenta e cinco mulheres não fizeram uso de medicação alguma. Os autores relataram que a "grande maioria das pacientes encontrava-se em fase de remissão no momento da concepção". Na análise multivariada ajustada para a idade da mãe, não houve evidência alguma de que a terapia medicamentosa tenha influenciado os resultados da gravidez. Os resultados foram baseados na ocorrência de abortos espontâneos terapêuticos, doença materna ou fetal resultando em aborto, parto prematuro, nascimento a termo saudável, nascimentos múltiplos, gravidez ectópica, anomalias congênitas, peso ao nascer e tipo de parto.

Um estudo mais recente constatou que entre 20 mulheres com DII expostas a azatioprina/6-MP durante a gravidez, os riscos de parto prematuro e anomalias congênitas foi de 4,2 (IC de 95%, 1,4–12,5) e 2,9 (IC de 95%, 0,9–8,9), respectivamente. No entanto, os autores não ajustaram os dados adequadamente em relação à atividade da doença. É geralmente aceito que as mulheres que necessitam de azatioprina/6-MP, devem manter esses medicamentos durante a gravidez para diminuir o risco de um surto e uma complicação da gravidez.

A amamentação tem sido tradicionalmente desencorajada, mas os dados recentes mostrando a ausência ou a presença de níveis mínimos dos medicamentos no leite materno, e a não detecção de níveis circulantes em recém-nascidos que estão sendo amamentados, sugerem que esses medicamentos podem ser usados com segurança, no entanto são necessários maiores estudos.

5. Glicocorticoides — Os glicocorticoides são geralmente reservados para o tratamento dos surtos agudos da doença, que muitas vezes se manifestam com diarreia, hematoquezia e dor abdominal. Acredita-se que eles possam ser usados com segurança durante a gravidez e a amamentação, embora um estudo em humano não controlado tenha mostrado um possível aumento do risco de fenda palatina (e há também o risco de ruptura prematura das membranas). As pacientes portadoras de colite esquerda ou proctossigmoidite podem ser beneficiadas pela administração de esteroides sob a forma de enemas (enemas de hidrocortisona, 100 mg/60 mL), aplicados 1–2 vezes ao dia, sob a forma de gel (acetato de hidrocortisona a 10%), ou supositórios (acetato de hidrocortisona, 30 mg). Aquelas que necessitam de corticoides sistêmicos durante as crises agudas podem fazer uso da dose padrão de 40 mg diárias de prednisona oral. Aquelas que apresentam surtos graves ou que não respondem aos esteroides orais podem fazer uso de hidrocortisona intravenosa, 300 mg/dia em doses divididas, ou a dose equivalente de metilprednisolona durante 7–10 dias, ou até que haja melhora dos sintomas (fezes sólidas, ausência de sangue ou dor abdominal). As pacientes, em seguida, passam a fazer uso de prednisona oral. Os efeitos colaterais são os mesmos em mulheres grávidas e não grávidas (ganho de peso, retenção de líquidos, hipertensão, necrose avascular, mudanças no humor, psicose, doença ulcerosa péptica, diabetes, obesidade, miopatia, imunossupressão, doença óssea metabólica); no entanto, as alterações eletrolíticas, como hipernatremia, sobrecarga de volume e hipocalemia, são mais comuns durante a gravidez e podem evoluir para a pré-eclâmpsia. O monitoramento cuidadoso dos eletrólitos é necessário, como também a restrição de sal na dieta. A budesonida é um esteroide oral sintético que tem absorção sistêmica limitada e é particularmente eficaz no tratamento da doença de Crohn que acomete o cólon direito, mas faltam dados sobre o seu uso durante a gravidez.

6. Imunossupressores — A ciclosporina é uma droga que pertence à categoria C de medicamentos usados durante a gravidez. Uma meta-análise de 15 estudos sobre os resultados da terapia com a ciclosporina durante a gravidez mostrou a presença das malformações congênitas maiores em recém-nascidos de 410 pacientes. A *odds ratio* (razão de chance) para malformações congênitas foi de 3,83, e não atingiu significância estatística (IC de 95%, 0,75–19,6). Estudos de relatos de casos de DII demonstraram bons resultados obtidos com a ciclosporina intravenosa durante a gravidez. Os relatos de casos têm demonstrado o sucesso do uso da ciclosporina intravenosa durante a gravidez. Na vigência de RCU grave refratária aos esteroides, a ciclosporina é uma opção melhor do que a colectomia, que está associada a mortalidade fetal de 50–60%. A ciclosporina é excretada no leite materno em concentrações elevadas e é contraindicada durante a amamentação.

O tacrolimus é também uma droga da categoria C. Está associado a aumento da incidência de hipercalemia perinatal e prematuridade. A taxa de malformação descrita é de 5,6%, e nenhuma anomalia persistente foi observada. Há apenas o relato de um único caso de sucesso com o uso de tacrolimus em uma gestante portadora de RCU.

O adalimumab e o infliximab que são agentes antifator de necrose tumoral (TNF) alfa pertencem ao grupo das imunoglobulinas G1 (IgG1) e classificados na categoria B da FDA. A lgG1 não atravessa a placenta no primeiro trimestre, período em que a organogênese ocorre. No entanto, ela o faz com muita eficiência durante o terceiro trimestre. Há um relato de 133 mulheres portadoras de DC ou artrite reumatoide, tratadas com infliximab; foram coletados os dados em 96 gestações. Os efeitos adversos sobre o feto de mulheres expostas ao infliximab não eram diferentes quando comparados às mulheres que não tinham sido expostas ao medicamento. Outra análise retrospectiva de 10 mulheres portadoras de DC, tratadas intencionalmente com infliximab durante a gravidez não revelou a presença de anomalias congênitas, retardo do crescimento intrauterino, ou ocorrência de recém-nascidos pequenos para a idade gestacional.

O infliximab foi detectado no sangue do cordão umbilical, e os níveis são detectáveis no recém-nascido até 6 meses após o nascimento. Os efeitos do infliximab sobre o sistema imunológico dos lactentes em desenvolvimento e a resposta às vacinas não são conhecidos, embora os dados limitados não demonstrem haver danos. A recente recomendação para o uso da vacina viva contra rotavírus no segundo mês de vida pode não se aplicar às crianças que apresentam níveis detectáveis de infliximab. Uma prática comum nos Estados Unidos é administrar a última dose de infliximab no início do terceiro trimestre e a dose seguinte após o nascimento, se a mãe estiver em período de remissão. Quando a mãe apresenta surtos da doença durante o terceiro trimestre, o infliximab é administrado na dose habitual. O recém-nascido deve ser monitorado até que os níveis de infliximab não sejam detectáveis, particularmente durante 1 ano, e antes que as vacinas vivas contra varicela e a vacina tríplice viral (sarampo, caxumba, rubéola) sejam administradas. Os dados limitados demonstraram que o infliximab não é detectável no leite materno e as mães podem provavelmente amamentar os seus filhos com segurança.

O adalimumab está listado como droga da categoria B e foi recentemente aprovado pela FDA para o tratamento da DC. Os dados obtidos a partir de estudos em animais não demonstraram nenhuma evidência de dano ao feto. Há vários relatos de casos sobre o uso eficaz do adalimumab em gestantes portadoras de DC.

O certolizumab também está listado como droga da categoria B e atravessa a placenta por difusão passiva. O sangue do cordão apresenta níveis muito baixos e a droga não é detectada no leite materno. Muitos relatos de casos têm demonstrado que essa droga pode ser usada com segurança durante a gravidez.

B. Medidas adjuvantes

Manter uma nutrição adequada, hidratação e o equilíbrio eletrolítico é fundamental para a gestante e o feto. O controle da diarreia pode servir como adjuvante para o tratamento da DII na tentativa de evitar a evolução para diarreia refratária, a qual requer hospitalização. O agente mais seguro é a loperamida, mas a codeína também tem sido utilizada (ver abordagem anterior sobre os agentes antidiarreicos). A nutrição parenteral é segura durante a gravidez e deve ser utilizada em pacientes que necessitam de repouso intestinal.

C. Cirurgia

As indicações para a cirurgia durante a gravidez incluem a presença de hemorragia incontrolável, obstrução, perfuração, doença fulminante refratária ao tratamento clínico, ou presença de abscesso intra-abdominal que não pode ser drenado por outros métodos. A realização de cirurgia durante o segundo trimestre acarreta menor taxa de aborto quando comparada com sua execução no primeiro trimestre, e é tecnicamente menos complicada do que quando realizada durante o terceiro trimestre. A colectomia total para tratamento da RCU apresenta taxa de mortalidade fetal de 50–60% e, se possível, deve-se lançar mão da ciclosporina intravenosa, possivelmente do infliximab ou, se preferir, do parto prematuro.

D. Parto

Em geral, o método do parto deve ser orientado pela indicação obstétrica. O parto vaginal ou a operação cesariana são seguros em pacientes que apresentam anastomose bolsa ileal–anal, e a episiotomia não é contraindicada na DII. Muitas pacientes com doença perianal ativa referem agravamento da sua doença após o parto vaginal e, portanto, é geralmente recomendado que elas sejam submetidas a partos cesáreos. Pacientes com RCU fulminante também devem ser submetidas à cesariana. As mulheres que apresentam doença em remissão ou doença leve sem atividade perianal geralmente são submetidas ao parto vaginal, a menos que as circunstâncias da gravidez ditem o contrário.

ACOG Committee on Obstetric Practice. ACOG Committee Opinion. Guidelines for diagnostic imaging during pregnancy. *Obstet Gynecol.* 2004;104:647–651. [PMID: 15339791]

Bertoli D, Borelli G. Fertility study of rifaximin (L/105) in rats. *Chemioterapia.* 1986;5:204–207. [PMID: 3719854]

Christensen LA, Dahlerup JF, Nielsen MJ, et al. Azathioprine treatment during lactation. *Aliment Pharmacol Ther.* 2008;28: 1209–1213. [PMID: 18761704]

Cornish JA, Tan EKW, Teare J, et al. A meta-analysis on the influence of inflammatory bowel disease on pregnancy. *Gut* 2007;56: 830–837. [PMID: 17185356]

Diav-Citron O, Shechtman S, Gotteiner T, et al. Pregnancy outcome after gestational exposure to metronidazole: a prospective controlled cohort study. *Teratology.* 2001;63:186–192. [PMID: 11320529]

Francella A, Dyan A, Bodian C, et al. The safety of 6-mercaptopurine for childbearing patients with inflammatory bowel disease: a retrospective cohort study. *Gastroenterology.* 2003;124:9–17. [PMID: 12512024]

Kane S, Kisiel J, Shih L, et al. HLA disparity determines disease activity through pregnancy in women with inflammatory bowel disease. *Am J Gastroenterol.* 2004;99:1523–1526. [PMID: 15307871]

Katz JA, Antonini C, Keenen GF, et al. Outcome of pregnancy in women receiving infliximab for the treatment of Crohn's disease and rheumatoid arthritis. *Am J Gastroenterol.* 2004;99:2385–2392. [PMID: 15571587]

Larsen H, Nielsen GL, Schonheyder HC, et al. Birth outcomes following maternal use of fluoroquinolones. *J Antimicrob Agents.* 2001;18:259–262. [PMID: 11673039]

Mahadevan U, Kane S. American Gastroenterological Association Institute position statement on the use of gastrointestinal medications in pregnancy. *Gastroenterology.* 2006;131:278–282. [PMID: 16831610]

Mahadevan U, Kane S. American Gastroenterological Association Institute technical review on the use of gastrointestinal medications in pregnancy. *Gastroenterology.* 2006;131:283–311. [PMID: 16831611]

Mahadevan U, Sandborn WJ, Li DK, et al. Pregnancy outcomes in women with inflammatory bowel disease: a large community-based study from northern California. *Gastroenterology.* 2007;133:1106–1112. [PMID: 17764676]

Malangoni MA. Gastrointestinal surgery and pregnancy. *Gastroenterol Clin North Am.* 2003;32:181–200. [PMID: 12635416]

Norgard B, Fonager K, Pedersen L, et al. Birth outcome in women exposed to 5-aminosalicylic acid during pregnancy: a Danish cohort study. *Gut.* 2003;52:243–247. [PMID: 12524407]

Norgard B, Hundborg HH, Jacobsen BA, et al. Disease activity in pregnant women with Crohn's disease and birth outcomes: a regional Danish cohort study. *Am J Gastroenterol.* 2007;102: 1947–1954. [PMID: 17573787]

Qureshi WA, Rajan E, Adler DG, et al. ASGE guideline: guidelines for endoscopy in pregnant and lactating women. *Gastrointest Endosc.* 2005;61:357–362. [PMID: 17212888]

Sau A, Clarke S, Bass J, et al. Azathioprine and breastfeeding: is it safe? *BJOG.* 2007;114:498–501. [PMID: 17261122]

Siddiqui U, Proctor DD. Flexible sigmoidoscopy and colonoscopy during pregnancy. *Gastrointest Endosc Clin North Am.* 2006;16: 59–69. [PMID: 16546023]

DOR ABDOMINAL

O diagnóstico diferencial da dor abdominal em pacientes grávidas, assim como em pacientes não grávidas, é extenso e merece avaliação cuidadosa. Os exames de imagem são frequentemente evitados durante a gravidez, e o diagnóstico muitas vezes é baseado na história, exame físico e nos exames laboratoriais. A localização e o grau de intensidade da dor são fundamentais para o diagnóstico. A dor difusa pode sugerir a presença de obstrução intestinal; inflamação peritoneal causada por pancreatite, apendicite, ou por abscesso intra-abdominal; também pode sugerir alterações metabólicas, como uremia, porfiria e diabetes. A dor localizada no abdome superior pode sugerir a presença de doença biliar, doença ulcerosa péptica ou doença mediastinal, como a ruptura do esôfago, pneumonia, fratura de costela, embolia pulmonar, laceração de Mallory-Weiss, estenose de esôfago e infarto do miocárdio. Além disso, algumas doenças podem se manifestar com sintoma de dor localizada na região epigástrica ou no lado esquerdo do abdome, como a DUP (doença ulcerosa péptica), infarto ou abscesso esplênico, aneurisma da artéria esplênica (mais comum na gravidez), volvo gástrico e hérnia paraesofágica encarcerada. A dor no quadrante superior direito pode sugerir hepatite, congestão vascular hepática, hematoma hepático, câncer hepático, pré-eclâmpsia ou síndrome HELLP. Os sintomas decorrentes de transtornos biliares como a cólica biliar, coledocolitíase, colangite e colecistite também podem causar desconforto epigástrico ou se localizarem no lado direito do abdome. Dor no quadrante inferior direito pode indicar apendicite, divertículo de Meckel perfurado, DC (doença de Crohn), intussuscepção, infecção ou perfuração intestinal, ou câncer de cólon. Dor no quadrante inferior esquerdo pode indicar diverticulite, volvo de sigmoide, câncer de cólon, infecção intestinal ou perfuração, DII e síndrome do intestino irritável. O desconforto localizado no abdome inferior pode sugerir transtornos ginecológicos ou obstétricos como a prenhez ectópica rota (dor intensa), ruptura de cisto de ovário, doença inflamatória pélvica, abscesso tubo-ovariano, miomas uterinos, aborto iminente, massa anexial, salpingite, endometriose, ruptura do corpo lúteo, câncer da cérvix ou de ovário. A nefrolitíase e a pielonefrite podem apresentar dor localizada à direita, à esquerda, e no abdome superior ou inferior.

Os transtornos vasculares, como a isquemia mesentérica e o aneurisma da aorta abdominal, podem causar dor difusa ou localizada e devem sempre ser considerados como diagnóstico diferencial, pois podem apresentar-se como emergências clínicas ou cirúrgicas. A ruptura hepática espontânea é uma emergência abdominal própria da gravidez. Ela normalmente ocorre no final da gravidez; está associada a hematoma subcapsular, pré-eclâmpsia e síndrome HELLP; e se apresenta com dor acentuada localizada à direita ou em região epigástrica, algumas vezes irradiando-se para o ombro direito. Pode ser diagnosticada pelo ultrassom, e a presença de sinais de ruptura ou expansão do hematoma subcapsular, deve indicar a operação cesariana imediata; o tamponamento hepático intraoperatório por compressas, a ressecção hepática ou a ligadura da artéria hepática são muitas vezes necessários para o controle do sangramento.

Achados clínicos

A. Sintomas e sinais

Uma história cuidadosa sobre o início, caráter, grau de intensidade e localização da dor é fundamental. Os sinais importantes encontrados no exame físico incluem febre, hipotensão e taquicardia; esses achados devem levantar a suspeita de infecção abdominal ou abdome agudo. Os achados clássicos de peritonite podem estar ausentes em função da flacidez da parede abdominal durante a gravidez; no entanto, a presença de um abdome rígido é indicador provável de peritonite.

B. Exames laboratoriais e de imagem

Qualquer paciente que apresente dor abdominal intensa deve ser submetida a exames laboratoriais, incluindo hemograma completo e contagem diferencial, eletrólitos séricos, provas de função hepática, coagulograma, amilase e lipase. As alterações fisiológicas desses valores que ocorrem normalmente durante a gravidez, como a elevação na contagem de leucócitos, anemia, fosfatase alcalina elevada, aumento da velocidade de hemossedimentação, e hiponatremia leve, devem ser consideradas durante a avaliação.

O ultrassom é considerado de baixo risco e deve ser o método de imagem de escolha, se necessário. As radiografias abdominais devem, se possível, ser evitadas, por causa da exposição do feto à radiação, mas pode ser indicada quando se suspeita de perfuração ou obstrução intestinal. A ressonância magnética é preferível à tomografia computadorizada para evitar exposição à radiação ionizante, e o gadolínio deve se possível ser evitado durante o primeiro trimestre. A paciente deve ser informada antes da realização de qualquer exame radiológico.

Tratamento

O tratamento baseia-se no transtorno primário. A avaliação e o tratamento dos transtornos biliares e gastrointestinais de ocorrência comum durante a gravidez são discutidos em seções posteriores deste capítulo. As doenças hepáticas de gravidez são discutidas no Capítulo 8.

Capell MS, Friedel D. Abdominal pain during pregnancy. *Gastroenterol Clin North Am.* 2003;32:1–58. [PMID: 12635413]

DOENÇA ULCEROSA PÉPTICA

Não há nenhuma evidência para sustentar o aumento da incidência de doença ulcerosa péptica (DUP) durante a gravidez e, de fato, muitos estudos sugerem haver diminuição da incidência. No entanto, as úlceras gástricas e duodenais ocorrem e sua detecção é dificultada ao se evitar a realização de exames invasivos durante a gravidez.

Achados clínicos

A. Sintomas e sinais

Os sintomas da DUP são os mesmos em mulheres grávidas ou não grávidas e incluem dor epigástrica, distensão abdominal, eructação, náusea pós-prandial e vômitos, anorexia e, raramente, hematêmese, melena, hematoquezia ou peritonite. É parte importante da avaliação diferenciar a doença ulcerosa de outras condições que apresentam sintomas semelhantes. Náuseas e vômitos associados à gravidez são muitas vezes mais pronunciados no primeiro trimestre, enquanto a DUP se agrava durante o terceiro trimestre. O exame físico pode revelar sinais de complicações da doença ulcerosa péptica; sangue positivo nas fezes ou sangue visível ao exame retal pode sugerir sangramento proveniente de uma úlcera. A presença de sinais peritoneais requer avaliação cirúrgica para descartar uma possível úlcera perfurada.

B. Exames laboratoriais, de imagem e endoscópicos

As provas de função hepática e a ultrassonografia devem ser realizadas para investigar a presença de colelitíase, coledocolitíase, hepatite viral, EHAG (esteatose hepática aguda da gravidez) e síndrome HELLP. Sensibilidade dolorosa no quadrante superior direito, história de intolerância a alimentos gordurosos, febre e leucocitose podem sugerir o diagnóstico de colecistite, que também pode ser diagnosticada pelo ultrassom. A pancreatite pode ser sugerida quando a dor que é exacerbada pela alimentação, se irradia para o dorso, e está associada a história de alcoolismo, cálculos biliares, pancreatite prévia, leucocitose e febre; os níveis de amilase e lipase devem ser verificados. Um eletrocardiograma deve ser obtido para excluir a isquemia do miocárdio. O exame sumário e a cultura de urina devem ser realizados para excluir a infecção do trato urinário.

As radiografias abdominais são evitadas durante a gravidez, mas devem ser realizadas na suspeita de perfuração. Os exames baritados também são evitados, mas a endoscopia digestiva alta deve ser realizada quando os sintomas são graves e refratários ao tratamento clínico intensivo, e na presença de complicações, incluindo a hemorragia e a obstrução do esvaziamento gástrico, ou quando houver suspeita de adenocarcinoma ou linfoma gástrico. A segurança relacionada com a realização do exame endoscópico durante a gravidez é discutida separadamente, mais adiante neste capítulo.

Tratamento

A distinção entre os sintomas da DUP e os sintomas da DRGE é difícil, no entanto, o tratamento clínico é idêntico e deve ser tentado inicialmente, a menos que as indicações para o exame endoscópico, descritas anteriormente, estejam presentes. O tratamento clínico da DUP e da DRGE inclui antiácidos, sucralfato, bloqueadores-H_2 e, se necessário, IBP (ver abordagem anterior sobre o tratamento da DRGE na gravidez). O misoprostol está contraindicado na gravidez. A terapia tripla do *H. pylori* deve ser adiada e, se possível, ser realizada após o parto por causa do baixo risco de complicações da DUP e a presença de possível dano fetal causado pelos antibióticos. No entanto, o tratamento do *H. pylori* é indicado na presença de tecido linfoide associada à mucosa, e não deve ser adiado. A amoxicilina (classe B), o metronidazol (classe B) e a claritromicina (classe C) podem ser utilizados, embora o tratamento se possível deva ser evitado durante o primeiro trimestre. Tanto a tetraciclina como o salicilato de bismuto são relativamente contraindicados durante a gravidez.

A endoscopia está indicada em pacientes com sangramento gastrointestinal e suspeita de DUP. Pouco se sabe a respeito dos procedimentos endoscópicos terapêuticos realizados para controlar o sangramento decorrente de úlcera péptica e de outros distúrbios, tais como a hemorragia varicosa ou aquela causada pela laceração de Mallory-Weiss. Atualmente a terapêutica endoscópica durante a gravidez é considerada um procedimento experimental, mas é justificada quando a única alternativa é a cirurgia. As indicações para a cirurgia da úlcera péptica são as mesmas em mulheres grávidas e não grávidas e incluem a hemorragia incontrolável, perfuração e obstrução do esvaziamento gástrico.

Capell MS. Gastric and duodenal ulcers during pregnancy. *Gastroenterol Clin North Am.* 2003;32:263–308. [PMID: 12635419]

DOENÇA BILIAR

A gravidez predispõe à formação de cálculos biliares; o aumento da litogenicidade da bile mediada pelo estrogênio e a diminuição da contratilidade da vesícula biliar mediada pela progesterona estão implicados em sua patogenia. Segundo alguns relatos, a incidência de colelitíase na gravidez varia entre 2,5–12,5%, mas a maioria das pacientes portadoras de cálculos biliares permanece assintomática. A obesidade, ganho de peso pré-gestacional, etnia hispânica e a idade materna são fatores de risco para o surgimento de doença calculosa biliar durante a gravidez.

Achados clínicos

A. Sintomas e sinais

As pacientes sintomáticas podem apresentar anorexia, náuseas, vômitos, dor no quadrante superior direito ou epigástrica, e uma história de exacerbação dos sintomas pela ingestão de alimentos gordurosos. A dor pode se irradiar para as costas ou para o ombro direito. Embora denominada "cólica biliar", a dor aguda provocada pelos cálculos biliares pode durar várias horas. Febre, taquicardia, leucocitose, elevação da contagem de neutrófilos, sensibilidade no quadrante superior direito, e sinal de Murphy podem indicar colecistite.

B. Exames laboratoriais e de imagem

As alterações das provas de função hepática podem indicar o diagnóstico de coledocolitíase (tendo em mente a elevação fisiológica da fosfatase alcalina na gravidez). A elevação da amilase e lipase pode sugerir o diagnóstico de pancreatite. A avaliação ultrassonográfica do quadrante superior direito é segura na gravidez e possui alto grau de precisão para detectar os cálculos biliares. A presença do sinal de Murphy sonográfico, espessamento da parede da vesícula biliar, líquido pericolecístico ou estase podem sugerir o diagnóstico de colecistite. A dilatação do duto biliar comum ou dos dutos intra-hepáticos pode sugerir a presença de coledocolitíase. O ultrassonografista deve pesquisar doença hepática ou pancreática.

Tratamento

O tratamento da colelitíase na ausência de colecistite ou coledocolitíase é clínico, e consiste em evitar alimentos gordurosos e de um breve período de repouso intestinal e controle da dor, se necessário. O tratamento cirúrgico precoce é aconselhado em pacientes que não respondem ao tratamento clínico ou que apresentam recorrência dos sintomas, pois durante a gravidez a taxa de recidiva dos sintomas e o risco de complicações são elevados.

Na presença de colecistite, os antibióticos intravenosos devem ser iniciados. A cefazolina intravenosa e as penicilinas de amplo espectro são eficazes e geralmente consideradas seguras durante a gravidez. Em função do risco de perda fetal, teratogênese, e trabalho de parto prematuro durante o primeiro trimestre, e do risco de trabalho de parto prematuro, nascimento pré-termo, e das dificuldades técnicas decorrentes do tamanho do útero durante o terceiro trimestre, a cirurgia é frequentemente retardada até o segundo trimestre ou, se possível, realizada após o parto. As recentes melhorias das técnicas dos procedimentos cirúrgicos menos invasivos podem produzir resultados melhores. Um estudo mostrou um benefício global do tratamento clínico *versus* tratamento cirúrgico da colelitíase durante a gravidez, e outro não mostrou aumento significativo dos defeitos congênitos graves em pacientes submetidas à cirurgia durante o primeiro trimestre.

A cirurgia precoce está indicada para os casos de pancreatite, coledocolitíase ou colecistite aguda que falham na resolução. Usualmente, a cirurgia laparoscópica é realizada durante os dois primeiros trimestres, mas os procedimentos abertos são muitas vezes necessários no terceiro trimestre.

A colangiografia intraoperatória de rotina não é recomendada durante a gravidez; no entanto, a exploração do duto biliar e a ultrassonografia intraoperatória são procedimentos alternativos. Há um relato de exploração laparoscópica bem-sucedida do duto biliar comum em uma paciente portadora de pancreatite aguda biliar com idade gestacional de 14 semanas. Se necessário, durante a colangiografia o feto pode ser protegido por um escudo de chumbo para minimizar os efeitos da radiação.

A coledocolitíase é rara durante a gravidez, mas a colangiopancreatografia endoscópica retrógrada (CPER), com extração de cálculos, esfincterotomia ou inserção de *stent*, pode ser realizada e está indicada para os cálculos localizados no duto biliar comum e na presença de colangite.

Bagci S, Tuzun A, Erdil A, et al. Treatment of choledocholithiasis in pregnancy: a case report. *Arch Gynecol Obstet.* 2003;267:239–241. [PMID: 12592428]

Ko CW. Risk factors for gallstone-related hospitalization during pregnancy and the postpartum. *Am J Gastroenterol.* 2006;101:2263–2268. [PMID: 17032191]

Ko CW, Beresford SA, Schulte SJ, et al. Incidence, natural history, and risk factors for biliary sludge and stones during pregnancy. *Hepatology.* 2005;41:359–365. [PMID: 15660385]

Lu EJ, Curet MJ, El-Sayed YY, et al. Medical versus surgical management of biliary tract disease in pregnancy. *Am J Surg.* 2004;188:755–759. [PMID: 15619495]

Tarnasky PR, Simmons DC, Schwartz AG, et al. Safe delivery of bile duct stones during pregnancy. *Am J Gastroenterol.* 2003;98:2100–2101. [PMID: 14499796]

PANCREATITE

A pancreatite aguda pode complicar as gravidezes em até 1% e ocorre mais comumente durante o terceiro trimestre e no período pós-parto. Os cálculos biliares são os principais responsáveis pelos episódios de pancreatite na grande maioria das gestantes; no entanto, o diagnóstico diferencial também se aplica a gravidez, e devem ser descartadas outras causas de pancreatite, como o alcoolismo, a hipercalcemia, a hipertrigliceridemia, infecções, trauma e medicamentos.

Achados clínicos

O quadro clínico e os níveis elevados de amilase e lipase usualmente fazem o diagnóstico, pois os níveis de enzimas pancreáticas não são afetados pela gravidez. A ultrassonografia pode diagnosticar a colelitíase e a coledocolitíase (dilatação do duto biliar) e às vezes também pode visualizar a inflamação pancreática. A tomografia computadorizada é reservada para os casos de pancreatite grave, com sintomas refratários, com o intuito de avaliar a presença de áreas de necrose pancreática. A RM pode ser uma alternativa segura durante a gravidez.

Tratamento

O tratamento clínico inclui a dieta oral zero, terapia agressiva com fluidos intravenosos, bloqueadores da histamina e IBP. Os exames laboratoriais, como as dosagens de cálcio, ureia e creatinina, leucograma e hematócrito devem ser monitorados cuidadosamente (ver Capítulo 25). A meperidina é usualmente a droga de escolha para o controle da dor, pertence à categoria B, e seu uso durante a gravidez parece ser seguro. Na presença de pancreatite grave, o desbridamento cirúrgico ou a drenagem endoscópica ou percutânea de abscessos e pseudocistos não deve ser adiada. A pancreatite grave pode em raras ocasiões ser tratada com antibióticos e nutrição parenteral. Embora os procedimentos endoscópicos e os exames radiológicos sejam geralmente evitados durante a gravidez, um estudo mostrou uma taxa significativa de recorrência de pancreatite biliar. Baseada nesses resultados a CPER, a colecistectomia, ou ambas, seriam indicadas. Atualmente, a pancreatite aguda biliar complicada pela obstrução biliar persistente é uma das indicações para a CPER com esfincterotomia em qualquer período da gravidez. A colecistectomia é muitas vezes adiada até o segundo trimestre ou até o período pós-parto. A pancreatite está associada a perda fetal no primeiro trimestre e ao trabalho de parto prematuro no terceiro trimestre. A mortalidade materna pode ser tão elevada quanto 10% na presença de pancreatite grave complicada, todavia quando a pancreatite melhora rapidamente com o tratamento clínico, a mortalidade é baixa.

Kim YW, Zagorski SM, Chung MH. Laparoscopic common bile duct exploration in pregnancy with acute gallstone pancreatitis. *JSLS*. 2006;10:78–82. [PMID: 16709365]

APENDICITE

A apendicite aguda é o transtorno gastrointestinal que constitui a principal indicação de cirurgia de urgência na gravidez. O diagnóstico imediato é fundamental.

Achados clínicos

A. Sintomas e sinais

As pacientes geralmente apresentam anorexia, náuseas, vômitos e dor abdominal; no entanto, durante a gravidez, esse quadro precisa ser distinguido de outras condições, como a presença de náuseas e vômitos próprios da gravidez, particularmente no primeiro trimestre. A dor abdominal associada à apendicite pode ocorrer em locais não habituais. Durante o primeiro trimestre, a localização do apêndice é habitual, no quadrante inferior direito, e as pacientes geralmente apresentam dor periumbilical que migra para o quadrante inferior direito. No entanto durante o segundo e o terceiro trimestres, o apêndice move-se gradualmente para cima e lateralmente, e se localiza no quadrante superior direito (Figura 7-3). Isso modifica o quadro clínico da apendicite e pode retardar o diagnóstico e o seu tratamento. Febre, taquicardia, dor abdominal e sinais de irritação peritoneal podem indicar a inflamação do apêndice, mas a ausência desses achados não exclui o diagnóstico de apendicite.

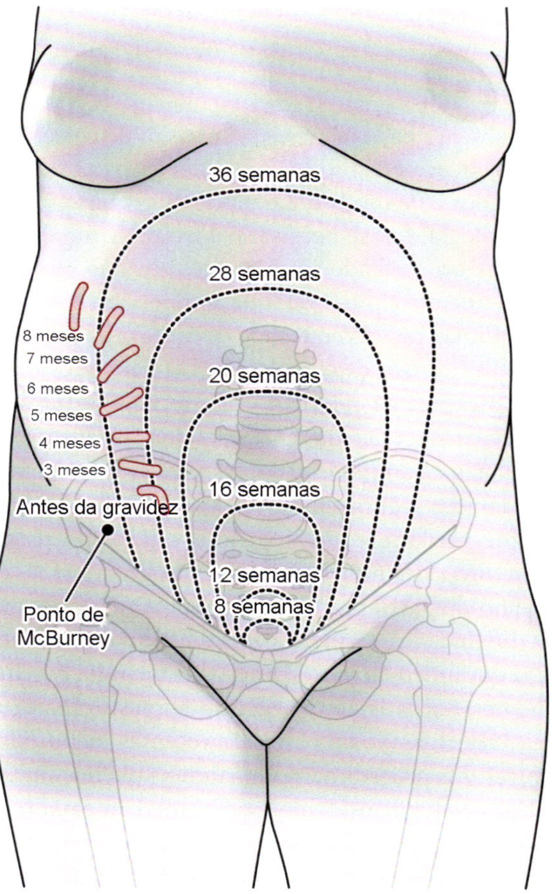

▲ **Figura 7-3.** Mudanças na localização e direção do apêndice durante a gravidez em relação ao ponto de McBurney, e altura do fundo uterino nas várias semanas da gestação.

B. Exames laboratoriais e de imagem

Embora a gravidez possa elevar a contagem de leucócitos, o achado de mais de 80% na contagem diferencial de neutrófilos é sugestivo de doença aguda. A ultrassonografia abdominal pode ser diagnóstica durante o primeiro trimestre, mas sua utilidade é menor quando o apêndice migra. A TC abdominal pode ser utilizada para diagnosticar a apendicite; no entanto, a radiação predispõe o feto à teratogenicidade. A laparoscopia diagnóstica também pode ser realizada quando há dúvida diagnóstica. Se houver qualquer suspeita de apendicite, o cirurgião deve ser consultado imediatamente.

Tratamento

Uma vez que a apendicite tenha sido diagnosticada, clinicamente ou por meio de métodos de imagem, a cirurgia imediata está indicada, pois a perfuração apendicular pode aumentar a mortalidade materna em até 4% e a mortalidade fetal em até 20%. A única exceção para essa regra é quando a gestante entra em trabalho de parto. Nesse caso a apendicectomia é realizada após o parto vaginal ou cesáreo, quando o trabalho de parto é prolongado. Nos dois primeiros trimestres, a apendicectomia laparoscópica pode ser realizada com segurança; no entanto, no terceiro trimestre ou na vigência de peritonite difusa, a laparotomia é geralmente indicada. Os danos causados ao feto pelas abordagens laparoscópica e aberta são semelhantes.

Carver TW, Antevil J, Egan JC, et al. Appendectomy during early pregnancy: what is the preferred surgical approach? *Am Surg.* 2005;71:809–812. [PMID: 16468524]

Palanivelu C, Rangarajan M, Parthasarathi R. Laparoscopic appendectomy in pregnancy: a case series of seven patients. *JSLS.* 2006;10:321–325. [PMID: 17212888]

OBSTRUÇÃO INTESTINAL, PSEUDO-OBSTRUÇÃO & CÂNCER GASTROINTESTINAL

Embora a causa mais comum de obstrução intestinal na gravidez seja a presença de aderências, outra causa importante é o volvo, que responde por mais de 20% dos casos. A maioria dos casos de volvo ocorre próximo ao final da gravidez, presumivelmente porque nessa fase o útero grávido pode deslocar um cólon redundante para fora da pelve com a possibilidade de haver torção do cólon em torno de um ponto de fixação. Outras causas de obstrução intestinal incluem a intussuscepção, hérnia, apendicite aguda e cânceres gástrico e colorretal. As hérnias diafragmáticas encarceradas são raras, mais comuns durante a gravidez e apresentam alta taxa de complicações.

Achados clínicos

O pronto reconhecimento e o tratamento da obstrução e pseudo-obstrução são fundamentais. O volvo de sigmoide durante a gravidez está associado a mortalidade materna e fetal elevada, mesmo com uma intervenção apropriada. As pacientes apresentam constipação, dor abdominal progressiva e distensão abdominal. Mais tarde, os vômitos biliosos e a obstipação podem estar presentes. As radiografias abdominais e a TC podem ser necessárias para avaliação e comumente fazem o diagnóstico dessa condição. A sigmoidoscopia flexível ou a colonoscopia podem ser necessárias para o seu diagnóstico ou descompressão. A pseudo-obstrução ou distensão do cólon sem obstrução mecânica pode ocorrer após o parto; os sintomas são semelhantes aos da obstrução intestinal mecânica. A pseudo-obstrução é usualmente diagnosticada através de radiografias abdominais. O câncer gástrico e o câncer do cólon são as neoplasias malignas gastrointestinais mais comumente encontradas durante a gravidez e podem causar sangramento, anemia, dor abdominal ou obstrução.

Tratamento

O tratamento conservador inclui a descompressão nasogástrica, reanimação com fluidos, monitoração de eletrólitos, repouso e uso cauteloso de analgesia. Os antibióticos profiláticos devem ser considerados. A pseudo-obstrução e alguns casos de volvo ou obstrução do intestino delgado causados por aderências são resolvidos com o tratamento conservador. Suspeita de isquemia ou perfuração intestinal, presença de taquicardia persistente, febre, sensibilidade dolorosa abdominal e falha do tratamento conservador são critérios para indicar a cirurgia.

Pacientes que apresentam pseudo-obstrução no pós-parto devem, se necessário, ser seguidas com exames radiográficos. Um diâmetro do cólon > 10–12 cm aumenta o risco de perfuração. A descompressão do cólon e a administração de neostigmina podem ser tentadas se for necessário evitar a cirurgia.

A colonoscopia, a sigmoidoscopia flexível ou a sonda retal podem ser utilizadas para desfazer o volvo durante a gravidez, no entanto, a cirurgia pode ser necessária se houver recorrência ou persistência do volvo. As hérnias frequentemente requerem reparo cirúrgico, e o achado incidental de uma hérnia diafragmática encarcerada deve ser tratado com o reparo da lesão durante a cirurgia pelo risco de estrangulamento. A mortalidade da isquemia ou do volvo intestinal pode ser alta, e o parto prematuro é comum em pacientes que necessitam de cirurgia.

Pacientes com câncer gastrointestinal diagnosticado durante a gravidez devem ser submetidas à colonoscopia para realização de biópsia e rastreio de lesões sincrônicas. As ressecções podem ser realizadas durante a primeira metade da gravidez, mas são muitas vezes adiadas até o período pós-parto. Não há contraindicação para o parto vaginal, enquanto o canal do parto não estiver obstruído. Todas as opções devem ser discutidas com a paciente. A quimioterapia é usualmente retardada até o segundo trimestre, e a radiação pélvica é frequentemente adiada até o período pós-parto para proteger o feto. A evolução do câncer colorretal diagnosticado durante a gravidez é semelhante ao da população em geral, no entanto, as mulheres grávidas com câncer gástrico muitas vezes apresentam doença avançada e uma taxa de sobrevivência menor em relação às mulheres não grávidas.

Lal SK, Morgenstern R, Vinjirayer EP, et al. Sigmoid volvulus an update. *Gastrointest Endoscopy Clin N Am.* 2006;16:175–187. [PMID: 16546032]

ENDOSCOPIA NA GRAVIDEZ

A endoscopia é realizada de rotina para avaliar os diversos distúrbios gastrointestinais. Sua utilização durante a gravidez está indicada apenas quando absolutamente necessário, por causa dos riscos de danos ao feto causados pelos medicamentos sedativos, particularmente no primeiro trimestre, e pela dificuldade técnica para a realização do procedimento durante o terceiro trimestre. Os riscos relacionados com os medicamentos sedativos incluem a superdosagem, reação alérgica, teratogênese e instabilidade hemodinâmica materna, levando a hipóxia e hipotensão fetal.

Em geral, a hipotensão arterial materna deve ser evitada tanto quanto possível; se necessário, antes do procedimento as pacientes que apresentam sangramento gastrointestinal devem ser reanimadas com fluidos e concentrado de hemácias. O uso de anti-hipertensivos antes do procedimento e a hiperdistensão do cólon durante o procedimento deve ser evitado. As pacientes não devem ser colocadas ou movidas para a posição supina (o útero gravídico comprime a veia cava e pode levar à hipotensão) e os medicamentos sedativos devem ser utilizados judiciosamente, mas com moderação. Caso ocorra hipotensão durante o procedimento, os fluidos intravenosos devem ser utilizados e a posição da paciente deve ser mudada para facilitar o retorno venoso das extremidades inferiores para os órgãos vitais. A interrupção do procedimento deve ser considerada.

As contrações uterinas prematuras que ocorrem durante a endoscopia podem requerer a administração de tocolíticos como o sulfato de magnésio ou a terbutalina. É importante consultar o obstetra e a assistência anestésica deve ser sempre considerada, particularmente no primeiro trimestre, durante uma gravidez de alto risco, na presença de instabilidade materna ou fetal, ou durante a realização de um procedimento prolongado tal como a CPER. Os riscos relacionados com os medicamentos utilizados durante a endoscopia e as considerações relativas aos procedimentos específicos são descritas a seguir.

1. Medicamentos usados durante a endoscopia (Tabela 7-6)

A. Meperidina

A meperidina é geralmente incluída na categoria B. É classificada como droga da categoria D quando usada em doses elevadas e por um período prolongado. Embora atravesse rapidamente a barreira placentária, tem sido amplamente utilizada durante a gravidez, e exceto por um estudo que mostrou aumento da taxa de hérnias inguinais congênitas, a teratogenicidade não foi observada, mesmo quando a exposição ocorreu durante o primeiro trimestre. A droga pode causar diminuição dos batimentos cardíacos fetais durante o período de até 1 hora após a administração; no entanto, esse efeito é geralmente transitório e não é considerado sinal de mau prognóstico. É preferida em lugar dos benzodiazepínicos para a realização de procedimentos endoscópicos e é aprovada pela American Academy of Pediatrics para ser usada em dose única durante o período de amamentação. A dosagem deve ser restrita a 50 ou 75 mg por via intravenosa durante a endoscopia de rotina.

B. Diazepam e midazolam

O diazepam é classificado como droga da classe D pela conclusão de estudos anteriores que sugerem haver uma associação entre o seu uso e a presença de fendas palatinas em animais e humanos, bem como de outras malformações congênitas e anormalidades neurocomportamentais neonatais. Contudo, os dados recentes sugerem que esse medicamento pode ser mais seguro do que se previa, quando administrado em baixas doses e por um curto período de tempo.

Tabela 7-6. Medicamentos usados para endoscopia.

Medicamento	Categoria da FDA para gravidez	Recomendações para a gravidez	Recomendações para amamentação
Ampicilina	B	Baixo risco em uso profilático	Compatível
Diatrizoato	D	Pouco usado em CPER terapêutica	Dados limitados em seres humanos: provavelmente compatível
Diazepam	D	Midazolam é o benzodiazepínico preferido	Dados limitados em seres humanos: toxicidade potencial
Eletrocautério	—	Usado em CPER terapêutica	Ausência de estudos em humanos
Epinefrina	C	Evitar, a não ser para fazer hemostasia	Ausência de dados em seres humanos: toxicidade potencial
Fentanil	C	Usar em doses baixas	Compatível
Flumazenil	C	Apenas em caso de superdosagem de benzodiazepínicos	Ausência de dados em seres humanos: provavelmente compatível
Gentamicina	C	Baixo risco em curto período, checar níveis séricos, quando usado > 48 h	Compatível
Glucagon	B	Evitar, exceto para CPER	Ausência de estudos em humanos
Lidocaína	B	Gargarejar e cuspir	Dados limitados em seres humanos: provavelmente compatível
Meperidina	B	Usar em doses baixas	Compatível
Midazolam	D	Usar em doses baixas	Dados limitados em seres humanos: toxicidade potencial
Naloxone	B	Usar apenas em caso de superdosagem de narcóticos	Ausência de dados em seres humanos: provavelmente compatível
PEG eletrólitos	C	Ausência de estudos em humanos	Provável risco baixo
Propofol	B	Evitar no primeiro trimestre	Dados limitados em seres humanos: provavelmente compatível
Simeticona	C	Pode ser evitado, risco baixo	Ausência de dados em humanos: provavelmente compatível
Solução eletrolítica sódio glicol	C	Risco baixo em infusão única	Ausência de dados em seres humanos

CPER, colangiopancreatografia endoscópica retrógrada; PEG, polietilenoglicol.
Reproduzida, com permissão, de Mahadevan U, Kane S. American Gastroenterological Association Institute technical review on the use of gastrointestinal medications in pregnancy. *Gastroenterology*. 2006;131:283–311.

Não há muitos registros sobre os efeitos da exposição intrauterina ao midazolam. Durante o parto parece provocar depressão respiratória transitória e distúrbio neurocomportamental, mas pouco se sabe sobre os efeitos da exposição fetal durante o primeiro ou segundo trimestre. Em função de sua semelhança com o diazepam, o midazolam é classificado na categoria D; no entanto, quando o uso desses agentes é necessário durante a endoscopia, prefere-se o midazolam.

C. Propofol

O propofol é usado por alguns anestesiologistas e gastroenterologistas para sedação dos pacientes durante a endoscopia. As vantagens incluem maior profundidade de sedação, início de ação mais rápido e duração do efeito mais curta quando comparado aos benzodiazepínicos. O propofol também faz parte da categoria B; é considerado seguro para uso durante o parto, mas, no momento, as evidências são inadequadas para recomendar o seu uso durante o primeiro trimestre.

D. Fentanil

O fentanil é uma droga da categoria C. Estudos em ratos mostraram a presença de danos aos embriões, mas alguns estudos sobre o seu uso em seres humanos durante o trabalho de parto não encontrou nenhuma evidência de toxicidade neonatal. Ele é usado em doses baixas para realização de endoscopia durante a gravidez, apesar de alguns relatos de casos descreverem a presença de depressão respiratória e rigidez muscular em recém-nascidos. O uso frequente tem sido associado à abstinência neonatal causada pela dependência materna aos opiáceos.

E. Ketamina

A ketamina é usada pelos anestesiologistas durante a endoscopia em decorrência de sua ação inicial rápida, do seu efeito de curta duração, e da sua capacidade para sedar os indivíduos que são refratários ao propofol. A ketamina também tem sido usada durante a gravidez e o parto, e embora possa ocorrer certo grau de depressão respiratória neonatal, essa incidência é bem menor quando comparada à do uso de outros sedativos. Essa droga não tem sido associada à teratogenicidade e é classificada na categoria B; no entanto, ainda não foi bem estudada durante o primeiro trimestre.

F. Agentes antagonistas

A naloxona é um antagonista dos opioides e pertence à categoria B. É adequada para administração em pacientes grávidas com sinais de toxicidade aos efeitos sedativos dos narcóticos, como depressão respiratória, hipotensão ou falta de resposta aos estímulos. No entanto, pelo risco de abstinência materna e fetal, não deve ser utilizada em pacientes dependentes de opiáceos. A naloxona deve ser usada somente quando necessário e de forma cautelosa; a *overdose* pode causar infarto do miocárdio materno, edema pulmonar ou hipertensão grave.

O flumazenil é um antagonista dos benzodiazepínicos e é classificado na categoria C, pois pouco se sabe sobre o risco fetal. A *overdose* pode causar convulsões maternas e síndrome de abstinência materna e neonatal, sobretudo em pacientes que fazem uso crônico de benzodiazepínicos. Deve ser usado apenas se for absolutamente necessário na presença de reações tóxicas causadas pelos benzodiazepínicos. Não existem dados sobre o uso de ambos os antagonistas durante a amamentação.

G. Lidocaína

A lidocaína é classificada como droga da categoria B, com base em estudos que não demonstraram nenhum dano em ratos; seu uso durante o parto é seguro e também parece ser uma droga segura para anestesiar a orofaringe durante a endoscopia. Recomenda-se que o paciente gargareje e cuspa em seguida, em vez de engolir, para minimizar a absorção sistêmica.

H. Simeticona

A simeticona é usada para eliminar as bolhas de ar do estômago durante a endoscopia e pertence à categoria C. No entanto, quando utilizada durante a endoscopia, é improvável que seja absorvida e, portanto, provavelmente não apresenta risco algum durante a gravidez ou amamentação.

I. Glucagon

O glucagon é droga da categoria B. Embora não haja nenhuma evidência de danos em ratos, seu uso em mulheres grávidas não está definido. A American Gastroenterological Association recomenda o seu uso para diminuir a motilidade digestiva durante a endoscopia, diminuindo assim o tempo de procedimento, principalmente durante a CPER terapêutica.

J. Agentes de contraste

O agente de contraste à base de diatrizoato é usado durante a CPER; é classificado na categoria D, pelo risco de comprometimento da função tireoidiana do feto durante a realização da amniografia. No entanto, tem sido utilizado em procedimentos endoscópicos diagnósticos e terapêuticos, sem causar danos ao feto. Na vigência de colangite materna, os benefícios provavelmente superam os riscos.

Briggs GG, Freeman RY, Yaffe SJ. Drugs in Pregnancy and Lactation: *A Reference Guide to Fetal and Neonatal Risk*, 7th ed. Lippincott Williams & Wilkins, 2005.

Cappell MS. Sedation and analgesia for gastrointestinal endoscopy during pregnancy. *Gastrointest Endosc Clin N Am*. 2006;16:1–31. [PMID: 16546020]

Hawkins JL. Obstetric anesthesia and analgesia. In: Scott JR, Gibbs RS, Karlan BY, et al (editors). *Danforth's Obstetrics and Gynecology*, 9th ed. Lippincott Williams & Wilkins, 2003:57–73.

Mahadevan U, Kane S. American Gastroenterological Association Institute position statement on the use of gastrointestinal medications in pregnancy. *Gastroenterology*. 2006;131:278–282. [PMID: 17261292]

Mahadevan U, Kane S. American Gastroenterological Association Institute technical review on the use of gastrointestinal medications in pregnancy. *Gastroenterology*. 2006;131:283–311. [PMID: 16831610]

2. Colangiopancreatografia endoscópica retrógrada (CPER)

A coledocolitíase ocorre em 1 a cada 1.200 partos e é a indicação mais comum para a CPER durante a gestação. Outras indicações para CPER incluem pancreatite aguda biliar grave, colangite, lesão do duto biliar e ruptura do duto pancreático. Para minimizar os riscos, outros exames menos invasivos devem ser considerados, para confirmar a presença de colelitíase, coledocolitíase, colangite e pancreatite biliar. A ultrassonografia endoscópica tem sido utilizada com alta acurácia para confirmar ou excluir a coledocolitíase. Existem poucos relatos sobre a realização da papilotomia guiada pela ultrassonografia endoscópica ou sobre a realização da papilotomia com papilótomo tipo faca (*needle-knife*) para tratamento da coledocolitíase sem utilização da fluoroscopia. Um grupo descreveu o uso da colangiopancreatografia por ressonância magnética (CPRM) em uma paciente grávida, mostrando a presença de cálculo e dilatação do duto biliar comum. Não houve resultados adversos, no entanto, a segurança da ressonância magnética, em especial no primeiro trimestre, não foi rigorosamente testada.

A principal preocupação relacionada com a CPER é o efeito teratogênico da radiação. Foram publicados 19 casos, além de várias séries clínicas sobre o uso da CPER durante a gravidez. Os dados sobre os efeitos fetais e maternos foram extraídos de um total de 164 CPER, e a taxa global de complicação foi de 8,5%, relacionada principalmente com a pancreatite e hemorragia pós-esfincterotomia. Na maioria dos casos foi realizada a esfincterotomia ou a colocação de *stent*, ou ambos, para evitar a recorrência futura dos sintomas. Oitenta e nove por cento dessas gravidezes chegaram ao termo e deram origem a conceptos saudáveis a longo prazo. Seis por cento dos partos foram prematuros, e houve três abortos espontâneos. Duas crianças apresentaram restrição de crescimento intrauterino.

O segundo trimestre parece ser o momento mais adequado para a realização da CPER; no entanto, muitas vezes a realização do procedimento pode ser necessário durante o primeiro ou terceiro trimestre. Embora a segurança da CPER durante a gravidez seja sustentada por um crescente banco de dados, devem ser tomadas as precauções para minimizar os efeitos da radiação sobre o feto, particularmente durante o primeiro trimestre. Um grupo relatou uma série de casos constituída por seis pacientes grávidas submetidas a CPER e canulação do duto biliar sem a necessidade de fluoroscopia. O duto biliar comum foi cateterizado, um fio-guia foi introduzido no duto biliar por uma extensão de aproximadamente 10–15 cm, sob visão endoscópica. O cateter foi então avançado sobre o fio-guia e a bile foi aspirada para confirmar o posicionamento do cateter; em seguida foi realizada a esfincterotomia e a extração do cálculo com balão. Esse método, quando tecnicamente possível, minimiza a exposição aos raios X. Alguns autores também defendem o uso do avental de chumbo para proteger o abdome contra a radiação até o momento do cateterismo, quando o avental pode ser reposicionado para expor a área necessária. A paciente deve estar em decúbito lateral esquerdo, para facilitar o procedimento e o fluxo sanguíneo fetal. A placa de aterramento deve ser colocada de modo que o útero se localize entre a placa e o esfincterótomo. Quando há necessidade do uso de antibióticos, as penicilinas ou as cefalosporinas são os preferidos. A clindamicina é geralmente segura em pacientes com alergia à penicilina. A tetraciclina, as quinolonas e a estreptomicina devem ser evitadas. O metronidazol deve ser evitado durante o primeiro trimestre, e as sulfonamidas e a nitrofurantoína devem ser evitadas no terceiro trimestre.

Há poucos relatos de casos sobre a realização de cistogastrostomia endoscópica para tratamento de pseudocistos; quando a drenagem é necessária, os métodos endoscópicos podem ser mais seguros do que as técnicas cirúrgicas ou percutâneas que expõem a paciente aos riscos impostos pela cirurgia e pela radiação, respectivamente.

Kahaleh M, Hartwell GD, Arseneau KO, et al. Safety and efficacy of ERCP in pregnancy. *Gastrointest Endosc.* 2004;60:287–292. [PMID: 15278066]

Menees S, Elta G. Endoscopic retrograde cholangiopancreatography during pregnancy. *Gastrointest Endosc Clin N Am.* 2006;16:41–57. [PMID: 16546022]

Simmons DC, Tarnasky PR, Rivera-Alsina ME, et al. Endoscopic retrograde cholangiopancreatography in pregnancy without the use of radiation. *Am J Obstet Gynecol.* 2004;190:1467–1469. [PMID: 15167871]

Tham TC, Vandervoort J, Wong RC, et al. Safety of ERCP during pregnancy. *Am J Gastroenterol.* 2003;98:308–311. [PMID: 12591046]

3. Esofagogastroduodenoscopia (EGD)

As indicações mais comuns para a endoscopia digestiva alta durante a gravidez incluem a hemorragia digestiva alta, principalmente para afastar o sangramento varicoso ou causado por úlcera péptica e para afastar a DUP na presença de dispepsia grave ou desconforto epigástrico. Outras possíveis indicações incluem a hiperêmese severa refratária ao tratamento clínico, à odinofagia e à disfagia. Os estudos recentes não mostraram o aumento de complicações em mulheres grávidas que foram submetidas à EGD. O consentimento informado deve ainda incluir itens sobre os possíveis riscos fetais relacionados com a sedação e com o procedimento. Um obstetra deve ser consultado para determinar se o monitoramento fetal é necessário. A American

Society for Gastrointestinal Endoscopy (ASGE) também recomenda que as pacientes não permaneçam na posição supina durante a recuperação, pelo risco de compressão da veia cava inferior. Durante o procedimento, a paciente deve ser colocada em decúbito lateral esquerdo com a cabeça elevada pelo risco aumentado de regurgitação do conteúdo gástrico em pacientes grávidas. A aspiração perioral deve ser exaustiva, a cabeceira do leito deve ser elevada, e deve-se realizar a aspiração nasogástrica em pacientes que apresentam hemorragia digestiva alta antes da EGD, e aspiração do lago mucoso do estômago durante o procedimento. As pacientes que apresentam sangramento gastrointestinal na medida do possível devem ser ressuscitadas antes da realização do procedimento.

Bruno JM, Kroser J. Efficacy and safety of upper endoscopy procedures during pregnancy. *Gastrointest Endosc Clin N Am.* 2006;16:33–40. [PMID: 16546021]

Qureshi WA, Rajan E, Adler DG, et al. ASGE guideline: guidelines for endoscopy in pregnant and lactating women. *Gastrointest Endosc.* 2005;61:357–362. [PMID: 17212888]

4. Sigmoidoscopia flexível & colonoscopia

A indicação mais comum para a realização de endoscopia digestiva baixa durante a gravidez é a hematoquezia. Outras possíveis indicações incluem diarreia grave, dor abdominal, descompressão de volvo por colonoscopia, e avaliação de massa abdominal. Outra indicação da endoscopia baixa durante a gravidez é o encarceramento do útero grávido; nessa condição, o útero fica situado abaixo da margem inferior do promontório sacral. Um relato descreveu a liberação do útero em cinco pacientes submetidas à colonoscopia, após falha das tentativas de redução manual. O endoscópio foi passado através do cólon sigmoide, fazendo-se a compressão sobre a parede anterior do reto. Não foram observados danos ao feto. A cirurgia poderia ser utilizada como alternativa e acarreta risco muito maior.

A segurança da sigmoidoscopia flexível foi demonstrada em muitos estudos e relatos de casos. A sigmoidoscopia flexível foi realizada sem nenhum resultado adverso em todos os trimestres da gravidez. A maioria dos procedimentos é realizada após um preparo intestinal mínimo (enemas de água corrente) e sem sedação, para minimizar os efeitos adversos. Embora o monitoramento hemodinâmico da mãe deva sempre fazer parte do procedimento, a maioria dos casos relatados não menciona nenhum tipo de monitoramento fetal, embora isso possa ser considerado, sobretudo em casos de instabilidade hemodinâmica materna.

A colonoscopia é raramente indicada durante a gravidez e pouco se sabe sobre a segurança desse procedimento. Quando necessária, o segundo trimestre é geralmente considerado o período mais seguro para a realização da colonoscopia. Os riscos teóricos da colonoscopia incluem o trabalho de parto prematuro, ruptura uterina, descolamento prematuro da placenta, e compressão fetal. A maioria dos dados provém de relatos de casos, séries de casos e estudos retrospectivos, e não mostraram efeitos adversos sobre o feto em nenhum trimestre. A colonoscopia deve ser restrita às indicações consistentes ou em caso de emergência no qual há risco de vida. As pacientes devem ser posicionadas em decúbito lateral esquerdo ou direito, as manobras de compressão externa devem ser mínimas evitando-se fazer pressão sobre o útero. A mãe e o feto devem ser monitorados. Deve-se evitar o trauma uterino provocado pelas manobras de compressão e pela formação de alças do colonoscópio.

Quanto ao preparo do intestino, o risco de utilização do polietilenoglicol, uma droga da categoria C, não é conhecido, embora um estudo tenha demonstrado ser o método seguro quando usado para tratamento da constipação. Existe um relato sobre a ocorrência de desmineralização óssea neonatal relacionada com o uso repetido de enemas de fosfato. Os enemas de fosfato de sódio em dose única foram utilizados com segurança durante a gravidez, embora isso não tenha sido avaliado. Em geral, as soluções de fosfato estão associadas a distúrbios eletrolíticos, e o efeito dessas alterações sobre o feto é desconhecido.

Siddiqui U, Proctor DD. Flexible sigmoidoscopy and colonoscopy during pregnancy. *Gastrointest Endosc Clin N Am.* 2006;16: 59–69. [PMID: 16546023]

5. Sangramento gastrointestinal e terapia endoscópica

Há muito poucos dados sobre os riscos relacionados com a terapêutica endoscópica na gravidez. A endoscopia é frequentemente realizada para avaliação de hemorragia gastrointestinal, e a hemostasia endoscópica pode ser necessária para manter a estabilidade hemodinâmica da mãe e do feto e para evitar a cirurgia e os riscos relacionados com o sangramento persistente. Os efeitos adversos relacionados com o uso da termocoagulação durante a gravidez não foram descritos em relatos de casos ou em estudos limitados, no entanto, a corrente elétrica pode atravessar o líquido amniótico, e o risco de exposição fetal persiste. A ASGE recomenda a utilização do cautério bipolar em lugar do monopolar para reduzir o risco de exposição fetal à corrente elétrica. A paciente deve ser posicionada de modo que o útero não se localize entre o eletrocautério e a placa de aterramento.

A adrenalina é uma droga classificada na categoria C devido ao risco teórico de diminuição da perfusão placentária. Apesar de não terem sido relatados efeitos adversos em mulheres grávidas, o medicamento deve ser usado com moderação durante os procedimentos endoscópicos, para evitar os efeitos sistêmicos sobre a mãe e o feto. Os *hemoclips* não têm sido estudados, mas podem ser mais seguros do que os métodos que envolvem a injeção de substâncias ou a utilização de corrente elétrica.

A endoscopia digestiva baixa pode identificar lesões tais como os pólipos. Quando não há necessidade urgente de remover ou biopsiar a lesão, muitos endoscopistas adiam a intervenção para o período pós-parto a fim de evitar os riscos de sangramento e aqueles decorrentes da eletrocauterização. Nessas situações, a tatuagem da lesão pode ser considerada; o nanquim é geralmente considerado seguro em pacientes não grávidas, embora não existam estudos sobre a sua utilização em mulheres grávidas. O azul de metileno é rotulado como um agente teratogênico e deve ser evitado durante a gravidez.

As pacientes com cirrose e hipertensão portal apresentam risco aumentado de sangramento por varizes durante a gravidez em decorrência do aumento fisiológico da pressão portal e a dilatação dos vasos esplâncnicos durante a gravidez. O sangramento varicoso está associado a complicações fetais e, portanto, o controle eficaz do sangramento é fundamental. Os relatos de casos mostram que a ligadura elástica e a escleroterapia são eficazes para controlar o sangramento originário das varizes esofagianas e não há relato de danos fetais. Por causa do risco teórico da penetração da substância esclerosante na circulação fetal, muitos autores recomendam a ligadura como o método preferido, e alguns sugerem que possa ser mais eficaz. O uso da somatostatina e do octreotide durante a gravidez não foi estudado, mas acredita-se que possa ser relativamente seguro. A vasopressina não é recomendada pelo risco de isquemia placentária. Além disso, várias séries de casos descreveram o controle das varizes gástricas com a injeção de cola de cianoacrilato durante a gravidez.

6. Alternativas para os procedimentos endoscópicos diagnósticos

As seriografias do trato gastrointestinal alto, enemas opacos, radiografias abdominais, angiografia e TC geralmente são evitadas durante a gravidez, por causa da teratogenicidade ocasionada pela radiação. Cintigrafia para localização de sangramento é também contraindicada em decorrência da radiação ionizante. Por outro lado, acredita-se que a RM seja mais segura do que a TC; a exposição a curto prazo à radiação eletromagnética durante a realização da RM não parece produzir efeitos nocivos para o feto. A CPRM pode ser uma alternativa para a CPER diagnóstica durante a gravidez.

A videocápsula endoscópica pode ser uma alternativa útil ou adjuvante para a endoscopia durante a gravidez pois não requer sedação e não exerce pressão mecânica sobre o útero. Teoricamente, o aumento do volume uterino grávido e os efeitos da gravidez sobre a motilidade gastrointestinal podem retardar a passagem da cápsula, mas esses fatores não devem predispor à retenção da cápsula na ausência de estenoses ou obstrução intestinal. Por outro lado, a realização de exames radiográficos para confirmar a passagem da cápsula, e a realização de cirurgia em caso de retenção, implicariam riscos para a mãe e para o feto. A segurança desse método não foi avaliada durante a gravidez, mas como método de diagnóstico menos invasivo é teoricamente promissor para avaliar a doença luminal.

Kanal E, Borgstede JP, Barkovich AJ, et al. American College of Radiology white paper on MR safety. *AJR*. 2002;178:1135–1147. [PMID: 15100103]

Transtornos hepáticos da gravidez

8

Chinweike Ukomadu, MD, PhD

CONCEITOS ESSENCIAIS

- A maioria dos testes bioquímicos mantém-se inalterada durante a gravidez.
- As exceções são representadas pelas dosagens de proteína total, albumina, e de bilirrubinas (diminuídas) e fosfatase alcalina e colesterol (aumentadas).
- Vários transtornos específicos da gravidez podem causar dano hepático:
  - A hiperêmese gravídica, mais frequente no primeiro trimestre, ocorre invariavelmente antes da 20ª semana de gestação.
  - A colestase intra-hepática da gravidez (CIHG), ocorre frequentemente no terceiro trimestre (prurido e alterações leves das provas de função hepática).
  - A esteatose hepática aguda da gravidez (EHAG) ocorre no terceiro trimestre (náuseas e vômitos, icterícia e oligúria; usualmente ocorre um leve aumento das transaminases, hiperbilirrubinemia, coagulopatia, trombocitopenia, e hipoglicemia).
  - A pré-eclâmpsia (tríade clássica constituída por hipertensão, proteinúria e edema) e eclâmpsia (tríade pré-eclâmptica associada a convulsões e coma) que ocorrem no segundo ou terceiro trimestre.
  - A síndrome HELLP (hemólise, elevação das enzimas hepáticas e redução do número de plaquetas), ocorre entre o início do terceiro trimestre e o período pós-parto imediato, e manifesta-se por dor no quadrante superior direito, edema e hipertensão.

Considerações gerais

Diversos transtornos hepáticos podem ocorrer durante a gravidez, e a interpretação dos testes bioquímicos hepáticos comuns em mulheres grávidas pode às vezes ser um desafio. Entre os transtornos específicos da gravidez que podem alterar as provas de função hepática estão a CIHG, EHAG, pré-eclâmpsia/eclâmpsia e síndrome HELLP. Outros transtornos hepáticos comuns, como a hepatite viral e a cirrose hepática, não são exclusivos, mas podem se manifestar durante a gravidez.

Guntupalli SR, Steingrub J. Hepatic disease and pregnancy: an overview of diagnosis and management. *Crit Care Med.* 2005; 33:S332–S339. [PMID: 16215356]

Hay JE. Liver disease in pregnancy. *Hepatology.* 2008;47:1067–1076. [PMID: 18265410]

INTERPRETAÇÃO DAS PROVAS DE FUNÇÃO HEPÁTICA DURANTE A GRAVIDEZ (TABELA 8-1)

O estado gravídico é acompanhado por aumento de 30–50% no volume sanguíneo. Como resultado, vários testes bioquímicos apresentam valores reduzidos durante a gravidez, incluindo a dosagem de proteína total, albumina e bilirrubinas.

As mudanças mais significativas são observadas durante o segundo trimestre. O nível de fosfatase alcalina é elevado por causa da produção placentária dessa enzima. A fosfatase alcalina hepática permanece dentro dos limites normais como pode ser demonstrado pelos níveis normais de γ-glutamil transpeptidase (GGT) e 5'-nucleotidase (5' NT). O colesterol também aumenta aproximadamente o dobro do seu nível pré-gestacional. Por último, os marcadores de inflamação hepática, alanina aminotransferase (ALT) e aspartato aminotransferase (AST) mantêm-se inalterados.

As condições patológicas que alteram os testes bioquímicos durante a gravidez são comumente divididas em três amplas categorias: (1) aquelas que produzem leve aumento das transaminases, (2) as que conduzem a aumento acentuado das transaminases, e (3) aquelas que resultam em alterações predominantemente colestáticas. As condições que produzem aumento leve das transaminases incluem a AFLP, pré-eclâmpsia, eclâmpsia, síndrome HELLP, síndrome de Budd-Chiari, CIHG,

Tabela 8-1. Resultados dos exames bioquímicos durante a gravidez.

Teste bioquímico	Valor durante a gravidez
Albumina	Diminuída
Proteína total	Diminuída
Bilirrubinas	Aumentadas
Fosfatase alcalina	Normal
ALT	Normal
AST	Normal
GGT	Normal
5′ NT	Normal
Colesterol	Aumentado

ALT, alanina aminotransferase; AST, aspartato aminotransferase; GGT, γ-glutamil transpeptidase; 5′ NT, 5′-nucleotidase.

hepatite medicamentosa e doenças hepáticas crônicas. Entre os transtornos que resultam no aumento acentuado da ALT e AST estão também incluídos a pré-eclâmpsia e eclâmpsia, especialmente na vigência de infarto hepático, síndrome de Budd-Chiari com trombose da veia porta, ruptura hepática, hepatite viral aguda, hepatite induzida por medicamentos e falência hepática. Finalmente, as condições que resultam predominantemente em colestase incluem a CIHG, coledocolitíase ou as alterações colestáticas induzidas por medicamentos.

TRANSTORNOS HEPÁTICOS ESPECÍFICOS DA GRAVIDEZ (TABELA 8-2)

1. Hiperêmese gravídica

Esse distúrbio, que pode ocasionalmente produzir náuseas e vômitos intratáveis, ocorre usualmente no primeiro trimestre, podendo se prolongar por toda a

Tabela 8-2. Características clínicas dos transtornos hepáticos da gravidez.

Distúrbio	Início	Sintomas e sinais	Achados laboratoriais e exames de imagem
Hiperêmese gravídica	Predomina no primeiro trimestre (infrequente após 20 semanas)	Náuseas e vômitos	ALT/AST 1-2× Bilirrubina < 5 mg/dL Cetonas positivas na urina
CIHG	Segundo e terceiro trimestres	Prurido e icterícia	ALT/AST 1-4× Bilirrubina < 5 mg/dL Ácidos biliares 30-100×
EHAG	Terceiro trimestre	Dor no QSD, icterícia, sintomas inespecíficos	ALT/AST 1-5× Bilirrubina >10× Hipoglicemia PT/PTT aumentados Plaquetas diminuídas TC/US - infiltração gordurosa Biópsia hepática - esteatose microvesicular
Pré-eclâmpsia/eclâmpsia	Segundo e terceiro trimestres (20 semanas antes do parto)	Hipertensão, edema	ALT/AST 1-10× Bilirrubina < 5 PT/PTT aumentados Proteinúria Plaquetas diminuídas
Síndrome HELLP	Terceiro trimestre	Dor inespecífica no QSD com ou sem hipertensão	ALT/AST 1-10× Bilirrubina < 5 mg/dL PT/PTT aumentados Plaquetas diminuídas Hemólise
Ruptura hepática	Na transição do segundo para o terceiro trimestre	Dor abdominal aguda Hipotensão Náuseas Vômitos	ALT/AST 2-100× PT/PTT aumentados Plaquetas diminuídas TC/US - hematoma, hemoperitônio

EHAG, esteatose hepática aguda da gravidez; ALT, alanina aminotransferase; AST, aspartato aminotransferase; TC, tomografia computadorizada; HELLP, hemólise, enzimas hepáticas elevadas e redução do número de plaquetas; CIHG, colestase intra-hepática da gravidez; PT, tempo de protrombina; PTT, tempo parcial de tromboplastina; QSD, quadrante superior direito; US, ultrassom.
Adaptada com permissão de Wolf JL. Liver disease in pregnancy. *Med Clin North Am.* 1996;80;1167-1187.

gestação. As alterações das provas de função hepática, especificamente o aumento das transaminases e bilirrubinas, são observadas em mais de 50% das pacientes com hiperêmese gravídica que são hospitalizadas. As aminotransferases estão aumentadas, em média, 2–3 vezes o limite normal, mas há relatos ocasionais na literatura de elevações das transaminases >1.000 UI.

A causa da disfunção hepática é desconhecida, e segundo o relato de poucos casos bem documentados, os resultados das biópsias hepáticas são normais. Independentemente disso, as consequências da hipovolemia, cetose e desnutrição provavelmente contribuem para as alterações bioquímicas.

O tratamento é sintomático com hidratação venosa e antieméticos. Nos casos mais graves, a alimentação parenteral pode ser necessária.

2. Colestase intra-hepática da gravidez

A CIHG é uma doença rara nos Estados Unidos, ocorrendo em menos de 0,1% de todas as gravidezes. Sua maior incidência é no Chile, em cerca de 12–22% das gestações. A doença é muito rara entre as afro-americanas. Os principais fatores de risco para a CIHG incluem multiparidade, idade materna avançada, história familiar de CIHG, e prurido associado ao uso de contraceptivos orais.

A base molecular da CIHG permanece incerta, mas uma mutação no gene da proteína associada à resistência a múltiplas drogas (*MDR3*) foi implicada como causa potencial em duas famílias. No entanto, um estudo realizado em pacientes finlandesas portadoras de CIHG não demonstrou ligação com o *MDR3* ou com outros genes produtores de colestase, especificamente aqueles ligados a bomba de exportação de sais biliares (*BSEP*) e a colestase intra-hepática familiar tipo 1 (*FIC1*).

As pacientes portadoras de CIHG apresentam colestase no terceiro trimestre da gravidez. O prurido ocorre em 80% das pacientes; seu início é usualmente periférico e, em seguida, progride centralmente. A icterícia pode ocorrer em aproximadamente 20% das pacientes que apresentam prurido. O diagnóstico muitas vezes é baseado na história clínica, embora possam ocorrer alterações dos exames laboratoriais, especialmente pequenos aumentos da ALT, AST, e fosfatase alcalina. Os níveis séricos de ácidos biliares apresentam aumento de 30–100 vezes o limite superior do normal.

O controle do prurido é importante para o conforto materno, e o ursodiol e a colestiramina são os agentes de primeira escolha. Os estudos têm demonstrado a eficácia do ursodiol no controle do prurido, na melhora dos parâmetros bioquímicos e no aumento da probabilidade de nascimento a termo. Finalmente, há relatos de que a dexametasona pode ser usada para controle do prurido e também para estimular a maturidade pulmonar fetal.

Em geral não há sequelas maternas, e o prurido geralmente desaparece no período pós-parto. As complicações fetais incluem a prematuridade (38%), impregnação meconial, sofrimento fetal e morte fetal intrauterina.

Dixon PH, Weerasekera N, Linton KJ, et al. Heterozygous *MDR3* missense mutation associated with intrahepatic cholestasis of pregnancy: evidence for a defect in protein trafficking. *Hum Mol Gen.* 2000;9:1209–1217. [PMID: 10767346]

Savander M, Ropponen A, Avela K, et al. Genetic evidence of heterogeneity in intrahepatic cholestasis of pregnancy. *Gut.* 2003;52:1025–1029. [PMID: 12801961]

Zapata R, Sandoval L, Palma J, et al. Ursodeoxycholic acid in the treatment of intrahepatic cholestasis of pregnancy. A 12-year experience. *Liver Int.* 2005;25:548–554. [PMID: 15910492]

3. Esteatose hepática aguda da gravidez

A EHAG é uma doença potencialmente fatal; é mais frequente no terceiro trimestre, e ocorre em 1 a cada 13.000 gestações. As complicações incluem pré-eclâmpsia (ver mais adiante) em 20–40% dos casos. A mortalidade materna é estimada em cerca de 18%.

A causa básica da doença tem sido implicada a um defeito na betaoxidação dos ácidos graxos fetais de cadeia longa. O defeito molecular comumente implicado é a mutação na 3-hidroxiacil-CoA desidrogenase de cadeia longa (*LCHAD*). As mães heterozigóticas para *LCHAD* apresentam risco de desenvolver o transtorno. A desordem é causada pela acúmulo excessivo dos ácidos graxos de cadeia longa decorrente de deficiência metabólica, associada a um defeito genético encontrado em fetos homozigotos para *LCHAD*. Esse defeito resulta no aumento dos níveis de ácidos graxos de cadeia longa no soro da mãe heterozigótica para *LCHAD*, levando a hepatotoxicidade subsequente. Com efeito, foram identificadas mutações no gene da *LCHAD* em mulheres afetadas por esse transtorno; especificamente, a mutação mais comum é a *G1528C* que ocorre na sequência guanina/citosina e resulta em substituição *missense*. Embora a *LCHAD* esteja implicada no mecanismo de produção da doença, outros distúrbios da betaoxidação dos ácidos graxos de cadeia longa podem produzir uma síndrome semelhante. Há pelo menos um relato de caso de deficiência de palmitoil transferase dando origem a EHAG.

O quadro clínico pode ser inespecífico, e as náuseas e vômitos ocorrem em 70% das pacientes. No entanto, a encefalopatia bilirrubínica e a oligúria muitas vezes vêm a seguir. A avaliação laboratorial pode demonstrar elevação leve das transaminases séricas, hiperbilirrubinemia, coagulopatia, trombocitopenia e hipoglicemia. A ultrassonografia e a tomografia computadorizada (TC) frequentemente mostram infiltração gordurosa do fígado. A biópsia hepática mostra esteatose microvesicular, facilmente identificada pelo corante vermelho ao óleo O.

O parto prematuro é a intervenção terapêutica recomendada, embora alguns médicos afirmem que em casos leves deve-se adotar a conduta expectante. Independentemente disso, a decisão sobre o tratamento deve levar em conta a rapidez em que as complicações podem se desenvolver e a taxa de mortalidade significativa encontrada em pacientes portadoras de EHAG. O distúrbio não causa sequelas maternas a longo prazo, pois a maior parte das pacientes apresenta recuperação completa; no entanto, há pelo menos um relato de caso sobre transplante hepático decorrente de EHAG. A mortalidade fetal é estimada em 13–18%, e as potenciais complicações incluem o atraso no desenvolvimento, hipoglicemia e disfunção dos músculos estriados. A terapia com ácidos graxos de cadeia média é muitas vezes necessária em crianças homozigóticas para deficiência de *LCHAD*.

Ibdah JA. Acute fatty liver of pregnancy: an update on pathogenesis and clinical implications. *World J Gastroenterol.* 2006; 12:7397–7404. [PMID: 17167825]

Innes AM, Seargeant LE, Balachandra K, et al. Hepatic carnitine palmitoyltransferase I deficiency presenting as maternal illness in pregnancy. *Pediatr Res.* 2000;47:43–45. [PMID: 10625081]

4. Pré-eclâmpsia e eclâmpsia

Essa complicação, que ocorre durante o segundo ou terceiro trimestre da gravidez, é caracterizada por hipertensão (definida como o aumento de pelo menos 30 mm Hg na pressão sistólica, de 15 mm Hg na pressão diastólica, ou uma pressão arterial > 140/90), e proteinúria. A presença de edema, um antigo componente da definição da síndrome, não é mais considerada, pois está presente em todas as gravidezes. A pré-eclâmpsia ou eclâmpsia ocorre em 5–10% de todas as gravidezes. A eclâmpsia inclui os sintomas que compõem a tríade descrita anteriormente, associados às convulsões e coma. Os fatores de risco incluem a hipertensão preexistente, história familiar de pré-eclâmpsia, primigesta, gestações múltiplas e gravidez em idade precoce e avançada.

A apresentação clínica pode incluir dores de cabeça ou transtornos visuais, dor no quadrante superior direito, com ou sem sinais de insuficiência hepática; edema pulmonar; oligúria; hemólise, com ou sem trombocitopenia e convulsões do tipo grande mal. O nível de ALT encontra-se alterado em aproximadamente 20% das pacientes com pré-eclâmpsia e em 90% daquelas com eclâmpsia declarada. O diagnóstico muitas vezes é estabelecido com base em dados clínicos, após eliminar outras causas potenciais de transtornos hepáticos tardios da gravidez. A hipoglicemia observada comumente na EHAG é incomum na pré-eclâmpsia e eclâmpsia.

A disfunção endotelial decorrente do funcionamento da placenta parece ser o principal mecanismo responsável pela pré-eclâmpsia. Entre as evidências que sustentam esse mecanismo está a ocorrência de pré-eclâmpsia em gestantes portadoras de mola hidatiforme, mesmo na ausência de feto. Nestes casos, a remoção da mola conduz a resolução da pré-eclâmpsia. Além disso, a retenção da placenta no período pós-parto leva ao desenvolvimento da pré-eclâmpsia, que se resolve muitas vezes após a retirada da placenta. A evidência científica mostra que as pequenas artérias uterinas espiraladas, de alta resistência, são transformadas em vasos de alta capacitância. Essa transformação, que é mediada pela invasão dos citotrofoblastos fetais, ocorre de forma incompleta em gestantes portadoras de pré-eclâmpsia. Esse distúrbio placentário em última análise leva a uma disfunção vascular sistêmica caracterizada por extravasamento capilar e vasoespasmo.

O tratamento da pré-eclâmpsia baseia-se na retirada da placenta (anormal). Em instituições experientes, a taxa de mortalidade é <1%. As complicações incluem convulsões, coma, ruptura hepática e insuficiência hepática fulminante.

Hay JE. Liver disease in pregnancy. *Hepatology.* 2008;47:1067–1076. [PMID: 18265410]

Young BC, Levine RJ, Karumanchi SA. Pathogenesis of preeclampsia. *Ann Rev Pathol.* 2010;5:173–192. [PMID: 20078220]

5. Síndrome HELLP (hemólise, elevação das enzimas hepáticas e redução do número de plaquetas)

Essa síndrome é uma complicação potencial da pré-eclâmpsia, ocorrendo em 0,1–0,6% de todas as gravidezes e em 4–12% das pacientes com pré-eclâmpsia. Setenta por cento das pacientes com síndrome HELLP desenvolvem esse distúrbio entre a 27ª semana de gestação e o momento do parto. No entanto, aproximadamente 30% apresentam essa complicação após o parto.

Os sinais e sintomas incluem a dor no quadrante superior direito em 65–90% das pacientes; icterícia, em cerca de 5%; edema, em 60%; e hipertensão, em 80%. As alterações laboratoriais incluem aumento médio da ALT de cerca de 150 UI/L; as bilirrubinas séricas geralmente apresentam níveis normais ou levemente elevados. A hipoglicemia observada comumente na EHAG é incomum na síndrome HELLP.

Realizar o parto é a base do tratamento, e esse procedimento é recomendado, caso a gravidez progrida além de 34 semanas. A observação por 24–48 horas é recomendada, quando não houver hipertensão ou anormalidades do sistema nervoso central.

As complicações da HELLP incluem uma taxa de mortalidade de 1–3%, coagulação intravascular disseminada (CID) em 20% das pacientes, descolamento da placenta em 16%, insuficiência renal aguda em 7%, e edema pulmonar em 6%. A mortalidade perinatal é de aproximadamente 35%.

Barton JR, Sibai BM. Diagnosis and management of hemolysis, elevated liver enzymes, and low platelets syndrome. *Clin Perinatol.* 2004;31:807–833. [PMID: 15519429]

6. Hematoma e ruptura hepática

Essa é uma complicação grave e devastadora da gravidez; ocorre frequentemente no terceiro trimestre e está quase sempre associada a HELLP, pré-eclâmpsia, EHAG, abuso de cocaína, neoplasias, doença falciforme, poliarterite nodosa, e ruptura de adenoma hepático durante a gravidez. A hemorragia intraparenquimatosa sempre precede a ruptura. Esse diagnóstico deve ser suspeitado em toda gestante que apresente dor no quadrante superior direito, pré-eclâmpsia e choque. A mortalidade materna é estimada em 57–75%, e a mortalidade fetal é de aproximadamente 62–77%.

TRANSTORNOS HEPÁTICOS INESPECÍFICOS DA GRAVIDEZ

1. Hepatite viral

As hepatites virais agudas A, B, C, D e E podem ocorrer em mulheres grávidas e não grávidas. Os vírus não hepatotrópicos, como citomegalovírus, vírus de Epstein-Barr e vírus do herpes simples (HSV), também podem causar lesão hepática em mulheres grávidas. As considerações sobre o manejo de pacientes grávidas portadoras de algumas dessas hepatites são apresentadas nesta seção. Para obter informações adicionais sobre as hepatites agudas e crônicas, consulte os Capítulos 39 e 40.

A. Hepatite A

A incidência e o tratamento da hepatite A são idênticos tanto em mulheres grávidas como em mulheres não grávidas (ver Capítulo 39). O tratamento da hepatite A é conservador. A transmissão perinatal é rara, mas pode haver transmissão horizontal no momento do parto. A vacina e a imunoglobulina contra a hepatite A podem ser utilizadas com segurança durante a gravidez.

B. Hepatite B

O risco de transmissão vertical (materno-fetal) de infecções agudas no segundo e terceiro trimestre é de 10% e 90%, respectivamente. As infecções intrauterinas são raras. A maioria das infecções ocorre durante o parto. As mulheres que são portadoras de hepatite B e são positivas para o antígeno B (HBeAg), apresentam possibilidade de 70–90% de transmissão vertical. A vacinação contra hepatite B é segura durante a gravidez, e uma vez que as imunoglobulinas protetoras (imunoglobulina contra hepatite B [HBIG]) sejam administradas por ocasião do nascimento, não há nenhum risco adicional relativo à amamentação. A HBIG e a primeira dose da vacina contra hepatite B devem ser administradas, logo após o nascimento, a todas as crianças nascidas de mães portadoras do antígeno de superfície da hepatite B, antes da alta hospitalar.

Sabe-se que a combinação de HBIG e vacinação diminui a taxa de transmissão vertical, que é cerca de 90%, para 3–7%. A taxa de falha residual parece ocorrer em crianças nascidas de mães que apresentam cargas virais altas, muitas vezes >1 × 10^8 UI/mL. Não há consenso sobre a utilização de agentes antirretrovirais em mulheres grávidas portadoras de hepatite e que apresentam carga viral elevada. Muitos autores citam experiências com a terapia para o vírus da imunodeficiência humana (HIV) e para o vírus herpes simples como exemplos para demonstrar a redução do risco de transmissão materno-fetal no final da gravidez. Em apoio a essa hipótese, os dados sobre as mães que apresentaram carga viral elevada, e que foram tratadas com ou sem agentes antirretrovirais (lamivudina e telbivudina em estudos separados) mostraram que houve diminuição nas taxas de transmissão vertical nesse grupo de pacientes durante o terceiro trimestre.

C. Hepatite C

A infecção pelo vírus da hepatite C (HCV) não é uma contraindicação à gravidez, mas a transmissão perinatal é cerca de 5% nas mães que são positivas para HCV RNA. Quando as gestantes apresentam coinfecção pelo HIV, o risco aumenta para 19%. A amniocentese e o monitoramento do sangue fetal são contraindicados em mães HCV positivas, por causa dos riscos da punção percutânea. O aleitamento materno é permitido.

D. Hepatite E

O vírus da hepatite E pode causar hepatite fulminante à semelhança do que ocorre na hepatite A. A taxa de mortalidade em mulheres grávidas é de cerca de 30%.

E. Hepatite pelo vírus herpes simples

A hepatite causada pelo HSV é uma doença observada em indivíduos e gestantes imunocomprometidos. Há geralmente um curto período prodrômico, que se estende entre 2 dias e 2 semanas. Os sintomas são em sua maioria inespecíficos, embora possam ocorrer febre e dor abdominal. As lesões genitais ou da orofaringe são vistas em cerca de 50% dos indivíduos infectados; portanto, sua ausência não elimina essa possível etiologia.

Os achados associados ao provável diagnóstico incluem presença de níveis baixos de bilirrubinas, na presença da elevação das transaminases (hepatite anictérica) e AST mais elevada que ALT ocorrendo no terceiro trimestre da gravidez, e associadas ao estado imunocomprometido. O diagnóstico pode ser estabelecido pela sorologia para HSV-1 e HSV-2, culturas virais, ou biópsia hepática, a qual representa o padrão-ouro. As amostras das biópsias mostram frequentemente infiltrado inflamatório mínimo caracterizado por necrose zonal dos hepatócitos.

Em pacientes não tratadas, a taxa de mortalidade é superior a 80%. Em um estudo de 14 pacientes grávidas que receberam aciclovir, 10 delas sobreviveram. Pela demora dos resultados de testes sorológicos, culturas virais e biópsia, muitas vezes, é importante que a tomada de decisão seja baseada no critério clínico, mesmo na ausência desses resultados. Nos casos em que há forte suspeita, a terapia deve ser iniciada imediatamente, enquanto se aguarda os resultados dos exames para confirmação diagnóstica.

Bzowej NH. Hepatitis B therapy in pregnancy. *Curr Hepat Rep.* 2010;9:197–204. [PMID: 20949113]

Kang AH, Graves CR. Herpes simplex hepatitis in pregnancy: a case report and review of the literature. *Obstet Gynecol Surv.* 1999;54:463–468. [PMID: 10394584]

Shi Z, Yang Y, Ma L, et al. Lamivudine in late pregnancy to interrupt in utero transmission of hepatitis B virus: a systematic review and meta-analysis. *Obstet Gynecol.* 2010;116:147–159. [PMID: 20567182]

Valladares G, Chacaltana A, Sjogren MH. The management of HCV-infected pregnant women. *Ann Hepatol.* 2010;9:S92–S97. [PMID: 20714003]

2. Síndrome de Budd-Chiari

Essa síndrome resulta de obstrução das veias hepáticas ou da veia cava supra-hepática. A causa mais comum é a trombose. Pelo risco aumentado de eventos trombóticos durante a gravidez, esse distúrbio deve ser considerado em toda gestante que apresente dor no quadrante superior direito, rápido ganho de peso e ascite.

A avaliação baseia-se fortemente no exame ultrassonográfico com Doppler. Ocasionalmente, a TC ou a venografia podem ser necessárias.

Quando o quadro clínico é estável, a heparina é a terapia de escolha. Em caso de instabilidade clínica, os *shunts* portossistêmicos transjugulares devem ser realizados, quando disponíveis. A warfarina não pode ser usada durante a gravidez.

Horton JD, San Miguel FL, Ortiz JA. Budd-Chiari syndrome: illustrated review of current management. *Liver Int.* 2008;28:455–466. [PMID: 18339072]

3. Doença de Wilson

A doença de Wilson é uma desordem do metabolismo do cobre, que resulta em manifestações sistêmicas; os sintomas hepáticos e neurológicos são os componentes mais importantes (ver Capítulo 40). Em muitos casos o diagnóstico é estabelecido durante a adolescência; portanto, as questões relativas ao tratamento da doença tornam-se motivo de preocupação durante a idade fértil.

Em geral, as pacientes apresentam evolução satisfatória quando a doença é bem controlada durante a gravidez. A terapêutica deve continuar durante toda a gravidez pois a insuficiência hepática fulminante tem sido relatada em pacientes que interrompem o tratamento. A penicilamina, a trientina e o acetato de zinco têm sido utilizados com sucesso durante a gravidez. A redução da dose de penicilamina em 25–50% durante a gravidez é defendida por muitos autores.

Roberts EA, Schilsky ML. Diagnosis and Treatment of Wilson's disease: an update. *Hepatology.* 2008;47:2089–2111. [PMID: 18506894]

Sternlieb I. Wilson's disease and pregnancy. *Hepatology.* 2000;31: 531–532. [PMID: 10655282]

4. Hepatite autoimune

A hepatite autoimune (HAI) é uma doença hepática crônica e heterogênea, caracterizada pela presença de autoanticorpos e elevação de gamaglobulina (ver Capítulo 40). É mais comum em mulheres, pode levar à cirrose e o tratamento, muitas vezes, envolve o uso de azatioprina, um medicamento suspeito quanto à teratogenicidade. Assim, as questões relacionadas com o bem-estar materno e fetal devem ser consideradas quando se lida com mulheres em idade fértil.

A HAI frequentemente melhora durante a gravidez, embora haja tendência para agudização e reativação da doença no período pós-parto. Preocupações quanto ao uso de azatioprina durante a gravidez fazem com que alguns autores suspendam o medicamento durante o início da gravidez, voltando a prescrevê-lo no final do terceiro trimestre. Embora a azatioprina pertença à classe D em decorrência de malformações congênitas em roedores, não houve evidência do aumento de teratogenicidade entre as crianças nascidas de mães que fizeram uso dela como também não foram observados nenhum efeito adverso durante o período de amamentação. Independentemente, o aconselhamento é recomendado para as mulheres que fazem uso contínuo de azatioprina e que desejam engravidar. A gravidez em geral é bem tolerada, e as questões relativas ao aborto espontâneo, operação cesariana, e feto natimorto são semelhantes às encontradas na população em geral.

Heneghan MA, Norris SM, O'Grady JG, et al. Management and outcome of pregnancy in autoimmune hepatitis. *Gut.* 2001;48;97–102. [PMID: 11115829]

Schramm C, Herkel J, Beuers U, et al. Pregnancy in autoimmune hepatitis: outcome and risk factors. *Am J Gastroeneterol.* 2006;101:555–560. [PMID: 16464221]

5. Cirrose

Embora a infertilidade seja comum em mulheres portadoras de doença hepática avançada, a gravidez pode ocorrer em pacientes cirróticas. A mortalidade materna em gestantes cirróticas é estimada em 10–18%. Em uma grande casuística que reuniu 117 mulheres grávidas portadoras de cirrose, hipertensão portal, ou ambas, 50% das gestações a termo não apresentaram complicações, embora a hemorragia por varizes tenha ocorrido em 24 mulheres e foi responsável pelo óbito em 4% das pacientes. Os poucos relatos de casos disponíveis, de fato, confirmam que o sangramento decorrente das varizes é, de longe, a complicação mais comum da cirrose que afeta as gestantes. Isso não surpreende, pois o volume plasmático aumenta em 30–50% durante a gravidez.

Embora não haja um consenso uniforme sobre o manejo desses casos, a maioria concorda que a avaliação endoscópica deva ser realizada e as pacientes que apresentam varizes de alto grau devam ser tratadas por betabloqueadores não seletivos ou por ligadura elástica, quando os betabloqueadores forem contraindicados. Não existem dados confiáveis que mostrem a superioridade da cesariana sobre o parto vaginal; portanto, a decisão deve ser tomada com base em dados clínicos individuais.

Cerqui AJ, Haran M, Brodribb R. Implications of liver cirrhosis in pregnancy. *Aust N Z J Obstet Gynaecol.* 1998;38:93–95. [PMID: 9521402]

Shaheen AA, Myers RP. The outcomes of pregnancy in patients with cirrhosis: a population-based study. *Liver Int.* 2010;30:275–283. [PMID: 19874491]

Estado da arte de imagem do sistema gastrointestinal

9

Koenraad J. Mortele, MD

Considerações gerais

Durante a última década, novas ferramentas foram incorporadas ao arsenal do radiologista, permitindo a obtenção de imagens do trato gastrointestinal (TGI). A evolução da tomografia computadorizada (TC), da ressonância magnética (RM) e da tomografia por emissão de pósitrons (PET) contribuíram para que os radiologistas gastrointestinais desempenhem um papel essencial no diagnóstico e avaliação de um vasto conjunto de doenças que envolvem o abdome e a pelve. Além disso, essas grandes inovações contribuíram para que alguns métodos clássicos de diagnósticos invasivos fossem substituídos por outros não invasivos e eficientes.

A TC multidetectora (MDTC), introduzida inicialmente em 1998, foi rapidamente difundida na prática clínica da imagenologia. A rapidez na aquisição das imagens, aliada a espessura fina dos cortes, permite a criação de um conjunto de dados de volume. Além de utilizar tecnologia avançada, possibilitando menor tempo de varredura, obtenção de imagens multiplanares e melhor capacidade para realizar estudos contrastados multifásicos, as técnicas avançadas de aquisição de imagens e processamento de dados, tornaram a MDTC uma ferramenta poderosa para aquisição de imagens das vísceras abdominais.

Comparada a TC, a ressonância magnética (RM) desempenha um papel relativamente menor no diagnóstico e propedêutica dos pacientes com doenças abdominais. No entanto, o surgimento de algumas melhorias técnicas, como o desenvolvimento de bobinas constituídas por múltiplas voltas de fios, capazes de realizar varreduras faseadas e obter uma sequência de imagens de forma mais rápida, permitem a obtenção de imagens de alta resolução do fígado, pâncreas, vias biliares e até mesmo imagens do trato GI, com resolução espacial e temporal aceitável. A publicação dos resultados da RM em comparação com a TC e a ultrassonografia permite não apenas uma avaliação mais precisa sobre a extensão de uma vasta gama de doenças abdominais, mas também uma melhoria na caracterização das doenças. Além disso, a avaliação dos órgãos abdominais através da ressonância magnética dinâmica contrastada pode ser melhorada com a utilização da angiorressonância, que propicia a visualização dos vasos, e, através da colangiopancreatografia por RM (CPRM), que permite delinear o sistema dutal biliopancreático. Atualmente, essa abordagem "tudo em um" é provavelmente a técnica de imagem que tem melhor custo-benefício para avaliação de um vasto conjunto de transtornos da função hepática, doenças pancreáticas exócrinas, e uma série de distúrbios biliares. Atualmente, as indicações para a ressonância magnética do trato GI são limitadas ao estadiamento do câncer do reto, avaliação de ruptura do esfíncter anal e da extensão da fístula perianal. No entanto, a colonografia e a enterografia por RM, bem como a utilização da RM para avaliação diagnóstica de apendicite são cada vez mais valorizadas.

A PET-TC é outra técnica que evoluiu rapidamente e sua utilização é crescente na avaliação das doenças gastrointestinais. A maioria dos métodos de investigação permite o estadiamento e o monitoramento da terapia do câncer, com o uso do análogo da 2-deoxy [18F]-fluoro-D-glucose (FDG). As células tumorais utilizam preferencialmente a glicose como substrato metabólico. As áreas de maior atividade metabólica aparecem como "áreas quentes" na FDG-PET; a TC realizada na mesma sessão permite correlacionamento das alterações morfológicas encontradas nessas áreas.

Juntamente com essas inovações recentes das técnicas de imagem em corte transversal, tem havido um sério declínio na utilização dos métodos de imagem diagnóstica que, no passado, eram realizados de rotina para avaliar o sistema gastrointestinal. Atualmente, os exames fluoroscópicos do intestino delgado e do cólon têm indicações muito específicas, porém limitadas. No entanto, alguns exames contrastados, como os estudos baritados do trato GI alto, são métodos de diagnóstico com boa relação custo-benefício e desempenham um papel importante na avaliação do trato GI superior.

Este capítulo detalha os algoritmos atuais de imagem e as características-chave das imagens de várias doenças que envolvem o sistema gastrointestinal, com ênfase especial para as novas técnicas de imagem disponíveis atualmente na prática clínica.

IMAGEM DO TRATO GASTROINTESTINAL

1. Esôfago

A. Algoritmo de imagem

Embora, em muitos centros, a endoscopia seja utilizada como exame inicial para avaliar o esôfago, o exame fluoroscópico desse órgão após a administração do agente de contraste, ainda apresenta elevado rendimento na detecção de doenças clinicamente significativas e pode complementar a endoscopia de várias maneiras. Usando uma técnica bifásica (contraste simples e duplo), o esofagograma tem valor inestimável para avaliação de disfagia, odinofagia, doença do refluxo gastroesofágico e especialmente para avaliação dos distúrbios da motilidade; outra indicação útil e comum é a avaliação da integridade do esôfago após procedimentos cirúrgicos localizados ou após cirurgia invasiva. Atualmente, a TC e, especialmente, a PET-TC são utilizadas cada vez mais na avaliação de pacientes com neoplasias do esôfago, para fins de estadiamento da doença local e a distância.

Levine MS, Rubesin SE, Laufer I. Barium esophagography: a study for all seasons. *Clin Gastroenterol Hepatol.* 2008;6:11–25. [PMID: 18083069]

B. Alterações morfológicas

Carcinoma do esôfago. A esofagografia com duplo contraste apresenta sensibilidade > 95% para detecção do câncer do esôfago. Aproximadamente 70% das neoplasias de esôfago são carcinomas de células escamosas, e os restantes 30% são adenocarcinomas originários do esôfago de Barrett. A aparência do câncer do esôfago em estudos baritados é variável e tem sido descrita como infiltrante, polipoide, ulcerado ou varicoide (Figura 9-1). A fístula é observada em aproximadamente 5–10% dos casos. Atualmente, a PET-TC é cada vez mais utilizada para detectar linfadenopatias distantes do sítio tumoral primário ou metástases a distância (Lâmina 4).

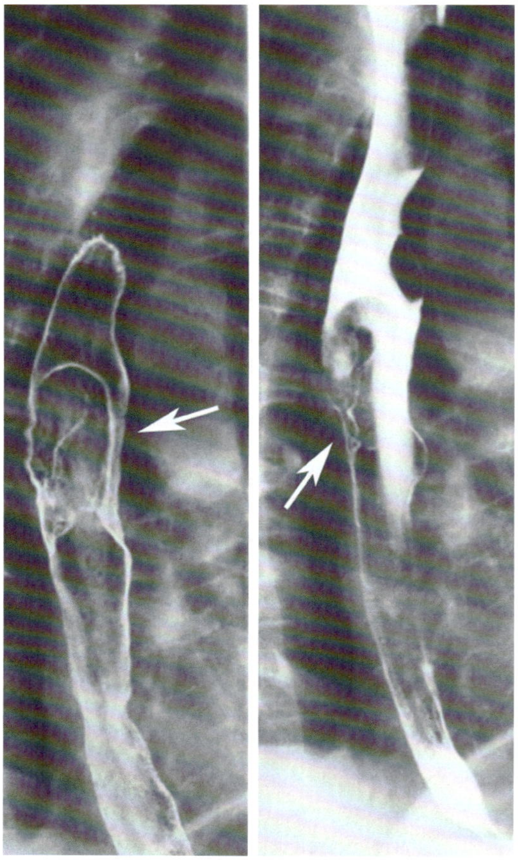

▲ **Figura 9-1.** Carcinoma polipoide do esôfago. Esofagograma com duplo contraste, em posição ortostática, mostra um tumor infiltrante, polipoide e irregular (*setas*) do esôfago médio.

O *divertículo de Zenker* (ver Capítulo 13) é uma herniação mucosa adquirida, situada entre as fibras horizontais e oblíquas do músculo cricofaríngeo, é mais comum em homens e, provavelmente, está associada à doença do refluxo gastroesofágico. Em exames baritados, observa-se a presença de uma saculação preenchida por contraste, localizada posteriormente à junção faringoesofágica (Figura 9-2). Abaixo da abertura do saco, o músculo cricofaríngeo proeminente é comumente identificado. O diagnóstico do divertículo de Zenker pelo exame baritado é importante, por causa do aumento do risco de perfuração durante a endoscopia.

Doença do refluxo gastroesofágico (DRGE) (ver Capítulo 11). Os estudos baritados são inestimáveis na avaliação de pacientes com DRGE, para documentar a presença de hérnia hiatal, refluxo gastroesofágico, e esofagite de refluxo, e para detectar a presença de complicações, como ulcerações, estenoses, esôfago de Barrett e neoplasias. A esofagite inicial que ocorre em pacientes com DRGE manifesta-se por uma aparência

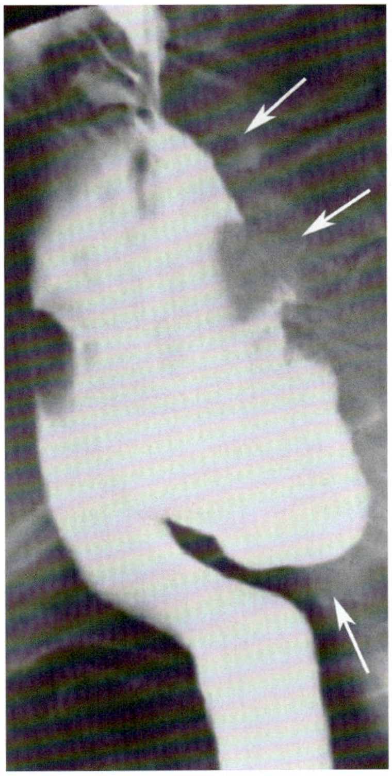

▲ **Figura 9-2.** Divertículo de Zenker. Visão lateral de um esofagograma com contraste único mostra um divertículo preenchido por bário (*setas*), localizado na parede posterior do esôfago cervical.

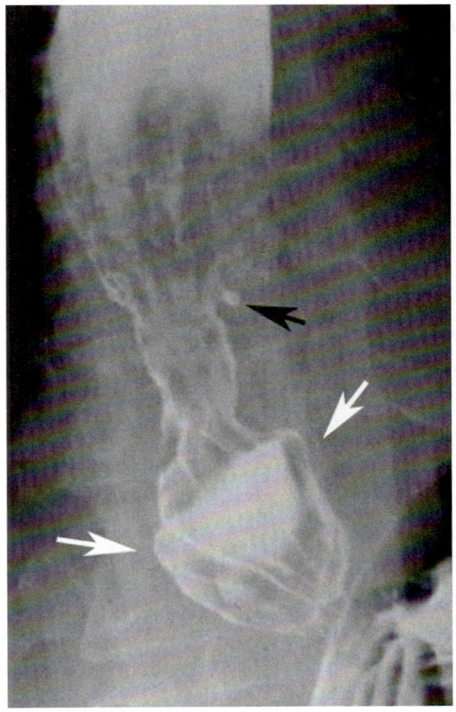

▲ **Figura 9-3.** Ulceração e estenose pépticas. Esofagograma com duplo contraste, em posição ortostática mostra afilamento leve do esôfago distal, acima da hérnia hiatal (*setas brancas*). Nota-se também uma pequena ulceração preenchida por bário (*seta preta*), na parede lateral esquerda.

finamente nodular ou granular, com pequenas áreas radioluscentes bem definidas, traduzindo a presença de edema da mucosa. Nas fases mais avançadas da doença, podem ser observadas úlceras preenchidas pelo meio de contraste, localizadas na parede posterior do esôfago, próximo à junção esofagogástrica; as estenoses pépticas podem ser detectadas no esôfago distal acima de uma hérnia hiatal (Figura 9-3). Os sinais clássicos do esôfago de Barrett incluem a presença de estenose longa, úlcera, ou padrão reticular localizados no esôfago médio (ver Capítulo 12).

A *esofagite infecciosa* é mais frequente em imunodeprimidos; entre os possíveis agentes infecciosos estão *Candida albicans*, vírus do herpes simples, citomegalovírus (CMV) e HIV. A esofagite por *Candida* (monilíase) é mostrada tipicamente em estudos baritados sob a forma de lesões lineares discretas, em forma de placas, entremeadas por mucosa normal, predominando no esôfago médio e superior. A esofagite herpética dá origem a pequenas ulcerações rasas circundadas por mucosa normal, e preenchidas por bário, enquanto a esofagite causada por CMV e HIV manifesta-se pela presença de úlceras planas gigantes, e usualmente apresentam vários centímetros de comprimento.

C. Transtornos da motilidade (ver Capítulo 13)

A *acalasia* pode ser classificada como primária quando é idiopática e como secundária quando é causada por outras condições, como os tumores ou doença de Chagas. Os pacientes com acalasia idiopática são tipicamente jovens, o esôfago não apresenta peristalse e o esfíncter esofágico inferior está em relaxamento incompleto. Em estudos baritados, o esôfago aparece dilatado, flácido, e obstruído, e apresenta uma estenose da junção esofagogástrica, com aspecto de bico de pássaro. Em pacientes com acalasia secundária, decorrente da destruição das células ganglionares provocada por condições miscelâneas, o comprimento do segmento estreitado em geral é maior e pode apresentar um aspecto nodular ou ulcerado.

O *espasmo difuso do esôfago (EDE)* é caracterizado por alterações do peristaltismo esofágico, com a presença de contrações não peristálticas, múltiplas e simultâneas. Em aproximadamente 15% dos pacientes com EDE, podem ser observadas contrações não peristálticas obliterando o lúmen esofágico, que se torna compartimentado, dando origem ao clássico esôfago em "saca-rolhas" visto em exames contrastados.

2. Estômago

A. Algoritmo de imagem

A endoscopia digestiva alta substituiu amplamente os exames contrastados como método de investigação primária em pacientes com suspeita de transtorno gástrico ou duodenal. No entanto, quando a endoscopia é contraindicada ou foi malsucedida, o exame contrastado do trato GI alto é o segundo exame diagnóstico mais sensível. Além de delinear a morfologia do estômago em pacientes submetidos à cirurgia bariátrica, com suspeita de volvo ou obstrução do esvaziamento gástrico, os exames contrastados do trato GI alto apresentam alta sensibilidade para detectar as alterações da mucosa e submucosa, responsáveis pelas distorções da parede gástrica. Mais recentemente, a MDTC com material de contraste neutro tem sido proposta como excelente método de imagem para avaliar a parede gástrica, especialmente para avaliação de neoplasias gástricas. Outros métodos de imagem utilizados para diagnosticar e estadiar as neoplasias gástricas são ultrassonografia convencional, ultrassonografia endoscópica (USE), RM e PET-TC scan.

Rubesin SE, Levine MS, Laufer I. Double-contrast upper gastrointestinal radiography: a pattern approach for diseases of the stomach. *Radiology*. 2008;246:33–48. [PMID: 18096527]

B. Neoplasias

O *adenocarcinoma* é de longe a neoplasia gástrica maligna mais comum e representa aproximadamente 90% de todas as malignidades gástricas. A TC é atualmente o método de escolha para seu estadiamento, pois é capaz de identificar o tumor primário, avaliar o grau de invasão local e detectar o envolvimento nodal e as metástases a distância. O câncer gástrico > 5 mm pode ser visto na TC como uma massa focal, com densidade de partes moles, ou pode se apresentar como espessamento difuso da parede gástrica (Figura 9-4). Tanto a TC como a PET-TC apresentam sensibilidade de 90% para detecção de metástases a distância. Os achados clássicos do câncer gástrico incluem a presença de massa lobulada ou nodular acompanhada de ulceração irregular (Figura 9-5). No adenocarcinoma cirroso, o estômago apresenta estreitamento circunferencial que acomete um segmento longo, além de nodulações focais da mucosa.

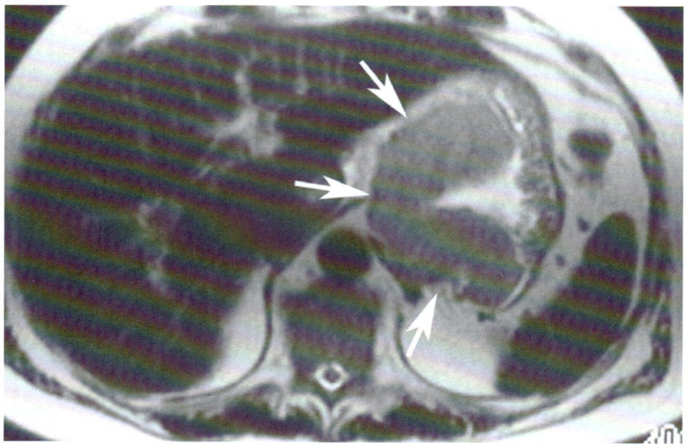

▲ **Figura 9-4.** Adenocarcinoma gástrico. RM axial ponderada em T2 mostra uma massa espessa e hiperintensa (*setas*) originária da cárdia.

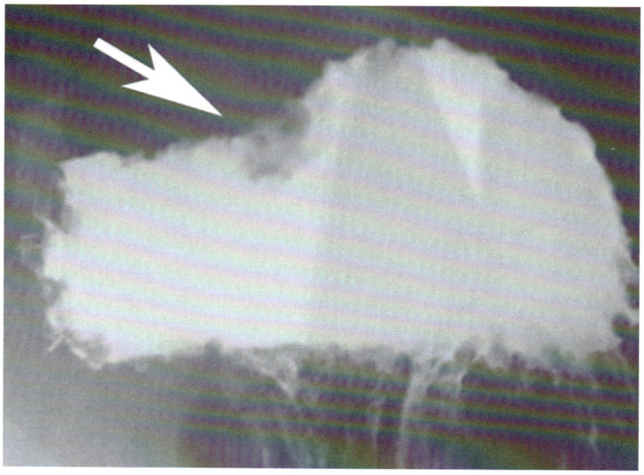

▲ **Figura 9-5.** Adenocarcinoma gástrico. Exame realizado com duplo contraste e em posição ortostática mostra uma massa grande e irregular (*seta*) originária do fundo gástrico.

Outras neoplasias gástricas ocorrem com frequência muito menor e incluem linfoma (< 5%), tumores estromais gastrointestinais (< 2%) e carcinoide maligno < 1%). O linfoma gástrico usualmente se apresenta como espessamento segmentar ou difuso da parede gástrica. Em contraste com o câncer gástrico, o linfoma usualmente compromete mais de uma região do estômago, provavelmente não causa obstrução gástrica, e pode estar associado a linfadenopatias localizadas abaixo do hilo renal. Os tumores estromais gástricos podem ser benignos ou malignos, e 90% são originários do fundo ou do corpo gástrico. Pela sua origem extramucosa, podem não ser diagnosticados pela seriografia esofagogastroduodenal. Os tumores pequenos aparecem na TC como lesões intramurais hipervasculares. Os tumores estromais maiores tendem a apresentar necrose, hemorragia ou ulceração (Figura 9-6). Em geral são localizados e parcialmente exofíticos. A linfadenopatia associada é incomum, em contraste com o adenocarcinoma gástrico e o linfoma.

C. Doenças inflamatórias e infecciosas

A *doença ulcerosa péptica* (ver Capítulo 15) é mais comumente causada por infecção pelo *Helicobacter*

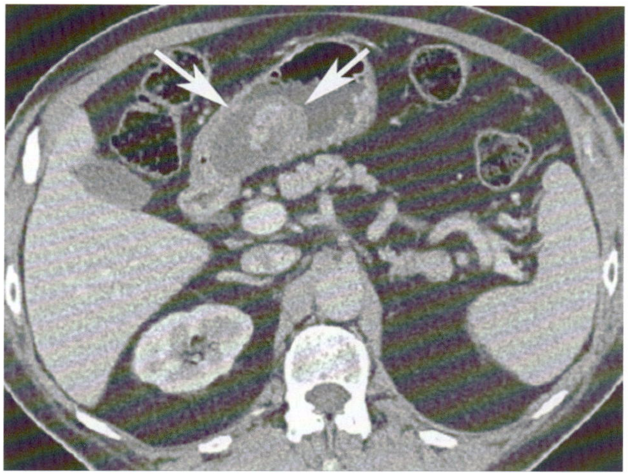

▲ **Figura 9-6.** Tumor estromal gastrointestinal. MDTC axial mostra uma massa hipervascular bem definida (*setas*) no corpo gástrico.

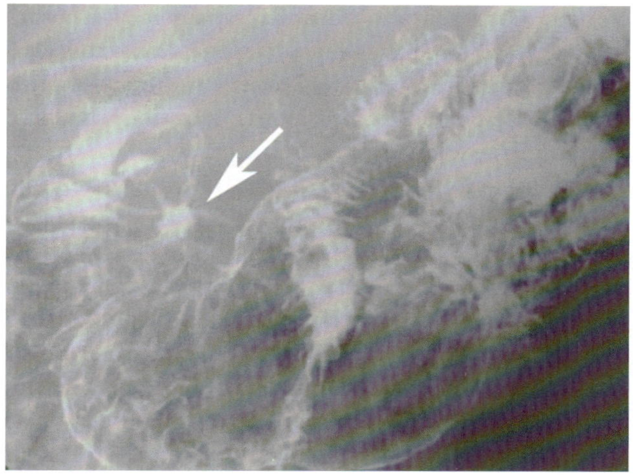

▲ **Figura 9-7.** Úlcera gástrica benigna. Seriografia do trato GI alto com duplo contraste mostra uma pequena úlcera (*seta*) e as pregas mucosas que convergem para a lesão.

pylori ou por anti-inflamatórios não esteroides (AINEs). A maior parte das úlceras duodenais é causada pelo *H. pylori*, enquanto a maioria das úlceras gástricas é causada pelos AINEs. A erosão é uma área de necrose focal confinada ao epitélio ou sua lâmina própria, enquanto a úlcera verdadeira ultrapassa a *muscularis mucosae* e atinge as camadas mais profundas da parede gástrica. A úlcera é uma lesão deprimida com alguns milímetros de profundidade, e pode ser demonstrada pela seriografia baritada do trato gastrointestinal alto. Na visão frontal, a maioria das úlceras pépticas aparece como lesões arredondadas ou ovaladas preenchidas por bário (cratera da úlcera), e as pregas da mucosa convergem gradualmente para a borda da úlcera (Figura 9-7). A linha de Hampton (uma linha tênue, radiolucente, que atravessa a base da cratera e que representa o enfraquecimento da submucosa) sugere o diagnóstico de úlcera gástrica benigna. A maioria das úlceras pépticas afeta apenas as camadas superficiais da parede gástrica e não é detectada pela TC. No entanto, as úlceras profundas ou perfuradas produzem espessamento focal da parede e alterações inflamatórias nos tecidos adjacentes.

A *gastrite*, causada pelo *H. pylori* ou proveniente de origens diversas, aparece em exames baritados sob a forma de espessamento do pregueado mucoso, disposto em sentido longitudinal ou transversal. Similarmente, o achado mais comum mostrado pela TC, em pacientes com gastrite, é o espessamento das pregas gástricas (Figura 9-8). Em casos graves, a parede gástrica apresenta-se estratificada por causa do edema extenso da submucosa e da acentuação do relevo mucoso. Esse aspecto estriado é útil para fazer a distinção entre gastrite e câncer gástrico. A gastrite causada pelo *H. pylori*, a infecção mais comum em humanos, é, de longe, a causa mais provável de espessamento focal ou difuso das pregas, e compromete especialmente o antro. Os organismos produtores de gás (p. ex., *Escherichia coli*) podem ser responsáveis pelo aspecto clássico da gastrite enfisematosa, uma condição com alta taxa de mortalidade. A doença de Ménétrier em geral produz o aumento difuso do pregueado mucoso, principalmente do fundo e corpo gástrico, com preservação do antro.

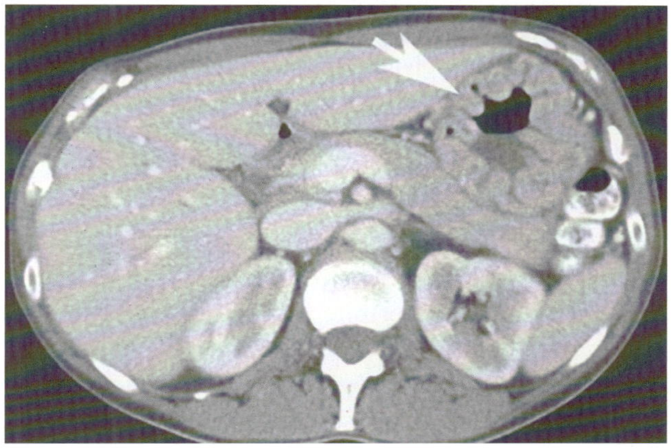

▲ **Figura 9-8.** Gastrite. Imagem MDTC axial mostra espessamento acentuado das pregas gástricas (*seta*).

3. Intestino delgado

A. Algoritmo de imagem

Tradicionalmente, o intestino delgado tem sido estudado de forma não invasiva pelas técnicas de imagem fluoroscópica, como o trânsito do intestino delgado (SBFT – *small bowel follow-through*) ou enteróclise.

No entanto, a acurácia do SBFT e da enteróclise para detectar e caracterizar as alterações do intestino delgado varia muito entre os radiologistas e as instituições. Além disso, a enteróclise e o SBFT apresentam a desvantagem inerente de estudar apenas a mucosa e, portanto, são de uso limitado. A enteróclise por TC é um método de imagem alternativo e serve para fazer uma avaliação mais detalhada da parede do intestino e das doenças extraluminais. Essa técnica consiste da inserção de uma sonda nasogástrica, orientada por controle radioscópico, através da qual é infundido o agente de contraste oral; no entanto, para a maioria dos pacientes a passagem da sonda continua a ser uma experiência traumatizante. Atualmente, é possível avaliar o intestino delgado pelos métodos de imagem não invasivos, que propiciam o enchimento adequado das alças delgadas, não sendo necessário introduzir a sonda por controle radioscópico. Os estudos recentes têm demonstrado que a enterografia por TC com contraste oral é uma técnica precisa e viável para detecção de inflamação ativa do intestino delgado em pacientes com doença de Crohn. A utilização de um agente de contraste oral neutro proporciona melhor avaliação da parede intestinal, pois o conteúdo neutro do lúmen intestinal contrasta com o realce de sua parede.

A enterografia ou a enteróclise por RM é realizada com frequência crescente, pela ausência de radiação ionizante, o que lhe permite ser utilizada em pacientes jovens com doença de Crohn que necessitam de avaliações repetidas. A enterografia por RM pode também utilizar material de contraste oral e intravenoso.

As radiografas simples do abdome, SBFT, e enteróclise podem ser realizadas para avaliação do intestino delgado nas seguintes situações: detecção e avaliação de íleo adinâmico, perfuração e obstrução do intestino delgado, avaliação do posicionamento das sondas de jejunostomia e dos transtornos funcionais do intestino delgado.

B. Técnica de enterografia por TC

A enterografia por TC é preferencialmente realizada com um aparelho de MDTC após a administração oral de uma suspensão de sulfato de bário a 0,1% de w/v. Antes do exame, os pacientes ingerem 1.350 mL de sulfato de bário (preparação de sulfato de bário de baixa densidade). Em situações especiais, tais como sangramento gastrointestinal obscuro, neoplasias do intestino delgado e isquemia crônica, pode ser realizada a MDTC com contraste bifásico. Após administração intravenosa de material de contraste não iônico, as imagens são adquiridas durante a fase arterial (40 segundos) e a fase parenquimatosa (70 segundos).

Patak MA, Mortele KJ, Ros PR. Multidetector row CT of the small bowel. *Radiol Clin North Am*. 2005;43:1063–1077. [PMID: 16253662]

C. Doença de Crohn

Em muitas instituições, o SBFT continua a ser a técnica de imagem mais comum quando há suspeita de doença de Crohn do intestino delgado. No entanto, embora o SBFT possa demonstrar as alterações da mucosa na fase inicial da doença ativa, tais como as úlceras, ele possui limitações; ao avaliar a parede do intestino delgado e o mesentério, é importante que o radiologista valorize os sinais secundários.

Embora a TC tenha sido tradicionalmente utilizada para avaliar as complicações extraintestinais da doença de Crohn, incluindo abscessos, fístulas ou obstrução, foi demonstrado que as alterações da parede do intestino delgado observadas pela TC, como a estratificação mural, o hiper-realce mucoso e mural, edema da gordura mesentérica e ingurgitamento da vasa recta ileal, correlacionam-se com a inflamação ativa (Figura 9-9). Além disso, a deposição de gordura submucosa e o espessamento mural sem hiper-realce ou estratificação mural, normalmente se correlacionam com a doença fibrótica ou quiescente. A sensibilidade e a especificidade da MDTC para detecção da doença de Crohn,

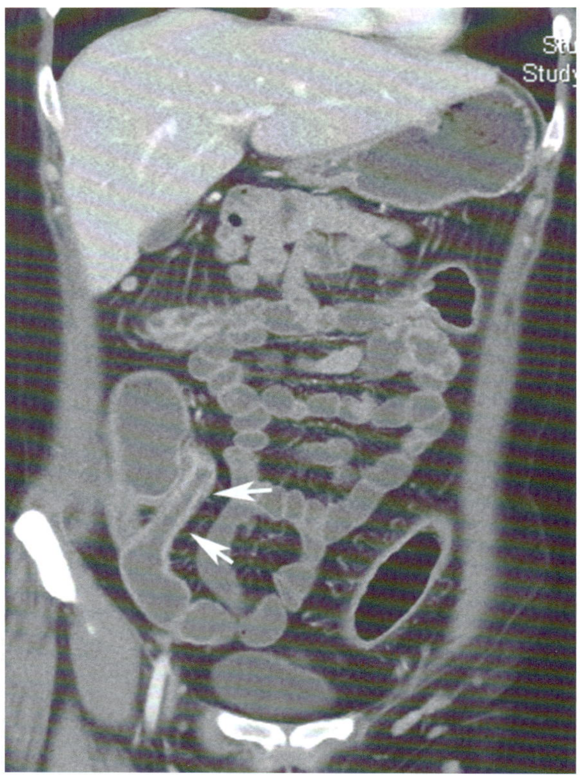

▲ **Figura 9-9.** Doença de Crohn. Enterografia por TC (corte coronal) mostra hiper-realce da mucosa do íleo terminal (*setas*).

tendo como padrão-ouro o SBFT, foram avaliadas por grandes estudos; a sensibilidade e a especificidade da MDTC para avaliação da doença avançada foi de 95% e 98%, respectivamente. Em particular, a adição de reconstruções multiplanares aos cortes axiais melhora significativamente a confiabilidade do diagnóstico.

D. Obstrução do intestino delgado

O diagnóstico precoce da obstrução intestinal é fundamental para evitar suas complicações, particularmente a perfuração e a isquemia. A acurácia da radiografia convencional para estabelecer o diagnóstico de obstrução é de 46–80% (Figura 9-10). Atualmente, enquanto a radiografia abdominal é ainda muitas vezes o exame radiológico inicial preferido, a TC ganhou projeção porque pode efetivamente ser utilizada para revelar o local, o nível e a causa da obstrução, além de poder demonstrar os sinais de viabilidade intestinal com alta precisão.

As aderências são responsáveis por mais da metade das obstruções do intestino delgado, seguidas pelas hérnias e compressão extrínseca decorrente de neoplasias. As melhorias nas técnicas da MDTC permitem avaliar a zona de transição entre o segmento proximal e o distal do intestino obstruído, em várias incidências, aumentando a confiabilidade diagnóstica, uma vez que outras causas tenham sido devidamente excluídas.

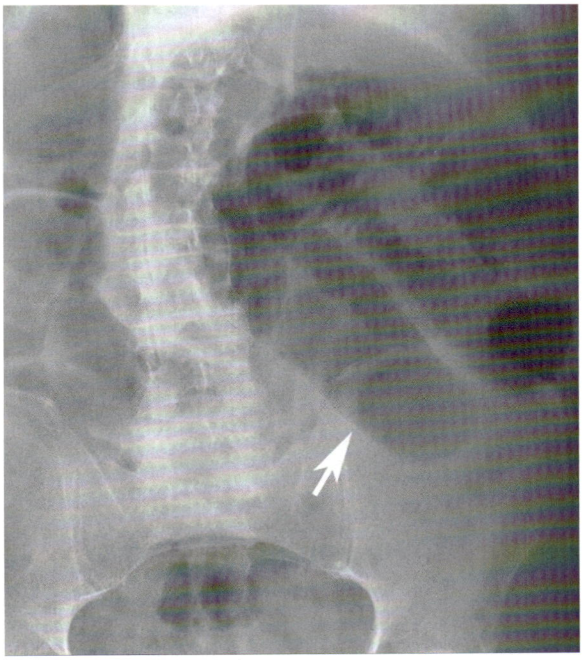

▲ **Figura 9-10.** Obstrução do intestino delgado. Imagem radiográfica do abdome mostra dilatação acentuada das alças intestinais delgadas e a transição abrupta do ponto de obstrução (*seta*).

Recentemente, Jaffe e cols. relataram que a MDTC apresentou especificidade de 87% e sensibilidade de 90% para o diagnóstico de obstrução do intestino delgado. A MDTC é também um excelente método para detectar a presença de conteúdo intestinal e mesentérico no saco herniário, em pacientes com diagnóstico de hérnia interna.

Jaffe TA, Martin LC, Thomas J, et al. Small-bowel obstruction: coronal reformations from isotropic voxels at 16-section multidetector row CT. *Radiology*. 2006;238:135–142. [PMID: 16293807]

E. Isquemia mesentérica (ver Capítulo 6)

A MDTC bifásica pode demonstrar com precisão as alterações dos segmentos intestinais isquêmicos, e muitas vezes é útil para determinar a causa primária da isquemia, podendo revelar achados concomitantes importantes ou a presença de complicações. Os achados da TC na isquemia intestinal aguda incluem várias alterações morfológicas, como a hipoatenuação homogênea ou heterogênea ou hiperatenuação da parede intestinal espessada, dilatação, ausência ou alteração no realce da parede intestinal, retração mesentérica, ingurgitamento vascular, ascite, pneumatose e gás venoso portal (Figura 9-11). A avaliação bifásica do abdome é necessária durante as fases arterial e portal para que as artérias e veias mesentéricas sejam opacificadas adequadamente. As imagens tridimensionais (3D) são cruciais para demonstrar até mesmo os ramos arteriais mesentéricos mais distais, que às vezes não são facilmente visualizados em cortes axiais. A MDCT em 3D pode também ser utilizada para seguimento dos pacientes operados, em geral submetidos a

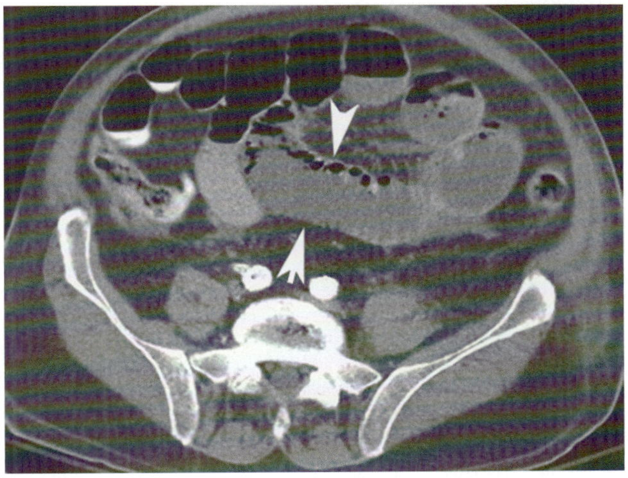

▲ **Figura 9-11.** Isquemia mesentérica. Imagem axial obtida por MDTC mostra ausência de realce da parede do intestino delgado (*seta*) e presença de pneumatose (*ponta de seta*).

bypass por meio de prótese, cuja permeabilidade é bem documentada pelas imagens em 3D.

F. Neoplasias

O diagnóstico dos tumores do intestino delgado ainda é um desafio porque são incomuns, geralmente produzem sintomas inespecíficos, e muitas vezes são pequenos. Portanto, a MDTC, por apresentar colimação mais fina, desempenha um papel ainda mais importante na detecção e estadiamento dos tumores do intestino delgado.

Os tumores benignos do intestino delgado são incomuns e usualmente são achados incidentais detectados pelo SBFT e TC. O mais comum desses tumores são os lipomas e os leiomiomas. Os lipomas são facilmente reconhecidos pelos seus valores de atenuação de gordura (–90 a –120 unidades Hounsfield [UH]). Em geral, os leiomiomas são tumores submucosos lisos e homogêneos que são realçados em até 1,5 vez após injeção de contraste intravenoso.

O tumor maligno primário do intestino delgado mais comum é o adenocarcinoma, o que representa aproximadamente 40% de todas as neoplasias do intestino delgado. A maior parte dos adenocarcinomas está localizada no duodeno (Figura 9-12). O adenocarcinoma é normalmente visualizado pela MDTC como uma área de espessamento focal em torno do lúmen intestinal. O segundo tipo mais comum de neoplasia primária do intestino delgado é o carcinoide, representando aproximadamente 25% de todos os tumores primários do intestino delgado. Os tumores carcinoides geralmente se apresentam como pequenos nódulos realçados. Os maiores podem causar infiltração metastática do mesentério (Figura 9-13). Quando vistos pela TC, apresentam-se como uma massa mesentérica infiltrante que contém calcificações em até 70% dos casos. O linfoma não Hodgkin representa cerca de 10–15% de todas as neoplasias do intestino delgado. O tumor primário muitas vezes pode ser detectado por exames contrastados do intestino delgado e por TC; no entanto, a TC oferece a vantagem de avaliar simultaneamente a presença de adenopatia e a extensão extraluminal da doença. Os linfomas primários do intestino delgado muitas vezes se manifestam como espessamento focal e dilatação aneurismática das alças delgadas. A doença celíaca é um fator predisponente para o linfoma do intestino delgado (Figura 9-14). Estima-se que os tumores estromais gastrointestinais (GISTs) representem 9% de todas as neoplasias do intestino delgado. Eles geralmente se apresentam como grandes massas tumorais. A necrose central e a ulceração são comuns. A MDTC pode ser útil para definir o local exato de origem da neoplasia e para planejar a ressecção e, mais importante, pode aumentar a capacidade para detectar pequenas lesões.

Sailer J, Zacherl J, Schima W. MDCT of small bowel tumours. *Cancer Imaging*. 2007;17:224–233. [PMID: 18083648]

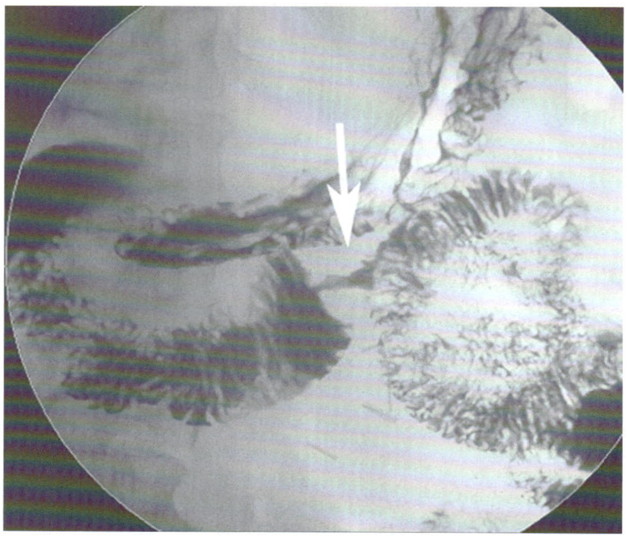

▲ **Figura 9-12.** Adenocarcinoma duodenal. Exame com duplo contraste do trato GI alto mostra uma lesão com aspecto de maçã mordida (*seta*) localizada no nível da terceira porção do duodeno.

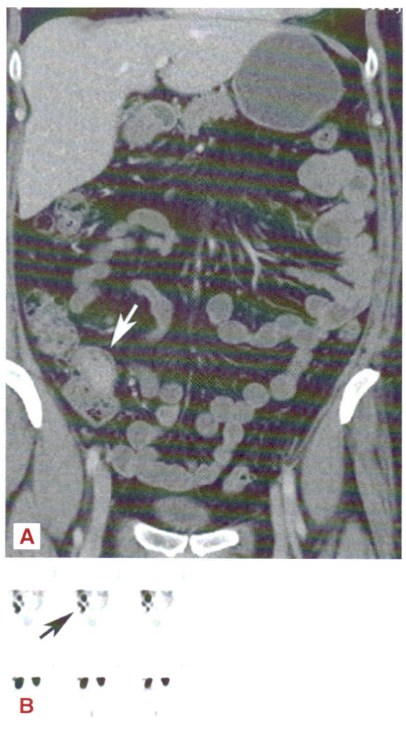

▲ **Figura 9-13.** Carcinoide ileal. **A**: Enterografia por TC, corte coronal, mostra uma massa hipervascular (*seta*) na parede do íleo terminal. **B**: Cintilografia com octreotide mostra aumento da captação do traçador no íleo terminal (*seta*).

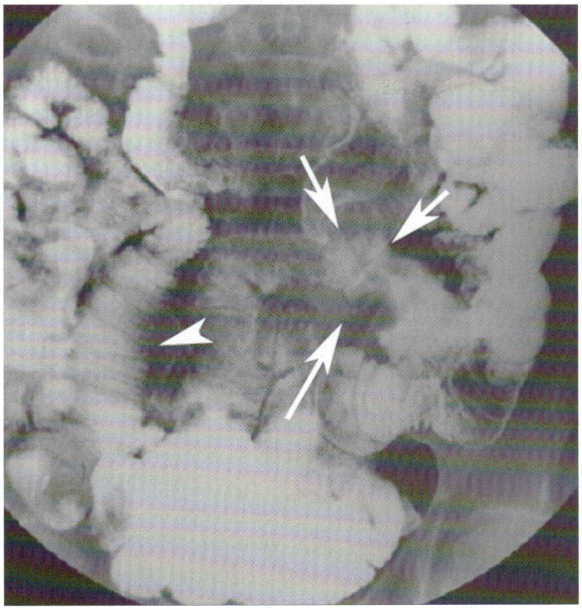

▲ **Figura 9-14.** Linfoma do intestino delgado associado a doença celíaca. SBFT mostra uma massa irregular no jejuno distal (*setas*), discreta dilatação das alças do intestino delgado, e jejunização do íleo (*ponta de seta*).

G. Condições miscelâneas

Várias condições incomuns do intestino delgado, como a doença do enxerto contra hospedeiro, diverticulite, enterite por radiação, intussuscepção, hérnia e volvo, podem ser mais bem visualizadas pela MDTC multiplanar, quando comparada ao SBFT. Durante a avaliação por TC, a chave para o diagnóstico da enterite por radiação é a presença de anormalidades restritas às alças delgadas localizadas próximas ao campo de radiação. As hérnias inguinais podem ser diretas ou indiretas. As indiretas são as mais comuns e ocorrem predominantemente no sexo masculino. O saco peritoneal penetra no canal inguinal e pode ultrapassar o anel externo. Em função de seu longo curso, as hérnias indiretas podem tornar-se encarceradas, levando à obstrução e ao infarto intestinal. As hérnias diretas são menos comuns e ocorrem quando o saco herniário penetra no canal inguinal e situa-se medialmente aos vasos epigástricos inferiores. Na TC, o achado de conteúdos abdominais (intestino delgado, sigmoide, reto, gordura mesentérica) no canal inguinal, anteriores aos vasos femorais, é virtualmente diagnóstico de hérnia inguinal (Figura 9-15).

4. Apêndice

A. Algoritmo de imagem

Apesar de a ultrassonografia ser um exame confiável para diagnosticar a apendicite aguda em crianças e em pacientes magros, o método pode apresentar grandes limitações em pacientes obesos. Além disso, as alterações inflamatórias discretas do apêndice, bem como a apendicite retrocecal podem passar despercebidas quando o ceco encontra-se distendido. Em contraste, a TC possui acurácia de até 98% para o diagnóstico de apendicite, até mesmo nas formas mais leves e iniciais da doença. Além disso, a TC pode muitas vezes diagnosticar outras doenças que podem simular clinicamente a apendicite; portanto, a TC é capaz de diminuir significativamente a taxa de apendicectomias negativas. Atualmente, a ressonância magnética é cada vez mais utilizada, e apresenta acurácia elevada quando é realizada em gestantes que apresentam dor no quadrante inferior direito e leucocitose.

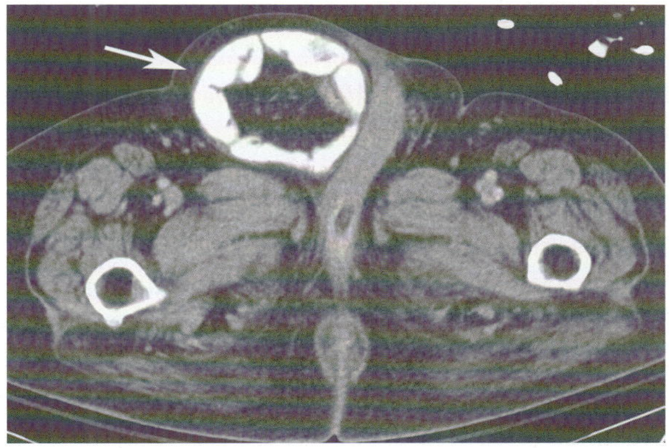

▲ **Figura 9-15.** Hérnia inguinal. MDTC, corte axial, mostra hérnia inguinal localizada à direita e alças delgadas não obstruídas (*seta*).

B. Apendicite

Os achados típicos da TC incluem o espessamento do apêndice que apresenta um diâmetro > 6 mm, edema ou hipervascularização, infiltração da gordura mesentérica adjacente, e, por vezes, alterações inflamatórias do ceco (Figura 9-16). A presença de apendicolito jun-

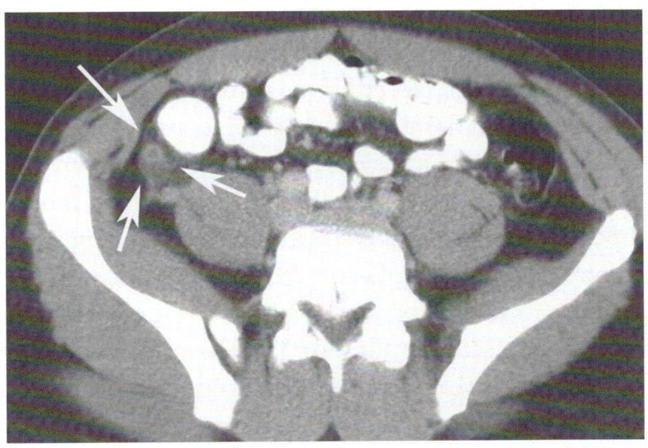

▲ **Figura 9-16.** Apendicite. Imagem de MDTC axial mostra hiper-realce difuso da parede do apêndice e retração da gordura periapendicular (*setas*).

tamente com a inflamação pericecal, praticamente sela o diagnóstico de apendicite. A TC apresenta sensibilidade e especificidade de 100% e 80% respectivamente para identificar a inflamação da gordura mesentérica adjacente. A perfuração é uma das complicações graves associadas à apendicite, e pode ser diagnosticada pela TC. A perfuração deve ser suspeitada na presença de grandes coleções líquidas. O diagnóstico de perfuração pode ser estabelecido pela presença de ar extraluminal, localizado na cavidade peritoneal ou no retroperitônio ou quando as coleções líquidas tomam a aparência de um fleimão ou abscesso. Por fim, a TC pode também ser utilizada para diagnóstico das complicações tais como a pileflebite ou os abscessos hepáticos pileflebíticos e para orientar a drenagem de abscessos nos casos em que os cirurgiões preferem operar eletivamente.

Nitta N, Takahashi M, Furukawa A, et al. MR imaging of the normal appendix and acute appendicitis. *J Magn Reson Imaging*. 2005;21:156–165. [PMID: 15666398]

5. Intestino grosso

A. Algoritmo de imagem

A TC é quase universalmente aceita como o principal método de avaliação de pacientes com suspeita de doenças do cólon. As principais vantagens da TC em relação a outras modalidades de imagem incluem o fato de ela não só permitir a delineação exata da parede do cólon, mas também ser capaz de delinear os tecidos pericolônicos e as estruturas adjacentes. A TC pode ajudar a avaliar as condições infecciosas e inflamatórias, bem como facilitar o diagnóstico e o estadiamento das neoplasias do cólon. Este último pode ser realizado pela técnica detalhada, conhecida como colonografia por TC ou colonoscopia virtual.

A colonografia por TC apresenta várias vantagens sobre a colonoscopia óptica: não é necessária a sedação, é um método minimamente invasivo, e o exame é menos demorado. No entanto, ainda são necessários o preparo intestinal e a insuflação de ar para expandir o cólon. Além disso, a exposição à radiação é inerente à TC, e não há nenhuma possibilidade de realizar biópsia, polipectomia ou demais procedimentos terapêuticos. A falha da colonoscopia óptica ou a presença de contraindicação clínica para a endoscopia é uma boa indicação para a colonografia por TC. Há ainda um debate importante sobre a utilidade da colonografia por TC como ferramenta de triagem geral de pólipos e câncer colorretal.

A colonografia por RM utiliza meio de contraste intraluminal, o que resulta no aumento ou diminuição da intensidade de sinal de acordo com o agente de contraste utilizado.

O enema opaco simples ou com duplo contraste é cada vez menos utilizado e normalmente é reservado para o diagnóstico pós-operatório de estenose, fístula, ou vazamentos anastomóticos.

Ajaj W, Goyen W. MR imaging of the colon: "technique, indications, results and limitations." *Eur J Radiol*. 2007; 61:415–423. [PMID: 17145153]

B. Técnica de colonografia por TC

A técnica de colonografia por TC requer o preparo cuidadoso e a distensão adequada do cólon. Os resíduos fecais produzem alterações semelhantes aos encontrados no enema de bário, pois podem simular pólipos ou massas. Teoricamente, qualquer preparo que resulte em um cólon limpo será suficiente. Os marcadores fecais (a maior parte constituída por bário, por exemplo, Tagitol) ou iodo podem ser administrados oralmente 24–48 horas antes da TC, para fazer uma melhor distinção entre os tumores intraluminais e os resíduos fecais. Essa técnica é chamada de marcação fecal.

As imagens tridimensionais do lúmen intestinal são úteis para confirmar a presença de uma lesão e para melhorar a confiabilidade diagnóstica. A maioria dos investigadores utiliza uma interpretação primária bidimensional (2D), mediante o assim chamado rastreamento luminal, no qual são feitos cortes a partir do reto, até alcançar o ceco. A avaliação colônica endoluminal primária em 3D (*fly-through* endoluminal) é realizada com menor frequência, pois é mais demorada e mais suscetível a erros. Para obtenção das imagens em 2D é imperativo que as configurações da janela de visualização sejam ajustadas de modo específico para as dimensões do cólon (aproximadamente W: 1.600, C: –400). Além disso, as janelas ajustadas para mostrar tecidos moles devem ser utilizadas para posterior caracterização de lesões suspeitas e para pesquisar alterações extracolônicas.

C. Pólipos e neoplasias malignas

Acredita-se que a maioria dos cânceres colorretais seja originada a partir de pólipos adenomatosos benignos e acompanhe a sequência adenoma–carcinoma. A duração dessa sequência é muito longa (± 10 anos) e a remoção desses pólipos adenomatosos precursores reduz significativamente a mortalidade por câncer colorretal.

O objetivo dos exames de imagem é detectar as lesões pré-malignas ou as doenças malignas em fase inicial (ver Capítulo 22). Os pólipos colorretais apresentam-se como projeções intraluminais redondas, ovais ou lobuladas, com atenuação homogênea (Figura 9-17 e Lâmina 5). A maior parte dos carcinomas colorretais volumosos apresenta-se como massas fungoides, muitas vezes causando estreitamento luminal (Figura 9-18). Os adenomas e os carcinomas colorretais planos são difíceis de identificar,

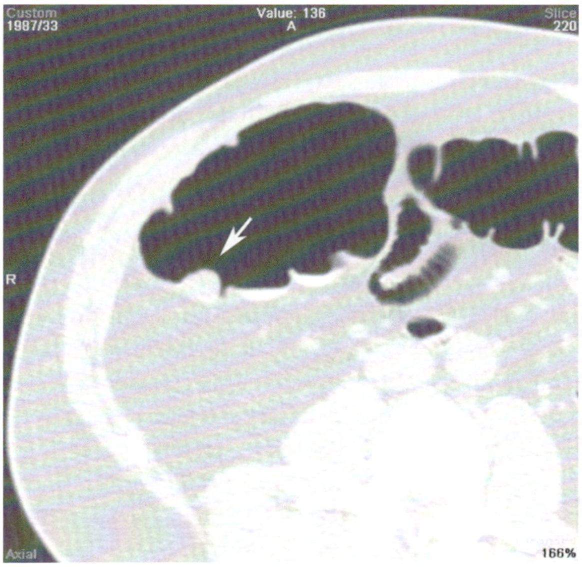

▲ **Figura 9-17.** Pólipo do cólon. MDTC axial mostra um pólipo 1,2 cm (*seta*) no cólon ascendente.
(Ver Lâmina 5 – reconstrução da imagem endoluminal em 3D.)

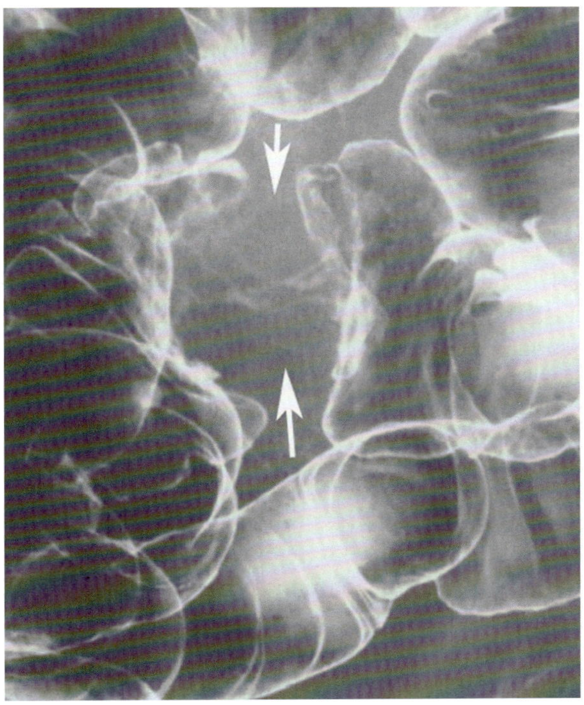

▲ **Figura 9-18.** Câncer de cólon. Enema de bário com duplo contraste mostra uma lesão com aspecto de maçã mordida e irregularidade da mucosa do cólon sigmoide (*setas*).

não só em 3D, mas também quando se utiliza cortes finos para obtenção de imagens em 2D. É importante lembrar que os pólipos adenomatosos (particularmente as lesões avançadas) constituem o principal objetivo do rastreio. Como a prevalência de malignidade é extremamente baixa em lesões < 10 mm (apenas 1%), ela poderia ser uma boa razão para o *screening*. Pacientes com pólipos > 10 mm devem ser submetidos à colonoscopia imediata para a excisão da lesão. Os diminutos defeitos de enchimento (< 5 mm) podem representar a protrusão da mucosa normal, aderência de material fecal, pólipos hiperplásicos ou pequenos pólipos adenomatosos. O significado clínico de um diminuto adenoma que tenha passado despercebido é provavelmente mínimo, e a questão é se esses pólipos muito pequenos (< 5 mm) devem ser descritos. E quanto as lesões com dimensões entre 5–9 mm? Isso ainda representa um dilema. A maioria dos gastroenterologistas remove essas lesões durante o procedimento endoscópico.

D. Doença inflamatória intestinal

Os pacientes portadores de doença de Crohn e retocolite ulcerativa podem apresentar comprometimento isolado do cólon. Muitos dos sinais característicos das doenças inflamatórias intestinais encontrados na TC correlacionam-se com os achados demonstrados originalmente pelos enemas opacos. Os enemas de bário com duplo contraste e a colonoscopia óptica são superiores à TC para demonstrar as alterações superficiais da mucosa (Figura 9-19). Os achados da TC na doença

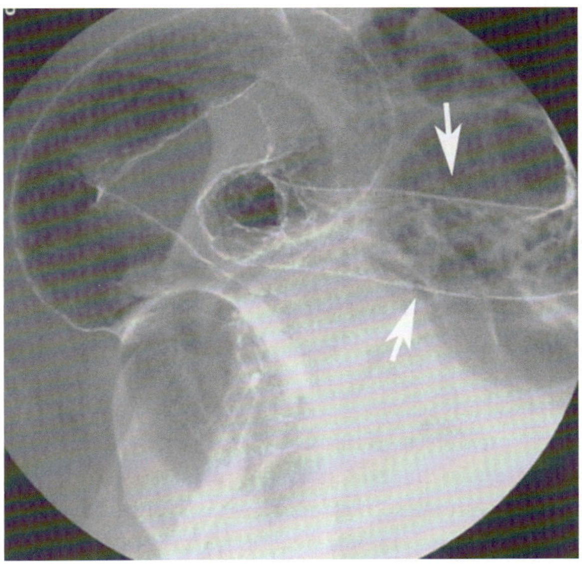

▲ **Figura 9-19.** Colite ulcerativa. Enema de bário com duplo contraste mostra numerosas ulcerações superficiais preenchidas por meio de contraste (*setas*) e perda das haustrações normais do cólon.

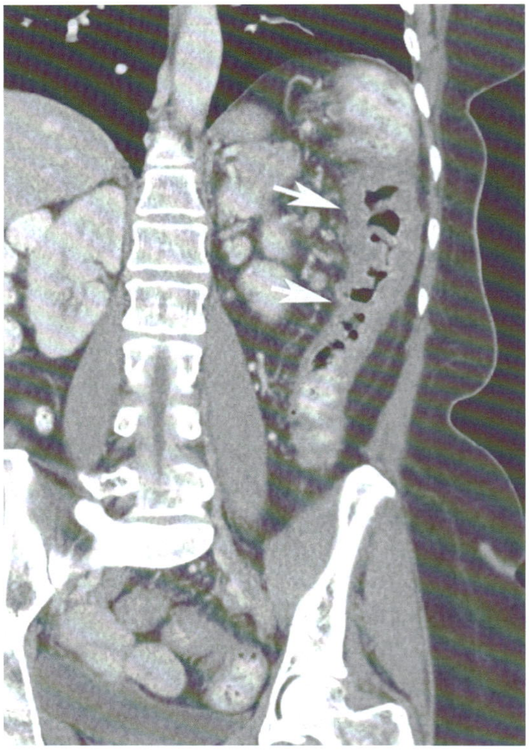

▲ **Figura 9-20.** Colite ulcerativa. MDTC, corte coronal, mostra espessamento leve e simétrico da parede do cólon esquerdo (*setas*) e linfadenopatia no mesocólon.

de Crohn e colite ulcerativa podem se sobrepor, mas a presença de alguns achados pode fazer o diagnóstico diferencial. Na doença de Crohn, o espessamento da parede é excêntrico ou assimétrico, e em geral ocorre ao longo do bordo mesentérico; o reto é comumente poupado; a distribuição da doença é tipicamente descontínua e envolve principalmente o cólon direito; a espessura da parede é geralmente > 10 mm; a presença de fleimão pericolônico e a formação de trajetos sinuosos e fístulas é comum. Na colite ulcerativa, o espessamento da parede é tipicamente simétrico; a parede mede < 10 mm; a parede do reto está sempre envolvida; a distribuição da doença é contínua e envolve principalmente o cólon esquerdo; e as alterações dos tecidos pericolônicos são raras (Figura 9-20).

E. Doenças infecciosas

A *colite pseudomembranosa* é uma doença mediada por toxinas, e não há evidência de invasão microbiana da parede intestinal. O organismo responsável é o *Clostridium difficile*, e a doença ocorre tipicamente após o uso de antibióticos. A TC geralmente mostra espessamento acentuado da parede intestinal (média de 15 mm). O espessamento é visto como uma área homogênea de baixa atenuação em decorrência do edema. O material de contraste insinua-se entre as grandes pseudomembranas encontradas na colite pseudomembranosa, e esse aspecto, que é também conhecido como sinal do "acordeão", é considerado relativamente específico.

A *tiflite* classicamente ocorre em pacientes neutropênicos submetidos à quimioterapia para tratamento de leucemia. Provavelmente os mecanismos responsáveis pela sua ocorrência incluem a infecção pelo CMV, infiltração neoplásica, isquemia e hemorragia mucosa. A doença geralmente se apresenta de forma aguda com dor no quadrante inferior direito do abdome, febre e diarreia sanguinolenta. Patologicamente, a tiflite é caracterizada por edema e inflamação da parede do ceco, e frequentemente envolve também o cólon ascendente e o íleo terminal. Na forma mais avançada da doença, podem ocorrer necrose e perfuração da parede intestinal. A TC é a modalidade de imagem de escolha para o diagnóstico de colite neutropênica, porque o enema opaco e a colonoscopia apresentam alto risco de perfuração intestinal nesses pacientes. Usualmente ocorre espessamento circunferencial do ceco juntamente com alterações inflamatórias da gordura mesentérica adjacente. Por causa do edema extenso, a parede do intestino afetado é vista como imagem de atenuação baixa. A perfuração e a pneumatose intramural, a necrose transmural com pneumoperitônio e os abscessos pericólicos são complicações importantes porque indicam a necessidade de intervenção cirúrgica urgente.

Thoeni RF, Cello JP. CT imaging of colitis. *Radiology*. 2006;250:623–638. [PMID: 16926320]

F. Colite isquêmica (ver Capítulo 6)

O espectro das lesões isquêmicas do cólon varia desde a necrose leve e superficial, com hemorragia mucosa, até o infarto transmural, com ou sem perfuração. A oclusão aguda dos vasos mesentéricos decorrentes de tromboembolismo, dissecção ou arteriosclerose, é uma causa bem conhecida que pode levar aos danos isquêmicos graves ou mesmo ao infarto do intestino grosso. Embora essas condições possam decorrer de oclusão vascular extrínseca ou intrínseca, parcial ou total, a colite isquêmica é mais comumente causada por redução do suprimento sanguíneo, sem obstrução vascular. Quando acontece queda na pressão arterial decorrente de estado de choque hipovolêmico, cardiogênico ou séptico, os mecanismos regulatórios sistêmicos e locais tentam preservar o suprimento sanguíneo para o cérebro, coração e músculos, reduzindo drasticamente a perfusão intestinal. Como resultado, a isquemia intestinal pode desenvolver-se, especialmente no nível das zonas de transição, como a flexura esplênica ou a junção retossigmoide. Raramente, e de modo especial em pacientes mais jovens, a colite isquêmica de causa não oclusiva também pode ocorrer no ceco e cólon ascendente.

A TC pode mostrar alterações difusas ou localizadas, segmentares, ou até mesmo focais. As alterações demonstradas pelo exame de imagem podem incluir o espessamento da parede, alargamento das pregas, ou perda das haustrações dos segmentos intestinais afetados (decorrentes do edema, hemorragia da submucosa, ou ambos). Quando há predomínio de edema, o segmento afetado apresenta espessamento da parede e aparece como imagem mais hipodensa; a camada interna apresenta aparência felpuda. Em contraste, o espessamento da parede aparece como imagem hiperdensa quando há predomínio de hemorragia mucosa e submucosa ou quando há hiperperfusão reativa. Após a administração do material de contraste iodado, a parede do intestino isquêmico pode apresentar realce heterogêneo ou até mesmo ausência de realce e zonas de baixa atenuação. Às vezes, podem ser encontradas alterações pericólicas discretas e a gordura mesentérica circunjacente apresenta espessamento em forma de banda linear. Embora o espessamento da parede seja o achado mais comum, parece que a diminuição ou até mesmo a ausência de realce da parede intestinal represente o achado tomográfico mais específico da isquemia intestinal (Figura 9-21).

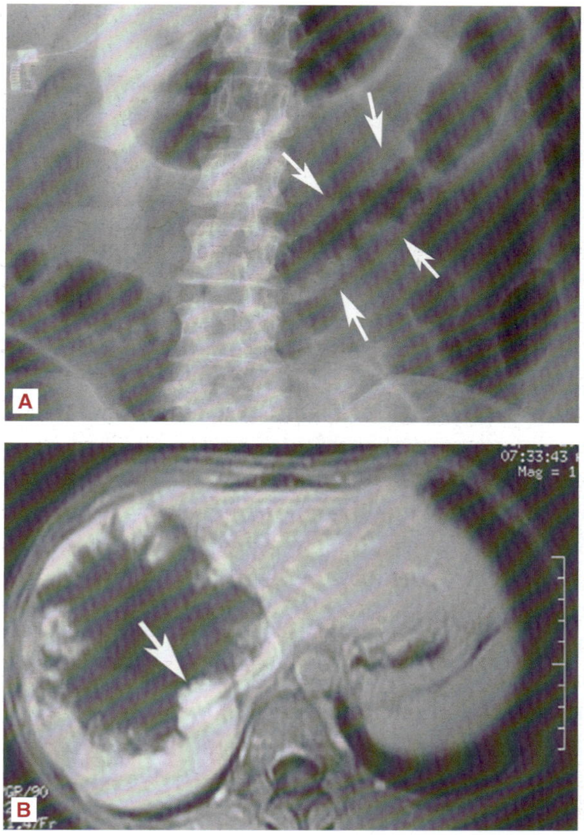

▲ **Figura 9-21.** Colite isquêmica. **A:** RUB (radiografia plana do abdome com imagens dos rins, ureteres e bexiga) mostra espessamento da parede (*setas*) do cólon transverso e o sinal da impressão digital. **B:** MDTC axial mostra espessamento da parede do cólon esquerdo (*seta*) e ausência de realce da parede.

6. Anorreto

A. Algoritmo de imagem

A história clínica e o exame físico realizado com assistência anestésica muitas vezes são suficientes para o diagnóstico de fístula perianal. O papel principal do método de imagem é estabelecer a relação da fístula com o esfíncter anal e as estruturas adjacentes. A RM fornece informações anatômicas e patológicas importantes, necessárias para orientar o tratamento cirúrgico da fístula perianal. A RM é o método de escolha para classificar com precisão as fístulas perianais.

A RM para estadiamento do câncer anorretal foi introduzida inicialmente em 1986. A RM tem sido utilizada cada vez mais, porque fornece mais informações sobre o estadiamento pré-operatório do que qualquer outro método de diagnóstico. A RM pode mostrar claramente o grau de invasão neoplásica da parede do reto e de qualquer órgão pélvico adjacente. Ela também pode mostrar o estado dos linfonodos pélvicos laterais e o envolvimento dos músculos do assoalho pélvico que estão além do alcance da ultrassonografia transretal. A RM também é importante, visto que é capaz de fornecer informações aos cirurgiões no que diz respeito à invasão do esfíncter e de estruturas circunjacentes, em pacientes portadores de câncer do reto distal. Essas informações são importantes para a realização da cirurgia com possibilidade de preservação do esfíncter.

A RM do esfíncter anal, utilizando uma bobina endoanal, tem sido utilizada para avaliar a integridade do esfíncter anal em pacientes portadores de incontinência fecal. O esfíncter anal externo e os músculos do assoalho pélvico são claramente visualizados, e a atrofia muscular e as rupturas podem ser detectadas com precisão.

A fraqueza do assoalho pélvico é caracterizada pelo deslocamento sintomático dos órgãos pélvicos. Esse transtorno clínico complexo ocorre mais comumente na meia-idade e em mulheres multíparas idosas. A colpocistodefecografia sob visão fluoroscópica supera o exame físico na detecção e caracterização das anormalidades funcionais do anorreto e das estruturas pélvicas adjacentes. Do mesmo modo, a defecografia por RM parece ser um método de imagem acurado para avaliar as alterações clinicamente relevantes do assoalho pélvico. Além disso, a defecografia por RM não expõe o paciente a radiação ionizante e permite excelente avaliação das partes moles pélvicas adjacentes.

B. Fístula perianal

A doença perianal abrange ampla gama de condições, incluindo os plicomas, ulcerações, fissuras, abscessos e fístulas. As fístulas associadas à doença de Crohn tendem a ser complexas, são constituídas por trajetos secundários e abscessos; como resultado, o seu diagnóstico e tratamento podem ser particularmente desafiadores. O mapeamento anatômico preciso e a identificação dos abscessos é fundamental para determinar o resultado do tratamento clínico ou cirúrgico. O método de investigação preferido para a doença perianal depende em parte da estrutura organizacional da instituição, dos métodos disponíveis e da tolerância do paciente. A capacidade de obtenção de imagens das partes moles em alta resolução, a capacidade de aquisição de sequências multiplanares, e a falta de radiação ionizante tornam a RM um método adequado de diagnóstico da doença de Crohn perianal. As imagens podem ser realçadas pela administração intravenosa de gadolínio, com aquisição das imagens em sequências dinâmicas e por meio de fistulografia por RM. As imagens ponderadas em Tl fornecem informações sobre a estrutura anatômica do complexo esfincteriano e podem demonstrar as fístulas ativas que apresentam baixa intensidade de sinal após administração de gadolínio. A imagem do trajeto da fístula ativa ponderada em T2 apresenta alta intensidade de sinal (Figura 9-22). A fístula pode ser realçada mediante técnicas de supressão de gordura, as quais eliminam o efeito causado pelo sinal de alta intensidade proveniente da gordura pélvica, maximizando assim o contraste entre os tecidos. As fístulas inativas apresentam baixa intensidade de sinal nas imagens ponderadas em T2. As fístulas podem ser caracterizadas de acordo com a classificação de Parks, classificação baseada nos achados cirúrgicos e que fornece ao cirurgião informações sobre a extensão do trajeto fistuloso, na tentativa de minimizar a lesão do esfíncter anal e a taxa de recorrência da fístula. As fístulas também podem ser categorizadas de acordo com a classificação do St. James's University Hospital. Essa classificação é baseada nos achados de ressonância magnética.

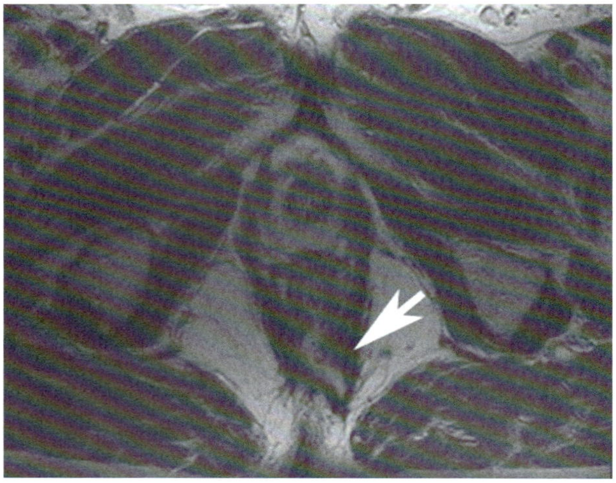

▲ **Figura 9-22.** Fístula anal. RM axial com imagem ponderada em T2 mostra a presença de fístula preenchida por líquido de sinal hiperintenso (*seta*) e que atravessa o esfíncter anal externo.

Recentemente, tem havido uma mudança de ênfase no uso dos métodos de imagem para avaliação da doença de Crohn perianal. Tradicionalmente, sua indicação era limitada ao diagnóstico e mapeamento pré-operatório da doença. No entanto, com o desenvolvimento do infliximab, os métodos de imagem passaram a ser utilizados para monitorar a resposta à terapia medicamentosa.

Sahni VA, Ahmad R, Burling D. Which method is best for imaging of perianal fistula? *Abdom Imaging*. 2008;33:26–30. [PMID: 17805919]

C. Neoplasias

A ultrassonografia transretal (USTR) é utilizada há vários anos para estadiamento do câncer do reto. A capacidade de visualizar as diferentes camadas da parede do reto é sua principal característica. O principal problema da USTR é o superestadiamento de tumores T2, devido à reação tecidual peritumoral extensa. A USTR apresenta algumas limitações, como a dependência do operador, a dificuldade para avaliar os tumores localizados a 8–10 cm da margem anal, quando se utiliza uma sonda rígida, e a incapacidade para avaliação dos tumores estenosantes e da fáscia mesorretal. Isso pode explicar a utilização mais recente e em larga escala da ressonância magnética que não apresenta essas limitações.

Com a RM são obtidas sequências de imagens endoluminais multiplanares ponderadas em T2 e imagens axiais ponderadas em T1. As imagens ponderadas em T2 mostram claramente a anatomia da região anorretal e permite a diferenciação das camadas da parede do reto. As imagens ponderadas em T1 são particularmente úteis para determinar a extensão da lesão em relação à gordura do mesorreto. A utilização de gadolínio administrado por via intravenosa pode ser útil para determinar a extensão do tumor, especialmente para

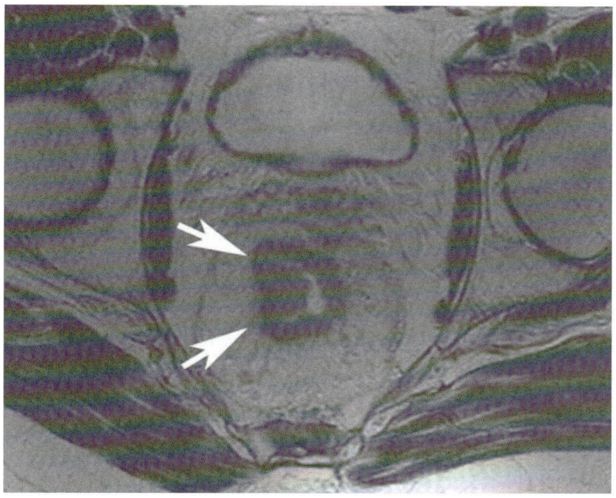

▲ **Figura 9-23.** Câncer do reto. RM, corte axial, com imagem ponderada em T2 mostra o câncer estágio T2 originário da parede lateral direita do reto com invasão da muscular própria (*setas*).

fazer a distinção entre os tumores T2 e T3. Uma desvantagem da RM endorretal é a dificuldade ou impossibilidade de inserção da bobina em pacientes com tumores estenosantes do reto. No entanto, a principal limitação da RM endoluminal é a sua capacidade limitada para detectar metástases linfonodais. A RM da pelve para avaliação do carcinoma do reto utiliza uma bobina de varredura faseada. Essas imagens de alta resolução mostram o estágio do tumor local (Figura 9-23), e o escaneamento de toda a pelve pode ser útil na detecção de linfadenopatias distantes.

O estadiamento pré-operatório do câncer do reto pode orientar o tipo de abordagem cirúrgica e avaliar a necessidade de quimioterapia e radioterapia. O tamanho, a extensão local do tumor, a presença de metástases a distância e a sua proximidade com o esfíncter anal são critérios utilizados para selecionar os indivíduos que serão submetidos à ressecção local, à ressecção transanal, abdominoperineal ou à ressecção anterior baixa. Além disso, uma avaliação e estadiamento pré-operatório precisos são requisitos importantes para os pacientes que serão submetidos à quimiorradioterapia neoadjuvante antes da cirurgia.

Bipat S, Glas AS, Slors FJ, et al. Rectal cancer: local staging and assessment of lymph node involvement with endoluminal US, CT, and MR imaging—a meta-analysis. *Radiology*. 2004;232:773–783. [PMID: 15273331]

D. Anormalidades funcionais: anormalidades do assoalho pélvico

Atualmente, as anormalidades funcionais do assoalho pélvico representam um problema comum. Essas anormalidades são responsáveis por mais de 300.000 cirurgias anuais nos Estados Unidos, e estima-se que aproximadamente 15% das mulheres multíparas com idade mais avançada apresentam algum tipo de defeito de sustentação pélvica. Essas condições costumam causar impacto significativo na qualidade de vida e resultam em uma variedade de sintomas, incluindo dor pélvica crônica, incontinência urinária ou fecal e constipação. O exame físico não é um método confiável para avaliar esses sintomas e, portanto, faz-se necessário uma avaliação objetiva e reprodutível para quantificar o distúrbio evacuatório. A defecografia sob controle fluoroscópico é convencionalmente utilizada para avaliar os distúrbios anorretais funcionais e anatômicos (Figura 9-24). O desenvolvimento das técnicas de RM propiciando a aquisição de sequências rápidas de imagem tornou-se uma grande alternativa para estudar de forma dinâmica todos os movimentos pélvicos viscerais. A defecografia por RM apresenta várias vantagens importantes sobre a defecografia convencional. Primeiro, ela evita a exposição do paciente aos efeitos prejudiciais da radiação ionizante. Em segundo lugar, ela proporciona a obtenção de imagens das partes moles com resolução excelente, abrangendo todos os compar-

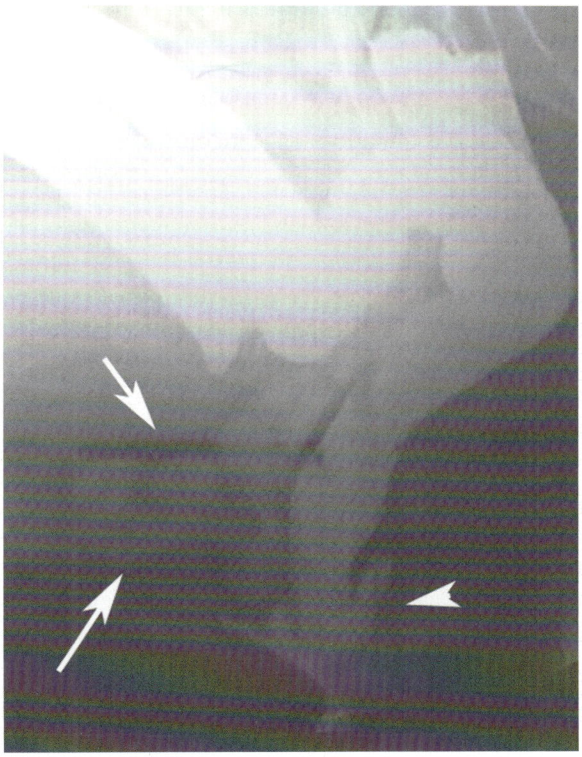

▲ **Figura 9-24.** Intussuscepção do reto e enterocele. Imagem em corte sagital de defecografia sob controle fluoroscópico mostra a intussuscepção anorretal (*ponta de seta*) e a presença de uma grande enterocele (*setas*).

timentos e estruturas de suporte do assoalho pélvico, incluindo a musculatura e os planos fasciais. Portanto, a defecografia por RM é um exame muito mais abrangente, que permite avaliar a presença de prolapso uterino e vesical concomitantes, tornando-se vital para o planejamento do tratamento cirúrgico.

Mortele KJ, Fairhurst J. Dynamic MR defecography of the posterior compartment: indications, techniques, and MRI features. *Eur J Radiol.* 2007;61:462–472. [PMID: 17145152]

IMAGEM DO FÍGADO

1. Lesões hepáticas focais

A. Algoritmo de imagem

A diferenciação das lesões hepáticas focais é extremamente importante uma vez que as implicações clínicas e as estratégias terapêuticas podem variar muito dependendo do tipo de lesão. O desenvolvimento da TC multifásica e dinâmica e da RM com sequências rápidas e a capacidade de usar técnicas adaptadas de RM (como a obtenção de imagens sequenciais pelas técnicas de supressão de gordura e a obtenção de sequências fase dentro e fora), facilitaram a avaliação das características hemodinâmicas e morfológicas dos tumores hepáticos. Na maioria dos casos, a familiaridade com os achados mais relevantes da TC e RM, aliados a informação clínica adicional é suficiente para caracterizar adequadamente a lesão. A RM é normalmente utilizada para dirimir dúvidas quando a TC é inconclusiva.

B. Lesões hepáticas benignas (ver Capítulo 49)

Os *cistos hepáticos* são anomalias de desenvolvimento presentes em 2,5% da população. Eles podem ser solitários ou múltiplos e podem fazer parte da doença policística hepatorrenal. Os cistos hepáticos aparecem ao ultrassom como lesões bem definidas e anecoicas, apresentam-se homogeneamente hipodensos, com ausência de realce em imagens obtidas por TC, e não mostram realce após administração de contraste. As imagens dos cistos hepáticos obtidas pela RM revelam intensidade de sinal muito baixa nas imagens ponderadas em T1 e intensidade de sinal muito alta nas imagens ponderadas em T2, especialmente nas imagens fortemente ponderadas em T2. Eles aparecem como lesões tipicamente redondas ou ovoides, bem delimitadas, sem cápsula, e não apresentam realce após a administração de gadolínio.

O *hemangioma* é o tumor hepático benigno mais comum. Os hemangiomas são geralmente solitários (80%), medem $<$ 4 cm de diâmetro, e em geral são localizados perifericamente. O hemangioma gigante apresenta diâmetro $>$ 10 cm e, muitas vezes, contém uma área central de fibrose ou degeneração cística semelhante à fenda. Os hemangiomas típicos são vistos pelo ultrassom como lesões homogêneas, hiperecoicas, e com reforço acústico. A lesão clássica revelada pela TC é hipodensa, bem definida, com focos de realce globular periférico durante a fase precoce após administração do meio de contraste. Em imagens tardias, a massa geralmente mostra um enchimento centrípeto tardio e persistência do realce. Os achados encontrados na RM refletem a natureza vascular dos hemangiomas. Nas imagens ponderadas em T1 e T2, as lesões mostram diminuição e aumento acentuado da intensidade do sinal, respectivamente. A imagem dinâmica ponderada em T1 obtida após administração de gadolínio também mostra um padrão de realce nodular periférico, e centrípeto, que posteriormente se torna homogêneo. No entanto, 94% dos hemangiomas de grandes proporções apresentam uma área central, hipodensa, e persistente vistas em imagens tardias, e que são decorrentes de graus variáveis de fibrose e degeneração cística (Figura 9-25).

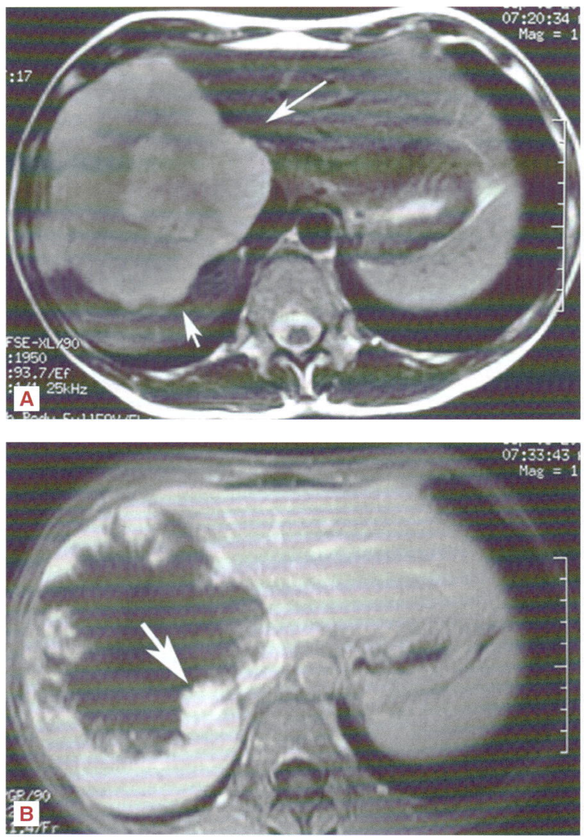

▲ **Figura 9-25.** Hemangioma hepático. **A:** RM, imagem axial ponderada em T2 mostra uma massa bem definida e hiperintensa (*setas*) localizada no lobo direito do fígado. **B:** RM, imagem axial ponderada em T1, realçada por meio de contraste, mostra realce periférico incompleto da lesão nodular (*seta*).

A *hiperplasia nodular focal (HNF)* é um tumor benigno raro (3%), predomina em mulheres durante a terceira e quinta décadas de vida, e em geral é assintomático. As dimensões da HNF variam entre 0,5–15 cm, com uma média de 5 cm em sua maior dimensão. A HNF é vista classicamente pela TC como uma área hipodensa, solitária com realce imediato e intenso (96%), e com aspecto homogêneo (85%), após injeção do material de contraste. A presença de uma cicatriz central hiperintensa tem sido relatada em 14–43% dos casos (Figura 9-26A). As características típicas da HNF evidenciadas pela RM incluem imagens isodensas ponderadas em T1 e T2, homogeneidade (96%), hipervascularização, e a presença de cicatriz central, a qual é hiperintensa nas imagens ponderadas em T2, em decorrência da presença de componentes vasculares e biliares e pela presença de estroma mixoide (Figura 9-26B).

O *adenoma hepático* é uma neoplasia benigna rara, está associada ao uso de contraceptivo oral, e é encontrada mais comumente em mulheres em idade fértil. Em geral os adenomas são solitários, e a presença de

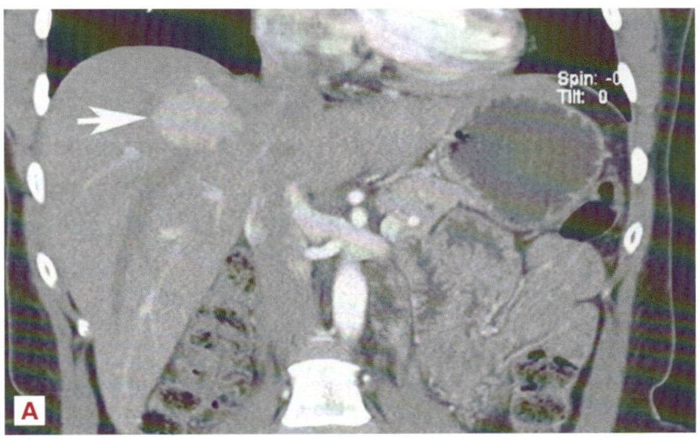

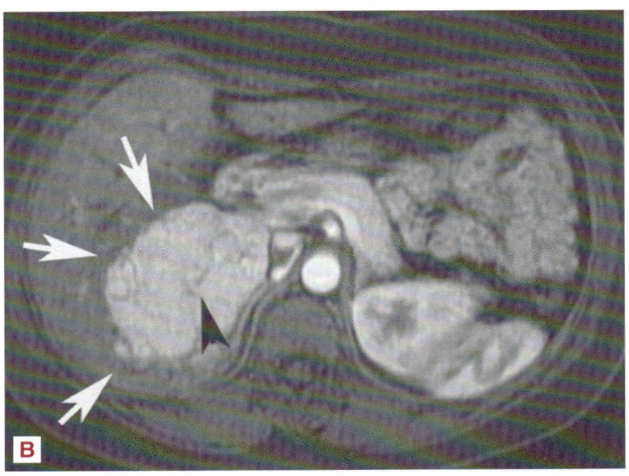

▲ **Figura 9-26.** Hiperplasia nodular focal. **A:** MDTC corte coronal mostra uma massa hepática homogênea, lobulada, e hipervascular (*seta*). **B:** RM com meio de contraste; imagem axial ponderada em T1 mostra uma massa hipervascular e homogênea (*setas*), e a presença de cicatriz central (*ponta de seta preta*).

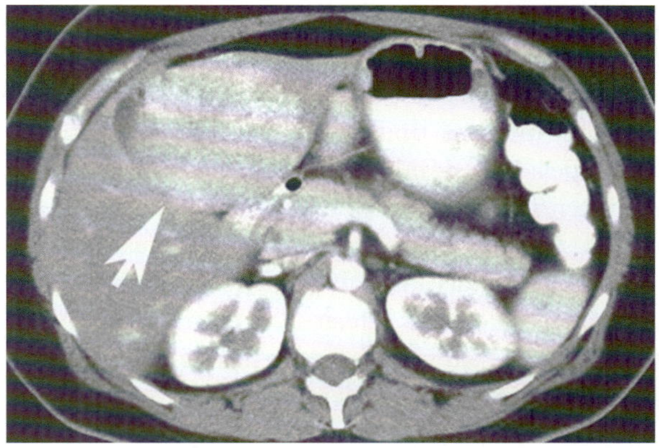

▲ **Figura 9-27.** Adenoma hepático. MDTC, imagem axial, mostra uma grande massa heterogênea e com hiper-realce no segmento IV do fígado (*seta*).

infiltração gordurosa intratumoral, necrose, hemorragia, degenerações peliόticas, presença de cápsula, e cicatriz central são características patológicas comumente encontradas nessas lesões. A TC sem contraste usualmente revela uma neoplasia ligeiramente mais hipodensa em relação ao tecido hepático circundante. Os focos hiperdensos representam a hemorragia intratumoral. Após a administração do meio de contraste, em geral apresentam-se como lesões heterogêneas, e são fortemente realçadas durante a fase precoce devido à sua natureza hipervascular (Figura 9-27). Os achados clássicos da RM incluem a presença de uma massa heterogênea (93%), com predominância de sinal hiperintenso nas imagens ponderadas em T2 (47–75%), e intensidade de sinal variável em imagens ponderadas em T1, de acordo com a presença de alterações da gordura (25%), hemorragia (38%), e necrose (16%). Em imagens dinâmicas ponderadas em T1, obtidas após administração de gadolínio, 86% dos adenomas mostram realce na fase arterial precoce. As pequenas lesões tendem a apresentar realce homogêneo durante a fase arterial e *washout* precoce (lavagem imediata) do material de contraste.

Mortele KJ, Ros PR. Benign liver neoplasms. *Clin Liver Dis.* 2002;6:119–145. [PMID: 11933585]

C. Lesões hepáticas malignas (ver Capítulo 49)

O *carcinoma hepatocelular* é a neoplasia epitelial primária mais comum do fígado. Ocorre classicamente em pacientes cirróticos, cuja TC sem contraste revela uma massa hipodensa. Após a administração do material de contraste, as lesões menores tendem a ser hipervascularizadas (hiperdensa na fase precoce) e as lesões maiores são hipovascularizadas (revelando um padrão de realce em mosaico) (Figura 9-28). Os sinais de invasão vascular e *shunt* arteriovenoso portal, estão frequentemente presentes. As imagens típicas do carcinoma hepatocelular obtidas pela RM, ponderadas em T2, mostram uma leve hiperintensidade em relação ao parênquima hepático normal. A variação da intensidade de sinal observada em imagens ponderadas em T1 depende da presença ou ausência de glicogênio, esteatose, ou hemorragia. Na presença de cirrose subjacente a presença de sinal de intensidade alta em imagens ponderadas em T2 é especialmente importante para estabelecer o diagnóstico diferencial com os nódulos displásicos. Esses últimos normalmente apresentam imagens ponderadas em T2 de baixa intensidade decorrente do acúmulo de ferro. Após a administração intravenosa de gadolínio, os padrões de realce são semelhantes aos observados pela TC (Figura 9-29).

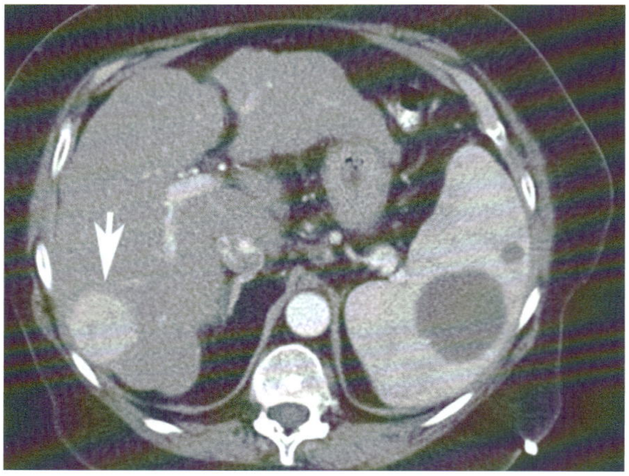

▲ **Figura 9-28.** Carcinoma hepatocelular. MDTC, imagem axial, mostra uma massa redonda, homogênea e hipervascular no lobo hepático direito (*seta*) em um paciente com cirrose subjacente.

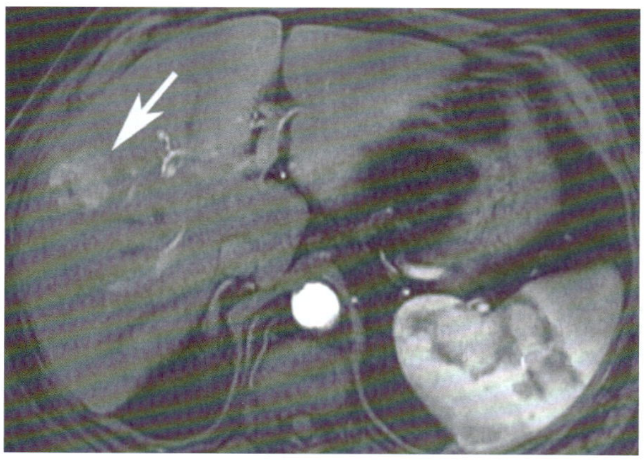

▲ **Figura 9-29.** Carcinoma hepatocelular. RM com contraste, imagem axial ponderada em T1 mostra uma massa homogênea e hipervascularizada (*seta*).

O *colangiocarcinoma intra-hepático (CCIH)* é relativamente incomum, embora seja a segunda neoplasia maligna hepática primária mais comum. Algumas doenças hepáticas subjacentes, como a doença de Caroli, a colangite esclerosante primária, e a clonorquíase, podem favorecer o desenvolvimento do CCIH. A idade média dos pacientes com CCIH varia de 50–60 anos. A icterícia raramente é observada, devido à sua localização periférica em relação aos canais biliares. Nas imagens obtidas por TC, o CCIH geralmente se apresenta como uma grande massa hipoatenuante (6–10 cm), de forma irregular, com nódulos satélites (62%), e às vezes apresentam uma cicatriz central. Outras características do CCIH observadas pela RM incluem a invasão da veia porta, geralmente sem evidência de trombo (25–75%), atrofia hepática focal (43%), dilatação dos dutos biliares intra-hepáticos periféricos (29%), retração capsular (21%), e pequenas calcificações.

Metástases. A infiltração neoplásica do fígado por doença metastática pode ocorrer a partir de vários tumores primários. O aspecto das metástases hepáticas reveladas pela TC depende do grau de vascularização das lesões em relação ao parênquima hepático normal. As lesões hipovascularizadas, como as metástases do adenocarcinoma colorretal, mostram atenuação mais baixa em relação ao parênquima hepático normal e são mais bem detectadas durante a fase venosa portal do contraste (Figura 9-30). As metástases hipervascularizadas, incluindo as oriundas de tumores endócrinos, melanoma, sarcoma, carcinoma de células renais, e de certos subtipos de carcinoma mamários e pulmonares, apresentam realce mais rápido em relação ao parênquima hepático normal e requerem obtenção de imagens da fase arterial para fazer uma avaliação mais precisa. Raramente, o envolvimento metastático é

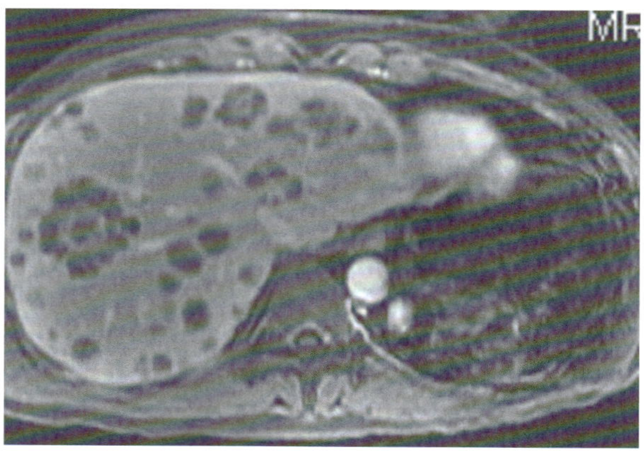

▲ **Figura 9-30.** Metástases de câncer colorretal. RM com contraste, imagem axial ponderada em T1 mostra inúmeras massas homogêneas e hipovascularizadas comprometendo todo o parênquima hepático.

muito discreto e detectado apenas por sinais indiretos, tais como heterogeneidade difusa do parênquima hepático, distorção vascular e arquitetônica, ou alterações do contorno hepático. Esta última, observada especialmente em pacientes portadores de câncer mamário, tem sido descrito como o chamado "sinal da pseudocirrose". Outras características sugestivas que podem ser observadas em grandes e pequenas metástases incluem as calcificações amorfas centrais encontradas em neoplasias malignas primárias mucinosas, sinal do "clareamento periférico" durante a fase tardia, retração capsular, e presença de invasão biliar ou vascular. As metástases hepáticas detectadas pela RM usualmente são moderadamente hiperintensas em T2, hipointensas em T1, e podem apresentar aspecto hipo ou hiperintenso após administração de gadolínio, dependendo do grau de vascularização. Os meios de contraste hepatoespecíficos, tais como as partículas de óxido de ferro, podem ser úteis na detecção de doença hepática metastática. Em função da ausência de células de Kupffer nas metástases, o meio de contraste não é absorvido, e portanto, as lesões apresentam aspecto menos atenuado.

2. Doenças hepáticas difusas

A. Algoritmo de imagem

Durante a última década, o papel do radiologista na avaliação de pacientes portadores de doenças hepáticas difusas tem se tornado cada vez mais importante. Em alguns transtornos, tais como a infiltração gordurosa do fígado e a sobrecarga de ferro, os exames de imagem (especialmente a RM) podem estabelecer o diagnóstico; em muitos outros, tais como os casos de hepatite e cirrose, os exames de imagem são úteis para fazer o diagnóstico diferencial e são cruciais para o seguimento dos pacientes.

Mortele KJ, Ros PR. Imaging of diffuse liver disease. *Semin Liver Dis.* 2001;21:195–212. [PMID: 11436572]

B. Cirrose

A *cirrose* é um processo de fibrose hepática difusa e progressiva, patologicamente caracterizada pela distorção da arquitetura e pela presença de alterações regenerativas nodulares. Os achados de imagem intra e extra-hepáticos (p. ex., nodularidade superficial, alterações morfológicas hepáticas, esplenomegalia, ascite, circulação colateral portossistêmica) dependem do grau de severidade da cirrose (Figura 9-31). O aumento do espaço hilar periportal, na ausência de outros sinais convencionais, tem sido descrito como um sinal útil para o diagnóstico precoce de cirrose. As alterações

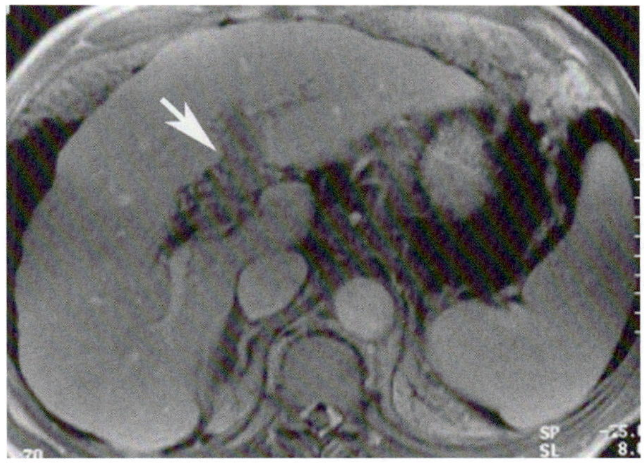

▲ **Figura 9-31.** Cirrose. RM, imagem axial ponderada em T1, com realce de contraste, mostra fígado de contorno nodular, esplenomegalia e ascite. Observar a trombose da veia porta (*seta*).

lobares ou segmentares mais pronunciadas da morfologia hepática, tais como a atrofia do lobo direito do fígado e do segmento medial esquerdo, o aumento do lobo caudado e do segmento lateral esquerdo, e o sinal da expansão da fossa da vesícula biliar são vistas na cirrose avançada.

A identificação precisa dos diferentes tipos de nódulos hepatocelulares que surgem no fígado cirrótico é crucial. Atualmente, a RM é, de longe, a técnica de imagem mais específica para diferenciar esses nódulos com base em suas características, como a intensidade do sinal e o padrão de realce. Os *nódulos regenerativos*, à semelhança do fígado normal, invariavelmente possuem um suprimento de sangue venoso portal, e uma contribuição mínima de sangue proveniente da artéria hepática. Como consequência, eles geralmente são isointensos com o fígado de fundo nas imagens ponderadas em T1 e T2, e não mostram aumento de realce após administração de gadolínio. Os *nódulos displásicos* são neoplasias pré-malignas encontradas em aproximadamente 25% dos fígados cirróticos. À semelhança dos nódulos regenerativos, o principal suprimento sanguíneo dos nódulos displásicos provém do sistema venoso portal. O nódulo displásico típico é homogêneo e hiperintenso em imagens ponderadas em T1, hipointenso em T2, apresenta realce durante a fase venosa portal, é < 3 cm, e é desprovido de cápsula. Os nódulos displásicos, que contêm focos de carcinoma hepatocelular, apresentam a aparência clássica do "nódulo dentro de um nódulo", e que consiste em um foco de alta intensidade de sinal proveniente do carcinoma hepatocelular no interior de um nódulo displásico com baixa intensidade de sinal nas imagens ponderadas em T2.

Os sinais extra-hepáticos associados à cirrose incluem as alterações decorrentes da hipertensão portal, tais como a esplenomegalia e a formação de vasos colaterais portossistêmicos, e os achados relacionados com disfunção hepatocelular (ascite, edema da parede intestinal, espessamento da parede da vesícula biliar). A angiografia por RM fornece informações úteis sobre a presença, localização e padrão hemodinâmico dos *shunts* portossistêmicos. Estes achados são úteis tanto para fins de diagnóstico (detecção de sangramento varicoso), como para o planejamento terapêutico (angio-RM antes da realização do *shunt* portossistêmico transjugular intra-hepático ou do *shunt* cirúrgico).

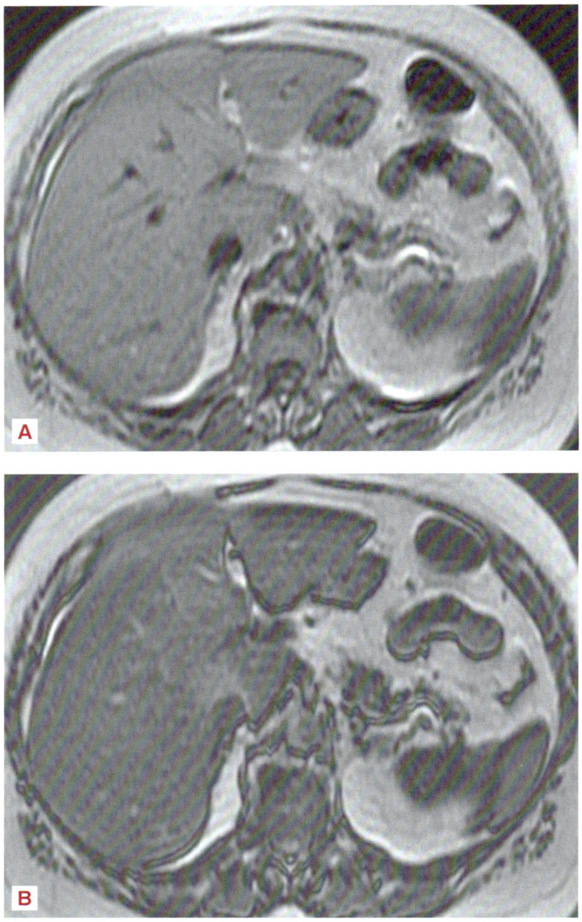

▲ **Figura 9-33.** Esteatose. **A:** Imagem de RM axial dentro da fase, sem meio de contraste, ponderada em T1, mostra o aspecto hiperintenso do parênquima hepático normal. **B:** Imagem de RM axial fora da fase, sem meio de contraste, ponderada em T1, mostra uma queda significativa do sinal proveniente do parênquima hepático, compatível com esteatose.

C. Doenças de armazenamento

A *esteatose hepática* resulta da alteração de uma variedade de processos metabólicos. A distribuição da esteatose pode ser variável, podendo ser focal, regional, e difusa (Figura 9-32). Sem dúvida, a técnica mais sensível para detectar as alterações microscópicas da gordura hepática é a RM que utiliza a sequência de pulso gradiente-eco. O deslocamento das moléculas de água e dos prótons lipídicos pode ser demonstrado por meio da variação do tempo de propagação da onda sonora no meio aquoso e gorduroso nas fases dentro e fora. Nas imagens de fora de fase, as áreas que contêm uma quantidade significativa de gordura intracelular apresentam uma intensidade de sinal menor do que as imagens dentro da fase correspondentes, e essa diminuição na intensidade de sinal entre os dois tipos de imagens permite que o radiologista estabeleça o diagnóstico das alterações da gordura hepática (Figura 9-33). As imagens apresentam várias características que permitem a identificação correta das alterações focais da gordura hepática ou das áreas focais preservadas: localização típica periligamentar e periportal, ausência de efeito de massa, áreas de contornos fortemente agudos, de forma não esférica, ausência de deslocamento ou distorção vascular, e distribuição lobar ou segmentar.

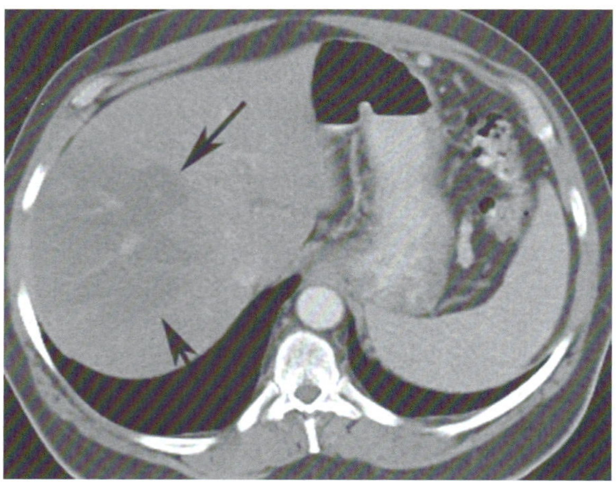

▲ **Figura 9-32.** Esteatose. MDTC axial mostra uma área em forma de cunha, com baixa atenuação (*setas*), no lobo direito do fígado e a presença de vasos no seu interior.

A *hemocromatose hereditária ou primária* é caracterizada pela deposição excessiva de ferro nos hepatócitos, nas células acinares pancreáticas, miocárdio, articulações, glândulas endócrinas e pele. A RM é muito mais específica do que qualquer outra modalidade de imagem para a caracterização da sobrecarga de ferro, devido à suscetibilidade magnética específica do ferro. O efeito superparamagnético do ferro acumulado nos hepatócitos resulta na redução significativa da intensidade do sinal do parênquima hepático nas imagens ponderadas em T2, particularmente nas sequências gradiente-eco, ponderadas em T2*. A comparação entre a intensidade de sinal proveniente do fígado e a intensidade de sinal dos músculos paravertebrais, que normalmente é menos intensa em relação ao parênquima hepático, e que não é propensa à acumulação excessiva de ferro, facilita o diagnóstico.

Em pacientes portadores de *hemossiderose ou siderose*, devido à sobrecarga transfusional de ferro ou à diseritropoiese, o excesso de ferro é processado e se acumula nos órgãos que contêm células reticuloendoteliais, incluindo o fígado, o baço e a medula óssea. Como resultado, embora a distribuição do ferro no parênquima hepático de pacientes com siderose seja evidenciada pelas alterações difusas de baixa intensidade de sinal semelhantes às observadas na hemocromatose primária, as alterações extra-hepáticas da intensidade de sinal provenientes do baço e da medula óssea permitem fazer a distinção entre a hemocromatose primária e a hemossiderose.

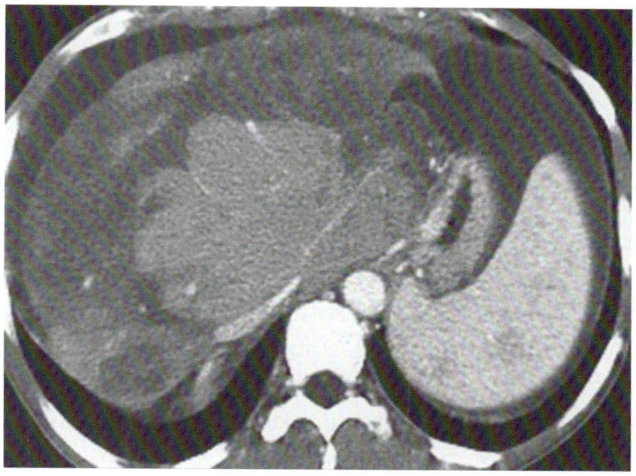

▲ **Figura 9-34.** Síndrome de Budd-Chiari. Imagem de MDTC axial mostra alargamento e hiper-realce do lobo caudado, além de congestão e atrofia da superfície hepática. Notar a presença de ascite.

D. Vasculopatias difusas

A *síndrome de Budd-Chiari* é definida como a obstrução das grandes vias de fluxo venoso hepático, e ocorre tipicamente no nível das veias hepáticas ou da veia cava inferior (VCI). Os achados de imagem associados à síndrome de Budd-Chiari incluem os sinais diretos de obstrução venosa hepática, alterações morfológicas hepáticas secundárias, e alterações extra-hepáticas. Os sinais diagnósticas diretos incluem a visualização de material intraluminal ecogênico ou hiperdenso (turbilhão, tumor, trombo) no interior das veias hepáticas ou da VCI. A ausência de fluxo ou a presença de distúrbios de fluxo na veia hepática mostrados pelo ultrassom Doppler também fazem parte do diagnóstico. Os achados adicionais que reforçam o diagnóstico incluem a presença de colaterais venosas intra-hepáticas, ausência de visualização das veias hepáticas ou da VCI, e dilatação do sistema venoso ázigos. As alterações morfológicas hepáticas indiretas resultam da congestão venosa excessiva produzida pela obstrução do fluxo venoso. Na fase aguda, a superfície hepática torna-se congesta e edemaciada. À ultrassonografia ela aparece hipoecoica, a TC revela imagem hipodensa, e a RM revela imagem hiperintensa ponderada em T2. Em contraste, as áreas centrais do fígado, devido à drenagem direta para a VCI, encontram-se realçadas nos exames que utilizam meio de contraste. Com o passar do tempo, na fase crônica, essas porções centrais do fígado tornam-se hipertróficas, enquanto a periferia hepática torna-se atrófica (Figura 9-34).

A *doença veno-oclusiva* é outra causa de obstrução do fluxo hepático, mas difere da síndrome de Budd-Chiari, pois na doença veno-oclusiva ocorre inflamação e obstrução das vênulas pós-sinusoidais. A doença veno-oclusiva hepática geralmente está associada à quimioirradiação de corpo inteiro em pacientes portadores de leucemia ou pode estar relacionada com certos medicamentos fitoterápicos e chás (doença dos "chás de arbustos"). No exames de imagem, o fígado aparece congesto, com realce heterogêneo (padrão em mosaico). As veias hepáticas e VCI, embora estreitadas em decorrência do edema hepático, são patentes, e não há quaisquer alterações da morfologia hepática.

A *congestão hepática passiva* é tipicamente causada pela insuficiência cardíaca direita. Embora em pacientes com congestão passiva o fígado também apresente um realce heterogêneo tipo mosaico, pode-se facilmente fazer a distinção entre a síndrome de Budd-Chiari e a doença veno-oclusiva, porque na congestão hepática passiva a VCI e as veias hepáticas encontram-se anormalmente dilatadas devido ao refluxo de sangue proveniente do coração.

IMAGEM DO TRATO BILIAR

1. DOENÇA LITIÁSICA (ver Capítulo 53)

A. Algoritmo de imagem

A ultrassonografia é ainda o método de escolha para avaliação da vesícula biliar e vias biliares. É um método rápido, prontamente disponível, e não invasivo, e não utiliza radiação ionizante. No entanto, apresenta algumas limitações; que incluem a dependência da acurácia diagnóstica e da habilidade do operador, biótipo, a interferência dos gases intestinais, e a cooperação do paciente. Grande parte dos cálculos biliares não contém uma quantidade suficiente de cálcio e, portanto, a TC apresenta pouca sensibilidade para detectar os cálculos da vesícula biliar e a coledocolitíase. Contudo, a TC sem contraste e em cortes finos pode ser útil na detecção de cálculos dutais parcialmente calcificados. A colangiografia por TC, uma técnica relativamente nova e que fornece imagens da árvore biliar em alta resolução, é baseada na MDTC e permite a obtenção de cortes finos após administração intravenosa de um agente de contraste biliar.

A RM desempenha um papel crescente na avaliação de rotina de pacientes com suspeita de coledocolitíase quando comparada com a ultrassonografia ou TC. Atualmente, a CPRM constitui a ferramenta diagnóstica inicial para avaliação da coledocolitíase, especialmente em pacientes que apresentam probabilidade baixa ou intermediária para a presença de cálculos no duto biliar comum e, em muitas instituições, tem substituído a colangiopancreatografia endoscópica retrógrada (CPER) diagnóstica. Quando comparada com a CPER, a CPRM oferece várias vantagens, por ser um método não invasivo e de curta duração. Ela evita uma variedade de possíveis complicações, incluindo pancreatite e hemorragia, que ocorrem em 5% das tentativas de CPER. Ao contrário da CPER, a CPRM não expõe os pacientes à radiação ionizante e não utiliza contraste iodado. Pode ser realizada em pacientes nos quais é quase impossível realizar a CPER devido a alterações anatômicas provocadas por cirurgia prévia. No entanto, a principal vantagem da CPER é que ela propicia o acesso para intervenções terapêuticas; ao contrário da CPER, a CPRM é uma técnica puramente diagnóstica.

Bennett GL, Balthazar EJ. Ultrasound and CT evaluation of emergent gallbladder pathology. *Radiol Clin North Am.* 2003;41:1203–1216. [PMID: 14661666]

Levy AD, Murakata LA, Abbott RM, et al. From the archives of the AFIP. Benign tumors and tumorlike lesions of the gallbladder and extrahepatic bile ducts: radiologic-pathologic correlation. Armed Forces Institute of Pathology. *Radiographics.* 2002;22:387–413. [PMID: 11896229]

Mortele KJ, Wiesner W, Cantisani V, et al. Usual and unusual causes of extrahepatic cholestasis: assessment with magnetic resonance cholangiography and fast MRI. *Abdom Imaging.* 2004;29:87–99. [PMID: 15160760]

B. Colelitíase e coledocolitíase (ver Capítulo 53)

Cálculos da vesícula biliar. Aproximadamente 80% dos cálculos da vesícula biliar são constituídos principalmente por colesterol, e 10% representam cálculos puros de colesterol. O termo *cálculo de pigmento* é usado para os cálculos da vesícula biliar que contêm bilirrubinato de cálcio como componente principal e contêm menos de 25% de colesterol. O outro componente, o carbonato de cálcio, é relativamente menos comum. Somente cerca de 15–20% dos cálculos da vesícula biliar contêm cálcio suficiente para serem demonstráveis em radiografias simples. A ultrassonografia apresenta sensibilidade de 95% para a detecção de colelitíase. O diagnóstico de certeza do cálculo da vesícula biliar pode ser estabelecido pela presença de um defeito de enchimento intraluminal, móvel, hiperecoico, associado à sombra acústica (Figura 9-35). A TC detecta apenas aproximadamente 80% dos cálculos da vesícula biliar que são detectados através da ultrassonografia. Para detecção de colelitíase a CPRM, que utiliza a técnica de RM convencional, apresenta sensibilidade comparável à da ultrassonografia (90–95%). A CPRM é especialmente útil quando os resultados da ultrassonografia são ambíguos ou quando há uma suspeita clínica de doenças em órgãos adjacentes como, por exemplo, a pancreatite. Além disso, a CPRM é capaz de detectar os cálculos do duto biliar comum com uma sensibilidade muito maior em relação à da ultrassonografia.

A *coledocolitíase* é a causa mais comum de obstrução biliar. A ultrassonografia apresenta uma menor sensibilidade para detectar os cálculos do duto biliar comum (DBC) quando comparada à sua capacidade para detectar os cálculos da vesícula biliar e, segundo alguns relatos, a sensibilidade para a detecção de coledocolitíase varia entre 13–75%. A maior dificuldade reside na detecção de cálculos no DBC distal, especialmente na ausência de sombra acústica ou de dilatação dutal (30% dos casos). A RM apresenta alta acurácia para detecção e caracterização dos cálculos do DBC. Em geral, eles apresentam-se hipointensos nas imagens ponderadas em T1 e T2 e são normalmente envoltos por bile (Figura 9-36). Nas imagens axiais, o cálculo encontra-se situado distalmente no interior do duto biliar, diferente da pneumobilia (ar localizado em posi-

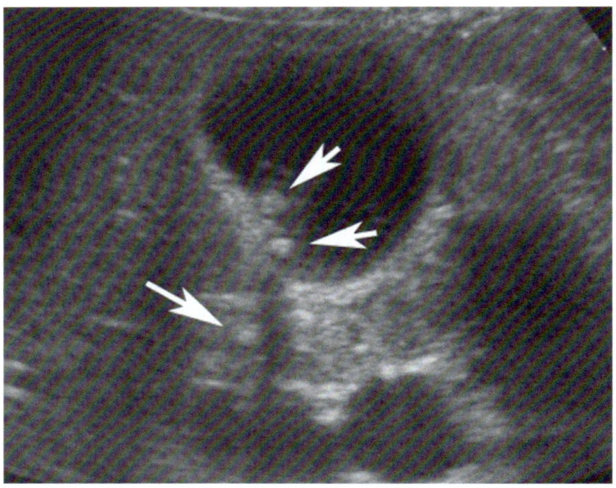

▲ **Figura 9-35.** Cálculos da vesícula biliar. Ultrassonografia, corte sagital, mostra cálculos hiperecoicos na vesícula biliar juntamente com sombra acústica (*setas curtas*). Além disso, notar a presença de cálculo no duto cístico, sem produção de sombra acústica (*seta longa*).

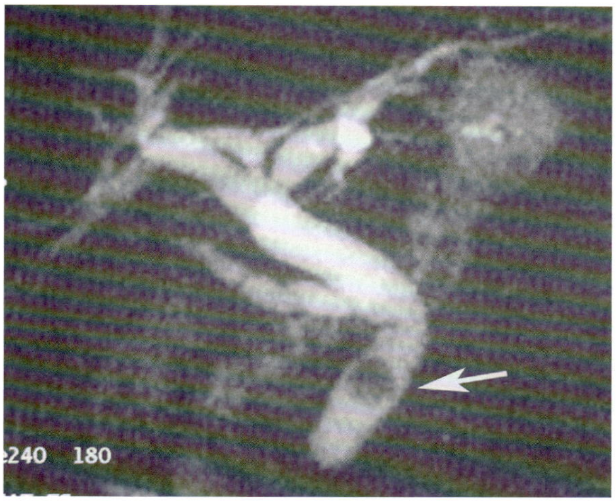

▲ **Figura 9-36.** Coledocolitíase. CPRM, corte espesso, em projeção coronal e oblíqua, mostra um defeito de enchimento arredondado (*seta*) no interior do duto biliar comum distal.

ção proximal) e de artefatos do fluxo biliar (localização tipicamente central).

2. Processos inflamatórios

A. Algoritmo de imagem

A ultrassonografia é a modalidade de imagem inicial de escolha quando há suspeita de colecistite. A cintilografia hepatobiliar e a ultrassonografia apresentam sensibilidade semelhante para o diagnóstico de colecistite alitiásica. A TC e a RM, modalidades de imagem que apresentam excelente sensibilidade e especificidade, são normalmente reservadas para os casos em que a ultrassonografia não consegue estabelecer o diagnóstico. As modalidades de imagem que utilizam cortes seccionais, especialmente a RM com CPRM, têm provado ser tão sensíveis quanto a CPER no que se refere à detecção de colangite.

B. Colecistite aguda (ver Capítulo 53)

Os achados ultrassonográficos que estabelecem o diagnóstico de colecistite aguda incluem a presença de cálculos na vesícula biliar, espessamento da parede da vesícula superior a 3 mm, imagem de líquido pericolecístico, e a detecção de sensibilidade dolorosa na projeção da vesícula biliar (sinal de Murphy ultrassonográfico). Na presença desses achados, a sensibilidade da ultrassonografia para estabelecer o diagnóstico de colecistite aguda é > 90%. Na presença de colecistite aguda os achados da TC incluem a presença de cálculos biliares, espessamento da parede da vesícula biliar > 3 mm, imagem de líquido pericolecístico e retração da gordura perivesicular, hidropisia, e realce difuso do segmento IV do fígado devido à congestão vascular (Figura 9-37). As imagens da RM sem contraste, ponderadas em T2, mostram alterações inflamatórias pericolecísticas que aparecem como estruturas lineares, dispostas em faixas em torno da vesícula biliar, e que apresentam alta intensidade de sinal. A RM mostra espessamento da parede da vesícula biliar e aumento da intensidade de sinal nas imagens ponderadas em T2. As imagens realçadas pelo gadolíneo e ponderadas em T1 são úteis para delinear as alterações inflamatórias da parede da vesícula biliar, da gordura pericolecística, e das áreas periportais intra-hepáticas. A parede da vesícula apresenta aumento do realce pelo meio de contraste e, durante a fase dinâmica inicial, há um aumento transitório no realce dos segmentos hepáticos adjacentes a vesícula biliar. O papel da CPRM na avaliação diagnóstica da colecistite aguda é principalmente detectar a presença de pequenos cálculos no duto cístico e no colo da vesícula biliar. Os cálculos impactados no duto cístico ou no colo da vesícula biliar podem ser demonstrados com precisão pela CPRM, até mesmo os que apresentam 2 mm de diâmetro.

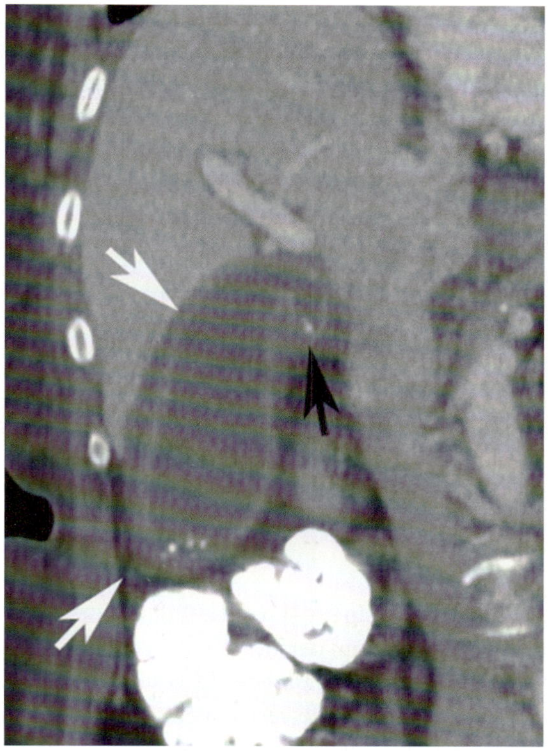

▲ **Figura 9-37.** Colecistite aguda. MDCT, corte coronal, mostra hidropisia da vesícula biliar (*setas brancas*), líquido pericolecístico, e cálculos biliares. Notar a presença de cálculo no colo da vesícula biliar (*seta preta*).

C. Colecistite crônica (ver Capítulo 53)

A colecistite crônica pode ser assintomática ou estar associada à colecistite aguda. Outras manifestações

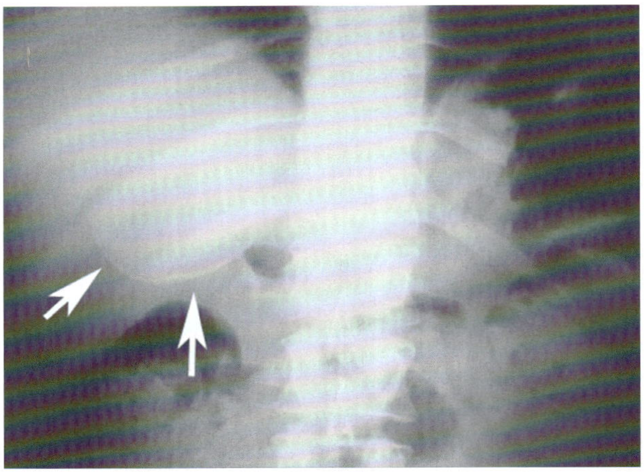

▲ **Figura 9-38.** Vesícula biliar em porcelana. RUB (rins, ureteres, bexiga) mostra calcificações lineares na parede da vesícula biliar (*setas*).

dessa entidade incluem a cólica biliar, formação de fístula, hidropisia, ou perfuração da vesícula biliar. A deposição de cálcio na parede da vesícula biliar, uma condição denominada de vesícula em porcelana, é uma manifestação incomum da colecistite crônica e está associada ao aumento da prevalência de carcinoma da vesícula biliar (Figura 9-38).

Em estudos de imagem, a colecistite crônica pode apresentar resultados semelhantes aos da colecistite aguda, tais como espessamento da parede e cálculos. No entanto, a vesícula biliar encontra-se tipicamente contraída em torno dos cálculos e esse aspecto predomina sobre a distensão vesicular. Além disso, em exames contrastados, o realce da parede da vesícula é significativamente menor em comparação com a colecistite aguda. O realce inicial e transitório do parênquima hepático em torno da vesícula biliar, descrito na colecistite aguda, também não é evidente na colecistite crônica. Os sinais secundários de malignidade, como a invasão local, metástases a distância, e dilatação dos dutos biliares, são úteis para fazer a distinção entre a colecistite crônica e o carcinoma da vesícula biliar.

D. Colangite (ver Capítulo 52)

A colangite pode ser categorizada como colangite bacteriana, colangite esclerosante primária, e secundária ou colangite piogênica (obstrutiva) crônica. A colangite esclerosante primária é uma desordem autoimune caracterizada por inflamação fibrótica e obliterativa dos dutos biliares e, em geral, compromete simultaneamente as vias biliares intra e extra-hepáticas. Em imagens de ressonância magnética, o aspecto característico inclui as estenoses múltiplas, dilatação dos dutos segmentares proximais de pequeno calibre (devido à fibrose peridutal), dutos biliares intra-hepáticos com aparência frisada, presença de saculações semelhantes a divertículos, realce das paredes dos dutos biliares, e litíase intra-hepática.

3. Processos neoplásicos

A. Algoritmo de imagem

A ultrassonografia é muito valiosa na avaliação do paciente com icterícia causada por obstrução biliar maligna. A acurácia da CPRM para avaliar o nível e a morfologia da obstrução maligna é comparável à da CPER ou colangiografia transepática percutânea. No entanto, em comparação com a CPER, a CPRM pode delinear mais precisamente os casos de estenose cerrada da confluência, provocada pelos tumores supra-hilares (porque, nesses casos, a avaliação pela CPRE será prejudicada pela progressão insuficiente do meio de contraste). Outra vantagem da CPRM é a sua capacidade de visualizar um duto biliar obstruído sem a necessidade de injeção do meio de contraste, evitando assim a colangite obstrutiva. Além disso, a CPRM contrastada permite a avaliação dinâmica das imagens sequenciais e é capaz de detectar com precisão a invasão da veia porta e a presença de metástases hepáticas. Ela oferece vantagens significativas para o estadiamento pré-operatório do colangiocarcinoma hilar, pela possibilidade de avaliar simultaneamente o duto biliar, as estruturas vasculares e o parênquima hepático. Por todas essas razões, a CPER não deve ser realizada com finalidade diagnóstica e deve ser reservada para os casos que requerem intervenções terapêuticas.

B. Carcinoma da vesícula biliar

O carcinoma da vesícula biliar é o tumor maligno mais comum das vias biliares e o quinto tumor maligno mais comum do trato gastrointestinal. Mais de 90% dos cânceres da vesícula biliar são adenocarcinomas, porém outros tipos celulares, tais como o carcinoma de células escamosas, o carcinoma anaplásico e os sarcomas também têm sido relatados. Os cálculos da vesícula biliar são detectados em mais de 70% dos casos de carcinoma que compromete o órgão. Há três aspectos radiológicos comuns do carcinoma da vesícula biliar. O mais comum é a presença de uma massa ocupando a fossa da vesícula biliar (55%) (Figura 9-39). O segundo aspecto mais comum é o espessamento focal ou difuso da parede da vesícula (25%); esse padrão é o mais difícil de diagnosticar pelo pequeno tamanho dos tumores precoces. Além disso, o espessamento difuso da parede é também causado por uma grande variedade de outras condições patológicas, tais como a colecistite aguda e crônica, a

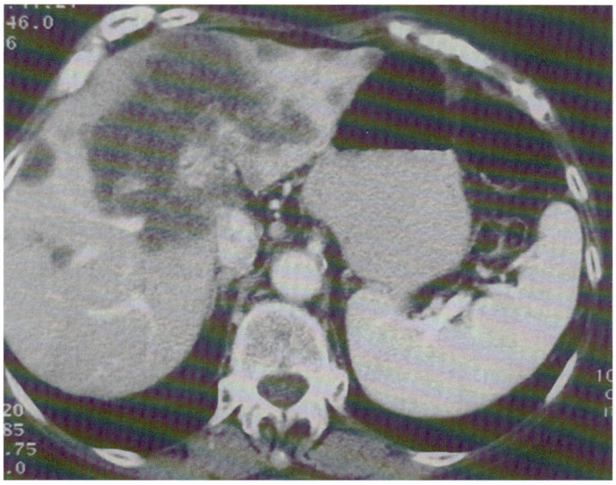

▲ **Figura 9-39.** Carcinoma da vesícula biliar. MDTC axial mostra grande massa ocupando a fossa da vesícula biliar e a presença de metástases hepáticas.

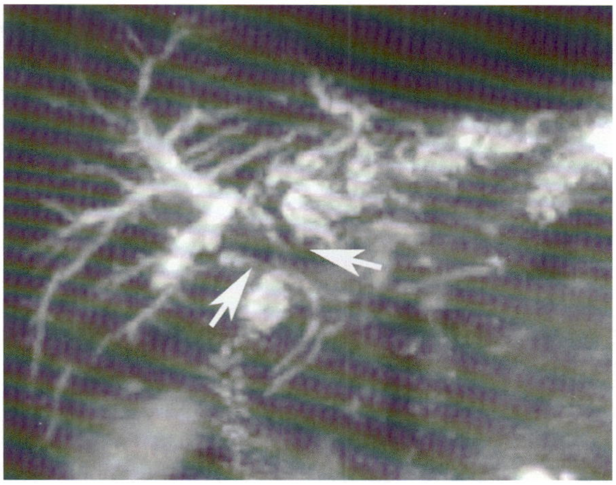

▲ **Figura 9-40.** Tumor de Klatskin. CPRM *multislice* com projeção de intensidade máxima (PIM) mostra dilatação dos dutos biliares intra-hepáticos e a presença de uma massa obstrutiva (*setas*) no nível da *porta hepatis*.

adenomiomatose, e os estados de hipoproteinemia. O terceiro aspecto é representado pela presença de uma massa polipoide intraluminal. As metástases estão presentes no momento do diagnóstico em aproximadamente 75% dos casos.

C. Colangiocarcinorna extra-hepático

Os colangiocarcinomas extra-hepáticos incluem o adenocarcinoma biliar localizado na bifurcação ou no duto hepático proximal (tumor de Klatskin) e os tumores do duto biliar comum distal. Esses tumores em geral são encontrados em pacientes mais idosos e estão associados a icterícia indolor, perda de peso, e colangite. Uma vez que o diagnóstico tenha sido estabelecido, o estadiamento preciso do tumor é essencial para planejar o tratamento, porque poucos pacientes são elegíveis para a cirurgia no momento do diagnóstico. O sistema de estadiamento descrito por Bismuth e Corlette é amplamente aceito e serve para orientar a extensão do procedimento cirúrgico.

A RM mostra tipicamente uma massa localizada no hilo hepático associada à dilatação biliar. Usualmente as imagens ponderadas em T1 são hipointensas, são levemente hiperintensas em T2, e apresentam realce heterogêneo e variável após administração de gadolínio. A CPRM revela tipicamente uma lesão estenosante localizada na bifurcação dos dutos hepáticos, com dilatação biliar proximal; o componente nodular do tumor intradutal é visto ocasionalmente (Figura 9-40). Os colangiocarcinomas extra-hepáticos hilares podem envolver apenas o duto hepático comum abaixo da confluência (Bismuth tipo I), obstruir a confluência sem acometimento do duto hepático direito e esquerdo (Bismuth tipo II), obstruir a confluência e o duto hepático direito (Bismuth tipo IIIa) ou esquerdo (Bismuth tipo IIIb), ou ambos os dutos hepáticos (Bismuth tipo IV).

4. Desordens do desenvolvimento

A. Algoritmo de imagem

As anomalias congênitas das vias biliares são comumente encontradas em exames de imagem e podem ser diagnosticadas com precisão, e com aumento crescente do nível de especificidade, através da ultrassonografia, TC, CPRM e CPER.

B. Cistos de colédoco

Os cistos de colédoco são anomalias congênitas raras do trato biliar caracterizadas pela presença de dilatação dutal biliar. Os cinco subtipos descritos por Todani apresentam fisiopatologias diferentes, mas são incluídos no mesmo grupo por apresentarem alterações císticas comuns.

O *cisto de colédoco tipo I* (Figura 9-41) é representado por uma dilatação cística confinada ao duto biliar extra-hepático, e resulta de uma anomalia da união pancreatobiliar caracterizada pela formação de um longo canal comum, frequentemente ectasiado.

O *tipo II* é representado por um divertículo verdadeiro do duto biliar extra-hepático.

O *tipo III* (Figura 9-42), também conhecido como coledococele, é formado pela ectasia do segmento intramural do duto biliar comum. Esse tipo não está embriologicamente relacionado com outras dilatações císticas do colédoco. Esse subtipo apresenta-se tipicamente como uma dilatação focal do segmento intraduodenal do duto biliar comum distal.

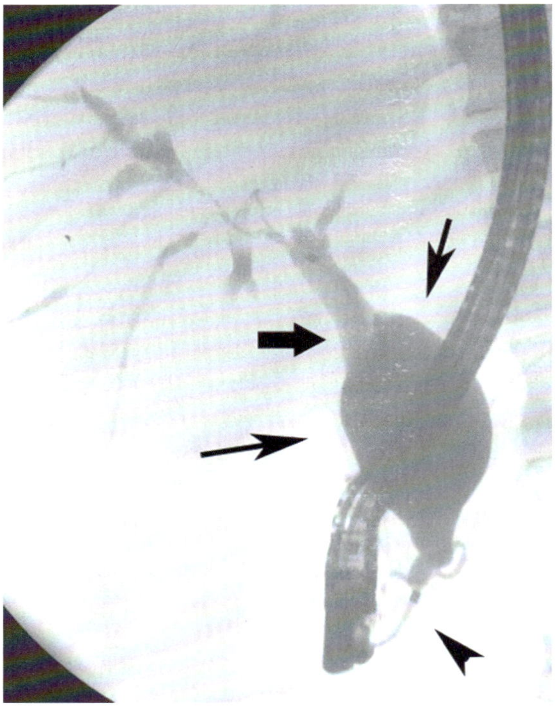

▲ **Figura 9-41.** Cisto de colédoco tipo I. CPER mostra dilatação sacular do duto biliar extra-hepático (*setas*), e um longo canal comum (*ponta de seta*) associado à presença de colangiocarcinoma (*seta larga*) originário da porção cranial do cisto.

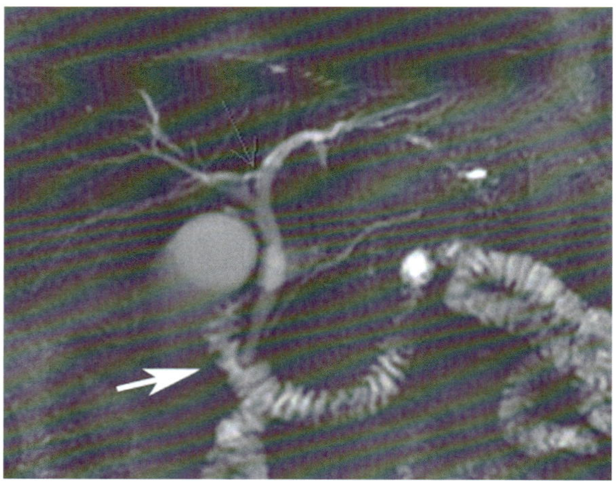

▲ **Figura 9-42.** Cisto de colédoco tipo III. CPRM, corte coronal e incidência oblíqua mostra a compressão da parede do duodeno por um cisto do duto biliar comum distal (*seta*).

O *tipo IV* é, por definição, caracterizado por múltiplas dilatações intra e extra-hepáticas.

A doença de Caroli (tipo V de Todani) é uma entidade rara caracterizada pela presença de dilatações císticas congênitas dos dutos biliares intra-hepáticos. É uma doença autossômica recessiva decorrente da atresia ou desarranjo na modelação embriológica normal dos dutos biliares que, por sua vez, produz graus variados de inflamação destrutiva e dilatação segmentar. A doença de Caroli é o resultado da dilatação dos canais biliares intra-hepáticos de grande calibre, enquanto as anormalidades dos pequenos dutos biliares interlobulares resulta na fibrose hepática congênita. Quando os dutos biliares intra-hepáticos de diversos calibres são afetados, as características da fibrose hepática congênita e da doença de Caroli estão presentes em um mesmo indivíduo; essa condição tem sido chamada de síndrome de Caroli. Os exames de imagem mostram dilatações císticas ou fusiformes de tamanhos variados que se comunicam com a árvore biliar. A presença de pequenos pontos com realce de contraste no interior do duto biliar intra-hepático dilatado ("sinal do ponto central") é considerado como altamente sugestivo de doença Caroli. O "sinal do ponto central" representa os ramos portais realçados pelo meio de contraste, circundados pelas alterações císticas dos dutos biliares intra-hepáticos.

IMAGEM DO PÂNCREAS

1. Neoplasias pancreáticas (ver Capítulo 28)

A. Algoritmo de imagem

Com a introdução da MDTC, a visualização do pâncreas tem melhorado dramaticamente. Portanto, a MDTC tornou-se uma ferramenta excelente para a detecção de neoplasias sólidas, e apresenta acurácia diagnóstica crescente (pela capacidade de fazer a distinção entre pancreatite e neoplasia e poder caracterizar as diferentes neoplasias). Além disso é um método capaz de avaliar a ressecabilidade das neoplasias. Os estudos recentes têm comparado a acurácia da MDTC e TC no estadiamento do carcinoma pancreático. Com a técnica de obtenção de imagens sob apneia e o uso de bobinas de varredura faseada, a RM tem se mostrado superior a TC para avaliar o grau de extensão do tumor, e ambas as modalidades são igualmente úteis para estabelecer o grau de invasão vascular. Outros estudos indicam que as duas modalidades apresentam resultados iguais na avaliação global da ressecabilidade. A PET-TC pode ser útil para o estadiamento preciso do câncer pancreático através da detecção de doença metastática.

Pelo fato de a RM apresentar alta sensibilidade para componente líquido, não é de se estranhar que essa modalidade seja dotada de um grande potencial para avaliar com precisão as neoplasias císticas pancreáticas. O conteúdo líquido do cisto aumenta a resolução de contraste no interior da massa, e muitas vezes realça as irregularidades sutis da parede do cisto, contribuindo para estabelecer o diagnóstico diferencial entre as neoplasias benignas e malignas. Quando combinado a pancreatografia por RM pode avaliar o sistema dutal e a relação dessas lesões com os dutos principais e secundários. A CPRM tem demonstrado ser mais sensível do que a TC e CPER na descrição dessas lesões.

Mortele KJ, Ji H, Ros PR. CT and magnetic resonance imaging in pancreatic and biliary tract malignancies. *Gastrointest Endosc.* 2002;56(Suppl):S206–S212. [PMID: 12447269]

Shah S, Mortele KJ. Uncommon solid pancreatic neoplasms: ultrasound, computed tomography, and magnetic resonance imaging features. *Semin Ultrasound CT MR.* 2007;28:357–370. [PMID: 17970552]

B. Adenocarcinoma dutal

O adenocarcinoma dutal pancreático é responsável por quase 95% de todas as neoplasias malignas do pâncreas e é o nono tumor maligno mais comum. O prognóstico é ruim, e a taxa de sobrevivência em 5 anos varia de 1–5%; no momento da apresentação clínica, 66% dos pacientes apresentam tumor avançado, e a doença metastática está presente em 85% dos casos. A maioria dos tumores está localizada na cabeça do pâncreas, e devido ao envolvimento do duto biliar comum, eles se manifestam mais precocemente do que os tumores localizados no corpo ou na cauda do pâncreas.

A TC é a modalidade de imagem de escolha para a detecção e estadiamento pré-operatório de câncer pancreático. Os novos *scanners* utilizados pela MDTC propiciam aos radiologistas a aquisição rápida de dados e a colimação estreita, resultando numa acurácia de 96% para a detecção de tumores pancreáticos. Em exames de MDTC com contraste, os adenocarcinomas apresentam-se como lesões hipoatenuantes em relação ao parênquima pancreático normal (Figura 9-43). Existem também alguns sinais indiretos que indicam a presença de um tumor até mesmo quando a lesão não é evidenciada pela TC: dilatação do duto biliar comum e do duto pancreático sem cálculos, dilatação do canal pancreático no corpo e cauda, mas não na cabeça, área homogênea no interior de uma glândula atrófica e heterogênea, abaulamento do processo uncinado, e atrofia da cauda do pâncreas. A detecção de metástases hepáticas desempenha papel importante na avaliação pré-operatória dos pacientes, porque a presença de focos metastáticos no parênquima hepático torna o tumor irressecável. Os *scanners* utilizados pela MDTC têm a capacidade de detectar lesões muito pequenas (< 5 mm). Na ausência de metástases hepáticas declaradas, a ressecabilidade do tumor depende da presença de invasão local ou envolvimento vascular. Em um recente estudo prospectivo, Soriano e cols. compararam a utilização da ecoendoscopia, TC, RM e angiografia para estadiamento pré-operatório e avaliação da ressecabilidade do câncer pancreático, e demonstraram que a TC é o principal método para estadiamento do câncer pancreático apresentando os melhores resultados. Na avaliação do tamanho, extensão locorregional do tumor primário, invasão vascular, e disseminação metastática, a acurácia é de 73%, 74%, 83%, e 88%, respectivamente. Nesse estudo, a ecoendoscopia foi considerada essencial para avaliar o tamanho do tumor e o comprometimento de linfonodos. No entanto, admitimos que o entusiasmo inicial pela ecoendoscopia para estadiamento do câncer pancreático diminuiu, pois os resultados de alguns estudos demonstraram que a ecoendoscopia não apresenta acurácia tão alta quanto a que foi sugerida inicialmente, no que se refere ao estadiamento dos linfonodos, e particularmente à invasão vascular. Além disso, a detecção de metástases a distância, incluindo os grupos de linfonodos distantes do sítio do tumor primário, está muito além do alcance do campo de visão da ecoendoscopia, favorecendo assim a MDTC como uma técnica de imagem específica para o estadiamento do câncer do pâncreas.

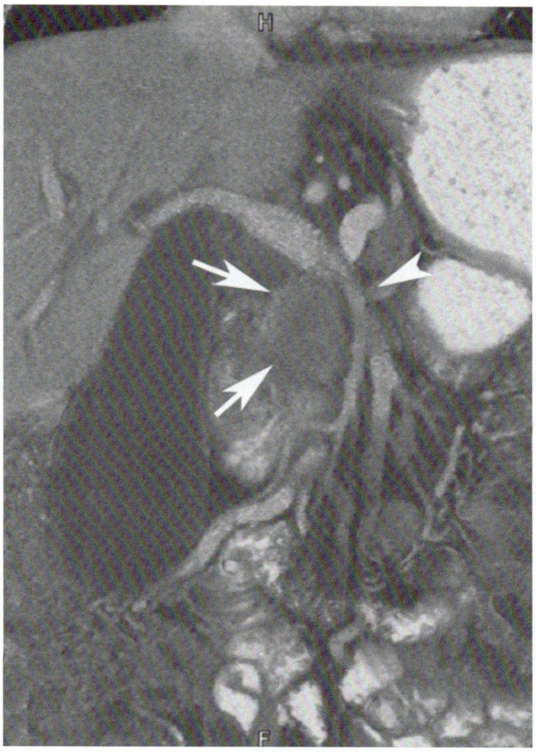

▲ **Figura 9-43.** Adenocarcinoma do pâncreas. TC com reconstrução de imagem multiplanar curva mostra uma massa pancreática de baixa densidade (*setas*), e invasão da veia mesentérica superior (*ponta de seta*).

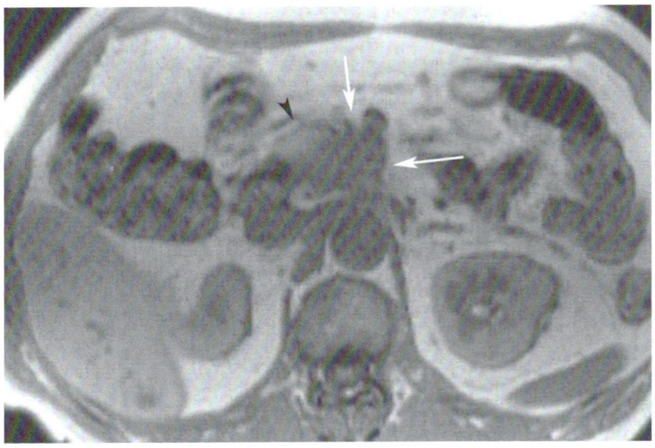

▲ **Figura 9-44.** Adenocarcinoma do pâncreas. RM no plano axial, com imagens ponderadas em T1, mostra uma massa pancreática hipointensa (*setas*). Observe que o restante do parênquima pancreático normal é hiperintenso (*ponta de seta*).

A detecção do adenocarcinoma do pâncreas é baseada na aquisição de imagens ponderadas em T1 com supressão de gordura, sem utilização de meio de contraste e na aquisição de imagens imediatas ponderadas em T1 após infusão intravenosa de gadolínio. Em imagens ponderadas em T1 com supressão de gordura, o câncer pancreático é representado por uma massa de baixa intensidade de sinal, que está claramente separada do tecido pancreático normal, o qual apresenta alta intensidade de sinal (Figura 9-44). A CPRM mostra-se um método preciso para avaliar o nível e as causas da obstrução dutal pancreática. Uma grande vantagem da CPRM é que ela é baseada nas características dos sinais emitidos pelas secreções pancreáticas. Assim, os segmentos dutais situados antes e após o local da lesão obstrutiva, podem ser visualizados.

A PET com F-18 fluorodeoxiglicose (18F-FDG-PET) é uma modalidade relativamente nova para obtenção de imagens do pâncreas. Quando comparada à TC, a PET é mais sensível na detecção de malignidade (92% *vs.* 65%), e também é mais específica (85% *vs.* 61%). Em tumores pancreáticos menores que 2 cm de diâmetro, a sensibilidade do PET é muito superior à da TC, ao passo que na presença de lesões pancreáticas grandes (> 4 cm de diâmetro), a TC é superior ao PET.

Soriano A, Castells A, Ayuso C, et al. Preoperative staging and tumor resectability assessment of pancreatic cancer: prospective study comparing endoscopic ultrasonography, helical computed tomography, magnetic resonance imaging, and angiography. *Am J Gastroenterol.* 2004;99:492–501. [PMID: 15156091]

C. Tumores císticos pancreáticos (ver Capítulo 28)

O *cistoadenoma seroso* é uma neoplasia benigna que ocorre mais frequentemente na cabeça do pâncreas e em pacientes idosos do sexo feminino. Em geral esse tumor é bem circunscrito, muitas vezes lobulado e contém um cicatriz central estrelada e calcificada, além de múltiplos pequenos cistos separados por septos finos. Em exames de imagem esse tumor pode apresentar aspecto sólido, homogêneo, ou, mais comumente, pode se manifestar como uma massa predominantemente cística que contém múltiplos pequenos cistos. Tem sido afirmado que a presença de pequenos cistos no interior da massa, em número ≥ 6, é mais sugestivo de neoplasia serosa, em vez de neoplasia cística mucinosa. Quando são avaliados através da MDTC sem contraste, os tumores císticos serosos apresentam-se como lesões sólidas de baixa densidade, ou, mais comumente, como múltiplos cistos contendo lesões com densidade semelhante à da água, de acordo com a escala de Hounsfield. A característica cicatriz estrelada central e as calcificações distróficas podem ser demonstradas. A aparência do tumor em imagens obtidas por TC com contraste depende da quantidade de estroma fibroso presente na lesão. Quando o tumor contém inúmeros cistos, a lesão é vista como uma massa irregular, heterogênea, realçada pelo contraste, enquanto um tumor que contém cistos microscópicos e estroma fibroso dominante apresenta-se como uma massa homogênea após infusão venosa do meio de contraste. Em imagens de RM ponderadas em T2, os tumores císticos serosos em geral apresentam-se como lesões marcadamente hiperintensas, embora algumas áreas centrais de baixa intensidade de sinal possam ocasionalmente estar relacionadas com a presença de cicatriz fibrosa (Figura 9-45). Em imagens de RM ponderadas em T1, o tumor apresenta intensidade de sinal baixa, exceto nos casos em que a hemorragia

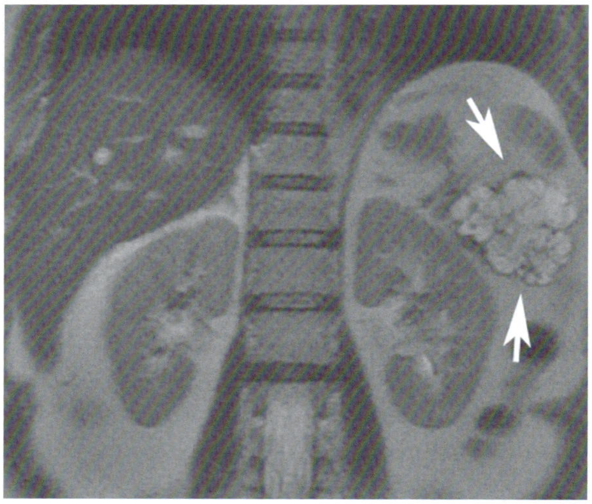

▲ **Figura 9-45.** Cistoadenoma seroso. Imagem ponderada em T2, corte coronal, mostra uma massa cística lobulada (*setas*), composta por inúmeros pequenos cistos.

está presente. O tumor é hipervascularizado em função da presença de uma rica rede capilar subepitelial.

Os *tumores císticos mucinosos* apresentam potencial de malignidade variável e podem evoluir para cistoadenocarcinomas mucinosos francamente malignos. Em 95% dos casos, eles ocorrem em mulheres, e entre a quarta e sexta décadas. A maioria dos tumores está localizada na cauda ou no corpo do pâncreas. Esses tumores encapsulados e hipovascularizados, em geral, são multiloculares. Eles podem conter septações internas, excreções papilares sólidas, e podem ocasionalmente conter calcificações periféricas e septações. Estudos sobre a MDTC sem contraste mostram que essas lesões apresentam-se como uma massa arredondada, bem delimitada, e de contornos lisos. Os valores de atenuação em geral correspondem à densidade da água. A MDTC com administração intravenosa de material de contraste pode demonstrar o realce da parede do cisto e a presença de septações finas; na superfície interna do tumor podem ser observadas algumas nodularidades que representam projeções papilares. A RM mostra a natureza líquida da massa, que pode ser uni ou multilocular. Quando uma neoplasia cística mucinosa tem aspecto unilocular e não apresenta septações, a diferenciação diagnóstica com o pseudocisto pode não ser possível. A RM tem a vantagem de demonstrar as septações internas, nódulos murais, e excrescências sólidas na parede do tumor.

A *neoplasia mucinosa papilar intradutal (NMPI)* é uma entidade relativamente nova e cada vez mais relatada que pode se manifestar como dilatação do duto pancreático principal ou como uma lesão cística uni ou multilocular. As NMPIs são neoplasias císticas do pâncreas caracterizadas pela proliferação do epitélio dutal pancreático e produção excessiva de mucina. Elas são classificadas como oriundas do duto pancreático principal ou de seus ramos secundários. O tipo duto secundário predomina no processo uncinado ou na cabeça do pâncreas, mas pode também envolver o corpo ou cauda. Em imagens obtidas pela MDTC sem meio de contraste, o tumor tipo duto secundário aparece como aglomerados de múltiplos pequenos cistos, ou como uma única lesão cística com margens irregulares e lobuladas, e com septações (Figura 9-46). A dilatação difusa ou segmentar do duto pancreático principal é típica dos tumores do tipo duto principal. A MDTC com meio de contraste e em cortes finos pode demonstrar as comunicações entre os segmentos dilatados e o duto pancreático principal. A MDTC também pode demonstrar o abaulamento da papila no lúmen duodenal, além de falhas de enchimento hiperdensas, secundárias a presença de mucina no interior do duto

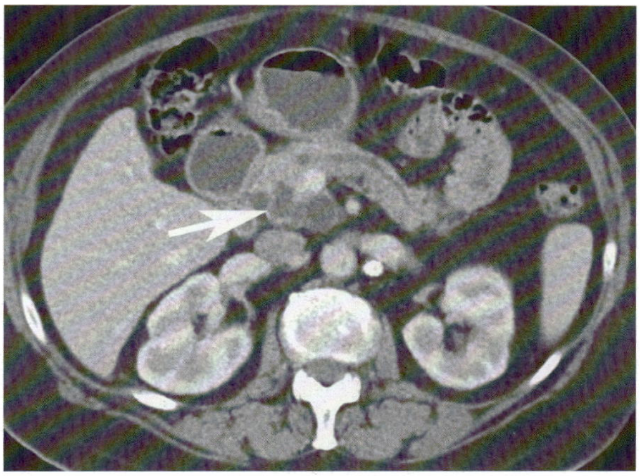

▲ **Figura 9-46.** Neoplasia mucinosa papilar intradutal. TC, projeção axial mostra um duto pancreático secundário dilatado (*seta*) na região do processo uncinado.

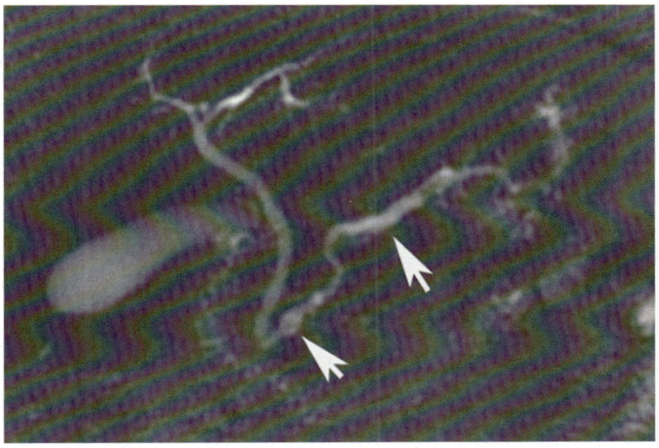

▲ **Figura 9-47.** Neoplasia mucinosa papilar intradutal. CPRM, em projeção coronal e oblíqua mostra dilatação segmentar irregular do duto pancreático principal.

dilatado. A RM e a CPRM mostram tipicamente a presença de um duto pancreático principal dilatado, associado à lesão cística uni ou multilocular (Figura 9-47); a comunicação entre o canal pancreático principal e a lesão cística pode ser demonstrada. A obstrução biliar, abaulamento da papila, lesão tipo duto secundário grande (> 3 cm), e a presença de duto pancreático principal de grande calibre (> 1 cm) são mais comuns em pacientes com NMPI maligna.

Sidden CR, Mortele KJ. Cystic tumors of the pancreas: ultrasound, computed tomography, and magnetic resonance imaging features. *Semin Ultrasound CT MR*. 2007;28:339–356. [PMID: 17970551]

D. Tumores endócrinos

Os tumores de células das ilhotas são neoplasias benignas ou malignas formados por células endócrinas diferenciadas. O *insulinoma* é o mais comum e, no momento do diagnóstico, é geralmente menor que 1,5 cm; apenas 5–10% são malignos. O gastrinoma (ver Capítulo 16) é o segundo tumor endócrino do pâncreas mais frequente. Os *glucagonomas* e os *vipomas* representam menos de 10% dos tumores endócrinos do pâncreas, e em sua maioria são malignos. Esses tumores são predominantemente encontrados no corpo e na cauda do pâncreas e tendem a ser maiores do que os insulinomas e os gastrinomas. O *somatostatinoma* é o tumor endócrino pancreático mais raro (< 1%) e, no momento do diagnóstico, a maioria é maligna (75%).

Quando demonstrados pela MDTC multifásica, com meio de contraste, os tumores de células das ilhotas apresentam-se como lesões hipervascularizadas, e são mais bem observados nas fases iniciais do realce pancreático (Figura 9-48). Com a utilização da TC em cortes finos, até mesmo os tumores pequenos podem ser visualizados. A evidência mais marcante de malignidade é a presença de doença metastática no fígado ou nos linfonodos locais.

Quando avaliados por RM, os insulinomas e gastrinomas aparecem como lesões que apresentam sinal de baixa intensidade nas imagens ponderadas em T1, e sinal de alta intensidade nas imagens ponderadas em T2. O uso de gadolínio intravenoso é útil por se tratar de tumores hipervascularizados. O realce tumoral periférico em forma de anel é típico, enquanto o centro pode permanecer hipointenso como consequência da fibrose. Os tumores funcionantes ou não funcionantes que atingem proporções maiores são mais raros, e em geral apresentam intensidade de sinal levemente baixa nas imagens ponderadas em T1 e intensidade de sinal brilhante nas imagens ponderadas em T2.

2. Inflamação pancreática

A. Algoritmo de imagem

O papel dos exames de imagem em pacientes com suspeita de pancreatite é contribuir para o seu diagnóstico, tentar estabelecer a causa e o grau de severidade da doença, e detectar suas complicações. Na avaliação da pancreatite aguda, a RM, bem como a TC, podem demonstrar a presença e extensão da necrose, bem como as coleções líquidas peripancreáticas. A RM é utilizada em lugar da TC de rotina em alguns casos porque a pancreatite leve não pode ser bem visualizada pela TC. Além disso a RM define melhor a composição das coleções líquidas peripancreáticas, e é capaz de detectar as causas da pancreatite (p. ex., pâncreas *divisum*, coledocolitíase).

B. Pancreatite aguda (ver Capítulo 25)

De todas as modalidades de imagem, a TC é a mais comumente utilizada para avaliação da pancreatite aguda. A TC com contraste desempenha papel fundamental para estabelecer a presença de necrose. Na pancreatite aguda leve a TC pode apresentar achados normais ou aumento focal ou difuso do pâncreas, realce pancreático normal (50–60 UH acima dos valores basais) com ou sem retração da gordura peripancreática. Nos casos mais graves, ocorre necrose do parênquima pancreático e formação de coleções localizadas principalmente em torno do pâncreas, nos espaços pararrenais anterior e posterior e na retrocavidade dos epíploons (Figura 9-49). A TC também é utilizada para estadiar a gravidade da pancreatite; para diagnóstico, acompanhamento e monitoramento das complicações locais; para demonstrar outras sequelas, tais como renais, esplênica, vascular e gastrointestinais; e para orientação de procedimentos intervencionistas.

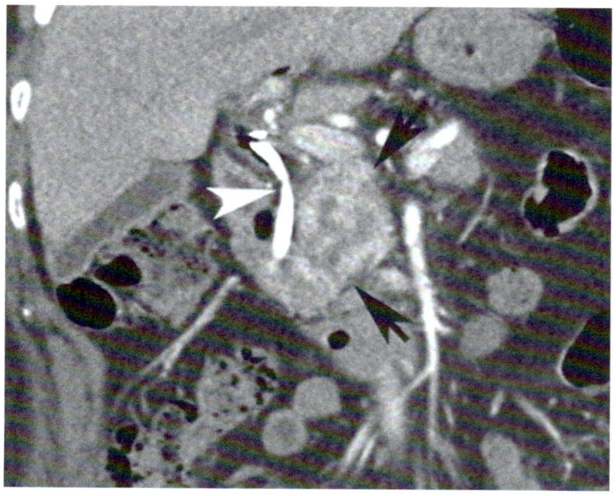

▲ **Figura 9-48.** Tumor de células das ilhotas. MDTC em corte coronal mostra uma massa hipervascularizada, com realce heterogêneo, localizada na cabeça do pâncreas (*setas*). Observar presença de um *stent* biliar (*ponta de seta*).

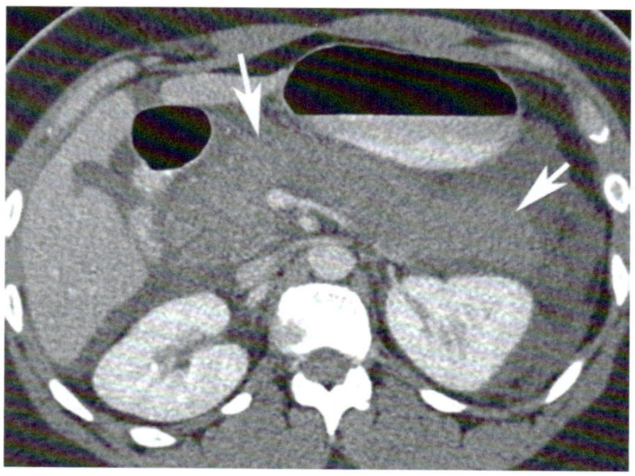

▲ **Figura 9-49.** Pancreatite aguda. MDCT em corte axial mostra aumento difuso da glândula pancreática (*setas*). Observar a ausência do realce normal e a presença de coleções líquidas agudas no retroperitônio.

Na avaliação da pancreatite aguda, a RM pode detectar a presença e extensão da necrose e detectar as coleções líquidas peripancreáticas. A RM com gadolínio é particularmente útil para avaliar a perfusão do parênquima pancreático e a presença de necrose. As sequências de imagens ponderadas em T2 apresentam maior sensibilidade para demonstrar as coleções líquidas. Além disso, a CPRM adicional e a angio-RM permitem identificar as causas, tais como a coledocolitíase ou o pâncreas *divisum*, e também podem estabelecer com precisão o diagnóstico das complicações vasculares.

Mortele KJ, Wiesner W, Intriere L, et al. A modified CT severity index for evaluating acute pancreatitis: improved correlation with patient outcome. *AJR Am J Roentgenol.* 2004;183:1261–1265. [PMID: 15505289]

C. Pancreatite crônica (ver Capítulo 26)

A pancreatite crônica é uma doença inflamatória progressiva, irreversível, e fibrosante. Os achados tomográficos da pancreatite crônica incluem a dilatação do duto pancreático principal, atrofia do parênquima, calcificações pancreáticas e pseudocistos (Figura 9-50). Na pancreatite crônica, o exame de ressonância magnética ideal deve incluir as imagens ponderadas em T1 e T2 e as sequências da CPRM. O papel da CPRM na pancreatite crônica ainda é controverso, mas o método continua a evoluir. Os estudos comparativos sobre a utilização da CPRM e CPER em casos de pancreatite crônica revelaram uma concordância de 83–100% para o diagnóstico de dilatação, 70–92% para estenose, e 92–100% para identificar as falhas de enchimento dutal, respectivamente. Vários centros têm investigado a avaliação funcional do pâncreas através de RM e CPRM antes e após a administração intravenosa de secretina, e demonstraram melhor visualização do duto pancreático e de seus ramos colaterais. Além disso, o volume do efluente para o lúmen duodenal pode ser quantificado, permitindo fazer uma avaliação relativa da função exócrina.

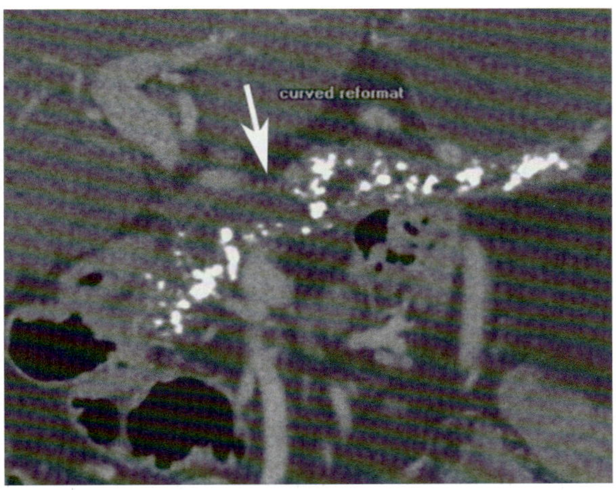

▲ **Figura 9-50.** Pancreatite crônica. Imagem formatada, obtida por TC helicoidal mostra um pâncreas atrófico com calcificações numerosas e dilatação dutal irregular (*seta*).

De Backer AI, Mortele KJ, Ros PR, et al. Chronic pancreatitis: diagnostic role of computed tomography and magnetic resonance imaging. *JBR-BTR.* 2002;85:304–310. [PMID: 12553661]

3. Desordens do desenvolvimento

A. Algoritmo de imagem

O diagnóstico definitivo das duas principais desordens do desenvolvimento pancreático, o pâncreas *divisum* e o pâncreas anular, é estabelecido pela CPER. Entretanto a MDTC e a RM podem fazer o diagnóstico tanto do pâncreas *divisum* como do pâncreas anular. A pancreatografia por RM demonstrou ser altamente sensível e específica para delinear o pâncreas *divisum*.

B. Anomalias congênitas

O *pancreas divisum* é a anomalia congênita mais comum do sistema dutal pancreático, sendo relatada em até 10% da população. O duto ventral (duto de Wirsung) drena apenas o primórdio do pâncreas ventral através da papila maior, enquanto a maior parte da secreção da glândula é drenada através do duto dorsal ou duto de Santorini, que desemboca na papila menor. O pâncreas *divisum* geralmente não causa sintomas. Sua ocorrência é mais frequente em pacientes que apresentam dor abdominal crônica, elevação das enzimas pancreáticas, e pancreatite idiopática, do que em indivíduos da população geral. A CPRM demonstra a ausência de comunicação entre os dutos ventrais e dorsais, os quais apresentam drenagem independente.

O *pâncreas anular* é uma anomalia congênita rara em que a rotação incompleta do primórdio pancreático ventral faz com que a segunda porção do duodeno seja circundada pelo pâncreas. A incidência de pâncreas anular é de 1 caso em 2.000 nascimentos. O pâncreas anular pode ser diagnosticado por TC, RM e CPER que revelam a presença de tecido pancreático e de um duto anular que circunda o duodeno descendente.

Mortele KJ, Rocha TC, Streeter JL, et al. Multimodality imaging of pancreatic and biliary congenital anomalies. *Radiographics.* 2006;26:715–731. [PMID: 16702450]

Mortele KJ, Wiesner W, Zou K, et al. Asymptomatic nonspecific serum hyperamylasemia and hyperlipasemia: spectrum of MRCP findings and clinical implications. *Abdom Imaging.* 2004;29:109–114. [PMID: 15160763]

RESUMO DAS RECOMENDAÇÕES ATUAIS

Nos últimos anos, a evolução dos métodos de imagem levaram a muitas melhorias no campo da radiologia diagnóstica do trato gastrointestinal. Muitos métodos de diagnóstico semi-invasivos estão sendo substituídos por tecnologias de imagem não invasivas. A CPRM substituiu amplamente a CPER na avaliação diagnóstica e estadiamento dos distúrbios pancreatobiliares; a colonoscopia virtual mostrou ser um método eficiente para rastreamento do câncer do cólon; e a enterografia com MDTC tem se tornado a técnica de imagem padrão para diagnóstico de muitas doenças do intestino delgado. Como resultado, existe uma diminuição significativa no uso das técnicas de imagem fluoroscópica. A TC continua a ser a modalidade mais eficaz para avaliação inicial de pacientes com doenças que envolvem o sistema gastrointestinal. Outros métodos adicionais, tais como a RM, CPRM e PET-TC são mais indicados para os pacientes que não podem ser submetidos à TC com contraste, ou para pacientes nos quais a ultrassonografia ou TC mostraram resultados duvidosos. No entanto, em muitos centros, a RM tem sido adotada como a técnica de imagem principal para diagnóstico e estadiamento de uma variedade de doenças hepatobiliares, pancreáticas, e doenças do trato GI.

Manifestações gastrointestinais da imunodeficiência

10

Zhenglun Zhu, MD, PhD

CONCEITOS ESSENCIAIS

- As infecções recorrentes e a diarreia são as manifestações gastrointestinais mais comuns da imunodeficiência.
- Alguns patógenos (p. ex., o complexo *Mycobacterium avium*) são encontrados especificamente em hospedeiros imunodeficientes; outros (p. ex., *Cryptosporidium*, *Giardia lamblia*) causam diarreia autolimitada em hospedeiros saudáveis, e diarreia crônica em pacientes imunossuprimidos.
- É importante estabelecer o diagnóstico em pacientes submetidos a exames de rotina, e a exame endoscópico com biópsia, e que apresentaram resultados inconclusivos.
- As espécies de *Candida*, o vírus do herpes simples, citomegalovírus, e espécies de *Mycobacterium* são os agentes causais mais frequentemente encontrados em hospedeiros imunocomprometidos portadores de esofagites infecciosas.
- As infecções oportunistas constituem a principal causa de dor abdominal em pacientes imunocomprometidos e podem evoluir rapidamente.
- A frequência dos linfomas intestinais está aumentada em pacientes portadores de imunodeficiência.

Considerações gerais

O trato gastrointestinal (GI) contém a maior parte do sistema linfoide e sua disfunção constitui uma das manifestações mais comuns da imunodeficiência. Alguns estudos sugerem que 50–90% dos pacientes portadores de síndromes de imunodeficiência secundária (adquirida), tais como os casos de AIDS instalada, desenvolvem sintomas gastrointestinais significativos. As manifestações GI da imunodeficiência mais comuns são as infecções e as neoplasias malignas, as quais estão relacionadas com a deterioração progressiva dos sistemas de defesa do hospedeiro. Os pacientes muitas vezes desenvolvem diarreia, dor abdominal, disfagia e odinofagia, assim como náuseas, vômitos, perda de peso e sangramento gastrointestinal. O objetivo geral da avaliação é, por conseguinte, identificar as causas dos sintomas que são passíveis de tratamento e preservar a função do trato GI.

As deficiências do sistema imune do hospedeiro resultam tanto de defeitos hereditários primários como de deficiências secundárias adquiridas, causadas por agentes infecciosos (p. ex., HIV) ou por insultos patológicos, incluindo as deficiências nutricionais ou os efeitos iatrogênicos das intervenções médicas (p. ex., terapias imunossupressoras). Além disso, os efeitos provocados pela doença crônica e associados à idade avançada e, em menor grau, à falta de compreensão sobre os mecanismos que conduzem ao declínio fisiológico dos sistemas de defesa do hospedeiro, e que estão ligados ao envelhecimento, desempenham um papel importante no desenvolvimento dos sintomas gastrointestinais em populações geriátricas. A descrição detalhada sobre a natureza e os mecanismos das manifestações GI primárias e adquiridas (secundárias) da imunodeficiência em cada indivíduo está fora do âmbito deste capítulo. No entanto, uma compreensão abrangente sobre a composição e o desenvolvimento dos sistemas de defesa imunológica do trato GI e suas alterações em condições patológicas é essencial para o manejo clínico dos problemas gastrointestinais associados a pacientes portadores de imunodeficiência.

Castle SC, Uyemura K, Fulop T, et al. Host resistance and immune responses in advanced age. *Clin Geriatr Med.* 2007;23:463–479. [PMID: 17631228]

Patogênese

A. Fisiopatologia dos sistemas de defesa do trato gastrointestinal

O epitélio intestinal representa a grande fronteira de autodefesa contra os agentes agressores exógenos. Para se proteger contra a grande quantidade de agentes infecciosos e toxinas, assegurar a homeostase do epitélio intestinal, e garantir sua função absortiva e nutricional, o organismo depende do desenvolvimento e manutenção adequada dos sistemas imunológicos de defesa do epitélio intestinal, por meio dos mecanismos de imunidade inata e adaptativa. Os transtornos que ocorrem durante o desenvolvimento normal dos sistemas de defesa do trato GI ou a incapacidade de manter a função desses sistemas, decorrente de anomalias congênitas, defeitos nutricionais, ou insultos provocados por toxinas (p. ex., imunossupressores) ou infecções, podem levar a distúrbios da homeostase e da defesa da mucosa. Esses distúrbios, por sua vez, podem produzir uma variedade de sintomas gastrointestinais, incluindo diarreia crônica, dor abdominal e sangramento.

A imunidade inata é responsável pela resposta rápida à presença de componentes específicos encontrados em todas as classes de micro-organismos (bactérias, micobactérias, vírus e fungos). Os mecanismos de imunidade inata são acionados por meio dos chamados receptores de reconhecimento de padrões, como os receptores *toll-like* (TLRs). Os receptores TLR4, por exemplo, reconhecem os lipopolissacarídeos bacterianos. Os receptores de reconhecimento de padrões são expressos por uma grande variedade de células, incluindo as células *natural killers* (NK), uma subclasse de células T denominadas células NK-T, e mais importante, os fagócitos, mastócitos, células dendríticas e células epiteliais. A imunidade inata atua como uma primeira linha de defesa para repelir invasões patogênicas e para recrutar outros componentes do sistema de defesa, com a finalidade de proteger o hospedeiro. Em resposta a presença de bactérias patogênicas, os mecanismos da imunidade inata são acionados pela interação dos receptores de reconhecimento de padrões com os micro-organismos que são capturados mediante fagocitose. As células NK removem as células danificadas pela ação dos patógenos ou por degeneração maligna. A secreção de enzimas líticas, como as granzimas e perforinas, e a presença das células NK e NK-T dispara o mecanismo de alarme de outras células de defesa imunológica, as quais secretam citocinas como o interferon-γ, que agem contra a invasão microbiana.

Os mecanismos moleculares responsáveis pela interação do hospedeiro com os micro-organismos refletem a natureza da resposta imune inata, que é mediada por receptores específicos de reconhecimento de padrão, os quais identificam as características comuns dos micro-organismos. Esses padrões moleculares dos organismos patogênicos, como os lipopolissacarídeos que são reconhecidos pelos receptores TLR4; os peptidoglicanos, reconhecidos pelos receptores TLR2, e o RNA de cadeia dupla, reconhecido pelos receptores TLR3, não são expressos pelas células do hospedeiro. Os receptores das células do sistema imunológico do hospedeiro reconhecem esses produtos microbianos e acionam as vias de transdução de sinal, dando início as reações inflamatórias da fase aguda, que ocorrem normalmente algumas horas após a exposição aos agentes patogênicos. Por exemplo, o reconhecimento de uma molécula comum associada ao agente patogénico, tal como o lipopolissacarídeo reconhecido pelos receptores TLR4; induz à ativação do fator nuclear-κB (ao destruir o fator inibidor IKK α), o qual dá início a resposta inflamatória aguda. Além dos componentes celulares da imunidade inata, seus componentes não celulares, como peristalse normal, ácido gástrico, secreção biliar, enzimas pancreáticas, muco, junções intercelulares do epitélio e flora microbiana normal, desempenham também um papel importante na proteção do hospedeiro contra as reações adversas associadas à infecção patogênica.

Em comparação com a resposta imune inata, a resposta imune adaptativa (específica ou adquirida) é caracterizada pela presença de grande número de células B e T clonalmente expandidas e distintas que foram selecionadas para responder a antígenos estranhos e específicos e são, ao mesmo tempo, treinadas pelo hospedeiro para tolerar os autoantígenos, a fim de evitar reações autoimunes. A expansão seletiva dos clones de células B e T é um processo complexo que envolve a medula óssea (células B) e o timo (células T) e requer a presença de receptores específicos na superfície celular dos linfócitos. Além disso, os tecidos e órgãos periféricos, como o intestino, e, especialmente, as placas de Peyer e os gânglios linfáticos mesentéricos estão também envolvidos no desenvolvimento da imunidade adaptativa e na maturação dos linfócitos. O envolvimento do intestino no desenvolvimento e na maturação do sistema imunitário caracteriza o trato GI como um sítio de regulação imune (para indução da tolerância oral) e como alvo de alterações imunológicas associadas a respostas imunes desreguladas.

Como resultado da seleção clonal, as células B selecionadas secretam imunoglobulinas específicas, como as imunoglobulinas (Ig) A, IgG e IgM. A produção desregulada ou diminuída de imunoglobulinas constitui uma das formas sintomáticas mais comuns da imunodeficiência, denominada imunodeficiência comum variável (ICV). A ICV frequentemente se manifesta na fase adulta precoce, com infecções respiratórias de repetição, infecções gastrointestinais, e hiperplasia linfoide, que provavelmente constitui uma resposta compensatória à imunodeficiência associada à produção inadequada de imunoglobulinas. Embora alguns genes que regulam a função das células B tenham sido responsabilizados (incluindo genes que são expressos pelas células T) pelas formas familiares de ICV, a maioria dos casos ocorre espontaneamente, e sua patogênese não é clara. Contudo, dada a redução na produção de imunoglobulinas encontrada em todas as formas de ICV, alguns dos sintomas associados a essa síndrome, pelo menos em parte, são amenizados pelas infusões intravenosas de imunoglobulina (IGIV). Os defeitos de comutação de classe ou de secreção de imunoglobulinas (ou transcitose) podem também estar associados à imunodeficiência. Um exemplo disso é a deficiência seletiva de IgA, o tipo mais comum de deficiência imunitária primária. Os pacientes com deficiência seletiva de IgA frequentemente são assintomáticos e não requerem tratamento (em parte pela compensação exercida pela secreção de IgM e IgG). O reconhecimento de deficiência seletiva de IgA é importante porque ela pode mascarar o diagnóstico da doença celíaca e pode estar associada a infecções crônicas não usuais, como aquela causada pela *Giardia lamblia*. Os pacientes portadores de ICV apresentam aumento do risco de linfoma. Os possíveis fatores incluem os genéticos, a desregulação imunológica, radiossensibilidade e infecções crônicas, como aquelas causadas pelo *Helicobacter pylori*, herpes vírus humano tipo 8 e CMV.

A outra classe principal de linfócitos associados a imunidade adaptativa é a célula T. À semelhança das células B, as células T se originam na medula óssea, mas antes de alcançarem a circulação sistêmica e os tecidos mucosos, são maturadas e "educadas" no interior do timo. Uma vez que essas chamadas células T naive (células T virgens) deixam o timo, elas são instruídas pelas células dendríticas a seguir determinados destinos diferenciados, representados pelas respostas imunológicas reguladoras e inibidoras (células T reguladoras) ou células efetoras (T *helper* [Th] 1, Th 2, ou células Th 17). As células T expressam uma gama de receptores específicos, selecionados no interior do timo, que são responsáveis pelo reconhecimento de muitos antígenos, aos quais o hospedeiro pode estar exposto durante toda a vida. Muitas síndromes raras de imunodeficiência primária estão associadas a defeitos no desenvolvimento das células T e resultam em suscetibilidade à infecção, desenvolvimento de neoplasias malignas, reações autoimunes, ou uma combinação dos três. Por exemplo, as mutações da transcrição do fator FoxP3 são responsáveis por uma doença chamada poliendocrinopatia imunomediada, eczema ligado ao cromossomo X (IPEX), na qual ocorre uma malformação das células T reguladoras. Além disso, as mutações da molécula de superfície celular CTLA4, que normalmente inibe a proliferação das células T, estão associadas a doenças autoimunes.

Os fatores externos também desempenham um papel importante na manutenção da função normal do sistema imunitário gastrointestinal e podem constituir a base para o desenvolvimento das formas de imunodeficiências adquiridas (secundárias). Os transtornos nutricionais provocados por desnutrição ou enteropatia perdedora de proteínas, ou por deficiência de nutrientes seletivos (p. ex., deficiência de vitamina A e de zinco), muitas vezes comprometem a resposta imunológica do hospedeiro contra uma série de patógenos e propiciam o desenvolvimento de infecções recorrentes. O uso extensivo de agentes citotóxicos em uma variedade de situações clínicas muitas vezes causa depleção de neutrófilos, levando ao aparecimento de infecções agudas que podem estar associadas a processos inflamatórios como a enterocolite neutropênica ou tiflite. Em comparação com as imunodeficiências primárias, as imunodeficiências adquiridas são muito mais comuns e podem ser provocadas por condições tão diversas como o trauma grave, queimaduras, câncer, doenças mieloproliferativas, e infecções causadas por depleção do sistema imunológico, como as associadas a HIV e AIDS.

Chua I, Quinti I, Grimbacher B. Lymphoma in common variable immunodeficiency: interplay between immune dysregulation, infection and genetics. *Curr Opin Hematol.* 2008;15:368–374. [PMID: 18536576]

Geissmann F, Manz MG, Jung S, et al. Development of monocytes, macrophages, and dendritic cells. *Science.* 2010;327:656–661. [PMID: 20133564]

Medzhitov R, Janeway C Jr. Innate immunity. *N Engl J Med.* 2000;343:338–344. [PMID: 10922424]

Takahashi I, Kiyono H. Gut as the largest immunologic tissue. *JPEN J Parenter Enteral Nutr.* 1999;23(Suppl):S7–12. [PMID: 10483885]

Viswanathan VK, Hecht G. Innate immunity and the gut. *Curr Opin Gastroenterol.* 2000;16:546–551. [PMID: 17031136]

B. Síndromes gastrointestinais provocadas por imunodeficiência

1. Síndromes gastrointestinais provocadas por imunodeficiência primária — Resultam de anormalidades congênitas da estrutura ou função dos componentes do sistema imunológico do trato GI, como descrito anteriormente. Essa categoria inclui, portanto, as anormalidades das células T, células B, e de outros componentes celulares, como os macrófagos. As imunodeficiências primárias que afetam o trato GI são frequentemente caracterizadas por anormalidades na produção de anticorpos (síntese ou liberação). Essas doenças incluem a hipogamaglobulinemia ligada ao cromossomo X, a deficiência seletiva de

IgA, ICV, e a síndrome de hiper IgM. Além de anormalidades do desenvolvimento das células B, os transtornos GI provocados por imunodeficiência primária podem ser uma consequência dos defeitos de desenvolvimento das células T, como aplasia congênita do timo (síndrome de DiGeorge) ou podem ser decorrentes da disfunção de fagócitos que ocorre na doença granulomatosa crônica. Algumas imunodeficiências primárias, que estão comumente associadas com as manifestações GI, podem afetar a função celular imune inata e adaptativa, e incluem a síndrome de Wiskott-Aldrich e a deficiência do modulador essencial do fator κb (NEMO).

2. Síndromes gastrointestinais provocadas por imunodeficiência adquirida (secundária) — Essas síndromes de imunodeficiência podem resultar de uma variedade de insultos físicos (radiação), químicos (agentes quimioterápicos, esteroides, drogas imunossupressoras tais como o metotrexato), ou de agentes infecciosos (HIV), bem como da diminuição da imunidade por desnutrição grave, idade avançada, enteropatia perdedora de proteínas, e deficiência seletiva de nutrientes (Tabela 10-1).

Achados clínicos

Uma história e exame físico detalhado fornecem os dados iniciais para o possível diagnóstico de imunodeficiência. No entanto, o estabelecimento de um diagnóstico definitivo da imunodeficiência muitas vezes requer a realização de testes laboratoriais que quantifiquem os elementos específicos do sistema imunitário, como a análise quantitativa do subconjunto de células T (p. ex., número de células T CD4-positivo), a avaliação do isotipo de imunoglobulina, ou ambos.

Tabela 10-1. Causas mais comuns de imunodeficiência adquirida.

Grupo de pacientes	Causas
Transplante de órgãos (rins, fígado, coração, pulmões, medula óssea, intestino delgado)	Terapia imunossupressora com corticosteroides, ciclosporina, azatioprina, metotrexato
Câncer	Malignidade ou quimioterapia
Doenças autoimunes e doença pulmonar obstrutiva crônica	Terapia com corticosteroides
Infecção viral	HIV, sarampo
Neutropenia	Induzida por fármacos
Esplenectomia	Cirúrgica ou traumática
Idade avançada	Imunossenescência
Desnutrição	Fome, infecções, perda proteica, enteropatia, deficiência de vitamina A ou de zinco

A. Sintomas e sinais

Uma história longa de sintomas gastrointestinais graves (diarreia, disfagia, odinofagia, náuseas, vômitos, dor abdominal, doença anorretal, hemorragia digestiva ou icterícia), a recaída dos sintomas após tratamento adequado, história de infecções recorrentes do trato respiratório ou GI desde a infância, ou uso de drogas imunossupressoras, sugerem um estado de imunodeficiência subjacente.

Ao exame físico, os pacientes podem demonstrar anormalidades faciais (síndrome de DiGeorge), "sapinhos", úlceras da cavidade oral, depleção dos tecidos linfoides (agamaglobulinemia ligada ao cromossomo X), linfoadenopatia focal e difusa, edema (enteropatia perdedora de proteínas), ou eczema (síndrome de Wiskott-Aldrich, deficiência de IgA, hiper IgE, ou síndrome de Job).

Ao contrário dos sintomas gastrointestinais observados em indivíduos imunocompetentes (p. ex., diarreia e dor abdominal), e que são muitas vezes autolimitados, os sintomas gastrointestinais que ocorrem em pacientes imunocomprometidos em geral são crônicos e estão comumente associados a taxas de morbidade e mortalidade muito mais elevadas. A disfunção imunológica encontrada nesses pacientes imunocomprometidos, faz com que as infecções corriqueiras apresentem manifestações clínicas incomuns, além de propiciar o desenvolvimento de infecções oportunistas. Por exemplo, em hospedeiros imunocomprometidos, a infecção pelo citomegalovírus (CMV) pode levar à colite necrotizante ou à perfuração do intestino. Portanto, o pronto reconhecimento e manejo dos sintomas gastrointestinais em um hospedeiro imunocomprometido são cruciais para o alívio rápido dos sintomas e, consequentemente, para redução da morbidade e mortalidade.

B. Achados laboratoriais

Os exames laboratoriais de rotina podem revelar neutropenia, linfopenia ou alteração das taxas de albumina e globulina. Esses testes são muitas vezes suplementados pelo exame microscópico das fezes. Para estabelecer o diagnóstico etiológico definitivo da causa específica da imunodeficiência, muitas vezes é necessária a realização de testes laboratoriais mais específicos para avaliar os componentes celulares e humorais do sistema imunitário. As manifestações GI mais comuns da imunodeficiência são as infecções recorrentes e a diarreia, e, portanto, a abordagem a seguir centra-se na avaliação e no tratamento desses sintomas comuns.

Tratamento

A. Diarreia (ver também Capítulo 5)

A diarreia é tipicamente definida como a eliminação de fezes amolecidas ou líquidas, em 3 ou mais episódios diários, durante mais de 2 dias. A diarreia crônica é definida como aquela que persiste por mais de 30 dias em adultos, e por mais de 14 dias em crianças. Em hospedeiros imunocompetentes, a diarreia crônica é causada predominantemente por condições não infecciosas, como a doença inflamatória intestinal, doença celíaca, endocrinopatias, distúrbios alimentares, abuso de laxantes, neoplasias malignas, síndrome do intestino curto, e supercrescimento bacteriano. Em comparação, em hospedeiros imunocomprometidos, as causas mais comuns de doença diarreica são as infecções causadas por uma variedade de agentes patogênicos (Tabela 10-2).

Alguns agentes patogênicos são encontrados especificamente em hospedeiros imunocomprometidos; por exemplo, as infecções causadas pelo complexo *Mycobacterium avium* (MAC) é particularmente encontrada em pacientes portadores de HIV e AIDS, e ocorrem quando a contagem de células T CD4 está $<100/mm^3$. Outros patógenos, como o *Cryptosporidium*, causam diarreia autolimitada em hospedeiros saudáveis, e diarreia crônica em pacientes imunossuprimidos.

O supercrescimento bacteriano no intestino delgado é definido como a presença de $> 1 \times 10^4$ bactérias por mililitro no intestino delgado, com o predomínio de anaeróbios gram-negativos originários do cólon, sobre as bactérias gram-positivas aeróbias originárias do estômago e da microflora oral. Esse fenômeno ocorre com mais frequência em pacientes imunocomprometidos, portadores de imunodeficiência primária (p. ex., hipogamaglobulinemia) e em portadores de imunodeficiência adquirida que apresentam infecção pelo HIV ou tenham idade avançada.

Para avaliação da diarreia em um paciente portador de imunodeficiência, é necessário obter uma história detalhada para afastar as causas mais comuns de diarreia, que incluem os medicamentos (uso de múltiplos medicamentos é comum em pacientes imunodeprimidos), dieta (intolerância a lactose, ácidos graxos ou alimentar), ou uso inadvertido de catárticos. É pouco provável que a avaliação da diarreia baseada apenas nos sintomas possa identificar a sua etiologia, embora possa servir como orientação. Por exemplo, a diarreia acompanhada de cólicas, meteorismo e náuseas sugere o envolvimento do estômago, do intestino delgado ou de ambos (p. ex., infecção por *Cryptosporidium*, *Microsporidia*, *Isospora belli* ou *Giardia*). A diarreia associada a hematoquezia e tenesmo implica envolvimento do intestino grosso (e, portanto, o possível envolvimento de CMV, *Shigella* ou *Campylobacter*).

O exame de fezes é muito importante para identificar o agente patogênico da diarreia em pacientes imunocomprometidos. O exame de fezes deve incluir a cultura de fezes para bactérias entéricas, com a obtenção de 3 amostras para análise de toxina do *Clostridium difficile* (quando os pacientes estão em uso de antibióticos), e deve-se colher pelo menos 3 amostras de fezes para exame parasitológico, a fim de aumentar a sensibilidade do exame.

A realização de endoscopia com biópsia é de particular importância para estabelecer o diagnóstico, quando os exames de rotina são inconclusivos. A colonoscopia ou sigmoidoscopia são úteis para identificação de

Tabela 10-2. Patógenos gastrointestinais encontrados em hospedeiros imunocomprometidos.

Local	Virais	Parasitárias	Fúngicas	Bacterianas
Cavidade oral	HSV, vírus de Epstein-Barr		*Candida* spp.	
Esôfago	HSV, CMV		*Candida* spp., *Histoplasma capsulatum*	*Mycobacterium*, *Pseudomonas*
Intestino delgado	CMV, rotavírus, adenovírus, coxsáckie vírus, astrovírus, calicevírus, picornavírus/parvovírus	*Giardia lamblia*, *Cryptosporidium*, *Strongyloides*, Microsporídio	*Aspergillus*, *Histoplasma*	*Salmonella*, *Campylobacter*, *Aeromonas*
Cólon	CMV, HSV	Entamoeba	*Histoplasma*, *Aspergillus*	*Clostridium difficile*, *Campylobacter*, *Shigella sonnei*
Fígado	CMV, HSV		*Candida*	*Micobacterium*

CMV, citomegalovírus; HSV, vírus do herpes simples.
Adaptada, com permissão, de Yamada T (editor). *Textbook of Gastroenterology*, Vol 1, 4th ed. Lippincott Williams & Wilkins, 2003:1021.

infecção por CMV, e a endoscopia digestiva alta pode contribuir para o diagnóstico de infecção do intestino delgado causada por *Cryptosporidium*, *Microsporidia*, ou *M. avium*.

Uma vez que a causa da diarreia tenha sido identificada, o tratamento específico deve ser ministrado. Ao contrário dos pacientes que apresentam o sistema imune intacto, para os quais os cuidados de suporte são usualmente suficientes para sua autorrecuperação, os pacientes imunodeprimidos podem necessitar de tratamento prolongado com antibióticos para tratar as infecções recorrentes causadas por *Salmonella*, *Shigella*, *Campylobacter* ou *Isospora*. O tratamento empírico com antibióticos orais ou drogas antiparasitárias, direcionado ao provável crescimento bacteriano excessivo no intestino delgado, ou, aos possíveis patógenos não identificados, também deve ser considerado em pacientes imunocomprometidos que apresentem sintomas persistentes, e quando o diagnóstico específico não tenha sido estabelecido, mesmo após extensa avaliação. Alguns dos esquemas razoáveis podem incluir sulfonamidas, ciprofloxacina, tetraciclinas ou metronidazol.

O alívio dos sintomas pelos agentes antidiarreicos, como a loperamida (Imodium®) e o Lomotil® (difenoxilato e sulfato de atropina), pode também ser considerado, após avaliação clínica cuidadosa. Em pacientes com doenças debilitantes, o suporte nutricional pode trazer benefício direto para o seu bem-estar e contribuir para a restauração da função imunológica. Em alguns pacientes com diarreia crônica, em que a causa específica não pode ser estabelecida, o uso de um análogo da somatostatina, como o octreotide, pode ser eficaz, presumivelmente pela inibição da secreção de uma grande variedade de hormônios gastrointestinais. No entanto, esse benefício potencial deve ser contrabalançado pelo possível risco de hipomotilidade, estase do conteúdo da vesícula biliar, e formação de cálculo.

Camilleri M. Chronic diarrhea: a review on pathophysiology and management for the clinical gastroenterologist. *Clin Gastroenterol Hepatol.* 2004;2:198–206. [PMID: 15017602]

Kearney DJ, Steuerwald M, Koch J, et al. A prospective study of endoscopy in HIV-associated diarrhea. *Am J Gastroenterol.* 1999;94:596–602. [PMID: 10086637]

B. Disfagia e odinofagia

Tal como ocorre em casos de diarreia, os sintomas da disfagia e odinofagia em pacientes imunocompetentes e imunocomprometidos geralmente apresentam diferentes causas. Em pacientes imunocompetentes, as causas mais frequentes de disfagia e odinofagia incluem os danos provocados pelo refluxo ácido, malignidade ou doenças neuromusculares. Em comparação, nos pacientes imunocomprometidos, as infecções são as causas mais frequentes desses sintomas. De fato, como a esofagite infecciosa sintomática é extremamente rara no hospedeiro imunocompetente, o desenvolvimento de esofagite infecciosa serve como um forte indicador clínico de um estado de imunodeficiência subjacente e que requer avaliação imunológica.

As espécies de *Candida*, o vírus do herpes simples (HSV), CMV, e espécies de *Mycobacterium* são as causas mais frequentes de esofagite infecciosa em hospedeiro imunocomprometido (ver Tabela 10-2). Apesar de cada agente patogênico apresentar manifestações clínicas características (p. ex., a infecção por *Candida* está associada a "sapinho", o HSV a gengivoestomatite, o CMV, a dor abdominal e diarreia, e o *Mycobacterium* está associado a febre, tosse e perda de peso), é impossível identificar o patógeno causador da disfagia ou odinofagia, ou ambos, com base nos sintomas clínicos. A avaliação endoscópica com biópsias é, portanto, extremamente valiosa para determinar a causa dos sintomas esofágicos, a fim de iniciar o tratamento específico. Tem sido sugerido que é necessária a realização de biópsias múltiplas (mais de três) para estabelecer o diagnóstico de infecção causada por um único agente, e que podem ser necessárias biópsias adicionais para identificar os agentes causadores de infecções complexas, as quais podem possuir etiologia polimicrobiana.

Os pacientes imunocomprometidos que desenvolvem candidíase oral constituem exceção para essa abordagem geral dos sintomas esofágicos. Nesses pacientes, o tratamento empírico da possível candidíase esofágica está justificado. Em um grande estudo clínico de 110 pacientes infectados pelo HIV, a presença de "sapinhos" (candidíase oral) apresentou um valor preditivo positivo de 77% para esofagite por *Candida*.

O esquema mais utilizado no tratamento da candidíase esofágica é composto por fluconazol, 100–200 mg/dia, ou itraconazol, 200 mg/dia por via oral. A anfotericina B pode ser eficaz em pacientes com esofagite refratária causada por *Candida*. A maioria dos casos de esofagite por HSV responde bem ao aciclovir, 200 mg por via oral a cada 4 horas. Em casos raros de resistência ao aciclovir, os pacientes podem fazer uso de foscarnet, o qual está associado a possível nefrotoxicidade e hipocalcemia. A esofagite por CMV geralmente responde ao tratamento com ganciclovir por um período de 2–3 semanas. No entanto, para suprimir a infecção por CMV é muitas vezes necessário um regime de manutenção ou um curso adicional de tratamento.

C. Dor abdominal (ver também Capítulo 1)

Ao contrário da diarreia e dos sintomas esofágicos, as causas comuns de dor abdominal encontradas em indivíduos imunocompetentes são igualmente encontradas em pacientes imunocomprometidos (Tabela 10-3). No entanto, em pacientes imunocomprometidos, a infecção oportunista representa uma das principais causas de dor abdominal, que, na vigência de imunodeficiência, pode evoluir de forma mais rápida e tornar-se catastrófica. Portanto, para avaliar a dor abdominal em pacientes imunocomprometidos, a varredura inicial com tomografia computadorizada e ultrassonografia abdominal estão justificadas para estabelecer o diagnóstico etiológico da dor abdominal e de outras doenças pouco comuns que se manifestam por espessamento da parede intestinal. Em tais casos, os pacientes devem ser avaliados posteriormente por meio de endoscopia e biópsias, que muitas vezes estabelecem o diagnóstico de infecção por CMV, linfoma, e infecção pelo complexo *Mycobacterium avium* (MAC).

A infecção pelo CMV é uma causa frequente de dor abdominal em pacientes imunocomprometidos, como os pacientes infectados pelo HIV e os receptores de transplante. Diferente da dor de origem biliar ou causada por obstrução intestinal, que muitas vezes pode variar de intensidade, a dor entérica decorrente de infecção pelo CMV muitas vezes é constante e localizada no abdome inferior. O CMV também pode causar dor epigástrica severa provocada por pancreatite, colecistite ou colangite. A perfuração deve ser considerada em um paciente imunocomprometido que apresenta exacerbação aguda de dor abdominal.

Tabela 10-3. Causas de dor abdominal em pacientes imunocomprometidos.

Infecção por citomegalovírus (CMV)
Perfuração colônica causada por CMV, *Candida* species, *Histoplasma capsulatum*, linfoma
Tiflite
Colecistite causada por CMV, *Cryptosporidium parvum*, *Isospora belli*, *Microsporidia*, *Pneumocystis carinii*
Pancreatite causada por CMV, drogas imunossupressoras e antivirais
Doença do enxerto *versus* hospedeiro
Candidíase hepatoesplênica
Doença hepática veno-oclusiva
Infiltração tecidual por tumor ou linfoma
Sangramento secundário a trombocitopenia induzida por drogas

A localização da dor abdominal pode indicar a causa subjacente, embora os exames de imagem ou os estudos invasivos sejam geralmente necessários para estabelecer o diagnóstico. Por exemplo, neutropenia intensa e dor no quadrante inferior direito do abdome são sugestivos de tiflite ou enterocolite necrotizante, ao passo que dor e sensibilidade dolorosa no quadrante superior direito do abdome, associada a náuseas e febre, podem constituir uma manifestação típica de candidíase hepatoesplênica que surge durante o tratamento de leucemia aguda e linfoma. Outra síndrome comum associada a dor no quadrante superior direito é a doença hepática veno-oclusiva que ocorre em pacientes submetidos a transplante de medula óssea recente (até 20 dias), e que muitas vezes se manifesta com dor e sensibilidade dolorosa no quadrante superior direito, hepatomegalia, hiperbilirrubinemia, e ascite.

Semelhante ao tratamento da população em geral, a questão inicial para ser respondida em pacientes imunocomprometidos com dor abdominal é se a intervenção cirúrgica é necessária. Em geral, a perfuração e a obstrução intestinal quase sempre requerem tratamento cirúrgico. Uma vez que a causa da dor tenha sido identificada, as infecções devem ser tratadas imediatamente. Os sintomas associados ao linfoma ou sarcoma de Kaposi podem requerer tratamento com quimioterapia ou radioterapia.

D. Outros sintomas gastrointestinais encontrados em pacientes imunocomprometidos

1. Sangramento gastrointestinal — O sangramento GI é raramente encontrado em pacientes portadores de imunodeficiência. A avaliação e o manejo do sangramento GI nesses pacientes é semelhante aos utilizados para a população imunocompetente. A localização e a gravidade do sangramento devem ser estabelecidas. Em geral, a realização de endoscopia digestiva alta é necessária para definir a fonte de qualquer sangramento GI alto de grande magnitude, enquanto a cintilografia com hemácias marcadas é mais útil para definir o local aproximado em casos de hemorragia gastrointestinal de pequena monta. Durante o episódio de sangramento agudo, a endoscopica com biópsia da mucosa usualmente não é aconselhável para evitar o risco de precipitar um sangramento mais grave. A biópsia da mucosa pode ser realizada após o controle do sangramento agudo.

Além das causas mais comuns de sangramento GI na população em geral, os pacientes imunocomprometidos também podem apresentar sangramento como resultado de infecções. A causa infecciosa mais comum de hemorragia esofágica em pacientes imunocomprometidos é o HSV, o qual induz a formação de úlceras superficiais no esôfago. Em caso de infecção pelo HSV, a hemorragia é tipicamente lenta e autolimitada. O CMV é a causa mais comum de sangramento intestinal, que por sua vez tende a ser lento e autolimitado. No entanto, tanto o HSV como o CMV são causas raras de sangramento em pacientes imunocomprometidos. A presença de sintomas concomitantes de febre, dores abdominais e diarreia aumenta a possibilidade de o CMV ser a causa do sangramento intestinal.

2. Doença anorretal e perianal — A doença anorretal é uma das mais importantes complicações gastrointestinais da imunodeficiência e ocorre em 5–7% dos pacientes neutropênicos, portadores de leucemia ou linfoma. Quando não tratadas corretamente, a morbidade e a mortalidade alcançam taxas elevadas. As várias manifestações da doença anorretal em pacientes neutropênicos incluem a formação de abscessos, fissuras, fístulas, ulcerações e hemorroidas infectadas. Pode ocorrer necrose e perda de substância tecidual. A intervenção cirúrgica com incisão e drenagem é usualmente necessária para reduzir a alta recorrência (12%) e alta mortalidade (18%) associadas ao tratamento não operatório de pacientes neutropênicos. É aconselhado o tratamento precoce com antibióticos, que devem incluir os aminoglicosídeos e agentes contra anaeróbios. A infecção por HSV, que muitas vezes inicia-se com lesões vesiculares perianais, deve ser tratada rapidamente com aciclovir para prevenir a progressão devastadora e surgimento de úlceras perianais.

3. Neutropenia — Quando o número absoluto de neutrófilos circulantes encontra-se < 1.000/mm^3 ocorre um aumento da suscetibilidade a infecções. Quando o número de neutrófilos está < 500/mm^3, a capacidade do hospedeiro para tolerar as alterações na flora GI também está significativamente comprometida, e os pacientes em geral desenvolvem febre e sepses, em decorrência da passagem de bactérias comensais para a circulação, após atravessarem a barreira epitelial. Deve também ser lembrado que, em presença de um sistema imune alterado, os sintomas podem ser sutis, em função da incapacidade do hospedeiro para responder adequadamente.

As três síndromes GI frequentemente associadas a neutropenia são: infecção oral (gengivite, periodontite e úlceras orais), infecção anorretal e tiflite (ocorre tipicamente na região do ceco). O reconhecimento precoce dessas complicações e o início do tratamento clínico e cirúrgico é obrigatório, a fim de reduzir a morbidade e a mortalidade, como discutido anteriormente.

A tomografia computadorizada é fundamental para estabelecer o diagnóstico de tiflite em pacientes neutropênicos que apresentam febre, dor no quadrante inferior direito do abdome, diarreia (que pode conter sangue), ou uma combinação desses achados. Em casos de doença localizada, o repouso intestinal e o uso de antibióticos de largo espectro podem ser eficazes para prevenir a progressão da doença. A presença de doença difusa ou de evidência de perfuração requer consideração sobre a necessidade de intervenção cirúrgica.

4. Transtornos gastrointestinais em pacientes transplantados — Os transtornos gastrointestinais representam uma causa importante de morbidade e mortalidade de pacientes submetidos a transplante de medula óssea e transplante de órgãos sólidos. Em geral, os pacientes submetidos a transplante de medula óssea apresentam transtornos gastrointestinais mais frequentes e mais graves. A doença aguda do enxerto *versus* hospedeiro (DEVH), geralmente ocorre durante as primeiras 3–4 semanas após o transplante. Os pacientes muitas vezes apresentam diarreia e uma variedade de sintomas gastrointestinais, incluindo anorexia, náuseas, vômitos e dor abdominal. A DEVH ocorre em até 40% dos receptores de transplante de medula óssea. A DEVH aguda é muitas vezes acompanhada de erupção cutânea e icterícia. Entretanto, o estabelecimento do diagnóstico requer exame histológico que mostra apoptose das células epiteliais, distorção das criptas, abscessos e infiltrados periglandulares. A infecção por CMV é uma causa importante de sangramento GI em pacientes com DEVH aguda.

A DEVH crônica geralmente ocorre entre 3–12 meses após o transplante de medula óssea e manifesta-se por mucosite da cavidade oral, disfagia, e dismotilidade do intestino delgado associada ao supercrescimento bacteriano. Os sintomas GI que ocorrem em receptores de transplantes de órgãos sólidos são geralmente de natureza infecciosa e são menos acentuados do que aqueles observados em pacientes transplantados de medula óssea, provavelmente por causa da supressão imunológica menos grave encontrada nesse último grupo de pacientes.

Doença do refluxo gastroesofágico

11

John R. Saltzman, MD

CRITÉRIOS DE DIAGNÓSTICO

- Pirose, regurgitação e disfagia.
- "Sinais de alarme" — disfagia, odinofagia, perda de peso, história familiar de neoplasias malignas do trato gastrointestinal alto, náuseas e vômitos persistentes, sintomas de longa duração (>10 anos), e resposta incompleta ao tratamento.
- Manifestações atípicas (p. ex., asma) são comuns.

Considerações gerais

A doença do refluxo gastroesofágico (DRGE) é o transtorno digestivo mais comum e mais dispendioso. É responsável por pelo menos 9 milhões de atendimentos em consultórios médicos nos Estados Unidos a cada ano, e os custos diretos anuais para o seu tratamento são estimados em mais de 9 bilhões de dólares. A DRGE é uma desordem crônica resultante do fluxo retrógrado do conteúdo gastroduodenal para o esôfago ou órgãos adjacentes, produzindo um espectro variável de sintomas, com ou sem danos teciduais. O relaxamento transitório inadequado do esfíncter esofágico inferior (EEI) é o mecanismo fisiopatológico predominante na maioria dos pacientes portadores da DRGE. A gastroparesia e a pressão reduzida do EEI desempenham um papel importante em pacientes que apresentam doença moderada a grave.

Sandler RS, Everhart JE, Donowitz M, et al. The burden of selected digestive diseases in the United States. *Gastroenterology*. 2002;122:1500–1511. [PMID: 1984534]

A. Epidemiologia

A prevalência da DRGE nos Estados Unidos parece estar aumentando. Em populações ocidentais, 25% dos indivíduos relatam a presença de pirose pelo menos uma vez por mês, 12% referem-na em pelo menos uma vez por semana, e 5% referem sintomas diários de pirose. Os sintomas de pirose parecem afetar igualmente homens e mulheres. A relação entre a idade e a presença de refluxo não é clara. Um estudo sugeriu uma associação entre a idade avançada e a diminuição dos sintomas de refluxo, embora o número de casos de esofagite mais grave seja maior. Há uma associação inequívoca positiva entre o índice de massa corporal e os sintomas de refluxo. O relaxamento inadequado do EEI pode ser agravado pela obesidade. Mesmo o ganho de peso moderado que ocorre entre pessoas de peso normal parece causar ou agravar os sintomas de refluxo. Essas caraterísticas epidemiológicas devem ser consideradas ao se avaliar um paciente com DRGE típica e atípica.

Johnson DA, Fennerty MB. Heartburn severity underestimates erosive esophagitis severity in elderly patients with gastroesophageal reflux disease. *Gastroenterology*. 2004;126:660–664. [PMID: 14988819]

Moayyedi P, Axon AT. Review article: gastroesophageal reflux disease: the extent of the problem. *Aliment Pharmacol Ther*. 2005;22(Suppl 1):11–19. [PMID: 16042655]

B. Patogênese

O refluxo patológico do conteúdo gástrico ocorre quando o material refluído ultrapassa a barreira antirrefluxo da junção gastroesofágica, o que usualmente ocorre no período pós-prandial. A barreira antirrefluxo da junção gastroesofágica é anatômica e fisiologicamente complexa, e é vulnerável a uma série de mecanismos potenciais de refluxo. O mecanismo antirrefluxo primário é representado pelo EEI, um segmento de músculo liso localizado no esôfago inferior, que mantém um tônus permanente, gerando uma pressão de aproximadamente 15 mm Hg acima da pressão intragástrica. Os dois principais padrões de disfunção do EEI são: (1) hipotensão do EEI e (2) relaxamento transitório patológico do EEI. A disfunção anatômica da junção gastroesofágica, comumente associada à hérnia hiatal, contribui para a patogênese da doença do refluxo ao comprometer a função do EEI.

A presença de uma grande hérnia hiatal predispõe ao relaxamento transitório do EEI e aumenta o risco de desenvolvimento de esofagite. O relaxamento transitório do EEI é responsável pela maioria dos eventos de refluxo em indivíduos que apresentam pressão esfincteriana normal e sintomas leves da doença do refluxo. A diminuição prolongada da pressão do EEI é o principal responsável pelos transtornos graves da DRGE, tal como ocorre em pacientes com esclerodermia.

Os fatores gástricos podem desempenhar um papel importante na gênese da DRGE, e aqueles que contribuem para a DRGE são aumento do volume gástrico após as refeições, aumento da pressão gástrica decorrente de obesidade, hábito de deitar após as refeições, e esvaziamento gástrico retardado ou gastroparesia, que pode ser idiopático ou induzido por fármacos. O aumento da distensão gástrica pode exacerbar o relaxamento transitório do EEI e aumentar o volume do conteúdo refluído, sobretudo em pacientes portadores de hérnias hiatais volumosas. O esvaziamento gástrico retardado, ou gastroparesia, pode estar presente em cerca de 15% dos pacientes com DRGE e é frequentemente subdiagnosticado.

Os fatores que diminuem a pressão do EEI e contribuem para a DRGE são os medicamentos, o estilo de vida, e a ingestão de certos alimentos. Alguns medicamentos podem agravar a DRGE, ao reduzir a pressão do EEI; outros podem causar esofagite por lesão direta da mucosa (Tabela 11-1). Certos alimentos, bebidas, e hábitos de vida podem causar azia, ao reduzir a pressão do EEI (Tabela 11-2). Alimentos gordurosos, hortelã-pimenta, chocolate, bebidas que contêm cafeína, álcool, e fumo podem diminuir a pressão do EEI.

Tabela 11-1. Medicamentos que podem causar DRGE ou esofagite.

Diminuem a pressão do EEI	Causam lesão direta da mucosa
Agonistas beta-adrenérgicos, incluindo os inalantes	Alendronato
Agonistas α-adrenérgicos	Aspirina
Anticolinérgicos	Sais de ferro
Bloqueadores dos canais de cálcio	Drogas anti-inflamatórias não esteroides
Diazepam	Comprimidos de cloreto de potássio
Estrogênios	Quinidina
Narcóticos	Tetraciclina
Progesterona	
Teofilina	
Antidepressivos tricíclicos	

Tabela 11-2. Fatores que podem precipitar ou exacerbar os sintomas da DRGE.

Medicamentos (ver Tabela 11-1)
Alimentos
Cafeína
Chocolate
Hortelã-pimenta
Álcool (vinho tinto pH = 3,25)
Bebidas carbonatadas (cola pH = 2,75)
Frutas cítricas (suco de laranja pH = 3,25)
Produtos à base de tomate (suco de tomate pH = 3,25)
Vinagre (pH = 3)
Fatores ligados ao estilo de vida
Ganho de peso
Tabagismo
Fazer refeições antes de deitar

El-Serag HB, Ergun GA, Pandolfino J, et al. Obesity increases oesophageal acid exposure. *Gut.* 2007;56:749–755. [PMID: 17127706]

Horowitz M, Su YG, Rayner CK, et al. Gastroparesis: prevalence, clinical significance and treatment. *Can J Gastroenterol.* 2001;15:805–813. [PMID: 11773947]

Jacobson BC, Somers SC, Fuchs CS, et al. Body-mass index and symptoms of gastroesophageal reflux in women. *N Engl J Med.* 2006;354:2340–2348. [PMID: 16738270]

Jones MP, Sloan SS, Rabine JC, et al. Hiatal hernia size is the dominant determinant of esophagitis presence and severity in gastroesophageal reflux disease. *Am J Gastroenterol.* 2001;96:1711–1717. [PMID: 11419819]

Kahrilas PJ. GERD pathogenesis, pathophysiology and clinical manifestations. *Cleve Clin J Med.* 2003;70(Suppl 5):S4–19. [PMID: 14705378]

Achados clínicos

A. Sintomas e sinais

A DRGE é definida em um protocolo do American College of Gastroenterology por apresentar sintomas ou danos à mucosa produzidos pelo refluxo anormal do conteúdo gástrico para o esôfago. As manifestações típicas da DRGE incluem pirose, regurgitação e disfagia. Outros sintomas associados a DRGE são regurgitação ácida, sensação de *globus* (nó na garganta), odinofagia, e náuseas. A pirose (azia) é definida como uma queimação retroesternal localizada no epigástrico, que pode irradiar-se para o pescoço e que tipicamente ocorre no período pós-prandial, especialmente após a ingestão de alimentos que contêm alto teor de gordura ou após uma refeição volumosa. As alterações posturais, como o hábito de curvar-se, muitas vezes exacerbam os sintomas. Os sintomas também podem ser agravados pela ingestão de certos alimentos ou bebidas, como molho de tomate, hortelã-pimenta, chocolate, café, chá e álcool. Ao avaliar um paciente com sintomas de azia,

Tabela 11-3. Sinais de "alarme" associados à DRGE, que necessitam de avaliação.

Disfagia
Odinofagia
Perda de peso
Sangramento gastrointestinal (GI)
História familiar de câncer do trato gastrointestinal alto
Anemia
Idade avançada

Tabela 11-4. Manifestações extraesofágicas da DRGE.

Otite média	Pigarro frequente
Asma	*Globus*
Sinusite crônica	Traqueobronquite
Erosões dentárias	Tosse crônica
Ulcerações aftoides	Pneumonia por aspiração
Halitose	Fibrose pulmonar
Faringite	Bronquite crônica
Laringite	Bronquiectasia
Laringoespasmo	Dor torácica não cardíaca
Gotejamento pós-nasal	Apneia do sono

a duração e a gravidade dos sintomas devem ser consideradas. Os pacientes que apresentam sintomas típicos com uma frequência mínima de 2 vezes por semana, e com duração de 4–8 ou mais semanas, devem ser considerados como portadores de DRGE. Durante a primeira consulta, é importante observar a idade do paciente e a presença dos "sinais de alarme" (Tabela 11-3). A presença de quaisquer sinais de alarme requer avaliação por endoscopia ou exames de imagem.

As manifestações atípicas da DRGE se referem aos sintomas extraesofágicos, incluindo as manifestações pulmonares, otorrinolaringológicas, assim como a dor torácica não cardíaca (Tabela 11-4). De acordo com os estudos publicados na literatura, a DRGE patológica pode ser encontrada em 30–80% dos pacientes adultos portadores de asma. A microaspiração do conteúdo ácido do estômago e a irritação subsequente das vias aéreas são consideradas possíveis causadores da asma. A DRGE deve ser vista como a possível etiologia, quando um adulto apresenta início súbito de asma. Uma manifestação atípica frequente da DRGE, reconhecida recentemente, é a otite média que ocorre em crianças. A otite média com derrame é a causa mais comum de perda auditiva na infância. As concentrações elevadas de pepsina/pepsinogênio estavam elevadas em mais de 90% das amostras coletadas a partir de efusões de orelha média de crianças portadoras de otite média com derrame. O refluxo do suco gástrico para a orelha média pode ser o principal fator responsável pelo desencadeamento da doença em crianças.

Os pacientes que apresentam gastroparesia e DRGE podem apresentar náusea concomitante, vômitos ou saciedade precoce. Esses pacientes podem não responder ao tratamento isolado com agentes antissecretores, pois o conteúdo refluído contém bile e enzimas digestivas, além de ácido gástrico. A gastroparesia deve ser suspeitada em pacientes que apresentam DRGE de início agudo ou subagudo, especialmente após um episódio de infecção viral do trato respiratório alto ou gastroenterite. A maioria dos pacientes portadores da DRGE associada à gastroparesia aguda apresenta resolução sintomática, embora alguns necessitem de tratamento com agentes pró-cinéticos. Os agentes antissecretores podem oferecer algum alívio sintomático e reduzir o volume gástrico. As mudanças dietéticas, tais como a ingestão de alimentos com baixo teor de gordura, e realização de pequenas refeições frequentes também podem ser úteis para o controle dos sintomas.

American Lung Association Asthma Clinical Research Centers, Mastronarde JG, Anthonisen NR, et al. Efficacy of esomeprazole for treatment of poorly controlled asthma. *N Engl J Med.* 2009;360:1487–1499. [PMID: 19357404]

Horowitz M, Su YG, Rayner CK, et al. Gastroparesis: prevalence, clinical significance and treatment. *Can J Gastroenterol.* 2001;15:805–813. [PMID: 11773947]

Tasker A, Dettmar PW, Panetti M, et al. Is gastric reflux a cause of otitis media with effusion in children? *Laryngoscope.* 2002;112:1930–1934. [PMID: 12439157]

B. Exames laboratoriais, endoscopia e exames de imagem

A DRGE clássica pode ser diagnosticada por avaliação completa dos sintomas e pode ser confirmada pela resposta completa ao tratamento clínico (teste terapêutico com IBP [inibidor da bomba de prótons]). Em geral, o teste diagnóstico é reservado para os pacientes que não respondem ao tratamento clínico adequado ou que apresentam DRGE associada a sintomas de alarme (Figura 11-1). Os testes diagnósticos disponíveis incluem a seriografia esofagogastroduodenal, endoscopia digestiva alta, pHmetria esofágica de 24 horas, pHmetria por cápsula sem fio, e impedanciometria esofágica.

O uso dos IBPs é muito eficaz para tratar a esofagite. Os pacientes que não apresentam resposta sintomática à terapia com IBP provavelmente não são portadores da DRGE. Uma meta-análise que avaliou a acurácia do teste terapêutico com doses normais ou altas doses de IBP durante 1–4 semanas mostrou sensibilidade combinada de 78% (95% de intervalo de confiança [IC] 66–86%) e especificidade de 54% (44–65%) quando a pHmetria ambulatorial foi utilizada como padrão-ouro.

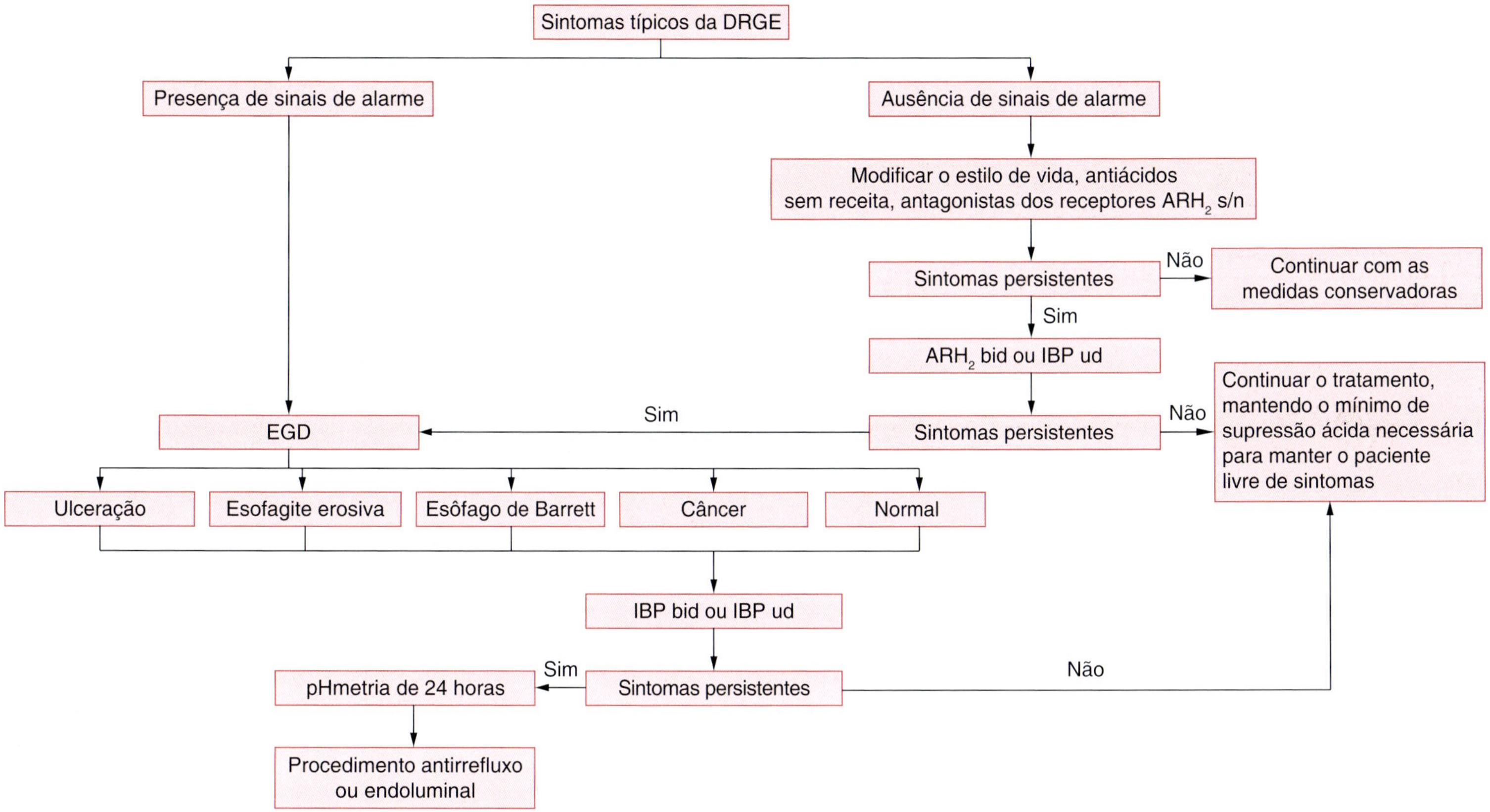

▲ **Figura 11-1.** Algoritmo de diagnóstico e tratamento do refluxo gastroesofágico (DRGE). bid, duas vezes ao dia; EGD, esofagogastroduodenoscopia; antagonista do receptor ARH_2; SR, sem receita; s/n, se necessário; ud, uso diário.

Os exames diagnósticos são indicados em pacientes portadores de DRGE que não respondem aos IBPs ou que apresentam sinais de alarme.

Os estudos radiológicos são de uso limitado na DRGE, pois apresentam baixa sensibilidade para avaliar as formas mais leves da DRGE, no entanto podem detectar esofagite moderada a grave, estenoses, hérnias de hiato e tumores. Os exames mais comumente utilizados incluem a deglutição de bário, para exame isolado do esôfago, e a seriografia esofagogastroduodenal, para avaliação do esôfago, estômago e intestino delgado proximal. A principal utilidade dos exames radiográficos na avaliação da DRGE é descartar outras doenças em pacientes que apresentam baixa suspeita clínica de doença grave. Esses exames podem ajudar a excluir a presença de úlcera péptica e de tumores que possam ser responsáveis pelos sintomas. Além disso, os estudos radiográficos podem ser úteis na avaliação de um paciente com disfagia, para afastar a presença de anéis, os quais podem não ser vistos pela endoscopia digestiva alta. Em comparação com a endoscopia, os exames radiológicos são métodos não invasivos, amplamente disponíveis, e relativamente pouco dispendiosos. No entanto, eles são menos sensíveis e específicos que a endoscopia digestiva alta e requerem a habilidade do operador a qual pode ser cada vez mais rara na era dos métodos de imagem que utilizam corte transversal.

A endoscopia digestiva alta, além de excluir a presença de outras doenças, como os tumores e as úlceras pépticas, pode detectar e avaliar o grau de gravidade da esofagite induzida pela DRGE (Lâmina 6). A endoscopia digestiva alta é altamente específica (90–95%) para avaliação da DRGE, mas apresenta sensibilidade limitada (~50%). A extensão e a gravidade da lesão mucosa podem ser avaliadas pela endoscopia.

A gradação da esofagite segundo a classificação de Los Angeles quantifica as lesões da mucosa, em relação ao comprimento e a circunferência do esôfago. A endoscopia digestiva alta também permite avaliar as complicações da doença, como as estenoses ou o esôfago de Barrett. É, portanto, o exame de escolha em pacientes que apresentam sinais de alarme. Quando o paciente apresenta disfagia e estenose, a dilatação da estenose pode ser realizada durante o mesmo procedimento. A biópsia do esôfago é também o melhor exame para avaliar os pacientes nos quais se suspeita de esofagite eosinofílica, ou seja, os pacientes mais jovens que apresentam história de disfagia intermitente e, possivelmente, atopia. A endoscopia é o exame de escolha na avaliação de pacientes com complicações da DRGE.

O monitoramento ambulatorial do pH intraesofágico utiliza uma sonda que pode registrar o pH do esôfago distal continuamente durante 24 horas. O teste é realizado através de uma sonda de pH que é introduzida por acesso transnasal e posicionada a 5 cm acima do EEI, identificado manometricamente. Os dados são coletados por um dispositivo movido a bateria e transportados pelo paciente, e que também registra a presença de sintomas em relação às refeições. Essa técnica permite a correlação dos sintomas com os episódios de refluxo. O monitoramento ambulatorial do pH intraesofágico registra o horário, a duração e o número dos episódios de refluxo. Os episódios de refluxo ácido são definidos como um pH esofágico < 4. Normalmente, o período de tempo total durante o qual o esôfago mantém um pH ≤ 4 é de 4% ou menos. O monitoramento do pH intraesofágico através de sonda é um teste sensível para detectar a presença de conteúdo ácido na luz esofágica.

Apesar de sua sensibilidade, o teste do pH esofágico só deve ser usado em uma seleta minoria de pacientes com DRGE. A pHmetria de 24 horas é útil em pacientes que apresentam sintomas típicos da DRGE, e que não respondem à terapia. Quando realizado nessa população de pacientes, o monitoramento ambulatorial do pH pode determinar se o diagnóstico da DRGE é correto ou se é necessário tratamento clínico ou cirúrgico adicional. Também é útil em pacientes com sintomas atípicos da DRGE, como a asma e a tosse crônica, quando esses sintomas não são responsivos à terapia de supressão ácida. O monitoramento ambulatorial do pH esofágico é também importante na avaliação pós-operatória de um paciente que tenha sido submetido à cirurgia antirrefluxo, a fim de determinar se a DRGE persiste.

Apesar de ser extremamente útil em pacientes selecionados, o teste do pH esofágico não se encontra amplamente disponível, pode ser desconfortável, e é dispendioso. O desconforto associado a introdução da sonda nasal suscitou o desenvolvimento de um sistema de pHmetria sem fio. O sistema Bravo de monitoramento de pH através da cápsula sem fio (Medtronic, Inc) permite que uma cápsula do tamanho de uma pílula seja fixada à mucosa do esôfago distal através de endoscopia digestiva alta. O pH é monitorado durante 48 horas (*vs.* 24 horas com a probe de pH convencional). A cápsula se desprende espontaneamente em 2 semanas. A principal desvantagem desse sistema é que até 10% dos pacientes apresentam desconforto em função da presença da cápsula de pH ou podem perceber a presença da cápsula (sensação leve da presença de corpo estranho). Em alguns pacientes, a cápsula pode se desalojar prematuramente, não permitindo o monitoramento do pH durante o período completo de 48 horas. Houve também relatos isolados de hemorragia esofágica que necessitou de transfusão e perfuração do esôfago.

A impedanciometria esofágica detecta alterações na resistência à passagem da corrente elétrica através de um cateter colocado no esôfago. Além de registrar o pH esofágico, esse cateter permite fazer a diferença entre o trânsito anterógrado e retrógrado de líquido e gás. Assim, o refluxo ácido, o fracamente ácido, e o não ácido podem sem detectados, e esse teste apresenta sensibilidade maior para detectar a DRGE do que o teste de pH isolado. Esse teste é útil para os pacientes com suspeita de DRGE ou que apresentam sintomas extraesofágicos da DRGE e que apresentam teste de pH esofágico negativo (pacientes com suspeita de DRGE não ácida e aqueles que fazem uso de IBP e que apresentam sintomas suspeitos de DRGE). Esse teste é recomendado quando o teste padrão não mostra a presença de DRGE significativa em pacientes com sintomas típicos, atípicos, ou refratários da DRGE. Embora ainda não esteja amplamente disponível, esse teste carrega o potencial de mudar a conduta com o paciente ao se direcionar as terapias complementares.

DeVault KR, Castell DO. American College of Gastroenterology. Updated guidelines for the diagnosis and treatment of gastroesophageal reflux disease. *Am J Gastroenterol.* 2005;100:190–200. [PMID: 15654800]

Hirano I, Richter JE; Practice Parameters Committee of the American College of Gastroenterology. ACG practice guidelines: esophageal reflux testing. *Am J Gastroenterol.* 2007;102:668–685. [PMID: 17335450]

Numans ME, Lau J, de Wit NJ, et al. Short-term treatment with proton pump inhibitors as a test for gastroesophageal reflux disease: a meta-analysis of diagnostic test characteristics. *Ann Intern Med.* 2004;140:518–527. [PMID: 15068979]

Pritchett JM, Aslam M, Slaughter JC, et al. Efficacy of esophageal impedance/pH monitoring in patients with refractory gastroesophageal reflux disease, on and off therapy. *Clin Gastroenterol Hepatol.* 2009;7:743–748. [PMID: 19281866]

Standards of Practice Committee, Lichtenstein DR, Cash BD, et al. Role of endoscopy in the management of GERD. *Gastrointest Endosc.* 2007;66:219–224. [PMID: 17643692]

U.S. Food and Drug Administration. Center for Devices and Radiological Health. Available at: http://www.accessdata.fda.gov/scripts/cdrh/cfdocs/cfMAUDE/search.cfm.

Complicações

As complicações da DRGE crônica incluem a hemorragia decorrente de erosões ou ulceração esofágicas, a formação de estenose e o esôfago de Barrett.

A. Úlceras esofágicas

Embora possa parecer contraintuitivo, a gravidade e a duração dos sintomas da DRGE estão pouco correlacionadas com a presença ou a gravidade da esofagite. As úlceras esofágicas decorrentes da esofagite são responsáveis por aproximadamente 2% dos casos de hemorragia digestiva alta. A grande maioria das úlceras pépticas esofágicas cicatriza completamente após supressão ácida com IBP.

B. Estenose péptica do esôfago

A estenose péptica do esôfago é encontrada em 10% dos pacientes que procuram atendimento médico por sintomas da DRGE. Quando questionados a respeito, a maioria dos pacientes com estenose de esôfago relata disfagia com duração média de 4–6 anos, e até 25% negam qualquer diagnóstico prévio de DRGE. A perda de peso, um sintoma cardinal relacionado com o câncer do esôfago, é incomum na estenose péptica, pois os pacientes gradualmente aprendem a mudar seus hábitos alimentares e evitam os alimentos que podem causar disfagia.

C. Carcinoma do esôfago

Embora a gravidade e a duração dos sintomas da DRGE pareçam estar pouco correlacionadas com a presença de esofagite, há evidências crescentes de que os sintomas frequentes e acentuados da DRGE, particularmente os de ocorrência noturna, constituem um importante fator de risco para o desenvolvimento do adenocarcinoma esofágico. A incidência de adenocarcinoma esofágico aumenta em ritmo acelerado nos Estados Unidos e na Europa. O adenocarcinoma esofágico e seu fator de risco predisponente, o esôfago de Barrett, são discutidos no Capítulo 12.

Tratamento

Os objetivos do tratamento da DRGE são resolução dos sintomas, cura da esofagite, e prevenção das complicações da DRGE. Uma vez que o paciente se encontra em remissão, o objetivo é manter a remissão dos sintomas e evitar as lesões adicionais.

A. Estilo de vida, tratamento clínico e mecânico

A pedra fundamental do tratamento da DRGE é a mudança de estilo de vida. Os pacientes são orientados a evitar alimentos e bebidas ácidas, os quais podem exacerbar os sintomas da DRGE (ver Tabela 11-2), e não devem deitar antes de decorridas 3 horas após as refeições, pois os alimentos ingeridos podem permanecer no estômago e contribuírem para o refluxo. Essa prática é causa frequente de desencadeamento dos sintomas da DRGE e a modificação desse hábito é uma das medidas mais eficazes que um paciente pode instituir para controlar os sintomas. As refeições menores e frequentes também são recomendadas para pacientes com DRGE.

A elevação da cabeceira do leito a uma altura de 6 polegadas (colocando tijolos debaixo dos pés da cabeceira da cama) também pode reduzir os sintomas ao utilizar a gravidade para evitar o refluxo. É recomendado que os pacientes evitem usar roupa justa. Os pacientes devem ser instruídos a parar de fumar e a perder peso, o que pode ser crucial para reduzir ou eliminar os sintomas. A atual epidemia de obesidade é um importante fator contribuinte para o aumento da prevalência da DRGE.

O tratamento clínico é constituído por agentes antiácidos e antissecretórios. Os antiácidos isentos de prescrição médica são utilizados pelo menos 2 vezes por mês, por mais de um quarto da população dos EUA. Os antiácidos proporcionam alívio dos sintomas, neutralizando o ácido gástrico refluído, aumentando assim o pH esofágico e promovendo a inativação da pepsina. Os antiácidos são de baixo custo, estão prontamente disponíveis, são convenientes e eficazes. O alívio dos sintomas ocasionais com a utilização de antiácidos a curto prazo é um procedimento seguro.

Os antagonistas dos receptores H_2 da histamina inibem a secreção de ácido gástrico por mecanismo competitivo, bloqueando os receptores H_2 localizados nas células parietais gástricas. Os bloqueadores dos receptores H_2 apresentam excelente histórico de segurança e foram aprovados nos EUA pela Food and Drug Administration (FDA) para serem vendidos sem prescrição médica. A utilização de antagonistas dos receptores H_2 em baixas doses não só evitam os sintomas de azia quando ingeridos antes das refeições, como também aliviam os sintomas de azia induzidos pelas refeições durante um período de 15–40 minutos, quando ingeridos após as refeições. Os antagonistas dos receptores H_2 devem ser ingeridos 2 vezes por dia em pacientes que apresentam sintomas frequentes da DRGE, atingindo assim maior eficácia. Essas drogas apresentam eficácia aproximada de 75% em pacientes com esofagite de grau leve a moderado; no entanto, em pacientes que apresentam esofagite de moderada a grave, a eficácia deles é de apenas 50% na cura da esofagite. Os antagonistas dos receptores H_2 são apropriados para os pacientes com DRGE leve a moderada e continuam a representar importante modalidade de tratamento da DRGE.

Os IBPs agem mediante bloqueio da hidrogênio-potássio ATPase na superfície apical das células parietais. Os IBPs são mais eficazes do que os antagonistas dos receptores H_2 porque atuam sobre a via final comum da secreção de ácido em vez de agir sobre um dos três receptores (de histamina, acetilcolina e gastrina). O momento da utilização dos IBPs é importante, uma vez que essas drogas são mais eficazes quando ingeridas em jejum, 30 minutos antes das refeições, momento em que as células parietais apresentam um grande número de bombas de prótons ativas.

Os efeitos secundários podem ocorrer em até 3% dos pacientes e podem incluir dores de cabeça e diarreia. Os efeitos secundários raros incluem hepatite e nefrite intersticial. Os IBPs induzem o sistema citocromo P450, sendo necessário ajustar as doses de warfarina, fenitoína e diazepam. Recentemente surgiu controvérsia em relação ao efeito dos IBPs sobre o clopidogrel, pois esse medicamento é uma pró-droga que é convertida em sua forma ativa, pelo sistema citocromo P450 (CYP2C19). Os IBPs agem como substratos e inibidores do CYP2CI9 e reduzem potencialmente o efeito inibitório do clopidogrel sobre o P2Y12 das plaquetas. Nesse momento, os estudos clínicos observacionais que avaliam a influência dos IBPs sobre a eficácia do clopidogrel mostraram resultados conflitantes. Serão necessários ensaios clínicos prospectivos para responder definitivamente se a associação entre os IBPs e o clopidogrel traz consequências clinicamente significativas. O único grande ensaio randomizado sobre os usuários de clopidogrel e omeprazol *versus* placebo não mostraram nenhuma diferença significativa nos eventos cardiovasculares (razão de risco com omeprazol 0,99, IC 95% 0,68–1,44, $P = 0,96$), juntamente com uma redução significativa dos eventos gastrointestinais (razão de risco com omeprazol 0,34, IC 95% 0,18–0,63, $P < 0,001$). No momento atual, as evidências disponíveis não justificam a conclusão de que o uso de IBP esteja associado à presença de eventos clínicos cardiovasculares entre os usuários de clopidogrel.

Os IBPs são indicados como terapia inicial em pacientes com DRGE moderada a grave e em pacientes que apresentam complicações da DRGE, tais como o sangramento e a estenose. Um recente estudo revisou 26 ensaios envolvendo 4.064 pacientes e comparou os IBPs com os antagonistas dos receptores H_2. A terapia da esofagite durante 4–8 semanas apresentou resultados significativamente melhores com a utilização dos IBPs do que a terapia com os antagonistas dos receptores H_2.

As comparações independentes entre os IBPs atualmente disponíveis têm demonstrado consistentemente que os IBPs de primeira geração (todos, exceto o esomeprazol), apresentam resultados essencialmente iguais em relação às taxas de cicatrização da esofagite e mudanças dos perfis intragástricos. Há vários relatos sobre o início de ação mais rápido do rabeprazol em relação aos outros IBPs; no entanto, o seu significado clínico é discutível. Uma comparação entre os cinco IBPs disponíveis em relação ao controle do pH intragástrico de 24 horas mostrou uma vantagem estatisticamente significativa do esomeprazol no quinto dia de tratamento (Tabela 11-5).

Tabela 11-5. Eficácia dos inibidores da bomba de prótons na diminuição do pH intragástrico.

Terapia	% Tempo pH > 4[a]	Nº de horas pH > 4[b]	pH médio
Esomeprazol, 40 mg	58,43	14	4,04
Rabeprazol, 20 mg	50,53	12,1	3,70
Omeprazol, 20 mg	49,16	11,8	3,54
Lansoprazol, 30 mg	47,98	11,5	3,56
Pantoprazol, 40 mg	41,94	10,1	3,33

[a]Porcentagem de tempo em que o pH intragástrico manteve-se em 4.
[b]Média do pH intragástrico de 24 horas no quinto dia de tratamento (n = 34).
Adaptada, com permissão, de Miner P Jr, Katz PO, Chen Y, et al. Gastric acid control with esomeprazole, lanzoprazole, omeprazole, pantoprazole, e rabeprazole: a five-way crossover study. *Am J Gastroenterol*. 2003; 98:2616–2620.

A eficácia da terapia prolongada com IBP tem sido demonstrada após seu uso em milhões de pacientes ao longo dos últimos 20 anos e após sua aprovação pela FDA para ser adquirido sem a necessidade de receita médica. Durante a fase inicial de testes desses medicamentos, observou-se o desenvolvimento de carcinoides gástricos em modelos animais. Essa complicação não tem sido demonstrada em humanos. Existe também uma consideração teórica sobre sua interferência na absorção de nutrientes (especialmente de magnésio, cálcio, ferro e proteína), em decorrência da diminuição significativa na produção de ácido gástrico. No entanto, demonstrou-se apenas redução na absorção de magnésio. Uma redução modesta nos níveis de vitamina B12 tem sido observada com o uso prolongado de IBPs, o que pode ser decorrente de diminuição na absorção de vitamina B12 ligada a proteínas. Portanto, os níveis de vitamina B12 devem ser monitorados periodicamente em pacientes que fazem uso contínuo de IBP por mais de 5 anos. O supercrescimento bacteriano do intestino delgado foi observado em pacientes que fazem uso prolongado de IBP, mas sem significado clínico. No entanto, o supercrescimento bacteriano pode tornar-se significativo, se houver uma desordem subjacente da motilidade do intestino delgado ou alteração anatômica decorrente de cirurgia prévia. Recentemente, o uso de IBP tem sido associado ao aumento das taxas de pneumonia adquirida na comunidade, infecção por *Clostridium difficile*, e fraturas de quadril.

Embora a maioria dos pacientes com DRGE seja beneficiada pelas modificações no estilo de vida e pela terapia medicamentosa, alguns pacientes podem apresentar sintomas persistentes apesar do tratamento. As terapias mecânicas antirrefluxo, cirúrgicas ou endoscópicas, podem ser utilizadas em pacientes que apresentam boa resposta ao tratamento clínico ou que desejam suspender os medicamentos, ou em pacientes que não apresentaram resposta ao tratamento clínico.

B. Considerações cirúrgicas

A cirurgia do refluxo gastroesofágico tem sido realizada desde os anos 1950. O objetivo da cirurgia antirrefluxo é reduzir o diâmetro luminal esofágico inferior para evitar o refluxo do conteúdo gastroduodenal. O procedimento mais amplamente realizado é a fundoplicatura de Nissen. Vários estudos relataram resposta sintomática de 80–90% em pacientes submetidos a esse procedimento de fundoplicatura. Uma análise de seis ensaios clínicos randomizados que comparam as fundoplicaturas abertas e laparoscópicas não encontrou nenhuma diferença na taxa de recorrência da DRGE entre os dois procedimentos, mas demonstrou menor morbidade operatória e menor tempo de internação, quando a abordagem laparoscópica foi utilizada. No entanto, constatou-se que 62% dos pacientes necessitaram de tratamento medicamentoso, 10 anos após a cirurgia antirrefluxo.

As complicações da fundoplicatura incluem disfagia, dor torácica, síndrome da bolha gasosa, flatulência pós-operatória, e lesão dos nervos vagos, a qual conduz a gastroparesia e diarreia. A prevalência dessas complicações varia entre 5% e 20%. A disfagia pós-operatória ocorre em até 18% dos pacientes; a disfagia precoce ocorre em cerca de 20% e a disfagia tardia ocorre em 6% dos pacientes após 2 anos. O benefício da cirurgia antirrefluxo também deve ser balanceado quanto ao risco de mortalidade operatória de 0,5–1%. O risco de mortalidade é reduzido pela abordagem laparoscópica e pela experiência do cirurgião.

C. Procedimentos endoscópicos antirrefluxo

Várias técnicas endoscópicas têm sido desenvolvidas para o tratamento da DRGE. A maioria dos estudos sobre a terapia endoscópica apresenta *follow up* limitado de um número relativamente pequeno de pacientes. As técnicas endoscópicas antirrefluxo são idealizadas para alterar a anatomia da junção gastroesofágica e evitar a DRGE.

Embora alguns estudos tenham mostrado melhora na exposição ácida intraesofágica de 24 horas, a normalização da exposição ácida após a execução dessas técnicas constitui-se a exceção, e não a regra. As complicações associadas a esses procedimentos endoscópicos antirrefluxo incluem hemorragia, pneumonia aspirativa, perfuração, mediastinite e, raramente, óbito. São necessários estudos futuros para melhor entender o mecanismo dessas formas de tratamento e para melhorar a eficácia e a durabilidade desses procedimentos endoscópicos, antes que eles possam ser recomendados.

D. Doença do refluxo não erosiva

Menos da metade dos pacientes que apresentam sintomas típicos de refluxo demonstra evidências de esofagite durante a endoscopia digestiva alta, o que deu origem ao termo *doença do refluxo não erosiva* (DRNE). Os pacientes portadores da DRNE apresentam sintomas típicos da DRGE, mas apenas metade apresenta evidências de exposição ácida anormal. Em tais pacientes, as causas dos sintomas incluem o refluxo não ácido, a hipersensibilidade visceral e as alterações motoras do esôfago. O tratamento de pacientes portadores de DRNE é semelhante ao dos pacientes com esofagite erosiva, no entanto, vários estudos têm demonstrado que esses pacientes apresentam menor probabilidade de resposta à terapia com IBP. Os antidepressivos tricíclicos em baixa dosagem podem ser utilizados em pacientes com DRNE que não respondem à terapia convencional de redução ácida.

Aseeri M, Schroeder T, Kramer J, et al. Gastric acid suppression by proton pump inhibitors as a risk factor for *Clostridium difficile*-associated diarrhea in hospitalized patients. *Am J Gastroenterol.* 2008;103:2308–2313. [PMID: 18702653]

Bhatt DL, Cryer BL, Contant CF, et al. COGENT Investigators. Clopidogrel with or without omeprazole in coronary artery disease. *N Engl J Med.* 2010;363:1909–1917. [PMID: 20925534]

Bytzer P, Morocutti A, Kennerly P, et al. ROSE Trial Investigators. Effect of rabeprazole and omeprazole on the onset of gastroesophageal reflux disease symptom relief during the first seven days of treatment. *Scand J Gastroenterol.* 2006;41:1132–1140. [PMID: 15990197]

Catarci M, Gentileschi P, Papi C, et al. Evidence-based appraisal of antireflux fundoplication. *Ann Surg.* 2004;239:325–337. [PMID: 15075649]

Corley DA, Kubo A, Zhao W, et al. Proton pump inhibitors and histamine-2 receptor antagonists are associated with hip fractures among at-risk patients. *Gastroenterology.* 2010;139:93–101. [PMID: 20353792]

Cundy T, Mackay J. Proton pump inhibitors and severe hypomagnesemia. *Curr Opin Gastroenterol.* 2011;27:180–185. [PMID: 20856115]

Dial S, Delaney JA, Barkun AN, et al. Use of gastric acid-suppressive agents and the risk of community-acquired *Clostridium difficile*-associated disease. *JAMA.* 2005;294:2989–2995. [PMID: 16414946]

Finlayson SR, Laycock WS, Birkmeyer JD. National trends in utilization and outcomes of antireflux surgery. *Surg Endosc.* 2003;17:864–867. [PMID: 12632134]

Flum DR, Koepsell T, Heagerty P, et al. The nationwide frequency of major adverse outcomes in antireflux surgery and the role of surgeon experience, 1992–1997. *J Am Coll Surg.* 2002;195:611–618. [PMID: 12437246]

Kahrilas PJ, Shaheen NJ, Vaezi MF. American Gastroenterological Association Institute, Clinical Practice and Quality Management Committee. American Gastroenterological Association Institute technical review on the management of gastroesophageal reflux disease. *Gastroenterology.* 2008;135:1392–1413. [PMID: 18801365]

Kaltenbach T, Crockett S, Gerson LB. Are lifestyle measures effective in patients with gastroesophageal reflux disease? An evidence-based approach. *Arch Intern Med.* 2006;166:965–971. [PMID: 16682569]

Klinkenberg-Knol EC, Nelis F, Dent J. Long-term omeprazole treatment in resistant gastroesophageal reflux disease: efficacy, safety, and influence on gastric mucosa. *Gastroenterology.* 2000;118:661–669. [PMID: 10734017]

Klok RM, Postma MJ, van Hout BA, et al. Meta-analysis: comparing the efficacy of proton pump inhibitors in short-term use. *Aliment Pharmacol Therapeut.* 2003;17:1237–1245. [PMID: 12755827]

Laheij RJ, Sturkenboom MC, Hassing RJ, et al. Risk of community-acquired pneumonia and use of gastric acid-suppressive drugs. *JAMA.* 2004;292:1955–1960. [PMID: 15507580]

Laine L, Hennekens C. Proton pump inhibitor and clopidogrel interaction: fact or fiction? *Am J Gastroenterol.* 2010;105:34–41. [PMID: 19904241]

Liu JJ, Carr-Locke DL, Osterman MT, et al. Endoscopic treatment for atypical manifestations of gastroesophageal reflux disease. *Am J Gastroenterol.* 2006;101:440–445. [PMID: 16542278]

Moayyedi P, Soo S, Deeks J, et al. Pharmacologic interventions for non-ulcer dyspepsia. *Cochrane Database System Rev.* 2006;(4):CD001960. [PMID: 17054151]

Spechler SJ, Lee E, Ahnen D, et al. Long-term outcome of medical and surgical therapies for gastroesophageal reflux disease: follow-up of a randomized controlled trial. *JAMA.* 2001;285:2331–2338. [PMID: 11343480]

Targownik LE, Lix LM, Leung S, et al. Proton-pump inhibitor use is not associated with osteoporosis or accelerated bone mineral density loss. *Gastroenterology.* 2010;138:896–904. [PMID: 19931262]

Yang YX, Lewis JD, Epstein S, et al. Long-term proton pump inhibitor therapy and risk of hip fracture. *JAMA.* 2006;296:2947–2953. [PMID: 17190895]

Yang YX, Metz DC. Safety of proton pump inhibitor exposure. *Gastroenterology.* 2010;139:1115–1127. [PMID: 20727892]

E. Tratamento da estenose péptica do esôfago

1. Dilatação do esôfago — A estenose péptica do esôfago secundária à DRGE é responsável por quase 80% das estenoses esofágicas, embora pareça haver redução dessa complicação, devido ao uso de IBP. A principal indicação para a dilatação do esôfago é o alívio da disfagia; a dilatação empírica com dilatadores de grande calibre não é recomendada quando o exame endoscópico é normal.

Atualmente são utilizados três tipos de dilatadores: (1) as velas dilatadoras preenchidas por mercúrio ou tungstênio (Maloney ou Hurst), (2) dilatadores de polivinil com fio-guia (Savary-Gilliard ou American), e (3) balão dilatador TTS (*through the scope*). As velas de Maloney são dotadas de uma ponta cônica e podem ser introduzidas às cegas ou sob controle fluoroscópico. Os dilatadores de Savary e American são introduzidos sobre um fio-guia posicionado no antro gástrico, com ou sem orientação fluoroscópica. Os balões dilatadores TTS estão disponíveis em diâmetros único ou múltiplo e podem ser introduzidos com ou sem a orientação do fio-guia.

Durante o preparo para a dilatação endoscópica, os anticoagulantes devem ser interrompidos. A cobertura antibiótica de rotina não é recomendada, no entanto, a profilaxia da endocardite deve ser realizada. Os pacientes devem ser informados sobre os riscos associados a dilatação do esôfago; as principais complicações são perfuração, sangramento e aspiração. Segundo alguns relatos, a taxa de perfuração associada à dilatação da estenose de esôfago é 0,1–0,4%. A perfuração é mais comum em casos de estenoses induzidas por radiação, estenoses malignas, estenoses complexas pela ingestão de lixívia, e em pacientes portadores de acalasia.

O grau de dilatação obtido em uma sessão endoscópica deve basear-se no grau do estreitamento luminal (Lâminas 7 e 8). A "regra de três" tem sido descrita para a dilatação do esôfago com o uso de velas. Após encontrar uma resistência moderada, não se deve introduzir mais que três dilatadores consecutivos com incrementos de 1 mm em uma única sessão. Esta regra parece não se aplicar diretamente aos balões dilatadores utilizados em estenoses simples do esôfago, que podem permitir dilatação com incrementos > 3 mm. Não existem dados sobre o período de tempo ideal em que o balão deva permanecer inflado. A dilatação de um anel de Schatzki sintomático deve objetivar a ruptura do anel.

Não foi demonstrada nenhuma vantagem definida entre as velas dilatadoras e os dilatadores TTS. Em pacientes portadores de estenose péptica benigna, os benefícios obtidos com a dilatação a longo prazo parecem ser maiores quando se consegue obter um diâmetro luminal > 12 mm. Nas estenoses pépticas, a presença de estenoses mais acentuadas, hérnia hiatal > 5 cm, a persistência de azia após a dilatação, e o número de dilatações necessárias para o alívio inicial da disfagia constituem preditores significativos de recorrência dos sintomas iniciais.

2. Inibidores da bomba de prótons — Os pacientes com estenose péptica devem ser tratados com IBP; aqueles com estenose péptica complicada por impactação de alimentos devem ser submetidos a tratamento com IBP antes da dilatação da estenose péptica. O uso de IBP diminui a recorrência da estenose e a necessidade de dilatações repetidas.

Hernandez LV, Jacobson JW, Harris MS. Comparison among the perforation rates of Maloney, balloon and Savary dilation of esophageal strictures. *Gastrointest Endosc.* 2000;51:460–462. [PMID: 10744819]

Said A, Brust DJ, Gaumnitz EA, et al. Predictors of early recurrence of benign esophageal strictures. *Am J Gastroenterol.* 2003;98:1252–1256. [PMID: 12818265]

Standards of Practice Committee, Egan JV, Baron TH, Adler DG, et al. Esophageal dilatation. *Gastrointest Endosc.* 2006;63: 755–760. [PMID: 16650533]

Curso & prognóstico

Uma vez que os pacientes sem esofagite tenham respondido às mudanças do estilo de vida e ao tratamento clínico e tenham alcançado a remissão dos sintomas clínicos, a suspensão dos medicamentos pode ser cogitada na maior parte dos casos. O alívio dos sintomas deve ser mantido por 2–3 meses antes da tentativa de interromper o uso dos medicamentos.

A dose de IBP pode ser reduzida (se possível), ou o IBP pode ser prescrito a cada 2 dias, ou substituído por um bloqueador de receptores H_2. A maioria dos pacientes tratados com bloqueadores H_2 a cada 2 dias deve passar a utilizá-los 1 vez ao dia. Quando decorridas 2–4 semanas após a redução das doses, o paciente não apresenta aumento dos sintomas, a dosagem pode ainda ser reduzida ou a medicação pode ser descontinuada. O objetivo do tratamento a longo prazo é alcançar a dose mínima necessária para controlar os sintomas, ou considerar a possibilidade de cirurgia. No entanto, quando o paciente apresenta recorrência dos sintomas, a dosagem dos medicamentos deve ser aumentada até que a resolução dos sintomas seja alcançada.

A interrupção abrupta (sem redução gradual das doses) dos IBPs em pacientes portadores de DRGE tratados a longo prazo pode provocar a exacerbação dos sintomas iniciais. Esse fenômeno de "rebote ácido" ocorre quando as células parietais secretam quantidades elevadas de ácido após um bloqueio prolongado. A redução gradual das doses de IBP é útil para o alívio dos sintomas. A erradicação do *Helicobacter pylori* parece aumentar o rebote ácido.

O tratamento da maioria dos pacientes com DRGE é frequentemente prolongado, pois o distúrbio subjacente é a disfunção do EEI, que não é diretamente afetada pelo tratamento clínico. Mais de 80% dos pacientes com esofagite erosiva apresentarão recaídas quando a terapia é interrompida. Em geral, para manter a remissão, é necessário utilizar o mesmo medicamento que a induziu, e na mesma dose. Em pacientes portadores da DRGE não erosiva, a terapia por demanda é uma alternativa de custo eficaz para o tratamento de manutenção.

O tratamento a longo prazo da DRGE pode ser um desafio, no entanto os pacientes podem ser orientados para reconhecer as opções de alimentos e de estilo de vida que possam precipitar os sintomas e, assim, pode-se motivá-los, em sua maioria, a abandonar os medicamentos. Os pacientes incapazes de interromper a terapia de supressão ácida por causa da recorrência dos sintomas podem dispor de outras formas de tratamento clínico que são, felizmente, muito eficazes e em geral seguras.

Inadomi JM, Jamal R, Murata GH, et al. Step-down management of gastroesophageal reflux disease. *Gastroenterology*. 2001;121:1095–1100. [PMID: 11677201]

Inadomi JM, McIntyre L, Bernard L, et al. Step-down from multiple-to single-dose proton pump inhibitors (PPIs): a prospective study of patients with heartburn or acid regurgitation completely relieved with PPIs. *Am J Gastroenterol*. 2003;98:1940–1944. [PMID: 14499769]

Este capítulo é uma versão revisada do capítulo escrito pelo Dr. John R. Saltzman e Dr. John M. Poneros na edição anterior do Current Diagnosis & Treatment: Gastroenterology, Hepatology, & Endoscopy.

Esôfago de Barrett

12

Kunal Jajoo, MD
John R. Saltzman, MD

CRITÉRIOS DE DIAGNÓSTICO

- Substituição do epitélio escamoso normal do esôfago distal por metaplasia intestinal especializada.
- A endoscopia com biópsia é essencial para estabelecer o diagnóstico correto.
- A presença de displasia de alto grau deve ser confirmada por dois patologistas especializados em gastroenterologia.
- Os fatores de risco para o desenvolvimento do adenocarcinoma incluem a presença de uma grande hérnia hiatal, a presença do epitélio de Barrett em um segmento longo do esôfago, e de anormalidades da mucosa (nódulos, ulcerações, ou estenoses).

Considerações gerais

O termo esôfago de Barrett foi cunhado depois da publicação de um artigo, em 1950, escrito por um cirurgião torácico de Londres, intitulado "*Chronic Peptic Ulcer of the Esophagus and 'Oesophagitis.'*" Nesse artigo, Norman Barrett descreveu alguns casos de úlceras esofágicas encontradas em áreas do esôfago revestidas por epitélio colunar, em achados de autópsia. O esôfago de Barrett é a substituição do epitélio escamoso normal do esôfago distal por metaplasia intestinal especializada (MIE). Acredita-se que ela possa ser causada pela doença do refluxo gastroesofágico (DRGE) crônico, o que leva a esofagite e transformação metaplásica subsequente da mucosa esofágica. A MIE pode servir de proteção contra outras lesões provocadas pelo ácido gástrico; no entanto, esse epitélio metaplásico também está associado ao risco aumentado de adenocarcinoma do esôfago. Há um debate considerável sobre vários aspectos do esôfago de Barrett, como o risco exato de transformação neoplásica associado a essa condição, como também o seu manejo, caso haja progressão para displasia.

Barrett NR. Chronic peptic ulcer of the oesophagus and "oesophagitis." *Br J Surg*. 1950;38:175–182. [PMID: 14791960]

Sharma P. Clinical practice. Barrett's esophagus. *N Engl J Med*. 2009;361:2548–2556. [PMID: 20032324]

A. Epidemiologia

Acredita-se que a prevalência do esôfago de Barrett na população adulta geral seja de 1,6–1,7% (embora as estimativas variem amplamente entre 0,9% a mais de 20%, dependendo da população estudada e dos critérios utilizados para definir o esôfago de Barrett). A partir do Censo de 2010, isso era traduzido em cerca de 4 milhões de indivíduos portadores dessa condição nos Estados Unidos. A prevalência do esôfago de Barrett em pacientes com DRGE é mais alta, cerca de 5–10%. Nos portadores de DRGE grave, como os casos associados a esofagite erosiva, a prevalência é de aproximadamente 10%; e em pacientes com estenose péptica do esôfago, a prevalência é de quase 30%. O esôfago de Barrett predomina no sexo masculino, numa proporção de aproximadamente 3:1. O paciente típico é branco, masculino, e de meia-idade. Embora a prevalência do esôfago de Barrett em hispânicos pareça semelhante à dos caucasianos, o esôfago de Barrett é incomum em negros e asiáticos. Em alguns estudos, o álcool e o fumo foram considerados fatores de risco para o desenvolvimento do esôfago de Barrett. A conclusão de que o esôfago de Barrett é uma complicação crônica adquirida da DRGE é apoiada pelo fato de o esôfago de Barrett ser extremamente raro em crianças com esfíncter esofágico inferior (EEI) competente.

El-Serag HB, Gilger MA, Shub MD, et al. The prevalence of suspected Barrett's esophagus in children and adolescents: a multicenter endoscopic study. *Gastrointest Endosc*. 2006;64:671–675. [PMID: 17055854]

Evans DE, Barron WG. *2000 Census of Population and Housing*. U.S. Department of Commerce Economics and Statistics, 2005.

Ronkainen J, Aro P, Storskrubb T, et al. Prevalence of Barrett's esophagus in the general population: an endoscopic study. *Gastroenterology*. 2005;129:1825–1831. [PMID: 16344051]

Spechler SJ, Fitzgerald RC, Prasad GA, et al. History, molecular mechanisms, and endoscopic treatment of Barrett's esophagus. *Gastroenterology*. 2010;138:854–869. [PMID: 20080098]

B. Patogênese

Na DRGE, os componentes do conteúdo refluído (ácido gástrico e sais biliares) são fatores etiológicos importantes para o desenvolvimento do esôfago de Barrett. Estudos de monitoramento do pH mostraram que os pacientes portadores de esôfago de Barrett têm maior exposição do esôfago ao conteúdo ácido do que os controles saudáveis ou até mesmo do que os pacientes com queixas leves de azia. No esôfago de Barrett, a maior exposição ao conteúdo ácido resulta de longos períodos de refluxo ácido (> 5 minutos), predominando sobre o maior número de episódios de refluxo. Os pacientes portadores de esôfago de Barrett podem estar predispostos a episódios mais graves de refluxo ácido em decorrência da disfunção mecânica do EEI, bem como pela diminuição da amplitude das contrações do esôfago distal.

A infecção do estômago pelo *Helicobacter pylori* provoca inflamação crônica que pode resultar em metaplasia intestinal e câncer gástrico. No entanto, não existe uma associação clara entre a infecção pelo *H. pylori* e a DRGE, pois o organismo não infecta o esôfago. Na verdade, a infecção do estômago pelo *H. pylori* pode proteger o esôfago contra a DRGE e o desenvolvimento do epitélio de Barrett.

O papel dos sais biliares associados ao conteúdo ácido gástrico no desenvolvimento do esôfago de Barrett continua a ser debatido e investigado. O aumento dos níveis de ácidos biliares foi encontrado em pacientes com esôfago de Barrett. Demonstrou-se que o conteúdo ácido e biliar induz uma classe de genes homeobox (*Cdx*), que são reguladores da diferenciação celular, e esse mecanismo tem sido postulado como responsável pela metaplasia. Alguns médicos argumentam que o refluxo aumentado de sais biliares nesses pacientes necessita de tratamento mecânico da DRGE, tal como a fundoplicatura. Finalmente, os fatores genéticos e ambientais que também desempenham um papel no desenvolvimento do esôfago de Barrett começam a ser entendidos.

Souza RF, Krishnan K, Spechler SJ. Acid, bile and CDX: the ABCs of making Barrett's metaplasia. *Am J Physiol Gastrointest Liver Physiol*. 2008;295:G211–G218. [PMID: 18556417]

Wang C, Yuan Y, Hunt RH. Helicobacter pylori infection and Barrett's esophagus: a systematic review and meta-analysis. *Am J Gastroenterol*. 2009;104:492–500. [PMID: 19174811]

Achados clínicos

O diagnóstico do esôfago de Barrett não pode ser estabelecido com base em critérios clínicos, pois não há sintomas específicos que possam distingui-lo da DRGE sem esôfago de Barrett. Além disso, o diagnóstico radiológico do esôfago de Barrett não é confiável. O padrão-ouro para o diagnóstico do esôfago de Barrett é a endoscopia digestiva alta com biópsia do esôfago distal.

A. Achados endoscópicos e de biópsia

O diagnóstico do esôfago de Barrett é estabelecido quando a biópsia da mucosa confirma a presença de MIE no epitélio colunar no esôfago distal. Em indivíduos normais, a junção escamocolunar (JEC) coincide com a junção esofagogástrica (JEG).

A JEC é a transição da mucosa escamosa pálida do esôfago para a mucosa gástrica de cor salmão. Do ponto de vista endoscópico ela é mais bem definida como a parte que corresponde ao topo das pregas gástricas. Quando a JEC está situada acima do topo das pregas gástricas e no sentido do esôfago, constata-se que o esôfago é revestido por epitélio colunar e, portanto, o local deve ser biopsiado (Lâmina 9).

Os primeiros estudos definiram o esôfago de Barrett como a presença de epitélio colunar no esôfago distal numa extensão de 3 cm com MIE (Lâmina 10). Uma publicação subsequente considerou a presença de MIE numa extensão < 3 cm como Barrett de "segmento curto". Finalmente, um estudo em que os investigadores biopsiaram a JEC aparentemente normal demonstrou que a prevalência de MIE era de 18%. O significado da presença de metaplasia intestinal na JEC é discutível e, atualmente, não é recomendável biopsiar a JEC aparentemente normal.

É importante notar que a metaplasia intestinal da cárdia não pode ser distinguida da metaplasia intestinal do esôfago. Portanto, o deslocamento proximal da JEC na direção do esôfago deve ser documentado pelo exame endoscópico, a fim de estabelecer o diagnóstico do esôfago de Barrett.

A extensão do esôfago de Barrett é um dado importante, pois os estudos têm confirmado que os segmentos mais longos apresentam risco mais alto de progressão para o adenocarcinoma. Para manter a consistência entre os estudos sobre o esôfago de Barrett, os critérios C e M de Praga foram estabelecidos para determinar a extensão da doença. De acordo com esses critérios, a extensão circunferencial (C) e o limite máximo (M) do esôfago de Barrett são avaliados, com base na definição dos padrões de referência endoscópica. Esses critérios apresentam boa confiabilidade interobservador no que se refere ao diagnóstico do esôfago de Barrett numa extensão $\geq$ 1 cm de comprimento. Resta saber se esses critérios serão adotados amplamente.

Os espécimes de biópsia do esôfago de Barrett são classificados como negativo para displasia (ou não displásico), displasia indefinida (ou displasia de grau indefinido), displasia de baixo grau, ou displasia de alto grau. O diagnóstico de displasia é geralmente reservado para as lesões que apresentam atipia nuclear da superfície mucosa.

Avidan B, Sonnenberg A, Schnell T, et al. Hiatal hernia size, Barrett's length and severity of acid reflux are all risk factors for esophageal adenocarcinoma. *Am J Gastroenterol.* 2002;97:1930–1936. [PMID: 12190156]

Sharma P, Dent J, Armstrong D, et al. The development and validation of an endoscopic grading system for Barrett's esophagus: the Prague C & M criteria. *Gastroenterology.* 2006;131:1392–1399. [PMID: 17101315]

Sharma P, McQuaid K, Dent J, et al. A critical review of the diagnosis and management of Barrett's esophagus: the AGA Chicago workshop. *Gastroenterology.* 2004;127:310–330. [PMID: 15236196]

Wang KE, Sampliner RE. Practice Parameters Committee of the American College of Gastroenterology. Updated guidelines for the diagnosis, surveillance and therapy of Barrett's esophagus. *Am J Gastroenterol.* 2008;103:788–797. [PMID: 18341497]

B. Rastreamento

O rastreamento refere-se à realização de um teste em uma amostra grande da população assintomática no intuito de identificar uma doença. O papel do rastreamento do esôfago de Barrett através da endoscopia digestiva alta não está esclarecido, e as principais sociedades gastroenterológicas não são unânimes em suas recomendações. Os pacientes portadores de DRGE crônica têm risco aumentado para o desenvolvimento do esôfago de Barrett, e a prevalência do esôfago de Barrett é maior em homens brancos de meia-idade, sugerindo que o rastreamento deva ser reservado para esse subgrupo de maior risco. Os protocolos recentes do American College of Gastroenterology reconhecem que há controvérsias sobre o rastreamento do esôfago de Barrett e afirmam apenas que o maior rendimento é alcançado quando ele é realizado em pacientes com idade > 50 anos e portadores de sintomas crônicos da DRGE.

Contudo, se o único critério para o rastreamento do esôfago de Barrett fosse resumido à presença de sintomas da DRGE, a população a ser rastreada seria enorme, pois estima-se que 20% da população adulta dos EUA apresenta refluxo ácido semanal. Contrariamente, uma meta-análise recente mostrou que os sintomas da DRGE não estão associados a presença do Barrett de segmento curto, mas em verdade esses sintomas aumentam em cinco vezes o risco de Barrett longo.

Os estudos de análise de decisão que examinaram a relação custo-benefício do rastreamento do esôfago de Barrett têm mostrado resultados conflitantes. Além disso, uma proporção significativa de pacientes com adenocarcinoma do esôfago não relata sintomas prévios de refluxo. Contudo, o que não pode ser discutido, é que a maioria dos pacientes recém-diagnosticados com adenocarcinoma do esôfago não tinham diagnóstico prévio de esôfago de Barrett, enfatizando a necessidade de estratégias mais eficazes de rastreamento. Com o surgimento de novas técnicas, como a transnasal e a endoscopia através de videocápsula, os custos do exame do esôfago diminuíram, e essas questões precisam ser repensadas.

Gerson LB, Groeneveld PW, Triadafilopoulos G. Cost-effectiveness of endoscopic screening and surveillance in patients with gastroesophageal reflux disease. *Clin Gastroenterol Hepatol.* 2004;2:868–879. [PMID: 15476150]

Inadomi JM, Sampliner R, Lagergren J, et al. Screening and surveillance for Barrett's esophagus in high-risk groups: a cost utility analysis. *Ann Intern Med.* 2003;138:176–186. [PMID: 12558356]

Sharma P, Falk GW, Weston AP, et al. Dysplasia and cancer in a large multicenter cohort of patients with Barrett's esophagus. *Clin Gastroenterol Hepatol.* 2006;4:566–572. [PMID: 16630761]

Taylor JB, Rubenstein JH. Meta-analyses of the effect of symptoms of gastroesophageal reflux on the risk of Barrett's esophagus. *Am J Gastroenterol.* 2010;105:1730–1737. [PMID: 20485283]

C. Vigilância

A vigilância de pacientes com esôfago de Barrett refere-se à realização de endoscopias seriadas a intervalos regulares com o objetivo de detectar displasia e câncer precoce em estágio curável. Se a incidência de câncer em pacientes com esôfago de Barrett for alta, a vigilância apresentaria boa relação custo-benefício, no entanto, se a incidência for baixa, uma proporção extremamente pequena da população em situação de risco seria beneficiada. O risco geral de câncer em pacientes com esôfago de Barrett é estimado em aproximadamente 0,5% ao ano. Dito de outra maneira, o risco de um determinado paciente com esôfago de Barrett desenvolver câncer é de cerca de 1 em 200 por ano.

Como ocorre com o rastreamento, o custo-benefício de um programa de vigilância para o esôfago de Barrett está sendo discutido. Os dados retrospectivos têm mostrado que os cânceres detectados durante a vigilância do esôfago de Barrett provavelmente são encontrados em um estágio inicial e estão associados à melhor sobrevida, em comparação com aqueles que não são detectados durante a vigilância. Tais estudos retrospectivos estão sujeitos ao viés de tempo de vida ganho e ao viés de tempo de duração da doença. Alguns estudos mostraram não haver diferença na sobrevida global entre os pacientes com esôfago de Barrett e a população em geral, pondo em questão a utilidade da vigilância endoscópica do esôfago de Barrett. Os pacientes com esôfago de Barrett em geral vão a óbito por outras causas diferentes do adenocarcinoma do esôfago, sugerindo que a vigilância não traz nenhum benefício para a grande maioria desses pacientes. Não está claro quais pacientes portadores de esôfago de Barrett seriam beneficiados pela vigilância.

Atualmente, até que melhores marcadores de estratificação de risco sejam encontrados, o intervalo de vigilância através da endoscopia digestiva alta é determinado pelo grau de displasia encontrado no esôfago de Barrett. Até que melhores biomarcadores sejam validados, a displasia continua a ser o melhor indicador de risco de desenvolvimento de câncer. Os biomarcadores do esôfago de Barrett estão sendo ativamente investigados porque o diagnóstico e a detecção de displasia apresentam limitações significativas. Existe elevada variabilidade interobservador com relação à leitura da displasia, particularmente entre a comunidade de patologistas. Os patologistas têm dificuldade em distinguir as alterações inflamatórias e displásicas. Ademais, a vigilância por meio de biópsias aleatórias traz a possibilidade de erro de amostragem, pois a distribuição da displasia ao longo do segmento do esôfago de Barrett pode ser irregular. Atualmente, a presença de displasia em um segmento de esôfago de Barrett continua a ser o melhor método de estratificação do risco de câncer. Ao considerar o diagnóstico de displasia associada ao esôfago de Barrett, é altamente recomendável que as lâminas para exame histopatológico sejam revistas por dois patologistas seniores com experiência nessa área.

Atualmente, a endoscopia digestiva alta e a realização de biópsias nos quatro quadrantes em intervalos de 2 cm, utilizando pinças "jumbo", são o melhor método para a obtenção de biópsias de vigilância, uma vez que a inflamação do esôfago relacionada com a DRGE tenha sido bem controlada com terapia antissecretória. O material de biópsia deve ser obtido dos quatro quadrantes com intervalos de 2 cm, iniciando pela extremidade distal do esôfago (topo das pregas gástricas) e continuando proximalmente em direção a JEC. Quaisquer anormalidades da mucosa tais como ulcerações, estenoses ou nódulos devem ser biopsiadas exaustivamente, e de preferência deve-se realizar a ressecção endoscópica da mucosa (REM). Até o presente, a cromoscopia e outras técnicas de "biópsia óptica" não foram validadas para uso em grande escala e não são recomendadas para uso padrão.

As recomendações das principais sociedades gastroenterológicas diferem um pouco em relação ao intervalo de tempo de realização das endoscopias de vigilância do esôfago de Barrett (Tabela 12-1). Quando o esôfago de Barrett sem displasia é encontrado inci-

Tabela 12-1. Resumo das recomendações para a vigilância endoscópica do esôfago de Barrett.

	ASGE	ACG	AGA
Rastreamento	Em pacientes selecionados não é necessário rastreamento adicional quando o Barrett não está presente na EGD inicial	O rastreamento é controvertido; o rendimento mais alto ocorre em pacientes > 50 anos de idade, portadores de DRGE crônica	O rastreamento de homens brancos acima dos 50 anos, portadores de DRGE crônica, pode apresentar uma boa relação custo-benefício
Sem displasia	Repetir endoscopia com intervalo de 1 ano e depois a cada 3 anos	Repetir EGD, e depois a cada 3 anos	Repetir endoscopia com intervalo de 1 ano e depois a cada 5 anos
Displasia de baixo grau	EGD anual	EGD anual	Quando há concordância entre 2 patologistas, realizar exame anual; em caso de discordância quanto a presença de displasia, realizar exame a cada 2 anos
Displasia de alto grau	Confirmar exame histopatológico; repetir EGD para excluir câncer; considerar a possibilidade de terapia ablativa, cirurgia, ou vigilância a cada 3 meses	Confirmar exame histopatológico; repetir EGD para excluir câncer; se houver irregularidade da mucosa, realizar REM; realizar terapia ablativa ou cirurgia dependendo da experiência com o método	Confirmar exame histopatológico; repetir EGD para excluir câncer; considerar as características do paciente, a experiência com o método, e a presença de displasia focal; considerar a possibilidade de vigilância intensiva, ablação, ou cirurgia

ACG, American College of Gastroenterology; AGA, American Gastroenterological Association; ASGE, American Society for Gastrointestinal Endoscopy; EGD, esofagogastroduodenoscopia; REM, ressecção endoscópica da mucosa; DRGE, doença do refluxo gastroesofágico.

dentalmente no exame endoscópico, em geral recomenda-se repetir a esofagogastroduodenoscopia (EGD) em 1 ano para realização de biópsias. Quando esse segundo exame de vigilância não revela displasia, é razoável repetir a vigilância endoscópica a cada 2–3 anos. Alguns investigadores preconizam que esse intervalo seja estendido a cada 3–5 anos ou mais, pois nesses casos a vigilância do esôfago de Barrett não apresenta uma boa relação custo-benefício.Um grande ensaio que incluiu mais de 1.200 pacientes mostrou que 98,6% dos pacientes com esôfago de Barrett sem displasia estavam livre de câncer em acompanhamento de 5 anos. É importante notar que em um recente estudo retrospectivo sobre esôfago de Barrett, 53% dos pacientes que desenvolveram displasia de alto grau ou câncer tinham sido submetidos a duas endoscopias iniciais e cujas biópsias não revelaram displasia.

Corley DA, Levin TR, Habel LA, et al. Surveillance and survival in Barrett's adenocarcinomas: a population-based study. *Gastroenterology*. 2002;122:633–640. [PMID: 11874995]

Wani S, Falk G, Hall M, et al. Patients with non-dysplastic Barrett's esophagus have low risks for developing dysplasia or esophageal adenocarcinoma. *Clin Gastroenterol Hepatol*. 2011;9:220–227. [PMID: 21115133]

D. Fatores de risco para o desenvolvimento do adenocarcinoma

Vários estudos avaliaram os fatores de risco para o desenvolvimento do adenocarcinoma em pacientes com esôfago de Barrett (Tabela 12-2). A displasia é um fator de risco de progressão para o adenocarcinoma, assim como um fator de risco para a presença de carcinoma oculto coincidente no esôfago de Barrett. Acredita-se que a transformação displásica do epitélio de Barrett precede o desenvolvimento do adenocarcinoma, embora não seja confirmado se essa progressão a partir do esôfago de Barrett não displásico até a displasia de baixo e alto grau ocorre de forma ininterrupta. Os pacientes portadores de Barrett curto parecem apresentar menor incidência de displasia, uma vez que menor proporção de mucosa está envolvida (6–8% em Barrett curto *vs.* 15–24% em Barrett longo). Além disso, estima-se que o risco de adenocarcinoma é 2–15 vezes maior na presença de Barrett longo em comparação com o Barrett curto. Os biomarcadores que determinam o risco de desenvolvimento de adenocarcinoma em pacientes com esôfago de Barrett, como aneuploidia e perda de heterozigosidade do p53, que podem ser obtidos através de citometria de fluxo, imuno-histoquímica, e hibridização *in situ* por fluorescência (FISH) podem ser úteis na detecção de displasia, no entanto permanecem em fase de experimentação.

Tabela 12-2. Fatores de risco para o adenocarcinoma esofágico em pacientes portadores de esôfago de Barrett.

Fatores clínicos	Dieta pobre em frutas e legumes Índice de massa corporal alto Sexo masculino Idade avançada Tabagismo Uso abusivo de álcool Postura corporal fixa durante o trabalho Uso escasso de inibidores da bomba de prótons Poucos sintomas de pirose Use de medicamentos que relaxam o esfíncter inferior do esôfago
Fatores endoscópicos	Hérnia hiatal volumosa Barrett longo Anormalidades da mucosa Nodularidade Ulceração Estenose
Fatores histológicos	Displasia de alto grau
Marcadores biológicos	Aneuploidia Perda da heterozigosidade do gene p53

Cooper BT, Chapman W, Neumann CS, et al. Continuous treatment of Barrett's oesophagus patients with proton pump inhibitors up to 13 years: observations on regression and cancer incidence. *Aliment Pharm Ther*. 2006;23:727–733. [PMID: 16556174]

Hirota WK, Zuckerman MJ, Adler DG, et al. Standards of Practice Committee, American Society for Gastrointestinal Endoscopy. ASGE guideline: the role of endoscopy in the surveillance of premalignant conditions of the upper GI tract. *Gastrointest Endosc*. 2006;63:570–580. [PMID: 16564854]

Prasad GA, Bansal A, Sharma P, et al. Predictors of progression in Barrett's esophagus: current knowledge and future directions. *Am J Gastroenterol*. 2010;105:1490–1502. [PMID: 20104216]

Wang KK, Sampliner RE. Practice Parameters Committee of the American College of Gastroenterology. Updated guidelines 2008 for the diagnosis, surveillance and therapy of Barrett's esophagus. *Am J Gastroenterol*. 2008;103:788–797. [PMID: 18341497]

Wang KK, Wongkeesong M, Buttar NS. American Gastroenterological Association technical review on the role of the gastroenterologist in the management of esophageal carcinoma. *Gastroenterology*. 2005;128:1471–1505. [PMID: 15887129]

Wongsurawat VJ, Finley JC, Galipeau PC, et al. Genetic mechanisms of TP53 loss of heterozygosity in Barrett's esophagus: implications for biomarker validation. *Cancer Epidemiol Biomarkers Prev*. 2006;15:509–516. [PMID: 16537709]

▶ Tratamento

A. Esôfago de Barrett sem displasia

É nossa prática manter todos os pacientes com esôfago de Barrett em terapia com inibidor de bomba de prótons (IBP) indefinidamente. Os dados mostram que os pacientes que fazem uso de IBP apresentam menor taxa de progressão para displasia e adenocarcinoma, quando comparados aos pacientes que não fazem uso de IBP. Um estudo mostra que a incidência cumulativa de displasia foi significativamente menor entre os pacientes que receberam IBP após o diagnóstico de esôfago de Barrett, quando comparada àqueles que não foram submetidos a nenhum tipo de terapia ou foram tratados com antagonistas dos receptores de histamina. Além disso, o uso prolongado de IBP está associado à ocorrência menos frequente de displasia. Todo paciente que apresenta esôfago de Barrett deve ser tratado com IBP quer apresente ou não DRGE sintomática.

Atualmente não existem dados suficientes para apoiar o tratamento ablativo do esôfago de Barrett sem displasia. No futuro, os biomarcadores podem prever melhor a estratificação de risco que possa justificar a ablação endoscópica do esôfago de Barrett sem displasia em pacientes de alto risco. No entanto, a grande maioria dos pacientes com esôfago de Barrett não apresenta progressão para adenocarcinoma, e, portanto, nesses casos a utilização dos métodos ablativos não pode atualmente ser recomendada.

Os dados sugerem que, apesar da terapia antissecretora prolongada, o Barrett longo não regride. A regressão da MIE tem sido descrita em casos de esôfago de Barrett "ultracurto" e curto. Os pacientes que apresentam Barrett longo devem ser informados de que esse quadro não regredirá e que eles devem continuar o tratamento com IBP por tempo indeterminado e deverão ser submetidos à vigilância endoscópica.

Os inibidores da ciclo-oxigenase (COX)-2 (tanto a aspirina como os antiinflamatórios não esteroides [AINEs]) estão sendo testados como métodos de quimioprevenção em portadores de esôfago de Barrett. Um estudo de espécimes de esofagectomia, correlacionando com a imunopositividade para a COX-2 e o curso clínico da doença mostrou que os tumores que expressaram níveis mais elevados de COX-2 eram mais suscetíveis de apresentar metástases a distância, recorrência local, e sobrevida reduzida. Uma recente meta-análise de estudos de coorte estimou que o uso de aspirina estava inversamente associado a adenocarcinoma do esôfago (*odds ratio* [OR] de 0,64 e intervalo de confiança de 95% [IC] 0,52–0,79), com uma redução no risco semelhante a observada para os AINEs (OR 0,65, IC de 95% 0,50–0,85). Os medicamentos à base de estatina também têm sido propostos como agentes quimiopreventivos para o câncer de esôfago. Um recente grande estudo caso-controle mostrou que os pacientes com esôfago de Barrett em uso de medicação antissecretora que aderiram ao uso de AINEs e aos medicamentos à base de estatina apresentaram redução no risco de adenocarcinoma esofágico. No futuro, a quimioprevenção do esôfago de Barrett pode vir a ser o padrão de atendimento, caso seja realizado maior número de estudos clínicos em humanos que possam substanciar esses achados.

Abnet CC, Freedman ND, Kamangar F, et al. Non-steroidal anti-inflammatory drugs and risk of gastric and oesophageal adenocarcinomas: results from a cohort study and a meta-analysis. *Br J Cancer*. 2009;100:551–557. [PMID: 19156150]

El-Serag HB, Aguirre TV, Davis S, et al. Proton pump inhibitors are associated with reduced incidence of dysplasia in Barrett's esophagus. *Am J Gastroenterol*. 2004;99:1877–1883. [PMID: 15447744]

Horwhat JD, Baroni D, Maydonovitch C, et al. Normalization of intestinal metaplasia in the esophagus and esophagogastric junction: incidence and clinical data. *Am J Gastroenterol*. 2007;102:497–506. [PMID: 17156135]

Nguyen DM, Richardson P, El-Serag HB. Medications (NSAIDs, statins, proton pump inhibitors) and the risk of esophageal adenocarcinoma in patients with Barrett's esophagus. *Gastroenterology*. 2010;138:2260–2266. [PMID: 20188100]

B. Displasia de grau indefinido

Na displasia de grau indefinido, podem ser observados o aumento e aglomeração nuclear, hipercromasia, nucléolos proeminentes, e a estratificação leve do epitélio, mas essas alterações estão confinadas à porção inferior das glândulas, ao passo que a porção superior das glândulas e o epitélio superficial apresentam menos alterações ou são normais. O diagnóstico de displasia deve ser feito com cautela quando as alterações atípicas não se estendem a superfície mucosa.

A inflamação ativa decorrente da DRGE pode causar alterações nucleares que mimetizam tanto a displasia de baixo como a de alto grau. Quando as amostras de biópsia são obtidas nas proximidades de uma úlcera, os diversos neutrófilos que infiltram o epitélio podem dificultar o diagnóstico de displasia, a qual pode ser caracterizada como "displasia indefinida".

Quando a biópsia de vigilância do esôfago de Barrett mostra que a displasia de grau indeterminado é o grau mais elevado de lesão presente na amostra, deve ser instituída a terapia agressiva com medicamentos antissecretores e as biópsias de vigilância devem ser repetidas após 3 meses.

C. Displasia de baixo grau

A displasia de baixo grau é caracterizada pela presença de células mucosas com núcleos aumentados e hipercromáticos, com contornos irregulares, localizados na base das células e apresentando mínima ou nenhuma estratificação (Lâmina 11). Tal como ocorre com os outros graus de displasia, as interpretações dos espécimes de biópsia que contêm displasia de baixo grau devem ser realizadas por especialistas em patologia esofágica. As biópsias de vigilância devem ser exaustivas, para confirmar se a displasia de baixo grau é o mais alto grau de lesão encontrado no esôfago de Barrett.

Diversos estudos clínicos não demonstraram aumento significativo no potencial de malignidade do esôfago de Barrett associado à displasia de baixo grau. Nesses estudos, o risco de progressão para o adenocarcinoma do esôfago em pacientes com displasia de baixo grau não foi significativamente maior quando comparado aos pacientes que não apresentavam displasia. Além disso, algumas séries de casos têm demonstrado a natureza transitória da displasia de baixo grau, que pode regredir até o estágio de esôfago de Barrett não displásico observado em biópsias subsequentes. Os dados mais recentes sugerem que a proporção de criptas comprometidas pela displasia de baixo grau pode ser um preditor mais significativo de adenocarcinoma do esôfago do que a presença de displasia de baixo grau isolada.

A displasia de baixo grau, cuja história natural é variável, pode persistir por longos períodos de tempo ou até mesmo regredir para o esôfago de Barrett não displásico. A vigilância por meio de EGD com biópsias deve ser realizada 3–6 meses após a detecção da displasia de baixo grau confirmar que é o mais alto grau de lesão encontrado; em seguida, o exame deve ser repetido anualmente, caso a displasia de baixo grau persista. Considerando os dados emergentes sobre as implicações de uma grande carga displásica, o exame pode ser realizado em intervalos menores, quando as múltiplas biópsias revelam a presença de grande número de criptas comprometidas por displasia de baixo grau.

Sharma P. Low-grade dysplasia in Barrett's esophagus. *Gastroenterology*. 2004;127:1233–1238. [PMID: 15481000]

Srivastava A, Hornick JL, Li X, et al. Extent of low-grade dysplasia is a risk factor for the development of esophageal adenocarcinoma in Barrett's esophagus. *Am J Gastroenterol*. 2006;102:483–493. [PMID: 17338734]

D. Displasia de alto grau

O diagnóstico patológico preciso da displasia de alto é muito importante, porque a intervenção terapêutica pode ser iniciada com base nesse diagnóstico. Do ponto de vista histopatológico, em pequeno aumento, a distorção da arquitetura glandular geralmente está presente e pode ser acentuada. As glândulas apresentam ramificações e prolongamentos laterais e a superfície mucosa apresenta uma configuração vilosa. O mais importante é que o diagnóstico de displasia de alto grau requer que o epitélio displásico da superfície mucosa apresente perda da polaridade nuclear e ausência de relação consistente entre os núcleos (Lâmina 12).

As implicações clínicas da presença de displasia de alto grau no esôfago de Barrett permanece um pouco controversa. Pelo risco de malignidade oculta coincidente no esôfago de Barrett, bem como o maior risco de progressão para neoplasia maligna, a recomendação padrão prévia era para que todos os pacientes com displasia de alto grau fossem submetidos à esofagectomia, uma vez que o diagnóstico fosse confirmado por dois patologistas gastrointestinais experientes. A esofagectomia é uma cirurgia muito invasiva e está associada a mortalidade de 3–10% e apresenta morbidade de até 45%. Os estudos subsequentes mostraram que a taxa de progressão para adenocarcinoma esofágico em pacientes com displasia de alto grau pode variar amplamente de 15–60% e, em um subconjunto de pacientes, a progressão pode não ocorrer. Uma recente revisão retrospectiva de pacientes com esôfago de Barrett associado à displasia de alto grau ou a carcinoma intramucoso, e que foram encaminhados para esofagectomia, mostrou que apenas 6,7% apresentaram invasão da submucosa, sugerindo que as terapias endoscópicas poderiam ter sido consideradas, e, portanto, as recomendações relativas ao manejo da displasia de alto grau tornaram-se mais específicas de acordo com o paciente em questão e devem ser adaptadas a cada situação clínica.

É imperativo que o diagnóstico de displasia de alto grau seja confirmado por dois patologistas gastrointestinais experientes antes da formulação de um plano de tratamento. As biópsias de vigilância devem ser realizadas exaustivamente a cada 1 cm em todos os quatro quadrantes do esôfago comprometido pelo epitélio de Barrett, a fim de descartar a presença de qualquer malignidade oculta. Quaisquer nódulos ou ulcerações suspeitos devem ser extensamente biopsiados. O risco operatório deve ser avaliado. Após obter essa informação, o plano de tratamento pode ser formulado e o paciente deve ser informado sobre os riscos e os benefícios de cada etapa do tratamento.

Foi demonstrado que a extensão da displasia de alto grau no esôfago de Barrett correlaciona-se com a probabilidade de progressão para carcinoma. Esses achados sugerem que os pacientes que apresentam displasia de alto grau "focal" (ou seja, envolvendo cinco criptas ou menos) diagnosticada por apenas um exame endoscópico podem ser submetidos à vigilância endoscópica, reservando o tratamento mais invasivo apenas para os pacientes que apresentam progressão franca para o adenocarcinoma.

Quando a displasia de alto grau é encontrada em um nódulo ou no interior de uma lesão focal discreta, a ressecção endoscópica da mucosa (REM) deve ser considerada. Esse é um método de ressecção endoscópica da camada mucosa do esôfago após separá-la da camada muscular com injeção da submucosa com solução salina (Lâminas 13 e 14) ou através da ligadura elástica. Os principais riscos da REM incluem o sangramento e a perfuração. A ultrassonografia endoscópica deve ser realizada antes de se considerar a REM para confirmar se a lesão é superficial e apropriada para a ressecção endoscópica. Quando a lesão é removida em bloco, a necessidade de ressecção complementar do câncer pode ser avaliada pelo exame anatomopatológico. Frequentemente a REM é combinada com uma técnica endoscópica ablativa, tais como a ablação por radiofrequência ou a terapia fotodinâmica, utilizadas para o tratamento da displasia de alto grau e do carcinoma intramucoso.

A terapia fotodinâmica é a técnica de ablação da mucosa pela qual um fotossensibilizador é administrado por via intravenosa, e absorvido preferencialmente pelas células displásicas. Após um determinado período de tempo, uma luz *laser* de um determinado comprimento de onda é usada para iluminar o tecido e ativar o fotossensibilizador, o qual, em seguida, interage com o oxigênio para medir o grau de lesão celular (Lâminas 15, 16 e 17). O método provoca queimadura transmural do epitélio de revestimento do esôfago, o que pode causar odinofagia e dor torácica imediatamente após aplicação da luz *laser*. Os riscos da terapia fotodinâmica incluem estenose, fibrilação atrial e derrame pleural. Essa terapia é usualmente utilizada apenas em pacientes portadores de displasia de alto grau extensa ou carcinoma difuso intramucoso que não são candidatos à cirurgia. A mortalidade global e a sobrevida a longo prazo dos pacientes com displasia de alto grau tratados com terapia fotodinâmica parecem ser comparáveis a dos indivíduos tratados por esofagectomia.

Várias outras técnicas endoscópicas ablativas têm sido desenvolvidas para tratar o epitélio de Barrett displásico, incluindo a ablação por radiofrequência, ablação térmica focal e a crioablação. São necessários estudos comparativos a longo prazo para determinar qual o método mais seguro e eficaz; no entanto, parece que a ablação por radiofrequência é uma técnica promissora, e um estudo recente mostra uma taxa de erradicação de 90% para a displasia de alto grau. Isso foi corroborado em um ensaio randomizado, placebo-controlado sobre a ablação por radiofrequência em 127 pacientes, mostrando que as taxas de erradicação para a displasia de baixo e alto graus foram de 90% e 81%, respectivamente.

O tratamento da displasia de alto grau tem evoluído ao longo do tempo a partir da recomendação padrão de esofagectomia para todos os pacientes até uma abordagem menos invasiva e mais específica. Uma vez que o diagnóstico tenha sido confirmado por dois patologistas gastrointestinais experientes, o risco operatório, a natureza focal da displasia, e a experiência da instituição com os métodos cirúrgicos e endoscópicos devem ser considerados antes de se optar pela vigilância intensiva, ablação endoscópica, ou por uma abordagem cirúrgica.

Buttar NS, Wang KK, Sebo TJ, et al. Extent of high-grade dysplasia in Barrett's esophagus correlated with risk of adenocarcinoma. *Gastroenterology*. 2001;120:1630–1639. [PMID: 11375945]

Ganz RA, Overholt BF, Sharma VK, et al. Circumferential ablation of Barrett's esophagus that contains high-grade dysplasia: a U.S. Multicenter Registry. *Gastrointest Endosc*. 2008;68:35–40. [PMID: 18355819]

Prasad GA, Wang KK, Buttar NS, et al. Long-term survival following endoscopic and surgical treatment of high-grade dysplasia in Barrett's esophagus. *Gastroenterology*. 2007;132:1226–1233. [PMID: 17408660]

Schnell TG, Sontag SJ, Chejfec G, et al. Long-term nonsurgical management of Barrett's esophagus with high-grade dysplasia. *Gastroenterology*. 2001;120:1608–1619. [PMID: 11375943]

Shaheen NJ, Sharma P, Overholt BF, et al. Radiofrequency ablation in Barrett's esophagus with dysplasia. *N Engl J Med*. 2009;360:2277–2288. [PMID: 19474425]

Spechler SJ, Lee A, Ahnen D, et al. Long-term outcome of medical and surgical therapies for gastroesophageal reflux disease: a follow-up of a randomized controlled trial. *JAMA*. 2001;285:2331–2338. [PMID: 11343480]

Wang VS, Hornick JL, Sepulveda JA, et al. Low prevalence of submucosal invasive carcinoma at esophagectomy for high-grade dysplasia or intramucosal adenocarcinoma in Barrett's esophagus: a 20-year experience. *Gastrointest Endosc*. 2009;69:777–783. [PMID: 19136106]

Weston AP, Sharma P, Topalovski M, et al. Long-term follow-up of Barrett's high-grade dysplasia. *Am J Gastroenterol*. 2000;95:1888–1893. [PMID: 10950031]

▶ Evolução & prognóstico

A maioria dos pacientes com esôfago de Barrett não apresenta sequelas tardias decorrentes da metaplasia, a não ser o inconveniente causado pela vigilância endoscópica. Os pacientes devem ser assegurados de que, apesar do aumento do risco de progressão para o adenocarcinoma, que ocorre em um número muito pequeno de pacientes. Os protocolos de vigilância resultam na detecção do adenocarcinoma em estágio mais precoce. O objetivo do tratamento dos pacientes com esôfago de Barrett é controlar adequadamente a DRGE, e as evidências empíricas sugerem que essa medida pode prevenir a progressão para malignidade. A cirurgia antirrefluxo para controle da DRGE não reduz o risco de adenocarcinoma e é necessário manter a vigilância, mesmo em pacientes assintomáticos.

Como foi mencionado anteriormente, alguns autores tentam justificar o tratamento do esôfago de Barrett não displásico por meio de terapias endoscópicas ablativas. Atualmente, não existem estudos a longo prazo sobre o custo-benefício, segurança e eficiência dessa prática. A diminuição na incidência de câncer de esôfago em pacientes que se submeteram a tratamentos ablativos de Barrett não displásico não foi demonstrada. Apesar disso, a segurança mostrada pelo método de ablação por radiofrequência e a presença do potencial maligno no esôfago de Barrett displásico levou alguns pesquisadores a preconizar a ablação por radiofrequência em pacientes com esôfago de Barrett não displásico. Atualmente, a ablação do esôfago de Barrett não displásico não pode ser recomendada.

A evolução e o prognóstico da maioria dos pacientes com esôfago de Barrett são favoráveis, e apesar da ansiedade que esse diagnóstico possa provocar nos pacientes, a doença pode ser manejada de forma eficaz por meio de vigilância adequada, da terapia de supressão ácida, e do conforto do paciente.

Corey KE, Schmitz SM, Shaheen NJ. Does a surgical antireflux procedure decrease the incidence of esophageal adenocarcinoma in Barrett's esophagus? A meta-analysis. *Am J Gastroenterol.* 2003;98:2390–2394. [PMID: 14638338]

Fleischer DE, Odze R, Overholt BF, et al. The case for endoscopic treatment of non-dysplastic and low-grade dysplastic Barrett's esophagus. *Dig Dis Sci.* 2010;55:1918–1931. [PMID: 20405211]

Este capítulo é uma versão revisada do capítulo escrito pelo Dr. John M. Poneros na edição anterior do Current Diagnosis & Treatment: Gastroenterology, Hepatology, & Endoscopy.

Transtornos de motilidade orofaríngea & esofágica

13

Arun Chaudhury, MD
Hiroshi Mashimo, MD, PhD

Considerações gerais

Os transtornos de motilidade orofaríngea e esofágica têm um impacto significativo na qualidade de vida dos pacientes. Problemas mecânicos e funcionais podem interagir causando sintomas; assim, o diagnóstico dessas doenças pode ser desafiador.

A disfagia (dificuldade de deglutição) deve ser diferenciada de outros sintomas como odinofagia (dor ao engolir, sugestiva de um defeito na integridade da mucosa, p. ex., decorrente de irradiação, inflamação ou infecção) e afagia (incapacidade de engolir, geralmente sugestiva de obstrução mecânica em pacientes com a forma aguda). Os sintomas que não necessariamente se correlacionam com o processo imediato de deglutição, como a ruminação e sensação de nó na garganta, também devem ser esclarecidos.

A disfagia pode ser diferenciada em duas categorias: (1) orofaríngea (também chamada de disfagia de transferência), decorrente de transtornos que acometem a orofaringe, laringe e esfíncter esofágico superior (EES), e (2) esofágica, originária do esôfago, esfíncter esofágico inferior (EEI) ou junção gastroesofágica. As causas da disfagia são muitas e entidades específicas são consideradas aqui.

Massey BT, Shaker R. Oral pharyngeal and upper esophageal sphincter motility disorders. GI Motility Online. Available at: http://www.nature.com/gimo/index.html; doi: 10.1038/gimo19, 2006.

Paterson WG, Goyal RK, Habib FI. Esophageal motility disorders. GI Motility Online. Available at: http://www.nature.com/gimo/index.html; doi: 10.1038/gimo20, 2006.

Wise JL, Murray IA. Oral, pharyngeal and esophageal motility disorders in systemic diseases. GI Motility Online. Available at: http://www.nature.com/gimo/index.html; doi: 10.1038/gimo40, 2006.

DISTÚRBIOS DE MOTILIDADE OROFARÍNGEA

DISFAGIA OROFARÍNGEA

CRITÉRIOS DE DIAGNÓSTICO

- Histórico de preparação e controle precários do *bolus* oral, dificuldade em iniciar a deglutição, regurgitação nasal e oral, aspiração e tosse com deglutição, alimento preso no nível da garganta.
- Evidência de um transtorno neuromuscular generalizado.
- Documentação por exame videofluoroscópico da deglutição (EVFD).

Considerações gerais

Muitas doenças neuromusculares podem provocar disfagia (Tabela 13-1). Entre elas estão várias doenças que causam lesões corticais; lesões nervosas supranucleares, nucleares e do crânio; defeitos de neurotransmissão nas placas motoras terminais e doenças musculares.

Muitos pacientes com disfagia são idosos e, portanto, desenvolvem esse sintoma secundário a outras doenças (p. ex., acidente vascular cerebral). Histórico de AVC ou outras doenças neurológicas, regurgitação nasal e tosse frequente imediatamente após engolir e coordenação oral deficiente de formação de *bolus* ou disfonia podem ajudar a sugerir maior probabilidade de disfagia orofaríngea do que de dismotilidade esofágica, mas o diagnóstico, a avaliação da gravidade e a intervenção terapêutica são geralmente guiados por EVFD.

Achados clínicos

A. Sinais e sintomas

A anamnese e o exame físico fornecem as informações mais valiosas para a realização do diagnóstico. Os defei-

Tabela 13-1. Distúrbios neuromusculares que causam disfagia orofaríngea.

1. **Doenças do córtex cerebral e do tronco cerebral**
   a. Com alteração da consciência ou demência
      - Demências, como doença de Alzheimer
      - Alteração da consciência, encefalopatia metabólica, encefalite, meningite, acidente vascular cerebral, lesão cerebral
   b. Com funções cognitivas normais
      - Lesão cerebral
      - Paralisia cerebral
      - Raiva, tétano, neurossífilis
      - Doença cerebrovascular
      - Doença de Parkinson e outras lesões extrapiramidais
      - Esclerose múltipla (paralisia bulbar e pseudobulbar)
      - Esclerose lateral amiotrófica (doença do neurônio motor)
      - Poliomielite e síndrome pós-poliomielite
2. **Doenças dos nervos cranianos (V, VII, IX, X, XII)**
   a. Meningite basilar (inflamatória crônica, neoplásica)
   b. Lesão nervosa
   c. Neuropatia (síndrome de Guillain-Barré, paralisia de Bell, disautonomia familiar, sarcoidose, diabéticos e outras causas)
3. **Neuromuscular**
   a. Miastenia *gravis*
   b. Síndrome de Eaton-Lambert
   c. Toxina botulínica
   d. Aminoglicosídeos e outros fármacos
4. **Distúrbios musculares**
   a. Miosite (polimiosite, dermatomiosite, sarcoidose)
   b. Miopatia metabólica (miopatia mitocondrial, miopatia da tireoide)
   c. Miopatias primárias (distrofia miotônica, miopatia oculofaríngea)
   d. Lesão por radiação aguda e crônica

Adaptada, com permissão, de Goyal RK. Dysphagia. In: Fauci AS, Braunwald E, Kasper DL, et al. (editors). *Harrison's Principles of Internal Medicine*, 17th ed. McGraw-Hill, 2008:237–240.

tos em diferentes fases de deglutição orofaríngea devem ser identificados por uma análise cuidadosa dos sinais e sintomas.

Defeitos na fase oral preparatória de deglutição manifestam-se como problemas de mastigação, estase oral dos alimentos, incapacidade de formar um *bolus* e tosse, engasgo ou pneumonia por aspiração por causa da regurgitação e aspiração. Esses sintomas ocorrem durante ou imediatamente após o início da deglutição. Nos distúrbios de disfunção neuromuscular, os líquidos são normalmente mais problemáticos que os sólidos na produção de sintomas de desvio. Por outro lado, causas secundárias decorrentes de lesões da mucosa bucal (p. ex., úlceras aftosas, lesões herpéticas, mucosite), problemas dentários ou redução da saliva e xerostomia (p. ex., medicamentos, Sjögren), podem levar ao processamento deficiente do *bolus* e frequentemente são menos problemáticos com alimentos umedecidos ou líquidos.

Geralmente, problemas na fase faríngea resultam em disfagia, que o paciente localiza na garganta. Muitas vezes o paciente faz tentativas repetidas de limpar a garganta de alimentos ou saliva.

As anormalidades da fase do EES não têm sintomas distintos, mas a abertura deficiente do EES compromete ainda mais o transporte faríngeo e pode agravar os sintomas da estase faríngea. Por outro lado, um EES hipotônico pode provocar refluxo e aspiração esofagofaríngea não relacionada com a deglutição.

Pelo fato de muitas estruturas neuromusculares envolvidas na deglutição também estarem envolvidas na fala, disartria e disfonia são comuns nesses pacientes. Além disso, os pacientes costumam ter evidências de defeitos neuromusculares em outras partes do corpo. Muitos pacientes com disfagia da orofaringe apresentam comprometimento da consciência e das funções cognitivas que pode dificultar a avaliação.

B. Exame videofluoroscópico da deglutição (EVFD)

O EVFD exame de escolha para a avaliação da disfagia orofaríngea (Figura 13-1), possibilita repetição em movimento lento da deglutição orofaríngea. Isso ajuda na identificação de defeitos da fase orofaríngea da deglutição, que normalmente leva menos de um segundo para ser concluída. Consistências diferentes de alimentos e várias manobras de deglutição podem ser usadas durante o estudo para avaliar a retenção ou aspiração. A deglutição de bário ou uma série gastrointestinal superior não são úteis na avaliação da disfagia orofaríngea. Radiografias simples e tomografia computadorizada (TC) do pescoço são úteis na avaliação de lesões estruturais, tais como tumores e cistos. Os exames de imagem devem ser obtidos antes da endoscopia digestiva alta, porque anormalidades da faringe e esôfago superior, como divertículos e estreitamentos malignos, podem perfurar essa região pouco visualizada.

Gramigna GD. How to perform videofluoroscopic swallowing studies. GI Motility Online. Available at: http://www.nature.com/gimo/index.html; doi: 10.1038/gimo95, 2006.

C. Manometria

Em decorrência da anatomia complexa das passagens oral e faríngea e da velocidade das contrações coordenadas, a manometria intraluminal geralmente não é útil. No entanto, pode ser útil na avaliação da função esofágica superior e resistência ao fluxo através do EES.

D. Videoendoscopia

A endoscopia digestiva alta regular não é útil na avaliação da disfagia orofaríngea; no entanto, a videoendoscopia, disponível em alguns centros especializados,

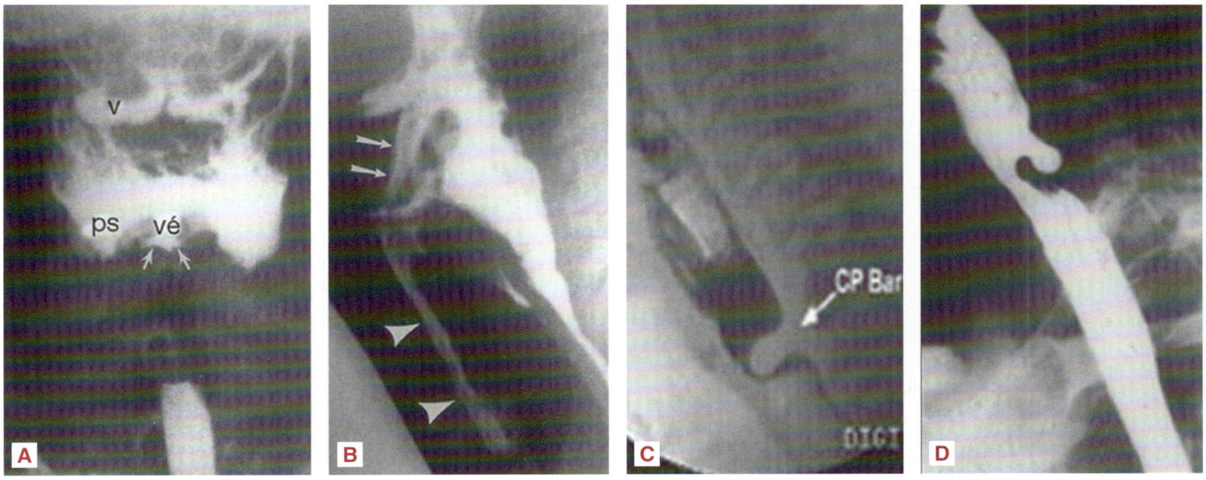

▲ **Figura 13-1.** Aparência radiológica dos distúrbios de motilidade da orofaringe. **A:** Vista frontal da faringe mostra aspiração de *bolus* retido. Note-se que há retenção do contraste em valéculas (v) e seios piriformes (ps). Nenhuma deglutição está ocorrendo, mas há entrada de contraste no vestíbulo laríngeo (vé), entre as pregas vocais e no ventrículo (*setas*). **B:** A impressão em quadro parado de um faringograma na posição lateral mostra fechamento incompleto da laringe durante a deglutição com penetração laríngea (*setas*) e aspiração (*pontas de seta*) para dentro da traqueia. O *bolus* passa através do cricofaríngeo aberto em direção ao esôfago cervical. Alteração degenerativa é notada na coluna cervical. **C:** Barra cricofaríngea **D:** Divertículo de Zenker. (Reproduzida, com permissão, de (A) Jones B (editor): *Normal and Abnormal Swallowing: Imaging in Diagnosis and Therapy*, 2nd edition. Springer-Verlag, 2003; (B) Jones B, Donner MW (editors): *Normal and Abnormal Swallowing: Imaging in Diagnosis and Therapy*. Springer-Verlag, 1991.)

pode fornecer informações sobre a disfunção orofaríngea.

Diagnóstico diferencial

A Figura 13-2 é um algoritmo que define uma abordagem ao paciente com disfagia orofaríngea.

Complicações

As principais complicações da disfagia orofaríngea são aspiração pulmonar fatal e pneumonia, desnutrição e perda de peso.

Tratamento

A avaliação e o tratamento por uma equipe de deglutição composta por um especialista em deglutição (terapeuta da fala e deglutição), radiologista, gastroenterologista, otorrinolaringologista e neurologista proporcionam o melhor resultado no tratamento desses pacientes. O especialista em deglutição avalia o risco de aspiração, tipo de alimentos e postura do paciente, que mais provavelmente evita a aspiração e facilita a deglutição segura. Alguns exercícios de reabilitação para fortalecer os músculos da deglutição podem ser úteis. A estimulação elétrica dos músculos também está sendo explorada como um novo caminho da terapia para displasia orofaríngea. Pesquisas são realizadas para encontrar a causa subjacente da doença; e a terapia apropriada, se disponível, é iniciada. Se a alimentação oral segura não pode ser realizada, um tubo percutâneo de gastrostomia endoscópica (PEG) é colocado por um gastroenterologista. O manejo geral do paciente, e não o tratamento focado na dificuldade de deglutição, é essencial para uma conduta eficaz.

Evolução & prognóstico

O prognóstico depende da causa subjacente, da adesão ao tratamento e da prevenção de complicações pulmonares agudas. Pacientes com acidentes vasculares cerebrais recentes podem recuperar a sua função de deglutição após 6–8 semanas. Aqueles com doenças, como miastenia *gravis*; e miopatias metabólicas, como distúrbios da tireoide, polimiosite e doença de Parkinson, normalmente respondem a um tratamento adequado. Outros pacientes, como aqueles com distrofia muscular, esclerose lateral amiotrófica e esclerose múltipla, por vezes, desenvolvem pneumonia recorrente por aspiração que pode ser fatal.

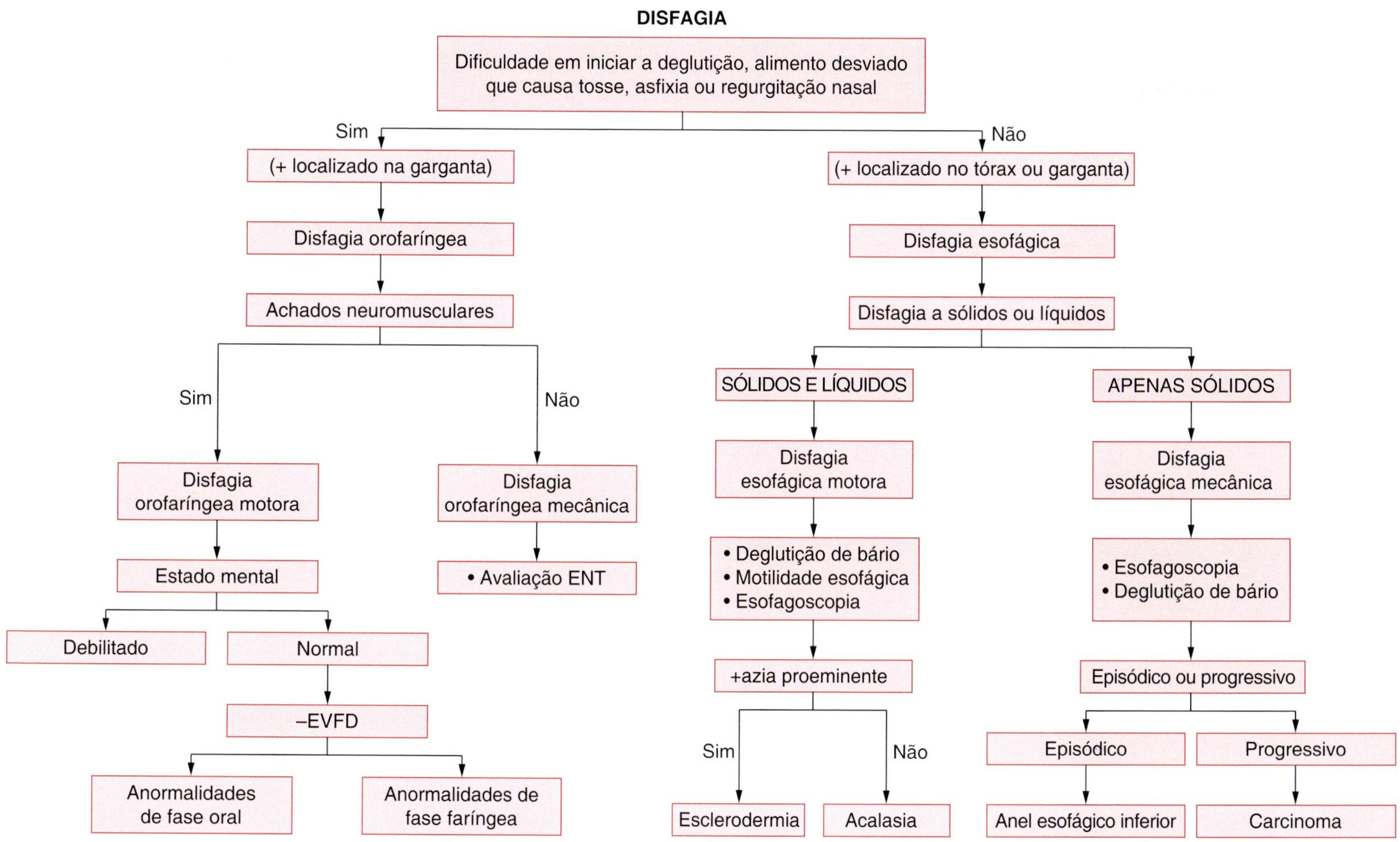

▲ **Figura 13-2.** Algoritmo delineando uma abordagem a paciente com disfagia. ENT, orelha, nariz, garganta; EVFD, estudo de deglutição por videofluoroscopia.

Achem SR, DeVault KR. Dysphagia in aging. *J Clin Gastroenterol.* 2005;39:357–371. [PMID: 15815202]

Cook IJ. Clinical disorders of the upper esophageal sphincter. GI Motility Online. Available at: http://www.nature.com/gimo/index.html; doi: 10.1038/gimo37, 2006.

Curtis JL. Pulmonary complications of oral-pharyngeal motility disorders. GI Motility Online. Available at: http://www. nature.com/gimo/index.html; doi: 10.1038/gimo33, 2006.

Ford CN. Evaluation and management of laryngopharyngeal reflux. *JAMA.* 2005;28:1534–1540.

Goyal RK. Dysphagia. In: Fauci AS, Braunwald E, Kasper DL, et al (editors). *Harrison's Principles of Internal Medicine*, 17th ed. McGraw-Hill, 2008:237–240.

Logemann JA. Medical and rehabilitative therapy of oral pharyngeal motor disorders. GI Motility Online. Available at: http://www.nature.com/gimo/index.html; doi: 10.1038/gimo50, 2006.

ACALASIA CRICOFARÍNGEA & BARRA CRICOFARÍNGEA

A disfunção do EES tem sido variavelmente definida e descrita. "Acalasia" cricofaríngea é um termo confuso e muitas vezes mal utilizado que deve ser evitado, pois o diagnóstico raramente é feito por evidência manométrica ou eletromiográfica para demonstrar falha do relaxamento do EES, mas historicamente usado quando há evidência radiográfica de falha de abertura do EES. "Acalasia" do EES deve ser substituída por descrições mais específicas, tais como falha de relaxamento do EES, espasmos cricofaríngeos e barra cricofaríngea. A apresentação clínica dessas entidades que compõem a disfunção do EES é variável, mas a maioria dos pacientes queixa-se de alimentos presos no terço inferior do pescoço. Os pacientes também podem ter azia, asfixia e odinofagia, e menos comumente, disfonia ou sensação de nó na garganta durante a deglutição. Essas entidades são consideradas primárias se a anormalidade for restrita ao músculo cricofaríngeo sem causa neurológica ou sistêmica, e secundária se produzida por outro processo de doença. A disfunção primária do EES, por sua vez, está subdividida em miopatias idiopática e intrínseca (p. ex., polimiosite, miosite de corpos de inclusão, distrofia muscular, hipotireoidismo). As causas secundárias incluem esclerose lateral amiotrófica, poliomielite, disfagia oculofaríngea, acidente vascular cerebral, doença de Parkinson, fibrose de irradiação prévia e transtornos nervosos periféricos, tais como miastenia *gravis* e neuropatia diabética. Também tem sido sugerido que o refluxo gastroesofágico causa espasmo cricofaríngeo.

Os critérios de diagnósticos para disfunção do EES estão sujeitos a muita controvérsia. A aparência radiográfica simples não é confiável para se fazer esse diagnóstico, e alguns especialistas defendem os exames radiológicos altamente especializados (EVFD) e exames com sonda manométrica de estado sólido. No entanto, a falta de dados e padronização das medições (p. ex., nas pressões anteroposterior, lateral ou circunferencial) e a possibilidade de o cateter manométrico induzir espasmos cricofaríngeos têm impedido a sua utilização normal. Muitos médicos baseiam seu diagnóstico simplesmente nos sintomas. Assim, a verdadeira incidência da disfunção do EES ou "acalasia" do EES é desconhecida, mas pode envolver de 5–25% dos pacientes avaliados para disfagia.

A barra cricofaríngea é uma anormalidade radiológica, muitas vezes comparada a "acalasia" do EES. No entanto, estudos manométricos em pacientes com barras cricofaríngeas têm demonstrado geralmente pressão e relaxamento do EES normais. Assim, eles geralmente não são associados a falha de relaxamento do EES ou espasmo cricofaríngeo. A deglutição de bário apresenta uma projeção proeminente típica na parede posterior da faringe no nível da parte inferior da cartilagem cricoide (ver Figura 13-1C). Uma barra cricofaríngea transitória é observada em até 5% dos indivíduos sem disfagia submetidos a exames gastrointestinais altos; pode ser produzida em indivíduos normais durante uma manobra de Valsalva. Uma barra cricofaríngea persistente pode ser causada por fibrose ou miosite franca no cricofaríngeo. Alguns casos foram relatados com dermatomiosite ou miosite de corpos de inclusão. Contudo, as biópsias musculares não são rotineiramente realizadas.

A falha de relaxamento do EES é pouco responsiva à terapia clínica que inclui relaxantes musculares. A miotomia do cricofaríngeo não é geralmente útil, a menos que se demonstre obstrução no cricofaríngeo por videofluoroscopia em pacientes gravemente sintomáticos, tais como aqueles com aspiração ou perda de peso significativa. Da mesma maneira, a injeção local de toxina botulínica está caindo em desuso com o reconhecimento de que os efeitos são de curta duração e as injeções raramente são bem limitadas aos músculos acometidos; o vazamento frequente fora do cricofaríngeo pode resultar em disfonia temporária ou aspiração. No entanto, pode-se considerar uma injeção de teste para ajudar no estabelecimento do diagnóstico ou para os pacientes que são fracos candidatos cirúrgicos. Esses procedimentos são contraindicados em pacientes com tumores cervicais e relativamente contraindicados em pessoas que têm uma lesão fibrótica após irradiação do pescoço ou que têm uma doença neurológica progressiva, como paralisia bulbar. Uma exceção parece ser os pacientes com disfagia oculofaríngea que parecem se sair bem com miotomia cirúrgica ou dilatações repetidas. A miotomia também é contraindicada na presença de refluxo gastroesofágico grave, pois pode levar à aspiração faríngea e pulmonar. Em pacientes portadores de refluxo gastroesofágico, justifica-se terapia agressiva com inibidores da bomba de prótons, além do tratamento da doença subjacente. A abordagem cirúrgica clássica é miotomia externa do cricofaríngeo.

DIVERTÍCULO DE ZENKER

O divertículo de Zenker surge na parede posterior da hipofaringe, logo acima do músculo cricofaríngeo. Sua patogenia não é totalmente compreendida. Ele pode ser formado em decorrência da fraqueza natural da faringe (triângulo de Killian) associada à abertura deficiente do músculo cricofaríngeo, que é muitas vezes fibrosado. A deglutição de bário ou EVFD mostra achados típicos que possibilitam um diagnóstico fácil (ver Figura 13-1D). Com o tempo, o divertículo pode ficar muito grande. O divertículo de Zenker pode reter alimentos e secreções e classicamente levam a halitose, regurgitação retardada, aspiração recorrente e pneumonia. A disfagia geralmente é causada por compressão de um divertículo do esôfago cheio de alimento. O tratamento é diverticulectomia com miotomia do cricofaríngeo e abordagens transorais também foram introduzidas como tratamento alternativo e minimamente invasivo.

GLOBUS FARÍNGEO

O *globus* faríngeo é um transtorno funcional comum, caracterizado pela sensação não dolorosa persistente ou intermitente de um nódulo ou corpo estranho na garganta, mas sem nenhuma dificuldade ou dor ao engolir. Esse distúrbio é mais comum em mulheres do que em homens e é frequentemente associado a um distúrbio psiquiátrico subjacente sofrido durante um evento emocional. Alguns desses pacientes também têm doença do refluxo gastroesofágico (DRGE), e recomenda-se monitoramento ambulatorial do pH ou ensaio empírico da supressão ácida. Este último mostrou aliviar os sintomas de 25% dos pacientes. Achados na deglutição de bário são geralmente normais, mas podem diferenciar disfunção da faringe ou barra cricofaríngea possível em pacientes com esses sintomas. A manometria esofágica também pode revelar acalasia em pacientes com esses sintomas, mesmo quando desprovidos de disfagia. Resultados da endoscopia superior, quando realizada, geralmente são normais. No entanto, um relatório observacional descreve melhora após ablação da mucosa heterotópica gástrica, e essa entidade, muitas vezes imperceptível endoscopicamente, localizada no EES ou imediatamente distal a ele deve ser procurada com cuidado. Na maioria dos casos, o tratamento de *globus* faríngeo consiste em tranquilização. Os pacientes com transtornos psiquiátricos simultâneos, como transtorno do pânico, depressão e somatização, podem beneficiar-se da terapia com antidepressivos tricíclicos. A terapia de relaxamento também tem sido relatada como útil em pacientes refratários.

TRANSTORNOS DE MOTILIDADE ESOFÁGICA

Três transtornos da motilidade esofágica comumente observados na prática clínica são disfagia motora esofágica, DRGE e dor torácica esofágica. Nesses distúrbios, os sintomas resultam de disfunção de um ou mais mecanismos necessários para o funcionamento esofágico normal.

Distúrbios da motilidade esofágica são classificados, de acordo com o envolvimento de um ou mais dos três componentes do peristaltismo esofágico, como distúrbios de inervação inibitória, inervação excitatória ou dos músculos lisos (Figura 13-3).

A inervação inibitória do esôfago consiste em neurônios vagais pré-ganglionares e neurônios pós-ganglionares no plexo mientérico, que liberam peptídeo intestinal vasoativo (PIV) e óxido nítrico. A via inibidora é responsável pelo relaxamento do EEI e o gradiente de contração peristáltica no corpo esofágico. A deficiência da inervação inibitória resulta em acalasia e espasmo esofágico difuso. Na acalasia, tanto o EEI quanto o corpo esofágico são acometidos, enquanto no espasmo esofágico difuso, o corpo esofágico é o principal acometido. O aumento da atividade inibitória do nervo é responsável pelo chamado relaxamento transitório de EEI (RTEEI).

A inervação excitatória é constituída por neurônios vagais pré-ganglionares e neurônios pós-ganglionares que liberam acetilcolina e substância P. Os nervos excitatórios contribuem para a hipertensão basal de EEI, contração hipertensiva e força de contração peristáltica. A deficiência dos nervos excitatórios causa EEI hipotenso e contrações peristálticas hipotensas. O corpo do esôfago e EEI consistem em músculos fásicos e tônicos, respectivamente. Músculos fásicos do corpo do esôfago contraem durante o peristaltismo, e músculos tônicos são responsáveis pela contração tônica. Os distúrbios musculares podem provocar EEI hipotenso e peristaltismo hipotensivo.

Na maioria das condições descritas a seguir, a combinação de exames de imagem e medições da pressão intraluminal ajudam a obter um diagnóstico clínico preciso.

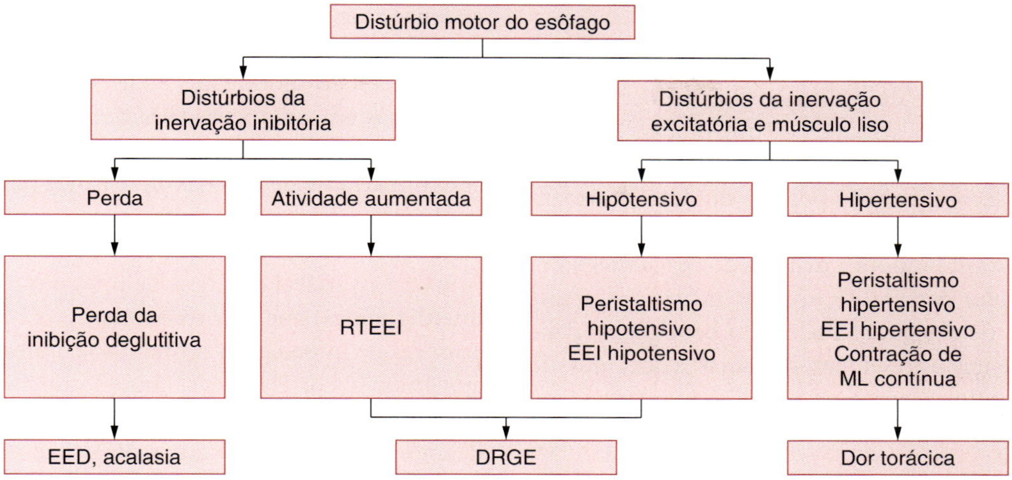

▲ **Figura 13-3.** Classificação fisiopatológica dos distúrbios motores da porção do músculo liso do esôfago. EDE, espasmo difuso do esôfago; DRGE, doença do refluxo gastroesofágico; EEI, esfíncter esofágico inferior; ML, músculo longitudinal; RTEEI, relaxamento transitório do esfíncter esofágico inferior.

Goyal RK. Diseases of the esophagus. In: Fauci AS, Braunwald E, Kasper DL, et al (editors). *Harrison's Principles of Internal Medicine*, 17th ed. McGraw-Hill, 2008:1847–1855.

Goyal RK, Chaudhury A. Physiology of normal esophageal motility. *J Clin Gastroenterol.* 2008;42:610–619.

Pandolfino JE, Kahrilas PJ. New technologies in the gastrointestinal clinic and research: impedance and high-resolution manometry. *World J Gastroenterol.* 2009;15:131–138.

DISFAGIA MOTORA ESOFÁGICA

CRITÉRIOS DE DIAGNÓSTICO

- Disfagia para sólidos e líquidos, localizada no tórax ou na garganta.
- Sintoma associado de dor torácica e regurgitação.
- Tosse e asfixia durante a noite não relacionadas com deglutição.
- Sintomas de DRGE.
- Confirmação de motilidade anormal por exame com bário e manometria esofágica.

Considerações gerais

Disfagia deve ser diferenciada de odinofagia (dor ao engolir); esta última sugere uma quebra na integridade da mucosa por traumatismo, infecção e inflamação. O papel da endoscopia digestiva alta é descartar anormalidades da mucosa, como estenoses, membranas, neoplasias malignas, infecções e esofagite eosinofílica. A deglutição de bário com técnica de coluna cheia pode revelar anéis musculares, que muitas vezes não são percebidos na endoscopia. Estudos manométricos diferenciam distúrbios de motilidade específicos.

Patogênese

A disfagia motora no esôfago torácico ocorre quando não há inibição deglutitiva, por causa da perda dos nervos inibitórios nitrérgicos, e as contrações peristálticas tornam-se não peristálticas; quando o EEI não relaxa adequadamente ou quando as contrações peristálticas são enfraquecidas pela fraqueza muscular. As causas de disfagia motora esofágica estão listadas na Tabela 13-2.

Tabela 13-2. Causas da disfagia motora esofágica.

1. **Distúrbios do esôfago cervical**
   (Ver "Distúrbios de motilidade orofaríngea" no texto)
2. **Distúrbios do esôfago torácico**
   a. Doença do músculo liso ou nervos excitatórios
      (1) Contração muscular fraca ou tônus de EEI
         • Idiopática
         • Esclerodermia e doenças vasculares colagenosas relacionadas
         • Miopatia visceral oca
         • Distrofia miotônica
         • Neuromiopatia metabólica (amiloide, álcool, diabetes)
         • Fármacos – anticolinérgicos, relaxantes dos músculos lisos
      (2) Aumento da contração muscular
         • Peristaltismo (esôfago em quebra-nozes)
         • EEI hipertenso, EEI hipercontrátil
   b. Distúrbios da inervação inibitória
      (1) Espasmo esofágico difuso
      (2) Acalasia
         • Primária
         • Secundária (doença de Chagas, carcinoma, linfoma, síndrome neuropática de pseudo-obstrução intestinal)
         • Anel esofágico inferior contrátil (muscular)

EEI, esfíncter esofágico inferior. Adaptada, com autorização, de Goyal RK. Dysphagia. In: Fauci AS, Braunwald E, Kasper DL, et al. (editors). *Harrison's Principles of Internal Medicine*, 17th ed. McGraw-Hill, 2008:237–240.

Achados clínicos

A. Sinais e sintomas

A disfagia resultante da disfunção do corpo esofágico é descrita como uma sensação de que o *bolus* ingerido fica "preso" ou "pendurado" no caminho para baixo. Isso pode ser acompanhado por dor ou desconforto. O paciente geralmente descreve dificuldade para engolir sólidos e líquidos. Embora a maioria dos pacientes sinta como se o *bolus* parasse no nível da incisura supraesternal, a área de obstrução pode estar bem abaixo dela. Muitos pacientes apresentam sintomas associados de regurgitação e dor torácica.

B. Radiografia

As radiografias de tórax podem apresentar alargamento do mediastino e nível de ar e líquido quando um esôfago dilatado preenchido com alimentos está presente, como na acalasia de longa duração. A deglutição de bário pode mostrar a aparência típica de acalasia ou espasmo esofágico difuso (Figura 13-4). Exames radiográficos também auxiliam na exclusão das causas mecânicas da disfagia. O exame videofluoroscópico do esôfago pode identificar anormalidades na sequência peristáltica e na força das contrações peristálticas.

C. Manometria e manometria por impedância

A manometria esofágica pode ser utilizada para medir a força (amplitude), duração e natureza sequencial das contrações do corpo esofágico, bem como a pressão de repouso e relaxamento do EEI. Essa técnica envolve a passagem, através do nariz e para dentro do esôfago e do estômago, de um cateter pequeno e flexível com grande variedade de sensores de pressão. A Figura 13-5 resume os padrões de motilidade do esôfago em indivíduos normais e em uma variedade de distúrbios da motilidade esofágica. Sondas manométricas mais recentes com um arranjo de dezenas de sensores (alta resolução) também ajudaram a identificar alguns pacientes com contrações fracas ou lentas perto da zona de transição (uma área variável de fibras de músculo liso e estriado interdigitantes) que se correlacionam com a disfagia. Os sensores de impedância no mesmo conjunto de cateter ajudaram a correlacionar líquido funcional e eliminação do *bolus* viscoso em pacientes com vários tipos de anomalias da motilidade esofágica, e possibilitaram novos algoritmos para analisar as ondas de pressão.

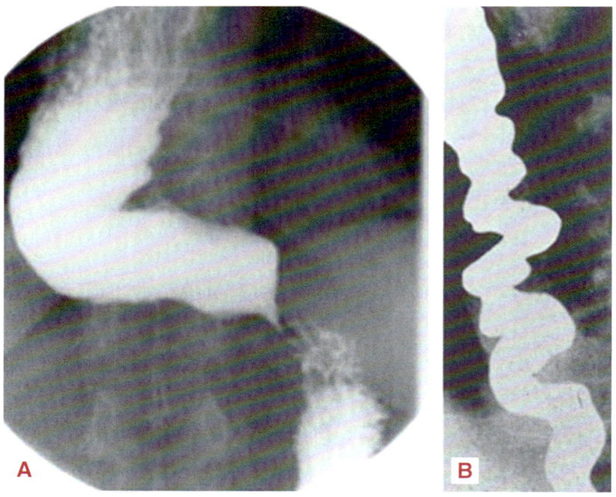

▲ **Figura 13-4.** Aparência radiológica de transtornos motores da porção do músculo liso do esôfago. **A:** Observe o esôfago em forma sigmoide e "bico de pássaro" da extremidade inferior na acalasia. **B:** Aparência de saca-rolhas no espasmo esofágico difuso. (B: Usado com autorização do Dr. Harvey Goldstein).

D. Endoscopia

A endoscopia é necessária na maioria dos pacientes com distúrbios de motilidade esofágica que causam disfagia, a fim de excluir causas mecânicas, como estenose péptica e outras complicações de uma esofagite erosiva, e descartar lesões, como o adenocarcinoma da junção gastroesofágica, que podem produzir acalasia secundária. Biópsias em vários níveis do corpo esofágico também são muitas vezes obtidas para descartar esofagite eosinofílica.

Diagnóstico diferencial

Consulte a Figura 13-2, que apresenta uma abordagem a paciente com disfagia.

Tratamento

O tratamento dos distúrbios de motilidade esofágica depende do tipo de distúrbio e as suas consequências clínicas. (Para mais detalhes, consulte "Distúrbios dos Nervos Excitatórios e dos Músculos Lisos" mais adiante neste capítulo.)

Achem SR, DeVault KR. Dysphagia in aging. *J Clin Gastroenterol.* 2005;39:357–371.

Goyal RK. Dysphagia. In: Fauci AS, Braunwald E, Kasper DL, et al (editors). *Harrison's Principles of Internal Medicine*, 17th ed. McGraw-Hill, 2008:237–240.

Hejazi RA, Reddymasu SC, Sostarich S, McCallum RW. Disturbances of esophageal motility in eosinophilic esophagitis: a case series. *Dysphagia.* 2010;25:231–237.

Kahrilas PJ, Ghosh SK, Pandolfino JE. Esophageal motility disorders in terms of pressure topography: the Chicago Classification. *J Clin Gastroenterol.* 2008;42:627–635.

Mulder DJ, Justinich CJ. Understanding eosinophilic esophagitis: the cellular and molecular mechanisms of an emerging disease. *Mucosal Immunol.* 2011;4:139–147.

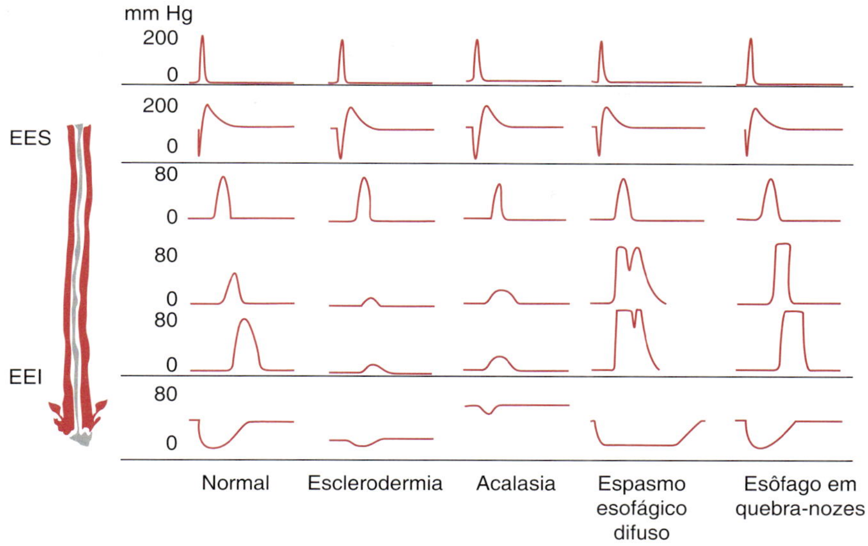

▲ **Figura 13-5.** Padrões de motilidade nos distúrbios do músculo liso do esôfago. EEI, esfíncter esofágico inferior; EES, esfíncter esofágico superior. (Adaptada, com autorização, de Goyal RK: Diseases of the Esophagus. In: Fauci AS, Braunwald E, Kasper DL, et al. (editors): *Harrison's Principles of Internal Medicine*, 17th ed. McGraw-Hill, 2008.)

DOENÇA DO REFLUXO GASTROESOFÁGICO (VER CAPÍTULO 11)

A doença do refluxo gastroesofágico (DRGE) é a manifestação mais comum do comprometimento da motilidade esofágica e um dos transtornos mais comuns observados na prática clínica. A causa básica da DRGE são as barreiras antirrefluxo incompetentes na junção gastroesofágica que normalmente impedem o refluxo de ácido gástrico para o estômago. A competência da barreira gastroesofágica é resultado da localização intra-abdominal do EEI, das pregas da mucosa na junção gastresofágica, do fechamento de EEI, da contração reflexa de EEI; e da posição correta da crura diafragmática, que pode ser interrompida com a presença de uma hérnia de hiato deslizante. Fatores como pressão intra-abdominal aumentada (que pode surgir, por exemplo, em decorrência da obesidade), estase gástrica (que pode surgir, por exemplo, em decorrência de diabetes crônica ou medicamentos) e relaxamentos transitórios inadequados do EEI podem aumentar a probabilidade de desenvolvimento de DRGE.

A patogenia do refluxo gastroesofágico é complicada e multifatorial. Anormalidades motoras esofágicas importantes subjacentes à DRGE são EEI hipotenso, RTEEI ou ambos. As contrações esofágicas hipotensas são comumente associadas a EEI hipotenso e contribuem para lesão da mucosa esofágica associada ao refluxo.

Embora as principais manifestações clínicas da DRGE sejam azia e regurgitação, outras manifestações, como o desenvolvimento de tosse crônica e da condição pré-maligna de esôfago de Barrett, podem ocorrer. Além disso, a maioria dos pacientes com DRGE não tem sintomas. As manifestações e complicações de DRGE são discutidas em detalhe no Capítulo 11.

Diamont NE. Pathophysiology of gastroesophageal reflux disease. GI Motility Online. Available at: http://www.nature.com/gimo/index.html; doi: 10.1038/gimo21, 2006.

Falconer J. Gastro-oesophageal reflux and gastrooesophageal reflux disease in infants and children. *J Fam Health Care.* 2010;20:175–177.

Harding SM. Gastroesophageal reflux and chronic cough. GI Motility Online. Available at: http://www.nature.com/gimo/index.html; doi: 10.1038/gimo77, 2006.

DOR TORÁCICA ESOFÁGICA

CRITÉRIOS DE DIAGNÓSTICO

- Sintomas crônicos.
- Descarte condições de risco à vida (p. ex., doença cardíaca isquêmica).
- Descarte transtorno do pânico, distúrbios psiquiátricos relacionados e doenças musculoesqueléticas.
- Causas bem aceitas são esofagite de refluxo, acalasia e espasmo esofágico difuso.
- Causas prováveis são distúrbios motores do esôfago hipertensivos, mucosa heterotópica gástrica, contração muscular longitudinal contínua e hipersensibilidade do esôfago.

Considerações gerais

Azia e odinofagia são sintomas clássicos da doença esofágica. No entanto, alguns pacientes com distúrbios esofágicos apresentam dor torácica que não é nem azia típica nem odinofagia. Dor torácica esofágica pode assemelhar-se a dor torácica cardíaca. Essa sobreposição é causada por aferente sensorial primário espinal que transporta informações nociceptivas cardíaca e esofágica e também inerva segmentos cutâneos comuns.

Patogênese

Para fins práticos, as causas da dor torácica crônica esofágica podem ser divididas em causas possíveis e bem aceitas.

A. Causas bem aceitas de dor torácica esofágica

As causas bem estabelecidas de dor torácica são esofagite de refluxo e transtornos de motilidade, tais como acalasia e espasmo esofágico difuso. De modo geral, a esofagite de refluxo é a causa mais comum de dor torácica não cardíaca.

B. Causas prováveis de dor torácica esofágica

Os distúrbios esofágicos que foram propostos como causas de dor torácica são distúrbios de motilidade esofágica hipertensiva, contração muscular longitudinal contínua, hipersensibilidade esofágica e neuropatia sensorial esofágica.

1. Distúrbios da motilidade esofágica hipertensiva — Alguns distúrbios de motilidade esofágica, particularmente aqueles associados às contrações peristálticas esofágicas hipertensivas (o chamado esôfago em quebra-nozes), EEI hipertensivo e EEI hipercontrátil, foram identificados durante a avaliação manométrica de pacientes com dores torácicas inexplicáveis. Portanto, esses diagnósticos manométricos foram propostos como causadores de dor torácica. No entanto, uma relação causal ainda não foi estabelecida. Além disso, uma associação temporal entre essas condições e dor torácica não foi documentada, e o tratamento dos estados hipercontráteis com relaxantes do músculo liso não tem provado ser eficaz no alívio da dor torácica.

2. Contração do músculo longitudinal contínua — Ultrassonografia endoscópica dinâmica de alta resolução mostrou que episódios de dor torácica estão associados a contração contínua do músculo esofágico longitudinal. A contração muscular longitudinal permanece não detectada por manometria intraluminal. Portanto, a contração muscular longitudinal esofágica contínua tem sido proposta como uma causa da dor torácica em pacientes com manometria esofágica normal. São necessários mais estudos para estabelecer plenamente esta contração sustentada como causa da dor torácica inexplicada.

3. Defeitos nos nervos sensoriais e percepção da dor — Vários estudos recentes sugerem que o esôfago pode desenvolver hipersensibilidade sensorial, na qual os estímulos que normalmente não produzem dor são percebidos como dolorosos. A hipersensibilidade esofágica pode ser uma parte da sensibilidade visceral generalizada. A fisiopatologia da hipersensibilidade visceral não é totalmente compreendida, mas pode ocorrer perifericamente nos nervos aferentes esofágicos ou centralmente no sistema nervoso central. A hipersensibilidade esofágica é demonstrada com um limiar menor para a distensão do balão esofágico. A hipersensibilidade da mucosa esofágica também pode ser avaliada pelo teste de perfusão ácida esofágica (teste de Bernstein), discutida adiante.

Achados clínicos

Dor torácica é um sintoma comum e alarmante. Síndromes de dor torácica aguda são causadas por condições ameaçadoras da vida, como infarto do miocárdio, dissecção da aorta, embolia pulmonar, perfuração esofágica, obstrução aguda de *bolus* ou úlcera esofágica penetrante. Pacientes com essas condições requerem cuidados de emergência.

Pacientes com dor torácica crônica devem ser submetidos à avaliação clínica cuidadosa para que sejam classificados nos seguintes grupos principais: dor torácica cardíaca, dor torácica musculoesquelética, dor torácica psicossomática, dor torácica esofágica e causas variadas de dor torácica. Na maioria dos pacientes, a origem da dor torácica é facilmente identificada e tratada. No entanto, em alguns pacientes, a origem da dor torácica permanece obscura.

Lee R, Mittal R. Heartburn and esophageal pain. GI Motility Online. Available at: http://www.nature.com/gimo/index.html; doi: 10.1038/gimo75, 2006.

Miwa H, Kondo T, Oshima T, Fukui H, Tomita T, Watari J. Esophageal sensation and esophageal hypersensitivity: overview from bench to bedside. *J Neurogastroenterol Motil.* 2010;16:353–362.

Prakash Gyawali C. Esophageal hypersensitivity. *Gastroenterol Hepatol.* 2010;6:497–500.

Remes-Troche JM. The hypersensitive esophagus: pathophysiology, evaluation, and treatment options. *Curr Gastroenterol Rep.* 2010; 12:417–426.

Diagnóstico diferencial & tratamento

Um algoritmo definindo uma abordagem para o paciente com dor torácica de origem desconhecida (DTOD) é apresentado na Figura 13-6. Uma definição que funciona para DTOD não foi desenvolvida. No entanto, é evidente que esse diagnóstico deve ser usado apenas após a avaliação inicial cuidadosa. Por exemplo, avaliação e tratamento cardíacos devem ser realizados para pacientes com doença cardíaca isquêmica e sintomas típicos de isquemia cardíaca; um ensaio com um inibidor da bomba de prótons deve ser iniciado em pacientes com suspeita de azia e DRGE; um ensaio com fármacos anti-inflamatórios não esteroides (AINEs) e possivelmente relaxantes do músculo esquelético deve ser usado para aqueles com distúrbios musculoesqueléticos, e um ensaio terapêutico deve ser iniciado para aqueles com transtorno de pânico.

A. Dor torácica de origem desconhecida

Os pacientes nos quais a avaliação inicial não forneceu uma causa são identificados como tendo DTOD. O primeiro passo para a avaliação de um paciente com DTOD é cuidadosamente excluir doença da artéria coronária, pela natureza de ameaça à vida da dor torácica cardíaca. Isso pode exigir uma angiografia coronariana, que continua sendo o padrão-ouro, além de uma análise cuidadosa das causas cardíacas da dor torácica. As causas especulativas cardíacas de dor torácica incluem angina microvascular ou síndrome do X. Esse diagnóstico é às vezes considerado em pacientes com sintomas atípicos de angina e artérias coronárias normais, especialmente quando anormalidades estão presentes em exames não invasivos da função cardíaca, como a angiografia por radionuclídeos com esforço ou cintilografia com tálio com esforço. Da mesma maneira, o prolapso da válvula mitral está, com frequência, presente em pacientes com dor torácica de etiologia indeterminada; no entanto, a maioria dos pesquisadores concorda que isso não causa dor torácica. Pacientes com DTOD em quem causas cardíacas de dor torácica foram excluídas são identificados

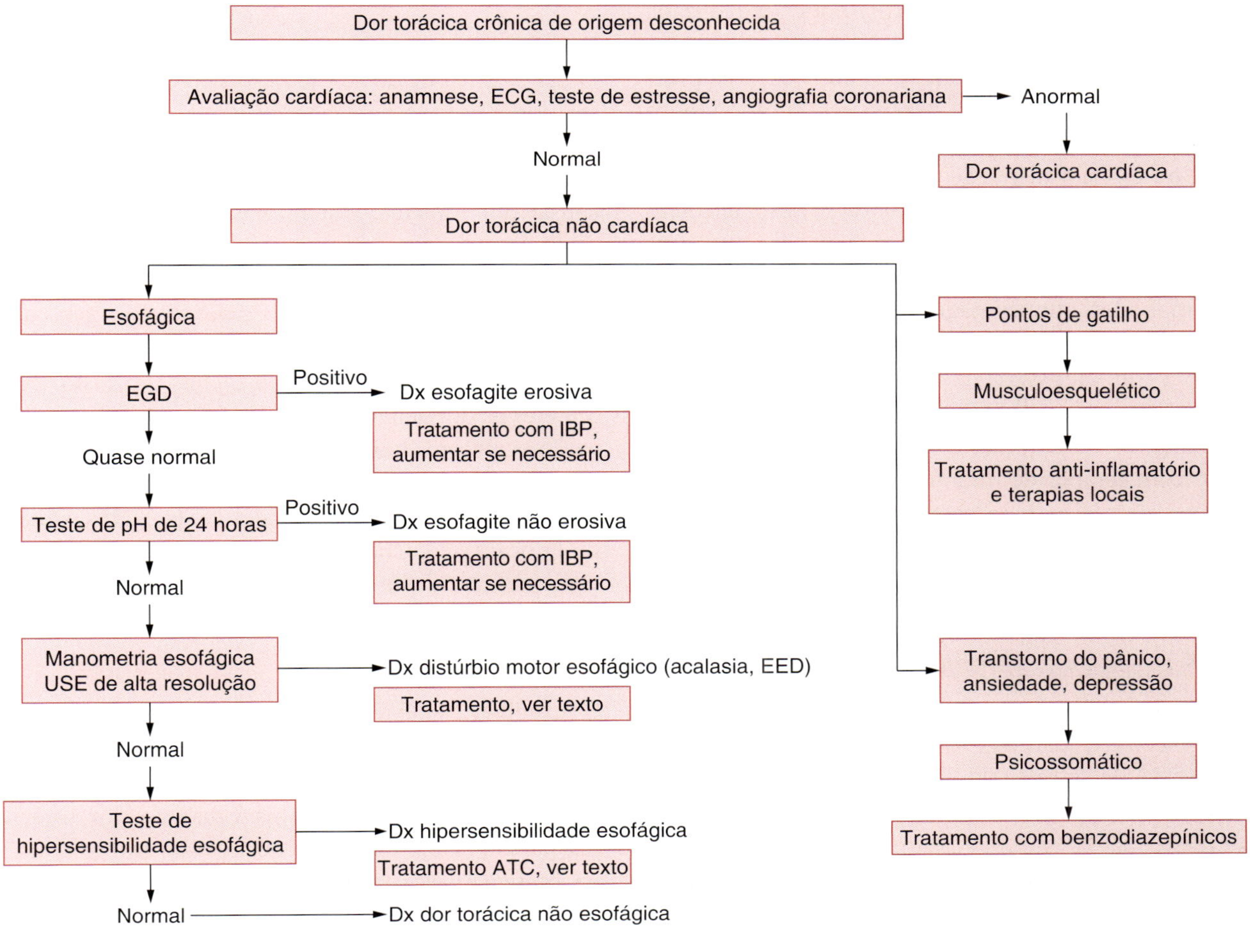

▲ **Figura 13-6.** Algoritmo definindo uma abordagem para o paciente com dor torácica inexplicável. DTOD, dor torácica de origem desconhecida; EED, espasmo esofágico difuso; Dx, diagnóstico; ECG, eletrocardiograma; EGD, esofagogastroduodenoscopia; USE, ultrassom de esôfago; IBP, inibidor da bomba de prótons; ATC, antidepressivos tricíclicos.

como tendo dor torácica não cardíaca. Esses pacientes exigem triagem cuidadosa para detecção de causas esofágicas, musculoesqueléticas, psicossomáticas e variadas de dor torácica.

B. Esofagite de refluxo

A esofagite de refluxo é uma das causas mais comuns de dor torácica esofágica. Entre os pacientes com refluxo, 10–20% terão dor torácica isolada, e a esofagite de refluxo continua sendo a causa mais comum de dor torácica inexplicável. Por conseguinte, o primeiro passo é prescrever uma tentativa terapêutica de um inibidor da bomba de prótons, se essa terapia ainda não tiver sido iniciada. Se não houver uma resposta satisfatória, o paciente deve ser submetido a exame endoscópico. Erosões esofágicas, úlceras e estreitamentos pépticos fornecem evidências de DRGE, que devem ser tratados com um inibidor da bomba de prótons, incluindo terapia de alta dose, se necessário. Se nenhuma ou mínimas anormalidades da mucosa forem encontradas, endoscopia com magnificação de imagem ou endoscopia de imagem de banda estreita (NBI) pode ser realizada para procurar microerosões. Biópsias da mucosa devem ser obtidas em pacientes com resultados endoscópicos negativos. Esses pacientes devem ser submetidos a monitoramento do pH pela colocação de uma cápsula de pH no esôfago distal. Se o monitoramento da cápsula não estiver disponível, o teste de pH esofágico em ambulatório de 24 horas deve ser realizado. Amostras de biópsia da mucosa podem mostrar espaços intercelulares ampliados, que se imagina que representem danos na mucosa muito iniciais na esofagite de refluxo. Os pacientes com biópsia da mucosa e resultados de pH do esôfago anormais são diagnosticados como portadores da doença do refluxo não erosiva e tratados agressivamente com terapia de inibidor da bomba de prótons. Cateteres de pH mais recentes com impedância possibilitaram a avaliação do volume de refluxo e distinção desses episódios como ácidos ou não ácidos.

Cho YK. How to interpret esophageal impedance pH monitoring. *J Neurogastroenterol Motil.* 2010;16:327–330. [PMID: 20680174]

Fass R, Dickman R. Nonerosive reflux disease. GI Motility Online. Available at: http://www.nature.com/gimo/index.html; doi: 10.1038/gimo42, 2006.

C. Problemas de motilidade & hipersensibilidade esofágica

Em pacientes que não apresentam evidências de esofagite, a manometria intraluminal deve ser realizada para avaliar a presença de distúrbios de motilidade, tais como acalasia inicial, espasmo esofágico difuso e motilidade esofágica hipertensiva. Esses distúrbios compreendem apenas um pequeno número de casos de dor torácica inexplicável. Pacientes com motilidade esofágica normal devem ser avaliados para hipersensibilidade esofágica pela determinação do limiar de distensão do esôfago por inflação do balão intraesofágico. A sensibilidade da mucosa pode ser determinada por teste de perfusão ácida (também chamado de teste de Bernstein), no qual ácido hidroclorídrico a 0,1% é perfundido através do cateter para o esôfago distal.

O antidepressivo trazodona (100–150 mg/dia), que não tem efeito direto sobre a motilidade do esôfago, foi eficaz em diminuir a angústia dos sintomas esofágicos em pacientes com distúrbios de motilidade. Isso sugere que problemas psiquiátricos subjacentes podem atuar em pacientes com anormalidades da motilidade esofágica. A utilização de trazodona em homens é limitada pelo efeito colateral de priapismo. A miotomia cirúrgica não tem nenhum papel no tratamento de pacientes com dor torácica e distúrbios de motilidade exceto acalasia.

D. Dor torácica musculoesquelética

O diagnóstico de dor torácica musculoesquelética pode ser negligenciado na avaliação inicial do paciente com DTOD. São necessários anamnese e exame físico cuidadosos. Vários distúrbios musculoesqueléticos podem causar dor torácica. Dor miofascial localizada, espondilite anquilosante, fibromialgia, síndrome de Tietze, artrite reumatoide, síndrome do desfiladeiro torácico e síndrome da "costela deslizante" devem ser consideradas no diagnóstico diferencial. O diagnóstico de fibromialgia baseia-se em pelo menos um histórico de 3 meses de dor generalizada, com mais de 10–18 pontos gatilhos de sensibilidade à palpação digital. Pacientes com dor torácica musculoesquelética são tratados com tranquilização, aplicação de calor local, AINEs e injeção de lidocaína e corticosteroide, quando apropriado. Os pacientes com fibromialgia podem beneficiar-se da ciclobenzaprina (2,5–10 mg, 4 vezes ao dia) ou amitriptilina (10–50 mg ao deitar).

E. Distúrbios psiquiátricos

Os transtornos psiquiátricos, como depressão, ansiedade e síndrome do pânico, podem não ser reconhecidos inicialmente como uma causa de dor torácica, em parte porque esses transtornos são muito comuns na prática clínica, acometendo aproximadamente 5% da população dos EUA. Os pacientes com sintomas de pânico e de ansiedade devem ser encaminhados a um especialista psiquiátrico para avaliação de diagnóstico e tratamento. O tratamento desses transtornos inclui antidepressivos, ansiolíticos e terapia cognitivo-comportamental. Muitos pacientes com esses transtornos necessitam de orientação sobre a doença, persuasão gentil e tranquilização de que existe tratamento eficaz, antes de aceitarem essas recomendações.

F. Mais de uma causa de dor torácica

É importante reconhecer os vários distúrbios que causam a dor torácica, pois eles são muito comuns e mais de uma causa pode estar presente simultaneamente. Por exemplo, a incidência de DRGE é significativamente aumentada em pacientes com doença cardíaca isquêmica, por causa da sobreposição dos fatores de risco para as duas doenças, e também porque relaxantes do músculo liso que são utilizados no tratamento da angina coronariana ou hipertensão podem agravar a DRGE. Da mesma maneira, pacientes com dores inexplicáveis no peito podem ser diagnosticados com distúrbio de motilidade esofágica, transtorno de pânico e angina microvascular. Além disso, muitos desses pacientes queixam-se de dor torácica típica durante o cateterismo com a estimulação do ventrículo direito, sugerindo uma nocicepção visceral elevada.

Evolução & prognóstico

Os pacientes com DTOD têm uma taxa de sobrevida normal. No entanto, sua qualidade de vida e estado funcional são bastante prejudicados. A maioria dos pacientes continua a sentir dor torácica e comprometimento funcional, mesmo após diagnóstico de DTOD, resultando em alta utilização de recursos de saúde e custos médicos associados.

Fang J, Bjorkman D. A critical approach to noncardiac chest pain: pathophysiology, diagnosis, and treatment. *Am J Gastroenterol.* 2001;96:958–968.

TRANSTORNOS DE INERVAÇÃO INIBITÓRIA

1. Acalasia

CRITÉRIOS DE DIAGNÓSTICO

- Disfagia esofágica lentamente progressiva para ambos, sólidos e líquidos.
- Ausência de refluxo ácido.
- Regurgitação de alimento não digerido sem ácido ou bílis; episódios de pneumonia.
- Radiografia do tórax pode mostrar uma massa mediastinal com níveis de ar e líquido.
- Esofagograma de bário mostra um esôfago dilatado sem peristaltismo e um "bico de pássaro" no esôfago distal.
- A manometria esofágica mostra contrações esofágicas não peristálticas e falha do relaxamento de EEI ao engolir.

Considerações gerais

A acalasia é um distúrbio do esôfago torácico caracterizado por contrações esofágicas não peristálticas e comprometimento do relaxamento do EEI em resposta à deglutição. Isso resulta principalmente da degeneração dos neurônios inibitórios nitrérgicos no plexo mientérico. Acalasia é um distúrbio importante mas clinicamente incomum, com uma incidência de 1 em 100.000 pessoas. Na maioria das vezes manifesta-se entre as idades de 25 e 50 anos, mas acomete pacientes de todas as idades e de ambos os sexos. O diagnóstico geralmente é estabelecido com base em achados radiológicos e estudos manométricos, e por exclusão de causas secundárias como o câncer. O tratamento definitivo é a miotomia cirúrgica, mas vários tratamentos clínicos e endoscópicos têm sido empregados para o alívio sintomático.

Patogênese

A acalasia está associada à degeneração de neurônios inibitórios pós-ganglionares, que liberam óxido nítrico e VIP (Figura 13-7). Os neurônios excitatórios pós-ganglionares também podem ser acometidos na doença avançada. Fibras vagais pré-ganglionares e núcleos vagais também podem ser envolvidos.

A maioria dos casos nos Estados Unidos é de causa desconhecida e classificada como acalasia idiopática. Uma etiologia viral para a inflamação também foi proposta, e títulos elevados de anticorpos para sarampo e varicela-zóster foram descritos em alta proporção de pacientes com acalasia idiopática. A autoimunidade tem sido proposta como contribuinte para a etiologia baseada na observação de infiltração de linfócitos T no plexo mientérico, e existe maior prevalência da doença em pacientes com tipos determinados de antígeno de leucócito humano (HLA). Autoanticorpos para os neurônios também são encontrados em muitos pacientes com acalasia.

A acalasia familiar compreende cerca de 2–5% de todos os casos e, geralmente, envolve um modo de herança autossômico recessivo, particularmente em crianças menores de 4 anos de idade. Nas crianças, pode ser parte da síndrome AAA (acalasia, alacrima, aclori-dria), que também pode estar associada a insensibilidade ao hormônio adrenocorticotrópico, microcefalia e surdez de origem nervosa. Além disso, uma pequena

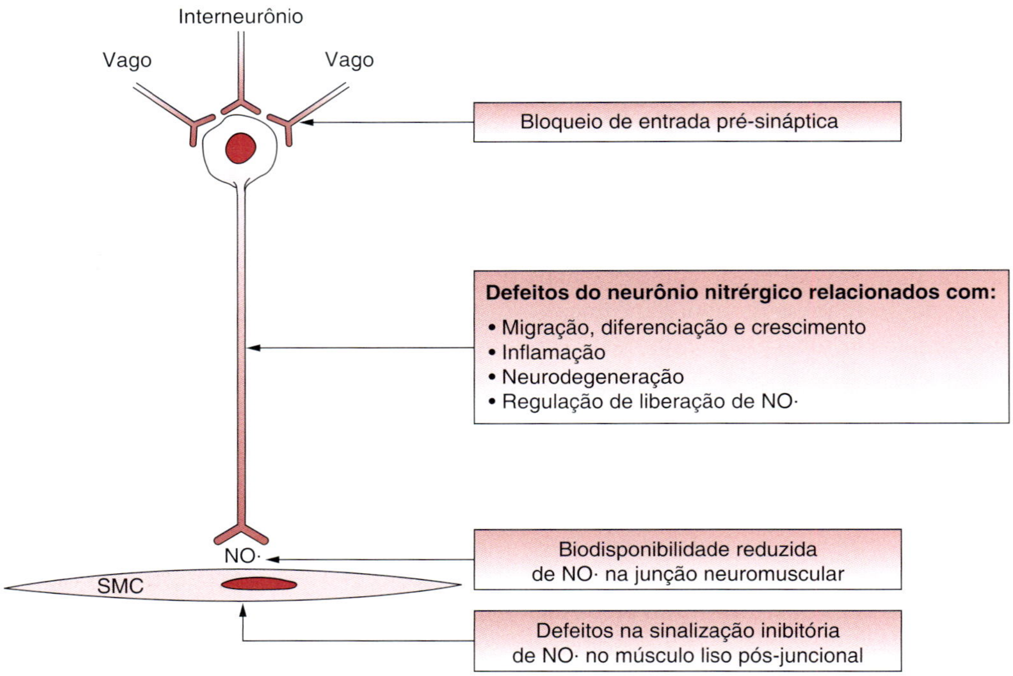

▲ **Figura 13-7.** Diagrama esquemático de diferentes partes de um neurônio nitrérgico que podem ser acometidas por vários tipos de patologia, resultando em doenças neuromusculares esofágicas. NO, óxido nítrico. SMC, célula do músculo liso.

porcentagem de pacientes tem doenças neurodegenerativas associadas, como doença de Parkinson e ataxia cerebelar hereditária.

A acalasia secundária refere-se à degeneração neuronal inibitória provocada por um agente etiológico conhecido, como o *Trypanosoma cruzi* (micro-organismo causador da doença de Chagas) e carcinoma.

Embora a causa da acalasia primária seja em grande parte desconhecida, alterações degenerativas foram observadas nos núcleos motores dorsais (corpúsculos de Lewy), juntamente com a degeneração das fibras vagais e perda de células ganglionares no corpo esofágico e EEI. Em particular, pode haver uma resposta inflamatória com predominância de linfócitos de células T. No entanto, essas alterações não são compatíveis e podem ser secundárias a uma doença do sistema nervoso entérico envolvendo a perda dos neurônios nitrérgicos e dos neurônios contendo PIV (mediadores principais de relaxamento do músculo liso do esôfago) e uma diminuição no número de células intersticiais de Cajal. Hipertrofia muscular, possivelmente secundária à desnervação, e extensão variável de degeneração muscular também foram descritas. No entanto, essas alterações musculares e neuronais não podem ser avaliadas pela avaliação de biópsias da mucosa obtidas durante a endoscopia. Abordagens mais recentes estão sendo avaliadas para a obtenção de biópsias de espessura total para facilitar a avaliação da patologia neuromuscular.

Fraser H, Neshev E, Storr M, et al. A novel method of full-thickness gastric biopsy via a percutaneous, endoscopically assisted, transenteric approach. *Gastrointest Endosc.* 2010;71:831–834.

Goyal RK, Chaudhury A. Pathogenesis of achalasia: lessons from mutant mice. *Gastroenterology*. 2010;139:1086–1090.

Hirano I. Pathophysiology of achalasia and diffuse esophageal spasm. GI Motility Online. Available at: http://www.nature.com/gimo/index.html; doi: 10.1038/gimo22, 2006.

Pasricha PJ, Pehlivanov ND, Gomez G, et al. Changes in the gastric enteric nervous system and muscle: a case report on two patients with diabetic gastroparesis. *BMC Gastroenterol.* 2008;8:21.

Características clínicas

A. Sinais e sintomas

A disfagia é o sintoma de apresentação mais comum da acalasia e está presente em quase todos os pacientes. A disfagia tanto para líquidos como sólidos é característica dessa doença; porém, os sintomas podem inicialmente envolver principalmente os sólidos, seguidos pelos líquidos. A disfagia é principalmente localizada na parte inferior do tórax, embora possa estar localizada no pescoço. Geralmente é agravada por estresse emocional ou alimentação apressada. Pacientes queixam-se frequentemente de demorar mais tempo para comer uma refeição ou beber uma grande quantidade de líquido para tirar o alimento do esôfago. Eles podem até descrever a necessidade de levantar-se, realizar a manobra de Valsalva ou arquear as costas para ajudar a retirar os alimentos do esôfago.

O segundo sintoma de apresentação mais frequente é a regurgitação de alimentos, geralmente são não digeridos, não biliosos e não ácidos. Os pacientes podem acordar no meio da noite por causa de tosse ou asfixia após a regurgitação, cujo conteúdo é frequentemente descrito como branco e espumoso, resultante da incapacidade de remover a saliva do esôfago. Dor torácica e azia ocorrem em aproximadamente 40% dos pacientes e podem ser diagnosticadas erroneamente como DRGE. No entanto, a azia geralmente não é pós-prandial ou responsiva a antiácidos.

Observa-se perda de peso leve em aproximadamente 85% dos pacientes e ela pode até mesmo imitar câncer quando profunda. No entanto, o intervalo entre a apresentação do sintoma e o ponto no qual o paciente busca cuidados médicos é bastante variável, algumas vezes estendendo-se por mais de uma década.

B. Achados laboratoriais

Alguns pacientes com acalasia idiopática possuem anticorpos antineuronais aumentados, incluindo anticorpos antineuronais anti-Hu-1. Exames de ensaio imunoadsorvente ligado à enzima (ELISA), testes de aglutinação e ensaios de confirmação, incluindo imunofluorescência, imunoblot, Western Blot e ensaios de radioimunoprecipitação, podem auxiliar na identificação do *T. cruzi* em pacientes com acalasia causada pela doença de Chagas.

C. Exames de imagem

O esofagograma de bário, o método inicial preferido de avaliação em pacientes com disfagia, pode revelar estreitamento tipicamente liso, simétrico ou "bico de pássaro" do esôfago distal e, muitas vezes, um esôfago dilatado sem nenhuma atividade peristáltica e esvaziamento esofágico precário. Na acalasia grave, as radiografias de tórax podem revelar um esôfago dilatado contendo alimento, possivelmente nível de ar e líquido no interior do esôfago na posição vertical, ausência de bolha de ar gástrica e, às vezes, uma massa mediastinal tubular ao lado da aorta. A administração de um relaxante de músculo liso, como a nitroglicerina sublingual ou nitrato de amilo inalado pode causar relaxamento do EEI e distinguir acalasia de pseudoacalasia decorrente de causas mecânicas. Os casos graves podem revelar um esôfago acentuadamente dilatado e tortuoso, chamado de esôfago sigmoide (ver Figura 13-4).

D. Endoscopia

A esofagogastroduodenoscopia não é sensível no diagnóstico de distúrbios de motilidade do esôfago. No entanto, é muito útil na exclusão dos distúrbios mecânicos, particularmente aqueles que podem ser a causa de distúrbio da motilidade (p. ex., infiltração por câncer na junção gastroesofágica, causando acalasia secundária).

E. Manometria

O diagnóstico é confirmado por manometria esofágica, que tipicamente revela ausência completa de peristaltismo, relaxamento incompleto de EEI (<50% da pressão de momento basal) e, frequentemente, mas não necessariamente, aumento do tônus basal do esôfago inferior (> 30 mm Hg). Contrações fracas podem ser observadas no corpo esofágico, que são simultâneas ou parecem simultâneas mas idênticas se o corpo do esôfago torna-se uma luz única (efeito cavitário comum) (ver Figura 13-5). As pressões do esôfago também podem exceder as pressões gástricas quando o esôfago é preenchido com alimentos ou líquidos.

Diagnóstico diferencial

O diagnóstico diferencial de acalasia começa com o diagnóstico diferencial amplo de disfagia e exclusão de causas mecânicas da disfagia. Estenoses, neoplasias benignas, anéis vasculares, membranas, corpos estranhos e esofagite grave (péptica, infecciosa, química, induzida por fármacos) estão entre as entidades frequentemente encontradas.

A acalasia deve ser distinguida de outros distúrbios de motilidade, tais como espasmo esofágico difuso e esclerodermia, que tem sido complicada por uma estenose péptica. O próximo passo é determinar se tem uma causa identificável. Nesses casos, denominada acalasia secundária, pode ser causada por infecção por *T. cruzi* (doença de Chagas) ou degeneração neural como uma síndrome paraneoplásica associada a muitas malignidades. Carcinoma de junção gastroesofágica pode produzir degeneração do plexo mioentérico por invasão local do tumor, resultando em acalasia. O termo *pseudoacalasia* é usado quando não há uma causa funcional de acalasia mas a junção gastroesofágica é reduzida por compressão ou fibrose externa e o corpo do esôfago está dilatado por obstrução. Pacientes com acalasia secundária decorrente de tumor na junção gastroesofágica apresentam disfagia com início mais recente e progressivo ou perda de peso progressiva. É necessária inspeção retrofletida cuidadosa da cárdia e junção gastroesofágica por endoscopia alta.

Tratamento

As opções atuais para o tratamento de acalasia são direcionadas para a remoção da obstrução funcional causada pelo EEI não relaxante. No entanto, essas modalidades terapêuticas não restauram o peristaltismo. O tratamento inclui terapia farmacológica, dilatação pneumática do EEI, miotomia cirúrgica e terapia de injeção de toxina botulínica.

A. Terapia farmacológica

Nitroglicerina sublingual, bloqueadores dos canais de cálcio, inibidores da fosfodiesterase e anticolinérgicos são usados para aliviar os sintomas no subconjunto dos pacientes que têm sintomas leves, sem dilatação do esôfago, ou são incapazes de sofrer dilatações ou cirurgia.

B. Dilatação pneumática

A ruptura do músculo requer diâmetros muito maiores, se comparada com a ruptura das lesões da mucosa, como as estenoses. Inicialmente, utiliza-se um balão de 3 cm de diâmetro. Com base na resposta do paciente, podem ser aplicadas dilatações sucessivas de até 4 cm. Em cada sessão, coloca-se um balão sob orientação fluoroscópica para esticar a área da junção gastroesofágica. Em menos de 4% das dilatações, ocorrem perfurações que podem exigir reparo cirúrgico. Em mãos experientes, a eficácia da dilatação pneumática e cirurgia laparoscópica é quase igual e a dilatação parece ser a abordagem inicial com maior custo-benefíco.

C. Miotomia cirúrgica

Uma cardiomiotomia de Heller modificada do EEI e da cárdia resulta em alívio sintomático bom a excelente em mais de 85% dos pacientes. Espera-se que ocorra DRGE em até 20% dos pacientes. A miotomia também pode ser realizada utilizando uma abordagem laparoscópica, que é menos invasiva, reduz as complicações pós-operatórias e possibilita menor tempo de permanência hospitalar. O sucesso da cirurgia não parece ser comprometido por tratamentos anteriores botulínicos ou de dilatação pneumática.

D. Injeção de toxina botulínica

A toxina botulínica A é injetada diretamente no EEI usando um endoscópio. Aproximadamente 20–25 unidades da toxina são usadas por injeção em quatro quadrantes do EEI. Isso resulta na redução da pressão esofágica inferior em 85% dos pacientes. No entanto, aproximadamente 50% dos pacientes apresentam recidiva dos sintomas ao longo dos 6–9 meses seguintes. Aproximadamente 25% têm uma resposta sustentada com duração superior a 1 ano. Aproximadamente 75% dos que respondem inicialmente e que apresentam recidiva têm melhora com a terapia de injeção repetida. Em função da baixa eficácia e resposta sustentada em comparação à miotomia cirúrgica, esse método é geralmente reservado para idosos ou aqueles com múltiplos problemas de saúde.

Evolução & prognóstico

Quando não tratada, a acalasia pode levar à perda de peso grave que imita o câncer e complicações respiratórias, como estridor. Os pacientes podem desenvolver divertículo esofágico distal e bezoares. Após a cirurgia, os pacientes podem desenvolver DRGE, estenoses e esôfago de Barrett.

Pehlivanov N, Pasricha PJ. Medical and endoscopic treatment of achalasia. GI Motility Online. Available at: http://www.nature.com/gimo/index.html; doi: 10.1038/gimo52, 2006.

2. Espasmo esofágico difuso

CRITÉRIOS DE DIAGNÓSTICO

- Contrações esofágicas não peristálticas simultâneas.
- Disfagia para sólidos e líquidos e dor torácica são sintomas de apresentação comuns.
- Alguns pacientes podem evoluir para a acalasia.

Considerações gerais

A incidência relatada de espasmo esofágico difuso depende dos critérios diagnósticos utilizados. Quando se considera uma grande amplitude de contrações no diagnóstico, apenas 3–5% dos pacientes submetidos à manometria esofágica por suspeita de distúrbios da motilidade encaixam-se nos critérios de diagnóstico. O espasmo esofágico difuso é um distúrbio do esôfago torácico decorrente de comprometimento da inervação inibitória. Ele envolve o esôfago, mas poupa o EEI, levando a contrações não peristálticas mas relaxamento do EEI normal, como evidenciado na manometria. A amplitude das contrações pode ser normal, aumentada ou diminuída. A supressão ácida e outros tratamentos médicos e endoscópicos podem aliviar os sintomas. Um subgrupo de pacientes pode evoluir para acalasia.

Patogênese

As contrações não peristálticas são causadas por perda da inibição deglutitiva associada a função nervosa inibitória diminuída no corpo esofágico. A amplitude das contrações envolve muitos componentes, incluindo a contração de rebote, que é dependente dos nervos inibidores, nervos colinérgicos excitatórios e fatores miogênicos. Seria de se esperar que a perda dos nervos inibidores isoladamente reduzisse a força de contração, embora os fatores compensatórios colinérgico e miogênico pudessem levar a um aumento da força de contração. No entanto, pouco se sabe sobre a patologia do espasmo esofágico difuso. Parece haver degeneração neural irregular localizada nos processos nervosos em vez de degeneração dos corpos de células nervosas, como evidenciado na acalasia. Também ocorrem hipertrofia da musculatura própria e desenvolvimento associado de divertículos esofágicos distais.

Características clínicas

A. Sinais e sintomas

Dor torácica, disfagia e regurgitação são os principais sintomas presentes. Dor torácica pode ser particularmente importante em pacientes com contrações prolongadas e de alta amplitude e pode ocorrer em repouso, com a deglutição ou com estresse emocional. A dor é geralmente retroesternal mas pode irradiar para as costas, laterais do tórax, braços ou mandíbula. A dor pode durar de segundos a vários minutos e pode imitar a angina cardíaca. Pode haver disfagia para sólidos e líquidos. Pode ocorrer regurgitação de alimentos que não conseguem passar para o estômago.

B. Exames de imagem

Achados na deglutição de bário podem ser normais ou apresentarem contrações não propagadas (chamadas contrações terciárias), em particular abaixo do arco da aorta, com o aparecimento de enroscamento ou ondulações múltiplas na parede, saculações e pseudodivertículos, levando ao aparecimento de um esôfago em "saca-rolhas" nos casos graves.

C. Manometria

O diagnóstico geralmente é feito por manometria esofágica, que revela mais de 20% de deglutições úmidas como contrações simultâneas. No entanto, pelo fato de o distúrbio ser episódico, alterações manométricas podem ser totalmente normais no momento do estudo. Contrações simultâneas devem ser diferenciadas de padrões de contração idênticos sugestivos de um efeito de cavidade comum decorrente de obstrução funcional ou mecânica no esôfago durante o estudo. Além disso, contrações não peristálticas esporádicas podem ocorrer normalmente. A amplitude das contrações não peristálticas pode ser aumentada, normal ou mesmo reduzida e, por vezes, as contrações têm vários picos. No entanto, o relaxamento do EEI é normal, e contração peristáltica, em geral, conduzida deve ser evidenciada em pelo menos em uma deglutição.

Os métodos para provocar espasmo esofágico, como deglutições frias e edrofônio, podem induzir dor torácica, mas não necessariamente correlacionam-se com alterações da motilidade. Assim, os testes de provocação têm utilidade limitada.

Diagnóstico diferencial

Espasmo esofágico difuso deve ser diferenciado de outras causas de dor torácica, principalmente isquemia cardíaca. Os distúrbios da motilidade do esôfago são uma causa rara de dor torácica não cardíaca, que é mais comumente causada por esofagite de refluxo ou hipersensibilidade visceral.

Tratamento

O esteio da terapia é a tranquilização, o controle da acidificação do esôfago pelos inibidores da bomba de prótons ou antagonistas do receptor de histamina e a utilização de relaxantes de músculos lisos, como nitratos e bloqueadores dos canais de cálcio. Não existem estudos controlados para fundamentar qualquer modalidade de tratamento em particular, embora os relaxantes de músculos lisos ou agentes anticolinérgicos usados para acalasia sejam úteis para melhorar os sintomas. Alguns estudos sugerem que a terapia com doses baixas de antidepressivos tricíclicos pode ser a melhor opção para o tratamento de dor torácica. O bugiamento empírico foi defendido, mas estudos comparando bugias de grande calibre com as de pequeno calibre não mostraram diferenças na taxa de resposta, fato sugestivo de um efeito placebo. Da mesma maneira, não há estudos controlados para validar a utilização da toxina botulínica, quer dentro do EEI quer em intervalos ao longo do corpo esofágico. A miotomia esofágica longa raramente é usada para tratar a disfagia e dor torácica intratáveis, principalmente quando associada a divertículos de pulsão.

Evolução & prognóstico

Os pacientes podem ter disfagia intermitente e dor torácica durante muitos anos sem progressão. Um pequeno subgrupo desses pacientes (~ 5%) desenvolve acalasia vigorosa ou clássica, que deve ser suspeitada se o paciente desenvolver regurgitação com agravamento da disfagia.

3. Relaxamento transitório do esfíncter esofágico inferior (RTEEI) inapropriado

O relaxamento transitório do EEI normalmente ocorre na deglutição, arroto e reflexos do vômito. Quando isso ocorre na ausência de tais atividades chama-se relaxamento transitório do EEI inapropriado ou simplesmente relaxamento transitório do EEI (RTEEI). O RTEEI é um reflexo inibitório vasovagal mediado através dos nervos inibitórios nitrérgicos para o EEI. A frequência de RTEEI é aumentada pela distensão gástrica. O aumento da frequência de RTEEI tem demonstrado ser uma causa importante de DRGE. O diagnóstico de RTEEI somente pode ser feito por registros manométricos a longo prazo, que são empregados principalmente em pesquisa, mas não na prática clínica comum.

A pressão basal do EEI é dependente do tônus miogênico do músculo do esfíncter, e sobreposta, contrabalançando a influência dos nervos inibitórios e excitatórios. A força da contração peristáltica é dependente da capacidade contrátil do músculo liso e da influência dos nervos excitatório e inibitório. Os nervos inibitórios são responsáveis não só pela inibição, mas também pela contração de rebote que ocorre após a inibição. Portanto, a perda da contração de rebote pode ocorrer apenas se a inibição deglutitiva anterior também estiver perdida. Os distúrbios do RTEEI que envolvem a inibição deglutitiva normal e sequência peristáltica podem ser classificados em distúrbios de motilidade esofágica hipotensiva e hipertensiva e são descritos nas seções seguintes.

DISTÚRBIOS DOS NERVOS EXCITATÓRIOS E DOS MÚSCULOS LISOS

1. Distúrbios esofágicos hipotensivos

CRITÉRIOS DE DIAGNÓSTICO

- DRGE e disfagia.
- EEI hipotensivo (pressão de EEI <10 mm Hg).
- Contrações peristálticas hipotensivas (<30 mm Hg).

Considerações gerais

Os distúrbios esofágicos hipotensivos incluem EEI hipotensivo, contração peristáltica hipotensiva ou ambos. O EEI hipotensivo pode causar DRGE, e contrações peristálticas hipotensivas podem levar a disfagia, desobstrução esofágica de material de refluxo comprometida e acentuação de DRGE.

Patogênese

Os distúrbios esofágicos hipotensivos são causados por comprometimento da inervação excitatória ou por comprometimento da contratilidade muscular. A maioria dos casos é idiopática, mas alguns são secundários a causas conhecidas. As causas secundárias incluem agentes anticolinérgicos, relaxantes de músculos lisos, estrogênios, progesterona e gravidez. Outras causas importantes são distúrbios do tecido conjuntivo, especialmente esclerodermia e síndrome da pseudo-obstrução intestinal. Esta última pode ser causada por doença ou atrofia muscular ou comprometimento dos neurônios colinérgicos, ou ambos. A maioria dos casos de EEI hipotensivo é de natureza idiopática.

Achados clínicos

Por manometria esofágica, as contrações peristálticas hipotensivas anormais são em geral evidenciadas no esôfago distal (composto de músculo liso). As contrações de baixa amplitude podem ser normais na zona de transição entre o músculo estriado e o liso. No entanto, a manometria de alta resolução e a impedância revelaram uma pequena minoria de pacientes com disfagia (< 4% em uma série) que tem uma diferença maior de contratilidade fraca (< 20 mm Hg) e trânsito mais lento (> 1 segundo) nessa zona de transição que se correlaciona com trânsito precário do *bolus* e disfagia.

Consulte DRGE e esclerodermia do esôfago neste capítulo.

Tratamento

Consulte DRGE e esclerodermia do esôfago neste capítulo.

2. Distúrbios esofágicos hipertensivos

CRITÉRIOS DE DIAGNÓSTICO

- EEI hipertensivo, EEI hipercontrátil e peristaltismo hipertensivo identificados na manometria intraluminal.
- Contração muscular longitudinal contínua diagnosticada por ultrassom endoscópico de alta frequência.
- Geralmente observado em pacientes que estão sendo avaliados para dor torácica não cardíaca ou disfagia.

Considerações gerais

As síndromes hipercontráteis incluem entidades como EEI hipertensivo, EEI hipercontrátil, peristaltismos hipertensivos (esôfago em quebra-nozes) e contração sustentada do músculo longitudinal do esôfago.

Patogênese

Esses estados hipercontráteis podem resultar de nervos excitatórios hiperativos ou estresse. A causa é desconhecida, mas os pacientes podem ter hipersensibilidade esofágica.

Achados clínicos

A. Sinais e sintomas

Quando o peristaltismo hipertensivo ou esôfago em quebra-nozes foi descrito inicialmente, era uma anormalidade manométrica comum encontrada em pacientes com dor torácica não cardíaca. No entanto, atualmente analisa-se se esses episódios de contração de alta amplitude coincidem fracamente com a dor torácica e podem ser um epifenômeno, ou talvez um marcador para hipersensibilidade ou um esôfago hiper-reativo. A disfagia tem sido relatada por alguns pacientes com achados manométricos de esôfago hipercontrátil.

Não há achados físicos específicos para esôfago hipercontrátil.

B. Estudos laboratoriais, de imagem e manométricos

O peristaltismo hipertensivo é o achado manométrico mais comum em pacientes encaminhados para avaliação de dor torácica não cardíaca parecida com angina. Geralmente, os estudos de bário mostram peristaltismo normal, trânsito esofágico normal e ausência de doença estrutural do esôfago. A esofagoscopia também é normal.

Os estudos manométricos ambulatoriais prolongados revelam que alguns pacientes com peristaltismo hipertensivo têm contrações não peristálticas durante as refeições, mas não durante deglutições padrões úmidas de um estudo manométrico padrão.

Um subgrupo desses pacientes pode ter contrações inapropriadas dos músculos longitudinais do esôfago, que são fracamente transduzidas nas avaliações manométricas do tipo padrão, mas podem ser reveladas na ultrassonografia do esôfago.

Raramente há amostras disponíveis para exame patológico desses estados hipercontráteis, embora um único relatório tenha descrito a perda de neurônios intramurais no EEI de pacientes com EEI hipertensivo isolado.

Como os nomes sugerem, peristaltismo hipertensivo, EEI hipertensivo e EEI hipercontrátil são diagnosticados manometricamente. No peristaltismo hipertensivo, a amplitude das contrações peristálticas excede 180 mm Hg ou a duração da contração excede 7,5 segundos. No EEI hipertensivo, a pressão basal do EEI excede 40 mm Hg. Da mesma maneira, EEI hipercontrátil mostra contração pós-relaxamento (rebote) prolongada e de alta amplitude.

Diagnóstico diferencial

Tal como acontece com acalasia, a doença cardíaca isquêmica deve ser excluída em pacientes com dor torácica. A DRGE é a causa mais comum de dor torácica não cardíaca atípica e deve ser excluída, seja com um estudo empírico de terapia com inibidor de bomba de prótons ou pelo teste de pH ambulatorial. Outras causas de dor torácica incluem a origem da parede torácica, pericardite, atelectasia e ataques de pânico.

Tratamento

Fármacos anticolinérgicos e relaxantes do músculo liso (nitratos e bloqueadores dos canais de cálcio) são frequentemente utilizados, mas têm valor não comprovado. Os antidepressivos tricíclicos de baixa dosagem podem melhorar a dor torácica em alguns pacientes, talvez por sua modulação da hipersensibilidade visceral. A terapia cognitivo-comportamental também tem sido usada com benefícios para alguns pacientes.

3. Esclerodermia do esôfago

CRITÉRIOS DE DIAGNÓSTICO

- Tônus de EEI e peristaltismo esofágico ausentes.
- Sintomas de DRGE ou disfagia, ou ambos.
- Comprometimento respiratório por aspiração ou envolvimento pulmonar direto.

Considerações gerais

A esclerodermia do esôfago ocorre como parte de um distúrbio do tecido conjuntivo e leva à atrofia do músculo liso do esôfago com consequente perda do tônus do EEI e força do peristaltismo esofágico. A condição ocorre em 75–85% dos pacientes com esclerodermia e acomete particularmente mulheres na faixa etária de 30–50 anos. Pacientes com fenômeno de Raynaud frequentemente têm anormalidades motoras esofágicas.

Patogênese

A causa da esclerodermia é desconhecida, mas acredita-se que envolva uma resposta autoimune. A atrofia progressiva e a esclerose dos músculos lisos do esôfago levam a contrações peristálticas fracas no esôfago distal e a incompetência do EEI. Doença dos microvasos na esclerodermia pode conduzir à disfunção neuronal intramural inicial na doença. Subsequentemente, há desenvolvimento de fibrose e atrofia do músculo liso do esôfago, provocando EEI marcadamente hipotensivo e perda de contrações peristálticas no segmento de músculo liso do esôfago.

Achados clínicos

O diagnóstico é confirmado pela presença do fenômeno de Raynaud e manifestações cutâneas da esclerodermia, juntamente com sintomas de disfagia e DRGE. As mudanças fisiológicas no esôfago contribuem para desobstrução esofágica precária e refluxo gastroesofágico acentuado. Isso pode resultar em esofagite de refluxo e estenoses em casos avançados. Fibrose intersticial pulmonar pode resultar tanto do envolvimento direto do músculo liso da doença quanto da aspiração do refluxo.

A. Sinais e sintomas

Por causa da incompetência do EEI e da falta de eliminação do ácido esofágico pela falta de peristaltismo esofágico, os pacientes muitas vezes têm DRGE grave, que provoca azia, regurgitação, disfagia e dor torácica. No entanto, os sintomas podem ser relativamente brandos apesar de a doença da mucosa ser grave. Pode ocorrer disfagia mesmo na ausência de envolvimento evidente da pele e articulação, embora o fenômeno de Raynaud, em geral, esteja presente.

B. Achados laboratoriais

Alguns marcadores autoimunes, como os antígenos antiendonucleares, anti-Scl-70 e anticorpos anticentrômeros podem estar presentes.

C. Exames de imagem

Na doença avançada, a deglutição de bário revela um esôfago dilatado com limpeza esofágica precária e contrações fracas.

D. Manometria

A manometria mostra um EEI hipotensivo e contrações peristálticas de baixa amplitude no esôfago torácico. Algumas vezes, as contrações induzidas pela deglutição são não peristálticas, sugerindo um comprometimento adicional dos nervos inibidores nitrérgicos.

Diagnóstico diferencial

Na ausência de outras características de um distúrbio do tecido conjuntivo, a esclerodermia pode ser confundida com DRGE primária. Manifestações cutâneas da esclerodermia podem estar ausentes em até 5% dos pacientes. O histórico do fenômeno de Raynaud pode ser muito útil para o diagnóstico. A fibrose pulmonar pode ser atribuída até mesmo à aspiração repetida de DRGE. Em pacientes com disfagia, deve-se descartar esofagite eosinofílica por múltiplas (pelo menos cinco) biópsias da mucosa obtidas em níveis diferentes do esôfago. A esclerodermia do esôfago pode às vezes ser confundida com acalasia, particularmente em pacientes com esôfago dilatado na deglutição de bário e contrações peristálticas precárias no esôfago torácico na deglutição de bário ou manometria esofágica. No entanto, EEI hipotensivo e patente em achados endoscópicos e manométricos pode distinguir os dois. Na esclerodermia, EEI é geralmente exposto, a menos que haja presença de estenose péptica complicada.

Tratamento

Não há tratamento específico para a esclerodermia de esôfago. O refluxo grave, que geralmente é a fonte dos sintomas predominantes do paciente, é tratado com inibidores da bomba de prótons, muitas vezes exigindo doses duplas, administradas duas vezes ao dia. Para estenoses, pode ser necessário bugiamento esofágico. Geralmente, a cirurgia antirrefluxo deve ser evitada em função do risco de disfagia pós-operatória grave. Caso contrário, realiza-se fundoplicatura parcial, geralmente com um procedimento de Collis e alongamento esofágico.

Esofagite eosinofílica

14

Norton J. Greenberger, MD

CRITÉRIOS DE DIAGNÓSTICO

- Em adultos, um dos principais sintomas é a disfagia recorrente, muitas vezes com impactação alimentar; a duração média dos sintomas antes do tratamento é de 4-6 anos.
- Biópsia esofágica mostra infiltração eosinofílica densa (≥ 20 eosinófilos por campo de grande aumento [HPF]).
- Critérios completos de diagnóstico são (1) sintomas clínicos de disfunção esofágica, (2) aumento de eosinófilos em biópsias da mucosa esofágica, (3) ausência de resposta sustentada ao tratamento de inibição da bomba de prótons em altas doses ou monitoramento do pH normal do esôfago distal.

Considerações gerais

A esofagite eosinofílica é um distúrbio inflamatório crônico e cada vez mais reconhecido da esofagite, caracterizado pela infiltração anormal de eosinófilos da mucosa do esôfago, muitas vezes resultando em disfagia e impactação de alimentos. O distúrbio está sendo diagnosticado com frequência muito maior e o maior reconhecimento, por causa do aumento do volume endoscópico, isoladamente, pode não ser responsável por essa tendência. Os estudos indicam que a incidência aumentou mais do que quatro vezes nos últimos 5–10 anos. Mais de 80% dos pacientes com diagnóstico de esofagite eosinofílica queixam-se de disfagia, e entre 5–16% dos pacientes submetidos a avaliação endoscópica para disfagia apresentam esofagite eosinofílica. Além disso, mais de 50% dos pacientes que apresentam impactação alimentar franca são diagnosticados com esofagite eosinofílica. Por outro lado, em crianças e adolescentes, a doença do refluxo gastroesofágico (DRGE) e os sintomas de refluxo do esôfago são tão comuns quanto impactação alimentar e disfagia.

Patogênese

Sua patogenia não está completamente definida. No entanto, provas consideráveis sugerem que a esofagite eosinofílica é uma doença alérgica induzida por sensibilização antígena a alimentos e/ou aeroalérgenos.

A maioria dos pacientes tem evidências de alergias alimentares e um histórico concomitante de alergias respiratórias. Uma variação sazonal tem sido documentada no diagnóstico de esofagite eosinofílica que se correlaciona com a contagem de pólen. Em contrapartida, a anafilaxia alimentar é rara, ocorrendo em menos de 15% dos pacientes pediátricos com esofagite eosinofílica.

O recrutamento de eosinófilos ocorre em diversas condições inflamatórias ou infecciosas e depois da exposição a alérgenos inalados ou ingeridos. Os eosinófilos também liberam quimioatraentes, tais como as interleucinas, os quais podem perpetuar a resposta inflamatória. Esse último fenômeno levou a tentativas de uso de inibidores de leucotrienos no tratamento da esofagite eosinofílica.

Rothenberg ME. Biology and treatment of eosinophilic esophagitis. *Gastroenterology*. 2009;137:1238–1249. [PMID: 19596009]

Achados clínicos

A. Sinais e sintomas

O principal sintoma em adultos são os ataques recorrentes de disfagia. A duração média dos sintomas antes do diagnóstico e início do tratamento em uma grande série foi de 4,6 anos. A disfagia recorrente é detectada na maioria dos pacientes, bem como o histórico de impactação alimentar. O histórico pessoal de doenças alérgicas (ou seja, alergias das vias aéreas, alergias alimentares ou alergias da pele) está frequentemente presente.

Elevações da imunoglobulina E (IgE) sérica foram documentadas em uma série em 66% dos pacientes. No entanto, deve-se enfatizar que não há nenhuma diferença nos sintomas, achados endoscópicos ou histologia em pacientes com níveis séricos de IgE elevados, em comparação com aqueles com níveis normais de IgE. Os sintomas parecem ser mais pronunciados em pacientes com eosinofilia sanguínea periférica. Outra característica clínica é a presença de sintomas de DRGE, dispepsia e desconforto retroesternal e xifoesternal que aparentemente são refratários ao tratamento clínico. Em crianças e adolescentes, os sintomas incluem vômitos, regurgitação, sintomas de DRGE que não respondem ao tratamento médico, dor abdominal superior e impactação de alimentos no esôfago.

B. Endoscopia

As características endoscópicas associadas a esofagite eosinofílica são altamente variáveis. A mucosa esofágica pode realmente parecer normal. Outros achados mais frequentes incluem anéis circulares parecidos com traqueia que podem ser transitórios ou fixos, exsudatos brancos, nódulos brancos com granularidade, manchas lineares e linhas verticais na mucosa esofágica. Além disso, a passagem do endoscópio pode levar ao traumatismo. Finalmente, algumas vezes são encontradas estenoses nas esofagites proximal, média ou distal. Exemplos de achados endoscópicos típicos em eosinófilos eosinofílicos são mostrados nas Lâminas 18 e 19.

Outros distúrbios podem também estar associados a infiltração eosinofílica aumentada do esôfago (ver adiante). Portanto, biópsias devem ser realizadas tanto no esôfago distal quanto no médio em pacientes com suspeita de esofagite eosinofílica. Achados histológicos típicos na esofagite eosinofílica são mostrados na Lâmina 20.

Dellon ES, Aderju A, Woosley JT, et al. Variability in diagnostic criteria for eosinophilic esophagitis: a systematic review. *Am J Gastroenterol.* 2007;102:2300–2313. [PMID: 17617209]

Furuta GT, Liacouras CA, Collins MH, et al. Eosinophilic esophagitis in children and adults: a systematic review and consensus recommendations for diagnosis and treatment. *Gastroenterology.* 2007;133:1342–1363. [PMID: 17919504]

C. Critérios de diagnóstico

Os critérios habituais para o diagnóstico de esofagite eosinofílica são os seguintes:

1. Sintomas clínicos de disfunção esofágica, especialmente disfagia e um histórico de impactação alimentar.
2. Biópsias da mucosa do esôfago revelam densa infiltração eosinofílica (ou seja, ≥ 20 eosinófilos/HPF).
3. Ausência de capacidade de resposta ou uma resposta incompleta ao tratamento com inibidores da bomba de prótons em doses elevadas ou monitoramento de pH normal do esôfago distal, ou ambos.

Diagnóstico diferencial

Os dados de 151 pacientes com esofagite eosinofílica e 126 com DRGE foram analisados. As características que previam independentemente a esofagite eosinofílica incluíram idade mais jovem; sintomas de disfagia; alergias alimentares documentadas; observação de anéis, manchas lineares, placas brancas ou exsudados esofágicos por endoscopia digestiva alta; ausência de hérnia de hiato e maior contagem máxima de eosinófilos. Embora a infiltração eosinofílica aumentada no esôfago seja característica de esofagite eosinofílica, não é encontrada exclusivamente nesse distúrbio. Outros transtornos que podem estar associados a infiltração eosinofílica aumentada da esofagite incluem DRGE, doença de Crohn, síndrome hipereosinofílica, doença cardiovascular, esofagite induzida por medicamentos e esofagite infecciosa (isto é, herpes ou *Candida*). Podem-se encontrar eosinófilos aumentados no esôfago distal na esofagite de refluxo, mas não no esôfago médio.

Dellon ES, Gibbs WB, Fritchie KJ, et al. Clinical, endoscopic, and histologic findings distinguish eosinophilic esophagitis from gastroesophageal reflux disease. *Clin Gastroenterol Hepatol.* 2009;7:1305–1313. [PMID: 19733260]

Rodrigo S, Abboud G, Oh D, et al. High intraepithelial eosinophil counts in esophageal squamous epithelium are not specific for eosinophilic esophagitis in adults. *Am J Gastroenterol.* 2008; 103:435–442. [PMID: 18289205]

Tratamento

A. Corticosteroides tópicos

Vários estudos que empregaram fluticasona tópica em doses que variam de 220–440 mcg 2–4 vezes por dia mostraram melhora dos sintomas e resolução completa dos sintomas em até 75% dos casos. Os pacientes geralmente são instruídos a engolir em vez de inalar a fluticasona e não usar um espaçador. Fluticasona 2 vezes ao dia é administrada geralmente por 6–12 semanas, e durante esse intervalo de tempo os sintomas clínicos e histológicos são melhorados na grande maioria dos pacientes. Os pacientes que recebem a dose mais elevada de fluticasona são mais propensos a desenvolver candidíase esofágica. Além disso, doses mais elevadas de fluticasona (ou seja, > 440 mcg/dia) têm sido associadas a efeitos colaterais sistêmicos, como catarata e supressão suprarrenal. Embora o uso oral de corticosteroides seja eficaz no alívio dos sintomas durante um curto período de tempo (4 meses ou menos), a eficácia a longo prazo permanece controversa. Deve-se enfatizar que os sintomas mais comumente retornam em um período de 4–18 meses após o fim da terapia em aproximadamente metade dos pacientes.

Uma alternativa à fluticasona oral é o uso de uma suspensão de budesonida. Pulmicort Respules são formulações à base de líquido de budesonida com 0,5 mg de budesonida e 2 mL de Pulmicort Respules; misturados a cinco sachês de sucralose formam uma dose de suspensão de 10–15 mL que pode ser tomada 2 vezes ao dia. Embora os dados sejam limitados, essa preparação pode ser uma alternativa viável à utilização de fluticasona oral. Essa preparação foi bem tolerada em 20 crianças e possibilitou melhora histológica em 80% dos pacientes.

B. Corticosteroides sistêmicos

Os corticosteroides sistêmicos são eficazes na esofagite eosinofílica, mas os efeitos colaterais limitam sua utilização, especialmente por períodos > 4 semanas. Eles podem ser indicados quando é necessário alívio urgente dos sintomas, como em pacientes que sofrem disfagia grave, desidratação, perda de peso significativa ou estenose de esôfago.

C. Dilatação do esôfago

A dilatação esofágica pode ser necessária em pacientes com estenoses, mas deve ser realizada com cuidado, uma vez que tem sido associada a lacerações profundas da mucosa, perfuração esofágica, aumento da analgesia pós-endoscopia e dificuldade na inserção do endoscópio. Aproximadamente metade dos pacientes tratados com dilatação esofágica se tornará assintomática.

D. Antagonistas do receptor de leucotrieno

O antagonista do receptor de leucotrieno montelucaste foi estudado em um pequeno número de pacientes com esofagite eosinofílica; oito deles apresentaram resolução completa dos sintomas, com uma dosagem de 20–40 mg/dia e mantiveram essa resposta por uma média de 14 meses. No entanto, após a suspensão da medicação, seis dos oito pacientes apresentaram recorrência dos sintomas. Os dados são insuficientes para recomendar antagonistas do receptor de leucotrieno para o tratamento da esofagite eosinofílica.

E. Cromolina sódica

A cromolina sódica, um estabilizador de mastócitos, não mostrou nenhum benefício aparente para pacientes com esofagite eosinofílica, embora ele não tenha efeitos adversos significativos.

F. Terapia nutricional

A terapia nutricional é uma forma emergente importante de tratamento para a esofagite eosinofílica. Três abordagens nutricionais diferentes foram examinadas.

1. Elementar (fórmula baseada em amino) — Embora ela possa ser eficaz na redução das manifestações da doença, muitas vezes não é bem tolerada.

2. Dietas de eliminação — Isso pode ser difícil porque os pacientes são geralmente sensíveis a múltiplos grupos de alimentos que incluem alimentos comuns e incomuns. A eficácia das dietas de eliminação de alimentos específicos permanece controversa. Vários estudos têm demonstrado correlação precária entre teste de diagnóstico cutâneo, teste radioalergossorbente e teste cutâneo por puntura de IgE e a melhora de sintomas ou inflamação do tecido.

3. Dieta empírica de eliminação com a remoção de alergias alimentares comuns — Um centro relatou uma melhora significativa em pacientes com dieta de eliminação alimentar específica. Kagalwalla e cols. demonstraram que a eliminação dos seis alimentos alergênicos mais comuns (laticínios, ovos, trigo, soja, amendoim e peixes/crustáceos) resultou em melhoria significativa em 74% dos 35 pacientes que receberam a dieta de eliminação dos seis alimentos.

G. Tratamento da doença de refluxo gastroesofágico

A terapia antirrefluxo com inibidores da bomba de prótons geralmente não é bem-sucedida ou alcança apenas uma resposta parcial em pacientes com DRGE. No entanto, alguns pacientes podem ter tanto DRGE como esofagite eosinofílica e, nesse contexto, o tratamento com um inibidor da bomba de prótons pode ser apropriado.

Aceves SS, Bastian JF, Newbury RO, et al. Oral viscous budesonide: a potential new therapy for eosinophilic esophagitis in children. *Am J Gastroenterol.* 2007;102:2271–2275. [PMID: 17581266]

Alexander JA, Katzka DA. Therapeutic options for eosinophilic esophagitis. *Gastroenterol Hepatol.* 2011;7:59–61. [PMID: 21346856]

Bohm M, Richter JE. Treatment of eosinophilic esophagitis: overview, current limitations, and future directions. *Am J Gastroenterol.* 2008;103:2635–2644. [PMID: 18721234]

Furuta GT, Liacouras CA, Collins MH, et al. Eosinophilic esophagitis in children and adults: a systematic review and consensus recommendations for diagnosis and treatment. *Gastroenterology.* 2007;133:1342–1363. [PMID: 17919504]

Kagalwalla AF, Sentongo TA, Ritz S, et al. Effects of six-food elimination diet on clinical and histologic outcomes in eosinophilic esophagitis. *Clin Gastroenterol.* 2006;4:1097–1102. [PMID: 16860614]

Konikoff MR, Noel RJ, Blanchard C, et al. Randomized, double-blind, placebo-controlled trial of fluticasone propionate for pediatric eosinophilic esophagitis. *Gastroenterology*. 2006;131: 1381–1391. [PMID: 17101314]

Straumann A, Consus S, Degen L, et al. Budesonide is effective in adolescent and adult patients with active eosinophilic esophagitis. *Gastroenterology*. 2010;139:1526–1537. [PMID: 20682320]

Straumann A, Spichtin HP, Grize L, et al. Natural history of primary eosinophilic esophagitis: a follow-up of 30 adult patients for 11.5 years. *Gastroenterology*. 2003;125:1660–1669. [PMID: 14724818]

Evolução & prognóstico

Straumann e cols. descreveram 30 pacientes acompanhados durante uma média de 7,2 anos (faixa de 1,4–11,5 anos); 23% deles relataram aumento de disfagia e 36,7% relataram sintomas estáveis. A duração média dos sintomas antes do tratamento foi de 4,6 anos. Episódios recorrentes de disfagia foram documentados em 29 dos 30 pacientes, e os sintomas foram mais pronunciados em pacientes com eosinofilia periférica. A esofagite eosinofílica não parece estar associada a metaplasia do esôfago (isto é, esôfago de Barrett, metaplasia cardíaca ou neoplasias de esôfago).

Questões não resolvidas

Há várias questões pendentes em relação ao histórico natural e tratamento da esofagite eosinofílica. Pontos finais do tratamento e tratamento clínico de manutenção permanecem incompletamente definidos. As iniciativas do tratamento visam a aliviar os sintomas, que podem ou não ser acompanhados por resposta histológica e resolução da esofagite eosinofílica. A esse respeito, após o tratamento, a eosinofilia esofágica pode persistir, e esses pacientes podem ser assintomáticos ou ter apenas sintomas mínimos. Não há consenso sobre como definir a remissão histológica em resposta ao tratamento. Pode ser necessário continuar o tratamento em pacientes com esofagite eosinofílica documentada e sintomas esofágicos persistentes na ausência de anormalidades esofágicas. A doença quase uniformemente recorre quando a terapia é interrompida (isto é, glicocorticosteroides) ou as modificações nutricionais são interrompidas.

Úlcera péptica

15

Edward Lew, MD, MPH

CRITÉRIOS DE DIAGNÓSTICO

- As úlceras pépticas são defeitos da mucosa do estômago ou do intestino delgado.
- Infeção por *Helicobacter pylori,* fármacos anti-inflamatórios não esteroides (AINEs) e uso de ácido acetilsalicílico são as causas mais comuns.
- Pacientes podem ter dor epigástrica ou complicações como sangramento gastrointestinal, perfuração e obstrução.
- O diagnóstico baseia-se em estudos por endoscopia ou radiológicos.

Considerações gerais

As úlceras pépticas são defeitos ou rompimentos na mucosa gástrica ou intestinal que têm profundidade e estendem-se através da mucosa muscular. Ao contrário das erosões, que são lesões da mucosa pequenas e superficiais, as úlceras pépticas podem variar em tamanho de 5 mm a vários centímetros e podem produzir complicações como hemorragia gastrointestinal (GI), obstrução, penetração e perfuração.

A patogenia das úlceras é multifatorial e resulta de um desequilíbrio dos fatores de proteção e agressividade, como quando os mecanismos de defesa da mucosa GI são comprometidos na presença de ácido gástrico e pepsina. A úlcera péptica foi por muito tempo considerada um distúrbio idiopático e para toda a vida. Esse paradigma mudou dramaticamente em 1984, quando Marshall e Warren relataram que um bacilo curvado, inicialmente denominado *Campylobacter pyloridis* e posteriormente classificado como *Helicobacter pylori*, estava associado às úlceras. Vários estudos mostraram, desde então, que a erradicação do *H. pylori* reduz significativamente a taxa de recorrência da úlcera. Outro importante fator de risco para úlceras pépticas é o uso de anti-inflamatórios não esteroides (AINEs) e ácido acetilsalicílico. Esses medicamentos geralmente exercem os seus efeitos terapêuticos e tóxicos inibindo as enzimas ciclo-oxigenase-1 (COX-1) e ciclo-oxigenase-2 (COX-2) que, por sua vez, comprometem a proteção da mucosa e promovem úlceras. O tratamento dos pacientes com úlcera foi revolucionado desde o desenvolvimento de medicamentos supressores de ácido, como os bloqueadores de receptores da histamina-2 (H_2) e os inibidores da bomba de prótons, a prostaglandina sintética misoprostol e os inibidores seletivos da COX-2. Até o momento, o *H. pylori* e a utilização de AINEs e ácido acetilsalicílico são responsáveis pela maioria dos casos de úlceras pépticas. Apenas uma pequena fração das úlceras está associada à neoplasia ou é causada por estados hipersecretores de ácido, como a síndrome de Zollinger-Ellison e outros distúrbios raros.

A incidência de ambas as úlceras, gástrica e duodenal, em países em desenvolvimento aumentou rapidamente ao longo do século 19 e atingiu o pico durante a primeira metade do século 20. Desde 1950, no entanto, a incidência e a prevalência de ambas as úlceras caíram constantemente. Houve também diminuição na prevalência do *H. pylori* nas últimas décadas, atribuída a uma melhor higiene e uso generalizado de antibióticos nos países desenvolvidos. Dados de alta hospitalar para a população em geral dos EUA mostrou que a taxa de hospitalização ajustada por idade para úlcera péptica e *H. pylori* foi maior entre adultos com 65 anos ou mais e diminuiu a cada faixa etária subsequente. Pensa-se que essas tendências refletem um efeito de coorte de nascimento subjacente a uma diminuição na incidência de *H. pylori* entre as gerações mais jovens.

Nos Estados Unidos, mais de 4 milhões de pessoas são acometidas por úlceras pépticas, e aproximadamente 15.000 morrem de complicações da úlcera por ano. Mais de 66% dos pacientes com úlcera desenvolvem a doença entre 25–64 anos de idade. O tempo de vida de prevalência das úlceras pépticas é de 12% em homens e 10% nas mulheres. O impacto da doença nos custos dos cuidados de saúde dos EUA é substancial, com custos diretos e indiretos, totalizando aproximadamente U$ 10 bilhões por ano. Além disso, as complicações da úlcera péptica afetam adversamente o estado funcional e a qualidade de vida. Mais de 30% dos pacientes com úlceras pépticas têm acentuado declínio em seus níveis funcionais ou invalidez franca, enquanto 30% também têm sintomas somáticos e psicológicos.

Feinstein LB, Holman RC, Yorita Christensen KL, et al. Trends in hospitalizations for peptic ulcer disease, United States, 1998–2005. *Emerg Infect Dis.* 2010;16:1410–1418. [PMID: 20735925]

Sandler RS, Everhart JE, Donowitz M, et al. The burden of selected digestive diseases in the United States. *Gastroenterology.* 2002;122:1500–1511. [PMID: 11984534]

Patogênese

A. Causas das úlceras pépticas

A infecção por *Helicobacter pylori* e o uso de AINEs e ácido acetilsalicílico têm inúmeros efeitos sobre o trato gastrointestinal e são as causas mais comuns das úlceras pépticas (Tabela 15-1). Em geral, ambos os fatores perturbam as defesas e reparos normais da mucosa, deixando-a mais suscetível ao ácido. A supressão da secreção do ácido gástrico com uso de agentes farmacológicos cura úlceras e reduz complicações futuras. Poucos pacientes têm um estado de hipersecreção de ácido subjacente que causa úlceras. Por exemplo, menos de 1% dos pacientes com úlcera duodenal têm um tumor secretor de gastrina que cause secreção intensa de ácido como parte da síndrome de Zollinger-Ellison. Cerca de 3–5% das úlceras gástricas representam malignidade, incluindo adenocarcinoma, linfoma ou lesões metastáticas. Outras infecções e condições que aumentam a formação de úlcera incluem citomegalovírus ou herpes simples (sobretudo em pacientes imunossuprimidos), tuberculose, doença de Crohn, utilização de outros medicamentos não AINEs, hiperparatireoidismo, sarcoidose, doença mieloproliferativa e mastocitose sistêmica.

Tabela 15-1. Fatores de risco para úlceras pépticas.

Infecção por *Helicobacter pylori*
Uso de AINE e ácido acetilsalicílico
Outros medicamentos (p. ex., cloreto de potássio, uso concomitante de esteroides com AINEs, bisfosfonatos, sirolimus, micofenolato de mofetila, fluorouracil)
Neoplasia
Transtornos de hipersecreção ácida (p. ex., síndrome de Zollinger-Ellison)
Hiperparatireoidismo
Doença de Crohn
Sarcoidose
Doença mieloproliferativa
Mastocitose sistêmica
Outras infecções raras (p. ex., citomegalovírus, herpes simples, tuberculose)
Pacientes criticamente doentes com queimaduras graves, traumatismo craniano, traumatismo físico ou falência de múltiplos órgãos

O tabagismo também promove o desenvolvimento de úlceras e pode interagir com *H. pylori* e AINEs aumentando a lesão da mucosa. O fumo também prejudica a cura da úlcera e aumenta sua recorrência. Vários estudos sugerem que o uso de álcool e dieta parecem não aumentar a formação de úlcera, enquanto o estresse emocional pode predispor alguns indivíduos às úlceras. Pacientes criticamente doentes com queimaduras graves, traumatismo físico ou falência de múltiplos órgãos também têm risco aumentado de desenvolver úlceras gastroduodenais e complicações associadas. Existe também uma associação de úlceras pépticas a condições clínicas, como a doença pulmonar obstrutiva crônica e insuficiência renal crônica, mas os mecanismos não são claros. Uma suscetibilidade genética foi relatada, mas atualmente acredita-se que seja originária principalmente de infecção intrafamiliar com *H. pylori.* Estudos recentes também sugerem que uma proporção crescente de úlceras é idiopática, pois não está relacionada com *H. pylori,* AINEs, ácido acetilsalicílico, hipersecreção ácida ou qualquer outra causa conhecida.

Malfertheiner P, Chan FK, McColl KE. Peptic ulcer disease. *Lancet.* 2009;374:1449–1461. [PMID: 19683340]

B. Infecção por *Helicobacter pylori*

O *Helicobacter pylori* é uma bactéria espiral gram-negativa produtora de urease que pode ser encontrada no revestimento de muco da mucosa gástrica ou entre a camada de muco e o epitélio gástrico. Vários fatores possibilitam que ela viva no ambiente hostil ácido do estômago, incluindo a sua capacidade de produzir urease, que ajuda a alcalinizar o pH circundante. A infecção por *Helicobacter pylori* é mais comumente adquirida na infância e resulta em uma gastrite crônica ativa, que geralmente permanece por toda a vida sem tratamento específico. Fatores de risco para aquisição de *H. pylori* incluem baixo nível socioeconômico, aglomeração residencial e país de origem. A prevalência de *H. pylori* varia entre países diferentes e é significativamente mais elevada em países em desenvolvimento do que nos industrializados. A maioria das pessoas infectadas permanece assintomática, mas cerca de 10-15% desenvolvem úlcera péptica durante sua vida. Além de causar gastrite e úlceras pépticas, o *H. pylori* tem sido associado ao desenvolvimento de adenocarcinoma gástrico e linfoma de tecido linfoide associado a mucosa gástrica (MALT). Em 1994, a Agência Internacional para a Pesquisa sobre o Câncer classificou *H. pylori* como cancerígeno do grupo 1 e uma causa definida de câncer gástrico em humanos.

A infecção por *H. pylori* aumenta o risco de úlceras pépticas e sangramento GI de três para sete vezes mais. Dependendo da população, *H. pylori* está presente em até 70–90% dos pacientes com úlcera duodenal e até 30–60% das úlceras gástricas. Vários estudos clínicos demonstram que a erradicação de *H. pylori* reduz a recorrência da úlcera para menos de 10%, em comparação com recorrências de 70%, apenas com a supressão de ácido. *Helicobacter pylori* geralmente provoca lesão da mucosa e complicações de úlcera através da inflamação e citocinas. Apesar de uma resposta vigorosa sistêmica e da mucosa humoral, a produção de anticorpos não conduz à erradicação da infecção.

Helicobacter pylori é uma bactéria altamente heterogênea. Uma combinação de fatores microbianos e do hospedeiro determina o resultado da infecção por *H. pylori.* A virulência do organismo, a genética do hospedeiro e os fatores ambientais afetam a distribuição e a gravidade da inflamação gástrica e o nível de secreção de ácido. Por exemplo, a presença de diferentes fatores de virulência de *H. pylori* que afetam a indução da liberação de citocinas pró-inflamatórias ou a adesão à célula epitelial explica parcialmente as diferenças geográficas na incidência do câncer gástrico. Vários desses fatores de virulência bacteriana incluem a ilha de patogenicidade *Cag* (*cag*PAI), a citotoxina vacuolar (VacA) e a adesina de ligação ao antígeno do grupo sanguíneo (BabA), e estão associados a um resultado clínico mais grave. Outros fatores de virulência incluem a proteína ativadora de neutrófilos de *H. pylori* e o polissacarídeo da parede celular. *Helicobacter pylori* que expressam o gene A associado a citotoxina (cepas *Cag*A-positivas) alegadamente representam cepas virulentas que têm maior interação com os seres humanos. Vários genes em um fragmento genômico que formam uma ilha de patogenicidade Cag codificam os componentes de uma ilha de secreção do tipo IV que transloca CagA em células hospedeiras e afeta o crescimento celular e a produção de citocinas. CagA é uma proteína altamente antigênica que está associada a uma resposta inflamatória importante promovendo a produção de interleucina-8. Cepas de *Helicobacter pylori* que também expressam formas ativas de VacA ou as proteínas de membrana externa BabA e OipA são igualmente associadas a um maior risco de doenças que as cepas que não têm esses fatores.

Blaser MJ, Atherton JC. Helicobacter pylori persistence: biology and disease. *J Clin Invest.* 2004;113:321–333. [PMID: 14755326]

Cover TL, Blaser MJ. Helicobacter pylori in health and disease. *Gastroenterology.* 2009;136:1863–1873. [PMID: 19457415]

Yamaoka Y. Mechanisms of disease: Helicobacter pylori virulence factors. *Nat Rev Gastroenterol Hepatol.* 2010;7:629–641. [PMID: 20938460]

C. Ácido acetilsalicílico e AINEs

O ácido acetilsalicílico e os AINEs estão entre os fármacos mais utilizados em todo o mundo. Os AINEs são usados para tratar a dor e a inflamação, enquanto o ácido acetilsalicílico está sendo usado cada vez mais para prevenção primária e secundária de eventos cardiovasculares. Infelizmente, esses fármacos têm toxicidade GI substancial e estão associados ao desenvolvimento de úlceras pépticas e de hemorragia gastrointestinal ameaçadora à vida. Estudos endoscópicos têm mostrado que até 15–30% dos pacientes em tratamento com AINEs desenvolvem úlceras gástricas e duodenais. Estudos epidemiológicos sugerem que os riscos de complicações da úlcera e de mortalidade entre usuários regulares de AINEs são 3–10 vezes maiores em comparação com aqueles que não tomam esses medicamentos. Mais de 107 mil hospitalizações por ano, nos Estados Unidos, são atribuídas aos AINEs. Os idosos estão em risco particularmente aumentado e um estudo mostrou que a taxa ajustada de internação por complicações da úlcera foi de 16,7 por 1.000 pessoas ao ano entre pacientes idosos no Medicaid em tratamento com AINEs, em contraste com uma taxa de 4,2 entre os não usuários, com uma taxa atribuível de 12,5 hospitalizações em excesso para úlcera por 1.000 pessoas ao ano entre os usuários.

O ácido acetilsalicílico e outros AINEs geralmente exercem os seus efeitos terapêutico e tóxico por inibição das isoenzimas COX-1 e COX-2, que, por sua vez, diminuem a síntese de prostaglandinas. A COX-1 é a enzima limitante de velocidade para as prostaglandinas GI que normalmente ajudam a manter o fluxo de sangue na mucosa e aumentam a secreção de muco e bicarbonato. A inibição da COX-1 prejudica a proteção da mucosa e leva a úlceras. Os riscos de úlceras pépticas e sangramento GI são dependentes da dose, duração e tipo de AINE. Vários outros fatores também mostraram aumentar o desenvolvimento de úlceras pépticas entre os usuários de AINEs. Eles incluem idade avançada, histórico anterior de hemorragia ou úlceras GI e uso concomitante de esteroides. Em uma meta-análise, os riscos relativos agrupados para complicações da úlcera variou de 1,6–9,2, de acordo com o AINE individual, com um risco relativo agrupado de 1,6 para o ácido acetilsalicílico. Mesmo doses muito baixas de ácido acetilsalicílico têm sido associadas a úlceras e sangramento GI, sugerindo que não há doses verdadeiramente seguras do ácido acetilsalicílico. Um estudo de controle de caso, por exemplo, descobriu que doses baixas de ácido acetilsalicílico e AINEs não derivados do ácido acetilsalicílico aumentaram significativamente o risco de hemorragia de úlcera, com *odds ratios* de 2,4 e 7,4, respectivamente.

Laine L, Curtis SP, Cryer B, et al. Risk factors for NSAID-associated upper GI clinical events in a long-term prospective study of 34 701 arthritis patients. *Aliment Pharmacol Ther.* 2010;32:1240–1248. [PMID: 20955443]

Malfertheiner P, Chan FK, McColl KE. Peptic ulcer disease. *Lancet.* 2009;374:1449–1461. [PMID: 19683340]

Achados clínicos

A. Sinais e sintomas

A dor epigástrica é o sintoma clássico associado a úlcera péptica. A dor é muitas vezes descrita como uma sensação de corrosão, lenta, dolorida, "vazia" ou parecida com fome. A dor clássica associada à úlcera duodenal às vezes é aliviada com a ingestão de leite, alimentos ou antiácidos, mas retorna em 2–4 horas depois de comer e também pode acordar o paciente durante a noite. Em contraste, a maioria dos pacientes com úlceras gástricas relata que a ingestão de alimentos aumenta a dor. Durante o jejum, podem ter alívio dos seus sintomas, os quais, em seguida, repetem-se logo após a ingestão de alimentos. Como resultado, alguns pacientes com úlcera gástrica sentem náuseas, evitam alimentos/anorexia e até mesmo perdem peso.

Os sintomas da úlcera péptica tendem a recorrer em intervalos de semanas ou meses. Uma piora aguda ou alteração na característica da dor, como dor generalizada, pode surgir da penetração ou perfuração da úlcera. Sintomas de alarme, como melena, hematêmese, fezes guaiaco-positivas e anemia inexplicável sugerem uma possível hemorragia de úlcera, enquanto vômito persistente pode representar obstrução. Saciedade precoce, anorexia e perda de peso inexplicável podem surgir de um câncer. Pacientes com dor abdominal superior com irradiação para as costas podem ter penetração, enquanto aqueles com dor abdominal intensa ou que piora podem ter perfuração. No entanto, muitos pacientes com úlcera apresentam poucos ou nenhum sintoma até o desenvolvimento de complicações como hemorragia, perfuração, penetração e obstrução. Em um estudo, a dor abdominal estava ausente em mais de 30% dos pacientes idosos com úlceras pépticas observadas em endoscopia digestiva alta. Os sintomas menos comuns, como náuseas e vômitos, podem surgir a partir de uma obstrução da saída gástrica com edema ou cicatriz de úlcera.

O exame físico não é confiável e muitas vezes é normal, embora alguns pacientes com úlcera tenham sensibilidade à palpação epigástrica profunda. Sangue oculto ou macroscópico pode ser detectado no cenário de sangramento de úlceras. Taquicardia e ortostase podem ser encontradas em pacientes com sangramento significativo ou desidratação, enquanto abdome rígido com sensibilidade de rebote difusa pode refletir perfuração de úlcera com peritonite. Raramente, um abdome distendido ou um som contínuo de água pode ser observado em pacientes com uma úlcera complicada por obstrução de saída.

A maior parte das úlceras duodenais desenvolve-se no bulbo ou canal pilórico. Pacientes com úlceras duodenais têm, ao aparecimento da doença, idade entre 30–55 anos. Esses pacientes com úlcera duodenal também têm uma massa de células parietais e secreção de ácido aumentadas (com um aumento médio da secreção ácida gástrica basal e noturna). A secreção de bicarbonato foi relatada como prejudicada em pacientes com úlceras duodenais ativas. Pensa-se que o desequilíbrio entre a carga de ácido duodenal e a capacidade de tamponamento leva ao desenvolvimento de pequenas ilhas de metaplasia gástricas no bulbo duodenal. A colonização dessas ilhas posteriormente por *H. pylori* leva a úlcera duodenal e duodenite.

No estômago, a maioria das úlceras benignas é encontrada na cavidade e curvatura menor do estômago na junção do corpo e da cavidade. As úlceras gástricas frequentemente ocorrem mais tarde na vida, geralmente em pacientes com idades entre 55–70 anos, com um pico de incidência na sexta década. Pacientes com úlceras gástricas têm frequentemente a secreção de ácido normal ou reduzida. Alguns pacientes que apresentam ambas as úlceras gástricas e duodenais têm aumento da secreção ácida. As úlceras gástricas nesses pacientes tendem a ser localizadas na cavidade distal ou canal pilórico.

B. Endoscopia

O diagnóstico definitivo da úlcera péptica pode ser feito com endoscopia. A endoscopia tem um rendimento diagnóstico muito maior do que a radiologia de contraste de bário e possibilita a obtenção de amostras de biópsia para a avaliação de infecção por *H. pylori* e malignidade subjacente. Como até 5% das úlceras gástricas são malignas, recomenda-se geralmente que as amostras de biópsia sejam colhidas a partir da margem da úlcera ou que uma endoscopia de acompanhamento seja programada para 12 semanas após o início da medicação com supressores de ácido para documentar a cura completa. Úlceras > 3 cm de tamanho e as que estão associadas a uma massa são mais suscetíveis de serem malignas. Em contraste, a incidência de úlceras duodenais malignas é extremamente baixa, assim, elas não requerem biópsia de rotina. Úlceras com sangramento ativo ou úlceras com alto risco de novo sangramento também podem ser tratadas durante uma endoscopia com a terapia de hemostasia.

Os pacientes com suspeita de uma úlcera que se apresentam com sintomas de alarme, como hemorragia GI, saciedade precoce e perda de peso inexplicável, e aqueles que são idosos devem ser submetidos à avaliação imediata por endoscopia. Os pacientes que têm múltiplas úlceras, úlceras refratárias ou úlceras em locais incomuns, como pós-bulbar ou jejuno, ou que têm diarreia e perda de peso também devem ser considerados para a avaliação da síndrome de Zollinger-Ellison.

Em contraste, há alguma controvérsia quanto à melhor abordagem para a avaliação inicial e tratamento de pacientes jovens com idade < 55 anos, sem sintomas de alarme que apresentam sintomas semelhantes aos da úlcera ou dispepsia. As opções possíveis incluem (1) teste e tratamento para *H. pylori*, (2) tratamento com medicamentos supressores de ácido e monitoramento da resposta, ou (3) fazer uma referência direta para avaliação com endoscopia digestiva alta. Endoscopia imediata oferece potencialmente um pequeno benefício em termos de encontrar um diagnóstico específico e direcionar o tratamento, mas não é rentável para o tratamento inicial de dispepsia, em comparação com outras estratégias. Em vez disso, vários outros estudos recomendam que os pacientes jovens com dispepsia indiferenciada inicialmente submetam-se a teste não invasivo para *H. pylori* seguido de tratamento, se houver presença de infecção. A cura bem-sucedida do *H. pylori* reduz potencialmente a necessidade de endoscopia, bem como a recorrência da úlcera, e estudos clínicos sugerem que essa estratégia não afeta negativamente os resultados. Recomenda-se avaliação adicional com endoscopia para pacientes com sintomas persistentes, apesar da terapia. Alternativamente, os pacientes jovens com apresentação sugestiva de úlceras não complicadas podem primeiro ser tratados empiricamente com medicamentos supressores de ácido. Recomenda-se avaliação adicional se esses pacientes continuam a ter sintomas persistentes ou recorrentes de 2–4 semanas mais tarde. Todos os pacientes devem interromper o uso de ácido acetilsalicílico e AINE, se possível, bem como o uso de álcool, fumo e drogas ilícitas. Em um ensaio clínico de grande porte, os pacientes com dispepsia sem sintomas de alarme foram randomizados para testar e tratar *H. pylori* contra terapia empírica com inibidor da bomba de próton. Após 1 ano de acompanhamento, pacientes nos dois grupos apresentavam uma taxa de sintomas dispépticos persistentes semelhante, e descobriu-se que ambas as estratégias são igualmente custo-efetivas na gestão inicial da dispepsia. É notável que mais de 80% desses pacientes continuaram a apresentar sintomas dispépticos apesar da erradicação do *H. pylori* (82%) ou de terapia com supressores de ácido (83%).

Delaney BC, Qume M, Moayyedi P, et al. *Helicobacter pylori* test and treat versus proton pump inhibitor in initial management of dyspepsia in primary care: multicentre randomized controlled trial (MRC-CUBE trial). *BMJ* 2008;336:651–654. [PMID: 18310262]

C. Exames com bário

Os exames do trato GI superior com bário estão amplamente disponíveis e são mais seguros e mais baratos do que a endoscopia, mas eles têm uma precisão limitada para a detecção de úlceras e outras lesões das mucosas. Em comparação com a endoscopia, os exames do trato GI superior com bário não possibilitam biópsia e obtenção de outros espécimes para avaliação histológica ou tratamento imediato de sangramento de úlceras.

D. Exames para diagnóstico de infecção por *H. pylori*

Vários métodos estão disponíveis para detectar infecção por *H. pylori* (Tabela 15-2). Os exames não invasivos incluem testes sorológicos, teste respiratório da ureia e teste do antígeno fecal. A infecção também pode ser detectada durante endoscopia, na qual uma amostra de biópsia é obtida para um teste de urease rápido, estudo histológico ou mesmo cultura. Imunoensaios de soro para anticorpos da imunoglobulina G (IgG) para *H. pylori* não são caros, mas têm sensibilidade relatada de 85% e especificidade de 79%. Como resultado, o valor preditivo positivo do teste sorológico é limitado em populações com probabilidade baixa pré-teste de ter a infecção. Além disso, o teste sorológico não deve ser utilizado para determinar o sucesso da cura do *H. pylori* depois do tratamento, uma vez que os títulos de anticorpos nem sempre se tornam negativos. O teste respiratório da ureia ou o teste do antígeno fecal pode ser usado tanto para o diagnóstico inicial quanto para o acompanhamento da terapia de erradicação, porque eles têm sensibilidade e especificidade de mais de 90%. O teste respiratório da ureia é baseado na detecção da

Tabela 15-2. Testes de diagnóstico para *Helicobacter pylori*.

Teste	Sensibilidade (%)	Especificidade (%)	Comentários
Não invasivos			
ELISA sorológico	85	79	Detecta exposição a *H. pylori* mas não pode ser usado para confirmar cura bem-sucedida após tratamento
Teste respiratório com ureia	95–100	91–98	Recomendado tanto para detecção como confirmação para cura; o uso recente de antibióticos e IBP pode aumentar os resultados falsos negativos
Teste de antígeno fecal do *H. pylori*	91–98	94–99	Pode ser usado para diagnóstico inicial e confirmação de cura bem-sucedida
Invasivos			
Endoscopia com biópsia			
• Histologia	> 95	95–98	Método amplamente usado para diagnóstico durante endoscopia; a sensibilidade é aumentada mediante coleta de pelo menos 2 biópsias do antro e 1 do corpo do estômago
• Teste rápido de urease (teste CLO)	93–97	95–100	Precisão reduzida relatada entre pacientes com sangramento GI
• Cultura	70–80	100	Tecnicamente exigente; sensibilidade varia entre laboratórios

CLO, organismo semelhante a *Campylobacter;* ELISA, ensaio imunoabsorvente ligado à enzima; GI, gastrointestinal; IBP, inibidor da bomba de prótons.

atividade da urease derivada de *H. pylori* no estômago, enquanto o teste do antígeno fecal usa anticorpo de captura policlonal anti-*H. pylori* adsorvido aos micropoços. É geralmente recomendado esperar pelo menos 4 semanas ou mais depois de completar o tratamento de erradicação para confirmar o sucesso da cura. Para ajudar a minimizar resultados falsos negativos, inibidores da bomba de próton devem ser suspensos por 1–2 semanas e antibióticos e compostos de bismuto por 4 semanas antes do teste.

Em pacientes que se submetem à endoscopia, a biópsia antral pode ser obtida para o teste de urease, que tem sensibilidade de 89–100% e especificidade de 92–100%. Biópsias também podem ser realizadas, e os espécimes enviados para exame histológico de rotina usando hematoxilina e eosina. A presença de leucócitos polimorfonucleares em tecido gástrico inflamado é sugestiva de gastrite por *H. pylori.* Em amostras de biópsia nas quais *H. pylori* não pode ser encontrado, o uso de Giemsa, Warthin-Starry, Genta e outras colorações modificadas podem ser úteis. Cultura de *H. pylori* a partir de amostras de biópsia tem especificidade de 100%, se os resultados forem positivos, mas não é realizada rotineiramente. Como a cultura é de execução difícil e cara, é geralmente reservada para determinar suscetibilidade a antibióticos para os pacientes que não respondem à terapia de erradicação de segunda linha.

Diagnóstico diferencial

Em alguns estudos, apenas metade dos pacientes com úlcera péptica apresenta sintomas clássicos. Infelizmente, o exame físico e a anamnese não são sensíveis nem específicos o suficiente para diagnosticar úlceras pépticas com precisão ou distinguir entre as úlceras duodenais e gástricas. Diagnóstico de uma úlcera péptica pode ser suspeitado em pacientes selecionados que apresentam dor epigástrica, mas o diferencial é amplo e inclui a doença do refluxo gastroesofágico, doença do trato biliar, hepatite, pancreatite, aneurisma da aorta abdominal, gastroparesia, dispepsia funcional, neoplasia, isquemia mesentérica e dor isquêmica do miocárdio, entre outros.

Apesar de as úlceras pépticas poderem ser diagnosticadas durante endoscopia alta, exames laboratoriais e radiológicos podem ajudar a estreitar o diagnóstico diferencial. Alguns pacientes com úlcera são anêmicos em decorrência da hemorragia aguda ou da perda crônica de sangue de úlceras benignas ou malignas. Testes de função hepática e níveis de amilase e lipase devem ser verificados para ajudar a avaliar hepatite e pancreatite. Uma ultrassonografia abdominal pode mostrar doença do cálculo biliar ou um aneurisma da aorta abdominal. Um eletrocardiograma e a mensuração das enzimas cardíacas ajudam a avaliar as causas de dor do miocárdio. Finalmente, uma rotina de abdome agudo com incidências vertical e de decúbito lateral que revela ar livre sugere perfuração.

Complicações

A complicação mais comum associada à úlcera péptica é o desenvolvimento de hemorragia gastrointestinal. Até 15% das úlceras pépticas sangram, e os pacientes acometidos apresentam taxa de mortalidade de 10%. Pacientes com mais de 60 anos de idade têm maior incidência de úlceras que sangram e de mortalidade. Aqueles que também têm um sangramento inicial grande, sangramento contínuo ou recorrente, ou doenças de comorbidade graves apresentam maior risco de morte. Pacientes com úlceras hemorrágicas podem apresentar hematêmese ou vômitos em borra de café, fezes escuras cor de alcatrão e, raramente, hematoquezia.

Até 7% dos pacientes com úlcera têm perfuração com dor abdominal intensa e abdome rígido em decorrência de peritonite. Por causa do amplo uso de AINEs em idosos, eles estão em maior risco, e muitos não apresentam dor antecedente de úlcera ou achados peritoneais. A penetração ocorre quando a cratera da úlcera corrói um órgão adjacente, tal como, por exemplo, quando uma úlcera duodenal penetra o pâncreas provocando pancreatite, ou uma úlcera gástrica penetra o lóbulo hepático esquerdo.

A obstrução da saída gástrica ocorre em menos de 2% dos pacientes com úlcera e pode surgir a partir de inflamação e edema da úlcera na área pré-pilórica. Cicatrizes de úlcera crônica na área pré-pilórica podem também levar à obstrução mecânica fixa, que pode exigir dilatação por balão ou tratamento cirúrgico endoscópico. Esse diagnóstico deve ser suspeitado em pacientes que se queixam de náuseas, vômitos, saciedade precoce e perda de peso, especialmente se eles também têm desidratação e desequilíbrio eletrolítico.

Tratamento

A. Princípios gerais

O tratamento de úlceras pépticas consiste na cura da úlcera e prevenção da recorrência de úlceras e complicações futuras. Todos os pacientes com úlcera devem ser analisados e tratados para *H. pylori,* mesmo que tenham histórico claro de uso de AINEs ou ácido acetilsalicílico. Não é clinicamente possível determinar se as úlceras surgem diretamente a partir de *H. pylori,* da utilização de AINE/ácido acetilsalicílico ou da combinação desses fatores. Embora *H. pylori* e o uso de AINEs causem a maioria das úlceras, o nível de secreção de ácido ainda desempenha um papel na patogenia e na cura. Vários estudos mostram que a administração de medicamentos supressores de ácido promove a cicatrização da úlcera ativa. A terapia intravenosa com supressor de ácido deve ser imediatamente iniciada em pacientes com úlcera e com sinais de hemorragia digestiva, seguida por endoscopia inicial para melhorar os resultados. Em alguns estudos, o uso de um inibidor da bomba de prótons intravenoso diminuiu a necessidade de transfusão, a necessidade de cirurgia e até mesmo o tempo de hospitalização. Um ensaio randomizado também mostrou que a administração intravenosa de um inibidor da bomba de prótons antes da endoscopia diminui a lesão da úlcera e a necessidade de uma terapia hemostática em comparação com o placebo. O uso de um agente promotor, tal como a eritromicina ou a metoclopramida, antes da endoscopia não é recomendado para utilização em rotina, mas pode ser considerado em pacientes suspeitos de estarem com uma quantidade substancial de sangue no trato GI superior. Isso melhora potencialmente o exame durante a endoscopia digestiva alta.

Recomenda-se hemostasia endoscópica para úlceras de alto risco, com base em sua aparência endoscópica e probabilidade de nova hemorragia. Úlceras de alto risco que devem ser tratadas incluem aquelas que estão liberando ou vazando sangue ativamente, aquelas que têm vaso visível não hemorrágico ou aquelas que têm um coágulo aderente. A hemostasia pode ser realizada mediante uma combinação da coagulação dos locais de sangramento (terapia de termocoagulação), colocação de hemoclipes (terapia mecânica) e injeção de epinefrina, álcool ou um esclerosante (terapia de injeção). A termocoagulação ou colocação de clipe, isoladamente ou com injeção de epinefrina, mostrou-se eficaz, mas a injeção de epinefrina isolada não é recomendada. A terapia intravenosa com inibidor da bomba de prótons em altas doses, após a terapia bem-sucedida por hemostasia endoscópica tem demonstrado diminuir o ressangramento e a mortalidade em pacientes com estigmas de alto risco. Uma segunda endoscopia pode ser útil em pacientes selecionados, mas também não é recomendada rotineiramente. Úlceras gástricas não curadas devem ser biopsiadas ou acompanhadas de perto para excluir neoplasia subjacente.

Barkun AN, Bardou M, Kuipers EJ, et al. International consensus recommendations on the management of patients with nonvariceal upper gastrointestinal bleeding. *Ann Intern Med.* 2010;152:101–113. [PMID: 20083829]

Lau JY, Leung WK, Wu JC, et al. Omeprazole before endoscopy in patients with gastrointestinal bleeding. *N Engl J Med.* 2007; 356:1631–1640. [PMID: 17442905]

B. Úlceras pépticas em pacientes que requerem uso crônico de AINEs

Os pacientes que desenvolvem úlceras pépticas enquanto usam AINEs devem ser testados e tratados para *H. pylori* e o AINE deve ser interrompido, se possível. A erradicação do *Helicobacter pylori* isoladamente é insuficiente para impedir completamente complicações gastrointestinais recorrentes entre os pacientes com úlcera que continuam a tomar AINE. Terapêutica com supressor de ácido, geralmente com um inibidor da bomba de prótons, deve também ser administrada para ajudar a úlcera. Os inibidores da bomba de prótons bloqueiam a secreção de ácido por ligação irreversível e inibição da ATPase de hidrogênio e potássio, que reside na superfície luminal da célula parietal. Os inibidores da bomba de prótons incluem omeprazol, lansoprazol, pantoprazol, rabeprazol e esomeprazol.

Se os pacientes não podem trocar para paracetamol e exigem terapia crônica com AINE, devem considerar tomar a menor dose eficaz de AINE junto com coterapia com um inibidor de bomba de próton ou um análogo de prostaglandina chamado misoprostol. Esses fármacos mostraram reduzir significativamente as complicações de úlceras recorrentes entre usuários crônicos de AINEs. Infelizmente, misoprostol a 200 mcg 4 vezes por dia é frequentemente associado a cólicas, diarreia e baixa adesão do paciente.

Os fármacos que inibem seletivamente a COX-2 foram desenvolvidos para terem os mesmos efeitos analgésicos e anti-inflamatórios que os AINEs tradicionais, mas com um risco reduzido de complicações gastrointestinais. Vários estudos sugerem que inibidores da COX-2 ajudam a tratar condições musculoesqueléticas, bem como as artríticas, com menos complicações de úlceras porque eles não inibem as prostaglandinas da mucosa gástrica. Entre os pacientes com úlcera cicatrizada, a utilização de um inibidor de COX-2 tem menor taxa de eventos adversos no trato gastrointestinal, superior e inferior, em comparação com a estratégia de fornecer um AINE tradicional e coterapia com inibidor da bomba de prótons. Outro estudo mostrou também que a combinação de um inibidor seletivo de COX-2 com um inibidor da bomba de prótons era ainda mais eficaz na prevenção de hemorragia de úlcera recorrente que tomar um inibidor de COX-2 isoladamente. No entanto, os inibidores da COX-2 também são associados a um risco aumentado de eventos cardiovasculares e trombóticos. O mecanismo exato para isso não é claro, mas pode estar relacionado com o fato de o tromboxano A2 ser um produto mediado por COX-1 que provoca a agregação irreversível de plaquetas, vasoconstrição e proliferação de músculo liso. Em contraste, prostaciclina é sintetizada a partir de COX-2 e é inibidor da agregação de plaquetas enquanto causa vasodilatação e inibição da proliferação do músculo liso. A inibição seletiva da COX-2 pode levar a um desequilíbrio desses produtos que promove a trombose. Assim, os médicos devem ser criteriosos ao prescrever esses medicamentos. Inibidores da COX-2 devem ser considerados para os pacientes em uso crônico com AINE que têm um risco substancial de complicações de úlcera mas um baixo risco de doença cardiovascular. A adição de ácido acetilsalicílico em dose baixa a um inibidor de COX-2 aumenta a taxa de úlcera para uma semelhante à observada para AINEs não seletivos.

Barkun AN, Bardou M, Kuipers EJ, et al. International consensus recommendations on the management of patients with nonvariceal upper gastrointestinal bleeding. *Ann Intern Med.* 2010;152:101–113. [PMID: 20083829]

Chan FK, Lanas A, Scheiman J, et al. Celecoxib versus omeprazole and diclofenac in patients with osteoarthritis and rheumatoid arthritis (CONDOR): a randomized trial. *Lancet.* 2010;376:173–179. [PMID: 20638563]

Chan FK, Wong VW, Suen BY, et al. Combination of a cyclo-oxygenase-2 inhibitor and a proton-pump inhibitor for prevention of recurrent ulcer bleeding in patients at very high risk: a double-blind, randomized trial. *Lancet.* 2007;369:1621–1626. [PMID: 17499604]

Malfertheiner P, Chan FK, McColl KE. Peptic ulcer disease. *Lancet.* 2009;374:1449–1461. [PMID: 19683340]

C. Úlceras pépticas em pacientes que requerem terapia antiplaquetária crônica

Por causa dos efeitos sistêmicos desses fármacos, a utilização de ácido acetilsalicílico com revestimento entérico ou tamponado não reduz substancialmente o risco de complicações de úlceras em comparação com ácido acetilsalicílico não revestido. Há também outros medicamentos antiplaquetários amplamente utilizados, como clopidogrel, que bloqueiam seletivamente e de maneira irreversível o receptor difosfato de adenosina nas plaquetas. Clopidogrel, com ou sem ácido acetilsalicílico, mostrou ser benéfico no tratamento da síndrome coronariana aguda e na prevenção de acidentes isquêmicos entre pacientes com doenças ateroscleróticas. Como esperado, o uso combinado de clopidogrel com ácido acetilsalicílico provoca maior aumento no risco de sangramento GI em comparação com o ácido acetilsalicílico isolado.

Os pacientes que tomam ácido acetilsalicílico e que apresentam complicações de úlcera potenciais, como hemorragia gastrointestinal, devem receber terapia endovenosa com inibidor da bomba de prótons e passar por endoscopia digestiva alta. Úlceras que parecem ter estigmas de sangramento de alto risco são então tratadas com terapia de hemostasia. Tem sido demonstrado que testes e tratamento para *H. pylori*, bem como proporcionar profilaxia secundária com um inibidor da bomba de prótons são eficazes na redução das complicações gastrointestinais recorrentes induzidas por ácido acetilsalicílico. Os inibidores da bomba de prótons, por exemplo, são superiores aos antagonistas do receptor H_2 em altas doses na prevenção da recorrência de úlceras e erosões relacionadas com ácido acetilsalicílico. Além disso, a coadministração de um inibidor da bomba de prótons com o ácido acetilsalicílico reduz o sangramento de úlcera recorrente, em comparação com os pacientes que trocaram para clopidogrel isoladamente. Um estudo descobriu que até 13% dos pacientes com histórico prévio de úlceras que tomam clopidogrel desenvolvem úlceras recorrentes durante um período de seis meses de acompanhamento.

Entre os pacientes que necessitam de terapia crônica com ácido acetilsalicílico e que sofrem uma hemorragia aguda da úlcera ainda não se sabe quando o reinício do ácido acetilsalicílico é seguro. Reiniciar o ácido acetilsalicílico antes de a úlcera ter se curado adequadamente aumenta potencialmente o sangramento recorrente, mas a administração tardia de ácido acetilsalicílico também pode levar a maiores eventos cardiovasculares ou isquêmicos em pacientes de alto risco. Essa questão foi abordada em um grande estudo de pacientes em uso de ácido acetilsalicílico com uma úlcera hemorrágica que foram submetidos a hemostasia endoscópica seguida de terapia de manutenção com um inibidor de bomba de próton. Esses pacientes foram então randomizados para continuar imediatamente o ácido acetilsalicílico e adiar o reinício do ácido acetilsalicílico por até 8 semanas após a endoscopia. Descobriu-se que continuação imediata do ácido acetilsalicílico aumenta o sangramento recorrente, mas reduz significativamente a mortalidade por todas as causas, incluindo a específica, em comparação com reiniciar o ácido acetilsalicílico 8 semanas mais tarde. Esses dados destacam a importância de ponderar cuidadosamente os riscos a curto e longo prazos e os benefícios de reiniciar o ácido acetilsalicílico para a prevenção de síndromes coronarianas agudas. Nesse ensaio clínico, os efeitos protetores do ácido acetilsalicílico parecem superar seu potencial para novas complicações GI a curto prazo, que ocorreram sobretudo no prazo de 5 dias após o sangramento índice. O ácido acetilsalicílico deve ser reiniciado assim que o risco de eventos cardiovasculares prevalecer sobre o risco de complicações de úlcera recorrente. Os pesquisadores recomendam considerar a suspensão do ácido acetilsalicílico por 3–5 dias após o sangramento índice e, em seguida, retomar após a estabilização.

Outros estudos também sugerem que a utilização de novos fármacos, como os AINEs liberadores de óxido nítrico ou ácido acetilsalicílico liberador de óxido nítrico, podem ajudar a reduzir complicações da úlcera, mas eles ainda não estão disponíveis para uso clínico. Em ensaios de pequeno porte, por exemplo, a adição de uma porção doadora de óxido nítrico ao ácido acetilsalicílico foi associada a menos danos à mucosa gastrointestinal e ainda forneceu inibição semelhante da agregação plaquetária e produção de tromboxano B2 como o ácido acetilsalicílico tradicional. Estudos a longo prazo são necessários para determinar se o ácido acetilsalicílico que libera óxido nítrico é realmente mais seguro e oferece os mesmos benefícios que o ácido acetilsalicílico tradicional.

Chan FK, Ching JY, Hung LC, et al. Clopidogrel versus aspirin and esomeprazole to prevent recurrent ulcer bleeding. *N Engl J Med*. 2005;352:238–244. [PMID: 15659723]

Sung JJ, Lau JY, Ching JY, et al. Continuation of low-dose aspirin therapy in peptic ulcer bleeding: a randomized trial. *Ann Intern Med*. 2010:152:1–9. [PMID: 19949136]

D. Interação potencial entre clopidogrel e inibidores da bomba de prótons

Houve muita controvérsia sobre a possível interação entre os inibidores da bomba de prótons e clopidogrel. O clopidogrel é um pró-fármaco que requer ativação por metabolismo hepático pelo sistema do citocromo P450 (CYP). A isoenzima CYP2C19 é um determinante importante da resposta ao clopidogrel. Descobriu-se que entre pacientes que tomam o clopidogrel, os portadores de um alelo de função reduzida da CYP2C19 têm níveis mais baixos de metabólitos ativos de clopidogrel, inibição de plaquetas diminuída e maior taxa de eventos cardiovasculares importantes do que não portadores. Infelizmente, a isoenzima CYP2C19 também está envolvida no metabolismo da maioria dos inibidores da bomba de prótons. Acredita-se que os inibidores da bomba de prótons potencialmente reduzem a conversão de clopidogrel em seus metabólitos ativos e diminuem os efeitos antiplaquetários em decorrência da inibição competitiva da isoenzima CYP2C19. Alguns estudos que testam a atividade das plaquetas apoiam uma interação entre o clopidogrel e os inibidores da bomba de prótons, mas os resultados dos estudos clínicos têm sido conflitantes. Alguns estudos observacionais retrospectivos têm demonstrado uma taxa aumentada de eventos cardiovasculares entre os pacientes que receberam tanto clopidogrel quanto um inibidor da bomba de próton. No entanto, vários outros estudos clínicos de grande porte não confirmaram nenhuma interação clinicamente significativa entre esses fármacos. Um desses relatórios inclui um estudo de coorte dinamarquês realizado em todo o país de pacientes com infarto do miocárdio. Outro estudo clínico randomizou pacientes em uso de ácido acetilsalicílico e clopidogrel para receber omeprazol profilático ou placebo. O uso concomitante de omeprazol reduziu significativamente a taxa de hemorragia GI alta. Embora não tenha havido interação cardiovascular aparente entre o clopidogrel e o omeprazol, o estudo não foi capaz de descartar uma diferença clinicamente significativa nos eventos cardiovasculares decorrentes do uso do inibidor da bomba de prótons. Um estudo controlado randomizado de menor porte descobriu, de maneira semelhante, que a administração de um inibidor da bomba de prótons a pacientes com clopidogrel reduziu úlceras recorrentes. Entre um subgrupo desses pacientes que também foi submetido a teste de agregação plaquetária, o inibidor da bomba de prótons não interferiu no efeito do clopidogrel na agregação de plaquetas.

Até o momento, o significado clínico da interação entre clopidogrel e o inibidor da bomba de próton permanece obscuro. Alguns sugeriram que esses fármacos devem ser tomados durante diferentes momentos do dia para ajudar a minimizar a interferência potencial. A Food and Drug Administration dos EUA e a European Medicines Agency, desde então, postaram avisos de segurança e desencorajaram o uso concomitante do inibidor de bomba de próton com clopidogrel, a menos que seja absolutamente necessário. Até que estudos alimentados adequadamente sejam concluídos, o tratamento desses pacientes deve ser individualizado. O uso rotineiro da terapia com inibidor da bomba de prótons não é recomendado para todos em terapia antiplaquetária crônica. Em vez disso, os riscos e benefícios devem ser cuidadosamente ponderados para cada paciente a fim de determinar o tratamento mais adequado. A terapia com inibidores da bomba de prótons deve ser considerada para pacientes em terapia antiplaquetária crônica que estão em risco significativo para complicações gastrointestinais.

Bhatt DL, Cryer BL, Contant CF, et al. Clopidogrel with or without omeprazole in coronary artery disease. *N Engl J Med.* 2010;363:1909–1917. [PMID: 20925534]

Charlot M, Ahlehoff O, Norgaard ML, et al. Proton-pump inhibitors are associated with increased cardiovascular risk independent of clopidogrel use: a nationwide cohort study. *Ann Intern Med.* 2010;153:378–386. [PMID: 20855802]

Mega JL, Close SL, Wiviott SD, et al. Cytochrome p-450 polymorphisms and response to clopidogrel. *N Engl J Med.* 2009; 360:354–362. [PMID: 19106084]

E. Terapia de erradicação para infecção por *H. pylori*

Os pacientes com úlceras duodenais ou gástricas ativas e aqueles com histórico de úlcera prévia devem ser testados para *H. pylori*. Deve-se administrar terapia apropriada para a erradicação. Após cura bem-sucedida, a reinfecção por *H. pylori* é considerada rara. Nos Estados Unidos, a incidência estimada é de aproximadamente uma reinfecção por 100 pacientes por ano. Pacientes com linfoma MALT também devem ser analisados e tratados para *H. pylori*, uma vez que a erradicação dessa infecção pode induzir a remissão em muitos pacientes, quando o tumor está limitado ao estômago. Várias conferências de consenso, incluindo o Relatório de Consenso de Maastricht III, recomendaram testar e tratar vários outros grupos de pacientes, mas há evidências limitadas de benefícios. Isso inclui pacientes com diagnóstico de adenocarcinoma gástrico (especialmente aqueles com doença em estágio inicial que se submeteram à ressecção), pacientes com gastrite atrófica ou metaplasia intestinal e parentes de primeiro grau de pacientes com adenocarcinoma gástrico, já que os próprios parentes estão em maior risco de câncer gástrico, em parte devido à transmissão intrafamiliar de *H. pylori*. Embora os mecanismos sejam desconhecidos, alguns estudos sugerem que *H. pylori* pode ter um papel nas doenças autoimunes, tal como púrpura trombocitopênica idiopática. A erradicação de *H. pylori* mostrou aumentar a contagem de plaquetas nesses pacientes. Também é recomendado considerar testar e tratar *H. pylori* em pacientes com anemia ferropriva inexplicável, visto que a erradicação bem-sucedida pode reverter a anemia nesses pacientes com gastrite e melhorar a absorção de ferro. Até o momento, permanece controverso se deve-se testar e tratar todos os pacientes com dispepsia funcional, doença do refluxo gastroesofágico ou outros distúrbios não GI, bem como indivíduos assintomáticos.

O sucesso da cura de *H. pylori* depende do tipo e da duração da terapia, da adesão do paciente e de fatores bacterianos, como resistência aos antibióticos. Existem vários esquemas de tratamento para erradicação de *H. pylori*, e a maioria inclui o uso de um inibidor da bomba de prótons juntamente com dois antibióticos por 7–14 dias (Tabela 15-3). Alguns antibióticos comumente utilizados são amoxicilina, claritromicina, metronidazol e tetraciclina; estudos relatam frequentemente taxas de cura de mais de 80–90% com esses agentes. Estudos europeus relataram que esquemas de 7 dias são adequados, mas uma meta-análise sugere que um regime de tratamento de 14 dias teve maior taxa de erradicação e foi mais rentável em comparação com a terapia de 7 dias (81% contra 72%). Um estudo realizado nos Estados Unidos há vários anos descobriu que a taxa de resistência geral a claritromicina foi de 10,1%, ao metronidazol foi de 36,9% e à amoxicilina

Tabela 15-3. Esquemas de tratamento comuns para *Helicobacter pylori.*

Esquema de tratamento	Taxas de erradicação (%)	Comentários
Terapia tripla		
Inibidor da bomba de prótons **Mais** Claritromicina 500 mg 2 vezes ao dia, ou metronidazol 500 mg 2 vezes ao dia **Mais** Amoxicilina 1 g 2 vezes ao dia por 7-14 dias	73-86	Usado frequentemente como terapia de primeira linha; nos Estados Unidos, a recomendação é tratar por pelo menos 10 dias
Inibidor da bomba de prótons **Mais** Claritromicina 500 mg 2 vezes ao dia **Mais** Metronidazol 500 mg 2 vezes ao dia por 7-14 dias	70-85	Pode ser usado como terapia de primeira linha em pacientes alérgicos à penicilina
Terapia quádrupla		
Subsalicilato de bismuto 525 mg 4 vezes ao dia **Mais** Metronidazol oral 250 mg 4 vezes ao dia **Mais** Tetraciclina oral 500 mg 4 vezes ao dia **Mais** IBP 2 vezes ao dia (ou ranitidina oral 150 mg 2 vezes ao dia) por 10-14 dias	75-90	Geralmente usado como terapia de segunda linha em pacientes com falha na resposta à terapia tripla
Terapia tripla baseada em levofloxacino		
IBP 2 vezes ao dia **Mais** Levofloxacino 250-500 mg 2 vezes ao dia **Mais** Amoxicilina 1 g 2 vezes ao dia por 10 dias	60-80	Geralmente recomendado para terapia de segunda linha ou de resgate
Terapia sequencial		
IBP 2 vezes ao diagnóstico **Mais** Amoxicilina 1g diariamente pelos primeiros 5 dias seguida por IBP 2 vezes ao dia **Mais** Claritromicina 500 mg 2 vezes ao dia e tinidazol 500 mg 2 vezes ao dia, pelos 5 dias seguintes	83-98	Taxa de erradicação total >90%; recomendada para terapia de segunda linha ou resgate, mas pode ser considerada para terapia inicial

IBP, inibidor da bomba de prótons.

foi de apenas 1,4%. Pode-se prever uma possível resistência à claritromicina ou metronidazol, retomando o histórico cuidadosamente e inquirindo sobre o uso prévio dessas drogas. Em função das diferenças regionais de resistência a antibióticos, um regime de 14 dias parece ser mais eficaz nos Estados Unidos e é recomendado pela Food and Drug Administration dos EUA. Um esquema habitualmente prescrito, por exemplo, é a terapia tripla usando um inibidor da bomba de prótons (2 vezes ao dia), juntamente com claritromicina (500 mg 2 vezes ao dia) e amoxicilina (1 g 2 vezes ao dia) ou metronidazol (500 mg duas vezes ao dia para pacientes alérgicos à penicilina), durante 14 dias. O citrato de bismuto ranitidina (400 mg 2 vezes ao dia) pode ser substituído pelo inibidor da bomba de prótons. Um esquema baseado em claritromicina não deve ser usado em áreas onde o índice de resistência é conhecido como > 15%. Em comparação com metronidazol, a resistência de *H. pylori* à claritromicina não pode ser facilmente superada pelo aumento da dose do medicamento. Em vez disso, a terapia quádrupla ou outro esquema de erradicação de primeira linha é geralmente recomendado. A terapia quádrupla utiliza um inibidor da bomba de prótons 2 vezes ao dia, e dosagem de 4 vezes ao dia de antibióticos com tetraciclina (500 mg) e metronidazol (500 mg), juntamente com o subsalicilato ou subcitrato (525 mg 4 vezes ao dia) de bismuto.

Os pacientes muitas vezes falham em responder à terapia inicial de erradicação de *H. pylori* por causa da não adesão e/ou resistência ao antibiótico. Antes de iniciar o tratamento de erradicação, deve-se orientar cuidadosamente os pacientes para que não percam nenhuma dose arbitrariamente. Eles também devem ser capazes de entrar em contato com um médico se sentirem quaisquer efeitos colaterais adversos. Após completar o tratamento, os pacientes devem ser consultados sobre quaisquer efeitos colaterais, doses perdidas e conclusão da terapia. Como a cultura com sensibilidade aos antibióticos não é rotineiramente realizada quando a infecção por *H. pylori* é diagnosticada, recomenda-se geralmente que antibióticos diferentes sejam administrados em doses mais elevadas por 14 dias. A terapia quádrupla foi amplamente utilizada no passado, com taxas de cura de 70–80%, mas os estudos mais recentes também sugerem a utilização de uma terapia tripla baseada em levofloxacino ou terapia sequencial (ver Tabela 15-3). Esses dois últimos esquemas também podem ser usados como terapia primária. A terapia tripla baseada em levofloxacino consiste em um inibidor da bomba de prótons 2 vezes ao dia, levofloxacino (250 mg duas vezes ao dia) e amoxicilina (1 g duas vezes ao dia) administrados em conjunto durante 10 dias. A terapia sequencial com claritromicina consiste em um inibidor da bomba de prótons 2 vezes ao dia durante todo o período de tratamento juntamente com amoxicilina (1 g 2 vezes ao dia) durante os primeiros 5 dias, seguida por claritromicina (500 mg 2 vezes ao dia) e tinidazol (500 mg 2 vezes ao dia), durante os 5 dias seguintes. A terapia sequencial com claritromicina é relativamente bem tolerada e eficaz como as terapias de primeira ou de segunda linha, mesmo entre os pacientes que abrigam cepas resistentes à claritromicina. Recentemente, descobriu-se que uma terapia sequencial baseada em levofloxacino é eficaz em áreas com prevalência de resistência à claritromicina > 15%. Esse esquema inclui a utilização de um inibidor da bomba de prótons 2 vezes ao dia durante todo o período de tratamento, juntamente com amoxicilina (1 g 2 vezes ao dia) durante os primeiros 5 dias, seguido de levofloxacino (250 ou 500 mg 2 vezes ao dia) e tinidazol (500 mg 2 vezes ao dia) para os 5 dias seguintes, com uma taxa de erradicação total relatada > 95%. No entanto, é provável que a prevalência da resistência ao levofloxacino aumente à medida que esse antibiótico está sendo utilizado com mais frequência. Os pacientes que falham em responder à erradicação de segunda linha podem ser submetidos à cultura para *H. pylori* e uma determinação de sensibilidade aos antibióticos para ajudar a terapia direta adicional.

Malfertheiner P, Megraud F, O'Moran C, et al. Current concepts in the management of *Helicobacter pylori* infection: the Maastricht III Consensus Report. *Gut*. 2007;56:772–781. [PMID: 17170018]

Romano M, Cuomo A, Gravina AG, et al. Empirical levofloxacin-containing versus clarithromycin-containing sequential therapy for *Helicobacter pylori* eradication: a randomized trial. *Gut*. 2010;59:1465–1470. [PMID: 20947881]

Vakil N, Megraud F. Eradication therapy for *Helicobacter pylori*. *Gastroenterology*. 2007;133:985–1001. [PMID: 17854602]

F. *Helicobacter pylori* e adenocarcinoma gástrico

Até 5% das úlceras gástricas representam neoplasia subjacente. Embora a incidência de câncer gástrico tenha diminuído ao longo das últimas décadas, ele continua sendo uma das principais causas de morte por câncer no mundo. Há ampla variação regional na incidência do câncer gástrico. Altas taxas de incidência têm sido relatadas no Japão, Ásia Oriental, Europa Oriental e partes da América Latina, enquanto taxas baixas de incidência foram relatadas nos Estados Unidos e Europa Ocidental. A carcinogênese gástrica é um processo de várias etapas, que começa com gastrite crônica e evolui ao longo de muitos anos para atrofia, metaplasia intestinal, displasia e, finalmente, o adenocarcinoma. Três meta-análises de caso-controle e estudos de coorte reportam *odds ratio* resumidas para *H. pylori* e adenocarcinoma gástrico de 1,92 (95% intervalo de confiança [IC], 1,32–2,78), 2,5 (95% IC, 1,90–3,40), e 2,04 (95% IC, 1,69–2,45). Em um estudo em animais, a infecção a longo prazo por *H. pylori* em gerbilos da Mongólia demonstrou induzir adenocarcinoma gástrico.

Os dados adicionais que sustentam uma associação entre *H. pylori* e o câncer gástrico em humanos vêm de um estudo de coorte prospectivo a longo prazo do Japão por Uemura *et al.* Nesse estudo, 1.526 pacientes com vários distúrbios gastrointestinais, como úlceras duodenais, úlceras gástricas, hiperplasia gástrica e dispepsia não ulcerosa foram submetidos à endoscopia com biópsia no momento da inscrição e, em seguida, 1–3 anos após se inscreverem. Havia 1.246 pacientes infectados por *H. pylori* e 280 não infectados, seguidos por um período médio de 7,8 anos. Entre os pacientes com *H. pylori,* 253 receberam terapia de erradicação em um estágio inicial de acompanhamento. O câncer gástrico se desenvolveu em aproximadamente 3% dos pacientes infectados, mas em nenhum dos pacientes não infectados. Além disso, nenhum dos pacientes com *H. pylori* que receberam terapia de erradicação desenvolveu câncer gástrico. Os pacientes com *Helicobacter pylori* e atrofia gástrica grave, gastrite predominante de corpo e metaplasia intestinal apresentaram risco significativamente maior para câncer gástrico. O risco também foi aumentado em quase todos os subgrupos de pacientes infectados por *H. pylori* (aqueles com úlceras gástricas, pólipos hiperplásicos gástricos ou dispepsia não ulcerosa), mas não naqueles com úlceras duodenais. Vale ressaltar que os pacientes infectados que receberam a terapia de erradicação não desenvolveram câncer gástrico. Esses resultados suportam a noção de que a erradicação de *H. pylori* pode potencialmente prevenir ou retardar o desenvolvimento do câncer.

Uma meta-análise de sete estudos randomizados de áreas com alta incidência de câncer gástrico mostrou que o tratamento de erradicação de *H. pylori* reduz o risco de câncer gástrico. Outro estudo randomizado mostrou também que a cura bem-sucedida de *H. pylori*, após ressecção endoscópica de câncer gástrico inicial, reduz significativamente o desenvolvimento de carcinoma gástrico metacrônico. Sabe-se que o risco de câncer gástrico é maior em pacientes com baixa acidez gástrica, tais como aqueles com gastrite atrófica grave com metaplasia intestinal e anemia perniciosa. Os pacientes submetidos à gastrectomia parcial também apresentam risco de câncer gástrico após um longo período de latência, mas o risco parece maior depois de um procedimento adicional que reduz ácido, como a vagotomia. Admitiu-se a hipótese de que secreção baixa de ácido predispõe ao câncer gástrico por afetar a absorção de vitamina C e promover crescimento excessivo de bactérias salivares e intestinais no estômago, o que potencialmente promove a formação de nitrosaminas cancerígenas. A inflamação crônica com alterações de DNA ou alterações na expressão de citocinas e quimiocinas podem também afetar a progressão precoce. A genética do hospedeiro também desempenha um papel fundamental, e os estudos têm mostrado como polimorfismos genéticos humanos afetam profundamente a carcinogênese gástrica. Por exemplo, a interleucina-1β é uma importante citocina pró-inflamatória e um potente inibidor da secreção de ácido. Os níveis de interleucina-1β dentro da mucosa gástrica são aumentados por infecção por *H. pylori*. Polimorfismos genéticos que promovem alta expressão de interleucina-1β ajudam a explicar por que alguns pacientes infectados por *H. pylori* desenvolvem câncer gástrico, enquanto outros não.

Cover TL, Blaser MJ. *Helicobacter pylori* in health and disease. *Gastroenterology*. 2009;136:1863–1873. [PMID: 19457415]

Fuccio L, Zagari RM, Eusebi LH, et al. Meta-analysis: can *Helicobacter pylori* eradication treatment reduce the risk for gastric cancer? *Ann Intern Med*. 2009;151:121–128. [PMID: 19620164]

Fukase K, Kato M, Kikuchi S, et al. Effect of eradication of *Helicobacter pylori* on incidence of metachronous gastric carcinoma after endoscopic resection of early gastric cancer: an open-label, randomized controlled trial. *Lancet*. 2008;372: 392–397. [PMID: 18675689]

Uemura N, Okamoto S, Yamamoto S, et al. *Helicobacter pylori* infection and the development of gastric cancer. *N Engl J Med*. 2001;345:784–789. [PMID: 11556297]

G. *Helicobacter pylori* e linfoma MALT gástrico

Há forte evidência apoiando o papel da infecção por *H. pylori* no desenvolvimento do linfoma de células B do tipo MALT de baixo grau. Estudos epidemiológicos demonstraram que pacientes com linfomas MALT gástricos são significativamente mais propensos do que os indivíduos controles com mesmas características a terem tido infecção anterior por *H. pylori*. Existe também evidência direta de que os linfomas MALT surgem na presença da gastrite por *H. pylori*. Alguns pesquisadores ainda foram capazes de detectar clone do linfoma de célula B na gastrite crônica que antecedeu o linfoma. No entanto, a evidência mais forte de uma relação causal é que a erradicação de *H. pylori* pode induzir a remissão nesses pacientes. A análise dos dados combinados de 34 estudos mostraram que a cura bem-sucedida da infecção por *H. pylori* foi associada a remissão de linfoma MALT gástrico em 78% dos pacientes. Muitos desses pacientes permanecem em remissão por anos.

Malfertheiner P, Megraud F, O'Moran C, et al. Current concepts in the management of *Helicobacter pylori* infection: the Maastricht III Consensus Report. *Gut*. 2007;56:772–781. [PMID: 17170018]

Zullo A, Hassan C, Andriani A, et al. Eradication therapy for *Helicobacter pylori* in patients with gastric MALT lymphoma: a pooled data analysis. *Am J Gastroenterol*. 2009;104:1932–1937. [PMID: 19532131

Síndrome de Zollinger-Ellison (gastrinoma)

16

Edward Lew, MD, MPH

CRITÉRIOS DE DIAGNÓSTICO

- Úlcera péptica, dor abdominal e diarreia são apresentações comuns.
- Pacientes têm secreção acentuada de ácido gástrico decorrente de um tumor secretor de gastrina células não β das ilhotas.
- Síndrome da neoplasia endócrina múltipla do tipo 1 (NEM 1) está presente em 20–25% dos pacientes, aproximadamente.
- Concentração sérica de gastrina > 1.000 pg/mL em combinação com pH do ácido estomacal < 2 é diagnóstico.
- Até 40% dos pacientes têm níveis séricos elevados de gastrina que são < 500 pg/mL e justificam um teste de secretina.
- Hipergastrinemia significativa pode ocorrer com o uso de inibidores da bomba de prótons, infecção por *Helicobacter pylori* ou gastrite crônica atrófica e hipocloridria.

Considerações gerais

A síndrome de Zollinger-Ellison (SZE) é caracterizada por úlceras pépticas, diarreia e hipersecreção do ácido gástrico em associação a tumor endócrino das células secretoras de gastrina das ilhotas não β (gastrinoma). A incidência relatada de gastrinomas varia desde 0,5 até 4 casos por milhão de população por ano. A SZE é uma causa rara de úlcera péptica e responde por apenas 0,1–1% das úlceras. A idade média do início dos sintomas é de 41 anos, e um número ligeiramente maior de homens que mulheres é acometido, a uma proporção de 3:2. O diagnóstico de SZE é tipicamente atrasado em pelo menos 5–7 anos. Embora a maioria dos gastrinomas desenvolva-se como um tumor esporádico, cerca de 20–25% dos pacientes com SZE possuem gastrinomas como parte da síndrome da neoplasia endócrina múltipla do tipo 1 (NEM 1) hereditária. NEM 1 é uma síndrome hereditária autossômica dominante caracterizada por tumores neuroendócrinos do pâncreas, tumores hipofisários e hiperparatireoidismo, e é causada por mutações do gene supressor de tumor NEM 1 no cromossomo 11q13.

Patogênese

Pacientes com SZE apresentam mais frequentemente sintomas decorrentes da secreção excessiva de ácido gástrico. A produção de gastrina não regulada a partir do gastrinoma liga-se a receptores de CCK-2 localizados em células semelhantes a enterocromafina (ECL), provocando a liberação de histamina. A histamina, em seguida, liga-se a receptores de H_2 em células parietais para estimular a liberação de ácido. Além disso, a gastrina também tem efeitos tróficos sobre as células epiteliais gástricas e ECL. A hipergastrinemia crônica aumenta a massa de células parietais, o que aumenta ainda mais a hipersecreção de ácido. As células enteroendócrinas que compõem o gastrinoma são bem diferenciadas e redondas, com pequenos núcleos e nucléolos proeminentes. Elas geralmente contêm marcadores de tumor neuroendócrino, incluindo cromogranina A, enolase neuroespecífica e sinaptofisina.

Achados clínicos

A. Sinais e sintomas

Dor abdominal e diarreia são os sintomas mais comuns apresentados pelos pacientes com SZE. Refluxo gastroesofágico, náuseas, perda de peso e sangramento são outros sintomas típicos. O uso generalizado de medicamentos supressores de ácido, como os inibidores da bomba de prótons (IBPs) podem mascarar os sintomas e retardar o diagnóstico. A Tabela 16-1 mostra a frequência desses sintomas apresentados

Tabela 16-1. Sintomas clínicos de pacientes com síndrome de Zollinger-Ellison.

Achados clínicos	Porcentagem entre 261 pacientes no NIH	Faixa de porcentagens de pacientes na literatura
Dor abdominal	75	26-98
Diarreia	73	17-73
Sintomas de refluxo gastroesofágico	44	0-56
Náuseas	30	0-37
Vômitos	25	0-51
Sangramento	24	8-75
NEM 1 presente	22	10-48
História de úlcera péptica	71	71-93

NEM, neoplasia endócrina múltipla; NIH, National Institutes of Health. Dados de Roy PK, Venzon DJ, Shojamanesh H, et al. Zollinger-Ellison syndrome. Clinical presentation in 261 patients. *Medicine (Baltimore)*. 2000;79:379; e Jensen RT. Gastrinomas: advances in diagnosis and management. Neuroendocrinology. 2004;80:23

em pacientes com SZE. A diarreia surge da hipersecreção de ácido, que inativa as enzimas pancreáticas (levando a má absorção e esteatorreia), danifica enterócitos e torna os ácidos biliares primários insolúveis. Aspiração nasogástrica pode aliviar a diarreia. Em casos avançados, os pacientes apresentam sintomas diretamente a partir do crescimento do gastrinoma. Os pacientes com SZE e NEM 1 também podem apresentar hiperparatireoidismo primário, bem como tumores da hipófise anterior, e até 37% desenvolvem carcinoides gástricos.

Mais de 70% dos pacientes com SZE desenvolvem úlceras pépticas, as quais podem parecer semelhantes às úlceras associadas a *H. pylori* e ao uso de fármaco anti-inflamatório não esteroide (AINE). Os pacientes com SZE frequentemente também têm pregas gástricas proeminentes que podem ser observadas na endoscopia digestiva alta. Apenas uma pequena fração apresenta úlcera perfurada ou estenose de esôfago. Deve-se suspeitar de SZE em pacientes que tiveram úlceras pépticas em locais incomuns (p. ex., segunda parte do duodeno e jejuno), pacientes com úlceras graves refratárias aos medicamentos supressores de ácido, pacientes com úlcera com hipercalcemia e aqueles com um histórico pessoal ou familiar de síndrome NEM 1. Os médicos também devem considerar SZE entre os pacientes que apresentam a tríade dor abdominal, diarreia e perda de peso, bem como pacientes com pregas gástricas proeminentes na endoscopia. A SZE também pode ser considerada como causa rara das úlceras em pacientes sem infecção por *H. pylori* que não tenham tomado nenhum AINE ou ácido acetilsalicílico.

Morrow EH, Norton JA. Surgical management of Zollinger-Ellison syndrome: state of the art. *Surg Clin North Am.* 2009;89:1091–1103. [PMID: 19836486]

Roy PK, Venzon DJ, Shojamanesh H, et al. Zollinger-Ellison syndrome. Clinical presentation in 261 patients. *Medicine (Baltimore)*. 2000;79:379–411. [PMID: 11144036]

B. Achados laboratoriais

O diagnóstico da SZE é baseado no achado de um nível de gastrina sérica em jejum elevado associado à hipersecreção de ácido gástrico. O limite normal máximo para a gastrina é 110 pg/mL. A Figura 16-1 é um algoritmo que delineia uma abordagem para avaliação da SZE. Os pacientes com suspeita de SZE devem ter uma medição do nível de gastrina sérica em jejum, idealmente quando não estiverem tomando nenhum medicamento supressor de ácido. Os IBPs devem ser interrompidos pelo menos uma semana antes do teste. Os pacientes que desenvolvem sintomas gastrointestinais significativos após terem parado temporariamente os IBPs podem requerer doses elevadas de bloqueadores do receptor de histamina-2 (H_2) e antiácidos frequentes. Os bloqueadores do receptor de H_2 devem ser interrompidos pelo menos 2 dias antes do teste enquanto o paciente continua a tomar, com frequência, doses elevadas de antiácidos.

Uma concentração de gastrina sérica > 1.000 pg/mL em um paciente com um pH ácido do estômago < 2 é considerada diagnóstico de SZE (em pacientes que não têm uma cavidade gástrica preservada) e não são necessários outros exames diagnósticos. Infelizmente, isso ocorre em apenas 5–9% dos pacientes com SZE. Os pacientes com graus mais moderados de hipergastrinemia podem exigir investigações mais detalhadas. Até 40% dos pacientes com SZE têm, na realidade, níveis de gastrina sérica elevados, < 500 pg/mL. Essa faixa de hipergastrinemia pode sobrepor-se à dos pacientes sem SZE com secreção ácida baixa. Muitos desses pacientes sem SZE desenvolvem hipergastrinemia secundária em resposta ao pH gástrico elevado e inibição da realimentação de ácido reduzida da liberação da gastrina. Os pacientes que tomam IBP, bem como aqueles com infecção por *H. pylori*, gastrite atrófica crônica, anemia perniciosa e hipocloridria podem desenvolver hipergastrinemia significativa. Outras causas de hipergastrinemia que não estão associadas à secreção excessiva de ácido incluem insuficiência renal ou uremia, síndrome do intestino curto ou estado pós-vagotomia. Distúrbios

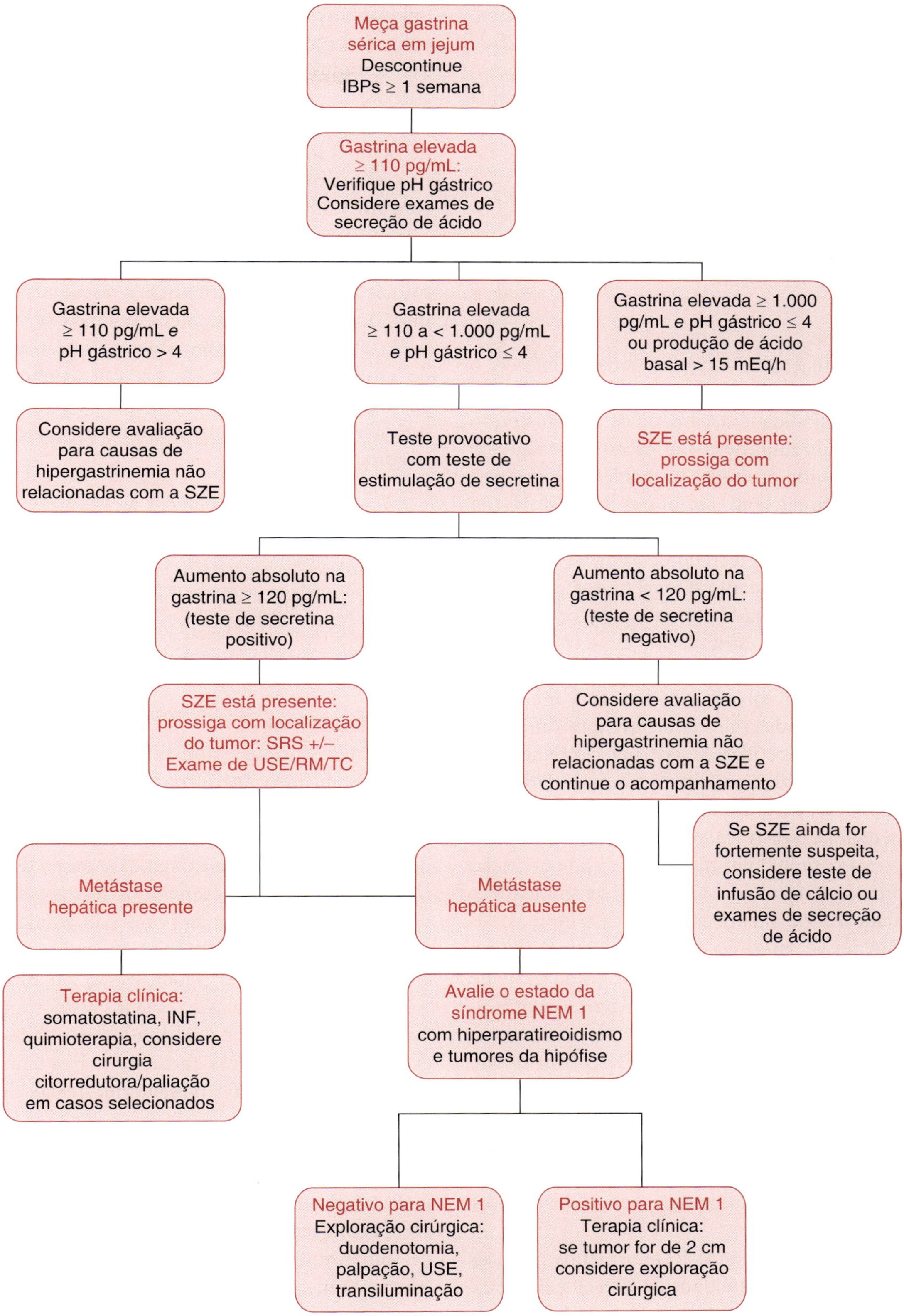

Figura 16-1. Algoritmo para avaliação de suspeita da síndrome de Zollinger-Ellison (SZE). quimio, quimioterapia; TC, tomografia computadorizada; USE, ultrassom endoscópico; INF, interferon alfa; NEM 1, síndrome da neoplasia múltipla endócrina do tipo 1; IBP, inibidor da bomba de prótons; RM, ressonância magnética; somatostatina, terapia com análogo de somatostatina; SRS, cintilografia do receptor de somatostatina.

que causam hipergastrinemia com a secreção excessiva de ácido incluem hiperplasia das células G, cavidade gástrica preservada (p. ex., antro íntegro após gastrectomia parcial de Billroth do tipo II) e obstrução da saída gástrica.

Murugesan SV, Varro A, Pritchard DM. Review article: strategies to determine whether hypergastrinaemia is due to Zollinger-Ellison syndrome rather than a more common benign cause. *Aliment Pharmacol Ther*. 2009;29:1055–1068. [PMID: 19226290]

C. Exames especiais

O teste de estimulação de secretina pode estabelecer o diagnóstico de SZE e é o teste de provocação de escolha, pela sua alta sensibilidade, facilidade de administração e efeitos colaterais mínimos. Alguns estudos sugerem que a secretina pode estimular a liberação de gastrina pela interação direta com receptores nas células do gastrinoma. A administração intravenosa de secretina estimula um aumento exagerado de gastrina sérica nos pacientes com SZE, enquanto o nível de gastrina sérica cai ou permanece inalterado em outras doenças.

Durante o teste de estimulação de secretina, um patamar de gastrina sérica é medido, e em seguida 2 unidades/kg de peso corporal de secretina (Secretin-Kabi) são administradas por via intravenosa durante 1 minuto. Medições repetidas de gastrina são feitas subsequentemente 2, 5, 10, 15 e 20 minutos mais tarde. Um critério amplamente utilizado para um teste de estimulação de secretina positivo é um aumento absoluto da gastrina sérica para 200 pg/mL ou mais após a injeção de secretina. Esse resultado tem uma sensibilidade e especificidade > 83% para detecção de gastrinomas. No entanto, um novo critério para o diagnóstico de SZE tem sido recomendado por Jensen *et al.* como parte de um grande estudo envolvendo 293 pacientes com SZE dos National Institutes of Health que foram comparados com 537 pacientes na literatura. Descobriu-se que um aumento absoluto da gastrina > 120 pg/mL tem a maior sensibilidade (94%) e especificidade de 100%. É importante notar que outra preparação de secretina está agora disponível; feita pela Repligen Corporation (Waltham, MA) ela é administrada a uma dose de 0,4 mcg/kg de peso corporal.

O estudo de infusão de cálcio tem menos precisão de diagnóstico (com sensibilidade de 62%) e é de difícil realização. Também está associado a efeitos colaterais adversos, mas pode ser positivo em um paciente com gastrinoma raro com um resultado negativo ou não conclusivo na estimulação da secreção. Durante o teste provocativo de refeição, as respostas da gastrina infelizmente sobrepõem-se às observadas em pacientes com síndromes antrais e geralmente não é, portanto, útil. Estudos de secreção de ácido gástrico ajudaram anteriormente no diagnóstico de SZE pela determinação da produção de ácido basal (BAO) e produção de ácido estimulada por pentagastrina (MAO), mas não estão amplamente disponíveis. A hipergastrinemia com um BAO > 15 mEq/h ou > 5 mEq/h em pacientes com vagotomia prévia e gastrectomia parcial é sugestiva de SZE. Esses estudos de produção de ácido são reservados principalmente para monitorar a resposta e determinar uma dose adequada de medicamentos supressores de ácido. Relatórios recentes sugerem que o nível sérico de cromogranina A pode ser útil também, porque esse valor é frequentemente elevado em pacientes com tumores neuroendócrinos, incluindo aqueles com gastrinomas.

Berna MJ, Hoffman KM, Long SH, et al. Serum gastrin in Zollinger-Ellison syndrome: II. Prospective study of gastrin provocative testing in 293 patients from the National Institutes of Health and comparison with 537 cases from the literature. Evaluation of diagnostic criteria, proposal of new criteria, and correlations with clinical and tumoral features. *Medicine (Baltimore)*. 2006;85:331–364. [PMID: 17108779]

D. Exames de imagem

Mais de 80% dos gastrinomas estão localizados em uma área triangular do gastrinoma, que é definida pela convergência do duto cístico e do duto biliar comum, a junção da segunda e terceira porção da cabeça e corpo do duodeno, e a junção da cabeça e do corpo do pâncreas. Mais de 80% dos gastrinomas duodenais estão localizados na primeira e segunda porção do duodeno. Gastrinomas duodenais tendem a ser pequenos e múltiplos, enquanto gastrinomas pancreáticos são muitas vezes > 1 cm. Os gastrinomas associados à síndrome NEM 1 também são múltiplos e localizados no duodeno. Locais extrapancreáticos raros incluem a área antropilórica gástrica, ovários, ossos, mesentério, fígado, duto biliar, coração e linfonodos.

Os gastrinomas expressam receptores de somatostatina que se ligam a octreotida, e isso pode ser usado para realizar imagens de tumores. A maioria dos gastrinomas pode agora ser localizada por cintilografia do receptor de somatostatina (SRS) com 111-Índio pentatreótido (OctreoScan) e tomografia computadorizada por emissão de fóton único. Embora a exploração por tomografia computadorizada (TC) e imagem por ressonância magnética estejam amplamente disponíveis e possam ser úteis, a SRS é mais sensível do que todos os exames de imagem convencionais combinados e deve ser considerada como o primeiro método de imagem utilizado por sua sensibilidade (85%) e custo-eficácia. A sensibilidade do exame por TC varia entre 54–56% e a sensibilidade da imagem por ressonância magnética varia entre 25–30%. A SRS é extremamente útil no diagnóstico das lesões hepáticas primárias e metastáticas, bem como de metástase óssea em pacientes acometidos. O ultrassom endoscópico também é útil para a localização pré-operatória (com uma sensibilidade de 67%) e estadiamento do tumor em pacientes com SZE, especialmente para tumores na cabeça e corpo do pâncreas. A utilização combinada de SRS e ultrassom endoscópico tem sensibilidade total de 93% para detectar gastrinomas.

Morrow EH, Norton JA. Surgical management of Zollinger-Ellison syndrome: state of the art. *Surg Clin North Am.* 2009;89:1091–1103. [PMID: 19836486]

E. Exames especiais

Os métodos de localização mais invasivos, como a amostragem venosa portal e injeção intra-arterial seletiva de secretina combinados com amostragem venosa têm alta sensibilidade, mas fornecem apenas regionalização e não localização exata do tumor. Durante a cirurgia exploratória, a duodenotomia é o método de escolha para encontrar gastrinomas duodenais. A adição de transiluminação endoscópica da parede duodenal e ultrassonografia intraoperatória pode aumentar a detecção de pequenos tumores duodenais não vistos em outros exames de imagem.

Tratamento

Os objetivos principais do tratamento de pacientes com SZE são o controle clínico da hipersecreção de ácido gástrico (que reduz os sintomas e complicações) e a tentativa cirúrgica (ou seja, remoção) em pacientes selecionados ou com crescimento do tumor sob controle. A hipersecreção de ácido pode ser tratada eficazmente, tanto de maneira aguda quanto a longo prazo, mediante doses elevadas de IBPs orais, como o omeprazol 60–120 mg/dia. Desde o desenvolvimento desses potentes medicamentos supressores de ácido, a sobrevida dos pacientes com gastrinomas depende, principalmente, do crescimento do tumor e da extensão do envolvimento da doença.

A exploração cirúrgica com resseção curativa possível é recomendada a todos os pacientes com SZE sem síndrome NEM 1 que estejam também livres de metástases hepáticas e distantes. Isso inclui os pacientes esporádicos com SZE com tumor localizado ressecável, além daqueles sem tumor encontrado em estudos de imagem. Infelizmente, a imagem pré-operatória pode negligenciar até 30% dos gastrinomas. Métodos intraoperatórios, como duodenotomia, palpação, transiluminação da parede duodenal, ultrassonografia ou uma combinação dessas técnicas, ajudam muito a localizar o gastrinoma. O objetivo da cirurgia em SZE esporádica é curar a doença. Cirurgiões experientes recomendam laparotomia exploratória com manobra de Kocher estendida e palpação cuidadosa do pâncreas e do duodeno para encontrar nódulos. Os relatórios sugerem que duodenotomia é muito eficaz na identificação de gastrinomas duodenais, que respondem por 60% dos gastrinomas. Os pacientes adequados devem se submeter também a enucleação de tumores pancreáticos da cabeça ou pancreatectomia distal para lesões da extremidade, e duodenotomia e linfadenopatia regional. Um estudo relatou uma taxa de cura pós-cirúrgica imediata de 60% com uma taxa de cura subsequente após 10 anos de 34%. Outro estudo de grande porte de 195 pacientes com SZE acompanhados por 12 anos após o diagnóstico mostrou que a exploração cirúrgica para a remoção ou cura do gastrinoma aumentou significativamente a sobrevida do paciente. Os pacientes submetidos à cirurgia tiveram maior sobrevida relacionada com a doença do que os pacientes que não a realizaram; a sobrevida foi atribuída a reduções significativas do crescimento e progressão tumoral (o restante), bem como metástases do fígado.

O papel da cirurgia em pacientes com SZE como parte da síndrome NEM 1 permanece controverso porque esses gastrinomas são multifocais e a cirurgia raramente é curativa. Como resultado, deve-se considerar uma abordagem individualizada para esses pacientes. Vários estudos mostraram que pacientes com NEM 1 e com gastrinomas pequenos (< 2 cm) geralmente têm um curso clínico indolente e prognóstico a longo prazo excelente. No entanto, como o tamanho do tumor primário afeta o desenvolvimento subsequente de metástases hepáticas, a exploração cirúrgica deve ser considerada para pacientes com SZE e NEM 1 que possuem tumores > 2–2,5 cm, em uma tentativa de diminuir o risco da propagação maligna.

Conforme indicado anteriormente, os pacientes com SZE e com metástases hepáticas difusas, especialmente aqueles que estão aumentando rapidamente em tamanho, possuem sobrevida substancialmente reduzida. Ressecção cirúrgica agressiva ou cirurgia citorredutora em pacientes com doença avançada pode ser considerada para melhorar os resultados. Embolização, quimioembolização e crioablação das lesões hepáticas são abordagens alternativas para paliação. Análogos da somatostatina são muitas vezes utilizados sozinhos ou com interferon-alfa como terapia antitumoral inicial. Análogos de somatostatina, como octreotida e lanreotida, bem como a forma depot de ação prolongada lanreotida-SR, não só ajudam a controlar a secreção ácida, mas também podem diminuir o tamanho do tumor ou abrandar o seu crescimento. Quimioterapia sistêmica com estreptozotocina, doxorrubicina ou fluorouracil-5 potencialmente diminui o tamanho do tumor em uma pequena proporção de pacientes, mas não parece aumentar a sobrevida. Esses agentes também têm toxicidade substancial e são reservados para os pacientes com doença metastática difusa. Quimioterapia citotóxica com temozolomida também foi relatada como eficaz para uma pequena série de pacientes com tumores malignos neuroendócrinos. O papel do transplante de fígado está ainda sob investigação, mas pode ser considerado para pacientes mais jovens com metástase limitada ao fígado.

Os análogos da somatostatina são muitas vezes utilizados isoladamente ou com interferon alfa como terapia inicial antitumoral. Isso inclui os análogos de ação prolongada da somatostatina, como octreotida-LAR ou lanreotida-SR, ou as preparações autogel que não só ajudam a controlar a secreção de ácido como também podem diminuir o tamanho do tumor ou retardar seu crescimento. A quimioterapia sistêmica com estreptozotocina, doxorrubicina ou fluorouracil-5 potencialmente diminui o tamanho do tumor em uma pequena proporção de pacientes, mas não parece aumentar a sobrevida. Esses agentes também têm toxicidade substancial e são reservados para pacientes com doença metastática difusa. O papel do transplante de fígado ainda está sob investigação, mas pode ser considerado para pacientes mais jovens com metástases limitadas ao fígado.

Fendrich V, Langer P, Waldmann J, et al. Management of sporadic and multiple endocrine neoplasia type 1 gastrinomas. *Br J Surg*. 2007;94:1331–1341. [PMID: 17939142]

Morrow EH, Norton JA. Surgical management of Zollinger-Ellison syndrome: state of the art. *Surg Clin North Am*. 2009;89:1091–1103. [PMID: 19836486]

Mortellaro VE, Hochwald SN, McGuigan JE, et al. Long-term results of a selective surgical approach to management of Zollinger-Ellison syndrome in patients with MEN-1. *Am Surg*. 2009;75:730–733. [PMID: 19725300]

Norton JA, Fraker DL, Alexander HR, et al. Surgery increases survival in patients with gastrinoma. *Ann Surg*. 2006;244:410–419. [PMID: 16926567]

Norton JA, Jensen RT. Role of surgery in Zollinger-Ellison syndrome. *J Am Coll Surg*. 2007;205:S34–37. [PMID: 17916516]

Tomassetti P, Campana D, Piscitelli L, et al. Treatment of Zollinger-Ellison syndrome. *World J Gastroenterol*. 2005;11:5423–5432. [PMID: 16222731]

▶ Prognóstico

Vários estudos sugerem que 60–90% dos gastrinomas são malignos. A progressão do tumor e a presença de metástases são as principais determinantes da sobrevida. Pacientes com um gastrinoma e metástase difusa hepática possuem uma taxa de sobrevida de 10 anos de 15%, enquanto pacientes com gastrinoma sem metástase hepática têm um prognóstico muito melhor com sobrevida 20 anos de 95%. Em parte pelo tamanho de tumor maior e consequentemente maior propensão para metástase hepática, a taxa de sobrevida de pacientes com gastrinomas pancreáticos tendem a ser menores que aquelas dos pacientes com gastrinomas duodenais. A taxa de sobrevida de 10 anos foi de 57% em pacientes com gastrinomas pancreáticos esporádicos e de 84% em pacientes com gastrinomas duodenais. Uma forma agressiva de gastrinoma desenvolve-se mais comumente entre pacientes do sexo feminino com SZE sem a síndrome NEM 1 que apresentam menor duração da doença mas tumores pancreáticos maiores com metástases hepáticas.

Fendrich V, Langer P, Waldmann J, et al. Management of sporadic and multiple endocrine neoplasia type 1 gastrinomas. *Br J Surg*. 2007;94:1331–1341. [PMID: 17939142]

Morrow EH, Norton JA. Surgical management of Zollinger-Ellison syndrome: state of the art. *Surg Clin North Am*. 2009;89:1091–1103. [PMID: 19836486]

Dispepsia funcional (não ulcerosa)

17

Walter W. Chan, MD, MPH
Robert Burakoff, MD, MPH

CRITÉRIOS DE DIAGNÓSTICO

- A dispepsia é um sintoma comum de causa orgânica ou funcional; distinguir entre as duas pode ser um desafio.
- As características clínicas da dispepsia funcional, doença do refluxo gastroesofágico e distúrbios da motilidade gastrointestinal sobrepõem-se, dificultando o diagnóstico.
- A maioria dos pacientes com dispepsia funcional apresenta achados normais na endoscopia digestiva alta (EDA).
- A endoscopia é indicada para pacientes com surgimento recente de sintomas e > 55 anos de idade ou que apresentam características de alarme.
- A dispepsia funcional continua sendo um diagnóstico de exclusão.

Considerações gerais

Este capítulo apresenta a avaliação e o tratamento da dispepsia, com foco principal na dispepsia funcional, também indistintamente chamada de dispepsia não ulcerosa. O termo *dispepsia* deriva do grego "dys", que significa ruim, e "pepsis", que significa digestão. A dispepsia é um sintoma, não um diagnóstico. O termo abrange vasta gama de sintomas que incluem dor abdominal alta ou desconforto, inchaço, saciedade precoce, saciedade pós-prandial, náuseas com ou sem vômitos, anorexia, sintomas de doença de refluxo gastroesofágico (DRGE), regurgitação e arrotos.

A. Classificação

As múltiplas causas de dispepsia podem ser classificadas como orgânicas ou funcionais. Entre as orgânicas estão esofagite, gastrite, úlcera péptica, estenoses benignas do esôfago, malignidades gastrointestinais superiores, isquemia intestinal crônica e doença pancreaticobiliar. Além disso, vários medicamentos podem causar sintomas dispépticos (Tabela 17-1). Os mais notáveis são os anti-inflamatórios não esteroides (AINEs) que podem causar lesão da mucosa e levar à gastrite. A dispepsia funcional exclui todas as causas orgânicas.

Anteriormente, os critérios Roma II definiram dispepsia funcional como dor centralizada na parte superior do abdome no cenário de uma endoscopia normal, com três subtipos principais: semelhante a úlcera, semelhante a dismotilidade e não especificado (inespecífico). Reconhecendo que os pacientes com dispepsia funcional podem apresentar outros sintomas epigástricos além da dor, os critérios Roma III revisados em 2006 acrescentaram plenitude pós-prandial incômoda, saciedade precoce e queima epigástrica aos critérios de diagnóstico (Tabela 17-2). Portanto, dispepsia funcional é agora definida como "a presença de sintomas considerados como originados na região gastroduodenal na ausência de qualquer doença orgânica, sistêmica ou metabólica, provável para explicar os sintomas". Além disso, os subtipos anteriores foram revisados para melhorar sua utilidade clínica. Pelos critérios Roma III, os sintomas de dispepsia funcional dividem-se em dois distúrbios principais e distintamente definidos: a síndrome do desconforto pós-prandial e a síndrome da dor epigástrica. A síndrome do desconforto pós-prandial inclui plenitude, inchaço ou saciedade precoce com as refeições, enquanto a síndrome da dor epigástrica é definida pela queima focal ou dor localizada na região epigástrica não relacionada com causas biliares ou da vesícula biliar. As síndromes do desconforto pós-prandial e da dor epigástrica podem coexistir em pacientes com dispepsia funcional.

Tack J, Talley NJ, Camilleri M, et al. Functional gastroduodenal disorders. *Gastroenterology*. 2006;130:1466–1479. [PMID: 16678560]

B. Epidemiologia

Estudos anteriores estimaram que 20–30% dos pacientes da comunidade relatam sintomas dispépticos a cada

Tabela 17-1. Medicamentos que podem causar dispepsia.

Acarbose
Ácido acetilsalicílico, medicamentos anti-inflamatórios não esteroides
Colchicina
Preparações digitálicas
Estrogênios
Genfibrozila
Glicocorticoides
Ferro
Levodopa
Narcóticos
Niacina
Nitratos
Orlistate
Cloreto de potássio
Quinidina
Sildenafila
Teofilina

Tabela 17-2. Critérios Roma III para dispepsia funcional.

Dispepsia funcional—pelo menos 3 meses, com início anterior de pelo menos 6 meses de um ou mais dos seguintes itens:
- Plenitude pós-prandial incômoda
- Saciedade precoce
- Dor epigástrica
- Queimação epigástrica

e
- Sem evidência de doença estrutural (incluindo a endoscopia digestiva alta) que é provável para explicar os sintomas

Subtipos

a. Síndrome do desconforto pós-prandial—a pelo menos 3 meses, com início anterior de pelo menos 5 meses de um ou mais dos seguintes itens:
- Plenitude pós-prandial incômoda
  1. Que ocorre após refeições de tamanho normal
  2. Pelo menos várias vezes por semana

  ou
- Saciedade precoce
  1. Que impede de terminar uma refeição regular
  2. E ocorre, pelo menos, várias vezes por semana

b. Síndrome da dor epigástrica—a pelo menos 3 meses, com início anterior de pelo menos 6 meses, com todas as seguintes características:
- Dor e queimação que é:
  1. Intermitente
  2. Localizada no epigastro de gravidade pelo menos moderada, pelo menos uma vez por semana
- E *não*
  1. Generalizada ou localizada em outras regiões do abdome ou tórax
  2. Aliviada por defecação ou flatulência
- Critérios de cumprimento para distúrbios da vesícula biliar ou do esfíncter de Oddi

ano; acredita-se que a maioria está relacionada com dispepsia funcional. Em estudos prospectivos, a incidência de pacientes que relataram sintomas dispépticos pela primeira vez é de aproximadamente 1% por ano. Acredita-se também que apenas cerca de metade dos pacientes com sintomas dispépticos procura atendimento médico em última análise; a gravidade da dor e ansiedade são os fatores preditivos significativos. Dos pacientes que não foram examinados, 40% podem ter uma causa orgânica para a dispepsia. A prevalência da dispepsia funcional é de cerca de 12–15%.

A dispepsia tem levado à sobrecarga considerável dos cuidados da saúde, com novos casos representando 5–7% das consultas ao pronto-socorro. Os sintomas dispépticos podem representar até 40–70% das queixas gastrointestinais em uma prática de gastroenterologia geral. O custo do tratamento é substancial.

El-Serag HB, Talley NJ. Systematic review: the prevalence and clinical course of functional dyspepsia. *Aliment Pharmacol Ther*. 2004;19:643–654. [PMID: 15023166]

Fraser A, Delaney B, Moayyedi P. Symptom-based outcome measures for dyspepsia GERD trials: a systematic review. *Am J Gastroenterol*. 2005;100:442–452. [PMID: 15667506]

Patogênese

A dispepsia orgânica pode desenvolver-se como consequência de variados processos de doenças mencionadas neste capítulo e em outra parte deste livro. A patogenia da dispepsia funcional não é clara. Fatores que desempenham papel como causadores incluem sensibilidade visceral alterada, distúrbios de motilidade, alterações na acomodação gástrica, fatores dietéticos e fatores psicossomáticos. O papel do *Helicobacter pylori* na gênese dos sintomas é controverso.

A. Alteração da motilidade gastrointestinal

Distúrbios na motilidade gastrointestinal podem estar associados a sintomas de dispepsia e representam o fator causador subjacente da dispepsia funcional. Distúrbios motores, como refluxo gastroesofágico, gastroparesia, dismotilidade do intestino delgado e discinesia biliar, podem causar sintomas dispépticos. Distúrbios no esvaziamento gástrico e função motora gastrointestinal ocorrem em subgrupos de pacientes com dispepsia funcional, e estudos desses pacientes mostram predominância do sexo feminino. A prevalência dos distúrbios de motilidade variou consideravelmente entre os estudos, provavelmente devido aos critérios de seleção dos indivíduos e à metodologia do estudo. Uma meta-análise dos estudos que investigam dispepsia funcional e distúrbio do esvaziamento gástrico de fase sólida descobriu que 40% dos pacientes com dispepsia funcional tiveram esvaziamento mais lento, e a estimativa agrupada da lentidão foi 1,5 vez maior que a dos pacientes normais. Por outro lado, um estudo prospectivo que utilizou uma refeição-teste líquida demonstrou que a redução do volume de refeição máximo tolerado e o aumento dos sintomas pós-prandiais estavam associados a rapidez do esvaziamento gástrico.

Como mencionado, os sintomas de DRGE frequentemente são confundidos com os de dispepsia. A localização visceral precária dos sintomas pode muitas vezes fazer com que um evento de refluxo seja confundido com outras fontes de desconforto gastrointestinal superior. Um estudo de pacientes com diagnóstico de dispepsia funcional pelos critérios Roma III revelou que quase 33% apresentavam sinais patológicos de refluxo ácido. Além disso, tanto o refluxo ácido como o não ácido podem causar sintomas. Um relatório observou que pacientes com dispepsia funcional engolem ar com mais frequência do que os controles; essa descoberta foi associada a um aumento no refluxo não ácido, o que também pode causar sintomas epigástricos.

Conchillo JM, Selimah M, Bredenoord AJ, et al. Air swallowing, belching, acid and non-acid reflux in patients with functional dyspepsia. *Aliment Pharm Ther*. 2007;25:965–971. [PMID: 17403001]

Talley NJ, Locke GR, Lahr BD, et al. Functional dyspepsia, delayed gastric emptying, and impaired quality of life. *Gut*. 2006;55:933–939. [PMID: 16322108]

Xiao YL, Peng S, Tao J, et al. Prevalence and symptom pattern of pathologic esophageal acid reflux in patients with functional dyspepsia based on the Rome III criteria. *Am J Gastroenterol*. 2010;105:2626–2631. [PMID: 20823838]

B. Alteração da acomodação gástrica

Alterações na acomodação ou complacência gástrica são causas hipotéticas da dispepsia funcional. Durante a ingestão normal de alimentos, o fundo gástrico relaxa para "acomodar" as partículas de alimento. Essa acomodação é mediada pela serotonina (5-HT_{1p}) e óxido nítrico, através de neurônios inibitórios vagais do sistema nervoso entérico. O reflexo de acomodação pode ser prejudicado em até 40% de pacientes com dispepsia funcional, como demonstrado via cintilografia gástrica e ultrassom. A medição da pressão gástrica por um baróstato ou um balão de polietileno insuflado no estômago ligado a um monitor de pressão mostrou também comprometimento da acomodação induzida por refeição.

Kindt S, Tack J. Impaired gastric accommodation and its role in dyspepsia. *Gut*. 2006;55:1685–1691. [PMID: 16854999]

C. Hipersensibilidade visceral

Embora a complacência gástrica precária possa resultar em sintomas de dispepsia, alguns pacientes podem, em vez disso, ter complacência gástrica normal, mas um limiar de dor reduzido. Com hipersensibilidade ou hiperalgesia visceral, os pacientes começam a sentir dor ou desconforto em um nível de distensão gástrica normalmente não associado a sintomas em indivíduos saudáveis, resultante do impulso sensorial aumentado para e a partir do estômago. Essa percepção aumentada não está limitada a distensão mecânica, mas também pode ocorrer em resposta a tensão por temperatura, exposição ácida, estímulo químico ou por nutriente, ou hormônios, como a colecistoquinina e peptídeo 1 semelhante ao glucagon. Em pacientes com hipersensibilidade visceral, pode haver processamento alterado do sistema nervoso central desses estímulos. Estudos têm demonstrado hipersensibilidade à distensão com balão no estômago em até 50% dos pacientes com dispepsia funcional. Comparados aos controles, os pacientes com dispepsia funcional tiveram um limiar significativamente mais baixo tanto para a sensação inicial de distensão do balão quanto para a sensação de dor. Alguns têm sugerido que tal alteração na percepção pode ser o principal fator de distinção entre dispepsia funcional e orgânica. Um mecanismo semelhante de patogenia também foi proposto para a síndrome do intestino irritável.

Mertz H, Fullerton S, Naliboff B, et al. Symptoms and visceral perception in severe functional and organic dyspepsia. *Gut*. 1998;42:814–822. [PMID: 9691920]

D. Fatores dietéticos

Os fatores dietéticos podem ser uma causa potencial dos sintomas na dispepsia funcional. Os pacientes com dispepsia funcional parecem ter padrões de alimentação alterados, bem como intolerâncias alimentares. Eles frequentemente relatam ser capazes de tolerar apenas pequenas quantidades de alimentos, com alta prevalência de ingestão de lanches e baixa prevalência de ingestão de grandes refeições. Intolerâncias alimentares também têm prevalência alta entre esses pacientes. Alimentos gordurosos, em particular, têm sido relacionados com dispepsia. Outras intolerâncias, com uma prevalência relatada > 40%, incluem especiarias, álcool, alimentos picantes, chocolate, pimenta, frutas cítricas e peixe. No entanto, um estudo epidemiológico recente não encontrou nenhuma diferença na ingestão total de calorias, proteína, gordura e carboidrato entre os pacientes com dispepsia e controles saudáveis. Em particular, as porcentagens de proteína, gordura e carboidrato em suas dietas também foram semelhantes. No mesmo estudo, descobriu-se que o uso de álcool e de nicotina não são fatores de risco para dispepsia.

A alergia alimentar foi citada como um mecanismo possível para o desenvolvimento de sintomas dispépticos, especialmente sintomas pós-prandiais. Encontraram-se alguns títulos elevados de anticorpos de imunoglobulina G comuns específicos de alimentos em pacientes com dispepsia funcional, comparados aos controles.

Feinle-Bisset C, Horowitz M. Review article: dietary factors in functional dyspepsia. *Neurogastroenterol Motil*. 2006;18: 608–618. [PMID: 16918725]

Gathaiya N, Locke GR, Camilleri M, et al. Novel associations with dyspepsia: a community-based study of familial aggregation, sleep dysfunction and somatization. *Neurogastroenterol Motil*. 2009;21:922–e69. [PMID: 19496951]

Zuo XL, Li YQ, Li WJ, et al. Alterations of food antigen-specific serum immunoglobulins G and E antibodies in patients with irritable bowel syndrome and functional dyspepsia. *Clin Exp Allergy*. 2007;37:823–830. [PMID: 17517095]

E. Infecção por *Helicobacter pylori*

O papel do *H. pylori* na dispepsia funcional é controverso e nenhuma relação causal clara foi estabelecida. Isso é verdade tanto para o perfil do sintoma como para a fisiopatologia da dispepsia funcional. Embora alguns estudos epidemiológicos tenham sugerido uma associação entre a infecção por *H. pylori* e a dispepsia funcional, outros não a fizeram. A discrepância pode derivar em parte das diferenças na metodologia e falta de consideração adequada dos fatores de confusão, como histórico anterior de úlcera péptica e estado socioeconômico. Ensaios controlados discordam sobre se a erradicação de *H. pylori* é benéfica ou não para dispepsia funcional; cerca de metade dos estudos apresenta melhora e a outra metade não. Uma revisão sistemática prévia nos *Anais de Medicina Interna* sobre o benefício da erradicação de *H. pylori* na dispepsia funcional sugeriu efeito estatisticamente não significativo, com uma *odds ratio* (OR) para o sucesso do tratamento contra controle de 1,29 (intervalo de confiança de 95% [IC], 0,89–1,89, *P* = 0,18). No entanto, a atualização mais recente da revisão do Banco de Dados Cochrane mostrou um efeito pequeno, mas estatisticamente significativo, em sintomas de cura (cura de *H. pylori* contra placebo, 36% *vs*. 30%, respectivamente; redução do risco relativo [RRR], 8%; IC 95%, 3–18%; número necessário para tratar [NNT] = 18). Apesar dos resultados conflitantes, as diretrizes atuais, realizadas pelas duas principais sociedades gastroenterológicas nos Estados Unidos recomendam a erradicação do *H. pylori* em pacientes com dispepsia funcional.

Laine L, Schoenfeld P, Fennerty MB. Therapy for *Helicobacter pylori* in patients with nonulcer dyspepsia. A meta-analysis of randomized, controlled trials. *Ann Intern Med*. 2001;134: 361–369. [PMID: 11242496]

Moayyedi P, Deeks J, Talley NJ, et al. An update of the Cochrane systematic review of *Helicobacter pylori* eradication therapy in nonulcer dyspepsia: resolving the discrepancy between systematic reviews. *Am J Gastroenterol*. 2003;98:2621–2626. [PMID: 14687807]

Talley NJ, Quan C. Review article: *Helicobacter pylori* and nonulcer dyspepsia. *Aliment Pharmacol Ther*. 2002;16(Suppl 1):58–65. [PMID: 11849130]

F. Eosinofilia duodenal

Atualmente, algumas pessoas elegeram a hipótese de que a eosinofilia duodenal pode desempenhar um papel em algum subgrupo de pacientes com dispepsia funcional. Vários estudos recentes mostraram contagem de eosinófilos significativamente maior em biópsias duodenais de pacientes com dispepsia funcional, em comparação com aqueles dos controles saudáveis. Esses estudos sugerem que eosinófilos duodenais podem desempenhar um papel na dispepsia funcional. No entanto, a infiltração eosinofílica também foi descrita em muitos cenários clínicos diferentes, incluindo indivíduos saudáveis. Portanto, o papel dos eosinófilos duodenais na dispepsia funcional ainda precisa ser elucidado.

Talley NJ, Walker MM, Aro P, et al. Non-ulcer dyspepsia and duodenal eosinophilia: an adult endoscopic population-based case-control study. *Clin Gastroenterol Hepatol*. 2007;5:1175–1183. [PMID: 17686660]

G. Fatores psicológicos

Os fatores psicossomáticos e cognitivos são importantes na avaliação de pacientes com dispepsia crônica. A hipótese psiquiátrica sustenta que os sintomas de dispepsia podem ser causados por depressão, aumento de ansiedade ou distúrbio de somatização. Estudos epidemiológicos sugerem que existe uma associação entre dispepsia funcional e transtornos psicológicos. Sintomas de neurose, ansiedade, hipocondria e depressão são mais comuns em pacientes que estão sendo avaliados por queixas gastrointestinais inexplicáveis do que nos controles saudáveis. Além disso, estudos anteriores demonstraram associações significativas entre sintomas de dispepsia e um histórico de abuso na infância ou na idade adulta. Comparações entre dispepsia funcional e orgânica mostraram que pacientes com dispepsia funcional são menos propensos a ter diminuição do estresse ou ansiedade em 1 ano de acompanhamento depois de terem sido tranquilizados a respeito de não possuírem uma doença grave. Isso sugere que os sintomas da dispepsia funcional são de longa duração em comparação com os da dispepsia orgânica e que os laços emocionais são fortes.

Castillo EJ, Camilleri M, Locke GR, et al. A community-based, controlled study of the epidemiology and pathophysiology of dyspepsia. *Clin Gastroenterol Hepatol*. 2004;2:985–996. [PMID: 15551251]

Pajala M, Heikkinen M, Hintikka J. A prospective 1-year follow-up study in patients with functional or organic dyspepsia: changes in gastrointestinal symptoms, mental distress and fear of serious illness. *Aliment Pharmacol Ther*. 2006;24:1241–1246. [PMID: 17014583]

Talley NJ, Fett SL, Zinsmeister R, et al. Gastrointestinal tract symptoms and self-reported abuse: a population-based study. *Gastroenterology*. 1994;107:1040–1049. [PMID: 7926457]

Achados clínicos

A. Sinais e sintomas

A avaliação clínica inicial deve focar as características, início e cronicidade dos sintomas. O médico deve tentar interpretar os sintomas de modo a identificar possíveis etiologias, como DRGE, cálculos biliares, efeitos colaterais de medicamentos (especialmente AINEs), pancreatite crônica, gastroparesia diabética ou obstrução. O paciente deve ser indagado sobre comorbidades, histórico cirúrgico, histórico familiar de neoplasia maligna gastrointestinal superior, uso de álcool e tabaco, mudanças dietéticas ou alergias, eventos de vida estressantes e fatores psicológicos.

Na maioria dos casos, no entanto, o histórico clínico é de uso limitado para distinguir as causas orgânicas da dispepsia funcional. Uma revisão sistemática abrangente da literatura foi realizada para avaliar a eficácia do diagnóstico da dispepsia orgânica pela opinião clínica, relativamente aos modelos de computador em pacientes encaminhados para endoscopia digestiva alta. Os modelos de computador foram baseados em dados demográficos, fatores de risco, itens históricos e sintomas. O estudo mostrou que nem a impressão clínica nem os modelos de computador foram capazes de distinguir adequadamente a doença orgânica da funcional.

Em um estudo recente, os pacientes com úlcera péptica foram comparados com pacientes com dispepsia funcional em um estudo com pessoas do mesmo sexo e idade. Embora o grupo com dispepsia funcional tenha relatado maior plenitude abdominal superior, náuseas e desconforto e ansiedade geral maiores, os mesmos sintomas, quase todos, foram observados em ambos os grupos.

Tabela 17-3. Características de "alarme" sugestivas da presença de malignidade gastrointestinal superior.

Perda de peso não intencional
Anorexia
Saciedade precoce
Vômitos
Odinofagia
Disfagia
Histórico de sangramento gastrointestinal (GI)
Anemia ferropriva
Icterícia
Massa abdominal
Linfadenopatia
História familiar de tumor maligno gastrointestinal superior
História de úlcera péptica
História prévia de cirurgia GI
História de malignidade GI anterior

Portanto, é tarefa desafiadora do médico separar pacientes que podem ter um distúrbio orgânico e, assim, justificam testes adicionais de diagnóstico dos pacientes que têm dispepsia funcional e recebem tratamento sintomático empírico. Os exames devem ser direcionados para identificar ou excluir causas específicas. Tradicionalmente, pacientes de alto risco foram identificados por características "alarmantes", que estão listadas na Tabela 17-3. No entanto, a utilidade dessas características para identificar a presença de malignidade no trato gastrointestinal superior tem sido debatida. Uma meta-análise visando a sensibilidade e especificidade das características de alarme encontrou uma gama de 0–80% e 40–98%, respectivamente. No entanto, verificou-se grande heterogeneidade entre os estudos.

O exame físico pode provocar desconforto abdominal. Embora esse achado seja inespecífico, várias características podem lançar luzes em etiologias subjacentes possíveis. Um sinal de Carnett positivo ou sensibilidade focal que aumenta com a contração da parede abdominal e palpação, sugere uma etiologia que envolve a musculatura da parede abdominal. A distribuição dermatomal cutânea da dor pode sugerir polirradiculopatia torácica. Sensibilidade à batida sobre o quadrante superior direito pode sugerir colecistite crônica. Mais comumente, entretanto, o exame físico é normal.

Flier SN, Rose S. Is functional dyspepsia of particular concern in women? A review of gender differences in epidemiology, pathophysiologic mechanism, clinical presentation and management. *Am J Gastroenterol*. 2006;101:S644–S653. [PMID: 17177870]

Moayyedi P, Talley NJ, Fennerty MB, et al. Can the clinical history distinguish between organic and functional dyspepsia? *JAMA*. 2006;295:1566–1576. [PMID: 1659759]

B. Avaliação diagnóstica

Se uma anamnese e exame físico cuidadosos, juntamente com utilização criteriosa dos testes laboratoriais de triagem, não levarem ao diagnóstico, então outros estudos com estratégias de gestão específicas são recomendados. Algoritmos estratégicos têm sido sugeridos pela American Gastroenterology Association (Figuras 17-1 e 17-2) e pelo American College of Gastroenterology.

Existem várias estratégias principais para o surgimento da dispepsia, as quais incluem (1) terapia empírica com bloqueador do receptor de histamina-2 (H_2); (2) terapia empírica com inibidor de bomba de prótons (IBP); (3) teste para *H. pylori* e tratamento dos casos positivos, seguido de supressão ácida se o paciente permanecer sintomático; (4) endoscopia antecipada; (5) endoscopia antecipada com biópsia para *H. pylori* e tratamento, se positiva; (6) supressão de ácido, seguida por endoscopia e biópsia se o paciente permanecer sintomático ou (7) testes para *H. pylori* e tratamento, em caso positivo, seguido por endoscopia, se o paciente permanecer sintomático.

Várias considerações, descritas a seguir, devem orientar a seleção de uma estratégia.

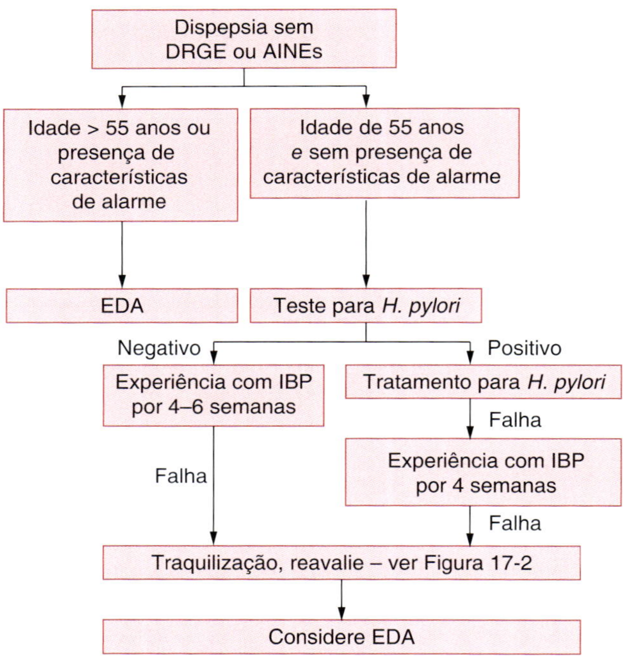

▲ **Figura 17-1.** Tratamento da dispepsia com base na idade e características de alarme. EDA, endoscopia digestiva alta; DRGE, doença do refluxo gastroesofágico; AINEs, anti-inflamatórios não esteroide; IBP, inibidor da bomba de prótons. (Adaptada, com autorização, de Talley NJ; American Gastroenterological Association. American Gastroenterological Association medical position statement: evaluation of dyspepsia. *Gastroenterology*. 2005;129:1753–1755.)

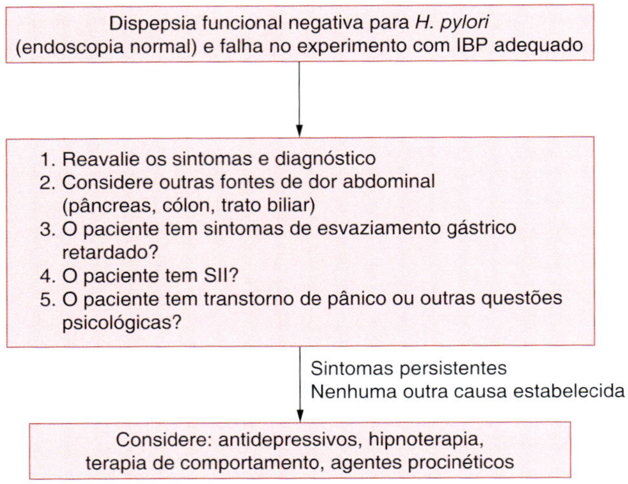

▲ **Figura 17-2.** Tratamento da dispepsia funcional. SII, síndrome do intestino irritável; IBP, inibidor da bomba de prótons. (Adaptada, com autorização, de Talley NJ; American Gastroenterological Association. American Gastroenterological Association medical position statement: evaluation of dyspepsia. *Gastroenterology*. 2005;129:1753–1755.)

1. Endoscopia digestiva alta (EDA) — Os pacientes que não tenham sido previamente examinados para detecção de dispepsia devem ser agendados para realização de EDA se demonstrarem sinais de alarme ou tiverem mais de 55 anos de idade. Consideração especial também deve ser dada a pacientes cujo país de origem é uma região onde o câncer de estômago é mais comum (p. ex., Japão, China e Chile). A EDA é o padrão-ouro para a avaliação do trato gastrintestinal superior, uma vez que pode proporcionar a visualização direta e permite que o endoscopista obtenha uma amostra de biópsia da mucosa, se necessário. Assim, a EDA tem substituído essencialmente a série radiológica gastrointestinal superior como exame de diagnóstico de escolha. A relação custo-eficácia da endoscopia precoce em pacientes com mais de 50 anos de idade tem sido estudada no Reino Unido, com achados de melhora nas pontuações dos sintomas, qualidade de vida e redução de 48% do uso de IBP. Um estudo recente de 2.741 pacientes com dispepsia sem sinais de alarme nos Estados Unidos encontrou uma baixa prevalência de câncer (0,2%) e uma idade de corte de 50 anos de idade para a endoscopia precoce ser adequada para a detecção de malignidade oculta.

A idade do paciente é uma consideração importante no que diz respeito à endoscopia. O momento da endoscopia digestiva alta em pacientes mais jovens (< 55 anos) é discutível. Os pacientes que respondem à estratégia de testes e tratamento do *H. pylori*, descrita adiante, podem ser tratados sem uma investigação mais aprofundada. Em pacientes mais jovens com sintomas persistentes apesar dessa estratégia, a endoscopia geralmente acrescenta pouco mais para a investigação diagnóstica. Além disso, a utilidade da endoscopia em tranquilizar pacientes com dispepsia funcional foi estudada e considerada duvidosa como medida por ansiedade e depressão, as quais não se alteraram antes e depois do procedimento nesses pacientes.

Vakil N, Talley N, van Zanten SV, et al. Cost of detecting malignant lesions by endoscopy in 2741 primary care dyspeptic patients without alarm symptoms. *Clin Gastroenterol Hepatol.* 2009;7:756–761. [PMID: 19364542]

Van Kerkhoven LA, van Rossum LG, van Oijen MG, et al. Upper gastrointestinal endoscopy does not reassure patients with functional dyspepsia. *Endoscopy.* 2006;38:879–885. [PMID: 16981103]

2. Teste para *Helicobacter pylori* — Para pacientes com menos de 55 anos de idade e sem sinais de alarme, o médico deve primeiro considerar o teste para *H. pylori* e o tratamento, se positivo. O teste ideal para *H. pylori* é o teste respiratório de ureia C-13 ou teste do antígeno fecal. O *Helicobacter pylori* é a principal causa de úlcera péptica não associada ao uso de AINE, e pode estar associada a dispepsia funcional numa pequena fração dos pacientes. O tratamento geralmente consiste em dois antibióticos de classes diferentes (p. ex., amoxicilina e claritromicina), com uma dose dupla de um IBP (p. ex., omeprazol, 40 mg 2 vezes por dia). Muitos outros esquemas estão disponíveis para utilização, se o paciente tiver um histórico de reações alérgicas a uma determinada classe ou tiver falhado previamente em um dos esquemas padrões (Tabela 17-4). Se o paciente for *H. pylori* negativo, sugere-se um experimento com supressão de ácido; a abordagem mais adequada para supressão de ácido é o uso de um IBP. Como a prevalência de *H. pylori* varia amplamente entre populações diferentes, essa estratégia do teste e tratamento para *H. pylori* seguida por experimento com IBP é especialmente recomendada para pacientes provenientes de locais com alta prevalência de *H. pylori* (> 10%). Por outro lado, a terapia empírica com IBP por 4–8 semanas antes do teste para *H. pylori* tem se mostrado custo-efetiva em pacientes com baixa prevalência de *H. pylori* (≤ 10%).

3. Outros estudos — Se os sintomas de um paciente são sugestivos de dor biliar, ele deve ser submetido a um ultrassom de abdome para avaliação da vesícula biliar para colelitíase ou colecistite. A cólica biliar clássica caracteriza-se pelo aparecimento súbito de dor no quadrante superior direito, que é constante, durando 2–6 horas, associada a náuseas e piora no período pós-

Tabela 17-4. Esquemas de erradicação para *Helicobacter pylori.*

Descrição	Esquema	Duração
Terapia tradicional de primeira linha	Amoxicilina, 1 g 2 vezes ao dia Claritromicina, 500 mg 2 vezes ao dia IBP 2 vezes ao dia	7-14 dias
Primeira linha em pacientes alérgicos à penicilina	Metronidazol, 500 mg 2 vezes ao dia Claritromicina, 500 mg 2 vezes ao dia IBP 2 vezes ao dia	7-14 dias
Primeira linha em pacientes alérgicos a macrolídeo ou aqueles que falharam na terapia tradicional de primeira linha	Amoxicilina, 1 g 2 vezes ao dia Metronidazol, 500 mg 2 vezes ao dia IBP 2 vezes ao dia	14 dias
Terapia de resgate para pacientes que falharam nas terapias anteriores	Amoxicilina, 1 g 2 vezes ao dia Levofloxacina, 250-500 mg 2 vezes ao dia IBP 2 vezes ao dia	14 dias
Terapia quádrupla—usada para retratamento de primeira linha	Bismuto, 525 mg 4 vezes ao dia Metronidazol, 500 mg 4 vezes ao dia Tetraciclina, 500 mg 4 vezes ao dia IPB 2 vezes ao dia	7-14 dias para primeira linha, 14 dias para tratamento
Terapias de resgate alternativas	Rifabutina, 150 mg 2 vezes ao dia Amoxicilina, 1 g 2 vezes ao dia IBP 2 vezes ao dia *Ou* Amoxicilina, 1 g 3 vezes ao dia IBP 2 vezes ao dia	14 dias

-prandial. Pela natureza visceral da dor, ela é pouco localizável. Pacientes com dor do tipo biliar com achados de cálculos biliares devem ser considerados para colecistectomia. Uma colecistografia quantitativa com provocação de colecistoquinina pode sugerir colecistite crônica como diagnóstico, se a fração de ejeção for inferior a 50%.

A tomografia computadorizada (TC) abdominal também pode fornecer indícios de diagnóstico em pacientes com dor abdominal crônica inexplicável para a presença de pancreatite crônica, lesões císticas pancreáticas ou tumores abdominais como os tumores carcinoides ou estromais gastrointestinais (GISTs). A enterografia por TC pode visualizar o intestino delgado, ajudando na procura de doença de Crohn não diagnosticada ou pólipos ou tumores raros do intestino delgado.

Um teste de pH de 24 horas, utilizando um cateter com impedância intraluminal multicanal, pode demonstrar refluxo ácido ou não ácido em pacientes com sintomas provavelmente atribuíveis a DRGE. No entanto, na maioria dos casos, o tratamento empírico com terapia com IBP é mais custo-benefício e prático. A cintilografia gástrica em geral não acrescenta muito mais informação para a imagem de diagnóstico. Embora os achados da cintilografia possam ser anormais em até 40–50% dos casos, eles não ajudam a estabelecer o diagnóstico ou fornecer orientação terapêutica.

Talley NJ; American Gastroenterological Association. American Gastroenterological Association medical position statement: evaluation of dyspepsia. *Gastroenterology*. 2005;129:1753–1755. [PMID: 16285970]

Talley NJ, Vakil N; Practice Parameter Committee of the American College of Gastroenterology. Guidelines for the management of dyspepsia. *Am J Gastroenterol*. 2005;100:2324–2337. [PMID: 16181387]

Vakil N, Moayyedi P, Fennerty MB, et al. Limited value of alarm features in the diagnosis of upper gastrointestinal malignancy: systematic review and meta-analysis. *Gastroenterology*. 2006;131:390–401. [PMID: 15890692]

Diagnóstico diferencial

O diagnóstico diferencial da dispepsia é amplo. Os achados a partir da anamnese, exame físico e uso criterioso dos estudos de diagnóstico descritos na seção anterior podem ajudar a distinguir as várias causas orgânicas da dispepsia da dispepsia funcional.

A. DRGE e doença do refluxo não erosivo

A DRGE e a dispepsia sobrepõem-se com frequência, muitas vezes coexistindo no mesmo paciente. Assim, a DRGE deve ser sempre considerada no paciente dispéptico. Se os sintomas são predominantemente regurgitação, queimação subesternal e paladar ácido, então é mais provável que a DRGE seja a causa, e não outras etiologias. O teste do refluxo formal com um estudo de pH de 24 horas com impedância esofágica sem medicamentos antissecretores (p. ex., IBP) pode demonstrar se o refluxo, ácido ou não ácido, está presente e identificar a associação entre esses eventos e sintomas do refluxo.

B. Úlcera péptica

Cerca de 15% dos pacientes com sintomas de dispepsia têm úlceras duodenal ou gástrica. Uma vez diagnosticadas, as causas subjacentes possíveis das úlceras devem ser investigadas, pois muitos fatores de risco para úlceras pépticas também podem elas mesmas levar a sintomas de dispepsia por si, incluindo o uso de AINEs e a presença de infecção por *H. pylori*.

C. Neoplasia gastrointestinal maligna

Menos de 2% dos pacientes com dispepsia têm câncer gástrico. Os pacientes mais velhos apresentam um risco muito maior; 98% dos casos de câncer ocorrem em pacientes com mais de 50 anos de idade. Outros riscos para o câncer gástrico incluem infecção por *H. pylori*, país de origem em uma área endêmica de malignidade gástrica (leste da Ásia, regiões andinas da América do Sul e Europa Oriental), consumo de sal e nitratos em excesso, tabagismo e histórico familiar de câncer gástrico.

D. Isquemia intestinal crônica

A isquemia intestinal crônica (chamada angina intestinal) é caracterizada por dor crônica pós-prandial com acentuada perda de peso decorrente do fluxo sanguíneo mesentérico, que é inadequado às exigências requeridas pela digestão. Normalmente o paciente tem histórico de tabagismo ou doença aterosclerótica subjacente. O diagnóstico pode ser feito por meio de angiografia por ressonância magnética ou angiografia por TC.

E. Doença pancreaticobiliar

A dor associada a pancreatite crônica pode ser epigástrica ou localizada no abdome central, classicamente com radiação para o meio das costas. Pode ocorrer perda de peso. Insuficiência pancreática endócrina ou exócrina (p. ex., diabetes, esteatorreia) pode ou não estar presente. A colelitíase geralmente é distinguível de dispepsia por ser mais localizável no quadrante superior direito.

F. Distúrbios de motilidade

Os distúrbios de motilidade gastrointestinal superior também se sobrepõem à dispepsia. Muitos pacientes com dispepsia funcional têm sintomas do tipo gastroparético, que levaram à classificação Roma II de "dispepsia do tipo dismotilidade". Essa classificação tinha valor clínico discutível, e já foi descartada dos critérios Roma III. No entanto, há uma preponderância dos sintomas de inchaço, saciedade precoce e náuseas com vômitos em pacientes com dispepsia funcional. As causas dos distúrbios de motilidade podem incluir gastroparesia diabética, pseudo-obstrução intestinal crônica, escleroderma ou síndromes pós-vagotomia.

G. Distúrbios sistêmicos

A dispepsia pode existir em algumas doenças sistêmicas, como diabetes melito, doença arterial coronariana, doenças da tireoide, hiperparatireoidismo, insuficiência suprarrenal e doenças vasculares do colágeno.

H. Infecções

As infecções gástricas além de *H. pylori* podem causar dispepsia. Elas incluem o citomegalovírus, tuberculose ou infecções fúngicas. Os parasitas a serem considerados são *Giardia lamblia* e *Strongyloides stercoralis.* O supercrescimento bacteriano no intestino delgado está associado a sintomas não específicos, como distensão abdominal, gases e desconforto abdominal, que podem simular dispepsia, e é cada vez mais identificado. Ele é frequentemente associado a sintomas gastrointestinais mais baixos, como diarreia, que podem diferenciá-lo da dispepsia clássica. O diagnóstico pode ser estabelecido por testes de respiração ou um experimento com antibióticos, se suspeitado.

I. Outras considerações

Outras condições a serem consideradas no diagnóstico diferencial incluem volvo gástrico crônico, doenças infiltrativas (sarcoidose, amiloidose, gastroenterite eosinofílica, doença de Ménétrier), doença intestinal inflamatória não diagnosticada, doença celíaca e causa idiopática.

Tratamento

O tratamento da dispepsia orgânica é direcionado para a causa. Esquemas de tratamento específicos para DRGE, úlcera péptica e outras doenças que podem causar dispepsia podem ser encontrados em capítulos específicos deste livro.

O tratamento da dispepsia funcional tem como alvo principalmente o alívio dos sintomas. Estudos têm mostrado taxas altas de efeito placebo e sucesso moderado em resposta aos IBPs, agentes de motilidade e antidepressivos. Uma relação médico–paciente efetiva é vital para o sucesso do tratamento.

Longstreth GF. Functional dyspepsia—managing the conundrum. *N Engl J Med.* 2006;354:791–793. [PMID: 16495391]

McNally MA, Talley NJ. Current treatments in functional dyspepsia. *Curr Treat Options Gastroenterol.* 2007;10:157–168. [PMID: 17391631]

Panganamamula KV, Fisher RS, Parkman HP. Functional (nonulcer) dyspepsia. *Curr Treat Options Gastroenterol.* 2002;5:153–160. [PMID: 11879596]

A. Medidas gerais

A relação médico–paciente é fundamental para o tratamento de dispepsia funcional. Esforços sérios para avaliar com precisão a extensão e a cronicidade dos sintomas do paciente irão gerar confiança e segurança. Medo de ter câncer ou uma doença ameaçadora da vida, níveis de ansiedade e fatores de estresse na vida do paciente devem ser avaliados e tratados precocemente na avaliação.

Tranquilizar os pacientes de que a causa de seus sintomas não ameaça a vida e não está relacionada com o câncer muitas vezes é terapêutico em si mesmo. No entanto, rever os achados e o diagnóstico diferencial continua sendo importante, para que os pacientes compreendam onde estão no processo de tratamento. O diagnóstico de dispepsia funcional também deve ser explicado como uma entidade clínica reconhecida com ênfase sobre a fisiopatologia conhecida do problema e, talvez, mais importante, o que não se sabe sobre ela.

Em função da cronicidade do problema, muitos pacientes já tentaram diferentes remédios para aliviar seus sintomas. Muitas vezes os pacientes entendem o que funciona ou não para eles antes da visita ao consultório, como conteúdo e quantidade da refeição, fatores posicionais e remédios caseiros. É importante reconhecer a variabilidade de sintomas, exacerbantes e aliviantes, e a resposta ao tratamento em pacientes com sintomas dispépticos.

B. Modificações no estilo de vida

Não há estudos que tenham sido feitos para avaliar formalmente a eficácia das modificações dietéticas ou do estilo de vida na dispepsia funcional. A compreensão atual dos contribuintes alimentares decorre da observação em ambientes clínicos ou estudos epidemiológicos. Alimentos geralmente relatados como causa dos sintomas incluem cebola, pimentão, frutas cítricas, café, bebidas gaseificadas e temperos. As recomendações dietéticas gerais são evitar alimentos gordurosos ou muito temperados e refeições excessivamente grandes. Refeições menores e mais frequentes são benéficas em pacientes com DRGE, comprometimento da acomodação gástrica e esvaziamento gástrico retardado. As alergias alimentares devem ser observadas e evitadas. Um diário alimentar pode ajudar a identificar os gatilhos. Um teste para evitar produtos lácteos pode ser útil na identificação da intolerância à lactose, com um teste de respiração de hidrogênio realizado para estabelecer formalmente o diagnóstico. A ingestão de cafeína e álcool deve ser minimizada, embora um estudo epidemiológico recente não tenha identificado ligação entre álcool e dispepsia funcional. O exercício físico regular e um sono reparador adequado também são importantes e podem ser úteis para aliviar o estresse.

C. Farmacoterapia

Se a tranquilização e as mudanças de estilo de vida não aliviam os sintomas, pode-se experimentar o uso de medicamentos. Entretanto, testes com terapia medicamentosa na dispepsia funcional produziram resultados e conclusões conflitantes, possivelmente em função de vários fatores. Taxas de resposta placebo são conhecidas como elevadas na dispepsia funcional, variando de 32–85%. Os estudos são muitas vezes limitados pelo tamanho da amostra insuficiente, ensaios de centro único e variabilidade na definição de dispepsia funcional. Além disso, a inscrição de pacientes de centros de referência terciários para experimentos com fármacos não pode representar a população em geral no cuidado primário. Pacientes com DRGE podem inadvertidamente ser incluídos nos ensaios, o que influenciaria as taxas de resposta em experimentos antissecretórios.

Além da terapia de erradicação de *H. pylori,* a terapia farmacológica para a dispepsia inclui agentes antissecretores, agentes pró-motilidade, antidepressivos, ansiolíticos e outras classes de fármacos.

1. Agentes antissecretores — IBPs têm sido extensivamente estudados em vários ensaios de grande porte, cuidadosamente planejados, controlados e randomizados. Uma revisão sistemática de oito estudos com um total de 3.293 pacientes que receberam terapia com IBP por 2–8 semanas encontrou um efeito significativo sobre o placebo. A terapia com IBP aliviou ou eliminou os sintomas em 33% dos pacientes em comparação com 23% daqueles que receberam placebo. O risco relativo (RR) de permanecer sintomático com IBP contra placebo foi significativamente protetor (RR = 0,86; 95% CI, 0,78–0,95; *P* = 0,003; NNT = 9).

A análise dos subtipos de dispepsia funcional mostrou que pacientes com dor semelhante a refluxo e epigástrica teve uma resposta favorável significativa com terapia com IBP, mas aqueles com dispepsia do tipo dismotilidade não. Do mesmo modo, outra meta-análise de sete ensaios randomizados controlados com placebo de IBP com um total de 3.725 pacientes descobriu que IBP é eficaz para pacientes com dispepsia semelhante a úlcera (RRR = 12,8%; IC 95%, 7,2–18,1%) e dispepsia semelhante a refluxo (RRR = 19,7%; IC 95%, 1,8–34,3%), mas não dispepsia do tipo dismotilidade e dispepsia não especificada. Assim como para os bloqueadores dos receptores de H_2, a evidência que suporta seu uso em que é modestamente benéfica. Revisões sistemáticas dos bloqueadores de H_2 contra placebo mostraram melhora na dor epigástrica, mas não nos sintomas gerais.

Peura DA, Gudmundson J, Siepman N, et al. Proton pump inhibitors: effective first-line treatment for management of dyspepsia. *Dig Dis Sci*. 2007;52:983–987. [PMID: 17342402]

2. Agentes pró-motilidade — Agentes pró-motilidade são fármacos que aceleram o peristaltismo, interagindo com os receptores da serotonina, dopamina, acetilcolina e motilina (Tabela 17-5). O foco do desenvolvimento de fármacos está atualmente nos fármacos serotonérgicos

Tabela 17-5. Mecanismos de ação de agentes pró-motilidade.

	Agonista da serotonina ($5\text{-}HT_4$)	Antagonista de $5\text{-}HT_3$	Antagonista da dopamina (D_2)	Agonista do receptor de motilina
Cisaprida*	√	√		
Metoclopramida	√	√	√	
Tegaseroda*	√			
Domperidona*			√	
Itoprida*			√	
Levosulpirida*			√	
Eritromicina				√

*Disponível apenas sob aprovação pela U.S. Food and Drug Administration (FDA).

e dopaminérgicos. Entre os agentes procinéticos disponíveis nos Estados Unidos estão a metoclopramida e os antibióticos macrolídeos, mais comumente, a eritromicina.

O uso desses fármacos não tem demonstrado uma relação clara entre o aumento farmacológico da motilidade e melhora nos sintomas da dispepsia funcional. Portanto, o benefício dos procinéticos não pode ser atribuído exclusivamente ao peristaltismo acelerado. Na verdade, alguns fármacos podem realmente piorar os sintomas. Um exemplo é a influência negativa que muitos fármacos (p. ex., eritromicina e metoclopramida) têm no relaxamento, ou acomodação, fúndico pós-prandial.

Uma revisão sistemática de 14 ensaios clínicos randomizados relatou que os procinéticos são mais eficazes que o placebo na dispepsia funcional. No entanto, a maioria dos estudos analisou a cisaprida, um agonista da serotonina 5-HT_4 e antagonista da 5-HT_3 que foi retirado do mercado nos Estados Unidos devido à sua associação a eventos adversos de arritmia cardíaca. Outra revisão sistemática de 17 estudos analisou cisaprida e domperidona (também não disponível nos Estados Unidos, mais uma vez pelo risco de arritmia cardíaca) e descobriu que ambos os agentes são superiores ao placebo, mas apenas por uma avaliação global de melhora pelo pesquisador. Ambos os agentes estão disponíveis por meio de protocolos compassivos de uso. Uma análise sistemática mais recente de procinéticos mostrou que o efeito sobre o placebo foi perdido quando apenas estudos de alta qualidade foram incluídos na meta-análise.

Descobriu-se que a metoclopramida é mais eficaz do que o placebo em dois estudos mais antigos. No entanto, há preocupações médico-legais sobre o uso a longo prazo de metoclopramida, em função de potenciais efeitos secundários neurológicos, particularmente nos distúrbios de movimento.

Entre os agentes testados mais recentemente estão tegaseroda, um agonista de 5-HT_4, e itoprida, um antagonista dopaminérgico. Nenhum dos dois fármacos está atualmente disponível nos Estados Unidos. A tegaseroda foi previamente aprovada para o tratamento de mulheres com obstipação predominante da síndrome do intestino irritável e para os homens e mulheres com menos de 65 anos com obstipação crônica. Mostrou-se que aumenta o esvaziamento gástrico e melhora levemente os sintomas da dispepsia funcional em ensaios randomizados e controlados de fase III. No entanto, em resposta a eventos adversos relacionados com isquemia cardíaca e acidente vascular cerebral, a tegaseroda foi retirada do mercado no início de 2007. A itoprida, disponível no Japão, é um antagonista dopaminérgico que também atua como um agonista muscarínico fraco. Um estudo controlado e randomizado recente de fase II de itoprida contra placebo mostrou uma melhora dependente da dose na avaliação global de pacientes com dispepsia funcional, sem diferenças significativas nos eventos adversos entre os grupos de tratamento e placebo. Os eventos adversos mais frequentes foram dor abdominal, diarreia, náuseas e obstipação. Um estudo de itoprida em indivíduos saudáveis descobriu que ela reduz o volume total pós-prandial sem esvaziamento gástrico significativamente acelerado ou função motora gástrica ou sensorial alterada. Isso sugere que itoprida, se eficaz na dispepsia funcional, é provavelmente terapêutica em outras formas, além de alterar a motilidade gastrointestinal. Mais recentemente, dois estudos placebo controlados, duplos-cegos, randomizados, multicêntricos de fase III não mostraram nenhum benefício em relação ao placebo em uma avaliação global do paciente. A segurança foi comparada ao placebo nesses estudos, com a ocorrência rara de elevação de prolactina em pacientes que receberam itoprida (3,1% contra 0,2%).

Choung RS, Talley NJ, Peterson J, et al. A double-blind, randomized, placebo-controlled trial of itopride (100 and 200 mg three times daily) on gastric motor and sensory function in healthy volunteers. *Neurogastroenterol Motil.* 2007;19:180–187. [PMID: 17300287]

Hiyama T, Yoshihara M, Matsuo K, et al. Meta-analysis of the effects of prokinetic agents in patients with functional dyspepsia. *J Gastroenterol Hepatol.* 2007;22:304–310. [PMID: 17295768]

Holtmann G, Talley NJ, Liebregts T, et al. A placebo-controlled trial of itopride in functional dyspepsia. *N Engl J Med.* 2006;254:832–840. [PMID: 16495395]

Talley NJ, Tack J, Ptak T et al. Itopride in functional dyspepsia: results of two phase III multicenter, randomized, double-blind, placebo-controlled trials. *Gut.* 2007;57:740–746. [PMID: 17965059]

Vakil N, Laine L, Talley NJ, et al. Tegaserod treatment for dysmotility-like functional dyspepsia: results of two randomized, controlled trials. *Am J Gastroenterol.* 2008;103:1906–1919. [PMID: 18616658]

Veldhuyzen van Zanten SJ, Jones MJ, Verlinden M, et al. Efficacy of cisapride and domperidone in functional (nonulcer) dyspepsia: a meta-analysis. *Am J Gastroenterol.* 2001;96:689–696. [PMID: 11280535]

3. Agentes antidepressivos e ansiolíticos — A eficácia dos antidepressivos e ansiolíticos é baseada principalmente na observação clínica e dados anedóticos. Baixas doses de antidepressivos tricíclicos (ATCs), tais como a amitriptilina ou desipramina, têm sido usadas em pacientes com vários distúrbios funcionais, incluindo dispepsia funcional e síndrome do intestino irritável. Tipicamente, doses muito mais baixas (10–100 mg/dia) são administradas para dispepsia funcional do que para depressão. Pelo fato de os ATCs poderem atrasar o esvaziamento gástrico por seu efeito anticolinérgico, eles devem ser evitados em pacientes com síndrome de sobreposição de dispepsia funcional e gastroparesia. Um estudo randomizado de alta qualidade que pesquisa o uso de ATC no tratamento de distúrbios gastrointestinais funcionais (incluindo síndrome do intestino irritável e dispepsia funcional) mostrou que pacientes que conseguem tolerar a terapia podem mostrar benefício com desipramina em relação ao placebo (73% contra 49%, $P = 0{,}0005$, NNT = 4). No entanto, 28% dos pacientes abandonaram o tratamento por causa das reações adversas; os efeitos adversos mais comumente relatados foram boca seca, distúrbios do sono, obstipação e confusão. Os efeitos colaterais estão relacionados com a atividade anticolinérgica dos ATCs e os pacientes devem ser alertados sobre a possível ocorrência desses efeitos antes da utilização.

O uso de inibidores seletivos da recaptação da serotonina na dispepsia funcional não foi estudado em ensaios randomizados controlados. Esses medicamentos podem ser úteis em pacientes com depressão concomitante.

4. Outros fármacos — Antiácidos e bismuto foram avaliados em alguns ensaios para a dispepsia funcional e descobriu-se consistentemente não serem melhores que o placebo. Sucralfato foi estudado em vários ensaios limitados e considerado não mais eficaz que o placebo. Consequentemente, todos esses agentes não desempenham nenhum papel importante no tratamento da dispepsia funcional.

5. Recomendações para a farmacoterapia — Para resumir, se, depois de fornecer tranquilidade, dieta básica e intervenções no estilo de vida os sintomas persistirem, o médico pode considerar uma experiência com agentes farmacológicos. Se o teste para *H. pylori* produzir um resultado positivo, o tratamento é recomendado com o conhecimento de que a erradicação pode ou não melhorar os sintomas. Medicamentos antissecretores podem então ser adicionados, como bloqueadores de H_2 (ranitidina, 150 mg 2 vezes por dia; cimetidina, 400 mg 2 vezes por dia, ou famotidina, 20 mg 2 vezes por dia) ou IBP (omeprazol, 20 mg por dia; esomeprazol, 40 mg por dia; pantoprazol, 40 mg por dia; lansoprazol, 30 mg por dia; ou rabeprazol, 20 mg por dia). Medicamentos antissecretores provavelmente beneficiam as pessoas com sintomas de DRGE ou dispepsia do tipo úlcera. Se houver resposta, um curso de 2–6 semanas pode ser tentado, com avaliação da resolução dos sintomas. Se procinéticos forem usados, cursos curtos de metoclopramida podem ser considerados (5–10 mg antes das refeições). O elixir de metoclopramida é preferível à forma de pílula. Se os sintomas forem refratários e persistirem, pode-se tentar uma baixa dose de ATC (amitriptilina, imipramina, nortriptilina ou desipramina a 10–25 mg na hora de dormir) mesmo naqueles sem depressão.

Van Zanten SV, Armstrong D, Chiba N, et al. Esomeprazole 40 mg once a day in patients with functional dyspepsia: the randomized placebo-controlled "ENTER" trial. *Am J Gastroenterol.* 2006;101:2096–2106. [PMID: 16817845]

D. Terapia psicológica

A terapia psicológica aborda os aspectos cognitivos da fisiopatologia da dispepsia funcional. Várias modalidades têm sido utilizadas, incluindo terapia cognitivo-comportamental, hipnoterapia, retroalimentação biológica, terapia de relaxamento e psicoterapia orientada a interiorização. Uma revisão sistemática de ensaios controlados randomizados de terapias psicológicas encontrou quatro estudos elegíveis sobre terapia de relaxamento aplicada, psicoterapia psicodinâmica, terapia cognitiva e hipnoterapia em que todos relataram melhora sintomática em 1 ano. No entanto, os estudos tinham um tamanho de amostra pequeno e tinham outras limitações técnicas para fornecer provas adequadas de eficácia.

E. Terapia clínica complementar e alternativa

As terapias sem prescrição foram experimentadas na dispepsia funcional, muitas vezes sendo autoprescritas. Essas terapias não são reguladas pela Food and Drug Administration (FDA) dos EUA, portanto, a padronização de pureza e potência não é imposta. Segurança e eficácia também não são reguladas. No entanto, foram realizados estudos com vários desses agentes. Uma revisão sistemática de remédios fitoterápicos foi publicada, examinando 17 estudos que avaliaram agentes como Angélica, alcachofra, boldo, genciana, gengibre, erva-cidreira, cardo de leite, hortelã e açafrão. Embora as definições de dispepsia funcional e metodologias de estudo tenham apresentado heterogeneidade significativa, as pontuações de melhora dos sintomas variaram de 60% a 90%, favorecendo o tratamento em relação ao placebo. Poucas reações adversas foram associadas aos remédios, mas relato formal de segurança não estava rotineiramente disponível. O uso em curto prazo é provavelmente seguro.

Thompson Coon J, Ernst E. Systematic review: herbal medicinal products for non-ulcer dyspepsia. *Aliment Pharmacol Ther.* 2002;16:1689–1699. [PMID: 12269960]

Evolução & prognóstico

O curso clínico da dispepsia funcional foi avaliado em estudos retrospectivos e prospectivos, com acompanhamento de 1,5–10 anos para estudos prospectivos, e de 5–27 anos para estudos retrospectivos. Em geral, um número significativo de pacientes com dispepsia funcional tornou-se assintomático ou teve melhora geral após 1 a vários anos. Descobriu-se que o histórico de tratamento de DRGE durante o acompanhamento, história prévia de úlcera péptica, uso de ácido acetilsalicílico, história clínica longa (> 2 anos), menor nível educacional e vulnerabilidade psicológica estavam associados a um prognóstico mais sombrio nesses estudos. Um estudo em Taiwan relatou que os pacientes com infecção por *H. pylori* e dispepsia funcional tinham menos probabilidade de ficarem livre de sintomas em 2 anos em comparação àqueles sem *H. pylori* (49% contra 58%).

Este capítulo é uma versão revisada do capítulo escrito pelos Drs. Victor S. Wang e Robert Burakoff que estava na edição anterior do Current Diagnosis & Treatment: Gastroenterology, Hepatology and Endoscopy.

Distúrbios de motilidade gástrica & do intestino delgado

18

Walter W. Chan, MD, MPH
Robert Burakoff, MD, MPH

CRITÉRIOS DE DIAGNÓSTICO

- As três causas mais comuns de gastroparesia são idiopáticas, diabéticas e pós-cirúrgicas.
- A pseudo-obstrução intestinal crônica (POIC) envolve falha intermitente do peristaltismo intestinal no intestino delgado ou no grosso ou em ambos.
- Imagem não invasiva ou endoscopia, ou ambas, devem ser usadas para descartar existência de obstrução mecânica em pacientes que estão sendo examinados para detecção de gastroparesia ou POIC.
- A cintilografia de esvaziamento gástrico de 4 horas usando refeição com baixo teor de gordura; clara de ovo é o melhor teste para gastroparesia.
- O esvaziamento gástrico acelerado e síndrome de *dumping* frequentemente estão relacionados com pós-operatório de cirurgia gástrica.

Considerações gerais

A motilidade gástrica e do intestino delgado alterada resulta em atraso do esvaziamento gástrico ou trânsito rápido. Entre os distúrbios de motilidade gástrica e do intestino delgado discutidos neste capítulo estão gastroparesia, pseudo-obstrução intestinal crônica (POIC), síndrome de *dumping* e dismotilidade de trânsito rápido do intestino delgado.

Gastroparesia e POIC são problemas crônicos a longo prazo que têm uma variedade de causas e podem ser neuropáticas ou miopáticas. O tratamento dessas condições inclui terapias dietéticas, clínicas e, raramente, cirúrgicas. A pesquisa em gastroparesia está em andamento com foco na melhora do diagnóstico e em agentes terapêuticos mais recentes. A síndrome de *dumping* é um problema iatrogênico pós-cirúrgico que está ocorrendo com menos frequência em relação à cirurgia de úlcera gástrica, mas pode ser crescente entre pacientes de cirurgia bariátrica em conjunto com o aumento de tratamento cirúrgico de obesidade. A orientação ao paciente, mudanças dietéticas e gestão de problemas clínicos subjacentes são fatores importantes para a gestão global desses distúrbios de motilidade.

Patogênese

O esvaziamento gástrico normal requer esforços coordenados pelos músculos que controlam as quatro regiões do estômago, nervos que modulam as ações desses músculos e mediadores químicos. Eventos importantes que ocorrem durante o enchimento e o esvaziamento gástrico incluem relaxamento do fundo (acomodação) em resposta à ingestão de alimentos, contrações antrais e agitação (trituração) de partículas grandes de alimento e, finalmente, relaxamento pilórico.

A rede neurogênica inclui elementos tanto do sistema nervoso central (SNC) como do sistema nervoso entérico (SNE). Os elementos do SNC envolvem tanto fibras simpáticas como fibras parassimpáticas. As fibras simpáticas originam-se nos nervos espinais torácicos, estendendo-se para os nervos pós-ganglionares que correm ao longo do plexo celíaco e suprimento vascular para o estômago. A inervação simpática inclui fibras aferentes de dor que se originam no estômago, bem como fibras motoras que inervam o esfíncter pilórico. A inervação parassimpática deriva dos troncos vagais direito e esquerdo, que em seguida dividem-se em vários ramos que cursam através da parede do estômago e sofrem sinapse com o SNE.

O SNE é um ramo independente do sistema nervoso periférico, dividido em dois plexos: o plexo da submucosa (Meissner) e o do mientérico (Auerbach). O plexo submucoso recebe apenas impulso parassimpático e inerva as células da camada epitelial e camada exterior do músculo. O plexo mientérico, por outro lado, situa-se entre as camadas musculares circular média e longitudinal externa, recebendo tanto impulso simpático como parassimpático. Ele medeia a função motora de ambas as camadas musculares e as funções secretoras da mucosa.

As células intersticiais de Cajal (CIC) são as "células marca-passo" do estômago. Elas estão localizadas no plexo mientérico e são responsáveis pela atividade basal de ondas lentas, que ocorre a 3 ciclos por minuto. Essa atividade de ondas lentas é também chamada de atividade de controle eletrônico ou potencial precursor. As CICs também são responsáveis por fazer a ponte entre os mecanismos de controle miogênicos e neurogênicos.

O complexo motor de migração (CMM) é o padrão de atividade da motilidade que ocorre no estado de jejum. É um ciclo de 1–2 horas que começa no estômago ou no intestino delgado e é dividido em três fases. Fase I (45–60 minutos) é um período quiescente. Fase II (30 minutos) é um período de contrações intermitentes aleatórias. Por último, a fase III (5–15 minutos), também chamada de frente de atividade, período em que ocorrem surtos de contrações peristálticas ininterruptas, rápidas.

Após ingerir uma refeição, o CMM é abolido. A acomodação gástrica ocorre com distensão do fundo abrindo espaço para os conteúdos ingeridos. Essa resposta é mediada pela atividade parassimpática do nervo vagal através de neurotransmissores colinérgicos e impulso inibitório por neurotransmissores como o óxido nítrico, peptídeo vasointestinal e serotonina.

O conteúdo ingerido ao entrar no estômago é distribuído, triturado e então esvaziado para o duodeno. Os líquidos geralmente são dispersos e esvaziados imediatamente. A taxa de esvaziamento de líquido é retardada por osmolaridade alta, alto conteúdo de nutrientes e carbonatação. Sólidos, por outro lado, são armazenados no fundo, misturados no antro e esvaziados em duas fases: um período de defasagem e um período de esvaziamento linear. Os dois períodos ocorrem ao longo de 3–4 horas, com o período de defasagem com duração de 1–3 horas. Durante o período de defasagem, as partículas de alimentos movem-se proximal a distalmente passando por trituração e redistribuição. A trituração ocorre no antro com ondas de contração de alta amplitude que propagam proximalmente a distalmente. As partículas de comida são reduzidas ao tamanho de aproximadamente 1–2 mm de diâmetro antes do esvaziamento. O piloro finalmente regula quanto conteúdo é esvaziado para o bulbo duodenal por contrações coordenadas e manutenção da luz com tônus fixo.

Além de fatores mecânicos, fatores neuro-hormonais também controlam a velocidade de esvaziamento. Glucagon e incretinas (p. ex., amilina e peptídeo 1 semelhante ao glucagon) retardam o esvaziamento gástrico. O vago fornece inervação excitatória e inibitória. A presença do quimo no duodeno fornece *feedback* negativo sobre a velocidade de esvaziamento mediada por distensão duodenal, acidificação ou perfusão com gorduras e proteínas. A regulação da ingestão duodenal controla o nível de hiperglicemia pós-prandial de absorção de nutrientes.

Camilleri M. Integrated upper gastrointestinal response to food intake. *Gastroenterology.* 2006;131:640–658. [PMID: 16890616]

Kindt S, Tack J. Impaired gastric accommodation and its role in dyspepsia. *Gut.* 2006;55:1685–1691. [PMID: 16854999]

GASTROPARESIA E PSEUDO-OBSTRUÇÃO INTESTINAL CRÔNICA

Considerações gerais

A gastroparesia é caracterizada pelo esvaziamento gástrico tardio que não está associado à presença de uma lesão estrutural obstrutiva no estômago ou distalmente no trato gastrointestinal. Muitos distúrbios gastrointestinais que interferem na coordenação neuromuscular normal do estômago podem levar à gastroparesia (Tabela 18-1). As três causas mais comuns são idiopáticas, diabéticas e pós-cirúrgicas. Uma série terciária de encami-

Tabela 18-1. Causas de gastroparesia.

Doenças gastroesofágicas
Refluxo gastroesofágico
Gastrite (aguda ou crônica)
Gastroenterite aguda (citomegalovírus)
Gastrite atrófica
Úlcera péptica
Distúrbios neuromusculares
Distrofia muscular
Doença de Parkinson
Doenças sistêmicas
Diabetes melito
Hipotireoidismo
Uremia
Doença hepática crônica
Anorexia nervosa
Doenças reumatológicas
Esclerodermia
Procedimentos cirúrgicos
Gastrectomia
Síndrome em Y de Roux
Vagotomia
Piloromiotomia
Pancreatectomia
Operações antirrefluxo
Transplante coração-pulmão combinado
Traumatismo
Lesoes na cabeça
Lesões medulares
Outras etiologias
Idiopáticas
Medicamentos
Pseudo-obstrução idiopática
Amiloidose

nhamento de 146 pacientes mostrou que as causas de gastroparesia são 36% idiopáticas, 29% diabéticas, 14% pós-cirurgia gástrica, 7,5% de doença de Parkinson, 4,8% de transtornos vasculares colagenosos, 4,1% pseudo-obstrução intestinal e 6% de causas diversas (p. ex, síndrome paraneoplásica, síndrome da artéria mesentérica superior, síndrome do ligamento arqueado mediano). As causas idiopáticas incluíram gastroenterite aguda de tipo viral (23%), doença do refluxo gastroesofágico (DRGE) e dispepsia não ulcerosa (19%) e colecistectomia.

A POIC é caracterizada por sintomas obstrutivos gerados a partir do intestino delgado ou grosso que ocorrem na ausência de obstrução anatômica. É uma forma grave de dismotilidade considerada uma falha ou insuficiência da "bomba intestinal". Como a gastroparesia, a POIC tem grande variedade de causas (Tabela 18-2). Geralmente, elas podem ser separadas em causas congênitas *versus* adquiridas e processos miopáticos *versus* adquiridos. Pelo fato de a gastroparesia e a POIC terem abordagens clínicas muito semelhantes, este tópico aborda a avaliação e o tratamento dessas condições em conjunto.

Tabela 18-2. Causas de pseudo-obstrução intestinal crônica.

Processos miopáticos
Distrofia miotônica
Distrofia muscular de Duchenne
Estados pós-operatórios
Íleo
Síndrome de Ogilvie (pseudo-obstrução colônica)
Distúrbios autoimunes
Lúpus eritematoso sistêmico
Esclerodermia
Dermatomiosite
Polimiosite
Doença celíaca
Miosite ou ganglionite autoimune
Distúrbios oncológicos
Feocromocitoma
Síndrome paraneoplásica (câncer de pequenas células, ganglioneuroblastoma)
Mieloma múltiplo
Distúrbios hematológicos
Doença falciforme
Distúrbios infecciosos/pós-infecciosos
Doença de Chagas
Citomegalovírus
Vírus da varicela-zóster
Vírus Epstein-Barr
Doença de Kawasaki
Doenças endócrinas
Diabetes melito
Hipoparatireoidismo
Hipotireoidismo
Distúrbios metabólicos
Citopatias mitocondriais
Toxinas
Síndrome alcoólica fetal
Intoxicação por Medusa
Fármacos
Quimioterapia
Diltiazem e nifedipina
Transtornos de desenvolvimento
Maturação atrasada de células intersticiais de Cajal
Outras etiologias
Síndrome de Ehlers-Danlos
Gastroenterite eosinofílica
Angioedema
Doença de Crohn
Enterite por radiação

A verdadeira prevalência da gastroparesia tem sido difícil de estudar em função do subdiagnóstico e da falta de exames diagnósticos baratos que estejam amplamente disponíveis. Um grande estudo de base populacional em Olmsted County, Minnesota, estimou a prevalência ajustada para idade de gastroparesia definitiva, definida como esvaziamento gástrico tardio na cintilografia e sintomas típicos por mais de 3 meses, como sendo de 24,4 por 100.000 pessoas (95% de intervalo de confiança [IC], 15,7–32,6).

Outros estudos populacionais mostraram sintomas gastrointestinais superiores presentes em 11–18% dos pacientes diabéticos; 50–65% deles tiveram esvaziamento gástrico tardio. A idade média dos pacientes gastroparéticos em um estudo foi de 45 anos, com uma idade média de início de 33,7 anos. A prevalência de gastroparesia por 100.000 pessoas foi de 9,6 entre os homens *versus* 37,8 entre as mulheres. Não está claro se o sexo influencia a fisiopatologia da gastroparesia ou se ela representa uma diferença no comportamento de busca por tratamento de saúde entre homens e mulheres. Uma síndrome de sobreposição de gastroparesia e dispepsia funcional tem sido observada e 25–42% dos pacientes com dispepsia funcional apresentam gastroparesia concomitante.

Bytzer P, Talley NJ, Leemon M, et al. Prevalence of gastrointestinal symptoms associated with diabetes mellitus: a population-based survey of 15000 adults. *Arch Intern Med.* 2001;10:1989–1096. [PMID: 11525701]

Jung HK, Choung RS, Locke GR 3rd, et al. The incidence, prevalence, and outcomes of patients with gastroparesis in Olmsted County, Minnesota, from 1996 to 2006. *Gastroenterology.* 2009; 136:1225–1233. [PMID: 19249393]

Maleki D, Locke GR 3rd, Camilleri M, et al. Gastrointestinal tract symptoms among persons with diabetes mellitus in the community. *Arch Intern Med.* 2000;9:2808–2816. [PMID: 11025791]

Achados clínicos

A. Sinais e sintomas

As queixas típicas de gastroparesia incluem náuseas pós-prandiais, vômitos, arrotos, saciedade precoce, distensão abdominal, desconforto ou dor. Os sintomas de refluxo também são comuns. Os sintomas crônicos incluem perda de peso ou distúrbios eletrolíticos, ou ambos. Sinais e sintomas de deficiências nutricionais e de vitaminas que podem ser observadas incluem atrofia temporal e perda de gordura subcutânea (desnutrição), sangramento gengival (vitamina C), alterações visuais com cegueira noturna (vitamina A), neuropatia ou comprometimento da memória e confusão (folato, vitamina B_{12}). Disfagia ou odinofagia pode ocorrer como resultado de esofagite de refluxo. Diarreia e má absorção podem ser uma consequência do crescimento bacteriano causado pela alteração do peristaltismo. Os sintomas que devem ser procurados incluem ressecamento da boca, olhos ou vagina; dificuldades de acomodação visual em luz brilhante; anidrose (ausência de suor); impotência; tonturas ao ficar de pé; sintomas de esclerodermia, como fenômeno de Raynaud; endurecimento da pele e parestesia periférica; e dormência ou fraqueza focal. Um levantamento do histórico de medicação pode apresentar os fármacos que podem contribuir para a alteração da motilidade gástrica (Tabela 18-3).

O exame deve incluir avaliação do volume de estado de desidratação (p. ex., ortostase, palidez e turgor precário da pele) e sinais de alcalose metabólica, como diminuição das respirações. Exame abdominal pode revelar distensão ou cicatrizes cirúrgicas. O examinador deve auscultar para detecção de sons intestinais obstrutivos agudos ou ausentes e palpar para detecção de sensibilidade ou massa focal. Um ruído de sucussão pode ser ouvido ao se auscultar sobre o estômago enquanto se agita o abdome de um lado para o outro 1 hora ou mais pós-prandialmente. O examinador também deve testar para existência de dor abdominal relacionada com a parede ao observar se há sinal de Carnett (positivo quando a sensibilidade é aumentada sob enrijecimento dos músculos abdominais). Achados que sugerem complicações microvasculares diabéticas devem ser destacados (p. ex., retinopatia e neuropatia sensorial ou autonômica). Sinais de vômitos recorrentes podem incluir desgaste do esmalte dos dentes. As deficiências nutricionais podem manifestar-se como cabelos e unhas quebradiças, queilite, glossite e tetania.

Os sintomas também podem ser avaliados por um instrumento validado, índice de sintomas cardinais de gastroparesia (GCSI), desenvolvido para a medição de três subconjuntos de sintomas, como plenitude pós-prandial/saciedade precoce, náuseas/vômitos e inchaço. O GCSI foi validado para medir a gravidade dos sintomas.

Tabela 18-3. Medicações comuns que podem afetar o esvaziamento gástrico.

Esvaziamento gástrico tardio	Esvaziamento gástrico acelerado
Bloqueadores do canal de cálcio (nifedipina, diltiazem, verapamil, outros) Potássio Dopamina Sucralfato Hidróxido de alumínio Opiáceos Antidepressivos tricíclicos (imipramina, amitriptilina, desipramina) L-Dopa	Laxantes de volume Diazepam Antibióticos macrolídeos (eritromicina, claritromicina, azitromicina) Antieméticos (metoclopramida)

B. Exames de imagem e endoscópicos

Os exames radiológicos incluem radiografias abdominais simples, tomografia computadorizada do abdome, exame de acompanhamento do intestino delgado e exame de ressonância magnética (RM). Contraste oral deve ser hidrossolúvel para evitar formação de concreções de bário no trato gastrointestinal com dismotilidade. A gastroparesia pode ser demonstrada por contraste retido no estômago ou no seu trânsito gástrico lento para o intestino delgado. Na POIC, radiografias do abdome podem apresentar alças dilatadas de intestino delgado e níveis ar-líquido (Figura 18-1); e exames de acompanhamento do intestino delgado podem ajudar a descartar lesões obstrutivas. A ressonância magnética pode medir o esvaziamento gástrico e fornecer informações adicionais incluindo motilidade gastroduodenal. No entanto, o seu uso na avaliação de gastroparesia ainda é limitado ao ambiente de pesquisa.

A endoscopia alta é útil para descartar obstrução mecânica do trato gastrointestinal superior (p. ex., mas-

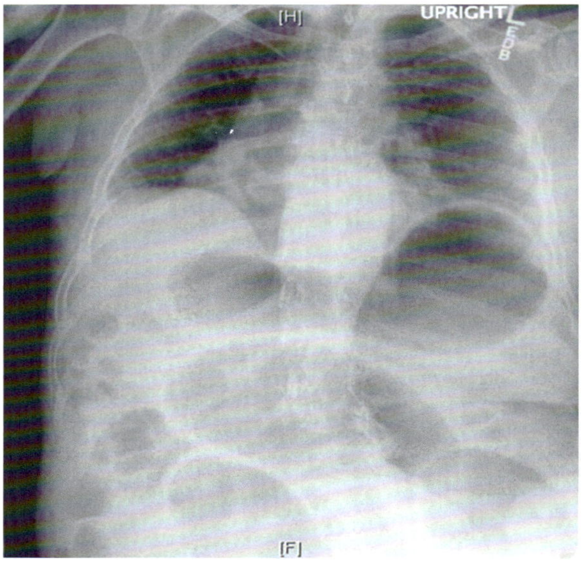

▲ **Figura 18-1.** Pseudo-obstrução intestinal crônica observada em raio X abdominal em posição ereta. O estômago e o intestino delgado estão distendidos com gás intestinal.

sas, úlcera péptica, complicações da estenose pilórica ou úlcera péptica aguda com edema antral). Alimentos retidos apesar de jejum durante a noite também podem ser observados no estômago durante endoscopia alta em pacientes com gastroparesia.

C. Cintilografia

O melhor teste clínico atual para esvaziamento gástrico é a cintilografia de esvaziamento gástrico utilizando alimentos marcados com radionuclídeo tecnécio 99. O teste envolve a ingestão de uma refeição radiomarcada preparada por cozimento de radioisótopos para a porção sólida, que é normalmente um alimento de textura mole como ovos. A cintilografia é, então, realizada de 1–4 horas após a ingestão (Figura 18-2A e B). A retenção é anormal quando mais de 90% do marcador permanece no estômago com 1 hora, mais de 60% com 2 horas, ou mais de 10% em 4 horas.

Testes com menos de 4 horas são menos precisos por várias razões, incluindo sensibilidade reduzida. Além disso, o período de latência é variável; alguns pacientes com fases de latência prolongadas têm testes de 4 horas aparentemente normais por causa de uma "compensação" no esvaziamento gástrico. O residual gástrico medido 4 horas após a ingestão tem sensibilidade de 100% e especificidade de 70% para gastroparesia.

Houve algumas preocupações sobre a falta de padronização do procedimento e vários protocolos propostos foram sugeridos. Mais recentemente, uma declaração de consenso de peritos da American Neurogastroenterology and Motility Society e da Society of Nuclear Medicine recomenda um protocolo padronizado com um teste de 4 horas utilizando baixo teor de gordura, farinha de clara de ovo. As medições da cintilografia são então feitas com 0, 1, 2, e 4 horas após a ingestão.

Outro uso da cintilografia é a avaliação da acomodação gástrica. Ao dividir a área de interesse em um

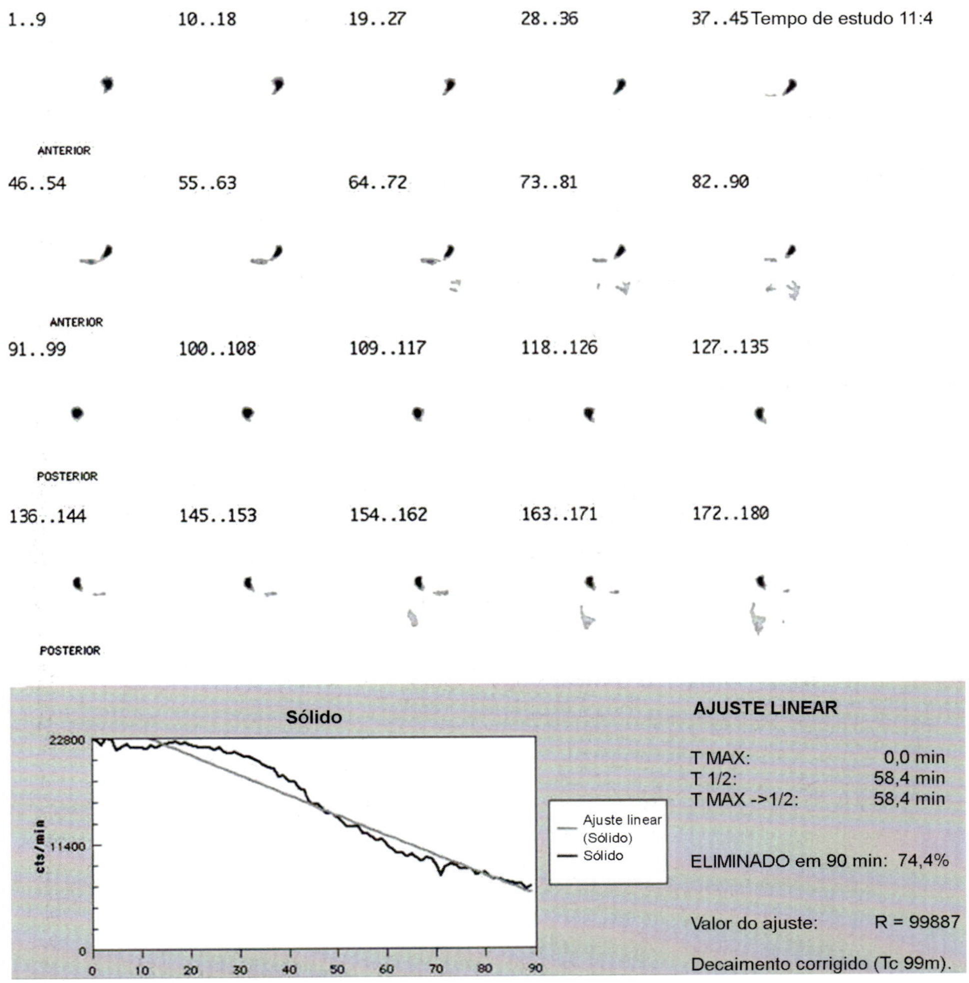

▲ **Figura 18-2A.** Exame de esvaziamento gástrico de fase sólida marcado com Tc 99m normal, mostrando 74,4% de depuração em 90 minutos.

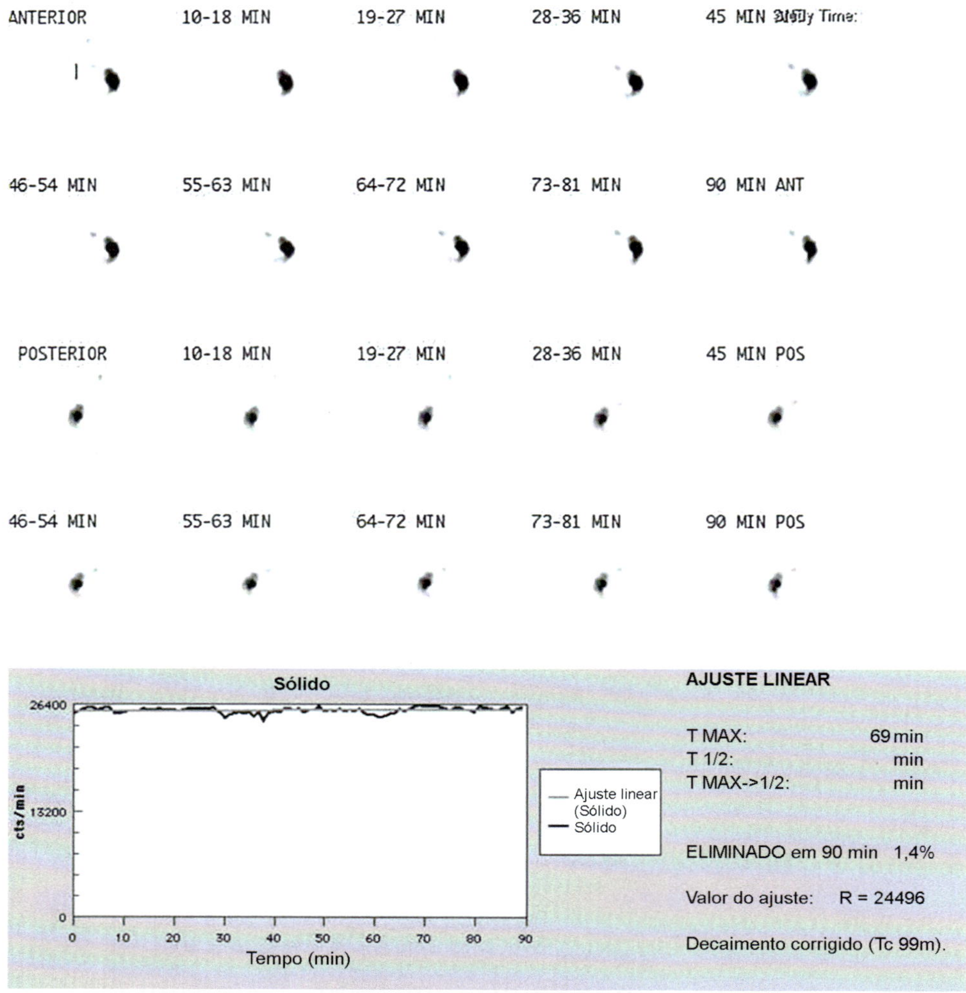

▲ **Figura 18-2B.** Exame de esvaziamento gástrico de fase sólida marcado com Tc 99m anormal, mostrando 1,4% de depuração (ou 98,6% de retenção) em 90 minutos.

segmento distal e proximal e medir radiograficamente o volume gástrico, em cada segmento, as mudanças regionais durante o tempo podem ser avaliadas. Um estômago normal com acomodação adequada geralmente mostra redistribuição da refeição para o segmento distal após acúmulo no segmento proximal. O comprometimento da acomodação gástrica pode ser observado na neuropatia vagal diabética, cirurgia pós-vagotomia, dispepsia pós-fundoplicação e dispepsia funcional.

Abell TL, Camilleri M, Donohoe K, et al. Consensus recommendations for gastric emptying scintigraphy: a joint report of the American Neurogastroenterology and Motility Society and the Society of Nuclear Medicine. *Am J Gastroenterol.* 2008;103:753–763. [PMID: 18028513]

Guo JP, Maurer AH, Fisher RS, et al. Extending gastric emptying scintigraphy from 2 to 4 hours detects more patients with gastroparesis. *Dig Dis Sci.* 2001;46:24–29. [PMID: 11270790]

Tougas G, Eaker EY, Abell TL, et al. Assessment of gastric emptying using a low fat meal: establishment of international control values. *Am J Gastroenterol.* 2000;95:1456–1462. [PMID: 10894578]

Ziessman HA, Bonta DV, Goetze S, et al. Experience with a simplified, standardized 4-hour gastric-emptying protocol. *J Nucl Med.* 2007;48:568–572. [PMID: 17401093]

D. Teste de respiração

Outra ferramenta para medir o esvaziamento gástrico é o teste de respiração utilizando uma refeição sólida com triglicerídeos de cadeia média marcados com isótopo não radioativo marcado com C-13, octanoato, ou espirulina. Quando ingerido, o octanoato marcado com C-13 ou espirulina é rapidamente absorvido no intestino delgado e metabolizado em $^{13}CO_2$, que pode então ser medido em amostras de respiração para estimar indiretamente a taxa de esvaziamento gástrico. Demonstrou-se que esse teste correlaciona-se fortemente com cintilografia por alguns estudos clínicos e sua execução foi simplificada com desenvolvimento recente de uma refeição de teste padronizada para octanoato. Mais pesquisas sobre esse método de medição do esvaziamento gástrico estão em andamento com o objetivo de utilizar testes de respiração, possivelmente como um teste feito no consultório no futuro.

E. Testes especiais de motilidade

A ingestão e a contagem dos marcadores radiopacos após 6 horas têm sido utilizadas para ajudar a identificar a localização da dismotilidade funcional. No entanto, a utilidade clínica deste tesse é limitada por causa da falta de padronização e da possível incerteza sobre se os marcadores estão localizados no estômago ou no interior de um segmento do intestino delgado que se sobrepõe ao estômago.

Para a avaliação da motilidade do intestino delgado, uma série de raios X do trato gastrointestinal superior e do intestino delgado fornece avaliações grosseiras na melhor das hipóteses. A quantificação pode ser feita por cintilografia.

A manometria antroduodenal, que não está amplamente disponível, pode fornecer informações sobre a coordenação de motilidade gástrica e duodenal e pode ajudar a diferenciar entre um problema de motilidade neuropática e miopática na POIC. Ela envolve a inserção de um cateter grande com múltiplos sensores manométricos até o antro e o intestino delgado proximal, em geral com o auxílio de fluoroscopia. O teste é então realizado durante várias horas no estado de jejum, com uma refeição de teste e, por vezes, com agentes de motilidade, como a eritromicina. Um processo neuropático, que é intrínseco ou visceral, geralmente é caracterizado por contrações descoordenadas de amplitude normal, e contrações anormais ou até mesmo ausentes de fase III do CMM. A presença da fase III do CMM está associada a um prognóstico favorável, com melhor tolerância de alimentação enteral e resposta a fármacos procinéticos. Em contraste, as amplitudes de contração são reduzidas com processos miopáticos, enquanto a organização espacial e temporal é preservada. Outros achados antroduodenais manométricos em POIC podem incluir formas de onda simultâneas, propagação retrógrada da fase III do CMM, surtos de alta amplitude e de alta frequência tanto durante o jejum como durante os períodos de alimentação e zonas de alta pressão contínua em segmentos limitados do intestino delgado, ou incapacidade de uma refeição iniciar o padrão de atividade do período alimentado.

F. Eletrogastrografia

A eletrogastrografia pode registrar formas de onda da atividade muscular gástrica através de eletrodos cutâneos, semelhante a um eletrocardiograma para o miocárdio. Os eletrogastrogramas anormais são definidos como disritmia observada por mais de 30% do tempo de gravação ou fracasso de uma refeição ingerida para desencadear aumento da amplitude dos sinais gástricos. No entanto, o eletrogastrograma não tem sido amplamente usado clinicamente. Além disso, houve pouca evidência de que a eletrogastrografia ajuda no tratamento de pacientes com gastroparesia.

G. Monitoramento com cápsula SmartPill

O sistema de monitoramento SmartPill GI é uma cápsula ingerida que pode fornecer informação sobre a pressão, pH e temperatura sem fios para um gravador de dados usado pelo paciente. A pílula é engolida após a ingestão de uma refeição padrão de 220 kcal. Os dados possibilitam estimativas do tempo de esvaziamento gástrico, tempo de trânsito combinado no intestino grosso e no delgado e o tempo total de trânsito, bem como estudo dos padrões de pressão a partir do trato gastrointestinal no estômago, intestino delgado e cólon. A cápsula foi aprovada pela Food and Drug Administration (FDA) para uso no estudo de gastroparesia. O dispositivo foi comparado com cintilografia gástrica em um tempo de esvaziamento de 2 horas (r = 0,63) e com um tempo de esvaziamento de 4 horas (r = 0,73). A melhor correlação com tempo de esvaziamento de 4 horas provavelmente decorre da cápsula, forma de um sólido não digerível, sendo esvaziada do estômago após o esvaziamento da maior parte do alimento de teste no indivíduo. O dispositivo é uma alternativa razoável à cintilografia convencional para gastroparesia. A utilidade da SmartPill no estudo de dismotilidade do intestino grosso e delgado no cenário clínico permanece obscura, dada a ausência atual de parâmetros padrões.

Diagnóstico diferencial

Após obstrução mecânica ser descartada, os vômitos relacionados com gastroparesia devem ser diferenciados de regurgitação, síndrome de ruminação e distúrbios alimentares decorrentes de anorexia nervosa e bulimia. A síndrome é caracterizada por regurgitação pós-prandial precoce, diária, de alimentos, que ocorre sem esforço, sem náuseas, provavelmente como um comportamento aprendido. Os vômitos diários são observados apenas na gastroparesia grave. Além disso, sintomas associados de dor abdominal, desconforto e inchaço são mais sugestivos de gastroparesia. Outros distúrbios não obstrutivos com sintomas que podem simular gastroparesia incluem dispepsia funcional (subtipo de síndrome de distress pós-prandial), esvaziamento gástrico acelerado e dismotilidade esofágica.

Tratamento

O tratamento deve ser feito sob medida para cada indivíduo. A abordagem geral ao tratamento envolve correção da desidratação, desnutrição e deficiências nutricionais; modificações dietéticas; utilização de agentes farmacológicos de motilidade, incluindo procinéticos e antieméticos, e normalização da hiperglicemia na gastroparesia diabética. Para pacientes com gastroparesia refratária, terapias mais agressivas incluem descompressão por tubos de gastrostomia, consideração de estimulação gástrica, injeção pilórica de toxina botulínica e tratamento cirúrgico.

Camilleri M. Clinical practice. Diabetic gastroparesis. *N Engl J Med.* 2007;356:820–829. [PMID: 17314341]

Camilleri M, Bharucha AE, Farrugia G. Epidemiology, mechanisms, and management of diabetic gastroparesis. *Clin Gastroenterol Hepatol.* 2011;9:5–12. [PMID: 20951838]

Connor FL, Di Lorenzo C. Chronic intestinal pseudo-obstruction: assessment and management. *Gastroenterology.* 2006;130:S29–S36. [PMID: 16473068]

Park MI, Camilleri M. Gastroparesis: clinical update. *Am J Gastroenterol.* 2006;101:1129–1139. [PMID: 16696789]

Parkman HP, Hasler WL, Fisher RS. American Gastroenterological Association. American Gastroenterological Association medical position statement: diagnosis and treatment of gastroparesis. *Gastroenterology.* 2004;127:1589–1591. [PMID: 15521025]

A. Correção de desidratação e carências nutricionais

Durante a exacerbação aguda da gastroparesia, desidratação e desequilíbrio eletrolítico devem ser corrigidos imediatamente. Hipopotassemia e alcalose metabólica são comuns em pacientes com vômitos persistentes. A repleção pode ser instituída por via oral, por via enteral através de sondas de alimentação, ou por via parenteral. Se o trato gastrointestinal for gravemente comprometido, a nutrição parenteral deve ser considerada. A alimentação enteral prolongada pode exigir um tubo de jejunostomia para ignorar o piloro.

B. Modificações dietéticas

As recomendações dietéticas incluem alimentação frequente, refeições de porte menor. Os alimentos sólidos também podem ser substituídos por aqueles que são amassados ou líquidos, tais como sopas. Os alimentos de alto teor de gordura atrasam o esvaziamento gástrico, como acontece com os alimentos com alto teor de fibras.

C. Farmacoterapia

1. Procinéticos — Os procinéticos disponíveis nos Estados Unidos incluem metoclopramida e eritromicina, ambos os quais podem ser administrados por via oral e por via intravenosa. Eritromicina (40–250 mg 3 vezes ao dia) é um antibiótico macrolídeo que tem atividade nos receptores da motilina tanto nos neurônios como nos músculos lisos. A metoclopramida (iniciando com 5 mg 2 vezes ao dia até 10–20 mg 2–3 vezes ao dia) é um agonista de 5-HT_4 e antagonista da dopamina e, portanto, contém tanto atividade antiemética como procinética. Ambos os fármacos foram mostrados em ensaios clínicos randomizados para melhorar os sintomas em 25–68% e para aumentar o esvaziamento gástrico em exames objetivos em 25–72%. Formas em elixir de ambos os fármacos podem ter melhor absorção e biodisponibilidade subsequente do que as formas em comprimidos. Eritromicina intravenosa a 3 mg/kg (administrados em 125–250 mg 3–4 vezes ao dia) é mais eficaz do que o placebo em pacientes hospitalizados com gastroparesia e demonstrou-se que diminui os sintomas, com medidas objetivas positivas de esvaziamento melhorado. Infelizmente, o efeito benéfico da eritromicina frequentemente tem vida curta por causa da taquifilaxia ou da tolerância à medicação. O rápido desenvolvimento da tolerância à medicação pode ser causado por saturação dos receptores da motilina e sua infrarregulação subsequente. O efeito do tratamento com eritromicina cai significativamente após 4 semanas, embora alguns pacientes possam continuar a experimentar benefícios. Portanto, a eritromicina pode ser mais bem utilizada durante exacerbação de sintomas ou de forma intermitente naqueles incapazes de tolerar, naqueles que precisam de um descanso de medicação, ou naqueles que não responderam à metoclopramida.

Vários outros procinéticos têm sido usados clinicamente para gastroparesia mas não estão amplamente disponíveis nos Estados Unidos. Outros agentes incluem cisaprida, um parassimpaticomimético que atua como um agonista de 5-HT_4 da serotonina e domperidona, um antagonista do receptor de dopamina (D_2). Ambos os fármacos estão disponíveis no Canadá, México e Europa. A domperidona está disponível nos Estados Unidos por meio de um programa de investigação de novos fármacos da FDA (IND). A cisaprida tem sido associada à síndrome do QT longo, o que pode predispor a *torsades de pointes*, o que fez com que o medicamento fosse retirado do mercado dos EUA em março de 2000. Da mesma maneira, a domperidona não foi aprovada pela FDA em função do risco de arritmia cardíaca e sua biodisponibilidade no leite materno. No entanto, ambos os fármacos foram considerados eficazes no tratamento de gastroparesia. Preocupações adicionais com a metoclopramida e domperidona estão relacionadas com efeitos colaterais do SNC, que incluem sonolência, função mental, ansiedade e depressão. Há também preocupações médico-legais sobre o uso crônico de metoclopramida, pelas reações adversas (ou seja, efeitos neurológicos e distúrbios do movimento). Os efeitos iniciais incluem acatisia (sensação de "inquietação interior") e distonia, e efeitos tardios podem incluir discinesia tardia e parkinsonismo. Pelo fato de a domperidona não atravessar a barreira hematoencefálica, os seus efeitos no SNC são notavelmente menores se comparados com os da metoclopramida. Por outro lado, tanto a domperidona como a metoclopramida são igualmente eficazes no controle de sintomas de gastroparesia diabética, em ensaios comparativos.

2. Antieméticos — Os antieméticos como a difenidramina, compostos fenotiazínicos e até mesmo a metoclopramida podem ajudar a controlar os sintomas de náuseas. Os agentes mais comumente utilizados incluem proclorperazina, trimetobenzamida e prometazina. Os antagonistas da serotonina (5-HT_3), como granisetrona e ondansetrona, são frequentemente usados em pacientes submetidos à quimioterapia, mas também são úteis na gastroparesia. Eles atuam na área postrema e nervos aferentes periféricos. Outros agentes utilizados na prática clínica, embora sem dados de apoio consistentes, incluem benzodiazepínicos, canabinoides sintéticos e escopolamina transdérmica.

3. Agentes alternativos — Vários outros agentes com diferentes mecanismos também foram tentados. Tegaserode (Zelnorm; 2–6 mg 2 vezes ao dia) é um agonista parcial do receptor 5-HT_4 que aumenta o esvaziamento gástrico, mas não foram realizados ensaios clínicos especificamente em pacientes com gastroparesia. Foi usado com sucesso anedótico, mas foi retirado do mercado no início de 2007 por preocupações com aumento do risco de infarto do miocárdio e acidente vascular cerebral. Agentes com sucesso limitado e também com efeitos colaterais adversos colinérgicos notáveis incluem betanecol (10–20 mg 2–3 vezes por dia), um agente colinérgico muscarínico e piridostigmina (30 mg, 4 vezes ao dia) e um anticolinesterásico.

4. Tratamento da dor — O tratamento da dor na gastroparesia não foi especificamente abordado em estudos clínicos. Atualmente, os agentes mais comumente utilizados são os antidepressivos tricíclicos (nortriptilina e amitriptilina), que se mostraram eficazes no tratamento de distúrbios funcionais do intestino. Outras abordagens para o controle da dor em gastroparesia incluem a utilização de tramadol, um agonista do receptor de μ-opioide fraco, e gabapentina, um análogo do ácido γ-aminobutírico. Os opioides comumente prescritos para síndromes de dor crônica devem ser evitados por causa de seus efeitos sobre a motilidade gastrointestinal.

5. Outros fármacos — Tratamento farmacológico para transtornos associados a POIC incluem esquemas de antibióticos para supercrescimento bacteriano, que geralmente é tratado com antibióticos comuns como doxiciclina, ciprofloxacina, metronidazol ou sulfametoxazol-trimetoprima de dupla potência por 7–10 dias. Mais recentemente, a rifaximina (400–1.200 mg/dia), um antibiótico não absorvível aprovado para utilização nos casos de diarreia do viajante, tem sido eficaz para supercrescimento bacteriano no intestino delgado e normalização dos testes de respiração de hidrogênio.

Octreotida subcutânea de curta ação (50 mcg por via subcutânea à noite) foi tentada em pacientes com POIC e estudos mostraram que ela aumenta CMM no intestino delgado. Essa terapia deve ser evitada em pacientes com supercrescimento bacteriano concomitante.

6. Fármacos investigacionais — Alguns dos fármacos atualmente em investigação incluem outros procinéticos, como itoprida, um antagonista do receptor de dopamina e mosaprida, um agonista do receptor 5-HT_4. Os agonistas grelina também estão sob investigação. Várias motilitidas, que são agonistas do receptor da motilina, sem algumas das características indesejáveis da eritromicina, também estão sendo estudadas. A azitromicina administrada por via intravenosa foi comparada com a eritromicina e verificou-se que resulta em maior amplitude de contração antral e índice de motilidade. Outros estudos sobre seus efeitos quanto a melhora dos sintomas são necessários.

D. Normalização da hiperglicemia

Há poucas evidências de que o controle da hiperglicemia tem relação direta com a melhora dos sintomas. No entanto, existe uma relação inversa bem estabelecida entre os níveis de glicemia e a taxa de esvaziamento gástrico. A hiperglicemia é associada a esvaziamento gástrico tardio, como o são a euglicemia com o esvaziamento gástrico normal e a hipoglicemia com esvaziamento gástrico acelerado. Além disso, mudanças agudas na concentração de glicose no sangue tem efeito sobre a função motora gástrica e sintomas gastrointestinais superiores. As evidências também sugerem que a resposta a procinéticos é parcialmente determinada pela hiperglicemia. No que diz respeito aos cuidados práticos dos pacientes diabéticos com gastroparesia, a insulina de curta ação deve ser dosada após, e não antes, de comer, para assegurar que o paciente tolera a refeição inteira e para evitar hipoglicemia.

E. Tubos de gastrostomia de descompressão e tubos de alimentação jejunal

A gastroparesia avançada ou POIC pode exigir descompressão. A eliminação pode ser realizada por uma sonda nasogástrica ou por uma gastrostomia endoscópica percutânea (PEG) ou tubo de jejunostomia. Vários tubos de alimentação têm tanto uma porta de eliminação a montante como uma porta de alimentação a jusante. No entanto, antes da colocação do tubo em um paciente com sintomas graves, é prudente tentar a alimentação por sonda nasal jejunal primeiro, para testar se o paciente consegue tolerar alimentação entérica. Critérios para alimentação por sonda incluem a perda de peso grave, múltiplas hospitalizações e desnutrição.

F. Estimulação gástrica elétrica

A estimulação elétrica do estômago para o tratamento de gastroparesia é feita por laparoscopia mediante implantação de um dispositivo na parede antral muscular, com eletrodos que conectam a um marca-passo embolsado na parede abdominal. A estimulação é classificada com base na frequência do estímulo elétrico (frequência alta ou baixa). Um dispositivo elétrico de estimulação de alta frequência (Enterra, Medtronic) foi aprovado pela FDA por meio de um dispositivo de isenção humanitária. Um estudo cruzado controlado de 33 pacientes com gastroparesia idiopática ou diabética mostrou que a frequência de vômitos foi reduzida de maneira significativa, mas o efeito global sobre os sintomas não foi significativo. Estudos a longo prazo abertos com acompanhamento de 3,4–3,7 anos mostraram alívio dos sintomas e diminuição da necessidade de suplementação nutricional. Preditores de sucesso do tratamento em pacientes que receberam estimulação gástrica elétrica (GES) incluem gastroparesia diabética, sintomas que são predominantemente náuseas e vômitos e sintomas que não exigem narcoticoterapia. Embora a GES seja uma terapia promissora, estudos adicionais são necessários nessa área.

Abell T, McCallum R, Hocking M, et al. Gastric electrical stimulation for medically refractory gastroparesis. *Gastroenterology.* 2003;125:421–428. [PMID: 12891544]

Abidi N, Starkebaum WL, Abell TL. An energy algorithm improves symptoms in some patients with gastroparesis and treated with gastric electrical stimulation. *Neurogastroenterol Motil.* 2006;18:334–338. [PMID: 16553589]

G. Injeção pilórica com toxina botulínica

O esvaziamento gástrico pode ser facilitado mantendo-se o piloro relaxado. Acredita-se que a injeção de toxina botulínica do tipo A no esfíncter pilórico paralisa o músculo liso do piloro e do antro, inibindo a liberação de acetilcolina. Vários ensaios abertos não controlados relataram anteriormente a sua eficácia na gastroparesia. No entanto, dois estudos controlados, randomizados não mostraram nenhum benefício no tratamento tanto nos pontos finais subjetivos (sintomas) como nos objetivos (esvaziamento gástrico). Esses resultados não sugerem nenhum papel para a injeção de toxina botulínica no esfíncter pilórico no tratamento de gastroparesia.

Arts J, Holvoet L, Caenepeel P, et al. Clinical trial: a randomizedcontrolled crossover study of intrapyloric injection of botulinum toxin in gastroparesis. *Aliment Pharmacol Ther.* 2007;26:1251–1258. [PMID: 17944739]

Friedenberg FK, Palit A, Parkman HP, et al. Botulinum toxin A for the treatment of delayed gastric emptying. *Am J Gastroenterol.* 2008;103:416–423. [PMID: 18070232]

H. Tratamento cirúrgico

O tratamento cirúrgico é o último recurso tanto para gastroparesia como para POIC e raramente é indicado. Para gastroparesia, a colocação cirúrgica de tubos de gastrostomia e jejunostomia pode ser feita para a alimentação e descompressão. O tratamento cirúrgico definitivo para gastroparesia inclui gastrectomia subtotal ou completa. Uma revisão sistemática de tratamento cirúrgico para gastroparesia verificou que a gastrectomia pode ajudar a gastroparesia pós-cirúrgica, mas exigiu cautela na terapia cirúrgica para gastroparesia diabética ou idiopática.

Para POIC, o tratamento cirúrgico tem como objetivo evitar áreas de doença localizada no intestino delgado, ou ressecar o cólon para obstipação grave. Mais uma vez, a cautela é justificada quando se considera cirurgia nessa condição pois o problema original pode manifestar-se em porções não ressecadas do intestino. Se a doença for no interior do trato intestinal, superior e inferior, é menos provável que a colectomia seja benéfica. Gastrostomia, jejunostomia ou enterostomia de alça pode ser realizada para reduzir o intestino, facilitar o trânsito e desobstruir o intestino. A colonoscopia percutânea em pacientes adultos com POIC tem mostrado sucesso na redução da distensão.

O transplante de intestino delgado é indicado para pacientes com pseudo-obstrução dependente de nutrição parenteral de fase terminal e complicações da nutrição parenteral prolongada ou de linha de acesso.

Prognóstico

Pouco se sabe sobre se o prognóstico global ou qualidade de vida de pacientes com gastroparesia e POIC. A doença pode ser antiga e ter impacto substancial no bem-estar. As escalas de gravidade dos sintomas foram desenvolvidas e validadas e podem ser úteis em contextos clínicos e de pesquisa. O prognóstico global a longo prazo é determinado pelo processo de doença subjacente, se conhecido.

SÍNDROME DE *DUMPING* & ESVAZIAMENTO GÁSTRICO ACELERADO

Considerações gerais

A síndrome de *dumping* e esvaziamento gástrico acelerado são doenças que podem ocorrer após cirurgia gástrica, quando se realiza uma vagotomia ou gastrectomia de tronco. Com o início do tratamento médico para doença ulcerosa péptica (DUP) e erradicação do *Helicobacter pylori*, a cirurgia de úlcera gástrica foi significativamente reduzida e, como se esperava, esses estados gástricos pós-operatórios acelerados também diminuíram. Atualmente, a cirurgia bariátrica com *bypass* gástrico em Y de Roux provoca síndrome de *dumping* em até 50% dos pacientes. Além das causas iatrogênicas, diabetes com disfunção vagal e síndrome de Zollinger-Ellison também podem ser associadas a um esvaziamento gástrico rápido. O esvaziamento gástrico rápido é causado por altas pressões gástricas, comprometimento da acomodação gástrica e ausência de esfíncter pilórico regulador.

Achados clínicos

A. Sinais e sintomas

A síndrome de *dumping* pode ser caracterizada como precoce ou tardia, cada uma com sintomas diferentes. Ambos os tipos de síndrome de *dumping* podem ocorrer no mesmo paciente. A síndrome de *dumping* precoce ocorre durante ou imediatamente após uma refeição, e é caracterizada por náuseas, vômitos inchaço, cólicas, diarreia, tontura e fadiga. Existe a hipótese de que esses primeiros sintomas sejam causados por uma carga hiperosmolar no intestino delgado. Alguns sintomas pós-prandiais abdominais superiores associados a síndrome de *dumping* precoce podem ser indistinguíveis daqueles decorrentes de esvaziamento gástrico tardio. O *dumping* tardio ocorre 1–3 horas depois de uma refeição, e é caracterizado por hipoglicemia, fraqueza, sudorese e tontura. A hipoglicemia ocorre porque uma absorção de alto teor de carboidratos no intestino delgado evoca uma resposta à insulina forte com hipoglicemia secundária.

B. Exames de diagnóstico

A cintilografia gástrica de fase dual com uso de sólidos e líquidos radiomarcados é o melhor exame de diagnóstico. Os exames de respiração com hidrogênio podem ser diagnósticos no cenário clínico apropriado. Se houver suspeita de *dumping* precoce, um pico no início será observado, em geral no prazo de 1 hora após a ingestão.

Tratamento

O tratamento da síndrome de *dumping* envolve principalmente modificações dietéticas, que incluem mudar para refeições menores, mais frequentes; minimizar a ingestão de carboidratos simples; evitar a ingestão simultânea de líquidos e sólidos e adicionar fibra suplementar (pectina, goma guar) para aumentar a viscosidade dos alimentos ingeridos e atrasar o esvaziamento gástrico. A terapia clínica inclui acarbose (50–100 mg 3 vezes por dia) e um inibidor α-glucosidase que embota a rápida absorção de glicose. Octreotida de curta duração (50 mcg por via subcutânea 3 vezes ao dia) ou de longa duração (10 mg por via intramuscular a cada 4 semanas) atua inibindo os efeitos sobre a insulina e a liberação de hormônio intestinal, assim como diminuindo o tempo de trânsito intestinal. O uso a curto prazo é, inicialmente, eficaz, mas a resposta é menos ideal com o uso prolongado.

Didden P, Penning C, Masclee AA. Octreotide therapy in dumping syndrome: analysis of long-term results. *Aliment Pharmacol Ther.* 2006;24:1367–1375. [PMID: 17059518]

Hasler WL. Dumping syndrome. *Curr Treat Options Gastroenterol.* 2002;5:139–145. [PMID: 11879594]

DISMOTILIDADE DO TRÂNSITO RÁPIDO DO INTESTINO DELGADO

O trânsito rápido do conteúdo do intestino delgado ocorre em diarreia pós-vagotomia, síndrome do intestino curto, intestino irritável, enteropatia diabética ou síndrome carcinoide. Essas síndromes, exceto a síndrome do intestino irritável, podem causar desidratação grave e distúrbios eletrolíticos

A cintilografia ou o teste respiratório do hidrogênio de lactulose pode ser diagnóstico. A manometria do intestino delgado não está amplamente disponível mas pode apresentar contrações de alta amplitude, peristaltismo rápido e duração prolongada.

Tratamento

O foco inicial do tratamento é a correção da desidratação e o desequilíbrio eletrolítico. Os pacientes, uma vez estabilizados, devem evitar bebidas hiperosmolares e receber hidratação com líquidos iso-osmolares. O suporte parenteral com líquidos intravenosos ou mesmo a nutrição parenteral pode ser necessário para os pacientes com menos de 1 metro de intestino delgado.

A loperamida (4 mg, 30 minutos antes das refeições e na hora de dormir) pode diminuir o reflexo gastrocólico e a motilidade lenta. O verapamil (40 mg 2 vezes por dia) ou clonidina (0,1 mg 2 vezes por dia), ou ambos, pode ser utilizado em conjunto com loperamida. Octreotida subcutânea (50 mcg 2 vezes por dia) pode ser considerada se outros fármacos falharem.

Este capítulo é uma versão revisada do capítulo escrito pelo Dr. Victor S. Wang e Dr. Robert Burakoff da edição anterior do Current Diagnosis and Treatment: Gastroenterology, Hepatology and Endoscopy.

Tratamento da obesidade: impacto da cirurgia bariátrica

19

Malcolm K. Robinson, MD
Norton J. Greenberger, MD

CONCEITOS ESSENCIAIS

- Índice de massa corporal (IMC) > 25 é considerado sobrepeso; > 30, obesidade grau I, > 35, obesidade grau II; > 40, obesidade grau III e > 50, "superobesidade."
- Usando esses critérios, 66% dos americanos estão acima do peso ou obesos.
- Dieta, farmacoterapia e modificação de comportamento são opções de tratamento não cirúrgicas disponíveis e de eficácia limitada, com perda de peso duradoura raramente superior a 10 kg.
- Os pacientes com um IMC > 35 podem ser considerados para cirurgia bariátrica, se eles têm condições comórbidas relacionadas com o peso (p. ex., diabetes, hipertensão, artrite incapacitante ou apneia do sono).
- Os pacientes com IMC > 40 podem ser candidatos cirúrgicos adequados, com ou sem comorbidades relacionadas com o peso.
- Dois estudos a longo prazo sobre a eficácia da cirurgia bariátrica observaram uma redução de 29-40% em todas as causas de morte, com redução da mortalidade por doença da artéria coronária, AVC, diabetes e câncer.

Considerações gerais

A obesidade alcançou proporções epidêmicas em todo o mundo e continua representando um custo elevado em termos humanos e monetários nos Estados Unidos. Essa doença fica atrás apenas do tabagismo como causa evitável de morte e mortes atribuíveis à obesidade superam em muito às por câncer de cólon. Trezentas mil pessoas morrem anualmente em decorrência de doenças relacionadas com a obesidade nos Estados Unidos. Além disso, os custos com cuidados de saúde para tratar a obesidade e as doenças relacionadas com o peso ultrapassam US$ 100 bilhões anualmente. Esse problema é particularmente preocupante, porque mais de 33% dos americanos adultos são obesos; 5% da população atende aos critérios para a forma mais grave da doença. Em suma, a obesidade é um grande problema de saúde pública que exige prevenção e tratamento agressivo.

A cirurgia para perda de peso tem sido reconhecida há décadas como um tratamento eficaz de indivíduos obesos. Isso resultou em aumento drástico desses procedimentos. Ao longo de um período de 5 anos, verificou-se um aumento de 113% nesse procedimento nos Estados Unidos e Canadá, e atualmente mais de 220.000 cirurgias bariátricas são realizadas por ano apenas nessa região. O tratamento cirúrgico da obesidade é rotineiramente associado à perda maior do que 45 kg. Assim, não é surpreendente que pacientes que se submetem a essas cirurgias possam apresentar melhora substancial das condições de comorbidade.

A cirurgia bariátrica pode não ser o tratamento ideal para obesidade. No entanto, é atualmente o tratamento mais eficaz e duradouro dos obesos em comparação com qualquer outra terapia disponível em termos de perda de peso, redução de comorbidades, redução no risco de mortalidade e diminuição de custos com cuidados de saúde a longo prazo.

Buchwald H, Oien DM. Metabolic/bariatric surgery worldwide 2008. *Obes Surg.* 2009;19:1605–1611. [PMID: 19885707]

Hedley AA, Ogden CL, Johnson CL, et al. Prevalence of overweight and obesity among US children, adolescents, and adults, 1999–2002. *JAMA.* 2004;291:2847–2850. [PMID: 15199035]

Maggard MA, Shugarman LR, Suttorp M, et al. Meta-analysis: surgical treatment of obesity. *Ann Intern Med.* 2005;142:547–559. [PMID: 15809466]

Mokdad AH, Marks JS, Stroup DF, et al. Actual causes of death in the United States. *JAMA.* 2000;291:1238–1245. [PMID: 15010446]

TRATAMENTO DE PACIENTES COM SOBREPESO & OBESOS

O tratamento de indivíduos com excesso de peso e obesos baseia-se no grau de excesso de peso corporal e na presença ou ausência de condições relacionadas com o peso. O grau e a categorização de excesso de peso corporal são rotineiramente baseados no índice de massa corporal (IMC).

O IMC do paciente é calculado dividindo-se o peso em quilogramas pela altura em metros ao quadrado. Esse índice normaliza o peso para uma determinada altura e é independente do gênero. O IMC geralmente é considerado melhor esquema de classificação de excesso de peso do que as tabelas ultrapassadas do Metropolitan Life, que são dependentes do sexo e necessitam de uma estimativa aproximada do tamanho da estrutura corporal.

Um IMC de 18,5–25 kg/m^2 é considerado "normal". Um IMC > 25 kg/m^2 é considerado "acima do peso" ou "obeso" (Tabela 19-1). Com base nesses critérios, surpreendentes 66% dos adultos americanos estão acima do peso ou obesos. Uma pessoa é considerada obesa quando seu IMC é de 30 kg/m^2 ou mais elevado, e a obesidade está dividida em pelo menos três categorias, classes I, II e III. Os cirurgiões bariátricos têm definido uma categoria adicional de "superobesos", que é um IMC > 50 kg/m^2. Essa categoria cirúrgica adicional tem sido utilizada em estudos clínicos ao se analisar os dados e correlacionar os resultados com a classe de peso pré-operatória.

Embora o IMC correlacione-se com excesso de gordura corporal, é possível que um atleta altamente treinado, musculoso, que na verdade é bastante magro, tenha um IMC elevado. Além disso, a associação entre obesidade e mortalidade parece ser mais fraca para afro-americanos, em comparação com anglo-americanos. Embora a validade do IMC possa variar em algumas populações de pacientes de acordo com suas características demográficas, como etnia, o índice tem provado ser uma medida clinicamente relevante de obesidade, que pode ser ligada a doenças e risco de mortalidade. Por exemplo, o IMC associado ao menor risco de morte está dentro do intervalo normal para a maioria dos homens e fica dentro do normal para faixa de sobrepeso para a maioria das mulheres (ver Tabela 19-1).

Tabela 19-2. Tratamento baseado no risco em indivíduos obesos.[a]

Alto risco[b]	Tratamento
Mínimo ou baixo	Alimentação saudável, exercícios e mudanças no estilo de vida
Moderado	Todos os anteriores mais dieta de baixas calorias
Alto ou muito alto	Todos os anteriores, mais farmacoterapia ou dieta de baixa caloria
Extremamente alto	Todos os anteriores mais cirurgia bariátrica

[a]Baseado nas recomendações do NIH para tratamento de sobrepeso e obesidade em adultos.
[b]Ver Tabela 19.1.

Após o IMC ser determinado, o risco para a saúde é baseado na classificação do IMC e na presença ou ausência de comorbidades relacionadas com o peso. As recomendações de tratamento dos National Institutes of Health (NIH) começam com "alimentação saudável, exercícios e mudanças de estilo de vida" para aqueles com riscos mínimos e baixos para a saúde e, em seguida, recomendam a inserção de dieta, farmacoterapia ou cirurgia bariátrica à medida que o risco para a saúde aumenta para a categoria "extremamente elevada de risco à saúde" (Tabela 19-2). Essas recomendações de tratamento para perda de peso são teoricamente baseadas em três parâmetros: (1) a avaliação do risco de não tratar um indivíduo com sobrepeso ou obeso, (2) o risco de um tratamento de perda de peso em particular, e (3) a probabilidade e grau de benefício do tratamento.

O cálculo do risco-benefício precedente pode ser feito para aqueles com obesidade classe III (IMC > 40 kg/m^2) para determinar o tratamento de escolha. A obesidade não tratada desse grau é bem conhecida por estar associada a várias condições, incluindo diabetes, hipertensão, apneia do sono e doença cardiovascular, que levam ao aumento da mortalidade e anos de vida perdidos. Fontaine *et al.* calcularam os anos de vida perdidos para

Tabela 19-1. Classificação e riscos de saúde de indivíduos com sobrepeso.[a]

Categoria	Índice de massa corporal (IMC)	Risco de saúde	Risco com comorbidades
Normal	18,5–25	Mínimo	Baixo
Sobrepeso	25–26,9	Baixo	Moderado
	27–29,9	Moderado	Alto
Obeso			
Classe I	30–34,9	Alto	Muito alto
Classe II	35–39,9	Muito alto	Extremamente alto
Classe III	> 40	Extremamente alto	Extremamente alto

[a]Baseado nas recomendações do NIH para tratamento de sobrepeso e obesidade em adultos.

indivíduos obesos e descobriram que homens e mulheres brancos de 30 anos de idade com um IMC de 30 podem esperar perder 10 anos e 8 anos de expectativa de vida, respectivamente, se sua obesidade não for tratada. Um homem negro de 20 anos de idade, com um IMC de 45 pode esperar perder 20 anos de sua expectativa de vida se não for tratado. Assim, a história natural da obesidade de classe III está claramente associada tanto ao aumento da morbidade como ao risco de mortalidade, e assim é necessária uma intervenção agressiva.

Dietas, farmacoterapia e modificação de comportamento com ou sem exercícios são as opções de tratamento não cirúrgico disponíveis para a obesidade. Dietoterapia é a terapia mais comum autoprescrita e prescrita pelo profissional de cuidados de saúde primários. Não há dúvidas de que as dietas são altamente eficazes e geralmente seguras – para aqueles que aderem a orientações dietéticas. Este, infelizmente, é um número muito pequeno de indivíduos. A perda de peso média aos 12 meses é geralmente bastante modesta e a taxa de recidiva de obesidade a longo prazo para aqueles que usam a dietoterapia é superior a 95%. Um estudo recente comparou quatro dietas populares para perda de peso e redução do risco cardiovascular. Os pesquisadores aleatoriamente atribuíram pacientes para a dieta de Atkins de baixo teor de carboidratos, alto teor de proteínas e rica em gordura; a dieta da Zona balanceada com carboidratos e proteínas; a dieta vegetariana com baixo teor de gordura de Ornish ou a dieta comercialmente popular dos Vigilantes do Peso. Eles descobriram que a perda de peso média em 1 ano foi de 3 kg e o IMC foi reduzido em 1 kg/m^2. Não houve diferença entre as dietas. A eficácia limitada pode ser creditada, em parte, ao fato de que os pacientes relataram que aderiram às dietas em 70% do tempo durante o primeiro mês de intervenção, mas somente 30% do tempo no 12º mês.

Embora a eficácia do tratamento farmacológico para a perda de peso seja melhor do que a dieta isolada, ainda é considerada modesta em comparação com a eficácia da perda de peso da cirurgia. Dois fármacos para dieta são atualmente aprovados pela Food and Drug Administration (FDA) nos EUA: sibutramina (Meridia®) e orlistate (Xenical®). Aos 12 meses a sibutramina é associada a uma perda média de peso de 4 kg para indivíduos obesos, enquanto o orlistate é associado a 3 kg, subtraído o efeito placebo. Além disso, a aprovação da FDA para fármacos geralmente é limitada a 12–24 meses, e espera-se que o ganho de peso ocorra com a cessação do fármaco. Esse cenário tem levado vários especialistas em obesidade a acreditar que a farmacoterapia tem papel limitado para aqueles com obesidade grave.

A modificação de comportamento parece ter eficácia limitada, assim como a durabilidade. Por exemplo, Christiansen *et al.* realizaram um estudo de intervenção intensiva no estilo de vida no qual 249 indivíduos foram submetidos a um tratamento intensivo de 21 semanas com exercícios, dieta e aconselhamento psicológico. Embora os indivíduos tenham perdido 22 kg no final da fase de tratamento, a perda de peso média foi reduzida a 7 kg 4 anos após o tratamento. Além disso, 66% dos indivíduos reduziram o seu peso em menos de 5% aos 4 anos de tratamento intensivo, apenas 28% atingiram uma perda de peso > 10% – a definição de "sucesso" dos autores – em 4 anos. O ensaio XENDOS (XENical na prevenção do diabetes em indivíduos obesos) comparou o orlistate (nome comercial Xenical®) com placebo mais modificação de comportamento. Esse ensaio duplo cego, de 4 anos, encontrou uma perda de peso de 2,7% no grupo placebo mais modificação do comportamento *versus* 5,4% no grupo do Xenical®.

Em geral, o benefício a longo prazo do tratamento não cirúrgico daqueles com obesidade de classe III é suscetível de ser bastante limitado exceto por um percentual muito pequeno de indivíduos. Em contrapartida, a intervenção cirúrgica, como detalhado adiante, tem um perfil de risco aceitável e benefícios claros a longo prazo em termos de perda de peso, resolução de comorbidades e redução do risco de mortalidade. Como tal, a cirurgia bariátrica tem a melhor relação custo-benefício e por isso é considerada o tratamento de perda de peso de escolha pelo NIH para aqueles com obesidade grave.

Christiansen T, Bruun JM, Madsen EL, et al. Weight loss maintenance in severely obese adults after an intensive lifestyle intervention: 2- to 4-year follow-up. *Obesity (Silver Spring)*. 2007;15:413–420. [PMID: 17299115]

Clinical guidelines on the identification, evaluation, and treatment of overweight and obesity in adults—the evidence report. National Institutes of Health. *Obes Res.* 1998;6(Suppl 2): 51S–209S. [PMID: 9813653]

Dansinger ML, Gleason JA, Griffith JL, et al. Comparison of Atkins, Ornish, Weight Watchers and Zone diets for weight loss and heart disease risk reduction: a randomized trial. *JAMA*. 2005;293:43–53. [PMID: 15632335]

Fontaine KR, Redden DT, Wang C, et al. Years of life lost due to obesity. *JAMA*. 2003;289:187–193. [PMID: 12517229]

McTigue KM, Harris R, Hemphill B, et al. Screening and interventions for obesity in adults: summary of the evidence for the U.S. preventive services task force. *Ann Intern Med.* 2003; 139:933–949. [PMID: 14644897]

Rucker D, Padwal R, Li SK, et al. Long term pharmacotherapy for obesity and overweight: updated meta-analysis. *BMJ*. 2007;335:1194–1203. [PMID: 18006966]

Torgerson JS, Hauptman J, Boldrin MN, et al. XENical in the prevention of diabetes in obese subjects (XENDOS) study: a randomized study of orlistat as an adjunct to lifestyle changes for prevention of type 2 diabetes in obese patients. *Diabetes Care.* 2004;27:155–161. [PMID: 14693982]

INDICAÇÕES PARA CIRURGIA BARIÁTRICA

As indicações para o tratamento cirúrgico da obesidade grave baseiam-se nas recomendações do NIH Consensus Development Conference on Gastrointestinal Surgery for Severe Obesity. O primeiro critério que deve ser atendido antes de considerar um paciente para a cirurgia bariátrica é o peso como avaliado pelo IMC. Os pacientes com um IMC de 35–39,9 kg/m^2 (obesidade classe II) podem ser considerados para a intervenção cirúrgica se tiverem condições graves relacionadas com o peso, como diabetes, hipertensão, osteoartrite debilitante ou apneia do sono. Aqueles com um IMC de 40 kg/m^2 ou superior (obesidade classe III) podem ser candidatos adequados para a cirurgia bariátrica com ou sem comorbidades relacionadas com o peso. A aprovação para a cirurgia com base nos critérios anteriores de IMC supõe que não há nenhuma contraindicação para a cirurgia.

É importante salientar que um painel consultivo da FDA votou para diminuir os limites aceitáveis para determinados tipos de cirurgia para perda de peso em dezembro de 2010. Eles recomendaram que os pacientes com um IMC de 30–35 kg/m^2 com condições comórbidas relacionadas com o peso e aqueles com um IMC > 35 kg/m^2 mesmo sem comorbidades relacionadas com o peso podem ser aceitáveis para banda gástrica ajustável. A plena aprovação da FDA e a aprovação das companhias de seguros para tal cirurgia podem ocorrer em um futuro próximo. Se aprovado, isso poderia aumentar o número potencial de pessoas elegíveis para algum tipo de cirurgia bariátrica em 50–100%.

Se um paciente preenche os critérios de IMC para a cirurgia bariátrica, ele é mais amplamente avaliado. O paciente deve ter extensa história de tentativas de perda de peso anteriores antes de procurar a cirurgia. A maioria dos pacientes nessa categoria de peso submeteu-se a uma ampla variedade de intervenções não cirúrgicas durante vários anos. Não deve haver nenhuma doença psicológica instável ou abuso de substâncias. Muitos cirurgiões operam pacientes com depressão, mas negam-se a operar aqueles com condições instáveis. Por exemplo, uma tentativa recente de suicídio pode impedir a cirurgia, durante pelo menos 1 ano ou mais, dependendo da capacidade de demonstrar estabilidade psicológica. Os pacientes são rotineiramente examinados para detecção dessas questões psiquiátricas antes de prosseguir com a cirurgia.

Faz-se consideração adicional para o estado dos órgãos principais. O paciente de cirurgia bariátrica não deve ter disfunção grave de órgãos, o que tornaria o risco de morbidade perioperatória e de mortalidade inaceitavelmente elevado. Os pacientes com angina instável, doença pulmonar terminal ou cirrose podem ter contraindicações relativas ou absolutas para a cirurgia bariátrica. No entanto, a otimização do tratamento dessas condições pode melhorar um paciente ao ponto de ele ficar em condições de fazer uma cirurgia bariátrica. De modo geral, não existem diretrizes relativas à cirurgia bariátrica em pacientes com condições crônicas como HIV/AIDS ou um histórico de câncer tratado. A decisão de operar esses indivíduos deve ser individualizada após consulta cuidadosa com o paciente, o prestador de cuidados, o profissional de cuidados primários e outros especialistas que estão cuidando do indivíduo.

O limite de idade apropriado para pacientes que estão considerando a cirurgia bariátrica é uma área de controvérsia. Adultos na faixa de 21–60 anos de idade geralmente são considerados candidatos adequados supondo-se que eles não têm contraindicações para a cirurgia. Vários artigos têm explorado o risco operatório em indivíduos acima de 55 anos que se submetem à cirurgia bariátrica. Embora geralmente se aceite que o risco operatório é maior nos mais velhos em comparação com indivíduos mais jovens, não parece proibitivo. Por conseguinte, alguns cirurgiões acreditam que a cirurgia de pacientes gravemente obesos de até 70 anos de idade para induzir perda de peso pode ser apropriada. Em geral, um ponto de corte fixo para idade não é necessário se os pacientes forem selecionados com cuidado e as condições comórbidas clínicas forem colocadas sob controle ideal antes da intervenção cirúrgica para a perda de peso. Deve-se reconhecer, contudo, que os pacientes mais idosos requerem avaliação mais extensa que procure doença orgânica silenciosa, como a doença cardíaca aterosclerótica assintomática. Embora um exame como esse não possa impedir uma complicação cirúrgica bariátrica, teoricamente selecionará aqueles que têm a reserva fisiológica para tolerar melhor e sobreviver a uma complicação caso ela ocorra. Em suma, a decisão final de prosseguir em pacientes mais velhos deve ser baseada nos riscos específicos do indivíduo em relação aos benefícios potenciais, e não apenas a idade isoladamente.

A cirurgia bariátrica no adolescente também está sendo estudada, dado o aumento do diabetes tipo 2 e outras comorbidades relacionadas com o peso nessa faixa etária. Os estudos iniciais indicam benefícios significativos nessa faixa etária, o que está aumentando lentamente o nível de conforto da comunidade médica por ter adolescentes considerados para cirurgia bariátrica. Tal como acontece com a cirurgia em indivíduos na outra extremidade do espectro de idade, existem considerações especiais. Recomenda-se que a cirurgia deve ser reservada para os adolescentes com obesidade classe III (IMC > 40 kg/m^2) que têm doenças relacionadas com o peso. Esse é um critério mais rigoroso do que o critério para adultos com obesidade de classe II com comorbidades relacionadas com o peso. Os adolescentes devem ter evidências documentadas de falha de pelo menos um programa de perda de peso não cirúrgico de 6 meses. Além disso, a cirurgia não deve ser considerada em adolescentes até que as placas epifisárias estejam fechadas e o comprimento do osso maduro tenha sido alcançado. A perda de peso rápida pode afetar negativamente o crescimento do osso por causa da restrição de ingestão de calorias durante esse momento crítico de desenvolvimento. Por fim, o sistema de apoio familiar assume um papel especialmente importante quando se operam indivíduos mais jovens. É extremamente raro esse indivíduo jovem não requerer apoio total da família. Assim, a avaliação do paciente, naqueles muito jovens, exige essencialmente avaliação extensa da família do paciente e da rede de suporte também.

Uma consideração final da cirurgia bariátrica em adolescentes é a conveniência relativa de *bypass* gástrico em comparação com a banda gástrica ajustável (ver a descrição desses procedimentos no próximo tópico). O *bypass* gástrico requer corte e reencaminhamento dos intestinos, alterando permanentemente a anatomia do paciente com efeitos desconhecidos a longo prazo em adolescentes. A banda laparoscópica ajustável não altera permanentemente a anatomia e pode ser removida, fazendo assim com que a anatomia do paciente retorne ao normal, se necessário. No entanto, os efeitos a longo prazo (50 anos ou mais) de uma banda em indivíduos jovens são completamente desconhecidos, e esta abordagem pode ou não ser mais apropriada para os muito jovens. Embora ainda haja muito para se aprender sobre a cirurgia bariátrica do adolescente, alguma forma dessa cirurgia pode ter um papel importante, dada a rápida ascensão da obesidade e de condições relacionadas com obesidade dessa faixa etária.

Em geral, a decisão de prosseguir com a cirurgia bariátrica requer avaliação cuidadosa do paciente e análise tanto do bem-estar físico como psicológico do paciente. Isso geralmente requer uma equipe multidisciplinar, com um programa abrangente de apoio a pacientes no pré-operatório, durante a internação e durante toda a vida pós-operatória.

Horgan S, Holterman MJ, Jacobsen GR, et al. Laparoscopic adjustable gastric banding for the treatment of adolescent morbid obesity in the United States: a safe alternative to gastric bypass. *J Pediatr Surg.* 2005;40:86–90. [PMID: 15868564]

Inge TH, Krebs NF, Garcia VF, et al. Bariatric surgery for severely overweight adolescents: concerns and recommendations. *Pediatrics.* 2004;217–223. [PMID: 15231931]

O'Brien PE, Sawyer SM, Laurie C, et al. Laparoscopic adjustable gastric banding in severely obese adolescents: a randomized trial. *JAMA.* 2010;303:519–526. [PMID: 20145228]

Papasavas PK, Gagne DJ, Kelly J, et al. Laparoscopic Roux-en-Y gastric bypass is a safe and effective operation for the treatment of morbid obesity in patients older than 55 years. *Obes Surg.* 2004;14:1056–1061. [PMID: 15479593]

Sjöström L, Narbro K, Sjöström CD, et al; Swedish Obese Subjects Study. Effects of bariatric surgery on mortality in Swedish obese subjects. *N Engl J Med.* 2007;357:741–752. [PMID: 17715408]

Sugerman HJ, DeMaria EJ, Kellum JM, et al. Effects of bariatric surgery in older patients. *Ann Surg.* 2004;240:243–247. [PMID: 15273547]

PROCEDIMENTOS CIRÚRGICOS BARIÁTRICOS

O tratamento cirúrgico da obesidade começou no início dos anos 1950, quando vários grupos propuseram a redução do trato intestinal por meio de procedimentos de *bypass* para produzir reduções substanciais da área de absorção. Essa proposta baseava-se na observação de que ressecções maciças do intestino delgado para o tratamento de outras condições patológicas resultaram na perda de peso seguida pela estabilização do peso. Desde essa época, mais de 30 técnicas cirúrgicas diferentes foram descritas para o tratamento da obesidade. O campo sofreu uma revolução recente com a introdução de técnicas laparoscópicas minimamente invasivas para produzir perda de peso cirúrgico. Em geral, a abordagem cirúrgica para o tratamento da obesidade é projetada para criar balanço de energia negativo (1) pela redução da absorção calórica por meio de um *bypass* de intestino delgado, (2) redução do consumo calórico restringindo intensamente a capacidade gástrica, ou (3) causando perda de peso por meio de um procedimento que combina má absorção e restrição de ingestão calórica. A descrição de cada tipo de procedimento bariátrico está além do escopo deste capítulo. No entanto, os procedimentos comumente utilizados, bem conhecidos e emergentes são descritos.

Kim JJ, Tarnoff ME, Shikora SA. Surgical treatment for extreme obesity: evolution of a rapidly growing field. *Nutr Clin Pract.* 2003;18:109–123. [PMID: 16215028]

1. *Bypass* gástrico em Y de Roux

Atualmente, a cirurgia mais frequentemente realizada e o padrão-ouro de procedimentos bariátricos nos Estados Unidos é o *bypass* gástrico em Y de Roux (GBP) (Figura 19-1). Aproximadamente dois terços dos pro-

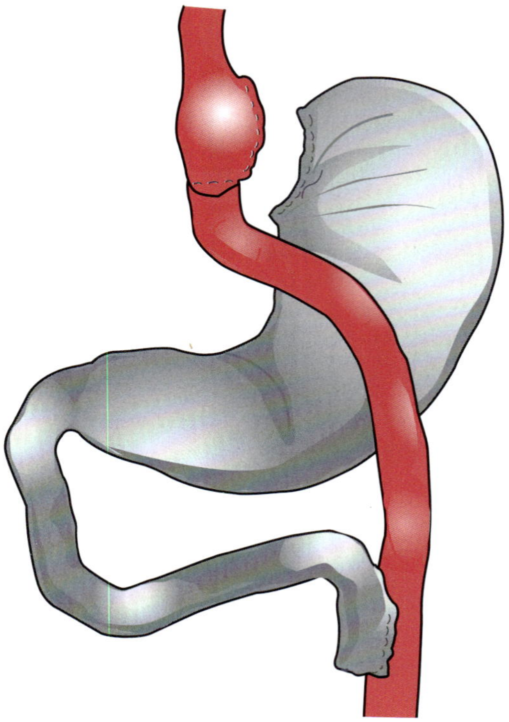

▲ **Figura 19-1.** *Bypass* gástrico em Y de Roux.

cedimentos bariátricos em todo o mundo são de GBP. Nesse procedimento, uma bolsa de 30 mL é construída na qual uma alça de Roux de jejuno é anastomosada. Isso cria uma alça biliopancreática curta através da qual a bile e as secreções pancreáticas fluem; um membro alimentar de 100–200 cm, dependendo do peso pré-operatório do paciente, em que o alimento da bolsa gástrica trafega, e uma alça comum que consiste na parte restante do intestino delgado imediatamente distal à anastomose das alças alimentar e biliopancreática.

A maior parte do estômago, duodeno e vários centímetros do jejuno proximal são ignorados nessa configuração. Assim, tradicionalmente diz-se que o procedimento combina tanto características restritivas como de má absorção. Na realidade, no entanto, a importância da contribuição da má absorção na perda de peso produzida por GBP tem sido questionada. A maioria atualmente acredita que há muito pouca má absorção de macronutrientes, se é que há. Outras alterações neuroendócrinas, como a redução do peptídeo gástrico orexígeno, grelina, podem contribuir para a eficácia da perda de peso desse procedimento. Claramente, muito mais estudos são necessários antes que as alterações fisiológicas associadas ao GBP possam ser definitivamente atribuídas a esse hormônio ou qualquer outra alteração neuroendócrina.

O procedimento de GBP pode ser realizado por via laparoscópica ou "aberta", com eficácia equivalente de perda de peso. A maioria dos centros médicos acadêmicos atualmente realiza o GBP laparoscopicamente, acreditando que as complicações e resultados, com exceção da perda de peso, podem ser superiores com essa abordagem em comparação com a abordagem aberta. No entanto, uma recente publicação desafiou essa noção e sugere que a abordagem aberta tem benefício equivalente, se não superior, em comparação com a laparoscópica. A análise em profundidade dessa polêmica está fora do escopo deste capítulo. Independentemente de se a abordagem laparoscópica ou aberta é empregada, o *bypass* gástrico é o procedimento cirúrgico bariátrico ao qual todos os outros procedimentos bariátricos são comparados em termos de eficácia, morbidade e mortalidade.

Buchwald H, Oien DM. Metabolic/bariatric surgery worldwide 2008. *Obes Surg.* 2009;19:1605–1611. [PMID: 19885707]

Cummings DE, Weigle DS, Frayo RS, et al. Plasma ghrelin levels after diet induced weight loss or gastric bypass surgery. *N Engl J Med.* 2002;346:1623–1630. [PMID: 12023994]

Jones KB Jr, Afram JD, Benotti PN, et al. Open versus laparoscopic Roux-en-Y gastric bypass: a comparative study of over 25,000 open cases and the major laparoscopic bariatric reported series. *Obes Surg.* 2006;16:721–727. [PMID: 16756731]

Nguyen NT, Hinojosa M, Fayad C, et al. Use and outcomes of laparoscopic versus open gastric bypass at academic medical centers. *J Am Coll Surg.* 2007;205:248–255. [PMID: 17660071]

2. Derivação biliopancreática

Mais recentemente, outro tipo de procedimento de má absorção, originalmente descrito por Scopinaro de Gênova, Itália, vem ganhando popularidade nos Estados Unidos (Figura 19-2). Conhecido como derivação biliopancreática (BPD), o procedimento consiste em uma gastrectomia subtotal que deixa um remanescente gástrico de 200–400 mL. O intestino delgado é dividido 250 cm proximal à válvula ileocecal. A alça distal do intestino delgado é então anastomosada ao remanescente gástrico. A extremidade da alça proximal do intestino delgado é anastomosada ao lado da alça distal do intestino delgado 50 cm proximal à válvula ileocecal. Essa construção resulta em três alças de intestino delgado semelhantes ao descrito com o GBP: uma alça biliopancreática longa, uma alça alimentar de 200 cm e uma alça comum de 50 cm na qual o alimento e secreções biliopancreáticas se misturam e ocorre a maior parte da digestão e absorção dos alimentos consumidos. Essa cirurgia produz perda de peso pela indução de má absorção. O remanescente gástrico relativamente

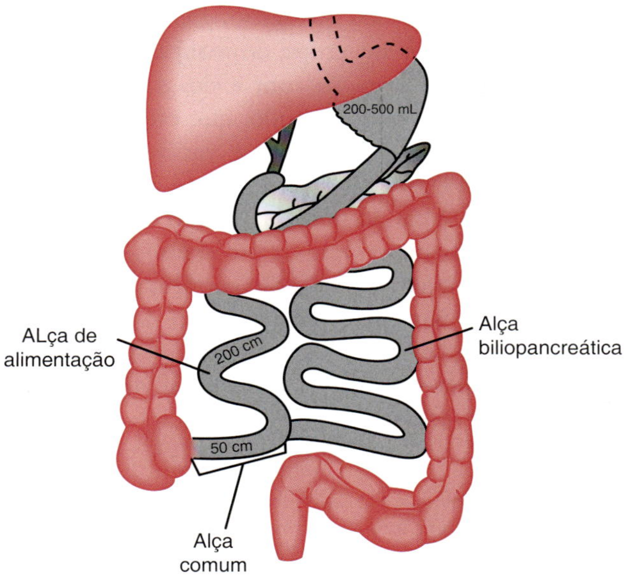

▲ **Figura 19-2.** Procedimento de desvio biliopancreático.

grande faz pouco para restringir a ingestão de alimentos. Semelhante ao GBP, a BPD pode ser feita de maneira aberta ou por laparoscopia. Esse procedimento é popular em determinadas partes da Europa, embora apenas 5% dos procedimentos bariátricos realizados em todo o mundo sejam desse tipo. Alguns acreditam que a má absorção induzida pela BPD pode ser excessivamente difícil e levar a diarreia debilitante como resultado da típica dieta americana de elevado teor de gordura em comparação com a dieta rica em complexo de carboidratos típica da Itália.

Scopinaro N, Gianetta E, Gianetta E, et al. Bilio-pancreatic bypass for obesity: II. Initial experience in man. *Br J Surg.* 1979;66: 618–620. [PMID: 497645]

Weber M, Müller MK, Bucher T, et al. Laparoscopic gastric bypass is superior to laparoscopic gastric banding for treatment of morbid obesity. *Ann Surg.* 2004;240:975–982. [PMID: 15570103]

3. Bandagem gástrica de silicone ajustável

A bandagem gástrica de silicone ajustável (BGSA) é um procedimento restritivo relativamente novo que ganha popularidade entre os pacientes, cirurgiões e médicos de cuidados primários da mesma maneira. Foi aprovado pela FDA para uso nos Estados Unidos em 2001. Em geral, cerca de 25% dos procedimentos bariátricos em todo o mundo são deste tipo e atualmente são quase exclusivamente realizados por laparoscopia. No procedimento de bandagem gástrica de silicone ajustável laparoscópica (BGSAL), um dispositivo em forma de cinto, revestido com silicone (isto é, a banda) é enrolado em torno da parte superior do estômago, perto do ângulo de His. Isso resulta na separação do estômago em uma bolsa pequena de 30 mL e um remanescente de estômago distal em continuidade com a bolsa. A parte interna da banda tem um saco preenchido com líquido inflável no qual um cateter é anexado. O cateter, por sua vez, é conectado a uma porta, a qual fica imediatamente sob a pele da parede abdominal. A porta pode ser acessada através da pele com uma seringa e uma agulha para adicionar ou remover o soro fisiológico do saco, assim apertando ou afrouxando a banda, respectivamente. Assim, a banda é "ajustável". Os pacientes têm suas bandas ajustadas de acordo com a adequação de perda de peso ou sintomas que sugerem que ela está muito apertada.

A vantagem da BGSAL é que é um procedimento rápido, relativamente seguro, que não requer nenhum corte ou grampeamento do estômago. Também se acredita que o ajuste da banda é uma vantagem, possibilitando maior durabilidade da perda de peso. A desvantagem da BGSAL é que a perda de peso é significativamente mais lenta do que aquela obtida com uso de outros procedimentos bariátricos; com BGSAL, até 2–3 anos podem ser necessários para atingir a perda de peso igual à observada em 12–18 meses com o GBP e a BPD. Alguns especialistas acham que aqueles que se submetem a BGSAL nunca vão conseguir uma perda máxima de peso equivalente ao GBP ou à BPD. Isso, no entanto, é controverso; alguns pesquisadores sugerem que, embora a perda de peso seja mais lenta com BGSAL em comparação com GBP, a perda de peso a longo prazo é a mesma.

Buchwald H, Oien DM. Metabolic/bariatric surgery worldwide 2008. *Obes Surg.* 2009;19:1605–1611. [PMID: 19885707]

Jan JC, Hong D, Pereira N, et al. Laparoscopic adjustable gastric banding versus laparoscopic gastric bypass for morbid obesity: a single-institution comparison study of early results. *J Gastrointest Surg.* 2005;9:30–39. [PMID: 15623442]

Mognol P, Chosidow D, Marmuse JP. Laparoscopic gastric bypass versus laparoscopic adjustable banding in the super-obese: a comparative study of 290 patients. *Obes Surg.* 2005;15:76–81. [PMID: 15760503]

Weber M, Müller MK, Bucher T, et al. Laparoscopic gastric bypass is superior to laparoscopic gastric banding for treatment of morbid obesity. *Ann Surg.* 2004;240:975–982. [PMID: 15570103]

4. Gastrectomia em manga (gastrectomia vertical)

Recentemente um novo procedimento conhecido como gastrectomia em manga tem sido utilizado em alguns centros. Isso foi descrito pela primeira vez por Ren *et al.* e foi criado a partir da noção de que o risco de morbidade e mortalidade para uma BPD realizada laparoscopicamente seria melhorado se o procedimento fosse realizado em duas etapas. Na primeira etapa, realiza-se a gastrectomia em manga. A maior parte do estômago no lado da curvatura maior é removida, deixando uma "manga" de estômago baseada na curvatura menor (Figura 19-3). Depois de 6–12 meses de perda de peso, resolução ou melhora das condições de comorbidade e diminuição presumivelmente acentuada do risco cirúrgico, realiza-se a segunda etapa, na qual o procedimento em manga é convertido para um GBP ou uma BPD por laparoscopia. Acredita-se que isso seja particularmente adequado para o paciente de alto risco, alto IMC no qual um GBP ou BPD de uma etapa seria considerado proibitivamente arriscado.

O processo em duas etapas tem uma desvantagem óbvia, pois requer duas operações separadas. Assim, essa abordagem deve ser equilibrada com riscos relativos da cirurgia de uma etapa, mais longa, realizada em um candidato cirúrgico mais precário. A experiência inicial com a gastrectomia em manga sugere que a perda de peso induzida por esse procedimento isoladamente (isto é, sem a realização da segunda etapa) é suficientemente significativa para ser usada como um procedimento de uma etapa definitiva. Essa evidência inclui um estudo prospectivo, duplo-cego recente em que a gastrectomia em manga foi comparada com um GBP. Os autores descobriram que a perda de peso com a manga foi melhor que com o GBP (69,7% *vs.* 60,5% de excesso de peso corporal em 1 ano, $P = 0,05$ manga *vs.* GBP). Esse resultado foi associado à constatação de

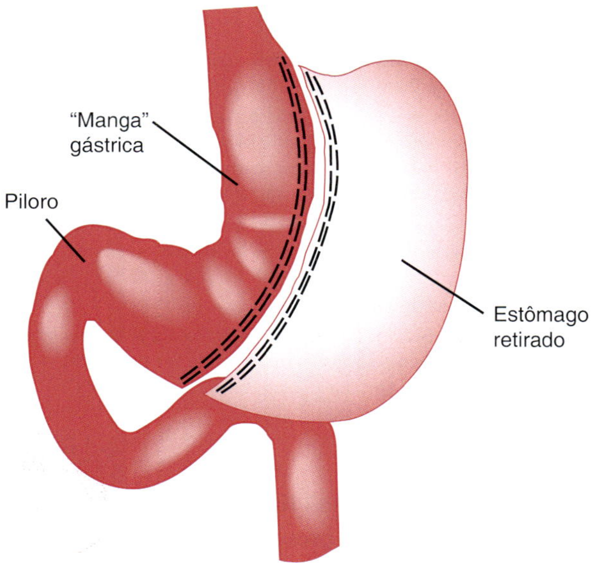

▲ **Figura 19-3.** Gastrectomia em manga.

que o peptídeo gástrico orexígeno, grelina, foi significativamente menor no grupo de manga, assim como o apetite, em comparação com a do grupo de GBP. É importante observar, contudo, que estes dados são de duração relativamente curta e vários especialistas têm expressado preocupação de que a bolsa gástrica da manga irá dilatar ao longo do tempo e a eficácia da perda de peso pode ser perdida. No entanto, os resultados a médio e longo prazos estão confirmando o entusiasmo inicial para esse procedimento. Mais estudos são necessários antes de determinar o local adequado da gastrectomia em manga no arsenal do cirurgião bariátrico.

Bellanger DE, Greenway FL. Laparoscopic sleeve gastrectomy, 529 cases without a leak: short-term results and technical considerations. *Obes Surg.* 2011;21:146–150. [PMID: 21132397]

Bohdjalian A, Langer FB, Shakeri-Leidenmuler S, et al: Sleeve gastrectomy as sole and definitive bariatric procedure: 5-year results for weight loss and ghrelin. *Obes Surg.* 2010;20:535–540. [PMID: 20094819]

Frezza EE. Laparoscopic vertical sleeve gastrectomy for morbid obesity. The future procedure of choice? *Surg Today.* 2007;37: 275–281. [PMID: 17387557]

Karamanakos SN, Vagenas K, Kalfarentzos F, et al. Weight loss, appetite suppression, and changes in fasting and postprandial ghrelin and peptide-YY levels after Roux-en-Y gastric bypass and sleeve gastrectomy. *Ann Surg.* 2008;247:401–407. [PMID: 18376181]

Ren CJ, Patterson E, Gagner M. Early results of laparoscopic biliopancreatic diversion with duodenal switch: a case series of 40 consecutive patients. *Obes Surg.* 2000;10:514–523. [PMID: 11175958]

5. Procedimentos desatualizados: *bypass* jejunoileal & gastroplastia vertical com banda

Dois procedimentos cirúrgicos bariátricos desatualizados exigem menção. O primeiro é a derivação jejunoileal, em que o jejuno proximal é dividido 35 cm distal ao ligamento de Treitz e anastomosado ao íleo distal, 10 cm proximal à válvula ileocecal. O segmento longo que sofreu *bypass* ou foi excluído do intestino delgado é drenado para o cólon ou intestino delgado para evitar obstrução. Embora bastante eficaz em induzir a perda de peso, o *bypass* jejunoileal está associado a diarreia debilitante, desequilíbrio eletrolítico, deficiências de vitaminas e minerais e disfunção hepática ameaçadora da vida. Por conseguinte, esse procedimento foi abandonado.

O outro procedimento bariátrico bem conhecido, mas ultrapassado, é a gastroplastia vertical com bandagem (GVB), originalmente descrita pelo "pai" da cirurgia bariátrica, Edward Mason. É um procedimento puramente restritivo em que uma bolsa gástrica de

15–30 mL de orientação vertical é criada ao longo da curvatura menor do estômago proximal. A saída dessa bolsa, que leva ao estômago remanescente, é cercada com uma banda de malha de Marlex® para evitar a dilatação da saída com o tempo. A vantagem desse procedimento é a de ser tecnicamente mais fácil e mais rápido de realizar do que os procedimentos de má absorção, além de evitar problemas com diarreias graves, deficiências de vitaminas e minerais e disfunção hepática. No entanto, a perda de peso a longo prazo é menos eficaz do que a alcançada com GBP e BPD e a BGSAL suplantou o uso de GVB por cirurgiões bariátricos. Isso ocorre, em grande parte, pelo recurso de ajuste da BGSAL que, acredita-se, melhora a eficácia da perda de peso e durabilidade em relação a GVB.

CUIDADOS PÓS-OPERATÓRIOS & COMPLICAÇÕES

Em centros de grande volume, a internação para pacientes de cirurgia bariátrica varia de 1–3 dias, dependendo do tipo de procedimento realizado. Pacientes de BGSAL geralmente recebem alta em um período de 24 horas após a cirurgia, embora alguns centros estejam mudando a BGSAL para a cirurgia-dia, na qual os pacientes são enviados para casa no mesmo dia do procedimento. Os pacientes de GBP que têm a cirurgia realizada por laparoscopia geralmente recebem alta do hospital em 2–3 dias. Pacientes que passam por GBP aberto geralmente recebem alta do hospital depois de 2–3 dias também. Os cuidados de rotina durante a internação concentram-se em promover controle adequado da dor e assegurar ingestão oral adequada. Após esses objetivos serem atingidos, o paciente pode receber alta com segurança para casa. A dieta é avançada por meio de várias "etapas" durante muitas semanas e os pacientes recebem extensa orientação sobre a manutenção do estado de hidratação e consumo adequado de proteínas.

As "complicações" mais comuns dos pacientes de cirúrgica bariátrica são náusea e vômitos, que podem ocorrer em até 30–40% dos pacientes. Isso pode levar à reinternação para tratar a desidratação, apesar de não haver nenhuma obstrução anatômica identificável do trato gastrointestinal. Os pacientes geralmente recebem hidratação intravenosa e recebem alta para casa em 24–48 horas em boas condições. Outras complicações incluem infecções de feridas, que afetam desde 1–2% dos pacientes submetidos a procedimentos laparoscópicos até 10–15% daqueles submetidos a procedimentos abertos. As complicações a longo prazo incluem formação de hérnia ventral, que é mais comum na abordagem aberta que na abordagem laparoscópica. Questões menos comuns incluem a formação de bolsa de úlcera, formação de hérnia interna e obstrução do intestino delgado decorrente de formação de aderência.

As complicações potencialmente fatais de cirurgia bariátrica incluem peritonite e abscesso intra-abdominal associado a um vazamento anastomótico ou perfuração iatrogênica não reconhecida de uma víscera. Os pacientes bariátricos são notórios por ter uma escassez de sinais clássicos de peritonite. Em vez de dor abdominal e sensibilidade de rebote, esses pacientes podem queixar-se de dores nas costas e ombro esquerdo e ter um exame abdominal relativamente "benigno" até morte iminente. Eles também podem ter taquipneia, taquicardia e hipóxia sem etiologia definida. O cirurgião deve ter baixo limiar para a obtenção de avaliação radiológica com agentes de contraste hidrossolúveis, se qualquer um desses sintomas ocorrer sem uma explicação clara. No entanto, exames radiológicos podem ser falsamente negativos, dada a constituição física do paciente e dificuldades técnicas associadas à obtenção e interpretação de radiografias na obesidade mórbida. Assim, um paciente requer reexploração cirúrgica, mesmo em face de exames negativos, se ele estiver clinicamente instável e sem uma fonte identificável de patologia. A incidência relatada de vazamentos é de 1–2% e pode ser maior naqueles submetidos a procedimentos laparoscópicos, especialmente nos primeiros 100 casos da experiência de um cirurgião.

A embolia pulmonar, apesar de temida e muitas vezes discutida, é relativamente incomum em pacientes submetidos à cirurgia bariátrica. Ela ocorre em menos de 1% do tempo em pacientes que recebem profilaxia adequada contra a embolia pulmonar, que é geralmente uma "cobertura dupla" (p. ex., heparina de baixo peso molecular e botas de compressão pneumática). A embolia pulmonar pode ser difícil de diagnosticar em obesos mórbidos. Taquipneia persistente e hipóxia podem ser sugestivas, mas muitos pacientes obesos têm uma história pré-operatória de problema pulmonar com esses sintomas, que podem levar os profissionais a uma falsa sensação de segurança. Assim, deve haver um baixo limiar para examinar pacientes bariátricos com exames de ventilação-perfusão ou tomografia computadorizada (TC) de tórax em espiral para até mesmo mudanças sutis no estado pulmonar.

Centros de grande volume relatam uma taxa de mortalidade de 1 em 200–500 pacientes para GBP. Dados do Estado de Washington sugerem que a taxa pode ser mais elevada, de 1–2%, quando se recolhem dados de todos os centros que realizam cirurgia bariátrica, que incluem aqueles com menos experiência e maiores taxas de mortalidade. BGSAL tem taxa de mortalidade muito baixa, 1 em 2.000. Os dados são limitados por procedimentos que estão surgindo, como a gastrectomia em manga, mas acredita-se que o risco de mortalidade é menor se comparado com o GBP, mas maior do que o BGSAL.

O procedimento bariátrico "perfeito" ainda tem de ser identificado. Embora seja geralmente aceito que o BGSAL é o procedimento "mais seguro", não está claro que é o mais eficaz. Geralmente acredita-se que o *bypass* gástrico apresenta a melhor perda de peso, mas claramente tem uma maior taxa de complicação. Acredita-se que a gastrectomia em manga seja uma cirurgia intermédia pois tem uma melhor perda de peso do que a BGSAL e melhor perfil de segurança do que o GBP. No entanto, não está claro se os primeiros resultados favoráveis do procedimento em manga serão confirmados a longo prazo.

Bellanger DE, Greenway FL. Laparoscopic sleeve gastrectomy, 529 cases without a leak: short-term results and technical considerations. *Obes Surg.* 2011;21:146–150. [PMID: 21132397]

Bohdjalian A, Langer FB, Shakeri-Leidenmuler S, et al: Sleeve gastrectomy as sole and definitive bariatric procedure: 5-year results for weight loss and ghrelin. *Obes Surg.* 2010;20:535–540. [PMID: 20094819]

Chapman AE, Kiroff G, Game P, et al. Laparoscopic adjustable gastric banding in the treatment of obesity: a systematic literature review. *Surgery.* 2004;135:326–351. [PMID: 14976485]

Flum DR, Dellinger EP. Impact of gastric bypass operation on survival: a population-based analysis. *J Am Coll Surg.* 2004; 199:543–551. [PMID: 15454136]

Nguyen NT, Paya M, Stevens CM, et al. The relationship between hospital volume and outcome in bariatric surgery at academic medical centers. *Ann Surg.* 2004;240:586–594. [PMID: 15383786]

Nguyen NT, Silver M, Robinson M, et al. Result of a national audit of bariatric surgery performed at academic centers: a 2004 University Health System Consortium Benchmarking Project. *Arch Surg.* 2006;141:445–450. [PMID: 16702515]

Robinson MK. Surgical treatment of obesity–weighing the facts. *N Engl J Med.* 2009;361:520–521. [PMID: 19641209]

Sapala JA, Wood MH, Schuhknecht MP, et al. Fatal pulmonary embolism after bariatric operations for morbid obesity: a 24-year retrospective analysis. *Obes Surg.* 2003;13:819–825. [PMID: 14738663]

Shikora SA, Kim JJ, Tarnoff ME, et al. Laparoscopic Roux-en-Y gastric bypass: results and learning curve of a high-volume academic program. *Arch Surg.* 2005;140:362–367. [PMID: 15837887]

Smith SC, Edwards CB, Goodman GN, et al. Open vs laparoscopic Roux-en-Y gastric bypass: comparison of operative morbidity and mortality. *Obes Surg.* 2004;14:73–76. [PMID: 14980037]

The Longitudinal Assessment of Bariatric Surgery Consortium. Perioperative safety in the longitudinal assessment of bariatric surgery. *N Engl J Med.* 2009;361:445–454. [PMID: 19641201]

AVALIAÇÃO GASTROENTEROLÓGICA & TRATAMENTO

1. Náuseas & vômitos

Náuseas e vômitos com ou sem dor abdominal são queixas comuns após a cirurgia bariátrica. Por isso, não é incomum que se solicite aos gastroenterologistas, particularmente aqueles que trabalham em centros cirúrgicos bariátricos, que avaliem pacientes com esses sintomas. A causa mais comum de náuseas e vômitos no período pós-operatório imediato é a desidratação e o descumprimento da dieta, como observado anteriormente. Carne vermelha, pão (particularmente pães pastosos como os *bagels*), massas e frangos secos são mal tolerados e podem levar a náuseas, vômitos e desidratação subsequente. Os pacientes podem também ser intolerantes à lactose, e o consumo de suplementos líquidos à base de leite, que são frequentemente prescritos no período pós-operatório imediato, pode precipitar sintomas. Náuseas e vômitos puramente relacionados com a desidratação e dieta não balanceada desaparecem rapidamente com a reidratação e consulta com um nutricionista bariátrico experiente. No entanto, deve-se estar atento ao avaliar náuseas e vômitos em pacientes cirúrgicos bariátricos; a lista de diagnósticos diferenciais é longa e varia desde ameaça autolimitada até ameaçadora da vida.

O primeiro passo para se avaliar o paciente de cirurgia bariátrica com náuseas e vômitos é determinar o tipo de procedimento ao qual o paciente foi submetido. A nomenclatura dos procedimentos é variável em todo o país, e aqueles não familiarizados com procedimentos cirúrgicos bariátricos (p. ex., pacientes e prestadores de cuidados primários) podem usar os termos de maneira incorreta para transmitir qual procedimento foi realizado. Por isso, é aconselhável obter um relatório cirúrgico se possível e se o tempo permitir.

O paciente mais comum que o gastroenterologista será chamado a avaliar é aquele que foi submetido a um GBP laparoscópico ou aberto, pois esse é o procedimento mais comumente realizado. Embora a desidratação e a não adesão à dieta possam ser imediatamente evidentes, é possível que existam outros problemas concomitantes que precisam ser descartados. Regurgitação de alimentos e dor epigástrica, que ocorrem quando se come, estão ausentes quando não se come, e podem ser descritas como uma sensação de "nó" ou "bola" no epigástrio, tudo sugere um problema com a anastomose gastrojejunal. A avaliação inicial geralmente inclui uma série com radiocontraste do trato gastrointestinal superior (GIS) para descartar estenose da anastomose e fístula gastrogástrica com ou sem úlcera anastomótica. Se a série GIS inclui um desses achados ou o paciente tem dor epigástrica persistente sem etiologia conhecida, indica-se endoscopia digestiva alta (esofagogastroduodenoscopia [EGD]).

A EGD identificará uma estenose, úlcera e possível fístula gastrogástrica, se presentes, praticamente em

100% dos casos. As estenoses podem ser dilatadas com êxito para evitar cirurgia revisional em mais de 95% dos casos por um gastroenterologista experiente. Algumas estenoses podem exigir dilatação em série em intervalos planejados para atingir resultados duráveis. Estenoses estreitas (p. ex., 5 mm ou menos) devem ser redilatadas 2 vezes em intervalos de 2 semanas por um total de 3 dilatações sucessivas para garantir alívio da estenose a longo prazo. Embora a dilatação possa ser tentada até 6 vezes, o número médio de dilatações necessárias para o sucesso duradouro é de 2–3. As úlceras são tratadas com terapia clínica, tipo padrão, e devem ser tratadas de maneira agressiva, especialmente se associadas a uma estenose ou hemorragia gastrointestinal superior. Da mesma maneira, fístulas gastrogástricas (ou seja, um canal de comunicação entre a bolsa gástrica e o estômago com *bypass*) devem ser tratadas para sintomas como formação de úlceras e recuperação do peso.

Uma nova subespecialidade dentro de gastroenterologia está surgindo na qual as complicações anteriores e outras estão sendo tratadas por via endoscópica pelos gastroenterologistas que se especializaram no tratamento e na avaliação do paciente cirúrgico bariátrico no pós-operatório. Condições que, anteriormente, se pensava precisarem de exploração e revisão cirúrgica estão agora sendo tratadas com sucesso com procedimentos endoscópicos ambulatoriais, de baixa morbidade, embora complexos. Por exemplo, os pacientes que têm recuperação do peso ou úlceras não cicatrizadas associadas a fístulas gastrogástricas têm sido tratados com sucesso com sutura endoscópica para fechar o orifício que leva à bolsa do estômago submetida a *bypass*. Da mesma maneira, pacientes que apresentam ganho de peso secundário a uma anastomose gastrojejunal dilatada e dilatação da bolsa podem beneficiar-se de uma tentativa de sutura endoscópica para reduzir o tamanho da anastomose e da bolsa. Os resultados preliminares sugerem que essa abordagem pode restaurar a eficácia da perda de peso do GBP sem revisão cirúrgica. Finalmente, uma série pequena de pacientes hemodinamicamente estáveis, *sem* peritonite difusa e vazamentos gastrojejunais anastomóticos crônicos, têm sido tratados com sucesso por meio de técnicas endoscópicas. Esses resultados iniciais, embora encorajadores, devem ser vistos com cuidado. Em primeiro lugar, tais procedimentos devem ser feitos somente por aqueles com habilidades técnicas terapêuticas endoscópicas avançadas e mais provavelmente em um centro de especialidade. Em segundo lugar, os exames de acompanhamento a longo prazo (atualmente em andamento) são necessários para determinar se estes procedimentos podem ser recomendados em uma base regular.

Náuseas e vômitos também podem ocorrer com patologia mais distal como estreitamento anastomótico jejunojejunal, intussuscepção jejunal e uma hérnia interna. Normalmente, os pacientes apresentam dor abdominal, bem como vômitos, com essas condições, e a avaliação inicial inclui TC abdominal. A tomografia computadorizada pode negligenciar o diagnóstico, caso em que sintomas persistentes podem levar a questionamento com EGD até a anastomose jejunojejunal. A patologia pode ser identificada por investigação endoscópica e identificar um diagnóstico não observado na TC. Vômitos crônicos, particularmente com dor abdominal e etiologia desconhecida, ou no paciente agudamente doente, devem levar a laparotomia exploradora para descartar hérnias internas, intussuscepção ou estenose jejunojejunal. Tais diagnósticos podem ser difíceis de fazer logo após a cirurgia, e negligenciar uma hérnia interna, por exemplo, pode ser fatal no pós-operatório do paciente cirúrgico bariátrico.

As causas de náuseas e vômitos no paciente com banda gástrica incluem desidratação e dieta não balanceada, semelhante ao observado no paciente com GBP. As causas relacionadas com a banda incluem excesso de aperto e deslocamento da banda. Os pacientes podem achar que conseguem tolerar líquidos, mas não sólidos, imediatamente após o aperto da banda. Isso sugere aperto excessivo da banda e pode ser aliviado pela simples retirada de uma solução salina da porta. Em contrapartida, disfagia aguda ou lentamente progressiva para sólido e líquidos em um paciente no qual não tenha ocorrido aperto recente da banda deve sugerir exame de GIS para descartar deslocamento da banda. O deslocamento da banda é a herniação anterior ou posterior do estômago através do anel de banda. Dor e incapacidade de engolir alimentos e líquidos devem levar a uma avaliação urgente para descartar deslizamento da banda. A retirada de solução salina da porta pode aliviar a dor associada a essa complicação e deve ser feita para aliviar qualquer isquemia do estômago antes mesmo de se obter uma GIS para confirmar o diagnóstico. O início agudo de dor e a incapacidade de engolir alimentos e líquidos devem ser avaliados com urgência para descartar deslizamento da banda. Um deslizamento agudo com dor é indicativo de isquemia do estômago e pode levar à necrose franca do estômago se não for tratada rapidamente. Finalmente, infecção do local da porta do BGSAL, que não ocorre no período pós-operatório imediato, deve levar ao tratamento do local da porta, bem como à realização de EGD para descartar erosão da banda. A erosão da banda pode possibilitar o rastreamento de bactérias gástricas ao longo do cateter retrógrado à porta.

2. Colelitíase & colecistite

É bem sabido que a perda de peso rápida está associada ao desenvolvimento de colelitíase e colecistite. Ainda existe controvérsia entre os cirurgiões bariátricos sobre se a vesícula biliar, se presente, deve ser removida em todos os pacientes de cirúrgica bariátrica. Está claro, porém, que o gastroenterologista ocasionalmente será solicitado para ajudar com o tratamento dos pacientes que têm coledocolitíase. Isso é geralmente simples em pacientes com banda, embora se deva considerar desinsuflação completa da banda para auxiliar na colangiopancreatografia retrógrada endoscópica (CPRE), se indicado.

Em contrapartida, a CPRE no paciente com GBP pode ser bastante desafiadora, embora possível por meio de uma EGD até a anastomose jejunojejunal e indo retrogradamente até a alça biliopancreática para acessar a ampola duodenal de Vater. A tecnologia de ShapeLock pode ajudar na negociação da via para o duodeno. Se a CPRE peroral não for bem-sucedida, a gastrotomia laparoscópica e a passagem transabdominal de um endoscópio estéril para dentro do estômago e anterógrado até o duodeno para a ampola podem ser realizadas. Esse procedimento requer anestesia geral, mas em geral causa menos morbidade do que uma exploração aberta ou laparoscópica do duto biliar comum, e a vesícula biliar pode ser removida ao mesmo tempo, se adequado.

3. Obstipação

Finalmente, a obstipação é comum após a cirurgia bariátrica, e o gastroenterologista pode ser solicitado a avaliar e tratar essa condição complexa. A condição pode ser causada por um ou vários fatores, entre eles:

- Uma história de evacuações infrequentes que antecede a cirurgia. Geralmente não se analisa o fato de que 2% das mulheres nos EUA tenham duas ou menos evacuações por semana.
- Ingestão insuficiente de alimentos do tipo "laxante", o que pode induzir movimentos intestinais. Esses alimentos incluem pêssegos, peras, cerejas, maçãs, suco de maçã, suco de laranja, leite e derivados do leite, bebidas de cola, outras com alto teor de frutose, bolos, doces, chocolate, saladas, vegetais brássicos (couve, couve-flor, aspargo, brócolis, couve-de-bruxelas), cereais de farelo e *muffins*. Embora esses alimentos possam aliviar a obstipação, também podem produzir síndrome de *dumping* em pacientes com GBP – uma síndrome caracterizada por dor abdominal em cólica, náuseas, vômitos, transpiração e diarreia – relacionada com o trânsito rápido de alta carga osmótica através da pequena bolsa gástrica para o jejuno. Deve-se equilibrar o objetivo de tratar a obstipação com a prevenção dessa síndrome por meio de intervenção dietética.
- Ingestão insuficiente de líquidos. Pacientes bariátricos devem ingerir pelo menos 1,5–2 litros de líquidos por dia, o que pode ser um desafio dado o tamanho limitado de seu recém-criado reservatório gástrico. Os pacientes podem atingir esse objetivo bebendo pequenas quantidades de líquido ao longo do dia.
- Uso concomitante de medicamentos com efeitos anticolinérgicos ou antimotilidade como anti-histamínicos, antidepressivos tricíclicos, bloqueadores dos canais de cálcio, suplementos de cálcio, suplementos de ferro, tais como sulfato ferroso e inibidores seletivos da recaptação da serotonina.
- Histerectomia antecedente. Cinco por cento das pacientes submetidas à histerectomia desenvolvem obstipação refratária.

Assim, a abordagem de pacientes com obstipação é fazer o levantamento detalhado do histórico e determinar o que o paciente realmente quer dizer com o termo "obstipação". Isso pode significar fezes infrequentes (< 3 por semana) ou fezes invulgarmente duras difíceis de serem eliminadas. O passo seguinte é avaliar o consumo de líquidos para assegurar ingestão adequada de líquidos, como discutido anteriormente. O terceiro passo é rever os medicamentos dos pacientes e considerar a interrupção daqueles que provocam obstipação, a menos que claramente necessário. A quarta etapa é prescrever um laxante. As preparações mais úteis são as que contêm tanto docusato como sorbitol. Se os pacientes não respondem a esses passos, pode-se adicionar um medicamento como a lubiprostona (Amitiza®).

A maioria dos pacientes bariátricos responde aos tratamentos anteriormente citados. No entanto, para aqueles que não respondem, um estudo com marcador Sitz pode ser solicitado para descartar inércia do cólon, ou manometria anorretal, ou defecografia por ressonância magnética para descartar a disfunção muscular do assoalho pélvico. Os pacientes também podem ter uma combinação de inércia do cólon e disfunção muscular do assoalho pélvico. O tratamento pode ser prestado de acordo com a gravidade da obstipação e os diagnósticos feitos por esses estudos.

Go MR, Muscarella P, Needleman BJ, et al. Endoscopic management of stomal stenosis after Roux-en-Y gastric bypass. *Surg Endosc.* 2004;18:56–59. [PMID: 14625732]

Merrifield BF, Lautz D, Thompson CC. Endoscopic repair of gastric leaks after Roux-en-Y gastric bypass: a less invasive approach. *Gastrointest Endosc.* 2006;63:710–714. [PMID: 16564884]

Moore KA, Ouyang DW, Whang EE. Maternal and fetal deaths after gastric bypass surgery for treatment of morbid obesity. *N Engl J Med.* 2004;351:721–722. [PMID: 15306679]

Nguyen NT, Hinojosa MW, Slone J, et al. Laparoscopic transgastric access to the biliary tree after Roux-en-Y gastric bypass. *Obes Surg.* 2007;17:416–419. [PMID: 17546853]

Pai RD, Carr-Locke DL, Thompson CC. Endoscopic evaluation of the defunctionalized stomach by using ShapeLock technology (with video). *Gastrointest Endosc.* 2007;66:578–581. [PMID: 17725949]

Thompson CC, Carr-Locke DL, Saltzman J, et al. Per oral repair of staple-line dehiscence in roux-en-Y gastric bypass: a less invasive approach. Presented at the 45th annual meeting of the Society for Surgery of the Alimentary Tract, 2004.

Thompson C, Robinson MK, Lautz D. FACS. Enteroscopic diagnosis of internal hernia after roux-en gastric bypass, a case study. Presented at the annual meeting of the Society of American Gastrointestinal and Endoscopic Surgeons, 2006.

Thompson CC, Slattery J, Bundga ME, et al. Peroral endoscopic reduction of dilated gastrojejunal anastomosis after Roux-en-Y gastric bypass: a possible new option for patients with weight regain. *Surg Endosc.* 2006;20:1744–1748. [PMID: 17024527]

RESULTADOS A LONGO PRAZO DE CIRURGIA BARIÁTRICA

Os procedimentos cirúrgicos atuais de perda de peso estão associados a perda de peso significativa e resolução de doenças relacionadas com o peso. O estudo sueco Swedish Obese Subjects (SOS), que examinou a redução do peso, a redução dos fatores de risco cardiovascular e a mortalidade durante um período de 10 anos, é provavelmente o estudo mais conhecido de resultado da cirurgia bariátrica. Nele, 2.010 pacientes obesos submetidos à cirurgia bariátrica foram contemporaneamente comparados com 2.037 indivíduos obesos controles que receberam tratamento não cirúrgico. Os pacientes foram acompanhados por até 15 anos, e os pesquisadores descobriram que a perda de peso de todos aqueles submetidos à cirurgia foi significativamente maior em comparação com o observado nos pacientes de controles (Figura 19-4). Pacientes com GBP perderam 32% do peso corporal inicial com 1 ano, que foi mantido em um nível de 28% de perda do peso corporal inicial em 15 anos. Os pacientes com banda perderam menos do que os pacientes de GBP, mas ainda uma quantidade significativa: 21% do peso corporal inicial na marca de 1 ano e 13% na marca de 15 anos após a intervenção cirúrgica. Em contrapartida, pacientes convencionalmente tratados essencialmente não apresentaram nenhuma alteração de peso nos 15 anos de estudo.

Quando os pacientes cirúrgicos no estudo SOS foram comparados com os pacientes de controle, uma melhora acentuada, estatisticamente significativa, foi observada no perfil lipídico, diabetes, hipertensão e hiperuricemia, bem como uma diminuição no risco de desenvolver essas condições, se não presente no momento da cirurgia. Os autores concluíram que, em comparação com o tratamento convencional não cirúrgico, a cirurgia bariátrica resulta em perda de peso a longo prazo, estilo de vida melhorado e melhora de uma variedade de fatores de risco cardiovascular.

Outros também relataram achados positivos semelhantes àqueles do estudo SOS. Por exemplo, Dixon *et al.* randomizaram pacientes para o tratamento com BGSAL ou não cirúrgico e descobriram que não só a perda de peso foi maior no grupo cirúrgico, mas 76% dos pacientes cirúrgicos também tiveram completa resolução de diabetes em comparação com 15% para o grupo não cirúrgico. Outros demonstraram que os efeitos benéficos da cirurgia de perda de peso estendem-se a fatores de risco não cardíacos, como gravidez e resultados neonatais em mulheres obesas que se submetem à cirurgia bariátrica antes de engravidar. Maggard *et al.* realizaram uma meta-análise de 147 estudos publicados comparando tratamento cirúrgico com não cirúrgico. Eles concluíram que "a cirurgia é mais eficaz do que o tratamento não cirúrgico para perda de peso e controle de algumas comorbidades em pacientes com um IMC de 40 kg/m^2 ou superior".

O impacto do tratamento cirúrgico da obesidade não é apenas limitado à redução de comorbidades. O estudo SOS encontrou uma redução significativa (29%) em morte em pacientes submetidos à cirurgia em comparação com indivíduos convencionalmente tratados. Em outro estudo, Adams *et al.* avaliaram o risco de mortalidade em 7.925 pacientes com *bypass* gástrico em comparação com 7.925 pacientes de controle pareados por idade, sexo e IMC. A mortalidade a longo prazo ajustada no grupo de cirurgia diminuiu em 40% em comparação com os do grupo controle.

Uma pergunta final sobre a utilização de cirurgia para tratar obesidade mórbida é o custo financeiro. Podemos nós, como uma nação, pagar para oferecer tal tratamento, dado o elevado número de pacientes que, potencialmente, qualificam-se para a cirurgia? É claro que os custos iniciais para cuidados de saúde para os indivíduos obesos que se submetem à cirurgia são mais elevados do que os custos para os indivíduos obesos que recebem tratamentos não cirúrgicos ou que ficam sem tratamento. No entanto, três anos após a cirurgia, os custos de saúde de pacientes cirúrgicos são menores do que os de pacientes que não se submetem à cirurgia

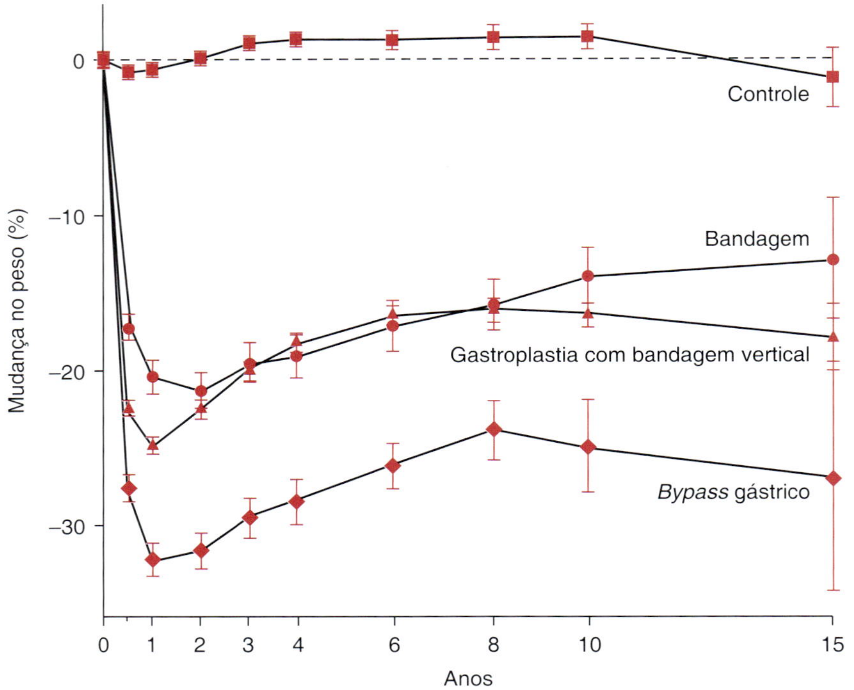

Nº examinado									
Controle	2.037	1.768	1.660	1.553	1.490	1.281	982	886	190
Bandagem	376	363	357	328	333	298	267	237	52
Gastroplastia de bandagem vertical	1.369	1.298	1.244	1.121	1.086	1.004	899	746	108
Bypass gástrico	265	245	245	211	209	166	92	58	10

▲ **Figura 19-4.** Porcentagem média de perda de peso em indivíduos controle *versus* pacientes submetidos a *bypass* gástrico, gastroplastia com banda e bandagem gástrica ajustável no estudo Swedish Obese Subjects (SOS). (Dados de Sjöström L, Narbro K, Sjöström CD, et al; Swedish Obese Subjects Study. Effects of bariatric surgery on mortality in Swedish obese subjects. *N Engl J Med.* 2007;357:741–752).

de obesidade. Durante um período de cinco anos, o número de internações, o total de dias de hospitalização, consultas médicas e custos de prescrição são menores em indivíduos obesos tratados cirurgicamente. Isso está associado a uma redução de até 25% nos custos dos cuidados de saúde nesses indivíduos comparados com pacientes obesos que receberam tratamento não cirúrgico ou nenhum tratamento para a sua condição de peso. Assim, a cirurgia bariátrica também é custo-efetiva em comparação com os tratamentos não cirúrgicos.

Embora faça sentido intuitivo que a perda de peso maciça leve à melhora da saúde e à redução da mortalidade, o mecanismo pelo qual a cirurgia exerce os seus efeitos salutares ainda tem de ser totalmente identificado. Uma teoria é que a cirurgia tem um efeito benéfico sobre os mediadores inflamatórios associados à obesidade. Os trabalhos iniciais sugeriram que mediadores inflamatórios, tais como a angiotensina, fator β de crescimento transformador, fator α de necrose tumoral e interleucina-6 são todos elevados na obesidade. Esses mediadores podem, em parte, levar ao desenvolvimento de vários fatores de risco cardiovasculares, como hipertensão, diabetes, dislipidemia e fenômenos tromboembólicos. A cirurgia para perda de peso está associada à redução desses fatores, possivelmente mediante redução de massa de adipócitos e, portanto, pode ser o mecanismo pelo qual a cirurgia para perda de peso reduz de maneira tão eficaz o risco cardiovascular e prolonga a vida. Claramente, muito mais estudos são necessários para examinar como a perda de peso em geral, e a cirurgia da obesidade em particular, melhora o resultado. No entanto, nessa altura, há evidências bastante fortes a favor da cirurgia para o tratamento de indivíduos gravemente obesos em comparação com esforços prolongados no tratamento não cirúrgico.

Adams TD, Gress RE, Smith SC, et al. Long-term mortality after gastric bypass surgery. *N Engl J Med.* 2007;357:753–761. [PMID: 17715409]

Cottam DR, Mattar SG, Barinas-Mitchell E, et al. The chronic inflammatory hypothesis for the morbidity associated with morbid obesity: implications and effects of weight loss. *Obes Surg.* 2004;14:589–600. [PMID: 15186624]

Dixon JB, Dixon ME, O'Brien PE. Birth outcomes in obese women after laparoscopic adjustable gastric banding. *Obstet Gynecol.* 2005;106:965–972. [PMID: 1626013]

Dixon JB, O'Brien PE, Playfair J, et al. Adjustable gastric banding and conventional therapy for type 2 diabetes: a randomized controlled trial. *JAMA.* 2008;299:316–323. [PMID: 18212316]

Maggard MA, Shugarman LR, Suttorp M, et al. Meta-analysis: surgical treatment of obesity. *Ann Intern Med.* 2005;142:547–559. [PMID: 15809466]

Patel JA, Colella JJ, Esaka E, et al. Improvement in infertility and pregnancy outcomes after weight loss surgery. *Med Clin North Am.* 2007;91:515–528. [PMID: 17509393]

Ramos EJ, Xu Y, Romanova I, et al. Is obesity an inflammatory disease? *Surgery.* 2003;134:329–335. [PMID: 12947337]

Sampalis JS, Liberman M, Auger S, et al. The impact of weight reduction surgery on health-care costs in morbidly obese patients. *Obes Surg.* 2004;14:939–947. [PMID: 15329183]

Sjöström L, Lindroos AK, Peltonen M, et al. Lifestyle, diabetes, and cardiovascular risk factors 10 years after bariatric surgery. *N Engl J Med.* 2004;351:2683–2693. [PMID: 15616203]

Sjöström L, Narbro K, Sjöström D, et al; Swedish Obese Subjects Study. Effects of bariatric surgery on mortality in Swedish obese subjects. *N Engl J Med.* 2007;357:741–752. [PMID: 17715408]

RECOMENDAÇÕES & ADVERTÊNCIAS

A cirurgia para perda de peso é o tratamento de escolha para indivíduos apropriadamente selecionados que têm obesidade classe II com condições comórbidas relacionadas com o peso e pacientes com obesidade classe III, com ou sem comorbidades. Vários procedimentos cirúrgicos concebidos para o tratamento de indivíduos obesos e procedimentos atuais são muito eficazes na indução de perda de longa duração. No entanto, os pacientes requerem uma avaliação cuidadosa, abrangente, antes de prosseguir com esse tratamento para minimizar os riscos cirúrgicos e justificar um tratamento tão invasivo. Em indivíduos adequadamente selecionados, a cirurgia bariátrica está associada a redução de riscos cardiovasculares e outros riscos relacionados com peso, redução da mortalidade e de custos de cuidados de saúde, tornando essa cirurgia adequada nesse grupo de indivíduos até que tratamentos de perda de peso igualmente ou mais eficazes sejam desenvolvidos.

Má absorção intestinal

20

Jerry S. Trier, MD

CRITÉRIOS DE DIAGNÓSTICO

- Doença celíaca — lesão da mucosa do intestino delgado típica, embora não específica, teste antitransglutaminase tecidual (anti-tTGA) ou teste de anticorpos antiendomísio (anti-EMA) positivo e resposta e clínica para retirada do glúten.
- Espru tropical — exposição geográfica adequada; exclua outras doenças da mucosa (p. ex., doença celíaca e infecções por protozoários), exclua supercrescimento bacteriano do intestino delgado e avalie a resposta aos antibióticos e folato.
- Gastroenterite eosinofílica — demonstração histológica de aumento da infiltração eosinofílica da mucosa ou mural gástrica, intestinal ou do cólon ou ascite eosinofílica.
- Mastocitose sistêmica — demonstração de aumento de mastócitos da mucosa (> 20 por campo de grande aumento) no estômago, intestino delgado, cólon, triptase sérica elevada.
- Enterite por radiação — história de radiação com telangiectasias da mucosa, endarteriolite obliterante, fibrose e estreitamentos; supercrescimento bacteriano no intestino delgado pode desenvolver-se.
- Doença de Whipple — demonstra *Tropheryma whipplei* e macrófagos positivos para ácido periódico de Schiff na mucosa intestinal ou de outro tecido.
- Supercrescimento bacteriano do intestino delgado — documenta evidência de má absorção, teste respiratório positivo (lactulose, glucose), resposta aos antibióticos.
- Síndrome do intestino curto — história de ressecção do intestino delgado e confirmação por imagem (série do intestino delgado de contraste de bário ou enterografia por tomografia computadorizada).
- Linfangiectasia intestinal — hipoproteinemia, linfopenia, evidências de enteropatia com perda de proteína, aumento da perda fecal de α_1-antitripsina.

Considerações gerais

Normalmente, o trato gastrointestinal humano digere e absorve nutrientes da dieta com notável eficiência. Uma dieta ocidental típica ingerida por um adulto inclui aproximadamente 100 g de gordura, 400 g de carboidratos, 100 g de proteína, 2 L de líquidos, além de sódio, potássio, cloreto, cálcio, vitaminas e outros elementos. Secreções salivares, gástricas, intestinais, hepáticas e pancreáticas adicionam mais 7–8 L de líquido contendo proteínas, lipídeos e eletrólitos ao conteúdo intestinal. Essa carga maciça é reduzida pelos intestinos delgado e grosso para menos de 200 g de fezes que contêm menos de 8 g de gordura, 1–2 g de nitrogênio e menos de 20 mM cada de Na^+, K^+, Cl^-, HCO_3^-, Ca^{2+} ou Mg^{2+}.

Se houver insuficiência de qualquer das muitas etapas envolvidas no complexo processo de digestão e absorção de nutrientes, pode surgir má absorção intestinal. Se a anomalia envolver uma única etapa no processo de absorção, tal como na deficiência primária de lactase, ou se o processo da doença for limitado ao intestino delgado muito proximal, pode ocorrer *má absorção seletiva* de apenas um nutriente específico (ferro ou folato). No entanto, a *má absorção generalizada* de vários nutrientes dietéticos desenvolve-se quando o processo da doença é extenso, perturbando assim vários processos digestivos e de absorção, tal como ocorre na doença celíaca com amplo envolvimento do intestino delgado.

Patogênese

Muitos autores classificam doenças associadas à má absorção em três categorias principais: (1) as associadas a digestão intraluminal, (2) as que estão associadas a digestão da mucosa danificada e absorção, e (3) aquelas relacionadas com o transporte comprometido de nutrientes pós-mucosa (Tabela 20-1). Na verdade, esses são os principais mecanismos de absorção intestinal e algumas patologias encaixam-se perfeitamente nessas categorias específicas. Por exemplo, a distribuição comprometida de lipase pancreática, proteases e bicarbonato na insuficiência pancreática e a deficiência

Tabela 20-1. Classificação das causas de má absorção intestinal.

1. Doenças em que o comprometimento da digestão intraluminal é dominante
- Doenças pancreáticas (Capítulo 26)
- Doença hepatobiliar
- Má absorção pós-gastrectomia

2. Doenças em que o comprometimento da digestão, absorção e transporte da mucosa é dominante
- Doença celíaca
- Espru refratário
- Doença do intestino delgado imunoproliferativa (DIDIP) e linfoma
- Espru tropical
- Gastroenterite eosinofílica
- Mastocitose sistêmica
- Enterite por radiação
- Amiloidose
- Doença de Whipple
- Doença de Crohn (Capítulo 3)
- Abetalipoproteinemia
- Infestações parasitárias
- Intolerância aos carboidratos

3. Doenças e síndromes nas quais tanto comprometimento da digestão intraluminal como da função da mucosa são frequentemente cirúrgicas
- Supercrescimento bacteriano intestinal
- Síndrome do intestino curto
- Gastrinoma (síndrome de Zollinger-Ellison)

4. Doenças ou síndromes em que o comprometimento do transporte pós-mucosa é dominante
- Linfangiectasia intestinal primária
- Linfangiectasia intestinal secundária

de distribuição de secreções hepatobiliares, nomeadamente sais biliares na obstrução biliar, na luz intestinal podem resultar em má digestão intraluminal profunda e podem induzir a má absorção, especialmente esteatorreia. Em doenças, como abetalipoproteinemia ou deficiência em lactase, na qual a patologia evidente limita-se à mucosa intestinal, a deficiência na digestão ou absorção da mucosa, ou em ambas, produz má absorção de nutrientes. O comprometimento da drenagem linfática intestinal, quer decorrente de obstrução primária ou secundária pós-mucosa dos vasos linfáticos intestinais, resulta em prejuízo da absorção de gordura e perda de proteína fecal.

No entanto, essa classificação de doenças de má absorção tem suas limitações; embora um mecanismo possa dominar em qualquer doença, em muitos casos, outros contribuem. Por exemplo, na síndrome do intestino curto, a redução acentuada das hidrolases na superfície da mucosa e borda em escova resulta em comprometimento da absorção e digestão da mucosa, mas se o íleo estiver ausente, a deficiência de sais biliares resulta em digestão intraluminal comprometida; no supercrescimento bacteriano no intestino delgado, bactérias prejudicam a digestão intraluminal lipídica, mas também danificam as hidrolases da borda em escova e podem induzir inflamação da mucosa significativa, prejudicando a digestão e absorção da mucosa; na doença de Whipple, a infiltração da mucosa por macrófagos e *T. whipplei* diminuem a absorção da mucosa, mas o envolvimento de linfonodos mesentéricos e retroperitoneais pode produzir obstrução linfática, prejudicando a distribuição pós-mucosa e a distribuição sistêmica de lipídeos dietéticos absorvidos.

▶ Achados clínicos (Tabela 20-2)

A. Sinais e sintomas

1. Manifestações gastrointestinais — Dependendo da natureza do processo de doença que provoca a sua má absorção e extensão, os sintomas gastrointestinais podem variar desde grave até sutil ou podem até mesmo estar totalmente ausentes. Diarreia, perda de peso, flatulência, distensão abdominal, cólicas abdominais e dor podem estar presentes. Embora a diarreia seja uma queixa comum, o caráter e a frequência das fezes podem variar consideravelmente, de mais de 10 dejeções líquidas por dia até menos de uma dejeção volumosa pegajosa; essa última faz com que alguns pacientes reclamem de obstipação. Por outro lado, a massa de fezes é invariavelmente aumentada acima do normal de 150–200 g/dia em pacientes com má absorção generalizada e significativa esteatorreia. Não só os nutrientes não absorvidos contribuem para a massa fecal, mas a secreção hidroeletrolítica da mucosa também é aumentada em doenças associadas a inflamação da mucosa, como doença celíaca. Além disso, ácidos graxos não absorvidos convertidos em hidroxiácidos graxos pela flora do cólon, bem como ácidos biliares não absorvidos, prejudicam a absorção e induzem a secreção de água e eletrólitos pelo cólon, adicionando massa fecal.

A perda de peso é comum entre pacientes com má absorção intestinal significativa, mas deve ser avaliada no contexto de ingestão calórica. Alguns pacientes compensam a perda fecal de nutrientes não absorvidos aumentando significativamente sua ingestão oral. Levantar cuidadosamente o histórico dietético de pacientes com suspeita de má absorção é, portanto, crucial.

Flatos excessivos e inchaço abdominal podem refletir produção de gás excessiva decorrente da fermentação de carboidratos não absorvidos, sobretudo entre pacientes com deficiência primária ou secundária de dissacaridases. Má absorção de nutrientes da dieta e secreção excessiva de líquido por inflamação do intestino delgado também contribuem para a distensão abdominal e inchaço.

Tabela 20-2. Achados clínicos na má absorção intestinal.

Sistema orgânico	Manifestação clínica	Causa
Trato gastrointestinal	Diarreia	Má absorção de nutrientes; secreção do intestino delgado de líquidos e eletrólitos; ação de ácidos biliares não absorvidos e hidroxiácidos graxos na mucosa do cólon
	Perda de peso	Má absorção de nutrientes; redução da ingestão dietética
	Flato	Fermentação bacteriana de carboidratos dietéticos não absorvidos
	Dor abdominal	Distensão do intestino, espasmo muscular, envolvimento seroso e peritoneal por processo de doença
	Glossite, estomatite, quilosite	Deficiência de ferro, riboflavina, niacina
Sistema hematopoiético	Anemia, microcítica	Deficiência de ferro, piridoxina
	Anemia, macrocítica	Deficiência de folato, vitamina B_{12}
	Sangramento	Deficiência de vitamina K
Sistema musculoesquelético	Doença óssea osteopênica	Má absorção de cálcio, vitamina D
	Osteoartropatia	Não conhecida
	Tétano	Deficiência de cálcio, magnésio e vitamina D
Sistema endócrino	Amenorreia, impotência, infertilidade	Má absorção e má nutrição generalizada
	Hiperparatireoidismo secundário	Deficiência de cálcio e vitamina D prolongada
Pele	Púrpura	Deficiência de vitamina K
	Hiperceratose folicular e dermatite	Deficiência de vitamina A, zinco, ácidos graxos essenciais, niacina
	Edema	Enteropatia perdedora de proteína, má absorção de proteína dietética
	Hiperpigmentação	Hipopituitarismo secundário e insuficiência suprarrenal
	Erupção vesicular	Dermatite herpetiforme
Sistema nervoso	Xeroftalmia, cegueira noturna	Deficiência de vitamina A
	Neuropatia periférica	Deficiência de vitamina B_{12}, tiamina

A prevalência, a gravidade e o caráter da dor abdominal variam consideravelmente entre os diversos processos de doença associados a má absorção intestinal. Por exemplo, a dor é comum em pacientes com pancreatite crônica ou câncer de pâncreas e doença de Crohn, mas está ausente em muitos pacientes com doença celíaca ou má absorção de pós-gastrectomia.

2. Manifestações extraintestinais — Um número substancial de pacientes com má absorção intestinal apresenta inicialmente sintomas ou alterações laboratoriais que apontam para outros sistemas orgânicos, na ausência ou ofuscamento de sintomas referíveis ao trato gastrointestinal (Tabela 20-2). Por exemplo, há uma crescente evidência epidemiológica de que mais pacientes com doença celíaca apresentam anemia e doença óssea osteopênica na ausência de sintomas gastrointestinais significativos do que apresentam sintomatologia gastrointestinal clássica. Anemia microcítica, macrocítica ou dimórfica pode refletir comprometimento da absorção de ferro, ácido fólico ou vitamina B_{12}. Púrpura, hemorragia subconjuntival ou mesmo sangramento franco podem refletir hipoprotrombinemia secundária a má absorção de vitamina K. Doença óssea osteopênica é comum, especialmente na presença de esteatorreia. A absorção deficiente de cálcio e vitamina D e quelação de cálcio por ácidos graxos não absorvidos que resultam em perda fecal de cálcio podem contribuir. Se a deficiência de cálcio for prolongada, pode haver desenvolvimento de hiperparatireoidismo secundário. Má nutrição prolongada pode induzir amenorreia, infertilidade e impotência. Edema e até mesmo ascite pode refletir hipoproteinemia associada a enteropatia perdedora de proteínas provocada pela obstrução linfática ou inflamação extensa da mucosa. Dermatite e neuropatia periférica podem ser causadas pela má absorção de vitaminas ou micronutrientes específicos e ácidos gordurosos essenciais.

Bernstein CN, Leslie WD, Leboff MS. AGA technical review on osteoporosis in gastrointestinal disease. *Gastroenterology.* 2003;124:795–841. [PMID: 12612917]

Fine KD, Schiller LR. AGA technical review on the evaluation and management of chronic diarrhea. *Gastroenterology.* 1999;116:1464–1486. [PMID: 10348832]

B. Exames laboratoriais e de imagem (Tabela 20-3)

1. Exames de fezes — Descrições de evacuações por pacientes são subjetivas e muitas vezes imprecisas. Portanto, a inspeção cuidadosa das fezes pelo médico é um componente importante da avaliação de má absorção. Fezes esteatorreicas podem ser soltas ou formadas, mas geralmente são pálidas, gordurosas, muitas vezes volumosas e têm um odor de ranço característico. A coloração de Sudan de uma amostra de fezes pequena para gordura é um teste de triagem simples e útil para esteatorreia. Embora alguma gordura esteja presente nas fezes normais, o número e tamanho das gotículas de gordura são acentuadamente aumentados se houver esteatorreia substancial. A determinação quantitativa de gordura em um *pool* de coleta de fezes de 48 ou 72 horas, embora difícil, continua sendo o exame definitivo para esteatorreia. Idealmente, o paciente deve ser colocado sob uma dieta com 80–100 g de gordura por 1–2 dias antes de a coleta das fezes ser iniciada e manter essa ingestão durante o período de coleta. Gordura não absorvível, como óleo mineral, Olestra e supositórios à base de gordura, deve ser evitada. A coleta deve ser refrigerada até o momento do exame para minimizar o metabolismo bacteriano de ácidos graxos de cadeia longa. Excreção de mais de 7–8% de ingestão de gordura conota esteatorreia. A coleta deve ser pesada, de modo que a concentração de gordura das fezes possa ser calculada; uma concentração de gordura nas fezes de mais de 9,5% sugere má digestão intraluminal, ao passo que uma concentração de gordura nas fezes < 9,5% sugere doença das mucosas, pois a secreção de líquido intestinal e má absorções de outros nutrientes diluem a gordura das fezes nessa última situação.

As medições da enzima pancreática, elastase, nas fezes examinada com uso de ensaio imunoabsorvente monoclonal ou policlonal ligado às enzimas (ELISA) é útil para detectar deficiência exócrina pancreática grave, mas o seu papel na detecção de doença mais leve é limitado devido à sua falta de sensibilidade. O teste de estimulação de secretina/colecistocinina, embora difícil e raramente realizado atualmente, continua sendo o padrão-ouro para a detecção de insuficiência pancreática (Capítulo 26).

As amostras de fezes devem ser avaliadas para ovos e parasitas e para antígenos específicos do parasita em pacientes com suspeita de má absorção, especialmente se a diarreia estiver presente. Várias doenças causadas por protozoários, incluindo criptosporidiose, giardíase, microsporidiose e infecção por *Isospora belli* podem produzir má absorção significativa.

Bo-Linn GW, Fordtran JS. Fecal fat concentration in patients with steatorrhea. *Gastroenterology.* 1984;87:318–322. [PMID: 6735076]

Simko V. Fecal fat microscopy. Acceptable predictive value in screening for steatorrhea. *Am J Gastroenterol.* 1981;75:204–208. [PMID: 7234842]

2. Exames de sangue — Anomalias nos elementos formados do sangue periférico são bastante comuns em pacientes com doenças que produzem má absorção. Anemia é comum. Lesões difusas do intestino proximal como ocorre na doença celíaca ou doença de Whipple interferem na absorção de ferro e na absorção de folato resultando em anemia microcítica (deficiência de ferro ou perda de sangue), macrocítica (deficiência de folato ou B_{12}) ou dimórfica (deficiência combinada de ferro e folato). Ressecção do íleo ou doença ileal grave, bem como supercrescimento bacteriano intraluminal e, raramente, insuficiência exócrina pancreática grave, interferem na absorção de vitamina B_{12} e podem produzir anemia macrocítica. Concomitantemente, a saturação de ferro sérico, os níveis de ferritina sérica, ferro, folato e B_{12} são diminuídos. A anemia normocítica pode refletir perda de sangue aguda ou subaguda, como pode ocorrer na doença de Crohn, no linfoma de intestino ou na doença de Whipple. A leucocitose periférica é incomum, mas a contagem diferencial pode revelar eosinofilia na enterite eosinofílica ou algumas doenças parasitárias ou linfopenia profunda em pacientes com linfangiectasia intestinal. Trombocitose, se presente, pode refletir hipoesplenismo, que ocorre em alguns adultos com doença celíaca.

Uma série de outros produtos químicos no sangue e sorologia pode ser anormal e pode fornecer indícios de que há má absorção e, em alguns casos, ajudar a definir um diagnóstico específico. O caroteno sérico baixo e colesterol são indicadores inespecíficos de má absorção de gordura, mas o caroteno sérico também reflete amplamente a ingestão dietética recente de caroteno. Baixo cálcio sérico em pacientes com má absorção pode refletir absorção precária na doença da mucosa,

Tabela 20-3. Exames laboratoriais úteis na avaliação de má absorção intestinal.

Exame	Digestão intraluminal comprometida	Doença da mucosa	Obstrução linfática	Limitações
Gordura nas fezes (qualitativa, quantitativa)	Aumentada (concentração em geral > 9,5%)	Aumentada (concentração em geral < 9,5%)	Aumentada	Resultado falso-negativo se ingestão inadequada de gordura dietética ou ingestão recente de bário; resultado falso-positivo com ingestão de óleo de castor ou óleo mineral
Elastase das fezes	Baixa em insuficiência exócrina pancreática moderada a grave	Pode ser baixa devido a diluição	Geralmente normal	Baixa especificidade para doença pancreática se doença do intestino delgado estiver presente
Ovos e parasitas nas fezes e antígenos parasitários específicos	Pode ser positivo na colangiografia biliar parasítica	Pode ser diagnóstica *Giardia, Isospora,* criptosporidia, microsporidia, tênia	Negativo	Resultado falso-negativo pode ocorrer, se ingestão de bário recente
Caroteno sérico	Reduzido	Reduzido	Reduzido	Valores baixos podem ocorrer em indivíduos normais que ingerem pouco caroteno na dieta
Colesterol sérico	Reduzido	Reduzido	Reduzido	Pode ser normal ou aumentado em pacientes com anormalidade na lipoproteína não tratada
Albumina sérica	Geralmente normal, exceto com supercrescimento bacteriano	Frequentemente reduzido	Frequentemente reduzido	Hipoalbuminemia pode refletir comprometimento da síntese na doença hepática
Atividade de protrombina	Reduzida se grave	Reduzida se grave	Reduzida se grave	Também pode ser reduzida na doença hepática mas vitamina K parenteralmente administrada deve induzir normalização, se causada por má absorção
Cálcio sérico	Geralmente normal, se pâncreas for a causa	Reduzido	Reduzido	Pode refletir hipoalbuminemia
Vitamina D 25 OH sérica	Reduzida	Reduzida	Reduzida	
Ferro sérico	Normal	Frequentemente reduzido	Normal	
Folato sérico	Normal	Frequentemente reduzido	Normal	
Absorção de xilose	Normal, exceto com supercrescimento bacteriano	Anormal, a menos que doença restrita a intestino delgado distal	Normal	Requer esvaziamento gástrico e função renal normais
Absorção de lactose (teste de tolerância a lactose ou hidrogênio na expiração após carga de lactose)	Normal, exceto em alguns casos de supercrescimento bacteriano	Aumento na glicose plasmática < 20 mg/dL; aumento no H_2 expirado > 20 ppm acima do momento basal em jejum	Normal	Pode ser anormal em todas as categorias se paciente tiver deficiência primária de lactase intestinal; requer esvaziamento gástrico normal
Absorção de vitamina B_{12} (teste de Schilling)	Redução do supercrescimento bacteriano e insuficiência pancreática exócrina	Reduzida na doença ileal extensa	Normal	Requer boa função renal
Teste de hidrogênio expirado com lactulose e glicose	Surgimento precoce de H_2 na respiração em supercrescimento bacteriano	Normal	Normal	Requer esvaziamento gástrico normal; resultados falsos-positivos podem ocorrer em pacientes com transito do intestino delgado rápido
Testes de estimulação de secretina/colecistocinina	Anormal na insuficiência exócrina pancreática crônica	Normal	Normal	Sensibilidade relativamente baixa, trabalhosa
Anticorpo antitransglutaminase tecidual de IgA e antiendomisial de IgA	Ausente	Presente na doença celíaca	Ausente	Sensibilidade mais baixa em lactentes e todas as idades na doença leve, resultados falsos-negativos na deficiência de IgA
Biópsia intestinal endoscópica	Normal, exceto em supercrescimento bacteriano grave	Frequentemente anormal	Frequentemente anormal	Pode negligenciar doença irregular da mucosa
Enteroscopia com cápsula enteroscópica	Geralmente normal	Frequentemente anormal	Frequentemente anormal	Muito trabalhoso, não pode ser feita biópsia das lesões, pode obstruir intestino estreitado

formação intraluminal de sabões de cálcio insolúveis por interação com ácidos graxos não absorvidos, bem como deficiência de vitamina D coexistente, resultando em perda fecal de cálcio. O cálcio sérico baixo pode também acompanhar hipoalbuminemia, sobretudo em pacientes com doença das mucosas ou linfangiectasia, causando perda de proteína entérica exsudativa. O tempo de protrombina pode ser prolongado pois a vitamina K é lipossolúvel, mas na ausência de doença do fígado, a razão normalizada internacional (INR) deve normalizar após reposição intravenosa de vitamina K. Os níveis de antitransglutaminase tecidual da imunoglobulina A (IgA) ou anticorpo antiendomísio IgA, ou ambos, devem ser obtidos se houver suspeita de doença celíaca.

3. Testes específicos de absorção oral e testes de respiração — Onde disponível, o teste de absorção de D-xilose pode ajudar a diferenciar a má absorção causada por doença da mucosa do intestino delgado decorrente de má absorção da digestão intraluminal deficiente ou da obstrução linfática. Esse açúcar pentose não requer processamento intraluminal e é absorvido pela difusão facilitada. Após a administração de uma dose de 25 g por via oral a um paciente bem hidratado, 5 g ou mais são normalmente excretados na urina ao longo de 5 horas e os níveis no sangue devem atingir 25 mg/dL 2 horas após a dose de teste. A excreção urinária baixa e os níveis sanguíneos sugerem doença da mucosa do intestino delgado proximal, como doença celíaca. No entanto, o teste tem limitações significativas. É dependente de esvaziamento gástrico normal e função renal normal; o esvaziamento gástrico tardio diminuirá tanto a excreção de xilose na urina como os níveis de xilose no sangue, dando um resultado potencialmente falso-positivo; a insuficiência renal comprometida reduzirá a excreção de xilose na urina mas não os níveis sanguíneos de xilose em face de esvaziamento gástrico normal. Ascite e edema podem resultar em sequestração de xilose absorvida e produzir um resultado falso-positivo. Além disso, em pacientes com supercrescimento bacteriano no intestino delgado proximal, o teste de absorção de xilose pode ser positivo à medida que algumas espécies de bactérias metabolizam xilose.

Para a triagem de lactase intestinal ou, menos comumente, deficiência de sacarase, a excreção de hidrogênio da respiração ou glicose no sangue podem ser medidas após uma dose de teste administrada por via oral de lactose ou sacarose. A determinação da excreção de hidrogênio da respiração praticamente suplantou a medição da glicemia durante o teste para a deficiência de lactase por causa de sua simplicidade e porque não é necessária a punção venosa. Se a lactose for mal absorvida, ela trafega para o intestino delgado distal onde a flora bacteriana metaboliza o hidrogênio liberador de açúcar, que é excretado pelos pulmões e pode ser facilmente medido na respiração. Depois de uma dose de teste de 2 g/kg (25 g no máximo), um aumento de menos de 10 partes por milhão (PPM) é normal, enquanto um aumento para 20 PPM sugere deficiência de lactase. As limitações incluem esvaziamento gástrico comprometido, doença pulmonar crônica, uso recente de antibióticos ou ausência de bactérias produtoras de hidrogênio, resultando numa diminuição da excreção de hidrogênio no ar expirado, potencialmente dando origem a resultados falsamente negativos. Por outro lado, o supercrescimento bacteriano no intestino delgado proximal pode levar a um resultado falso-positivo, causando liberação de hidrogênio antes de o açúcar poder ser normalmente absorvido. Níveis de enzima dissacaridases também podem ser medidos, de modo direto, bioquimicamente se houver tecido de biópsia da mucosa fresco disponível para essa finalidade; no entanto, atualmente isso raramente é realizado em ambiente clínico. É importante enfatizar que nem testes de absorção oral nem testes de respiração com hidrogênio, nem medições diretas de enzimas dissacaridases nos tecidos da mucosa, distinguem a deficiência de enzima primária da deficiência de enzima secundária causada por outros processos de doença que danificam a mucosa do epitélio do intestino delgado.

Vários substratos foram utilizados em testes de respiração para a triagem de supercrescimento bacteriano intraluminal do intestino delgado, incluindo ^{14}C-xilose, glicose e lactulose. Em todos os casos, a presença de bactérias no intestino delgado proximal deve resultar em metabolismo bacteriano rápido dos açúcares e, portanto, surgimento na respiração de $^{14}CO_2$ após ^{14}C-xilose e de hidrogênio após glicose, bem como níveis máximos de hidrogênio expirado inicial após administração de lactulose. Em circunstâncias normais, a lactulose não é metabolizada até atingir a flora ileal e colônica distal, resultando em níveis máximos de hidrogênio tardios, ao passo que glicose e xilose são totalmente absorvidas no intestino proximal antes que haja oportunidade para metabolismo bacteriano. Todos os três testes têm limitações significativas. Esvaziamento gástrico tardio, trânsito rápido do intestino delgado, ausência de flora colônica produtora de hidrogênio e doença pulmonar significativa reduzem a sensibilidade ou especificidade, quando comparadas com o padrão-ouro para o diagnóstico de supercrescimento bacteriano intraluminal, ou seja, cultura quantitativa de um aspirado de conteúdo intraluminal jejunal proximal.

Abdelshaheed NN, Goldberg DM. Biochemical tests in diseases of the intestinal tract: their contribution to diagnosis, management, and understanding the pathophysiology of specific disease states. *Crit Rev Clin Lab Sci.* 1997;34:141–223. [PMID: 9143817]

Craig RM, Ehrenpreis ED. D-xylose testing. *J Clin Gastroenterol.* 1999;29:143–150. [PMID: 10478874]

Thomas PD, Forbes A, Green J, et al. Guidelines for the investigation of chronic diarrhoea, 2nd edition. *Gut.* 2003;52(Suppl 5): 1–15. [PMID: 12801941]

4. Exames de imagem — Vários exames de imagem estão disponíveis para ajudar a esclarecer a natureza da doença pancreática e hepatobiliar que pode causar ou contribuir para a má absorção intestinal. Colangiopancreatografia retrógrada endoscópica (CPRE), colangiopancreatografia por ressonância magnética (CPRM), tomografia computadorizada (TC) de abdome, ressonância magnética (RM) abdominal e ultrassonografia abdominal e endoscópica são alguns deles e foram abordados, com detalhes, no Capítulo 9.

Durante muitos anos, os exames convencionais com contraste de bário do intestino delgado foram o padrão para a avaliação da estrutura macroscópica do intestino delgado em caso de má absorção suspeita ou comprovada. No entanto, tanto a sensibilidade como a especificidade da série convencional com contraste do intestino delgado são baixas. Sensibilidade, especialmente para a detecção de lesões focais, pode ser melhorada com a utilização de enteróclise de duplo contraste realizada por instilação de bário e carboximetil celulose na luz duodenal e fluoroscopicamente após o material de contraste enquanto transita pelo intestino delgado. No entanto, enteróclise é trabalhosa e resulta numa exposição substancial do paciente à radiação. Mais recentemente, a enterografia por tomografia computadorizada (CTE), quando disponível, é muito promissora para detectar pequenas alterações intestinais. A CTE é realizada com a ingestão de um grande volume de material de contraste neutro após o qual as imagens tanto sagitais como transversais são obtidas. Essa técnica tem sido especialmente útil na avaliação dos pacientes com doença de Crohn e também é útil para avaliar o comprimento do intestino delgado remanescente em pacientes após grandes ressecções intestinais e na detecção de anormalidades focais, como a estenose intestinal e neoplasias, incluindo o linfoma. A enterografia por ressonância magnética, embora menos disponível e um pouco mais dispendiosa, fornece informações semelhantes à CTE, com a vantagem de evitar a exposição a radiação ionizante.

5. Exames endoscópicos e de biópsia — A visualização da superfície da mucosa do intestino delgado ao alcance do endoscópio possibilita a detecção de características da superfície da mucosa macroscópicas anormais, que incluem a diminuição e recortes de pregas da mucosa, ausência ou embotamento aparente de vilosidades (comum em doença celíaca) e lacteais linfáticos dilatados de aparência esbranquiçada dentro das vilosidades comumente encontradas na doença de Whipple e na linfangiectasia intestinal. No entanto, tanto a sensibilidade como a especificidade desses achados endoscópicos são baixas. Em vez disso, a maior contribuição da endoscopia direta para a avaliação de pacientes com má absorção é a sua facilitação de biópsia da mucosa sob visão direta. Como indicado na Tabela 20-4, algumas doenças, como a doença de Whipple, amiloidose e giardíase, estão associadas a uma lesão específica e a biópsia é muitas vezes diagnóstica. Outras doenças são caracterizadas por características histológicas que, embora anormais, não possuem especificidade e requerem informações clínicas adicionais para um diagnóstico definitivo. No entanto, mesmo quando a amostra da biópsia não é, por si só, diagnóstica, é muitas vezes de grande valor pois estabelece inequivocamente a presença de doença da mucosa. O diagnóstico definitivo é, então, estabelecido por exames diagnósticos adicionais ou por uma resposta a tratamento específico.

Pelo fato de poder ocorrer má absorção intestinal em um número de doenças nas quais o envolvimento das mucosas pode ser irregular (Tabela 20-4), as diversas amostras de biópsia devem ser obtidas a partir de vários locais no duodeno ou jejuno proximal. Amostras de líquido luminal também podem ser obtidas no momento da endoscopia, facilitando o diagnóstico de infestação por parasitas, como giardíase e coccidioses e, se houver locais para realização de cultura sofisticada disponíveis, supercrescimento bacteriano intraluminal intestinal.

A endoscopia com cápsula sem fio usando uma câmera engolida que transmite imagens em cores de qualidade razoável da superfície da mucosa, à medida que ela migra através do trato gastrointestinal é uma modalidade relativamente nova para realização de imagem da mucosa intestinal, incluindo a do intestino delgado médio e distal (Capítulo 33). Tem sido particularmente útil na detecção de lesões focais além do alcance do endoscópio, sobretudo entre os pacientes com sangramento gastrointestinal de causa anteriormente desconhecida. Como a endoscopia direta, tam-

Tabela 20-4. Informações fornecidas por biópsia da mucosa do intestino delgado.

1. Distúrbios em que resultado da biópsia é diagnóstico: lesões difusas
- a. Doença de Whipple
  - Lâmina própria infiltrada com macrófagos positivos para ácido periódico de Schiff
  - Bacilos típicos na mucosa
- b. Enterite por *Mycobacterium avium-intracellulare*: semelhante à doença de Whipple, mas bacilos são resistentes a ácido
- c. Deficiência de imunoglobulina grave
  - Arquitetura da mucosa de normal a plana
  - Células plasmáticas ausentes ou acentuadamente reduzidas na lâmina própria
  - Trofozoítos de *Giardia* podem estar presentes
- d. Abetalipoproteinemia
  - Arquitetura da mucosa normal
  - Células absortivas carregadas de lipídeos aparecem vacuolizadas

2. Transtornos nos quais o resultado da biópsia pode ser diagnóstico: lesões irregulares
- a. Linfoma intestinal
  - Vilosidades ampliadas, reduzidas ou ausentes
  - Células de linfoma malignas infiltram lâmina própria do epitélio e submucosa
- b. Linfangiectasia intestinal
  - Arquitetura da mucosa normal
  - Linfáticos dilatados na lâmina própria e submucosa
- c. Enterite eosinofílica
  - Arquitetura da mucosa de normal a plano
  - Infiltração irregular da lâmina própria com mastócitos, eosinófilos e neutrófilos
- d. Mastocitose
  - Arquitetura da mucosa de normal a plano
  - Infiltração irregular da lâmina própria com mastócitos, eosinófilos e neutrófilos
- e. Amiloidose
  - Arquitetura da mucosa normal
  - Amiloide na lâmina própria e submucosa, frequentemente nas paredes dos vasos sanguíneos, mostrado com coloração de vermelho-congo e luz polarizada
- f. Doença de Crohn
  - Arquitetura da mucosa variável
  - Granulomas não caseosos e inflamação na lâmina própria e submucosa
- g. Giardíase
  - Arquitetura da mucosa de normal a plana
  - Trofozoítos na luz e na superfície de células absortivas
  - Inflamação mínima a grave na lâmina própria
- h. Coccidiose
  - Vilosidades encurtadas
  - Criptas hiperplásicas
  - Formas coccídeas na superfície de (criptosporidiose) ou dentro (*Isospora*) das células absortivas
  - Inflamação da lâmina própria

3. Distúrbios em que o resultado da biópsia é anormal, mas não diagnóstico
- a. Doença celíaca
  - Vilosidades reduzidas ou ausentes
  - Criptas hiperplásicas
  - Células absortivas danificadas
  - Aumento de linfócitos intraepiteliais (LIEs)
  - Inflamação da lâmina própria
- b. Espru refratário: histologia indistinguível do espru celíaco; imunocitoquímica pode mostrar LIEs fenotipicamente anormais
- c. Espru tropical
  - Arquitetura da mucosa de quase normal a mucosa plana (como no espru celíaco)
  - Danos às células de absorção leves
  - Inflamação da lâmina própria
- d. Gastroenterite viral: indistinguível de espru tropical leve a moderado ou lesão por doença celíaca
- e. Supercrescimento bacteriano intraluminal: pode ser normal ou indistinguível de espru tropical leve a moderado ou lesão de doença celíaca
- f. Deficiência de folato ou vitamina B_{12}, enterite aguda por radiação
  - Vilosidades encurtadas
  - Criptas hipoplásicas
  - Epitélio megalocítico
  - Mitoses diminuídas
  - Inflamação da lâmina própria

bém fornece vistas úteis da estrutura macroscópica da mucosa e detecta os recortes da prega, mucosa plana e lacteais linfáticos distendidos quando essas lesões são bem desenvolvidas. Uma limitação da cápsula endoscópica é que ela não fornece nenhum tecido para avaliação patológica. Por isso, o seu papel no diagnóstico de má absorção intestinal é complementar a endoscopia e biópsia. A cápsula endoscópica pode causar obstrução intestinal se houver estreitamentos apertados; portanto, deve ser utilizada com cautela em pacientes com suspeita de neoplasia maligna ou doença de Crohn, a menos que a ausência de estenose tenha sido anteriormente documentada por outras técnicas de imagem.

Babbin BA, Crawford K, Sitaraman SV. Malabsorption work-up: utility of small bowel biopsy. *Clin Gastroenterol Hepatol.* 2006; 4:1193–1198. [PMID: 16979950]

Siddika HA, Fidler JL, Fletcher JG, et al. Prospective comparison of state-of the-art MR enterography and CT enterography in small-bowel Crohn's disease. *Am J Roentgenol.* 2009;193:113–121. [PMID: 19542402]

CONDIÇÕES ESPECÍFICAS QUE RESULTAM EM MÁ ABSORÇÃO INTESTINAL

DOENÇAS ASSOCIADAS A MÁ DIGESTÃO INTRALUMINAL

1. Doenças pancreáticas & hepatobiliares

A distribuição de quantidades adequadas de lipase, colipase, proteases, amilases pancreáticas, bem como bicarbonato para o intestino proximal é essencial para a digestão intraluminal normal de lipídeos, proteínas e carboidratos complexos na dieta. A reserva pancreática é substancial e má absorção significativa em geral não ocorre, a menos que haja redução de 85–90% da secreção de enzima no pâncreas. As ramificações diagnósticas e clínicas de insuficiência pancreática crônica são discutidas em detalhes nos capítulos que tratam da pancreatite (Capítulo 25) e neoplasias pancreáticas (Capítulo 28). Conforme descrito anteriormente, a determinação da concentração de gordura das fezes (Tabela 20-3) é útil na distinção de má absorção causada por insuficiência pancreática, resultando em comprometimento da digestão intraluminal decorrente de má absorção causada por doença da mucosa. Na má absorção causada por doença pancreática, testes de absorção da mucosa, como testes de tolerância oral e estrutura da mucosa intestinal como avaliada por biópsia e exames de imagem, geralmente são normais, a menos que exista doença da mucosa coexistente.

A distribuição de sais biliares na luz intestinal proximal é essencial para a dispersão normal e digestão intraluminal dos lipídeos da dieta antes da sua absorção pela mucosa intestinal. Assim, a doença hepatobiliar que reduz significativamente a síntese de sais biliares e sua distribuição para a luz intestinal proximal provoca má absorção significativa da mesma maneira que a perda de sal biliar fecal causada pela doença ileal ou ressecção suficiente para depletar o acúmulo de sal biliar circulante. (Ver "Síndrome do intestino curto," mais adiante.)

2. Má absorção pós-gastrectomia

Com o reconhecimento de colonização gástrica por *Helicobacter pylori* como uma causa de úlcera péptica, o desenvolvimento de bloqueadores de histamina 2 (H_2) e inibidores da bomba de prótons para terapia da úlcera péptica e técnicas endoscópicas intervencionistas para controlar a hemorragia da úlcera, a necessidade de intervenção cirúrgica para tratar a úlcera péptica tem diminuído notavelmente nas últimas décadas. No entanto, ocasionalmente pacientes ainda necessitam de cirurgia para controlar a hemorragia da úlcera e outros exigem ressecção gástrica parcial ou total para neoplasia maligna, comprometimento vascular ou infecções gástricas. Assim, persiste um grupo de indivíduos em risco de má absorção após a cirurgia gástrica. O risco de má absorção significativa correlaciona-se com a extensão da alteração da anatomia normal. Assim, o risco é maior após gastrectomia total e diminui progressivamente após gastrectomia parcial e anastomose gastrojejunal (Billroth II), antrectomia e anastomoses duodenais gástricas (Billroth I) e vagotomia e piloroplastia e é praticamente inexistente após vagotomia proximal seletiva.

Vários mecanismos podem causar má absorção após cirurgia gástrica e o tratamento varia de acordo com as causas (Tabela 20-5). O mais comum foi chamado de "mistura precária e cronologia precária". O esvaziamento

Tabela 20-5. Má absorção associada à cirurgia gástrica.

Causa	Início	Diagnóstico	Tratamento
"Mistura precária, cronologia precária"	Imediato	Exclusão de outras causas	Agentes antimotilidade, enzimas pancreáticas suplementares
Supercrescimento bacteriano intraluminal	Tardio	Testes de absorção e vitamina B_{12}, testes respiratórios, culturas de conteúdo luminal	Antibióticos, revisão cirúrgica, se refratário a antibióticos
Doença celíaca latente não mascarada	Imediato	Anticorpos antitransglutaminase tecidual ou antiendomisial, biópsia da mucosa intestinal	Retirada de glúten da dieta
Fístula gastrocólica ou jejunocólica	Tardia	Enema de bário	Antibióticos e cirurgia
Gastroileostomia inadvertida	Imediato	Séries do trato gastrointestinal superior	Cirurgia

gástrico rápido acoplado à diminuição da liberação de secretina e colecistoquinina resulta em exposição subótima do *bolus* de nutrientes tanto para sais biliares como para enzima pancreática, à medida que atravessa o intestino delgado. Esse diagnóstico é feito após a exclusão de causas mais tratáveis de má absorção pós-gastrectomia.

O supercrescimento bacteriano intraluminal deve ser excluído como causa de má absorção pós-gastrectomia. A secreção reduzida de ácido e estase intraluminal, sobretudo em pacientes com uma alça aferente após gastrectomia total ou operação de Billroth II são causas predisponentes.

Os pacientes com doença celíaca silenciosa ou latente podem desenvolver doença celíaca sintomática após gastrectomia, mais provavelmente causada pela rápida distribuição de glúten para o intestino delgado e sua digestão prejudicada no remanescente gástrico e no intestino proximal.

A úlcera recorrente, sobretudo em pacientes que tenham sofrido uma gastrojejunostomia, pode causar fístula gastrocólica ou jejunocólica. O refluxo do conteúdo do cólon para o remanescente gástrico e intestino proximal através da fístula resulta em supercrescimento bacteriano maciço. Como a pressão intracolônica excede a pressão intrajejunal, um enema de bário é o procedimento diagnóstico de escolha pois o bário infundido fluirá através da fístula até o estômago ou no intestino proximal, contornando o intestino delgado distal. O controle com antibióticos geralmente não é bem-sucedido e outra cirurgia é indicada para corrigir a causa da úlcera recorrente e remover ou reparar a fístula.

A má absorção grave imediatamente após a cirurgia tem sido relatada se um cirurgião inadvertidamente cria uma gastroileostomia em vez de uma gastrojejunostomia. Felizmente, essa desventura cirúrgica é muito rara e o tratamento é a revisão cirúrgica das anastomoses.

A má absorção de vitaminas e minerais específicos pode ocorrer. Por exemplo, a má absorção de cálcio e vitamina D pode resultar em osteopenia e a má absorção de ferro pode resultar em anemia, especialmente entre aqueles cujos duodeno e jejuno proximal sofreram *bypass*. A má absorção de vitamina B_{12} pode resultar de grandes ressecções gástricas ou atrofia da mucosa gástrica remanescente. Terapia específica para essas deficiências deve ser fornecida, como indicado.

A intolerância à lactose pode ser agravada ou primeiramente tornar-se evidente após cirurgia gástrica, por causa da rápida distribuição de nutrientes contendo lactase no intestino delgado. O tratamento com lactase suplementar ou produtos lácteos com baixo teor de lactose é geralmente eficaz.

DOENÇAS ASSOCIADAS A DIGESTÃO & ABSORÇÃO COMPROMETIDA DA MUCOSA

1. Doença celíaca (espru celíaco)

A doença celíaca é uma intolerância ao glúten mediada por células T em indivíduos geneticamente predispostos, cuja exposição ao trigo, cevada ou centeio induz uma lesão característica da mucosa que responde à retirada do glúten da dieta. Com o aumento da disponibilidade durante os últimos 20 anos de testes sorológicos de triagem confiáveis, torna-se evidente que a doença é muito mais comum do que foi anteriormente apreciado. Embora a doença seja rara entre aqueles de procedência chinesa, japonesa, coreana e africana, ela ocorre em 0,3–1% dos caucasianos europeus. Os sintomas podem se apresentar inicialmente em praticamente qualquer idade, desde a primeira lactância (após adição de cereais que contêm glúten na alimentação) até à idade adulta tardia.

▶ Patogênese

Os fatores genéticos e a função imune alterada desempenham um papel importante na patogenia da doença celíaca. A doença tem prevalência de 8–12% em parentes de primeiro grau (pais, filhos e irmãos) dos indivíduos acometidos. A concordância é de aproximadamente 70–85% entre gêmeos idênticos e cerca de 30% entre irmãos HLA-idênticos. Noventa a 95% dos indivíduos acometidos são portadores do heterodímero HLA-DQ2; mais de 90% dos 5–10% restantes transportam o heterodímero HLA-DQ8.

Por seu teor elevado de prolina, as proteínas do glúten no trigo, cevada e centeio resistem aos processos digestivos proteolíticos intraluminais. Isso resulta no acúmulo de fragmentos de peptídeos grandes; alguns mostraram lesionar a mucosa de indivíduos com doença celíaca tanto *in vivo* como *in vitro*. A transglutaminase tecidual da mucosa induz a diamidação dos resíduos de glutamina nos fragmentos de peptídeo imunogênico. Esses fragmentos ligam-se aos sulcos de ligação ao antígeno das células apresentadoras de antígenos de indivíduos com doença celíaca que, por sua vez, apresentam esses peptídeos de glúten dietético e assim ativam os linfócitos T da mucosa específicos para peptídeo do glúten restrito a DQ2 ou restrito a DQ8. Uma vez ativados, os linfócitos T liberam citocinas que provavelmente contribuem para o desenvolvimento de danos na mucosa.

Mais recentemente, foram obtidas evidências de que a ativação do sistema imune inato pode participar na patogenia da doença celíaca em conjunto com o sistema imunológico adquirido. A suprarregulação da expressão da mucosa de interleucina-15 durante a exposição ao glúten finalmente transmite propriedades semelhantes a células exterminadoras naturais para os linfócitos residentes entre as células epiteliais da mucosa (linfócitos intraepiteliais [LIEs]), resultando em danos nas células epiteliais e aumento da permeabilidade da mucosa. Isso, por sua vez, provavelmente facilita a exposição das células apresentadoras de antígenos da mucosa aos peptídeos do glúten tóxicos e a resultante ativação de células T da resposta imune adaptativa.

Jabri B, Sollid LV. Tissue-mediated control of immunopathology in celiac disease. *Nat Rev Immunol.* 2009;9:858–871. [PMID: 19935805]

▶ Achados clínicos

A. Sinais e sintomas

O espectro clínico da doença celíaca é muito amplo. Naqueles com uma lesão leve envolvendo apenas o intestino delgado proximal, a doença pode ser completamente silenciosa sem manifestações clínicas evidentes. Em outros, com uma lesão limitada ao intestino proximal, deficiências de nutrientes selecionadas, que podem incluir ferro, folato ou cálcio, podem estar presentes com resultante anemia ou osteopenia, mas sem sintomas gastrointestinais significativos. Por outro lado, se uma lesão mais grave estende-se para o intestino mais distal, pan-má absorção com sintomas gastrointestinais, incluindo perda de peso, diarreia, flatos em excesso e desconforto abdominal, também podem estar presentes em conjunto com evidência de envolvimento de outros sistemas (Tabela 20-2). A gravidade da lesão da mucosa e da extensão do envolvimento intestinal pela lesão são provavelmente fatores importantes no quadro clínico de qualquer paciente.

B. Achados laboratoriais

Os achados laboratoriais, assim como as manifestações clínicas, podem variar enormemente, dependendo da extensão da doença, variando desde nenhuma anormalidade ou apenas deficiência isolada de ferro ou folato até várias anormalidades, como esteatorreia, hipoalbuminemia, hipoprotrombinemia, hipocalcemia e assim por diante (Tabela 20-3). Níveis elevados de transaminase sérica podem ser o achado de apresentação em alguns pacientes com doença celíaca.

Para diagnosticar corretamente a doença celíaca, o médico obviamente deve suspeitar de que a doença pode estar presente, o que é bastante simples naqueles cujos sintomas gastrointestinais e má absorção são evidentes. É mais um desafio se apenas sintomas sutis ou uma anormalidade laboratorial inespecífica está presente. Tais pacientes são muitas vezes diagnosticados como tendo síndrome do intestino irritável, osteopenia inexplicável ou deficiência de ferro inexplicável ou anemia por deficiência de folato. Um alto índice de suspeição é fundamental para o diagnóstico correto de muitos pacientes que se apresentam com descobertas sutis.

Exames sorológicos são exames de triagem úteis para a doença celíaca. Tanto o teste de IgA antitransglutaminase tecidual (anti-tTGA) como o teste de anticorpos IgA antiendomísio (anti-EMA) são úteis e relataram sensibilidades de 80–95% e especificidades de 95–99%, embora os relatórios recentes sugiram sensibilidades e especificidades um pouco menores em ambientes que não os de pesquisa, sobretudo entre lactentes, crianças na primeira infância e pacientes com doença leve ou silenciosa. Ambos os testes medem os autoanticorpos direcionados contra a enzima, transglutaminase tecidual. A transglutaminase tecidual é encontrada em muitos tecidos do corpo, incluindo a mucosa intestinal. Embora o papel do autoanticorpo na patogênese do espru seja desconhecido, a transglutaminase tecidual em si deamina e faz ligação cruzada dos peptídeos imunogênicos, facilitando sua apresentação aos linfócitos T por células apresentadoras de antigênio da mucosa.

Tanto o anti-tTGA convencional como o anti-EMA medem anticorpos da classe IgA; portanto, alguns exames falsos-negativos são inevitáveis, pois a prevalência de deficiência seletiva de IgA entre os pacientes com doença celíaca é de 2–4%. Assim, se um exame positivo previsto é relatado como negativo, o nível de IgA sérico deve ser quantificado. O anti-tTGA do IgG e anti-EMA do IgG podem ser determinados, mas em estudos limitados a sensibilidade desses testes parece substancialmente mais baixa do que a dos seus homólogos IgA. Recentemente, os testes de anticorpos antipeptídeo deamidado de gliadina (DGP) tanto de IgA como de IgG tornaram-se disponíveis. No entanto, não foi demonstrado que anti-DGP IgA proporciona vantagem significativa sobre a anti-tTGA IgA. Por outro lado, anti-DGP IgG tem maior sensibilidade e especificidade do que anti-TGA IgG e pode tornar-se o exame de escolha em indivíduos com deficiência de IgA.

A biópsia da mucosa intestinal do bulbo, o duodeno distal ou o jejuno proximal, combinados com uma resposta clínica à retirada do glúten da dieta, continua sendo o padrão-ouro para o diagnóstico da doença celíaca. Pelo fato de a retirada do glúten da dieta ser um compromisso de vida com custo substancial e responsabilidade social, um estudo de diagnóstico de uma dieta sem glúten não deve ser realizado sem primeiro obter evidência de biópsia compatível com espru celíaco. Vilosidades podem ser embotadas ou a superfície da mucosa pode parecer plana, com total ausência de vilosidades (Lâmina 21). As criptas são hiperplásicas, com aumento dos números de figuras mitóticas. Células absortivas da superfície são danificadas e infiltradas pelo aumento do número de LIEs (Lâmina 22). Há também infiltração extensa da lâmina própria por um infiltrado linfoplasmocitário. A lesão da mucosa, embora típica, não é específica. Outras doenças que podem ter manifestações clínicas semelhantes e ter histologia da mucosa semelhante incluem espru refratário, espru tropical, gastroenterite viral (especialmente quando causada por rotavírus em crianças), supercrescimento bacteriano intraluminal e gastroenterite eosinofílica. Assim, uma resposta clínica à retirada do glúten é um passo crucial no estabelecimento do diagnóstico.

O teste HLA é útil em pacientes com características atípicas ou resultados sorológicos e de biópsia incongruentes para exclusão de doença celíaca. A ausência de ambos HLA-DQ2 e HLA-DQ8 torna extremamente baixa a probabilidade de diagnóstico (< 1%). Por outro lado, o exame é caro, e a detecção de qualquer um desses haplótipos não tem nenhum valor diagnóstico direto no estabelecimento do diagnóstico de doença celíaca, pois estão presentes em cerca de 25–35% dos caucasianos de origem europeia.

Leffler DA, Schuppan D. Update on Serological Testing in Celiac Disease. *Am J Gastroenterol.* 2010;105:2520-2524. [PMID: 21131921]

▶ Tratamento

A base do tratamento da doença celíaca é a eliminação de produtos que contenham trigo, cevada, centeio da dieta (Tabela 20-6). Há evidências convincentes de que pelo menos quantidades moderadas de aveia (50 g/dia) são bem toleradas por pacientes com doença celíaca, mas algumas marcas de aveias comercialmente disponíveis podem estar contaminadas com trigo e outros grãos de cereais durante o processamento e transporte. Por isso, é sensato, pelo menos inicialmente, evitar aveia, a menos que obtida a partir de uma fonte confiável que seja conhecida por fornecer aveias livres de outros grãos de cereais contaminantes. Muitos outros derivados de carboidratos na dieta que incluem arroz, milho, batata e soja são bem tolerados pelos pacientes com doença celíaca. As deficiências de micronutrientes que incluem as deficiências de ferro e ácido fólico devem ser tratadas. Se houver presença de osteopenia (densidade óssea deve ser determinada), deve-se prescrever cálcio e vitamina D. A vacina pneumocócica deve ser administrada naqueles com evidências de hipoesplenismo.

Tabela 20-6. Tratamento inicial da doença celíaca.

- Evite todo o trigo, cevada, centeio, aveia e glúten
- Arroz, milho, milheto, batata, trigo e soja são seguros
- Leia todos os rótulos de alimentos processados; suspeite de todos os aditivos tais como proteína vegetal hidrolisada
- Limite a ingestão de produtos lácteos até a diarreia desaparecer
- Substitua todos os micronutrientes deficientes com suplementos específicos como necessário (cálcio, ferro, ácido fólico, vitaminas)
- Participe de um grupo de apoio local leigo para doença celíaca

Embora a implementação de uma dieta livre de glúten soe simples, ela não o é. O trigo é onipresente na dieta ocidental e é particularmente difícil de detectar em alimentos processados, como sorvete, molhos e doces. Por exemplo, um aditivo de sonoridade tão benigna quanto "proteína vegetal hidrolisada" frequentemente deriva de trigo e, portanto, pode ser rico em glúten. Assim, o aconselhamento, feito por um nutricionista e médico experiente, bem como a participação em grupos locais de apoio para doença celíaca, são facetas importantes na orientação dos pacientes celíacos e na facilitação de adesão à dieta a longo prazo.

Se houver diarreia e esteatorreia, pode ser necessário inicialmente restringir a lactase pois frequentemente há presença de deficiência secundária de lactase clinicamente significativa. No entanto, laticínios são uma boa fonte de muitos nutrientes, incluindo cálcio e proteína, e devem ser encorajados quando os sintomas desaparecem, a menos que a deficiência de lactase primária também esteja presente. Aveias puras de uma fonte confiável podem ser adicionadas se desejado pelos pacientes quando os sintomas tiverem desaparecido com a retirada do glúten. A adesão à dieta deve ser monitorada em consultas de acompanhamento a cada 6–12 meses. A repetição do teste sorológico (anti-tTGA IgA ou anti-EMA IgA) é útil 12 ou mais meses após o início da retirada do glúten pois os anticorpos desaparecem em pacientes celíacos totalmente compatíveis. Com essas exceções e talvez hemoglobina anual ou hematócrito, exame de sangue oculto nas fezes e monitoramento da densidade óssea, não há necessidade de nenhum outro acompanhamento específico, além dos cuidados clínicos de rotina na ausência de sinais e sintomas.

▶ Evolução & prognóstico

Em geral, o prognóstico de pacientes com doença celíaca é excelente. Existe maior incidência de linfoma, especialmente do tipo de célula T derivado de LIE (ver a seguir), entre pacientes celíacos (Figura 9–14). Mas o risco é maior entre os pacientes sintomáticos que tiveram muitos anos de exposição ao glúten. Em contrapartida, o risco é muito baixo entre aqueles com doença latente ou doença silenciosa. A maior parte dos linfomas associados a doença celíaca que se desenvolvem ocorre no intestino, mas linfomas em locais distantes também podem desenvolver-se, incluindo linfomas de células B. Existem evidências crescentes de que a adesão rigorosa a uma dieta isenta de glúten reduz substancialmente o risco de desenvolvimento de linfoma subsequente. A triagem para linfoma não é recomendada, a menos que sintomas sugestivos desenvolvam-se. A incidência de carcinomas do intestino delgado, do esôfago e da faringe também pode ser aumentada na doença celíaca, mas as evidências disponíveis são menos convincentes do que para linfomas.

Raramente, os pacientes celíacos desenvolvem sintomas recorrentes enquanto aderem estritamente a uma dieta livre de glúten. Então, é necessária avaliação completa para excluir outras doenças gastrointestinais, como linfoma, espru refratário (ver a seguir), colite microscópica e síndrome do intestino irritável (Tabela 20-7).

Dada a alta prevalência conhecida de doença celíaca em parentes de primeiro grau ou pacientes com a doença, todos os familiares imediatos devem ser triados para doença celíaca. A prevalência de doença celíaca também é alta em várias outras doenças; muitas delas são associadas à autoimunidade (Tabela 20-8). Embora estudos de custo-efetividade da triagem para doença celíaca nessas condições sejam limitados, evidências de que a ingestão persistente de glúten aumenta o risco de malignidade e que as manifestações clínicas da doença celíaca são muitas vezes sutis, mas prejudiciais (p. ex., osteopenia) fornecem um forte argumento para a triagem sorológica aumentada.

Tabela 20-7. Considerações em pacientes que não respondem a uma dieta sem glúten.

Adesão a uma dieta pobre
Síndrome do intestino irritável coexistente
Colite microscópica
Deficiência primária de lactase
Supercrescimento bacteriano do intestino delgado (SBID)
Linfoma
Espru refratário

Tabela 20-8. Prevalência de espru celíaco em doenças selecionadas.

Doença ou achado	Prevalência de espru celíaco
Dermatite herpetiforme	> 90%
Diabetes melito tipo 1	2–8%
Doença tireóidea autoimune	~3%
Síndrome de Down	3–12%
Síndrome de Turner	2–10%
Infertilidade inexplicada	2–4%
Osteopenia inexplicada	2–3%
Anemia inexplicada	2–8%
Síndrome do intestino irritável	Até 10%
↑ Testes de função hepática	1,5–9%
Deficiência seletiva de IgA	Até 8%

Green PHR, Cellier C. Celiac disease. *N Engl J Med.* 2007;357:1731–1743. [PMID: 17960014]

Rostom A, Murray JA, Kagnoff MF. American Gastroenterological Association (AGA) Institute technical review on the diagnosis and management of celiac disease. *Gastroenterology.* 2006;131: 1981–2002. [PMID: 17087937]

Tack GJ, Verbeek WHM, Schruers MWJ, et al. The spectrum of celiac disease: epidemiology, clinical aspects and treatment. *Nat Rev Gastroenterol Hepatol.* 2010;7:204–213. [PMID: 20212505]

2. Espru refratário

O quadro clínico e a histologia da mucosa do intestino delgado de espru refratário imitam aqueles de doença celíaca grave não tratada. A má absorção generalizada e suas complicações e uma lesão grave da mucosa do intestino com vilosidades embotadas ou vilosidades ausentes, hiperplasia das criptas, inflamação da mucosa e aumento dos LIEs estão todos presentes. No entanto, ao contrário da doença celíaca, ou não existe ou, na melhor das hipóteses, existe uma resposta incompleta à retirada do glúten da dieta. Alguns pacientes respondem inicialmente como os pacientes de doença celíaca clássica à retirada do glúten e têm testes sorológicos compatíveis com doença celíaca e, em seguida, depois de meses ou anos, tornam-se refratários à retirada do glúten. Outros são refratários à eliminação do glúten na apresentação e podem não apresentar os marcadores celíacos sorológicos antes mesmo de uma tentativa de retirada do glúten. Ao todo, outras causas potenciais para os sintomas, como adesão precária à dieta ou outras doenças, tais como linfoma, colite linfocítica, espru tropical, supercrescimento bacteriano intraluminal e enterite eosinofílica, devem ser excluídas pois o espru refratário é um diagnóstico de exclusão.

Existem duas categorias principais de espru refratário. No primeiro (tipo 1), a população expandida de LIEs consiste em células T policlonais fenotipicamente normais. Muitos pacientes nessa categoria melhoram com corticosteroides ou outros tratamentos imunossupressores. A retirada do glúten também deve ser mantida. Primeiramente, deve-se tentar budesonida oral, e corticosteroides sistêmicos ou outros agentes imunossupressores, como azatioprina, devem ser reservados para aqueles que não respondem à budesonida, dada a necessidade de tratamento a longo prazo e potenciais efeitos colaterais. Na segunda categoria (tipo 2), a superexpressão de células epiteliais da interleucina-15 promove o surgimento de populações clonais de LIEs fenotipicamente aberrantes que podem representar pré-linfoma. Essas células T anormais expressam CD3 no seu citoplasma, mas não conseguem expressar CD3, CD8 de superfície ou o receptor de células T para a cadeia β. Os pacientes com espru refratário do tipo 1 podem, com o tempo, progredir para o tipo 2.

O prognóstico é reservado para pacientes com espru refratário, sobretudo aqueles com doença do tipo 2. Muitos desenvolvem deficiências nutricionais intratáveis que exigem alimentação parenteral a longo prazo que pode levar a infecções complicadoras. Alguns finalmente evoluem para linfoma de células T. As tentativas de tratamento quando a imunossupressão convencional falha incluíram infliximabe, cladribina e transplante autólogo de células estaminais, resultando em relatos anedóticos de respostas em alguns mas não em todos os pacientes, mas há uma preocupação de que esses tratamentos podem acelerar a progressão para linfoma.

Lui H, Brais R, Lavergne-Slove A, et al. Continual monitoring of intraepithelial lymphocyte immunophenotype and clonality is more important than snapshot analysis in the surveillance of refractory celiac disease. *Gut.* 2010;59:452–460. [PMID: 19996326]

Malamut G, Afchain P, Verkarre V, et al. Presentation and long-term follow-up of refractory celiac disease: comparison of type I with type II. *Gastroenterology.* 2009;136:81–90. [PMID: 19014942]

3. Doença do intestino delgado imunoproliferativa (DIDIP) & linfoma intestinal

O linfoma primário de intestino delgado é raro em países desenvolvidos, ocorrendo mais frequentemente em homens de meia-idade com envolvimento focal e com predileção pelo íleo. Como os linfomas intestinais focais primários em geral não são associados a diarreia e má absorção mas geralmente apresentam-se como sangramento ou dor e obstrução abdominal relacionada com a massa, eles não serão considerados mais adiante neste capítulo. Em contrapartida, duas variantes de linfoma do intestino delgado regularmente causam má absorção, linfoma associado a DIDIP e linfoma de células T associado a enteropatia (LTAE).

DIDIP ocorre principalmente em adultos jovens entre populações indígenas do Oriente Médio, bem como na África do Sul e Paquistão. É extremamente raro em países mais industrializados. Sua causa é desconhecida, mas pelo fato de DIDIP ocorrer onde a higiene é precária, tem sido sugerido que as bactérias ou outros antígenos causam proliferação excessiva de células imunocompetentes da lâmina própria e que a má nutrição na população em risco tem um papel permissivo. No entanto nenhum patógeno causador específico foi identificado, embora uma associação de DIDIP com *Campylobacter jejuni* tenha sido sugerida. Nas fases iniciais da doença, há infiltração difusa da mucosa e submucosa com linfócitos B e células plasmáticas. Conforme a doença progride, as células infiltrantes desenvolvem características histologicamente malignas, e nodos mesentéricos são envolvidos. As manifestações clínicas incluem anorexia, perda de peso, diarreia, esteatorreia e dor abdominal. À medida que a doença progride, edema, ascite e esplenomegalia hepática e massas abdominais palpáveis podem tornar-se evidentes.

Uma característica laboratorial distintiva encontrada na maioria dos pacientes com linfoma e DIDIP e linfoma associado a DIDIP é a presença de uma paraproteína que consiste na porção Fc de IgA, desprovida de cadeias leves, que migra como uma banda larga na eletroforese de proteínas nas regiões α2 e β.

No início da doença antes de as células malignas serem francamente observadas, o tratamento prolongado (6 meses ou mais) com antibióticos tais como tetraciclina, ampicilina e metronidazol induziu a remissão prolongada e até mesmo as curas. Assim, este estágio da doença tem sido comparado com linfomas gástricos precoces de tecido linfoide associados a mucosa associados a *H. pylori* (MALT). Se o processo não responde aos antibióticos, ou após o linfoma franco estar estabelecido, seja por biópsia endoscópica ou laparotomia para estadiamento, a quimioterapia de combinação com ou sem radioterapia e suporte nutricional são as únicas opções terapêuticas, pois a extensão do envolvimento intestinal geralmente impede a ressecção cirúrgica.

O LTAE é uma complicação da doença celíaca, como mencionado no início do capítulo. Ele ocorre principalmente em pacientes com mais de 50 anos de idade que tiveram exposição prolongada ao glúten e doença celíaca sintomática, embora a doença celíaca ocasionalmente possa não ser diagnosticada até a apresentação inicial de LTAE. A deterioração clínica em um paciente com doença celíaca estabelecida apesar de adesão estrita a uma dieta livre de glúten ou fracasso de um paciente recentemente diagnosticado com doença celíaca em responder a uma dieta rigorosa sem glúten deve levantar suspeita e desencadear avaliação diagnóstica adicional (Tabela 20-7). Os sinais e sintomas são semelhantes aos observados na DIDIP e incluem anorexia, perda de peso, diarreia, esteatorreia e dor abdominal. Raramente, pode ocorrer perfuração com peritonite resultante. Estudos úteis incluem enteroscopia por impulsão com biópsias da mucosa de vários níveis do intestino delgado, cápsula endoscópica, TC abdominal convencional e ETC ou enterografia por ressonância magnética. Se lesões suspeitas forem detectadas ou se os resultados dos estudos forem negativos, mas a suspeita de LTAE for alta, a laparoscopia ou laparotomia com biópsias do intestino delgado de espessura total e biópsias de linfonodo mesentérico devem ser consideradas.

O prognóstico é sombrio. Com poucas exceções, as respostas a quimioterapia intensiva foram transitórias. Recentemente, o transplante autólogo de células-tronco após quimioterapia intensa tem-se mostrado promissor, mas são necessários mais estudos.

Catassi C, Bearzi I, Holmes GK. Association of celiac disease and intestinal lymphomas and other cancers. *Gastroenterology.* 2005;128:S79–S86. [PMID: 15825131]

Salem PA, Estephan FF. Immunoproliferative small intestinal disease: current concepts. *Cancer J.* 2005;11:374–382. [PMID: 16259867]

4. Espru tropical

O espru tropical ocorre entre os nativos, visitantes e expatriados de determinados países localizados, em grande parte, entre o Trópico de Câncer e o Trópico de Capricórnio. Foram descritas grandes epidemias em aldeias no sul da Índia. Casos esporádicos observados nos Estados Unidos são em grande parte entre os imigrantes e visitantes do Caribe ou da Ásia tropical bem como entre turistas que retornam depois de terem passado pelo menos várias semanas em áreas endêmicas. A causa do espru tropical permanece obscura, mas sua epidemiologia e sua resposta à antibioticoterapia sugerem fortemente que a colonização do intestino por um agente infeccioso ou alteração na flora bacteriana intestinal induzida pela exposição a outro agente ambiental é importante. Deve-se salientar que nenhum agente infeccioso causador foi identificado.

Os sinais e sintomas clínicos são inespecíficos e incluem esteatorreia, diarreia, perda de peso, náuseas e anorexia. A anemia é comum e mais frequentemente megaloblástica, refletindo deficiência de vitamina B_{12} ou de folato, ou de ambos, embora deficiência de ferro coexistente possa resultar em anemia dimórfica. A biópsia da mucosa do intestino delgado revela uma lesão não específica de gravidade variável, que pode envolver o comprimento do intestino delgado de maneira irregular. As mudanças arquitetônicas variam de embotamento mínimo de vilosidades até ausência completa de vilosidades. As células mononucleares da

Tabela 20-9. Características que distinguem espru tropical de doença celíaca.

História de exposição a uma região endêmica
Anticorpos antitransglutaminase tecidual e anticorpos antiendomísio estão ausentes
Deficiência de vitamina B_{12} mais comum
Sem resposta à dieta isenta de glúten
Resposta ao tratamento com o ácido fólico e os antibióticos na maioria dos casos
Histologia da biópsia não faz distinção entre espru tropical e doença celíaca

lâmina própria são aumentadas, tal como são as LIEs. Assim, a lesão histológica não pode ser distinguida com certeza daquela observada no espru celíaco, gastroenterite viral ou supercrescimento bacteriano intraluminal. Como não há exame diagnóstico específico para o espru tropical, o diagnóstico baseia-se na exclusão de doença celíaca (Tabela 20-9) e outras doenças tais como as infecções causadas por protozoários, que podem provocar sintomas semelhantes e também são endêmicos para os trópicos onde o saneamento pode ser de qualidade inferior.

O tratamento recomendado baseia-se em estudos observacionais e inclui um antibiótico como a tetraciclina e altas doses de ácido fólico. A duração ideal do tratamento não é clara, embora o tratamento durante 1–3 meses pareça ser suficiente para a maioria dos viajantes e expatriados. O tratamento que dura 6 meses a 1 ano é recomendado para doentes crônicos residentes nos trópicos. Deficiências nutricionais específicas, como deficiências de vitamina B_{12}, vitamina D e cálcio também devem ser corrigidas. A resposta ao tratamento é geralmente imediata; portanto, o prognóstico com tratamento apropriado é excelente, embora tenham sido observadas recidivas meses a anos após o tratamento. Tem-se sugerido que, em geral, a resposta entre aqueles com espru tropical adquirido no Caribe é mais previsível do que a observada entre aqueles com espru tropical adquirido na Ásia, mas estudos comparativos rigorosos não estão disponíveis, e essa percepção pode ser confundida pela presença de outras causas de sintomas gastrointestinais entre populações asiáticas.

Nath SK. Tropical sprue. *Curr Gastroenterol Rep.* 2005;7:343–349. [PMID: 16168231]

5. Gastroenterite eosinofílica

A gastroenterite eosinofílica é uma doença rara, pouco compreendida caracterizada pela infiltração do estômago, intestino delgado ou do cólon com eosinófilos maduros e, em cerca de 80% dos acometidos, eosinofilia periférica acentuada. Mais de 50% dos pacientes têm uma história de atopia significativa ou intolerâncias alimentares específicas. A patogênese é pouco compreendida. Presumivelmente, quimiocinas como a eotaxina-1 e eotaxina-2 recrutam eosinófilos para o intestino onde são ativados para liberar mediadores pró-inflamatórios, incluindo a proteína básica principal, peroxidase eosinofílica, proteína eosinofílica catiônica e os leucotrienos, mas o gatilho inicial não é conhecido. Depósitos de proteína eosinofílica principal básica têm sido observados na mucosa intestinal.

▶ Achados clínicos

Três padrões principais de infiltração eosinofílica geralmente podem induzir características clínicas distintivas, embora as características não sejam necessariamente sindrômicas podendo haver sobreposição substancial. A mais comum está associada à infiltração eosinofílica da mucosa e submucosa, mais pronunciada no intestino delgado. As manifestações clínicas típicas desse subgrupo incluem diarreia, esteatorreia (geralmente leve), dor abdominal, náuseas e, em alguns casos, vômitos. Deficiência de ferro e hipoalbuminemia associada à enteropatia perdedora de proteínas podem estar presentes. A imagem do intestino delgado pode revelar espessamento da parede do intestino delgado e nodularidade da mucosa.

O segundo padrão é associado principalmente à infiltração eosinofílica da parede do músculo da submucosa e visceral, às vezes suficiente para produzir lesões de massa evidentes em estudos de imagem do estômago, intestino delgado e, raramente, cólon. Sintomas obstrutivos, como náuseas e vômitos são frequentemente acompanhados por dor abdominal. Esses achados podem imitar aqueles de malignidade. A perda de peso é comum, e pode haver presença de diarreia.

O terceiro padrão, e o menos comum, no qual há principalmente infiltração eosinofílica da serosa e subserosa, é associado à ascite contendo um grande número de eosinófilos bem como com desconforto abdominal, náuseas e diarreia.

O diagnóstico baseia-se na presença de sintomas gastrointestinais, na demonstração histológica de infiltração de eosinófilos visceral ou ascite eosinofílica, bem como na exclusão de outras entidades que produzem eosinofilia e sintomas gastrointestinais. Estes incluem doença parasitária, hipersensibilidades a alimentos ou fármacos, mastocitose, poliarterite nodosa, síndrome de Churg-Strauss, linfoma, doença inflamatória do intestino e síndrome hipereosinofílica. Em pacientes com envolvimento da mucosa do intestino delgado, a infiltração eosinofílica é muitas vezes irregular, e a mucosa a partir de áreas adjacentes pode ser normal ou ter as características de uma enterite inespecífica. Várias biópsias devem ser obtidas na endoscopia de vários níveis intestinais. Mesmo assim, embora a observação de infiltração eosinofílica extensa ajude a estabelecer o diagnóstico, a sua ausência não a exclui dada a natureza irregular do envolvimento da mucosa. O diagnóstico correto é especialmente importante em pacientes com infiltração eosinofílica da parede muscular que imita malignidade e pode exigir biópsia de espessura total em laparoscopia ou laparotomia, a fim de evitar cirurgia de ressecção radical desnecessária.

▶ Tratamento

Embora estudos controlados terapêuticos sejam escassos, o tratamento com corticosteroides é extremamente eficaz na maioria dos pacientes, independentemente do padrão de apresentação clínica. Assim, o prognóstico geral dessa doença é muito bom. Na maioria dos pacientes, a remissão sintomática sustentada é induzida com um curso de 2–4 semanas em doses moderadas de corticosteroides (prednisona 20–40 mg/dia), seguido por uma redução gradual. Recentemente, a budesonida sem revestimento entérico tem sido utilizada com sucesso. Uma minoria dos pacientes pode apresentar recidiva e exigir cursos repetidos de corticosteroides. Outros, menos afortunados, requerem manutenção contínua com corticosteroide ou não respondem aos corticosteroides. Embora evitar alimentos mal tolerados seja obviamente desejado, as dietas de eliminação baseadas na sensibilidade cutânea e teste radioalergosorvente têm sido decepcionantes, pois as respostas sustentadas são incomuns. Existem relatos anedóticos de respostas a cromolina, cetotifeno e montelucaste orais em alguns, mas não em todos os pacientes refratários.

Chang JY, Choung RJ, Lee RM, et al. A shift in the clinical spectrum of eosinophilic gastroenteritis toward the mucosal disease type. *Clin Gastroenterol Hepatol.* 2010;8:669–675. [PMID: 20451664]

Rothenberg ME. Eosinophilic gastrointestinal disorders (EGID). *J Allergy Clin Immunol.* 2004;113:11–28. [PMID: 14713902]

6. Mastocitose sistêmica

Dadas as múltiplas formas de mastocitose sistêmica e suas características clínicas diversas, a discussão abrangente da doença está além do escopo deste capítulo e o foco será sobre o envolvimento do intestino delgado, o que pode produzir má absorção.

Embora muitos pacientes com mastocitose sistêmica tenham sintomas gastrointestinais, em determinados pacientes com mastocitose sistêmica, há infiltração extensa da mucosa e submucosa intestinal de mastócitos, por vezes, na ausência de lesões cutâneas evidentes geralmente associadas a essa doença. A infiltração de mastócitos pode ser focal ou bastante difusa. Em si, ela pode produzir má absorção e contribuir para os sintomas gastrointestinais, que podem incluir perda de peso, diarreia, esteatorreia, náuseas, vômitos e dor abdominal. Além disso, o excesso de secreção de ácido gástrico relacionado com liberação de histamina de mastócitos pode inativar a lipase pancreática e provocar danos na mucosa intestinal, predispondo à má absorção. A liberação de mediadores como prostaglandina D_2 a partir de mastócitos locais ou distantes pode aumentar a mobilidade, contribuindo para a diarreia, má absorção e desconforto abdominal.

A presença de manifestações cutâneas clássicas de mastocitose, como dermatografia e urticária pigmentar, esplenomegalia coexistente ou úlcera péptica, esta última causada pela liberação de histamina de mastócitos, deve levantar suspeitas e facilitar o diagnóstico de doença de mastócitos intestinal sintomática. A concentração sérica de triptase e os níveis séricos e urinários de histamina são elevados. Exames de imagem do intestino delgado revelam um padrão infiltrativo com pregas espessadas ou nodulares. Aumento de mastócitos e infiltração de eosinófilos da mucosa e da submucosa em amostras de biópsia são diagnósticos, se presentes no ambiente clínico adequado.

O cromoglicato de sódio, cetotifeno, antileucotrienos, prednisona oral, bloqueadores de H_2, inibidores da bomba de prótons e baixa dose de ácido acetilsalicílico têm sido relatados como benéficos no alívio da diarreia, dor abdominal e outros sintomas, mas o tratamento é empírico pois ensaios controlados adequados são escassos. O tratamento direto da proliferação de mastócitos com inibidores de tirosina cinase, como o mesilato de imatinibe tem sido decepcionante pois a resistência é conferida pela mutação de D816V no domínio da tirosina-cinase de c-kit. Essa mutação está presente em 90% ou mais dos pacientes com mastocitose sistêmica.

Sokol H, Georgin-Lavialle S, Grandpeix-Guyodo C, et al. Gastrointestinal involvement and manifestations in systemic mastocytosis. *Inflamm Bowel Dis.* 2010;16:1247–1253. [PMID: 20162539]

7. Enterite & colite por radiação

O intestino delgado e o cólon são especialmente suscetíveis aos efeitos agudos da radiação, dada a taxa de renovação rápida do seu epitélio. A radiação inibe a renovação de células epiteliais no intestino exposto. No intestino delgado e cólon, isso resulta em verdadeira atrofia da mucosa com altura das vilosidades e cripta reduzidas no intestino delgado e altura da cripta reduzida no cólon e reto. Além disso, inflamação substancial da mucosa ocorre na mucosa de ambos os órgãos que se encontram dentro do campo de radiação. Embora o segmento danificado do intestino delgado esteja funcionalmente comprometido, má absorção clinicamente evidente é incomum pois há intestino delgado não exposto suficiente para compensar e a lesão da mucosa cicatriza rapidamente, quando a exposição à radiação cessa. Por outro lado, diarreia e hematoquezia são características comuns da colite e proctite que acompanham a terapia de radiação. Esses sintomas também desaparecem imediatamente, na maioria dos casos, após a radioterapia ser concluída.

Em contrapartida, o efeito retardado da radioterapia para o intestino pode causar doença grave e debilitante e pode manifestar-se meses até muitos anos depois da exposição à radiação. A dose limiar está no intervalo de 4.000–5.000 cGy e é influenciada por fatores de risco associados, como quimioterapia concomitante e cirurgia prévia que causa fixação do intestino no campo de radiação através de aderências e por técnica de radiação. Há desenvolvimento de endarteriolite obliterante de arteríolas da submucosa que produz fibrose, estreitamentos, formação de fístula e telangiectasias e ulceração da mucosa sobrejacente amplamente em uma base isquêmica. A má absorção desenvolve-se em alguns pacientes, em decorrência de: (1) crescimento bacteriano causado por estase induzida por estenose e motilidade deficiente, se há envolvimento neuromuscular; (2) a deficiência de sais biliares, se o envolvimento ileal for grave; (3) obstrução linfática ou (4) formação de fístula enterocólica.

Os sintomas incluem diarreia, dor abdominal, melena e hematoquezia. Os estreitamentos podem produzir obstrução intestinal parcial ou mesmo completa com náuseas, vômitos e distensão abdominal dolorosa. Os exames de imagem, como tomografia computadorizada ou enterografia por RM, enema opaco e uma série de intestino delgado ajudam a caracterizar a extensão da doença e identificar o local da estenose, mas as imagens podem se assemelhar muito às características de outras lesões isquêmicas ou inflamatórias. Se o intestino envolvido estiver ao alcance de um endoscópio, a biópsia é geralmente diagnóstica com demonstração da endarteriolarite, fibrose e presença de fibroblastos da submucosa de aparência bizarra.

Em geral, o tratamento é decepcionante. Se existe supercrescimento bacteriano associado decorrente de estase e estenose, o tratamento com antibióticos, conforme detalhado anteriormente, é muitas vezes benéfico. Se houver presença de doença ileal, resinas de ligação a sal biliar podem reduzir a diarreia induzida por sal de bile, mas também podem agravar esteatorreia, reduzindo ainda mais o acúmulo de sais biliares. Medidas de suporte, como suplementos dietéticos poliméricos que contêm triglicerídeos de cadeia média, ou mesmo nutrição parenteral, podem ser necessárias. A dilatação dos estreitamentos ao alcance do endoscópico pode ser útil.

A cirurgia deve ser reservada para estreitamentos intestinais ou colônicos graves e fístulas enterocólicas, enterovesicais ou retovesicais. A cirurgia é associada à morbidade substancial, pois a circulação comprometida do intestino acometido interfere na cicatrização normal. Para lesões telangiectásicas retais e colônicas com sangramento, a coagulação plasmática com *laser* ou argônio é frequentemente útil, mas os tratamentos utilizados para doença inflamatória intestinal idiopática que incluem corticosteroides locais ou orais ou 5-aminossalicilato não apresentaram nenhum benefício compatível. A enterite por radiação e a colite são frequentemente progressivas; assim, o prognóstico é reservado.

Theis VS, Sripadam R, Ramani V, et al. Chronic radiation enteritis. *Clin Oncol.* 2010;22:70–83. [PMID: 19897345]

8. Amiloidose intestinal

Depósitos de amiloide intestinais são mais frequentemente observados em pacientes com amiloidose secundária (soro de fase aguda amiloide A [tipo AA]), mas também foram observados entre pacientes com amiloidose primária (cadeias leves de imunoglobulina monoclonal [tipo AL]) e amiloidose associada à diálise (retenção de microglobulina β_2). Vários mecanismos podem contribuir para a má absorção que pode acompanhar a deposição de amiloide intestinal. A infiltração neuromuscular resulta em distúrbio de motilidade que predispõe a estase, resultando em pseudo-obstrução intestinal, muitas vezes associada a supercrescimento bacteriano intraluminal. A infiltração vascular pode induzir isquemia de pequeno vaso. Na doença avançada, depósitos de amiloide na mucosa podem prejudicar a função do enterócito e a difusão de nutrientes absorvidos a partir da luz para a vasculatura da mucosa e vasos linfáticos.

Os sinais e sintomas variam de paciente para paciente. Em alguns, uma imagem semelhante a pseudo-obstrução pode predominar com distensão abdominal, náuseas, anorexia, obstipação ou diarreia. A perda de peso pode ser grave, resultante de ingestão oral e absorção comprometidas. Ortostase pode ser proeminente. Em outros pacientes, sangramento gastrointestinal decorrente de mucosa ulcerada geralmente relacionada com deposição de amiloide vascular pode ser a apresentação típica. Enteropatia com perda de proteína pode produzir edema e ascite. O diagnóstico deve ser sugerido pela presença de condições conhecidas como associadas à amiloidose secundária. Exemplos incluem artrite reumatoide ou artrite psoriática, tuberculose ou outras infecções crônicas, deposição de amiloide em outros órgãos como o rim ou fígado, ou uma história de hemodiálise crônica. Exames de imagem que sugerem estase intestinal e pseudo-obstrução ou doença infiltrativa da mucosa são úteis, mas não específicos. A demonstração de deposição amiloide por biópsia do reto ou intestino delgado é definitiva. Colorações de vermelho-congo devem ser obtidas e examinadas com luz polarizada pois a infiltração amiloide vascular pode ser sutil.

O tratamento da amiloidose secundária deve ser direcionado para a causa subjacente, a fim de minimizar a progressão ou mesmo indução de melhora. O supercrescimento bacteriano, se presente, deve ser tratado com antibióticos. Os agentes pró-cinéticos podem ser úteis. Outro tratamento da má absorção é geralmente de suporte, com dieta e, se necessário, nutrição parenteral.

Petre S, Shah IA, Gilani N. Review article: gastrointestinal amyloidosis-clinical features, diagnosis and therapy. *Aliment Pharmacol Ther.* 2008;27:1006–1016. [PMID: 18363891]

9. Doença de Whipple

A doença de Whipple é uma doença infecciosa sistêmica rara e incomum com várias manifestações clínicas. O intestino delgado quase sempre está envolvido, produzindo má absorção na maioria dos doentes. Embora a doença tenha sido descrita em 1907, o papel da infecção bacteriana em sua patogênese só foi reconhecido mais de 50 anos depois. A identificação, cultura e caracterização molecular do organismo, a actinobactéria *Tropheryma whipplei*, foi finalmente alcançada há duas décadas.

Apesar da caracterização do *T. whipplei*, muitos aspectos da patogênese da doença de Whipple permanecem enigmáticos. Há evidências de que *T. whipplei* está amplamente presente no ambiente; seu DNA foi encontrado na saliva e fezes de até 30% dos indivíduos saudáveis e até 70% têm anticorpos séricos IgG direcionados contra ele. Contudo, a escassez da doença e a ausência de transmissão interpessoal documentada são em grande parte incomuns para uma doença que é causada por um agente infeccioso. Fatores do hospedeiro sem dúvida desempenham um papel patogênico importante, tal como sugerido por um aumento de 2–3 vezes na frequência de antígeno HLA-B27 entre os indivíduos acometidos. Há alguma evidência de alteração da função de macrófagos e de ativação e um comprometimento da resposta das células T do tipo 1 mas, curiosamente, pouco para sugerir aumento da suscetibilidade a outras infecções entre pacientes com doença de Whipple tratados com sucesso.

▶ Achados clínicos

Como sugerido anteriormente, as características clínicas podem incluir praticamente qualquer um dos sistemas de órgãos do corpo. Na apresentação clássica, sintomas gastrointestinais são geralmente impactantes e assemelham-se aos observados em outras doenças com má absorção generalizada. Perda de peso, diarreia, esteatorreia e distensão abdominal estão presentes em 80–90% dos pacientes, e tanto edema periférico que reflete hipoproteinemia decorrente de enteropatia perdedora de proteína como má nutrição são comuns. Há presença de febre em 30–50% dos pacientes e ocasionalmente é o único sintoma apresentado. Artralgia e artrite ocorrem em 60–75%, frequentemente envolvendo várias articulações e muitas vezes anteriores ao aparecimento de sintomas gastrointestinais em meses a até mesmo anos. Os pacientes com doença de Whipple podem apresentar-se com sintomas extraintestinais, na ausência de ou ofuscação de manifestações gastrointestinais. Além dos sintomas articulares mencionados anteriormente, os sintomas do sistema nervoso central (SNC), como deterioração cognitiva, oftalmoplegia, disfunção hipotalâmica ou oculomasticatória ou miorritmia oculofacial ou ataxia podem ser as queixas de apresentação. Em outros pacientes, manifestações cardíacas, como pericardite e endocardite de cultura negativa ou envolvimento pleuropulmonar, como derrames pleurais, tosse e infiltrados pulmonares semelhantes a sarcoides, podem ser as manifestações iniciais. Pacientes ocasionais apresentaram febre de origem desconhecida.

Além dos achados físicos típicos de má absorção, hiperpigmentação da pele, linfadenopatia periférica, sopros cardíacos, sinais de artrite e anomalias neurológicas podem estar presentes. Anemia com ou sem sangramento gastrointestinal oculto, hipoalbuminemia e hipocalcemia são relativamente comuns.

O diagnóstico é estabelecido pela demonstração, por microscopia, de *T. whipplei* em tecidos envolvidos, juntamente com a infiltração típica de macrófagos positivos para ácido periódico de Schiff (PAS) (Lâmina 23). No intestino delgado, a arquitetura da mucosa é distorcida pelo infiltrado de macrófago e linfáticos da mucosa e submucosa estão dilatados. A microscopia eletrônica revela as bactérias características na mucosa. A biópsia da mucosa do intestino proximal é o procedimento diagnóstico de escolha, porque a mucosa do intestino delgado está envolvida na grande maioria dos pacientes. Deve-se tomar cuidado para excluir infecção por *Mycobacterium avium* em pacientes imunocomprometidos; ela imita as características histológicas intestinais da doença de Whipple, mas pode facilmente ser distinguida com coloração de Ziehl-Nielsen, já que *M. avium* é resistente a ácido, enquanto *T. whipplei* não o é. Alternativamente, a amplificação da reação em cadeia de polimerase (PCR) dos tecidos envolvidos pode ser utilizada para o diagnóstico, embora a sua disponibilidade seja limitada. No envolvimento suspeito do SNC, PCR e citologia do sedimento de líquido espinal cerebral são de grande valor diagnóstico.

▶ Tratamento

O tratamento empírico com antibióticos resulta em melhora imediata na maioria dos pacientes e em cura permanente em muitos. Por causa do perigo de envolvimento do SNC, mesmo na ausência de sintomas, a utilização de antibióticos que penetram a barreira hematencefálica é desejável. Um esquema recomendado é a ceftriaxona, 2 g/dia durante 2 semanas, seguidas por trimetoprima 2 vezes por dia, 160 mg, e sulfametoxazol, 800 mg, por 1–3 anos, mas trimetoprima-sulfametoxazol isoladamente tem sido esquema bem-sucedido na maioria dos pacientes. Não há estudos baseados em evidências que estabeleçam a duração ideal de antibioticoterapia para prevenir recidivas. A terapia de reposição para corrigir deficiências nutricionais específicas também é indicada.

O prognóstico geral na ausência de envolvimento do SNC é excelente, embora os pacientes devam ser cuidadosamente monitorados indefinidamente para detecção de sinais de recidiva, que pode ocorrer até anos após o tratamento aparentemente bem-sucedido. Os sintomas do SNC podem ser o primeiro sinal de recidiva.

Fenollar F, Puéchal X, Raoult D. Whipple's disease. *N Engl J Med.* 2007;356:55–66. [PMID: 17202456]

Fuerle GE, Junga NS, Marth T. Efficacy of ceftriaxone or meropenem as initial therapies in Whipple's disease. *Gastroenterology* 2010;138:478–486. [PMID: 19879276]

10. Doença de Crohn

Os pacientes com doença de Crohn com envolvimento ileal extenso, ressecções intestinais extensas, fístulas enterocólicas e estreitamentos que levam a supercrescimento bacteriano no intestino delgado podem desenvolver má absorção significativa e ocasionalmente devastadora (Capítulo 3).

11. Abetalipoproteinemia

Nessa doença autossômica recessiva rara, mutações no gene que codifica a proteína de transferência de triglicerídeo microssômico interferem no processamento pós-translacional de apoproteína B, resultando, em última análise, na ausência de lipoproteínas que contêm apoproteína B no sangue circulante. Células absortivas do intestino delgado são concentradas com gotículas lipídicas enormes que refletem a exportação prejudicada de lipídeos a partir do epitélio após sua captação da luz do intestino.

A doença, em geral, é evidente na lactância ou infância, quando diarreia e esteatorreia são observadas. Eritrócitos acantocíticos, que refletem seu conteúdo lipídico alterado, aparecem precocemente, embora o início de retinite pigmentar e manifestações neurológicas, incluindo ataxia, tremores, neuropatia periférica e nistagmo apareçam mais tarde na infância ou adolescência em pacientes não tratados. Esteatose hepática e, em alguns casos, cirrose hepática foram descritas. Características laboratoriais, além de acantocitose e esteatorreia incluem β-lipoproteínas séricas ausentes e muito baixo colesterol e triglicerídeos séricos, bioquímica hepática anormal e, em pacientes não tratados, baixos níveis de vitamina E e outras vitaminas lipossolúveis.

Embora o tratamento específico do defeito genético não esteja disponível, a instituição rápida de reposição de altas doses de vitamina E por via oral em uma idade precoce atenua e às vezes impede o desenvolvimento de lesões na retina e complicações neurológicas. Outras vitaminas lipossolúveis também devem ser repostas. A substituição cautelosa de gorduras dietéticas de cadeia longa com triglicerídeos de cadeia média pode ser tentada para melhorar a nutrição, mas, em alguns indivíduos, a cirrose foi atribuída ao uso de triglicerídeos de cadeia média.

Gregg RE, Wetterau JR. The molecular basis of abetalipoproteinemia. *Curr Opin Lipidol.* 1994;5:81–86. [PMID: 8044420]

Zamel R, Khan R, Pollex, RL, et al. Abetalipoproteinemia: two case reports and literature review. *Orphanet J Rare Dis.* 2008;3:19. [PMID: 18611256]

12. Infestações parasitárias

Embora a infestação leve do intestino com *Strongyloides stercoralis* geralmente não cause sintomas, a infestação pesada pode induzir febre, náuseas, vômitos, perda de peso, dor abdominal e esteatorreia. O quadro clínico pode assemelhar-se a espru tropical, mas a eosinofilia é geralmente evidente em infestações graves. Se os exames de fezes forem negativos, indica-se aspiração duodenal. Uma sorologia ELISA altamente específica está disponível, mas pode permanecer positiva por anos após erradicação parasitária e pode ser negativa em hospedeiros imunocomprometidos. A ivermectina é a terapia mais eficaz; em infestações grave, pode ser combinada com albendazol para maior eficácia.

Infestações por *Giardia* e coccidianas produzem má absorção. Essas infestações causadas por protozoários são discutidas no Capítulo 5.

13. Intolerância aos carboidratos

A fase terminal da digestão dos carboidratos complexos ingeridos tal como o amido, bem como dissacarídeos, incluindo lactase, sacarose, maltose e trealose, ocorre na membrana com borda em escova de células absortivas intestinais onde enzimas de glicoproteína como lactase, sacarase-isomaltase, maltase-glicoamilase e trealase estão localizadas. A deficiência de qualquer uma destas enzimas ou defeitos no processo de transporte de monossacarídeos produz retenção de açúcares não absorvidos na luz intestinal. Se estiverem presentes em quantidade suficiente, estes açúcares produzem diarreia osmótica e flatulência, esta última causada por fermentação bacteriana intraluminal dos açúcares não absorvidos. Além disso, aproximadamente 50% dos indivíduos saudáveis são incapazes de absorver completamente 25 g de frutose livre. A ingestão de açúcares não absorvíveis como sorbitol, usados para adoçar alimentos dietéticos ou de quantidades excessivas de sucos de fruta ou de bebidas gaseificadas que contêm xarope de milho com alto teor de frutose podem causar sintomas gastrointestinais em alguns indivíduos.

As deficiências de dissacaridases congênitas e os defeitos de transporte de monossacarídeos são incomuns e produzem sintomas na lactância, após a introdução do carboidrato agressor na dieta. A deficiência de lactase isolada é a causa mais comum de intolerância aos carboidratos e pode tornar-se sintomática após a idade de 5 anos. Níveis baixos de lactase na mucosa são observados em 5–20% da população adulta da América do Norte e de brancos da Europa Ocidental, 50–95% de afro-americanos e africanos, 50% de hispânicos e 90% de asiáticos. O diagnóstico é sugerido por história de indução da diarreia, desconforto abdominal, distensão abdominal e flatulência após a ingestão de produtos lácteos e outros alimentos ricos em lactose. No entanto, como esses produtos não contêm especificidade, não é comum atribuir os sintomas de outra entidade clínica, como a síndrome do intestino irritável, à deficiência de lactase. O diagnóstico é confirmado pelo teste de hidrogênio no ar expirado com lactose. Uma alternativa é o teste de tolerância oral à lactose.

As doenças que estão associadas a lesão substancial da mucosa, como a doença celíaca, podem produzir intolerância a carboidratos clinicamente significativa causada por deficiência da digestão e absorção de carboidratos. A menos que o indivíduo também tenha deficiência isolada de lactase, a digestão e absorção de carboidrato deve normalizar à medida que a mucosa cicatriza com tratamento eficaz da doença subjacente.

O tratamento da intolerância a carboidratos consiste na diminuição ou remoção do carboidrato agressor a partir da dieta. Para deficiência de lactase, a redução de lactose dietética por meio da limitação de laticínios e alimentos assados ou processados ricos em lactose é geralmente suficiente. Uma dieta totalmente livre de lactose raramente é necessária. Na verdade, estudos aprimorados têm demonstrado inequivocamente que a maioria dos indivíduos com deficiência de lactase isolada adquirida pode tolerar quantidades moderadas de lactose (o equivalente a 30 mL de leite 2 vezes por dia) em sua dieta. Alternativamente, preparações de lactase comercialmente disponíveis podem ser ingeridas juntamente com alimentos que contêm lactose ou alimentos pré-tratados com lactase podem ser utilizados. Suplementos de cálcio e vitamina D devem ser recomendados se houver restrição dietética significativa de produtos lácteos.

Gibson PR, Newnham E, Barrett JS, et al. Fructose malabsorption and the bigger picture. *Aliment Pharmacol Ther.* 2007;25: 349–363 [PMID: 17217453]

Suchy FJ, Brannon PM, Carpenter TO, et al. National Institutes of Health Consensus Development Conference: lactose intolerance and health. *Ann Intern Med.* 2010;152:792–796. [PMID: 20404261]

DOENÇAS CAUSADAS POR COMPROMETIMENTO DA DIGESTÃO INTRALUMINAL & DIGESTÃO/ABSORÇÃO DA MUCOSA

1. Supercrescimento bacteriano do intestino delgado (SBID)

Em circunstâncias normais, a luz do intestino delgado proximal abriga menos de 10^5 bactérias por mililitro de conteúdo intestinal, a maioria das quais derivada da flora orofaríngea. Os mecanismos mais importantes que limitam crescimento bacteriano excessivo no intestino proximal são função motora intestinal normal e secreção de ácido gástrico normal. A secreção de imunoglobulinas para a luz do intestino também inibe a proliferação bacteriana proximal. A presença de qualquer condição que interfira nesses mecanismos de proteção, nomeadamente motilidade intestinal deficiente, lesões estruturais predisponentes a estase intestinal, redução profunda ou ausência de secreção de ácido gástrico e síndromes de imunodeficiência podem precipitar SBID (Tabela 20-10).

Tabela 20-10. Causas de crescimento bacteriano no intestino proximal.

1. Distúrbios de motilidade
- a. Esclerodermia
- b. Amiloidose
- c. Pseudo-obstrução
- d. Vagotomia
- e. Diabetes com neuropatia visceral
- f. Síndrome do intestino irritável

2. Anormalidades estruturais
- a. Divertículos
- b. Estenoses
  - Doença de Crohn
  - Doença vascular
  - Enterite por radiação
- c. Aderências causam obstrução parcial
- d. Estase de alça aferente após gastrectomia de Billroth II
- e. Fístulas
  - Gastrocólicas
  - Jejunocólicas
  - Jejunoileais

3. Hipocloridria ou acloridria
- a. Atrofia gástrica com ou sem anemia perniciosa
- b. Vagotomia ou ressecção gástrica
- c. Uso prolongado de altas doses de inibidores da bomba de prótons

4. Hipogamaglobulinemia ou agamaglobulinemia

▶ Patogênese

Vários mecanismos contribuem para a má absorção que se desenvolve no SBID. Normalmente, os sais biliares secretados pelo fígado são conjugados em glicina ou taurina e são absorvidos por um processo de transporte específico ativo no íleo distal. No SBID, as bactérias produzem enzimas que desconjugam os sais biliares. Os sais biliares desconjugados mais solúveis em lipídeos são absorvidos prematuramente no intestino proximal por difusão passiva não iônica, resultando na diminuição da sua disponibilidade intraluminalmente. Além disso, os sais biliares desconjugados são pouco solúveis em pH intraluminal normal e são detergentes menos eficazes, resultando em dispersão intraluminal menos eficaz de lipídeos dietéticos para absorção. Além disso, as bactérias produzem proteases e glicosidases e, em alguns casos, as toxinas que danificam o epitélio, principalmente hidrolases em borda em escova, interferindo na fase terminal da ingestão de carboidratos e proteínas. A interação das bactérias com a mucosa também pode produzir uma lesão inflamatória na mucosa, contribuindo ainda mais para o comprometimento da absorção. Finalmente, dentro da luz intestinal, as bactérias ligam-se e metabolizam a vitamina B_{12}, impedindo a sua absorção no íleo distal.

▶ Achados clínicos

As características clínicas de SBID que são causadas por supercrescimento bacteriano são típicas daquelas observadas em outros estados de má absorção; perda de peso, diarreia, esteatorreia, flatulência e distensão abdominal são comuns. As manifestações extraintestinais podem ser proeminentes. Nos idosos, o SBID é provavelmente uma causa mal reconhecida de má nutrição; a perda de peso e a diarreia leve podem ser as características principais. Se o problema persistir tempo suficiente para depletar os estoques de vitamina B_{12}, pode haver desenvolvimento de anemia megaloblástica e manifestações neurológicas idênticas às observadas na anemia perniciosa. Além disso, um espectro de sintomas adicionais, como dores abdominais, náuseas e vômitos, pode refletir o processo de doença primária predisponente para SBID.

A cultura quantitativa do líquido duodenal é o diagnóstico padrão-ouro para documentar SBID mas geralmente não se encontra disponível, uma vez que é invasivo e caro, e as exigências meticulosas do crescimento da flora intestinal requerem o uso de múltiplos meios e condições de crescimento não disponíveis na maioria dos laboratórios clínicos de microbiologia. Testes de respiração que utilizam lactulose, xilose e glicose são substitutos razoáveis, mas estão sujeitos a grandes limitações descritas anteriormente neste capítulo. Se não houver nenhuma doença ileal, o teste de absorção de vitamina B_{12} radiomarcada em duas fases (teste de Schilling) é útil se estiver disponível; as bactérias prejudicam a absorção tanto de vitamina B_{12} como de vitamina B_{12} ligada ao fator intrínseco; assim, a excreção urinária é baixa. O tecido recuperado por biópsia de mucosa do intestino delgado pode variar desde histologia normal até uma lesão grave, mas não específica com embotamento das vilosidades, hiperplasia da cripta, células absortivas danificadas e inflamação substancial da mucosa. Muitas vezes, uma resposta clínica ao tratamento com antibiótico é utilizada para diagnóstico.

▶ Tratamento

Se a lesão corrigível como uma fistula gastrocólica ou uma estenose intestinal distinta for a causa de SBID, o reparo cirúrgico é o tratamento de escolha. Se SBID estiver associado a anormalidades motoras crônicas, acloridria ou anormalidades anatômicas não corrigíveis como vários divertículos jejunais, antibióticos são os tratamentos de escolha. Alguns pacientes respondem a amoxicilina-clavulanato isoladamente; outros exigem uma cobertura mais ampla com a adição de metronidazol. Respostas promissoras foram obtidas com rifaximina, um antibiótico de absorção precária embora caro. Um curso único de duas semanas de terapia pode efetivar uma remissão prolongada em alguns pacientes; outros exigem cursos intermitentes frequentes de antibióticos quando sintomáticos ou até mesmo tratamento contínuo para máximo benefício. A utilização de agentes pró-cinéticos mostrou pouco ou nenhum benefício. Tal como acontece com todas as doenças associadas à má absorção, deficiências nutricionais, incluindo a deficiência de vitamina B_{12}, devem ser corrigidas.

Recentemente, o SBID tem sido incriminado em alguns pacientes com a síndrome do intestino irritável, especialmente no subgrupo com diarreia. Nesse grupo de pacientes, a melhora clínica com o tratamento com antibiótico foi relatada, embora ainda haja controvérsia considerável.

Ford AC, Speigel BM, Talley NJ, et al. Small intestinal bacterial overgrowth in irritable bowel syndrome: systematic review and meta-analysis. *Clin Gastroenterol Hepatol.* 2009;7:1279–1286. [PMID: 19602448]

Quigley EM, Quera R. Small intestinal bacterial overgrowth: roles of antibiotics, prebiotics, and probiotics. *Gastroenterology.* 2006;130:S78–S90. [PMID: 16473077]

Rana SV, Bhardwaj SB. Small intestinal bacterial overgrowth. *Scand J Gastroenterol.* 2008;43:1030–1037. [PMID: 186091656]

2. Síndrome do intestino curto

O intestino delgado tem reserva suficiente de modo que a ressecção de 50% é bem tolerada, desde que o duodeno e o jejuno proximal e distal 100 cm do íleo não são removidos e estão livres da doença. A ressecção de comprimentos menores que incluem os segmentos proximal ou distal frequentemente produzem sinais e sintomas relacionados com as suas funções de absorção seletivas (má absorção de ferro, folato e cálcio para o intestino proximal e má absorção de sais biliares e vitamina B_{12} para o íleo distal). Por outro lado, a ressecção de 70–80% do intestino delgado frequentemente produz má absorção catastrófica com diarreia maciça com desequilíbrio eletrolítico grave e esteatorreia, especialmente se o íleo distal, válvula ileocecal e cólon forem perdidos. Os fatores que contribuem para a má absorção incluem a redução da superfície de absorção disponível, hipersecreção de ácido que pode induzir danos na mucosa intestinal e que podem inativar a lipase pancreática, depleção do acúmulo de sal biliar e SBID. As condições que podem requerer a ressecção do intestino delgado de magnitude significativa para resultar em síndrome do intestino curto incluem catástrofes vasculares que envolvem a circulação mesentérica, doença de Crohn de longa duração, enterocolite por radiação, traumatismo grave e doença maligna. No passado, o *bypass* jejunoileal bariátrico e anastomose gastroileal inadvertida no momento da gastrectomia parcial foram causas incomuns.

A substituição imediata e vigorosa e a reposição de eletrólitos baseada no monitoramento cuidadoso das perdas é essencial, assim como a implementação precoce de alimentação parenteral com suplementação meticulosa de vitaminas e minerais. O início precoce de alimentação enteral contínua é desejável para minimizar atrofia da mucosa intestinal e maximizar hiperplasia adaptativa das mucosas. Os suplementos poliméricos proteicos baseados em hidrolisado, que contêm mais gordura que carboidratos e menos carga osmótica, são geralmente mais bem tolerados do que os suplementos elementares após as primeiras semanas. A hipersecreção de ácido durante o período inicial após ressecção maciça deve ser controlada com a administração de inibidor da bomba de prótons liberal. Embora o hormônio do crescimento e glutamina tenham sido defendidos para facilitar as mudanças adaptativas no intestino delgado residual, seu uso é controverso devido a evidências conflitantes quanto à sua eficácia. O uso liberal de agentes para aumentar o tempo de trânsito intestinal, incluindo a loperamida ou codeína e, portanto, o contato de nutrientes com a mucosa intestinal, é desejável. A octreotida tem sido benéfica, embora haja desenvolvimento de taquifilaxia e doses altas reduzem a secreção de enzimas pancreáticas e podem predispor a cálculos biliares. O SBID, se suspeito, deve ser tratado com antibióticos (ver anteriormente). A transição para a alimentação oral, começando com várias pequenas refeições enquanto se reduz gradualmente a nutrição parenteral, é um objetivo importante e muitas vezes é viável à medida que a adaptação intestinal progride ao longo do tempo. Procedimentos de alongamento intestinal, como a enteroplastia transversal de série podem ser benéficos em determinados pacientes, sobretudo crianças pequenas. Em pacientes nos quais a adaptação não é adequada e a nutrição parenteral a longo prazo não é viável em função da perda do acesso venoso, sepse recorrente da linha ou doença hepática progressiva, o transplante de intestino delgado é uma alternativa. A sobrevida de dois anos é agora superior a 50% em mãos de especialistas, mas a falta de doadores de órgãos e os relativamente poucos centros com as habilidades cirúrgicas e experiência necessárias limitam essa opção para poucos selecionados.

Há algumas complicações que podem se desenvolver com o tempo em pacientes com a síndrome do intestino curto. Pode haver formação de colelitíase, em especial se alimentação parenteral a longo prazo for necessária e a circulação enteropática de sais biliares for interrompida. Ursodesoxicolato profilático pode ser útil. Se for viável, alguns cirurgiões realizam colecistectomia profilática no momento da ressecção do intestino. Cálculos renais, muitas vezes compostos de oxalato de cálcio, podem desenvolver-se se o cólon for retido. Ácidos graxos não absorvidos ligam-se ao cálcio, reduzindo a sua disponibilidade para formar oxalato de cálcio na luz do intestino. O oxalato livre é então absorvido no cólon, especialmente se os ácidos biliares também derramarem, aumentando a permeabilidade colônica do oxalato. Cálcio suplementar, dieta com baixo teor de oxalato e alta ingestão de líquidos são abordagens terapêuticas. A doença hepática esteatótica e colestática pode desenvolver-se e progredir para cirrose e suas complicações, especialmente se nutrição parenteral a longo prazo for necessária e o íleo distal estiver ausente. A acidose D-lática, que provavelmente reflete metabolismo bacteriano dos carboidratos não absorvidos em ácido D-lático, pode desenvolver-se, especialmente em crianças.

Buchman AL. Etiology and initial management of short bowel syndrome. *Gastroenterology.* 2006;130:S5–S15. [PMID: 16473072]

DiBaise JK, Young RJ, Vanderhoof JA. Enteric microbial flora, bacterial overgrowth, and short-bowel syndrome. *Clin Gastroenterol Hepatol.* 2006;4:11–20. [PMID: 16431299]

Fishbein TM. Intestinal transplantation. *N Engl J Med.* 2009;361: 998–1008. [PMID: 19726774]

3. Gastrinoma & síndrome de Zollinger-Ellison (ver também Capítulo 16)

Os pacientes com síndrome de Zollinger-Ellison frequentemente apresentam sinais e sintomas de má absorção, incluindo perda de peso, diarreia e esteatorreia, na ausência de ou ofuscando sintomas pépticos ácidos. A secreção maciça de ácido gástrico inativa a lipase pancreática e prejudica a emulsificação lipídica por sais biliares, resultando em comprometimento da dispersão lipídica intraluminal, que é necessária para a absorção eficiente. Além disso, a exposição persistente e intensa ao ácido lesiona a mucosa do intestino delgado proximal, prejudicando a função de absorção. Amostras de biópsia podem demonstrar uma lesão impressionante da arquitetura com embotamento ou ausência de vilosidades e inflamação profunda da lâmina própria. O diagnóstico requer alto índice de suspeita e é estabelecido pela demonstração de uma elevação dos níveis séricos de gastrina, um teste de estimulação de secretina positivo e a presença de um gastrinoma por exames de imagem. O tratamento inclui inibição da secreção gástrica com inibidores da bomba de prótons e ressecção cirúrgica do gastrinoma, se possível (Capítulo 16).

Roy PK, Venzon DJ, Shojamanesh H, et al. Zollinger-Ellison syndrome. Clinical presentation in 261 patients. *Medicine* (Baltimore). 2000;79:379–411. [PMID: 11144036]

DOENÇAS CAUSADAS POR COMPROMETIMENTO APÓS TRANSPORTE DA MUCOSA

Linfangiectasia intestinal

A linfangiectasia intestinal pode ser primária ou secundária. A forma primária geralmente apresenta-se na infância ou adolescência e está associada a ectasia focal ou difusa dos linfáticos intestinais da mucosa, provavelmente refletindo comprometimento da formação linfática durante o desenvolvimento. Defeitos concomitantes em linfáticos em outros locais do corpo, como as extremidades, apoiam esse conceito. A agregação familiar de casos sugere uma base genética em alguns. A linfangiectasia intestinal secundária resulta de obstrução adquirida de linfáticos mesentéricos ou mais proximais. A perturbação da drenagem linfática intestinal pode refletir traumatismo, fibrose retroperitoneal, neoplasias, infecções como a tuberculose, insuficiência cardíaca congestiva ou hipertensão portal grave. A ruptura dos vasos linfáticos resulta em vazamento de proteínas e linfa rica em linfócitos na luz intestinal, bem como comprometimento de transporte de lipídeos na dieta para a circulação sistêmica através dos vasos linfáticos danificados.

As características clínicas em ambos os tipos primários e secundários incluem perda de peso, atraso no crescimento em crianças, esteatorreia e diarreia se a doença for extensa. Edema, ascite quilosa e derrames pleurais quilosos refletem enteropatia perdedora de proteína associada e transporte deficiente e vazamento de lipídeos da dieta. Achados laboratoriais úteis incluem linfopenia, que pode ser surpreendente, e albumina sérica, imunoglobulinas, transferrina e ceruloplasmina baixas. A depuração aumentada de α_1-antitripsina localiza com precisão o trato intestinal, como a fonte de perda de proteína, mas a avaliação do teste exige ajuste em pacientes com diarreia; uma eliminação > 24 mL/dia na ausência de diarreia ou > 56 mL/dia na presença de diarreia indica aumento da perda de proteína entérica. Exames de imagem como tomografia computadorizada do abdome podem ajudar a localizar anormalidades anatômicas, como fibrose e adenopatia e muitas vezes revelar espessamento e edema da parede abdominal. Ressonância magnética de contraste ou linfangiografia, se disponível, pode encontrar o local de obstrução ou vazamento linfático. A endoscopia pode revelar vilosidades esbranquiçadas devido à distensão dos linfáticos ectásicos da mucosa. Biópsia da mucosa caracteristicamente mostra vilosidades altas, linfáticos dilatados e edema da mucosa, mas o envolvimento pode ser irregular; portanto, a ausência de dilatação linfática em amostras de biópsia disponível não exclui o diagnóstico.

O tratamento inclui a redução de triglicerídeos de cadeia longa da dieta que estimulam a formação de linfa, aumentando a pressão intralinfática e predispondo à ruptura linfática e vazamento de linfa. A adição de suplementos que contêm triglicerídeos de cadeia média e o uso de óleo com triglicerídeos de cadeia média beneficiam a nutrição pois são transportados no sangue portal, não nos vasos linfáticos. Uma dieta rica em proteína que utiliza suplementos como necessário ajuda a contrabalançar a perda de proteína entérica. Se o processo da doença responsável envolver um segmento limitado do intestino, a ressecção pode ser benéfica. Da mesma forma, se uma obstrução focal cirurgicamente corrigível de um linfático principal for encontrada, a cirurgia deve ser considerada. Obviamente, indica-se o tratamento de doenças específicas subjacentes, como a neoplasia ou infecção retroperineal.

Doença diverticular do cólon

21

Anne C. Travis, MD, MSc, FACG
Richard S. Blumberg, MD

DIVERTICULOSE

CRITÉRIOS DE DIAGNÓSTICO

- Demonstração radiográfica ou endoscópica de divertículos.
- Sinais vitais normais e exames laboratoriais.
- Ausência de complicações (diverticulite, hemorragia diverticular).

Considerações gerais

Os divertículos são hérnias adquiridas da mucosa do cólon e submucosa através da muscular própria. Eles ocorrem mais comumente no cólon sigmoide e podem variar de tamanho e número, ainda que tipicamente estejam compreendidos entre 5–10 mm de diâmetro. A diverticulose refere-se à presença de divertículos em um indivíduo que é assintomático, enquanto doença diverticular refere-se à presença de divertículos associados a sintomas, o que ocorre em 20% dos indivíduos com divertículos.

A doença diverticular é a anormalidade estrutural mais comum do cólon e, em termos de despesas com cuidados de saúde (tanto custos diretos como indiretos), é a quinta doença gastrointestinal mais importante nos países ocidentais, representando gastos totais anuais de mais de 2,6 bilhões de dólares. É responsável por quase 2,2 milhões de consultas em consultórios e por mais de 230.000 internações por ano nos Estados Unidos, com taxa de mortalidade de 2,5 por 100.000 por ano.

Embora os divertículos tenham sido descritos já em 1700, a diverticulose era rara até o século 20. Atualmente, estima-se que a diverticulose acometa < 5% das pessoas com 40 anos de idade, 30% das pessoas aos 60 anos, e 50–65% das pessoas aos 80 anos. Uma exceção a isso ocorre nos vegetarianos, em quem a prevalência de divertículos é muito menor, presumivelmente por causa das dietas que são mais ricas em fibras. Homens e mulheres são acometidos igualmente. A prevalência e a distribuição de divertículos variam em todo o mundo. Embora os divertículos sejam comuns e predominantemente do lado esquerdo nos países ocidentais (95% envolvem o cólon sigmoide) em áreas urbanizadas da Ásia, como Japão, Hong Kong e Cingapura, a prevalência é de apenas 20% e os divertículos são predominantemente do lado direito, mesmo entre aqueles que adotaram uma dieta no estilo ocidental, com baixo teor de fibras.

Patogênese

A. Motilidade colônica

Acredita-se que a segmentação dentro do cólon desempenhe um papel importante no desenvolvimento de divertículos. A segmentação refere-se ao processo pelo qual um segmento curto do músculo circular do cólon contrai de maneira não propulsiva. Isso produz um segmento fechado do cólon, com aumento da pressão intraluminal, e provavelmente serve para aumentar a absorção de água e eletrólitos a partir do cólon. Essas pressões intraluminais elevadas podem finalmente resultar em hérnia da mucosa e da submucosa em locais de fraqueza (onde os vasos retos penetram a muscular própria entre as tênias do cólon), resultando na formação de divertículos. Os divertículos não são observados no reto porque as tênias coalescem no reto, formando a camada de músculo longitudinal circunferencial.

A *lei de Laplace* (gradiente de pressão transmural igual a tensão da parede dividida pelo raio, $\Delta P = T/r$) pode ajudar a explicar por que os divertículos são tão comuns no cólon sigmoide. Em comparação com o restante do cólon, o sigmoide tem um raio menor. Como o gradiente de pressão transmural é inversamente proporcional ao raio do intestino, ele será maior no

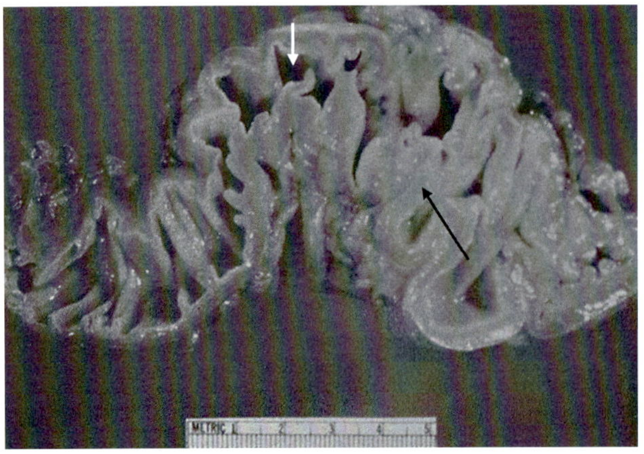

▲ **Figura 21-1.** Miocose. Observe espessamento acentuado de camada muscular (*seta inferior*) e luzes resultantes que se estreitam (*seta no alto*) em um paciente com miocose e dor no quadrante abdominal inferior esquerdo.

nível do cólon sigmoide, potencialmente favorecendo a formação de divertículos nessa região. Adicionalmente, miocose (espessamento da camada muscular circular, encurtamento das tênias do cólon e estreitamento da luz, Figura 21-1) é observada na maioria dos pacientes com divertículos no sigmoide. Essas alterações resultam da deposição aumentada de colágeno e elastina nas tênias e não de hipertrofia ou hiperplasia da parede do intestino. Além de aumentar a pressão intraluminal estreitando a luz, essas alterações podem também reduzir a resistência da parede do cólon (ver adiante).

As alterações na atividade mioelétrica também podem contribuir para o desenvolvimento de diverticulose. Acredita-se que as células intersticiais de Cajal são responsáveis pela geração de ondas lentas. Eletrodos extracelulares mostram que essas ondas lentas correspondem às contrações musculares dentro do cólon. Alguns estudos têm mostrado aumento da atividade de ondas lentas em pacientes com diverticulose, o que poderia resultar em aumento das contrações segmentares. No entanto, um estudo descobriu que havia números significativamente reduzidos de células intersticiais de Cajal em pacientes com diverticulose, possivelmente levando a trânsito tardio.

B. Alterações da parede colônica

À medida que os indivíduos envelhecem, a resistência à tração do colágeno e fibras musculares da parede do cólon diminuem em decorrência do aumento da reticulação de fibras de colágeno anormais e da deposição de elastina em todas as camadas da parede do cólon. A parede do cólon pode ser enfraquecida por colapso e danos do colágeno maduro, bem como por meio da síntese de colágeno imaturo. Isso também pode contribuir para a criação de fibras musculares mais distensíveis. A importância das alterações estruturais na parede do cólon é sugerida pela formação precoce de divertículos em pacientes com distúrbios do tecido conjuntivo, como síndrome de Marfan, síndrome de Ehlers-Danlos, doença renal policística.

As fibras de colágeno variam de conformação ao longo do cólon. Com o aumento da idade, as fibrilas de colágeno no cólon esquerdo tornam-se menores e mais firmemente concentradas em comparação com aquelas da direita, alterações que se acentuam na doença diverticular. Isso pode explicar por que a complacência do cólon é menor no cólon sigmoide e cólon descendente em comparação com o cólon transverso e ascendente, e pode também explicar por que a doença diverticular é mais comum no cólon esquerdo.

A degradação da matriz extracelular e remodelagem é mediada, em parte, pelas metaloproteinases da matriz. A ativação das metaloproteinases da matriz resulta na degradação da matriz extracelular, incluindo glicoproteínas colagenosas, não colagenosas e proteoglicanos. Os inibidores teciduais das metaloproteinases servem como reguladores locais, bloqueando os efeitos das metaloproteinases da matriz. Demonstrou-se que os pacientes com doença diverticular têm um aumento da síntese do colágeno, um aumento de inibidores teciduais das metaloproteinases e uma diminuição na expressão de um subtipo de metaloproteinase da matriz que é responsável pela degradação do colágeno. Essas alterações podem contribuir para as alterações na estrutura da parede do cólon em pacientes com diverticulose.

C. Hipersensibilidade visceral

Os pacientes que têm sintomas de doença diverticular não complicada assemelham-se aos pacientes com síndrome do intestino irritável. Em ambos os grupos, a hipersensibilidade visceral foi demonstrada em resposta a distensão retossigmoide. Pacientes com diverticulose assintomática, no entanto, não demonstram aumento da percepção da dor com distensão retal. A hipersensibilidade visceral observada em pacientes com doença diverticular sintomática não está limitada a áreas do sigmoide com divertículos e não está associada a alteração da complacência da parede do cólon. Isso sugere que há um estado generalizado de hipersensibilidade visceral na doença diverticular sintomática que é semelhante àquele observado na síndrome do intestino irritável.

D. Inflamação

Os pacientes com diverticulose podem apresentar baixo grau de inflamação do cólon que pode assemelhar-se histologicamente à doença inflamatória do intestino, uma condição conhecida como *colite segmentar*. A colite segmentar é caracterizada por um processo inflamatório crônico localizado na porção do cólon com divertículos, que poupa o reto e o cólon direito.

Embora a prevalência exata não seja conhecida, estudos retrospectivos encontraram colite segmentar em 0,25–1,48% dos pacientes submetidos à colonoscopia. Em pacientes com doença diverticular, a prevalência é de 1,15–11,4%.

A fisiopatologia da colite segmentar é desconhecida. Várias teorias têm sido propostas, incluindo a de que é uma forma atípica de doença inflamatória intestinal, resultado da redundância da mucosa e de prolapso da mucosa, e que decorre de alterações na atividade da flora bacteriana e da enzima bacteriana em função da estase fecal dentro de divertículos. Há evidências que sustentam a teoria de que a colite segmentar é uma forma de doença inflamatória intestinal. Pacientes com colite segmentar têm níveis mais elevados de fator α de necrose tumoral do que os controles com síndrome do intestino irritável, a colite segmentar muitas vezes comporta-se de maneira semelhante à colite ulcerativa ou doença de Crohn, que frequentemente tem aspecto endoscópico e histológico semelhante ao da doença inflamatória do intestino e, em um relato de caso, respondeu ao tratamento com infliximabe.

E. Fibra

O papel das fibras no desenvolvimento da diverticulose foi primeiramente sugerido por evidências epidemiológicas. Os divertículos raramente desenvolvem-se na zona rural da Ásia ou África (prevalência de < 0,2%), onde as dietas são ricas em fibras. No entanto, em áreas que se desenvolveram economicamente e adotaram hábitos alimentares ocidentais, os divertículos tornam-se mais prevalentes. Além disso, as populações que se mudaram de ambientes rurais para urbanos apresentam aumento da prevalência de diverticulose.

O maior teor de fibra na dieta conduz a aumento do volume das fezes e redução dos tempos de trânsito do cólon. Indivíduos de países com dietas com alto teor de fibras tendem a ter cólons de maior diâmetro, comparados com os de países com baixa ingestão de fibras. Ter um diâmetro maior do cólon pode prejudicar as contrações segmentares do cólon que levam a maiores pressões intraluminais.

Achados clínicos

A. Sinais e sintomas

A maioria dos pacientes com diverticulose é assintomática; apenas 20% desenvolvem sintomas durante a vida. A dor abdominal é o sintoma mais comum, e está geralmente localizada no quadrante inferior esquerdo. É importante salientar que a dor no quadrante inferior esquerdo pode ser resultado de miocose (espessamento da camada muscular circular, encurtamento das tênias do cólon e estreitamento da luz frequentemente observados em pacientes com doença diverticular). Em pacientes com divertículos do lado direito, a dor pode ser sentida no quadrante inferior direito. A dor pode piorar depois de comer e, em alguns, é aliviada com a eliminação de fezes ou flatos. Os pacientes também podem queixar-se de náuseas, cólicas, movimentos intestinais irregulares (diarreia intermitente ou obstipação), inchaço e flatulência. Pacientes com colite segmentar podem apresentar diarreia crônica, dor abdominal ou sangramento retal.

Os pacientes não demonstram sinais vitais anormais, como taquicardia ou febre, na diverticulose descomplicada. À palpação do quadrante inferior esquerdo, sensibilidade leve e proteção voluntária podem estar presentes.

B. Achados laboratoriais

Na diverticulose não complicada, valores laboratoriais, incluindo hematócrito, hemoglobina e contagem de leucócitos são normais e o teste Hemoccult das fezes é negativo.

C. Exames de imagem

Um enema opaco com contraste duplo mostrará a localização e o número de divertículos (Figura 21-2). Se houver presença de espasmo segmentar, um padrão

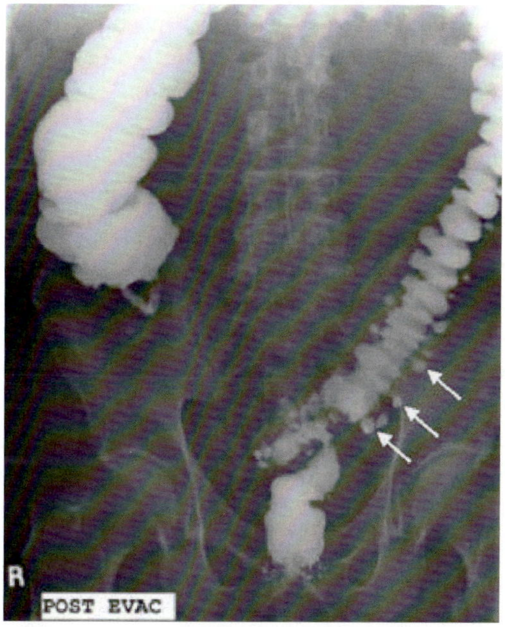

▲ **Figura 21-2.** Enema opaco mostrando a presença de divertículos (*setas*).

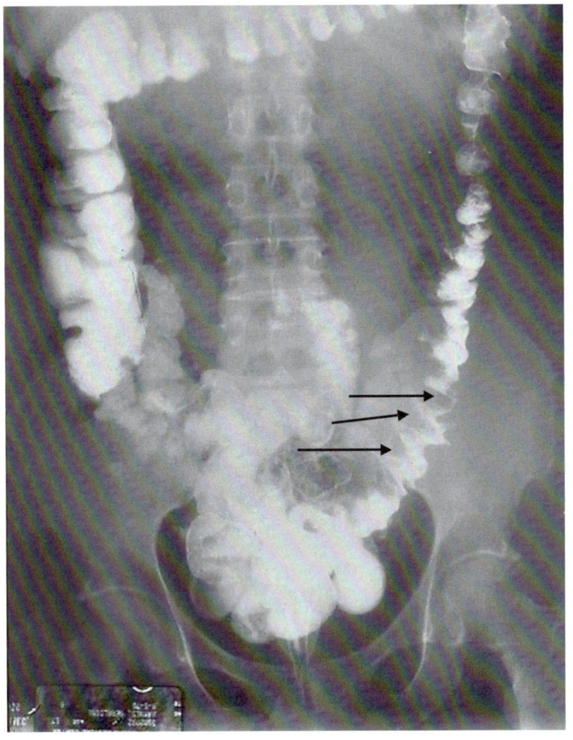

▲ **Figura 21-3.** Recortes e estreitamento luminal causado por aumento do músculo (miocose) e estreitamento luminal.

de dente de serra transitório pode ser observado. Na diverticulose não complicada, não deveria haver extravasamento de contraste, nem deve haver evidências de fístulas, estenoses ou espasmo persistente, os quais sugerem diverticulite. A diverticulose também pode ser observada na tomografia computadorizada (TC) abdominal com contraste oral ou retal.

Em pacientes com miocose, um raio X simples abdominal pode mostrar cortes no cólon esquerdo em função da hipertrofia muscular (Figuras 21-1 e 21-3).

D. Endoscopia

A diverticulose é frequentemente descoberta durante a colonoscopia como um achado incidental (Lâmina 24). Além disso, em decorrência de distúrbios, como o câncer colorretal, doença inflamatória do intestino e colite isquêmica, é incluídas no diagnóstico diferencial para pacientes com dor abdominal relacionada com diverticulose; a colonoscopia é o exame diagnóstico preferido, no entanto, pode ser difícil ser realizada em pacientes com diverticulose pelo estreitamento da luz do cólon e possível fixação do cólon a partir de episódios anteriores de diverticulite que resultam em inflamação e fibrose pericólica. A colonoscopia é relativamente contraindicada em pacientes nos quais se suspeita de diverticulite aguda, por causa do aumento do risco de perfuração do cólon.

Em pacientes com colite segmentar, a endoscopia revela inflamação da mucosa interdiverticular, caracterizada por eritema, granularidade e friabilidade. O envolvimento pode ser difuso ou irregular. A inflamação somente é observada em áreas com divertículos e poupa o reto. O fato de o reto ser poupado é especialmente importante quando se tenta diferenciar colite segmentar de colite ulcerativa, uma vez que as duas entidades podem parecer muito semelhantes, tanto por via endoscópica como histologicamente. Os achados histológicos incluem inflamação da mucosa inespecífica, abscessos da cripta, um infiltrado de células mononucleares na lâmina própria e inflamação ocasional da submucosa.

Diagnóstico diferencial

Os sintomas inespecíficos de diverticulose não complicada podem imitar muitas outras condições, e a diferenciação pode ser difícil. Muitos dos sinais e sintomas da diverticulose sintomática também são observados na síndrome do intestino irritável. O fato de ambas as doenças serem comuns, e poderem coexistir, torna a diferenciação ainda mais difícil. A síndrome do intestino irritável frequentemente causa dor abdominal difusa; assim, dor localizada para o quadrante inferior esquerdo na configuração de divertículos demonstrados sustenta um diagnóstico de diverticulite complicada.

A diverticulite leve pode manifestar-se de maneira semelhante e não é descartada pela ausência de febre, contagem elevada de leucócitos ou outros sinais de infecção. Outras infecções pélvicas, como apendicite e doença inflamatória pélvica, também podem imitar diverticulose. Outras causas de dor abdominal inferior que precisam ser consideradas são colite infecciosa, doença intestinal inflamatória, colite isquêmica, câncer colorretal e endometriose.

Complicações

A diverticulose pode ser complicada por diverticulite aguda, que resulta da perfuração de um divertículo, bem como por hemorragia, que ocorre quando a arteríola associada ao divertículo sofre erosão.

Tratamento

A maioria dos pacientes com diverticulose não requer nenhum tratamento específico e não existem tratamentos clínicos que levem à regressão de divertículos, uma vez presentes. O tratamento dos pacientes com doença diverticular não complicada recorrente concentra-se no alívio dos sintomas. As terapias usadas para tratar a doença diverticular não complicada incluem dietas ricas em fibras, antibióticos não absorvíveis, mesalazina, probióticos e prebióticos. Ao contrário do ensino popular, não há forte evidência de que as sementes, castanhas ou pipocas produzem aumento da frequência de complicações de diverticulose. Os pacientes com miocose podem obter alívio dos sintomas com a adição de um suplemento de fibras.

As abordagens de tratamento para a colite segmentar foram estudadas apenas em pequenos grupos de pacientes ou apresentadas como relatos de casos. Os tratamentos incluem mesalazina oral e tópica, esteroides tópicos, dietas com alto teor de fibras, antibióticos, esteroides orais, probióticos e infliximabe. Pacientes com doença grave podem necessitar de colectomia segmentar ou total. Os pacientes com doença leve a moderada geralmente respondem bem à terapia clínica (na maioria das vezes com um 5-aminossalicilato), enquanto aqueles com formas mais graves da doença podem requerer esteroides tópicos e/ou orais.

A. Fibra

A fibra é lentamente ou completamente fermentada pela microflora intestinal, resultando na produção de ácidos graxos de cadeia curta e gás. Isso por sua vez resulta em tempo diminuído de trânsito intestinal, que reduz a pressão intracolônica e ajuda em casos de obstipação. A ingestão diária recomendada de fibras para adultos é de 20–35 g/dia, e suplementos de fibras estão disponíveis para ajudar a atender a essa exigência. Os suplementos contêm tanto fibras solúveis (psílio, ispágula, policarbofilo de cálcio) ou fibra insolúvel (fibra de milho, farelo de trigo). As fibras solúveis são mais facilmente fermentadas pela microflora do intestino, enquanto a fibra insolúvel passa por uma fermentação mínima e provavelmente exerce os seus efeitos pelo aumento da massa de fezes e, assim, aumentando o diâmetro luminal, que por sua vez diminui o gradiente de pressão transmural. (Lembre-se que, de acordo com a lei de Laplace, $\Delta P = T/r$.) Estudos que observam o efeito das dietas com alto teor de fibras sobre os sintomas de doença diverticular não complicada, no entanto, não foram conclusivos; alguns estudos mostraram benefício, enquanto outros não. Apesar disso, o aumento de fibra na dieta, frequentemente com suplementos de fibra, é atualmente o esteio de tratamento de doença diverticular não complicada.

B. Antibióticos não absorvíveis

A rifaximina é um antibiótico de amplo espectro que atua através da ligação da subunidade β da polimerase bacteriana de RNA dependente de DNA. Oitenta a 90% da rifaximina permanece dentro do intestino. Embora o mecanismo exato não seja conhecido, demonstrou-se em alguns estudos que a rifaximina melhora os sintomas de doença diverticular não complicada. A melhora dos sintomas pode ser pela capacidade da rifaximina de influenciar a atividade metabólica da flora intestinal que degrada a fibra alimentar e produz gás. O fármaco também pode influenciar a flora intestinal responsável pela inflamação da mucosa crônica, de baixo grau. Dois estudos em que pacientes foram randomizados para a rifaximina mais um suplemento de fibra ou para placebo mais um suplemento de fibra durante 1 ano demonstraram melhora dos sintomas naqueles que receberam rifaximina. Em um estudo, a porcentagem de pacientes que não relatou nenhum sintoma ou sintomas apenas leves no final do estudo foi de 69% no grupo que recebeu rifaximina e 39% no grupo que recebeu placebo. Outro estudo mostrou que nos pacientes tratados durante o curso de 10 anos com rifaximina, 5% tiveram uma recidiva dos sintomas; 1% desenvolveu complicações.

C. Mesalazina

A mesalazina é um medicamento anti-inflamatório que atua topicamente sobre a mucosa do intestino e é tipicamente utilizada no tratamento de doença inflamatória do intestino. Pelo fato de alguns sintomas de doença diverticular poderem ser relacionados com inflamação crônica da mucosa, a mesalazina pode ter um papel no tratamento de pacientes com sintomas relacionados com a doença diverticular. Em um estudo de 2004, 90 pacientes foram tratados com rifaximina mais mesalazina (800 mg, 3 vezes ao dia) durante 10 dias e, em seguida, recebeu mesalazina isolada (800 mg 2 vezes por dia) por outras 8 semanas. No final do estudo, 81% dos pacientes relataram estar assintomáticos. A partir daí, os pesquisadores concluíram que a mesalazina pode ajudar a manter a remissão clínica.

D. Probióticos e prebióticos

Os probióticos contêm micro-organismos com propriedades benéficas, e o objetivo de usá-los é alterar a microflora do intestino para restabelecer a flora bacteriana normal. *Bifidobacteria* e lactobacilos são usados com mais frequência. Algumas preparações também contêm outras bactérias e organismos não bacterianos, como o *Escherichia coli* e *Saccharomyces boulardii*. Na doença diverticular, a flora bacteriana normal pode ser alterada pelo trânsito retardado do cólon e estase de fezes, por isso teoriza-se que o restabelecimento da flora intestinal normal pode levar à melhora sintomática. Em um estudo de pacientes com estenose do cólon após um episódio de diverticulite, a combinação de rifaximina e lactobacilos durante 12 meses foi eficaz na prevenção da recidiva dos sintomas e complicações. Em um segundo estudo, um pequeno grupo de pacientes com doença diverticular não complicada recebeu um agente antimicrobiano intestinal e um absorvente. Isso foi seguido pela administração de uma cepa não patogênica de *E. coli* por um período médio de 5 semanas. Esses pacientes apresentaram melhora em todos os sintomas abdominais.

Os prebióticos são substâncias que promovem o crescimento e a atividade metabólica de bactérias benéficas, especialmente *Bifidobacterias* e lactobacilos. Os prebióticos frequentemente são carboidratos complexos indigestos. As bactérias fermentam essas substâncias, levando a um ambiente luminal mais ácido, que suprime o crescimento de bactérias nocivas. As substâncias que demonstraram promover o crescimento de bifidobactérias e lactobacilos incluem fibra de psílio, lactulose, frutose, oligossacarídeos, extratos de cevada germinada e inulina.

Prognóstico

Vinte por cento dos pacientes com divertículos desenvolverão sintomas da doença diverticular não complicada, enquanto 10–25% dos pacientes com diverticulose continuarão desenvolvendo complicação (75% dos quais não terão tido nenhum sintoma anterior). Felizmente, a maioria dos episódios de diverticulite e hemorragia diverticular são autolimitados e podem ser tratados clinicamente. Um subconjunto adicional pequeno de pacientes desenvolverá dor intensa e dismotilidade colônica. Embora não sejam ameaçadores da vida, os sintomas podem ser debilitantes.

Di Mario F, Comparato G, Fanigliulo L, et al. Use of mesalazine in diverticular disease. *J Clin Gastroenterol.* 2006;40:S155–S159. [PMID: 16885700]

Petruzziello L, Iacopini F, Bulajic M, et al. Review article: uncomplicated diverticular disease of the colon. *Aliment Pharmacol Ther.* 2006;23:1379–1391. [PMID: 16669953]

Sandler RS, Everhart JE, Donowitz M, et al. The burden of selected digestive diseases in the United States. *Gastroenterology.* 2002;122:1500–1511. [PMID: 11984534]

Sands BE. From symptom to diagnosis: clinical distinctions among various forms of inflammation. *Gastroenterology.* 2004;126: 1518–1532. [PMID: 15168364]

Shaheen NJ, Hansen RA, Morgan DR, et al. The burden of gastrointestinal and liver diseases, 2006. *Am J Gastroenterol.* 2006; 101:2128–2138. [PMID: 16848807]

Simpson J, Scholefield JH, Spiller RC. Origin of symptoms in diverticular disease. *Br J Surg.* 2003;90:899–908. [PMID: 12905541]

Tursi A. Segmental colitis associated with diverticulosis: complication of diverticular disease or autonomous entity? *Dig Dis Sci.* 2011;56:27–34. [PMID: 20411418]

DIVERTICULITE AGUDA

CRITÉRIOS DE DIAGNÓSTICO

- Dor abdominal e sensibilidade (tipicamente quadrante inferior esquerdo).
- Febre ou leucocitose, ou ambos.
- Achados radiológicos típicos.

Considerações gerais

Descrita pela primeira vez em 1849, a diverticulite decorre de micro ou macroperfuração de um divertículo, resultando em mera inflamação subclínica até peritonite feculenta. Ela acomete 10–25% dos pacientes com diverticulose e pode ser associada a complicações significativas (abscesso, fístula, obstrução, fleimão, sangramento ou macroperfuração). Há predominância do sexo masculino em pacientes < 50 anos de idade, com igual distribuição entre os sexos após a idade de 60 anos. As internações hospitalares por diverticulite têm aumentado. Em um estudo da Escócia, a taxa de hospitalização por diverticulite aumentou de 12,8 por 100.000 em 1958–1961, para 23,5 por 100.000 em 1968–1971. Um estudo da Inglaterra mostrou um aumento de 16% nas internações hospitalares por diverticulite entre os homens, e um aumento de 12% entre as mulheres entre 1990 e 2000.

A diverticulite aguda pode ser complicada ou não complicada. A gravidade da diverticulite é frequentemente descrita usando a classificação de Hinchey, que a categoriza em quatro etapas com base em achados clínicos e cirúrgicos. Modificações da classificação também foram desenvolvidas e consideram os achados de TC (Tabela 21-1).

Patogênese

A. Pressão do cólon elevada

Anteriormente acreditava-se que a diverticulite era o resultado de obstrução de um divertículo por um fecalito que levava a aumento da pressão dentro do divertículo, com posterior perfuração. Atualmente, acredita-se que a obstrução diverticular é um evento raro e que a maioria dos casos de diverticulite é resultado da erosão da parede diverticular em decorrência de aumento da pressão intraluminal, ou de partículas de alimentos espessados. Isso leva a inflamação e necrose focal, com perfuração resultante do divertículo com paredes finas. O papel de um aumento da pressão é apoiado pela observação de que a maioria das perfurações ocorre no cólon sigmoide, onde as pressões são as mais elevadas.

Tabela 21-1. Classificação de Hinchey e classificação modificada de Hinchey de diverticulite aguda.

Estágio	Classificação de Hinchey	Estágio	Classificação modificada de Hinchey
		0	Diverticulite clínica leve
I	Abscesso pericólico ou fleimão	Ia	Inflamação ou fleimão pericólico restrito
		Ib	Abscesso pericólico restrito
II	Abscesso pélvico, intra-abdominal ou retroperitoneal	II	Abscesso pélvico, intra-abdominal distante ou retroperitoneal
III	Peritonite purulenta generalizada	III	Peritonite purulenta generalizada
IV	Peritonite fétida generalizada	IV	Peritonite fecal
		Fístula	Colovesical, vaginal, entérica, cutânea
		Obstrução	Obstrução do intestino grosso ou delgado, ou ambos

Adaptada, com autorização, de Kaiser AM, Jiang JK, Lake JP, et al. The management of complicated diverticulitis and the role of computed tomography. *Am J Gastroenterol.* 2005; 100:910–917.

Fatores que favorecem o aumento das pressões do cólon são atividade autonômica alterada (observada com redução de exercícios e neostigmina), ativação de receptores opioides e diminuição do estiramento mecânico do cólon em decorrência de uma dieta com baixo teor de fibras. Lembre-se que o gradiente de pressão transmural diminui com um aumento no diâmetro luminal, o que explica por que diminuição no volume das fezes está associado a aumento do gradiente de pressão transmural. (Consulte a lei de Laplace, $\Delta P = T/r$, discutida anteriormente.)

B. Mudanças na flora bacteriana

Alteração da composição microbiana no intestino, possivelmente pelos efeitos sobre o sistema imune inato que possibilitam que a flora comensal normal atue patologicamente, pode prejudicar a barreira mucosa, o que resulta em inflamação de baixo grau crônica. Secreção de muco e supercrescimento bacteriano podem ocorrer quando as partículas de alimentos tornam-se espessadas dentro de um divertículo. Também tem sido demonstrado que a composição da flora intestinal difere entre as populações rurais e urbanas. Um estudo que comparou uma população rural africana com uma baixa prevalência de diverticulite a uma população inglesa descobriu que havia níveis mais baixos de *Bifidobacteria* e níveis mais altos de *Bacteroides* na população inglesa. O crescimento de *Bifidobacteria* é promovido pela fibra solúvel, cuja fermentação conduz à geração de ácidos graxos de cadeia curta, a fonte de energia preferida para colonócitos. O aumento da produção de ácidos graxos de cadeia curta pode ajudar na manutenção da barreira do cólon.

C. Anti-inflamatórios não esteroides

Os anti-inflamatórios não esteroides (AINEs) têm sido associados a diverticulite e perfuração. Num estudo, os pacientes com doença diverticular complicada (definida como sangramento ou perfuração) eram mais propensos a ter usado AINE do que um grupo controle da comunidade com as mesmas características (34% *versus* 4%). Em um segundo estudo, 48% dos pacientes com doença diverticular complicada (fístula, abscesso extracolônico, peritonite purulenta, peritonite fétida, sepse, piemia portal) utilizaram AINE, em comparação com 20% dos pacientes com doença diverticular não complicada. Um terceiro estudo comparou 115 pacientes com diverticulite complicada (fístula, abscesso, peritonite) com 77 com diverticulite não complicada (peridiverticulite ou uma massa inflamatória) e descobriu que os AINEs foram associados a complicações graves de peritonite e formação de abscesso. A associação de AINE com diverticulite é postulada como relacionada com a diminuição da síntese de prostaglandinas e lesão da mucosa tópica direta. Ao estimular a secreção de mucina e bicarbonato e o aumento do fluxo sanguíneo da mucosa, as prostaglandinas ajudam na manutenção da barreira da mucosa do cólon. Além disso, os AINEs são ácidos fracos que podem desnudar as células epiteliais, resultando em aumento da permeabilidade da mucosa, ulceração e translocação de bactérias e toxinas.

D. Dieta

Como mencionado anteriormente, uma dieta de baixo teor de fibras pode não só predispor à formação de divertículos, mas pode também predispor ao desenvolvimento de diverticulite. Ao aumentar o peso das fezes e o teor de água, a fibra ajuda a reduzir as pressões de segmentação colônicas, que podem proteger contra perfuração.

O consumo de carne vermelha também foi associado à diverticulite. Aminas heterocíclicas são produtos de carne em cozimento e têm sido associadas a apoptose de células epiteliais colônicas. Também tem-se demonstrado que o heme produz um fator citotóxico nos cólons de ratos. Esses efeitos nas células epiteliais do cólon podem predispor à perfuração.

E. Tabagismo, álcool, café e cafeína

Os dados que sustentam o tabagismo como fator de risco para diverticulite são contraditórios. Em um estudo, o tabagismo aumentou em três vezes as chances de complicações diverticulares. Um grande estudo de coorte, no entanto, não encontrou associação entre doença diverticular complicada e tabagismo. Não se demonstrou que álcool, café e cafeína aumentem do risco de diverticulite.

Achados clínicos

A. Sinais e sintomas

A diverticulite deve ser suspeitada em um paciente que apresenta dor abdominal, febre e leucocitose. No Ocidente, dor no quadrante inferior esquerdo é a queixa mais comum (70%). O início é normalmente gradual e a dor pode estar presente durante vários dias antes de o paciente procurar atendimento médico. A dor é constante, com exacerbações intermitentes associadas a espasmos do cólon e seguidas por defecação solta. Os pacientes também podem queixar-se de náuseas e vômitos (20–62%), obstipação (50%), diarreia (25–35%) e sintomas urinários (10–15%).

A apresentação do paciente está associada ao estágio da doença. A dor é geralmente localizada em pacientes com doença de Hinchey de fases I e II, já que a inflamação está restrita ao tecido pericólico. Embora tipicamente no quadrante inferior esquerdo, em pacientes com uma alça sigmoide grande ou com diverticulite do lado direito, ela pode estender-se até a parte média ou direita do abdome. Na doença de estágio II, os pacientes desenvolvem abscessos pélvicos, intra-abdominais ou retroperitoneais. Esses pacientes queixam-se frequentemente de anorexia, náuseas e vômitos, o que é especialmente comum se o abscesso for grande. Podem ocorrer sintomas urinários (urgência, frequência) se o abscesso estiver perto da bexiga. Uma área de sensibilidade localizada com inchaço e eritema da parede abdominal sugere um abcesso subjacente que progride formando uma fístula colocutânea. Os pacientes com doença de estágios III e IV da doença têm sintomas de peritonite generalizada, incluindo dor abdominal intensa, difusa. Pacientes podem estar relutantes em se mover. É comum que haja desenvolvimento de um íleo, resultando em inchaço, náuseas, e vômitos. Na doença de estágio IV, pelo fato de ter ocorrido perfuração, o início da dor é frequentemente agudo e grave.

É importante lembrar que os pacientes que estão imunodeprimidos (p. ex., os idosos, pessoas com câncer, infecção pelo HIV ou que receberam um transplante de órgão) são muito mais propensos a ter uma apresentação atípica.

Ao exame, a sensibilidade geralmente está presente no quadrante inferior esquerdo, com uma massa sensível presente em 20%. Sensibilidade no quadrante inferior direito pode resultar de alça sigmoide grande ou de diverticulite do lado direito. Uma febre baixa ou alta é comum. Sensibilidade difusa sugere perfuração livre e peritonite. Distensão abdominal e ruídos intestinais hipoativos podem estar presentes se um íleo tiver desenvolvido. Em casos de perfuração livre, pode haver desenvolvimento de instabilidade hemodinâmica, juntamente com abdome rígido.

B. Achados laboratoriais

O achado mais comum é uma leucocitose, mas ela não é necessária para se fazer o diagnóstico. Em uma série, observou-se uma contagem normal de leucócitos em 45% dos pacientes. Leucocitose acentuada é sugestiva de peritonite ou formação de abscesso. Os testes de função hepática geralmente são normais. A amilase sérica é normal ou ligeiramente elevada. Se a amilase for elevada, é sugestivo de peritonite ou perfuração. Episódios graves também podem estar associados a hiponatremia, diminuição da função renal e acidose como resultado de sepse. Se a bexiga estiver envolvida, pode ocorrer piúria ou hematúria e infecções do trato urinário polimicrobianas podem ser observadas com fístula colovesical.

C. Exames de imagem

Radiografias abdominais simples são tipicamente normais em pacientes com diverticulite leve, mas no quadro de doença grave, pode haver um padrão de íleo ou, se houver presença de obstrução, de dilatação do intestino proximal. Um grande abscesso pode estar associado a um nível hidroaéreo em exames verticais. Se houver perfuração no espaço retroperitoneal, a sombra do psoas pode ser obliterada pelo ar difuso ao longo do músculo psoas. Ar livre sob o diafragma pode ser observado em exames verticais em caso de perfuração intraperitoneal, especialmente se houver peritonite fétida.

O ultrassom é um método não invasivo com utilidade limitada. É altamente dependente do operador e em caso de íleo pode ser limitado por causa da distensão do intestino pelo gás. Ele pode identificar um fleimão, abscesso ou espessamento da parede do intestino. Ele também pode ser útil na orientação da drenagem de abscessos intra-abdominais.

O enema de bário, embora utilizado no passado para diagnosticar diverticulite aguda, foi amplamente substituído pela tomografia computadorizada. Os achados sobre enema de bário em caso de diverticulite aguda incluem espasmo persistente, padrão em dente de serra do segmento envolvido, divertículo deformado, trato ou fístula sinusal, extravasamento de contraste, abscesso, estenose, obstrução, efeito de massa de compressão extraluminal e pneumoperitônio.

A tomografia computadorizada é atualmente o exame radiográfico de escolha para o diagnóstico de diverticulite. Sua sensibilidade é de até 97% e a especificidade é relatada como sendo de até 100%. Os achados a seguir são observados com diverticulite: densidade de tecido mole da gordura pericólica (98%), divertículos (84%), espessamento da parede do intestino de > 4 mm (70%) e fleimão ou líquido pericólico (35%). A tomografia computadorizada também é útil na classificação de pacientes portadores de doença leve, moderada ou grave; em orientar as decisões terapêuticas e no diagnóstico das complicações de diverticulite, tais como formação de abscesso, formação de fístula, peritonite ou obstrução. Pelo fato de as tomografias não poderem excluir o câncer de maneira confiável, os pacientes não submetidos a uma colonoscopia devem fazê-lo 6–8 semanas após a sua diverticulite ter sido resolvida.

D. Endoscopia

Durante um episódio agudo de diverticulite suspeita, proctoscopia rígida, sigmoidoscopia flexível e colonoscopia são relativamente contraindicadas. Isso pelo fato de a insuflação de ar necessária poder descerrar ou piorar uma perfuração. No entanto, como mencionado anteriormente, os pacientes que não foram anteriormente submetidos a uma colonoscopia devem fazê-lo para excluir uma doença maligna subjacente ou outro distúrbio, com um período de espera de 6–8 semanas após a resolução do episódio de diverticulite. Se uma endoscopia tiver de ser realizada de modo a diferenciar entre diverticulite aguda e câncer ou colite antes da cirurgia, ela somente deve ser tentada por endoscopista experiente, com insuflação mínima. Os achados de diverticulite na endoscopia incluem edema, eritema, estenoses e drenagem (raramente) purulenta de um divertículo. Após a resolução de um episódio de diverticulite, os achados endoscópicos são frequentemente mínimos.

Diagnóstico diferencial

Em função da proximidade do cólon com outros órgãos intra-abdominais, e das apresentações variadas de diverticulite, muitos outros diagnósticos precisam ser considerados. O diagnóstico diferencial inclui doença intestinal inflamatória, colite isquêmica, colite infecciosa, apendicite, câncer, úlcera péptica complicada, pielonefrite, doença inflamatória pélvica, cisto ou torção de ovário e gravidez ectópica. Em pacientes com AIDS e perfuração do cólon, infecção por citomegalovírus e sarcoma de Kaposi também devem ser considerados.

Complicações

As complicações da diverticulite aguda são observadas em 15–20% dos pacientes e incluem a formação de abscesso pericólico ou pélvico, perfuração com peritonite purulenta ou fétida, formação de fístula para órgãos adjacentes, obstrução de cólon e sepse. As fístulas surgem mais frequentemente a partir do cólon sigmoide e envolvem órgãos adjacentes. As fístulas comuns são as colovesicais (65%) e as colovaginais (25%). A peritonite está associada a uma taxa de mortalidade significativa. A mortalidade é de cerca de 6%, se houver peritonite purulenta e 35% se houver peritonite fétida.

Tratamento

A. Terapia clínica

Para pacientes com diverticulite não complicada, o tratamento clínico é bem-sucedido em 70–100%. Os pacientes que são candidatos à terapia ambulatorial têm dor leve, evidência mínima de infecção sistêmica, sem sinais de íleo paralítico e bom estado funcional. O tratamento hospitalar deve ser considerado para pacientes com apresentações mais graves, incapacidade de tolerar ingestão oral ou comorbidades. Outras considerações incluem a falta de apoio disponível, confiabilidade precária do paciente e compreensão precária do paciente das indicações para procurar atendimento médico (febre, piora da dor, incapacidade de ingerir quantidade adequada de líquidos). Hospitalização e administração intravenosa de antibióticos são geralmente recomendadas para os idosos, imunodeprimidos, aqueles com comorbidades significativas e aqueles com febre alta ou leucocitose significativa.

A terapia consiste em repouso intestinal e antibióticos. A escolha do antibiótico é ditada pelas bactérias típicas associadas à diverticulite, ou seja, bastonetes gram-negativos e anaeróbios. A cobertura antibiótica única usando um antibiótico com atividade contra a flora do cólon é tão eficaz quanto a terapia de combi-

Tabela 21-2. Esquemas antibióticos comuns para diverticulite aguda.

Antibiótico(s)	Dose	Via de administração
Esquemas ambulatoriais (escolha um esquema dos dois esquemas listados)		
Metronidazol mais	500 mg 3×/dia	Oral
ciprofloxacino	500 mg 2×/dia	Oral
Amoxicilina-clavulanato	875/125 mg 2×/dia	Oral
Esquemas hospitalares (escolha um esquema dos seis esquemas listados)		
Metronidazol mais	500 mg 8/8h	IV
ciprofloxacino ou	400 mg 12/12h	IV
levofloxacino ou	500 mg/dia	IV
ceftrixona ou	1-2 g/dia	IV
cefotaxima	1-2 g 6/6 h	IV
Ampicilina-sulbactam	3 g 6/6 h	IV
Piperacilina-tazobactam	3,75 ou 4,5 g 6/6 h	IV
Ticarcilina-clavulanato	3,1 g 8/8 h	IV
Imipeném	500 mg 6/6 h	IV
Meropeném	1 g 8/8 h	IV

IV, intravenoso.

nação. Exemplos de esquemas de tratamento são mostrados na Tabela 21-2. A escolha dos antibióticos deve considerar as alergias a medicamentos e o uso prévio de antibióticos. Os antibióticos são tipicamente administrados durante 7–10 dias.

Os pacientes ambulatoriais devem ser colocados em uma dieta de líquidos claros, com avanço lento da dieta ao se observar melhora clínica. Os pacientes que não apresentam sinais de melhora em 2–3 dias, desenvolvem dor crescente ou febre ou já não são capazes de tolerar líquidos devem ser hospitalizados e investigados para detecção de possíveis complicações.

B. Terapia radiologicamente guiada

Os abscessos eram tradicionalmente tratados com cirurgia, mas com os avanços em drenagem guiada por TC alguns pacientes podem ser tratados com cateteres colocados por via percutânea. Os drenos são normalmente colocados através da parede abdominal anterior, embora abordagens transglúteas, transretais ou transvaginais também sejam utilizadas para abscessos profundos dentro da pelve. Os cateteres são deixados no local até que a produção diária caia para menos de 10 mL, o que pode levar até 30 dias. Os pacientes que não melhoram com a drenagem por cateter requerem cirurgia. A drenagem guiada por TC também foi usada para levar os pacientes de cirurgia de emergência para cirurgia eletiva.

C. Tratamento cirúrgico

Quinze a 30% dos pacientes necessitarão de cirurgia durante o primeiro episódio de diverticulite. As indicações para a cirurgia durante um episódio de diverticulite incluem peritonite difusa, obstrução e falha do tratamento clínico. A cirurgia eletiva também é recomendada para pacientes com fístulas, que resultam de drenagem espontânea de um abscesso. Quando isso ocorre, a inflamação geralmente desaparece. Fístulas raramente são, portanto, uma indicação para a cirurgia de emergência.

Há controvérsias sobre a realização ou não de cirurgia eletiva para 20–30% dos pacientes com episódios recorrentes de diverticulite. Com base em dados de 1969, foi recomendado anteriormente que os pacientes fossem submetidos a cirurgias eletivas após dois episódios de diverticulite complicada. No estudo de 1969, observou-se que 7–45% dos pacientes terão sintomas recorrentes após o primeiro ataque de diverticulite, e que a taxa de resposta à terapia cai com cada ataque subsequente, de 70% para o primeiro episódio, para 6% para o terceiro episódio. Outros estudos mais recentes, no entanto, não conseguiram demonstrar aumento do risco de complicações com os ataques subsequentes. Em um estudo de 2005 de 25.058 pacientes internados por episódio inicial de diverticulite, 80% foram tratados sem cirurgia, 19% tinham diverticulite recorrente e 5,5% foram submetidos a colectomia de emergência. O estudo observou que os pacientes com menos de 50 anos de idade eram mais propensos a ter recorrência (27% *vs.* 17%) e eram mais propensos a exigir uma colectomia de emergência (7,5% *vs.* 5%). Portanto, pode ser mais apropriado individualizar recomendações sobre colectomia eletiva, em vez de recomendar a cirurgia para todos os pacientes, após dois episódios de diverticulite. Por exemplo, os pacientes que vivem ou trabalham em locais remotos ou viajam para áreas onde há menor acesso a cuidados de saúde podem ser candidatos adequados para cirurgia eletiva.

Antes da cirurgia, todos os pacientes devem receber antibióticos. Se possível, realiza-se a preparação do intestino, embora em situações de emergência frequentemente não seja viável. Para diverticulite de sigmoide, a margem de ressecção proximal deve ser feita em uma área de cólon saudável (mole, não edematosa). A margem de ressecção distal fica no terço superior do reto, onde as tênias do cólon coalescem. Se parte do cólon sigmoide distal for retido, a taxa de recorrência de diverticulite duplica. Não é necessário remover todo o divertículo, porque a recorrência proximal à anastomose é improvável.

Quando o tempo possibilita uma preparação intestinal, pode-se realizar um procedimento em uma etapa. A maioria dos pacientes com doença de Hinchey de estágios I e II é capaz de passar por um preparo intestinal antes da cirurgia. A colocação de um *stent* endoluminal pode possibilitar a preparação do intestino de um paciente com uma obstrução. Em um procedimento de fase única, o cólon doente é retirado e uma anastomose primária é criada. A fim de criar uma anastomose primária, o intestino que vai ser unido deve ser bem vascularizado, sem edema ou tensão, e bem preparado. Peritonite fecal e peritonite purulenta são contraindicações para um procedimento de uma fase, assim como má nutrição, imunossupressão e outras comorbidades clínicas associadas.

Os pacientes que necessitam de cirurgia de emergência geralmente passam por um procedimento de duas etapas. No caso de diverticulite sigmoide, na primeira etapa o sigmoide doente é removido e uma colostomia de extremidade e um coto retal (bolsa de Hartmann) são criados. Uma abordagem alternativa é ressecar o cólon doente, realizar uma anastomose primária e criar um desvio de colostomia ou ileostomia proximal à anastomose. Se a diverticulite for do lado direito, a primeira etapa é uma hemicolectomia direita com formação de uma ileostomia e uma fístula mucosa (uma fístula mucosa é formada trazendo-se a margem de ressecção distal através da parede abdominal). A segunda etapa para todas essas abordagens cirúrgicas ocorre 3 meses mais tarde, quando a colostomia ou ileostomia é retirada e uma anastomose (se não estiver já criada) é formada.

Uma alternativa a um procedimento de duas etapas é uma lavagem na maca, na qual o cólon é lavado com 3–6 L de solução salina morna, com povidona-iodo sendo adicionado ao último litro de solução salina. Isso possibilita a ressecção do cólon doente com uma anastomose primária (procedimento de uma etapa). A taxa de infecção associada ao procedimento de uma etapa após lavagem na maca é inferior a 20%, com taxa de vazamento anastomótico de menos de 6%.

Um procedimento de três etapas é a abordagem clássica, mas raramente é usada por sua taxa de mortalidade mais elevada (26% *vs.* 7% para outros procedimentos). Na primeira etapa, o segmento doente é drenado e cria-se um estoma de desvio proximal, mas não se realiza ressecção. Durante a segunda etapa, o cólon doente é retirado e uma anastomose primária é criada. Finalmente, na terceira etapa, o estoma é fechado. A primeira etapa do procedimento pode ser realizada para estabilizar um paciente que está instável antes da transferência para um grande centro médico, ou quando a inflamação impede dissecção segura dos ureteres ou vasos ilíacos.

Muitos cirurgiões estão atualmente empregando técnicas laparoscópicas para a realização das ressecções. Técnicas laparoscópicas foram associadas a taxas menores de íleo pós-operatório, estadas mais curtas no hospital e diminuição da dor pós-operatória.

Prognóstico

Os pacientes que necessitam de cirurgia para a perfuração livre têm uma taxa de mortalidade de 30%, em comparação com 1% para os submetidos à cirurgia eletiva. Após resolução de um episódio inicial de diverticulite, até 30% dos pacientes continuarão desenvolvendo diverticulite recorrente. Quatro a 30% dos pacientes terão cólicas episódicas, sem sinais clínicos de diverticulite, e 30–40% serão assintomáticos. Os pacientes que se recuperaram depois de ser submetidos à peritonite podem desenvolver obstruções do intestino delgado em função das aderências. Pacientes com fístulas colovesicais podem desenvolver urossepse e aqueles com fístulas coloentéricas podem desenvolver má absorção por causa do crescimento excessivo de bactérias ou da síndrome do intestino curto (como resultado de desvio de segmentos do intestino delgado). Irritação local do períneo ou pele da parede abdominal pode ser observada com fístulas colovaginais e colocutâneas, respectivamente. Essas fístulas também podem ser associadas a perdas de líquido.

Para os pacientes que foram submetidos a uma ressecção cirúrgica, 1–10,4% desenvolverão diverticulite recorrente; 0–3,1% exigem ressecção adicional. Vinte e sete a 33% irão se queixar de sintomas persistentes.

Frattini J, Longo WE. Diagnosis and treatment of chronic and recurrent diverticulitis. *J Clin Gastroenterol.* 2006;40:S145–S149. [PMID: 16885698]

Gervaz P, Ianan I, Perneger T, et al. A prospective, randomized, single-blind comparison of laparoscopic versus open sigmoid colectomy for diverticulitis. *Ann Surg.* 2010;252:3–8. [PMID: 20505508]

Janes S, Meagher A, Frizelle FA. Elective surgery after acute diverticulitis. *Br J Surg.* 2005;92:133–142. [PMID: 15685694]

Kaiser AM, Jiang JK, Lake JP, et al. The management of complicated diverticulitis and the role of computed tomography. *Am J Gastroenterol.* 2005;100:910–917. [PMID: 15784040]

Korzenik JR. Case closed? Diverticulitis: epidemiology and fiber. *J Clin Gastroenterol.* 2006;40:S112–S116. [PMID: 16885692]

Morris CR, Harvey IM, Stebbings WS, et al. Epidemiology of perforated colonic diverticular disease. *Postgrad Med J.* 2002;78: 654–659. [PMID: 12496319]

Touzios JG, Dozois EJ. Diverticulosis and diverticulitis. *Gastroenterol Clin N Am.* 2009;38:513–525. [PMID: 19699411]

HEMORRAGIA DIVERTICULAR

CRITÉRIOS DE DIAGNÓSTICO

- Hematoquezia, fezes marrons ou melena.
- Lavagem nasogástrica negativa para sangue.
- Demonstração endoscópica ou radiológica de divertículos.
- Exclusão de outras fontes de sangramento.

Considerações gerais

Até 15% dos pacientes com diverticulose desenvolverão sangramento diverticular, o qual será maciço em aproximadamente 33% dos pacientes. As taxas de mortalidade para hemorragia maciça são significativas, em 10–20%, em grande parte porque muitos pacientes com hemorragia diverticular são idosos com comorbidades.

Patogênese

Os divertículos formam-se no local da penetração dos vasos retos através da muscular própria. Assim, cada divertículo tem uma arteríola associada e a mucosa é tudo o que separa o vaso da luz intestinal. Ao longo do tempo, por causa da recorrência de exposição a lesões, podem-se desenvolver espessamento e afinamento da íntima excêntrica do meio, levando à fraqueza segmentar, predispondo a artéria à ruptura ao longo do seu aspecto luminal. Em 50–90% dos pacientes, a fonte do sangramento é dos divertículos do lado direito (apesar do fato de que 75% dos divertículos estão localizados no lado esquerdo). Essa propensão acentuadamente aumentada de sangramento dos divertículos do lado direito pode ocorrer porque os divertículos do lado direito têm colos e cúpulas mais largos, assim uma parcela mais longa dos vasos retos é exposta a lesões. Além disso, a parede do cólon direito é mais fina, o que também pode contribuir.

Achados clínicos

A. Sinais e sintomas

Os pacientes geralmente apresentam quantidades moderadas a grandes de fezes marrons ou hematoquezia. Os coágulos são mais comumente observados com uma fonte distal, e são de sangue vermelho-vivo. Ocasionalmente, pode-se observar melena em casos de hemorragia do lado direito. O sangramento geralmente é indolor, embora os pacientes possam relatar cólicas em função dos efeitos catárticos do sangue dentro do intestino.

Ao exame, palidez, taquicardia, hipotensão ortostática ou choque pode ser observado com hemorragia maciça. No entanto, em um estudo de pacientes com sangramento demonstrado em arteriografia, apenas 30% apresentaram-se taquicárdicos. O abdome pode estar ligeiramente distendido, com ruídos intestinais ativos. O exame retal mostra sangue macroscópico, que pode variar de vermelho-vivo a melênico. A lavagem nasogástrica deve ser considerada para avaliar uma possível fonte gastrointestinal superior de hemorragia gastrointestinal.

B. Achados laboratoriais

Após a apresentação inicial, uma hemoglobina normal não é rara porque pode não ter havido tempo suficiente para a ocorrência de hemodiluição e equilíbrio. Baixa hemoglobina na apresentação é sugestiva de um quadro de anemia que antecedeu o sangramento ou sangramento que esteve presente durante horas a dias. Após ocorrer equilíbrio, os índices de eritrócitos devem indicar anemia normocítica normocrômica. A presença de anemia microcítica hipocrômica sugere perda crônica de sangue de outra fonte. Condições clínicas associadas ou terapia medicamentosa podem levar a uma alteração da contagem de plaquetas, parâmetros de coagulação ou testes de função hepática. Essas condições, embora não sejam responsáveis por sangramento diverticular, podem contribuir para a sua gravidade.

C. Exames de imagem

A cintilografia com radionuclídeo com uso de coloide de enxofre marcado com tecnécio ou eritrócitos marcados com 99mTc na forma de pertecnetato pode ser utilizada para identificar sangramento agudo e para localizar o local da hemorragia (Figura 21-4). Essas técnicas podem detectar sangramento em uma taxa de 0,1 mL/min. O coloide de enxofre marcado com tecnécio tem uma meia-vida curta e, portanto, somente pode detectar hemorragia que ocorre após alguns minutos da injeção. Eritrócitos marcados com 99mTc na forma de pertecnetato, que têm uma meia-vida mais longa e podem ser utilizados para detectar sangramento até 24 horas após a injeção, estão atualmente sendo utilizados no lugar do coloide de enxofre marcado com tecnécio. Isso possibilita exame repetido dos pacientes com sangramento intermitente durante 24 horas. Em uma série, o exame com eritrócitos marcados com 99mTc na forma de pertecnetato mostrou sensibilidade de 97% e especificidade de 83% para sangramento ativo. A principal limitação da cintilografia com radionuclídeo é que a localização é imprecisa e só pode identificar uma área do abdome onde o sangramento está ocorrendo e não em um local exato. A precisão da localização varia entre 24–91%. O sangue pode mover-se a partir do local

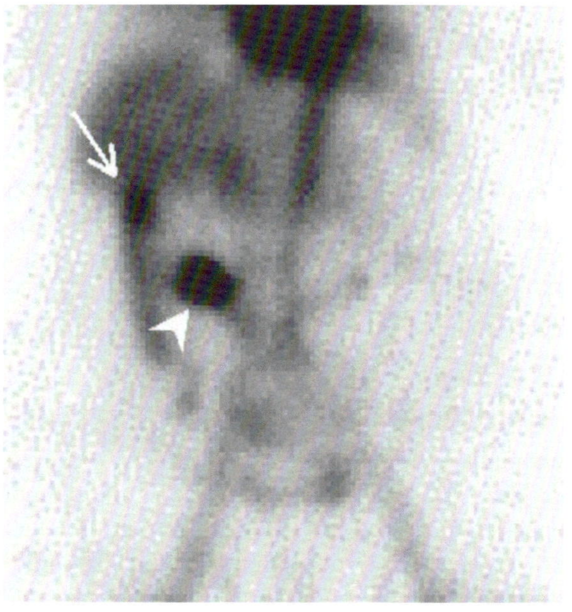

▲ **Figura 21-4.** Cintilografia de eritrócitos marcados mostrando sangramento originário do quadrante superior direito (*seta*) juntamente com acúmulo de eritrócitos marcados (*ponta de seta*).

de extravasamento decorrente de movimento peristáltico ou antiperistáltico, o que pode levar à localização imprecisa. Além disso, pelo fato de a localização ser em uma área do abdome, e não em uma área do cólon, podem-se fazer suposições incorretas sobre a localização. Por exemplo, o sangramento de um cólon sigmoide redundante pode ser incorretamente atribuído ao cólon direito. Embora a cintilografia com radionuclídeo não possibilite manobras terapêuticas, pode auxiliar na orientação de angiografia subsequente.

Uma alternativa para a imagem nuclear é a TC helicoidal dinâmica com contraste. Em um estudo de cinco pacientes, administrou-se contraste intravenoso, seguido de exames de 30 segundos e 5 minutos. Em quatro dos pacientes, detectou-se acúmulo de contraste e todos os estudos foram concluídos no prazo de 15 minutos.

A angiografia tem a vantagem de ser tanto diagnóstica como terapêutica. Ela requer uma velocidade de sangramento mais rápida do que os exames com radionuclídeos de 0,5 mL/min. Se um estudo prévio tiver sugerido um local possível para o sangramento, a angiografia começa com a injeção dos vasos de alimentação adequados. No entanto, se a localização anterior não estiver disponível, realiza-se injeção sequencial das artérias mesentéricas, começando com a artéria mesentérica superior, porque a maioria das hemorragias surge do cólon direito. Se os resultados forem negativos, a artéria mesentérica inferior e, finalmente, a artéria celíaca são estudadas. A angiografia é bem-sucedida na identificação de uma fonte de sangramento em 14–85% dos casos. A taxa de sucesso é influenciada tanto pelo momento do estudo em relação a um episódio de sangramento ativo e pela experiência do radiologista ao realizar o estudo. A angiografia tem 100% de especificidade, mas apenas 47% sensível para sangramento agudo (30% para sangramento recorrente). A realização de um exame com radionuclídeo antes da angiografia pode diminuir a taxa de exames negativos, mas isso pode ser compensado por um aumento da taxa de exames negativos, em função do atraso introduzido pela realização do exame com radionuclídeo antes da angiografia. Se o resultado do exame inicial for negativo, o cateter de angiografia pode ser deixado no local por um curto período para possibilitar a realização rápida de imagens se ocorrer ressangramento. As complicações da angiografia, que ocorrem em 9% dos pacientes, incluem trombose arterial, embolização e insuficiência renal.

Os exames abdominais simples não são úteis na identificação de uma fonte de hemorragia gastrointestinal e enemas opacos são contraindicados porque a presença de bário interfere no desempenho da angiografia e colonoscopia.

D. Endoscopia

A colonoscopia é o exame inicial de escolha na avaliação de hemorragia digestiva baixa. Assim como a angiografia, ela possibilita tanto o diagnóstico como o tratamento. A colonoscopia pode ser limitada, entretanto, pela má visualização decorrente do sangue retido e pelos riscos de sedação em um paciente com sangramento ativo. Embora alguns médicos realizem colonoscopia em um intestino despreparado, confiando nas propriedades catárticas de sangue para esvaziar o cólon, muitos tentam limpar o cólon com enemas ou com polietileno glicol. Um esquema comum é administrar rapidamente 4–8 L de polietileno glicol, frequentemente através de uma sonda nasogástrica. Uma dose média de 5,5 L durante 3–4 horas é necessária para limpar o cólon. A metoclopramida (10 mg por via intravenosa) pode ajudar a controlar as náuseas e aumentar o esvaziamento gástrico. A colonoscopia urgente levará a um diagnóstico definitivo ou presuntivo em 74–90% dos pacientes (50% deles serão diverticulares). Embora a visualização de sangramento ativo seja incomum, uma fonte presumida pode ser identificada por meio da visualização de um coágulo aderente ou lesão da mucosa. Quarenta por cento dos pacientes com sangramentos diverticulares presumidos mostram estigmas de hemorragia recente, como hemorragia de divertículo, acúmulo de sangue fresco depois de limpar o cólon, vaso visivelmente sem sangramento na boca de um divertículo, ou um coágulo aderente que não pode ser deslocado com irrigação vigorosa.

Diagnóstico diferencial

O diagnóstico diferencial para sangramento gastrointestinal inferior maciço é amplo. O sangramento diverticular é a causa mais comum de fezes marrons ou hematoquezia e é responsável por 42–56% de sangramento gastrointestinal inferior agudo. As angiodisplasias são responsáveis por 20–30% dos casos de hematoquezia. O câncer de cólon é a causa mais comum de perda de sangue gastrointestinal inferior, mas representa < 10% de hemorragia gastrointestinal inferior. Embora a maior parte da hematoquezia resulte de sangramento gastrointestinal inferior, a hemorragia gastrointestinal superior maciça ou a hemorragia do intestino delgado também pode se manifestar com hematoquezia (11% e 9%, respectivamente, em um estudo). As causas retais de hemorragia gastrointestinal inferior incluem úlceras, proctopatia por radiação, varizes e lesões de Dieulafoy. O sangramento hemorroidário maciço é raro. Raramente, a doença inflamatória do intestino pode resultar em hemorragia gastrointestinal inferior. Embora o sangramento retal seja mais comum com colite ulcerosa, hemorragia gastrointestinal inferior maciça é mais comum com doença de Crohn. Essa observação pode vir do fato de que a doença de Crohn é um processo transmural e, portanto, pode envolver vasos maiores da submucosa. Ao contrário dos pacientes com outras causas de hemorragia gastrointestinal inferior, os pacientes com doença intestinal inflamatória costumam ter dor abdominal intensa e sensibilidade.

Complicações

As complicações de hemorragia diverticular são resultado de perda maciça de sangue, incluindo a morte por exsanguinação. Lesões isquêmicas para o coração, cérebro ou rins são as manifestações mais comuns, especialmente em idosos.

Tratamento

A. Terapia clínica

Um algoritmo de tratamento geral é mostrado na Figura 21-5. Em 75–90% dos pacientes, o sangramento para

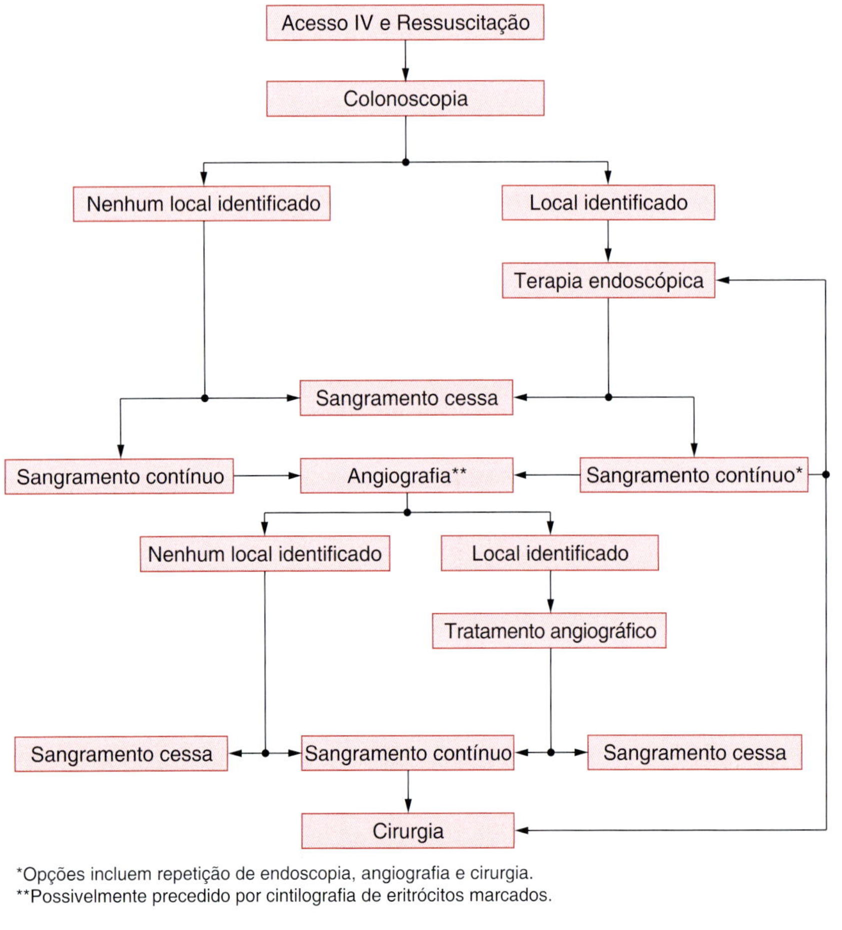

▲ **Figura 21-5.** Algoritmo de tratamento para hemorragia diverticular. IV, intravenoso.

espontaneamente; naqueles com necessidade de transfusão < 4 unidades/dia, a taxa de resolução espontânea aumenta para 99%. A terapia inicial concentra-se na reanimação. Os pacientes devem ter acesso intravenoso de grosso calibre, tais como um cateter venoso central, ou duas linhas intravenosas periféricas de calibre 18. Os pacientes devem inicialmente receber soluções salinas, enquanto o sangue passa por prova cruzada. Os agentes antiplaquetários e anticoagulantes devem ser interrompidos, se possível. Qualquer coagulopatia deve ser revertida. Pacientes com instabilidade hemodinâmica ou com doença cardiopulmonar subjacente devem ser atendidos em unidade de cuidados intensivos.

Intervenções endoscópicas ou angiográficas são, então, empregadas, em uma tentativa de promover terapia definitiva. Se uma fonte de sangramento for endoscopicamente identificada, a terapia com injeção de epinefrina (1:10.000 e 1:20.000) seguida por coagulação térmica é recomendada; se um vaso sem sangramento visível for observado, a eletrocauterização pode ser aplicada isoladamente. Recomenda-se que a sonda de eletrocauterização multipolar seja aplicada no vaso com pressão leve a moderada. Ele deve ser definido em 10–15 watts, e os pulsos devem durar 1–2 segundos. Uma alternativa para a eletrocauterização é a colocação de hemoclipes. Se um coágulo aderente for observado, recomenda-se que seja removido após a base ser injetada com epinefrina. O coágulo é então raspado para baixo, mediante uma técnica de guilhotina a frio.

O pedículo do coágulo, uma vez visualizado, deve ser tratado com eletrocautério se sangramento ativo ou vaso visível for observado. Se o vaso de sangramento dentro de um divertículo não pode ser identificado, a terapia de injeção a cego com epinefrina pode ser realizada, ou a boca do divertículo pode ser fechada com clipes hemostáticos. Recomenda-se que uma tatuagem ou um hemoclipe seja colocado no local do sangramento, no caso de haver hemorragia recorrente que exige endoscopia ou cirurgia repetida. Os pacientes tratados com eletrocautério devem ser monitorados para sinais de perfuração.

Se uma fonte de sangramento for identificada com a angiografia, a terapia pode ser realizada. A infusão de vasopressina vai parar o sangramento em 90% dos pacientes, mas 50% sangrarão novamente, quando a vasopressina for suspensa. Apesar da taxa significativa de ressangramento, a utilização de vasopressina pode possibilitar a reanimação e preparação para cirurgia semieletiva. A vasopressina é iniciada a uma taxa de 0,2 unidade/min. A angiografia é então repetida após 20 minutos, e a taxa é aumentada para 0,4–0,6 unidade/min se o sangramento persistir. Após o sangramento cessar, a infusão é continuada durante 12–36 horas e, posteriormente, reduzida gradualmente ao longo de 24 horas. Os pacientes que receberam vasopressina devem ser monitorados em um ambiente de cuidados intensivos. Complicações da vasopressina incluem isquemia cardíaca e anormalidades hidroeletrolíticas. A embolização transcateter utilizando partículas de álcool polivinílico ou micromolas é um método potencialmente mais definitivo para controlar a hemorragia; no entanto, ele é complicado por infarto intestinal em até 20% dos pacientes.

B. Tratamento cirúrgico

A cirurgia é necessária para pacientes cujo sangramento persiste e não pode ser controlado por meios clínicos e naqueles com sangramento recorrente. A instabilidade hemodinâmica persistente requererá cirurgia em 18–25% dos pacientes que necessitaram de transfusões de sangue. A morbidade operativa varia de 37% para colectomia de emergência até 8,6% para cirurgia semieletiva. A mortalidade operatória, que é frequentemente relacionada com comorbidades, é de aproximadamente 10%. Para os pacientes que não têm localização pré-operatória, a laparotomia exploratória será bem-sucedida na identificação de uma fonte em 78% dos pacientes. Durante a laparotomia exploratória, o intestino delgado deve ser examinado e, se uma parcela significativa do intestino delgado contiver sangue, a enteroscopia intraoperatória deve ser realizada para avaliar a presença de uma possível fonte no intestino delgado. Após a fonte de sangramento ser localizada (pré-operatória ou intraoperatoriamente), realiza-se colectomia segmentar. Uma anastomose primária é possível na maioria dos casos por causa dos efeitos catárticos do sangue. Não é necessário remover todos os divertículos em pacientes com doença diverticular extensa.

A ressecção segmentar cega é contraindicada devido ao seu elevado índice de ressangramento (30–42%), morbidade (83%) e mortalidade (57%). Assim, se uma fonte do sangramento não puder ser identificada, uma colectomia subtotal deve ser realizada. Embora a taxa de ressangramento após uma colectomia subtotal seja < 10%, as taxas de morbidade e mortalidade para o procedimento são elevadas (37% e 11–33%, respectivamente).

Prognóstico

Setenta e cinco a 92% dos pacientes pararão de sangrar espontaneamente. No entanto, após um episódio inicial de hemorragia diverticular, o risco de recidiva de sangramento é de 10–40% (frequentemente dentro de 48 horas do sangramento inicial). AINEs podem aumentar o risco de ressangramentos precoces. Após um segundo episódio, o risco de recidiva de sangramento aumenta para 21–50%. A mortalidade é baixa em pacientes cujo sangramento para espontaneamente (2% em um estudo). No entanto, a taxa de mortalidade global para aqueles com hemorragia é de 10–20% e está relacionada com doenças comórbidas. Naqueles com indicação cirúrgica, a taxa de mortalidade operatória global é de aproximadamente 10% e é muitas vezes relacionada com comorbidades.

Buttenschoen K, Buttenschoen DC, Odermath R, et al. Diverticular disease-associated hemorrhage in the elderly. *Langenbecks Arch Surg.* 2001;386:1:8–16. [PMID: 11405093]

DeBarros J, Rosas L, Cohen J, et al. The changing paradigm for the treatment of colonic hemorrhage: superselective angiographic embolization. *Dis Colon Rectum.* 2002;45:802-808. [PMID: 12072634]

Elta GH. Urgent colonoscopy for acute lower-GI bleeding. *Gastrointest Endosc.* 2004;59:402–408. [PMID: 14997144]

Jensen DM, Machicado GA, Jutabha R, et al. Urgent colonoscopy for the diagnosis and treatment of severe diverticular hemorrhage. *N Engl J Med.* 2000;342:78–82. [PMID: 10631275]

Yamaguchi T, Yoshikawa K. Enhanced CT for initial localization of active lower gastrointestinal bleeding. *Abdom Imaging.* 2003;28:634–636. [PMID: 14628865]

Triagem para câncer colorretal

22

Sapna Syngal, MD, MPH
Fay Kastrinos, MD, MPH

A triagem para câncer colorretal (CRC) pode reduzir a morbidade e mortalidade relacionadas com a doença. A evidência existente levou à recomendação da triagem do CRC como componente padrão da saúde preventiva.

Considerações gerais

O CRC é a segunda principal causa de morte por câncer nos Estados Unidos e Europa Ocidental. O risco à vida por CRC nos Estados Unidos é de cerca de 6%. Em 2010, estimou-se que 72.090 homens e 70.480 mulheres seriam diagnosticados e 51.370 pessoas morreriam de CRC. No entanto, a sobrevida global da doença aumentou de 51,4% em 1970 para 64,9% no início de 2000. O aumento do conhecimento sobre a patogênese, os avanços nos cuidados médicos e cirúrgicos, e a ênfase crescente em programas de triagem do CRC têm contribuído para esses ganhos substanciais.

O CRC pode ser evitado mediante triagem prontamente disponível. Os esforços de prevenção dependem do longo intervalo de tempo necessário para um pólipo adenomatoso benigno progredir para um câncer invasivo. Estima-se que a sequência do adenoma para carcinoma se desenrole ao longo de um período de 7–10 anos. Além disso, as mortes relacionadas com o CRC são evitáveis se a doença for detectada precocemente. Quando diagnosticado precocemente, a taxa de sobrevida de 5 anos para o CRC que ainda está restrita ao local primário (fase localizada) é de aproximadamente 90%. Por outro lado, a sobrevida correspondente de 5 anos para pacientes com metástase distante conhecida é de apenas 10%. Infelizmente, apenas 39% dos casos de câncer são diagnosticados na fase inicial e até 19% dos pacientes têm metástase distante.

No entanto, a triagem do CRC é atualmente subutilizada nos Estados Unidos. Cerca de metade da população atualmente atende às recomendações da triagem padrão, apesar da variedade de opções disponíveis. A triagem do CRC está muito aquém da triagem para outras neoplasias comuns, tais como os cânceres de mama, cervical e da próstata. Conforme resultados recentes do National Center for Health Statistics, apenas 54% dos americanos com 50 anos de idade ou mais tinham passado por algum tipo de triagem para CCR e apenas 42% tinham passado por triagem dentro do intervalo de tempo recomendado. Atualmente, questões de sensibilidade, especificidade e aceitação do paciente limitam os métodos de triagem existentes para CRC. Vários fatores contribuem para a falta de adesão à triagem para CRC, incluindo percepção inadequada de risco (especialmente se os pacientes são assintomáticos e sem um histórico familiar de CCR), restrições dietéticas ou preparações catárticas onerosas, o nível de invasão dos procedimentos e o desconforto, dor e constrangimento sofridos relacionados com determinadas técnicas de triagem.

American Cancer Society. Cancer Statistics 2006 Presentation. Available at: http://www.cancer.org/downloads/STT/Cancer_Statistics_2006_Presentation.ppt#257,2, US Mortality, 2003. Accessed June 28, 2007.

Centers for Disease Control and Prevention. Colorectal cancer screening rates. Available at: http://www.cdc.gov/cancer/colorectal/statistics/screening_rates.html. Accessed July 3, 2007.

Edwards BK, Ward E, Kohler BA, et al. Annual report to the nation on the status of cancer, 1975–2006, featuring colorectal cancer trends and impact of interventions (risk factors, screening, and treatment) to reduce future rates. *Cancer*. 2010;116:544–573. [PMID: 19998273]

Jemal A, Siegel R, Xu J, et al. Cancer statistics, 2010. *CA Cancer J Clin*. 2010;60:277–300. [PMID: 20610543]

Ries LA, Melbert D, Krapcho M, et al. Surveillance Epidemiology and End Results (SEER) Cancer Statistics Review, 1975–2005, National Cancer Institute. Available at: http://seer.cancer.gov/csr/1975_2005/results_single/sect_01_table.01.pdf. Accessed September 8, 2008.

Seeff LC, Nadel MR, Klabunde CN, et al. Patterns and predictors of colorectal cancer test use in the adult U.S. population. *Cancer*. 2004;100:2093–2103. [PMID: 15139050]

Patogênese

Em 1990, um modelo cronológico passo a passo para tumorigênese colorretal foi proposto. Ele descreveu alterações sequenciais nos principais genes reguladores do crescimento, tais como *APC*, K-*ras* e *tp53*, culminando com o desenvolvimento de um tumor maligno. Essa via contribui para o desenvolvimento de 85% dos tumores colorretais que surgem a partir de pólipos adenomatosos preexistentes. Quando os adenomas acumulam, a combinação necessária de mutações genéticas do modo por etapas sugerido, o resultado final é o câncer (Figura 22-1).

Os genes implicados no CRC podem ser divididos em três categorias: (1) genes supressores de tumores, (2) proto-oncogenes, e (3) genes de reparo do DNA.

A função dos genes supressores de tumores é infrarregular as vias estimuladoras de crescimento normais. No CRC, os genes mais frequentemente inativados são *APC*, *tp53* e *p16*. Compatível com a "hipótese de dois eventos" de Knudson, mutações adquiridas (ou somáticas) em ambos os alelos do gene supressor de tumor são necessárias para inativar completamente a função do gene e causar câncer. Em síndromes do CRC autossômicas dominantes, uma mutação germinativa preexistente em um alelo ("primeiro evento") é herdada, e um "segundo evento" ocorre quando uma mutação adquirida inativa o outro alelo.

Proto-oncogenes, tais como o *K-ras*, são componentes de vias de sinalização que promovem o crescimento e proliferação celular normais. Uma mutação em um proto-oncogene conduz a um produto do gene ativo com um efeito carcinogênico resultante.

Genes de reparo do DNA funcionam para manter a integridade do genoma. Nucleotídeos individuais podem ser modificados por reações bioquímicas, tais como oxidação, alquilação, desaminação espontânea e ligação cruzada ultravioleta. Quando ocorrem erros, eles são corrigidos por meio de um processo sofisticado conhecido como "reparo por excisão de base". Outra maneira pela qual erros são introduzidos no genoma é por despareamento de nucleotídeos, que pode ocorrer durante a replicação normal do DNA. Esses erros são corrigidos por um sistema de "reparo por despareamento" do DNA. Quando qualquer um desses processos de reparação do DNA apresenta-se disfuncional, mutações deletérias podem acumular-se em genes que controlam diretamente o crescimento e a proliferação celular.

Fearon ER, Vogelstein B. A genetic model for colorectal tumorigenesis. *Cell.* 1990;61:759–767. [PMID: 2188735]

ESTRATIFICAÇÃO DE RISCO

A abordagem para a triagem do CCR em indivíduos assintomáticos depende da estratificação de risco e da probabilidade de desenvolvimento da doença. A triagem para CRC ocorre em pessoas que não têm histórico pessoal ou familiar de pólipos adenomatosos ou câncer. A vigilância ocorre em pessoas com um histórico pessoal de pólipos adenomatosos ou CRC, ou uma das síndromes genéticas que exigem acompanhamento mais intensivo. Os indivíduos que têm sinais ou sintomas sugestivos de CRC ficam fora do domínio da triagem e devem receber avaliação de diagnóstico adequada.

Os programas de triagem do CRC começam classificando-se o nível de risco do indivíduo com base na idade, bem como histórico médico pessoal e familiar (Figura 22-2). Essa informação vital ajuda a determinar quando a triagem deve ser iniciada, com que ensaios adequados, e a frequência dos exames subsequentes. O risco do CRC é geralmente estratificado em três grandes categorias: risco médio, risco moderado e risco alto.

RECOMENDAÇÕES DE TRIAGEM & VIGILÂNCIA

1. Risco médio

Um indivíduo de risco médio é definido como uma pessoa assintomática sem um histórico pessoal ou familiar de pólipos ou câncer de cólon. A maioria da população em geral é considerada sob risco médio para CRC. Dado que a idade é o maior fator de risco para o desenvolvimento do CRC e pólipos adenomatosos, deve-se oferecer triagem para homens e mulheres com risco médio com início aos 50 anos de idade.

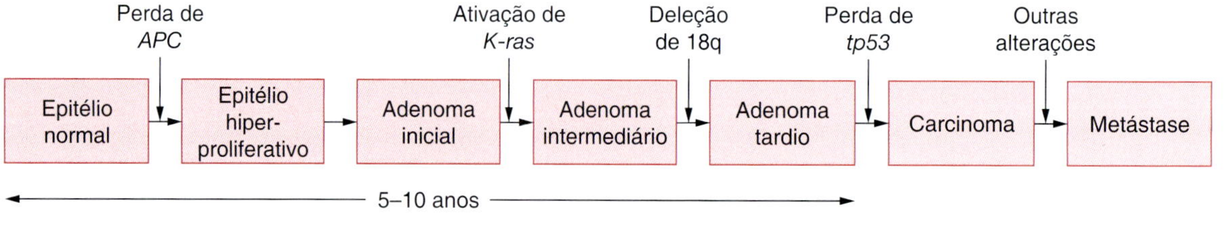

▲ **Figura 22-1.** Modelo genético para tumorigênese colorretal. (Adaptada, com autorização, de Fearon ER, Volgelstein B. A genetic model for colorectal tumorigenesis. *Cell.* 1990;61:759.)

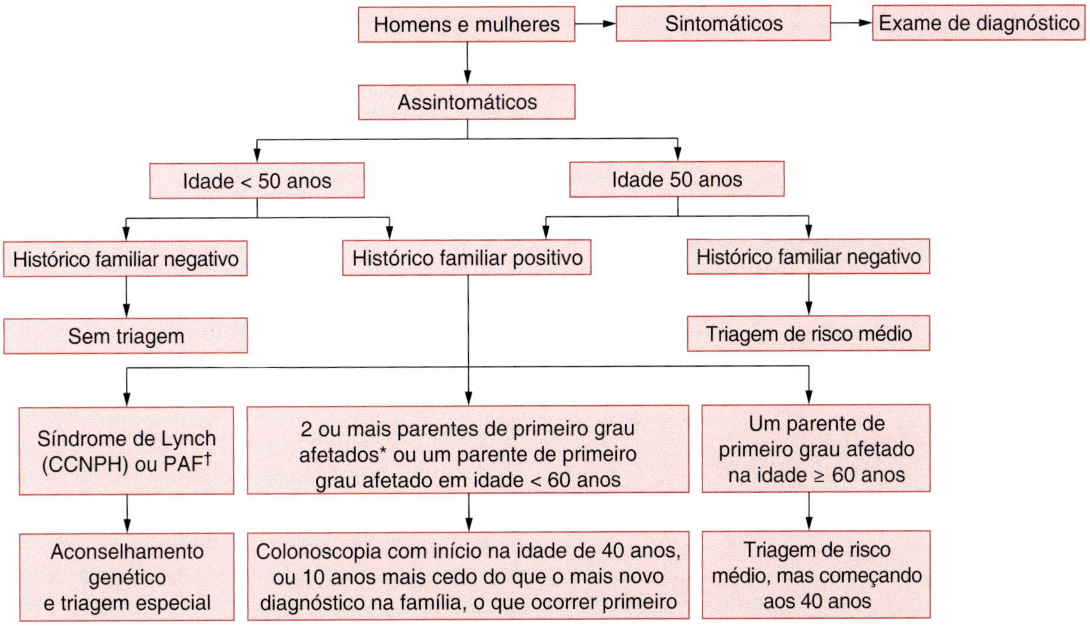

▲ **Figura 22-2.** Algoritmo para triagem do câncer colorretal. PAF, polipose adenomatosa familiar; CCNPH, câncer colorretal não polipose hereditário; *, ou câncer colorretal ou pólipos adenomatosos; †, ver texto. (Adaptada, com autorização, de Winawer SJ, Fletcher R, Rex D, et al. Gastrointestinal Consortium Panel. Colorectal cancer screening and surveillance: clinical guidelines and rational-update based on new evidence. *Gastroenterology*. 2003;124:546.).

As opções disponíveis de triagem para indivíduos de risco médio dividem-se em duas grandes categorias: (1) testes que detectam principalmente o CRC e (2) aqueles que detectam pólipos adenomatosos pré-cancerosos e CRC (Tabela 22-1). Os testes que principalmente detectam o câncer são os testes fecais, como aqueles à base de guaiaco e de sangue oculto imunoquímicos e testes de DNA fecal. Essas modalidades proporcionam oportunidade limitada para a prevenção porque a detecção de pólipos adenomatosos pré-malignos é mais frequentemente incidental. Os testes que detectam tanto pólipos adenomatosos como câncer incluem sigmoidoscopia flexível (SF), colonoscopia, enema de bário com duplo contraste (EBDC) e colonografia por tomografia computadorizada (CTC). Como a prevenção é o principal objetivo da triagem do CRC, diretrizes recentes da American Cancer Society, a U.S. Multisociety Task Force on Colorectal Cancer, e o American College of Radiology incentivam fortemente os médicos a oferecer esses testes que são projetados para detectar tanto o câncer precoce como pólipos adenomatosos, se os recursos estiverem disponíveis e se o paciente estiver disposto a submeter-se a um exame invasivo. Os exames não invasivos devem ser repetidos em intervalos regulares para serem eficazes, apresentam menor probabilidade de prevenir CRC que os exames invasivos e, em casos anormais, exigem colonoscopia.

Tabela 22-1. Opções de exame para adultos assintomáticos com 50 anos ou mais.

Testes que detectam pólipos adenomatosos e CRC
Sigmoidoscopia flexível
Colonoscopia
Enema de bário com contraste duplo
Colonografia por tomografia computadorizada
Exames que detectam principalmente CRC
Exame de sangue oculto nas fezes baseado em guaiaco
Exames imunoquímicos fecais
DNA de fezes

CRC, câncer colorretal.
Adaptada, com autorização, de Levin B, Lieberman DA, McFarland B, et al. Screening and surveillance for the early detection of colorectal cancer and adenomatous polyps, 2008: a joint guideline from the American Cancer Society, the US Multisociety Task Force on Colorectal Cancer, and the American College of Radiology. *Gastroenterology*. 2008;134:1570-1595.

No entanto, os prestadores de cuidados de saúde são encorajados a se concentrar no aumento das taxas de triagem pela utilização periódica de qualquer das modalidades recomendadas. Os provedores devem apresentar a seus pacientes informações sobre as vantagens e desvantagens associadas a testes de triagem múltiplos disponíveis. Por sua vez, os pacientes têm a oportunidade de escolher como desejam ser examinados com base em suas próprias preferências. A justificativa para tal abordagem é que ela pode aumentar a probabilidade de que a triagem ocorra. Embora as técnicas atuais de triagem disponíveis não apresentem a mesma eficácia, custo ou riscos associados, todas elas têm demonstrado ser custo-efetivas em comparação com nenhuma triagem.

Levin B, Lieberman DA, McFarland B, et al. Screening and surveillance for the early detection of colorectal cancer and adenomatous polyps, 2008: a joint guideline from the American Cancer Society, the US Multisociety Task Force on Colorectal Cancer, and the American College of Radiology. *Gastroenterology.* 2008;134:1570–1595. [PMID: 18384785]

Smith RA, Mettlin CJ, Davis KJ, et al. American Cancer Society guidelines for the early detection of cancer. *CA Cancer J Clin.* 2000;50:34–49. [PMID: 10735014]

Winawer S, Fletcher R, Rex D, et al. Gastrointestinal Consortium Panel. Colorectal cancer screening and surveillance: clinical guidelines and rationale–update based on new evidence. *Gastroenterology*. 2003;124:544–560. [PMID: 12557258]

2. Risco moderado

Indivíduos com histórico pessoal ou familiar de pólipos adenomatosos ou CRC são considerados em risco intermediário para o desenvolvimento de CRC. Para esses pacientes, a colonoscopia é o método de triagem recomendado. Outras modalidades convencionais de triagem não são normalmente recomendadas nesse caso.

A. Histórico pessoal de pólipos adenomatosos

Determinadas características de adenomas colorretais na colonoscopia de momento basal são a base para as decisões sobre os intervalos de vigilância. Os dados existentes do National Polyp Study (NPS), uma análise combinada de estudos de quimioprevenção, bem como estudos de coorte observacionais apoiam a presença dos preditores a seguir para o desenvolvimento de adenomas avançados ou cânceres no futuro: (1) três ou mais adenomas, (2) tamanho do adenoma > 1 cm, e (3) adenoma com características de vilosidades ou displasia de alto grau. A localização proximal dos adenomas (cólon ascendente ou ceco) também pode prever adenomas avançados metacrônicos, mas isso não tem sido bem estudado até o momento. Além disso, existe um consenso geral entre muitos dos estudos que os indivíduos com adenomas com menos achados (p. ex., um ou dois adenomas de subcentímetros sem displasia de alto grau ou características de vilosidades) apresentam baixo risco de adenomas avançados subsequentes.

Ao estratificar os pacientes em grupos de "risco mais baixo" e "risco mais alto" para o desenvolvimento futuro de adenoma avançado com base em achados de colonoscopia inicial, o NPS tem fornecido diretrizes baseadas em evidências para a vigilância de pacientes pós-polipectomia. Em uma comparação randomizada de intervalos de vigilância após a remoção por colonoscopia de pólipos adenomatosos recém-diagnosticados, não havia detecção melhor das lesões avançadas com exame de vigilância 1 ano depois da colonoscopia inicial do que com exame de acompanhamento em 3 anos. A inferência feita é a de que a taxa de desenvolvimento de adenomas metacrônicos com patologia avançada é lenta; portanto, a recomendação atual para pacientes com histórico pessoal de três ou mais adenomas, adenomas de 1 cm ou maiores, ou adenomas com displasia das vilosidades ou de alto grau, ou qualquer combinação desses resultados, é a colonoscopia de vigilância em 3 anos. Além disso, os pacientes que têm mais de 10 adenomas removidos durante um exame endoscópico devem ser examinados em um curto intervalo de tempo (< 3 anos), baseados na avaliação clínica, e devem ser considerados para a possibilidade de uma síndrome de base familiar. O padrão de cuidado para um pólipo séssil e maligno removido de modo fragmentado é de 3–6 meses após a ressecção endoscópica inicial.

No entanto, é importante reconhecer que o momento da colonoscopia de vigilância em pacientes com histórico de pólipos adenomatosos ainda está evoluindo. Os estudos existentes que avaliam os riscos subsequentes para neoplasia após polipectomia por colonoscopia acompanhou pacientes por apenas 5–6 anos. Essa é uma limitação importante e tem levado à projeção atual de que pacientes sem adenomas avançados podem esperar pelo menos 5 anos (e talvez até 10 anos) para repetir a colonoscopia. Como resultado, mais estudos são necessários para avaliar esse grupo de "risco baixo" de modo a confirmar a estratégia desses intervalos.

Winawer SJ, Zauber AG, Ho MN, et al. Prevention of colorectal cancer by colonoscopic polypectomy. The National Polyp Study Workgroup. *N Engl J Med.* 1993;329:1977–1981. [PMID: 8247072]

B. Histórico pessoal de CRC

Indivíduos com histórico de CRC apresentam risco de câncer recorrente e neoplasias metacrônicas e requerem vigilância endoscópica após a ressecção cirúrgica. Entre 2–7% dos pacientes com CRC apresentam um ou mais cânceres sincrônicos do cólon ou do reto no momento do diagnóstico inicial; é, portanto, importante realizar uma colonoscopia completa no período pré-operatório. Nos casos em que uma lesão obstruindo o cólon ou o reto é detectada, o CTC ou EBDC deve ser considerado no período perioperatório, e uma colonoscopia completa deve ser realizada de 3–6 meses após a cirurgia. Depois de o cólon estar livre de quaisquer lesões síncronas, uma colonoscopia de vigilância pós-operatória é recomendada em 1 ano para avaliar quaisquer lesões metacrônicas. Se o exame em 1 ano for normal, o exame posterior deve ser em 3 anos. Se esse exame também for considerado normal, colonoscopias de vigilância podem ser estendidas para cada 5 anos. Nem os ensaios clínicos randomizados individuais controlados de intensa vigilância com colonoscopia anual nem uma meta-análise desses estudos com a finalidade de detectar doença recorrente mostrou benefício de sobrevida para pacientes com CRC.

Depois de 1 ano da colonoscopia, a ressecção cirúrgica é recomendada com base em relatos de alta incidência de cânceres metacrônicos secundários observados nos primeiros 2 anos após a ressecção. Entre um total de estudos relatando resultados de colonoscopias de vigilância pós-câncer, houve uma taxa de incidência de 0,7% de cânceres metacrônicos nos primeiros 2 anos após a ressecção do câncer primário inicial. Essa estimativa é consistente com dados de uma revisão de registro de tumores em Nebraska, que calculou uma incidência anual de 0,35% ao ano para cânceres metacrônicos. Isso é considerado informação suficiente para justificar uma colonoscopia em 1 ano após a ressecção cirúrgica. No entanto, isso não deve diminuir a importância de um exame de colonoscopia de alta qualidade no período perioperatório para excluir neoplasias sincrônicas.

Além disso, é importante fazer a distinção entre câncer retal e de cólon por causa das diferentes taxas de recorrência locais. A recorrência do câncer de cólon no local anastomótico ocorre em apenas 2–4% dos pacientes. Em contrapartida, as taxas de recorrência locais de câncer retal quando os pacientes foram submetidos à ressecção anterior baixa pode ser 10 ou mais vezes superior. Altas taxas de recorrência de câncer retal são em parte função da técnica cirúrgica. Taxas locais de recorrência de câncer podem ser reduzidas pelo uso de uma técnica cirúrgica chamada excisão do mesorreto, bem como a administração de radiação e quimioterapia no cenário neoadjuvante e pré-operatório para pacientes com doença localmente avançada. No entanto, pelo fato de as taxas locais de recorrência relatadas para câncer de reto em todos os Estados Unidos serem geralmente mais elevadas do que as obtidas na série de casos utilizando excisão de mesorreto total, existe uma razão para a realização de exames periódicos do reto. Embora a eficácia não seja comprovada, pode-se considerar a realização da proctoscopia em intervalos de 6 meses durante os primeiros dois anos após a ressecção cirúrgica para a detecção de uma recorrência cirurgicamente curável do câncer retal original.

Quando o câncer de cólon ou de reto é submetido à ressecção endoscópica e cirurgia não é necessária, o exame endoscópico de acompanhamento para inspecionar o local da biópsia no prazo de 1 ano é uma estratégia razoável. Como observado anteriormente, a colonoscopia é considerada o exame de escolha para a detecção de tumores metacrônicos em pacientes com um histórico de CRC. CTC não foi avaliada adequadamente nesse caso, e o exame de sangue oculto nas fezes baseado em guaiaco (ESOF), foi considerado de valor preditivo positivo muito baixo após avaliação por colonoscopia.

Rex D, Kahi CJ, Levin B, et al. Guidelines for colonoscopy surveillance after cancer resection: a consensus update by the American Cancer Society and the US Multisociety Task Force on Colorectal Cancer. *Gastroenterology*. 2006;130:1865–1871. [PMID: 16737948]

Winawer SJ, Zauber AG, Fletcher RH, et al. Guidelines for colonoscopy surveillance after polypectomy: a consensus update by the US Multisociety Task Force on Colorectal Cancer and the American Cancer Society. *Gastroenterology*. 2006;130:1872–1885. [PMID: 16697750]

C. Histórico familiar de CRC ou pólipos adenomatosos

O risco de CRC para um indivíduo é aumentado se houver um histórico familiar de pólipos adenomatosos ou CRC. As recomendações de triagem com base no risco familiar são derivadas principalmente do risco de câncer de cólon observado em familiares de pacientes com CRC e adenomas diagnosticados antes dos 60 anos (Tabela 22-2). Dados de uma meta-análise de 27 estudos de avaliação de risco familiar para CRC e pólipos adenomatosos relatam um risco relativo de CRC de 2,4 quando um parente de primeiro grau foi acometido por CRC. O risco relativo para CRC, se o parente de primeiro grau tinha um pólipo adenomatoso, foi de 1,9, com os efeitos da idade semelhantes aos observados para o câncer. Além disso, se mais do que um parente foi acometido e CRC foi diagnosticado antes da idade de 45 anos, o risco do parente aumenta para 4,2 e diminui para 2,2 e 1,8 para as idades de 45–59 anos e > 59 anos,

Tabela 22-2. Risco relativo para câncer colorretal (CRC), com base no histórico familiar.[a]

	Risco relativo
Um PPG com CRC	2–3
Um PPG com CRC diagnosticado em ≤ 50 anos	3–4
Dois PPG com CRC	3–4
Dois PSG com CRC	2–3
Um PAG com um pólipo adenomatoso	2

PPG, parente de primeiro grau; PSG, parente de segundo grau.
[a]Compara indivíduos com risco moderado com indivíduos em risco médio com base no histórico familiar.

respectivamente. Portanto, o risco familiar precisa ser facilmente identificado e deve levar ao início precoce da triagem por colonoscopia.

Atualmente, a Força Tarefa U.S. Multisociety on Colorectal Cancer recomenda que, para pacientes que relatam um parente de primeiro grau < 60 anos ou dois parentes de primeiro grau de qualquer idade com pólipos adenomatosos ou CRC, a triagem por colonoscopia deve começar na idade de 40 anos ou 10 anos mais jovem que o diagnóstico mais precoce de um parente acometido (o que vier em primeiro lugar), e continuar a cada 5 anos (Figura 22-2, Tabela 22-3). A triagem deve começar ao mesmo tempo para aqueles pacientes com um parente de primeiro grau com CRC único ou adenomas diagnosticados depois de 60 anos, mas a vigilância deve ser realizada da mesma maneira que para indivíduos de risco médio. A justificativa para iniciar a triagem aos 40 anos é que a incidência de CRC nestes pacientes se assemelha ao risco em pessoas sem histórico familiar, mas a precede em cerca de 10 anos. Além disso, um paciente que relata um parente de segundo ou terceiro grau com pólipos adenomatosos ou CRC não

Tabela 22.3. Recomendações de triagem do câncer colorretal.

Risco avaliado	Idade para iniciar	Exame	Intervalo
Médio	50 anos	Colonoscopia ESOF DNAs SF ESOF + SF EBDC[a]	10 anos ou anualmente ou Incerto[b] 5 anos ou ESOF Anual + SF a cada 5 anos ou 5 anos
		CTC	5 anos[c]
Moderado			
História pessoal de:			
CRC		Colonoscopia	3 anos; se normal, a cada 5 anos
1-2 adenomas < 1 cm		Colonoscopia	5 anos
× 3 adenomas < 1 cm[d]		Colonoscopia	3 anos
Adenoma × 1 cm		Colonoscopia	3 anos
Adenoma com características de vilosidades		Colonoscopia	3 anos
Adenomas com ressecção completa de DAG		Colonoscopia	3 anos
Ressecção fragmentada		Colonoscopia	3-6 meses[e]; 3 anos
Exame normal com adenoma ressecado anterior		Colonoscopia	5 anos
História familiar:			
PPG com CRC/adenoma < 60 anos	40 anos	Colonoscopia	5 anos
PPG com CRC/adenoma > 60 anos	40 anos	Colonoscopia	10 anos
× 2 PPG com CRC/adenoma[f]	40 anos	Colonoscopia	5 anos
Alto			
PAF[g]			
Clássico	10-12 anos	Sigmoidoscopia flexível	Anualmente[h]
Atenuado	10 anos mais cedo do que os primeiros pólipos/CRCs diagnosticados na família	Colonoscopia	1-2 anos
Síndrome de Lynch[g]	20-25 anos	Colonoscopia	1-2 anos
Crohn ou colite ulcerativa			
Pancolite	8 anos após o diagnóstico	Colonoscopia	1-2 anos
Colite do lado esquerdo	15 anos após o diagnóstico	Colonoscopia	1-2 anos

CRC, câncer colorretal; CTC, colonografia por tomografia computadorizada; EBDC, enema de bário com contraste duplo; PAF, polipose adenomatosa familiar; PPG, parente de primeiro grau; ESOF, exame de sangue oculto nas fezes; SF, sigmoidoscopia flexível; DAG, displasia de alto grau; DNAs, DNA de fezes.

[a]EBDC não endossado por todas as sociedades profissionais de gastrentoerologia.

[b]Intervalo para testes de DNAs a ser determinado.

[c]Intervalo para teste de CTC a ser determinado.

[d]Se pólipos adenomatosos ≥ 10 considerar diagnóstico de PAF atenuado.

[e]Breve intervalo de 3-6 meses para assegurar a completa ressecção.

[f]Considerar diagnóstico clínico da síndrome de Lynch.

[g]Considerar teste genético germinativo.

[h]Se polipose não se formou em 35 anos de idade, estender colonoscopia para cada 3 anos.

Reproduzida, com autorização, de Levin B, Lieberman DA, McFarland B, et al. Screening and surveillance for the early detection of colorectal cancer and adenomatous polyps, 2008. *Gastroenterology*. 2008;134(5):26.

confere um risco adicional e, portanto, as recomendações para triagem de risco médio são suficientes.

No entanto, é importante salientar que, até o momento, nenhum estudo relatou redução na mortalidade em pessoas com um histórico familiar de pólipos adenomatosos ou CRC que se submeteram a triagem. Portanto, as atuais recomendações de triagem são consideradas provisórias e mais evidências são necessárias para delinear melhor o risco de CRC em parentes com pólipos adenomatosos ou CRC enquanto essa informação continua a evoluir.

Johns LE, Houlston, RS. A systematic review and meta-analysis of familial colorectal cancer risk. *Am J Gastroenterol.* 2001;96:2992–3003. [PMID: 11693338]

3. Risco alto

Para indivíduos com uma síndrome de CRC hereditária, como a polipose adenomatosa familiar (PAF) ou síndrome de Lynch (também conhecida como câncer colorretal hereditário não polipose, ou CCHNP), recomenda-se aconselhamento genético e protocolos de triagem especiais (Tabela 22-4). A pronta identificação desses indivíduos é de grande importância tendo em conta a vantagem conhecida da vigilância endoscópica intensiva e cirurgia profilática na morbidade e mortalidade. Reconhecer essas síndromes também tem impacto sobre o encaminhamento para testes genéticos preditivos, em que identificar portadores do gene melhora a eficiência da vigilância do câncer e ajuda a identificar os membros da família que requerem tratamento intenso em comparação com aqueles que podem receber o atendimento padrão. Além disso, para pacientes com doença inflamatória do intestino de longa duração, tais como doença de Crohn ou colite ulcerativa, deve-se realizar colonoscopia de vigilância com biópsias sistemáticas porque o risco de CRC é maior em ambas as condições.

Tabela 22.4. Recomendações de triagem do câncer de cólon para as pessoas com risco familiar ou herdado

Categoria de risco familiar	Recomendação de triagem
Parente de primeiro grau acometido por câncer colorretal ou um pólipo adenomatoso em idade ≥ 60 anos, ou 2 familiares de segundo grau acometidos com câncer colorretal	O mesmo que o risco médio, mas começando na idade de 40 anos
Dois ou mais parentes de primeiro grau[a] com câncer de cólon, ou um único parente de primeiro grau com câncer de cólon ou pólipos adenomatosos diagnosticados em uma idade < 60 anos	Colonoscopia a cada 5 anos, começando com a idade de 40 ou 10 anos mais jovem do que o mais antigo diagnóstico na família, o que ocorrer primeiro
Um parente de segundo grau, ou qualquer parente de terceiro grau,[b,c] com câncer colorretal	Mesmo que risco médio

[a]Parentes de primeiro grau incluem pais, irmãos e filhos.
[b]Parentes de segundo grau incluem avós, tias e tios.
[c]Parentes de terceiro grau incluem bisavós e primos.
Adaptada, com autorização, do Winawer SJ, Fletcher R, Rex D, et al. Gastrointestinal Consortium Panel. Colorectal cancer screening and surveillance: clinical guidelines and rational-update based on new evidence. *Gastroenterology.* 2003;124:544–560.

Engelsgjerd M, Farraye FA, Odze RD. Polypectomy may be adequate treatment for adenoma-like dysplastic lesions in chronic ulcerative colitis. *Gastroenterology.* 1999;117:1288–1294. [PMID: 10579969]

Jo WS, Chung DC. Genetics of hereditary colorectal cancer. *Semin Oncol.* 2005;32:11–23. [PMID: 15726502]

Ullman T, Croog V, Harpaz N, et al. Progression of flat low-grade dysplasia to advanced neoplasia in patients with ulcerative colitis. *Gastroenterology.* 2003;125:1311–1319. [PMID: 14598247]

A. Polipose adenomatosa familiar

A polipose adenomatosa familiar (PAF) é uma síndrome autossômica dominante associada a mutações no gene de *polipose adenomatosa coli (APC)*. Os indivíduos acometidos desenvolvem classicamente centenas de milhares de adenomas colorretais em uma idade jovem e têm um risco de CRC que se aproxima de 100% na ausência de colectomia profilática. Recomenda-se sigmoidoscopia anual iniciando-se na idade de 10–12 anos para pessoas que têm um diagnóstico genético ou estão em risco de ter PAF, a fim de determinar se eles estão expressando a anomalia genética. Testes genéticos germinativos devem ser recomendados para pessoas com fenótipo de PAF e devem ser realizados depois que os pacientes (ou pais de crianças) passam por aconselhamento genético. Se uma mutação é identificada, outros membros da família podem ser testados para discernir a presença ou ausência da mesma mutação com quase 100% de precisão. A sigmoidoscopia é realizada até que os indivíduos afetados desenvolvam pólipos, ponto em que a colectomia total é recomendada. Membros da família que apresentam teste negativo para a mutação do gene são considerados em risco médio para CRC.

Embora PAF clássica possa ser prontamente identificada, um subconjunto dos pacientes tem um fenótipo menos óbvio. Os pacientes com 10 ou mais adenomas colorretais cumulativos, mas menos do que 100, estão em risco para uma variante de PAF chamada PAF atenuada (PAFA). Nesses pacientes, a idade de início de adenomas é 10 anos mais tarde do que a PAF clássica. A PAFA tem também um modo autossômico dominante de herança e, do mesmo modo que na PAF clássica, é causada por mutações no gene *APC*. As verdadeiras frequência e incidência de PAFA são desconhecidas; no entanto, pode representar até 10% das famílias com polipose adenomatosa e deve ser considerada nos indivíduos com adenomas múltiplos. A colonoscopia deve ser usada como modalidade de triagem inicial em pacientes com suspeita de PAFA, e a idade para iniciar a triagem baseia-se na idade de expressão do pólipo ou diagnóstico de CRC na família. É razoável iniciar a triagem colonoscópica 10 anos mais cedo do que a mais tenra idade de pólipo conhecido ou diagnóstico de CRC na família. Tal como acontece com PAF, testes genéticos germinativos devem ser considerados em pessoas que apresentam o fenótipo PAFA.

B. Síndrome de Lynch

A síndrome de Lynch exibe um padrão autossômico dominante de herança, e indivíduos acometidos apresentam quase 80% de risco de desenvolver CRC sem intervenção. É predominantemente causada por mutação de um dos quatro genes de reparo de incompatibilidade do DNA: *MSH2*, *MLH1*, *MSH6*, e *PMS2*. Existem diversos sistemas de classificação para o diagnóstico clínico da síndrome de Lynch, que vão desde a mais exclusiva Classificação de Amsterdam até as mais inclusivas Diretrizes de Bethesda revisadas, tudo depende do histórico médico pessoal ou familiar, ou ambos. O teste genético comercial está disponível para indivíduos com suspeita da síndrome de Lynch, bem como para membros da família que estão em risco para a doença.

Após a síndrome de Lynch ser diagnosticada com base em critérios clínicos ou por meio de testes genéticos, um programa de triagem intensivo deve ser instituído. Deve-se recomendar colonoscopia a cada 1–2 anos, com início aos 20 e aos 25 anos de idade, ou 10 anos antes de o caso mais jovem de CRC ser diagnosticado dentro da família (o que ocorrer primeiro). Recomenda-se uma colonoscopia anual após a idade de 40 anos.

C. Doença inflamatória intestinal

O risco de CRC é semelhante tanto na colite por Crohn como na colite ulcerativa, com um risco de vida estimado de 15–40%. Embora não haja evidências diretas, um painel de consenso entre os especialistas recomendou colonoscopia de vigilância a cada 1–2 anos para os pacientes após 8 anos de pancolite ou depois 15 anos para casos de colite limitada do lado esquerdo. Se a extensão de doença não puder ser avaliada com precisão, os doentes devem submeter-se à colonoscopia de vigilância com início dentro de 8–10 anos da doença.

Para considerar uma vigilância eficaz, deve-se seguir um protocolo de biópsia extenso durante a colonoscopia. Os especialistas recomendam que as amostras de biópsia sejam colhidas a cada 10 cm em todos os quatro quadrantes e que amostras de biópsia adicional devem ser obtidas de locais de anastomose (em casos de ressecções anteriores do cólon), restrições e lesões de massa (que não pseudopólipos). Os pólipos devem ser removidos por polipectomia, com biópsias da mucosa lisa adjacente para verificar se há displasia. Nos casos com alto grau de displasia ou displasia multifocal na mucosa lisa, os pacientes devem ser aconselhados a passar por colectomia. No entanto, é imperativo que a confirmação patológica seja feita por um patologista experiente na área da displasia na doença inflamatória do intestino, antes da colectomia. Existem controvérsias em casos de displasia de grau baixo em mucosa lisa e quanto à necessidade de colectomia. Se a displasia de grau baixo for unifocal ou encontrada em áreas de inflamação, primeiramente deve-se tentar tratar a colite ativa.

Nos casos em que se detecta uma lesão de massa, é importante diferenciar se é uma lesão ou massa associada à displasia (LMAD) ou se surgiu de um adenoma esporádico. A LMAD é uma lesão displásica que, acredita-se, tenha surgido devido ao potencial de câncer da colite, e é uma indicação de colectomia. Em contrapartida, a lesão resultante de um adenoma esporádico deve ser removida na totalidade durante a colonoscopia e não necessita de colectomia, a menos que a lesão não seja passível de ressecção endoscópica completa. Pode ser difícil diferenciar entre LMAD e massas relacionadas com adenoma e há necessidade de uma extensa revisão da aparência endoscópica, de achados histológicos, da presença de displasia no entorno da mucosa plana, além da idade do paciente e duração da doença.

A decisão para realização de colectomia deve ser individualizada em casos de doença de longa duração, com base em alguns fatores concomitantes conhecidos por aumentar o risco de CRC. Esses fatores incluem colite ativa extensa ou sintomas relacionados com colite em curso, histórico pessoal de colangite esclerosante primária, histórico familiar de CRC, idade e expectativa de vida.

4. Considerações especiais: pólipos hiperplásicos & serrilhados

Nesse momento, não há evidências que sugiram que os pacientes com alguns pólipos hiperplásicos pequenos e localizados distalmente apresentam maior risco de

CRC. Portanto, esses pacientes devem submeter-se à vigilância de CRC semelhante à de indivíduos de risco médio.

No entanto, a literatura recente sugere que todos os pólipos hiperplásicos não são histologicamente semelhantes e que algumas variantes de pólipos hiperplásicos podem evoluir para um único tipo de adenoma, chamado adenoma serrilhado. Os adenomas serrilhados assemelham-se a pólipos hiperplásicos com displasia e foram associados ao desenvolvimento de adenocarcinoma esporádico com instabilidade de microssatélites. Os pólipos desse tipo frequentemente são grandes, sésseis e localizados no cólon proximal. É importante que essas lesões neoplásicas sejam completamente removidas, e a vigilância deve seguir essas recomendações como para os adenomas típicos.

Além disso, existe uma síndrome de "polipose hiperplásica" descrita recentemente. As seguintes características foram utilizadas para definir essa entidade: (1) pelo menos cinco pólipos hiperplásicos diagnosticados histologicamente próximos ao cólon sigmoide, dos quais dois são > 1 cm de diâmetro, ou (2) quaisquer números de pólipos hiperplásicos que ocorrem próximos ao cólon sigmoide em um indivíduo que tem um parente de primeiro grau com polipose hiperplásica ou (3) mais do que 30 pólipos hiperplásicos de qualquer tamanho distribuídos por todo o cólon. Um número limitado de estudos sugere um risco aumentado de CRC nesses indivíduos, embora a magnitude de risco ainda não tenha sido determinada. Em uma série de casos de 15 pacientes que preenchiam os critérios anteriores não se encontraram casos de CRC dentro de 3 anos de acompanhamento e avaliação por colonoscopia. Atualmente, a gestão ideal para esses pacientes não é clara e requer estudo mais aprofundado.

Fernández A, Samowitz W, DiSario JA, et al. Phenotypic characteristics and risk of cancer development in hyperplastic polyposis: case series and literature review. *Am J Gastroenterol.* 2004;99:2012–2018. [PMID: 15447765]

Leggett BA, Devereaux B, Biden K, et al. Hyperplastic polyposis: association with colorectal cancer. *Am J Surg Pathol.* 2001;25: 177–184. [PMID: 11176066]

Terdiman JP, McQuaid KR. Surveillance guidelines should be updated to recognize the importance of serrated polyps. *Gastroenterology*. 2010;139:1444–1447. [PMID: 20875785]

MODALIDADES DE TRIAGEM

1. Exame de sangue oculto nas fezes

O exame de sangue oculto nas fezes (ESOF) é a modalidade mais amplamente disponível de triagem para CRC. É um método não invasivo e barato de exame utilizado para detectar sangue oculto nas fezes de pessoas assintomáticas. ESOF é recomendado como um exame anual e é o único teste de triagem para o qual testes controlados randomizados têm mostrado uma redução na incidência relacionada com CRC de 33% e benefícios de mortalidade que variam de 15–20%. Isso decorre principalmente à detecção de CRC numa fase anterior ou à detecção de pólipos adenomatosos com a capacidade de remover as lesões durante a colonoscopia. É importante enfatizar que resultados positivos de ESOF precisam ser devidamente seguidos por visualização completa do cólon através de colonoscopia.

Existem dois tipos de ESOF: o exame padrão de guaiaco e os novos exames imunoquímicos (ver a seguir). ESOF baseado em guaiaco é amplamente utilizado para a triagem de CRC em todo o mundo. É realizado pelo paciente em casa e requer a coleta de seis amostras de fezes de três evacuações consecutivas. O teste de guaiaco detecta sangue por meio de reação com a atividade peroxidase da porção heme da hemoglobina. Como resultado, os exames falsos-positivos podem resultar da ingestão de carne vermelha ou alimentos contendo peroxidase, e os pacientes devem ter conhecimento das restrições dietéticas necessárias. Além disso, a reidratação resulta em aumento na taxa de falsos-positivos, e não deve ser realizada.

Quando ESOF é usado isoladamente como uma estratégia de triagem, é somente 33–50% sensível em um único teste, com determinada melhora se o exame for repetido a cada 1–2 anos. A especificidade de ESOF como modalidade de triagem é alta (estimada em > 95%). Resultados falsos-positivos podem resultar de outras causas de perda de sangue gastrointestinal ou outras substâncias nas fezes que possam provocar uma reação com guaiaco positiva. Os pacientes são instruídos a evitar a ingestão de vitamina C, ferro, ácido acetilsalicílico e medicamentos anti-inflamatórios não esteroides por 3 dias antes de se realizar ESOF, uma vez que essas substâncias podem interferir na precisão do teste. Resultados falsos-negativos podem também ocorrer porque lesões colorretais podem sangrar intermitentemente e o sangue pode não estar sempre presente em todas as fezes inteiras. Portanto, um único exame de uma amostra de fezes durante exame de toque retal não é um substituto adequado para ESOF. Existe diminuição estimada de cinco vezes na sensibilidade com um único teste realizado durante o exame de toque retal, e maior rendimento foi observado na amostragem de fezes coletadas por 3 vezes consecutivas para sangue oculto.

As desvantagens relacionadas ao ESOF são que os testes atuais falham na detecção de muitos pólipos e alguns cânceres. Além disso, os indivíduos que têm um resultado falso-positivo, posteriormente precisam submeter-se ao desconforto, custo e risco da colonoscopia sem benefício. Além disso, é relatada evidência de baixas taxas de encaminhamento para a colonoscopia após uma ESOF anormal. Nos Estados Unidos, uma pesquisa constatou que até 30% dos pacientes com ESOF positivo não receberam recomendação para colonoscopia.

Na avaliação de um programa de triagem para ESOF, é também importante medir a adesão e o desempenho ao longo do tempo. ESOF é ineficaz se os pacientes realizarem um exame mas não retornarem para repeti-lo ou não realizarem colonoscopia para testes positivos. Quando ESOF é recomendado, os pacientes devem ser informados que o teste deve ser repetido a cada 1–2 anos se negativo, e que a colonoscopia deve ser executada se o teste for positivo.

Collins JF, Lieberman DA, Durbin TE, et al. Accuracy of screening for fecal occult blood on a single stool sample obtained by digital rectal exam: a comparison with recommended sampling practice. *Ann Intern Med*. 2005;142:81–85. [PMID: 15657155]

Leiberman DA, Weiss DG. Veteran's Affairs Cooperative Study Group 380. One-time screening for colorectal cancer with combined fecal occult blood testing and examination of the distal colon. *N Engl J Med*. 2001;345:555–560. [PMID: 11529208]

Mandel JS, Bond JH, Church TR, et al. Reducing mortality from colorectal cancer by screening for fecal occult blood. Minnesota Colon Cancer Control Study. *N Engl J Med*. 1993;328:1365–1371. [PMID: 8474513]

Mandel JS, Church TR, Bond JH, et al. The effect of fecal occult blood screening on the incidence of colorectal cancer. *N Engl J Med*. 2000;343:1603–1607. [PMID: 11096167]

2. Exame imunoquímico fecal

O exame imunoquímico fecal (EIF), mais recente, reage com anticorpos que são específicos para a porção globina da molécula de hemoglobina humana e, portanto, restrições dietéticas especiais para evitar exames falsos-positivos não são necessárias. Vários estudos têm relatado que o EIF tem melhor sensibilidade e especificidade do que ESOF com base em guaiaco para a detecção de CRC, em que a sensibilidade variou de 47,1–69% e a especificidade variou de 88,2–97,1%; em contrapartida, a sensibilidade do teste de guaiaco para a detecção de CRC foi relatada como sendo de apenas 37,1%, com uma especificidade de 86,7%. Além disso, a eficácia de EIF para a triagem de CRC foi mostrada usando-se os resultados de endoscopia "padrão-ouro" para pacientes com EIF negativo. No entanto, dada a grande variabilidade na detecção de adenomas avançados, que varia de 25–72%, com base no tipo de teste imunoquímico utilizado, EIF deve ser mais bem considerado como um teste de detecção precoce do câncer.

Há uma série de questões não resolvidas sobre EIF que necessita de mais estudos, incluindo o número de amostras necessárias para a sensibilidade e especificidade ideais, o ponto de corte para a detecção de hemoglobina que fornece as melhores sensibilidade e especificidade, como garantir a estabilidade da hemoglobina nas amostras coletadas e se existe uma vantagem de um EIF quantitativo sobre um teste qualitativo.

Allison JE, Sakoda LC, Levine TR, et al. Screening for colorectal neoplasms with new fecal occult blood tests: update on performance characteristics. *J Natl Cancer Inst*. 2007;99:1462–1490. [PMID: 17895475]

Hundt S, Haug U, Brenner H, et al. Comparative evaluation of immunochemical fecal occult blood tests for colorectal adenoma detection. *Ann Intern Med*. 2009;150:162–169. [PMID: 19189905]

Morikawa T, Kato J, Yamaji Y, et al. A comparison of the immunochemical fecal occult blood test and total colonoscopy in the asymptomatic population. *Gastroenterology*. 2005;129:422–428. [PMID: 16083699]

Park D, Ryu S, Kim Y, et al. Comparison of guaiac-based and quantitative immunochemical fecal occult blood testing in a population at average-risk undergoing colorectal cancer screening. *Am J Gastroenterol*. 2010;105:2017–2025. [PMID: 20502450]

Van Rossum LG, Van Rijn AF, Laheij RJ, et al. Random comparison of guaiac and fecal immunochemical blood tests for colorectal cancer in a screening population. *Gastroenterology*. 2008;135:82–90. [PMID: 18482589]

3. Sigmoidoscopia flexível

A sigmoidoscopia flexível (SF) possibilita a visualização direta do terço distal do cólon, de preferência a partir do reto para a flexura esplênica. Vários estudos de casos controlados retrospectivos têm sugerido que a SF está associada a uma redução de aproximadamente 70% na mortalidade por câncer resultante de tumores encontrados dentro do alcance do endoscópio. Um estudo recente multicêntrico, randomizado e controlado no Reino Unido descobriu que em um acompanhamento de 11 anos de indivíduos submetidos a uma SF única para triagem iniciada entre as idades de 55–64 anos, a SF reduziu substancialmente a incidência de câncer colorretal e da mortalidade em 33% e 43%, respectivamente. A redução observada nesse estudo foi menor em comparação com os resultados de estudos de casos com controle anteriores e é atribuída ao domínio dos cânceres prevalentes detectados por tela nos primeiros 4 anos de acompanhamento. A magnitude da redução na incidência cumulativa provavelmente vai aumentar à medida que essa coorte é seguida, a fim de examinar a questão importante dos efeitos a longo prazo de um exame de triagem usando a SF.

A SF é recomendada a cada 5 anos para indivíduos de risco médio. Um intervalo de 5 anos é suportado por um certo número de ensaios de casos controlados e estudos de coorte relatando um benefício de mortalidade com a utilização da SF até 10 anos a partir do última exame de triagem. Em um estudo recente, comparando a adequação de um intervalo de 5 anos com um intervalo de 3 anos, não houve diferença significativa na detecção da neoplasia avançada (0,9% *vs.* 1,1%, 3 e 5 anos de intervalo, respectivamente). Além disso, vários estudos têm relatado uma frequência baixa de lesões de baixo risco e avançadas, e existe alguma especulação de que um intervalo ainda > 5 anos entre exames sigmoidoscópicos possa ser razoável.

Para melhorar a utilização da SF como modalidade de triagem, determinados fatores clínicos, bem como achados endoscópicos observados na SF têm sido considerados preditores importantes de doenças do cólon proximal. Esses indicadores incluem a presença de adenomas múltiplos, qualquer adenoma com histologia vilosa ou displasia, idade > 65 anos, sexo masculino e um histórico familiar do CRC. Pólipos hiperplásicos detectados em SF não são associados à detecção aumentada de adenoma em outras partes do cólon.

As vantagens citadas para a SF é que ela é barata, não requer sedação, envolve uma preparação intestinal simples e pode ser realizada por médicos de cuidados primários e por não médicos, como assistentes de médicos e enfermeiros. Além disso, o risco de perfuração é menor do que o associado à colonoscopia. No entanto, o intervalo para a vigilância é mais curto com SF do que com colonoscopia porque a SF é um exame menos sensível. Essa sensibilidade reduzida é, em parte, decorrente da experiência variável do operador, assim como maior variação nas taxas de detecção de adenoma entre diferentes provedores tem sido relatada. Além disso, a preparação utilizada para limpeza do cólon antes da SF pode ser menor que a ideal, e o desconforto no paciente não sedado pode interferir na completude do exame.

Atualmente, qualquer pólipo adenomatoso encontrado na SF justifica a visualização completa do cólon por colonoscopia para excluir a presença de lesões proximais. Tal estratégia tem sido associada a um aumento da taxa de detecção de adenoma em aproximadamente 70%. No entanto, esses resultados destacam uma grande desvantagem da SF na medida em que pode perder em qualquer lugar de 30–65% de neoplasia avançada localizada proximalmente. Isso pode ser uma preocupação particular para a utilização da SF em pacientes mais velhos e mulheres, nos quais taxas mais elevadas de neoplasia proximal têm sido relatadas. Dados recentes comparando o desempenho da SF e a colonoscopia na detecção de neoplasia avançada informaram que, em indivíduos entre 55 e 59 anos de idade, o benefício da colonoscopia sobre SF era muito pequeno e estatisticamente insignificante. Em contraste, para os pacientes com 60 anos de idade ou mais, a taxa de detecção por colonoscopia foi significativamente maior do que para SF (taxa de probabilidade [OR], 2; intervalo de confiança de 95%, 1,30–3,09). Quando considerados com estudos anteriores, esses resultados sugerem que SF poderia atingir alta detecção de neoplasia avançada em pacientes com menos de 60 anos e é menos eficaz com aqueles com mais de 60 anos. Estudos futuros para determinar uma abordagem combinada para triagem de CRC usando SF acompanhada por colonoscopia para pessoas na sexta década de vida, quando os pacientes têm mais de 60 anos, podem fornecer informação valiosa que, por sua vez, pode conservar recursos de colonoscopia.

Um segundo problema da SF é que a adesão do paciente a essa modalidade de triagem é pequena. Apenas 15–30% de pessoas elegíveis submetem-se regularmente à SF, o que invariavelmente limita sua utilidade na prevenção do CRC. Por último, baixas taxas de encaminhamento para colonoscopia e conclusão da colonoscopia foram relatadas e justificam-se medidas melhores para assegurar o acompanhamento adequado.

Atkins WS, Edwards R, Kralj-Hans I, et al. Once-only flexible sigmoidoscopy screening in prevention of colorectal cancer: a multicentre randomised controlled trial. *Lancet.* 2010;375:1624–1633. [PMID: 20430429]

Burke CA, Elder K, Lopez R. Screening for colorectal cancer with flexible sigmoidoscopy: Is a 5-yr interval appropriate? A comparison of the detection of neoplasia 3 yr versus 5 yr after a normal examination. *Am J Gastroenterol.* 2006;101:1329–1332. [PMID: 16771957]

Newcomb PA, Norfleet RG, Storer BE, et al. Screening sigmoidoscopy and colorectal cancer mortality. *J Natl Cancer Inst.* 1992;84:1572–1575. [PMID: 1404450]

Selby JV, Friedman GD, Quesenberry CP, et al. A case-control study of screening sigmoidoscopy and mortality from colorectal cancer. *N Engl J Med.* 1992;326:653–657. [PMID: 1736103]

4. Exame de sangue oculto nas fezes combinado & sigmoidoscopia flexível

Essa abordagem combinada une ESOF anual com sigmoidoscopia a cada 5 anos. O exame de sangue oculto é realizado antes da sigmoidoscopia, uma vez que um resultado positivo justificaria a colonoscopia. Um único estudo não randomizado relatou redução de 43% em mortes relacionadas com o CRC com essa abordagem de combinação em comparação com a sigmoidoscopia isolada. Além disso, essa abordagem pode aumentar o rendimento na detecção do adenoma em 4 vezes comparado com ESOF isolado. No entanto, estudos mais recentes não têm mostrado resultados tão promissores. Estimou-se que a união de ESOF a SF aumentasse a taxa de detecção do adenoma de 70% para 75%, apenas. Adicionalmente, submeter-se apenas a SF e ESOF não era tão eficaz quanto ESOF a cada dois anos na detecção do CRC durante um período de 16 anos. A falta de melhoria na detecção observada nesse estudo de controle de caso a longo prazo pode ter sido causada pela falta de adesão associada ao fato de submeter-se a SF.

Rasmussen M, Fenger C, Kronborg O. Diagnostic yield in biennial Hemoccult-II screening program compared to a once-only screening with flexible sigmoidoscopy and Hemoccult-II. *Scand J Gastroenterol.* 2003;38:114–118. [PMID: 12608473]

Segnan N, Senore NC, Andreoni B, et al. Comparing attendance and detection rate of colonoscopy to sigmoidoscopy and FIT for colorectal cancer screening. *Gastroenterology.* 2007;132:2304–2312. [PMID: 17570205]

5. Enema de bário com duplo contraste

O enema de bário com duplo contraste (EBDC) não tem sido estudado como um teste de triagem para CRC em estudos randomizados prospectivos, e vários estudos recentes têm destacado algumas limitações importantes associadas ao exame. Em um determinado número de estudos comparativos de colonoscopia e EBDC em populações de triagem e vigilância, EBDC detectou apenas 45–48% dos pólipos > 1 cm. Em um grande estudo prospectivo, a sensibilidade para a detecção de CRC foi de 83% para EBDC contra 95% para colonoscopia. No geral, EBDC é menos sensível do que a colonoscopia para detecção de lesões de grandes dimensões, e esse exame tem caído em desuso entre determinadas sociedades endossadas como principal estratégia de rastreamento em pessoas de risco médio. No entanto, dado o número de impedimentos para o uso generalizado da colonoscopia, EBDC é considerado uma modalidade alternativa de triagem para CRC a ser realizada a cada 5 anos. É um exame radiológico do cólon, que requer preparação catártica semelhante a que é dada antes da colonoscopia e requer a instilação de bário e de ar para definir o contorno do cólon. O EBDC é incluído como uma opção de triagem pois pode avaliar todo o cólon; em geral, é amplamente disponível e tem baixo risco de eventos adversos graves. No entanto, esse procedimento não possibilita a remoção de pólipos ou biópsia de câncer, se detectado. Artefatos, tal como fezes aparecendo como pólipos, são comuns e causam muitos exames falsos-positivos. Todos os pacientes com um exame anormal de bário precisam se submeter à colonoscopia.

Embora EBDC seja uma opção aceitável para a triagem de CRC nos adultos de risco médio, sua utilização tem diminuído ao longo dos últimos anos. Isso teve impacto nos programas de formação de radiologia, conforme menos estagiários são capazes de adquirir as habilidades necessárias para realizar o procedimento de trabalho intensivo corretamente, por causa do baixo volume de estudos de EBDC sendo solicitados. Essa tendência deverá continuar pois maiores esforços estão sendo feitos para proporcionar formação relacionada com colonografia por tomografia computadorizada (CTC) entre os radiologistas.

Winawer SJ, Stewart ET, Zauber AG, et al. A comparison of colonoscopy and double-contrast barium enema for surveillance after polypectomy. National Polyp Study Work Group. *N Engl J Med.* 2000;342:1766–1772. [PMID: 10852998]

6. Colonoscopia

A colonoscopia é considerada por muitos padrão-ouro para triagem de CRC. Apesar da falta de evidências de estudos randomizados de grande escala de colonoscopia de triagem, o procedimento mostrou diminuir, em estudos de coorte, a incidência esperada de CRC por meio da remoção de pólipos adenomatosos. O NPS demonstrou que a remoção de adenomas levou à diminuição da incidência de CRC e que a colonoscopia era o único exame que poderia fornecer triagem, diagnóstico e tratamento. No NPS, um grupo de pacientes submetidos a colonoscopia com remoção de adenomas do cólon produziu redução de 76–90% de CRC em comparação com populações de referência. Dados os benefícios potenciais da colonoscopia, várias sociedades profissionais gastroenterológicas têm recomendado a colonoscopia como a modalidade preferida entre o menu de opções de triagem.

No entanto, vários estudos publicados abordam as deficiências da colonoscopia como praticada atualmente. Evidências indiretas de vários estudos questionam a precisão da colonoscopia. Em um estudo, uma auditoria de casos de CRC revelou que 5% dos indivíduos com CRC haviam passado por colonoscopia de triagem em um período de 3 anos após o diagnóstico. Estudos de quimioprevenção que incluíram colonoscopia de acompanhamento como meio de medir a eficácia da quimioprevenção na recorrência de pólipos também demonstraram uma taxa mais elevada de desenvolvimento de cânceres de intervalo (1,7–2,2 casos por 1.000 pessoas-ano) quando comparados com os resultados do NPS (0,6 caso por 1.000 pessoas-ano). Estudos recentes também questionaram a eficácia da colonoscopia na detecção de neoplasia do cólon proximal. Um grande estudo de casos de controle e base populacional que utilizou dados de pedidos administrativos de Ontário, Canadá, avaliou a associação entre a colonoscopia e mortes por CRC e descobriu que a colonoscopia foi associada a menores taxas de mortalidade por CRC. No entanto, a associação foi principalmente limitada a mortes por desenvolvimento de câncer no lado esquerdo do cólon. Levanta-se a questão se os CRCs no cólon proximal são, com mais frequência, negligenciados por causa da variabilidade no desempenho dos endoscopistas na colonoscopia ou porque essas lesões têm características biológicas diferentes em comparação com CRCs distais, incluindo taxas mais altas de instabilidade de microssatélites e fenótipo metilador de ilhas CpG (CIMP), e talvez esses recursos biológicos estejam excessivamente representados nos CRCs de intervalo. O desempenho da colonoscopia mostrou variar entre endoscopistas, e o endoscopista isoladamente pode ser um poderoso preditor de pólipos adenomatosos detectados durante a colonoscopia. Para melhorar a precisão (sensibilidade) da colonoscopia para detecção de adenoma e CRC e padronizar seu desempenho entre endoscopistas, a U.S. Multisociety Task Force on Colorectal Cancer e a American Society for Gastrointestinal Endoscopy/American College of Gastroenterology Taskforce on Quality in Endoscopy propuseram vários fatores mensuráveis para colonoscopia de rotina para servir como indicadores de qualidade. Eles incluem taxas de intubação cecal apropriadas, limpeza do cólon adequada com resíduo fecal mínimo, tempo de retirada mínimo do ceco e metas de taxas de detecção de adenoma para homens e mulheres submetidos à colonoscopia. Prevê-se que a precisão da colonoscopia pode ser aumentada mediante iniciativas de melhora de qualidade para um melhor desempenho da colonoscopia.

Além disso, as características da colonoscopia de linha de base são importante preditor de neoplasia subsequente. Um estudo de caso de controle de base populacional, que utilizou relatórios de dados administrativos de reivindicações, relatou que o risco de desenvolvimento de CRC em pacientes após um resultado negativo de uma colonoscopia realizada na prática clínica usual é de, no máximo, 60–70% do risco de desenvolvimento de CRC na população em geral, e a duração da diminuição do risco para CRC persiste por mais de 10 anos. Um estudo prospectivo recente examinou a incidência de neoplasia avançada dentro de 5,5 anos de colonoscopia de triagem revelou forte associação entre os resultados da colonoscopia de linha de base e a taxa de lesões graves incidentes detectadas durante o período de vigilância. Foi demonstrado que a colonoscopia basal é a mais benéfica na medida em que é responsável pelo grande benefício da polipectomia, e que os exames subsequentes podem não adicionar benefício significativo, exceto em pessoas com risco alto de adenomas avançados no futuro. Isto fornece suporte à necessidade de assegurar que a colonoscopia de momento basal seja da mais alta qualidade, a fim de detectar melhor os adenomas.

Embora a colonoscopia possa falhar na detecção de lesões, ela é ainda considerada o mais sensível dos métodos de triagem. As vantagens dessa abordagem, além do diagnóstico e tratamento de uma lesão numa única sessão, incluem longo intervalo de "proteção" na definição de polipectomia e satisfação do paciente melhorada pelo uso de sedação consciente intravenosa. No entanto, a colonoscopia envolve maior custo e risco do que outras modalidades de triagem. As complicações graves associadas à colonoscopia incluem sangramento e perfuração e, embora extremamente raras, ocorrem em maiores taxas que com as outras opções de triagem.

A colonoscopia pode ser a modalidade de triagem "preferida" para alguns, mas é importante salientar que a prova para a sua eficácia é indireta, e que não há estudos controlados randomizados demonstrando a superioridade da colonoscopia às outras modalidades de triagem. Além disso, nenhuma informação direta indica que um programa de vigilância periódica por colonoscopia conduz a uma redução na incidência de CRC ou mortalidade em indivíduos de risco médio. Estudos de eficácia de grande escala e comparativos são necessários para determinar o impacto da colonoscopia e outras modalidades de triagem na incidência e mortalidade por CRC, e se a carga de neoplasia localizada à direita pode ser afetada por uma colonoscopia para justificar o custo extra e morbidade associados.

Barclay RL, Vicari JJ, Doughty AS, et al. Colonoscopic withdrawal times and adenoma detection during screening colonoscopy. *N Engl J Med.* 2006;355:2533–2541. [PMID: 17167136]

Baxter NN, Goldwassser MA, Paszat LF, et al. Association of colonoscopy and death from colorectal cancer. *Ann Intern Med.* 2009;150:1–8. [PMID: 19075198]

Chen SC, Rex DK. Endoscopist can be more powerful than age and male gender in predicting adenoma detection at colonoscopy. *Am J Gastroenterol.* 2007;102:856–861. [PMID: 17222317]

Imperiale TF, Wagner DR, Lin CY, et al. Risk of advanced proximal neoplasms in asymptomatic adults according to the distal colorectal findings. *N Engl J Med.* 2000;343:169–174. [PMID: 10900275]

Lieberman DA, Weiss DG, Bond JH, et al. Use of colonoscopy to screen asymptomatic adults for colorectal cancer. Veterans Affairs Cooperative Study Group 380. *New Engl J Med*. 2000;343:162–168. [PMID: 10900274]

Lieberman DA, Weiss DG, Harford WV, et al. Five-year colon surveillance after screening colonoscopy. *Gastroenterology*. 2007; 133:1077–1085. [PMID: 17698067]

Rex D. Maximizing detection of adenomas and cancers during colonoscopy. *Am J Gastroenterol*. 2006;101:2866–2877. [PMID: 17227527]

Rex DK, Cutler CS, Lemmel GT, et al. Colonoscopy miss rates of adenomas determined by back-to-back colonoscopies. *Gastroenterology*. 1997;112:24–28. [PMID: 8978338]

Robertson DJ, Greenberg ER, Beach M, et al. Colorectal cancer in patients under close colonoscopic surveillance. *Gastroenterology*. 2005;129:34–41. [PMID: 16012932]

Singh H, Turner D, Xue L, et al. Risk of developing colorectal cancer following a negative colonoscopy examination. *JAMA*. 2006;295:2366–2373. [PMID: 16720822]

NOVAS MODALIDADES DE TRIAGEM

Os procedimentos não invasivos para triagem de CRC foram promovidos como possíveis maneiras de aumentar a complacência com as estratégias de triagem para CRC. As diretrizes do consenso de 2008 da American Cancer Society, a U.S. Multisociety Task Force on Colorectal Cancer e o American College of Radiology incluem CTC e DNA fecal nas opções de exame para triagem de CRC em adultos assintomáticos de risco médio com idade ≥ 50 anos.

Bromer MQ, Weinberg DS. Screening for colorectal cancer–now and the near future. *Semin Oncol*. 2005;32:3–10. [PMID: 15726501]

Levin B, Lieberman DA, McFarland B, et al. Screening and surveillance for the early detection of colorectal cancer and adenomatous polyps, 2008: a joint guideline from the American Cancer Society, the US Multi Society Task Force on Colorectal Cancer, and the American College of Radiology. *Gastroenterology*. 2008;134:1570–1595. [PMID: 18384785]

1. Colonografia por tomografia computadorizada

Durante a última década, a CTC (ou colonoscopia virtual) foi introduzida como um exame não invasivo alternativo possível para o exame do cólon. Ela fornece imagem de duas e três dimensões do cólon, usando programa de computador que combina dados de múltiplos exames de TC helicoidais. A CTC requer preparação do cólon semelhante à utilizada para a colonoscopia convencional e envolve a insuflação de ar através de um tubo retal para distender o cólon para melhorar a imagem. Após a análise, um radiologista analisa os exames e, se alguma anormalidade for observada, os pacientes devem ser submetidos à colonoscopia.

Os resultados dos estudos iniciais que avaliaram a precisão da CTC descobriram que ela é comparável à da colonoscopia convencional para a detecção de pólipos > 1 cm, com alta sensibilidade e especificidade de 94% e 96%, respectivamente. Resultados semelhantes não foram reproduzidos em outros estudos, e sensibilidades subsequentes de aproximadamente 50% foram relatadas. A inconsistência na eficácia do exame está provavelmente relacionada com viés de seleção da população estudada, porque a maioria dos estudos sobre a CTC foi realizada em populações de pacientes com risco aumentado para neoplasia colorretal e mais propensos à doença oculta. Além disso, apenas radiologistas altamente treinados foram envolvidos na interpretação dos resultados de CTC na maioria desses estudos. Portanto, a generalização dos resultados desses estudos ainda não está clara.

A tecnologia relacionada com CTC tem melhorado ao longo dos últimos anos, e ensaios de triagem, utilizando várias técnicas de CTC avançadas têm mostrado seu desempenho favorável. Em uma meta-análise que revisou os dados de desempenho acumulados e publicados de CTC (inclusive coortes de triagem e de alto risco), a sensibilidade e especificidade para pólipos grandes (> 1 cm) foram de 85–93% e 97%, respectivamente, e para pólipos pequenos (6–9 mm) foram de 70–86% e 86–93%, respectivamente. A sensibilidade global para CRC invasivo foi comparável à da colonoscopia convencional (96%).

Há uma série de limitações e problemas não resolvidos relacionados com a CTC. O exame não está amplamente disponível e na maioria das vezes é realizado em grandes centros acadêmicos, geralmente em definição de estudos de pesquisa. Além disso, a taxa de falsos-positivos é estimada em cerca de 15% e está relacionada com fezes retidas confundidas com pólipos, doença diverticular do cólon que limita distensibilidade do cólon e dobras colônicas espessas confundidas com outras lesões. A CTC também não é terapêutica, pois os pólipos não podem ser removidos e as massas não podem ser amostradas para diagnóstico do tecido durante o procedimento. Finalmente, calcula-se que 27% dos pacientes submetidos à CTC terão um achado incidental que justifica avaliação diagnóstica adicional. Isso pode aumentar a ansiedade do paciente e levar a aumento dos custos médicos, porque espera-se que a maior parte dos achados incidentais seja benigna. Estima-se que há apenas 2% de um benefício clínico potencial de uma análise extensiva de achados incidentais observados na CTC.

Embora exista variabilidade quanto ao grau de otimização na realização do exame, bem como no treinamento e competência inconsistentes em radiologia, os dados disponíveis que apoiam a sua eficácia tornaram a CTC uma opção aceitável para triagem de CRC em adultos de risco médio na idade de 50 anos e mais velhos. No entanto, o intervalo de repetição para exames é incerto, e estudos futuros são necessários para determinar o intervalo de vigilância apropriado após CTC negativa inicial. Atualmente, é consenso que todos os pacientes com um ou mais pólipos > 1 cm, ou três ou mais pólipos > 6 mm devem ser encaminhados para colonoscopia convencional. O tratamento de pacientes com menos de 3 pólipos ou pólipos de 6–9 mm permanece controverso. Pesquisas utilizando CTC de vigilância para avaliar a história natural de pólipos nessa faixa de tamanho estão em andamento. Nesse momento, uma abordagem razoável para os pacientes com pólipos de 6–9 mm identificados pela CTC é oferecer colonoscopia terapêutica. Há também necessidade de consenso multidisciplinar em relação à gestão dos pólipos < 6 mm.

Para a implementação eficaz da triagem do CRC, a tecnologia envolvida precisa ser padronizada, juntamente com o relatório de conclusões. Informações adicionais são também necessárias sobre o perfil de segurança da CTC, incluindo os efeitos de dose de radiação para exames de tomografia computadorizada para triagem de CRC de risco médio. Atualmente, os especialistas têm opiniões divergentes sobre quando e como deve ser utilizada a CTC. A U.S. Preventive Services Task Force decidiu que não havia provas suficientes para recomendá-la como uma opção de rastreamento para CRC, e o programa Medicare federal não fornece atualmente reembolso para a utilização da CTC para a triagem de rotina. Em uma análise de custo-efetividade recente de exames de triagem de CRC que foram recomendados pela U.S. Preventive Services Task Force, American Cancer Society, U.S. Multisociety Task Force on Colorectal Cancer, American College of Radiology e American College of Gastroenterology, CTC não foi considerada estratégia de baixo custo para triagem de CRC de risco médio.

Chin M, Mendelson R, Edwards J, et al. Computed tomographic colonography: prevalence, nature, and clinical significance of extracolonic findings in a community screening program. *Am J Gastroenterol.* 2005;100:2271–2276. [PMID: 16393234]

Cotton PB, Durkalski VL, Pineau BC, et al. Computed tomographic colonography (virtual colonoscopy): a multicenter comparison with standard colonoscopy for detection of colorectal neoplasia. *JAMA.* 2004;291:1713–1719. [PMID: 15082698]

Halligan S, Altman DG, Taylor SA, et al. CTC in the detection of colorectal polyps and cancer: systematic review, meta-analysis, and proposed minimum data set for study level reporting. *Radiology.* 2005;237:893–904. [PMID: 16304111]

Johnson CD, Harmsen WS, Wilson LA, et al. Comparison of the relative sensitivity of CT colonography and double-contrast barium enema for screen detection of colorectal polyps. *Clin Gastroenterol Hepatol.* 2004;2:314–321. [PMID: 15067626]

Johnson CD, Harmsen WS, Wilson LA, et al. Prospective blinded evaluation of computed tomographic colonography for screen detection of colorectal polyps. *Gastroenterology.* 2003;125:311–319. [PMID: 12891530]

Mulhall BP, Veerappan GR, Jackson JL. Metaanalysis: computed tomographic colonography. *Ann Intern Med* 2005;142:635–650. [PMID: 15838071]

Pickhardt PJ, Choi JR, Hwand I, et al. Computed tomographic virtual colonoscopy to screen for colorectal neoplasia in asymptomatic adults. *N Eng J Med.* 2003;349:2191–2200. [PMID: 1465426]

Rockey DC, Paulson E, Niedzwiecki D, et al. Analysis of air contrast barium enema, computed tomographic colonography, and colonoscopy: prospective comparison. *Lancet.* 2005;354:305–311. [PMID: 15664225]

Zauber AG. Cost-effectiveness of colonoscopy. *Gastrointest Endosc Clin N Am.* 2010;20:751–770.

2. Exame de DNA fecal

O exame para detectar anomalias genéticas (mutações somáticas) em amostras fecais tem sido proposto como um teste de triagem potencial para CRC. Células epiteliais colorretais são derramadas nas fezes e DNA estável pode ser extraído das fezes e amplificado com o uso da reação em cadeia da polimerase (PCR). Esse processo possibilita a detecção de mutações em vários genes, incluindo *K-ras*, *APC*, *BAT-26* e *tp53*.

Os primeiros dados de um pequeno grupo revelaram sensibilidade de 91% para o câncer, sensibilidade de 82% para pólipos adenomatosos > 1 cm, e especificidade de 90% para ambos, enquanto outros estudos relataram sensibilidades entre 52–91% para o câncer e 27–82% para pólipos adenomatosos. Resultados variáveis que avaliam a sensibilidade do teste de DNA fecal foram relacionados, em grande parte, com a tecnologia envolvida no teste. Em um estudo recente usando um teste de DNA fecal atual destinado a detectar genes metilados em CRC (Cologuard), 1.187 amostras de pacientes com e sem neoplasia colorretal foram avaliadas de maneira cega, e a precisão do teste de DNA fecal foi de 85,3% para CRC e 63,8% para adenomas > 1 cm, com especificidade de 88% para ambos. CRC e adenomas foram detectados igualmente bem no cólon proximal e distal, com maior precisão para CRC em estágio inicial e adenomas de tamanho crescente. Além disso, a sensibilidade do exame não foi afetada pelo sexo, idade ou raça do paciente.

Como o teste de DNA fecal é capaz de identificar a maioria dos casos de CRC e de adenomas grandes, há um consenso de especialistas para incluí-lo como uma opção aceitável para triagem de CRC em adultos de risco médio. No entanto, os testes de DNA fecais mais recentes (se eles envolvem avanços tecnológicos realizados em testes existentes ou se são variantes novas) garantem avaliação cuidadosa em estudos futuros de avaliação de coortes de triagem. Atualmente, o intervalo para a triagem de rotina entre exames normais não é claro, e não há recomendações das sociedades, dada a insuficiência de dados. No entanto, a eficácia de qualquer programa de pesquisa utilizando DNA fecal dependerá da qualidade, adesão e custos, bem como da sensibilidade e especificidade do teste.

Ahlquist DA, Skoletsky JE, Boynton KA, et al. Colorectal cancer screening by detection of altered human DNA in stool: feasibility of a multitarget assay panel. *Gastroenterology*. 2000;119:1219–1227. [PMID: 11054379]

Alquist DA. American Association for Cancer Research Colorectal Cancer Conference: Biology to Therapy. Philadelphia, PA, October 27–30, 2010.

Imperiale TF, Ransohoff DF, Itzkowitz SH, et al. Fecal DNA versus fecal occult blood for colorectal cancer screening in an average risk population. *N Engl J Med*. 2004;351:2704–2714. [PMID: 15616205]

Itzkowitz SH, Jandorf L, Brand R, et al. Improved fecal DNA test for colorectal cancer screening. *Clin Gastroenterol Hepatol*. 2007;5:111–117. [PMID: 17161655]

Osborn NK, Ahlquist DA. Stool screening for colorectal cancer: molecular approaches. *Gastroenterology*. 2005;128:192–206. [PMID: 15633136]

RESUMO DAS RECOMENDAÇÕES

O CRC é um câncer prevenível. A identificação adequada de indivíduos em risco dita a triagem necessária e estratégia de vigilância e desempenha um papel importante na diminuição da mortalidade por CRC. Existem várias opções aceitáveis atualmente disponíveis para a triagem de CRC, e elas proporcionam meios para melhorar a adesão à triagem. Embora um número de ensaios clínicos randomizados forneçam provas para apoiar o uso de ESOF e SF para a triagem de CRC, colonoscopia de alta qualidade é considerada o padrão-ouro atual, dada a sua capacidade de detectar e remover pólipos adenomatosos, que por sua, vez diminui a incidência de CRC e mortalidade relacionada.

Síndromes hereditárias de câncer gastrointestinal

23

Elena M. Stoffel, MD, MPH
Sapna Syngal, MD, MPH

CRITÉRIOS DE DIAGNÓSTICO

- Cerca de 3-5% dos casos de câncer colorretal são causados por mutações genéticas hereditárias associadas ao câncer colorretal não polipose hereditário (síndrome de Lynch) ou polipose adenomatosa familiar.
- O teste genético está clinicamente disponível para várias síndromes hereditárias de câncer gastrointestinal e pode ser usado para orientar as recomendações da triagem do câncer.

Considerações gerais

Acredita-se que a maioria dos casos de câncer gastrointestinal seja de eventos esporádicos; no entanto, fatores hereditários desempenham um papel no desenvolvimento de alguns tumores; estima-se que cerca de 5% sejam atribuíveis a uma mutação genética única. Síndromes hereditárias de câncer gastrointestinal transmitem risco acentuadamente aumentado de desenvolvimento de câncer e exigem estratégias específicas para o diagnóstico e tratamento.

A identificação das síndromes hereditárias de câncer gastrointestinal requer avaliação abrangente da história de câncer pessoal e familiar dos pacientes de câncer. Testes genéticos clínicos podem ser úteis na confirmação do diagnóstico de determinadas síndromes hereditárias de câncer e guiar a triagem do câncer para membros da família. As Tabelas 23-1 e 23-2 resumem as características clínicas e recomendações de triagem de câncer para as síndromes hereditárias de câncer gastrointestinal discutidas detalhadamente neste capítulo.

American Society of Clinical Oncology. American Society of Clinical Oncology policy statement update: genetic testing for cancer susceptibility. *J Clin Oncol.* 2003;21:2397–2406. [PMID: 12692171]

Giardiello FM, Brensinger JD, Petersen GM. AGA technical review on hereditary colorectal cancer and genetic testing. *Gastroenterology.* 2001;121:198–213. [PMID: 11438509]

SÍNDROMES HEREDITÁRIAS DE CÂNCER COLORRETAL

O câncer colorretal (CRC) é a malignidade gastrointestinal mais comum, com mais de 150.000 casos diagnosticados a cada ano nos Estados Unidos. Embora a maioria dos pacientes de CRC não tenha um histórico familiar marcante para CRC, aproximadamente 30% afirmam ter um ou mais membros da família com um diagnóstico de CRC. O risco de desenvolvimento de CRC é de cerca de 5% para a média americana; no entanto, indivíduos que têm um parente de primeiro grau com CRC têm risco duas vezes maior para o desenvolvimento da neoplasia colorretal se comparados com indivíduos sem história familiar de CRC. Para indivíduos com vários parentes com CRC, o risco de câncer pode ser bem maior; aqueles que herdaram mutações em genes envolvidos no reparo por incompatibilidade ou supressão do tumor têm risco por toda a vida de CRC de 70–100% na ausência de intervenção médica.

A identificação de pacientes em risco de síndromes hereditárias de CRC depende de uma avaliação cuidadosa da história da família, porque muitas pessoas podem não demonstrar um fenótipo característico. A estratificação de risco de câncer para cada paciente deve envolver o levantamento de uma história familiar de câncer, incluindo o tipo de câncer e a idade de início, bem como história familiar de adenomas colorretais. Pessoas cuja história familiar inclui vários indivíduos com câncer, os indivíduos diagnosticados com dois ou mais cânceres primários ou com tumores diagnosticados em idades jovens, devem ser submetidos a uma avaliação mais extensa da história familiar dos parentes de primeiro, segundo e terceiro graus, para determinar se há evidência de um padrão de herança autossômico dominante ou autossômico recessivo.

Tabela 23-1. Características clínicas de síndromes de câncer gastrointestinal hereditárias

Síndrome	Características clínicas	Gene(s)	Teste genético disponível
Síndrome de Lynch (CCNPH)	Alto risco de cânceres colorretal e extracolônico (do endométrio, do ovário, do trato urinário, tumores de pele sebáceos) Idades jovens no diagnóstico de câncer Sequência adenoma-carcinoma acelerada Tumores de CRC demonstram instabilidade de microssatélites	Genes de reparo por incompatibilidade de DNA (MMR) (*MLH1, MSH2, MSH6, PMS2, TACSTD1/EPCAM*)	Sim
Polipose adenomatosa familiar (PAF)	100s–1.000s adenomas colorretais que aparecem na segunda ou terceira décadas Risco de CRC de 100%, se o cólon não for removido Risco aumentado de adenocarcinoma duodenal e ampular Risco de tumores desmoides	Gene supressor de tumor *APC* ou mutações bialélicas de gene de reparo por excisão de base *MYH* (autossômico recessivo)	Sim
Polipose adenomatosa atenuada/adenomas múltiplos	10–100 adenomas colorretais Alto risco para CRC ± adenomas gastrointestinais superiores	Gene supressor de tumor *APC* Gene de reparo por excisão de base *MYH* (autossômico recessivo)	Sim[a]
Síndrome de Peutz-Jeghers (SPJ)	Pólipos hamartomatosos no trato gastrointestinal (sintomas de hemorragia, invaginação intestinal) Lesões pigmentadas nos lábios Aumento do risco de câncer de mama câncer de pâncreas, tumores do cordão sexual	Gene supressor de tumor *STK-11*	Sim[a]
Polipose juvenil	5 + pólipos juvenis no trato GI História familiar de câncer GI Aumento do risco de CRC e outros cânceres gastrointestinais Associada a anomalias cardíacas congênitas	Genes supressores de tumores *SMAD-4, BMPR1A*	Sim[a]
Síndrome de Cowden	Pólipos hamartomatosos Aumento do risco para câncer de mama e câncer de tireoide Macrocefalia	*PTEN*	Sim[a]
Câncer gástrico hereditário difuso	Adenocarcinoma difuso infiltrativo do estômago (linite plástica) Aumento do risco de câncer de mama	Gene supressor de tumor *e-caderina/CDH1*	Sim[a]
Câncer de pâncreas familiar	3 ou mais membros da família com câncer de pâncreas Pode estar presente como parte de outras síndromes de câncer hereditárias, p. ex., câncer de mama/ovário (CMOH), melanoma (MMMAF) ou cânceres colorretal/ginecológico (síndrome de Lynch)	*BRCA1/2* (CMOH) *P16* (MMMAF) Genes MMR (síndrome de Lynch) *PRSS1, SPINK1* (pancreatite hereditária)	Sim[a]

CRC, câncer colorretal; MMMAF, melanoma de mola múltipla atípica familiar; GI, gastrointestinal; CMOH, câncer de mama/ovário hereditário; CCNPH, câncer colorretal hereditário não polipose.
[a]Teste genético tem sensibilidade limitada, com mutações detectadas em 50–70% dos indivíduos afetados.

1. Síndrome de Lynch (câncer colorretal não polipose hereditário)

A síndrome de Lynch, também conhecida como câncer colorretal não polipose hereditário (CCNPH), é a síndrome hereditária de CRC mais comum e estima-se que seja responsável por 3–5% dos casos de CRC. Essa síndrome foi descrita pela primeira vez pelo Dr. Henry Lynch em famílias nas quais vários casos de CRC foram diagnosticados em idades jovens. As famílias originais com síndrome de Lynch foram identificadas como tendo três ou mais casos de CRC, com pelo menos um diagnosticado antes dos 50 anos, tal como descrito pelos critérios de Amesterdã; no entanto, estudos adicionais demonstraram que o espectro de câncer nessas famílias incluiu outros tipos de câncer, como o gastrointestinal, o ginecológico, o do trato urinário e neoplasias sebáceas da pele. Pelo fato de até 50% das famílias com síndrome de Lynch não atenderem aos critérios clássicos de Amesterdã, critérios de diagnóstico clínico foram ampliados e modificados a fim de melhorar a sensibilidade do diagnóstico. Conforme descrito pelas diretrizes do Revised Bethesda (Tabela 23-3), a síndrome de Lynch deve ser suspeitada em famílias que têm vários parentes acometidos por CRC ou tumores extracolônicos relacionados, ou ambos, e em indivíduos que são diagnosticados com CRC em uma idade jovem, que têm cânceres colorretais síncronos ou metacrônicos ou desenvolvem múltiplos tumores associados à Lynch.

Tabela 23-2. Recomendações para triagem de câncer para síndromes hereditárias de câncer gastrointestinal.

Síndrome	Teste de triagem	Frequência
Síndrome de Lynch (CCNPH)	1. Colonoscopia 2. Citologia de urina 3. Ultrassom transvaginal ± biópsia do endométrio	1. A cada 1–2 anos com início aos 20–25 anos 2. Anualmente 3. Anualmente, com início entre 30–35 anos
Polipose adenomatosa familiar (PAF)	1. Sigmoidoscopia ou colonoscopia até os pólipos serem muitos numerosos para remoção, então colectomia cirúrgica 2. Endoscopia alta 3. Ultrassom da tireoide	1. Anualmente, com início aos 10–12 anos 2. A cada 1–3 anos, dependendo da carga de pólipos, com início quando desenvolver pólipos no cólon 3. A cada 1–3 anos
Polipose adenomatosa atenuada/adenomas múltiplos	1. Colonoscopia 2. Endoscopia alta	1. Frequência varia, dependendo do número de pólipos 2. No diagnóstico de pólipos do cólon
Síndrome de Peutz-Jeghers (SPJ)	1. Endoscopia alta 2. Imagem do intestino delgado (endoscopia por cápsula, TC ou enterografia por RM ou estudo de bário) 3. Colonoscopia 4. Imagem do pâncreas (ultrassom endoscópico *vs*. RM/CPRM com contraste de secretina) 5. Mamografia ou ressonância magnética de mamas 6. Ultrassom transvaginal e CA-125 7. Ultrassom testicular	1. A cada 2–3 anos, com início aos 8 anos 2. A cada 2–3 anos, com início aos 8 anos 3. A cada 2–3 anos, com início aos 18 anos 4. A cada 1–2 anos, com início aos 30–35 anos 5. Anualmente, com início aos 25 anos (mulheres) 6. Anualmente, com início aos 25 anos (mulheres) 7. A cada 2 anos até os 12 anos de idade (homens)
Polipose juvenil	1. Colonoscopia 2. Endoscopia alta	1. A cada 3 anos com início na puberdade, então anualmente após o desenvolvimento dos pólipos 2. A cada 1–3 anos após o desenvolvimento dos pólipos
Síndrome de Cowden	1. Colonoscopia 2. Ultrassom da tireoide 3. Mamografia ± ressonância magnética das mamas 4. Ultrassom transvaginal 5. Exame de urina	1. Considerar exame de base entre 35 e 50 anos, com intervalos dependendo da carga do pólipo 2. Anualmente a partir de 18 anos de idade 3. Anualmente para as mulheres começando na idade de 30–35 anos 4. Anualmente em mulheres na pós-menopausa 5. Considerar anualmente
Câncer gástrico hereditário difuso	1. A endoscopia digestiva alta, a partir de adolescentes, até gastrectomia profilática 2. Mamografia ± ressonância magnética de mama	1. Evidências sugerem que a endoscopia tem pouca sensibilidade, gastrectomia favorecida após os 30 anos 2. Anualmente a partir de 25 anos de idade
Câncer de pâncreas familiar	1. Diversos: ultrassonografia endoscópica, tomografia computadorizada ou ressonância magnética podem ser consideradas	1. A determinar

TC, tomografia computadorizada; CCNPH, câncer colorretal não polipose hereditário; CPRM, colangiopancreatografia por ressonância magnética; RM, ressonância magnética.

Tabela 23-3. Diretrizes revisadas de Bethesda para síndrome de Lynch (CCNPH).[a]

1. Câncer colorretal diagnosticado em idade < 50 anos
2. Tumores[b] colorretais síncronos ou metacrônicos ou outros associados a CCNPH, independentemente da idade
3. Câncer colorretal diagnosticado em idade < 60 anos com achados histológicos de linfócitos infiltrados, reação linfocítica semelhante a Crohn, diferenciação do anel de sinete/mucinoso ou padrão de crescimento medular
4. Câncer colorretal em > 1 parente de primeiro grau (s) com um tumor[b] relacionado com CCNPH, com um dos cânceres diagnosticados na idade < 50 anos
5. Câncer colorretal diagnosticado com > 2 parentes de primeiro ou segundo graus com tumores[b] relacionados com CCNPH, independentemente da idade

CCNPH, câncer colorretal hereditário não polipose.
[a]Qualquer critério satisfeito.
[b]Tumores relacionados com CCNPH incluem os seguintes cânceres: colorretal, endometrial/uterino, ovariano, do trato urinário, gástrico e neoplasias de pele sebáceas.
Dados de Umar A, Boland CR, Terdiman JP, et al. Revised Bethesda Guidelines for hereditary nonpolyposis colorectal cancer (Lynch syndrome) and microsatellite instability. *J Natl Cancer Inst.* 2004;96:261-268.

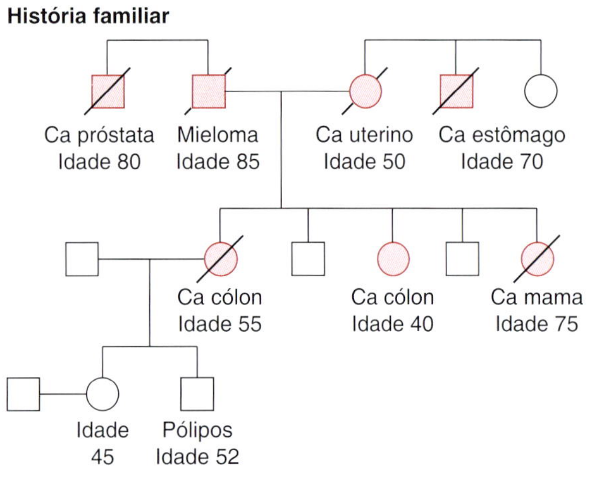

▲ **Figura 23-1.** Genealogia de uma família que atende aos critérios modificados de Amsterdã para câncer colorretal não polipose hereditário (CCNPH)/síndrome de Lynch. Ca, câncer.

A Figura 23-1 mostra um heredograma de uma família que atende aos critérios para a síndrome de Lynch.

Achados clínicos

A. Características físicas

O CRC geralmente é o câncer predominante na maioria das famílias com a síndrome de Lynch. Estudos iniciais sugeriram que a idade média de início do CRC é de 44 anos, no entanto, é grande a variação nas idades de diagnóstico entre as famílias. Embora tumores de cólon na síndrome de Lynch sejam, muitas vezes, do lado direito, muitos pacientes desenvolvem tumores no cólon esquerdo e reto. Tumores sincrônicos ou metacrônicos são comuns e qualquer indivíduo diagnosticado com dois cânceres do cólon primários necessita de avaliação para a síndrome de Lynch. Embora a síndrome de Lynch seja também chamada de câncer colorretal não polipose hereditário (CCNPH), a maioria dos cânceres colorretais parece surgir a partir de pólipos adenomatosos, embora esses pólipos possam ser poucos em número e muitas vezes pequenos e planos. A sequência colorretal de adenoma-carcinoma parece ser acelerada na síndrome de Lynch, e há muitos relatos de tumores resultantes dentro de 3 anos de uma colonoscopia normal.

O câncer de endométrio (útero) é o segundo câncer mais comum descrito em famílias com síndrome de Lynch; no entanto, em algumas famílias, casos de câncer de endométrio podem superar os CRCs. As mulheres com síndrome de Lynch têm um risco à vida de 40–60% de desenvolver essa doença maligna, que é um tipo raro de câncer na população em geral. O risco durante a vida de desenvolvimento de outros cânceres associados à síndrome de Lynch, como o câncer de trato urinário, câncer de ovário e outros cânceres gastrointestinais (estômago, pâncreas, intestino delgado), é também maior para indivíduos com a síndrome de Lynch e estima-se que sejam entre 10–20%. Os tumores cerebrais (p. ex., glioblastomas e astrocitomas) foram descritos na síndrome de Turcot, variante da síndrome de Lynch. Adenomas sebáceos cutâneos e carcinomas sebáceos são tumores de pele raros observados na variante Muir-Torre, e atualmente recomenda-se que qualquer indivíduo acometido com neoplasias sebáceas da pele sejam submetidos à avaliação para a síndrome de Lynch, independentemente do seu histórico familiar.

B. Características genéticas

A predisposição aumentada para o desenvolvimento de câncer na síndrome de Lynch é resultado de mutações herdadas autossômicas dominantes em genes envolvidos no reparo por incompatibilidade do DNA (MMR). Mutações nos genes *hMLH1* e *hMSH2* são responsáveis por mais de 80% das alterações em MMR identificadas nas famílias com síndrome de Lynch. As mutações no gene MMR *hMSH6* foram identificadas em aproximadamente 10% das famílias com síndrome de Lynch e no *hPMS2* em poucas famílias. Recentemente, mutações no gene *TACSTD1/EPCAM*, que regula a expressão de *MSH2*, também foram encontradas em famílias com um diagnóstico clínico de síndrome de Lynch.

Os produtos de proteínas dos genes de MMR estão envolvidos na identificação e reparo dos erros que surgem durante a replicação do DNA. No contexto da função do gene de MMR defeituoso, esses erros se acumulam nos segmentos de DNA que contêm sequências repetidas conhecidas como microssatélites. Erros de DNA que interrompem a função dos genes envolvidos na regulação do crescimento podem levar ao desenvolvimento de tumores. Aproximadamente 85% dos tumores colorretais em pacientes com síndrome de Lynch mostram altos níveis de instabilidade de microssatélites (IMS), uma característica de função defeituosa do gene MMR. A análise imuno-histoquímica (IHC) de tumores colorretais para a expressão de proteínas de MMR MLH1, MSH2, MSH6 e PMS2 revela frequentemente perda de coloração da proteína correspondente ao gene com a mutação. Uma vez que apenas 15% dos tumores esporádicos de CRC mostram níveis elevados de IMS, testar tumores de CRC para detecção de IMS e perda de expressão de proteínas de MMR tem sido proposto como estratégia para identificar quais pacientes com CRC podem estar em risco para síndrome de Lynch e requerem avaliação genética adicional.

Aproximadamente 60% das famílias que atendem aos critérios de Amesterdã clássicos têm mutações germinativas em um dos genes de MMR do DNA. No entanto, estudos recentes sugerem que famílias clássicas de Amsterdã com diagnósticos múltiplos de CRC podem incluir não apenas as famílias com síndrome de Lynch, mas também famílias com síndrome de câncer colorretal familiar do tipo X, que podem ou não ter uma base genética. Como a síndrome de Lynch, a síndrome de câncer colorretal familiar de tipo X têm vários casos de CRC com padrão aparente autossômico dominante de herança; no entanto, os tumores colorretais em pacientes com síndrome de câncer colorretal familiar do tipo X não têm características de instabilidade de microssatélites e os indivíduos acometidos não parecem ter risco aumentado para cânceres extracolônicos.

Tratamento

O risco elevado de câncer colorretal e outros cânceres extracolônicos durante a vida, a progressão acelerada de adenomas de adenocarcinomas e a idade jovem no início da neoplasia colorretal requerem estratégias especiais para a prevenção do câncer.

A. Triagem do câncer colorretal

Indivíduos que apresentam risco para síndrome de Lynch devem começar a submeter-se a colonoscopias aos 20–25 anos de idade, com repetição de exames a cada 1–2 anos. A necessidade de um intervalo menor entre os exames tornou-se evidente a partir dos estudos europeus que demonstraram redução da mortalidade por CRC para indivíduos que se submetiam a colonoscopias a cada 3 anos; no entanto, cânceres ainda eram detectados durante esse intervalo de triagem. O endoscopista deve estar vigilante para lesões pequenas ou planas, que podem estar associadas a maior potencial maligno em pacientes com a síndrome de Lynch do que na população em geral.

B. Triagem do câncer do endométrio

Painéis de especialistas recomendam que as mulheres com risco para síndrome de Lynch passem por uma triagem para câncer endometrial anual com ultrassom transvaginal e biópsia endometrial com início aos 30–35 anos de idade. No momento, não há dados que sustentem a eficácia desse esquema de triagem para câncer endometrial e mulheres que já passaram da idade fértil devem ser aconselhadas a considerar a histerectomia profilática como medida mais definitiva para reduzir o risco de câncer.

C. Triagem para outros tipos de cânceres

Embora o risco de outros cânceres extracolônicos seja maior na síndrome de Lynch, não há evidências suficientes para recomendar definitivamente a triagem de muitos desses outros tipos de cânceres. Para a triagem do câncer do trato urinário, tem sido sugerida citologia urinária anual, embora sua eficácia ainda não tenha sido provada. A triagem para o câncer de ovário inclui ultrassom transvaginal e verificação dos níveis séricos de CA-125 uma vez por ano. A triagem do câncer gástrico e câncer do intestino delgado com endoscopia digestiva alta foi proposta por alguns especialistas, mas isso não tem sido recomendado pela maioria das diretrizes. Indivíduos com síndrome de Lynch de famílias com Muir-Torre devem fazer exames dermatológicos anuais à procura de neoplasias sebáceas cutâneas. Atualmente, não há recomendações para a triagem de tumores do pâncreas ou do sistema nervoso central por causa da falta de provas para dar suporte a sua eficácia.

D. Cirurgia profilática

A cirurgia profilática pode ser considerada uma alternativa à triagem anual. Para a maioria dos pacientes com síndrome de Lynch que aderem às colonoscopias de vigilância, é pouco provável que a cirurgia profilática seja necessária. Para alguns que desenvolvem adenomas precoces ou múltiplos ou para os quais a colonoscopia é dolorosa, a colectomia profilática pode ser uma boa opção. Aos indivíduos que desenvolvem neoplasias colorretais e necessitam de ressecção cirúrgica devem-se oferecer ressecções estendidas com uma colectomia subtotal, pois o risco para lesões metacrônicas é alto. Indivíduos que se submeteram a colectomia subtotal podem, então, fazer a triagem da sua mucosa do cólon residual por sigmoidoscopia flexível.

As mulheres devem ser informadas de que há evidências limitadas sobre o impacto da triagem do endométrio na morbidade e mortalidade por câncer de endométrio, e que a histerectomia e ooforectomia profiláticas podem ser a forma mais eficaz de reduzir os riscos de câncer ginecológico.

E. Teste genético clínico

O teste genético para detecção de mutações do gene *MMR* associadas à síndrome de Lynch está cada vez mais acessível em clínicas e oferece a oportunidade de confirmar o diagnóstico de síndrome de Lynch em uma família e de testar outros indivíduos de modo a estratificar o risco de câncer. Modelos de custo-efetividade apoiam o uso de testes genéticos para a estratificação de risco de câncer em famílias com síndrome de Lynch, e evidências sugerem que o conhecimento de uma mutação no gene torna os indivíduos mais suscetíveis a cumprir a triagem intensa do câncer necessária para sua prevenção.

A estratégia mais eficiente para a análise genética é começá-la a com um indivíduo que tenha um diagnóstico de câncer. Para os indivíduos que atendam às diretrizes de Bethesda, a American Gastroenterological Association recomenda começar com a avaliação de uma amostra de tumor de CRC para testar se há características de IMS e perda de coloração das proteínas MLH1, MSH2, MSH6 e PMS2 por IHC. Como 85% dos tumores de CRC em portadores da mutação do gene *MMR* demonstram altos níveis de IMS ou coloração anormal de proteínas MMR, esse teste patológico pode servir como um método de pré-triagem para selecionar os indivíduos que devem fazer um teste germinativo para mutações de MMR. Muitos centros clínicos estão implementando ensaios de rotina para IMS e IHC para tumores de CRC diagnosticados em indivíduos com idade ≤ 50 anos, e alguns estão defendendo um teste universal de tumor, visto que muitos casos de CRC associados a síndrome de Lynch são diagnosticados em idade superior a 50 anos.

Para os indivíduos que não têm um diagnóstico de câncer ou amostras de tumor disponíveis para testes de IMS ou IHC, existem modelos de avaliação de risco que podem ser usados para estimar a probabilidade da síndrome de Lynch. O modelo PREMM (1,2,6) é uma regra de predição clínica baseada na Web que utiliza dados da história pessoal e familiar do paciente para estimar a probabilidade de um indivíduo ser portador de uma mutação nos genes *MLH1*, *MSH2* ou *MSH6* (disponível no Dana-Farber Cancer Institute, em http://www.dfci.org/premm). Os indivíduos cuja história pessoal e familiar produz uma pontuação de modelo PREMM (1,2,6) de mais do que 5% devem ser submetidos a um avaliação adicional para a síndrome de Lynch. MMRpro é outro modelo baseado na Web que pode ser usado para a estratificação de risco semelhante para identificar indivíduos que poderiam se beneficiar de testes genéticos.

O teste genético clínico para mutações germinativas nos genes *MLH1*, *MSH2*, *MSH6*, *PMS2* e *TACSTD1/EPCAM* pode ser realizado em DNA extraído de amostra de sangue periférico. Os laboratórios de análises clínicas especializados em testes genéticos realizam o sequenciamento genético completo e análise por *southern blot* para grandes deleções genômicas nesses genes de MMR. Se os testes revelarem uma mutação patogênica em qualquer um desses genes, então o teste é considerado informativo, e um teste específico para a mutação pode ser oferecido (a custo muito reduzido) para outros membros da família para determinar quem herdou ou não a predisposição genética ao câncer. Se o teste em um indivíduo acometido por câncer falha em revelar uma mutação, então o teste genético é considerado não informativo, e uma determinação clínica deve ser feita para saber se a suspeita da síndrome de Lynch é suficientemente alta para recomendar vigilância de câncer para a síndrome de Lynch para todos os membros da família.

O alto custo do teste genético comercial para detecção de mutações de MMR germinativas (atualmente, cerca de 2.000–3.000 dólares americanos), as dificuldades de interpretação e explicação dos resultados dos testes genéticos não informativos, e as complexidades da dinâmica familiar são os desafios nos testes de genética clínica. A American Society for Clinical Oncology recomenda que o teste genético seja realizado em conjunto com o aconselhamento genético, o qual está disponível na maioria dos principais centros de câncer.

Aarnio M, Mecklin JP, Aaltonen LA, et al. Life-time risk of different cancers in hereditary non-polyposis colorectal cancer (HNPCC) syndrome. *Int J Cancer.* 1995;64:430–433. [PMID: 8550246]

Chen S, Wang W, Lee S, et al. Prediction of germline mutations and cancer risk in the Lynch syndrome. *JAMA.* 2006;296:1479–1487. [PMID: 17003396]

Dinh TA, Rosner BI, Atwood JC, et al. Health benefits and cost-effectiveness of primary genetic screening for Lynch syndrome in the general population. *Cancer Prev Res.* 2011;4:9–22. [PMID: 21088223]

Kastrinos F, Steyerberg E, Mercado R, et al. The PREMM(1,2,6) model predicts risk of germline MLH1, MSH2, and MSH6 germline mutations based on cancer history. *Gastroenterology.* 2011;140:73–81. [PMID: 20727894]

Lindor NM, Petersen GM, Hadley DW, et al. Recommendations for the care of individuals with an inherited predisposition to Lynch syndrome: a systematic review. *JAMA.* 2006;296: 1507–1517. [PMID: 17003399]

Lindor NM, Rabe K, Petersen GM, et al. Lower cancer incidence in Amsterdam-I criteria families without mismatch repair deficiency: familial colorectal cancer type X. *JAMA.* 2005;293: 1979–1985. [PMID: 15855431]

Stoffel EM, Mercado RC, Kohlmann W, et al. Prevalence and predictors of appropriate colorectal cancer surveillance in Lynch syndrome. *Am J Gastroenterol.* 2010;105:1851–1860. [PMID: 20354509]

Umar A, Boland CR, Terdiman JP, et al. Revised Bethesda Guidelines for hereditary nonpolyposis colorectal cancer (Lynch syndrome) and microsatellite instability. *J Natl Cancer Inst.* 2004;96:261–268. [PMID: 14970275]

2. Polipose adenomatosa familiar

A polipose adenomatosa familiar (PAF) é a segunda síndrome hereditária de CRC mais comum. O fenótipo clássico de PAF é um de centenas de milhares de pólipos adenomatosos no cólon, com um risco de quase 100% de desenvolvimento de CRC na meia-idade, se o cólon do indivíduo acometido não for cirurgicamente removido. A PAF representa cerca de 1% dos casos de CRC. A incidência de PAF é de aproximadamente 1 em 10.000 pessoas. Embora a maioria dos casos surja em famílias com uma história conhecida por meio da herança autossômica dominante, aproximadamente 30% dos casos surgem como mutações de primeira ocorrência no gene *APC*, e mutações bialélicas no gene de reparo por excisão de base MYH pode produzir um padrão de herança autossômico recessivo. Consequentemente, a ausência de uma história familiar de polipose não exclui PAF.

Achados clínicos

A. Características físicas

A maioria dos indivíduos com polipose familiar clássica desenvolve inúmeros (centenas de milhares) adenomas colorretais na segunda ou terceira década de vida. Esses adenomas são geralmente descobertos durante a avaliação endoscópica para sintomas como sangramento ou diarreia, ou durante exames de rotina em indivíduos com uma história familiar de PAF conhecida. Infelizmente, indivíduos acometidos que não se submetem a avaliação endoscópica precoce e colectomia profilática muitas vezes apresentam CRC na quinta década de vida.

Mais da metade dos indivíduos acometidos por polipose colônica desenvolvem pólipos adenomatosos no trato gastrointestinal superior. Depois do adenocarcinoma do cólon–reto, adenocarcinoma duodenal e ampular são a segunda principal causa de morte por câncer em pacientes com PAF. Pólipos de glândulas fúndicas são comuns no estômago; no entanto, eles não são conhecidos por ter um potencial significativo para a transformação maligna.

As neoplasias malignas extracolônicas associadas a PAF incluem câncer papilar de tireoide, carcinomas suprarrenais e tumores do sistema nervoso central (síndrome de Turcot). As crianças têm risco aumentado de desenvolvimento de hepatoblastomas e requerem triagem com exames de ultrassom do fígado e α-fetoproteína sérica durante os primeiros 7 anos de vida. Tumores desmoides intra-abdominais podem aparecer em alguns indivíduos com PAF, frequentemente surgidos após uma cirurgia abdominal. Embora não sejam considerados neoplasias malignas, os tumores desmoides podem resultar em morbidade significativa quando envolvem o mesentério e a vasculatura. Os tumores desmoides definem a variante da síndrome de Gardner e PAF e podem estar associados a mutações em uma determinada região do gene *APC*.

Outros achados físicos associados à PAF incluem a presença de dentes extras, osteomas da mandíbula e do crânio e cistos epidermoides. A hipertrofia congênita do epitélio pigmentado da retina (HCEPR) é um achado oftalmológico que deve incentivar avaliação para detecção de PAF.

B. Características genéticas

A maioria dos casos de PAF é causada por mutações no gene *polipose adenomatosa coli* (*APC*). Embora a maioria dos indivíduos com mutações no gene *APC* os tenha herdado de um pai acometido, aproximadamente 33% dos pacientes com PAF têm novas mutações no gene *APC* e, consequentemente, não têm uma história familiar da doença.

O gene *APC* funciona como um supressor de tumor. A perda da função de APC em células epiteliais do cólon é a primeira etapa em direção à transformação neoplásica, e mutações somáticas no *APC* podem ser encontradas em 80% dos tumores de câncer do cólon esporádicos. Acredita-se que as mutações germinativas no APC sejam altamente penetrantes e muitos portadores de mutação desenvolvem centenas de milhares de adenomas colorretais.

As mutações no gene *APC* são detectadas em mais de 80% dos pacientes com o fenótipo clássico de PAF de centenas a milhares de adenomas. Relatórios recentes indicam que até 30% dos indivíduos com fenótipos clássicos de polipose sem mutações de *APC* detectáveis podem apresentar mutações bialélicas em *MYH*, um gene de reparo por excisão de base. Os pacientes com polipose associada a *MYH* podem apresentar um fenótipo semelhante a PAF clássica associada a *APC*, mas com um padrão de herança autossômico recessivo.

Tratamento

A. Triagem

Os pacientes com risco de desenvolver PAF devem começar triagem colorretal anual para pólipos com sigmoidoscopia flexível ou colonoscopia aos 11 anos de idade. Os indivíduos mais acometidos desenvolverão adenomas colorretais durante seus anos de adolescência ou no início da segunda década. Pelo fato de os adenomas colorretais serem muito numerosos para remoção por via endoscópica, a remoção cirúrgica do cólon é necessária. Proctocolectomia total com anastomose ileoanal é a operação preferida. Outras cirurgias menos extensas, como a colectomia total com anastomose íleo–reto, deixam alguma mucosa do cólon para trás que esteja em risco de transformação neoplásica, e exige endoscopias frequentes ou uso de agentes quimiopreventivos (p. ex., inibidores da ciclo-oxigenase-2 [COX-2] ou sulindac) para controlar o crescimento dos pólipos.

Quando se observa que os pacientes têm adenomas colorretais, a endoscopia superior é recomendada para avaliar adenomas no duodeno e ampola. Um endoscópio superior com visão lateral deve ser utilizado para examinar a ampola e realizar as biópsias. Adenomas duodenais ou ampulares podem ser gerenciados mediante ressecção endoscópica ou medicamentos (inibidores de COX-2, sulindac) para reduzir a carga do pólipo. Em casos raros, há envolvimento adenomatoso extenso, displasia grave ou adenocarcinoma, o que requer a ressecção cirúrgica do duodeno.

Os pacientes com PAF estão em risco aumentado para câncer papilar de tireoide e algumas diretrizes recomendam a triagem com exames anuais da tireoide ou ultrassonografia da tireoide, ou ambos.

Aos familiares de indivíduos com PAF deve-se oferecer teste genético para detecção da mutação no gene identificado na família, a fim de estratificar o seu risco. Nos casos em que um indivíduo não é submetido a teste genético ou uma mutação genética não pode ser identificada na família, membros da família em situação de risco devem passar por uma triagem colorretal com sigmoidoscopia flexível ou colonoscopia a cada 1–2 anos a partir de 10–12 anos de idade.

National Comprehensive Cancer Network. Clinical Practice Guidelines in Oncology: colorectal cancer screening. Available at: http://www.nccn.org/professionals/physician_gls/f_guidelines.asp. Accessed May 16, 2011.

B. Teste genético clínico

O teste genético atualmente faz parte do padrão de atendimento para estratificação de risco de familiares de pacientes com diagnóstico clínico de PAF. A avaliação genética deve começar com o probando com o fenótipo de polipose e deve ser iniciada com o teste para a presença de mutações no gene *APC*. Testes de sequenciamento de genes completos identificam mutações no gene *APC* em mais de 80% dos pacientes com fenótipos de polipose clássicos. Se uma mutação no *APC* não é identificada, então o teste para mutações bialélicas no gene *MYH* pode ser considerado. Y165C e G382D são as duas mutações mais comuns no gene *MYH* encontradas em indivíduos de ascendência europeia ocidental. O sequenciamento genético completo de *MYH* é realizado por indivíduos nos quais se encontra uma dessas duas mutações ou naqueles cuja ascendência racial/étnica não é da Europa Ocidental. Quando o teste genético para *APC* e *MYH* em pacientes com polipose clássica não consegue identificar uma mutação genética, todos os membros da família devem ser considerados em risco para desenvolvimento de PAF e devem passar por triagem colorretal como descrito anteriormente.

Sieber OM, Lipton L, Crabtree M, et al. Multiple colorectal adenomas, classic adenomatous polyposis, and germ-line mutations in MYH. *N Engl J Med.* 2003;348:791–799. [PMID: 12606733]

3. Adenomas múltiplos ou polipose adenomatosa atenuada

Considera-se que indivíduos com 10–100 adenomas colorretais possuem um fenótipo de polipose múltipla ou atenuada. É clara a heterogeneidade fenotípica e genotípica entre os pacientes com polipose atenuada, e as estimativas de risco de CRC variam amplamente, desde duas vezes acima do risco da população para até 80% para alguns pacientes. Alguns indivíduos com mutações no gene *APC* nas extremidades 3' ou 5' do gene ou com mutações de *MYH* bialélicas apresentam-se com um fenótipo de polipose atenuada, e não com a PAF clássica. Diretrizes atuais de prática recomendam avaliação genética para pacientes com mais de 20 adenomas colorretais; no entanto, o teste genético para mutações em *APC* e *MYH* é pouco informativo para muitos indivíduos com menos de 100 adenomas, sugerindo que outros fatores genéticos ou ambientais podem estar envolvidos na patogenia.

A prevenção do câncer em pacientes com polipose atenuada concentra-se na vigilância endoscópica frequente com polipectomias para remover os adenomas da mucosa do cólon; se os adenomas forem demasiadamente numerosos ou recorrerem muito rápido para serem tratados por via endoscópica, então pode-se indicar colectomia cirúrgica. Indivíduos com polipose atenuada podem precisar de colonoscopia a cada 1–2 anos, com a opção de aumentar ou diminuir o intervalo de vigilância com base na taxa de crescimento do pólipo. Em casos de polipose atenuada associada a uma mutação de *APC*, recomenda-se que indivíduos em risco sigam as diretrizes de triagem para PAF (ver anteriormente) pois os fenótipos podem mudar ao longo do tempo e a gravidade da polipose pode variar entre os membros da família. Para indivíduos com mutações bialélicas no gene *MYH*, é razoável começar colonoscopias e endoscopias superiores precoces e exames repetidos a cada 1–2 anos, dependendo da carga do pólipo. Nos casos em que o teste genético não for informativo, familiares de indivíduos acometidos devem começar triagem colonoscópica 5–10 mais jovem do que a idade em que os pólipos apareceram no probando (ou aos 40 anos de idade, o que ocorrer primeiro).

SÍNDROMES DE POLIPOSE HAMARTOMATOSA

1. Síndrome de Peutz-Jeghers

A síndrome de Peutz-Jeghers (SPJ) é caracterizada por múltiplos pólipos hamartomatosos intestinais; pigmentação mucocutânea, que caracteristicamente envolve os lábios e um risco elevado durante a vida de cânceres de pâncreas, gastrointestinal e de mama.

Achados clínicos

A. Características físicas

Indivíduos com SPJ desenvolvem pólipos hamartomatosos em todo seu trato gastrointestinal e geralmente podem apresentar dor abdominal, fezes que são positivas para sangue oculto, obstrução ou intussuscepção. O diagnóstico clínico de SPJ pode ser feito em indivíduos que têm pólipos hamartomatosos e duas das seguintes características: (1) depósitos labiais de melanina, (2) pólipos no intestino delgado ou (3) história familiar de SPJ.

SPJ também está associada a risco aumentado de cânceres gastrointestinais (cânceres do cólon, do intestino delgado, do estômago, do pâncreas), de mama e tumores do cordão sexual. Relatórios recentes sugerem que pacientes com SPJ têm mais do que 85% de risco de desenvolvimento de câncer aos 70 anos. Os riscos durante a vida para os cânceres de cólon, pâncreas e de mama é estimado em 39%, 36% e 54%, respectivamente.

B. Características genéticas

A SPJ demonstra um padrão de herança autossômica dominante. As mutações em *STK-11*, um gene de cinase serina/treonina com função supressora de tumor, têm sido encontradas em cerca de 70% dos pacientes com SPJ. Há pesquisas em andamento para identificar outros genes que podem estar implicados em pacientes com SPJ.

Tratamento

Os pacientes com SPJ requerem vigilância endoscópica cuidadosa para a remoção de pólipos e triagem para cânceres extraintestinais. As recomendações incluem endoscopia digestiva alta, colonoscopia e imagem do intestino delgado (com a série para intestino delgado ou cápsula endoscópica) a cada 2–3 anos, com a remoção de todos os pólipos superiores a 1–1,5 cm, que podem exigir enteroscopia com duplo balão ou enteroscopia intraoperatória. As mulheres devem submeter-se a ultrassonografia transvaginal e CA-125 sérico para triagem para tumores do cordão sexual e mamografias anualmente a partir dos 25 anos de idade. Aos meninos pode ser oferecida ultrassonografia testicular anual nas idades de 2–12 anos. Estudos recentes sugeriram que os pacientes com SPJ podem beneficiar-se com o rastreamento de câncer pancreático com ultrassom endoscópico a cada 1–2 anos.

Giardiello FM, Trimbath JD. Peutz-Jeghers syndrome and management recommendations. *Clin Gastroenterol Hepatol.* 2006;4:408–415. [PMID: 16616343]

Van Lier MGF, Wagner A, Mathus-Vliegen MD, et al. High cancer risk in Peutz-Jeghers syndrome: a systematic review and surveillance recommendations. *Am J Gastroenterol.* 2010;105:158–164. [PMID: 20051941]

Wirtzfeld DA, Petrelli NJ, Rodriguez-Bigas MA. Hamartomatous polyposis syndromes: molecular genetics, neoplastic risk, and surveillance recommendations. *Ann Surg Oncol.* 2001;8:319–327. [PMID: 11352305]

2. Polipose juvenil

A polipose juvenil é caracterizada pelo aparecimento de múltiplos pólipos juvenis e aumento do risco de cânceres gastrointestinais.

Achados clínicos

A. Características físicas

Os pacientes com polipose juvenil normalmente têm múltiplos (mais de 5) pólipos juvenis e uma história familiar de câncer gastrointestinal. Muitos indivíduos acometidos apresentam sintomas como anemia, sangramento ou dor abdominal durante a infância. Existe também associação a anormalidades cardíacas e outras anomalias congênitas. Os pacientes apresentam aumento de risco de cânceres colorretal, gástrico, duodenal e pancreático, muitos dos quais aparecem em idades jovens.

B. Características genéticas

A polipose juvenil tem um padrão de herança autossômica dominante. Mutações nos genes *SMAD4* e *BMPR1a*, bem como no gene *PTEN*, foram identificadas em alguns pacientes. Há um teste genético clínico disponível, mas frequentemente é não informativo, porque muitos indivíduos acometidos não têm mutações detectáveis.

Tratamento

Pacientes com história familiar de polipose juvenil devem passar por uma triagem colorretal a cada 1–3 anos a partir da puberdade. Os indivíduos acometidos devem submeter-se à endoscopia digestiva alta frequente e colonoscopia para remoção de pólipos; em alguns casos, a colectomia é necessária para a gestão da carga de pólipos.

3. Síndrome de Cowden

Essa síndrome hereditária é caracterizada por lesões cutâneas (triquilemomas), macrocefalia e aumento do risco de câncer de tireoide, de mama e de endométrio. A síndrome de Cowden está associada a mutações no gene *PTEN*. Embora hamartomas do trato gastrointestinal sejam descritos, o risco de cânceres gastrointestinais não parece ser tão elevado para pacientes com síndrome de Cowden, em comparação com outras síndromes de polipose. No entanto, dados recentes sugerem que há algum aumento no risco de início precoce de CRC, e triagem colonoscópica precoce deve ser considerada.

Heald B, Mester J. Rybicki L, et al. Frequent gastrointestinal polyps and colorectal adenocarcinomas in a prospective series of PTEN mutation carriers. *Gastroenterology.* 2010;139:1927–1933. [PMID: 20600018]

OUTRAS SÍNDROMES DE CÂNCER GASTROINTESTINAL

1. Câncer gástrico difuso hereditário

O câncer gástrico difuso hereditário (HDGC) manifesta-se como adenocarcinoma infiltrante difuso do estômago que ocorre em famílias com um padrão de herança autossômico dominante, frequentemente acometendo indivíduos jovens.

Achados clínicos

A. Características físicas

Em contraste com a maioria dos cânceres gástricos, que aparecem como úlceras ou massas, o câncer gástrico difuso geralmente se apresenta como espessamento difuso da parede do estômago ou linite plástica, sem lesão endoscópica evidente. O International Gastric Cancer Linkage Consorcium definiu HDGC como (1) dois ou mais parentes com câncer gástrico difuso diagnosticado antes dos 50 anos ou (2) três ou mais parentes com câncer gástrico difuso diagnosticado em qualquer idade. Estima-se que o risco durante a vida de câncer gástrico para indivíduos dessas famílias seja de até 70% e há inúmeros relatos de diagnósticos de câncer em indivíduos com menos de 18 anos de idade. Estudos sugeriram que há também um risco aumentado de câncer da mama em famílias acometidas.

B. Características genéticas

Trinta e três por cento das famílias que atendem aos critérios para HDGC têm mutações germinativas no gene supressor de tumor *E-caderina/CDH1*. As mutações genéticas no *E-caderina/CDH1* foram inicialmente identificadas em famílias de Maori com câncer gástrico na Nova Zelândia. O teste genético para HDGC está clinicamente disponível; no entanto, é informativo em menos de 50% dos casos. Se uma mutação patogênica é identificada em um probando, podem-se oferecer testes aos outros membros da família.

Tratamento

A prevenção do câncer gástrico entre indivíduos em risco elevado é um desafio porque o rastreamento endoscópico tem mostrado pouca sensibilidade para a detecção do câncer gástrico difuso. Consequentemente, recomenda-se a gastrectomia profilática para portadores da mutação e outros pacientes em risco mais alto. A gastrectomia profilática traz consigo morbidade considerável; no entanto, painéis de peritos concluíram que o risco de 70% de desenvolver câncer gástrico entre portadores da mutação de *CDH1* justifica a gastrectomia profilática. Dado o aumento do risco de câncer de mama entre portadores da mutação *CDH1*, a triagem precoce com mamografia ou exame de ressonância magnética da mama, ou ambos, é recomendada.

Blair V, Martin I, Shaw D, et al. Hereditary diffuse gastric cancer: diagnosis and management. *Clin Gastroenterol Hepatol.* 2006; 4:262–275. [PMID: 11561603]

2. Câncer de pâncreas familiar

Embora a grande maioria dos casos de adenocarcinoma pancreático seja esporádica, 3–10% parecem ter um componente hereditário. O risco varia de duas vezes até 18–57 vezes para famílias com dois ou três parentes acometidos. O CPF é muitas vezes definido como famílias nas quais há dois ou mais parentes de primeiro grau ou três ou mais parentes com adenocarcinoma pancreático.

Os estudos de famílias com CPF identificaram mutações patogênicas genéticas em aproximadamente 20% dos casos; portanto, para a maioria das famílias, uma causa genética de câncer pancreático não pode ser encontrada. As famílias com CPF podem se beneficiar de avaliação genética para as seguintes síndromes hereditárias de câncer:

1. Câncer de mama/ovário hereditário (CMOH; *BRCA1/BRCA2*) — Mutações nos genes *BRCA1* e *BRCA2* são responsáveis pela maioria das mutações genéticas identificadas entre as famílias com câncer de pâncreas. Diversos estudos relataram que a prevalência de câncer de pâncreas entre famílias com CMOH é aumentada. O risco relativo de desenvolver câncer de pâncreas para portadores da mutação foi estimado em 2,26 para o *BRCA1* e 3,5–8 para *BRCA2*. Em algumas famílias com CMOH, a história de câncer pancreático ofusca os cânceres de mama. Consequentemente, recomenda-se que as avaliações para FPC comecem com os testes para mutações no *BRCA1* e *BRCA2*.

2. Melanoma de verruga múltipla atípica familiar (MMMAF; *P16/CDKN2A*) — MMMAF é definido como mais do que 50 nevos atípicos e melanoma maligno em dois ou mais parentes de primeiro ou segundo graus. O câncer pancreático foi relatado em quase 25% das famílias MMMAF. Muitas dessas famílias MMMAF com câncer de pâncreas parecem ter mutações germinativas no gene *P16/CDKN2A* (quinase 2A dependente de ciclina). Os portadores de um tipo específico de mutação CDKN2A parecem ter um risco cumulativo de câncer pancreático de aproximadamente 17% aos 75 anos.

3. Síndrome de Peutz-Jeghers — Indivíduos com SPJ são mais comumente caracterizados por seus pólipos hamartomatosos gastrointestinais e pigmentação mucocutânea, e descobriu-se que cerca da metade tem mutações germinativas no gene *STK11*. Além de conferir um risco maior para o câncer de mama, a SPJ também confere maior predisposição para adenocarcinoma pancreático, com um risco durante a vida de 36%.

4. Síndrome de Lynch (CCNPH) — O câncer pancreático é um dos cânceres gastrointestinais que tem sido relatado no CCNPH e seu risco durante a vida parece ser de cerca de 4% para portadores de mutações no gene *MMR*.

5. Pancreatite hereditária — A pancreatite hereditária muitas vezes se apresenta como episódios repetidos de inflamação pancreática, resultando em pancreatite crônica. Nos casos familiares, há evidências de herança autossômica dominante, e as mutações do gene tripsinogênio catiônico (*PRSS1*) são encontradas em 70% das famílias. As mutações no gene inibidor da *protease serina Kazal 1* (*SPINK1*) também foram identificadas em algumas famílias. Essas mutações causam falha para inativar a tripsina, resultando na pancreatite crônica, e conferindo um risco durante a vida de câncer de pâncreas de 40% até os 70 anos.

6. *PALB2* — Mutações no gene *PALB2* foram recentemente identificadas em um pequeno número de famílias com câncer pancreático familiar. O produto da proteína PALB2 liga-se a *BRCA2*, e mutações em *PALB2* têm sido descritas em associação a predisposição herdada ao câncer de mama.

Tratamento

O aconselhamento genético em pacientes com predisposição genética para câncer de pâncreas deve enfatizar que, na maioria dos casos, os testes genéticos não revelam mutações em qualquer um dos genes conhecidos, por estarem associados ao câncer pancreático. As vantagens de seguir com os testes genéticos incluem o potencial para identificar uma mutação para que os membros da família em situação de risco possam ser submetidos a teste de predisposição genética e estratificação de risco. Além disso, a identificação de uma mutação pode afetar as recomendações de triagem para o câncer para o probando acometido, bem como para os membros da família em risco. As desvantagens incluem o fato de que os testes genéticos podem ter de ser repetidos para muitos genes diferentes, pode ser caro e pode não identificar uma causa genética.

Os pacientes com história familiar de câncer de pâncreas devem ser aconselhados a parar de fumar cigarro, já que se descobriu que este é, consistentemente, um fator de risco importante para o câncer pancreático. No momento, há evidências limitadas de que a triagem do câncer pancreático é eficaz na redução da morbidade e mortalidade por câncer no pâncreas. Há estudos em andamento para avaliar a utilidade da triagem especializada para câncer pancreático para a detecção precoce e prevenção do câncer de pâncreas em indivíduos em risco maior; no entanto, existem poucos dados sobre lesões císticas terem maior risco de progressão neoplásica. No entanto, especialistas têm sugerido considerar a triagem pancreática para pacientes em determinados grupos de risco elevado (p. ex., aqueles com SPJ, aqueles com dois ou mais parentes próximos com câncer de pâncreas e portadores de mutação *BRCA2* com uma história familiar de câncer de pâncreas). Ecoendoscopia, tomografia computadorizada helicoidal, colangiopancreatografia por ressonância magnética avançada com secretina, e colangiopancreatografia retrógrada endoscópica têm sido utilizadas isoladamente e em combinação para tentar detectar anormalidades que podem ser precursoras do câncer de pâncreas, com o objetivo de ressecção pancreática oportuna para lesões de alto risco.

Canto M, Goggins M, Hruban RH, et al. Screening for early pancreatic neoplasia in high-risk individuals: a prospective controlled study. *Clin Gastroenterol Hepatol.* 2006;4:766–781. [PMID: 16682259]

Jones S, Hruban RH, Kamiyama M, et al. Exomic sequencing identifies PALB2 as a pancreatic cancer susceptibility gene. *Science.* 2009;324:217. [PMID: 19264984]

Kastrinos F, Mukherjee B, Tayob N, et al. Risk of pancreatic cancer in families with Lynch syndrome. *JAMA.* 2009;302:1790–1795. [PMID: 19861671]

Klein AP, Hruban RH, Brune KA, et al. Familial pancreatic cancer. *Cancer J.* 2001;7:266–273. [PMID: 11561603]

Síndrome do intestino irritável

24

Sonia Friedman, MD

CRITÉRIOS DE DIAGNÓSTICO

- Nos Estados Unidos, a síndrome do intestino irritável (SII) é mais comum em mulheres jovens.
- Os critérios de Roma III incluem dor abdominal recorrente ou desconforto pelo menos 3 dias por mês nos últimos três meses associada a duas ou mais das seguintes características:
- Melhora com a defecação.
- Início associado a uma mudança na frequência de fezes.
- Início associado a uma mudança na forma (aparência) das fezes.
- Critérios atendidos nos últimos 3 meses, com início dos sintomas pelo menos seis meses antes do diagnóstico.
- Descartar sintomas "bandeira vermelha" antes de fazer um diagnóstico da SII.
- SII pode ser leve, moderada ou grave; quatro subtipos diferentes são obstipação predominante, diarreia predominante, misto e não subtipado.
- Escala de Bristol da Forma das Fezes é clinicamente útil na definição do espectro de diarreia a obstipação.

Considerações gerais

A SII acomete 10–20% da população adulta dos EUA, é o diagnóstico mais comum feito pelos gastroenterologistas e uma das 10 principais razões para consultas aos médicos de cuidados primários. SII é o distúrbio intestinal funcional mais comum e afeta predominantemente mulheres (70% dos pacientes), o que pode ser decorrente do fato de as mulheres relatarem com mais facilidade seus sintomas de dor abdominal, gases, inchaço e alterações do funcionamento intestinal. Pode também decorrer das diferenças hormonais entre homens e mulheres que podem afetar a função intestinal e alterar a percepção de dor relacionada com a distensão abdominal. A SII pode causar grande desconforto, por vezes intermitente ou contínuo, por muitas décadas na vida de um paciente e pode ter um impacto significativamente negativo na qualidade de vida.

A prevalência de SII em uma prática de cuidados primários típica é de 12% e em uma prática de gastroenterologia típica, de 28%. A estimativa de custo anual total de SII nos Estados Unidos é de 21 bilhões de dólares. Um bilhão de dólares são gastos em custos diretos como exames diagnósticos, consultas a médicos e setores de emergência, internações, cirurgias e medicamentos; 20 bilhões de dólares são gastos em custos intangíveis como produtividade de trabalho reduzida, absenteísmo e viagens para consultas. Os custos intangíveis da SII são sofrimento humano e redução da qualidade de vida. Os portadores de SII incorrem em 74% mais custos de cuidados de saúde do que os não portadores.

A SII acomete principalmente pessoas no auge de suas vidas, sobretudo entre as idades de 20–40 anos. Pesquisas com pacientes tanto nos Estados Unidos como no Reino Unido relatam uma duração média da doença de 11 anos; 33% dos pacientes têm sintomas durante muito mais tempo. Para muitos pacientes, os sintomas ocorrem com frequência e prejudicam de maneira significativa o bem-estar emocional, físico e social. Quase 75% dos pacientes relatam sintomas mais do que uma vez por semana e cerca de metade relatam sintomas diários. Em uma pesquisa por telefone com mulheres portadoras de SII nos Estados Unidos, quase 40% relataram dor e desconforto como intoleráveis sem alívio. As mulheres com SII relataram 71% mais cirurgias abdominais do que as mulheres sem SII (58% *vs.* 34%). As taxas de operações de vesícula, histerectomias e apendicectomia foram duas vezes maiores ou mais entre as mulheres com SII. Vinte e cinco por cento foram hospitalizadas por mais de um dia por causa dos sintomas. Setenta e oito por cento das mulheres tinham limitações alimentares, 43% tinham limitações em esportes e atividades de lazer, 43% na atividade social, 40% em férias ou viagens e 28% na atividade sexual. Sessenta e seis por cento das mulheres estavam preocupadas com a disponibilidade de banheiros onde quer que fossem, 33% evitavam reuniões de grupo e 25% levantavam-se mais cedo para trabalhar. Ainda mais frustrante foi que apenas 39% das mulheres foram diagnosticadas com SII pelo primeiro médico que consultaram; 3% consultaram oito ou mais médicos antes de receber um diagnóstico. O tempo desde o início até o diagnóstico foi de uma média de 3 anos, e os pacientes consultaram uma média de três médicos antes de obter um diagnóstico.

Os pacientes com SII ficavam ausentes do trabalho ou escola por uma média de 13 dias por ano, em comparação com 5 dias por ano ($P < 0{,}001$) em pacientes sem SII. Em outro estudo, a qualidade de vida dos pacientes com SII foi significativamente pior do que a de pacientes com enxaqueca, asma ou doença do refluxo gastroesofágico. Para esse estudo, a qualidade de vida foi medida em vários domínios, incluindo o funcionamento físico, dor, saúde geral, vitalidade, funcionamento social, funcionamento emocional e saúde mental.

Apenas cerca de 25% dos pacientes com SII, na verdade, consultam um médico por causa dos seus sintomas. Destes, apenas uma pequena porcentagem consulta um gastroenterologista. Pacientes que consultam um médico de atendimento primário por causa de seus sintomas geralmente têm sintomas leves e habilidades de enfrentamento eficazes e de apoio social. Dos pacientes com SII que consultam subespecialistas, 60% ou mais podem ter distúrbios psicológicos, como ansiedade, distúrbios somatoformes ou de personalidade, ou síndromes de dor crônica. Até 35% das mulheres que consultam subespecialistas para SII têm uma história de abuso sexual.

Creed F, Ratcliffe J, Fernandez L, et al. Health-related quality of life and health care costs in severe, refractory irritable bowel syndrome. *Ann Intern Med.* 2001;134:860–868. [PMID: 11346322]

Drossman DA. The functional gastrointestinal disorders and the Rome III process. *Gastroenterology.* 2006;130:1377–1390. [PMID: 16678553]

Drossman DA, Morris CB, Hu Y, et al. A prospective assessment of bowel habit in irritable bowel syndrome in women: defining an alternator. *Gastroenterology.* 2005;128:580–589. [PMID: 15765393]

Faresjö A, Grodzinsky E, Johansson S, et al. A population-based case-control study of work and psychological problems in patients with irritable bowel syndrome–women are more seriously affected than men. *Am J Gastroenterol.* 2007;102:371–379. [PMID: 17156145]

Houghton LA, Lea R, Agrawal A, et al. Relationship of abdominal bloating to distention in irritable bowel syndrome and effect of bowel habit. *Gastroenterology.* 2006;131:1003–1010. [PMID: 17030170]

Locke GR III, Zinsmeister AR, Fett SL, et al. Overlap of gastrointestinal symptom complexes in a US community. *Neurogastroenterol Motil.* 2005;17:29–34. [PMID: 15670261]

Longstreth GF, Thompson WG, Chey WD, et al. Functional bowel disorders. *Gastroenterology.* 2006;130:1480–1491. [PMID: 16678561]

Patogênese

A. Motilidade

Embora os distúrbios de motilidade do intestino delgado tenham sido relatados na SII, nenhum parece específico para a doença. A motilidade do intestino delgado mostra variabilidade diurna acentuada e, portanto, resultados consistentes só podem ser obtidos com registros prolongados (pelo menos 24 horas) em um grande número de indivíduos. Os distúrbios motores do intestino delgado relatados incluem aumento da frequência e duração das contrações de aglomerados dispersos (CAD), frequência aumentada do complexo motor de migração (CMM), contrações duodenais e jejunais mais retrógradas e uma resposta motora exagerada à ingestão de refeições, distensão ileal e colecistoquinina (CCK). Houve relatos de que o hormônio de liberação da corticotrofina (HLC) aumenta o número de CAD. O trânsito do intestino delgado é mais rápido em pacientes com SII com diarreia (SII-D) em comparação com obstipação (SII-C) e, ao contrário de controles saudáveis, a distensão do cólon não parece reduzir a motilidade duodenal em pacientes com SII, sugerindo um reflexo intestino–reflexo inibitório intestinal. A anormalidade mais consistente no cólon é uma resposta da motilidade exagerada à ingestão de alimentos. Complacência retal ou o aumento da tensão, ou ambos, também tem sido relatada em alguns estudos em pacientes com SII. Isso tem sido proposto como um possível mecanismo para maior sensação visceral à distensão do balão na SII.

B. Hipersensibilidade visceral

A dor e o desconforto abdominais causam considerável morbidade em pacientes com SII e são componentes essenciais dos critérios de Roma III para diagnóstico de SII. Aproximadamente 66% dos pacientes com SII demonstram sensibilidade aumentada à dor na estimulação experimental do intestino, um fenômeno conhecido como hipersensibilidade visceral. Acredita-se que a hipersensibilidade visceral desempenha um papel importante no desenvolvimento da dor crônica e desconforto em pacientes com SII. É o resultado de uma combinação de fatores que envolvem tanto o sistema nervoso periférico como o central. Durante a lesão tecidual, terminais nociceptores periféricos são expostos a uma mistura de mediadores imunes e inflamatórios, como prostaglandinas, leucotrienos, histamina, serotonina, citocinas, fatores neurotróficos e metabólitos reativos. Esses mediadores inflamatórios atuam em terminais nociceptores, levando à ativação de vias de sinalização intracelular, que por sua vez suprarregulam sua sensibilidade e excitabilidade. Esse fenômeno foi denominado sensibilização periférica. Acredita-se que a sensibilização periférica provoca hipersensibilidade à dor no local da lesão ou inflamação, também conhecida como hiperalgesia primária (aumento da sensibilidade a estímulos dolorosos) e alodinia (estímulos não dolorosos são percebidos como dolorosos).

Uma consequência secundária da sensibilização periférica é o desenvolvimento de uma área de hipersensibilidade no tecido não lesionado circundante (hiperalgesia secundária ou alodinia). Esse fenômeno ocorre por causa de um aumento na excitabilidade e campos receptivos de neurônios espinais e resulta no recrutamento e na amplificação de ambos os estímulos não nociceptivos e nociceptivos do tecido adjacente saudável.

Dependendo do caso, cerca de 6–17% dos pacientes com SII relatam que seus sintomas começaram com um episódio de inflamação intestinal por gastroenterite. Além disso, aumento dos linfócitos T das mucosas foi relatado em pacientes com SII. Assim, o ambiente de terminais de nociceptores no intestino de pacientes com SII é suscetível à alteração, o que sugere um papel para a sensibilização periférica. A evidência para a sensibilização central como um mecanismo importante para o desenvolvimento de hipersensibilidade visceral em pacientes com SII provém de três grandes observações. Em primeiro lugar, em resposta à estimulação do cólon, os pacientes com SII têm maior irradiação da dor para estruturas somáticas em comparação com indivíduos saudáveis. Em segundo lugar, uma proporção de pacientes com SII também sofre de fibromialgia, uma condição caracterizada por hiperalgesia somática. Finalmente, pacientes com SII também muitas vezes demonstram hipersensibilidade das zonas proximais do intestino. A inervação dos diferentes órgãos intestinais sobrepõe e converge com a das estruturas somáticas no nível da medula espinal, e esses fenômenos podem ser explicados pela sensibilização central dos segmentos da coluna que demonstram convergência viscerovisceral e viscerossomática.

Alterações no processamento cerebral em pacientes com SII podem também contribuir para a hipersensibilidade visceral. Exames de imagens do cérebro começaram a abordar os possíveis mecanismos neurais da hipersensibilidade em pacientes com SII, e um achado comum foi comparado com os controles saudáveis; os pacientes com SII exibem ativação alterada ou aumentada de regiões envolvidas no processamento da dor, tais como o córtex cingulado anterior, tálamo, ínsula e córtex pré-frontal, em resposta a dor retal experimental.

C. SII pós-infecciosa

A prevalência de SII pós-infecciosa varia de 17% em atenção primária no Reino Unido até apenas 6% nos cuidados terciários nos Estados Unidos. As pesquisas populacionais indicam risco relativo de 11,1–11,9% de desenvolvimento de SII no ano seguinte a um surto de gastroenterite. Fatores de risco conhecidos incluem gravidade da doença inicial; toxigenicidade bacteriana; sexo feminino; uma série de fatores psicológicos adversos, como neuroticismo, hipocondria, ansiedade e depressão e eventos adversos de vida. A SII pós-infeciosa foi relatada após infecções por *Shigella*, *Salmonella* e *Campylobacter* e não parece específica de nenhum micro-organismo.

O Walkerton Health Study seguiu os efeitos a longo prazo de um grande surto de gastroenterite aguda relacionada com contaminação da água municipal, envolvendo uma população de 5.000 pessoas em maio de 2000. No estudo inicial, todos os participantes foram divididos em três estratos: (1) aqueles que não relataram doença durante o surto (controles), (2) os que relataram uma doença aguda não corroborada por registros de saúde, e (3) aqueles com uma doença aguda documentada por registros de saúde (sintomas gastrointestinais, diarreia com duração $\geq$ 3 dias, ou cultura de fezes positiva). De 4.561 participantes do estudo em 2002–2003, 3.200 voltaram em 2004, 2.572 retornaram em 2006 e 2.451 voltaram para a sua avaliação de 8 anos. Nos anos 2–3, a prevalência de SII com diarreia predominante foi de 28,3%, no ano 4, 21,4%, no ano 6, 14,3%, e em 8 anos, de 15,4%. Os fatores de risco para o desenvolvimento de SII foram sexo feminino, idade mais jovem e febre ou perda de peso durante a doença aguda. Esse estudo marcante mostra que um número substancial de pessoas desenvolverá SII, com sintomas que podem persistir por até 8 anos, após um episódio agudo de gastroenterite. Características específicas do hospedeiro e doença de enterite aguda podem prever o risco a longo prazo de SII pós-infecciosa.

Estudos histológicos indicam que a SII pós-infecciosa é caracterizada pelo aumento do número de linfócitos em biópsias da mucosa, um efeito que é observado em todo o cólon. Onde o íleo terminal foi biopsiado, também foi observado aumento de mastócitos. Outra alteração após inflamação é a hiperplasia celular de enterocromafinas. Embora na maioria dos indivíduos, essas mudanças desapareçam em 3 meses, em pacientes com SII tanto os níveis de linfócitos como os de células enteroendócrinas permanecem elevados. O aumento dos números de células enterocromafinas está associado a um aumento na liberação de 5-HT pós-prandial, uma anormalidade mostrada tanto na SII pós-infecciosa como na SII com diarreia predominante sem origem pós-infecciosa evidente. Imediatamente após a gastroenterite afetar o intestino delgado, pode haver intolerância à lactose transitória, que é particularmente evidente em crianças em tenra idade. No entanto, em adultos com SII pós-infecciosa que, por definição, tiveram sintomas durante mais de 6 meses, a incidência de má absorção de lactose não é diferente da de controles não infectados.

D. Resposta ao estresse

A resposta de um organismo a estressores externos é mediada pela integração do eixo hipotálamo-hipófise-adrenal (HPA) e o ramo simpático do sistema nervoso autônomo com o sistema imune do hospedeiro. Um modelo recente para a patogênese de SII propõe circuitos alterados de estresse em indivíduos predispostos, que são desencadeados por estressores externos que resultam no desenvolvimento de sintomas intestinais. Na SII pós-infecciosa, a persistência de alterações inflamatórias crônicas da mucosa e hiperplasia de células enterocromafinas que persiste após a erradicação do organismo infeccioso são compatíveis com uma resposta fisiológica inadequada a inflamação intestinal, em particular, uma resposta inadequada do cortisol ou resposta simpática alterada. A interação fundamental entre o sistema nervoso autônomo e o eixo HPA na regulação da imunologia da mucosa do intestino tem sido explorada por meio de pesquisa que aborda como a resposta ao estresse, que ativa ambos esses sistemas, pode ser importante na SII. Estressores ambientais são importantes na predisposição para SII e em perpetuar os sintomas da SII. Estressores de vida anteriores e uma história de abuso na infância predispõem ao desenvolvimento de SII mais tarde na vida. Episódios de doenças psiquiátricas ou situações provocadoras de ansiedade precederam o início dos sintomas intestinais em 66% dos pacientes com SII em tratamento em centros de nível terciário; além disso, os pacientes com SII relataram eventos de vida significativamente mais negativos do que pacientes com as mesmas características e com úlcera péptica. Além disso, traços psicológicos como hipocondria, ansiedade e depressão predispõem indivíduos previamente saudáveis que desenvolvem gastroenterite a desenvolver os sintomas da SII. Na verdade, um subgrupo de pacientes com SII apresenta resposta endócrina exagerada ao estresse, como mostrado por um aumento da liberação do hormônio adrenocorticotrófico e cortisol em resposta à administração de fator exógeno de liberação de corticotropina. Essa resposta exagerada ao estresse parece estar associada à ativação imune da mucosa.

Arroll B, Goodyear-Smith F, Kerse N, et al. Effect of the addition of a "help" question to two screening questions on specificity for diagnosis of depression in general practice: diagnostic validity study. *BMJ.* 2005;331:884. [PMID: 16166106]

Bengtson MB, Rønning T, Vatn MH, et al. Irritable bowel syndrome in twins: genes and environment. *Gut.* 2006;55: 1754–1759. [PMID: 17008364]

Braun T, Voland P, Kunz L, et al. Enterochromaffin cells of the human gut: sensors for spices and odorants. *Gastroenterology.* 2007;132:1890–1901. [PMID: 17484882]

Creed F, Ratcliffe J, Fernandez L, et al. Outcome in severe irritable bowel syndrome with and without accompanying depressive, panic, and neurasthenic disorders. *Br J Psychiatry.* 2005;186:507–515. [PMID: 11346322]

Dickhaus B, Mayer EA, Firooz N, et al. Irritable bowel syndrome patients show enhanced modulation of visceral perception by auditory stress. *Am J Gastroenterol.* 2003;98:135–143. [PMID: 12526949]

Dinan TG, Quigley EM, Ahmed SM, et al. Hypothalamic-pituitary-gut axis dysregulation in irritable bowel syndrome: plasma cytokines as a potential marker? *Gastroenterology.* 2006;130:304–311. [PMID: 16472586]

Guilarte M, Santos J, de Torres I, et al. Diarrhoea-predominant IBS patients show mast cell activation and hyperplasia in the jejunum. *Gut.* 2007;56:203–209. [PMID: 17005763]

Liegregts T, Adam B, Bredack C, et al. Immune activation in patients with irritable bowel syndrome. *Gastroenterology.* 2007; 132:913–920. [PMID: 17383420]

Marshall JK, Thabane M, Borgaonkar MR, et al. Postinfectious irritable bowel syndrome after a food-borne outbreak of acute gastroenteritis attributed to a viral pathogen. *Clin Gastroenterol Hepatol.* 2007;5:457–460. [PMID: 17289440]

Marshall JK, Thabane M, Garg AX, et al. Eight year prognosis of postinfectious irritable bowel syndrome following waterborne bacterial dysentery. *Gut.* 2010;59:605–611. [PMID: 20427395]

Naliboff BD, Berman S, Suyenobu B, et al. Longitudinal change in perceptual and brain activation response to visceral stimuli in irritable bowel syndrome patients. *Gastroenterology.* 2006;131:352–365. [PMID: 16890589]

Achados clínicos

A SII é uma doença que pode ser causada por muitos fatores. Distúrbios de motilidade intestinal, hipersensibilidade visceral, supercrescimento bacteriano e problemas psicológicos podem contribuir para causar ou agravar a SII. Existem diversos pontos importantes a serem lembrados ao se tratar a SII. Primeiramente, os médicos devem fazer um bom levantamento da história e descartar "bandeiras vermelhas". Espru celíaco, supercrescimento bacteriano e colite microscópica, entre muitas outras condições, podem passar por SII. Segundo, os médicos devem fornecer garantias e acompanhamento rigoroso em primeiro lugar para ter certeza de que o diagnóstico está correto. Lembre-se que o critério de Roma III tem especificidade elevada para o diagnóstico de SII. Em terceiro lugar, apesar da falta de estudos baseados em evidências, a dieta desempenha um papel importante na exacerbação dos sintomas gastrointestinais e deve-se fazer um bom levantamento da história dietética. Quarto, os médicos não devem esquecer o componente psicológico da SII. Muitos pacientes com SII têm depressão e ansiedade coexistente, e pacientes com SII grave frequentemente têm um histórico de abuso físico e sexual. Por último, há apenas alguns medicamentos mais novos com bons dados de ensaios clínicos randomizados. Dada a escassez de medicamentos específicos, com resultados positivos na literatura médica baseada em evidências, o tratamento é geralmente um processo de tentativa e erro. No entanto, uma combinação de mudanças na dieta e estilo de vida, treinamento de relaxamento ou psicoterapia e medicamentos para SII individualizados sob medida para os sintomas de cada paciente em geral melhoram sua qualidade de vida.

A. Sinais e sintomas

Assim como indicam os critérios de Roma III (Tabela 24-1), as características principais são dor ou desconforto abdominal que está claramente ligado à função intestinal, sendo aliviada por defecação ou associada à alteração na forma ou consistência das fezes. Esses sintomas não são explicados por anormalidades bioquímicas ou estruturais. Os sintomas devem estar presentes durante pelo menos 6 meses para que sejam distinguidos claramente de outras condições, como infecções, que muitas vezes passam rapidamente, ou doenças progressivas, como câncer de cólon, que são usualmente diagnosticadas dentro de 6 meses do início dos sintomas. Os sintomas que são comuns na SII, mas não são parte dos critérios de Roma III, incluem inchaço, forma anormal das fezes (duras, moles ou ambas), frequência de fezes anormal (< 3 vezes/semana ou > 3 vezes/semana), esforço à defecação, urgência, sensação de evacuação incompleta e passagem de muco pelo reto. A maioria dos pacientes experimenta exacerbações intermitentemente, com sintomas que duram de 2–4 dias seguidos por períodos de remissão. Nas mulheres, os sintomas podem ser piores na época da menstruação e podem ter ciclos com o ciclo menstrual. Um sintoma comum de SII que não parte dos critérios de Roma III é a defecação repetida pela manhã (pressa da manhã), quando a consistência das fezes muda de sólida para líquida à medida que o conteúdo do cólon é evacuado.

Uma exceção importante para os critérios de Roma III são os pacientes com dor abdominal contínua. O diagnóstico nesse caso é provavelmente dor abdominal funcional, uma condição incomum, particularmente grave, na qual os pacientes respondem mal ao tratamento e muitas vezes têm distúrbios psicológicos subjacentes graves.

A SII é considerada condição dolorosa, e aqueles com disfunção intestinal indolor são rotulados como tendo "obstipação funcional" ou "diarreia funcional". Algumas das características distintivas de SII-C e obstipação funcional encontram-se detalhadas na Tabela 24-2.

1. Classificação de subtipo de SII — A subclassificação de Roma III baseia-se apenas na consistência das fezes e não na frequência, urgência e esforço, sendo assim fácil de usar (Tabela 24-3). Para diferenciar melhor os diferentes subtipos de SII, a Escala de Forma das Fezes de Bristol é muito útil clinicamente na definição do espectro de diarreia a constipação (Tabela 24-4). Pacientes com fezes duras > 25% do tempo e fezes soltas < 25% do tempo são

Tabela 24-1. Critérios diagnósticos de Roma III[a] para síndrome do intestino irritável.

Dor abdominal ou desconforto[b] recorrente pelo menos 3 dias por mês nos últimos 3 meses associados a dois ou mais dos seguintes:
• Melhora com a defecação • Início associado a uma mudança na frequência de fezes • Início associado a uma mudança na forma (aparência) das fezes

[a]Critérios atendidos nos últimos 3 meses, com início dos sintomas pelo menos 6 meses antes do diagnóstico.
[b]Desconforto significa uma sensação desconfortável não descrita como dor. Na pesquisa fisiopatológica e em ensaios clínicos, a frequência da dor ou do desconforto de pelo menos 2 dias por semana, durante a avaliação de triagem, foi necessária para a elegibilidade do indivíduo.

Tabela 24-2. Comparação entre síndrome do intestino irritável e obstipação (SII-C) com obstipação funcional.

Sintoma	SII-C	Obstipação funcional
Dor ou desconforto abdominal	+++	±
Inchaço ou distensão abdominal	+++	+
Sensação de obstrução anorretal	+	+++
Manobras manuais	+	+++
< 3 movimentos intestinais/semana	+++	+++
Fezes duras, grumosas	+++	+++
Esforço	+++	+++
Sensação de evacuação incompleta	+++	+++

Tabela 24-3. Subtipagem de síndrome do intestino irritável por padrão de fezes predominante.

Subtipo	Descrição
SII com obstipação (SII-C)	Fezes duras ou grumosas > 25% e fezes soltas (moles) ou aquosas < 25% de movimentos intestinais
SII com diarreia (SII-D)	Fezes soltas (moles) ou aquosas > 25% do tempo e fezes duras ou grumosas < 25% dos movimentos intestinais
SII mista (SII-M)	Fezes duras ou grumosas > 25% e fezes soltas (moles) ou aquosas > 25% de movimentos intestinais
SII não subtipada	Anormalidade insuficiente de consistência de fezes para atender aos critérios de SII-C, D ou M

Tabela 24-4. Escala de forma das fezes de Bristol.

Tipo	Descrição
1	Grumos duros separados como castanhas (difíceis de ser eliminados)
2	Forma de salsicha mas grumosa
3	Como salsicha mas com rachaduras na superfície
4	Como salsicha ou cobra, lisa e mole
5	Bolinhas moles com extremidades definidas (saem facilmente)
6	Pedaços moles com extremidades dentadas, fezes moles
7	Pedaços aquosos, não sólidos, inteiramente líquidos

classificados como SII-C, ao passo que aqueles classificados como tendo SII com diarreia (SII-D) têm fezes soltas > 25% do tempo e fezes duras < 25% do tempo. Cerca de 33% da metade dos pacientes são denominados SII mistos (SII-M) e têm fezes duras mais de 25% do tempo e fezes soltas > 25% do tempo. Um grupo pequeno (4%) de pacientes tem SII não classificada (SII-U), com fezes nem soltas, nem duras > 25% do tempo. Os pacientes cujos hábitos intestinais mudam de um subtipo para outro durante meses ou anos são conhecidos como "alternadores".

2. Sintomas não gastrointestinais associados a SII e comorbidade com outras doenças — Sintomas não gastrointestinais associados à SII incluem dor nas costas; cefaleia; sintomas urinários como noctúria, frequência e urgência de micção; esvaziamento incompleto da bexiga e, em mulheres, dispareunia. As características comportamentais diagnósticas úteis de SII na prática geral incluem sintomas presentes por mais de 6 meses, consultas frequentes para sintomas não gastrointestinais, sintomas anteriores sem explicação médica, e relatos do paciente de que o estresse agrava os sintomas.

Entre 20–50% dos pacientes com SII também têm fibromialgia. SII é comum em vários outros transtornos de dor crônica, sendo encontrada em 51% dos pacientes com síndrome da fadiga crônica, 64% das pessoas com disfunção da articulação temporomandibular e 50% das pessoas com dor pélvica crônica. As taxas durante a vida de SII em pacientes com essas síndromes são ainda maiores: 77% na fibromialgia, 92% na síndrome de fadiga crônica e 64% na disfunção da articulação temporomandibular. Além disso, aqueles com sobreposição de síndromes tendem a ter SII mais grave. Os pacientes com SII na atenção primária com inúmeras outras queixas somáticas relatam altos níveis de transtorno de humor, ansiedade pela saúde, neuroticismo, eventos adversos da vida e qualidade de vida reduzida e aumento da procura por cuidados de saúde.

3. Características psicológicas — Pelo menos 50% dos pacientes com SII podem ser descritos como deprimidos, ansiosos ou hipocondríacos. Estudos realizados em centros de cuidados terciários sugerem que até 66% têm um distúrbio psiquiátrico – mais comumente transtorno depressivo ou de ansiedade. O médico deve sempre perguntar aos pacientes sobre quaisquer problemas psicológicos, bem como levantar uma história de abuso físico e sexual. Sugestões de perguntas para ajudar a avaliar o humor incluem o seguinte:

- "Durante o mês passado, você ficou muitas vezes incomodado por sentir-se para baixo, deprimido ou sem esperança?"
- "Durante o mês passado, você ficou incomodado por ter pouco interesse ou prazer em fazer as coisas?"
- "É algo sobre o que você gostaria de obter ajuda?"

4. Características de "alarme" — Determinadas características de "alarme" indicam que o diagnóstico pode não ser SII. É muito importante fazer um levantamento cuidadoso do histórico e realizar um exame físico completo para descartar qualquer um desses sintomas de bandeira vermelha, que estão detalhados na Tabela 24-5. Um estudo observacional de acompanhamento de duração de 24 meses revelou que, na ausência de características de alarme, depois de história completa, exame e investigação, nenhum paciente com SII que atendesse aos critérios de Roma II (anteriormente critérios de Roma) teve outro diagnóstico. Em contrapartida, um número substancial daqueles que não atenderam aos

Tabela 24-5. Características de "alarme" em um paciente com SII possível.

Idade > 50 anos
Breve história de sintomas
Perda de peso documentado
Sintomas noturnos
Sexo masculino
História familiar de câncer de cólon
Anemia
Sangramento retal
Uso recente de antibióticos
Surgimento de sintomas após os 45 anos de idade

critérios de Roma II foram deixados com diagnóstico final de SII, o que sugere que os critérios de Roma na ausência de sintomas de alarme foram altamente específicos mas não altamente sensíveis. Um estudo mais recente, que analisava uma série de sinais de alarme, descobriu que idade > 50 anos no início dos sintomas, sexo masculino, sangue misturado nas fezes e sangue no papel higiênico foram previsores de um diagnóstico orgânico. Aspectos característicos de SII nesse estudo foram dor por mais de 6 vezes no ano passado, dor que irradiava para fora do abdome e dor associada a movimentos intestinais mais soltos, os quais eram muito mais comuns na SII do que na doença orgânica. Outras características mais comunas na SII incluíam história de infância de dor abdominal, que foi encontrada em 25% dos indivíduos.

5. Achados físicos — O exame físico do paciente com SII em geral não revela nenhuma anormalidade relevante. Bandeiras vermelhas importantes a serem procuradas são anormalidades da tireoide, linfadenopatia, massas abdominais e doença perianal como fístulas anais, fissuras ou acrocórdons. Dor na parede abdominal originária de uma hérnia, lesão muscular local ou compressão de nervo podem ser elucidadas por meio de teste de Carnett. Isso envolve pedir aos pacientes que cruzem os braços sobre o tórax e levantem a cabeça do travesseiro contra resistência suave da mão do médico. A exacerbação da dor indica teste de Carnett positivo. A síndrome de costela dolorosa é caracterizada por sensibilidade e dor pontual sob pressão da caixa torácica e tem uma causa benigna. Verificar a existência desses problemas musculoesqueléticos comuns pode economizar tempo e dinheiro em exames de diagnóstico.

B. Achados laboratoriais

Exames laboratoriais básicos devem incluir hemograma completo, hormônio estimulante da tireoide e sorologias para doença celíaca. Todos os pacientes devem fazer pesquisa para detecção de sangue oculto nas fezes (FOBT).

C. Colonoscopia

As indicações básicas para colonoscopia nesse cenário são idade ≥ 50 anos, FOBT positivo ou sangramento retal franco e história familiar de câncer de cólon.

Diagnóstico diferencial

A. Intolerância à lactose

A intolerância à lactose é muito comum e tem sintomas semelhantes aos da SII. É observada em 7–20% dos caucasianos, até 80–95% dos indígenas americanos, 65–75% de africanos e africanos americanos e 50% dos hispânicos. A prevalência é > 90% em algumas populações do leste da Ásia. O método preferido de exame é um teste de expiração de hidrogênio. Para pacientes que são intolerantes à lactose, preparações de lactase como Lactaid, Lactase e Dairy Ease podem ajudar, mas muitos pacientes ainda apresentam sintomas e terão de evitar todos os produtos alimentares que contêm lactose.

B. Intolerância à frutose

A frutose é outro carboidrato mal absorvido em alguns indivíduos. O consumo de frutose nos Estados Unidos aumentou consideravelmente nas duas últimas décadas e é em grande parte decorrente do aumento de mais de 1.000% no consumo de xarope de milho com alto teor de frutose. Um estudo retrospectivo de 80 pacientes com SII constatou que 38% eram intolerantes à frutose. Esse mesmo estudo relatou que uma dieta com restrição de frutose resulta em melhora significativa ($P < 0,02$) dos sintomas, incluindo dor, arrotos, inchaço, sensação de plenitude, indigestão e diarreia. Em um estudo duplo-cego, randomizado, placebo-controlado, 25 pacientes com SII que haviam respondido a uma mudança na dieta (que consiste em alimento com baixo teor de frutose e frutanos livres) foram reexpostos por meio da introdução graduada de dose de frutose ou de frutanos (isoladamente ou em combinação) ou glicose. Os pacientes que foram novamente desafiados com frutose, frutanos ou combinação apresentaram pior controle sobre os seus sintomas de SII (70%, 77% e 79%, respectivamente) do que aqueles reexpostos apenas a glicose (14%; $P \leq 0,02$). Pelo fato de a intolerância à frutose ou má absorção poder ocorrer simultaneamente com SII, a frutose deve ser restringida ao longo de um período de teste para ver se os pacientes com SII respondem.

C. Carboidratos

Por causa da evidência de intolerância aos carboidratos em pacientes com SII-D, iniciou-se um experimento com uma dieta com teor muito baixo de carboidratos (VLCD) em 17 pacientes com SII. Todos os pacientes tinham SII-D moderada a grave e receberam uma dieta padrão de 2 semanas e depois 4 semanas de VLCD (20 g de carboidratos). Treze dos 17 pacientes completaram o estudo; 10 pacientes (77%) relataram alívio adequado para todas as quatro semanas de VLCD. A frequência das fezes diminuiu (2,6 ± 0,8 para 1,4 ± 1,2 fezes por dia; $P < 0{,}001$), a consistência das fezes melhorou de diarreia para a forma normal (escore da Escala de Fezes de Bristol: 5,3 ± 0,7 para 3,8 ± 1,2; $P < 0{,}001$) e escores de dor e medidas de qualidade de vida significativamente melhoradas. Os resultados foram independentes da perda de peso.

D. Má absorção de ácido biliar

A má absorção de ácido biliar idiopática de início na idade adulta não é rara e pode contribuir para a diarreia aquosa de pacientes com SII-D. Em uma análise combinada de 18 estudos relevantes em pacientes com SII, a má absorção de ácidos biliares foi determinada por secreção excessiva de um sal de bile artificial, ácido selênio-homotaurocólico (SeHCAT), em 7 dias. Cinco estudos (429 pacientes) indicaram que 10% dos pacientes (intervalo de confiança [IC] de 95%, 7–13%) apresentaram má absorção grave de ácidos biliares (SeHCAT < 5%). Dezessete estudos (1.073 pacientes) indicaram que 32% dos pacientes (IC 95%, 29–35%) tiveram má absorção moderada de ácidos biliares (SeHCAT < 10%) e 7 estudos (618 pacientes) indicaram que 26% dos pacientes (IC 95%, 23–30%) tiveram má absorção de ácidos biliares leve (SeHCAT < 15%). Dados obtidos a partir de 15 estudos mostraram uma relação dose-resposta de acordo com a gravidade da má absorção ao tratamento com um ligador de ácido biliar. Uma resposta à colestiramina ocorreu em 96% dos pacientes graves, 80% dos pacientes moderados e 70% dos pacientes com grau leve. Um dos mecanismos para a diarreia de ácidos biliares pode ser a inibição defeituosa de *feedback* da biossíntese de ácido biliar via fator de crescimento de fibroblastos-19.

E. Intolerâncias a alimentos

Embora não tenha havido estudos controlados sobre dieta e SII, determinados alimentos podem causar ou agravar os sintomas da SII, e um médico não deve esquecer de fazer um levantamento da história dietética. Após a intolerância à lactose ser excluída, os maiores agressores são os alimentos sem açúcar e sem carboidratos e os com baixo teor de carboidratos. Esses alimentos contêm álcoois de açúcar tais como sorbitol, maltitol e xilitol. Eles são feitos para serem indigestos e, como tal, podem causar cólicas, flatulência e diarreia. O sorbitol está ainda comercialmente disponível como laxante. Refrigerantes *diet*, água com sabor, goma de mascar e doces muitas vezes contêm esses álcoois de açúcar. O glutamato monossódico (GMS) pode causar sintomas em indivíduos sensíveis e é usado como um condimento em comida chinesa e outras preparações comumente adquiridas no supermercado. Bebidas gaseificadas contribuem para gás e inchaço, e álcool pode causar gastrite e diarreia. A cafeína encontrada no café, chá, refrigerantes ou chocolate pode exacerbar cólicas abdominais e diarreia. Outras dietas específicas devem ser individualizadas, tendo em mente que não existe nenhuma literatura baseada em evidências. Um plano de dieta sugerida criado pela Dra. Christine Frissora e bem-sucedido com seus pacientes com SII na Columbia University está detalhado na Tabela 24-6. Alimentos propensos a causar evacuações soltas e excesso de gás e alimentos suscetíveis à obstipação são detalhados nas Tabelas 24-7 e 24-8, respectivamente. Verdadeiras alergias alimentares são raras em adultos, e aqueles pacientes com alta suspeita devem ser encaminhados a um alergista.

F. Infecções

A maioria das infecções do intestino deve ser transitória e os sintomas não estarão presentes durante 6 meses, a fim de satisfazer os critérios de Roma III. Antibióticos de amplo espectro provocam diarreia transitória em 10% dos casos, o que, se grave e persistente, deve levar à consideração de testes para toxina *Clostridium difficile* ou sigmoidoscopia para excluir colite pseudomembranosa. A giardíase crônica pode durar meses e manifestar-se com inchaço, dor abdominal e diarreia. O ensaio imunoabsorvente ligado a enzima das fezes para o antígeno *Giardia* é o método mais sensível (90–100%) e específico (95–100%) para testar existência de *Giardia* e deve ser considerado em pacientes com histórias de exposição a condições sanitárias precárias.

G. Doença celíaca

A doença celíaca ocorre em cerca de 1 em cada 250 pessoas nos Estados Unidos. Ela pode ser identificada pela análise sanguínea do nível de imunoglobulina A (IgA), anticorpo antiendomisial e anticorpo antitransglutaminase. O nível de IgA deve ser verificado, pois a deficiência de IgA é mais comum em pacientes com doença celíaca. Os pacientes que são positivos para o anticorpo ou nos quais há uma alta suspeita devem ser submetidos a endoscopia digestiva alta e biópsia. Os testes genéticos são úteis em determinados casos. Mais de 99% dos pacientes com doença celíaca têm HLA DQ2, DQ8, ou ambos, em comparação com cerca de 40% da população geral. Assim, a doença celíaca é alta-

Tabela 24-6. Dieta da Dra. Frissora para sensibilidade do estômago.

Alimentos geralmente tolerados	Alimentos para usar com cautela	Alimentos para evitar
Fibra solúvel em moderação (aveia, frutas vermelhas, beterraba, lentilhas cozidas, legumes, sopa de ervilhas, grão de bico, ervilhas, cenouras, inhame, pêssegos, mirtilos, morangos, mingau, creme de trigo, mamão, manga, kiwi) Cereais de milho, Krispies de arroz e Special K Waffles, panquecas Crackers (do tipo graham, Wheat Thins, de arroz, sem sal) Iogurte orgânico (grego: Total, Stonyfield Farm) Peixes e camarões Clara de ovo Cozido, carne macia Sopa de lentilha, sopas caseiras de galinha e legumes Arroz, macarrão, cuscuz, talharim Pastina Purê de batatas Espinafre e nabos cozidos, macios Banana, banana da terra, polenta Nectarinas, damascos Melancia, melão e melão-cantalupe Abacate, óleo de oliva Chás de camomila e de ervas	Citros e tomate (ácido) Produtos de dieta sem açúcar e carboidratos Álcool Uvas Chocolate Brócolis e couve-flor crus Repolho Salada de repolho Frios Alface Pipoca Laticínios (lactose) Cafeína	Fibra bruta (resíduo) - casca de berinjela, pimentão, casca de pepino GMS (dor e diarreia) Sementes grandes Nozes Cascas de batata Gorduras Alimentos fritos Bebidas gaseificadas Xarope de milho com alto teor de frutose Snapple, Gatorade Alho, cebola Todos os adoçantes artificiais *Diet Snapple*, refrigerante *diet* Chiclete sem açúcar e doces

Dicas e conselhos

- Mastigue bem a comida, engula devagar, coma pequenas refeições (6 ao dia), e tome líquidos entre as refeições e não use canudo
- Use vitaminas mastigáveis
- Brócolis e couve-flor são melhor tolerados que sopa ou purê
- Coma folhas de hortaliças e alface roxa em pequenas quantidades
- Coma pequenas quantidades de cenoura cozida, aipo, abobrinha com arroz, massa e *couscous*

Ingestão diária de cálcio recomendada

Nas mulheres:

- Mulheres na pré-menopausa: 1.200 mg
- Mulheres na pós-menopausa (sem estrogênio): 1.500 mg
- Mulheres na pós-menopausa ou reposição hormonal: 1.000 mg
- Também recomendado: Vitamina D, 400 UI diariamente

Homens saudáveis: 1.000-1.200 mg

Reproduzida com permissão de Frissora CL. Nuances in treating irritable bowel syndrome. *Rev Gastroenterol Disord.* 2007;7:89-96.

Tabela 24-7. Alimentos que provavelmente causam fezes soltas e excesso de gás.

Todas as bebidas contendo cafeína, especialmente café com chicória
Pêssegos, peras, cerejas, maçãs
Sucos de frutas, laranja, amora, maçã
Bebidas de cola que não são sem cafeína, sem açúcar
Brássicas como brócolis, aspargos, couve-flor, repolho, couve-de-bruxelas
Farelo de cereais, pão integral, alimentos ricos em fibras
Bolos, doces, chocolate
Xarope de waffle, *donuts*
Vinho (> 3 copos em indivíduos suscetíveis)
Leite e produtos lácteos se é sensível à lactose

Tabela 24-8. Alimentos que provavelmente causam obstipação ou pelo menos ajudam a controlar os movimentos intestinais.

Arroz, pão
Batatas, massa
Carne, vitela, aves, peixes
Vegetais cozidos
Bananas

mente improvável em pacientes sem esses haplótipos. O tratamento de doença celíaca é uma dieta rigorosa sem glúten.

A doença celíaca pode apresentar sintomas de SII. Em um estudo de Sanders *et al.*, 66 de 300 pacientes com SII tinham anticorpos antigliadina (IgA) ou anticorpos IgG e/ou antiendomisiais e 14 (4,7%) tinham doença celíaca confirmada por biópsia duodenal. Três desses 14 pacientes eram negativos para anticorpo antiendomisial (21,4%). Em outro estudo com 105 pacientes com SII e 105 controles, a doença celíaca foi diagnosticada em 12 pacientes com SII e nenhum controle. Todos os 12 tiveram testes positivos para anticorpo antiendomisial e todos tiveram achados histológicos compatíveis. Dos 12 pacientes, 3 apresentaram diarreia, 4 com obstipação e 5 alternando diarreia e obstipação. O teste sorológico atual mais comumente utilizado no diagnóstico de doença celíaca é o anticorpo transglutaminase tecidual, que tem sensibilidade > 90% e especificidade > 95%.

H. Espru tropical

O principal exame diagnóstico em espru tropical é a biópsia da mucosa do intestino delgado, que em geral é obtida na esofagogastroduodenoscopia. As alterações macroscópicas na endoscopia incluem achatamento das pregas duodenais e o chamado recorte. Esse último achado foi originalmente considerado patognomônico da doença celíaca mas também ocorre no espru tropical e em outras doenças do intestino delgado. Os principais achados histológicos são vilosidades encurtadas, embotadas e criptas alongadas com aumento das células inflamatórias na lâmina própria. Essas alterações histológicas são semelhantes, mas não idênticas às que ocorrem em pacientes com doença celíaca não tratada. A maioria das autoridades recomenda tetraciclina (250 mg por via oral, 4 vezes ao dia) mais ácido fólico (5 mg/dia) durante 3–6 meses, para o tratamento de espru tropical. Mesmo sob esse esquema, ocorrem recidivas ou reinfecção em até 20% dos pacientes que vivem nos trópicos.

I. Supercrescimento bacteriano do intestino delgado

O supercrescimento bacteriano do intestino delgado é caracterizado por má absorção de nutrientes associada a um número aumentado ou tipo de bactéria no trato gastrointestinal superior. Os pacientes acometidos podem apresentar dor abdominal, diarreia aquosa, dispepsia e perda de peso. Os sintomas mais frequentes de apresentação em uma série de 100 pacientes adultos foram diarreia, perda de peso, inchaço e flatulência em excesso. Um teste respiratório de [^{14}C]-D-xilose é útil para fazer o diagnóstico. Xilose é um açúcar pentose catabolizado por aeróbios gram-negativos, que são invariavelmente parte da microflora bacteriana implicada em supercrescimento bacteriano. A ação bacteriana no açúcar libera o isótopo radioativo $^{14}CO_2$, o qual, após a absorção, é detectável em amostras de ar expirado. O teste de hidrogênio expirado é realizado com a administração de uma dose de teste de carboidrato (geralmente lactose ou glicose), o que, em pacientes com supercrescimento bacteriano, está associado a um aumento nos níveis de hidrogênio na respiração. É possível não ter nenhum aumento da produção de hidrogênio durante um teste de hidrogênio expirado com lactulose se o hidrogênio for convertido em metano ou sulfeto de hidrogênio por micróbios consumidores de hidrogênio. O teste simultâneo com o metano pode aumentar a sensibilidade.

A maioria dos pacientes com supercrescimento bacteriano requer tratamento com antibióticos. O tratamento com antibiótico eficaz deve cobrir tanto bactérias entéricas aeróbicas como anaeróbicas e uma cobertura antimicrobiana adequada pode ser conseguida com as seguintes combinações: amoxicilina-clavulanato + metronidazol ou uma combinação de uma cefalosporina com metronidazol, norfloxacina ou rifaximina. Um curso único de terapia por 7–10 dias pode melhorar os sintomas e têm um efeito que dura por meses. No entanto, alguns pacientes necessitam de tratamento prolongado (p. ex., 1–2 meses) antes de uma resposta ser observada. Geralmente é desnecessário repetir o teste de diagnóstico se os sintomas ou medidas objetivas de má absorção responderem ao tratamento. Em um estudo, demonstrou-se que a rifaximina ajuda nos sintomas de inchaço e flatulência. Cento e vinte e quatro pacientes receberam rifaximina (400 mg 2 vezes por dia) *versus* placebo, durante 10 dias. Os pacientes relataram redução do inchaço e da flatulência após 10 dias ($P = 0{,}03$) e 20 dias ($P = 0{,}02$). Houve menor excreção de hidrogênio expirado entre os respondentes ($P = 0{,}01$). O diagnóstico diferencial de SII-D está detalhado na Tabela 24-9.

Tabela 24-9. Diagnóstico diferencial de síndrome do intestino irritável com diarreia (SII-D).

Colite microscópica
Doença celíaca
Giardíase
Má absorção de lactose
Espru tropical
Supercrescimento bacteriano do intestino delgado
Má absorção de sal biliar
Câncer de cólon

J. Doença intestinal inflamatória

A doença de Crohn e a colite ulcerativa são bastante fáceis de distinguir de SII com exames diagnósticos modernos. A maioria dos pacientes apresenta doença intestinal inflamatória com perda de peso, sangramento e dor abdominal. Os exames laboratoriais frequentemente revelam anemia, aumento da velocidade de sedimentação e, por vezes, leucocitose. A colonoscopia em pacientes com colite revela inflamação, eritema, exsudatos e, por vezes, ulcerações. O exame patológico mostra as alterações crônicas na mucosa. A doença de Crohn sutil do intestino delgado é quase sempre encontrada por enterotomografia ou cápsula endoscópica em casos que são difíceis de diagnosticar.

K. Colite microscópica

As colites colagenosa e linfocitária são mais difíceis de distinguir de SII porque os pacientes apresentam diarreia aquosa crônica e muitas vezes sem perda de peso. Além disso, essas formas de colite têm aparências endoscópicas completamente normais. A colite colagenosa tem dois componentes histológicos principais: aumento da deposição de colágeno subepitelial e colite com aumento de linfócitos intraepiteliais. A proporção mulher–homem é de 9:1, e a maioria dos pacientes apresenta a doença na sexta ou na sétima década de vida. Os tratamentos variam de sulfassalazina ou mesalamina e cloridrato de difenoxilato-sulfato de atropina (Lomotil) a bismuto, budesonida e prednisona para doença refratária.

A colite linfocítica tem características semelhantes à colite colagenosa, incluindo a idade de início e a apresentação clínica, mas tem incidência quase igual em homens e mulheres e nenhuma deposição subepitelial de colágeno no corte patológico. No entanto, há aumento dos linfócitos intraepiteliais. A frequência de doença celíaca é aumentada na colite linfocítica e varia de 9–27%. A doença celíaca deve ser excluída em todos os pacientes com colite linfocítica, principalmente se a diarreia não responder à terapia convencional. O tratamento é semelhante ao da colite colagenosa, com exceção de uma dieta sem glúten para quem tem doença celíaca.

L. Incontinência fecal

A incontinência fecal pode ser mascarada como diarreia e é um sintoma que os pacientes têm relutância em relatar porque é constrangedor. Em um estudo de distúrbios sintomáticos do assoalho pélvico em mulheres nos EUA, 9% relataram incontinência fecal. A prevalência da incontinência fecal aumentou com a idade. Obesidade e pobreza aumentaram a probabilidade de sintomas. Outras causas da incontinência fecal são história de parto com fórceps, histerectomia abdominal total, diabetes, radiação pélvica, episiotomia errante e um reparo de fístula perianal.

Austin GL, Dalton CB, Hu Y, et al. A very low carbohydrate diet improves symptoms and quality of life in diarrhea predominant irritable bowel syndrome. *Clin Gastroenterol Hepatol.* 2009;7:706–708. [PMID: 19281859]

Frissora CL. Nuances in treating irritable bowel syndrome. *Rev Gastroenterol Disord.* 2007;7:89–96. [PMID: 17597676]

Hammer J, Eslick GD, Howell SC, et al. Diagnostic yield of alarm features in irritable bowel syndrome and functional dyspepsia. *Gut.* 2004;53:666–672. [PMID: 15082584]

Nygaard I, Barber MD, Burgio KL, et al. Prevalence of symptomatic pelvic floor disorders in US women. *JAMA.* 2008;300:1311–1316. [PMID: 18799443]

Pimentel M, Park S, Mirocha J, et al. The effect of a nonabsorbed oral antibiotic (rifaximin) on the symptoms of the irritable bowel syndrome. *Ann Intern Med.* 2006;145:557–563. [PMID: 17043337]

Posserud I, Stotzer PO, Björnsson ES, et al. Small intestinal bacterial overgrowth in patients with irritable bowel syndrome. *Gut.* 2007;56:802–808. [PMID: 17148502]

Sanders DS, Carter MJ, Hurlstone DP, et al. Association of adult coeliac disease with irritable bowel syndrome: a case-control study in patients fulfilling ROME II criteria referred to secondary care. *Lancet.* 2001;358:1504–1508. [PMID: 11705563]

Scarpellini E, Gabrielli M, Lauritano CE, et al. High dosage rifaximin for the treatment of small intestinal bacterial overgrowth. *Aliment Pharmacol Ther.* 2007;25:781–786. [PMID: 17373916]

Shahbazkhani B, Forootan M, Merat S, et al. Coeliac disease presenting with symptoms of irritable bowel syndrome. *Aliment Pharmacol Ther.* 2003;18:231–235. [PMID: 12869084]

Sharara AI, Aoun E, Adbul-Baki H, et al. A randomized double-blind placebo-controlled trial of rifaximin in patients with abdominal bloating and flatulence. *Am J Gastroenterol.* 2006;101:326–333. [PMID: 16454838]

Shepherd SJ, Parker FC, Muir JG, et al. Dietary triggers of abdominal symptoms in patients with irritable bowel syndrome; randomized placebo-controlled evidence. *Clin Gastroenterol Hepatol.* 2008; 6:765–771. [PMID: 18456565]

Walters JR, Tasleem AM, Omer OS, et al. A new mechanism for bile acid diarrhea: defective feedback inhibition of bile acid biosynthesis. *Clin Gastroenterol Hepatol.* 2009;7:1189–1194. [PMID: 19426836]

Wedlake L, A'Hern R, Russell D, et al. Systematic review: the prevalence of idiopathic bile acid malabsorption as diagnosed by SeHCAT scanning in patients with diarrhea-predominant irritable bowel syndrome. *Aliment Pharmacol Ther.* 2009;30: 707–717. [PMID: 19570102]

Complicações

As complicações da SII são diminuição da qualidade de vida, tempo longe do trabalho e da escola, despesas pessoais com medicamentos e consultas médicas e problemas psicológicos, como depressão e ansiedade. É comum que pacientes com SII submetam-se a procedimentos desnecessários e cirurgias, e é papel do médico responsável pelo tratamento evitar essas complicações. Consultas abrangentes com os pacientes, acompanhamento rigoroso e grande tranquilização por parte do médico são recomendados. Quando perguntados sobre o que eles querem de seu profissional de saúde, os pacientes com SII na Inglaterra forneceram seus 10 principais pedidos, que estão listados na Tabela 24-10.

Tratamento

As opções de tratamento atuais para SII são limitadas e incluem modificação da dieta, suplementos de fibras, agentes farmacológicos (Tabela 24-11) e psicoterapia.

A. Fibra

A fibra encontrada em cereais integrais, frutas, nozes, sementes, legumes e verduras e também sob a forma de

Tabela 24-10. Os 10 principais pedidos compilados pela IBS Network no Reino Unido.

"Quando eu consulto meu profissional de saúde sobre a minha SII eu gostaria que ele me fornecesse..."

1. Uma explicação clara do que é a SII
2. Uma declaração de que não há cura milagrosa
3. Uma indicação clara de que é o meu corpo, a minha doença e que cabe a mim controlá-la
4. Uma explicação clara de que haverá dias bons e dias ruins, mas haverá uma luz no fim do túnel
5. Uma explicação das diferentes opções de tratamento
6. O reconhecimento de que a SII é uma doença
7. Considerar e discutir terapias complementares/alternativas
8. Oferecer pelo menos uma terapia complementar/alternativa
9. Oferecer apoio e compreensão
10. Estar ciente de emoção conflitante em alguém que é recém-diagnosticado

Tabela 24-11. Possíveis fármacos para sintomas dominantes na síndrome do intestino irritável.

Sintoma	Fármaco	Dose
Diarreia	Loperamida Resina colestiramina Alosetrona	2–4 mg, conforme necessário, máximo de 12 mg/dia 4 g com refeições 0,5–1 mg 2 vezes por dia (para a SII grave em mulheres)
Obstipação	Casca de psílio Metilcelulose Policarbofil de cálcio Xarope de lactulose Sorbitol a 70% Polietilenoglicol Tegaserode Lubiprostona Hidróxido de magnésio	3,4 g 2 vezes por dia com as refeições, em seguida, ajuste 2 g 2 vezes por dia com as refeições, em seguida, ajuste 1 g por dia a 4 vezes por dia, 10–20 g 2 vezes por dia 15 mL 2 vezes por dia 17 g em 30 mL de água por dia 2–6 mg 2 vezes por dia para as mulheres, mas agora fora do mercado 24 mcg 2 vezes ao dia (para obstipação crônica), 8 mcg 2 vezes por dia (para a SII-C) 2–4 colheres de sopa por dia
Dor abdominal	Relaxante de músculo liso Antidepressivo tricíclico Inibidores seletivos de recaptação da serotonina	Diariamente a 4 vezes por dia antes das refeições Comece 25–50 mg na hora de dormir, em seguida, ajuste Comece com pequena dose, aumente conforme necessário

suplementos de fibras que contêm psílio (Metamucil), goma de guar (Benefiber), policarbofil de cálcio (FiberCon) e metilcelulose (Citrucel) ajudam a regular os movimentos do intestino e melhorar a consistência das fezes. Embora possa ajudar os pacientes isoladamente e ser comumente usada para pacientes com doença de SII-M ou alternadores, não há literatura de alta qualidade baseada em evidências que sustente os benefícios da fibra no tratamento de SII.

B. Agentes antidiarreicos

A loperamida (Imodium) e o cloridrato de difenoxilato-sulfato de atropina (Lomotil) diminuem a diarreia mas não têm efeito sobre o inchaço ou a dor abdominal. A resina de colestiramina liga sais biliares e diminui a diarreia, mas da mesma maneira não tem efeito sobre a dor abdominal ou inchaço. Esses agentes podem ser úteis para SII, em combinação com outros antiespasmódicos ou podem ser usados para fornecer terapia para a diarreia conforme a necessidade.

C. Enemas e supositórios

Entre os pacientes que necessitam desses agentes para obstipação intratável, a maioria vai usá-los apenas ocasionalmente. O supositório mais seguro de usar é o de glicerina, porque não é um laxante estimulante e não tem efeitos nocivos duradouros no intestino. Enemas, água da torneira ou enemas de óleo mineral podem ser usados ocasionalmente para obstipação refratária, mas a inserção de ar que vem com o líquido do enema só agravará o inchaço e a dor abdominal.

D. Laxantes

Vários laxantes estão disponíveis para o componente de obstipação da SII, incluindo os laxantes estimulantes (sena, bisacodil, cáscara) e os laxantes osmóticos (polietilenoglicol, lactulose, sorbitol). Os laxantes estimulantes podem causar danos permanentes ao plexo mioentérico mas os estudos são conflitantes. Em qualquer caso, eles não exacerbam as cólicas abdominais e o inchaço, quando usados cronicamente. As cólicas abdominais e o excesso de gás e inchaço são observados com o laxante osmótico, mas MiraLax foi considerado eficaz para a obstipação crônica em um estudo a longo prazo.

E. Antiespasmódicos

Há apenas uma literatura mínima baseada em evidências de que os antiespasmódicos são eficazes no tratamento do componente da dor da SII. Os antiespasmódicos relaxam o músculo liso do intestino e incluem cloridrato de diciclomina (Bentyl), sulfato de hiosciamina (Levsin), escopolamina e fenobarbital (Donnatal) e brometo de clidínio com clordiazepóxido (Librax). Esses medicamentos normalmente são administrados antes das refeições para inibir dor abdominal e movimentos intestinais imediatos e descontrolados.

F. Antidepressivos tricíclicos

Os antidepressivos tricíclicos, como o cloridrato de amitriptilina (Elavil) e cloridrato de nortriptilina (Pamelor), prescritos em doses baixas, são benéficos em pacientes com e sem depressão e ansiedade diagnosticadas, porque seu benefício deriva mais da redução da dor do que da depressão. Há alguma literatura baseada em evidências defendendo a amitriptilina no tratamento de hipersensibilidade visceral. Os efeitos colaterais tanto de antiespasmódicos como de tricíclicos incluem boca seca, olhos secos e fadiga. O ganho de peso é um efeito colateral específico para tricíclicos.

G. Inibidores seletivos de recaptação da serotonina (ISRSs)

Mais recentemente, o bromidrato de citalopram (Celexa) foi testado em pacientes com SII. Um estudo descobriu que esse ISRS, comumente utilizado para a depressão, foi eficaz em pacientes com SII. O citalopram melhorou significativamente os sintomas de dor e inchaço abdominal e a qualidade de vida e bem-estar geral. O cloridrato de fluoxetina (Prozac), um ISRS comumente utilizado no tratamento da depressão, também é eficaz no tratamento de SII. Em um estudo recente em pacientes com SII-C, a fluoxetina diminuiu o desconforto abdominal e o inchaço e aumentou as evacuações.

H. Novas terapias clínicas para SII

Duas novas terapias clínicas mais recentes para doença intestinal inflamatória concentram-se no receptor da serotonina no intestino. A alosetrona (Lotronex) é um antagonista de 5-HT_3 aprovado para utilização em mulheres com SII-D grave, cuja terapia convencional falhou. A alosetrona retarda o trânsito colônico, diminui a urgência retal e a dor abdominal. O fármaco foi lançado em fevereiro de 2000 e temporariamente retirado do mercado em novembro do mesmo ano, por causa de relatos isolados de obstipação e colite isquêmica. Houve três mortes e 77 internações. O clamor público, entretanto, resultou na aprovação da alosetrona pela U.S. Food and Drug Administration (FDA), em uma base limitada; o fármaco foi reintroduzido em novembro de 2002 sob um novo programa de gerenciamento de riscos. As restrições do uso de alosetrona incluem avisos atualizados nas Informações da Bula completas; incluindo um Guia de Medicação para pacientes que explica o que fazer se tiverem obstipação ou sinais de colite isquêmica; uma dose inicial mais baixa do que anteriormente aprovado, e um programa de prescrição para os médicos se inscreverem com base em um autoatestado de qualificações e aceitação de determinadas responsabilidades na prescrição da alosetrona. Existe uma literatura baseada em evidências significativas que recomenda a utilização de alosetrona em mulheres com SII-D grave, e é um fármaco importante no arsenal contra SII. Estudos mostram aumento estatisticamente significativo na melhora global dos sintomas de SII, alívio adequado de dor e desconforto por SII e melhora dos sintomas intestinais.

I. Tegaserode

O maleato de tegaserode (Zelnorm) é um agonista do receptor 5-HT_4 parcial. Ele estimula o reflexo peristáltico, aumenta a velocidade de propulsão através do cólon, reduz a taxa de disparo dos nervos aferentes do reto, altera a secreção de cloreto no intestino e reduz a sensibilidade visceral. O tegaserode normaliza a função intestinal e alivia a dor e o desconforto abdominal em pacientes com SII. É indicado para SII-C em mulheres e, na obstipação crônica para homens e mulheres.

Em 30 de março de 2007, a Novartis anunciou que estava cumprindo com um pedido da FDA para suspender o *marketing* e a comercialização nos EUA de tegaserode em função de uma análise dos dados do ensaio clínico de identificação de um desequilíbrio pequeno, mas estatisticamente significativo do número de eventos cardiovasculares isquêmicos em pacientes que estavam tomando tegaserode. Os dados mostraram que os eventos ocorreram em 13 dos 11.614 pacientes tratados com tegaserode (0,11%), em comparação com um caso em 7.031 pacientes tratados com placebo (0,01%). Esses eventos incluíram ataque cardíaco, acidente vascular cerebral e angina instável. Os eventos cardiovasculares isquêmicos ocorreram em pacientes que tinham doença cardiovascular preexistente ou fatores de risco cardiovascular, ou ambos. Nenhuma relação causal foi demonstrada entre tegaserode e esses eventos, e em 27 de julho de 2007 o tegaserode tornou-se novamente disponível mediante um programa especial da FDA de Novo Medicamento Investigacional restrito a gastroenterologistas que prescrevem tegaserode para pacientes do sexo feminino com menos de 55 anos com SII-C ou obstipação crônica.

A literatura de alta qualidade baseada em evidências sustenta a eficácia do tegaserode em SII. Em vários estudos randomizados controlados, ele foi superior ao placebo para o alívio do desconforto e da dor abdominal, inchaço e obstipação. Os pacientes sob tratamento com tegaserode tiveram aumento estatisticamente significativo da frequência e consistência das fezes. Em um estudo, uma resposta ao tegaserode foi observada na primeira semana de tratamento. Além disso, ele produziu maior satisfação, produtividade do trabalho e melhoria da qualidade de vida do que com placebo ($P < 0{,}05$).

J. Lubiprostona

A lubiprostona (Amitiza) é um ativador de cloreto do canal 2 específico que aumenta a secreção de líquido intestinal, facilitando o aumento da motilidade. Atualmente, é indicado para o tratamento de obstipação crônica e foi recentemente aprovado para SII-C. A lubiprostona aumenta as defecações espontâneas semanais e um número significativo de pacientes responde dentro de 24 horas. Ele é o único medicamento para a obstipação com indicação para pacientes com idade ≥ 65 anos. Há um estudo de alta qualidade publicado sobre a lubiprostona na obstipação crônica e o restante dos dados está em forma de resumos apenas. O principal efeito secundário é a náusea, que pode ser aliviada tomando-se o medicamento com alimentos.

K. Rifaximina

A rifaximina (Xifaxan) é um antibiótico semissintético não sistêmico (< 0,4%) cujo espectro inclui a maioria das bactérias gram-positivas e gram-negativas, tanto aeróbias como anaeróbias. Em um estudo com questionário em pacientes com SII, houve melhora estatisticamente significativa dos sintomas gerais e menos inchaço ($P = 0{,}020$) em relação ao placebo. Não houve diferença na dor, diarreia ou obstipação. A dosagem de rifaximina usada nesse estudo (400 mg por via oral, 3 vezes ao dia durante 10 dias) é maior do que a aprovada pela FDA para a diarreia do viajante.

L. Probióticos

Em um estudo recente, demonstrou-se que o *Bifidobacterium infantis* 35624 alivia a dor e o inchaço abdominal e a dificuldade de evacuação. Outro probiótico, que contém oito cepas diferentes de bactérias incluindo lactobacilos e bifidobactérias, aliviou a flatulência e abrandou as fezes em pacientes com SII.

Chey WD, Chey WY, Heath AT, et al. Long-term safety and efficacy of alosetron in women with severe diarrhea-predominant irritable bowel syndrome. *Am J Gastroenterol.* 2004;99:2195–2203. [PMID: 15555002]

DiPalma JA, Cleveland MB, McGowan J, et al. A randomized, multicenter, placebo-controlled trial of polyethylene glycol laxative for chronic treatment of chronic constipation. *Am J Gastroenterol.* 2007;102:1436–1441. [PMID: 17984738]

Johanson JF, Ueno R. Lubiprostone, a locally acting chloride channel activator, in adult patients with chronic constipation: a double-blind, placebo-controlled, dose-ranging study to evaluate efficacy and safety. *Aliment Pharmacol Ther.* 2007;25:1351–1361. [PMID: 17509103]

Johanson JF, Wald A, Tougas G, et al. Effect of tegaserod in chronic constipation: a randomized double-blind, controlled trial. *Clin Gastroenterol Hepatol.* 2004;2:796–805. [PMID: 15354280]

Krause R, Ameen V, Gordon SH, et al. A randomized, double-blind, placebo-controlled study to assess efficacy and safety of 0.5 mg and 1 mg alosetron in women with severe diarrhea-predominant IBS. *Am J Gastroenterol.* 2007;102:1709–1719. [PMID: 17509028]

Morgan V, Pickens D, Gautam S, et al. Amitriptyline reduces rectal pain related activation of the anterior cingulate cortex in patients with irritable bowel syndrome. *Gut.* 2005;54:601–607. [PMID: 15831901]

Müller-Lissner S, Holtmann G, Rueegg P, et al. Tegaserod is effective in the initial and retreatment of irritable bowel syndrome with constipation. *Aliment Pharmacol Ther.* 2005;21:11–20. [PMID: 15644040]

Müller-Lissner S, Kamm MA, Musoglu A, et al. Safety, tolerability, and efficacy of tegaserod over 13 months in patients with chronic constipation. *Am J Gastroenterol.* 2006;101:2558–2569. [PMID: 17090282]

Novick J, Miner P, Krause R, et al. A randomized double-blind, placebo-controlled trial of tegaserod in female patients suffering from irritable bowel syndrome with constipation. *Aliment Pharmacol Ther.* 2002;16:1877–1888. [PMID: 12390096]

O'Mahoney L, McCarthy J, Kelly P, et al. Lactobacillus and Bifidobacterium in irritable bowel syndrome: symptom responses and relationship to cytokine profiles. *Gastroenterology.* 2005;128:541–551. [PMID: 15765388]

Tack J, Broekaert D, Fischler B, et al. A controlled crossover study of the selective serotonin reuptake inhibitor citalopram in irritable bowel syndrome. *Gut.* 2006;55:1096–1103. [PMID: 16401691]

Tougas G, Snape WJ Jr, Otten MH, et al. Long-term safety of tegaserod in patients with constipation-predominant irritable bowel syndrome. *Aliment Pharmacol Ther.* 2002;16:1701–1708. [PMID: 12269961]

Vahedi H, Merat S, Rashidioon A, et al. The effect of fluoxetine in patients with pain and constipation-predominant irritable bowel syndrome: a double-blind randomized-controlled study. *Aliment Pharmacol Ther.* 2005;22:381–385. [PMID: 16128675]

Pancreatite aguda

25

Bechien U. Wu, MD, MPH
Darwin L. Conwell, MD, MS
Peter A. Banks, MD

CRITÉRIOS DE DIAGNÓSTICO

- Doença do cálculo biliar e álcool são as causas mais comuns de pancreatite aguda; outras causas incluem hipertrigliceridemia, fármacos e distúrbios específicos da árvore biliar e pâncreas.
- O diagnóstico geralmente é feito com base em um histórico de dor abdominal aguda; elevação de três vezes na amilase ou lipase sérica, ou de ambas; ou exame de tomografia computadorizada (TC) abdominal anormal, mostrando alterações da pancreatite aguda.
- A pancreatite aguda grave é caracterizada por falência persistente (> 48 horas) de órgãos (pressão arterial sistêmica < 90 mm Hg, PaO_2 < 60 mm Hg, creatinina > 2 mg/dL) ou necrose pancreática.
- O diagnóstico de pancreatite necrosante é confirmado por TC abdominal com contraste.

Considerações gerais

A pancreatite aguda é uma doença inflamatória aguda do pâncreas que envolve o pâncreas e os tecidos peripancreáticos, mas pode acometer outros órgãos. A avaliação inicial dos pacientes com pancreatite aguda envolve a determinação da causa e a avaliação da gravidade da doença, o que orienta o tratamento subsequente.

A. Incidência

A pancreatite aguda é o terceiro diagnóstico gastrointestinal mais comum na internação nos Estados Unidos. Houve 243.332 internações em 2002 por pancreatite aguda com duração média de hospitalização de 4 dias e encargos no valor médio de 11.402 dólares. A taxa de incidência de pancreatite aguda parece estar aumentando sem quaisquer alterações nas taxas de letalidade a curto ou a longo prazo.

B. Causas e fatores de risco

As causas mais comuns de pancreatite aguda nos Estados Unidos são os cálculos biliares e abuso de álcool, correspondendo a 70–80% dos casos. A Tabela 25-1 lista outras causas, como hipertrigliceridemia, reações medicamentosas, causas iatrogênicas (p. ex., pós-cirúrgicas ou colangiopancreatografia retrógrada endoscópica [CPRE]), fatores hereditários e causas idiopáticas.

O primeiro ataque de pancreatite aguda induzida por álcool ocorre tipicamente depois de muitos anos (p. ex., 8–10) de consumo abusivo de álcool e episódios recorrentes podem ser previstos se o abuso do álcool continuar. A pancreatite induzida por cálculos vesicais ocorre em caso de coledocolitíase e, acredita-se, está relacionada com obstrução temporária ou completa do fluxo dutal pancreático ou refluxo de bile para o duto pancreático. A hipertrigliceridemia associada a pancreatite aguda geralmente não ocorre, a menos que o nível de triglicerídeos exceda 1.000 mg/dL e seja observado com frequência nos pacientes com hiperlipidemia de tipos I e V, bem como em alcoólatras. Pelo fato de os níveis de triglicerídeos caírem para metade em pacientes que fizeram jejum durante 24 horas, os níveis são mais bem avaliados após um episódio de pancreatite aguda, com um perfil lipídico de jejum em pacientes que estejam consumindo uma dieta normal.

Embora muitos fármacos tenham sido associados à pancreatite aguda, a força de associação entre o uso de um medicamento em particular e o desenvolvimento de pancreatite aguda justifica uma análise cuidadosa. A Tabela 25-2 lista os fármacos que têm forte associação com a pancreatite aguda, de acordo com uma revisão recente.

A pancreatite aguda induzida por CPRE é outra causa de lesão pancreática. A pancreatite aguda é observada em 5–7% dos casos de CPRE e, apesar de uma extensa pesquisa sobre a prevenção clínica e endoscópica de pancreatite pós-CPRE, tem havido pequeno declínio nas taxas de ocorrência. Recentemente, o uso de um *stent* profilático no duto pancreático colocado

Tabela 25-1. Causas de pancreatite aguda.

Álcool
Autoimune
Biliares (p. ex., cálculos biliares, microlitíase vesícula biliar/lama)
Induzida por fármacos (ver Tabela 25-2)
Iatrogênica
Cirurgia (p. ex., exploração de duto biliar comum, esfincterotomia, esplenectomia, gastrectomia distal)
CPRE
Idiopática
Infecciosa (p. ex., ascaridíase, clonorquíase, caxumba, toxoplasmose, citomegalovírus, coxsackievírus, tuberculose, complexo *Mycobacterium avium*)
Hereditária
Mutações de *PRSS1* (tripsinogênio catiônico): pancreatite hereditária
Mutações de *RTFC* (regulador da condutância transmembrana de fibrose cística)
Mutações de *SPINK1* (inibidor de serina protease Kazal tipo 1)
Metabólica (p. ex., hipercalcemia, hipertrigliceridemia)
Neoplásicas (p. ex., tumores pancreáticos ou ampulares)
Estrutural (p. ex., divisão pancreática, pâncreas anular, disfunção de esfíncter de Oddi, divertículos periampolares, cistos de duplicação duodenal, coledococele, junção pancreaticobiliar anômala, enterite regional
Tóxicos (p. ex., organofosforados, veneno de escorpião)
Traumática (especialmente acidentes de veículos automotores)
Vascular

após pancreatografia retrógrada tem se mostrado promissor, mas requer avaliação prospectiva adicional. Os fatores de risco para pancreatite pós-CPRE, baseados em um estudo prospectivo recente, incluem esfincterotomia menor de papila, disfunção do esfíncter de Oddi, história anterior de pancreatite pós-CPRE, idade < 60 anos, mais de duas injeções de contraste no duto pancreático e envolvimento de estagiários em endoscopia no procedimento.

Nos últimos anos, técnicas de genética molecular aumentaram nossa compreensão sobre a pancreatite aguda. A pancreatite hereditária é uma doença autossômica dominante mais comumente associada a mutações no gene tripsinogênio catiônico *PRSS1* que leva à incapacidade de desativar a tripsina intracelular, resultando em autodigestão de células acinares. Deve-se suspeitar de pancreatite hereditária em pacientes com pancreatite aguda de início precoce (antes dos 20 anos de idade) ou naqueles com forte histórico familiar de pancreatite aguda idiopática em parentes de primeiro ou segundo grau. Mutações no gene regulador de con-

Tabela 25-2. Drogas implicadas na pancreatite aguda baseada na classe.

Classe IA[a]	Classe IB[b]	Classe II[c]
Ácido valproico	Ácido todo-transretinoico	Acetaminofeno
α-metildopa	Amiodarona	Clorotiazida
Arabinosídeo	Azatioprina	Clozapina
Azodisalicilato	Clomifeno	Dideoxinosina (DDI)
Bezafibrato	Dexametasona	Eritromicina
Cannabis	Ifosfamida	Estrogênio
Carbimazol	Lamivudina	L-asparaginase
Codeína	Linestrenol/metoxietinilestradiol	Pegasparaginase
Citosina	Losartan	Propofol
Dapsona	6-mercaptopurina	Tamoxifeno
Enalapril	Meglumina	
Estibogluconato	Metimazol	
Furosemida	Nelfinavir	
Isoniazida	Noretindronato/mestranol	
Mesalamine	Omeprazol	
Metronidazol	Premarin	
Pentamidina	Sulfametoxazol	
Piritinol	Trimetoprima-sulfametoxazol	
Pravastatina		
Procainamida		
Sinvastatina		
Sulfametoxazol		
Sulindac		
Tetraciclina		

[a]Classe IA: pelo menos um relato de caso com a reexposição positiva, excluindo todas as outras causas de pancreatite aguda.
[b]Classe IB: pelo menos um relato de caso com reexposição positiva; no entanto, outras causas de pancreatite aguda não descartadas.
[c]Classe II: pelo menos quatro casos na literatura de latência consistente em ≥ 75% dos casos (período entre a iniciação do fármaco e desenvolvimento de pancreatite aguda).
Adaptada, com autorização, de Badalov N, Baradarian R, Iswara K, et al. Drug-induced acute pancreatitis: an evidence-based review. *Clin Gastroenterol Hepatol*. 2007;5:648 661.

dutância transmembrana da fibrose cística (*CFTR*) são cada vez mais reconhecidas como causa de pancreatite aguda e crônica. O mecanismo da lesão não é completamente conhecido, mas está mais provavelmente relacionado com a diminuição do fluxo de suco pancreático por causa da disfunção secretora do duto da célula. Os pacientes com história familiar de fibrose cística ou história de recorrência dos sintomas pulmonares (p. ex., asma, bronquite), pólipos nasais ou esterilidade nos homens devem ser considerados para testes genéticos.

Badalov N, Baradarian R, Iswara K, et al. Drug-induced acute pancreatitis: an evidence-based review. *Clin Gastroenterol Hepatol.* 2007;5:648–661. [PMID: 17395548]

Cheng CL, Sherman S, Watkins JL, et al. Risk factors for post-ERCP pancreatitis: a prospective multicenter study. *Am J Gastroenterol.* 2006;101:139–147. [PMID: 16405547]

Fagenholz PJ, Castillo CF, Harris NS, Pelletier AJ, Carmago CA JR. Increasing United States hospital admissions for acute pancreatitis. 1998–2003. *Ann Epidemiol.* 2007;17:491–497 [PMID: 17448682]

Frank CD, Adler DG. Post-ERCP pancreatitis and its prevention. *Nat Clin Pract Gastroenterol Hepatol.* 2006;3:680–688. [PMID: 17130878]

Keiles S, Kammesheidt A. Identification of CFTR, PRSS1, and SPINK1 mutations in 381 patients with pancreatitis. *Pancreas.* 2006;33:221–227. [PMID 17003641]

Shaheen NJ, Hansen RA, Morgan DR, et al. The burden of gastrointestinal and liver diseases, 2006. *Am J Gastroenterol.* 2006; 101:2128–2138. [PMID: 16848807]

Patogênese

A pancreatite aguda desenvolve-se em resposta à ativação prematura de tripsinogênio intracelular (que provoca lesão de células acinares) e a liberação de quimiocinas e citocinas (o que resulta no recrutamento de neutrófilos e macrófagos). Avanços recentes em nossa compreensão de pancreatite hereditária incluem a descoberta de mutações de genes de tripsinogênio *PRSS1* e *SPINK1*. As mutações nesses genes conduzem a um desequilíbrio de proteases e seus inibidores no interior do parênquima pancreático, resultando na ativação inapropriada de zimogênios do pâncreas com autodigestão posterior e inflamação, o que, por sua vez, produz ainda mais lesões às células acinares e elevação de mediadores pró-inflamatórios.

Os mecanismos exatos que levam à pancreatite aguda alcoólica e biliar ainda não foram definidos. A pancreatite por cálculo biliar, no entanto, é atualmente a etiologia mais comum. Apenas uma pequena proporção de pacientes que abusam de álcool desenvolve pancreatite. O metabolismo do álcool é governado tanto por processos oxidativos como não oxidativos. A via oxidativa reside principalmente no fígado, enquanto a via não oxidativa encontra-se principalmente no pâncreas. A via não oxidativa conduz à formação de ésteres etílicos de ácidos graxos (EEAG). Postula-se que o acúmulo de EEAG pode resultar em pancreatite aguda alcoólica. A pancreatite biliar é mais comumente causada pela passagem de um cálculo da vesícula biliar através do duto cístico para o duto biliar comum; a impactação na ampola de Vater provoca refluxo de bile para o ducto pancreático (Opie 1) ou obstrução do fluxo de saída do duto pancreático (Opie 2).

Achados clínicos

A. Sinais e sintomas

A dor abdominal é o sintoma mais comum em pacientes que se apresentam com pancreatite aguda. A dor é tipicamente epigástrica e irradia para as costas. Os pacientes também costumam apresentar náuseas e vômitos. Em pacientes com pancreatite aguda grave, sinais e sintomas equiparam-se à presença de uma resposta inflamatória sistêmica e disfunção orgânica. Os pacientes com SRIS (temperatura > 30°C, frequência respiratória de > 24 por minuto, frequência cardíaca > 90 por minuto, leucograma > 12.000, ou > 10% bandas), que surge em resposta aos mediadores pró-inflamatórios, podem apresentar febre, taquicardia, taquipneia ou uma combinação desses achados. Outros achados do exame incluem angústia respiratória, crepitações ou ausência de sons respiratórios à ausculta pulmonar, extremidades frias, estado mental comprometido, sons intestinais diminuídos, distensão abdominal, oligúria e anúria. O sinal de Cullen (equimoses periumbilicais) e sinal de Gray Turner (equimoses no flanco) são raros, mas podem ser encontrados em casos de pancreatite aguda com hemorragia e estão associados a aumento da mortalidade.

B. Achados laboratoriais

A amilase e a lipase séricas são os principais exames laboratoriais que ajudam no diagnóstico de pancreatite aguda. Elevações > 3 vezes do limite máximo normal são tipicamente usadas para diagnosticar pancreatite aguda. No entanto, ambas as enzimas podem ser elevadas em outros estados de doença. Por exemplo, a amilase também é produzida por órgãos não pancreáticos como glândulas salivares, ovários e tubas uterinas; assim, doenças desses órgãos podem aumentar os níveis séricos de amilase. A amilase e a lipase pancreáticas podem ser elevadas em outros estados de doença intra-abdominal, como úlcera perfurada, obstrução intestinal e infarto mesentérico. Tanto a amilase como a lipase são elevadas em pacientes com insuficiência renal ou doença grave na ausência de pancreatite aguda.

A amilase sérica tem depuração rápida e meia-vida curta, portanto, é mais bem medida quando há um intervalo breve entre o início dos sintomas e o diagnóstico. A lipase sérica começa a aumentar mais tarde, após o início dos sintomas, mas sua meia-vida mais longa torna útil a medição quando houve atraso na busca por atendimento. A lipase sérica é um indicador mais sensível e específico de pancreatite aguda do que a amilase sérica. A combinação tanto de amilase como de lipase sérica não parece aumentar a precisão do diagnóstico. O grau de elevação tanto da amilase sérica como da lipase não se correlaciona com a gravidade da pancreatite aguda, nem a avaliação diária das enzimas pancreáticas séricas ajudam a determinar a deterioração ou resolução clínica.

Os achados elevados em testes bioquímicos do fígado de um paciente com suspeita de pancreatite aguda geralmente significam uma causa biliar. Uma elevação de três vezes da alanina aminotransferase no caso de pancreatite aguda demonstrou ter um valor preditivo positivo de 95% para pancreatite por cálculo biliar.

C. Exames de imagem

Nos estágios iniciais da doença, o ultrassom transabdominal é o exame de imagem diagnóstico mais amplamente recomendado para pacientes com pancreatite aguda, principalmente a fim de avaliar existência de uma potencial etiologia biliar. A tomografia computadorizada (TC) abdominal com contraste não é recomendada para a avaliação inicial de pancreatite aguda, a menos que o diagnóstico seja incerto. Em contrapartida, no caso de dor abdominal persistente ou deterioração clínica após 48–72 horas, uma tomografia computadorizada com contraste pode ser útil para avaliar a presença de complicações locais, tais como necrose ou desenvolvimento de um acúmulo de líquidos. Os achados de pancreatite aguda intersticial que são tipicamente observados na TC incluem o alargamento do pâncreas com edema, parênquima pancreático heterogêneo, faixa de gordura peripancreática e acúmulo de líquido peripancreático (Figura 25-1). A necrose pancreática aguda tipicamente aparece como áreas focais ou difusas de parênquima pancreático não realçado (Figura 25-2).

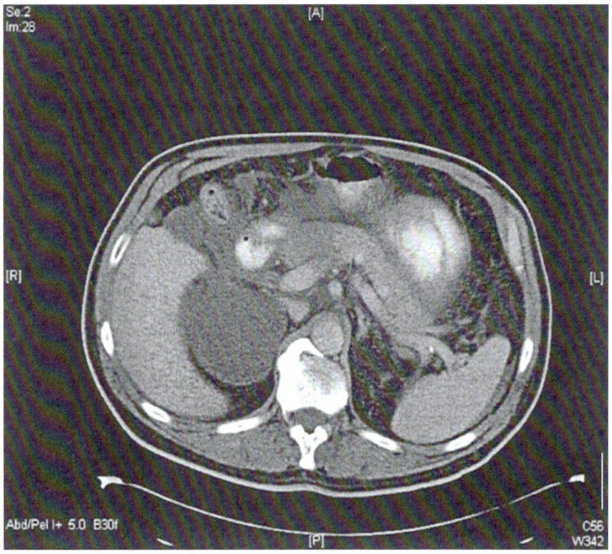

▲ **Figura 25-1.** TC mostrando pancreatite aguda intersticial. Há um realce uniforme do parênquima pancreático, indicando que a perfusão pancreática está preservada. (Cisto renal direito benigno.)

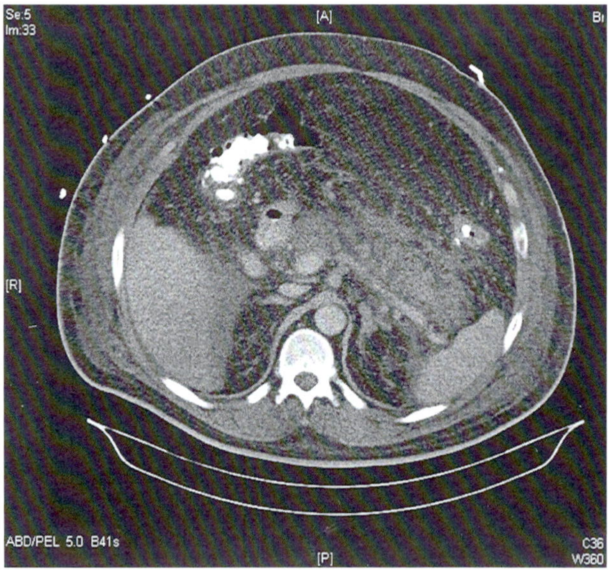

▲ **Figura 25-2.** TC mostrando pancreatite aguda necrosante. Perfusão pancreática é reduzida no realce do contraste.

O momento da tomografia computadorizada é importante. Se um diagnóstico de internação de pancreatite aguda pode ser feito com base na história, exame físico e enzimas pancreáticas elevadas, uma tomografia computadorizada geralmente deve ser adiada. Tendo em conta que alguns pacientes apresentarão ou desenvolverão insuficiência renal, a reposição volêmica agressiva com correção da função renal e reposição volêmica intravascular deve ocorrer antes da TC com contraste, por causa do risco de indução de insuficiência renal. Como alternativa, pode-se realizar um exame sem contraste.

A colangiopancreatografia por ressonância magnética (CPRM) pode ser uma modalidade útil para avaliação adicional de uma etiologia biliar ou detecção de uma coledocólito retido. O gadolínio não deve ser utilizado em pacientes com insuficiência renal.

D. Abordagem diagnóstica

1. Confirmação do diagnóstico — O diagnóstico de pancreatite aguda é normalmente feito quando existe história de dor abdominal aguda e elevação de três vezes da amilase ou lipase, ou ambos, ou uma TC abdominal anormal mostrando alterações compatíveis com pancreatite aguda.

2. Indicações para a avaliação mais extensa — Mesmo após anamnese e exame físico cuidadosos, exames laboratoriais, ultrassonografia abdominal e TC, a causa de 20–30% dos casos de pancreatite aguda não pode ser elucidada. Esses casos são chamados de idiopáticos ou inexplicados. Relatos recentes sugerem que cerca de 70% dos pacientes com um episódio único ou recorrente de pancreatite aguda idiopática têm microlitíase biliar ou lama de cristais de monoidrato de colesterol cristais ou grânulos de bilirrubinato de cálcio.

Há um debate considerável sobre qual subgrupo de pacientes requer uma avaliação mais extensa após ser diagnosticado com pancreatite aguda idiopática. Foi sugerido que pacientes com menos de 40 anos de idade, que tiveram apenas um único episódio de pancreatite aguda, não necessitam de avaliação adicional pois a taxa de recorrência é baixa. No entanto, pacientes com mais de 40 anos que tiveram um único episódio e pacientes que tiveram dois ou mais episódios de pancreatite idiopática requerem avaliação mais extensa. Acredita-se que os pacientes com mais de 40 anos têm risco aumentado de malignidade pancreática. Portanto, uma TC com contraste deve ser parte da avaliação. Se a TC for negativa, então se volta a atenção para a anatomia pancreaticobiliar. Diretrizes de várias sociedades recomendam a repetição do ultrassom abdominal para avaliar se há evidências de lama biliar, que pode ser negligenciada em quadro agudo. Em pacientes com episódios recorrentes de pancreatite aguda idiopática, a avaliação por meio de uma combinação de CPRM e ultrassonografia endoscópica mostrou detectar causas adicionais de pancreatite. As anormalidades observadas seja na avaliação ultrassonográfica endoscópica ou na ressonância magnética deve levar à consideração de terapia endoscópica ou cirúrgica (Figura 25-3). As causas de pancreatite aguda idiopática ou inexplicada comumente encontradas durante avaliação endoscópica são apresentadas na Tabela 25-3.

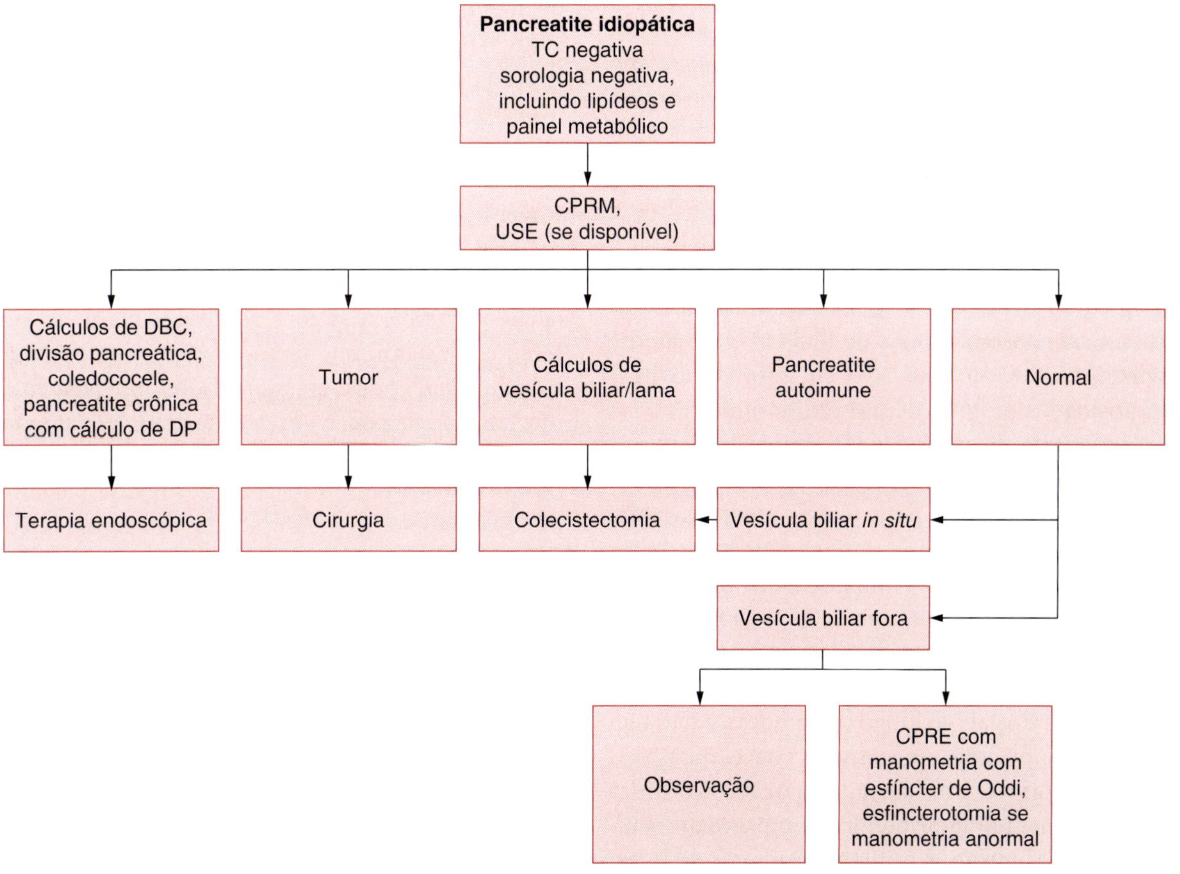

▲ **Figura 25-3.** Algoritmo para avaliação e gerenciamento de pancreatite idiopática. DBC, duto biliar comum; TC, tomografia computadorizada; CPRE, colangiopancreatografia retrógrada endoscópica; USE, ultrassonografia endoscópica; CPRM, colangiopancreatografia por ressonância magnética; DP, duto pancreático.

Tabela 25-3. Causas de pancreatite aguda idiopática ou inexplicada diagnosticada por avaliação endoscópica.[a]

Lesões ampulares
Coledocolitíase
Pancreatite crônica
Microlitíase de vesícula biliar ou lama
Pâncreas *divisum*
Câncer de pâncreas
Disfunção de esfíncter de Oddi

[a]Exclusão de hiperlipidemia e medicamentos.

Wilcox CM, Varadarajulu S, Eloubeidi M. Role of endoscopic evaluation in idiopathic pancreatitis: a systematic review. *Gastrointest Endosc.* 2006;63:1037–1045. [PMID: 16733122]

3. Critérios para avaliação da gravidade na pancreatite aguda — A avaliação da gravidade em pacientes com pancreatite aguda é essencial para a triagem e tratamento adequados. A base para a classificação, gravidade e complicações da pancreatite aguda foi estabelecida no Simpósio Internacional realizado em Atlanta, em 1992, atualmente em fase de revisão. Embora as definições estejam sob maior escrutínio nos últimos anos, elas ainda servem como linguagem comum para cuidados clínicos e de pesquisa na pancreatite aguda. Os critérios de pancreatite aguda grave foram definidos como falência de órgãos de pelo menos um sistema de órgãos (pressão arterial sistólica < 90 mm Hg, PaO_2 < 60 mm Hg, creatinina > 2 mg/dL após a reidratação e sangramento gastrointestinal > 500 mL/24 h) e presença de complicações locais, tais como necrose, pseudocisto e abscesso.

Os preditores iniciais de gravidade com 48 horas incluíram três ou mais sinais de Ranson e um escore APACHE II de 8 ou mais. No entanto, como ilustrado nos dados recentes de um estudo multicêntrico de grande porte de unidades de terapia intensiva, a grande maioria dos pacientes com pancreatite aguda que requerem admissão para terapia intensiva sofre deterioração clínica dentro das primeiras 24 horas de internação. Os índices de gravidade tradicional como APACHE II e os critérios de Ranson não foram tão clinicamente úteis, porque eles são complicados, exigindo coleta de um grande número de variáveis clínicas e laboratoriais ao longo de 48 horas, e não tem valor preditivo positivo e negativo aceitável para pancreatite aguda grave. Um sistema de pontuação clínica mais recentemente desenvolvido e amplamente validado para uso durante as primeiras 24 horas de internação para pancreatite aguda é o Índice de Gravidade à Beira do Leito na Pancreatite Aguda (BISAP). Esse sistema de pontuação de cinco fatores atribui um ponto para a presença de cada um dos seguintes, seja à admissão ou durante as primeiras 24 horas de internação: ureia > 25 mg/dL, estado mental comprometido, SRIS, idade > 60 e derrame pleural. Uma contagem ≥ 3 pontos tem sido associada a aumento do risco de mortalidade e complicações como necrose, bem como disfunção de órgãos.

Além dos índices de gravidade, fatores adicionais podem ser utilizados para avaliar a gravidade da pancreatite aguda. Os fatores de risco relacionados com o paciente para pancreatite aguda grave incluem idade avançada (> 60 anos), obesidade (índice metabólico basal ≥ 30) e comorbidades. Em termos de índices prognósticos, a persistência de SRIS por mais de 48 horas ou qualquer aumento da ureia no sangue durante o período inicial de ressuscitação indica mau prognóstico marcado por risco aumentado de mortalidade intra-hospitalar.

A importância de se diferenciar pancreatite aguda intersticial da necrosante tem levado ao desenvolvimento de um índice de gravidade na TC como outra medida de gravidade. Ela é mais bem avaliada nos 2–3 dias de hospitalização, pois pode não ser possível distinguir pancreatite intersticial de necrosante na TC com contraste no início do curso da doença. A identificação por TC de complicações locais, particularmente necrose, é essencial, pois os pacientes com necrose infectada e estéril estão em maior risco de morte, com taxa de mortalidade média de 30% e 12%, respectivamente. A prevalência média de falência de órgão é de 54% na pancreatite necrosante. A prevalência de falência de órgãos é quase a mesma na necrose infectada em comparação com a estéril. Uma meta-análise recente constatou que tanto a necrose infectada como a disfunção de órgão eram previsores independentes de mortalidade na pancreatite aguda grave, de tal maneira que a necrose infectada foi associada a risco acumulado de mortalidade de 32%, falência de órgãos isoladamente de 30%, enquanto a presença tanto de necrose infectada como de falência de órgãos foi associada a mortalidade > 40%. Assim, os pacientes com necrose infectada e falência multissistêmica de órgãos são os mais propensos a morrer.

Diagnóstico diferencial

É importante excluir outras potenciais doenças intra-abdominais em pacientes para os quais o diagnóstico de pancreatite aguda não é certo, especialmente quando a administração exige potencial intervenção cirúrgica. A Tabela 25-4 lista as doenças para as quais o médico deve ser particularmente atento.

Tabela 25-4. Diagnóstico diferencial de pancreatite aguda.

Víscera perfurada
Colecistite
Obstrução intestinal
Oclusão vascular (especialmente doença venosa de mesentério)
Cólica renal
Infarto do miocárdio inferior
Pneumonia
Cetoacidose diabética
Úlcera duodenal

Complicações

As complicações observadas na pancreatite aguda podem ser relacionadas com a lesão do tecido local ou a efeitos sistemicamente mediados. Potenciais complicações locais incluem o desenvolvimento de um acúmulo agudo de líquidos e ascite pancreática de uma ruptura de duto pancreático. As intervenções sobre o acúmulo de líquido pancreático só devem ser consideradas no contexto de infecção secundária ou persistência dos sintomas subsequentes, como dor abdominal ou obstrução gástrica. A literatura recente sugere benefício de uma abordagem mais conservadora até mesmo a necrose infectada com intervenção cirúrgica tardia, temporizando medidas como drenagem percutânea e, em alguns casos, antibioticoterapia isolada. Se a drenagem for considerada, ela pode agora ser obtida com segurança tanto por uma abordagem endoscópica como cirúrgica. Ascite pancreática ou derrame pleural podem ser controlados com tratamento endoscópico se a ruptura puder estar em "ponte" com um *stent* pancreático. Caso contrário, pode ser necessário tratamento cirúrgico. Complicações hemorrágicas decorrentes de varizes esofágicas raramente podem ocorrer a partir de obstrução de veia esplênica. Além disso, o sangramento de um pseudoaneurisma pode representar emergência com risco de vida em que a angiografia é a intervenção inicial preferida.

As complicações menos comumente observadas incluem encefalopatia pancreática, necrose de gordura subcutânea ou complicações esplênicas como hematoma subcapsular.

Tratamento

A. Pancreatite aguda leve

A maioria dos pacientes com pancreatite aguda leve responde a medidas de suporte que incluem repouso intestinal, hidratação intravenosa com cristaloide e analgesia. A ingestão oral pode ser retomada quando o paciente está livre de dor na ausência de analgesia parenteral, não tem náuseas ou vômitos, tem sons intestinais normais e está com fome. Tipicamente, uma dieta com líquido claro ou somente com líquidos foi recomendada para a refeição inicial, mas uma dieta sólida com baixo teor de gordura é uma opção razoável após recuperação de pancreatite aguda leve. Os pacientes que receberam alta com a continuação da dor ou que não toleram dieta sólida estão em risco aumentado de readmissão precoce decorrente de pancreatite.

Os pacientes com pancreatite biliar estão também em maior risco de recorrência. Portanto, após a recuperação de uma pancreatite leve, uma colecistectomia laparoscópica durante a mesma internação é recomendada como prevenção secundária. Uma alternativa para pacientes que não são candidatos à cirurgia com base em doenças comórbidas ou complicações locais (Figura 25-4) seria a esfincterotomia biliar endoscópica.

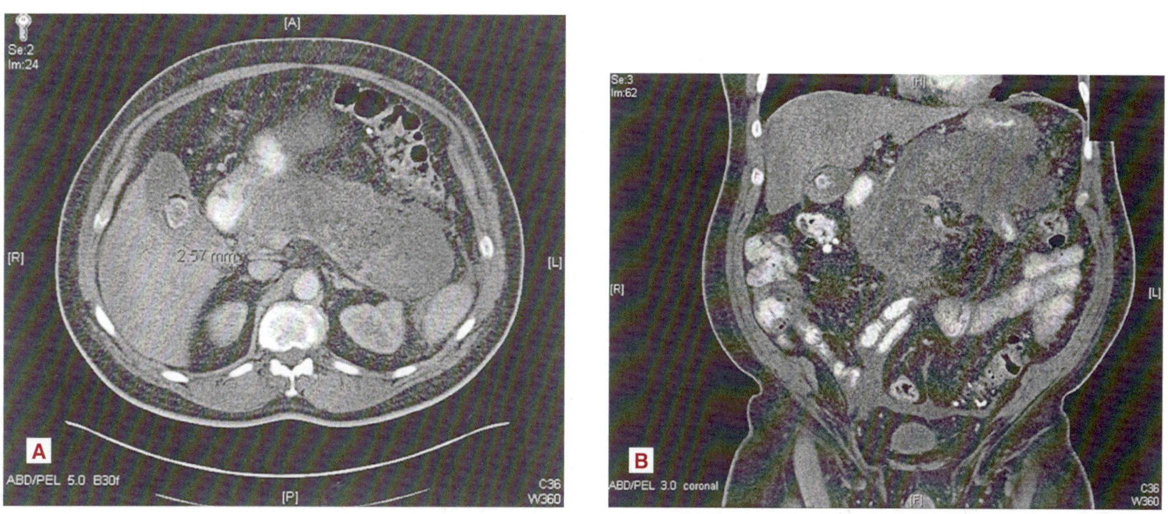

▲ **Figura 25-4.** TC em um paciente com pancreatite de cálculo biliar. **A**: Imagem axial com necrose de parede e cálculo de vesícula biliar. **B**: Imagem coronal mostrando extensão da necrose e presença de cálculo biliar calcificado.

B. Pancreatite aguda grave

Além das medidas de suporte anteriormente mencionadas, os pacientes com risco aumentado de pancreatite aguda grave na admissão com base na obesidade, hemoconcentração ou azotemia devem receber reposição volêmica vigorosa. Diminuição do hematócrito e/ou queda de ureia em pelo menos 5 mg/dL durante o período inicial de 12–24 horas sugere resposta favorável a reposição hídrica. Se o hematócrito permanecer elevado ou a ureia subir durante a ressuscitação, o paciente pode exigir mais monitoramento hemodinâmico para facilitar a reanimação adequada.

Os pacientes com falência de órgãos prolongada que não respondem a aumento de líquidos (para neutralizar a hipotensão e aumentar a creatinina sérica) ou oxigênio nasal (para superar hipoxemia), bem como pacientes com respiração difícil que podem anunciar insuficiência respiratória, devem ser transferidos para uma unidade de terapia intensiva para acompanhamento rigoroso pois são pacientes que podem exigir intubação com ventilação mecânica, hemodiálise suporte para pressão arterial.

Após ficar claro que um paciente não será capaz de tolerar alimentação oral (uma determinação que pode normalmente ser feita em um período de 48–72 horas), nutrição entérica (em vez de nutrição parenteral total) deve ser considerada. A nutrição enteral mantém a integridade da barreira intestinal, impedindo assim translocação bacteriana, é menos dispendiosa, e está associada a menos complicações do que a nutrição parenteral. Dados recentes de um estudo multicêntrico randomizado controlado de grande porte refutaram sugestões anteriores de que os probióticos podem ser úteis no tratamento da pancreatite aguda grave. Especificamente, o tratamento com probióticos foi associado a aumento da mortalidade em comparação com o placebo. A melhor via para a administração de nutrição enteral permanece controversa. A via nasogástrica é mais fácil de ser estabelecida e pode ser tão segura quanto a via nasojejunal; no entanto, acredita-se que a nutrição enteral que desvia do estômago e duodeno produz menos secreções pancreáticas. Nenhuma via mostrou alterar a morbidade e a mortalidade. Quando os pacientes com pancreatite necrosante começam a ingestão oral de alimentos, deve-se considerar a adição da suplementação de enzimas pancreáticas para auxiliar na digestão da gordura, e a terapia com inibidor da bomba de prótons para reduzir a acidez gástrica, por causa da redução da secreção pancreática de bicarbonato.

Atualmente não há papel para antibióticos profiláticos na pancreatite intersticial ou necrosante. Embora ensaios de pequeno porte anteriores e meta-análises tenham sugerido benefício, os dois ensaios clínicos controlados randomizados duplo-cegos adequadamente alimentados não conseguiram demonstrar nenhum impacto sobre a taxa de necrose infectada com o uso profilático de carbapenêmicos ou antibióticos fluoroquinolonas. É razoável iniciar antibióticos em um paciente clinicamente instável enquanto se aguardam os resultados das culturas. Se os resultados da cultura forem negativos, então antibióticos devem ser descontinuados para minimizar o risco de desenvolvimento de superinfecção por fungos ou *Clostridium difficile.*

A aspiração percutânea de necrose com coloração de Gram e cultura geralmente não deve ser realizada até pelo menos 7–10 dias após o estabelecimento do diagnóstico de pancreatite necrosante, e então apenas se houver sinais contínuos de possível infecção do pâncreas, como leucocitose sustentada, febre ou falência de órgãos. Após o diagnóstico de necrose infectada ser estabelecido, os antibióticos adequados devem ser iniciados e desbridamento cirúrgico deve ser considerado. Existem terapias alternativas minimamente invasivas, como cateter endoscópico percutâneo e técnicas retroperitoneais para necrosectomia. A abordagem ideal para o tratamento de necrose infectada continua evoluindo. Atualmente não existem estudos randomizados de grande porte que sustentem o uso de uma modalidade em detrimento da outra. No entanto, tem havido tendência crescente em favor de abordagens menos invasivas mais conservadoras para o tratamento. Medidas temporizadoras como drenagem por cateter percutâneo ganharam aceitação crescente para o tratamento de pacientes criticamente enfermos. Para os pacientes com necrose estéril, o tratamento clínico é preferível ao tratamento cirúrgico a não ser que os pacientes continuem a apresentar dor abdominal e sejam incapazes de retomar a ingestão oral. O desbridamento cirúrgico deve ser retardado sempre que possível, a fim de possibilitar a resolução da inflamação e o desenvolvimento de necrose isolada.

Existem vários papéis claramente definidos para CPRE na pancreatite aguda. A CPRE urgente (dentro de 24 horas) é indicada em pacientes com pancreatite biliar aguda grave com falência de órgãos ou colangite, ou ambos. A CPRE eletiva com esfincterotomia pode ser considerada em pacientes com obstrução biliar persistente ou incipiente, naqueles considerados candidatos precários para colecistectomia e naqueles nos quais há forte suspeita de cálculos de duto biliar após colecistectomia. A CPRE também é indicada para distúrbios do duto pancreático que ocorrem como parte do processo inflamatório e resultam em coleções de líquidos peripancreáticos persistentes.

Banks PA, Freeman ML. Practice Parameters Committee of the American College of Gastroenterology. Practice guidelines in acute pancreatitis. *Am J Gastroenterol.* 2006;101:2379–2400. [PMID: 17032204]

McClave S. Nutrition support in acute pancreatitis. *Gastroenterol Clin North Am.* 2007;36:65–74. [PMID: 17472875]

Pandol SJ, Saluja AK, Imrie CW, et al. Acute pancreatitis: bench to the bedside. *Gastroenterology.* 2007;132:1127–1151. [PMID: 17854616]

Whitcomb DC. Clinical practice. Acute pancreatitis. *N Engl J Med.* 2006;354:2142–2150. [PMID: 16707751]

Wu BU, Johannes RS, Sun X, Conwell DL, Banks PA. Early changes in blood urea nitrogen predict mortality in acute pancreatitis. *Gastroenterology* 2009; 137:129–135. [PMID: 19344722]

Wu BU, Johannes RS, Sun X, Tabak Y, Conwell DL, Banks PA. The early prediction of mortality in acute pancreatitis: a large population-based study. *Gut* 2008; 57:1698–1703. [PMID: 18519429]

Este capítulo é uma versão revisada do capítulo escrito pelo Dr. Vikesh Singh, Dr. Darwin Conwell e Dr. Peter Banks, que estava na edição anterior de Current Diagnosis & Treatment: Gastroenterology, Hepatology, & Endoscopy.

Pancreatite crônica

26

Darwin L. Conwell, MD, MS
Bechien Wu, MD, MPH
Peter A. Banks, MD

CRITÉRIOS DE DIAGNÓSTICO

- O diagnóstico depende de uma combinação de achados clínicos, exames de imagem e testes de função pancreática.
- Calcificações pancreáticas, dutos pancreáticos dilatados, diabetes melito e má digestão caracterizam doença avançada.
- O diagnóstico na fase inicial permanece um desafio clínico, especialmente em pacientes com dor abdominal crônica ou episódica e sem alterações de imagem.

Considerações gerais

Embora vários fatores de risco para o desenvolvimento de pancreatite crônica tenham sido identificados, a causa de pancreatite em alguns casos permanece incerta. Entre fatores de risco estabelecidos, a ingestão de álcool está associada a até 60–70% de casos de pancreatite crônica. Além disso, obstrução dutal, doença autoimune, doença tropical, e uma associação a outras doenças sistêmicas, como esclerodermia e hipertrigliceridemia, têm sido descritas. Recentemente novas perspectivas foram adquiridas na base genética e molecular associadas a formas hereditárias de pancreatite crônica. Estudos epidemiológicos recentes mostram claramente que o tabagismo está surgindo como um fator de risco independente para o desenvolvimento de pancreatite crônica. O sistema mais amplamente aceito de classificação etiológica para a pancreatite crônica é o sistema TIGAR-O, que classifica os fatores de risco de acordo com o mecanismo e a prevalência (Tabela 26-1). Um sistema de classificação de múltiplos fatores de risco mais recente M-ANNHEIM incorpora etiologia, diferentes fases da doença e vários graus de gravidade clínica. Esse sistema será útil para estudos de pesquisa que investigam o impacto e a interação de vários fatores de risco no curso da doença, e facilitará a comparação e a combinação de dados interinstitucionais.

Cote GA, Yadav D, Slivka A, et al. *Clin Gastroenterol Hepatol.* 2010; [Epub ahead of print].

Etemad B, Whitcomb DC. Chronic pancreatitis: diagnosis, classification, and new genetic developments. *Gastroenterology.* 2001;120: 682–707. [PMID: 11179244]

Schneider A, Lohr JM, Singer MV. The M-ANNHEIM classification of chronic pancreatitis: introduction of a unifying classification system based on a review of previous classifications of the disease. *J Gastroenterol.* 2007;42:101–119. [PMID: 17351799]

Yadav D, Hawes RH, Brand RE, et al. Alcohol consumption, cigarette smoking, and the risk of recurrent acute and chronic pancreatitis. *Arch Intern Med.* 2009;169:1035–1045. [PMID: 19506173]

Yadav D, Whitcomb DC. The role of alcohol and smoking in pancreatitis. *Nat Rev Gastroenterol Hepatol.* 2010;7:131–145. [PMID: 20125091]

Patogênese

As alterações morfológicas associadas à pancreatite crônica incluem alterações dutais, parenquimatosas e nervosas. Os dutos pancreáticos podem tornar-se dilatados, irregulares ou estreitados. Ao mesmo tempo, o tecido glandular em si é muitas vezes caracterizado pela substituição irregular e em placas da arquitetura normal da célula acinar com fibrose. As características morfológicas da neurite e hipertrofia podem ser responsáveis por parte da síndrome de dor.

Várias hipóteses foram propostas para explicar os mecanismos subjacentes à patogênese da pancreatite crônica, as quais se concentram em: (1) papel do estresse oxidativo, (2) causas tóxico-metabólicas (3) causas obstrutivas e (4) necrose fibrose (também chamada de hipótese de Evento Pancreatite Aguda Sentinela [SAPE] – *S*entinel *A*cute *P*ancreatitis *E*vent) (Tabela 26-2). A hipótese estresse-oxidativa atribui lesão pancreática ao refluxo de bile rico em subprodutos de oxidação reativa. A hipótese tóxico-metabólica envolve dano direto às células acinares do pâncreas decorrente de

Tabela 26-1. Classificação TIGAR-O de pancreatite crônica.

Tóxico-metabólica
Alcoólica
Fumante de tabaco
Hipercalcemia (hiperparatireoidismo)
Hiperlipidemia (raro e polêmico)
Insuficiência renal crônica
Idiopática
Causa desconhecida, provável origem genética
Tropical
Genético
Autossômica dominante
Tripsinogênio catiônico
Genes autossômicos recessivos/modificador de genes
Mutações do gene *CFTR*
Mutações de *SPINK1*
Deficiência de α_1-antitripsina (possível)
Autoimune
Pancreatite crônica autoimune isolada
Associado a:
• Colangite esclerosante primária
• Síndrome de Sjögren
• Cirrose biliar primária
• Diabete melito do tipo 1
Pancreatite aguda recorrente e grave
Pós-necrótica (pancreatite aguda grave)
Doenças vasculares/isquemia
Exposição pós-radiação
Obstrutiva
Pâncreas *divisium* (controversa)
Disfunção do esfíncter de Oddi (controversa)
Obstrução do canal (tumores, pós-traumático)

Tabela 26-2. Hipótese de evento de pancreatite aguda sentinela (SAPE).

Passo 1: estimulação das células acinares
— Álcool, cálculo biliar, triglicerídeos elevados, estresse oxidativo, tabagismo, mutações genéticas
Passo 2: evento sentinela
— Precoce: resposta pró-inflamatória
— Tardio: células estreladas, resposta pró-fibrótica
Etapa 3: Remoção do estímulo
— Abstinência alcoólica
— Colecistectomia
— Agentes hipolipemiantes
Passo 4: estimulação recorrente
— Fibrose periacinar mediada por células estreladas
• TGF-β, PDGF, pró-colágeno, proteínas da matriz

Usada com autorização de Stevens T, Conwell DL. *Am J Gastroenterol.* 2004; 99:2256.

estímulos nocivos como o álcool. A teoria obstrutiva atribui a maioria das lesões à lesão do duto pancreático resultante da obstrução dutal relacionada com litogenicidade aumentada, esta última, por sua vez, causada por exposições genéticas ou ambientais (p. ex., álcool). Finalmente, a hipótese de necrose-fibrose descreve pancreatite crônica como um processo contínuo iniciado precocemente por um ataque de pancreatite aguda; a lesão recorrente e subsequente leva à fibrose pancreática. Essa hipótese ganhou mais apoio com a observação da evolução para pancreatite crônica a partir da infância até a idade adulta de pacientes com uma doença rara conhecida como pancreatite hereditária. Essa doença, causada por uma mutação de ganho de função em tripsinogênio catiônico, leva a episódios recorrentes de pancreatite aguda com início tardio de pancreatite crônica. Essas explicações não são necessariamente mutuamente exclusivas, e um modelo unificador que explique os mecanismos precisos que levam ao comprometimento da secreção dutal de bicarbonato e às alterações inflamatórias irregulares observadas no exame histopatológico ainda precisa ser investigado.

A caracterização recente de células estreladas pancreáticas (CEP) adicionou informações às respostas celulares subjacentes por trás do desenvolvimento de pancreatite crônica. Especificamente, acredita-se que as CEPs desempenhem um papel na manutenção da arquitetura pancreática normal, que pode mudar em direção a fibrogênese no caso de pancreatite crônica. Acredita-se que o álcool ou estímulos adicionais conduzem à destruição mediada pela matriz metaloproteinase de colágeno normal no parênquima pancreático que depois possibilita a remodelação do pâncreas. O fator α de necrose tumoral (TNF-α) das citocinas pró-inflamatórias, interleucina (IL)-1, IL-6, bem como complexos oxidantes, são capazes de induzir atividade de CEP com subsequente síntese de colágeno novo. Além de ser estimulada por citocinas, oxidantes ou fatores de crescimento, as CEPs também possuem vias autócrinas autoativadoras mediadas por fator de crescimento transformador-β (TGF-β), o que pode explicar a progressão da doença na pancreatite crônica mesmo após a remoção dos estímulos dolorosos.

Ceyhan GC, Bergmann F, Kadihasanoglu M, et al. Pancreatic neuropathy and neuropathic pain: a comprehensive pathomorphological study of 546 cases. *Gastronterology.* 2009;136:177–186. [PMID: 18992743]

Di Sebastiano P, di Mola FF, Di Febbo C, et al. Expression of interleukin 8 (IL-8) and substance P in human chronic pancreatitis. *Gut.* 2000;47:423–428. [PMID: 10940282]

Hoogerwerf WA, Gondesen K, Xiao SY, et al. The role of mast cells in the pathogenesis of pain in chronic pancreatitis. *BMC Gastroenterology.* 2005;5:8. [PMID: 15745445]

Mews P, Phillips P, Fahmy R, et al. Pancreatic stellate cells respond to inflammatory cytokines: potential role in chronic pancreatitis. *Gut.* 2002;50:535–541. [PMID: 11889076]

Omary MB, Lugea A, Lowe AW, Pandol SJ. The pancreatic stellate cell: a star on the rise in pancreatic diseases. *J Clin Invest.* 2007;117: 50–59. [PMID: 17200706]

Schneider A, Whitcomb DC. Hereditary pancreatitis: a model for inflammatory diseases of the pancreas. *Best Pract Res Clin Gastroenterol.* 2002;16:347–363. [PMID: 12079262]

Stevens T, Conwell DL, Zuccaro G. Pathogenesis of chronic pancreatitis: an evidence-based review of past theories and recent developments. *Am J Gastroenterol.* 2004;99:2256–2270. [PMID: 15555009]

Witt H, Apte MV, Keim V, et al. Chronic pancreatitis: challenges and advances in pathogenesis, genetics, diagnosis, and therapy. *Gastroenterology.* 2007;132:1557–1573. [PMID: 17466744]

Achados clínicos

A. Sinais e sintomas

As características marcantes de pancreatite crônica são dor abdominal e insuficiência pancreática. A doença avançada também pode estar associada a perda de peso e diabetes. A possibilidade de pancreatite crônica deve ser considerada em qualquer paciente com sintomas de dor abdominal crônica. Outras características de suporte na história incluem dor pós-prandial desencadeada por refeições de alto teor de gordura ou ricas em proteínas. Além disso, fatores etiológicos predisponentes de acordo com a classificação TIGAR-O devem ser ativamente procurados com especial atenção para os indicadores de possível doença pancreática hereditária como história familiar de pancreatite, câncer pancreático ou fibrose cística.

1. Dor abdominal — A dor associada à pancreatite crônica é classicamente descrita como epigástrica, frequentemente com radiação para as costas, e muitas vezes implacável e difícil de tratar. Ela pode ser pós-prandial, associada a náuseas e vômitos. No início do curso da doença, é descrita como ocorrendo em episódios dispersos (dor tipo A). No entanto, à medida que a doença progride pode tornar-se contínua (dor tipo B). Em última análise, o padrão e o curso dos sintomas de dor são altamente variáveis entre os pacientes com pancreatite crônica. Até 20–45% dos doentes que têm evidência objetiva de disfunção pancreática endócrina ou exócrina pode não ter dor. Assim, não é um pré-requisito para o diagnóstico de pancreatite crônica.

2. Insuficiência pancreática — A segunda característica fundamental da pancreatite crônica é o desenvolvimento de disfunção exócrina e endócrina com doença avançada. Em comparação com a dor de pancreatite crônica, os sintomas de insuficiência pancreática são relativamente fáceis de gerenciar. A má absorção de proteínas clinicamente significativa e a deficiência de gordura não ocorrem até que mais de 90% da função pancreática esteja perdida. Tipicamente, a esteatorreia precede o início da má absorção de proteína. A má absorção de gordura pode manifestar-se clinicamente como fezes precariamente formadas, gordurosas e com mau cheiro. Embora a absorção de vitaminas lipossolúveis possa ser reduzida, a deficiência de vitamina clinicamente significativa raramente é relatada. Houve inúmeros pequenos relatos de doença óssea metabólica em pacientes com insuficiência pancreática. Um estudo epidemiológico recente relatou alta prevalência de fratura por trauma leve na pancreatite crônica, quando comparado com controles de mesma idade e sexo. Na verdade, as chances de fratura na pancreatite crônica aproximou-se das de outras doenças gastrointestinais de alto risco como a doença intestinal inflamatória para a qual existem diretrizes para a triagem da osteoporose. Mais estudos são necessários para explorar a força dessa associação.

A insuficiência endócrina pancreática que se apresenta como diabetes é uma ocorrência claramente tardia. Observou-se que os pacientes com pancreatite crônica calcificada ou com história familiar de diabetes apresentam maior risco de desenvolver essa complicação. Embora o diabetes associado à pancreatite crônica seja dependente de insulina, esses pacientes também estão em maior risco de hipoglicemia em função do comprometimento da síntese de glucagon resultante de destruição das células pancreáticas α.

Tignor AS, Wu BU, Whitlock TL, et al. High prevalence of low-trauma fracture in chronic pancreatitis. *Am J Gastroenterol.* 2010;105:2680–2686. [PMID: 20736937]

B. Achados laboratoriais

A avaliação inicial de pancreatite crônica deve começar com teste relativamente simples e barato. A amilase e a lipase são frequentemente elevadas durante os episódios de dor aguda no início da história natural da doença. Por outro lado, níveis normais ou até mesmo baixos de amilase ou lipase podem ser encontrados em pacientes com pancreatite crônica moderada a avançada. A elastase-1 pancreática fecal (FPE-1) é um marcador da função exócrina do pâncreas. A FPE-1 é avaliada por um ensaio imunossorvente ligado à enzima (ELISA) realizado em amostras de fezes. Um nível > 200 mcg/g de fezes é considerado normal e níveis de FPE-1 < 100 mcg/g de fezes correlacionam-se com insuficiência pancreática exócrina grave. Deve-se salientar que a suplementação de enzimas pancreáticas não interfere na interpretação dos resultados do exame. A ampla disponibilidade de teste para FPE-1 reduziu a necessidade de quantificação de gordura nas fezes de 24 horas como um meio para avaliar esteatorreia. Um subconjunto de pacientes com síndrome do intestino irritável com diarreia predominante (SII-D) têm níveis anormais de elastase fecal, sugerindo a presença de insuficiência exócrina do pâncreas. A insuficiência pancreática exócrina foi detectada em 6,1% dos pacientes que atenderam aos critérios de Roma II para SII-D em um estudo. Nesses pacientes, a terapia com enzimas pancreáticas pode reduzir a diarreia e a dor abdominal. Os autores concluem que a insuficiência pancreática exócrina deve ser considerada em pacientes com SII-D. No entanto, a diarreia pode causar elastase fecal falsamente baixa (anormal) e deve-se tomar cuidado ao interpretar os resultados nesse cenário.

Outros ensaios que podem ser úteis para avaliar a pancreatite crônica incluem hemoglobina A_{1c} (para investigar intolerância à glicose) e marcadores de pancreatite crônica autoimune, incluindo imunoglobulina G_4, fator reumatoide e anticorpo antinuclear. A elevação das provas de função hepática podem sinalizar compressão da parte pancreática do duto biliar em decorrência de fibrose, edema ou desenvolvimento de tumor.

Leeds JS, Hopper AD, Sidhu R, et al. Some patients with irritable bowel syndrome may have exocrine pancreatic insufficiency. *Clin Gastroenterol Hepatol.* 2010;8:433–438. [PMID: 19835990]

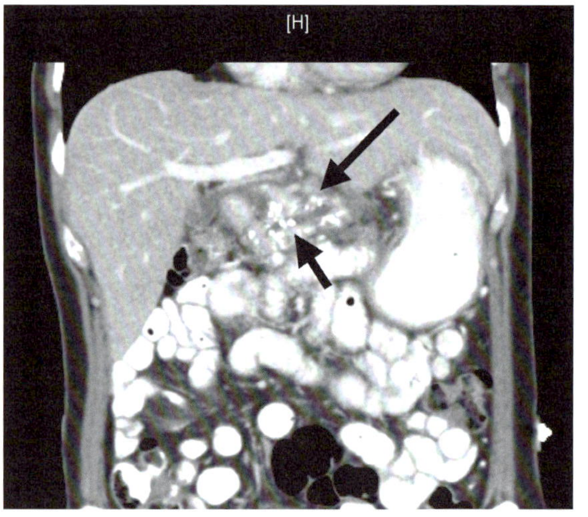

▲ **Figura 26-1.** TC: incidência coronal de TC de p. calcificada crônica com calcificações visíveis através do pâncreas em um duto principal dilatado com cálculos.

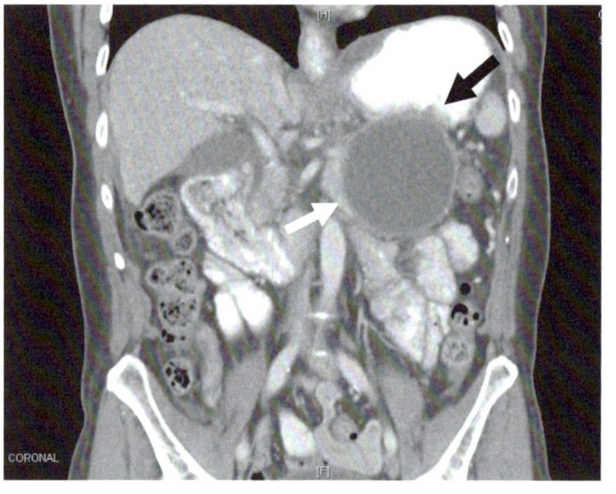

▲ **Figura 26-2.** TC: pseudocisto sintomático crônico. TC coronal com pseudocisto pancreático grande com compressão visível do estômago (*seta preta*) e parênquima de pâncreas distal (*seta branca*).

C. Exames de imagem

As radiografias simples de abdome podem revelar calcificações dentro do pâncreas (comum na pancreatite alcoólica e tropical). Em geral, o ultrassom transabdominal tem sido associado à baixa sensibilidade no diagnóstico de pancreatite crônica, exceto em doentes com doença grave. A tomografia computadorizada (TC) com contraste e a ressonância magnética (RM) oferecem melhor visualização do pâncreas e estruturas adjacentes. Estas duas últimas modalidades de imagem têm se tornado cada vez mais o esteio de técnicas de imagem não invasivas para o diagnóstico de pancreatite crônica.

Além de visualizar calcificações, a TC com contraste possibilita a avaliação da arquitetura do parênquima (Figura 26-1). Complicações como pseudocistos (Figura 26-2), pseudoaneurismas e tromboses venosas são bem caracterizadas pela TC.

Pela tecnologia de RM, especificamente a colangiopancreatografia por ressonância magnética (CPRM), é possível visualizar estruturas preenchidas com líquido que possibilitam a caracterização do duto pancreático. Quando comparado com a colangiopancreatografia retrógrada endoscópica (CPRE), a RM mostra capacidade semelhante para detectar anormalidades do duto principal, mas não é tão precisa na avaliação da doença de ramo lateral. Embora exames definitivos não tenham sido publicados, a administração de secretina mostrou melhorar a visualização tanto do duto pancreático principal como dos ramos laterais, o que pode ser particularmente útil em pacientes com doença precoce antes do surgimento de dilatação dutal clara (Figura 26-3). A padronização de relatórios e estudos prospectivos são necessários para determinar a precisão do diagnóstico da ressonância magnética na avaliação de pancreatite crônica precoce.

Czakó L. Diagnosis of early-stage chronic pancreatitis by secretin-enhanced magnetic resonance cholangiopancreatography. *J Gastroenterol.* 2007;42 Suppl 17:113–117. [PMID: 17238039]

Sainani NI, Conwell DL. Secretin-enhanced MRCP: proceed with cautious optimism. *Am J Gastroenterol.* 2009;104:1787–1789. [PMID: 19455128]

Zuccaro P, Stevens T, Repas K, et al. Magnetic resonance cholangiopancreatography reports in the evaluation of chronic pancreatitis: a need for quality improvement. *Pancreatology.* 2009;9:764–769. [PMID: 20110743]

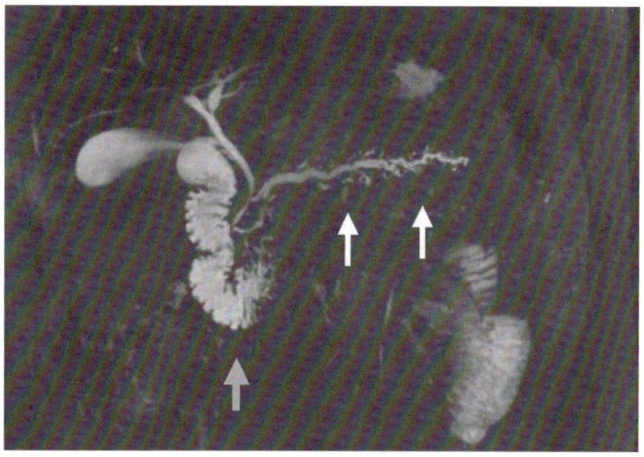

▲ **Figura 26-3.** CPRM realçada com secretina (CPRMs): pancreatite crônica. CPRM/CPRMs com duto pancreático anormal com ramos laterais visíveis (*setas brancas*) e duodeno preenchido com líquido (*seta cinza*) após estimulação e secretina.

1. Ultrassom endoscópico (USE) — Um dos desafios do teste não invasivo continua sendo o diagnóstico precoce de pancreatite crônica inicial leve. Cada vez mais, a USE tem desempenhado papel importante nesse grupo de doenças. Os critérios endossonográficos previamente estabelecidos para o diagnóstico de pancreatite crônica incluem características do parênquima (atrofia, focos hiperecoicos, filetes, cistos e lobularidade) e as características dutais (estreitamento, dilatação, irregularidade, cálculos, dilatação de ramo lateral e paredes hiperecoicas) (Figura 26-4). O diagnóstico geralmente requer identificação de 5 (ou mais) de 9–11 critérios. A importância diagnóstica de algumas características pode ser mais importante (critérios maiores) que outros critérios (menores), mas é uma área de investigação e pesquisa ativa. A USE também parece ser particularmente benéfica ao se avaliar lesões císticas ou neoplasias consideradas originárias de um histórico de pancreatite crônica bem como ao se examinar o parênquima, quando a presença de doença é equívoca. Novas variações de imagem de USE, como elastografia e realce digital de imagem podem diminuir a subjetividade da interpretação de imagem para o diagnóstico precoce.

Albashir S, Bronner MP, Parsi MA, Walsh RM, Stevens T. Endoscopic ultrasound, secretin endoscopic pancreatic function test, and histology: correlation in chronic pancreatitis. *Am J Gastroenterol.* 2010;105:2498–2503. [PMID: 20606675]

Gardner TB, Levy MJ. EUS diagnosis of chronic pancreatitis [review]. *Gastrointest Endosc.* 2010;71:1280–1289. [PMID: 20598255]

Seicean A. Endoscopic ultrasound in chronic pancreatitis: where are we now? *World J Gastroenterol.* 2010;16:4253–4263. [PMID: 20818808]

Stevens T. Update on the role of endoscopic ultrasound in chronic pancreatitis. *Curr Gastroenterol Rep.* 2011;13:117–122. [PMID: 21170612]

Stevens T, Lopez R, Adler DG, et al. Multicenter comparison of the interobserver agreement of standard EUS scoring and Rosemont classification scoring for diagnosis of chronic pancreatitis. *Gastrointest Endosc.* 2010;71:519–526. [PMID: 20189510]

2. Colangiopancreatografia retrógrada endoscópica (CPRE) — Embora proporcione incidências excelentes do duto pancreático principal e dos ramos laterais, a CPRE também oferece a possibilidade de intervenção terapêutica, como a remoção de cálculos do duto pancreático com a ajuda de litotripsia extracorpórea com ondas de choque (LECO) (Figura 26-5). No entanto, dados os riscos associados de induzir pancreatite aguda, a CPRE é geralmente reservada para situações em que

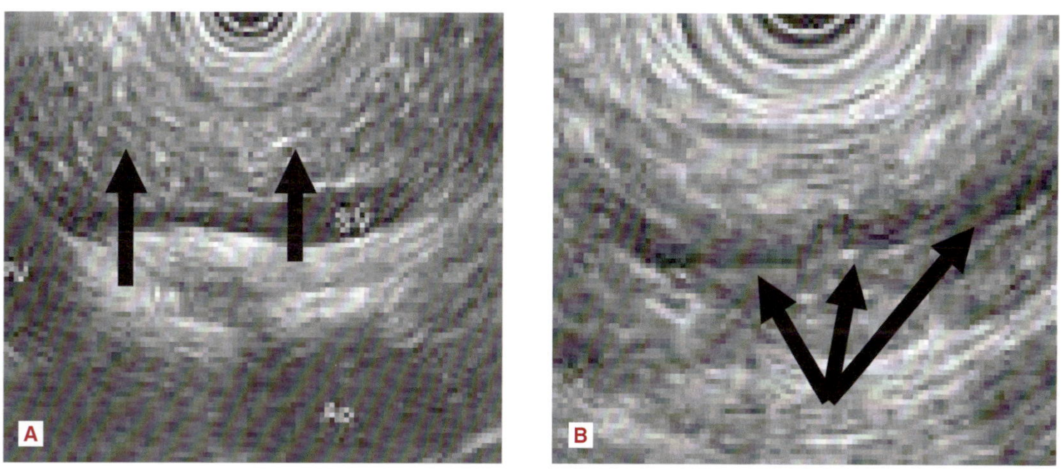

▲ **Figura 26-4.** Ultrassom endoscópico: características de pancreatite crônica. **A.** Alterações parenquimatosas, focos hiperecoicos e fitas. **B.** Alterações dutais, duto dilatado e irregular com margens hiperecoicas. (Usado com autorização de Linda S. Lee, MD.)

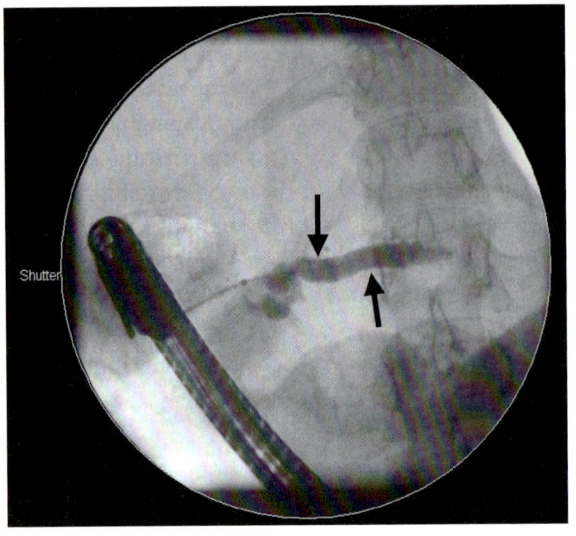

▲ **Figura 26-5.** CPRE: ducto pancreático dilatado com cálculos. Setas apontam para defeitos de enchimento.

a intervenção terapêutica é provável. Combinar USE com RM/CPRM é uma alternativa prática, menos invasiva e segura de avaliar a anatomia pancreatobiliar antes de tentar CPRE na pancreatite crônica.

D. Testes especiais

1. Teste genético — O papel dos testes genéticos para pacientes com formas hereditárias suspeitas de pancreatite crônica continua evoluindo. As formas hereditárias e idiopáticas de pancreatite crônica são responsáveis por até 20–30% dos casos. Alterações genéticas associadas à pancreatite crônica incluem mutações no gene tripsinogênio catiônico *PRSS1* (portadores apresentam um risco de vida muito elevado de câncer no pâncreas), fibrose cística reguladora da condutância transmembrana (*CFTR*, um canal de cloreto de membrana apical) e inibidor de serina protease, Kazal tipo 1 (*SPINK1*). Embora a triagem generalizada ainda tenha de entrar em prática rotineira, é indicada em pacientes com início inexplicável em outros aspectos de pancreatite crônica ou história familiar sugestiva.

Cohn JA. Motion—genetic testing is useful in the diagnosis of nonhereditary pancreatic conditions: arguments against the motion. *Can J Gastroenterol.* 2003;17:53–55. [PMID: 12560856]

Rolston RK, Kant JA. Genetic testing in acute and chronic pancreatitis. *Curr Gastroenterol Rep.* 2001;3:115–120. [PMID: 11276378]

Treiber M, Schlag C, Schmid RM. Genetics of pancreatitis: a guide for clinicians. [Review.] *Curr Gastroenterol Rep.* 2008;10: 122–127. [PMID: 18462597]

Witt H, Luck W, Becker M, et al. Mutation in the SPINK1 trypsin inhibitor gene, alcohol use, and chronic pancreatitis. *JAMA.* 2001;285:2716–2717. [PMID: 11386926]

2. Teste da função pancreática — Amostragem de líquido pancreático estimulado por secretina de aspirados duodenais teoricamente possibilita a detecção de função pancreática diminuída antes do início de anormalidades estruturais. A técnica mais disseminada consiste em aspiração de suco duodenal através de uma luz dupla (tubo de Dreiling) a cada 15 minutos por um total de 60 minutos após a administração de secretina. A concentração máxima de bicarbonato inferior a 80 mEq/L é compatível com o diagnóstico de pancreatite crônica. Mais recentemente, surgiram testes endoscópicos de função pancreática em centros especializados como uma modalidade alternativa para amostragem direta dos aspirados duodenais. O teste endoscópico da função pancreática é muito útil na avaliação de pacientes com síndromes crônicas de dor e de imagem equivocada para a pancreatite crônica inicial. Ela pode também ser combinada com USE para avaliar simultaneamente tanto a estrutura como a fisiologia secretora (Figura 26-6). Além disso, recentemente demonstrou-se que o teste de respiração é equivalente a mensurações de gordura fecal e pode possibilitar um meio não invasivo de terapia de monitoramento.

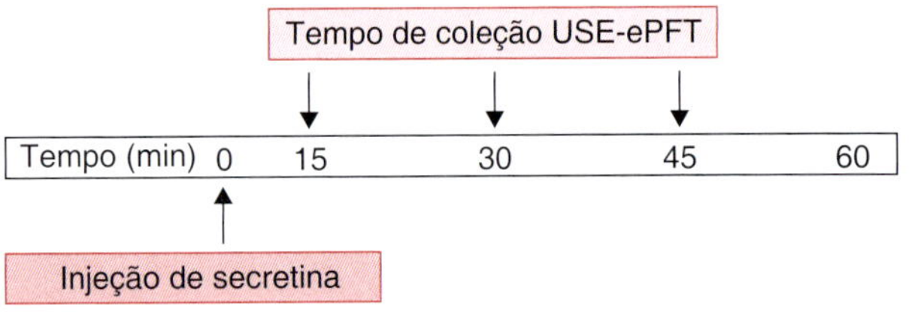

▲ **Figura 26-6.** Procedimento combinado de USE-ePFT. Linha cronológica de administração de secretina e coleção de líquido pancreático com visão endoscópica do duodeno em pontos do tempo selecionados.

Conwell DL, Zuccaro G Jr, Vargo JJ, et al. An endoscopic pancreatic function test with cholecystokinin-octapeptide for the diagnosis of chronic pancreatitis. *Clin Gastroenterol Hepatol.* 2003;1:189–194. [PMID: 15017490]

Conwell DL, Zuccaro G Jr, Vargo JJ, et al. An endoscopic pancreatic function test with synthetic porcine secretin for the evaluation of chronic abdominal pain and suspected chronic pancreatitis. *Gastrointest Endosc.* 2003;57:37–40. [PMID: 12518128]

Domínguez Muñoz JE. Diagnosis of chronic pancreatitis: functional testing [review]. *Best Pract Res Clin Gastroenterol.* 2010;24:233–241. [PMID: 20510825]

Wu B, Conwell DL. The endoscopic pancreatic function test. *Am J Gastroenterol.* 2009;104:2381–2383. [PMID: 19806083]

3. Teste respiratório misto de triglicerídeos — O teste de respiração misto de triglicerídeos (TGM) tem sido avaliado como um potencial instrumento para avaliar o efeito da terapia com enzimas sobre a digestão da gordura na pancreatite crônica. O TGM é equivalente ao coeficiente de absorção de gordura (CAG) na detecção de esteatorreia e pode ser usado para almejar a terapia enzimática a fim de melhorar os parâmetros nutricionais e a má digestão de gorduras. Acompanhamento de um ano de pacientes com pancreatite crônica utilizando TGM para ajustar a suplementação de enzima pancreática apresentou melhora no índice de massa corporal, proteína de ligação da retina e de albumina sérica. É importante salientar que a terapia direcionada com TGM revelou que as dosagens de necessidade de enzimas foram de até 60.000 unidades de lipase por refeição e em alguns casos exigiu um inibidor da bomba de prótons.

Domínguez-Muñoz JE, Iglesias-García J, Vilariño-Insua M, et al. 13C-mixed triglyceride breath test to assess oral enzyme substitution therapy in patients with chronic pancreatitis. *Clin Gastroenterol Hepatol.* 2007;5:484–488. [PMID: 17445754]

E. Desafios diagnósticos

O diagnóstico de pancreatite crônica precoce pode ser um desafio, por causa da sobreposição com várias outras síndromes de dor crônica e, em muitos casos, da ocorrência tardia de anormalidades laboratoriais ou radiográficas objetivas. Além disso, a instrumentação repetida (*stent* no duto pancreático) do pâncreas em si pode, muitas vezes, levar a alterações patológicas significativas no parênquima pancreático e arquitetura do duto. Em última análise, uma abordagem racional para o diagnóstico de pancreatite crônica requer o uso adequado de história clínica, exames laboratoriais e radiográficos e investigação endoscópica. O papel dos testes genéticos continua tendo de ser definido. Técnicas de biologia molecular, como análise proteômica e perfil de citocinas ou miRNA de biolíquidos, pode fornecer informações sobre a patogênese de pancreatite crônica e identificar alvos moleculares para o tratamento medicamentoso.

Paulo JA, Lee LS, Wu B, et al. Optimized sample preparation of endoscopic collected pancreatic fluid for SDS-PAGE analysis. *Electrophoresis.* 2010;31:2377–2387. [PMID: 20589857]

Paulo JA, Lee LS, Wu B, et al. Identification of pancreas-specific proteins in endoscopically (endoscopic pancreatic function test) collected pancreatic fluid with liquid chromatography–tandem mass spectrometry. *Pancreas.* 2010;39:889–896. [PMID: 20182389]

Pungpapong S, Noh KW, Woodward TA, Wallace MB, Al-Haddad M, Raimondo M. Endoscopic ultrasound and IL-8 in pancreatic juice to diagnose chronic pancreatitis. *Pancreatology.* 2007;7:491–496. [PMID: 17912013]

Diagnóstico diferencial

O diagnóstico diferencial de pacientes com dor decorrente de pancreatite crônica com frequência inclui úlcera péptica, doença intestinal inflamatória, alterações da motilidade gástrica e síndrome do intestino irritável, além de distúrbios psicogênicos ou artificiais/de procura de fármacos, os quais devem ser mais discriminados mediante avaliação clínica cuidadosa. A má digestão associada à pancreatite crônica deve ser diferenciada de outros distúrbios de má absorção, como má absorção de carboidratos e doença celíaca. Pode ser útil perguntar sobre uma história de fezes "pegajosas" ou gordurosas, bem como a presença de gotas de óleo que separam das fezes principais, as quais são características frequentemente associadas a esteatorreia significativa e sugerem fortemente o diagnóstico de insuficiência pancreática.

Complicações

As complicações associadas à pancreatite crônica incluem pseudocisto, obstrução do duto biliar ou duodenal, ascite pancreática ou derrame pleural, trombose da veia esplênica, fístula pancreática, pseudoaneurismas e aumento do risco de câncer de pâncreas.

Tratamento

O tratamento para a pancreatite crônica começa com modificações do estilo de vida, incluindo a cessação de álcool, o consumo de refeições menores com baixo teor de gordura e a cessação do tabagismo. Outras terapias devem ser direcionadas para o tratamento dos sintomas e guiadas pela causa subjacente suspeita.

A. Dor

De longe, o aspecto mais difícil do tratamento de pancreatite crônica diz respeito ao controle da dor crônica. O tratamento deve ser destinado a analgesia, redução da inflamação e superação da pressão intrapancreática. Além disso, há investigações em andamento para avaliar meios de alterar a transmissão neural a fim de melhorar a analgesia. Cada vez mais, tornou-se reconhecido que muitos pacientes rotulados com o diagnóstico de pancreatite crônica podem realmente não ter dor visceral. Esses pacientes são muito menos propensos a responder ao tratamento. Outra causa comum de dor que pode ser observada na pancreatite crônica é a síndrome do intestino narcótico. Ela é uma fonte pouco reconhecida de desconforto abdominal observada em pacientes sob tratamento com altas doses de narcóticos nos quais o caráter ou atividade do processo da doença não é suficiente para explicar totalmente a síndrome de dor.

Os mecanismos que causam a dor na pancreatite têm sido foco de estudo intenso, em função da sua natureza enigmática. Fatores provavelmente multifatoriais, anteriormente relatados, que contribuem para a dor na pancreatite crônica incluíram inflamação recorrente de tecidos, necrose, hipertensão dutal pancreática, aumento da pressão do líquido intersticial, isquemia pancreática e encapsulamento fibroso dos nervos sensoriais (Figura 26-7). Mais recentemente, a atenção concentrou-se na dor na pancreatite crônica como um fenômeno neurobiológico. Pesquisadores relataram aumento das mudanças no córtex cerebral de pacientes com pancreatite crônica, quando comparados com os controles. Estudos recentes também demonstraram suprarregulação dos mediadores da dor, substância P e peptídeo relacionado com o gene da calcitonina, em amostras de tecido de pacientes com pancreatite crônica, bem como dos nociceptores dependentes do fator de crescimento do nervo. Descobriu-se que TrkA, um receptor de alta afinidade para um receptor de crescimento do nervo, é superexpressado nas células acinares na pancreatite crônica e pode servir como uma ligação entre a inflamação e a hiperalgesia. Vias nociceptivas adicionais implicadas na pancreatite crônica incluem fator neurotrófico derivado do cérebro assim como estimulação mediada pelo receptor 2 ativado por proteinase (PAR-2) de neurônios nociceptivos pela ativação da tripsina. Dois conceitos emergentes com relação à mediação da dor na pancreatite crônica incluem "alodinia mecânica", na qual a dor é percebida mesmo na ausência de estímulos nocivos fornecidos antes da sensibilização do sistema nociceptivo e "hiperalgesia inflamatória", em que episódios relativamente menores de inflamação podem provocar aumento da resposta de dor por causa de nociceptores pancreáticos já "preparados".

Os analgésicos devem ser administrados em conjunto com centro de gestão da dor com ênfase no gerenciamento não narcótico alternativo da síndrome de dor abdominal. A OMS tem uma abordagem passo a passo sugerida para o tratamento da dor crônica.

Grunkemeier DM, Cassara JE, Dalton CB, Drossman DA. Narcotic bowel syndrome: clinical features, pathophysiology and management. *Clin Gastroenterol and Hepatol.* 2007;5:1120–1139. [PMID: 17916540]

Vargas-Schaffer G. Is the WHO analgesic ladder still valid? Twenty-four years of experience. *Can Fam Physician.* 2010;56:514–517. [PMID: 20547511]

1. Inflamação e pressão pancreática — Tentativas de reduzir a inflamação do pâncreas devem incluir cessação do tabagismo, tentativa de nutrição parenteral total ou alimentação enteral, cirurgia para pancreatite obstrutiva e corticosteroides para pancreatite crônica autoimune (Tabela 26-3). Métodos para redução da pressão do pâncreas incluem supressão da secreção via administração de um inibidor da bomba de prótons, enzimas

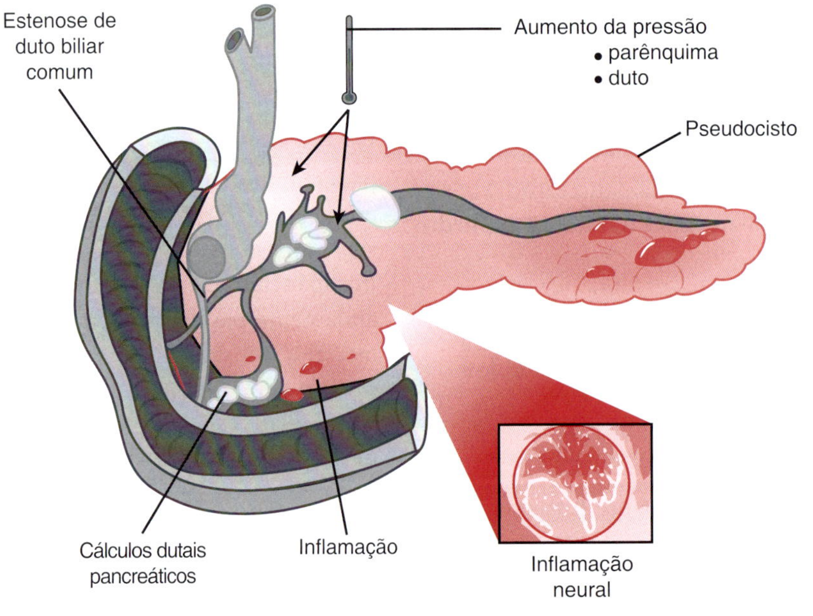

▲ **Figura 26-7.** Fontes de dor na pancreatite crônica. (Reproduzida, com autorização, de American Gastroenterological Association Gastroenterology Teaching Project.)

Tabela 26-3. Opções de tratamento para a dor da pancreatite crônica.

Benefício comprovado	Benefício incerto
Cessação do tabagismo Cessação de álcool Corticosteroides para pancreatite autoimune (Capítulo 27) Analgésicos	Suplementação com enzimas pancreáticas Estimulação cerebral magnética transcraniana Octreotida Anticorpo do fator de crescimento do nervo

pancreáticas e, potencialmente, octreotida. No caso raro, mas atualmente cada vez mais reconhecido, no qual a pancreatite autoimune é suspeita, o tratamento com corticosteroides também mostrou ser benéfico (Capítulo 27).

2. Obstrução — Se a obstrução dutal estiver presente em decorrência de estenose, cálculo ou pseudocisto com efeito de massa, pode ser necessária terapia invasiva. No caso de cálculos dutais, a depuração endoscópica (Lâmina 25), tratamento cirúrgico ou litotripsia extracorpórea com choque pode ser tentada, embora as evidências para modalidades de tratamento sejam limitadas. Pseudocistos sintomáticos podem ser drenados por via percutânea, por via endoscópica (Lâminas 26 e 27) ou cirurgicamente. Dados recentes de ensaios randomizados de cabeça-a-cabeça indicam resultados ligeiramente melhores, com drenagem cirúrgica sobre a terapia endoscópica. As opções cirúrgicas para pancreatite crônica incluem pancreaticojejunostomia lateral para descompressão de um duto principal dilatado, remoção de doença localizada seja por procedimento de Whipple ou ressecção da cauda e, finalmente, pancreatectomia total.

3. Modificação de transmissão neural — A dor crônica na pancreatite crônica é complexa e pode ter diversas origens. Os métodos de modificação do processo nociceptivo envolvido na pancreatite crônica incluem bloqueio do plexo celíaco guiado por USE, esplancnicectomia toracópica bilateral, estimulação magnética transcraniana, assim como técnicas de investigação adicionais, incluindo medicamentos. Um estudo que examinou o bloqueio do plexo celíaco através de USE descobriu que 55% dos indivíduos apresentavam diminuição da dor após 8 semanas (Figura 26-8); apenas 10% experimentavam redução da dor após 24 semanas. Para a maior parte, todas essas modalidades têm alcançado sucesso apenas em produzir alívio da dor moderada a curto prazo, com taxas elevadas de recidiva após acompanhamento a longo prazo.

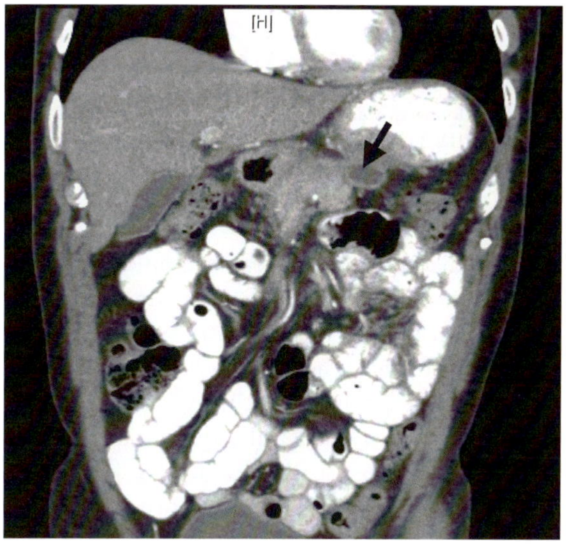

▲ **Figura 26-8.** TC: pseudocisto assintomático residual 6-8 semanas após drenagem endoscópica (*seta*).

Cahen DL, Gouma DJ, Nio Y, et al. Endoscopic versus surgical drainage of the pancreatic duct in chronic pancreatitis. *N Engl J Med.* 2007;356:676–684. [PMID: 17301298]

Conwell DL, Vargo JJ, Zuccaro G, et al. Role of differential neuroaxial blockade in the evaluation and management of pain in chronic pancreatitis. *Am J Gastroenterol.* 2001;96:431–436. [PMID: 11232686]

Dite P, Ruzicka M, Zboril V, et al. A prospective, randomized trial comparing endoscopic and surgical therapy for chronic pancreatitis. *Endoscopy.* 2003;35:553–558. [PMID: 12822088]

Kaufman M, Singh G, Das S, et al. Efficacy of endoscopic ultrasound-guided celiac plexus block and celiac plexus neurolysis for managing abdominal pain associated with chronic pancreatitis and pancreatic cancer [review]. *J Clin Gastroenterol.* 2010;44:127–134. [PMID: 19826273]

Talamini G, Bassi C. The "natural" history of pain in chronic pancreatitis. *Gastroenterology.* 2000;118:235–237. [PMID: 10644178]

B. Insuficiência exócrina

A suplementação com enzimas pancreáticas pode ajudar a abordar a dificuldade em digerir produtos de proteína e lipídeos em pacientes com pancreatite crônica grave. Além disso, parece que os pacientes com doença de duto pequeno podem receber vantagem adicional de doses elevadas de suplementação de enzima pancreática sem revestimento entérico em termos de alívio da dor, que se acredita seja mediado pela redução da liberação de colecistoquinina duodenal. Tipicamente, essas enzimas deveriam ser administradas junto com as refeições. Evidências recentes sugerem que o teste respiratório de 13C-MTG pode ajudar a almejar as doses terapêuticas adequadas de enzima na pancreatite crônica.

Whitcomb DC, Lehman GA, Vasileva G, et al. Pancrelipase delayed-release capsules (CREON) for exocrine pancreatic insufficiency due to chronic pancreatitis or pancreatic surgery: a double-blind randomized trial. *Am J Gastroenterol.* 2010;105:2276–2286 [PMID: 20502447]

Evolução & prognóstico

A história natural da pancreatite crônica permanece pouco definida em parte por causa de sua natureza altamente variável. A relação entre os fatores etiológicos, predisposição genética, e o ritmo de progressão da doença requer mais esclarecimento. Fatores de risco modificáveis devem ser identificados e tratados. Parece que interrupção do uso de álcool, cessação do tabagismo e administração precoce de corticosteroides na doença autoimune podem afetar a história natural e o prognóstico da doença. Um relatório francês recente sobre a história natural da pancreatite hereditária tem proporcionado uma visão que pode ser extrapolada para a pancreatite crônica de outras etiologias. Esse estudo documenta a linha do tempo dos episódios iniciais de dor abdominal e pancreatite recorrente na infância que, posteriormente, evoluem para insuficiência do pâncreas, diabetes e, em alguns, câncer de pâncreas mais tarde no adulto.

Rebours V, Boutron-Ruault MC, Schnee M, et al. The natural history of hereditary pancreatitis: a national series. *Gut.* 2009; 58:97–103. [PMID: 18755888]

Pancreatite autoimune

27

Norton J. Greenberger, MD

CRITÉRIOS DE DIAGNÓSTICO

- Apresentação com icterícia obstrutiva.
- Edema difuso e ampliação do pâncreas, especialmente da cabeça, a qual imita carcinoma de pâncreas.
- Estreitamento irregular difuso do duto pancreático em CPRE ou CPRM.
- Elevação dos níveis séricos de IgG_4.
- Estreitamentos de duto biliar extrapancreático e intra-hepático.
- Resolução ou melhora acentuada de manifestações pancreáticas e extrapancreáticas após tratamento com corticosteroide.
- Biópsias pancreáticas revelam fibrose extensa e infiltração linfoplasmocitária.
- Critérios HISORT usados para estabelecer o diagnóstico.

Considerações gerais

A pancreatite autoimune é uma doença rara de causalidade autoimune presumida com achados químicos, histológicos e morfológicos típicos. É chamada por vários nomes, incluindo pancreatite destrutiva não alcoólica, pancreatite tumefativa e pancreatite esclerosante, dependendo, em parte, de achados patológicos específicos e da presença de manifestações extrapancreáticas. No entanto, acredita-se que a heterogeneidade patológica pode refletir diferentes estágios ou manifestações da mesma doença.

A pancreatite autoimune tem sido descrita como um distúrbio pancreático primário e também está associada a outros distúrbios de etiologia autoimune, como colangite esclerosante primária, esclerose biliar primária, fibrose retroperitoneal, artrite reumatoide e síndrome de Sjögren. Como resultado, tem-se proposto que a pancreatite autoimune representa uma doença autoimune sistêmica.

Finkelberg DL, Sahani D, Deshpande V, et al. Autoimmune pancreatitis. *N Engl J Med*. 2006;355:2670–2676. [PMID: 17182992]

Achados clínicos

A. Sinais e sintomas

Sintomas leves, em geral dor abdominal, estão presentes, mas ataques de pancreatite aguda são incomuns. Além disso, a pancreatite autoimune não é uma causa comum de pancreatite idiopática recorrente. Nos Estados Unidos, 50–65% dos pacientes com pancreatite autoimune apresentam icterícia obstrutiva. Perda de peso e aparecimento de diabetes também podem ocorrer. Os pacientes que têm condições autoimunes têm características clínicas correspondentes. A esse respeito, síndrome de Sjögren, artrite reumatoide, fibrose retroperitoneal, colite ulcerativa, tireoidite autoimune, nefrite tubulointersticial e adenopatias mediastinais têm sido relatadas em pacientes com pancreatite autoimune (Tabelas 27-1 e 27-2).

B. Achados laboratoriais

Um padrão obstrutivo nos testes hepáticos é comum (ou seja, fosfatase alcalina sérica desproporcionalmente elevada e aminotransferases séricas minimamente elevadas). Níveis séricos elevados de imunoglobulina G_4 (IgG_4) fornecem um marcador para a doença, especialmente em populações ocidentais. IgG_4 sérica normalmente é responsável por apenas 5–6% de IgG_4 total em pacientes saudáveis, mas é elevada em pacientes com pancreatite autoimune.

Um estudo de grande porte comparou níveis séricos de IgG_4 em 20 pacientes diagnosticados com pancreatite autoimune com base nas características clínicas e resposta aos corticosteroides, com 20 controles de mesma idade e sexo e 104 pacientes com câncer de pâncreas,

Tabela 27-1. Manifestações clínicas de pancreatite autoimune.

- Sintomas leves geralmente dor abdominal, mas sem ataques frequentes de pancreatite, são incomuns
- Apresentação com icterícia obstrutiva
- Inchaço difuso e aumento do pâncreas, especialmente da cabeça, sendo que isso mimetiza carcinoma de pâncreas
- Estreitamento irregular difuso do duto pancreático em CPRE
- Aumento dos níveis de gamaglobulinas séricas especialmente IgG_4
- Presença de outros autoanticorpos, fator reumatoide
- Pode ocorrer com outras doenças autoimunes, síndrome de Sjögren, colangite esclerosante primária, colite ulcerativa, artrite reumatoide, tireoidite autoimune, nefrite tubulointersticial
- Alterações do duto biliar extrapancreático como estenose do duto biliar comum e dutos intra-hepáticos
- Ausência de calcificações pancreáticas ou cistos
- Biópsias pancreáticas revelam fibrose extensa e infiltração linfoplasmocitária
- Corticosteroides são eficazes no alívio dos sintomas, diminuição do tamanho do pâncreas e reversão das alterações histopatológicas

Tabela 27-2. Características extrapancreáticas e histopatológicas típicas na pancreatite autoimune.

Achados extrapancreáticos	Achados histopatológicos
Doença intestinal inflamatória, principalmente colite ulcerativa	Infiltrado linfoplasmocitário extenso com fibrose densa
Estreitamentos de duto biliar, especialmente restrições longas sem formação de contas	Células inflamatórias agrupadas em paredes de pequenas veias e nervos
Nódulos pulmonares, adenopatia, e infiltrados	Infiltrado de NPM que se estende transmuralmente → flebite obliterante
Síndrome de Sjögren (envolvimento da glândula salivar)	Vários graus de atrofia pancreática parenquimatosa
Fibrose retroperitoneal	Invólucro de células da ilhota com fibrose intralobular
Nefrite intersticial	Dutos pancreáticos semelhantes a fenda, ou em forma de estrela, mas sem calcificação ou tamponamento
Tireoidite autoimune	

NPM, neutrófilo polimorfonuclear.

pancreatite crônica, esclerose biliar primária, colangite primária e síndrome de Sjögren. A concentração sérica média de IgG_4 em pacientes com pancreatite autoimune foi de 663 mg/dL em comparação com 51 mg/dL em controles saudáveis (em que os valores normais variaram de 8–140 mg/dL). Usando um ponto de corte de 280 mg/dL, a sensibilidade e a especificidade do valor sérico de IgG_4 para pancreatite autoimune distintiva de câncer no pâncreas foram de 95–97%.

Também tem sido demonstrado que os níveis de IgG_4 podem declinar durante o tratamento com corticosteroides e isso pode ser utilizado como um parâmetro para o acompanhamento da resposta do paciente à terapia. Essas e outras observações sugerem que os níveis séricos de IgG_4 podem ser úteis para distinguir pancreatite autoimune de câncer de pâncreas. Além disso, outros anticorpos, como anticorpos antinucleares e fator reumatoide podem estar presentes.

Um marcador sorológico foi identificado e está presente na maioria dos pacientes com pancreatite autoimune. Anticorpos contra o peptídeo da proteína de ligação ao plasminogênio (PBP) foram detectados em 19 de 20 pacientes com pancreatite autoimune (95%), mas também em 4 de 40 pacientes com câncer pancreático (10%). A reatividade não foi detectada em pacientes com pancreatite crônica induzida pelo álcool ou neoplasias mucinosas papilares intradutais. Embora o anticorpo seja detectado na maioria dos pacientes com pancreatite autoimune, também foi encontrado em 10% dos pacientes com câncer do pâncreas, tornando-o um teste imperfeito para distinguir entre essas duas condições.

Frulloni L, Lunardi C, Simone R, et al. Identification of a novel antibody associated with autoimmune pancreatitis. *N Engl J Med*. 2009;361:2135–2142. [PMID: 19940298]

C. Exames de imagem

A Tabela 27-3 resume os achados de imagem observados em duas séries grandes, uma do Massachusetts General Hospital (MGH) e a outra da Mayo Clinic. As anormalidades pancreáticas estavam presentes na maioria dos pacientes e incluíram aumento difuso, aumento focal e aumento distinto na cabeça do pâncreas. Notável foi a falta de calcificação do invólucro vascular ou líquido pancreático; no entanto, foram observados gânglios linfáticos pancreáticos aumentados (Figuras 27-1 e 27-2).

A colangiopancreatografia retrógrada endoscópica (CPRE) ou pancreatografia por ressonância magnética (CPRM) revela estreitamentos no duto biliar em mais de 33% dos pacientes com pancreatite autoimune que podem ser estreitamentos do duto biliar comum, estreitamentos do duto biliar intra-hepático ou estreitamentos do duto biliar proximal, com estreitamento de acompanhamento do duto biliar pancreático (Figura

Tabela 27-3. Características de imagem observadas nos pacientes com pancreatite autoimune.

Tomografia computadorizada	Mayo Clinic (n = 22)[a]	Massachusetts General Hospital (n = 29)[b]
Achados		
Aumento difuso	6	14
Aumento focal	10	7
Massa distinta	3	
Normal	1	
Filamento pancreático		7
Ausência de encapsulamento vascular	22	29
Calcificação, líquido peripancreático		
Aumento de linfonodos peripancreáticos		9
CPRE/CPRM		
Estreitamentos de dutos biliares		
• Dutos biliares comuns		12
• Dutos intra-hepáticos	11	6
• Duto biliar proximal		6
Estreitamento de duto pancreático		9
Estenose de duto pancreático		8
Colangite esclerosante		1
Imagem de ressonância magnética		
Aumento semelhante a borda de cabeça do pâncreas		2
Ultrassom endoscópico (n = 14)		
Aumento pancreático hipoecoico difuso		8
Massa hipoecoica irregular focal		6

CPRE, colangiopancreatografia retrógrada endoscópica; CPRM, colangiopancreatografia por ressonância magnética.

[a]Dados de Chari ST, Smyrk TC, Levy MJ, et al. Diagnosis of autoimmune pancreatitis: the Mayo Clinic experience. *Clin Gastroenterol Hepatol.* 2006;4:1010–1016.

[b]Dados de Sahani DV, Kalva SP, Farrell J, et al. Autoimmune pancreatitis: imaging features in 29 patients. *Radiology.* 2004;233:345–352.

27-3). Aumento semelhante a uma borda da cabeça do pâncreas pode ser encontrado no exame de ressonância magnética (RM). O ultrassom endoscópico está sendo cada vez mais utilizado para dar suporte a um diagnóstico de pancreatite autoimune e achados típicos parecem ser aumento pancreático difuso e massas hipoecoicas irregulares focais.

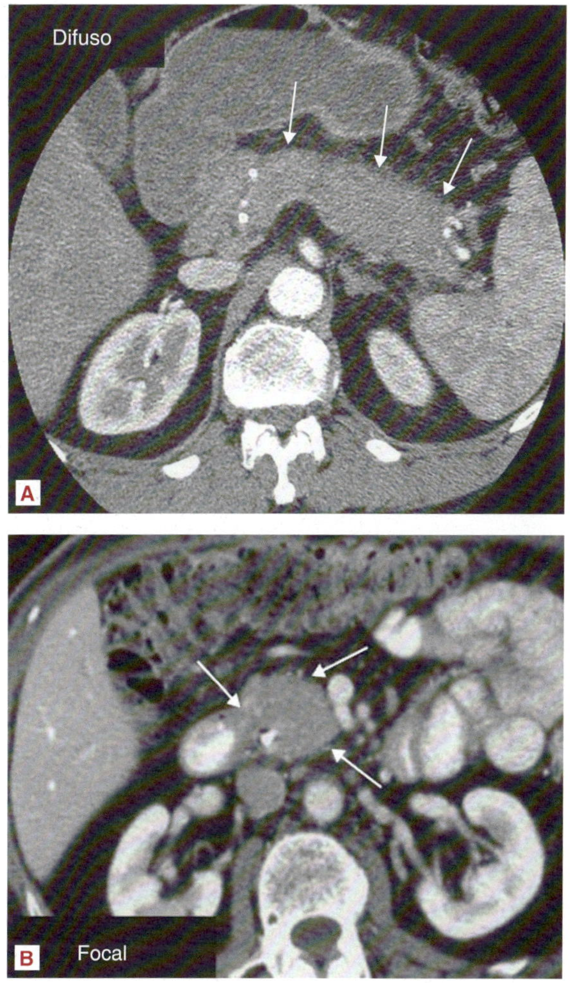

▲ **Figura 27-1.** Achados de TC na pancreatite autoimune. **A**: aparência homogênea difusa. **B**: "Halo" ao redor do pâncreas (*setas*), aumento focal da cabeça e uncinado e ausência de invasão vascular e alterações peripancreáticas em todos os segmentos. (Usado com autorização de Dr. Dushyant V. Sahani, Massachusetts General Hospital)

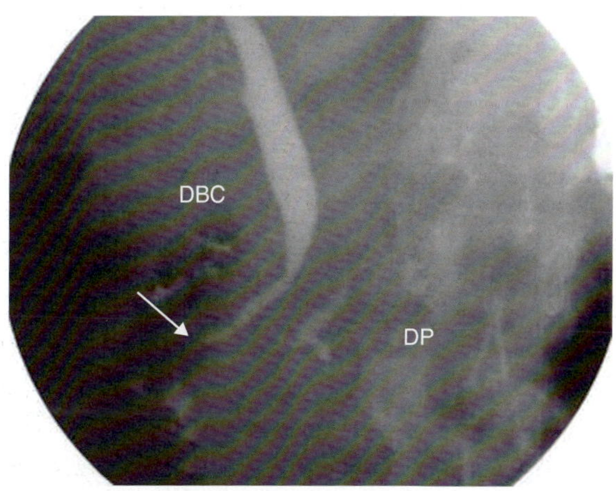

▲ **Figura 27-2.** Achados de CPRE em pancreatite autoimune. Estreitamento de duto biliar comum, estreitamento de radicais intra-hepáticos, duto pancreático difuso (DP) e estenose de DP.

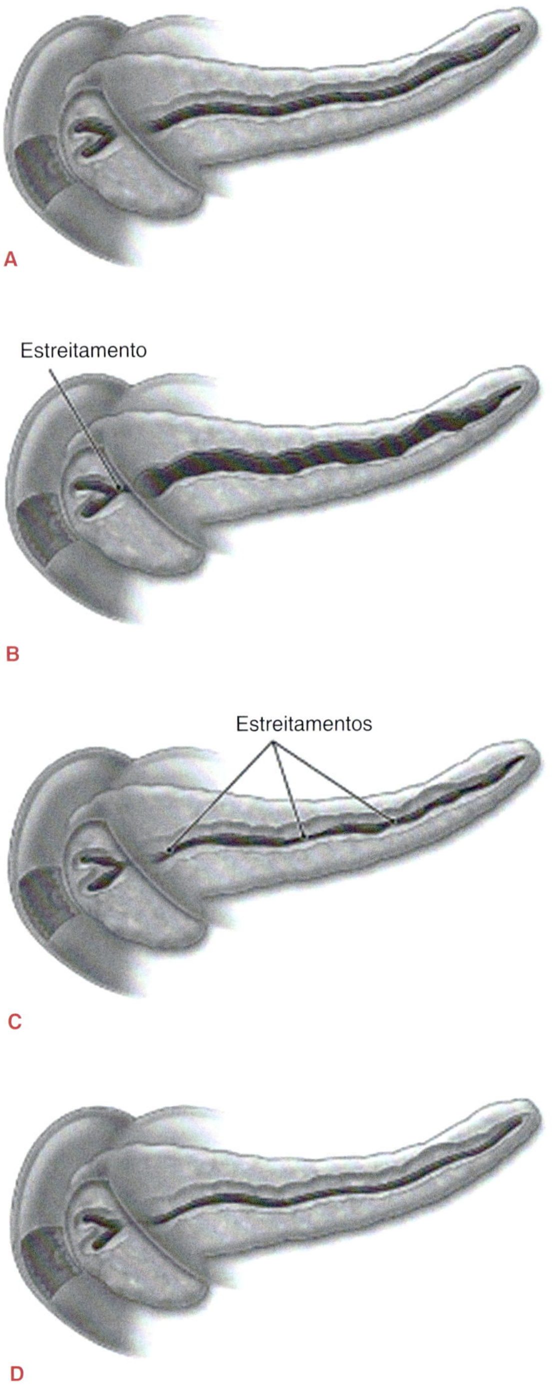

▲ **Figura 27-3.** Alteração dutal pancreática em pancreatite autoimune. **A**: Duto pancreático normal. **B**: Estreitamento de duto pancreático focal. **C**: Estreitamentos de duto pancreático segmentar. **D**: Estreitamento de duto pancreático difuso.

Chari ST, Smyrk TC, Levy MJ, et al. Diagnosis of autoimmune pancreatitis: the Mayo Clinic experience. *Clin Gastroenterol Hepatol.* 2006;4:1010–1016. [PMID: 16843735]

Hamano H, Kawa S, Horiuchi A, et al. High serum IgG_4 concentrations in patients with sclerosing pancreatitis. *N Engl J Med.* 2001;344:732–738. [PMID: 11236777]

Sahani DV, Kalva SP, Farrell J, et al. Autoimmune pancreatitis: imaging features in 29 patients. *Radiology.* 2004;233:345–352. [PMID: 15459324]

D. Achados histopatológicos

Os achados característicos incluem infiltrados linfoplasmocitários extensos com fibrose densa e infiltração de leucócitos polimórficos que se estendem transmuralmente, resultando finalmente em flebite obliterante (Tabela 27-1). As células inflamatórias aglomeram-se nas paredes das pequenas veias e nervos. Vários graus de atrofia parenquimatosa pancreática podem estar presentes e as ilhotas podem estar encapsuladas com fibrose intralobular. De maneira importante, os dutos pancreáticos não apresentam calcificação ou tamponamento mas são semelhantes a fendas ou em forma de estrela.

Até o momento, houve poucos relatos publicados descrevendo o diagnóstico citológico de pancreatite autoimune. Foi sugerido que os esfregaços ricos em células inflamatórias (linfócitos, células plasmáticas e leucócitos polimorfonucleares com células epiteliais escassas sem atipia) podem ser úteis para sustentar o diagnóstico. É importante enfatizar que o diagnóstico de pancreatite autoimune pode ser negligenciado nas biópsias principais por causa da área de amostragem ou do envolvimento desigual do parênquima.

Perfis clínico e histológico distintos

A pancreatite autoimune pode ser classificada como tipo 1 e tipo 2, com base em padrões histológicos e perfis clínicos. A pancreatite autoimune de tipo 1 é caracterizada por células plasmáticas de mais de 10 IgG_4 e pancreatite esclerosante linfoplasmacítica com infiltrado linfoplasmocitário peridutal, flebite obliterante e fibrose densa. A pancreatite autoimune tipo 2 ou pancreatite cêntrica dutal idiopática é caracterizada por uma lesão epitelial granulocítica com o mínimo de células plasmáticas IgG_4 no parênquima pancreático. Em um estudo de 97 pacientes com pancreatite autoimune, descobriu-se que os pacientes com tipo 1 tinham alta taxa de recidivas (47%) em comparação com pacientes com tipo 2 (0%) e foi mais frequentemente associada à doença intestinal inflamatória.

Deheragoda MG, Church NI, Rodriguez-Justo M, et al. The use of immunoglobulin G_4 immunostaining in diagnosis pancreatic and extrapancreatic involvement in autoimmune pancreatitis. *Clin Gastroenterol Hepatol.* 2007;5:1229–1234. [PMID: 17702660]

Sah RP, Chari ST, Pannala R, et al. Differences in clinical and relapse rate of type 1 versus type 2 autoimmune pancreatitis. *Gastroenterology.* 2010;139:140–148. [PMID: 20353791]

Diagnóstico e diagnóstico diferencial

A pancreatite autoimune deve ser considerada no diagnóstico diferencial de pacientes que apresentam uma variedade de sintomas descritos anteriormente que são atribuíveis ao pâncreas e trato biliar, particularmente em conjunção com outras condições autoimunes. Anteriormente acreditava-se que a condição *sine qua non* para o estabelecimento de um diagnóstico de pancreatite autoimune era as anormalidades histopatológicas pancreáticas, incluindo infiltrados linfoplasmocíticos extensos com fibrose densa. Reconhece-se atualmente que, além dos achados histológicos (H), um diagnóstico de pancreatite autoimune pode ser feito com base em exames de imagem do pâncreas (I) e sorologia (S) (nível de IgG_4), envolvimento de outros órgãos (O) e resposta a tratamento com corticosteroide (R) foram determinados, denominados critérios HISORT. Utilizando esse conceito, os critérios propostos da Mayo Clinic sugerem que a pancreatite autoimune pode ser diagnosticada com, pelo menos, uma das três anormalidades: (1) histologia diagnóstica, (2) achados típicos sobre tomografia computadorizada (TC) e pancreatografia, com níveis elevados de IgG_4 e (3) de resposta à terapia com corticosteroides, com melhora das manifestações pancreáticas e extrapancreáticas (Tabela 27-4).

Os pacientes com pancreatite autoimune por vezes apresentam características que imitam o câncer pancreático, incluindo uma massa na cabeça do pâncreas. Embora a pancreatite autoimune seja diagnosticada muito menos frequentemente do que o câncer pancreático, é necessário fazer o diagnóstico correto para evitar as consequências de uma cirurgia desnecessária. Conforme detalhado em tratamento, a resposta aos corticosteroides dentro de um período de 2–4 semanas é um parâmetro importante pelo qual o diagnóstico de pancreatite autoimune pode ser sustentado. A pancreatite autoimune em geral é sugerida pela primeira vez por meio de procedimentos de imagem, como TC ou ressonância magnética com contraste. É importante salientar que as características mais sugestivas de carcinoma pancreático (p. ex., encapsulamento vascular, alterações peripancreáticas etc.) geralmente estão ausentes. Diferenças de imagem entre pancreatite autoimune e câncer de pâncreas são detalhadas na Tabela 27-5. Uma característica típica de pancreatite autoimune é um aumento semelhante a uma borda da cabeça do pâncreas no RM. A ultrassonografia endoscópica também está sendo usada para diagnosticar pancreatite autoimune, e alguns dos resultados que foram observados estão listados na Tabela 27-3.

Tabela 27-4. Diagnóstico de pancreatite autoimune baseada em critérios revisados de HISORT.

Pancreatite autoimune pode ser diagnosticada mediante um dos seguintes:

A. Diagnóstico histológico: (H)
- Em amostra de ressecção ou
- Em biópsia pancreática (indicado em um paciente com massa pancreática e/ou icterícia obstrutiva por obstrução distal do duto biliar com exame negativo para câncer)

B. Imagem típica (I) + qualquer um dos seguintes:
- IgG_4 elevada (S)
- Envolvimento de outros órgãos (O)
- Histologia compatível

C. Resposta aos esteroides (Rt): Resolução/acentuada melhora das manifestações pancreáticas/extrapancreáticas em pacientes que atendem aos critérios para o uso de esteroides:
- Pacientes dos grupos A e B
- Pacientes sem achados de imagem típicos com exame negativo para câncer e característica sugestiva de pancreatite autoimune ou envolvimento definitivo de outros órgãos
- Ensaio de esteroides na ausência de qualquer evidência adequada ou sem evidência colateral de pancreatite autoimune tem de ser utilizado com cautela

Adaptada com autorização de Chari ST, Takahashi N, Levy MJ, et al. A diagnostic strategy to distinguish autoimmune pancreatitis from pancreatic cancer. *Clin Gastroenterol Hepatol.* 2009;7:1097–1103. [PMID: 19410017]

Tabela 27-5. Diferenças entre pancreatite autoimune e câncer pancreático no exame de tomografia computadorizado.

Estrutura	Pancreatite autoimune	Câncer pancreático
Pâncreas	Aumento difuso	Lesão de massa focal
Dutos	Estreito	Dilatado
Halo de borda pancreática	Sim	Não
Encapsulamento de vaso	Não	Pode estar presente
Linfadenopatia	Pode estar presente	Pode estar presente

Diferenças entre pancreatite autoimune e câncer pancreático na tomografia computadorizada.

IgG_4 também pode ser útil no diagnóstico de envolvimento pancreático e extrapancreático na pancreatite autoimune. Em um estudo que examinou tanto os tecidos pancreáticos como extrapancreáticos (estômago, vesícula biliar, duodeno, cólon, glândulas salivares e rim), altos níveis de células plasmáticas de imunocoloração de IgG_4 (> 10 células plasmáticas IgG_4 por campo de grande aumento [HPF]) foram encontrados em 17 das 20 (85%) amostras de pacientes com pancreatite autoimune, contra 1 de 175 (0,6%) amostras de controles. A imunocoloração de tecido envolvido para IgG_4 pode ser particularmente útil quando a pancreatite autoimune é clinicamente suspeita mas o nível sérico de IgG_4 é normal.

Tratamento

A. Advertências

No início, várias questões devem ser levantadas em relação ao tratamento. Primeiro, não tem havido ensaios clínicos de abordagens de tratamento na pancreatite autoimune. Segundo, os grupos de pacientes descritos em relatórios existentes têm sido heterogêneos; mais de 50% dos pacientes foram submetidos a um procedimento de Whipple. Terceiro, até recentemente, faltavam critérios diagnósticos uniformes, com exceção das alterações patológicas típicas nas amostras pancreáticas ressecadas. Em quarto lugar, os critérios para o início do tratamento e avaliação da resposta muitas vezes não têm sido uniformemente delineados. No entanto, após um diagnóstico de pancreatite autoimune ter sido feito com base em critérios previamente definidos, o tratamento com corticosteroides geralmente é iniciado.

B. Terapia com corticosteroide

Os corticosteroides têm demonstrado eficácia no alívio dos sintomas, diminuindo o tamanho do pâncreas e revertendo as características histopatológicas em pacientes com pancreatite autoimune. Os pacientes podem responder de maneira drástica à corticoterapia dentro de um período de 2–4 semanas. A prednisona é geralmente administrada com uma dose inicial de 40 mg/dia durante 4 semanas, seguida de redução gradual da dosagem diária de 5 mg/semana, com base no monitoramento dos parâmetros clínicos. O alívio dos sintomas, alterações em série em imageologia abdominal dos dutos pancreáticos e biliares, diminuição da γ-globulina sérica e níveis de IgG_4 e melhoras nos testes hepáticos são parâmetros sugeridos a seguir.

A melhora dos achados histológicos após tratamento com esteroides também foi relatada. Na série da Mayo Clinic mencionada anteriormente, a duração média do tratamento era de 12 semanas. Uma resposta fraca aos corticosteroides durante um período de 2–4 semanas deve levantar a suspeita de câncer de pâncreas ou de outras formas de pancreatite crônica.

A esse respeito, Moon *et al.* avaliaram a utilidade de um ensaio de 2 semanas de glicocorticoides em 22 pacientes que tinham achados atípicos de imagem para pancreatite autoimune e não atendiam aos critérios de imagem típicos para câncer de pâncreas. Todos os doentes receberam prednisona (0,5 mg/kg por dia). Em duas semanas, a capacidade de resposta aos esteroides foi definida como uma redução na massa pancreática e melhora acentuada do estreitamento do duto pancreático. Todos os 15 pacientes que responderam foram confirmados como tendo pancreatite autoimune, enquanto a presença de câncer de pâncreas foi confirmada na operação em 6 de 7 pacientes que não responderam.

Na maioria dos relatos, 50–70% dos pacientes responderam aos corticosteroides, mas cerca de 25% exigiram um segundo ciclo de tratamento enquanto um número menor exigiu tratamento de manutenção com prednisona, na dose de 5–10 mg/dia. Na série da Mayo Clinic, 15 de 29 pacientes tiveram resolução da estenose biliar ou massas pancreáticas, ou ambas, com o tratamento com esteroides.

Kamisawa T, Yoshiike M, Egawa N, et al. Treating patients with autoimmune pancreatitis: results from a long-term follow-up study. *Pancreatology.* 2005;5:234–238. [PMID: 1585582]

Moon SH, Kim MH, Park DH, et al. Is a 2-week steroid trial after initial negative investigation for malignancy useful in differentiating autoimmune pancreatitis from pancreatic cancer? A prospective outcome study. *Gut.* 2008;57:1704–1712. [PMID: 18583399]

Saito T, Tanaka S, Yoshida H, et al. A case of autoimmune pancreatitis responding to steroid therapy. Evidence of histologic recovery. *Pancreatology.* 2002;2:550–556. [PMID: 12435868]

C. Fármacos imunomoduladores

Vários estudos recentes relataram o uso de fármacos imunomoduladores (azatioprina, micofenolato, mofetila, ciclofosfamida) em pacientes com pancreatite autoimune que apresentaram exacerbação ou recidiva durante ou após suspensão de corticoterapia. Raina *et al.* descobriram que 9 dos 15 pacientes que responderam inicialmente aos corticosteroides apresentaram recidiva após retirada dos corticosteroides, mas todos os 9 responderam e estão sendo mantidos sob azatioprina. Em outro relatório realizado por Sandanayake *et al.*, em 10 dos 13 pacientes tratados com azatioprina, a remissão foi alcançada e mantida por 7 pacientes com monoterapia com azatioprina em um acompanhamento médio de 14 meses. O tratamento bem-sucedido com rituximabe, um anticorpo monoclonal, foi relatado em dois pacientes com pancreatite autoimune; um deles foi refratário a glicocorticoides e 6-mercaptopurina. Para informações adicionais sobre o tratamento imunomodulador de pancreatite autoimune ver adiante, em D.

Raina A, Yadav D, Krasinskas AM, et al. Evaluation and management of autoimmune pancreatitis: experience at a large US center. *Am J Gastroenterol.* 2009;104:2295–2306. [PMID: 19532132]

Sandanayake NS, Church NI, Chapman MH, et al. Presentation and management of post-treatment relapse in autoimmune pancreatitis/immunoglobulin G_4-associated cholangitis. *Clin Gastroenterol Hepatol.* 2009;7:1089–1096. [PMID: 19345283]

D. Colangite associada a imunoglobulina G_4

A colangite associada à IgG_4 (CAI), que pode mimetizar colangite esclerosante primária, é a manifestação biliar de um distúrbio fibroinflamatório multissistêmico responsivo a esteroides (pancreatite autoimune). Os órgãos afetados têm um infiltrado linfoplasmocitário rico em células positivas para a IgG_4. Um estudo recente descreveu características clínicas, sorológicas e de imagem e resposta ao tratamento em 53 pacientes com CAI. Entre os participantes do estudo, 85% eram do sexo masculino, 77% apresentaram icterícia obstrutiva, 92% tinham pancreatite autoimune associada, 74% mostraram aumento dos níveis séricos de IgG_4 e 88% tiveram células positivas de IgG_4 nas amostras de biópsia do duto biliar (> 10/HPF). As estenoses do canal biliar eram comuns, com estreitamentos do duto biliar intrapancreático isolados em 51% dos pacientes, estreitamentos do duto biliar extra-hepático ou intra-hepático proximal em 49% e estruturas multifocais em 32%.

Trinta pacientes receberam prednisona, na dose de 40 mg/dia durante 4 semanas, a qual foi, em seguida, reduzida para 5 mg/semana por um total de 11 semanas; 18 pacientes foram submetidos à ressecção cirúrgica; e 5 foram tratados de maneira conservadora e tiveram resolução espontânea de sua doença. As respostas seguintes ao tratamento foram observadas. Dos 30 doentes tratados com prednisona, 29 (97%) tiveram resposta inicial, e 18 (60% dos pacientes) tiveram resolução da estenose e normalização das enzimas hepáticas. Doze dos 17 pacientes (71%) estreitamentos do duto biliar proximal apresentaram recidiva menos de 6 meses após a prednisona ser descontinuada; nesses casos, a presença de estenose intra-hepática ou extra-hepática proximal foi preditiva de recidiva. Quinze pacientes foram retratados com esteroides para recidiva e 7 necessitaram de fármacos imunomoduladores adicionais (azatioprina, ciclofosfamida, ou micofenolato mofetil) para permanecer em remissão sem esteroides durante mais de 6 meses de acompanhamento. Oito dos 15 pacientes retratados com esteroides (44%) apresentaram recidiva.

Os autores do estudo chegaram às seguintes conclusões a partir desses achados: primeiro, CAI deve ser suspeitada em pacientes com estenose biliar inexplicável associada a aumento de IgG_4 e doença pancreática inexplicável; em segundo lugar, as recidivas são comuns após a retirada do esteroide, especialmente em pacientes com estenose proximal, e terceiro, o papel dos fármacos imunomoduladores para recidivas precisa ser explorado por meio de mais estudos.

Ghazale A, Chari ST, Zhang L, et al. Immunoglobulin G_4-associated cholangitis: clinical profile and response to therapy. *Gastroenterology.* 2008;134:706–715. [PMID: 18222442]

Evolução & prognóstico

Hirano e colegas relataram resultados e características clínicas em 42 pacientes com pancreatite autoimune. Dezenove pacientes foram tratados com corticosteroides (prednisolona) e 23 sem. O período médio de observação foi de 25 meses, mas variou até 7 anos. Eventos desfavoráveis (colangite esclerosante, estenose do duto biliar distal e fibrose retroperitoneal) desenvolveram em 16 dos 23 pacientes (70%) não tratados com corticosteroides, mas apenas em 3 dos 19 pacientes (32%) tratados com prednisolona. Eses dados sustentam a recomendação de que os pacientes com pancreatite autoimune, especialmente aqueles com icterícia obstrutiva e estenose do duto biliar, devem ser tratados e mantidos com corticosteroides.

Hirano K, Tada M, Isayama H, et al. Long-term prognosis of autoimmune pancreatitis with and without corticosteroid treatment. *Gut.* 2007;56:1719–1724. [PMID: 17525092]

Tumores do pâncreas

28

Ashish Sharma, MD

CÂNCER DO PÂNCREAS

CRITÉRIOS DE DIAGNÓSTICO

- CA 19-9 elevada em cerca de 80% dos pacientes.
- Tomografia computadorizada com protocolo pancreático helicoidal (TCPP) geralmente é a melhor modalidade inicial para o diagnóstico e estadiamento.
- Ultrassonografia endoscópica (USE) é superior à TC no diagnóstico de pequenos tumores e invasão da veia porta e esplênica.
- Menos de 15% dos tumores são operados no momento do diagnóstico.

Considerações gerais

O câncer de pâncreas é a segunda neoplasia gastrointestinal mais comum e a quarta causa de mortes relacionadas com câncer nos Estados Unidos. Menos de 4% dos pacientes estão vivos 5 anos após o diagnóstico. Cerca de 34.000 novos casos foram diagnosticados em 2006, e estima-se que 37.000 novos casos sejam diagnosticados em 2008.

A doença é mais comum em homens do que em mulheres (1,3:1) e em determinados grupos étnicos e raciais (p. ex., negros, polinésios e nativos neozelandeses). É rara antes da idade de 45 anos, mas a incidência aumenta acentuadamente após a sétima década de vida.

Jemal A, Siegel R, Ward E, et al. Cancer statistics, 2008. *CA Cancer J Clin.* 2008;58:71–96. [PMID: 18287387]

Shaib YH, Davila JA, El-Serag HB. The epidemiology of pancreatic cancer in the United States: changes below the surface. *Aliment Pharmacol Ther.* 2006;24:87–94. [PMID: 16803606]

Patogênese & fatores de risco

A maioria das neoplasias pancreáticas surge dos três diferentes tipos de células epiteliais encontradas no pâncreas. As células acinares respondem por 80% do volume da glândula mas constituem 1% dos tumores exócrinos. As células dutais constituem 10–15% do volume, mas dão origem a 90% de todos os tumores. Células endócrinas têm de 1–2% do volume e são responsáveis por 1–2% dos tumores. Os tumores não epiteliais são muito raros.

Aproximadamente 70% dos tumores dutais estão localizados na cabeça do pâncreas, 5–10% no corpo, e 10–15% na cauda. Esses tumores têm consistência dura em função da forte resposta desmoplásica que provocam.

Os tumores acinares apresentam massas pancreáticas grandes nos idosos e metástase distante geralmente está presente no momento do diagnóstico.

A. Patogênese molecular

Foi proposto que o câncer pancreático desenvolve-se a partir de pequenas lesões intradutais precursoras (neoplasia intraepitelial pancreática), após uma evolução semelhante à sequência adenoma-carcinoma observada nos tumores colorretais. Embora o mecanismo preciso e a sequência de mutações genéticas responsável pelo desenvolvimento de câncer pancreático permaneça pouco clara, as alterações genéticas encontradas nesses tumores podem ser classificadas em três categorias: (1) ativação de oncogenes; (2) inativação de genes supressores de tumor, e (3) defeito nos genes de reparo de incompatibilidade de DNA. A via de sinalização *sonic hedgehog* também parece desempenhar um papel. O gene *sonic hedgehog*, que está envolvido no desenvolvimento embrionário, parece ser desregulado nos estágios iniciais e finais da carcinogênese pancreática.

1. Ativação de oncogenes — As mutações do oncogene *K-ras* são observadas em 90% dos tumores e são a marca de adenocarcinoma pancreático. Embora essa mutação possa ser observada em condições não malignas tais como a pancreatite crônica, parece ser uma alteração genética precoce na carcinogênese pancreática.

2. Inativação de genes supressores de tumor — A inativação e perda de função dos genes supressores de tumor resulta na perturbação crítica do ciclo celular que envolve diferenciação celular, inibição do crescimento, regulação da transcrição, reparo do DNA e apoptose. Os genes mais frequentemente envolvidos são *CDKN2A* (95%), *P53* (60%), *DPC4* (50%), *BRCA2*, e *STK11*. Cerca de 10% dos pacientes com câncer pancreático hereditário abrigam mutações da linha germinativa no gene *BRCA2*.

3. Defeito de gene de reparo de pareamento de DNA — Mutações de genes de reparo de pareamento, tais como *MLH1* e *MSH2*, têm sido encontradas em 4% dos tumores pancreáticos.

B. Fatores de risco hereditários

1. História familiar de câncer de pâncreas — A predisposição genética é o maior fator de risco para o desenvolvimento de câncer de pâncreas. Cerca de 8–10% dos pacientes com câncer pancreático têm um parente de primeiro grau com a doença. Esses pacientes apresentam-se em idade mais precoce e o tabagismo parece contribuir para o desenvolvimento do câncer.

2. Pancreatite crônica hereditária — Essa condição autossômica dominante está fortemente associada ao câncer pancreático, apesar de representar apenas uma pequena fração do número total de casos. Apresenta-se como ataques recorrentes de pancreatite aguda no início da vida que pode evoluir para pancreatite crônica. O risco de um membro da família acometido desenvolver câncer é de até 40% aos 70 anos de idade e é mais elevado naqueles que fumam.

3. Outras condições — O risco de câncer de pâncreas é também aumentado em pacientes com determinadas síndromes de câncer familiares como a síndrome de Peutz-Jeghers, ataxia-telangiectasia; polipose adenomatosa familiar e síndrome de Lynch II.

Diabetes melito é associada a câncer de pâncreas e na maior parte dos casos não há história familiar. Na maioria dos pacientes o diagnóstico de câncer de pâncreas é feito em um período de 2 anos a partir do início do diabetes melito. Embora alguns estudos tenham mostrado que altas concentrações séricas de glicose e de insulina pré-diagnóstico, juntamente com a resistência à insulina, correlacionam-se com um aumento do risco de câncer de pâncreas, outros estudos sugerem que o tumor pode ser responsável pelo estado diabetogênico.

C. Fatores de risco ambientais

O fator de risco ambiental mais bem estabelecido associado a câncer de pâncreas é o tabagismo. O risco relativo de câncer de pâncreas entre os fumantes atuais é de 2,5. O risco aumenta com o número de cigarros consumidos e retorna para o momento basal 15 anos depois de o paciente parar de fumar.

A dieta parece ser outro fator ambiental importante. As dietas ricas em gordura e carne parecem estar ligadas ao desenvolvimento de câncer de pâncreas, ao passo que o consumo de frutas e vegetais parece ter um efeito protetor. Níveis baixos de selênio e licopeno foram associados ao desenvolvimento de câncer de pâncreas.

Os dados sobre o consumo de café e álcool, a utilização de ácido acetilsalicílico e outros fármacos anti-inflamatórios, e o desenvolvimento de câncer de pâncreas têm sido conflitantes, e estudos recentes não mostram nenhuma relação definitiva. Em um estudo recente, a obesidade aumentou significativamente o risco de câncer de pâncreas. Alguns estudos têm mostrado uma associação entre infecção por *Helicobacter pylori*, particularmente a cepa Cag A, e câncer pancreático.

D. Fatores de risco não hereditários

O risco de adenocarcinoma do pâncreas é de cerca de 4% em pacientes com pancreatite crônica não hereditária, 20 anos após o início da doença.

Achados clínicos

A. Sinais e sintomas

Por causa da inexistência de sinais e sintomas típicos, a maioria dos pacientes com tumores pancreáticos apresenta-se tardiamente no curso da doença. Como resultado, menos de 15% dos tumores são ressecáveis no momento do diagnóstico. Mesmo após a ressecção cirúrgica com margens negativas, a taxa de sobrevida em 5 anos é de 10% e 25%, com uma sobrevida média entre 10–20 meses. Os pacientes podem apresentar desconforto ou dor abdominal vago, de baixa intensidade, que irradia para as costas e pode ser associada a perda de peso, anorexia, fraqueza, diarreia e vômitos (Tabela 28-1). A dor é causada principalmente por invasão do plexo celíaco e plexo mesentérico superior.

A localização do tumor também define os sintomas e o prognóstico. Os tumores da cabeça do pâncreas produzem sintomas precocemente, e icterícia indolor é observada em mais de 50% dos casos decorrentes de obstrução do duto biliar extra-hepático. Em menos de 33% dos pacientes, a obstrução do duto biliar por neoplasia pancreática é acompanhada por vesícula palpável, indolor chamada de sinal de Courvoisier. Esse achado também pode ser observado na obstrução do duto biliar por colangiocarcinoma, carcinoma duodenal e carcinoma da ampola de Vater.

Tabela 28-1. Manifestações clínicas que podem ser associadas a câncer pancreático.

Sinais e sintomas	Achados laboratoriais
Dor ou desconforto abdominal Perda de peso Anorexia Fraqueza Icterícia Síndrome do intestino irritável (diarreia) Surgimento recente de diabetes após a idade 50 anos Mudanças de humor de início recente	↑ Fosfatase alcalina sérica ↑ Bilirrubina ↑ Transaminases ↑ Taxa de sedimentação de eritrócitos ↑ Soro CA 19-9

Os tumores do corpo e cauda são "assintomáticos" ou manifestam-se com sintomas inespecíficos, como desconforto abdominal, e o diagnóstico é geralmente feito após doença metastática ter se desenvolvido.

A obstrução do duto pancreático pode levar à insuficiência pancreática exócrina, sob a forma de esteatorreia e má absorção. Diabetes melito de surgimento recente após 50 anos de idade tem sido associado ao desenvolvimento de câncer de pâncreas, especialmente na ausência de uma história familiar de diabetes. Outras manifestações incomuns de neoplasia de pâncreas incluem pancreatite aguda em idosos sem nenhuma causa evidente, tromboflebite, distúrbios psiquiátricos, prurido por colestase, sinais e sintomas de sangramento gastrointestinal e obstrução por erosão e crescimento da neoplasia do pâncreas para a luz duodenal. Em pacientes com mais de 50 anos de idade, o câncer de pâncreas pode apresentar características da síndrome do intestino irritável ou diabetes de início precoce.

B. Achados laboratoriais (Tabela 28-1)

A obstrução maligna do duto biliar distal por uma neoplasia da cabeça do pâncreas caracteristicamente produz um nível de fosfatase alcalina 4–5 vezes superior ao limite máximo normal, e o aumento é desproporcional ao nível de bilirrubina até tardiamente no curso da doença. O aumento das transaminases é geralmente leve. Apesar de estase biliar, colangite é incomum. Lipase e amilase são elevadas em tumores que causam obstrução do duto pancreático e apresentam-se como pancreatite aguda.

1. Marcadores tumorais — CA 19-9 é um antígeno de Lewis sialilado considerado clinicamente útil tanto no diagnóstico como no monitoramento da resposta ao tratamento. A sensibilidade e especificidade, usando um nível de corte de 37 unidades/mL, é de 86% e 87%, respectivamente. Obstrução do trato biliar com colangite por causa não maligna pode resultar em níveis elevados de CA 19-9. Em um estudo, níveis de até 32.000 foram relatados.

C. Imagem e outros exames diagnósticos (Capítulo 9)

O adenocarcinoma do pâncreas é estadiado com uma classificação TNM (Tabela 28-2), que consiste em avaliar as características do tumor primário, isto é, o tamanho do tumor e sua infiltração em grandes vasos

Tabela 28-2. Estadiamento de câncer exócrino pancreático.

Definição de TNM	
Tumor primário (T)	
TX	Tumor primário não pode ser avaliado
T0	Sem evidências de tumor primário
Tis	Carcinoma *in situ*
T1	Tumor limitado ao pâncreas, ≤ 2 cm na sua maior dimensão
T2	Tumor limitado ao pâncreas, > 2 cm na sua maior dimensão
T3	Tumor estende-se além do pâncreas mas sem envolvimento de eixo celíaco ou artéria mesentérica superior
T4	Tumor envolve eixo celíaco ou artéria mesentérica superior (tumor primário não ressecável)
Linfonodos regionais (N)	
NX	Linfonodos regionais não podem ser avaliados
N0	Sem metástase de linfonodo regional
N1	Metástase de linfonodo regional
Metástase distante (M)	
MX	Metástase distante não pode ser avaliada
M0	Sem metástase distante
M1	Metástase distante
Agrupamento de estágio	
Estágio 0	Tis, N0, M0
Estágio 1A	T1, N0, M0
Estágio IB	T2, N0, M0
Estágio IIA	T3, N0, M0
Estágio IIB	T1-3, N1, M0
Estágio III	T4, qualquer N, M0
Estágio IV	Qualquer T, qualquer N, M1

Reproduzida com autorização de American Joint Committee on Cancer (AJCC), Chicago, Illinois, *AJCC Cancer Screening Manual*, 7ª edição, Springer-Verlag, Nova York, www.springer.com

(estágio T), envolvimento de linfonodo regional (estágio N) e a presença e ausência de metástase distante (fase M). Várias modalidades estão disponíveis para o diagnóstico e estadiamento dos tumores pancreáticos, incluindo os descritos adiante.

1. Tomografia computadorizada (TC) — Ultrassom transabdominal e tomografia computadorizada continuam sendo as modalidades de imagem utilizadas mais comuns em pacientes com suspeita de câncer de pâncreas. Uma tomografia computadorizada helicoidal de protocolo pancreático é provavelmente a melhor modalidade inicial para o diagnóstico e estadiamento do adenocarcinoma de pâncreas. Com base nas características de imagem, um diagnóstico correto de câncer de pâncreas é feito em mais de 90% dos casos. Além de detectar metástases, com base no envolvimento de órgãos adjacentes, e invasão vascular, a tomografia computadorizada helicoidal pode prever a impossibilidade de ressecção com mais de 90% de precisão. A principal desvantagem é que uma proporção significativa de pacientes encontrados com doença ressecável na TC tem doença não ressecável na laparotomia em função de implantes tumorais pequenos no fígado e no peritônio.

2. Ultrassom endoscópico (USE) — A USE tem um diagnóstico de sensibilidade semelhante ao de TC helicoidal mas pode ser superior no diagnóstico de tumores pancreáticos pequenos e invasão de veias porta e esplênica. A aspiração com agulha fina guiada por USE (AAF-USE) tem sensibilidade diagnóstica de cerca de 85–90%, com uma taxa negativa falsa de 10–15%. É um procedimento seguro com risco mínimo de propagação do tumor. A USE é menos precisa na previsão de envolvimento da veia mesentérica superior e artéria mesentérica superior pelo tumor.

3. Colangiopancreatografia retrógrada endoscópica (CPRE) — Tumores pancreáticos aparecem como estenoses do duto pancreático ou do duto biliar na CPRE. Esse estreitamento tanto do duto biliar como do duto pancreático é chamado de "sinal do duto duplo". Avanços em imagem de pâncreas, como tomografia computadorizada helicoidal tornaram a CPRE desnecessária como teste inicial. As principais limitações da CPRE são a capacidade limitada para obter um diagnóstico do tecido na obstrução maligna do duto biliar (positiva em < 50% dos casos); utilidade limitada para o estadiamento do tumor pancreático, pois não fornece nenhuma informação sobre as dimensões do tumor, invasão vascular, ou envolvimento dos gânglios linfáticos e risco de complicações como pancreatite, perfuração e, raramente, morte.

4. Ressonância magnética (RM) — A precisão da RM para determinar a ressecabilidade parece comparável com a TC helicoidal de dupla fase. A colangiopancreatografia por ressonância magnética (CPRM) é tão sensível quanto a CPRE no diagnóstico dos tumores pancreáticos.

5. Tomografia por emissão de pósitrons (PET) — O exame de PET não é rotineiramente utilizado no diagnóstico de câncer de pâncreas. Pode ser útil no diagnóstico de recorrência do tumor após ressecção pancreática.

6. Laparoscopia — Estudos mostraram que as modalidades de imagem pré-operatória padrão, como tomografia computadorizada em 15–40% casos, são incapazes de detectar metástase peritoneal e de fígado pequena. Em pacientes selecionados, a laparoscopia para estadiamento juntamente com exame citológico peritoneal pode detectar metástase insuspeita e evitar cirurgia injustificada.

D. Abordagem diagnóstica

Na Figura 28-1, um algoritmo para o diagnóstico e tratamento do câncer de pâncreas suspeito. A necessidade de tecido para estabelecer um diagnóstico de um câncer no pâncreas suspeito permanece controversa. Embora falte consenso quanto à abordagem ideal, qualquer estratégia de diagnóstico deve almejar o estabelecimento confiável e seguro do diagnóstico, se necessário; determinar a ressecabilidade para evitar custos e evitar a morbidade e mortalidade associadas a uma intervenção cirúrgica desnecessária.

A comparação de modalidades de imagem, como USE, RM e TC tem limitações metodológicas, como seleção de pacientes, *design* do estudo e qualidade. Observou-se que a USE geralmente é superior à TC e à RM na detecção e caracterização de lesões menores. Verificou-se que é superior à TC helicoidal e à RM para estadiamento tumoral e nodal, com sensibilidade > 90%. USE não oferece nenhuma vantagem sobre TC helicoidal na determinação da ressecabilidade de adenocarcinoma do pâncreas pré-operatoriamente suspeito, e as duas modalidades são consideradas complementares.

A TC helicoidal de protocolo pancreático (TCPP) em geral é o exame inicial preferido para estadiamento e detecção locorregional de metástases a distância. Com base nos achados tomográficos, massas pancreáticas entram em uma das seguintes quatro categorias maiores: (1) sem massa, (2) massa irressecável, (3) massa ressecável e (4) achados duvidosos.

Com base na suspeita clínica e na probabilidade pré-teste, outros exames de imagem por CPRM, USE, CPRE ou uma combinação desses métodos pode ser necessária, mesmo que os resultados iniciais da TC

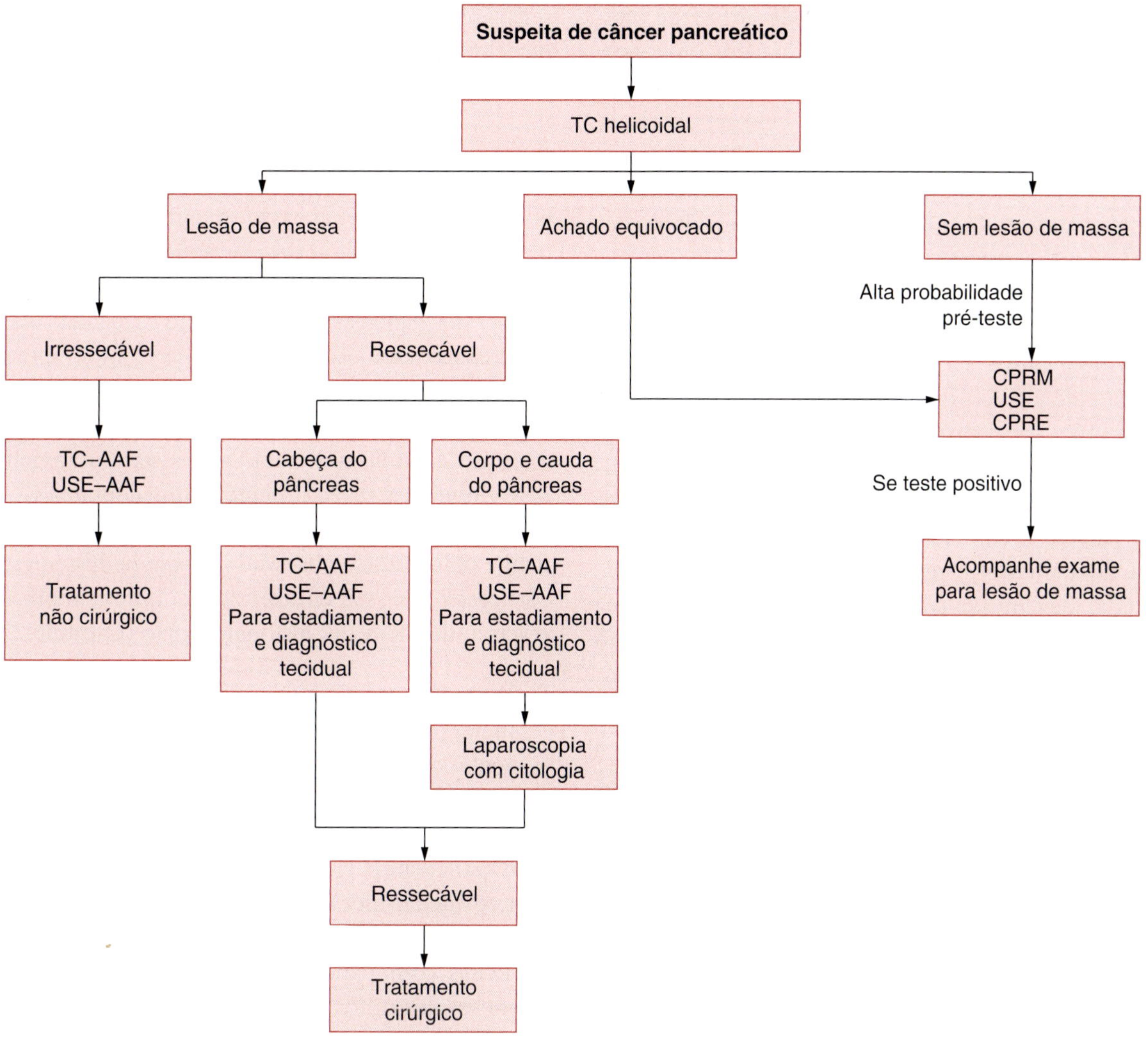

▲ **Figura 28-1.** Algoritmo para diagnóstico e tratamento de carcinoma pancreático suspeito. TC, tomografia computadorizada; CPRE, colangiopancreatografia retrógrada endoscópica; USE, ultrassonografia endoscópica; AAF, aspiração com agulha fina; CPRM, colangiopancreatografia por ressonância magnética.

sejam negativos para qualquer lesão em massa. A USE pode identificar lesões não observadas na tomografia computadorizada ou ressonância magnética.

Se uma massa claramente irressecável é identificada na TC, um diagnóstico do tecido geralmente é indicado antes de iniciar quimioterapia ou radioterapia paliativa. AAF-USE, ou abordagem percutânea com uso de TC ou ultrassom transabdominal pode ser usada. Em pacientes com câncer de pâncreas que têm dor, a USE pode ser usada para realizar neurólise do plexo celíaco durante o exame inicial de diagnóstico e estadiamento.

Os pacientes identificados como tendo uma massa ressecável na TC devem ser considerados para USE como exame complementar porque ele é mais preciso para estadiamento de tumor local e previsão de invasão vascular. A necessidade de se obter um diagnóstico do tecido nesse grupo é controversa. Além do desejo do paciente de um diagnóstico de tecido, da probabilidade pré-teste de um tumor, e da experiência local disponível, a consideração principal que determina se um diagnóstico de tecido é ou não obtido deve ser o seu impacto na tomada de decisão clínica e de tratamento.

A principal desvantagem de buscar um diagnóstico tecidual é que a sensibilidade da AAF-USE é de 85–90%, conferindo-lhe uma taxa de falso-negativo inaceitavelmente elevada de 10–15%. Se a probabilidade pré-teste com base nos dados laboratoriais da apresentação clínica e achados radiológicos de câncer for elevada, então um diagnóstico de tecido negativo não influencia a decisão de prosseguir com cirurgia. Embora mínimo, o potencial para complicações, como hemorragia, pancreatite e semeadura do tumor durante aspiração com agulha fina também deve ser considerado.

Além de confirmar o diagnóstico de câncer de pâncreas na maioria dos pacientes, as vantagens da obtenção de tecido são de que ele ajuda a identificar outras doenças malignas, como tumores neuroendócrinos, linfoma e carcinoma de pequenas células, bem como as condições não malignas, tais como pancreatite autoimune e pancreatite crônica, resultando em alterações no tratamento e prognóstico.

As complicações da cirurgia são outra grande preocupação. A duodenopancreatectomia está associada a morbidade significativa, e a taxa de mortalidade pode variar de menos de 1% em um centro de grande volume até cerca de 15% em centros que realizam menos cirurgias desse tipo por ano. Isso deve ser considerado pelos médicos e o paciente antes da ressecção cirúrgica do pâncreas.

Os pacientes com tumores localizados no corpo e cauda do pâncreas e ressecáveis por critérios de TC helicoidal devem ser considerados para laparoscopia antes da cirurgia porque esses tumores em geral são avançados à apresentação, e a frequência de disseminação insuspeita para o peritônio pode ser de até 50%.

Em pacientes cujos achados de TC são equívocos a respeito da presença de uma massa ou potencial para ressecção, a USE é indicada, uma vez que é o método mais sensível para detectar pequenos tumores do pâncreas e avaliar se há invasão vascular.

Adamek HE, Albert J, Breer H, et al. Pancreatic cancer detection with magnetic resonance cholangiopancreatography and endoscopic retrograde cholangiopancreatography: a prospective controlled study. *Lancet*. 2000;356:190–193. [PMID: 10963196]

ASGE Standards of Practice Committee, Gan SI, Rajan E, et al. Role of EUS: communication from the ASGE standards of practice committee. *Gastrointest Endosc*. 2007;66:425–434. [PMID: 17643438]

Dewitt J, Devereaux BM, Lehman GA, et al. Comparison of endoscopic ultrasound and computed tomography for the preoperative evaluation of pancreatic cancer: a systemic review. *Clin Gastroenterol Hepatol*. 2006;4:717–725. [PMID: 16675307]

Mertz HR, Sechopoulos P, Delbeke D, et al. EUS, PET, and CT scanning for evaluation of pancreatic adenocarcinoma. *Gastrointest Endosc*. 2000;52:367–371. [PMID: 10968852]

Soriano A, Castells A, Ayuso C, et al. Preoperative staging and tumor resectability assessment of pancreatic cancer: prospective study comparing endoscopic ultrasonography, helical computed tomography, magnetic resonance imaging, and angiography. *Am J Gastroenterol*. 2004;99:492–501. [PMID: 15056091]

Wiersema MJ, Norton ID, Clain JE. Role of EUS in the evaluation of pancreatic adenocarcinoma. *Gastrointest Endosc*. 2000;52:578–582. [PMID: 11023593]

Diagnóstico diferencial

O adenocarcinoma do pâncreas deve ser diferenciado das seguintes condições do pâncreas que podem imitar seus sintomas: pancreatite autoimune, pancreatite crônica, linfoma pancreático, tumores neuroendócrinos do pâncreas e lesões císticas do pâncreas.

A. Pancreatite autoimune

A pancreatite autoimune é uma doença rara de suposta etiologia autoimune que pode manifestar-se com icterícia obstrutiva, perda de peso, dor abdominal e surgimento de diabetes. Os exames de imagem mostram aumento difuso do pâncreas, estreitamento irregular do duto pancreático, estenoses do duto biliar comum e estenose dos radicais intra-hepáticos semelhantes ao observado em colangite esclerosante primária (Consulte a Tabela 27-3, no capítulo anterior). Níveis séricos aumentados de γ-globulinas, especialmente imunoglobulina G_4, estão presentes. A infiltração linfoplasmocitária com fibrose e flebite obliterante é observada no exame histológico. Os corticosteroides são eficazes no alívio dos sintomas e na reversão de alterações histopatológicas (Capítulo 27).

B. Pancreatite crônica

A incidência de adenocarcinoma do pâncreas em pacientes com pancreatite crônica aumenta cerca de 2% por década depois do início da doença. Dor abdominal, perda de peso e icterícia podem ocorrer em pacientes com pancreatite crônica, tornando difícil diferenciar pancreatite crônica complicada por adenocarcinoma.

Os exames de imagem nem sempre são úteis pois os pacientes com pancreatite crônica podem apresentar estenoses dos dutos pancreático e biliar na CPRE, uma lesão de massa na TC (variante de AIP), ou com alterações na ecotextura do tecido pancreático, dificultando a interpretação das imagens da USE. A USE parece ser superior à tomografia computadorizada para a detecção de malignidade coexistente.

Embora CA 19-9 seja elevada em cerca de 80% dos pacientes com adenocarcinoma, ela também pode ser elevada em pacientes com pancreatite crônica, e valores muito altos podem ocorrer em pacientes com icterícia obstrutiva e colangite.

As mutações *K-ras* não parecem ser clinicamente úteis na diferenciação de pancreatite crônica e câncer pancreático.

Tratamento

Os pacientes com câncer de pâncreas podem ser subdivididos em três categorias, com base no grau de disseminação do tumor: (1) tumor restrito ao pâncreas (doença ressecável ao diagnóstico), representando cerca de 15–20% dos pacientes, (2) a doença localmente avançada (irressecável), 40%, e (3) doença metastática, 40%.

A. Doença ressecável

A ressecção cirúrgica é o único tratamento curativo para câncer pancreático. Por causa da apresentação caracteristicamente tardia, apenas 15% dos pacientes são candidatos à pancreatectomia. A cirurgia mais comum é a duodopancreatectomia de Whipple, utilizada em doentes com cânceres localizados na cabeça do pâncreas. O procedimento envolve a remoção em bloco de antro gástrico, pâncreas e duodeno. A remoção dos linfonodos regionais não tem sido mostrada como associada a maior sobrevida. As taxas de mortalidade para esse procedimento são de cerca de 1–3% em centros que realizam grande número desses procedimentos.

Como observado anteriormente, mesmo após a ressecção cirúrgica com margens negativas, os pacientes têm uma taxa de sobrevida em 5 anos de apenas 10–25%, com sobrevida média de 10–20 meses. O envolvimento dos linfonodos em pacientes ressecados é o fator prognóstico mais importante; a sobrevida de 5 anos após procedimento de Whipple é de 10% para os pacientes com doença de nodo positivo e 25–30% para aqueles com nodos negativos. O tamanho do tumor < 3 cm, tumores bem diferenciados, margens cirúrgicas negativas e ausência de metástase linfonodal estão associados a melhora da sobrevida.

A ressecção cirúrgica de tumores localizados no corpo e cauda consiste em pancreatectomia subtotal distal juntamente com esplenectomia.

A colocação de *stent* endoscópico em pacientes com tumores ressecáveis para aliviar a icterícia antes da cirurgia não altera a morbidade e a mortalidade no pós-operatório e não é recomendada. Se a cirurgia estiver marcada para várias semanas mais tarde, um *stent* plástico pode ser colocado para aliviar a icterícia e reduzir o risco de colangite.

Birkmeyer JD, Stukel TA, Siewers AE, et al. Surgeon volume and operative mortality in the United States. *N Engl J Med.* 2003; 349:2117–2127. [PMID: 14645640]

Blackstock AW, Mornex F, Partensky C, et al. Adjuvant gemcitabine and concurrent radiation for patients with resected pancreatic cancer: a phase II study. *Br J Cancer.* 2006;95:260–265. [PMID: 16868545]

Neoptolemos JP, Stocken DD, Friess H, et al. A randomized trial of chemoradiotherapy and chemotherapy after resection of pancreatic cancer. *N Engl J Med.* 2004;350:1200–1210. [PMID: 15028824]

Stojadinovic A, Brooks A, Hoos A, et al. An evidence-based approach to the surgical management of resectable pancreatic approach to the surgical management of resectable pancreatic adenocarcinoma. *J Am Coll Surg.* 2003;196:954–964. [PMID: 12788434]

B. Doença localmente avançada

O tratamento ideal nesses pacientes permanece controverso. A combinação de quimioterapia e radioterapia está associada a melhoras modestas na sobrevida, mas pode produzir efeitos colaterais significativos. 5-Fluorouracil, gencitabina e paclitaxel são alguns dos agentes quimioterápicos comuns usados com radioterapia.

A paliação dos sintomas é um componente essencial de cuidados para pacientes com doença localmente avançada. Os pacientes com tumores localizados na cabeça do pâncreas podem desenvolver icterícia obstrutiva e obstrução da saída gástrica; a dor abdominal intensa é mais comum com tumores que envolvem o corpo e a cauda do pâncreas.

Sohn TA, Yeo CJ, Cameron JL, et al. Do preoperative biliary stents increase post pancreaticoduodenectomy complications? *J Gastrointest Surg.* 2000;4:258–267. [PMID: 10769088]

1. Icterícia obstrutiva — Compressão do duto biliar pelo tumor pode causar icterícia obstrutiva. A colocação de *stent* endoscópico é a abordagem mais eficaz para aliviar obstrução maligna das vias biliares. *Stents* de metal são preferidos em relação aos de plástico para tratamento paliativo, uma vez que o paciente não é mais considerado um candidato cirúrgico. Ao contrário de *stents* de plástico, que exigem mudanças periódicas frequentes em decorrência da oclusão, os *stents* de metal têm uma taxa de permeabilidade significativamente maior; no entanto, uma vez colocados, não podem ser removidos por via endoscópica. Os *stents* podem ser colocados percutaneamente, se uma abordagem endoscópica não for possível em consequência de crescimento para dentro do tumor ou cirurgia anterior. Raramente, um *bypass* entérico biliar cirúrgico é necessário para aliviar a obstrução.

2. Obstrução da saída gástrica — Obstrução da saída gástrica é causada pela extensão do câncer pancreático e pode ser tratada por gastrojejunostomia ou *stents* de metal expansores colocados por via endoscópica.

3. Dor — Medicamentos narcóticos geralmente são necessários para controlar a dor associada ao câncer de pâncreas. O bloqueio do plexo celíaco (neurólise química) pode ser conseguido mediante uma abordagem percutânea ou o bloqueio pode ser realizado utilizando-se USE. A radiação pode ser usada para controlar a dor intratável.

C. Doença metastática

A quimioterapia é utilizada para o tratamento paliativo e resulta em ligeiros benefícios de sobrevida. A terapia combinada à base de gencitabina é o tratamento de escolha e associado a melhor controle da dor, redução da perda de peso e melhora do estado de desempenho.

NEOPLASIAS CÍSTICAS DO PÂNCREAS

Essas lesões expressam um espectro de tumores benignos e malignos e representam 1% das neoplasias pancreáticas. As neoplasias císticas mucinosas mais comuns – adenomas císticos serosos, neoplasias mucinosas papilares intradutais (NMID) e neoplasias papilares císticas sólidas (rara) – são descritas em detalhes a seguir. Na Tabela 28-3 comparação e características epidemiológicas e biológicas dessas e de outras neoplasias císticas pancreáticas.

Achados clínicos

A. Sinais e sintomas

As manifestações típicas para cada lesão estão descritas em detalhes a seguir.

B. Exames de imagem

A TC e a RM são excelentes exames para detecção inicial e caracterização de lesões císticas do pâncreas, mas a diferenciação de doenças benignas e malignas com base apenas em imagens é difícil (Figuras 9-46–9-48). Além de proporcionar melhor caracterização da lesão cística, a RM também pode mostrar a comunicação entre o cisto e o duto pancreático. Achados de USE isolados não são precisos para determinar o tipo de lesão cística ou seu potencial maligno. AAF-USE surgiu como a técnica de escolha para a obtenção de líquido cístico para avaliação de marcadores e células tumorais. Mas também auxilia na detecção de transformação maligna fornecendo células das paredes do cisto. AAF-USE carrega um risco de 2–3% de pancreatite. CPRE é útil para detectar neoplasias intradutais, especialmente NMPI, mas seu papel tornou-se limitado por avanços em imagens de pâncreas.

C. Citologia e marcadores tumorais

A análise citológica do líquido do cisto tem elevada especificidade para lesões mucinosas bem como a presença de malignidade, mas sua sensibilidade é baixa (Tabela 28-4). O rendimento de células obtidas de AAF-USE pode ser insuficiente para fazer um diagnóstico definitivo ou para confirmar a transformação maligna, pois o revestimento das lesões císticas frequentemente é desnudado. Demonstrou-se que os marcadores tumorais melhoram a acurácia do diagnóstico e a diferenciação de lesões císticas. Os níveis de antígeno carcinoembrionário (CEA) e CA 72-4 em geral são ricos em lesões mucinosas. Um nível de corte de CEA de 192 ng/mL foi encontrado como o mais preciso para a diferenciação entre lesões císticas mucinosas e não mucinosas com uma sensibilidade de 73% e especificidade de 84%.

Tabela 28-3. Características epidemiológicas e biológicas de neoplasias císticas pancreáticas.

Tipo	Predileção pelo sexo	Década de vida de pico	% de neoplasias císticas	Potencial maligno e história natural
Neoplasia cística mucinosa	Feminino	5ª	10–45	Ressecção curativa, independentemente do grau de displasia epitelial; prognóstico precário quando adenocarcinoma invasivo presente
Adenoma cístico seroso (Figura 9-46)	Feminino	7ª	32–39	Ressecção curativa; cistadenocarcinoma seroso extremamente raro
Neoplasia mucinosa papilar intradutal (Figura 9-47, Figura 9-48)	Distribuição igual	6ª–7ª	21–33	Prognóstico excelente para lesões que mostram apenas atipia citológica adenomatosa e *borderline*; prognóstico precário quando carcinoma invasivo presente
Neoplasia pseudopapilar sólida	Feminino	4ª	< 10	Neoplasia indolente com metástase nodal e extranodal rara; excelente prognóstico quando completamente ressecado
Neoplasia endócrina cística	Distribuição igual	5ª–6ª	< 10	Semelhante a neoplasia neuroendócrina sólida
Adenocarcinoma dutal com degeneração cística	Ligeira predominância masculina	6ª–7ª	< 1	Prognóstico sombrio, semelhante a adenocarcinoma sólido
Adenocarcinoma cístico de célula acinar	Masculino	6ª–7ª	< 1	Semelhante a tipo sólido; neoplasia agressiva com prognóstico ligeiramente melhor do que adenocarcinoma dutal

Tabela 28-4. Análise de líquido nas lesões císticas do pâncreas.

	Neoplasia cística mucinosa	Adenoma cístico seroso	NMPI	Pseudocisto
Viscosidade	Alta	Baixa	Alta	Baixa
CEA	Alto (> 200 ng/mL)	Baixo (5-20 ng/mL)	Alto (>250 ng/mL)	Baixo
Lipase/Amilase	Baixa	Baixa	Alta	Alta
Citologia	Células epiteliais mucinosas ± células malignas se adenocarcinoma	Células cuboidais ± conteúdo de glicogênio alto	Células epiteliais mucinosas ± células malignas se adenocarcinoma	Histiócitos ou acelular
Análise do DNA	Mutações de *K-ras* Alta quantidade de DNA ou perda alélica de alta amplitude na malignidade	Anormalidades raras	Mutações de *K-ras* Alta quantidade de DNA ou perda alélica de alta amplitude na malignidade	Sem anormalidades

CEA: antígeno carcinoembrionário; NMPI: neoplasia mucinosa papilar intradutal.

Os adenomas císticos serosos podem conter um número elevado de glicogênio enquanto as lesões mucinosas podem ter líquido rico em mucina. A presença de antígeno do tipo mucina como marcador para tumores mucinosos também tem sido utilizada.

Os níveis de amilase são elevados tanto nos pseudocistos como na NMPI e baixos nos adenomas serosos císticos e na maioria dos adenomas císticos mucinosos. CA 19-9 não é elevada em lesões císticas do pâncreas.

Brandwein SL, Farrell JJ, Centeno BA, et al. Detection and tumor staging of malignancy in cystic, intraductal, and solid tumors of the pancreas by EUS. *Gastrointest Endosc.* 2001;53:722–727. [PMID: 11375578]

Brugge WR, Lewandrowski K, Lee-Lewandrowski E, et al. Diagnosis of pancreatic cystic neoplasms: a report of the cooperative pancreatic cyst study. *Gastroenterology.* 2004;126:1330–1336. [PMID: 15131794]

Jacobson BC, Baron TH, Adler DG, et al. ASGE guideline: the role of endoscopy in the diagnosis and the management of cystic lesions and inflammatory fluid collections of the pancreas. *Gastrointest Endosc.* 2005;61:363–370. [PMID: 15758904]

Khalid A, McGrath KM, Zahid M, et al. The role of pancreatic cyst fluid molecular analysis in predicting cyst pathology. *Clin Gastroenterol Hepatol.* 2005;3:967–973. [PMID: 16234041]

Diagnóstico diferencial

As verdadeiras neoplasias císticas do pâncreas devem ser diferenciadas dos pseudocistos inflamatórios, que são as lesões císticas mais comuns do pâncreas. Os pseudocistos são coleções de secreções pancreáticas que não possuem um revestimento epitelial que ocorrem como resultado da inflamação do pâncreas, ou obstrução ou ruptura do duto pancreático. A história clínica e os achados radiológicos associados de pancreatite aguda ou crônica, atrofia da glândula, dilatação dutal e calcificação ajudam a diferenciar pseudocistos de neoplasias císticas. Níveis altos de amilase e baixos de CEA são geralmente observados no líquido do pseudocisto.

1. Neoplasias mucinosas císticas

As neoplasias mucinosas císticas são os tumores císticos mais comuns do pâncreas, abrangendo 40–50% dessas neoplasias. Elas ocorrem predominantemente em mulheres de meia-idade (> 80%) e são principalmente localizadas no corpo ou na cauda do pâncreas.

Patogênese

Esses tumores são lesões pré-malignas e são classificados como benignos (adenomatosos), malignos de baixo grau (limítrofes) ou malignos (carcinoma *in situ* e câncer invasivo), baseado no grau de displasia do tecido. A presença de malignidade nesses tumores, tal como estimada em relatórios publicados, é estimada em 10% e 50%.

Esses tumores são preenchidos com estroma semelhante a mesênquima com viscosidade elevada e níveis geralmente elevados de CEA. Ao contrário das NMPIs, esses tumores não se comunicam com o sistema dutal do pâncreas. Tamanho maior, presença de calcificação periférica em casca de ovo em imagens e associação de um componente sólido com a lesão cística são características sugestivas de progressão maligna.

Achados clínicos

A. Sinais e sintomas

Tumores mucinosos císticos podem ser achados incidentais na imagem abdominal ou podem manifestar-se com dor abdominal, massa palpável, pancreatite recorrente e vômitos decorrentes de obstrução da saída gástrica. Icterícia e perda de peso são mais comuns com a transformação maligna.

B. Exames de imagem

Esses tumores parecem uniloculares ou multiloculares na TC e RM, com poucos compartimentos distintos. A USE pode ser útil para caracterizar melhor a lesão e obter células para avaliação de transformação maligna.

Tratamento

A ressecção cirúrgica é recomendada, em função do potencial significativo de transformação maligna. A ressecção está associada a uma taxa de sobrevida de 5 anos excelente (> 95% para tumores benignos e limítrofes e 50–75% para tumores malignos com margens negativas). Como a maioria das lesões está localizada na cauda do pâncreas, a pancreatectomia distal é a cirurgia realizada mais comum.

2. Adenomas císticos serosos

Esses tumores, observados principalmente em mulheres, são o segundo tipo de tumor cístico mais comum do pâncreas. Cerca de 70% dos adenomas císticos serosos ocorrem no corpo ou na cauda do pâncreas e possuem um potencial muito baixo para a transformação maligna.

Achados clínicos

A. Sinais e sintomas

Os adenomas císticos serosos geralmente são assintomáticos, mas os pacientes podem apresentar desconforto abdominal, massa palpável e, se o tumor for grande, obstrução de duto biliar e da saída gástrica.

B. Estudos de imagem

Na tomografia computadorizada o tumor consiste em múltiplos cistos pequenos separados por septos fibrosos delicados dispostos em torno de uma cicatriz estrelada central que pode estar calcificada, conferindo-lhes um aspecto de favo de mel. O achado patognomônico na TC de um "raio de sol" decorrente de cicatriz central é observado em 20% dos pacientes.

O líquido do cisto tem baixa viscosidade (clara e aquosa) e é alto em glicogênio, com baixos níveis de CEA.

Tratamento

A cirurgia é indicada em pacientes sintomáticos e naqueles com cistoadenomas serosos de crescimento rápido. Em pacientes assintomáticos, a observação com imagens em série é uma estratégia válida por causa do baixo risco de transformação maligna.

3. Neoplasias mucinosas papilares intradutais

As NMPIs são tumores papilares que surgem a partir do duto pancreático e estão associadas a hipersecreção de mucina. A incidência de NMPIs está aumentando e elas são responsáveis por 5% das neoplasias pancreáticas ressecadas em centros de referência. Elas ocorrem igualmente em homens e mulheres, e a idade média à apresentação é de 65 anos. Esses tumores ocorrem predominantemente na cabeça do pâncreas. As NMPIs podem envolver o duto pancreático principal, um ramo lateral ou ambos.

Patogênese

O papel do tabagismo, álcool e predisposição genética no desenvolvimento de NMPI permanece obscuro. Embora alterações genéticas como superexpressão de *p53*, mutações de *K-ras* e superexpressão de *DPC4* tenham sido identificadas, seu papel no desenvolvimento de NMPI não é compreendido. Ao contrário dos cânceres de pâncreas, nos quais a inativação de *DPC4* é observada em mais tumores, *DPC4* é expresso em quase todas as NMPIs. Em 30% dos casos as NMPIs estão associadas a tumores pancreáticos extras. O adenocarcinoma do cólon e do estômago são os mais comuns.

Baumagaertner I, Corcos O, Couvelard A, et al. Prevalence of extra pancreatic cancers in patients with histological proven intraductal papillary mucinous neoplasms on the pancreas-A case control study. *Am J Gastroenterol.* 2008,103:2878–2882. [PMID: 18853975]

A. Classificação

As NMPIs são classificadas em três tipos, com base no envolvimento do duto pancreático principal (NMPI de duto principal) ou dos ramos laterais (NMPI de ramo lateral) ou ambas (NMPI mista). As NMPIs de ramo lateral são multifocais em 40% dos casos. A NMPI do tipo de duto principal é mais agressiva e tem uma maior incidência de malignidade.

A OMS (Organização Mundial de Saúde) classificou histologicamente a NMPI em três categorias:

- Adenoma de NMPI: a lesão cística é revestida por mucina contendo células colunares sem displasia.
- NMPI limítrofe: células de revestimento mostram displasia moderada.

- Carcinoma mucinoso papilar intradutal: presença de displasia grave.

Os tumores malignos são ainda classificados como não invasivos (carcinoma *in situ*) ou invasivos, com base na ausência ou presença de extensão além da membrana basal. A localização da NMPI prediz o seu potencial maligno. O risco de malignidade foi encontrado como sendo de 57–92% na NMPI de duto principal, 6–46% em NMPI de ramo lateral e de 35–40% na NMPI mista em amostra ressecada cirurgicamente. Embora o prognóstico para uma doença benigna, limítrofe e carcinoma *in situ* seja bom, a taxa de sobrevida de 5 anos para lesão maligna invasiva fica entre 30% e 75%.

Brugge WR, Lewandrowski K, Lee-Lewandrowski E, et al. Diagnosis of pancreatic cystic neoplasms: a report of the cooperative pancreatic cyst study. *Gastroenterology*. 2004;126:1330–1336. [PMID: 15131794]

Maire F, Hammel P, Terris B, et al. Prognosis of malignant intraductal papillary mucinous tumours of the pancreas after surgical resection. Comparison with pancreatic ductal adenocarcinoma. *Gut*. 2002;51:717–722. [PMID: 12377813]

Achados clínicos

A. Sinais e sintomas

Cerca de 30% das NMPIs são diagnosticadas em exames de imagem de rotina e são assintomáticas. Em pacientes sintomáticos, a dor abdominal é a queixa mais comum de apresentação e é observada em 50–70% dos pacientes. Cerca de 25% dos pacientes apresentam pancreatite aguda. Muitos pacientes têm um histórico de crises recorrentes de pancreatite aguda ou manifestações de pancreatite crônica como diarreia, diabetes de início recente, perda de peso/ como resultado de obstrução do duto pancreático por tampões de muco. Perda de peso, icterícia e menor duração dos sintomas estão associados a NMPI maligna, apesar de cerca de 40% das NMPIs malignas serem assintomáticos à apresentação.

B. Exames de imagem

As lesões císticas do pâncreas em comunicação com um duto pancreático dilatado podem ser observadas na TC, USE e RM. A sensibilidade e a especificidade da CPRM no diagnóstico de doenças malignas na NMPI têm sido relatadas como sendo de 70% e 92%, respectivamente. A presença de nódulos murais, dilatação segmentar ou difusa do duto pancreático principal > 15 mm de diâmetro, presença de componente sólido no cisto está associado a doença maligna. AAF-USE também é útil na detecção da presença de mucina e fornece células para avaliar a transformação maligna. O aspirado de líquido cístico pode ser útil na distinção de lesões mucinosas das lesões císticas não mucinosas do pâncreas. Um nível de CEA (antígeno carcinoembrionário) de 192 g/mL apresentou 79% de sensibilidade na diferenciação de tumores mucinosos dos tumores não mucinosos. A CPRE raramente é utilizada no diagnóstico de NMPI. O sinal patognomônico na CPRE é uma ampola de Vater distendida com extrusão de muco. A pancreatografia também pode mostrar defeitos de enchimento por causa do muco e comunicação entre as áreas do duto pancreático e cística.

Embora tanto a NMPI como a NCM (neoplasia cística mucinosa) contenham mucina e tenham níveis elevados de CEA, a NCM não se comunica com o duto pancreático, e é observada principalmente em mulheres na 4ª–5ª décadas de vida. Ao contrário da NMPI, ocorre predominantemente na cabeça do pâncreas, as NCMs são observadas principalmente no corpo e cauda do pâncreas.

Tratamento

NMPI de duto principal e NMPI mista têm risco significativo para transformação maligna. Cerca de 30–40% das NMPIs malignas podem ser assintomáticas e ter uma citologia negativa na AAF. A ressecção cirúrgica é recomendada nesses pacientes, embora o prognóstico para NMPI maligna não seja bom, a recorrência de 50–60% é observada em pacientes com NMPI invasiva com uma sobrevida de 5 anos de 35–75%.

Durante a cirurgia, as margens ressecadas devem ser examinadas por corte congelado para confirmar eliminação do tumor pois as NMPIs tendem a crescer longitudinalmente ao longo do duto pancreático e não radialmente para o parênquima.

O risco de malignidade na NMPI de ramo lateral é de cerca de 15–25%. Em pacientes assintomáticos com NMPI de ramo lateral de tamanho < 3 cm e sem características radiológicas preocupantes, recomenda-se a vigilância.

A vigilância com a imagem periódica é recomendada em pacientes com NMPI invasiva, pois a recorrência (na maioria das vezes dentro dos primeiros 3 anos) ocorre em 50–65% dos casos. Pacientes com carcinoma *in situ* têm taxa de recorrência baixa, mas significativa, de cerca de 8%, e devem ser acompanhados por tomografia computadorizada ou ressonância magnética anual.

Jang JY, Kim SW, Lee SE, et al. Treatment guidelines for branch duct type intraductal papillary mucinous neoplasms of the pancreas: when can we operate or observe? *Ann Surg Oncol.* 2008;15:199–205. [PMID: 17909912]

Mee J, Jin YJ, Soo JK, et al. Cyst growth rate predicts malignancy in patients with branch duct intraductal papillary mucinous neoplasms. *Clin Gastroenterol Hepatol.* 2011;9:87–93. [PMID: 20851216]

Ohno E, Hirooka Y, Itoh A, et al. Intraductal papillary mucinous neoplasms of the pancreas: differentiation of malignant and benign tumors by endoscopic ultrasound findings of mural nodules. *Ann Surg.* 2009;249:628–634. [PMID: 19300203]

Salvia R, Crippa S, Falconi M, et al. Branch-duct intraductal papillary mucinous neoplasms of the pancreas: to operate or not to operate? *Gut.* 2007;56:1086–1090. [PMID: 17127707]

4. Neoplasias papilares císticas sólidas

Essas neoplasias raras, com baixo potencial de malignidade são observadas em mulheres jovens, e são caracterizadas por necrose e áreas hemorrágicas.

LINFOMA PANCREÁTICO

O linfoma pancreático representa 1–2% de todos os tumores de pâncreas. Apresenta-se como massa grande, geralmente sem obstrução do duto biliar, dor ou perda de peso. O tratamento consiste na combinação de quimioterapia e radioterapia e está associado a boas taxas de sobrevida em 5 anos.

Polipectomia

29

Kunal Jajoo, MD

Considerações gerais

Muitos tumores epiteliais do trato gastrointestinal se desenvolvem como pólipos benignos antes de se tornarem malignos, conforme abordado anteriormente neste livro. Eles podem ser sintomáticos ou assintomáticos, pedunculados ou sésseis e variam em tamanho de milímetros a vários centímetros de diâmetro. Se estiver confinado à mucosa ou à submucosa superficial, quase todos são tratáveis mediante remoção endoscópica por uma das várias técnicas de polipectomia, ressecção endoscópica da mucosa (REM) ou dissecção submucosa endoscópica (DSE).

Desde a sua introdução há quase 40 anos, os princípios da polipectomia endoscópica evoluíram para um conjunto padronizado de técnicas. As técnicas de REM e DSE continuam a se desenvolver como inovações mais recentes. A ressecção endoscópica é direcionada para a remoção completa de um tumor para a cura, para a completa avaliação patológica e para reduzir ou erradicar o risco de recorrência, mantendo a integridade da parede do trato gastrointestinal e evitando a morbidade relacionada com procedimento. O sangramento é a complicação mais comum da polipectomia, ocorrendo em 0,3–6% dos casos. A hemorragia pós-polipectomia pode ocorrer imediatamente (dentro de 12 horas) ou tardiamente (após até 30 dias), além de apresentar maior probabilidade de ocorrer nos pólipos maiores, nos pólipos sésseis e nos pólipos com corpo mais espesso. Perfuração, a complicação mais temida da polipectomia, permanece rara, mas relativamente inalterada em incidência desde a introdução dessas técnicas. A perfuração ocorre em 1–2 por 1.000 casos, com maior probabilidade na polipectomia em pedaços de pólipos sésseis, nos pólipos cecais e na DSE.

Polipectomia, REM e DSE podem ser feitas no paciente sedado já que não existem receptores para a dor na mucosa e submucosa. A muscular própria e a serosa, juntamente com o mesentério, são capazes de gerar sensação dolorosa causada por forças mecânicas (p. ex., distensão) e efeitos térmicos da eletrocirurgia. Uma ampla gama de acessórios está disponível para a polipectomia endoscópica e a última década também viu aprimoramentos nos geradores eletrocirúrgicos em relação à facilidade de uso, segurança e eficácia. Todos os endoscopistas devem estar equipados para remover pólipos sésseis de tamanho médio e quase todos os pólipos pedunculados no cólon. Grandes pólipos sésseis (> 2 cm de diâmetro), pólipos pedunculados muito grandes no cólon e pólipos de todos os tipos no esôfago, estômago, duodeno e intestino delgado necessitam de experiência e tecnologia adicionais e geralmente são encaminhados para centros com profissionais especializados nessas áreas. Foi demonstrado que esse encaminhamento terciário é seguro e efetivo em evitar risco de cirurgias desnecessárias. Também é custo-efetivo.

EQUIPAMENTO

A remoção de pólipos através do trato gastrointestinal requer o acesso apropriado com um endoscópio que possua um canal de instrumentação de diâmetro adequado para acomodar os acessórios padrões. A maioria deles passará através de um canal de 2,8 mm, mas alguns podem necessitar de 3,2 mm ou um espaço maior. Os acessórios incluem pinças, laços, agulhas de injeção, equipamentos combinados conjugando mais de uma função em um único instrumento, pinças e laços hemostáticos, sondas bipolares e multipolares e os conjuntos de REM com um cateter de aspersão, agulha injetora, laço especial e uma capa transparente, que tem vários formatos e diâmetros. Acessórios para DES geralmente não estão disponíveis nos Estados Unidos. Quando se planeja a terapia em intestino delgado, a maioria dos acessórios projetados para a colonoscopia terão de ser longos o suficiente para alguns enteroscópios.

Corantes especiais para cromoendoscopia de superfície (p. ex., índigo carmim, iodo de Lugol, azul de metileno e violeta cresil) podem ser necessários antes da ressecção, de modo a otimizar a visualização de um pólipo e suas margens. Solução salina normal é o líquido mais comum utilizado para a injeção submucosa durante REM ou DES. Podem ser acrescentados a epinefrina, para aumentar a hemostasia imediata, e o azul de metileno para melhorar a visualização. Alguns especialistas preferem injetar um líquido de maior viscosidade (p. ex., ácido hialurônico ou glicerol), o qual se dissipa com menor velocidade durante a ressecção, o que permite amortecimento submucoso mais duradouro durante uma polipectomia difícil. Com muitos endoscópios é possível captar imagens com restrição dos comprimentos de onda da luz (p. ex., imagens de banda estreita ou imagens multibanda), o que permite a visualização da morfologia e vasculatura da submucosa, aumentando a capacidade do endoscopista reconhecer os bordos de pólipos e quaisquer características malignas. Agentes de marcação, que são frascos pré-preenchidos com uma suspensão estéril de partículas de carbono muito finas (Spot; GI Supply, Camp Hill, PA); podem ser utilizados para documentação permanente de um sítio de ressecção de tumor para referência endoscópica ou cirúrgica futura. Com o uso crescente da cirurgia colorretal laparoscópica e o fato de até 14% dos tumores endoscopicamente identificados poderem ser localizados de modo incorreto, a tatuagem de marcação endoscópica é essencial para identificação subsequente.

Muitos geradores eletrocirúrgicos são fabricados especificamente para aplicações endoscópicas. A maioria agora incorpora correntes de saída (*output*) controladas por computador modificadas para obter o efeito tecidual desejado com a menor potência necessária. Eles também incorporam menus para procedimentos endoscópicos específicos com *defaults* ajustados pelo fabricante. Todos os endoscopistas e assistentes que realizam eletrocirurgia devem possuir completo conhecimento dos circuitos monopolares de alta frequência e suas propriedades, de modo a compreender os princípios de segurança para corte e coagulação, e para resolver qualquer tipo de problema que ocorra durante a polipectomia. O conceito da densidade de corrente (potência por unidade de área) é de compreensão essencial porque é dessa forma que o laço de polipectomia corta e coagula o tecido enquanto este é mecanicamente cortado com o fechamento do laço. É nossa prática manter um módulo para coagulação com plasma de argônio sempre que grandes pólipos são removidos como um adjunto para ablação dos tecidos e coagulação superficial. A preparação intestinal deve ser boa a excelente para visibilidade e para a redução do risco de ignição dos gases intestinais como o hidrogênio e o metano. Todo líquido ao redor do pólipo deve ser removido, a fim de maximizar a densidade de corrente onde é desejado, no ponto de ressecção.

POLIPECTOMIA PARA PÓLIPOS SÉSSEIS

Pequenos pólipos < 5 mm de diâmetro geralmente são denominados como "diminutivos". A despeito de sua localização no trato gastrointestinal, eles geralmente podem ser removidos com o uso de vários métodos simples que incluem pinça de biópsia "fria" com uma pinça jumbo padrão, "quente" (*i.e.*, combinada com eletrocautério), pinça de biópsia, laço "frio" e laço "quente" (*i.e.*, combinado com eletrocautério). Uma prática comum é colocar um laço de menor diâmetro (p. ex., 1 cm oval) sobre o pólipo, incluindo uma pequena quantidade de mucosa circundante normal, e depois fechar o cabo do laço e cortar mecanicamente através do tecido aprisionado, que excisará o pólipo. Como o risco de sangramento de um corte mecânico e avulsão simples com o uso técnicas frias é mínimo, esses métodos são favorecidos para lesões pequenas, que geralmente podem ser removidas com uma passagem da pinça ou laço. Esses métodos são rápidos e efetivos, fornecendo o espécime necessário para avaliação histopatológica (Lâminas 28 e 29) quase sem risco associado. O tecido ressecado pode ser aspirado pelo sistema de sucção do endoscópio, ao qual um receptáculo especial pode ser acrescentado.

Pólipos sésseis > 5 mm e até 2 cm de diâmetro geralmente podem ser removidos com o uso de eletrocautério sem medidas adicionais (Lâminas 30, 31 e 32). Laços estão disponíveis em muitos tamanhos e formatos, com a escolha determinada pela preferência da equipe ou da unidade de endoscopia. O princípio é colocar o laço sobre todo o pólipo e (1) fechá-lo, cortando o pólipo ou utilizando o corte enquanto a corrente de coagulação é aplicada até que o pólipo se solte da submucosa ou, mais comumente (2) fechar o laço pelo máximo de tempo possível antes de aplicar uma corrente de coagulação pura, seguida pela continuação do fechamento até que o pólipo seja removido. Em ambas as sequências é importante afastar o tecido encarcerado da parede do trato gastrointestinal para minimizar lesões profundas da parede gastrointestinal. A recuperação do espécime é feita mediante sucção pelo endoscópio até um recipiente apropriado. Vários pólipos, ou pólipos muito grandes para a recuperação por sucção devem ser coletados com o uso de uma rede de recuperação.

Existem vários métodos seguros para a obtenção de hemostasia na presença de sangramento excessivo imediatamente após uma polipectomia com laço frio ou quente ou, muito raramente, após a remoção com pinça. A colocação de um ou mais clipes hemostáticos, injeção de epinefrina diluída a 1:10.000, aplicação de coagulação monopolar com a ponta do laço ou coagulação com plasma de argônio, coagulação bipolar ou multipolar com uma sonda dedicada e ligação com banda elástica são técnicas utilizadas. Clipes endoscópicos no momento são utilizados para a hemostasia imediata e para a profilaxia contra hemorragias tardias, provavelmente pela facilidade de uso. Entretanto, não existem estudos que comparem diretamente a eficácia entre técnicas com uso de hemoclipes ou técnicas térmicas.

A suspeita de perfuração ou de lesão inadvertida da submucosa profunda pode ser prontamente fechada com a colocação de clipes para a aposição da mucosa em ambos os lados do defeito.

POLIPECTOMIA PARA PÓLIPOS PEDICULADOS

Pólipos pediculados recebem esse nome porque o tumor se situado na extremidade de uma haste ou pedículo e faz uma protrusão para o lúmen do trato gastrointestinal. O princípio da polipectomia com essas lesões é ressecar através da haste a uma distância suficiente do tumor para assegurar sua completa remoção, mas não muito próximo da parede da alça intestinal que possa levar ao risco de lesão térmica profunda. Um ponto entre um terço à metade da haste e a cabeça do pólipo geralmente é escolhido para a colocação do laço (Lâmina 33); o eletrocautério é aplicado enquanto o laço é fechado, até que a haste seja completamente cortada. A seguir, o pólipo é recuperado com o método de aspiração, se for suficientemente pequeno ou por captura utilizando o próprio laço ou uma rede.

Em contraste com pólipos sésseis, os pólipos pediculados podem atingir tal tamanho que a região proximal da lesão pode não ser visível endoscopicamente durante a colocação do laço e a polipectomia (Lâmina 34). O endoscopista deve tomar precauções especiais (1) para evitar o encarceramento inadvertido da mucosa normal pelo laço e (2) para evitar a lesão da parede oposta da alça intestinal se o pólipo estiver tocando essa estrutura. O posicionamento seguro do laço pode ser confirmado fixando a ponta do laço primeiro na face proximal (mais distante) puxando-a na direção do endoscópio e confirmando a haste do pólipo somente, está dentro do laço antes de fechá-lo e antes da aplicação do cautério. O grande pólipo que se estende através do lúmen da alça intestinal pode ser seguramente removido movendo o laço para a frente e para trás a fim de evitar que corrente passe por um sítio indesejado com densidade de corrente suficiente para causar lesão. Isso também reduz a potência necessária para gerar a polipectomia. Para hastes muito grandes com vasos presumivelmente maiores do que o usual, alguns especialistas pré-tratam a haste com uma injeção de epinefrina diluída ou colocam um instrumento mecânico adicional como um clipe ou endolaço antes de prosseguir com a polipectomia.

O sangramento de uma haste de pólipo cortada é mais facilmente controlado laçando-a novamente de modo imediato para seu tamponamento, sem aplicar nova cauterização e esperando que ocorra uma hemostasia normal. Se isso falhar, ou se o laço já tiver sido removido, qualquer um dos métodos anteriormente mencionados pode ser utilizado. Clipes se tornaram populares por causa da facilidade de uso e ao mecanismo de ação, que não gera risco de lesão profunda à parede intestinal após a polipectomia (Lâmina 35).

A perfuração suspeita ou lesão submucosa inadvertida pode ser prontamente fechada com a colocação de clipes para a aposição da mucosa em ambos os lados do defeito.

RESSECÇÃO ENDOSCÓPICA DA MUCOSA

Para pólipos sésseis > 2 cm no cólon ou duodeno e pólipos sésseis de quase qualquer tamanho ou câncer em estágio inicial em certas localizações anatômicas, como esôfago ou estômago, um conjunto diferente de técnicas foi desenvolvido, coletivamente conhecidas como REM. Apesar de haver várias variações técnicas e acessórios, o princípio da REM é o mesmo para todos. A lesão é elevada ou separada da submucosa subjacentes antes que a ressecção seja feita por tração física ou injeção de líquido. Uma técnica emprega um endoscópio de dois canais para elevar a lesão com um instrumento tipo pinça, como uma pinça de biópsia passada através de um canal do endoscópio, sobre a qual é passado um laço, através do segundo canal, para completar a remoção. Entretanto, esse método nunca ganhou popularidade nos Estados Unidos. Uma segunda técnica, originalmente desenvolvida no Japão, emprega uma capa transparente colocada na ponta de um endoscópio na qual, após a injeção de líquido, a lesão é aspirada, e um laço ultraflexível especialmente projetado é colocado ao redor do "pseudopólipo" criado. A seguir a aspiração é liberada e o pólipo ressecado com o uso dos mesmos ajustes de eletrocautério da polipectomia padrão (Lâminas 36 e 37). Esse método é particularmente aplicável no esôfago, estômago e reto, mas raramente é utilizado em outros locais do trato gastrointestinal.

Uma terceira técnica emprega um sistema de ligadura em banda para elevar a lesão em um pseudopólipo antes da ressecção com o laço; essa técnica se tornou popular para pequenas lesões sésseis no trato gastrointestinal superior (Lâminas 38 e 39). Um quarto método, que se tornou a técnica dominante para REM é o uso de uma agulha de injeção para instilar líquido ao redor e profundamente ao pólipo para elevá-lo da submucosa (Lâmina 40). Métodos alternativos sem o uso de agulha para elevação com líquido também estão disponíveis. Isso não somente assegura que a lesão pode ser ressecada com segurança, já que não está invadindo a mucosa, mas também fornece uma área de segurança, protegendo a parede da alça intestinal da lesão térmica. O sinal do não levantamento após esswa manobra é uma indicação precisa de invasão submucosa do carcinoma. Após a injeção, o pólipo é laçado pedaço a pedaço (Lâmina 41) até que toda a área da mucosa seja removida (Lâmina 42). Qualquer sangramento pode ser controlado utilizando os métodos já delineados. Os espécimes são recuperados por aspiração se forem suficientemente pequenos ou por uma rede (Lâmina 43). O local pode cicatrizar espontaneamente ou esta cicatrização pode ser acelerada e possíveis complicações reduzidas com o fechamento do defeito com clipes (Lâmina 44). Apesar de a cicatriz poder ser visível durante os exames de acompanhamento (Lâmina 45), o sítio também pode ser marcado com a injeção de tinta permanente para futura vigilância endoscópica ou ressecção cirúrgica (Lâmina 46).

DISSECÇÃO ENDOSCÓPICA DA SUBMUCOSA

Uma extensão recente da REM desenvolvida no Japão é a DES. Essa coleção de técnicas destina-se a remover a lesão séssil em peça única mediante injeção de líquido na profundidade da lesão, assim como na REM, seguida pela incisão do perímetro do pólipo com uma margem pequena de mucosa normal, seguida pela dissecação cuidadosa no plano submucoso superficial até que a ressecção seja completa (Lâminas 47, 48 e 49). Vários acessórios estão disponíveis, mas nenhum ainda foi aprovado pela U.S. Food and Drug Administration. Apesar de originalmente destinado para a remoção de cânceres gástricos em estágios iniciais, a DES foi aplicada de modo bem-sucedido no cólon.

Este capítulo é uma versão revisada do capítulo feito pelo Dr. David Carr-Locke que era encontrado na edição anterior de Current Diagnosis & Treatment: Gastroenterology, Hepatology, & Endoscopy.

Carpenter S, Petersen BT, Chuttani R, et al. Polypectomy devices. *Gastrointest Endosc.* 2007;65:741–749. [PMID: 17397841]

Fatima H, Rex DK. Minimizing endoscopic complications: colonoscopic polypectomy. *Gastrointest Endosc Clin N Am.* 2007;17: 145–156. [PMID: 17397781]

Fyock CJ, Draganov PV. Colonoscopic polypectomy and associated techniques. *World J Gastroenterol.* 2010;16:3630–3637. [PMID: 20677334]

Kantsevoy SV, Adler DG, Conway JD, et al. ASGE Technology Committee. Endoscopic mucosal resection and endoscopic submucosal dissection. *Gastrointest Endosc.* 2008;68:11–18. [PMID: 18577472]

Kethu SR, Banerjee S, Desilets D, et al; ASGE Technology Committee. Endoscopic tattooing. *Gastrointest Endosc.* 2010;72:681–685. [PMID: 20883844]

Larghi A, Waxman I. State of the art on endoscopic mucosal resection and endoscopic submucosal dissection. *Gastrointest Endosc Clin N Am.* 2007;17:441–469. [PMID: 17640576]

Saito Y, Uraoka T, Matsuda T, et al. Endoscopic treatment of large superficial colorectal tumors: a case series of 200 endoscopic submucosal dissections (with video). *Gastrointest Endosc.* 2007;66: 966–973. [PMID: 17524403]

Swan MP, Bourke MJ, Alexander S, et al. Large refractory colonic polyps: is it time to change our practice? A prospective study of the clinical and economic impact of a tertiary referral colonic mucosal resection and polypectomy service. *Gastrointest Endosc.* 2009;70:1128–1136. [PMID: 19748615]

Tolliver KA, Rex DK. Colonoscopic polypectomy. *Gastroenterol Clin North Am.* 2008;37:229–251. [PMID: 18313548]

Sangramento gastrointestinal superior agudo

30

John R. Saltzman, MD

CRITÉRIOS DE DIAGNÓSTICO

- Pacientes com sangramento GI superior agudo podem se apresentar com hematêmese, melena ou hematoquezia.
- Diretrizes clínicas são recomendadas para prever os resultados, incluindo novos sangramentos, e mortalidade.
- Estigmas de hemorragia recente são achados endoscópicos que preveem o resultado.
- A endoscopia pode fornecer o diagnóstico, prognóstico e potencial para terapia.

Considerações gerais

O sangramento gastrointestinal (GI) superior não varicoso é um motivo comum para visitas em departamentos de emergência e internações hospitalares. Foi estimado que o sangramento GI superior é responsável por mais de 300.000 hospitalizações por ano nos Estados Unidos. Outros 100.000–150.000 pacientes por ano desenvolvem sangramento GI superior durante hospitalizações por outros motivos.

A fonte do sangramento GI superior é, por definição, proximal ao ligamento de Treitz. A história natural do sangramento GI superior não varicoso é que aproximadamente 80% dos pacientes apresentarão interrupção espontânea do sangramento e, nesse grupo nenhuma intervenção urgente adicional será necessária. Entretanto, se um paciente apresenta recorrência do sangramento, há um aumento de 10 vezes no índice de mortalidade.

O índice geral de mortalidade é de 3–14% para pacientes com sangramento GI superior não varicoso. A mortalidade tipicamente ocorre por fatores não relacionados com o sangramento GI e ocorre primariamente em pacientes idosos e em uso de medicamentos como anti-inflamatórios não esteroidais (e, mais recentemente, agentes antiplaquetários como o clopidogrel).

Entre pacientes que utilizam baixas doses de aspirina por longos períodos, o risco de sangramento GI aumenta em duas vezes quando comparado ao placebo com uma incidência anual de sangramento GI importante de 0,13%. Em comparação com aspirina isolada, a combinação de aspirina e clopidogrel causa aumento de 2–3 vezes no número de pacientes com sangramento GI importante. Fatores de risco definidos para sangramento em pacientes que utilizam aspirina e clopidogrel são história de úlceras pépticas e sangramento GI prévio, e provavelmente fatores de risco são do gênero masculino, idade acima dos 70 anos e infecção pelo *Helicobacter pylori*. A mortalidade entre pacientes com sangramento GI superior geralmente é causada por complicações cardiovasculares e comorbidades, e não por uma hemorragia GI incontrolável. Na maioria dos pacientes que desenvolve sangramento GI em uso de aspirina, a terapia deve ser reiniciada desde que o risco de complicações cardiovasculares superem os riscos de sangramento.

Chan FK, Ching JY, Hung LC, et al. Clopidogrel versus aspirin and esomeprazole to prevent recurrent ulcer bleeding. *N Engl J Med*. 2005;352:238–244. [PMID: 15659723]

McQuaid KR, Laine L. Systematic review and meta-analysis of adverse events of low-dose aspirin and clopidogrel in randomized controlled trials. *Am J Med*. 2006;119:624–638. [PMID: 16887404]

Achados clínicos

A. Sinais e sintomas

A apresentação clínica do sangramento deve ser caracterizada. Hematêmese é o sangramento visível com vômitos de sangue fresco ou coágulos. Melena diz respeito a fezes escuras com aparência de alcatrão, com odor distintivo. O termo “borra de café” descreve aspirados gástricos ou vômitos que contêm fragmentos escuros de sangue velho. Hematoquezia é a passagem de sangue fresco ou coágulos pelo reto. Apesar da saída de sangue-vivo pelo reto geralmente ser indicativa de uma fonte GI inferior, ela pode ser vista em paciente com sangramento GI superior intenso.

Concorrente com a avaliação inicial de pacientes com suspeita de sangramento GI superior, deve se prestar atenção para a reanimação, com o objetivo de obter a estabilidade hemodinâmica. A avaliação deve verificar os sinais vitais, a presença ou ausência de choque e hipovolemia e comorbidades clínicas (malignidades, doença pulmonar obstrutiva crônica, doença coronariana etc.). Pacientes com hipotensão postural apresentam perda significante do volume corporal, de pelo menos 10% e aqueles com choque apresentam perda do volume sanguíneo de pelo menos 20%, um previsor de resultado ruim. Os medicamentos utilizados pelo paciente precisam ser revistos com atenção especial dada aos anticoagulantes (heparina e warfarin), agentes antiplaquetários (clopidogrel), aspirina e medicamentos anti-inflamatórios não esteroidais (AINEs).

B. Avaliação de risco

1. Previsores clínicos — Fatores que preveem um prognóstico bom ou ruim em pacientes com sangramentos GI superiores não varicosos podem ser utilizados para triar de modo apropriado e tratar os pacientes. O papel da aspiração com sonda nasogástrica é controverso. A sonda nasogástrica pode fornecer informações úteis dependendo de seu conteúdo. Entretanto, os aspirados da sonda nasogástrica podem ser falsamente negativos; essas situações podem ocorrer em pacientes com sangramentos por úlceras duodenais decorrentes de espasmo do piloro e, raramente, das varizes esofágicas (se a sonda for posicionada em uma área não dependente do estômago).

Nos pacientes que se apresentam com sangramento GI superior, vários fatores prognósticos clínicos mostraram-se úteis na previsão de um prognóstico ruim (Tabela 30-1). Pacientes que experimentam um início de sangramento GI em ambiente ambulatorial apresentam menor índice de mortalidade do que aqueles hospitalizados por outros motivos. Idade > 60 anos está associada a maior mortalidade. O índice de mortalidade aumenta juntamente com o número de comorbidades do paciente.

Tabela 30-1. Fatores de risco para resultado ruim no sangramento gastrointestinal superior.

Idade > 60 anos
Choque (pressão arterial sistólica < 100 mmHg); pulso > 100 batimentos/min
Malignidade ou varizes como fonte de sangramento
Início em ambiente hospitalar
Comorbidades
Sangramento ativo (hematêmese, sangue vermelho-vivo na sonda nasogástrica, ou hematoquezia)
Sangramento recorrente
Coagulopatia severa

Das A, Wong RC. Prediction of outcome of acute GI hemorrhage: a review of risk scores and predictive models. *Gastrointest Endosc.* 2004;60:85–93. [PMID: 15229431]

Gralnick IM, Dulai GS. Incremental value of upper endoscopy for triage of patients with acute non-variceal upper-GI hemorrhage. *Gastrointest Endosc.* 2004;60:9–14. [PMID: 15229418]

2. Diretrizes — Diretrizes clínicas foram desenvolvidas para ajudar a aprimorar o tratamento de pacientes com sangramento GI superior não varicoso. Os objetivos dessas diretrizes são identificar pacientes de baixo risco que possam receber alta diretamente do departamento de emergência ou em um estágio inicial da hospitalização e para identificar pacientes de alto risco que necessitarão de maiores recursos. Muitas diretrizes clínicas incluem dados clínicos e informações obtidas no momento da endoscopia. Essas diretrizes podem ser incorporadas como parte dos cuidados clínicos de rotina para ajudar a guiar as direções da triagem. Recentes recomendações de consensos internacionais sobre o manejo de pacientes com sangramento GI superior não varicoso instruem para o uso de escalas prognósticas para a estratificação de risco precoce de pacientes nas categorias de baixo e alto risco para novos sangramentos e mortalidade.

O escore de Rockall é um sistema de classificação para prevenir contra novos sangramentos e mortalidade em pacientes com sangramento GI superior não varicoso. O sistema de escore de Rockall confere pontuações de 0–3 para os fatores de idade, presença de choque, comorbidades, diagnóstico e estigmas endoscópios (Tabela 30-2). Um paciente de baixo risco apresenta escore ≤ 2, que foi responsável por 29,4% dos pacientes. Nesse grupo de baixo risco, houve um risco de 4,3% de novos sangramentos e 0,1% de mortalidade. Pacientes com escores Rockall de 3–5 apresentam índices intermediários de novos sangramentos e de mortalidade (2–7,9%), enquanto pacientes com um escore ≥ 6 apresentam altos índices de novos sangramentos e de mortalidade (15,1–39,1%).

Um sistema de classificação que utiliza somente informações clínicas obtidas no momento da apresentação, e não inclui dados endoscópicos, foi desenvolvido por Blatchford *et al.* A informação clínica incorporada nesse sistema de classificação inclui hemoglobina, ureia,

Tabela 30-2. Escore de avaliação de risco de Rockall.

Escore/Variável	0	1	2	3
Idade (anos)	< 60	70-79	≥ 80	–
Choque	Nenhum	Taquicardia (P > 100 batimentos/min; PAS > 100 mmHg)	Hipotensão (P > 100 batimentos/min; PAS > 100 mmHg)	–
Comorbidade	Ausência de comorbidades significativas	–	Insuficiência cardíaca congestiva, doença coronariana, quaisquer comorbidades importantes	Insuficiência renal ou hepática, câncer metastático
Diagnóstico	Rupturas de Mallory-Weiss, ausência de estigmas ou hemorragia recente	Todos os outros diagnósticos	Câncer GI superior	–
Grandes estigmas ou hemorragia recente	Nenhum ou pontos	–	Coágulo, vaso ou sangramento vivo	–

GI, gastrointestinal; PAS, pressão arterial sistólica.
Dados de, Rockall TA, Logan RFA, Devlin HB, et al. Risk assessment after acute upper gastrointestinal hemorrhage. *Gut*. 1996;38:316-321; e Rockall TA, Logan RF, Devlin HB, et al. Selection of patients for early discharge or outpatient care after acute upper gastrointestinal hemorrhage. National Audit of Acute Upper Gastrointestinal Haemorrhage. *Lancet*. 1996;347:1138-1140.

pulso, pressão arterial sistólica, presença de síncope, melena, doença hepática, e insuficiência cardíaca. Esse sistema de classificação para sangramento GI superior é valioso porque toda a informação está disponível na apresentação clínica, e não requer a realização de endoscopia.

Um escore de estratificação de risco recentemente desenvolvido para sangramento GI superior também utiliza informações no momento da apresentação inicial e é chamado escore AIMS65. Esse escore, altamente preditivo da mortalidade, utiliza uma ponderação igual de seus cinco componentes: albumina < 3 g/dL, INR > 1,5, alterações do estado mental, pressão arterial sistólica < 90 mmHg, e idade > 65 anos. Pacientes em alto riso apresentam dois ou mais desses fatores de risco.

O valor das diretrizes clínicas depende da adesão dos médicos às recomendações das diretrizes. Bjorkman *et al.* randomizaram 93 pacientes para uma endoscopia de urgência realizada em menos de 3 horas após a apresentação com sangramento GI superior ou endoscopia eletiva realizada em até 48 horas após a apresentação. Eles concluíram que o momento da endoscopia superior não influencia a utilização de recursos ou os resultados do paciente como a duração total da estadia na unidade de tratamento intensivo. Após uma endoscopia superior de urgência, cuidados ambulatoriais foram recomendados em 40% dos pacientes no estudo, apesar de ser feita na realidade em somente 9% dos pacientes, uma vez que os pacientes foram internados no hospital por outros médicos assistentes (não endoscopistas). Esse achado enfatiza a importância da adesão às diretrizes pelos médicos assistentes, se o objetivo é atingir um impacto significante (Figura 30-1).

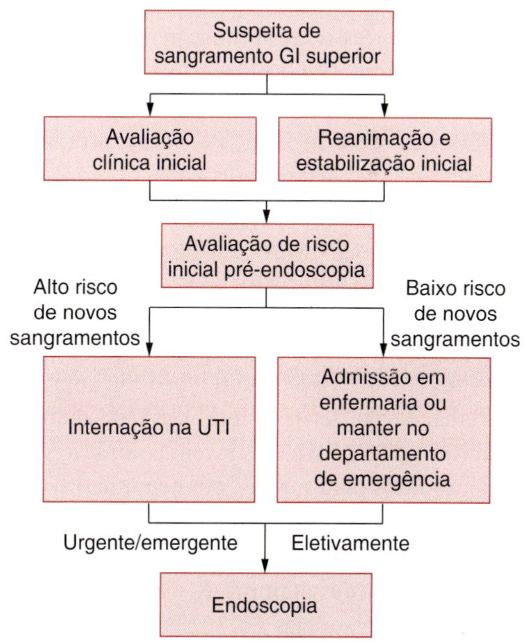

▲ **Figura 30-1.** Algoritmo para o tratamento do sangramento gastrointestinal superior agudo. SE, sala de emergência; UTI, unidade de tratamento intensivo. (Adaptada, com permissão, de Eisen GM, Dominitz JA, Faigel DO, et al. American Society for Gastroenterology. Standards of Practice Committee. An annotated algorithmic approach to upper gastrointestinal bleeding. *Gastrointest Endosc.* 2001;53:853-858.)

Barkun A, Bardou M, Kuipers EJ, et al, for the International Consensus Upper Gastrointestinal Bleeding Conference Group. International consensus recommendations on the management of patients with nonvariceal upper gastrointestinal bleeding. *Ann Intern Med* 2010;152:101–113. [PMID: 20083829]

Bjorkman DJ, Zaman A, Fennerty MB, et al. Urgent vs. elective endoscopy for acute non-variceal upper-GI bleeding: an effectiveness study. *Gastrointest Endosc.* 2004;60:1–8. [PMID: 15229417]

Blatchford O, Murray WR, Blatchford M. A risk score to predict need for treatment for upper-gastrointestinal hemorrhage. *Lancet.* 2000;356:1318–1321. [PMID: 11073021]

Gralnek AM, Barkun AN, Bardou M. Management of acute bleeding from a peptic ulcer. *N Engl J Med.* 2008;359:928–937.

Pang SH, Ching JY, Lau JY, Sung JJ, Graham DY, Chan FK. Comparing the Blatchford and pre-endoscopic Rockall score in predicting the need for endoscopic therapy in patients with upper GI hemorrhage. *Gastrointest Endosc.* 2010;71:1134–1140.

Rockall TA, Logan RF, Devlin HB, et al. Risk assessment after acute upper gastrointestinal hemorrhage. *Gut.* 1996;38:316–321. [PMID: 8675081]

Rockall TA, Logan RF, Devlin HB, et al. Selection of patients for early discharge or outpatient care after acute upper gastrointestinal hemorrhage. National Audit of Acute Upper Gastrointestinal Haemorrhage. *Lancet.* 1996;347:1138–1140. [PMID: 8609747]

Tratamento do sangramento gastrointestinal superior

A. Terapia clínica

1. Terapia inicial — Pacientes precisam ter no mínimo dois cateteres de acesso intravenoso periférico de grande calibre (no mínimo 18 G) ou acesso venoso profundo. Soluções cristaloides (solução salina normal ou Ringer lactato) devem ser inicialmente administradas para manter uma pressão arterial adequada. Oxigênio suplementar é administrado rotineiramente. Pacientes que não são capazes de proteger adequadamente suas vias aéreas ou pacientes com hematêmese severa em andamento e em risco elevado de aspiração devem ser considerados para intubação endotraqueal eletiva.

Pacientes em alto risco, como idosos ou com doença coronariana, devem ser transfundidos para manter um hematócrito > 30%. Pacientes jovens e saudáveis devem ser transfundidos para manter um hematócrito > 20%. Nos pacientes com coagulopatia, esta deve ser corrigida, se possível, com transfusões de plasma fresco congelado ou administração de vitamina K. Nos pacientes com baixos níveis de plaquetas (< 50.000) a transfusão de plaquetas deve ser considerada.

2. Medicamentos — Vários medicamentos foram utilizados para tratar pacientes com sangramento GI superior não varicoso, incluindo antiácidos, antagonistas do receptor da histamina-2 (H_2), inibidores da bomba de prótons (IBPs) e octreotida. O uso de antiácidos e antagonistas do receptor H_2 não altera a história natural dos pacientes com sangramento GI superior agudo.

A. Inibidores da Bomba de Próton – Nos estudos dos IBPs em pacientes selecionados com sangramento GI superior não varicoso, foi demonstrado um benefício médico. Os IBPs são os únicos medicamentos que podem manter um pH gástrico > 6, prevenindo contra a fibrinólise de uma úlcera coagulada. O uso dos IBPs no tratamento de pacientes com sangramento GI superior é amplamente adotado.

Melhoria nos resultados com o uso de IBPs nos sangramentos GI superiores não varicosos foi demonstrada por Khuroo *et al.* em uma pesquisa duplo-cega, placebo controlada de omeprazol oral (40 mg 2 vezes ao dia), *versus* placebo. Os pacientes inclusos formaram um seleto grupo de 220 pacientes com úlcera péptica que na endoscopia demonstravam sangramento ativo, vasos não sangrantes visíveis, ou coágulos aderentes. Ao contrário do padrão de tratamento na maior parte do mundo, a terapia endoscópica não foi instituída nesse estudo. Os resultados foram novos sangramentos, cirurgia e morte. Houve uma vantagem significante para o uso do omeprazol oral em pacientes com achados de um vaso visível ou coágulo aderente. Entretanto, não houve vantagem na prevenção de novos sangramentos em pacientes com lesões ativas ou após sangramentos recentes. Entretanto, esse estudo não incluiu pacientes submetidos à terapia com tratamento endoscópico e que nesse momento poderiam se beneficiar do uso dos IBPs.

Atualmente existem diversos estudos demonstrando os benefícios do uso dos IBPs em pacientes submetidos à terapia endoscópica com hemostasia bem-sucedida. Lau *et al.* estudaram pacientes com hemostasia bem-sucedida utilizando terapia combinada de injeção de epinefrina e aplicação de uma sonda cautério bipolar. A seguir, os pacientes foram randomizados para uma infusão em *bolus* de omeprazol, 80 mg, seguida pela infusão contínua de 8 mg/h, *versus* uma infusão de placebo. Nesses pacientes, que foram todos submetidos à terapia endoscópica bem-sucedida, o uso do omeprazol reduziu os índices de novos sangramentos em 3 dias. Também houve tendência para a redução do número de cirurgias e do índice de mortalidade. Assim, com o uso do omeprazol, o sangramento é reduzido em pacientes submetidos à terapia endoscópica e que receberam altas doses de IBPs em relação àqueles submetidos à terapia endoscópica isolada.

Estudos adicionais foram realizados e dão suporte ao tratamento endoscópico e clínico combinado em pacientes selecionados com sangramento GI superior. Sung *et al.* estudaram 158 pacientes com vasos não visíveis ou coágulos aderentes que receberam infusões de omeprazol, randomizados para terapia endoscópica ou terapia simulada. Os pacientes que receberam infusões de omeprazol e terapia endoscópica apresentaram índice médio de transfusões menor, menores índices de sangramentos recorrentes e tendência para menor mortalidade.

Nos pacientes inicialmente tratados no departamento de emergência com uma infusão em *bolus* de omeprazol seguida por uma infusão contínua, a necessidade de terapia endoscópica mostrou-se reduzida. Com o uso inicial de altas doses de IBPs, o número de pacientes com lesões que apresentam sangramentos ativos encontrados na endoscopia é reduzido e o número de pacientes com úlceras de base limpa no momento da endoscopia é maior. Assim, o uso precoce dos IBPs pode resultar em um desvio das lesões de alto para baixo risco de novos sangramentos. Entretanto, a história natural das úlceras pépticas tratadas com terapias endoscópicas mostra que tipicamente levam 72 horas para que a maioria das lesões de alto risco se tornem lesões de baixo risco.

No momento, não existem estudos que comparem os IBPs entre si no tratamento do sangramento GI superior agudo. Os dados disponíveis sugerem que o benefício é um efeito da classe e que a dosagem deve ser similar, utilizando os IBPs intravenosos disponíveis. As recomendações atuais são de 80 mg em *bolus* seguidos por infusão de 8 mg/h durante 72 horas em pacientes que já tenham recebido terapia endoscópica bem-sucedida. Pacientes que permanecem estáveis podem passar para uma dose padrão diária de IBPs orais (a menos que o sangramento tenha sido por esofagite severa ou úlcera complicada).

B. Octreotida – A octreotida pode ser utilizada no tratamento de pacientes com sangramento GI superior não varicoso. Apesar de esse medicamento ser amplamente utilizado em pacientes com sangramento varicoso, existem evidências de que ele também pode ser útil em pacientes com sangramentos não varicosos. Em uma meta-análise feita por Imperiale e Birgisson, 1.829 pacientes de 14 pesquisas utilizando octreotida ou somatostatina no sangramento GI superior não varicoso apresentaram um risco relativo para novos sangramentos de 0,53 (0,43–0,63) sugerindo que a octreotida reduz o risco de sangramento continuado após sangramentos GI superiores não varicosos. Apesar de um tratamento adjunto útil, a octreotida não pode, em geral, ser administrada como o tratamento primário para pacientes com sangramento GI superior não varicoso. O uso da octreotida deve ser considerado em pacientes com sangramento persistente em tratamento médico ideal incluindo IBPs e que apresentem riscos cirúrgicos elevados (p. ex., aqueles com comorbidades múltiplas já internados em ambiente hospitalar).

Bianco MA, Rotondano G, Marmo R, et al. Combined epinephrine and bipolar coagulation vs. bipolar probe coagulation alone for bleeding peptic ulcer: a randomized, controlled trial. *Gastrointest Endosc.* 2004;60:910–915. [PMID: 15605005]

Bleau BL, Gostout CJ, Sherman KE, et al. Recurrent bleeding from peptic ulcer associated with adherent clot: a randomized study Comparing endoscopic treatment with medical therapy. *Gastrointest Endosc.* 2002;56:1–6. [PMID: 12085028]

Imperiale TF, Birgisson S. Somatostatin or octreotide compared with H antagonist and placebo in the management of acute nonvariceal upper gastrointestinal hemorrhage: a meta-analysis. *Ann Intern Med.* 1997;127:1062–1071. [PMID: 9412308]

Jensen DM, Kovacs TO, Jutabha R, et al. Randomized trial of medical or endoscopic therapy to prevent recurrent ulcer hemorrhage in patients with adherent clots. *Gastroenterology.* 2002;123: 407–413. [PMID: 12145792]

Khuroo MS, Yatoo GN, Javid G, et al. A comparison of omeprazole and placebo for bleeding peptic ulcer. *N Engl J Med.* 1997;336:1054–1058. [PMID: 9091801]

Lau JY, Leung WK, Wu JC, et al. Omeprazole before endoscopy in patients with gastrointestinal bleeding. *N Engl J Med.* 2007; 356:1631–1640. [PMID: 17442905]

Lau JY, Sung JJ, Lee KK, et al. Effect of intravenous omeprazole on recurrent bleeding after endoscopic treatment of bleeding peptic ulcers. *N Engl J Med.* 2000;343:310–316. [PMID: 10922420]

Leontiadis GI, Howden CW. The role of proton pump inhibitors in the management of upper gastrointestinal bleeding. *Gastroenterol Clin North Am.* 2009;38:199–213. Review. [PMID: 19446254]

Park CH, Lee SJ, Park JH, et al. Optimal injection volume of epinephrine for endoscopic prevention of recurrent peptic ulcer bleeding. *Gastrointest Endosc.* 2004;60:875–80. [PMID: 15605000]

Sreedharan A, Martin J, Leontiadis GI, et al. Proton pump inhibitor treatment initiated prior to endoscopic diagnosis in upper gastrointestinal bleeding. *Cochrane Database Syst Rev.* 2010;CD005415. [PMID: 20614440]

Sung JJ, Chan FK, Lau JY, et al. The effect of endoscopic therapy in patients receiving omeprazole for bleeding ulcers with nonbleeding visible vessels or adherent clots: a randomized comparison. *Ann Intern Med.* 2003;139:237–243. [PMID: 12965978]

B. Terapia endoscópica

O objetivo da terapia endoscópica é eliminar sangramentos persistentes e prevenir contra novos sangramentos. Os novos sangramentos são os principais contribuintes para a morbidade e a mortalidade. A capacidade de obter uma hemostasia mantida depende do acesso controlado ao vaso sangrante, um vaso de tamanho relativamente pequeno e a ausência de defeitos significantes da coagulação.

A endoscopia superior fornece o diagnóstico, prognóstico e terapia em pacientes com sangramento GI superior agudo e é razoavelmente segura de realizar em pacientes com sangramento GI superior (50% das complicações são cardiopulmonares). A endoscopia superior é 90–95% sensível na localização do sítio de sangramento. A sensibilidade aumenta quando o procedimento é feito mais próximo do início do sangramento e diminui com a progressão de tempo desde o início do processo. A maioria dos pacientes com sangramento GI superior deve ser submetida à endoscopia superior em 24 horas de apresentação. Os estudos não encontraram uma vantagem geral para a endoscopia precoce (dentro das primeiras 12 horas) em termos de novos sangramentos, necessidade de cirurgia ou mortalidade, entretanto, pacientes com sangramento GI superior ativo podem se beneficiar de uma intervenção precoce. A endoscopia geralmente pode oferecer opções terapêuticas incluindo injeções, cauterização, colocação de endoclipes ou terapias combinadas. A endoscopia também pode prever a probabilidade de sangramento persistente ou recorrente com base no reconhecimento dos estigmas endoscópicos de hemorragia recorrente.

1. Estigmas de hemorragias recentes — É importante reconhecer os estigmas de hemorragias recentes, que são achados endoscópicos em pacientes com úlceras pépticas sangrantes (Tabela 30-3). Pacientes com sangramentos ativos vistos no momento da endoscopia superior apresentam um índice bastante alto de sangramento, que se aproximam dos 90% se não for realizada nenhuma intervenção (Lâmina 50). Pacientes que apresentam vasos não sangrantes visíveis também estão em alto risco de novos sangramentos, uma vez que a despeito de não apresentarem sangramento ativo no momento da endoscopia, novos sangramentos ocorrem em aproximadamente 45% (Lâminas 51 e 52). Pacientes com coágulos aderentes que não eliminam facilmente apresentam uma probabilidade intermediária de novos sangramentos (Lâmina 53). Aproximadamente 25% dos pacientes com coágulos aderentes apresentarão novos sangramentos dependendo do que estiver abaixo do coágulo; na presença de um vaso visível não sangrante o índice é muito maior, e se a base do coágulo está limpa, o índice é muito menor. Pacientes considerados em baixo risco com base nos estigmas endoscópicos de hemorragia incluem aqueles com manchas planas, que apresentam um risco de 10% para novos sangramentos (Lâmina 54). Pacientes que apresentam bases de úlceras limpas (Lâmina 55), ou lesões de Mallory-Weiss, que não apresentam coagulopatias concomitantes ou uso de medicações que alterem a coagulação, apresentam um índice muito baixo de novos sangramentos (< 5%).

Os estigmas endoscópicos de hemorragia podem ser difíceis de interpretar. Vasos visíveis não sangrantes causam a maior dificuldade. Vasos visíveis não sangrantes são protuberâncias elevadas de um leito de úlcera que pode apresentar qualquer coloração, mas podem ser confundidos com pontos planos. Estes podem representar vasos, pseudoaneurismas ou coágulos e possuem aparência variável.

Tabela 30-3. Estigmas de hemorragia recente: risco de novos sangramentos, mortalidade e prevalência.

Estigmas	Riscos de novos sangramentos[a] (%)	Mortalidade (%)	Prevalência (%)
Sangramento arterial ativo	55-90	11	10
Vaso visível não sangrante	40-50	11	25
Coágulo aderente	20-35	7	10
Exsudação (sem vaso visível)	10-25	NA	10
Ponto plano	< 10	3	10
Base de úlcera limpa	< 5	2	35

[a]Com tratamento clínico somente.
NA, não aplicável.

2. Utilidade da terapia endoscópica — A utilidade da terapia endoscópica para pacientes com úlceras pépticas sangrantes foi inicialmente demonstrada em 1987 em uma pesquisa controlada de eletrocoagulação multipolar *versus* terapia endoscópica. A terapia endoscópica resultou em melhoria significante na hemostasia, número de unidades de sangue transfundido, número de intervenções de emergência, estadia hospitalar (em dias) e custos hospitalares. O índice de mortalidade mostrou tendência de ser menor no grupo tratado com terapia endoscópica. Desde esse artigo, a terapia endoscópica tem sido considerada o padrão de tratamento para pacientes com estigmas de alto risco de hemorragia recente. Pacientes com sangramento ativo ou que apresentam vasos visíveis não sangrantes devem ser submetidos à hemostasia endoscópica para melhorar os resultados.

Coágulos aderentes são encontrados em aproximadamente 10% das úlceras e estão associados a um índice de novos sangramentos de 20–35%. O tratamento ideal dos coágulos aderentes é controverso. As diretrizes de consenso do National Institutes of Health para o tratamento do sangramento GI de 1989 recomendaram contra o tratamento endoscópico de coágulos aderentes. Entretanto, essa asserção foi questionada por vários estudos que demonstraram eficácia do tratamento endoscópico dos coágulos aderentes. A técnica para o tratamento de um coágulo aderente começa com o uso da injeção de epinefrina nos quatro quadrantes no pedículo do coágulo. Um laço é utilizado para guilhotinar a frio o coágulo a 3–4 mm acima da sua base. Toma-se cuidado para não criar um cisalhamento do coágulo, irritando ainda mais a área, ou provocando sangramento. A seguir, a base da úlcera é vigorosamente irrigada com líquidos para expor estigmas subjacentes. Essa técnica parece ser segura e facilita a terapia endoscópica. Qualquer vaso visível ou sangramento ativo é tratado com terapia por cauterização. Os estudos disponíveis até o momento mostram melhoras com a terapia endoscópica em comparação com a terapia clínica utilizando bloqueadores H_2; entretanto, essa técnica não foi diretamente comparada com a terapia clínica com IBPs que também se mostraram benéficos no tratamento de pacientes com coágulos aderidos.

3. Otimizando a visualização endoscópica — Um dos desafios da abordagem de pacientes com sangramento GI é a visualização, por causa do sangue dentro do trato GI. Esse problema pode ser superado pelo uso de uma variedade de técnicas, individualmente ou em combinação. É útil o uso de endoscópios de duplo canal ou com grandes canais, que permitem uma aspiração vigorosa (Figura 30-2). Também é útil a utilização de uma bomba d'água ou um jato d'água, que permite uma irrigação vigorosa. Existem vários registros sobre o uso de peróxido de hidrogênio a 3% para dissolver os coágulos dentro do trato GI, embora essa manobra deva ser feita com cuidado para não causar bolhas excessivas ou desconforto do paciente. Não é necessário lavar rotineiramente pacientes com grandes volumes antes da endoscopia superior, mesmo aqueles com grandes sangramentos GI superiores. Entretanto, grandes tubos colocados no estômago para lavar coágulos e sangue antes da endoscopia podem melhorar a visualização gástrica. Equipamentos adicionais de aspiração podem ser colocados no endoscópio para facilitar a remoção de sangue e coágulos diretamente durante a endoscopia.

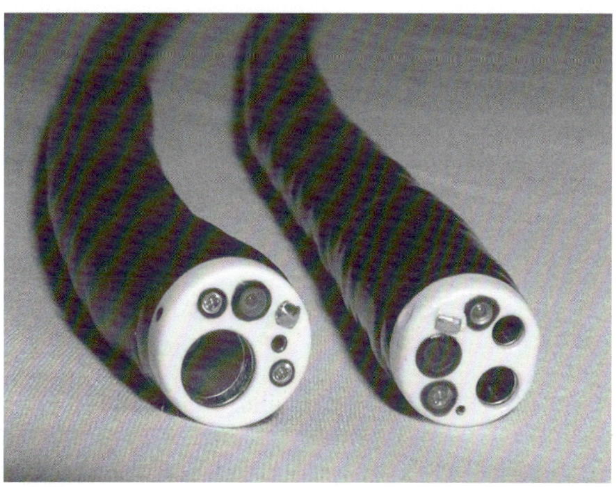

▲ **Figura 30-2.** Endoscópio terapêutico de grande canal (*esquerda*) e endoscópio terapêutico de canal duplo (*direita*).

Eritromicina intravenosa (250 mg em *bolus* ou 3 mg/kg durante 30 minutos) pode ser utilizada como uma droga pró-cinética para aumentar o esvaziamento gástrico e eliminar o sangue do estômago. A eritromicina é administrada por via intravenosa 30–120 minutos antes da endoscopia. O uso da eritromicina melhora significantemente a qualidade do exame gástrico. Este é um tratamento adjuntivo útil em pacientes com grandes sangramentos GI com retenção de sangue no estômago. Pode ser utilizado inicialmente ou após uma endoscopia mostrando grandes quantidades de sangue que permanece no estômago com a remoção do endoscópio e o uso da eritromicina antes de prosseguir novamente com a endoscopia. Existem artigos descrevendo que o uso da metoclopramida antes da endoscopia também pode melhorar a qualidade do exame gástrico. Em geral, agentes pró-motilidade não devem ser rotineiramente utilizados antes da endoscopia para aumentar a capacidade diagnóstica, mas devem ser considerados em pacientes com suspeita ou com presença confirmada de grandes quantidades de sangue ou coágulos no estômago.

Coffin B, Pocard M, Panis Y, et al. Erythromycin improves the quality of EGD in patients with upper gastrointestinal bleeding: a randomized controlled study. *Gastrointest Endosc.* 2002; 56:174–179. [PMID: 12145593]

Lee SD, Kearney DJ. A randomized controlled trial of gastric lavage prior to endoscopy for acute upper gastrointestinal bleeding. *J Clin Gastroenterol.* 2004;38:861–865. [PMID: 15492601]

Sridhar S, Chamberlain S, Thiruvaiyaru D, et al. Hydrogen peroxide improves the visibility of ulcer bases in acute non-variceal upper gastrointestinal bleeding: a single-center prospective study. *Dig Dis Sci.* 2009;54:2427–2433. [PMID: 19757051]

4. Métodos para controle do sangramento — As modalidades endoscópicas atuais para o tratamento de sangramentos GI não varicosos incluem o uso de terapias com injeções (primariamente epinefrina diluída), terapias térmicas de contato incluindo sondas de aquecimento e bipolares, o uso de métodos térmicos sem contato (coagulação com plasma de argônio), tratamentos mecânicos incluindo uma variedade de endoclipes e técnicas de ligadura por banda, e uma combinação das modalidades de tratamento acima (tipicamente terapias de injeção combinada com uma das outras modalidades).

As terapias por injeção reduzem o fluxo sanguíneo primariamente por tamponamento local. Entretanto, o uso de agentes vasoconstritores, como a epinefrina (diluída 1:10.000 para 1:100.000), pode reduzir ainda mais o fluxo sanguíneo. Vários outros agentes podem ser utilizados, incluindo esclerosantes como a etanolamina, e agentes trombogênicos, apesar de estes serem menos efetivos. Essas terapias podem não ser benéficas na presença de sangramento ativo de úlceras fibróticas ou úlceras penetrantes. A terapia com injeções como monoterapia não é considerada eficaz assim como outras monoterapias e não deve ser utilizada como a única modalidade de tratamento (p. ex., o uso de 20–30 mL do injetado total) pode ser mais benéfica e mais eficaz do que volumes menores (< 10 mL) tradicionalmente utilizados; entretanto, altas doses de epinefrina injetada apresentam maior probabilidade de causar efeitos adversos cardiovasculares (especialmente quando injetados na região do esôfago).

O uso de métodos térmicos para controlar sangramento GI superior não varicoso é bastante disseminado. No momento, o cautério bipolar é a modalidade térmica mais utilizada, já que tem a vantagem sobre as sondas de aquecimento por apresentar capacidade de uso perpendicular ou tangencial. O vaso sangrante é comprimido e depois coagulado, gerando "coagulação coaptiva". As sondas > 10 French precisam ser colocadas através de um instrumento terapêutico e geralmente são mais efetivas do que as sondas < 7 French. Uma potência relativamente baixa (10–15 watts no duodeno; 15–20 watts no estômago) é utilizada por um tempo prolongado (pulsos de 8–12 segundos) para cada pulso de tratamento. Quatro a seis pulsos são tipicamente utilizados para gerar um tratamento efetivo. O ponto final do tratamento é obtido quando o vaso envolvido se achata completamente e não se observa mais sangramento. Recentemente, uma sonda monopolar foi lançada para o tratamento do sangramento GI, entretanto, seu papel no tratamento de pacientes com sangramento GI superior ativo deve ser avaliado com maior profundidade antes que seu uso seja aconselhado.

As terapias de combinação são comumente utilizadas e tipicamente envolvem terapias de injeção com epinefrina diluída a 1:10.000, combinadas com uma técnica de termocoagulação. A terapia combinada é um método seguro e efetivo. Os dados disponíveis comparando terapias endoscópicas diretamente são limitados. Lin *et al.* compararam a injeção isolada de epinefrina *versus* cautério bipolar *versus* terapia combinada em 96 pacientes com sangramento ativo ou um vaso visível não sangrante. Apesar dos índices de hemostasia inicial serem similares nos três grupos, houve redução significante no índice de novos sangramentos no grupo da terapia combinada. Assim, a terapia combinada parece fornecer controle mais durável do sangramento do que as monoterapias.

Hemoclipes endoscópicos (endoclipes) são um método alternativo de controle hemostático amplamente utilizado e com a vantagem teórica de não causar maior dano ou lesão tecidual (Lâminas 56 e 57). Estudos comparativos do uso do endoclipe demonstram eficácia primária similar em fornecer hemostasia inicial em comparação com outras modalidades hemostáticas endoscópicas; entretanto, o índice de novos sangramentos pode ser reduzido com o uso de endoclipes. Em um estudo que comparou o uso da terapia combinada (injeção de epinefrina diluída e cautério bipolar) com o uso de endoclipes nos Estados Unidos, não foram observadas diferenças significantes na eficácia dessas duas terapias. Experiências recentes utilizando a combinação de injeção de epinefrina diluída com endoclipes mostram que essa combinação é uma opção efetiva de tratamento endoscópico. Essa combinação de tratamento, que inclui hemoclipes, pode ser apropriada em pacientes com grandes sangramentos GI superiores ou evidências de sangramento ou exsudação persistente após a aplicação de endoclipes.

No momento atual, pacientes necessitando controle endoscópico de sangramentos não varicosos devem ser tratados com terapia combinada utilizando epinefrina diluída com um método de termocoagulação ou com uso de endoclipe (com ou sem terapia com injeção). Como algumas lesões ou localizações são mais bem adaptadas para um tipo de terapia, idealmente os endoscopistas devem estar familiarizados com ambas as opções de tratamento.

Lin HJ, Lo WC, Lee FY, et al. A prospective randomized comparative trial showing that omeprazole prevents rebleeding in patients with bleeding peptic ulcer after successful endoscopic therapy. *Arch Intern Med.* 1998;158:54–58. [PMID: 9437379]

Lin HJ, Tseng GY, Perng CL, et al. Comparison of adrenaline injection and bipolar electrocoagulation for the arrest of peptic ulcer bleeding. *Gut.* 1999;44:715–719. [PMID: 10205211]

Paspatis GA, Charoniti I, Papanikolaou N, et al. A prospective, randomized comparison of 10-Fr versus 7-Fr bipolar electrocoagulation catheter in combination with adrenaline injection in the endoscopic treatment of bleeding peptic ulcers. *Am J Gastroenterol.* 2003;98:2192–2197. [PMID: 14572567]

Saltzman J, Strate L, Di Sena V, et al. Prospective trial of endoscopic clips versus combination therapy in upper GI bleeding (PROTECCT—UGI Bleeding). *Am J Gastroenterol.* 2005;100: 1503–1508. [PMID: 15984972]

Yuan Y, Wang C, Hunt RH. Endoscopic clipping for acute nonvariceal upper-GI bleeding: a meta-analysis and critical appraisal of randomized controlled trials. *Gastrointest Endosc.* 2008;68:339–351. [PMID: 18656600]

5. Endoscopia de controle — Endoscopia de controle é a realização de uma endoscopia em intervalos regularmente agendados após uma primeira endoscopia terapêutica. Tipicamente, ela é feita aproximadamente 24 horas após a endoscopia inicial. Durante a segunda endoscopia, quaisquer estigmas persistentes de hemorragia são tratados, como a presença continuada de um vaso visível. Essa prática endoscópica é comum em muitas partes do mundo, apesar de não ser amplamente utilizada nos Estados Unidos.

Existem evidências de que a endoscopia de controle seja benéfica em certas circunstâncias, especialmente após a monoterapia com injeções. Há uma pesquisa randomizada sobre as endoscopias de controle com a realização de um procedimento terapêutico, se necessário, em pacientes submetidos à terapia combinada com injeção de epinefrina seguida pelo tratamento com sonda de aquecimento. Chiu *et al.* estudaram 100 pacientes submetidos à endoscopia de controle após 24 horas em 94 pacientes que foram observados intensivamente. Novos sangramentos foram observados em 5 dos pacientes randomizados para a endoscopia de controle *versus* 13 dos pacientes de controle ($P = 0{,}03$). Apenas um paciente do grupo da endoscopia de controle necessitou de cirurgia, em comparação com seis pacientes para o grupo de controle ($P = 0{,}05$). Apesar do grupo de pacientes que se beneficiou da endoscopia de controle e tratamento não ter sido adequadamente definido nos estudos feitos em populações ocidentais, uma endoscopia de controle pode ser prudente em pacientes selecionados de alto risco como aqueles com um índice de endoscopia abaixo do ideal, devido a dificuldades técnicas ou visualização endoscópica ruim.

Chiu PW, Lam CY, Lee SW, et al. Effect of scheduled second therapeutic endoscopy on peptic ulcer rebleeding: a prospective randomized trial. *Gut.* 2003;52:1403–1407. [PMID: 12970130]

Tsoi KK, Chiu PW, Sung JJ. Endoscopy for upper gastrointestinal bleeding: is routine second-look necessary? *Nat Rev Gastroenterol Hepatol.* 2009;6:717–722. [PMID: 19946305]

C. Tratamento dos pacientes com sangramento gastrointestinal recorrente

A história natural dos pacientes tratados com terapia endoscópica demonstra que 80–90% dos pacientes apresentarão controle permanente de seus sangramentos (Figura 30-3). Entretanto, 10–20% dos pacientes apresentarão sangramento recorrente a despeito da terapia endoscópica inicialmente bem-sucedida. Nesses pacientes, novas tentativas de terapia endoscópica são menos efetivas na obtenção de um controle permanente, já que aproximadamente 50% dos pacientes serão controlados com o uso de uma segunda terapia endoscópica. Nos pacientes que falham após uma segunda endoscopia terapêutica, outras modalidades ou tratamentos devem ser oferecidos, incluindo angiografia e cirurgia.

Nos pacientes com novos sangramentos após uma endoscopia terapêutica inicialmente bem-sucedida, uma questão importante foi se a endoscopia terapêutica deve ser realizada (devido aos índices reduzidos de sucesso), ou se os pacientes devem ser submetidos diretamente a um tratamento definitivo como a cirurgia. Essa questão foi avaliada por Lau *et al.* em um estudo de 48 pacientes com novos sangramentos após tratamento endoscópico que foram randomizados para endoscopia ou cirurgia. No final, a metade dos pacientes que foram randomizados para tratamento endoscópico foi submetida à cirurgia de salvação como deveria ser esperado.

Os pacientes inicialmente randomizados para uma segunda terapia endoscópica ou cirurgia apresentaram resultados similares em termos de mortalidade, duração da estadia hospitalar e número de transfusões sanguíneas. Entretanto, houve maior índice de complicações em pacientes inicialmente randomizados para cirurgia (16 *versus* 7 complicações, $P = 0{,}03$). Os fatores preditivos para falha de uma segunda terapia endoscópica foram úlcera com mais de 2 cm de diâmetro e presença de hipotensão. No geral, o tratamento endoscópico para novos sangramentos reduz a neces-

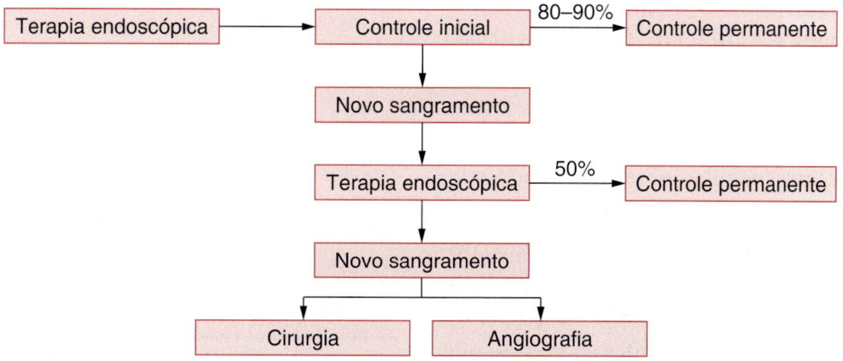

▲ **Figura 30-3.** História natural dos pacientes submetidos à terapia endoscópica.

sidade de cirurgia sem aumentar os índices de complicações. Na maioria dos pacientes (com possíveis exceções nas situações previamente descritas), uma segunda tentativa de terapia endoscópica deve ser oferecida antes que outras modalidades, como a cirurgia, sejam utilizadas.

É importante identificar pacientes que necessitarão de angiografia ou cirurgia e prosseguir para outras intervenções terapêuticas conforme apropriado. Envolva radiologistas intervencionistas e cirurgiões no início do tratamento de pacientes que possam necessitar de cirurgia, como aqueles considerados em alto risco. Maiores pesquisas nessa área são necessárias para determinar quais pacientes se beneficiariam de uma angiografia ou cirurgia em um estágio precoce (aqueles que falharão após um tratamento endoscópico).

Lau JY, Sung JJ, Lam YH, et al. Endoscopic retreatment compared with surgery in patients with recurrent bleeding after initial endoscopic control of bleeding ulcers. *N Engl J Med.* 1999;340: 751–756. [PMID: 10072409]

van Vugt R, Bosscha K, van Munster IP, de Jager CP, Rutten MJ. Embolization as treatment of choice for bleeding peptic ulcers in high-risk patients. *Dig Surg.* 2009;26:37–42. [PMID: 19155626]

D. Impacto da anticoagulação nos novos sangramentos

Um fator que dificultou ainda mais o tratamento de pacientes com sangramentos GI nos últimos anos foi o uso elevado de medicamentos que alteram a coagulação, os quais incluem velhos medicamentos anticoagulantes como warfarin e heparina, bem como os novos agentes antiplaquetários, que são amplamente utilizados em pacientes com doenças cardiovasculares, especialmente após a colocação de *stents* coronarianos. Infelizmente, existem poucos dados disponíveis para orientar o tratamento desses pacientes. Em geral, a anticoagulação é suspensa, se possível, e a razão internacional normalizada (INR) é reduzida ou normalizada nesses pacientes.

Em um estudo retrospectivo de 233 pacientes com sangramento GI superior não varicoso que receberam terapia endoscópica, a presença de anticoagulação leve a moderada (INR 1,3 a 2,7) não parece alterar os resultados da terapia endoscópica. Isso sugere que a endoscopia superior com terapia endoscópica é efetiva em pacientes com anticoagulação leve a moderada. Entretanto, são necessários mais estudos nos pacientes em uso de agentes antiplaquetários. As recomendações atuais determinam que a endoscopia para o sangramento não varicoso não deve ser adiada em pacientes que estejam recebendo anticoagulantes a menos que INR seja supraterapêutica.

Barkun A, Sabbah S, Enns R, et al; RUGBE Investigators. The Canadian Registry on Nonvariceal Upper Gastrointestinal Bleeding and Endoscopy (RUGBE): Endoscopic hemostasis and proton pump inhibition are associated with improved outcomes in a real-life setting. *Am J Gastroenterol.* 2004;99:1238–1246. [PMID: 15233660]

Wolf AT, Wasan SK, Saltzman JR. Impact of anticoagulation on rebleeding following endoscopic therapy for non-variceal upper gastrointestinal hemorrhage. *Am J Gastroenterol.* 2007;102: 290–296. [PMID: 17100959]

E. Infecção pelo *Helicobacter pylori*

Pacientes com sangramento GI superior não varicoso devem ser testados para a presença de infecção pelo *H. pylori*. Testes diagnósticos para *H. pylori* incluem biópsia para histologia ou teste rápido da urease, sorologia, antígeno nas fezes, e teste da ureia no hálito. Na presença de sangramento GI superior agudo, esses testes possuem alto valor preditivo positivo, mas baixo valor preditivo negativo. Assim, resultados inicialmente negativos podem necessitar de repetição durante o acompanhamento. Pacientes com teste positivo para *H. pylori* devem ser tratados com antibióticos.

Calvet X, Barkun A, Kuipers E, Lanas A, Bardou M, Sung J. Is *H. pylori* testing clinically useful in the acute setting of upper gastrointestinal bleeding? A systematic review [Abstract]. *Gastroenterology.* 2009;134.

CAUSAS ESPECÍFICAS DE SANGRAMENTO GI SUPERIOR AGUDO

Esta seção discute o diagnóstico e tratamento de fontes comuns (Tabela 30-4) e incomuns (Tabela 30-5) de sangramento GI superior, incluindo várias causas específicas de sangramento GI superior, de origem não varicosa e varicosa.

Tabela 30-4. Fontes comuns e prevalência do sangramento gastrointestinal superior.[a]

Fonte	Prevalência (%)
Úlcera duodenal	24,3
Erosões gástricas	23,4
Úlcera gástrica	21,3
Varizes esofágicas	10,3
Lesão de Mallory-Weiss	7,2
Esofagite	6,3
Duodenite erosiva	5,8

[a]Frequência > 5% na pesquisa de sangramento de 2.225 pacientes da American Society for Gastrointestinal Endoscopy.

Tabela 30-5. Causas incomuns de sangramento gastrointestinal superior.[a]

Doença do refluxo gastrointestinal
Trauma por corpos estranhos
Úlcera esofágica
Lesão de Cameron
Síndrome de Dieulafoy
Úlcera de estresse
Erosões induzidas por medicamentos
Angioma
Estômago em melancia
Gastropatia hipertensiva portal
Fístula aortoentérica
Telangiectasia induzida por radiação
Tumores benignos
Tumores malignos
Síndrome da bolha de borracha azul
Síndrome de Osler-Weber-Rendu (telangiectasias hemorrágicas hereditárias)
Hemobilia
Hemosuccus pancreatitis
Infecções (citomegalovírus, vírus do herpes simples)
Úlcera de estoma
Síndrome de Zollinger-Ellison

[a]Frequência < 5%.

SANGRAMENTO NÃO VARICOSO

1. Doença péptica ulcerosa

CRITÉRIOS DE DIAGNÓSTICO

- Úlceras pépticas são a causa mais comum de sangramento GI superior.
- A maioria das úlceras é causada por infecção por *H. pylori* ou uso de AINEs
- A endoscopia superior é o melhor teste para o diagnóstico.
- A úlcera péptica pode não causar sintomas antes do sangramento.

Considerações gerais

A causa mais comum de sangramento GI superior agudo é doença péptica ulcerosa, responsável por até 50% dos casos e mais de 100.000 internações hospitalares a cada ano nos Estados Unidos. A incidência anual de doença péptica ulcerosa em pacientes selecionados com *H. pylori* é de aproximadamente 1% por ano, que é 6–10 vezes maior do que nos pacientes não infectados.

Patogênese

Uma variedade de condições pode levar ao desenvolvimento de doenças erosivas ou ulcerativas do trato GI superior. Além da doença péptica ulcerosa, que se desenvolve de um desequilíbrio entre fatores protetores e agressivos da mucosa GI, medicamentos como AINEs e aspirina, síndrome de Zollinger-Ellison, esofagite, lesão gástrica induzida pelo estresse e infecção podem causar erosões ou úlceras. Fatores agressivos que podem causar dano à mucosa do trato GI incluem ácidos, pepsina, sais biliares, isquemia e *H. pylori*. Causas exógenas são predominantemente medicamentos (AINEs e aspirina). Úlceras induzidas pelo estresse são causas comuns de sangramento em pacientes hospitalizados por outras doenças severas. Fatores de risco para úlceras induzidas por estresse incluem insuficiência respiratória e coagulopatia. As forças defensivas do trato GI superior incluem motilidade esofágica com eliminação do material de refluxo e secreções salivares que contêm bicarbonato. Fatores protetores gástricos incluem a camada mucosa, bem como mediadores teciduais.

Achados clínicos

A. Sinais e sintomas

As manifestações clínicas da doença péptica ulcerosa variam desde uma doença silenciosa e assintomática até dor abdominal severa com sangramento. A úlcera péptica classicamente causa dispepsia com dor epigástrica em queimação, que alivia com terapias antiácidas. Os sintomas clássicos da úlcera duodenal ocorrem quando ácido é secretado sem que seja tamponado por alimentos, 2–5 horas após as refeições ou em um estômago vazio (como durante a noite). Embora os sintomas tipicamente se localizem na área epigástrica, eles também podem se situar tanto no quadrante superior esquerdo como no direito ou no hipocôndrio. Nos pacientes com sintomas de úlcera, períodos sintomáticos podem ser seguidos por períodos livres de sintomas de semanas ou meses. Outros sintomas associados a úlcera incluem eructações, anorexia, saciedade precoce, náusea, vômitos e perda de peso. É importante observar que somente 30–40% dos pacientes com sangramento severo por doença péptica ulcerosa apresentam sintomas de úlcera antes do sangramento GI.

B. Achados laboratoriais

Os achados laboratoriais para doença péptica ulcerosa são inespecíficos e incluem anemia com diminuição na hemoglobina (que, se aguda, será normocítica) e uma proporção ureia–creatinina superior a 30:1 em alguns pacientes. A sorologia para *Helicobacter pylori* pode ser indicativa de infecção em curso ou prévia. No raro paciente com síndrome de Zollinger-Ellison, o nível sérico de gastrina estará elevado, apesar de mais comumente um nível leve a moderadamente elevado ser causado pelo uso de IBPs.

C. Exames de imagem

A endoscopia superior é a modalidade primária para a detecção de úlceras pépticas, por causa da combinação de alta sensibilidade e especificidade, bem como por sua capacidade de fornecer terapia endoscópica. Estudos com bário, apesar de serem capazes de detectar úlceras pépticas, devem ser evitados nos quadros agudos; o bário interfere com tratamentos endoscópicos futuros e outras modalidades de imagens. Nos pacientes com sangramento GI em atividade sem uma causa identificável na endoscopia superior, ou que apresentem sangramento recorrente descontrolado na endoscopia superior, a angiografia pode definir a fonte de sangramento e fornecer o tratamento (seja com a colocação de uma mola ou embolização da artéria envolvida).

Diagnóstico diferencial

Como os sintomas de doença péptica ulcerosa são inespecíficos, outras causas de dor abdominal superior devem ser consideradas, incluindo doença do refluxo gastroesofágico, dispepsia não ulcerosa, colelitíase, coledocolitíase, doença pancreática e malignidade. Entretanto, essas condições tipicamente não estão associadas a sangramentos GIs. O diagnóstico diferencial das lesões vistas na endoscopia que aparecem como úlceras pépticas incluem dano induzido por AINEs, etiologias infecciosas, e doença maligna, incluindo adenocarcinoma e linfoma. A doença isquêmica como causa de sangramento no trato GI superior é incomum.

Complicações

As complicações da doença péptica ulcerosa incluem sangramento, perfuração e obstrução. Entretanto, a maioria dos pacientes com úlceras pépticas não desenvolve essas complicações. Pacientes com úlceras pépticas sangrantes podem desenvolver pneumonia por aspiração ou complicações da terapia endoscópica, como depressão respiratória e perfuração. O dano tecidual associado as úlceras pode piorar com o tratamento endoscópico, particularmente com os métodos de cauterização térmica. Essa é uma vantagem potencial do uso do endoclipe, que não deve causar maior dano em uma mucosa já comprometida.

Tratamento

Os princípios do tratamento da doença péptica ulcerosa são aqueles delineados previamente para o tratamento do sangramento GI superior e são detalhados na Figura 30-4. Inicialmente os pacientes devem ser adequadamente reanimados e estabilizados. As decisões sobre a internação dos pacientes e como deve ser o tratamento dependem da apresentação clínica e da severidade do sangramento inicial. Os pacientes devem ser mantidos em jejum e avaliados com endoscopia superior o mais rapidamente possível.

Nos pacientes que necessitam de terapia endoscópica, o uso de terapia clínica adjuvante com IBPs é administrado de modo rotineiro. Naqueles que não apresentam estigmas endoscópicos de alto risco de hemorragia e não necessitam de terapia endoscópica, o

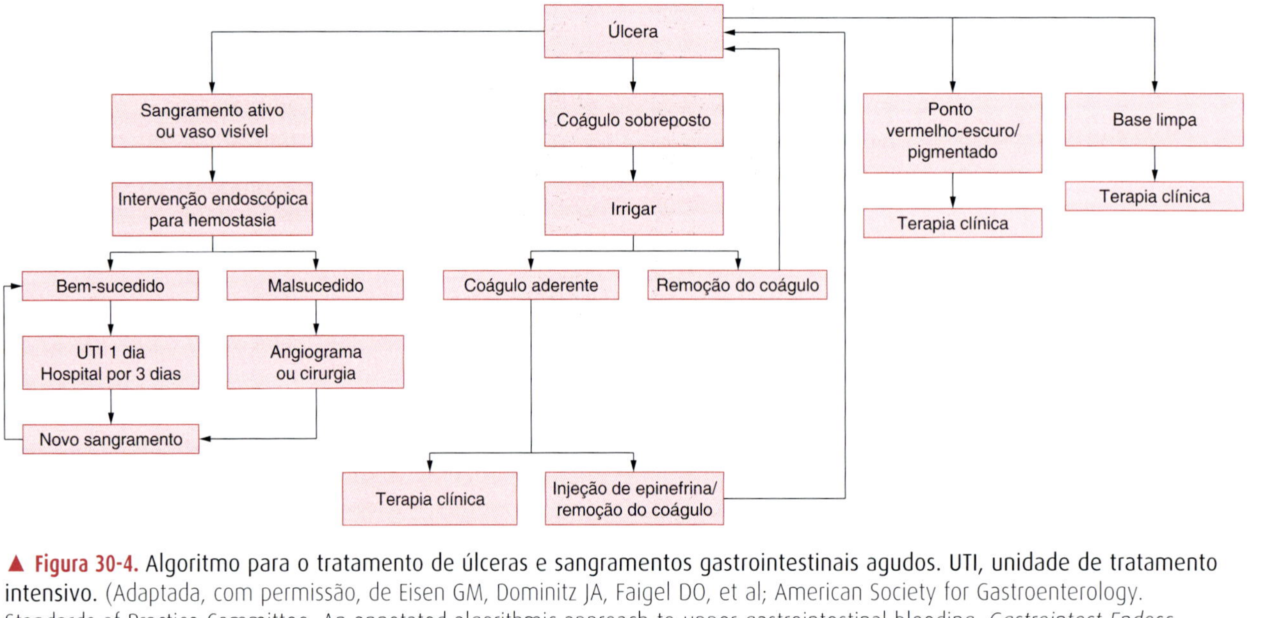

▲ **Figura 30-4.** Algoritmo para o tratamento de úlceras e sangramentos gastrointestinais agudos. UTI, unidade de tratamento intensivo. (Adaptada, com permissão, de Eisen GM, Dominitz JA, Faigel DO, et al; American Society for Gastroenterology. Standards of Practice Committee. An annotated algorithmic approach to upper gastrointestinal bleeding. *Gastrointest Endosc.* 2001;53:853-858.)

tratamento clínico pode ser iniciado com antagonistas do receptor H_2 ou IBPs para iniciar o processo de cicatrização. A presença de *H. pylori* deve ser pesquisada por biópsia endoscópica, sorologia, teste do hálito e os pacientes com *H. pylori* devem ser submetidos à terapia de erradicação para diminuir o risco de sangramento recorrente e doença péptica ulcerosa. Se outros fatores identificáveis estiverem presentes como medicamentos, incluindo AINEs e aspirina, estes devem ser suspensos, se possível. Existe certa evidência de que pacientes com úlceras pépticas sangrantes que não são portadores de *H. pylori* apresentarão prognóstico pior.

A terapia endoscópica deve ser realizada em pacientes com estigmas de hemorragia recente de alto risco, que incluem sangramento ativo e a presença de um vaso visível não sangrante. O tratamento ideal é a terapia de combinação, que consiste de injeção combinada com um método de coagulação térmica, com ou sem uso de endoclipe. Apesar de a abordagem ser controversa, pacientes com um coágulo aderente sobre uma úlcera devem ser considerados para terapia endoscópica e tratados clinicamente de modo agressivo.

Pacientes com grandes úlceras (> 2 cm) ou úlceras em localizações associadas a grandes artérias (p. ex., com a curvatura menor do estômago próximo à artéria gástrica esquerda ou parede posterior inferior do bulbo duodenal próximo à artéria gastroduodenal) devem ser agressivamente tratados e considerados para intervenção angiográfica precoce ou cirurgia, especialmente com um sangramento hemodinamicamente significante. Entretanto, angiografia e cirurgia geralmente podem ser evitadas com terapia clínica e endoscópica ideal, e reservadas para uso em pacientes com sangramento GI superior persistente ou recorrente, aqueles com úlceras grandes ou aqueles com perfuração. A cirurgia é direcionada para o controle do sangramento, como a ligadura da artéria sangrante e sutura da úlcera. A cirurgia também pode ser realizada para outras complicações de úlceras pépticas, incluindo perfurações e não cicatrização ou úlceras gigantes. A necessidade de um tratamento cirúrgico para reduzir a produção de ácido como a vagotomia não está bem estabelecida em decorrência da disponibilidade de medicamentos antissecretórios efetivos.

Evolução & prognóstico

A história natural dos pacientes com úlceras pépticas sangrantes mostra que a maioria dos sangramentos para de modo espontâneo e não necessita de tratamentos de emergência. Nos pacientes que apresentam sangramentos que necessitam de terapia endoscópica, a maioria pode ser controlada com medidas endoscópicas. Intervenções angiográficas ou cirúrgicas somente são necessárias em um pequeno número de pacientes com sangramento GI superior mantido ou severo não controlável por terapias endoscópicas ou clínicas. A mortalidade, tipicamente por comorbidades e em pacientes já hospitalizados, permanece significante em pacientes com sangramento GI superior da doença péptica ulcerosa. Após a alta hospitalar, é incomum que pacientes necessitem de reinternação para sangramento recorrente se as medidas de tratamento previamente descritas foram instituídas e se o paciente não apresenta maiores necessidades de anticoagulações. Uma abordagem abrangente para o tratamento de pacientes com úlceras pépticas sangrantes incluindo uma abordagem por equipe multidisciplinar resulta em resultados ideais.

Chan FK, Chung SC, Suen BY, et al. Preventing recurrent upper gastrointestinal bleeding in patients with *Helicobacter pylori* infection who are taking low-dose aspirin or naproxen. *N Engl J Med.* 2001;344:967–973. [PMID: 11274623]

Hawkey CJ. Risk of ulcer bleeding in patients infected with *Helicobacter pylori* taking non-steroidal anti-inflammatory drugs. *Gut.* 2000;46:310–311. [PMID: 10573289]

Lai KC, Hui WM, Wong WM, et al. Treatment of *Helicobacter pylori* in patients with duodenal ulcer hemorrhage—a long-term randomized, controlled study. *Am J Gastroenterol.* 2000;95: 2225–2232. [PMID: 1107222]

Sung JJ, Lau JY, Ching JY, et al. Continuation of low-dose aspirin therapy in peptic ulcer bleeding: a randomized trial. *Ann Intern Med.* 2010;152:1–9. [PMID: 19949136]

Wong GL, Wong VW, Chan Y, et al. High incidence of mortality and recurrent bleeding in patients with Helicobacter pylori-negative idiopathic bleeding ulcers. *Gastroenterology.* 2009;137:525–531. [PMID: 19445937]

2. Lesões de Mallory-Weiss

CRITÉRIOS DE DIAGNÓSTICO

- Associadas a vômitos repetidos
- A endoscopia é o melhor teste para o diagnóstico

Considerações gerais

Uma lesão de Mallory-Weiss é uma causa comum de sangramento GI superior, responsável por aproximadamente 5% de todos os casos. Como as lesões são relativamente superficiais, a maioria cicatriza em 24–48 horas, as rupturas de Mallory-Weiss podem não ser visualizadas na endoscopia superior, especialmente se o procedimento não é realizado imediatamente. Apesar de na maioria dos pacientes as rupturas resolverem de modo espontâneo, podem ocorrer sangramentos maciços nas rupturas de Mallory-Weiss nos pacientes com hipertensão portal, especialmente na presença de varizes esofágicas.

Patogênese

As lesões de Mallory-Weiss ocorrem na junção gastroesofágica no esôfago distal ou estômago proximal e podem ser únicas ou múltiplas. Tipicamente, essas lesões se formam após ânsias de vômito ou vômitos repetidos e severos. As lesões podem se estender até os plexos venosos ou arteriais subjacentes.

Achados clínicos

A. Sinais e sintomas

A apresentação típica de uma lesão de Mallory-Weiss é o sangramento GI superior agudo em um homem jovem ou de meia-idade, após episódios de ânsias de vômitos ou vômitos repetidos por ingestão excessiva de álcool. A história pregressa de ânsia de vômitos e vômitos nem sempre pode ser obtida. Na presença de outros sinais sistêmicos, como febre, dor torácica e dispneia, deve ser considerada a síndrome de Boerhaave (perfuração esofágica).

B. Achados laboratoriais

Os achados laboratoriais de uma ruptura de Mallory-Weiss são inespecíficos e similares aos da doença péptica ulcerosa.

C. Exames de imagem

A endoscopia superior, realizada prontamente, é o procedimento diagnóstico (e terapêutico) de escolha. As lesões podem ser vistas como rupturas longitudinais únicas ou múltiplas da mucosa do esôfago distal, na junção gastroesofágica, dentro de uma hérnia hiatal ou no estômago logo abaixo da junção gastroesofágica com um sangramento associado (Lâmina 58). Como a lesão de Mallory-Weiss é relativamente superficial e sutil, radiografias do trato GI superior tipicamente não são diagnósticas e não estão indicadas.

Diagnóstico diferencial

O diagnóstico diferencial das lesões de Mallory-Weiss incluem outras lesões da junção gastroesofágica, incluindo esofagite de refluxo, esofagite infecciosa, esofagite induzida por medicamentos, lesão de Cameron e lesão de Dieulafoy. As lesões de Mallory-Weiss são lesões focais dentro de uma região de mucosa de aparência normal, que distingue as lesões do refluxo ou da esofagite de infecção. Pacientes com esofagite medicamentosa geralmente apresentam uma lesão mais alta no esôfago e essa etiologia pode ser suspeitada na história. Uma lesão de Dieulafoy está associada a uma mucosa adjacente de aparência normal e a presença de uma artéria protuberante vários centímetros abaixo da junção gastroesofágica.

Complicações

Apesar da história natural das rupturas de Mallory-Weiss apontar para uma resolução espontânea, os pacientes podem apresentar sangramento mantido ou novos episódios de sangramento. Isso ocorre com maior probabilidade nas rupturas mais profundas ou em pacientes anticoagulados. Também é possível que o paciente apresente uma perfuração (síndrome de Boerhaave) seja ela espontânea, decorrente de vômitos repetidos, seja ela após uma terapia endoscópica que tenha levado a mediastinite.

Tratamento

O tratamento endoscópico de pacientes com lesões de Mallory-Weiss está indicado na presença de sangramento ativo ou um vaso visível não sangrante no momento da endoscopia. A terapia combinada com injeção inicialmente para diminuir o sangramento, seguida pelo uso do cautério é efetiva na maioria dos pacientes. Entretanto, como a lesão é uma ruptura do revestimento (e o esôfago não possui serosa), a injeção de quantidades excessivas de líquidos ou a cauterização exagerada devem ser evitadas. Endoclipes foram utilizados para essa indicação, são efetivos e não devem causar dano adicional aos tecidos. Nos casos de hipertensão portal associada ou varizes esofágicas, a terapia endoscópica deve ser realizada com cuidado e a terapia com cautério deve ser evitada. Esses pacientes podem ser tratados com escleroterapia, ligadura por banda ou colocação de endoclipe. A terapia clínica deve ser iniciada nos pacientes com lesões de Mallory-Weiss, mas ela não demonstrou a capacidade de alterar a história natural do sangramento agudo. A intervenção cirúrgica com a sutura do vaso raramente é necessária nos pacientes com rupturas de Mallory-Weiss.

Evolução & prognóstico

A história natural das lesões de Mallory-Weiss é a de um sangramento que resolve e a cicatrização começa a surgir em 24–48 horas na maioria dos pacientes. Novos sangramentos são incomuns após o término do sangramento.

Park CH, Min SW, Sohn YH, et al. A prospective, randomized trial of endoscopic band ligation vs epinephrine injection for actively bleeding Mallory-Weiss syndrome. *Gastrointest Endosc.* 2004;60:22–27.

3. Lesão de Dieulafoy

CRITÉRIOS DE DIAGNÓSTICO

- Sangramento maciço
- A maioria se localiza abaixo da junção gastroesofágica no cárdia
- Pode ser difícil de diagnosticar

Patogênese

A lesão de Dieulafoy é um vaso submucoso aberrante dilatado que faz erosão através de um epitélio normal, não associada a uma úlcera. Apesar de originalmente descrita em 1884 por Gallard, o cirurgião francês Georges Dieulafoy 14 anos depois designou a lesão como *exulceratio simples*. As artérias geralmente têm 1–2 mm de tamanho, que é aproximadamente 10 vezes o calibre dos capilares mucosos, apesar de poderem ser maiores. A localização típica é na região superior do estômago ao longo da curvatura menor alta, 6 cm para dentro da junção gastroesofágica. As lesões de Dieulafoy foram observadas em outras áreas por todo o trato GI, incluindo esôfago, duodeno e cólon. A causa da lesão de Dieulafoy é desconhecida, apesar de a lesão poder ser congênita. Quando a lesão de Dieulafoy apresenta sangramento, ele geralmente é maciço. O paciente típico com uma lesão de Dieulafoy é do sexo masculino, com múltiplas comorbidades, já hospitalizado por outros problemas.

Achados clínicos

A. Sinais e sintomas

Um paciente com lesão de Dieulafoy geralmente se apresenta com um sangramento GI agudo maciço. Entretanto, o sangramento pode ser autolimitado em natureza ou seguir um curso oscilante. No sangramento ativo, o diagnóstico é confirmado pelo achado de um vaso visível com bombeamento arterial ativo, sem uma úlcera ou massa associada. O diagnóstico pode ser difícil, uma vez que a localização pode ser dependente dentro do estômago durante a endoscopia e geralmente o sangramento é tão maciço que a área pode estar coberta por sangue, sem que a fonte possa ser visualizada. Na ausência de sangramento ativo, a lesão é ainda mais difícil de visualizar, já que pode aparecer como uma pequena área sutilmente elevada, como um mamilo ou vaso visível, sem uma úlcera associada. Apesar de não ser amplamente disponível, o uso de uma sonda Doppler pode fornecer o diagnóstico correto de um vaso visível nesta situação. Nos pacientes com sangramento visível sem uma causa óbvia, a curvatura menor até 6 cm da junção gastroesofágica deve ser cuidadosamente inspecionada a procura de evidências de lesão de Dieulafoy.

B. Exames de imagem

A endoscopia superior é a modalidade primária para detectar uma lesão de Dieulafoy. Se o sangramento foi interrompido e existem dúvidas sobre a natureza da lesão, o uso de uma sonda Doppler, se disponível, ou ultrassom endoscópico com fluxo Doppler podem ser úteis para a confirmação do diagnóstico.

Tratamento

O tratamento endoscópico é a modalidade primária para o controle do sangramento de uma lesão de Dieulafoy. A terapia combinada com injeções de epinefrina seguida pela aplicação de cautério pode ser utilizada, ou endoclipes podem ser colocados. Também existem registros de ligadura em banda sobre uma lesão de Dieulafoy. O risco de sangramento recorrente após tratamento endoscópico é relativamente alto em função do grande tamanho da artéria subjacente. Pode ser útil tatuar a área com tinta ou colocar um endoclipe sobre ou próximo ao sítio para localizar a área para subsequente terapia endoscópica ou futuro tratamento cirúrgico. Nos pacientes com sangramento recorrente, uma tentativa de repetição da terapia endoscópica é razoável; entretanto, a terapia cirúrgica pode ser necessária. O tratamento cirúrgico de uma lesão de Dieulafoy tipicamente é uma ressecção em cunha, já que a sutura simples apresenta alto índice de novos sangramentos.

Baxter M, Aly EH. Dieulafoy's lesion: current trends in diagnosis and management. *Ann R Coll Surg Engl.* 2010;92:548–554. [PMID: 20883603]

Lara LF, Sreenarasimhaiah J, Tang SJ, Afonso BB, Rockey DC. Dieulafoy lesions of the GI tract: localization and therapeutic outcomes. *Dig Dis Sci.* 2010;55:3436–3441. [PMID: 20848205]

4. Malformações vasculares

CRITÉRIOS DE DIAGNÓSTICO

- Amplo espectro de distúrbios
- Podem causar sangramentos agudos ou crônicos
- Índices variáveis de sangramentos

Considerações gerais

Vários termos são utilizados para descrever as malformações vasculares do trato GI superior, incluindo malformações arteriovenosas, ectasia vascular, angiodisplasias e telangiectasia. Apesar de essas lesões poderem se apresentar na forma de sangramento GI superior vivo, elas frequentemente são fonte de sangramento GI crônico oculto e de anemia por deficiência de ferro. As malformações do trato GI superior podem estar associadas a angioectasias do intestino delgado (também de origem obscura).

Patogênese

As malformações vasculares do trato GI superior podem ter origem arterial ou venosa. A maioria é idiopática com causas desconhecidas. O espectro das malformações vasculares inclui lesões de Dieulafoy, conforme discutido previamente, estômago em melancia (ectasia vascular do antro gástrico), síndrome de Osler-Weber-Rendu (telangiectasia hemorrágica hereditária), síndrome da bolha de borracha azul e telangiectasias induzidas por radiação.

Achados clínicos

O sangramento por malformações vasculares GI superiores tipicamente é intermitente e de baixo grau, apesar de ser agudo e vivo. A aparência endoscópica pode ser variável, mas inclui uma coleção superficial ou um tofo de vasos sanguíneos (Lâmina 59). Estes também podem ser detectados por angiografia, com achados que incluem uma veia de enchimento precoce, um tofo vascular e uma veia de drenagem tardia.

Tratamento

O tratamento primário das malformações vasculares é a terapia endoscópica. A terapia endoscópica com coagulação térmica é o tratamento de escolha, com o cautério aplicado inicialmente na periferia e depois no centro da lesão. Deve haver um branqueamento da mucosa e ablação de todo tecido vascular visível. A coagulação com plasma de argônio é um tratamento efetivo para as malformações vasculares. É importante evitar uma distensão excessiva (pelo gás argônio) do estômago ou intestino delgado durante a terapia, bem como evitar contato com o tecido durante a utilização da terapia de coagulação com plasma de argônio. A repetição da terapia não deve ser aplicada sobre o mesmo local devido ao risco de lesão transmural e perfuração, especialmente no intestino delgado.

Vários medicamentos foram utilizados em uma tentativa de tratar malformações vasculares no trato GI superior. A terapia combinada com estrogênio-progesterona foi amplamente utilizada, mas com resultados inconsistentes. Angiografia e cirurgia podem ser oferecidas para as falhas das terapias endoscópica e clínica, mas raramente são necessárias.

5. Estômago em melancia (ectasia vascular do antro gástrico)

CRITÉRIOS DE DIAGNÓSTICO

- Idiopático ou associado a hipertensão portal
- Aparência endoscópica característica de fileiras irradiadas de malformações vasculares progredindo externamente a partir do piloro

Patogênese

O estômago em melancia, ou ectasia vascular do antro gástrico (GAVE) é causa relativamente incomum de sangramento GI superior. Essa condição pode ocorrer juntamente, ou confundida com gastropatia hipertensiva portal. Nessa condição vascular ocorrem malformações em fileiras de faixas avermelhadas que se irradiam para fora a partir do piloro, em um padrão semelhante às faixas da casca de uma melancia. Essas faixas representam fileiras de malformações vasculares e a entidade é fácil de reconhecer na forma clássica. Entretanto, o estômago em melancia pode apresentar aparência menos organizada, com eritemas e malformações vasculares mais dispersos, dificultando seu reconhecimento.

A causa do estômago em melancia é idiopática; entretanto, pode ser causada por um prolapso gastroduodenal e ocorre em pacientes com cirrose, hipertensão portal e esclerose sistêmica. Pacientes com hipertensão portal concomitante apresentam sangramentos de controle mais difícil, necessitando de tratamento da hipertensão portal subjacente.

Achados clínicos

O diagnóstico do estômago em melancia baseia-se na aparência endoscópica clássica de fileiras irradiadas de malformações vasculares que se originam na área pilórica (Lâmina 60). Apesar de o diagnóstico ser feito pela aparência endoscópica característica, ele pode ser confirmado pela histologia da biópsia endoscópica. As biópsias do estômago em melancia demonstram áreas de ectasia vascular associadas a proliferação de células fusiformes e fibro-hialinose. O sangramento que ocorre tipicamente é crônico e de baixo grau, em geral associado a anemia por deficiência de ferro e sangramento oculto. É incomum observar um sangramento GI superior agudo ou maciço no estômago em melancia.

Tratamento

A terapia endoscópica é efetiva no tratamento do estômago em melancia, especialmente na ausência de hipertensão portal concomitante. Isso pode ser feito com eletrocoagulação multipolar ou coagulação com plasma de argônio. Vários cursos de tratamento são necessários para obliterar as ectasias vasculares ou para interromper sangramentos. Nos pacientes refratários com estômago em melancia, a ablação por radiofrequência e a crioterapia foram utilizadas com sucesso. Apesar de a maioria dos pacientes responder à terapia endoscópica, a cirurgia pode ser necessária para os pacientes com sangramento persistente a despeito do tratamento endoscópico. O tratamento cirúrgico com antrectomia previne contra novos sangramentos.

Ripoll C, Garcia-Tsao G. Treatment of gastropathy and gastric antral vascular ectasia in patients with portal hypertension. *Curr Treat Options Gastroenterol.* 2007;10:483–494. [PMID: 18221609]

Ripoll C, Garcia-Tsao G. Management of gastropathy and gastric vascular ectasia in portal hypertension. *Clin Liver Dis.* 2010;14: 281–295. [PMID: 20682235]

Sebastian S, O'Morain CA, Buckley MJ. Review article: current therapeutic options for gastric antral vascular ectasia. *Aliment Pharmacol Ther.* 2003;18:157–165. [PMID: 12869075]

CAUSAS MENOS COMUNS DE SANGRAMENTOS NÃO VARICOSOS

1. Fístula aortoentérica

CRITÉRIOS DE DIAGNÓSTICO

- É necessário alto índice de suspeita para o diagnóstico
- Um sangramento maciço pode causar exsanguinação
- São necessários um rápido diagnóstico e progressão para cirurgia

Fístulas aortoentéricas ocorrem quando há comunicação direta entre a aorta e o trato GI. Essas comunicações geralmente ocorrem em pacientes que receberam um enxerto protético aórtico que erode para o intestino. Elas também ocorrem a partir de aneurismas aórticos, após radioterapias, ou por aortite pós-infecciosa (p. ex., por sífilis ou tuberculose), trauma ou invasão tumoral.

A terceira e quarta porções do duodeno são os sítios mais comuns de fístulas aortoentéricas, seguidos pelo jejuno e íleo. Os pacientes podem apresentar um sangramento "de aviso" com hematêmese ou hematoquezia inicial, que pode apresentar remissão espontânea, a qual pode ser acompanhada por um sangramento maciço, incluindo exsanguinação, fazendo com que o diagnóstico precoce dessa condição seja importante. O sangramento intermitente pode ocorrer se um coágulo sanguíneo vedar temporariamente uma conexão fistulosa. Dor abdominal ou no dorso ocorre em aproximadamente metade dos pacientes. Sinais de febre ou infecção podem estar presentes. Ao exame físico, um sopro pode ser ouvido ou uma massa pulsátil pode ser palpável.

Alto índice de suspeita é necessário para o diagnóstico adequado de fístula aortoentérica enquanto ainda há tempo para tratamento bem-sucedido. No paciente com fatores de risco conhecidos, como enxertia aórtica prévia, esse diagnóstico deve ser considerado no início do curso. Também deve ser suspeitada em pacientes com sangramento na segunda ou terceira porção do duodeno, particularmente sangramentos maciços. O material do enxerto aórtico ocasionalmente pode ser visto endoscopicamente fazendo protrusão para o lúmen intestinal. O diagnóstico pode ser confirmado por angiotomografia ou angiografia diretamente. É necessário que os testes diagnósticos sejam feitos rapidamente junto com a avaliação cirúrgica.

O tratamento da fístula aortoentérica é cirúrgico. O índice de mortalidade de uma fístula não reconhecida é de 100%, enquanto a mortalidade para uma fístula reconhecida é de 30%. O tratamento consiste do reparo cirúrgico da fístula aortoentérica.

Lemos DW, Raffetto JD, Moore TC, et al. Primary aortoduodenal fistula: a case report and review of the literature. *J Vasc Surg.* 2003;37:686–689. [PMID: 12618713]

2. Hemobilia

CRITÉRIOS DE DIAGNÓSTICO

- Tríade de icterícia, cólica biliar e sangramento GI
- Considerar pacientes após traumas ou intervenções hepáticas

Hemobilia, sangramento que ocorre a partir do trato hepatobiliar, é uma causa rara de sangramento GI superior agudo. A hemobilia deve ser considerada em pacientes com história recente de lesão hepática ou do trato biliar. Essas incluem trauma sobre a área e biópsias hepáticas percutâneas (ou transjugulares), e colangiogramas ou biópsias trans-hepáticos percutâneos. A hemobilia também pode ocorrer por cálculos biliares, colecistite, tumores hepatobiliares, abscessos hepáticos e aneurismas.

A tríade clássica da hemobilia é cólica biliar, icterícia obstrutiva e sangramento GI. A icterícia obstrutiva pode estar associada a sepse biliar. Pacientes com esta tríade devem ser considerados como portadores potenciais de hemobilia.

O diagnóstico de hemobilia pode ser difícil por endoscopia superior. Um duodenoscópio de visão lateral é muito útil para a visualização direta da ampola ou para a realização de uma colangiopancreatografia retrógrada endoscópica (CPRE) (Lâmina 61). Uma cintilografia de hemácias marcadas ou angiografia pode ser feita para localizar a fonte do sangramento.

O tratamento é direcionado para a causa primária do sangramento. Apesar do tratamento ocasionalmente poder ser feito endoscopicamente, em geral ele precisa ser feito por angiografia (como por embolização arterial) ou cirurgicamente.

Parsi MA. Hemobilia: endoscopic, fluoroscopic, and cholangioscopic diagnosis. *Hepatology*. 2010;52:2237–2238. [PMID: 21105096]

3. *Hemosuccus pancreaticus*

CRITÉRIOS DE DIAGNÓSTICO

- Suspeito quando o sangramento está associado a doença pancreática
- Mais bem detectado com um duodenoscópio de visão lateral

Hemosuccus pancreaticus ocorre na presença de sangramento pelo duto pancreático. Esta é uma causa rara de sangramento GI superior que pode ser causado por pancreatite crônica, pseudocistos pancreáticos e tumores pancreáticos. O sangramento ocorre quando há erosão para um vaso, formando uma comunicação direta com o duto pancreático. Também pode ocorrer após endoscopia terapêutica do pâncreas, incluindo esfincterotomia ou remoção de cálculo.

O diagnóstico do *hemosuccus pancreaticus* deve ser suspeitado quando o sangramento GI superior ocorre na presença de doença pancreática. Apesar de poder ser difícil detectar mediante uma endoscopia de rotina, o uso de um duodenoscópio de visão lateral e de CPRE pode revelar a fonte do sangramento. O diagnóstico pode ser confirmado por uma imagem de TC abdominal, angiografia ou exploração intra-abdominal. A angiografia mesentérica é um adjunto importante para o diagnóstico e tratamento, geralmente por embolização com molas para controle do sangramento agudo. Para os sangramentos persistentes ou maciços, a cirurgia com ressecção da área de sangramento ou ligadura do vaso sangrante pode ser necessária.

Etienne S, Pessaux P, Tuech JJ, et al. Hemosuccus pancreaticus: a rare cause of gastrointestinal bleeding. *Gastroenterol Clin Biol*. 2005;29(3):237–242. [PMID: 15864172]

4. Lesão de Cameron

CRITÉRIOS DE DIAGNÓSTICO

- É necessária inspeção detalhada da hérnia hiatal durante a endoscopia
- Sangramento GI agudo ou crônico

As lesões de Cameron são erosões ou úlceras que ocorrem na região distal de uma hérnia hiatal. Apesar de poder ser achado acidental, uma lesão de Cameron pode ser responsável por sangramentos GI superiores agudos ou crônicos e anemia por deficiência de ferro. O mecanismo de formação de uma lesão de Cameron não é completamente compreendido, apesar dos potenciais fatores causais, que incluem refluxo gastroesofágico e trauma mecânico sobre a área.

O tratamento de uma lesão de Cameron depende da situação clínica. Pacientes com sangramento agudo geralmente podem ser tratados por métodos endoscópicos. Pacientes que não apresentam sangramento agudo, mas apresentam perda sanguínea crônica podem ser tratados com terapia clínica como o uso de IBPs e reposição de ferro. O reparo cirúrgico da hérnia hiatal é curativo, mas raramente necessário.

Maganty K, Smith RL. Cameron lesions: unusual cause of gastrointestinal bleeding and anemia. *Digestion*. 2008; 77:214–217.

5. Tumores gastrointestinais superiores

CRITÉRIOS DE DIAGNÓSTICO

- Tumores benignos e malignos podem sangrar
- O sangramento pode ser lento ou maciço

As neoplasias do trato GI superior são responsáveis por menos de 3% dos casos de sangramento GI superior. Esses tumores podem ser malignos (primários ou metastáticos) como os adenocarcinomas, linfomas e melanomas, ou podem ser benignos como os leiomiomas ou tumores do estroma GI.

Os sintomas que sugerem sangramentos por um tumor GI incluem aqueles que podem ser atribuíveis ao tumor primário, como disfagia por câncer esofágico ou obstrução da saída gástrica decorrente de carcinoma do estômago. Outros sintomas são inespecíficos, incluindo caquexia, perda de peso e saciedade precoce.

O sangramento por um tumor GI superior pode originar-se de difusas erosões mucosas ou ulcerações, ou de uma erosão do tumor para um vaso subjacente (Lâminas 62 e 63). O sangramento pode ser lento ou maciço. Se o diagnóstico de um tumor não é previamente conhecido, ele pode ser detectado no momento da endoscopia e confirmado por escovados ou biópsias. A ultrassonografia endoscópica pode ser necessária para avaliar massas submucosas.

O tratamento endoscópico de pacientes com sangramento GI superior pode ser oferecido, mas é menos efetivo na presença de tumores. Tipicamente os tratamentos endoscópicos, apesar da possível efetividade, devem ser utilizados como medida temporizadora antes que medidas mais definitivas como cirurgia, porque novos sangramentos frequentemente ocorrem após o controle endoscópico do sangramento, necessitando de abordagem mais durável. Tentativas recentes de tratamento endoscópico dos tumores sangrantes incluem o uso da coagulação com plasma de argônio com ajuste em alta potência e a aplicação de uma cola. A terapia clínica é inefetiva nesses casos, apesar de medidas paliativas poderem ser adotadas, incluindo quimioterapia e radiação do tumor primário.

Pacientes com sangramento causado por uma malignidade GI superior apresentam um prognóstico muito ruim. A maioria dos pacientes morrerá em 3 meses. Entretanto, pacientes com um tumor GI superior benigno que sangram devem ser tratados com ressecção cirúrgica.

Heller SJ, Tokar JL, Nguyen MT, Haluszka O, Weinberg DS. Management of bleeding GI tumors. *Gastrointest Endosc.* 2010; 72:817–824. [PMID: 20883861]

SANGRAMENTO VARICOSO

1. Varizes gastroesofágicas

CRITÉRIOS DE DIAGNÓSTICO

- Sinal de doença hepática avançada
- As varizes maiores sangram com maior frequência
- Associadas a um alto índice de infecções bacterianas
- Podem envolver o esôfago, estômago ou ambos

Considerações gerais

Varizes gástricas e esofágicas podem ocorrer sem qualquer sintoma clínico. Nos pacientes com cirrose, particularmente nos estágios mais avançados, medidas de rastreamento são realizadas para detectar varizes em uma tentativa de diminuir o risco de sangramento. O sangramento agudo de varizes é diferente do sangramento não varicoso em muitos aspectos. Somente 50% dos pacientes com hemorragia varicosa interrompem os sangramentos de modo espontâneo (em comparação com aproximadamente 80–90% dos pacientes com sangramentos GI superiores não varicosos). Após o término do sangramento ativo, há alto risco de sangramento recorrente durante 6 semanas. O momento de maior risco é entre as primeiras 48–72 horas, e mais de 50% de todos os episódios de novos sangramentos ocorrem dentro dos primeiros 10 dias. O sangramento recorrente de varizes pode ocorrer em até 70% dos pacientes em até 6 semanas após o sangramento inicial. A sobrevivência durante as 6 semanas após o sangramento inicial está diretamente relacionada com novos sangramentos. Fatores de risco para novos sangramentos incluem idade > 60 anos, grandes varizes, sangramento inicial severo (hemoglobina < 8 g/dL na internação) e insuficiência renal. A mortalidade fica entre 15–50% para cada episódio de sangramento e 70–80% naqueles com sangramento contínuo. Nos últimos anos observou-se diminuição na mortalidade por causa da prevenção de novos sangramentos com o uso de terapias endoscópicas mais precoces e efetivas juntamente com medicamentos vasoativos, bem como prevenção da infecção com o uso de antibióticos profiláticos. A hemorragia varicosa é responsável por um terço de todas as mortes secundárias à cirrose.

Patogênese

As varizes esofágicas e gástricas se desenvolvem como resultado de hipertensão portal. A hipertensão portal pode ter origem pré-hepática (p. ex., trombose da veia porta e esquistossomíase), por doença hepática (cirrose é a mais comum) e por doenças pós-hepáticas (p. ex., trombose da veia hepática, insuficiência cardíaca e pericardite constritiva). As varizes são colaterais venosas dilatadas com uma parede fraca que apresentam tendência à ruptura e podem sangrar de modo maciço. As varizes podem estar isoladas no estômago se forem causadas por trombose da veia esplênica, pancreatite aguda ou tumor pancreático.

Achados clínicos

A. Sinais e sintomas

Os sintomas de sangramentos varicosos são inespecíficos e incluem hematêmese, melena e hematoquezia. Os pacientes podem relatar tonteiras e confusão mental, e aqueles com doença hepática severa podem apresentar encefalopatia hepática. Outros sinais e sintomas associados são manifestações da cirrose, incluindo icterícia, telangiectasia em aranha, eritema palmar, ascite e contraturas de Dupuytren.

B. Achados laboratoriais

As anormalidades das enzimas hepáticas (alanino aminotransferase e aspartato aminotransferase) são observadas em pacientes com dano hepatocelular ativo. Os pacientes podem apresentar hiperbilirrubinemia e função sintética ruim, com hipoalbuminemia e elevação da INR. Pacientes com supressão da medula óssea pelo álcool podem apresentar pancitopenia; aqueles com hiperesplenismo podem apresentar baixas contagens de plaquetas. Nos pacientes com insuficiência hepática, pode ocorrer hipoglicemia, e naqueles com síndrome hepatorrenal, observamos elevação da ureia e da creatinina plasmáticas.

C. Exames de imagem

A endoscopia superior é a modalidade diagnóstica primária e permite a terapia endoscópica. Os critérios da Japanese Research Society for Portal Hypertension incluem uma classificação por tamanho (ou forma). Pequenas varizes retas são classificadas como F1, varizes tortuosas dilatadas que ocupam menos de um terço do lúmen esofágico são F2 e grandes varizes em formato de mola que ocupam mais de um terço do lúmen esofágico são F3. Radiografias com o uso de contraste de bário podem ser sugestivas de grandes varizes; entretanto, elas não são sensíveis para varizes pequenas e o uso do bário impede novas tentativas diagnósticas ou terapêuticas. A TC abdominal ou a ultrassonografia abdominal podem demonstrar a presença de vasos colaterais. A angiografia da veia porta também pode demonstrar a presença de vasos colaterais ou a recanalização da veia umbilical. Gradientes de pressão da veia hepática superiores a 12 mmHg são preditivos de sangramento.

Diagnóstico diferencial

O diagnóstico diferencial inclui todas as causas não varicosas de sangramento GI superior. Pacientes com cirrose e sangramento GI superior apresentam uma fonte varicosa de sangramento em 50–90% dos casos. Pacientes com cirrose também podem sangrar por esofagite, doença péptica ulcerosa, lesões de Mallory-Weiss e outras fontes não varicosas.

Complicações

O sangramento por varizes esofágicas ou gástricas pode ser maciço e incontrolável, resultando em hemorragia severa e morte. O sangramento varicoso agudo em um paciente com cirrose pode precipitar uma piora ainda maior da doença hepática, com agravamento da encefalopatia hepática e desenvolvimento de síndrome hepatorrenal. Infecções bacterianas estão presentes em até 20% dos pacientes cirróticos com sangramento GI e subsequentemente se desenvolvem em mais de 50% dos pacientes durante a hospitalização por sangramentos varicosos. O uso de antibióticos profiláticos em pacientes com sangramento varicoso agudo diminui os índices de infecções subsequentes, peritonite bacteriana espontânea, bacteremia e morte.

Tratamento

Pacientes com sangramentos varicosos agudos tipicamente são tratados com várias modalidades simultaneamente, incluindo terapias clínicas e tratamento endoscópico. Uma reanimação excessiva deve ser evitada, uma vez que a reposição vigorosa de volume está associada ao desencadeamento de novos sangramentos. Também, podem ser necessários tratamentos radiológicos e cirúrgicos

A. Terapia clínica

Nos pacientes com suspeita de sangramento varicoso, a terapia clínica para reduzir o sangramento deve ser iniciada antes da avaliação endoscópica. O uso de antibióticos profiláticos administrados antes da endoscopia em pacientes cirróticos reduz as complicações infecciosas e diminui a mortalidade.

Medicamentos diminuem o sangramento varicoso ativo. No passado, a vasopressina intravenosa foi administrada para a constrição da vasculatura mesentérica e para diminuir o fluxo venoso portal. Um vasodilatador sistêmico, como a nitroglicerina intravenosa, era administrado de modo concorrente para reduzir os efeitos adversos relacionados com a vasoconstrição sistêmica, que incluem isquemia miocárdica, cerebral, intestinal e de extremidades. Entretanto, essa combinação de vasopressina e nitroglicerina raramente é utilizada em função da disponibilidade de outros medicamentos com menos efeitos adversos.

A terlipressin é um análogo sintético da vasopressina que é liberada de forma lenta e constante. Ela parece apresentar a mesma capacidade de controlar o sangramento e reduzir a mortalidade da vasopressina, sem muitos dos efeitos adversos sistêmicos. A terlipressin, no momento, não é comercializada nos Estados Unidos, mas é utilizada em outros países.

A somatostatina e seu análogo, a octreotida, foram extensivamente estudados em pacientes com sangramentos esofágicos e varizes gástricas. Esses medicamentos causam vasoconstrição indireta e diminuem o fluxo sanguíneo portal. A octreotida é administrada por injeção em *bolus* de 25–50 mcg seguido por infusão contínua de 25–50 mcg/h por via intravenosa. A octreotida e a somatostatina são úteis na obtenção da hemostasia e na prevenção de novos sangramentos precoces. Depois que os pacientes estão estabilizados do episódio de sangramento varicoso agudo, betabloqueadores são administrados para prevenir contra novos sangramentos. (Ver Capítulo 47, para abordagens adicionais para hipertensão portal.)

B. Terapia endoscópica

O tratamento de escolha para o sangramento das varizes esofágicas é a hemostasia endoscópica (Lâminas 64 e 65). O objetivo da terapia endoscópica é encontrar a fonte de sangramento e tratá-la. As varizes são avaliadas a procura de sinais de sangramento agudo ou marcadores de sangramento recente. Esses marcadores incluem varizes tortuosas com marcas avermelhadas (faixas vermelhas longitudinais nas avarizes que lembram cadarços de couro vermelhos), pontos vermelho-vivos (discretos pontos vermelhos cor de cereja planos sobre as varizes) e pontos hemocísticos (discretos pontos vermelhos elevados sobre as varizes semelhantes a "bolhas de sangue"). Plugues de plaquetas ou de fibrina são projeções tipo mamilos que se projetam das varizes indicando um sítio de sangramento recente e com risco muito alto de sangramento.

As terapias endoscópicas inicialmente são aplicadas ao esôfago distal na junção gastroesofágica e depois se estendem proximalmente. A maior parte do sangramento varicoso ocorre nos 5–10 cm distais do esôfago. As varizes gástricas respondem mal às terapias endoscópicas tradicionais e não respondem à típica abordagem de ligadura elástica endoscópica e tratamentos com injeções (Lâmina 66). Artigos recentes sobre o uso de injeções de cianoacrilato para os sangramentos de varizes gástricas mostram-se promissores, apesar do uso ainda não ser aprovado nos Estados Unidos.

A escleroterapia endoscópica é um método estabelecido de injeção das varizes esofágicas diretamente com o uso da técnica a mão livre com 1–3 mL de um agente esclerosante (morruato de sódio ou etanolamina) em cada sítio. Várias técnicas e agentes foram utilizados para esclerosar varizes. Apesar de essa técnica ser efetiva, a ligadura elástica das varizes esofágicas é mais efetiva, associada a menores índices de novos sangramentos, menos complicações e menor índice de mortalidade, além de necessitar de menos sessões de tratamento para obliterar as varizes.

A terapia de ligadura elástica das varizes esofágicas através da endoscopia é um método de colocação de ligaduras elásticas sobre as varizes, similar à técnica utilizada em hemorroidas. Esse procedimento tipicamente é realizado dentro dos 5 cm distais do esôfago. As varizes são aspiradas para o equipamento de colocação da ligadura elástica, e elas são liberadas ao redor da base das varizes. Esse procedimento controla o sangramento agudo em 90% dos pacientes, com um índice de novos sangramentos de 30%. A ligadura varicosa endoscópica é o tratamento de escolha para o controle da hemorragia esofágica varicosa aguda. Um problema dessa técnica é que pode ser de difícil execução na presença de sangramento ativo; pode ser difícil localizar a fonte exata do sangramento com a visualização endoscópica restrita gerada pelo equipamento e o sangue pode se acumular dentro do mecanismo. Além disso, não é possível a realização dessa técnica na posição retrofletida no estômago por causa da natureza do equipamento.

C. Tamponamento com balão

O tamponamento com balão é um modo efetivo de obter hemostasia no curto prazo, mas deve ser reservado para pacientes cujo sangramento varicoso não pode ser controlado por terapia endoscópica ou que apresentem um sangramento maciço que impeça uma tentativa endoscópica. Um equipamento comumente utilizado é a sonda de Sengstaken-Blakemore, que possui grande balão gástrico de 250 mL e um balão esofágico, bem como um portal de aspiração gástrica. Nos pacientes com sangramento maciço incontrolável por outras medidas, essa sonda pode ser colocada com o balão gástrico insuflado primeiro após a confirmação radiográfica de um posicionamento adequado. Se necessário, o balão esofágico pode ser cuidadosamente insuflado. Entretanto, o uso do balão esofágico está associado a necrose e ruptura da parede esofágica, uma complicação letal. Se a terapia definitiva não for realizada, o sangramento provavelmente recorrerá quando o balão for esvaziado. Em geral, o tamponamento com balão deve ser utilizado em um esforço de estabilizar temporariamente um paciente antes da realização de um procedimento mais definitivo.

D. Terapia radiológica

A principal terapia radiológica é a derivação portossistêmica intra-hepática transjugular (TIPS). TIPS é um procedimento radiológico que cria uma derivação portossistêmica mediante uma abordagem transjugular. Nesse procedimento, é feita uma conexão entre as veias porta e hepática e um *stent* é colocado entre as duas veias. Complicações incluem encefalopatia secundária à derivação, oclusão da derivação com novo sangramento e migração da derivação. Apesar de a TIPS ser bastante efetiva no controle do sangramento (hemostasia imediata em 93% e novos sangramentos em 12% dos pacientes), em geral a TIPS é reservada para pacientes com sangramento varicoso persistente a despeito de tentativas endoscópicas e clínicas para seu controle. Uma pesquisa randomizada multicêntrica recente comparou a TIPS (utilizando um *stent* recoberto com politetrafluoroetileno [e-PTFE]) com terapias clínicas e endoscópicas ideais em pacientes de alto risco para novos sangramentos e encontrou melhores índices de novos sangramentos e mortalidade com o tratamento TIPS. À luz desse estudo, pacientes com doença de Child-Pugh B ou C em risco muito alto para novos sangramentos devem ser considerados para possível tratamento com TIPS no início de seu curso hospitalar.

E. Terapia cirúrgica

Várias terapias cirúrgicas podem ser realizadas para o controle dos sangramentos de varizes esofágicas e gástricas, incluindo a criação de uma derivação portossistêmica, que pode ser uma derivação portal caval (não seletiva) ou uma derivação esplenorrenal distal (seletiva). Alternativamente, pode ser realizada uma transecção esofágica, na qual o esôfago distal é transeccionado e depois grampeado após a ligadura das varizes, com a desvascularização da junção gastroesofágica (procedimento de Sugiura). A operação final para o controle dos sangramentos varicosos é o transplante hepático. Esta é uma opção para os pacientes que já tinham essa cirurgia planejada em decorrência de uma função hepática inadequada. Em geral, os pacientes que conseguem os melhores resultados com a terapia de derivação cirúrgica apresentam uma função hepática relativamente bem preservada (Child-Turcotte-Pugh classe A), mas falharam com o tratamento endoscópico.

Evolução & prognóstico

O sangramento varicoso é uma causa significante de novos sangramentos e mortalidade. Ele parará em aproximadamente 50% dos pacientes, mas aqueles com sangramento mantido apresentam uma mortalidade que se aproxima dos 80%. Os pacientes apresentam alto risco de novos sangramentos (até 70%) até que as varizes gastroesofágicas sejam obliteradas. Se o paciente sobrevive ao episódio inicial de sangramento, cursos repetidos de ligadura elástica são realizados a cada duas semanas até que as varizes sejam obliteradas. Essa técnica é combinada com terapia clínica utilizando betabloqueadores. O prognóstico para pacientes com sangramentos de varizes gastroesofágicas é ruim, mesmo com o controle das varizes sangrantes, uma vez que é um indicativo de doença hepática progressiva. Os pacientes morrem pela descompensação hepática, novos sangramentos, infecções, insuficiência renal e outras complicações.

2. Gastropatia hipertensiva portal

CRITÉRIOS DE DIAGNÓSTICO

- Característica aparência endoscópica em "pele de cobra"
- Causa rara de sangramento agudo

Achados clínicos

A gastropatia hipertensiva portal, também chamada gastropatia congestiva, ocorre com edema e dilatação dos capilares venosos, na submucosa e mucosa do estômago. Isso causa friabilidade e pode resultar em sangramento com ruptura dos vasos ectáticos. Endoscopicamente, a aparência é um padrão tipo mosaico da mucosa rósea, com característica de "pele de cobra". Nos pacientes com cirrose e hipertensão portal, o fluxo sanguíneo para a mucosa gástrica é elevado, levando à congestão e hiperemia do estômago.

A gastropatia hipertensiva portal pode se desenvolver após o desenvolvimento de varizes esofágicas tanto por escleroterapia endoscópica ou terapia de ligadura elástica. Postula-se que o tratamento das varizes esofágicas aumenta a pressão retrógrada sobre o estômago, levando ao desenvolvimento de congestão gástrica. No geral, essa é uma causa relativamente rara de sangramento GI superior, apesar de poder ser uma fonte de perda sanguínea crônica em pacientes cirróticos.

Tratamento

O objetivo do tratamento da gastropatia hipertensiva é diminuir as pressões portais e, portanto, parar o sangramento. Os tratamentos endoscópicos não são efetivos nesse distúrbio. A área afetada é difusa e agentes farmacológicos que diminuem o fluxo sanguíneo, como a octreotida, podem ser utilizados agudamente. Baixas doses de propranolol (20–40 mg/dia) geralmente são administradas no início do tratamento, com a dose progressivamente aumentada e ajustada até que o sangramento para ou ocorrem efeitos adversos. Pacientes com sangramento descontrolado podem necessitar de terapia TIP ou cirurgia de derivação. Nos pacientes com doença hepática descompensada, o transplante hepático está indicado.

Abid S, Jafri W, Hamid S, et al. Terlipressin vs octreotide in bleeding esophageal varices as an adjuvant therapy with endoscopic band ligation: a randomized double-blind placebo-controlled trial. *Am J Gastroenterol.* 2009 Mar104:617–623. [PMID: 19223890]

Bañares R, Albillos A, Rincón D, et al. Endoscopic treatment versus Endoscopic plus pharmacologic treatment for acute variceal bleeding: a meta-analysis. *Hepatology.* 2002;35: 609–615. [PMID: 11870374]

Bernard B, Grangé JD, Khac EN, et al. Antibiotic prophylaxis for the prevention of bacterial infection in cirrhotic patients with gastrointestinal bleeding. *Hepatology.* 1999;29:1655–1661. [PMID: 10347104]

Carey W. Portal hypertension: diagnosis and management with particular reference to variceal hemorrhage. *J Dig Dis.* 2010;12:25–32 [PMID: 21091935]

Chavez-Tapia NC, Barrientos-Gutierrez T, Tellez-Avila FI, Soares-Weiser K, Uribe M. Antibiotic prophylaxis for cirrhotic patients with upper gastrointestinal bleeding. *Cochrane Database Syst Rev.* 2010;8:CD002907. [PMID: 20824832]

Corley DA, Cello JP, Adkisson W, et al. Octreotide for acute Esophageal variceal bleeding: a meta-analysis. *Gastroenterology.* 2001;120:946–954. [PMID: 11231948]

D'Amico G, De Franchis R. Cooperative Study Group. Upper digestive bleeding in cirrhosis. Post-therapeutic outcome and Prognostic indicators. *Hepatology.* 2003;38:599–612. [PMID: 12939586]

García-Pagán JC, Caca K, Bureau C, et al; Early TIPS (Transjugular Intrahepatic Portosystemic Shunt) Cooperative Study Group. Early use of TIPS in patients with cirrhosis and variceal bleeding. *N Engl J Med.* 2010;362:2370–2379.

Greenspoon J, Barkun A. The pharmacological therapy of non-variceal upper gastrointestinal bleeding. *Gastroenterol Clin North Am.* 2010;39:419–432. [PMID: 20951910]

Kumar A, Singh S, Madan K, Garg PK, Acharya SK. Undiluted N-butyl cyanoacrylate is safe and effective for gastric variceal bleeding. *Gastrointest Endosc.* 2010;72:721–727. [PMID: 20883849]

Mishra SR, Chander Sharma B, Kumar A, Sarin SK. Endoscopic cyanoacrylate injection versus beta-blocker for secondary prophylaxis of gastric variceal bleed: a randomized controlled trial. *Gut.* 2010;59:729–735. [PMID: 20551457]

Monescillo A, Martínez-Lagares F, Ruiz-del-Arbol L, et al. Influence of portal hypertension and its early decompression by TIPS placement on the outcome of variceal bleeding. *Hepatology.* 2004;40:793–801. [PMID: 15382120]

Sangramento gastrointestinal inferior agudo

31

Linda S. Lee, MD
John R. Saltzman, MD

CRITÉRIOS DE DIAGNÓSTICO

- Diverticulose, malformação arteriovenosa e colite isquêmica são as causas mais comuns de sangramento GI inferior.
- A apresentação clínica varia do sangramento oculto até o sangramento visível.
- Testes endoscópicos e radiológicos podem ser tanto diagnósticos como terapêuticos.
- A colonoscopia de urgência pode ter um grande impacto diagnóstico, mas não leva claramente a menores índices de novos sangramentos.

Considerações gerais

O sangramento gastrointestinal (GI) inferior é definido como um sangramento que ocorre a partir de uma fonte distal ao ligamento de Treitz. Este capítulo aborda somente as fontes colônicas de sangramento; o sangramento GI superior e o sangramento GI obscuro (intestino delgado) são explorados em outros capítulos (ver Capítulos 30 e 33).

O sangramento GI inferior é responsável por aproximadamente 20% dos grandes sangramentos GI e é menos comum e geralmente menos severo do que o sangramento GI superior. Observam-se 20–27 hospitalizações por 100.000 adultos nos Estados Unidos decorrentes de sangramento GI inferior. Ele geralmente ocorre em adultos mais idosos com média de idade entre 63 e 77 anos. Quase 80% dos sangramentos gastrointestinais inferiores param de modo espontâneo, similar ao sangramento GI superior. O índice de mortalidade geral do sangramento GI inferior é de 2–4%. Similar ao sangramento GI superior, os pacientes que iniciam sangramentos GI inferiores em ambiente não hospitalar apresentam um índice de mortalidade significantemente menor (3,6%) do que aqueles que desenvolvem sangramento GI inferior durante internações hospitalares (23%).

Barnert J, Messmann H. Diagnosis and management of lower gastrointestinal bleeding. *Nat Rev Gastroenterol Hepatol.* 2009; 6:637–646. [PMID: 19881516]

Longstreth G. Epidemiology and outcome of patients hospitalized with acute lower gastrointestinal hemorrhage: a population-based study. *Am J Gastroenterol.* 1997;92:419–424. [PMID: 9068461]

AVALIAÇÃO DO SANGRAMENTO GI INFERIOR

Definição de sangramento

A hematoquezia é definida como a drenagem de sangue-vivo pelo reto e geralmente implica uma fonte em cólon esquerdo, apesar de poder ser causada por uma fonte de sangramento mais proximal e ativa. Fezes de coloração castanho-avermelhada representam fezes misturadas ao sangue e geralmente estão associadas a uma fonte colônica direita; entretanto, elas também podem resultar de uma fonte mais proximal e ativa de sangramento. Melena é caracterizada por fezes negras, fétidas, de aspecto semelhante ao alcatrão que resulta da degradação bacteriana da hemoglobina por um período de pelo menos 14 horas. Ela geralmente implica uma fonte de sangramento GI superior, apesar de poder estar associada a sangramento em cólon direito nos casos de motilidade lenta. As ingestões de ferro, bismuto, carvão e alcaçuz devem ser excluídas já que podem tornar as fezes negras. Sangue oculto diz respeito à presença de pequenas quantidades de sangue nas fezes que não mudam de cor e que somente podem ser detectadas após o teste das fezes com guaiaco. Uma perda de sangue de pelo menos 5–10 mL/dia pode ser detectada através desse exame. O trato GI normalmente perde cerca de 0,5–1,5 mL de sangue por dia, que geralmente não são detectados pelos testes do guaiaco.

Abordagem diagnóstica

Quando os pacientes inicialmente se apresentam com sangramento GI inferior, eles devem ser triados e tratados de acordo com a severidade da hemorragia (Figura 31-1).

Pacientes com sangramentos menores com hematoquezia limitada representam 75–90% de todos os pacientes com sangramento GI inferior e podem ser avaliados em ambiente ambulatorial. Para pacientes com idade > 50 anos, a colonoscopia deve ser realizada para avaliar a fonte e para rastreamento para câncer de cólon. Em pacientes mais jovens com sangramento retal, há debate sobre a necessidade da colonoscopia *versus* sigmoidoscopia flexível. Vários estudos mostram que 10–30% dos pacientes com sangramento retal apresentam lesões proximais, que podem não ter sido detectadas pela sigmoidoscopia flexível. Outros estudos concluíram que nenhuma lesão cancerígena e somente poucos pólipos podem não ser detectados pela sigmoidoscopia flexível em pacientes com sangramento tipo "escape", definido como a presença de sangue durante ou após a defecação detectada no papel higiênico ou no vaso sanitário sem sintomas ou fatores de risco especial para neoplasia colorretal.

Os médicos não são capazes de prever de modo confiável somente com base nos achados histológicos, cujos pacientes com sangramento retal apresentarão patologia significante. Conforme os pacientes envelhecem, a realização de uma colonoscopia completa torna-se mais custo-efetiva. Pacientes com mais de 30 anos provavelmente devem ser avaliados com uma colonoscopia, enquanto pacientes na segunda década de vida com um sangramento tipo "escape" podem ser submetidos à sigmoidoscopia flexível. Se o exame não demonstrar nenhuma lesão que possa ter causado a hematoquezia, esses pacientes devem ser submetidos a uma colonoscopia completa.

Outra categoria de pacientes se apresenta com sangramento crônico intermitente que se manifesta na forma de fezes guaiaco-positivas ou na forma de anemia por deficiência de ferro, ou ambos. A avaliação desses pacientes geralmente ocorre em ambiente ambulatorial; entretanto, se os pacientes estiverem severamente anêmicos com sintomas ou doenças cardiopulmonares, a internação do paciente deve ser considerada para melhor monitoramento, avaliação e tratamento. Todos esses pacientes devem ser avaliados com colonoscopia. Aproximadamente 25–41% deles apresentarão anormalidades na endoscopia superior. Portanto, se nenhuma fonte for identificada na colonoscopia ou se o paciente apresenta sintomas gastrointestinais superiores, uma

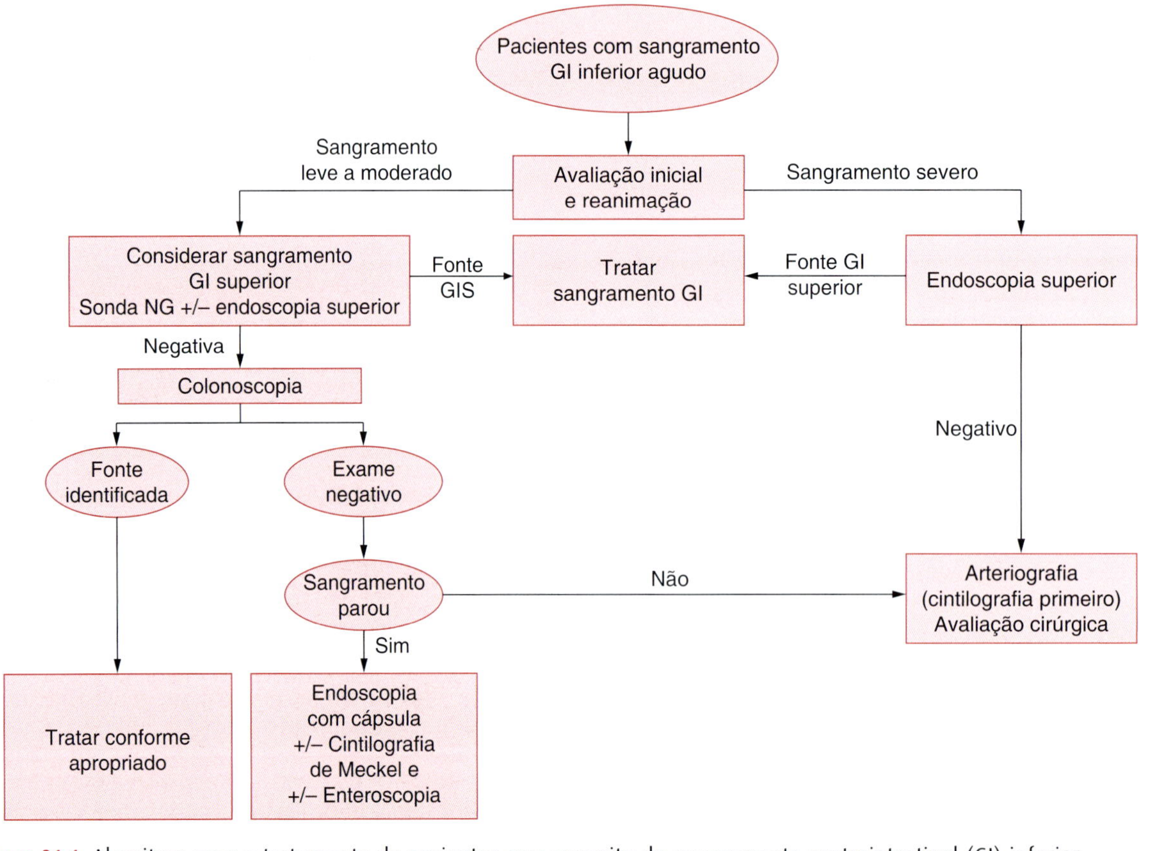

▲ **Figura 31-1.** Algoritmo para o tratamento de pacientes com suspeita de sangramento gastrointestinal (GI) inferior. NG, nasogástrico; GIS, gastrointestinal superior.

endoscopia superior deve ser realizada. Pacientes assintomáticos também podem abrigar anormalidades do trato GI superior, e aqueles com anemia por deficiência de ferro devem ser submetidos à endoscopia superior.

Outros pacientes com sangramentos GI superiores incluem aqueles com sangramento severo episódico e sangramento contínuo ativo que devem ser avaliados em ambiente hospitalar. É importante ter ciência de que aproximadamente 10–15% dos casos inicialmente considerados representarem sangramento GI inferior na realidade possuem uma fonte gastrointestinal superior. Pistas para a presença de uma possível fonte GI superior incluem hematoquezia com instabilidade hemodinâmica, melena e história de sangramento GI superior. A colocação de uma sonda nasogástrica ou a obtenção de um exame endoscópico imediato deve ser realizada para afastar a possibilidade de uma fonte GI superior em pacientes com sangramento GI inferior severo.

Davila RE, Rajan E, Adler DG, et al. Standards of Practice Committee. ASGE Guideline: the role of endoscopy in the patient with lower-GI bleeding. *Gastrointest Endosc.* 2005;62: 656–660. [PMID: 16246674]

Lewis JD, Brown A, Localio AR, et al. Initial evaluation of rectal bleeding in young persons: a cost-effectiveness analysis. *Ann Intern Med.* 2002;136:99–110. [PMID: 11790061]

Song LWK, Baron TH. Endoscopic management of acute lower gastrointestinal bleeding. *Am J Gastroenterol.* 2008;103: 1881–1887. [PMID: 18796089]

Strate LL, Naumann CR. The role of colonoscopy and radiological procedures in the management of acute lower intestinal bleeding. *Clin Gastroenterol Hepatol.* 2010;8:333–343. [PMID: 20036757]

Avaliação clínica inicial

Durante a avaliação clínica inicial de pacientes com suspeita de sangramento GI inferior, a reanimação deve proceder simultaneamente com a colocação de dois cateteres de grande calibre ou uma linha central seguida pela administração de líquidos intravenosos (solução salina ou Ringer lactato) ou concentrado de hemácias, ou ambos.

A. Sinais e sintomas

1. História — A história nesses pacientes deve ser direcionada para fatores que possam estar associados a causas potenciais: sangue cobrindo as fezes sugere sangramento hemorroidário enquanto sangue misturado às fezes implica uma fonte mais proximal; diarreia sanguinolenta e tenesmo estão associados a doença inflamatória intestinal enquanto diarreia sanguinolenta, com febre e dor abdominal especialmente com história de viagem recente sugerem colite infecciosa; dor com a defecação ocorre nos casos de hemorroidas e fissura anal; mudança no calibre e no peso das fezes levanta questões sobre câncer de cólon; dor abdominal pode estar associada a doença inflamatória intestinal, colite infecciosa ou colite isquêmica; o sangramento indolor é característico do sangramento diverticular, malformações arteriovenosas (MAVs) e proctite por radiação; o uso de medicamentos anti-inflamatórios não esteroidais (AINEs) é um fator de risco para sangramento diverticular e úlcera colônica induzida por AINE; e colonoscopia recente com polipectomia sugere sangramento pós-polipectomia.

Os pacientes devem ser questionados sobre sintomas de comprometimento hemodinâmico, incluindo dispneia, dor torácica, tonteiras e fadiga.

2. Achados físicos — O exame físico deve focalizar nas seguintes áreas:

A. Sinais Vitais — Hipotensão ortostática implica pelo menos uma perda de 15% no volume sanguíneo.

B. Exame Abdominal — Avaliar a procura de sensibilidade, massas, comprimento hepático e esplenomegalia.

C. Exame Retal — Elementos-chave incluem a inspeção do ânus, palpação para massas, caracterização da coloração das fezes, e teste do guaiaco nas fezes.

B. Achados laboratoriais

Entre os testes sanguíneos que devem ser realizados temos hemograma completo, tempo de protrombina/INR, tempo parcial de tromboplastina, eletrólitos e tipagem sanguínea e combinação cruzada para produtos sanguíneos.

Coagulopatias e trombocitopenias devem ser imediatamente corrigidas, se possível. Plaquetas devem ser mantidas acima de 50.000/mL e a coagulopatia deve ser corrigida com vitamina K ou plasma fresco congelado. A vitamina K deve ser administrada por via oral a menos que o paciente seja portador de cirrose ou obstrução biliar, casos em que deve ser administrada por via subcutânea. O efeito total da vitamina K não é obtido por 12–24 horas, ao contrário do plasma fresco congelado, que reverte imediatamente a coagulopatia. A formulação intravenosa da vitamina K reverte a coagulopatia mais rapidamente e pode ser utilizada nos casos de sangramento severo, entretanto, os pacientes devem ser monitorados para anafilaxia. Os efeitos do plasma fresco congelado duram aproximadamente 3–5 horas e grandes volumes (> 2–3 L) podem ser necessários para reverter completamente a coagulopatia, dependendo do tempo de protrombina inicial. O fator VII ativado recombinante foi aprovado para uso em pacientes com hemofilia A e B com inibidores dos fatores VIII e IX. Evidências de possíveis benefícios em pacientes com cirrose e sangramento GI foram demonstradas, apesar da dose ideal ainda não estar determinada e do alto custo do fator VII ativado recombinante.

C. Testes diagnósticos

A avaliação diagnóstica deve ser realizada depois que os pacientes tenham sido adequadamente reanimados. Se uma fonte GI superior é suspeitada, uma endoscopia superior deve ser realizada primeiro. A avaliação GI inferior pode ser realizada com anoscopia, sigmoidoscopia flexível, colonoscopia, raramente enema baritado e vários estudos radiológicos.

1. Anoscopia — A anoscopia é útil somente para o diagnóstico de fontes de sangramento oriundos da junção anorretal e canal anal, incluindo hemorroidas internas e fissuras anais. Ela é superior à sigmoidoscopia flexível para a detecção de hemorroidas em ambiente ambulatorial e pode ser rapidamente realizada no consultório ou no leito, como um adjunto para a sigmoidoscopia flexível e colonoscopia.

2. Sigmoidoscopia flexível — A sigmoidoscopia flexível utiliza um sigmoidoscópio de 65 cm de comprimento que visualiza o cólon esquerdo. Ela pode ser realizada sem sedação e mínima preparação com enemas. Entretanto, a capacidade diagnóstica da sigmoidoscopia flexível no sangramento GI inferior agudo é de somente 9%. O papel da anoscopia e da sigmoidoscopia flexível em pacientes internados com sangramento GI inferior agudo é limitado, uma vez que a maioria dos pacientes deve ser submetida a colonoscopia.

3. Colonoscopia — A colonoscopia é o teste de escolha na maioria dos pacientes com sangramento GI inferior agudo já que pode ser tanto diagnóstica como terapêutica. A precisão diagnóstica da colonoscopia no sangramento GI inferior varia de 48–90% e a colonoscopia de urgência parece aumentar a capacidade diagnóstica. Essa ampla variação na capacidade diagnóstica é explicada parcialmente pelos diferentes critérios para o diagnóstico; geralmente se não houver sangramento ativo, se o vaso sangrante não for visível, ou se não for detectado um coágulo aderido, o sangramento é atribuído a uma lesão, se sangue estiver presente na área. A presença de sangue fresco no íleo terminal presumivelmente indica uma fonte não colônica de sangramento.

O índice de complicação geral da colonoscopia no sangramento GI inferior agudo é de 1,3%. A preparação intestinal é segura e bem tolerada na maioria dos pacientes. O índice de complicações da colonoscopia em um cólon não preparado pode ser maior. Aproximadamente 2–6% das preparações de colonoscopia no sangramento GI inferior agudo são ruins. Entre 4–8 L de solução de preparação com polietileno glicol (PEG) devem ser administrados por via oral ou através de sonda nasogástrica até que a efluência seja limpa. Antieméticos e procinéticos como a metoclopramida 10 mg devem ser administrados conforme a necessidade durante a preparação, especialmente se um grande e rápido volume de solução de preparação PEG for necessário. Nos pacientes com risco de aspiração ou sobrecarga de líquidos, a preparação deve ser administrada de modo cuidadoso.

4. Colonoscopia de urgência — Existem vários sistemas de pontuação validados para a previsão da probabilidade de novos sangramentos, cirurgia e mortalidade no sangramento GI superior. Eles permitem a triagem apropriada e o manejo agressivo de pacientes em alto risco e potencializam alta precoce para pacientes de baixo risco. Poucos estudos estratificaram pacientes pela severidade do sangramento GI inferior. Os mais fortes fatores de risco identificados para mortalidade no sangramento GI inferior são idade avançada, isquemia intestinal e presença de duas ou mais comorbidades.

Não está claro se o tratamento agressivo com colonoscopia de urgência melhora o resultado de pacientes com sangramento GI inferior severo. Existem duas pesquisas prospectivas randomizadas até o momento de pacientes com sangramento GI inferior significante que foram randomizados para o tratamento padrão ou colonoscopia de urgência. Os pacientes do braço do tratamento padrão foram submetidos à colonoscopia eletiva em até 4 dias após a internação enquanto aqueles de urgência receberam 4–6 L de solução de preparação PEG por via oral ou por sonda nasogástrica durante 3–4 horas e foram submetidos à colonoscopia em 8–12 horas de hospitalização ou diagnóstico de hematoquezia. Mais fontes de sangramento foram identificadas no grupo da colonoscopia de urgência em um estudo, mas não houve diferença nos casos de sangramento precoce ou tardio, duração da estadia hospitalar, cirurgia, mortalidade ou complicações em ambos os estudos. Portanto, não está claro se a colonoscopia de urgência influencia o resultado do paciente a despeito de uma maior identificação e tratamento de uma fonte de sangramento, sendo necessários estudos com maior número de pacientes.

Green BT, Rockey DC, Portwood G, et al. Urgent colonoscopy for evaluation and management of acute lower gastrointestinal hemorrhage: a randomized controlled trial. *Am J Gastroenterol.* 2005;100:2395–2402. [PMID: 16279891]

Laine L, Shah A. Randomized trial of urgent vs. elective colonoscopy in patients hospitalized with lower GI bleeding. *Am J Gastroenterol.* 2010;105:2636–2641. [PMID: 20648004]

Strate LL, Ayanian JZ, Kotler G, Syngal S. Risk factors for mortality in lower intestinal bleeding. *Clin Gastroenterol Hepatol.* 2008; 6:1004–1010. [PMID: 18558513]

Velayos FS, Williamson A, Sousa KH, et al. Early predictors of severe lower gastrointestinal bleeding and adverse outcomes: a prospective study. *Clin Gastroenterol Hepatol.* 2004;2:485–490. [PMID: 15181617]

5. Enema baritado — Não há papel para o enema baritado na avaliação do sangramento GI inferior agudo. Ele pode impedir a realização da colonoscopia ou angiografia subsequente devido à presença de bário no cólon. Em pacientes jovens com hematoquezia leve com uma sigmoidoscopia flexível negativa, o enema baritado pode ser uma alternativa à colonoscopia.

6. Cintilografia de hemácias marcadas — A cintilografia de hemácias marcadas e a angiografia podem ser os testes de escolha em pacientes com sangramento GI inferior maciço que impeça a colonoscopia, naqueles com sangramento em atividade e colonoscopia negativa ou nos pacientes que ainda não foram preparados para a colonoscopia. Apesar de a cintilografia de hemácias marcadas ser um exame puramente diagnóstico, a angiografia, como a colonoscopia, pode ser diagnóstica e terapêutica.

Um índice de sangramento de pelo menos 0,1–0,5 mL/min é necessário para a detecção pela cintilografia de hemácias marcadas. Um radiomarcador injetado circula no sangue e o extravasamento de sangue para o lúmen GI pode ser identificado em uma série de imagens estáticas capturadas após a injeção ou em várias imagens dinâmicas sequenciais obtidas em intervalos de 15 ou 30 minutos (Figura 31-2 A e B). Dois radiomarcadores foram utilizados para acintilografia de hemácias marcadas: coloide de enxofre com tecnécio 99m (^{99m}Tc) e hemácia marcada com ^{99m}TC, que envolve a marcação das hemácias do paciente *in vitro* seguida pela reinjeção dessas hemácias no paciente. O coloide de enxofre é rapidamente eliminado pelo sistema reticuloendotelial e, portanto, deixa o sangue em poucos minutos, gerando uma janela de aproximadamente 10 minutos para a detecção do extravasamento. A marcação de hemácias é superior porque elas persistem por pelo menos 24 horas na circulação. Isso permite a geração de imagens por maior tempo e a repetição das imagens se o paciente sangrar novamente durante essa janela de tempo. Tipicamente um período de imagens de 90 minutos é utilizado pois a capacidade diagnóstica atinge um platô após esse tempo.

Aproximadamente 45% das cintilografias de hemácias marcadas para sangramento GI inferior são positivas. A precisão da localização do sítio de sangramento varia de 24–91%. As imagens que foram positivas dentro de 2 horas foram 95–100% precisas na localização do sítio de sangramento em comparação com 57–67% de precisão para imagens positivas após 2 horas. Devido ao índice relativamente alto de falsa localização, estudos confirmatórios são necessários antes de prosseguir para a cirurgia.

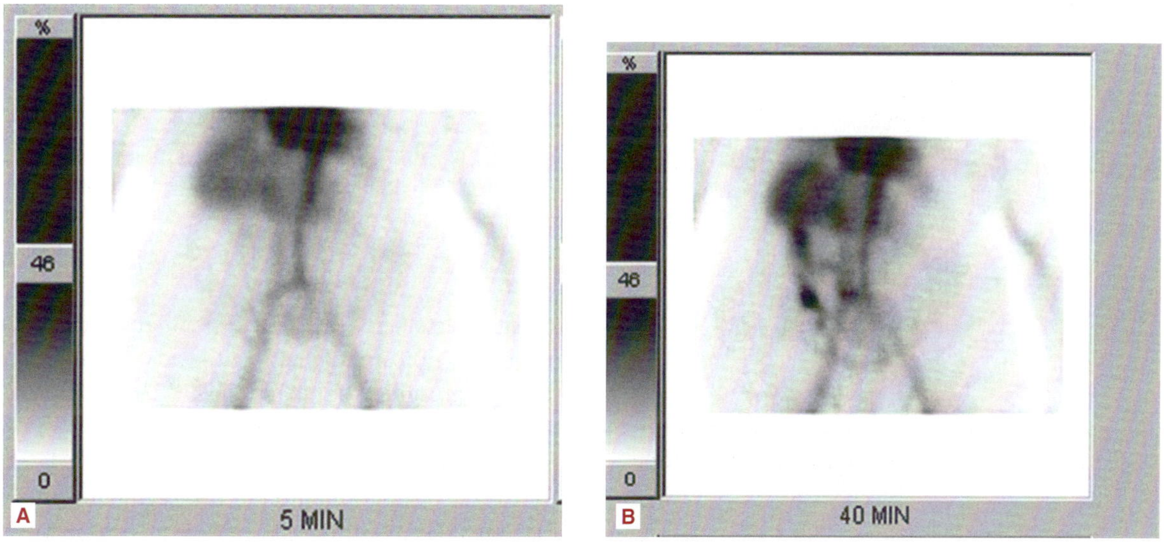

▲ **Figura 31-2. A:** Cintilografia de hemácias marcadas padrão. **B:** Cintilografia de hemácias marcadas com sangramento ativo pelo cólon direito.

A cintilografia de hemácias marcadas é mais útil antes da angiografia porque seleciona pacientes que apresentam sangramento suficiente para um angiograma e pode permitir uma angiografia mais direcionada com diminuição da carga de contraste. Uma cintilografia de hemácias marcadas positiva aumenta a capacidade diagnóstica da angiografia em 2,4 vezes por selecionar pacientes que não estão em sangramento ativo no momento da cintilografia. É importante que após uma cintilografia de hemácias marcadas positiva, a angiografia de urgência seja realizada dentro de 1 hora, se possível. A demora na realização da angiografia pode levar a um maior número de resultados negativos porque o sangramento GI inferior geralmente é episódico e intermitente.

7. Angiografia — Uma velocidade mais rápida de sangramento de pelo menos 0,5–1,5 mL/min é necessária para a detecção durante a angiografia (Figura 31-3) em comparação com uma cintilografia de hemácias marcadas. Pacientes que apresentam sangramento maciço e estão hemodinamicamente instáveis devem ser reanimados e prosseguirem diretamente para a angiografia sem que seja realizada a cintilografia de hemácias marcadas. A capacidade diagnóstica da angiografia varia de 27–77% com uma média de 47%; a sensibilidade e a especificidade são de 47% e 100%, respectivamente. Complicações da angiografia ocorrem em 10–20% dos pacientes e incluem insuficiência renal, hematoma, isquemia e infarto. Testes provocativos utilizando anticoagulantes (p. ex., heparina intravenosa e ativador intra-arterial do plasminogênio tecidual) e vasodilatadores (tolazolina intra-arterial) podem aumentar a capacidade diagnóstica apesar de existirem preocupações para complicações significantes. Mais estudos são necessários para otimizar a eficácia e comprovar a segurança desta abordagem.

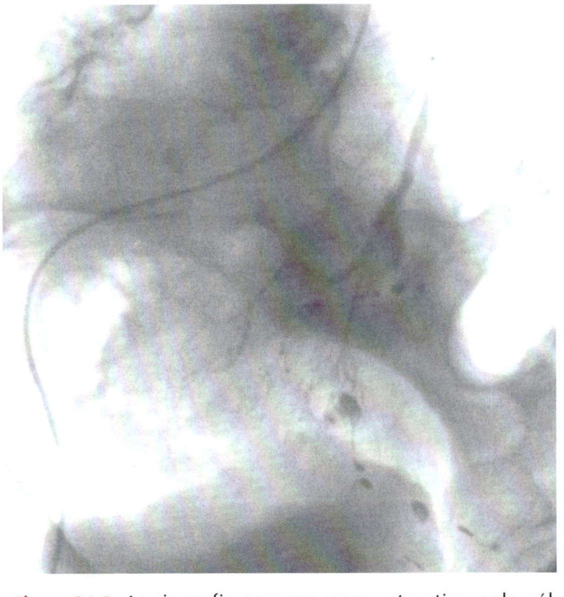

▲ **Figura 31-3.** Angiografia com sangramento ativo pelo cólon direito.

Maleux G, Roeflaer F, Heye S, et al. Long-term outcome of transcatheter embolotherapy for acute lower gastrointestinal hemorrhage. *Am J Gastroenterol* 2009;104:2042–2046. [PMID: 19455109]

8. Tomografia computadorizada com fileira multidetectora — Avanços recentes na tecnologia da tomografia computadorizada (TC) podem levar a um futuro papel para as imagens de TC no sangramento GI inferior. A TC com fileira multidetectora (TCMD) incorpora vários avanços, que permitem melhor delineamento dos vasos mesentéricos: menor tempo de aquisição de imagens, aquisição de imagens mais precisas nas fases arterial e venosa e melhor representação tridimensional. Os pacientes não necessitam ingerir água ou material de contraste por via oral e após uma imagem inicial de TC sem contraste, as imagens são obtidas durante a fase arterial para identificar o extravasamento do contraste para o lúmen intestinal. Estudos preliminares utilizando a angiografia como o padrão-ouro mostram sensibilidade e especificidade de 90,9% e 99% para a detecção de sangramento GI agudo com a TCMD e precisão de 100% na localização do sítio de sangramento. A imagem de TC com detector único pode detectar índices de sangramento de 0,3 mL/min e a TCMD pode se aproximar da capacidade de detecção das cintilografias de hemácias marcadas.

Copland A, Munroe CA, Friedland S, Triadafilopoulos G. Integrating urgent multidetector CT scanning in the diagnostic algorithm of active lower GI bleeding. *Gastrointest Endosc.* 2010; 72:402–405. [PMID: 20674629]

Frattaroli FM, Casciani E, Spoletini D, et al. Prospective study comparing multi-detector row CT and endoscopy in acute gastrointestinal bleeding. *World J Surg.* 2009;33:2209–2217. [PMID: 19653032]

9. Angiorressonância magnética — A angiorressonância magnética tipicamente não é utilizada no sangramento GI inferior agudo por não possuir a resolução necessária para detectar hemorragia de pequenos vasos sanguíneos. Um novo agente de contraste pode ajudar a localizar o sangramento em um segmento intestinal. Esse agente de contraste permanece no espaço intravascular por muitas horas, e imagens subsequentes podem identificar o contraste extravascular.

Tabela 31-1. Fontes comuns e prevalência de sangramento gastrointestinal inferior.

Fonte	Prevalência
Diverticulose	17-44
Angiodisplasia colônica	2-30
Isquemia	9-21
Malignidade	4-14
Hemorroidas/anorretal	4-11
Pós-polipectomia	6
Desconhecida	8-12

Dados de Longstreth GF. Epidemiology and outcome of patients hospitalized with acute lower gastrointestinal hemorrhage: a population-based study. *Am J Gastroenterol.* 1997;92:419; Strate LL, Orav EJ, Syngal S. Early predictors of severity in acute lower intestinal tract bleeding. *Arch Intern Med.* 2003;163:838; and Zuccaro G Jr. Management of the adult patient with acute lower gastrointestinal bleeding. American College of Gastroenterology Practice Parameters Committee. *Am J Gastroenterol.* 1998;93:1202.

Diagnóstico diferencial

O diagnóstico diferencial do sangramento GI inferior agudo é amplo, apesar da grande maioria desses sangramentos ocorrer por diverticulose, colite isquêmica, MAVs, neoplasia e hemorroidas (Tabela 31-1). Após a avaliação, a causa do sangramento GI inferior permanece incerta em aproximadamente 12% dos casos.

CAUSAS ESPECÍFICAS DE SANGRAMENTO GI INFERIOR AGUDO

1. Diverticulose

A diverticulose é a causa mais comum de sangramento GI inferior agudo. Ela é mais prevalente nos países desenvolvidos e entre pacientes mais idosos. Apesar de 5–10% da população abaixo dos 40 anos de idade apresentar diverticulose, aproximadamente dois terços dos pacientes com mais de 80 anos de idade são afetados. Uma abordagem detalhada sobre a doença diverticular foi discutida no Capítulo 21.

Aproximadamente 75–80% das pessoas com diverticulose são sintomáticas; entretanto, 3–20% experimentam sangramento diverticular. O sangramento maciço ocorre em 3–5% dos pacientes. Fatores de risco para sangramento diverticular incluem uso de AINEs, idade avançada e localização em cólon direito. O sangramento ocorre no sítio de penetração do *vasa recta*, com o *vasa recta* distendido sobre a cúpula do divertículo, resultando em enfraquecimento segmentar da parede, predispondo à ruptura. Um sangramento indolor abrupto caracteriza sangramento diverticular; cólica abdominal inferior leve pode ocorrer antes da passagem de sangue vermelho-vivo ou de coloração castanha por causa da natureza catártica do sangue nos intestinos. A melena é incomum para sangramento arterial por diverticulose. Fezes guaiaco-positivas e anemia por deficiência de ferro não são consistentes com sangramento diverticular.

Mais de 75% dos divertículos se localizam no cólon esquerdo. Divertículos sangrantes detectados durante uma angiografia geralmente ocorrem no cólon direito, enquanto 60% dos divertículos sangrantes diagnosticados por colonoscopia localizam-se no cólon esquerdo. A grande maioria dos sangramentos diverticulares para espontaneamente. A colonoscopia geralmente é o procedimento diagnóstico inicial realizado para afastar a presença de outras lesões e determinar o sítio de sangramento, que é encontrado em menos de 22% dos casos. A colonoscopia de urgência aumenta a chance de detecção de um sítio de sangramento. Se o sangramento sem uma fonte clara persiste ou recorre, a cintilografia com hemácias marcadas pode ser realizada e seguida por uma angiografia, se positiva, ou pela repetição da colonoscopia, se negativa. Um algoritmo para o tratamento do sangramento diverticular é apresentado no Capítulo 21 (ver Figura 21-5).

Existem várias opções endoscópicas se um sangramento diverticular for identificado, incluindo a injeção de epinefrina, coagulação bipolar, terapia combinada e terapia mecânica. A injeção de epinefrina em quatro quadrantes pode controlar o sangramento ou fechar a boca do divertículo por tamponamento. A maioria dos vasos sangrantes ou vasos não sangrantes visíveis identificada durante a endoscopia localiza-se no colo do divertículo. Assim que um sítio de sangramento diverticular é identificado, a localização inicialmente deve ser marcada com uma injeção submucosa de contraste ou aplicação de um endoclipe. Isso permite a localização precisa da área de sangramento se uma nova terapia endoscópica, angiográfica ou cirúrgica for necessária. A terapia térmica deve ser evitada na cúpula do divertículo. A coagulação bipolar deve ser realizada com potência de 10–15 watts, pressão moderada e pulsos curtos de 1 segundo. Os coágulos podem ser removidos com o uso da técnica da guilhotina fria (similar à técnica para o sangramento GI superior) e qualquer lesão subjacente deve ser tratada de modo apropriado. Um pequeno estudo sugeriu que o tratamento endoscópico é bem-sucedido a longo prazo: nenhum dos pacientes tratados endoscopicamente apresentou sangramento recorrente durante uma média de 30 meses em comparação com 53% dos pacientes tratados clinicamente que apresentam novo sangramento. Houve registros de casos de tratamento bem-sucedido de divertículos sangrantes com o uso de terapia mecânica com endoclipes ou ligadura endoscópica com banda elástica (Lâminas 67 e 68).

A angiografia oferece outra opção de tratamento. A infusão intra-arterial seletiva contínua de vasopressina interrompe o sangramento em aproximadamente 90% dos casos, com até 50% de recorrência do sangramento após a interrupção da infusão. A despeito desse efeito temporário em muitos pacientes, a infusão de vasopressina pode ser útil para permitir a preparação intestinal antes de um procedimento cirúrgico definitivo semi-eletivo. Entretanto, ela pode causar dor abdominal e deve ser evitada em pacientes com doença coronariana conhecida.

A embolização superseletiva com microcateteres utiliza microcateteres de 2,5–3 French, que são avançados através de cateteres convencionais de 5 French para acessar vasos menores e mais distais. Vários agentes embólicos são utilizados, incluindo gel foam, álcool polivinílico e micromolas. O sucesso do tratamento varia de 44–91% com índices de recorrência do sangramento de 6–34%. O sangramento recorrente 1 mês após a embolização ocorre em menos de 15% dos pacientes com hemorragia diverticular em comparação com mais de 40% nas causas não diverticulares como as MAVs. Grandes complicações isquêmicas que necessitam de cirurgia parecem ocorrer em menos de 6% dos casos.

Hemorragia maciça persistente, necessidade de transfusão > 4 unidades em 24 horas, e sangramento diverticular recorrente são indicações potenciais de cirurgia, que é necessária em 18–25% das pessoas que necessitam de transfusões. O índice de mortalidade é relativamente alto em 10% mesmo com ressecção segmentar direcionada, e o índice de novos sangramentos é de 14% após 1 ano de acompanhamento. A ressecção segmentar cega deve ser evitada por causa dos índices de recorrência do sangramento de até 33% e índices de mortalidade variando de 20–57%. Índices de novos sangramentos de 0%, mas de mortalidade variando de 0–33% foram registrados para a colectomia subtotal cega. Portanto, devem ser feitos esforços agressivos para localizar o sítio do sangramento antes da cirurgia.

A repetição do sangramento diverticular ocorre em 25–25% dos pacientes, e 50% dessas pessoas experimentam um terceiro episódio de hemorragia diverticular. O uso de AINEs é um fator de risco potencial; entretanto, não está claro se evitar o uso de AINEs reduz a chance de novos sangramentos.

Funaki B. Superselective embolization of lower gastrointestinal hemorrhage: a new paradigm. *Abdom Imaging.* 2004;29: 434–438. [PMID: 15024510]

Jensen DM, Machicado GA, Jutabha R, et al. Urgent colonoscopy for the diagnosis and treatment of severe diverticular hemorrhage. *N Engl J Med.* 2000;342:78–82. [PMID: 10631275]

Song LWK, Baron TH. Endoscopic management of acute lower gastrointestinal bleeding. *Am J Gastroenterol.* 2008;103:1881–1887. [PMID: 18796089]

2. Malformação arteriovenosa

As malformações arteriovenosas (MAVs) são a fonte registrada de sangramento GI inferior em 3–40% dos pacientes. Elas geralmente ocorrem em 1–2% dos espécimes de autópsia de cólon. MAVs são vasos sanguíneos mucosos e submucosos ectásicos que possuem comunicação direta entre artérias e veias sem capilares entre eles. Mais da metade delas localiza-se no cólon direito e 47% dos pacientes experimentam hematoquezia indolor similar à hemorragia diverticular. Pacientes com MAVs sangrantes podem se apresentar com um sangramento crônico intermitente. Fatores de risco para sangramento incluem idade avançada (> 60 anos), localização no lado direito, e possivelmente certas condições (estenose aórtica e insuficiência renal crônica).

A angiografia é considerada o padrão-ouro no diagnóstico das MAVs. Achados incluem veias ectásicas de esvaziamento lento, tofos vasculares ou veias de enchimento precoce. A sensibilidade diagnóstica da colonoscopia é de 80–90% com o achado característico de uma lesão avermelhada tipo samambaia com vasos ectásicos irradiando a partir de um vaso central. Uma preparação intestinal inadequada e o uso de meperidina, que diminui de modo transitório o fluxo sanguíneo, pode dificultar a identificação das MAVs. O uso de naloxona pode melhorar a visualização da vasculatura colônica e a identificação das MAVs.

MAVs sangrantes descobertas durante uma colonoscopia podem ser tratadas por meio de várias terapias térmicas. O eletrocautério de contato deve começar nos vasos alimentadores externos e progredir na direção do vaso central (Lâminas 69 e 70). A coagulação com plasma de argônio tornou-se um método sem contato popular, com um índice de sucesso de 77–83%. MAVs não sangrantes sem evidências de sangramento GI não devem ser tratadas. Entretanto, na presença de história de fezes positivas no teste guaiaco ou anemia por deficiência de ferro, as MAVs devem ser tratadas mesmo na ausência de sangramento ativo.

Existe um papel potencial para o tratamento clínico das MAVs. Uma série de casos e artigos sugeriu o benefício da octreotida administrada por via subcutânea em doses que variam de 100–500 mcg 2 vezes ao dia por diminuir a necessidade de transfusões. O tratamento a longo prazo com estrogênio-progesterona durante 1 ano não diminuiu os índices de novos sangramentos por MAVs em uma pesquisa randomizada. Outro estudo que sugeriu benefício com a terapia hormonal possui uma população de estudo contendo 50% de pacientes com doença de Osler-Weber-Rendu. Portanto, esse subgrupo de pacientes pode experimentar menor índices de sangramento por MAVs com uso de terapia hormonal.

Junquera F, Feu F, Papo M, et al. A multicenter, randomized, clinical trial of hormonal therapy in the prevention of rebleeding from gastrointestinal angiodysplasia. *Gastroenterology*. 2001;121:1073–1079. [PMID: 11677198]

Kwan V, Bourke MJ, Williams SJ, et al. Argon plasma coagulation in the management of symptomatic gastrointestinal vascular lesions: experience in 100 consecutive patients with long-term follow-up. *Am J Gastroenterol*. 2006;101:58–63. [PMID: 16405534]

Szilagyi A, Ghali MP. Pharmacological therapy of vascular malformations of the gastrointestinal tract. *Can J Gastroenterol*. 2006;20:171–178. [PMID: 16550261]

3. Colite isquêmica

O diagnóstico de isquemia colônica é estabelecido por uma combinação de achados clínicos, diagnóstico físico e estudos diagnósticos. O diagnóstico diferencial inclui colite, doença intestinal inflamatória, diverticulite, enterite por radiação e câncer de cólon. Nos pacientes hospitalizados, a infecção pelo *Clostridium difficile* deve ser excluída. Apesar de não haverem testes específicos para isquemia colônica, elevações podem ser notadas nos leucócitos e nos níveis de amilase, creatina fosfoquinase e lactato sérico. A maioria das radiografias simples na isquemia colônica mostra achados inespecíficos, embora o sinal da impressão do polegar, causado por edema da submucosa e pneumonite, tipicamente seja observado em pacientes com doença mais avançada.

Os testes diagnósticos com imagens de TC podem revelar espessamento segmentar do cólon envolvido. A avaliação endoscópica com sigmoidoscopia ou colonoscopia pode ser utilizada em pacientes cujo diagnóstico é obscuro e não apresentam sinais de peritonite ou perfuração. Deve se tomar cuidado para evitar distensão excessiva com ar durante o exame de prevenção contra uma piora do dano isquêmico. Achados endoscópicos tipicamente ocorrem em uma distribuição segmentar e, dependendo do grau de dano, variam de uma mucosa empalidecida com sangramento petequial a uma alça intestinal cianótica e necrótica. A angiografia geralmente não está indicada na isquemia colônica já que o cólon retornou ao normal no momento da apresentação clínica.

4. Neoplasia

As neoplasias do cólon podem se apresentar com sangramento GI. Nos pacientes com mais de 50 anos de idade, o sangramento retal ocorre por uma neoplasia em aproximadamente 10% dos casos, entretanto, as neoplasias são fonte incomum de sangramento retal em pessoas com menos de 50 anos. Apesar da maioria dos sangramentos com neoplasia colônica tender a ser de baixo grau e oculto, o sangramento pode ser intenso e profuso algumas vezes. O sangramento ocorre em decorrência da erosão ou ulceração da lesão. As lesões distais (lado esquerdo e reto) apresentam maior probabilidade de se apresentar com sangue-vivo pelo reto, enquanto as lesões mais proximais tendem a se apresentar com fezes de coloração castanha, melena ou sangue oculto.

O diagnóstico de uma neoplasia como fonte de sangramento GI inferior tipicamente é feito por colonoscopia, com biópsias realizadas para confirmar o diagnóstico. Neoplasias maiores podem ser detectadas nas imagens de TC. As opções terapêuticas para esses pacientes com neoplasias sangrantes são limitadas. Terapias endoscópicas, padrão, apresentam efetividade marginal. O uso da cola de fibrina foi considerado efetivo em pequenos estudos (Lâminas 71 e 72). O tratamento para a maioria dos pacientes com sangramentos de neoplasias colônicas é a ressecção cirúrgica.

5. Hemorroidas

As hemorroidas e outros distúrbios anorretais (úlceras anorretais solitárias e fissuras anais) são fontes importantes de sangramento GI inferior. Hemorroidas são vasos submucosos dilatados no ânus; são consideradas internas se estiverem localizadas acima da linha denteada (Lâmina 73) e externas se estiverem abaixo. As hemorroidas são extremamente comuns e em geral assintomáticas, mas podem se apresentar com prurido, trombose ou hematoquezia. O sangramento por uma hemorroida ocorre quando há a ruptura de um vaso sanguíneo.

As manifestações clínicas das hemorroidas sangrantes incluem hematoquezia indolor com fezes cobertas com sangue-vivo. Podem ocorrer novos sangramentos, com o sangue gotejando no vaso sanitário ou manchando as roupas íntimas. Apesar do sangramento das hemorroidas geralmente ser de baixo grau, raramente pode ocorrer um sangramento de grande volume ou maciço. O sangramento severo de hemorroidas pode ocorrer em pacientes com coagulopatias. O tratamento agudo para a maioria dos pacientes com sangramentos hemorroidários não é necessário, uma vez que a maioria dos episódios é leve e resolve de modo espontâneo. Tratamentos medicamentosos tópicos ajudam a diminuir a inflamação e a cirurgia raramente é necessária para aqueles com sangramentos persistentes ou maciços.

6. Sangramento pós-polipectomia

O sangramento pós-polipectomia ocorre após 1–6% das polipectomias e é a principal causa de complicação após a colonoscopia com polipectomia. Hemorragias agudas, que ocorrem no momento da polipectomia, são responsáveis por menos de 50% dos casos. Opções terapêuticas incluem relaçada do sítio da polipectomia para aplicar pressão, terapia com injeção de epinefrina, tratamento térmico de contato ou sem contato com coagulação bipolar ou plasma de argônio e aplicação de endoclipe (Lâminas 74 e 75). Apesar do sangramento geralmente ocorrer em até 7 dias, um sangramento tardio pode ocorrer até 29 dias após a polipectomia, quando a escara se solta do sítio. O sangramento da polipectomia geralmente é autolimitado e mais de 70% resolvem com o tratamento de suporte.

Fatores de risco para sangramento pós-polipectomia incluem a remoção de grandes pólipos (com mais de 1 cm de diâmetro), idade > 65 anos, doença cardiovascular ou renal crônica, disfunção plaquetária e coagulopatia. Vários estudos tentaram identificar técnicas para reduzir o risco de sangramento pós-polipectomia. Somente a injeção submucosa de solução salina se mostrou útil nos grandes pólipos, e não está certo se o tipo de corrente elétrica (mista *vs.* cortante), colocação de endoclipes profiláticos ou uso de um endolaço diminui o risco de sangramento.

Rabeneck L, Paszat LF, Hilsden RJ, et al. Bleeding and perforation after outpatient colonoscopy and their risk factors in usual clinical practice. *Gastroenterology*. 2008;135(6):1899–1906. [PMID: 18938166]

7. Sangramento induzido por AINEs

Apesar de ser de conhecimento público que os AINEs estão entre as causas mais comuns de doença péptica ulcerosa, existe menor divulgação de que os AINEs podem causar danos ao intestino grosso e sangramento GI inferior. Achados endoscópicos característicos incluem úlceras únicas ou múltiplas bem definidas com mucosa interveniente normal que são classicamente encontradas no íleo terminal e cólon proximal e estreitamentos únicos ou múltiplos tipo diafragma com mucosa interveniente normal. Somente 21% dos pacientes com úlceras colônicas apresentam úlceras gástricas simultâneas. A apresentação clínica é variável e inclui fezes positivas para o teste guaiaco, anemia por deficiência de ferro, hematoquezia, cólicas abdominais, perda de peso e mudança nos hábitos intestinais. As úlceras colônicas induzidas pelos AINEs também podem ser achados acidentais em pacientes assintomáticos. Como a patologia das úlceras colônicas induzidas por AINEs é inespecífica, o diagnóstico é feito após a exclusão de outras causas potenciais de úlceras colônicas, incluindo causas isquêmicas e inflamatórias. Pacientes sintomáticos geralmente respondem em alguns dias após a interrupção do uso dos AINEs. Se os medicamentos não podem ser suspensos, a terapia concomitante com misoprostol, sulfassalazina ou metronidazol pode proteger a mucosa do dano e ajudar na cicatrização das úlceras.

Kurahara K, Matsumoto T, Iida M, et al. Clinical and endoscopic features of nonsteroidal anti-inflammatory drug-induced colonic ulcerations. *Am J Gastroenterol.* 2001;96:473–480. [PMID: 11232693]

8. Proctite por radiação

A radiação pélvica pode causar proctite por radiação aguda ou crônica. O dano agudo se apresenta durante os 3 primeiros meses da radioterapia com diarreia, tenesmo e, raramente, sangramento. A proctite por radiação crônica tipicamente ocorre 9–14 meses após a irradiação em até 20% dos pacientes, mas pode ocorrer anos depois (Lâmina 76). O sangramento é um sintoma proeminente causado por atrofia e fibrose mucosa, que resultam em isquemia crônica da mocusa.

Não existem recomendações padronizadas para o tratamento do sangramento pela proctite por radiação. A terapia endoscópica parece ser superior ao tratamento clínico na redução dos sangramentos severos, com um índice de sucesso de aproximadamente 75% após o tratamento endoscópico em comparação com 33% para terapia clínica. Várias terapias orais e tópicas foram investigadas (principalmente em pequenas pesquisas clínicas ou séries de casos), e alguns podem ser efetivos, incluindo enema com sucralfato, enema com ácidos graxos de cadeia curta, e terapia tópica com formalina.

O tratamento endoscópico com a sonda *heater* e coagulação bipolar se mostrou efetivo no controle do sangramento durante uma média de quatro sessões de tratamento realizadas a cada 4–6 semanas. A coagulação com plasma de argônio recebeu mais atenção recentemente, com 85–100% de sucesso na redução ou interrupção do sangramento durante uma média de 2–3 tratamentos a cada 1–2 meses. Todas as telangiectasias visíveis são obliteradas a cada sessão, enquanto as úlceras retais que resultam de tratamentos prévios são evitadas. Complicações precoces ocorrem em 7% dos pacientes e incluem dor retal e febre. Raras complicações importantes incluem fístula retovaginal, estreitamento anal ou retal e perfuração, presumivelmente secundária ao acúmulo de gás combustível. Uma preparação intestinal completa é mais segura uma vez que existem raros registros de explosões de gás durante a coagulação com plasma de argônio quando uma preparação de enema foi utilizada. Durante o acompanhamento de longo prazo no período de 1–5 anos, o sangramento recorrente ocorreu em 0–8% dos pacientes.

O oxigênio hiperbárico pode representar outra opção terapêutica e acredita-se que ele promova angiogênese e formação de colágeno, levando à reepitelização. Algumas séries de casos recentes selecionaram pacientes que falharam com terapias clínicas ou endoscópicas prévias para tratamento com oxigênio hiperbárico, e relatam diminuição de 75–100% ou interrupção do sangramento. O regime de tratamento é rigoroso; por exemplo, um estudo colocava os pacientes em câmara hiperbárica a uma pressão de 2,4 atmosferas com oxigênio a 100% durante 90 minutos, 5–7 dias por semana durante em média 36 sessões. A terapia com oxigênio hiperbárico pode ser considerada antes de prosseguir para cirurgia em pacientes refratários à terapia médica e endoscópica, padrão.

Karamanolis G, Triantafyllou K, Tsiamoulos Z, et al. Argon plasma coagulation has a long-lasting therapeutic effect in patients with chronic radiation proctitis. *Endoscopy*. 2009;41:529–531. [PMID: 19440956]

Tratamento endoscópico das condições biliares & pancreáticas agudas

32

Christopher C. Thompson, MD, MSc, FACG, FASGE

Considerações gerais

Desde a introdução da colangiopancreatoscopia retrógrada endoscópica (CPRE) em 1968 e da esfincterotomia em 1974, o tratamento das diversas doenças biliares e pancreáticas evoluiu de métodos cirúrgicos para endoscópicos com melhorias substanciais nos resultados dos pacientes. Além disso, o desenvolvimento de acessórios customizados melhorou a eficiência processual e os índices de sucesso; balões e pinças *basket* para a extração de cálculos, equipamentos de litotripsia, *stents*, drenos e colangiopancreatoscopia assistida por duodenoscópio são alguns desses acessórios. Em centros especializados, os índices de sucesso para várias intervenções endoscópicas superam os 90%.

Várias condições biliares e pancreáticas agudas são adequadas para o diagnóstico e terapia endoscópicos. A CPRE mostra melhores resultados do que a cirurgia, quando lida com a maioria das obstruções e escapes dutais. Porém, a CPRE pode ter um papel limitado no diagnóstico das condições hemorrágicas e no tratamento das complicações associadas. Este capítulo detalha as opções de tratamento endoscópico disponíveis para essas condições.

COLANGITE AGUDA

CRITÉRIOS DE DIAGNÓSTICO

- O diagnóstico da obstrução biliar aguda com colangite baseia-se nos achados clínicos, hemograma, bioquímica sanguínea, perfil bioquímico e estudos de imagens como a RM com CPRM.
- A drenagem biliar endoscópica é o padrão de tratamento, com drenagem de emergência para pacientes que não respondem aos antibióticos e às medidas de suporte ou que demonstram sinais de deterioração clínica (*i.e.*, hipotensão, alteração do estado mental, e sinais de infecção continuada como febre persistente).

A colangite aguda caracteriza-se por estase biliar e infecção dos dutos biliares. Em 1877, Charcot definiu a tríade clínica de febre, dor no quadrante superior direito e icterícia, que está presente em até 70% dos pacientes com colangite aguda. O espectro da apresentação clínica varia de dor leve e febre de baixo grau até um curso fulminante com sepse hipotensiva. Em 1959, a tríade de Charcot foi modificada para incluir hipotensão e alterações do estado mental, subsequentemente conhecidas como a pentade de Reynolds. Entretanto, a apresentação clínica não é útil na diferenciação entre colangite supurativa e não supurativa, que somente pode ser determinada no momento da terapia. Na última forma, as bactérias ainda estão presentes na bile, mas sem a formação de pus. A colangite supurativa apresenta um curso mais agudo e menor probabilidade de responder aos antibióticos; entretanto, ambas as formas são potencialmente letais, e quando a colangite aguda é suspeitada, o diagnóstico e o tratamento urgentes são importantes.

Patogênese

A obstrução do duto biliar com infecção são requisitos para o desenvolvimento de colangite. Mais de 90% dos casos são atribuídos a cálculos no duto biliar comum. Outras causas de obstrução incluem instrumentação biliar iatrogênica e endopróteses. Causas menos comuns incluem obstrução biliar maligna, estreitamentos benignos do duto biliar, adenomas ampulares, adenopatia peridutal, cistos colédocos, parasitas e coágulos de sangue.

Após a obstrução do duto biliar e estase biliar, a infecção pode ocorrer por ascensão direta a partir da alça intestinal ou via vasos linfáticos ou veia porta. Este último assume a translocação de bactérias da alça intestinal para a circulação portal e subsequente eliminação da bactéria pelo sistema reticuloendotelial com excreção para a bile. Apesar da origem dos organismos infectantes ser questionável, os organismos mais comuns são entéricos e geralmente polimicrobiais. *Escherichia coli, Klebsiella, Enterobacter* e *Proteus* são os mais comuns, enquanto enterococos e anaeróbios são menos frequentes. Culturas biliares positivas são vistas em aproximadamente um terço dos pacientes com bacteremia.

Achados clínicos

Os estudos iniciais incluem hemoculturas, hemograma completo e um perfil bioquímico. Vários estudos por imagens não invasivos estão disponíveis para o diagnóstico da obstrução biliar. A ultrassonografia abdominal é sensível para a dilatação biliar intra-hepática; entretanto, ela é ruim na identificação da coledocolitíase, com sensibilidade < 30%. Além disso, até um terço dos pacientes com coledocolitíase não apresenta evidências de dilatação biliar e a colangite pode ocorrer antes da dilatação do duto. As imagens de cintilografia hepatobiliar podem detectar obstrução biliar mais precocemente do que a ultrassonografia, com maior sensibilidade. Entretanto, as imagens de ressonância magnética (RM), com colangiopancreatografia por ressonância magnética (CPRM) são mais precisas, com sensibilidade de 97%. A CPRE não é mais vista como uma opção diagnóstica e é reservada para terapia.

Tratamento

A. Tratamento de suporte

O tratamento de suporte com restauração do equilíbrio hidroeletrolítico e antibióticos de amplo espectro, incluindo cobertura gram-negativa, deve ser prontamente instituído. Além disso, a cobertura antibiótica deve ser inclusa se houver história de instrumentação prévia. Até 85% dos pacientes responderá a essas medidas conservadoras, permitindo drenagem biliar semieletiva em 48 horas. A drenagem de emergência está indicada para aqueles que não respondem às medidas conservadoras ou quando ocorre deterioração clínica, particularmente com o desenvolvimento de hipotensão ou alteração do estado mental.

B. Drenagem biliar endoscópica

A drenagem biliar endoscópica é o padrão de tratamento para a maioria dos casos de colangite. A terapia definitiva tipicamente envolve a esfincterotomia endoscópica com a remoção de cálculos ou outras obstruções. Essa abordagem mostrou-se mais segura do que as opções cirúrgicas. A eliminação completa dos cálculos biliares é possível em até 90% dos casos no procedimento inicial, com índices de morbidade e mortalidade de 6% e quase 0%, respectivamente.

É importante evitar uma injeção excessiva de contraste; isso pode precipitar o refluxo colangiovenoso e a sepse. Inicialmente a bile deve ser aspirada para descomprimir o sistema coletor, com amostras enviadas para a cultura. A quantidade de contraste injetada deve ser a metade da quantidade de bile removida.

Se o paciente está particularmente doente ou em anticoagulação, uma abordagem em duas etapas pode ser preferida, consistindo de CPRE com colocação de *stent* seguida por esfincterotomia e remoção do cálculo quando o paciente estiver mais apropriadamente preparado. Além disso, quando os cálculos são muito grandes para serem removidos, os *stents* podem ser colocados como medida temporizadora para assegurar uma drenagem adequada.

A litotripsia mecânica ou eletro-hidráulica pode ser necessária para a remoção completa de grandes cálculos em duto comum. Esse procedimento não deve ser tentado durante o tratamento inicial da colangite aguda.

C. Colangiografia percutânea trans-hepática e procedimentos *rendez-vous*

Quando a drenagem endoscópica não é possível, a colangiografia percutânea trans-hepática (CPT) com drenagem está indicada. O grau de urgência similarmente depende da situação clínica; entretanto, a drenagem de emergência deve ser realizada se uma injeção parcial ocorreu em uma tentativa de CPRE. Desde sua introdução em 1974, a CPT evoluiu para várias intervenções terapêuticas incluindo a colocação de *stents*, remoção de cálculos e, em raros casos, mesmo esfincterotomia. Na presença de colangite aguda, o procedimento inicial limita-se à drenagem do sistema obstruído. A terapia definitiva com remoção do cálculo pode ser obtida em procedimentos subsequentes. Um fio pode ser passado através de acesso trans-hepático e pelo duodeno, permitindo a remoção endoscópica do cálculo; procedimento denominado *rendez-vous* (de encontro). Se o acesso endoscópico ao sistema biliar não é possível, uma série de procedimentos tipicamente requer o uso de drenos maiores e vários métodos de litotripsia.

A ultrassonografia endoscópica (USE) também pode ser utilizada para acesso ao sistema biliar e realização de um procedimento *rendez-vous*. Apesar de ter sido publicada somente uma pequena série de casos, os resultados iniciais são encorajadores. Nesse procedimento, uma agulha de USE de calibre 19 é utilizada para aspiração por agulha fina do duto biliar via rota transduodenal ou transgástrica. Após a drenagem, contraste pode ser injetado e um fio passado. Se o fio for passado de modo bem-sucedido através da papila até o duodeno, pode ser utilizado para guiar o acesso retrógrado e realizar o procedimento de *rendez-vous*. Se o fio não pode passar pelo duto em direção ao duodeno, um *stent* pode ser colocado de modo anterógrado no duto biliar como uma medida temporária.

Gupta K, Mallery S, Hunter D, et al. Endoscopic ultrasound and percutaneous access for endoscopic biliary and pancreatic drainage after initially failed ERCP. *Rev Gastroenterol Disord.* 2007;7:22–37. [PMID: 17392627]

Mallery S, Matlock J, Freeman ML. EUS-guided rendezvous drainage of obstructed biliary and pancreatic ducts: report of 6 cases. *Gastrointest Endosc.* 2004;59:100–107. [PMID: 14722561]

Shami VM, Kahaleh M. Endoscopic ultrasound (EUS)-guided access and therapy of pancreatico-biliary disorders: EUS-guided cholangio and pancreatic drainage. *Gastointest Endosc Clin N Am.* 2007;27:581–593. [PMID: 17640584]

Drenagem cirúrgica

A drenagem biliar cirúrgica possui um risco significante de morbidade e um índice de mortalidade de até 40%. Esse procedimento é reservado para os casos em que os métodos endoscópicos e percutâneos falharam.

Lipsett PA, Pitt HA. Cholangitis. In: Blumgart LH, Fong Y (eds). *Surgery of the Liver and Biliary Tract.* Saunders, 2000; 917–926.

PANCREATITE POR CÁLCULOS BILIARES

CRITÉRIOS DE DIAGNÓSTICO

- O diagnóstico é orientado pelo quadro clínico e estudos de imagens (p. ex., CPRM).
- A drenagem endoscópica e a papilotomia são reservadas para a suspeita de colangite ascendente, coledocolitíase estabelecida ou curso deteriorante.

A pancreatite por cálculos biliares é definida como uma pancreatite aguda com evidência clínica de litíase biliar, na ausência de outras causas de pancreatite. É necessária uma definição clínica para essa condição, uma vez que os cálculos geralmente são difíceis de demonstrar por meio de imagens abdominais durante um ataque agudo e frequentemente passam de modo espontâneo para a alça abdominal. Apesar de esta ser a causa mais comum de pancreatite aguda, a patogênese exata permanece obscura, e em até 30% dos pacientes com pancreatite aguda, a causa é considerada idiopática.

Patogênese

Várias teorias foram propostas para explicar o desenvolvimento da pancreatite por cálculos biliares.

Os cálculos biliares podem ser identificados nas fezes em até 94% dos pacientes com pancreatite aguda por cálculos biliares em comparação com somente 10% em pacientes com colelitíase sintomática e ausência de história de pancreatite. A teoria do refluxo da bile, primeiro postulado por Lancereaux em 1899, sugere que conforme o cálculo passa através da ampola ela se rompe, permitindo o refluxo de bile, e outros conteúdos duodenais, para o duto pancreático com subsequente ativação intraglandular de enzimas pancreáticas.

A associação de um cálculo impactado na ampola de Vater e pancreatite aguda fatal, inicialmente descrita por Opie em 1901, levou ao desenvolvimento da teoria do canal comum. Essa teoria sugere que a impacção de um cálculo na ampola de Vater leva a aumentos nas pressões biliares que excedem a pressão do duto pancreático, com refluxo secundário de bile para o duto pancreático; teoria que foi enfraquecida porque alguns pacientes não apresentam canais comuns e estudos que demonstraram que a bile estéril não ativa enzimas proteolíticas. Porém, a bile infectada é um estimulador potente dessas enzimas em função da presença da amidase bacteriana e a teoria permanece popular.

Uma terceira teoria, a teoria obstrutiva, sugere um aumento isolado da pressão no duto pancreático porque uma obstrução completa do duto pancreático é suficiente para desencadear a pancreatite por cálculos biliares. Essa teoria foi sugerida por vários modelos animais e permanece como o conceito mais favorecido.

A patogênese exata provavelmente é multifatorial e, dependendo da anatomia do paciente e do tamanho do cálculo, qualquer uma dessas teorias pode ser mais aplicável.

Achados clínicos

A. Sinais e sintomas

Apesar do diagnóstico da pancreatite aguda por litíase biliar ser clínico, não existem sinais ou sintomas específicos para a condição. Uma história completa excluindo outras causas potenciais de pancreatite é essencial. Álcool, níveis de lipídeos, agentes infecciosos e medicamentos devem ser considerados.

B. Achados laboratoriais

Depois que outras etiologias são excluídas, a probabilidade de pancreatite por litíase biliar deve ser determinada. Vários parâmetros bioquímicos foram avaliados com resultados conflitantes.

Diversos estudos demonstraram que a aspartato aminotransferase (AST), bilirrubina, fosfatase alcalina, ou gama-glutamil transpeptidase (GGTP) são mais sensíveis na previsão da pancreatite por litíase biliar; entretanto, não há consenso e nenhum destes parâmetros é específico.

C. Exames de imagem

Várias modalidades de imagens abdominais estão disponíveis e algumas são mais úteis do que outras para a realização do diagnóstico.

A ultrassonografia abdominal é boa na identificação de cálculos biliares, com precisão de 92%, e possui as vantagens de ser amplamente disponível, barata e não invasiva. Entretanto, como 10% da população adulta possui litíase biliar, esse exame não é adequado para o diagnóstico da pancreatite por litíase biliar. A ultrassonografia tem sensibilidade entre 55–91% para a identificação da dilatação do duto biliar, que está associada a maior prevalência de coledocolitíase; entretanto, essa técnica é altamente dependente do operador e não é muito sensível para a detecção de cálculos em duto comum.

A TC é boa na identificação de colelitíase e pode ser utilizada para mensurar o diâmetro do duto biliar comum. Além disso, a colangiografia por TC helicoidal é uma técnica que está em evolução com sensibilidades próximas aos 95% no diagnóstico da coledocolitíase; entretanto, os agentes de contraste necessários causam náusea significante e a técnica não é muito utilizada.

A CPRM é uma modalidade precisa e não invasiva, com sensibilidade e especificidade para a detecção de coledocolitíase de 81–100% e 92–100%, respectivamente. Apesar da CPRM ser cara e poder não detectar cálculos < 5 mm, a técnica é comparável com a CPRE diagnóstica e colangiografia intraoperatória e emergiu como a modalidade diagnóstica não invasiva de escolha.

A USE possui sensibilidade e especificidade de 88–97% e 96–100%, respectivamente; entretanto, a técnica é invasiva e requer sedação. Assim, o papel da USE não está bem estabelecido na maioria dos centros onde a CPRM está disponível.

Historicamente, a CPRE era o procedimento diagnóstico de escolha com precisão similar à da CPRM; entretanto, está associada a índices de complicações que se aproximam dos 15% que incluem colangite, pancreatite, perfuração e sangramento. Com a melhor precisão e maior disponibilidade de modalidades menos invasivas, a CPRE não é mais considerada um procedimento diagnóstico de primeira linha.

Tratamento

O tratamento da pancreatite aguda por cálculos biliares é controverso. O tratamento de suporte com hidratação intravenosa agressiva, dieta zero e controle da dor é similar ao tratamento da pancreatite por outras etiologias; entretanto, o momento ideal e o método de exploração do duto biliar comum para possível remoção do cálculo biliar foi o foco de muitos estudos. Está claro que a CPRE é mais efetiva do que a cirurgia, gerando resultados significantemente melhores, com menor morbidade e mortalidade (Figura 32-1). O momento ideal para a CPRE é mais difícil de estabelecer e depende da severidade da doença. Parece ser consistente que pacientes com pan-

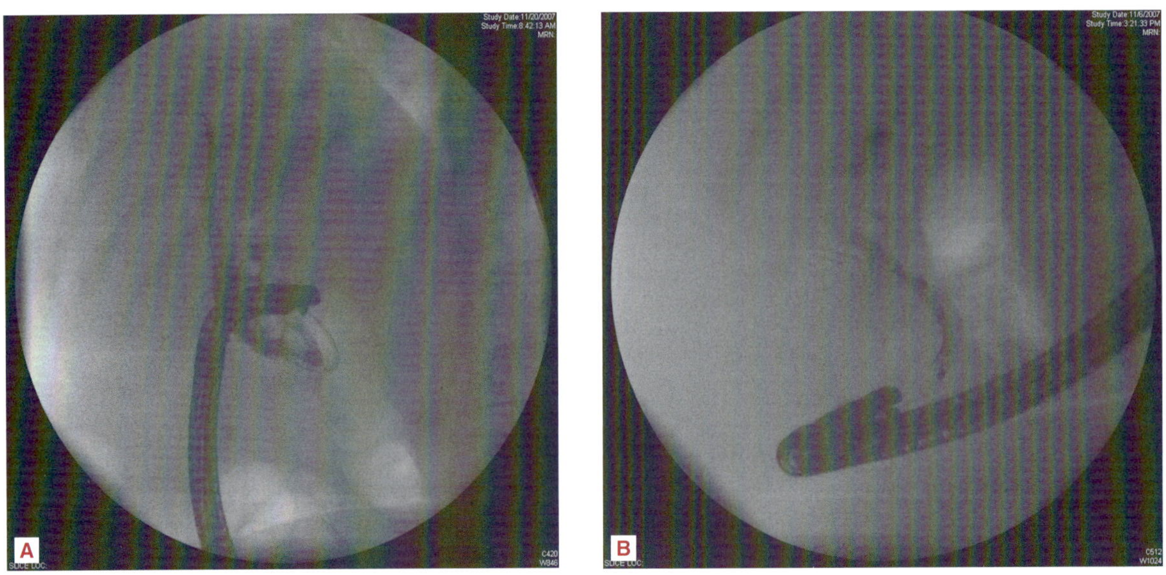

▲ **Figura 32-1. A:** Cálculos do duto biliar comum em um paciente com colangite. **B:** Colocação do *stent* adjacente aos cálculos para drenagem temporária.

creatite biliar e colangite associada, a drenagem precoce está indicada, tipicamente dentro de 48 horas após o início e depois da estabilização inicial. Além disso, pacientes com deterioração clínica indicada como febre, dor progressiva e confusão, provavelmente se beneficiarão da CPRE urgente. Nos pacientes sem icterícia obstrutiva, a CPRE precoce não parece ser benéfica. Além disso, nos pacientes com um curso leve de pancreatite biliar, até 80% dos pacientes já eliminaram o cálculo culpado e a CPRE urgente não é recomendada. Uma meta-análise recente também analisou essa questão e avaliou especificamente o papel da CPRE precoce em pacientes com pancreatite aguda severa prevista, sem colangite. Três pesquisas randomizadas, consistindo de um total de 450 pacientes, foram qualificadas para inclusão na meta-análise. A análise dos subgrupos demonstrou que a CPRE não estava associada a melhorias nas complicações gerais ou mortalidade por pancreatite aguda, a despeito da severidade prevista da pancreatite.

Além disso, apesar da esfincterotomia se mostrar protetora em relação a episódios futuros de pancreatite por cálculos biliares, a colecistectomia permanece o padrão de tratamento. Mais de 25% dos pacientes que não são submetidos à colecistectomia apresentarão um episódio recorrente, ou complicação biliar relacionada, nos 6 meses seguintes. A colecistectomia precoce é segura, e o momento ideal é após a resolução da pancreatite e antes da alta hospitalar.

Acosta JM, Katkhouda N, Debian KA. Early ductal decompression versus conservative management for gallstone pancreatitis with ampullary obstruction. *Ann Surg.* 2006;243:33–40. [PMID: 16371734]

Freitas ML, Bell RL, Duffy AJ. Choledocholithiasis: evolving standards for diagnosis and management. *World J Gastroenterol.* 2006;12:3162–3167. [PMID: 16718834]

Hernandez V, Pascual I, Almela P, et al. Recurrence of acute gallstone pancreatitis and relationship with cholecystectomy or endoscopic sphincterotomy. *Am J Gastroenterol.* 2004;99: 2417–2423. [PMID: 15571590]

Petrov MS, van Santvoort HC, Besselink MG, et al. Early endoscopic retrograde cholangiopancreatography versus conservative management in acute biliary pancreatitis without cholangitis a meta-analysis of randomized trials. *Ann Surg.* 2008;247:250–257. [PMID: 18216529]

LESÕES DO DUTO BILIAR

CRITÉRIOS DE DIAGNÓSTICO

- Vazamentos do duto biliar, transecção, e oclusão por ligadura ou estreitamentos ocorrem mais frequentemente após colicistectomias.
- O diagnóstico pode ser estabelecido por imagens, incluindo a ultrassonografia para identificar acúmulos de líquido e imagem HIDA para detectar oclusão ou vazamento ativo.

Os tipos de lesões do duto biliar incluem vazamentos, transecção, oclusão (ligadura ou estreitamento) ou lesões combinadas. A maioria das lesões do duto biliar é iatrogênica, principalmente após colecistectomias laparoscópicas, com uma incidência de 0,3–2%. Motivos comuns para lesões incluem anatomia aberrante, exposição inadequada, e casos difíceis. Causas adicionais de lesão do duto biliar incluem outras cirurgias biliares, biópsia hepática, trauma abdominal aberto ou fechado e, raramente, perfuração espontânea.

Achados clínicos

Os pacientes geralmente se apresentam com dor abdominal que pode ser difusa ou localizada. Náusea, anorexia e distensão abdominal por íleo também podem ser observadas. Ascite clinicamente aparente e peritonite por bile são menos comuns. Febre geralmente está ausente, e a avaliação laboratorial tipicamente revela leucocitose e anormalidades inespecíficas da função hepática. As imagens iniciais devem envolver uma ultrassonografia abdominal para a busca de coleções líquidas ou anormalidades na árvore biliar como dilatação focal, e cintilografia biliar com radionuclídeos para avaliar a presença de vazamento ativo. A cintilografia com um derivativo do ácido hepatoiminodiacético (HIDA) marcado com tecnécio 99m é a mais precisa, se aproximando dos 100%.

Tratamento

As lesões do duto biliar historicamente eram tratadas por meios cirúrgicos, mas com significante morbidade e mortalidade. A intervenção endoscópica substituiu a cirurgia na maioria dos casos. O fluxo de bile depende da pressão, e fluirá pelo caminho de menor resistência. O objetivo da terapia endoscópica é tornar o caminho até o duodeno o de menor resistência. Isso requer a colocação de *stent* no esfíncter de Oddi ou uma esfincterotomia. O procedimento reduz o vazamento de bile e permite a cicatrização do defeito. Além disso, a drenagem de grandes coleções líquidas seja por via cirúrgica ou por via percutânea é importante para a pronta resolução da dor e prevenção de infecções.

O sistema de classificação de Bergman é útil para a gradação da severidade e para o prognóstico da resposta à terapia. As lesões do tipo A são vazamentos do duto cístico ou dos dutos de Luschka. Eles tipicamente são leves e apresentam um índice de resposta próximo de

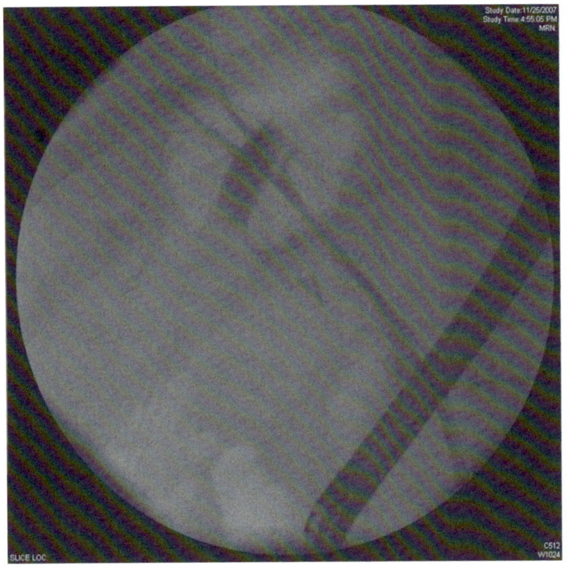

▲ **Figura 32-2.** Lesão tipo A do duto biliar com extravasamento de contraste pelo duto cístico.

100% para CPRE com esfincterotomia ou colocação de *stent* (Figura 32-2). As lesões do tipo B são vazamentos de alto grau do duto biliar comum ou dutos hepáticos principais com ou sem estreitamentos, os quais podem ser tratáveis por via endoscópica, com um índice de resposta à colocação de *stents* de 71%. A formação de uma ponte sobre o defeito com o uso de um *stent* é importante para a resolução dos defeitos tipo B. As lesões tipo C consistem de estreitamentos sem vazamentos. A colocação endoscópica de um *stent* atualmente é considerada o padrão de tratamento para essas lesões. Costamagna *et al.* demonstraram que a utilização de *stents* de maior tamanho e a colocação de múltiplos *stents* são críticas para o sucesso. As lesões do tipo D são transecções completas do sistema biliar. A melhor ferramenta diagnóstica é a CPRM e a hepaticojejunostomia é o padrão de tratamento.

Aduna M, Larena JA, Martin D, et al. Bile duct leaks after laparoscopic cholecystectomy: value of contrast-enhanced MRCP. *Abdom Imaging.* 2005;30:480–487. [PMID: 15688109]

Bridges A, Wilcox CM, Varadarajulu S. Endoscopic management of traumatic bile leaks. *Gastrointest Endosc.* 2007;65:1081–1085. [PMID: 17531646]

Costamagna G, Shah SK, Tringali A. Current management of postoperative complications and benign biliary strictures. *Gastrointest Endosc Clin N Am.* 2003;13:635-648. [PMID: 14986791]

Demetriades D, Salim A, Berne TV. Liver and bile duct injury. In: Blugmart LH, Fong Y (eds). *Surgery of the Liver and Biliary Tract.* Saunders, 2000;1035–1056.

Sandha GS, Bourke MJ, Haber GB. Endoscopic therapy for bile leak based on a new classification: results in 207 patients. *Gastrointest Endosc.* 2004;60:567–574. [PMID: 15472680]

Shah JN. Endoscopic treatment of bile leaks: current standards and recent innovations. *Gastrointest Endosc.* 2007;65:1069–1072. [PMID: 17531644]

Zyromski NJ, Lillemoe KD. Current management of biliary leaks. *Adv Surg.* 2006;40:21–46. [PMID: 17163093]

LESÕES DO DUTO PANCREÁTICO

CRITÉRIOS DE DIAGNÓSTICO

- As lesões do duto pancreático podem ser iatrogênicas ou ocorrer após trauma ou pancreatite necrotizante.
- O diagnóstico pode ser suspeitado em um exame de tomografia computadorizada (TC); entretanto, a CPRM é mais específica.

A incidência registrada de lesão pancreática é relativamente baixa, variando de 0,2–6% após traumas abdominais. Entretanto, a incidência exata é difícil de determinar porque muitos pacientes com trauma abdominal significante nunca são submetidos à laparotomia. Além disso, apesar da localização retroperitoneal gerar algum grau de proteção para a glândula, ela também pode mascarar os sinais de lesão significante.

A maioria dos pacientes afetados é formada por homens abaixo dos 40 anos de idade. O trauma penetrante é responsável por mais de 70% das lesões traumáticas, com feridas por projéteis de arma de fogo e por armas brancas sendo as mais comuns. A localização da lesão após um trauma penetrante é uniforme entre a cabeça, colo, corpo e cauda, com menos de 5% apresentando uma lesão em vários sítios. O trauma fechado é responsável por aproximadamente 20% das lesões, com acidentes automobilísticos sendo os responsáveis pela maioria dos casos. A distribuição é similar à do trauma penetrante, com leve preponderância para as lesões do corpo pancreático por compressão da glândula de encontro à coluna vertebral nessa localização. Causas iatrogênicas também são notáveis e mais comumente observadas após cirurgias pancreáticas, esplenectomia e CPRE.

A despeito do método da lesão, o grau da lesão varia de uma simples contusão até a completa transecção e tipicamente resulta em inflamação local e formação de coleções líquidas. As lesões penetrantes da cabeça estão associadas a grande lesão vascular em mais de 50% dos casos. Lesões de vísceras ocas também são comuns, ocorrendo em aproximadamente 40% dos casos, com lesões do fígado e baço em menos de 20% dos casos. Índices gerais de mortalidade ficam entre 10–31%, com mais de 50% das mortes ocorrendo após 48 horas da apresentação. A mortalidade precoce tipicamente ocorre por lesões associadas, com menos de 10% causadas pela lesão pancreática.

A maioria dos pacientes tratados conservadoramente desenvolverá uma complicação relacionada com a lesão pancreática. Os pseudocistos ocorrem em até 75% dos pacientes que sobrevivem por mais de 48 horas. Fístula pancreática, pancreatite e abscesso peripancreático são vistos em aproximadamente 30%. Apesar de existirem sistemas de gradação de lesões em vários órgãos, o fator mais importante na previsão do curso clínico e terapia é a integridade do duto pancreático principal. Este é um elemento-chave do diagnóstico e da estratégia de tratamento.

Achados clínicos

Os sintomas iniciais variam desde uma dor mínima ou náusea até franca peritonite e instabilidade hemodinâmica. Com penetrações severas e feridas penetrantes, exames de imagens ou laparotomia são requisitos e o diagnóstico é relativamente direto. O diagnóstico é mais desafiador e geralmente demorado com as apresentações mais sutis ou quando outras lesões servem como cofundadoras.

A. Sinais e sintomas

Dor epigástrica é o sintoma mais comum após um trauma pancreático fechado, com um padrão de abatimento inicial seguido por escalada durante as 6–8 horas subsequentes. O exame físico não é sensível nem específico, e mesmo uma lesão pancreática profunda pode não ser detectada no exame inicial. Na presença de dor, ela geralmente é desproporcional à sensibilidade e sinais de defesa abdominal são incomuns.

B. Achados laboratoriais

Nenhum teste laboratorial isolado é adequado para a detecção precoce. A amilase sérica no momento da internação não é confiável. A elevação da amilase sérica pode ser observada em situações diferentes do trauma pancreático, incluindo lesão de alças intestinais, trauma craniano, ingestão de álcool, hipotensão profunda e dano às glândulas salivares. Os registros iniciais demonstram que somente 8% dos pacientes com elevação da amilase sérica no momento da internação apresentavam lesão pancreática. Em outra série, somente 14% dos pacientes com lesão pancreática confirmada apresentaram amilase elevada no momento da internação. Além disso, não foram encontradas isoenzimas para melhorar significantemente a precisão diagnóstica nesses casos. Entretanto, a coleta seriada dos níveis de amilase é considerada útil na identificação da lesão pancreática e na orientação do tratamento. Dessa forma, níveis de amilase sérica consistentemente normais apresentam valor preditivo negativo de 93–98% e níveis persistentemente anormais ou crescentes apresentam sensibilidade de até 89%. Porém, modalidades diagnósticas adicionais tipicamente são necessárias.

C. Exames de imagem

As radiografias simples e ultrassonografias têm valor limitado. O desaparecimento de uma margem distinta do psoas ou um halo de ar circundando o rim ou psoas pode sugerir um processo retroperitoneal, entretanto, esses achados são inespecíficos.

A imagem de TC abdominal é útil e pode apresentar achados específicos para o diagnóstico, incluindo transação pancreática, hematoma local, líquido separando o pâncreas e a veia esplâncnica, dilatação pancreática e aumento da atenuação da gordura peripancreática. A imagem de TC no momento da admissão pode demonstrar sinais sugestivos de lesão pancreática, incluindo líquido no saco menor, espessamento da fáscia renal anterior, e lesões associadas das estruturas locais. A TC raramente demonstra ruptura dutal. A sensibilidade para a detecção de lesão pancreática pela imagem de TC somente varia de 60–80% e a repetição da imagem pode ser útil. A especificidade é alta, variando de 80–100%, apesar de a TC tender a subestimar o grau de lesão.

A CPRM é particularmente boa na identificação da lesão pancreática e na caracterização do tipo e grau de dano. A visualização completa do tamanho normal dos dutos principais ocorre em 97% dos pacientes. A CPRM é excelente para esclarecer o *status* dutal e no detalhamento da lesão parenquimatosa. A CPRE não é mais considerada como uma opção diagnóstica de primeira linha, por causa da sua natureza invasiva.

Tratamento

O tratamento é dependente do topo e grau da lesão. Casos severos com lesão associada das estruturas locais geralmente necessitam de cirurgia de emergência. Nesses casos, a primeira prioridade é o controle da hemorragia seguido pela completa avaliação pancreática, o que requer significante dissecação e mobilização tecidual. Nos casos em que um dano parenquimatoso é observado, a integridade do duto pancreático principal deve ser avaliada. A pancreatografia intraoperatória pode ser realizada por vários meios e é efetiva na identificação da ruptura dutal. Na ausência de lesão dutal, o tratamento típico envolve o desbridamento e a ampla drenagem externa. Se a lesão dutal for identificada, a escolha do procedimento depende da localização da lesão. Para as lesões distais, a pancreatotomia distal é preferida. A abordagem cirúrgica

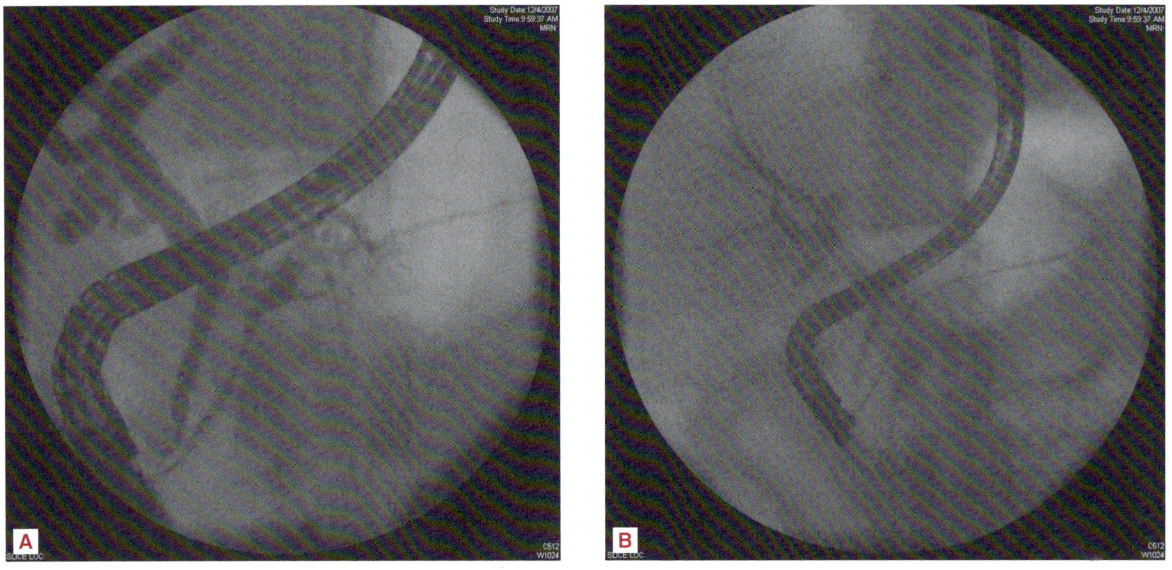

▲ **Figura 32-3.** **A:** Ruptura do duto pancreático no genu. **B:** Colocação do *stent* cobrindo a ruptura de modo semelhante a uma ponte.

para as lesões dutais proximais é mais variada e a diversão duodenal pode ser necessária.

A CPRE com colocação de *stent* pancreático é uma alternativa menos invasiva que deve ser considerada quando uma cirurgia de emergência não é necessária e quando a ruptura é sugerida nas imagens (Figura 32-3). A inserção do *stent* é tecnicamente possível em 95% dos casos e os resultados parecem variar dependendo do grau e localização da ruptura. As rupturas parciais no corpo e cabeça parecem apresentar os maiores índices de resposta. Além disso, a colocação de um *stent* que cobre a ruptura está associada a melhores resultados. Em uma série recente de 43 pacientes descrita por Telford *et al.*, análises multivariáveis encontraram que somente o posicionamento tipo ponte do *stent* estava correlacionado com o resultado bem-sucedido. Nessa série, a posição tipo ponte estava associada a um índice de sucesso de 92%, em comparação com um sucesso de 44% para os *stents* que meramente cruzam a papila. O observado é o oposto ao encontrado no tratamento dos vazamentos do duto biliar, onde a eliminação do gradiente de pressão biliar duodenal com a colocação de um *stent* através da papila é suficiente. Pacientes com rupturas completas do duto não apresentam bons resultados com o tratamento endoscópico; entretanto, os dados são limitados. A colocação de *stent* no duto pancreático é relativamente segura e as complicações são bem definidas, incluindo oclusão, migração, formação de estreitamentos, infecção e erosão duodenal. Em um estudo feito por Varadarajulu *et al.*, um índice de complicações de 7,1% foi observado para a colocação de *stent* no tratamento das rupturas do duto pancreático. Finalmente, a drenagem do cisto pancreático pode ser necessária e realizada via abordagem transgástrica; entretanto, o encapsulamento de uma coleção líquida leva várias semanas e deve ocorrer antes que seja seguro prosseguir com a terapia endoscópica.

Telford JJ, Farrell JJ, Saltzman JR, et al. Pancreatic stent placement for duct disruption. *Gastrointest Endosc.* 2002;56:18–24. [PMID: 12085030]

Varadarajulu S, Noone TC, Tutuian R, et al. Predictors of outcome in pancreatic duct disruption managed by endoscopic transpapillary stent placement. *Gastrointest Endosc.* 2005;61: 568–575. [PMID: 15812410]

CONDIÇÕES BILIARES & PANCREÁTICAS HEMORRÁGICAS

Hemobilia e *hemosuccus pancreaticus* são condições raras e potencialmente letais que tipicamente são considerados tardiamente na avaliação diagnóstica do paciente com sangramentos. Cada condição possui etiologias específicas, necessitando uma abordagem única para o diagnóstico e tratamento.

1. Hemobilia

CRITÉRIOS DE DIAGNÓSTICO

- A hemobilia pode ocorrer após trauma, cálculos biliares, tumor e distúrbios vasculares e deve ser suspeitada em pacientes com hemorragia, cólica biliar e icterícia.
- O diagnóstico pode ser sugerido pela RM com CPRM. Entretanto, a arteriografia seletiva é mais precisa.

A hemobilia é uma comunicação anormal entre vasos sanguíneos e dutos biliares dentro do fígado ou na árvore biliar extra-hepática. As manifestações clínicas são causadas por perda sanguínea e obstrução biliar por coágulos sanguíneos. Os sintomas incluem melena em 90% e hemateses em 60%, cólica biliar em 70% e icterícia em 60%. Esses três sintomas cardeais quando juntos são conhecidos como a tríade de Quincke. O espectro da hemobilia pode variar desde uma exsanguinação maciça causando choque até pequenas hemobilias recorrentes resultando em anemia crônica. Sempre que os sintomas biliares se apresentam na presença de sangramento gastrointestinal ou anemia, o diagnóstico deve ser considerado.

Patogênese

Causas comuns de fístula biliar–vascular que leva à hemobilia inclui trauma fechado ou penetrante, etiologias iatrogênicas, cálculos biliares, tumores e distúrbios vasculares. A apresentação pode ser imediata ou vários meses após o evento desencadeador. Além disso, parasitas, cistos colédocos, hipertensão portal e defeitos da coagulação sanguínea podem ser implicados. Entre eles, causas iatrogênicas são mais comuns, com biópsia hepática e PTC (*percutaneous transephatic cholangiography*) as mais frequentes.

Quando uma comunicação se forma por um desses mecanismos, o sangue flui pela via de menor resistência e resulta em hemobilia. Coágulos sanguíneos podem se formar e levar a sintomas de obstrução biliar; entretanto, a bile possui propriedades fibrinolíticas que servem para dissolver os coágulos e limpar o duto dos depósitos de fibrina. Os coágulos apresentam maior probabilidade de causar obstrução quando são disseminados pela corrente da bile, como é o caso com os tubos T ou outros drenos biliares. Além disso, a hemorragia contínua com a formação de coágulo pode exceder a velocidade da fibrinólise levando à icterícia. Os coágulos tipicamente tomam a forma do lúmen e a consistência pode variar de amolecida até bem-definida e firme.

Nos raros casos nos quais a pressão na árvore biliar é maior do que a do sistema vascular ocorre bilemia, tipicamente observada com a obstrução distal do duto biliar e baixa pressão da veia hepática. Os sintomas incluem piora rapidamente progressiva da icterícia e elevação da bilirrubina direta sem aumento nas transaminases hepáticas. Os índices de mortalidade nessa rara condição chegam aos 50%. CPRE com drenagem é a terapia de escolha inicial, com a cirurgia reservada para os casos de falha.

Achados clínicos

O diagnóstico da hemobilia tipicamente é fácil se for considerado no diagnóstico diferencial. A endoscopia superior é essencial para afastar a possibilidade de outras fontes de sangramento e o uso de um duodenoscópio de visão lateral para avaliação adequada da papila é recomendado. As imagens biliares para avaliar a presença de coágulos sanguíneos também são úteis. A ultrassonografia foi utilizada com sucesso; entretanto, a RM com CPRM é mais sensível e pode demonstrar sangramento ativo. A arteriografia seletiva é mais precisa para a verificação da suspeita de hemobilia e identificação específica da fonte. Coágulos sanguíneos podem ser vistos na CPRE; entretanto, a terapia endoscópica não é uma solução de longo prazo para a hemostasia.

Tratamento

O tratamento da hemobilia depende da causa. A embolização transarterial é o método preferido para as fontes da artéria hepática. A ligadura ou ressecção cirúrgica ficam reservadas para as falhas de embolização e hemorragia da vesícula biliar. A ressecção hepática também pode ser necessária para a ruptura hepática central e alguns tumores. No momento, a CPRE não é uma opção terapêutica aceita para o tratamento da hemobilia; entretanto, a CPRE é a alternativa preferida para a restauração da patência biliar quando o duto biliar está obstruído com coágulos (Figura 32-4). Se o sangramento para de modo espontâneo e o tratamento da obstrução é necessário antes da terapia definitiva para o sangramento, a colocação de um *stent* pode ser pre-

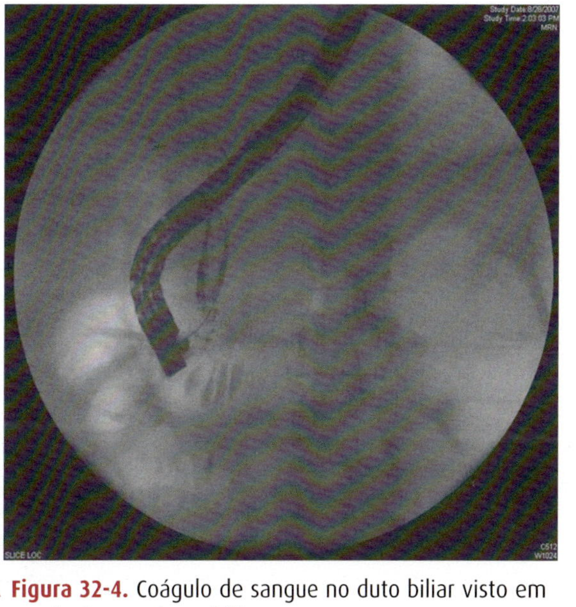

▲ **Figura 32-4.** Coágulo de sangue no duto biliar visto em um paciente com hemobilia.

ferível à esfincterotomia e extração do coágulo uma vez que esta última pode levar à recorrência da hemorragia.

Sandblom JP. Hemobilia and bilhemia. In: Blumgart LH, Fong Y (eds). *Surgery of the Liver and Biliary Tract*. Saunders, 2000; 1319–1342.

2. *Hemosuccus pancreaticus*

Hemosuccus pancreaticus, ou a hemorragia a partir do duto pancreático, também é rara e o tratamento depende da causa subjacente. Sangramento episódico e dor epigástrica aguda são os sintomas iniciais mais comuns. A anemia pode ser o único sinal em até 10% dos pacientes. A endoscopia para a pesquisa de um coágulo na papila não é confiável para o diagnóstico, não havendo uma opção terapêutica endoscópica. Etiologias comuns incluem os aneurismas da artéria esplênica e pancreatite crônica com pseudoaneurismas. Outras causas menos comuns incluem malignidade, pancreatite aguda e pseudocisto. A angiografia por TC é a modalidade diagnóstica de escolha e pode fechar o diagnóstico com alta precisão mesmo em pacientes sem sangramento ativo. Dados sobre a CPRM são limitados. A embolização transarterial é o tratamento sugerido para os aneurismas primários da artéria esplênica, enquanto a ligadura arterial cirúrgica e a pancreatectomia direcionada é a opção preferida na presença de pancreatite crônica.

Endoscopia por cápsula endoscópica sem fio & enteroscopia profunda de intestino delgado

33

Anne C. Travis, MD, MSc, FACG
John R. Saltzman, MD

CÁPSULA ENDOSCÓPICA

Considerações gerais

A primeira ingestão humana de uma cápsula para videoendoscopia ocorreu em 1999 e imagens de alta qualidade de voluntários humanos saudáveis foram descritas em 2000. Uma cápsula foi aprovada pela U.S. Food and Drug Administration (FDA) para uso nos Estados Unidos em agosto de 2001, tendo sido aprovada na Europa no ano anterior. Entre 2001 e 2007, mais de meio milhão de estudos endoscópicos com o uso dessa técnica foram realizados.

Atualmente, três cápsulas para videoendoscopia são comercializadas nos Estados Unidos. Duas são fabricadas pela Given Imaging (Yoqneam, Israel). Uma cápsula, a PillCam SB2, faz imagens do intestino delgado, enquanto a outra, a PillCam ESO2, foi projetada para imagens do esôfago. A Olympus Medical Systems Corporation (Tóquio, Japão) também lançou uma cápsula para o intestino delgado, a EndoCapsule. Duas outras cápsulas foram desenvolvidas e estão sendo estudadas em pesquisas clínicas. A primeira é uma cápsula para o cólon destinada ao rastreamento do câncer colorretal (Given Imaging) e a segunda é a cápsula MiRo (Intro-Medic Co, Ltd, Seul, Coreia do Sul), que utiliza a propagação de campos elétricos para transmitir as imagens.

A PillCam SB2 é composta por uma câmera complementar de óxido de silício (CMOS), uma lente de comprimento focal curto, seis fontes luminosas de diodos emissores de luz (LED), duas baterias de óxido de prata e um transmissor de rádio que utiliza telemetria por banda UHF. Aprimoramentos no projeto dos sensores de imagem CMOS, circuitos integrados específicos para aplicações (ASICS) e iluminação LED branca, juntamente com o desenvolvimento de baterias não tóxicas feitas de óxido de prata permitiram o desenvolvimento das cápsulas de vídeo. A PillCam SB2 e a PillCam ESO2 tem comprimento de 11 × 26 mm e pesam 3,7 g. As imagens adquiridas pelas cápsulas possuem campo de visão de 156 graus com ampliação de 8 vezes e uma profundidade visual de 1–30 mm. As cápsulas possuem uma resolução de 0,1 mm que permite a visualização de vilosidades individuais. A cápsula para intestino delgado transmite duas imagens de 256 × 256 pixels por segundo durante um total de 8 horas (~55.000 imagens) e a cápsula esofágica transmite nove imagens por segundo para cada uma de suas duas lentes, para um total de 18 imagens por segundo durante o curso de 20 minutos (~22.000 imagens). A EndoCapsule é similar à PillCam SB2, mas em vez do *chip* CMOS, ela possui um equipamento conjugado de força.

Arnott ID, Lo SK. The clinical utility of wireless capsule endoscopy. *Dig Dis Sci.* 2004;49:893–901. [PMID: 15309874]

Cave DR. Technology insight: current status of video capsule endoscopy. *Nat Clin Pract Gastroenterol Hepatol.* 2006;3: 158–164. [PMID: 16511550]

Mishkin DS, Chuttani R, Croffie J, et al; Technology Assessment Committee, American Society for Gastrointestinal Endoscopy. ASGE Technology Status Evaluation Report; wireless capsule endoscopy. *Gastrointest Endosc.* 2006;63:539–545. [PMID: 16564850]

Swain P. Wireless capsule endoscopy. *Gut.* 2003;52(Suppl IV): iv48–iv50. [PMID: 12746269]

Indicações

As indicações para as endoscopias de intestino delgado e esofágica estão sumarizadas na Tabela 33-1.

A. Sangramento gastrointestinal obscuro

O sangramento gastrointestinal obscuro é aquele que persiste ou recorre, sem uma fonte identificada após avaliação endoscópica padrão com a endoscopia superior ou colonoscopia. A hemorragia gastrointestinal obscura

Tabela 33-1. Indicações para endoscopia com cápsula em intestino delgado e esôfago.

Indicações para endoscopia com cápsula do intestino delgado
Sangramento gastrointestinal obscuro
Diagnóstico da doença de Crohn
Avaliação da atividade da doença na doença de Crohn estabelecida
Tumores de intestino delgado
Diagnóstico da doença celíaca
Avaliação da doença celíaca refratária
Vigilância do pólipo nas síndromes de polipose
Vigilância para rejeição do enxerto após transplante de intestino delgado
Detecção da doença enxerto *versus* hospedeiro
Avaliação da dor abdominal não explicada
Avaliação da diarreia não explicada
Indicações para endoscopia com cápsula do esôfago
Rastreamento para varizes esofágicas
Rastreamento para esôfago de Barrett
Detecção de esofagite

pode ser subdividida em sangramento gastrointestinal obscuro visível e sangramento obscuro oculto. Pacientes com sangramento gastrointestinal obscuro visível se apresentam com evidências visuais de sangramento, como hematêmese, melena ou hematoquezia. O sangramento obscuro oculto se manifesta por fezes positivas para sangue oculto, frequentemente com anemia por deficiência de ferro. O sangramento obscuro é responsável por aproximadamente 5% dos pacientes com sangramento gastrointestinal e a fonte do sangramento frequentemente se encontra no intestino delgado, entre o ligamento de Treitz e a válvula ileocecal.

Causas comuns de sangramento de intestino delgado incluem ectasias vasculares, tumores de intestino delgado, doença de Crohn e enteropatia por uso de medicamentos anti-inflamatórios não esteroidais (AINEs) (Tabela 33-2; ver também as Lâminas 77 e 78). Ectasias vasculares são as causas mais comuns de sangramento gastrointestinal obscuro, sendo responsáveis por 30–40% do total e são responsáveis pela maioria dos sangramentos gastrointestinais obscuros em pacientes idosos. Pacientes entre 30–50 anos de idade apresentam maior probabilidade de terem um tumor de intestino delgado como fonte de seus sangramentos. Finalmente, pacientes jovens geralmente apresentam um divertículo de Meckel ulcerado como a fonte, apesar de dever ser lembrado que o sangramento por um divertículo de Meckel pode ocorrer em qualquer idade.

Gralnek IM. Obscure-overt gastrointestinal bleeding. *Gastroenterology.* 2005;128:1424–1430. [PMID: 15887123]

Leighton JA, Goldstein J, Hirota W, et al. Obscure gastrointestinal bleeding. *Gastrointest Endosc.* 2003;58:650–655. [PMID: 14595294]

Tabela 33-2. Fontes de sangramento de intestino delgado.

Ectasias vasculares, geralmente associadas a:
Idade avançada
Insuficiência renal crônica
Doença cardíaca valvular
Doença de von Willebrand
Escleroderma com síndrome CREST (calcinose cútis, fenômeno de Raynaud, dismobilidade esofágica, esclerodactilia, telangiectasias)
Síndrome da telangiectasia hemorrágica hereditária (síndrome de Osler-Weber-Rendu)
Tumores de intestino delgado
Tumores estromais gastrointestinais de intestino delgado (p.ex., leiomioma, leiomiossarcoma)
Adenocarcinoma
Linfoma
Carcinoide
Sarcoma de Kaposi
Câncer metastático (p.ex., melanoma)
Doença de Crohn
Enteropatia por AINEs
Radioterapia pélvica
Lesões de Dieulafoy
Fístulas aortoentéricas
Divertículo de Meckel
Pólipos de intestino delgado
Varizes de intestino delgado
Hemosuccus pancreaticus
Strongyloides stercoralis
Pseudoxantoma elástico

AINEs, anti-inflamatórios não esteroidais.

B. Doença de Crohn

Nos pacientes com doença de Crohn limitada ao intestino delgado, ou naqueles com colite indeterminada, a obtenção de um diagnóstico correto pode ser difícil. A endoscopia com cápsula pode ajudar a diagnosticar a doença de Crohn em intestino delgado fornecendo detalhamento da mucosa que não é disponível radiologicamente (Lâmina 79). Ela também gera a oportunidade de visualizar áreas do intestino não acessível pela endoscopia padrão. Como a endoscopia com cápsula possui uma resolução de 0,1 mm, ela também é capaz de detectar pequenos defeitos superficiais, como úlceras aftoides. Entretanto, é importante observar que nem todas as ulcerações mucosas ocorrem como resultado da doença de Crohn (Tabela 33-3). Dez a 23% dos voluntários normais que não utilizam AINEs apresentarão rupturas mucosas e outras lesões observadas na endoscopia com cápsula e 50–71% dos usuários de AINEs apresentarão evidências de lesão do intestino delgado (manchas vermelhas, erosões e ulcerações). Portanto, é importante utilizar os achados da endoscopia com cápsula em combinação com outras informações clínicas para chegar ao diagnóstico correto.

Tabela 33-3. Diagnóstico diferencial das erosões e ulcerações do intestino delgado.

Inflamatórios
Doença de Crohn
Sarcoidose
Síndrome de Behçet
Drogas e medicamentos
Antibióticos
Aspirina
Cocaína
Quimioterapia
AINEs
Suplementos com potássio
Metanfetamina
Infecções
Bacteriana
Mycobacterium tuberculosis
Mycobacterium avium-intracellulare
Yersinia enterocolitica
Yersinia pseudoterberculosis
Typhlitis
Salmonella
Actinomycosis israelii
Viral
Citomegalovírus
Fungos e leveduras
Histoplasma capsulatum
Criptococose
Parasitas
Protozoários
Helmintos
Anisaquíase
Neoplasias
Adenocarcinoma
Tumor carcinoide
Linfoma
Linfossarcoma
Doença metastática
Doenças do colágeno vascular
Síndrome de Churg-Strauss
Dermatomiosite
Arterite de células gigantes
Púrpura de Henoch-Schönlein
Granulomatose linfomatoide
Doença mista do tecido conjuntivo
Poliarterite nodosa
Polimiosite
Vasculite de artrite reumatoide
Lúpus eritematoso sistêmico
Arterite de Takayasu
Tromboangiite obliterante
Púrpura trombocitopênica trombótica
Granulomatose de Wegener
Trauma
Intussuscepção
Corpo estranho
Hérnia encarcerada
Doença celíaca
Enterocolite idiopática crônica
Gastroenterite eosinofílica
Alergias alimentares
Doença enxerto *versus* hospedeiro
Envenenamento por metais pesados
Hipogamaglobulinemia
Isquemia
Enterite linfocítica
Desnutrição
Divertículo de Meckel com mucosa gástrica heterotópica
Radiação
Uremia
Síndrome de Zollinger-Ellison

AINEs, anti-inflamatórios não esteroidais.

C. Tumores de intestino delgado e síndromes de polipose

Tumores benignos e malignos do intestino delgado são encontrados em aproximadamente 6–8% da população e podem ser vistos na endoscopia com cápsula (Lâmina 80). A endoscopia com cápsula pode ser capaz de detectar tumores anos antes que eles sejam detectados por outras modalidades de imagens, potencialmente aumentando a chance de sua remoção enquanto ainda são localizados.

A endoscopia com cápsula também pode detectar pólipos no intestino delgado em pacientes com síndromes de polipose hereditárias. A síndrome de Peutz-Jeghers e a polipose adenomatosa familiar (PAF) são duas das síndromes de polipose hereditárias associadas a pólipos de intestino delgado e malignidades. Pacientes com síndrome de Peutz-Jeghers formam pólipos hamartomatosos dentro do trato gastrointestinal, juntamente com pigmentação mucocutânea. Os pólipos possuem predileção para o intestino delgado e se desenvolverão em mais de 90% dos pacientes (Lâmina 81). Complicações dos pólipos incluem sangramento gastrointestinal, anemia, obstrução intestinal, intussuscepção e desenvolvimento de câncer. Pacientes com síndrome de Peutz-Jeghers apresentam risco de 13% de desenvolvimento de câncer de intestino delgado, de modo que é recomendada a vigilância do intestino delgado. Tradicionalmente, pacientes eram submetidos a imagens radiográficas com uma série de intestino delgado ou enteróclise a cada 2 anos, começando aos 10 anos de idade. Essa abordagem expõe o paciente a quantidades significantes de radiação ionizante. Além disso, a avaliação radiológica com acompanhamento do intestino delgado, enteróclise por tomografia computadorizada (TC) ou enteróclise por ressonância magnética não possui sensibilidade para a detecção de pequenos pólipos. A enteroscopia também foi empregada, mas por ela só é possível visualizar uma porção do intestino delgado superior. Com a endoscopia com cápsula, por outro lado, é possível detectar pequenos pólipos por todo o intestino delgado.

D. Doença celíaca

A doença celíaca afeta até 0,1–1% dos caucasianos. A doença celíaca tradicionalmente é diagnosticada pela detecção de anticorpos (p. ex., anticorpos antiendomísio e transglutaminase tecidual), seguida pela endoscopia por biópsias do intestino delgado para confirmar o diagnóstico. A endoscopia com cápsula foi proposta como uma possível alternativa para a endoscopia para o diagnóstico da doença celíaca. Os achados da endoscopia com cápsula da doença celíaca incluem recorte, um padrão mucoso em mosaico, perda das pregas mucosas, vasos visíveis e micronodularidade (Lâminas 82 e 83). Uma vantagem da endoscopia com cápsula é que ela permite a visualização de todo o intestino delgado, e a severidade dos sintomas na doença celíaca está mais intimamente relacionada com o comprimento do intestino delgado envolvido e não com a severidade da atrofia vilosa vista na biópsia.

A endoscopia com cápsula pode ter um papel ainda mais importante na avaliação da doença celíaca refratária. A doença celíaca pode ser complicada pelo adenoma de intestino delgado, linfoma (incluindo a enteropatia associada ao linfoma de células T) e jejunite ulcerativa. Nos pacientes que falham em responder a uma dieta livre de glúten ou que apresentam recorrência dos sintomas durante o uso de dieta livre de glúten, maior avaliação é necessária para diferenciar entre doença celíaca refratária (*i.e.*, doença celíaca que não responde à dieta livre de glúten), ingestão ativa de glúten (intencional ou não intencional) ou uma complicação da doença celíaca.

E. Outras aplicações

A endoscopia com cápsula também tem sido utilizada para avaliar evidências de doença do enxerto *versus* hospedeiro em intestino delgado em pacientes após transplante de medula óssea, para busca de evidências de rejeição após transplante de intestino delgado e para avaliar a enterite por radiação. Entretanto, no caso de suspeita de enterite por radiação, o risco de retenção da cápsula aumenta. Além disso, a endoscopia com cápsula pode detectar varizes de intestino delgado ou enteropatia hipertensiva portal nos pacientes com hipertensão portal.

A PillCam ESO2 foi projetada para visualizar o esôfago e pode ser utilizada para detectar achados como varizes esofágicas, esofagite erosiva e esôfago de Barrett.

Contraindicações

A endoscopia com cápsula está contraindicada em alguns pacientes. Como é necessária a cooperação, pacientes com estados demenciais não são bons candidatos para a endoscopia com cápsula. A endoscopia com cápsula também está contraindicada em pacientes com marca-passos ou desfibriladores cardíacos (por causa das preocupações de que a cápsula possa interferir com o equipamento cardíaco) e gestantes (pela ausência de dados sobre os efeitos da endoscopia com cápsula na gestação). Entretanto, muitos centros realizam a endoscopia com cápsula em pacientes com marca-passos ou desfibriladores e estudos sugeriram que as cápsulas podem não interferir com os equipamentos. Além disso, os equipamentos cardíacos não interrompem o estudo da cápsula (com exceção de um caso de perda das imagens enquanto a cápsula passava pelo gerador de pulso de um marca-passo implantado no abdome). Finalmente, não houve registros de malfuncionamento do equipamento cardíaco decorrente do estudo com cápsula. Os pacientes devem ser orientados a não se submeter a exames de ressonância magnética até que a eliminação da cápsula seja confirmada, o que pode ser feito com uma radiografia simples se não foi observada uma eliminação rotineira da cápsula.

Pacientes com obstruções do trato gastrointestinal, estreitamentos ou fístulas (sejam suspeitas ou demonstradas nos estudos por imagens) não devem ser submetidos à endoscopia com cápsula por causa do risco elevado de retenção da cápsula ou obstrução. Uma cápsula para estabelecimento da patência (Agile Patency Capsule, Given Imaging) está disponível para estabelecer a patência do intestino delgado em pacientes com suspeitas de estreitamentos ou obstruções. Essa cápsula é uma falsa cápsula com um transmissor. O paciente deglute a cápsula e após 30 horas um escâner manual ou uma radiografia simples é utilizado para determinar se ela ainda está presente no intestino delgado. Se não estiver, é seguro prosseguir com o estudo da endoscopia com cápsula. Se a cápsula estiver retida em decorrência do estreitamento ou obstrução, ela começará a dissolver após 30 horas.

Nos pacientes com distúrbios da deglutição, como na acalasia, estreitamentos esofágicos, divertículos esofágicos ou gastroparesia, a cápsula pode necessitar de um instrumento de inserção especial para assegurar que ela penetre e atravesse o intestino delgado durante seu tempo de registro. Dois equipamentos estão disponíveis no momento, o AdvanCE (US Endoscopy, Mentor, Ohio) e o PillCam Express (Given Imaging). Ambos são compostos de um cateter, que é passado através do canal de um gastroscópio. Uma capa que segura a cápsula é então fixada na extremidade do cateter. O endoscópio é então avançado cegamente pelo esôfago (a capa obscurece a visualização). Quando no esôfago, o cateter pode ser avançado ligeiramente para permitir melhor visualização. O endoscópio é então avançado até o intestino delgado, onde a cápsula é liberada. Um exame de endoscopia superior padrão deve ser realizado antes do uso desse equipamento para detectar qualquer anormalidade que possa complicar a liberação da cápsula. Métodos alternativos de liberação incluem a colocação da cápsula no estômago através de sua inserção por um *over-tube*, seguida pela sua progressão até o intestino delgado utilizando laços ou redes.

Procedimento

A. Exame do intestino delgado

1. Preparação do paciente — Os estudos podem ser realizados em pacientes ambulatoriais e internados. Para um estudo em intestino delgado, o paciente fica em jejum por 8–12 horas antes do exame. Alguns centros também pedem para que o paciente consuma somente líquidos por até 24 horas antes do exame. Os dados são conflitantes, mas alguns estudos sugerem que a preparação do intestino delgado com 2–4 L de solução de polietileno glicol pode melhorar a visualização (phospho-soda oral não deve ser utilizada, porque ela aumenta o tempo de esvaziamento gástrico). Um painel de consenso na International Conference on Capsule Endoscopy (ICCE) de 2005, entretanto, não recomenda uma preparação além do jejum antes do estudo. Nos casos em que existem preocupações com o retardo do trânsito gástrico, como em pacientes diabéticos, um agente pró-cinético como a metoclopramida ou eritromicina é administrado aproximadamente 30–60 minutos antes do estudo. Entretanto, o painel de consenso da ICCE não recomenda o uso rotineiro de agentes pró-cinéticos. Alguns centros administram simeticona aos pacientes antes do estudo em uma tentativa de diminuir as bolhas de ar que possam obscurecer a visualização da mucosa, apesar de esta também não ser recomendada pelo painel de consenso da ICCE.

2. Técnicas — Antes da ingestão da cápsula, um sensor de oito elementos é preso ao abdome do paciente, ou um cinto com sensor é colocado ao redor do abdome do paciente. A remoção do imã que envolve a cápsula gera a sua ativação. A seguir, o paciente deglute a cápsula na posição em pé, ou a cápsula é inserida por meio endoscópico (ver anteriormente) e as imagens são transmitidas para o equipamento de registro preso à cintura do paciente. Durante o estudo, os pacientes são orientados a evitar atividades que possam levar ao desprendimento do sensor, como exercícios. Após 2 horas, o paciente é liberado para ingerir líquidos, e uma leve refeição pode ser consumida após 4 horas. No final do estudo, as imagens são "baixadas" para uma estação computadorizada equipada com o *software* do proprietário (RAPID Application, Given Imaging, Norcross, GA ou o Endo Capsule Software, Olympus, Tóquio, Japão). Um médico pode então ler o estudo e gerar um laudo, processo que leva em média 40–60 minutos. Para auxiliar na leitura do estudo, o *software* possui características como indicador de sangue que marca as áreas com suspeita de sangramento.

Para permitir uma visualização em tempo real das imagens, equipamentos manuais foram desenvolvidos. Uma possível desvantagem é que a leitura do estudo em tempo real leva um tempo significantemente maior do que a revisão de imagens "baixadas" (o tempo de trânsito médio no intestino delgado é de aproximadamente 4 horas). Entretanto, em certas situações, as imagens em tempo real podem ter seu papel. Por exemplo, a cápsula pode ser administrada no departamento de emergência com a visualização imediata para ajudar a guiar na avaliação e no tratamento.

B. Exame esofágico

1. Preparação do paciente — Para o exame esofágico o paciente precisa jejuar por 2 horas antes da ingestão da cápsula.

2. Técnicas — Um sensor de três elementos é fixado no tórax do paciente, o qual, em pé, consome 100 mL de água com simeticona. A seguir, o paciente posiciona-se em decúbito dorsal e a cápsula é deglutida com a ingestão de 10 mL de água. O paciente permanece em decúbito por 2 minutos e depois se move progressivamente para uma posição ereta (30 graus por 2 minutos, 60 graus por 1 minuto e depois ereto durante o restante do estudo). As imagens são então "baixadas" para a estação de trabalho e analisadas.

Por causa da dificuldade de aderência ao protocolo de ingestão, um protocolo alternativo e simplificado de ingestão foi desenvolvido para o exame endoscópico. O paciente é colocado em decúbito lateral direito com sua cabeça sobre um travesseiro; a seguir, ele deglute uma cápsula com aproximadamente 15 mL de água. O paciente permanece em decúbito lateral direito e ingere uma quantidade adicional de água a cada 30 segundos por um total de 7 minutos. Após 7 minutos, ele se senta na posição ereta e ingere uma quantidade adicional de água. A seguir, levanta-se e caminha pelo restante do estudo. As imagens são "baixadas" para a estação de trabalho para revisão.

Resultados

A. Sangramento gastrointestinal obscuro

O sangramento gastrointestinal obscuro é a indicação mais comum para a realização da endoscopia com cápsula. A capacidade diagnóstica total da endoscopia com cápsula é de 55–70% e leva a alterações no tratamento em aproximadamente um terço dos pacientes (variação, 25–71%). Entretanto, a capacidade diagnóstica é altamente dependente da indicação para o estudo. Em um estudo de 2004 com 100 pacientes, na suspeita de sangramento ativo, a capacidade era de 92%, mas a capacidade caía para somente 13% em pacientes com um sangramento gastrointestinal ativo prévio (o tempo entre o sangramento e a endoscopia com cápsula variou de 10 dias a 1 ano). Para pacientes com hemorragia gastrointestinal oculta, a capacidade foi intermediária, de 44%. Um segundo estudo com 47 pacientes de 2005, entretanto, demonstrou capacidade diagnóstica de 100% para pacientes com sangramento em atividade, 67% para pacientes com sangramento vivo prévio (tempo entre o sangramento e a endoscopia com cápsula variou de 7–90 dias) e 67% para o sangramento gastrointestinal oculto.

A diferença nesses dois estudos quando são comparados pacientes com sangramento gastrointestinal vivo prévio pode estar relacionada com a quantidade de tempo entre o sangramento e a endoscopia com cápsula. No primeiro estudo, 25 de 31 pacientes foram submetidos a seus estudos por endoscopia com cápsula pelo menos 2 meses após o episódio de sangramento; o estudo concluiu que a capacidade diagnóstica da endoscopia com cápsula caiu em paralelo com a duração de tempo entre o sangramento e o exame. Nos pacientes com intervalo de 10–14 dias, a capacidade diagnóstica foi de 67% em comparação com 6% naqueles com intervalo de 4–12 meses. No segundo estudo, o tempo médio entre o sangramento e a endoscopia com cápsula foi de somente 16 dias, o que pode explicar uma capacidade diagnóstica muito maior nesse grupo. No segundo estudo, quando a endoscopia com cápsula foi comparada com o padrão-ouro da enteroscopia intraoperatória, a endoscopia com cápsula apresentou sensibilidade de 95%, especificidade de 75%, valor preditivo positivo de 95% e um valor preditivo negativo de 86% para a detecção da fonte de sangramento.

A endoscopia com cápsula também foi comparada com a enteroscopia, radiografia de intestino delgado com bário (acompanhamento de intestino delgado ou enteróclise), angiografia por TC e angiografia mesentérica na avaliação do sangramento gastrointestinal obscuro. Uma análise reunida de sete estudos prospectivos que comparou a endoscopia com cápsula e a enteroscopia, demonstrou que a endoscopia com cápsula apresentava capacidade diagnóstica de 71%, em comparação com 29% para a enteroscopia (apesar de outros estudos terem estimado uma capacidade diagnóstica da enteroscopia por volta de 40–65%). Em uma meta-análise de 14 estudos, a capacidade diagnóstica da endoscopia com cápsula na detecção de achados clinicamente significantes para sangramento gastrointestinal obscuro foi de 56%, em comparação com 25% para a enteroscopia ($P < 0,001$). Na mesma meta-análise, três estudos que compararam a endoscopia com cápsula e a radiografia de intestino delgado com bário foram analisados. A endoscopia com cápsula apresentou capacidade diagnóstica de 42% para a detecção de lesões clinicamente significantes em comparação com 6% para as radiografias de intestino delgado com bário ($P < 0,001$). Um estudo prospectivo que comparou a endoscopia com cápsula e a angiografia por TC e a angiografia mesentérica em 25 pacientes que foram capazes de completar todos os três estudos, encontrou que a endoscopia com cápsula foi superior à angiografia por TC, detectando a fonte de sangramento em 72% dos pacientes em comparação com a angiografia por TC, que detectou a fonte de sangramento em somente 24% ($P = 0,005$). A endoscopia com cápsula também apresentou maior capacidade diagnóstica do que a angiografia mesentérica, que demonstrou capacidade diagnóstica de 56%, apesar da diferença entre os dois estudos não ter atingido significância estatística ($P = 0,29$).

Foi examinado se a endoscopia com cápsula deve ser repetida em um paciente com exame negativo. Um pequeno estudo concluiu que 18 de 24 pacientes (75%) submetidos à repetição da endoscopia com cápsula para a avaliação dos sangramentos gastrointestinais obscuros vivos ou obscuros ocultos apresentou novos achados, e em 15 pacientes (62,5%), os achados resultaram em uma mudança no tratamento. Entretanto, um segundo estudo com tempo de acompanhamento médio de 19 meses concluiu que em 18 pacientes com sangramento gastrointestinal obscuro ativo que tiveram endoscopias com cápsulas negativas, somente um apresentou novo sangramento (5,6%), em comparação com 15 de 31 pacientes (48,4%) que apresentaram estudos positivos. Portanto, é razoável esperar por evidências de novos sangramentos antes de repetir uma endoscopia com cápsula, uma vez que uma grande porcentagem dos pacientes com um exame negativo não apresentará novos sangramentos.

A endoscopia com cápsula também foi utilizada na avaliação do sangramento gastrointestinal agudo no departamento de emergência. Um estudo de 24 pacientes com sangramento gastrointestinal não hematêmese encontrou que se a endoscopia com cápsula fosse realizada durante as primeiras 24 horas após a apresentação, a capacidade diagnóstica para identificar uma fonte de sangramento seria de 63% (10/16). Além disso, a endoscopia com cápsula demonstrou sangramento ativo em 54% (13/24) dos pacientes do estudo.

Cave DR. Obscure gastrointestinal bleeding: the role of the tagged red blood cell scan, enteroscopy and capsule endoscopy. *Clin Gastroenterol Hepatol.* 2005;3:959–963. [PMID: 16234039]

Hartmann D, Schmidt H, Bolz G, et al. A prospective two-center study comparing wireless capsule endoscopy with intraoperative enteroscopy in patients with obscure GI bleeding. *Gastrointest Endosc.* 2005;61:826–832. [PMID: 15933683]

Pennazio M, Santucci R, Rondonotti E, et al. Outcome of patients with obscure gastrointestinal bleeding after capsule endoscopy: report of 100 consecutive cases. *Gastroenterology.* 2004;126: 643–653. [PMID: 14988816]

Sachdev RM, Hibbert PL, Pearlmutter M, et al. Capsule endoscopy in the emergency room for acute non hematemesis gastrointestinal bleeding. *Am J Gastroenterol.* 2004;99:S295–296

Saperas E, Dot J, Videla S, et al. Capsule endoscopy versus computed tomographic or standard angiography for the diagnosis of obscure gastrointestinal bleeding. *Am J Gastroenterol.* 2007;102:731–737. [PMID: 17397406]

Triester SL, Leighton JA, Leontiadis GI, et al. A meta-analysis of the yield of capsule endoscopy compared to other diagnostic modalities in patients with obscure gastrointestinal bleeding. *Am J Gastroenterol.* 2005;100:2407–2418. [PMID: 16279893]

B. Doença de Crohn

A endoscopia com cápsula é superior a outras modalidades diagnósticas na detecção da doença em intestino delgado, quando a suspeita por doença de Crohn é alta (Tabela 33-4). Uma meta-análise demonstrou que a endoscopia com cápsula é superior à radiografia do intestino delgado, colonoscopia com ileoscopia, enterografia ou enteróclise por TC, e enteroscopia para a detecção da doença de Crohn sem estreitamentos do intestino delgado (capacidades diagnósticas de 40%, 15%, 38% e 38%, respectivamente). No total, a endoscopia com cápsula apresentou capacidade diagnóstica de 33–70% em pacientes com suspeita de doença de Crohn e uma capacidade diagnóstica de 68–86% nos pacientes com doença de Crohn estabelecida. Entretanto, é possível que a capacidade diagnóstica da endoscopia com cápsula para a suspeita de doença de Crohn seja significativamente menor na prática, porque os pacientes avaliados para possível doença de Crohn nem sempre preenchem os critérios de seleção utilizados nos estudos. Em um estudo de pacientes avaliados para dor abdominal que foram submetidos à avaliação endoscópica ou radiográfica prévia, a causa foi detectada pela endoscopia com cápsula em apenas 6% daqueles com dor abdominal somente, e em 13% daqueles com dor abdominal e diarreia. A endoscopia com cápsula também pode ajudar na avaliação da colite indeterminada. Nos pacientes com colite indeterminada, dois estudos retrospectivos de endoscopia com cápsula mostraram ulcerações no intestino delgado em 33–49% dos pacientes, sugerindo (mas não comprovando) um diagnóstico de doença de Crohn.

Tabela 33-4. Fatores associados a endoscopia com cápsula positiva em pacientes com suspeita de doença de Crohn em intestino delgado.

Dor abdominal
Diarreia
Perda de peso
Anormalidades inespecíficas nas imagens do intestino delgado
Elevação da velocidade de hemossedimentação
Anemia
Baixos níveis de albumina sérica

Além de detectar doença de Crohn em intestino delgado, a endoscopia com cápsula pode ajudar na definição da extensão da doença, a diagnosticar exacerbação da doença ou detecção de recorrência pós-operatória em pacientes com doença estabelecida. Em um estudo, pacientes com suspeita de exacerbação de doença de Crohn foram submetidos à endoscopia com cápsula. Em 20% não havia doença ativa, sugerindo que os sintomas podem ter sido decorrentes de outras causas, como doença funcional superposta.

Kornbluth A, Legnani P, Lewis BS. Video capsule endoscopy in inflammatory bowel disease: past, present, and future. *Inflamm Bowel Dis.* 2004;10:278–285. [PMID: 15290925]

C. Tumores de intestino delgado e síndromes de polipose

A endoscopia com cápsula é capaz de detectar tumores e pólipos de todos os tamanhos por todo o intestino delgado; entretanto, como muitos tumores são submucosos, pode ser difícil algumas vezes diferenciar um tumor de abaulamentos transitórios que frequentemente são observados durante a endoscopia com cápsula. Além disso, um tumor somente pode ser visto tangencialmente em um quadro do estudo, dificultando a caracterização da massa, especialmente quando ela é volumosa. Como a endoscopia com cápsula não possui a capacidade de realizar biópsias, a obtenção de um diagnóstico definitivo raramente é possível com o uso isolado da endoscopia com cápsula. Entretanto, um diagnóstico presuntivo pode ser feito em alguns casos, como nos pacientes com uma massa em intestino delgado e melanoma metastático conhecido (ver Lâmina 80).

Em um estudo de pacientes com síndromes de polipose, a endoscopia com cápsula detectou pólipos em 10 de 11 pacientes (91%) com síndrome de Peutz-Jeghers. Esse estudo também examinou pacientes com PAF. Ele concluiu que 24% dos pacientes com PAF (5 de 12 pacientes) e adenomas duodenais apresentavam pólipos jejunais distais ou ileais detectados na endoscopia com cápsula. Nos pacientes sem adenomas duodenais, pólipos mais distais ocorreram em somente 12%. A se destacar, a endoscopia geralmente falha em obter visualização adequada da ampola de Vater, uma área frequente de desenvolvimento de pólipos e adenocarcinoma em pacientes com PAF. Portanto, a endoscopia com cápsula não é um substituto para a vigilância padrão utilizando o duodenoscópio de visão lateral com biópsias da ampola.

Schulmann K, Hollerbach S, Kraus K, et al. Feasibility and diagnostic utility of video capsule endoscopy for the detection of small bowel polyps in patients with hereditary polyposis syndromes. *Am J Gastroenterol.* 2005;100:27–37. [PMID: 15654777]

D. Doença celíaca

Em um pequeno estudo cego com 20 pacientes (10 com doença celíaca e 10 controles), a endoscopia com cápsula apresentou sensibilidade de 70%, especificidade de 100%, valor preditivo positivo de 100% e valor preditivo negativo de 77% para o diagnóstico da doença celíaca. A concordância entre observadores para endoscopistas experientes com o procedimento foi perfeita ($\kappa = 1$). Pacientes com extenso envolvimento de intestino delgado apresentavam maior probabilidade de desenvolver os sintomas clássicos da doença celíaca, incluindo diarreia e perda de peso, enquanto aqueles com envolvimento proximal apresentavam somente sintomas leves e inespecíficos.

Os estudos também avaliaram o uso da endoscopia com cápsula em pacientes com doença celíaca refratária. Em um estudo feito em 47 pacientes com doença celíaca e dor abdominal persistente, perda de sangue oculta, ou anemia por deficiência de ferro refratária, a endoscopia com cápsula identificou lesões em 87% (41 de 47 pacientes). Os estudos de endoscopia com cápsula detectaram achados consistentes com doença celíaca na maioria dos pacientes (32 com atrofia de vilosidades, 29 com recortes e fissuras e 9 com um padrão em mosaico). Achados adicionais incluíram ulcerações (21 pacientes), nodularidade (6 pacientes), adenocarcinoma (1 paciente), pólipo (1 paciente), estreitamento (1 paciente), intussuscepção (1 paciente) e uma massa submucosa (1 paciente). Esse estudo sugere que em pacientes com sintomas em andamento, a despeito do registro de aderência a uma dieta livre de glúten, a endoscopia com cápsula apresentou alta capacidade para a identificação de anormalidades.

Culliford A, Daly J, Diamond B, et al. The value of wireless capsule endoscopy in patients with complicated celiac disease. *Gastrointest Endosc.* 2005;62:55–61. [PMID: 15990820]

Petroniene R, Dubcenco E, Baker JP, et al. Given capsule endoscopy in celiac disease: evaluation of diagnostic accuracy and interobserver agreement. *Am J Gastroenterol.* 2005;100: 685–694. [PMID: 15743369]

E. Endoscopia com cápsula do esôfago

A PillCam ESO2 foi projetada para visualizar o esôfago e pode ser utilizada para detectar achados como varizes esofágicas, esofagite erosiva, e esôfago de Barrett. Em um estudo com 32 pacientes, houve concordância de 97% entre endoscopia com cápsula e endoscopia superior para a detecção de varizes, e 91% de concordância para o diagnóstico de gastropatia por hipertensão portal.

Limitações

Uma vantagem da endoscopia com cápsula é que ela tem o potencial de fazer imagens de todo o comprimento do intestino delgado. Entretanto, em muitos casos há visualização inadequada de áreas da mucosa em decorrência de sua rápida passagem, incapacidade de insuflar, vistas tangenciais, e detritos. Além disso, em aproximadamente 15% dos casos, a cápsula não chega ao cólon antes da bateria descarregar (atualmente cerca de 8 horas). Uma limitação significante é que a endoscopia com cápsula não possui capacidade de realizar biópsias. Isso pode ser um problema porque achados como eritemas, ulcerações aftosas ou ulcerações francas são observados em vários distúrbios (ver Tabela 33-3). Além disso, os nódulos não podem ser biopsiados para determinar a presença de malignidade subjacente. Algumas dessas limitações agora podem ser abordadas com o uso da enteroscopia profunda de intestino delgado, se uma anormalidade for encontrada na endoscopia com cápsula (ver, a seguir, "Enteroscopia Profunda de Intestino Delgado").

Complicações

A complicação mais importante relacionada com endoscopia com cápsula é a retenção da cápsula. No total, o risco de retenção é de 1–2%. Muitos dos distúrbios para os quais a endoscopia com cápsula é utilizado, como a doença de Crohn ou enterite por radiação, podem aumentar o risco de retenção. Pacientes com doença de Crohn estão em risco elevado por causa de possíveis estreitamentos do intestino delgado (que podem não ser detectados nas imagens convencionais). Na presença de doença de Crohn estabelecida, as imagens radiológicas de intestino delgado (acompanhamento do intestino delgado ou enteróclise por TC) devem ser realizadas antes da endoscopia com cápsula para diminuir o risco de retenção. O uso de uma cápsula de patência (Agile Patency System, Given Imaging Ltd, Yoqneam, Israel) também pode diminuir o risco de retenção (ver, anteriormente, "Contraindicações").

A retenção da cápsula geralmente está associada à identificação com achados patológicos significantes que geralmente necessitam de novas intervenções cirúrgicas ou endoscópicas. Em um estudo de 733 casos, a retenção da cápsula ocorreu em 1,9% (14 pacientes). Desses, todas ocorreram no sítio da patologia (doença de Crohn [5], estenose de intestino delgado [5], neoplasia de intestino delgado [3] e isquemia mesentérica [1]). Onze pacientes foram submetidos à cirurgia para remoção de cápsula, dois tiveram a cápsula removida por via endoscópica e um (com isquemia mesentérica) não teve a cápsula removida. A enteroscopia profunda de intestino delgado é uma opção para a recuperação das cápsulas que estão retidas na porção média ou distal do intestino delgado e, consequentemente, fora de alcance para uma enteroscopia padrão (ver, a seguir, "Enteroscopia Profunda de Intestino Delgado").

Complicações incomuns da endoscopia com cápsula incluem aspiração da cápsula, impactação na cricofaringe, ou retenção em um divertículo de Zenker ou de Meckel. Um caso de aspiração foi observado em um paciente que fez parte do estudo de 733 exames de endoscopia com cápsula. Nesse caso, o paciente foi capaz de expelir a cápsula tossindo. Essas complicações reforçam a necessidade de avaliação cuidadosa dos pacientes à procura de distúrbios da deglutição antes da realização de um estudo de endoscopia com cápsula.

Cheifetz AS, Kornbluth AA, Legnani P, et al. The risk of retention of the capsule endoscope in patients with known or suspected Crohn's disease. *Am J Gastroenterol.* 2006;101:2218–2222. [PMID: 16848804]

Rondonotti E, Herrerias JM, Pennazio M, et al. Complications, limitations, and failures of capsule endoscopy: a review of 733 cases. *Gastrointest Endosc.* 2005;62:712–716. [PMID: 16246685]

ENTEROSCOPIA PROFUNDA DE INTESTINO DELGADO

Considerações gerais

O intestino delgado tem em média 430 cm (14 pés) de comprimento. A enteroscopia tradicional com um *over-tube*, entretanto, pode ser avançada no máximo a 160 cm além do ligamento de Treitz. Com o advento da endoscopia com cápsula sem fio, atualmente é possível visualizar todo o comprimento do intestino delgado, mas a endoscopia com cápsula não possui a capacidade de biópsias nem a capacidade terapêutica. As lesões detectadas pela endoscopia com cápsula estão além do alcance do enteroscópio tradicional e atualmente podem ser avaliadas com o uso da enteroscopia profunda de intestino delgado. A enteroscopia total é possível com a enteroscopia assistida por balão ou espiral e para intervenções terapêuticas. Yamamoto *et al.* foram os primeiros a descrever a enteroscopia com duplo balão em 2001, e o procedimento foi aprovado pela FDA para uso nos Estados Unidos no outono de 2004 (Double Balloon Technology, Fujinon, Wayne, NJ). Desde então, dois sistemas adicionais utilizando a enteroscopia com balão único (Single Balloon Enteroscope System, Olympus, Tóquio, Japão) e enteroscopia espiral (Spirus EndoEase Discover SB System, Spirus Medical, Stoughton, MA) foram lançados.

Jonnalagadda S. Double balloon enteroscopy: wired technology meets wireless. *Gastroenterology.* 2006;131:327–329. [PMID: 16831620]

Yamamoto H, Sekine Y, Sato Y, et al. Total enteroscopy with a nonsurgical steerable double balloon method. *Gastrointest Endosc.* 2001;53:216–220. [PMID: 1174299]

Indicações

A enteroscopia profunda de intestino delgado geralmente é utilizada para a avaliação de sangramentos gastrointestinais obscuros, anormalidades radiográficas do intestino delgado, anormalidades identificadas na endoscopia com cápsula, diarreia crônica e disabsorção, e nas síndromes de polipose para detectar e remover pólipos (Tabela 33-5). Também é utilizada para biopsiar e dilatar pequenos estreitamentos do intestino delgado, para rastrear recorrência da doença em pacientes com histórias de malignidades do intestino delgado e para avaliar pacientes com doença celíaca refratária. Nos pacientes submetidos a *bypass* gástrico com Y em Roux, pode visualizar o estômago desfuncionalizado e pode obter acesso aos dutos biliares e pancreáticos.

Di Caro S, May A, Heine DG, et al. DBE European Study Group. The European experience with double balloon enteroscopy: indications, methodology, safety and clinical impact. *Gastrointest Endosc.* 2005;62:545–550. [PMID: 16185969]

Gerson LB. Double balloon enteroscopy: the new gold standard for small-bowel imaging? *Gastrointest Endosc.* 2005;62:71–75. [PMID: 15990822]

Tabela 33-5. Indicações para enteroscopia profunda de intestino delgado.

Sangramento gastrointestinal obscuro
Anormalidades radiológicas do intestino delgado
Anormalidades observadas na endoscopia com cápsula
Diarreia crônica e disabsorção
Detecção e remoção de pólipos nas síndromes de polipose
Dilatação e biópsia dos estreitamentos do intestino delgado
Rastreamento para recorrência das malignidades do intestino delgado
Doença celíaca refratária
Visualização do estômago desfuncionalizado após um *bypass* gástrico com Y em Roux
Acesso aos dutos biliares e pancreáticos após *bypass* gástrico com Y em Roux ou hepaticojejunostomia com Y em Roux

Procedimento

A. Preparação do paciente

Os pacientes que são submetidos a um estudo anterógrado (pela boca), o jejum por 8–12 horas antes do estudo é instituído. Para um estudo retrógrado (pelo ânus), uma preparação de colonoscopia padrão é empregada.

B. Técnicas

1. Enteroscopia com duplo balão — O sistema de enteroscopia com duplo balão é composto de um enteroscópio, um *over-tube*, e um controlador de bomba do balão. O sistema utiliza dois balões de látex, um na extremidade do enteroscópio e um na extremidade do *over-tube* (Figura 33-1). Mediante uma combinação de abordagens anterógradas e retrógradas, todo o intestino delgado pode ser examinado em 42–86% dos pacientes.

O exame pode ser realizado com o uso de sedação consciente ou propofol, apesar de alguns centros preferirem anestesia geral por causa da duração do estudo e do potencial de desconforto do paciente. Durante um estudo anterógrado, o endoscópio e o *over-tube* são avançados até que ambos estejam dentro do duodeno. O balão na extremidade do *over-tube* é insuflado para ancorar no intestino delgado. A seguir, o endoscópio é avançado. Quando o endoscópio não pode ser mais avançado, o balão na ponta do endoscópio é insuflado, novamente ancorando no intestino delgado. O balão no *over-tube* é então esvaziado e o *over-tube* é avançado até alcançar a extremidade do endoscópio. Nesse ponto o balão na extremidade do *over-tube* é novamente insuflado. Com os dois balões insuflados, o endoscópio e o *over-tube* são suavemente retirados até que uma resistência seja sentida. Ao fazer isso, o intestino delgado fica pregueado sobre o *over-tube* e as alças são reduzidas. O balão no lado do endoscópio é esvaziado e este é novamente avançado.

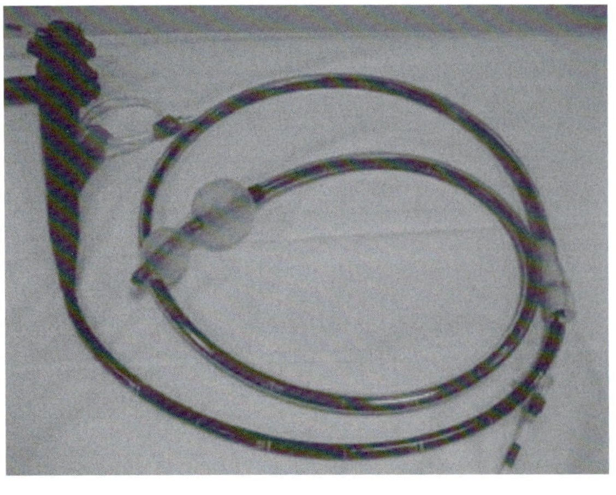

▲ **Figura 33-1.** Enteroscópio de duplo balão.

Essa sequência é repetida até chegar à região de interesse ou até que o endoscópio não possa mais ser avançado. A orientação fluoroscópica pode ser utilizada para auxiliar com os avanços e reduções do endoscópio. Quando uma abordagem retrógrada é utilizada, o endoscópio e o *over-tube* são avançados até que estejam dentro do íleo terminal, e a mesma sequência é realizada.

Utilizando a abordagem anterógrada, podem ser examinados 240–270 cm de intestino delgado. Com a abordagem retrógrada, 140–150 do intestino delgado podem ser avaliados, em média. Os índices observados de visualização completa do intestino delgado (geralmente através de uma combinação de exames anterógrados e retrógrados) variam amplamente (4–86%), com índices mais elevados sendo registrados no Japão e menores índices na Europa e Estados Unidos.

O enteroscópio com duplo balão terapêutico atual (Fujinon EN-450T5; Fujinon Inc., Saitama, Japão) possui um campo de visão de 140 graus e um comprimento de trabalho de 200 cm. Ele possui um canal de pinça com diâmetro de 2,8 mm, que acomodará a pinça de biópsia, sondas de coagulação de plasma de argônio, sondas de hemostasia bipolares, escovas de citologia, redes de Roth, laços e agulhas para injeção. O *over-tube* tem 135 cm com um diâmetro externo de 13,2 mm.

2. Enteroscopia com balão único — O sistema de enteroscopia com balão único é similar ao sistema de duplo balão, só que ao invés de ter um balão na extremidade do enteroscópio, a ponta do enteroscópio pode ser angulada agudamente para ancorar o endoscópio. As profundidades médias de inserção no intestino delgado são de 133–270 cm para os estudos anterógrados e de 73–199 cm para os estudos retrógrados.

3. Enteroscopia espiral — A enteroscopia espiral utiliza um enteroscópio projetado para enteroscopia com um ou dois balões e um *over-tube* com uma espiral helicoidal mole e elevada. O enteroscópio é avançado pelo intestino delgado juntamente com o *over-tube*. Conforme o *over-tube* é rodado, o intestino delgado é puxado para o *over-tube*. O sistema foi desenvolvido como uma alternativa para a enteroscopia assistida por balão na esperança de ser um método mais simples e rápido. Atualmente ele é utilizado somente para as abordagens anterógradas (pela boca). As profundidades de inserção registradas são similares às observadas nos estudos anterógrados realizados com o uso da enteroscopia assistida com balão.

Resultados

A maioria dos dados disponíveis é oriunda de pesquisas que utilizaram a enteroscopia com duplo balão, apesar dos resultados iniciais registrados para a enteroscopia com balão único e para a espiral serem similares. A capacidade diagnóstica para a enteroscopia com duplo balão varia de 43–80%, com uma capacidade diagnóstica de 18–55%. Em um estudo de 2005 com 137 pacientes feito por May *et al.*, a enteroscopia com duplo balão apresentou capacidade diagnóstica de 80%. A maioria dos pacientes foi avaliada para sangramento gastrointestinal obscuro (67%). Outras indicações incluíram síndromes de poliposes (10%), dor abdominal (8%), subíleo ou dor abdominal severa na presença de doença de Crohn (4%), diarreia crônica ou disabsorção (2%), linfoma não Hodgkin do intestino delgado (2%) e obstrução intestinal por um corpo estranho (2%). Um novo diagnóstico foi feito em 34% dos pacientes e um diagnóstico foi confirmado em 30% dos pacientes. Em 12% dos pacientes, foi determinado no estudo a extensão de um diagnóstico previamente conhecido e em 10% dos pacientes um diagnóstico previamente feito foi excluído. Achados incluíram ulcerações, pólipos, tumores, angiodisplasias, divertículos de intestino delgado, corpos estranhos (cápsulas endoscópicas e dentaduras), enteropatia hipertensiva, e fontes de sangramento fora do intestino delgado. A terapia endoscópica foi empregada em 41,5% dos pacientes (coagulação com plasma de argônio, polipectomia, extração de corpo estranho, dilatação e injeção de epinefrina diluída). Tratamentos médicos foram iniciados ou alterados em 17% (principalmente em pacientes com doença de Crohn do intestino delgado). A terapia cirúrgica foi recomendada como resultado de estudo em 17,5% dos pacientes. A enteroscopia com duplo balão não teve implicações no tratamento em somente 14,5% dos pacientes estudados.

Em um segundo estudo com 353 pacientes de 2007, May *et al.* encontraram capacidade diagnóstica similar de 75% para lesões no intestino delgado. Sessenta por cento dos pacientes foram avaliados para suspeitas de sangramento em intestino delgado, 10% apresentavam dor abdominal crônica, 9% apresentavam síndrome de polipose, 8% apresentavam doença de Crohn e 13% realizaram o estudo por outras indicações, incluindo extração de corpo estranho. Os achados influenciaram a terapia subsequente em 67%. A terapia endoscópica foi realizada em 59% e a terapia clínica foi iniciada ou alterada em 19%. Vinte e dois por cento dos pacientes necessitaram de cirurgia. Não surpreendentemente, a maioria dos pacientes que recebeu terapia endoscópica sofreu de sangramento no intestino delgado (74%).

Khashab MA, Lennon AM, Dunbar KB, et al. A comparative evaluation of single balloon enteroscopy and spiral enteroscopy for patients with mid-gut disorders. *Gastrointest Endosc.* 2010;71:766–772. [PMID: 20619404]

May A, Nachbar L, Ell C. Double balloon enteroscopy (push-and-pull enteroscopy) of the small bowel: feasibility and diagnostic and therapeutic yield in patients with suspected small bowel disease. *Gastrointest Endosc.* 2005;62:62–70. [PMID: 15990821]

May A, Nachbar L, Pohl J, et al. Endoscopic interventions in the small bowel using double balloon enteroscopy: feasibility and limitations. *Am J Gastroenterol.* 2007;102:527–535. [PMID: 17222315]

Tsujikawa T, Saitoh Y, Andoh A, et al. Novel single balloon enteroscopy for the diagnosis and treatment of the small intestine: preliminary experiences. *Endoscopy.* 2008;40:11–15. [PMID: 18058613]

Limitações

A limitação primária da enteroscopia profunda do intestino delgado é a visualização incompleta da mucosa. Conforme destacado anteriormente, o intestino delgado pode ser examinado em 4–86% dos pacientes utilizando uma abordagem anterógrada e retrógrada combinada, deixando uma porcentagem significante de pacientes com visualização incompleta do intestino delgado. Comumente isso ocorre em função da incapacidade de avançar o endoscópio através de todo o comprimento do intestino delgado. A enteroscopia profunda do intestino delgado também é limitada pelo fato de tipicamente necessitar de dois operadores (pelo menos um deles sendo médico) e pelo longo tempo do exame, com um tempo médio de procedimento de 73–115 minutos para a enteroscopia assistida por balão, apesar do tempo necessário para a enteroscopia assistida espiral poder ser menor. Além disso, devido ao potencial desconforto do paciente, alguns centros utilizam a anestesia geral, o que pode tornar os procedimentos logisticamente mais difíceis no momento da preparação, sem contar com seu maior custo.

Complicações

O evento adverso mais comum é dor abdominal, no mesmo dia ou no dia seguinte ao procedimento. Ela pode ocorrer em até 20% dos pacientes. Os pacientes também podem relatar dor em orofaringe. Perfurações foram relatadas, incluindo várias perfurações após quimioterapia para tratamento de linfoma e após polipectomias em intestino delgado. Íleo paralítico pós-procedimento e pancreatite também foram relatados. O sangramento foi observado após polipectomias.

O índice de complicação geral no estudo de May com 353 pacientes, citado anteriormente, foi de 3,4%. Sangramentos ocorreram em 1,1%, perfuração em 1,7% e enterite em 0,6%. Esses números, entretanto, subestimam o risco associado a intervenções individuais. Dos 46 pacientes submetidos à polipectomia, 5 (10,8%) sofreram complicações. Sangramentos ocorreram em 2 (4,3%) e perfurações ocorreram em 3 (6,5%). Todas as complicações em pacientes submetidos à polipectomia ocorreram após a remoção de pólipos > 3 cm. A coagulação com plasma de argônio apresentou menor índice de complicação de 1 em 108 (0,9%).

Assim, apesar do índice geral de complicações ser baixo, pacientes submetidos à polipectomia devem ser aconselhados sobre o risco de complicação significante associado a remoção de grandes pólipos, assim como o observado na síndrome de Peutz-Jeghers. Entretanto, como a alternativa nesses pacientes é a enteroscopia intraoperatória, que possui um índice de morbidade de 30% e de mortalidade de 2%, a enteroscopia profunda de intestino delgado ainda é uma opção atraente.

34 Corpos estranhos gastrointestinais

Christopher C. Thompson, MD, MSc, FACG, FASGE

CRITÉRIOS DE DIAGNÓSTICO

- Radiografias simples devem ser o estudo diagnóstico inicial: obtenha radiografias laterais e posteroanteriores do pescoço, tórax e abdome, conforme indicado.
- Evitar contraste oral.
- A avaliação endoscópica pode ser necessária para objetos que são potencialmente radiolucentes em pacientes com uma história adequada, mas com achados por imagens negativos.
- A carne impactada tipicamente é radiolucente e é o corpo estranho esofágico mais comum em adultos, faça uma endoscopia prontamente em todos os casos com evidência clínica de obstrução e falha de eliminação após o tratamento clínico inicial.
- Muitos corpos estranhos passam espontaneamente, mas certos objetos (p. ex., objetos cortantes e baterias) precisam de intervenção urgente.

Considerações gerais

Corpos estranhos gastrointestinais ocorrem em todos os grupos etários e comumente são observados pelo gastroenterologista, bem como por profissionais de várias disciplinas cirúrgicas. A remoção endoscópica dos corpos estranhos é feita desde o início do século XX, com a adoção mais abrangente após o advento do fibroscópio em 1957. Os métodos de diagnóstico e o tratamento continuaram a evoluir desde então com o desenvolvimento de acessórios especializados e uma eficácia processual.

A ingestão de corpos estranhos, incluindo corpos estranhos da dieta ou impactação de *bolus* alimentar, atualmente representa a segunda indicação mais comum para endoscopia gastrointestinal de emergência, depois da hemorragia gastrointestinal. Pacientes com ingestão de corpo estranho tipicamente se apresentam ao seu médico ou ao departamento de emergência, e a maioria dos corpos estranhos é eliminada de modo espontâneo. Porém, complicações significantes podem surgir em aproximadamente 1.500–1.600 mortes nos Estados Unidos a cada ano. Portanto, é essencial para que o endoscopista determine de modo eficiente quais pacientes necessitam de intervenção e que esteja confortável com os métodos apropriados de extração. Este capítulo revê as indicações para remoção de corpos estranhos, a avaliação diagnóstica típica e técnicas endoscópicas para o manejo dos corpos estranhos.

Achados clínicos

A. Sinais e sintomas

Os pacientes após a ingestão de corpos estranhos podem se apresentar de formas variadas, desde assintomáticos até com sinais e sintomas de obstrução esofágica completa ou perfuração franca. Na maioria dos casos, uma história clínica cuidadosa fornece o diagnóstico correto. A história clínica pode ser menos confiável em crianças < 5 anos, nos mentalmente incapacitados, e em pacientes não cooperativos. Nessas populações, sintomas e estudos diagnósticos são mais críticos para o esclarecimento do diagnóstico.

A maioria das ingestões de corpos estranhos verdadeiros é observada em crianças entre 1–5 anos de idade que deglutem pequenos itens caseiros ou brinquedos. Felizmente, a maioria desses objetos é pequena e não cortante, e tipicamente é eliminada de modo espontâneo. Adultos que ingerem corpos estranhos verdadeiros, em geral apresentam distúrbios psiquiátricos, retardo mental, alcoolismo ou motivos identificáveis para ganhos secundários, como prisioneiros. Corpos estranhos da dieta e impactações do *bolus* alimentar tipicamente ocorrem em adultos mais velhos, usuários de dentaduras e naqueles com distúrbios esofágicos subjacentes.

Os sintomas iniciais são determinados pelo tipo de corpo estranho ingerido e pela sua localização.

1. Corpos estranhos esofágicos — Os corpos estranhos esofágicos podem resultar em sintomas de disfagia, odinofagia ou sinais de obstrução esofágica completa, incluindo incapacidade de deglutir secreções, sialorreia e regurgitação. O início súbito de odinofagia após uma alimentação sugere a impactação de um osso, fragmento alimentar, palito de dentes ou objetos similares no esôfago. Sintomas respiratórios como tosse e estridor são comuns em crianças mais jovens uma vez que seus anéis traqueais complacentes são comprimidos mais facilmente por um corpo estranho esofágico adjacente. A obstrução das vias aéreas superiores é uma apresentação rara para adultos com corpo estranho esofágico; entretanto, a impactação por *bolus* alimentar no nível da cricofaringe pode resultar em obstrução respiratória, conhecida como "síndrome da churrascaria". Enfisema subcutâneo na área supraclavicular ou pescoço sugere a perfuração do esôfago ou hipofaringe. A perfuração esofágica por objetos pontiagudos no nível do arco aórtico também pode resultar em fístula aortoesofágica, a qual tipicamente se apresenta com um sangramento de aviso, seguido por hemorragia maciça. Felizmente essas apresentações são raras.

2. Corpos estranhos gástricos — Os corpos estranhos gástricos geralmente são assintomáticos, exceto quando são suficientemente grandes para serem associados a êmese pós-prandial e saciedade precoce. Corpos estranhos de longa permanência ou aqueles que são pontiagudos podem ficar impactados na parede gástrica e resultam em inflamação, ulceração, hemorragia ou perfuração. Esses pacientes geralmente se apresentam com dor ou sangramento.

3. Corpos estranhos em intestino delgado — Corpos estranhos que conseguem chegar ao intestino delgado tipicamente permanecem assintomáticos. Os sintomas dos corpos estranhos em intestino delgado tipicamente são aqueles de perfuração ou obstrução.

B. Achados físicos

O exame físico pode gerar importantes pistas para a identificação de complicações decorrentes de ingestão de corpos estranhos. Crepitação nas áreas supraclavicular e cervical sugere a perfuração da hipofaringe ou esôfago. Grandes corpos estranhos gástricos ocasionalmente podem ser palpáveis no exame abdominal. Sinais peritoneais geralmente sugerem perfuração gástrica ou intestinal e achados físicos típicos de obstrução intestinal podem ocorrer com os corpos estranhos em intestino delgado.

C. Exames de imagem

A radiografia simples deve ser o estudo diagnóstico inicial. Imagens lateral e posteroanterior devem ser obtidas na região do pescoço, tórax e abdome. Esses exames são importantes na identificação de objetos pequenos ou planos que podem estar sobre a coluna, e na determinação da localização exata de um corpo estranho. A imagem lateral geralmente é essencial na diferenciação entre localizações traqueobrônquicas e esofágicas. A perfuração também pode ser identificada quando o objeto se estende além da parede do lúmen, ou se uma massa de tecidos moles é observada na região adjacente ao objeto. As radiografias simples devem ser obtidas para avaliar impactações por bolo alimentar, já porque a presença de fragmentos ósseos pode alterar o tratamento endoscópico.

Objetos que são relativamente radiolucentes, como plástico, madeira, a maioria dos vidros e pequenos ossos, podem não ser observados nas radiografias simples, caso em que uma xeroradiografia ou imagem de tomografia computadorizada pode ser útil na definição do diagnóstico.

Estudos contrastados devem ser evitados. A gastrografina está contraindicada uma vez que é muito hipertônica e pode resultar em severa pneumonite química se for aspirada, além disso, o bário pode dificultar a visualização endoscópica, complicando a terapia.

A avaliação endoscópica também pode ser necessária, mesmo na ausência de achados por imagens, para busca de possível objeto radiolucente e uma história altamente suspeita. Além disso, a endoscopia geralmente é o método terapêutico de escolha.

Tratamento

Apesar da maior parte dos corpos estranhos ser eliminada espontaneamente, certos objetos necessitam de intervenção urgente. O tipo de corpo estranho e sua localização determinam o tratamento. Em geral, todos os corpos estranhos esofágicos, corpos estranhos gástricos alongados e cortantes e objetos rombos devem ser removidos do estômago, quando persistem por mais de 2 semanas. A remoção endoscópica pode ser tecnicamente difícil dependendo do formato e do material do objeto, e vários acessórios estão disponíveis para aumentar as chances de sucesso do procedimento. Os detalhes da abordagem serão discutidos adiante.

A. Classificação e abordagem dos corpos estranhos

Ampla variedade de corpos estranhos ingeridos pode ser encontrada por endoscopistas gastrointestinais. Aproximadamente 75% dos corpos estranhos são eliminados espontaneamente, com 1% resultando em complicações sérias ou cirurgias.

Os corpos estranhos podem ser classificados como corpos estranhos verdadeiros e corpos estranhos da dieta. Eles podem ser categorizados ainda como rombos, ou cortantes, arredondados ou pontiagudos, longos ou curtos, tóxicos e não tóxicos e como impactações do bolo alimentar. Essas características estão associadas ao prognóstico, e dependendo da localização anatômica podem indicar quando a remoção urgente é necessária.

1. Objetos cortantes e pontiagudos — Os objetos cortantes mais comuns incluem ossos de peixe ou galinha e palitos de dente, entretanto, lâminas de barbear, alfinetes e fragmentos de vidro também podem ser vistos (Figura 34-1 e Lâmina 84). Apesar de esses objetos, em sua maioria, poderem passar seguramente através do trato gastrointestinal, índices de perfurações chegam aos 35%. Assim, a remoção endoscópica é necessária se o objeto está dentro do alcance do endoscópio. Quando o objeto está acima da cricofaringe, o encaminhamento a um otorrinolaringologista para laringoscopia direta está indicado. Caso contrário, uma endoscopia flexível de urgência deve ser considerada. Se o objeto já passou pelo duodeno, radiografias diárias devem ser obtidas para determinar sua localização e detectar a presença de ar livre ou outras evidências de complicações. Se o objeto não progredir após 3 dias consecutivos, a intervenção cirúrgica deve ser considerada.

2. Objetos longos — Corpos estranhos longos e estreitos como escovas de dentes e fios rígidos estão associados a alta incidência de perfuração já que eles têm dificuldade de passar pelas curvaturas fixas do duodeno. Objetos com 6 cm de comprimento ou mais são particularmente problemáticos, e a intervenção endoscópica precoce está recomendada.

3. Corpos estranhos rombos — Esta talvez seja a classe mais diversa de corpos estranhos ingeridos e é mais comum na população pediátrica. Em uma revisão descrevendo o tratamento de 242 corpos estranhos, moedas foram os corpos estranhos mais comuns ingeridos por crianças. Outros objetos nessa classe incluem bolas de gude, pequenos brinquedos e baterias em formato de disco. O tratamento ambulatorial conservador está indicado para a grande maioria dos objetos que passam pelo estômago. Objetos redondos com mais de 2,5 cm têm menor probabilidade de passar pelo piloro e a remoção endoscópica deve ser considerada se os objetos falharem em passar pelo estômago em 2–3 semanas. Se o objeto passa através do estômago, uma radiografia deve ser obtida a cada 3–4 dias para avaliar a passagem. A remoção cirúrgica deve ser considerada se o objeto permanece no mesmo local por mais de 1 semana.

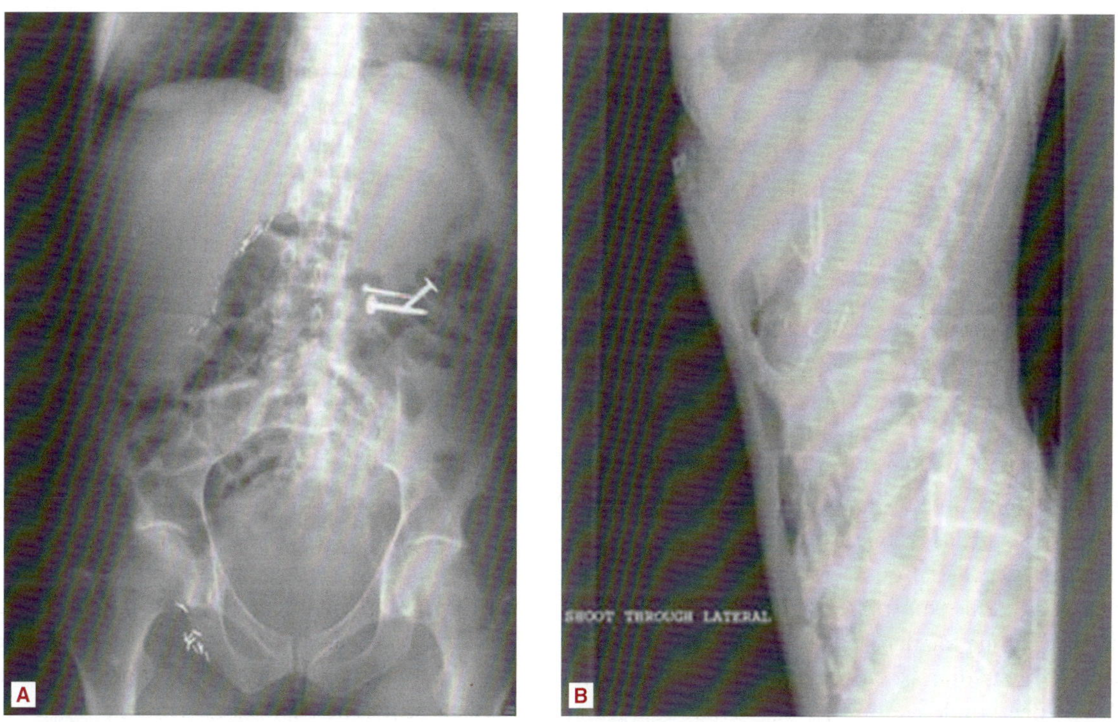

▲ **Figura 34-1.** Radiografias simples. **A:** Radiografia posteroanterior mostrando pregos. **B:** Radiografia lateral mostrando uma lâmina de barbear.

Baterias em formato de disco necessitam de considerações especiais. Os sistemas de baterias em disco mais comuns incluem óxido de prata, dióxido de manganês e óxido de mercúrio. Essas bactérias tipicamente contêm soluções alcalinas como o hidróxido de sódio ou potássio, que podem causar efeitos corrosivos diretos ou queimaduras por baixa voltagem. Necrose por liquefação do esôfago e perfuração também podem ocorrer. A avaliação endoscópica de urgência com a remoção da bateria está indicada. Se a ruptura da bateria for observada, os níveis de metais pesados devem ser monitorados no sangue e na urina. O envenenamento por mercúrio é uma rara complicação da ruptura das baterias. Envenenamento por cobre, níquel e chumbo também foi registrado após a retenção prolongada de vários objetos estranhos metálicos. Se uma bateria em formato de disco passar de modo bem-sucedido pelo estômago, ela tipicamente passará pelo trato gastrointestinal sem consequências. O uso de pinças deve ser evitado se a remoção endoscópica for tentada, uma vez que pode levar à ruptura da bateria. Catárticos e supressão de ácidos não possuem papel comprovado e também devem ser evitados.

4. Corpos estranhos tóxicos — O transporte interno de drogas ilícitas envoltas em pacotes de plástico ou látex, também conhecido como "pacote corporal", é visto com muita frequência em regiões de tráfico de drogas. A ruptura ou o vazamento do pacote pode ser fatal, e esses corpos estranhos necessitam de consideração especial. A remoção endoscópica não deve ser tentada.

Os pacotes de drogas podem ser subdivididos em três tipos. O tipo 1 inclui preservativos e balões. Estes tipicamente aparecem como uma densidade circundando um halo de gás na radiografia. Cada preservativo pode conter de 3–5 g de cocaína, e a ingestão de 1–3 g pode ser letal. Como esses pacotes são muito suscetíveis à ruptura, a remoção cirúrgica deve ser considerada precocemente.

Os pacotes tipos 2 e 3 consistem em camadas tubulares de látex ou plástico, com ou sem uma folha de alumínio. Os pacotes tipo 2 podem parecer semelhantes ao tipo 1 nas radiografias. Os pacotes tipo 3 são menores e podem não ser vistos nas radiografias. Esses pacotes são menos suscetíveis à ruptura e, se identificados, podem ser acompanhados com radiografias diárias. As indicações para cirurgia incluem falha de progresso do pacote nas radiografias diárias, evidência de obstrução intestinal, visualização de ruptura do pacote na radiografia, passagem de pacotes rompidos ou desenvolvimento de sintomas secundários à ruptura do pacote.

5. Impactação pelo *bolus* alimentar — Carne impactada é o corpo estranho esofágico mais comum em adultos. A obstrução esofágica total é deduzida pela sialorreia e incapacidade de deglutir secreções. Esta é uma indicação para intervenção endoscópica de urgência. Idealmente, todos os *bolus* de carne devem ser extraídos ou avançados até o estômago com urgência (dentro de algumas horas após a ingestão) por causa do risco para aspiração. Além disso, com a impactação prolongada do *bolus* há o risco de isquemia esofágica local e formação de úlceras de pressão, além disso, com o tempo, o *bolus* pode ser parcialmente digerido, necessitando da remoção em pedaços.

A administração de glucagon (1 mg por via intravenosa) também pode ser tentada antes da endoscopia para encorajar a passagem espontânea. Esse procedimento pode ser repetido em 10 minutos; entretanto, se não for efetivo, novas doses não são recomendadas. O glucagon tem pouco efeito no esôfago proximal, mas causa relaxamento substancial da musculatura lisa do esfíncter esofágico inferior, permitindo a passagem espontânea do *bolus* em 50% dos casos. Pacientes com anormalidades estruturais apresentam menor probabilidade de responder a essa forma de terapia clínica. O glucagon está contraindicado em pacientes com feocromocitoma, insulinoma e síndrome de Zollinger-Ellison-Papaína e outros amolecedores da carne devem ser evitados. Muitas impactações ocorrem no esôfago proximal e deve se tomar atenção especial nessa área na intubação esofágica inicial. Além disso, muitos pacientes com impactações por *bolus* de carne apresentam doença esofágica subjacente, como estenose péptica, anel de Schatzi ou esofagite eosinofílica. Trauma local e edema geralmente impedem um diagnóstico preciso dessas condições na avaliação endoscópica inicial, e estudos subsequentes tipicamente são necessários, os quais podem incluir a repetição da endoscopia superior com biópsia depois algumas semanas da resolução da impactação pelo *bolus* alimentar.

6. Corpos estranhos retais — Vários objetos, incluindo garrafas, vibradores, frutas e vegetais diversos, lâmpadas e até mesmo um tanque de propano, já foram relatados na literatura. Em função da ampla variedade de objetos e o grau variável de trauma que pode ser observado, é importante ter uma abordagem sistemática para o diagnóstico e tratamento dos corpos estranhos retais retidos. Além disso, apresentações tardias são comuns, por vergonha e relutância em procurar atendimento médico, sem contar que os pacientes, em geral, não contam a verdade sobre detalhes importantes, complicando ainda mais o tratamento. A remoção manual ou cirúrgica comumente é necessária, e cirurgiões colorretais tipicamente são chamados para acompanhar esses casos. É importante excluir perfurações em todos os pacientes com o uso de imagem de TC abdominal, antes de considerar a endoscopia. A cirurgia está indicada em todos os casos de perfuração. Além disso, objetos com diâmetro > 10 cm, com permanência superior a 2 dias e que estão proximais ao reto, tipicamente necessitam ser removidos cirurgicamente. Se uma abordagem transanal é possível, o relaxamento do esfíncter anal é importante. O bloqueio do nervo perianal e/ou anestesia espinal deve ser considerado, além da sedação consciente intravenosa. A perfuração pode ser observada somente depois da extração; a realização de imagens após a remoção do corpo estranho também é importante.

B. Métodos de remoção

A remoção de corpos estranhos esofágicos data do início do século XX com Chevalier Jackson, que publicou uma série de mais de 3.000 casos em 1936; entretanto, a extração de corpos estranhos com o uso do endoscópio flexível com fibra óptica não foi registrada até 1972. Durante as décadas de 1980 e 1990 os endoscópios evoluíram e vários acessórios foram desenvolvidos para auxiliar na remoção dos corpos estranhos ingeridos. Os métodos de remoção utilizados no momento são detalhados nesta seção.

Antes da remoção, a história e o exame físico completos são essenciais para determinar a necessidade de remoção e para avaliar a segurança do procedimento. Isso também ajudará na seleção dos instrumentos corretos, com base no tipo de corpo estranho e sua localização.

1. Sedação — Quando se planeja a extração de corpos estranhos, a primeira decisão envolve a determinação do tipo de sedação mais apropriado para o paciente. Muitos pacientes que ingeriram corpos estranhos são candidatos ruins para a sedação consciente. História de alcoolismo, abuso de drogas ou certas condições psiquiátricas tornam esses pacientes difíceis de sedar e aumentam o risco associado do procedimento. A anestesia geral com intubação endotraqueal fornece uma sedação mais profunda e proteção adicional das vias aéreas que pode ser desejável em certas circunstâncias.

2. Escolha do endoscópio — A segunda decisão envolve qual tipo de endoscópio utilizar. Endoscópios de visão frontal (canal único ou duplo) ou de visão lateral podem ter seus papéis e a seleção não deve ser arbitrária. Os endoscópios de visão frontal têm vantagem sobre os endoscópios de visão lateral na visualização do esôfago e na maior parte do estômago e intestino delgado. Os endoscópios de canal duplo também são particularmente úteis para a remoção de objetos alongados, uma vez que os objetos podem ser passados através de ambos os canais, o que pode ser útil no posicionamento do objeto para captura ou para mantê-lo na posição reta para extração. Entretanto, o endoscópio de canal duplo tem maior diâmetro do que o endoscópio de canal único e pode não ser utilizável com todos os acessórios como os capuzes e alguns *overtubes*. Além disso, o endoscópio de canal duplo pode ser muito grande para uso em lactentes e crianças menores por causa das preocupações com a compressão traqueal. O endoscópio de visão lateral gera melhor visualização da face medial da curvatura menor e área periampular no intestino delgado, e pode ser útil para a captura de corpos estranhos alojados nessas áreas.

3. Escolha dos acessórios — Vários acessórios podem facilitar o manejo endoscópico dos corpos estranhos. Existem diversos instrumentos para proteger o trato gastrointestinal ou as vias aéreas durante a extração, e para capturar objetos de tamanhos e formatos diferentes.

A. PINÇAS E LAÇOS – Diferentes tipos de pinças estão disponíveis e certas variedades podem ser mais ou menos úteis para materiais específicos. A pinça dente de rato e a pinça jacaré são mais efetivas do que as pinças de biópsia padrão para a captura de vários materiais estranhos, incluindo plásticos e metais (Figura 34-2). Laços, cestas de recuperação de cálculos biliares, e laços com redes também podem ser úteis para a contenção de certos objetos. Os laços com redes são particularmente úteis nos objetos com propensão para amassar e para baterias em formato de botão.

O modo que os objetos são capturados também é importante. Para objetos alongados é importante capturá-los em uma extremidade e manter o eixo longo em linha com o esôfago. Para objetos cortantes é importante capturar o objeto pela ponta cortante. Além disso, quando se planeja o procedimento, recomenda-se que vários instrumentos sejam testados em um objeto similar; isso reduzirá o tempo de procedimento e pode levar a melhores resultados.

B. *OVERTUBES* – Um *overtube* é uma bainha plástica com um diâmetro interno de tamanho suficiente para acomodar um endoscópio; é encontrado em diversas variedades (Figura 34-3). O uso de um *overtube* deve ser considerado quando são previstas várias intubações, quando se deseja uma proteção adicional das vias aéreas ou quando foram ingeridos objetos cortantes.

O *overtube* pode ter vários comprimentos e pode se estender até o meio do esôfago ou até o estômago

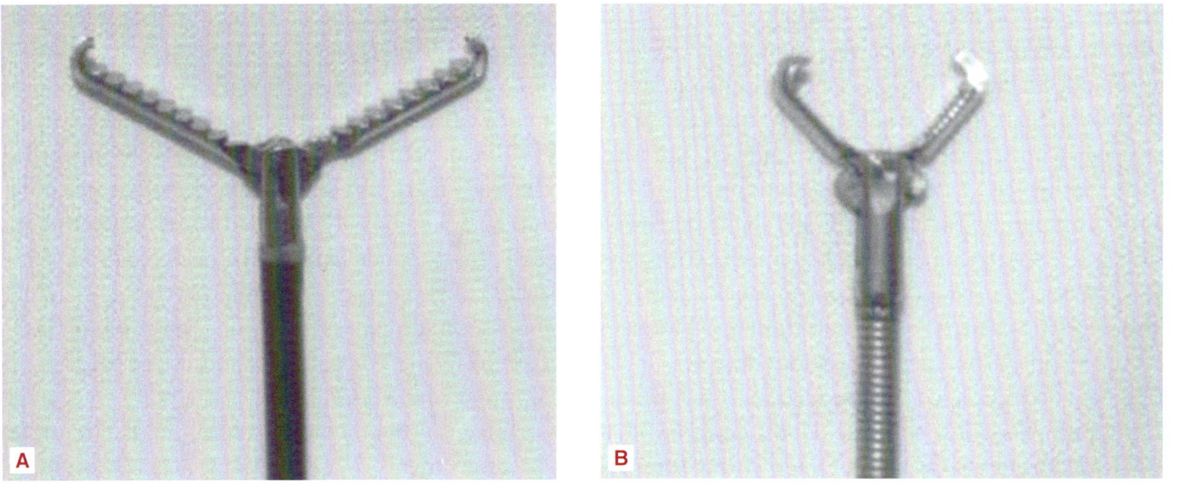

▲ **Figura 34-2.** Pinças. **A:** Pinça jacaré. **B:** Pinça dente de rato.

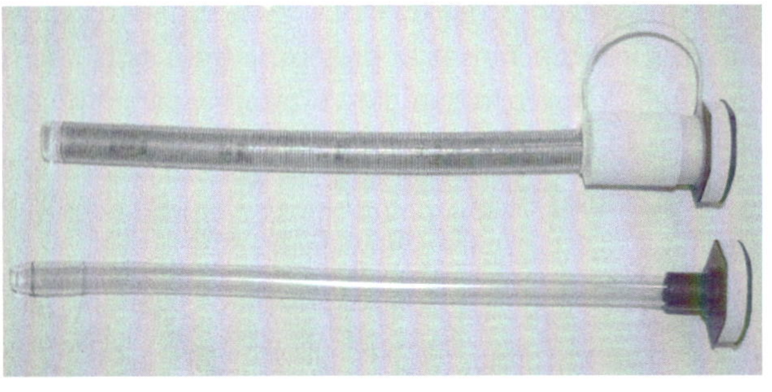

▲ **Figura 34-3.** *Overtube* e introdutor interno com a ponta afilada.

proximal. Existem duas formas de colocação dos *overtubes*. *Overtubes* reutilizáveis podem ser introduzidos sobre dilatador Savary com fio-guia e os *overtubes* de uso único podem ser pré-instalados sobre o endoscópio com um introdutor especial. Não é aceitável a colocação de um *overtube* reutilizável em endoscópio porque o espaço resultante entre o endoscópio e o *overtube* pode levar à perfuração da hipofaringe. O diâmetro interno do *overtube* varia dependendo do produto específico, mas tipicamente tem menos de 14 mm de diâmetro. Essa característica pode ser limitante quando se lida com grandes objetos.

C. Ganchos – O gancho para corpo estranho é uma alternativa para o *overtube* e é particularmente útil quando se lida com objetos cortantes (Figura 34-4). O capuz protetor é preso ao segmento inclinável do endoscópio e é dobrado para trás para não comprometer a visualização. Depois que o objeto é capturado com o uso de acessórios endoscópicos apropriados, o endoscópio é removido. Conforme o capuz passa através do esfíncter esofágico inferior, o capuz é empurrado para a frente, cobrindo o objeto e protegendo o cárdia gástrico e o esôfago do contato com o objeto. Ao contrário do *overtube*, o capuz não fornece proteção adicional para as vias aéreas.

C. Alternativas para a remoção

Para as impactações por bolo alimentar, é mais seguro empurrar o objeto para o estômago, em vez de tentar removê-lo, o que deve ser feito com cuidado. É essencial

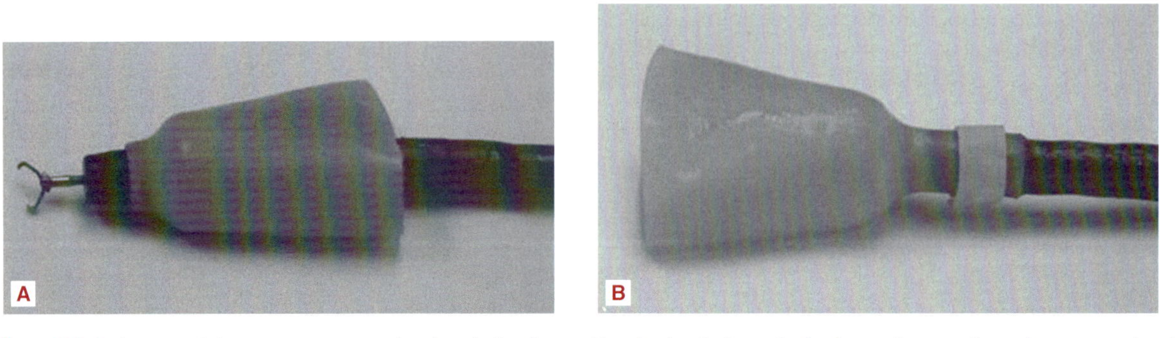

▲ **Figura 34-4.** Capa protetora para corpo estranho. **A:** Configuração aberta. **B:** Capa fechada, após a captura do corpo estranho e remoção do endoscópio.

primeiro avaliar a área além do corpo estranho, para assegurar que não há nenhum estreitamento ou defeito anatômico. Uma pressão suave pode ser aplicada sobre o objeto para facilitar a passagem. Isso tipicamente não é aceitável para grandes corpos estranhos verdadeiros.

Athanassiadi K, Gerazounis M, Metaxas E, et al. Management of esophageal foreign bodies: a retrospective review of 400 cases. *Eur J Cardiothorac Surg.* 2002;21:653–656. [PMID: 11932163]

Ciriza C, García L, Suárez P, et al. What predictive parameters best indicate the need for emergent gastrointestinal endoscopy after foreign body ingestion? *J Clin Gastroenterol.* 2000;31:23–28. [PMID: 10914771]

Lin HH, Lee SC, Chu HC, et al. Emergency endoscopic management of dietary foreign bodies in the esophagus. *Am J Emerg Med.* 2007;25:662–665. [PMID: 17606092]

Yong PT, Teh CH, Look M, et al. Removal of a dinner fork from the stomach by double-snare endoscopic extraction. *Hong Kong Med J.* 2000;6:319–21. [PMID: 11025854]

Colangiopancreatografia retrógrada endoscópica (CPRE)

35

Linda S. Lee, MD
David L. Carr-Locke, MA, MD, DRCOG, FRCP, FASGE

Considerações gerais

A colangiopancreatografia retrógrada endoscópica (CPRE) (Figura 35-1) é um procedimento endoscópico e fluoroscópico combinado; foi introduzido no início da década de 1970 para permitir o acesso aos sistemas biliar e pancreático e suas aberturas nas grandes e pequenas papilas duodenais. A CPRE evoluiu de uma técnica puramente diagnóstica, feita por poucos, para um conjunto complexo de procedimentos, integrando diagnósticos e terapia para uma ampla variedade de distúrbios pancreatobiliares disponível em todos os grandes centros médicos. A CPRE requer um treinamento específico para aquisição de habilidade nas técnicas que incluem papilectomia, manometria do esfíncter de Oddi, esfincterotomia biliar, esfincterotomia pancreática, remoção de cálculos, coleta de amostra de tecidos, colocação de *stents* plásticos e metálicos, e drenagem de coleções líquidas pancreáticas, todas por via endoscópica. Apesar de ter se tornado uma modalidade terapêutica altamente bem-sucedida, a CPRE também possui morbidade geral de 7% que inclui pancreatite (4%), hemorragia (1%), colangite (1%), perfuração (0,5%) e morte (0,1%). Com o advento da colangiopancreatografia por ressonância magnética (CPRM) (Figura 35-2), que gera imagens de modo seguro e não invasivo dos tratos pancreático e biliar, a necessidade da CPRE puramente diagnóstica diminuiu considerável e apropriadamente, enquanto as demandas terapêuticas cresceram.

Baron T, Kozarek RA, Carr-Locke DL. *ERCP.* Elsevier Saunders, 2007.

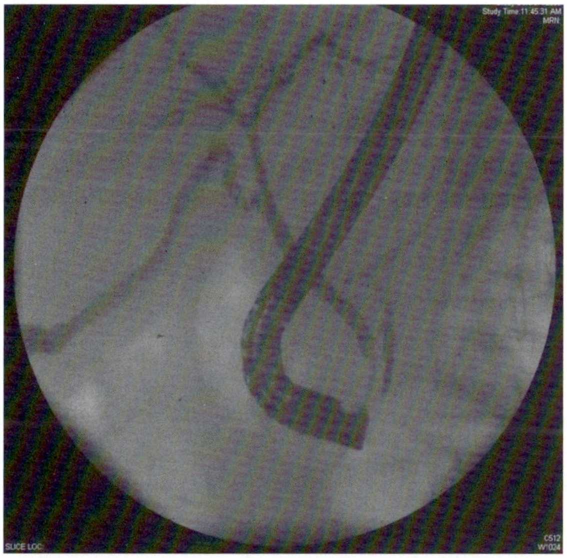

▲ **Figura 35-1.** Radiografia de uma CPRE mostrando a posição padrão do endoscópio e sistemas dutais biliares e pancreáticos normais.

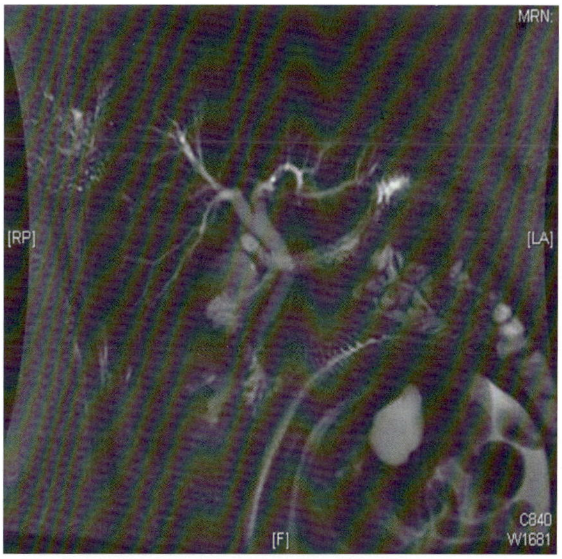

▲ **Figura 35-2.** Imagem de CPRE mostrando pequenos cálculos no duto biliar comum distal durante a fase final de uma gestação.

DISTÚRBIOS DA PAPILA DUODENAL MAIOR

1. Adenoma & carcinoma

Os tumores do intestino delgado representam 2,4% de todas as malignidades gastrointestinais e a metade deles é encontrada no duodeno. Os adenomas duodenais podem ocorrer de modo esporádico ou em 50–100% dos pacientes com polipose adenomatosa familiar (PAF) e se localizam mais comumente na região periampular. Os adenomas papilares podem ser detectados como um achado acidental durante a endoscopia superior realizada por outras indicações ou podem se manifestar na forma de pancreatite recorrente, perda de peso e obstrução biliar. A frequência dos carcinomas nos adenomas papilares varia de 30–65%.

Os adenomas da papila seguem a sequência adenoma-carcinoma similar à observada no cólon; assim, a ressecção dessas lesões é recomendada. Tradicionalmente, a abordagem era uma ressecção cirúrgica por pancreaticoduodenectomia porque a presença de malignidade não podia ser completamente excluída com base nas biópsias pré-operatórias. Por causa da significante morbidade, mesmo com os avanços na cirurgia, a ressecção endoscópica atualmente é o tratamento de escolha. Desde os primeiros registros de ressecção endoscópica da papila no início da década de 1990, a papilectomia ou ampulectomia endoscópica ganhou ampla aceitação como uma terapia menos invasiva.

O diagnóstico pré-operatório preciso e o estadiamento das lesões papilares são essenciais. A CPRE com biópsias e ultrassonografia endoscópica são as abordagens atualmente aceitas para o diagnóstico e o estadiamento da invasão local e avaliação do estado dos linfonodos. O câncer invasivo é uma contraindicação para a ressecção endoscópica. O câncer ampular inoperável causador de obstrução biliar é mais bem tratado através da esfincterotomia, se possível, ou pela colocação de um *stent* metálico autoexpansível.

A técnica da ampulectomia envolve a inspeção da papila com um duodenoscópio de visão lateral e CPRE para definir a extensão intradutal do tumor e para opacificar os dutos com contraste para auxiliar na identificação dos orifícios dutais após o término do procedimento. A maioria dos especialistas faz a ressecção da papila e de parte da mucosa normal circundante em bloco com um eletrocautério de polipectomia e recuperam o espécime para exame histopatológico. O tecido adenomatoso residual nas margens do sítio de ressecção pode sofrer ablação com contato térmico ou coagulação sem contato com uso de plasma de argônio. Após a ressecção, um *stent* pancreático curto de polietileno é colocado para minimizar o risco de pancreatite pós-procedimento, e muitos endoscopistas também colocam um *stent* biliar se a esfincterectomia não tiver sido realizada (Lâminas 85, 86 e 87). Os *stents* são removidos endoscopicamente após cerca de um mês e o sítio é inspecionado à procura de adenomas residuais. Uma endoscopia de vigilância com um duodenoscópio é feita a cada 6–12 meses.

Kahaleh M, Shami VM, Brock A, et al. Factors predictive of malignancy and endoscopic resectability in ampullary neoplasia. *Am J Gastroenterol.* 2004;99:2335–2339. [PMID: 15571579]

2. Disfunção do esfíncter de Oddi

O esfíncter de Oddi é uma estrutura muscular complexa que circunda o duto pancreático distal, duto biliar e a ampola de Vater. Esse mecanismo de esfíncter localiza-se principalmente dentro da parede duodenal e mede 6–10 mm de comprimento. Funcionalmente, o esfíncter de Oddi é independente do sistema da musculatura lisa duodenal. Ele serve para impedir o refluxo do conteúdo duodenal para o sistema dutal e controla o fluxo de bile e suco pancreático para o duodeno.

A disfunção do esfíncter de Oddi (DEO) descreve uma anormalidade dentro do esfíncter, seja relacionada com a motilidade (discinesia ou espasmo), ou estrutural (estenose) e pode envolver o esfíncter biliar, o esfíncter pancreático ou ambos. Na DEO tipo pancreática, os pacientes, de modo típico, apresentam-se com dor epigástrica tipo pancreática que se irradia para o dorso com anormalidades da enzima pancreática ou pancreatite aguda franca. A DEO tipo biliar mais comum ocorre após colicistectomias e os pacientes experimentam dores abdominais similares à dor pré-operatória de origem biliar suspeita. Cada tipo de DEO possui três subtipos:

- Pacientes biliares I apresentam dor tipo biliar, valores anormais de enzimas hepáticas duas vezes acima do normal, documentados em duas ou mais ocasiões com normalização entre os ataques e duto biliar comum dilatado com mais de 8 mm de diâmetro.
- Pacientes biliares II apresentam dor tipo biliar, mas somente 1–2 dos critérios descritos anteriormente.
- Pacientes biliares III apresentam somente dor tipo biliar sem outras anormalidades.
- Pacientes pancreáticos tipo I apresentam pancreatite recorrente ou dor pancreática típica, elevação das enzimas pancreáticas em 1,5–2 vezes o limite superior e dilatação do duto pancreático > 5 mm.
- Pacientes pancreáticos tipo II apresentam dor pancreática e 1–2 dos critérios descritos anteriormente.
- Pacientes pancreáticos tipo III apresentam somente dor tipo pancreática.

A função do esfíncter pode ser avaliada pelos métodos não invasivos que incluem a cintilografia hepatobiliar, avaliação ultrassonográfica dos dutos pancreático e biliar após estimulação com secretina ou colecistoquinina e CPRM estimulada pela secretina. O teste diagnóstico padrão-ouro para DEO, entretanto, é a avaliação manométrica da pressão basal do esfíncter pela manometria do esfíncter de Oddi (MEO), que envolve o uso de cateteres em estado sólido ou cateteres de perfusão de baixa complacência que mensurem as pressões dos esfíncteres biliar e pancreático pelos portais localizados na extremidade distal. Várias laçadas são dadas e os registros das pressões são demonstrados em uma estação de trabalho dedicada. O paciente deve estar sedado para o procedimento, mas narcóticos e relaxantes da musculatura lisa geralmente são evitados porque podem interferir nas leituras. Uma pressão basal do esfíncter > 40 mmHg acima da pressão duodenal é considerada anormal, e a esfincterotomia (incisão da porção intraduodenal do duto biliar comum ou músculo do esfíncter do duto pancreático) é o padrão de tratamento de escolha atual para DEO nas situações clínicas apropriadas.

Pacientes sintomáticos com DEO tipo I se beneficiam da esfincterotomia (90–100%) a despeito dos achados da manometria. Assim, a manometria não é necessária para esse grupo de pacientes. Na DEO tipo II, 50–70% dos pacientes com elevação basal da pressão do esfíncter na manometria se beneficiarão da esfincterectomia enquanto somente 20–40% daqueles com DEO tipo IIII e pressão basal elevada do esfíncter na MEO se beneficiarão da ablação do esfíncter.

O índice de complicações é alto em pacientes com suspeita de DEO submetidos à CPRE com pancreatite, sendo mais comum e ocorrendo em até 20–40%. O risco de pancreatite é reduzido pela colocação temporária de *stent* no duto pancreático.

Behar J, Corazziari E, Guelrud M, Hogan W, Sherman S, Toouli J. Functional gallbladder and sphincter of oddi dysfunction. *Gastroenterology*. 2006;130:1498–1509. [PMID: 16678563]

Sgouros SN, Pereira SP. Systematic review: sphincter of oddi dysfunction—non-invasive diagnostic methods and long-term outcome after endoscopic sphincterotomy. *Aliment Pharmacol Ther*. 2006;24:237–246. [PMID: 16842450]

SISTEMA BILIAR

1. Cálculos do duto biliar

Os cálculos biliares ocorrem em até 15% dos pacientes sintomáticos com colelitíase e em até 2% das colecistectomias realizadas para doença biliar acalcular. Os pacientes podem se apresentar com dor abdominal de origem biliar, colangite (ver Capítulo 32), icterícia, pancreatite, elevação transitória das transaminases ou um defeito de enchimento com ou sem dilatação do duto biliar nos estudos por imagens como ultrassom transabdominal, tomografia computadorizada (TC) ou CPRM. Na suspeita de coledocolitíase, a terapia é direcionada para a extração dos cálculos da árvore biliar para minimizar complicações sérias como pancreatite severa, sepse e morte. A extração dos cálculos pode ser obtida por via endoscópica, cirúrgica ou radiologicamente por abordagem trans-hepática.

A remoção endoscópica dos cálculos do duto biliar é o tratamento de escolha nos centros com experiência nessa técnica (Figura 35-3). Desde as primeiras des-

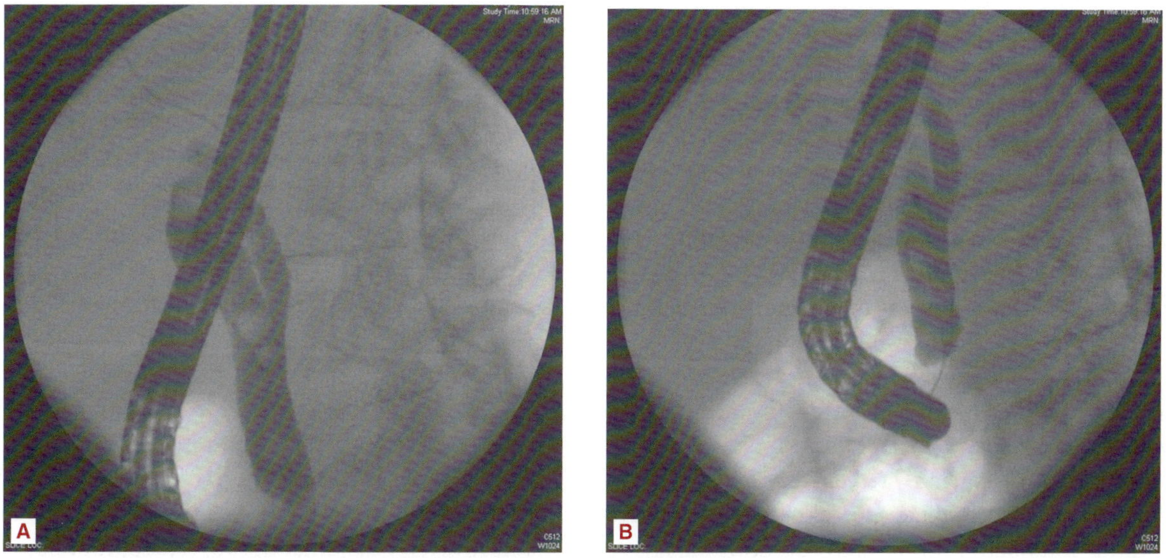

▲ **Figura 35-3.** Imagens de CPRE mostrando (**A**) cálculos biliares sendo extraídos pelo *basket* (**B**).

crições sobre esfincterotomia endoscópica em 1974, o papel da CPRE no tratamento dos cálculos do duto biliar sofreu crescimento significativo. As técnicas padrões para a remoção de cálculos necessitam do acesso ao duto biliar através da canulação profunda. Assim que os cálculos são identificados na colangiografia, uma esfincterotomia geralmente é realizada sob orientação endoscópica direta até a máxima extensão dos marcos anatômicos endoscópicos com o uso de um esfincterótomo tipo arco, um cateter que possui um fio de corte eletrocirúrgico em sua extremidade distal.

Uma tentativa de extração de cálculo sempre deve ser feita após a esfincterotomia biliar, exceto em situações urgentes e instáveis. Os acessórios mais comumente utilizados para esse propósito são os cateteres-balão e os *baskets* de metal (ver Figura 35-3). Essas técnicas padrões podem obter sucesso em até 90% dos cálculos do duto biliar enquanto os 10% dos casos restantes necessitam de técnicas mais avançadas. Em particular, os cálculos com mais de 15 mm representam um desafio e geralmente necessitam de técnicas endoscópicas adicionais como a litotripsia mecânica, eletro-hidráulica ou a *laser*. Quando a remoção completa do cálculo falha, a inserção de um *stent* biliar permite uma drenagem temporária, minimizando o risco de sepse biliar, antes que outras tentativas endoscópicas de limpeza do duto possam ser feitas. Essa abordagem com uso de *stent* pode levar a um sucesso de mais 90% de remoção de cálculos após duas tentativas de CPRE.

A análise multivariada de grandes séries de esfincterotomias demonstrou que cinco fatores de risco para complicações são significantes: suspeita de DOE, cirrose, canulação difícil do duto biliar, pré-corte para papilotomia (acesso) e uso de um procedimento percutâneo-endoscópico combinado. O índice de complicações foi mais elevado quando a indicação para o procedimento foi suspeita de DOE (22%) e menor quando a indicação foi a remoção de cálculos do duto biliar dentro de 30 dias após uma colecistectomia laparoscópica. Os endoscopistas que realizaram mais de uma esfincterotomia por semana apresentam menores índices de todas as complicações (8,4 *versus* 11,1%, P = 0,03) e complicações severas (0,9 *versus* 2,3%, P = 0,01) do que aqueles que realizavam menos de uma por semana.

Uma alternativa para a esfincterotomia, a dilatação endoscópica com balão da papila foi introduzida na década de 1980. Essa técnica envolve o uso de um balão hidrostático posicionado através da papila e insuflado sob alta pressão enquanto a dilatação é monitorada fluoroscopicamente. A dilatação endoscópica do balão isolada no tratamento dos cálculos do duto biliar está associada a índices mais elevados de pancreatite (7,4%) em comparação com a esfincterotomia (4,3%) e necessidade de litotripsia mecânica (20,9% *versus* 14,8%). Essa técnica é utilizada regularmente no sudeste asiático sem apresentar alta morbidade, mas devido à maior incidência de pancreatite nas populações ocidentais, a dilatação com balão da papila não é recomendada como uma opção rotineira de primeira linha no tratamento dos cálculos do duto biliar.

A dilatação com balão grande (DBG) de uma esfincterotomia prévia, entretanto, parece ser segura e efetiva, especialmente para os grandes cálculos do duto biliar. Duas pesquisas randomizadas relataram sucesso similar na remoção de grandes cálculos do duto biliar com essa técnica em comparação com a esfincterotomia isolada ou com litotripsia mecânica. Esse último estudo sugere menores complicações gerais, especialmente colangite, com DBG e esfincterotomia.

Hepatolitíase, a presença de cálculos na árvore biliar intra-hepática acima da confluência do duto hepático, é difícil de ser tratada e representa um grande desafio para os endoscopistas nos países em que é comum. A cirurgia geralmente requer, mas raramente resolve o problema, porque o índice de recorrência de cálculos é alto.

Attam R and Freeman ML. Endoscopic papillary large balloon dilation for large common bile duct stones. *J Hepatobiliary Pancreat Surg*. 2009;16:618–623.

2. Colelitíase com coledocolitíase

Quando os pacientes se apresentam com o problema combinado de cálculos biliares na vesícula biliar e no duto biliar de modo simultâneo, existem duas questões a responder: (1) qual é o melhor método para a limpeza do duto biliar, e (2) o que deve ser feito com a vesícula biliar? As opções sequenciais são (1) colecistectomia laparoscópica com exploração laparoscópica do duto biliar, (2) colecictectomia laparoscópica ou aberta seguida por uma CPRE pós-operatória, (3) CPRE pré-operatória seguida por colecistectomia (laparoscópica ou aberta), (4) colecistectomia aberta com exploração aberta do duto biliar, (5) CPRE com colecistectomia e, em casos especiais, (6) uma gama de técnicas cirúrgicas e não cirúrgicas adicionais e utilizadas de modo muito menos comum, como a colecistostomia percutânea, acesso percutâneo para o duto biliar (incluindo a colangioscopia), técnicas para síndrome Mirizzi, tratamento da hepatolitíase e abordagens para cálculos recorrentes após cirurgia gastrointestinal superior biliar e não biliar. É improvável que uma opção será apropriada para todas as circunstâncias clínicas em todos os centros e em todos os países, por causa de variáveis dos estados patológicos, demografia dos pacientes e estratificações de risco; disponibilidade de profissionais experientes em técnicas endoscópicas, radiológicas e cirúrgicas; preferências do paciente e fatores econômicos dos sistemas de saúde; todos representam influências significantes sobre a prática.

Nos pacientes com colelitíase e coledocolitíase contemporâneas, geralmente é a última que domina a apresentação clínica aguda e leva à intervenção por causa de dor, icterícia obstrutiva, colangite, pancreatite ou qualquer combinação desses sintomas. Menos comumente, cálculos assintomáticos do duto biliar são descobertos acidentalmente em imagens não invasivas para indicações não biliares, ou intraoperatoriamente durante uma colecistectomia. Desde a adoção universal da colecistectomia laparoscópica como o método primário de tratamento para a colelitíase no início da década de 1990, somente uma minoria dos cirurgiões dominou as técnicas necessárias para a exploração transcística ou direta do colédoco para o tratamento da coledocolitíase e houve relutância na conversão para uma exploração aberta do duto biliar para essa indicação. A CPRE tornou-se a abordagem padrão para as apresentações agudas de coledocolitíase e com o sucesso geral da limpeza endoscópica do duto biliar, o tratamento cirúrgico da coledocolitíase raramente é necessário.

Após a limpeza endoscópica do duto biliar, a decisão de deixar a vesícula biliar *in situ* e acompanhar o paciente de modo expectante (opção 5, anterior) em comparação com a colecistectomia laparoscópica de rotina foi questionada, havendo incidência inaceitavelmente alta de colecistite, a menos que a vesícula biliar esteja vazia. Quando houver profissional experiente, o tratamento eletivo da colelitíase e coledocolitíase por abordagem laparoscópica é o ideal.

Carr-Locke DL. Cholelithiasis plus choledocholithiasis: ERCP first, what next? *Gastroenterology.* 2006;130:270–272. [PMID: 16401489]

3. Síndrome Mirizzi

Descrita inicialmente por Mirizzi em 1948, essa síndrome é uma rara complicação da doença de cálculos da vesícula biliar e diz respeito à impactação do cálculo no colo da vesícula biliar ou duto cístico, com subsequente inflamação e compressão extrínseca e colangite (Figura 35-4). O tipo I diz respeito à compressão extrínseca do duto biliar principal secundária a um cálculo no duto cístico ou vesícula biliar, e o tipo II ocorre quando há uma fístula colecistocolédoca.

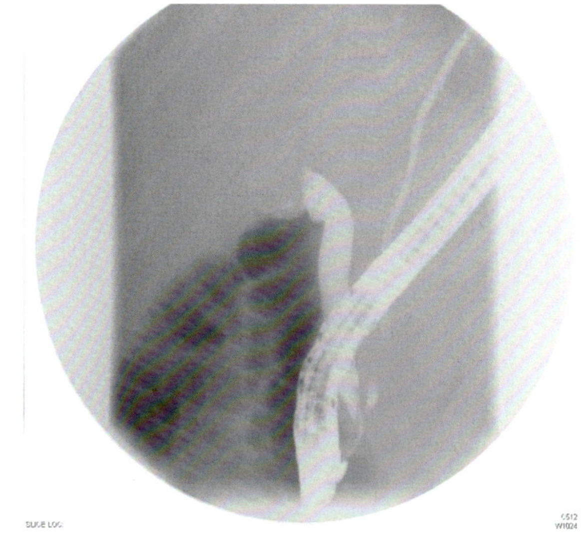

▲ **Figura 35-4.** Imagem de CPRE da síndrome Mirizzi.

O tratamento da síndrome Mirizzi tradicionalmente é cirúrgico. O tratamento endoscópico consiste na drenagem e descompressão do duto biliar ou vesícula biliar, ou de ambos, antes da intervenção cirúrgica, mas pode ser definitivo se o cálculo impactado puder ser fragmentado e removido.

4. Estenoses benignas do duto biliar

Estenoses biliares benignas possuem muitas causas, com as mais comuns sendo anastomose, lesão cirúrgica e pancreatite crônica. Os pacientes se apresentam com colestase, colangite, ou, raramente, cirrose biliar secundária. No passado, o tratamento cirúrgico era a abordagem padrão, com morbidade e mortalidade associadas, mas atualmente a terapia endoscópica com dilatação e colocação de *stent* oferece uma linha de terapia menos invasiva e mais efetiva (Figura 35-5). A inserção de múltiplos *stents* biliares plásticos, para obter dilatação máxima do duto biliar, ganhou aceitação e apresenta um índice de sucesso a longo prazo de 80% durante um acompanhamento médio de 14 anos com um índice de complicação < 10%. O uso de *stents* metálicos autoexpansivos nas estenoses benignas do duto biliar não foi recomendado antes da disponibilidade recente de *stents* totalmente recobertos, que são potencialmente removíveis.

A colangite esclerosante primária permanece como uma das raras indicações diagnósticas para CPRE a despeito do avanço da CPRM, ela possui sensibilidade reduzida para a PSC limitada aos dutos intra-hepáticos periféricos. Na presença de um estreitamento dominante na PSC, a dilatação com balão com ou preferivelmente sem a colocação temporária de *stent* é o tratamento de escolha.

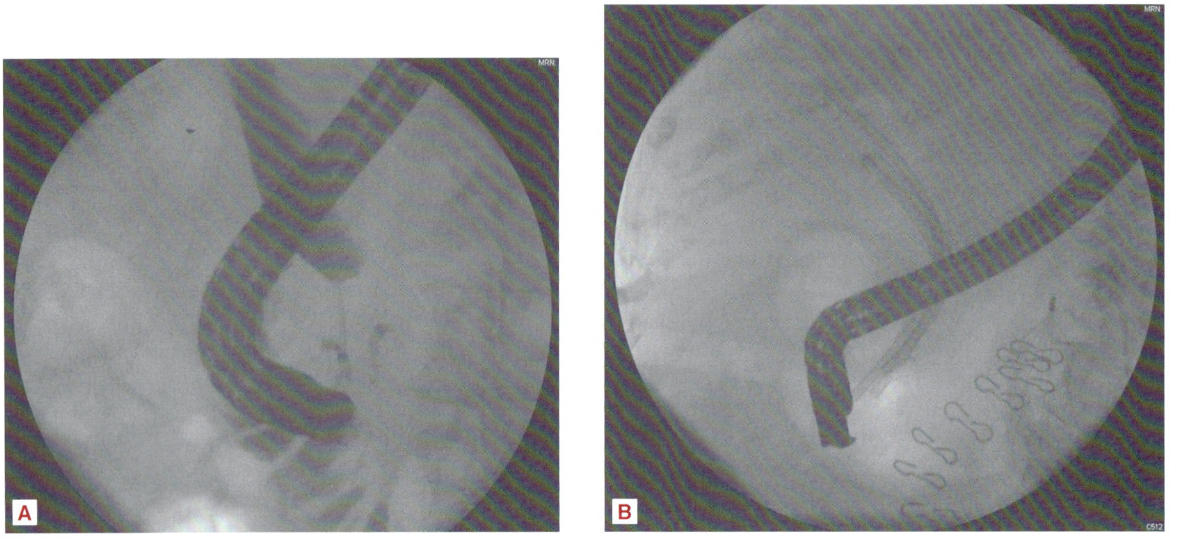

▲ **Figura 35-5.** Sequência de CPRE mostrando (**A**) estenose biliar benigna e (**B**) colocação de vários *stents* plásticos.

Catalano MF, Linder JD, George S, et al. Treatment of symptomatic distal common bile duct stenosis secondary to chronic pancreatitis: comparison of single vs. multiple simultaneous stents. *Gastrointest Endosc.* 2004;60:945–952. [PMID: 15605010]

Costamagna G, Tringali A, Mutignani M, et al. Endotherapy of postoperative biliary strictures with multiple stents: results after more than 10 years of follow up. *Gastrointest Endosc.* 2010;72:551–557. [PMID: 11474384]

5. Estenoses malignas do duto biliar

A obstrução biliar secundária à estenose maligna do duto biliar de origem pancreática, biliar ou metastática atualmente, em geral, é tratada de modo paliativo com a colocação de *stent*. Podem ser utilizados *stents* plásticos ou *stents* metálicos autoexpansíveis (SMAEs), apesar de um estudo randomizado recente sugerir que o uso de *stents* plásticos antes da ressecção cirúrgica de câncer pancreático pode levar a maiores complicações secundárias à oclusão do *stent* e colangite. SMAEs curtos não recobertos e os recentemente lançados *stents* metálicos totalmente recobertos podem ser mais apropriados para tumores que possam ser cirurgicamente ressecáveis, e a eficácia e o custo-benefício dessa abordagem certamente necessitam ser estudados. Os SMAEs são comumente utilizados pela facilidade de colocação, alto índice de patência, e custo-benefício em pacientes que sobrevivem por mais de 6 meses após a colocação do *stent*, porque o índice de reintervenção caiu drasticamente em comparação com os *stents* plásticos (Figura 35-6). Os *stents* metálicos permanecem patentes por um tempo duas vezes maior do que os *stents* de polie-

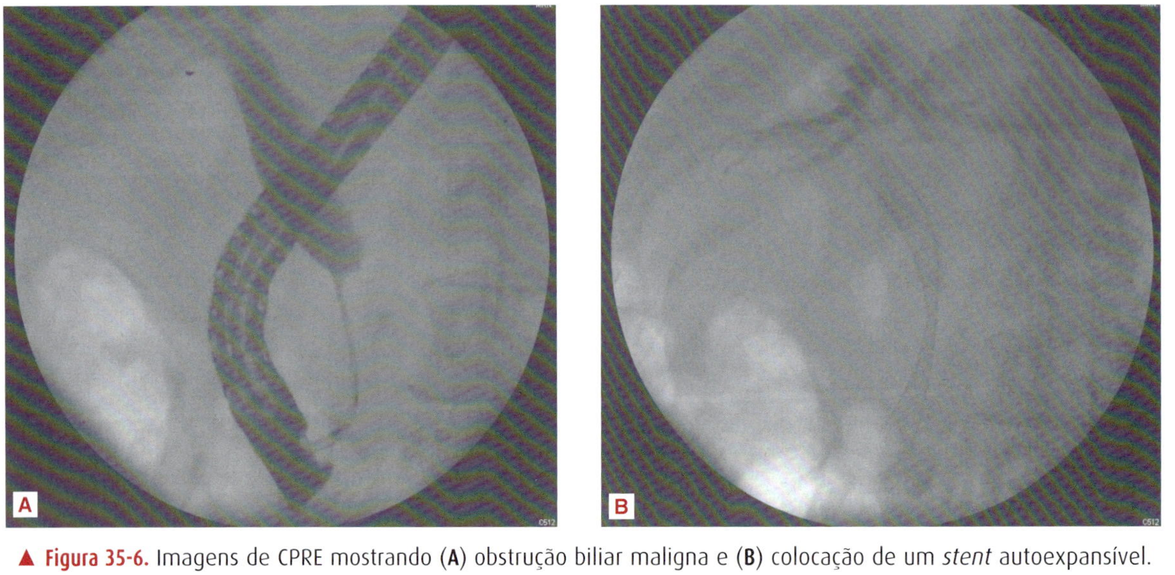

▲ **Figura 35-6.** Imagens de CPRE mostrando (**A**) obstrução biliar maligna e (**B**) colocação de um *stent* autoexpansível.

tileno, uma média de aproximadamente 270 dias *versus* 125 dias. Ao contrário dos *stents* plásticos, os SMAEs não são ocluídos por um biofilme bacteriano, mas pela proliferação ou crescimento excessivo do tumor, hiperplasia tecidual nas extremidades do *stent* e migração. Os SMAEs não recobertos e parcialmente recobertos parecem apresentar índices similares de patência com maior índice de migração nos *stents* parcialmente recobertos, de acordo com pesquisas randomizadas recentes.

A amostragem de tecidos das estenoses biliares é importante na definição de suas naturezas (benignas *versus* malignas) e pode ser obtida por biópsia com pinça, citologia do escovado e aspiração por agulha. A citologia do escovado biliar é o método mais comum de amostragem e apresenta baixa sensibilidade de 30–60%, mas especificidade > 90%. A sensibilidade da citologia do escovado é maior para os tumores primários do duto biliar (80–86%) e quando combinada com biópsias de estenoses (63%). Técnicas moleculares adicionais como a hibridização *in situ* por fluorescência, análise de imagem digital e citometria de fluxo podem melhorar a precisão.

Baron TH, Harewood GC, Rumalla A, et al. A prospective comparison of digital image analysis and routine cytology for the identification of malignancy in biliary tract strictures. *Clin Gastroenterol Hepatol.* 2004;2:214–219. [PMID: 15017605]

Baron TH, Kozarek RA. Preoperative biliary stents in pancreatic cancer—proceed with caution. *N Engl J Med.* 2010;362:170–172. [PMID: 20071708]

6. Extravasamento de bile

A lesão do duto biliar é uma complicação bastante conhecida da colecistectomia. O extravasamento pós-operatório de bile ocorre em até 0,5% dos pacientes após uma colecistectomia aberta e em até 2% após colicistectomias laparoscópicas, e os extravasamentos de dutos císticos são o tipo mais comum. Os pacientes podem se apresentar com dor abdominal, sensibilidade abdominal, febre, e drenagem biliar através de um dreno quando presente. A CPRE é a técnica mais precisa para a definição da anatomia biliar, delineando o sítio do extravasamento, e fornecendo a terapia definitiva (Figura 35-7), altamente bem-sucedida. A terapia endoscópica na maioria das vezes é feita mediante colocação de um *stent* para diminuir o gradiente entre o duto biliar e o duodeno, permitindo um fluxo preferencial de bile pela rota transpapilar e vedando o sítio do escape. O *stent* não precisa cruzar o sítio do extravasamento, a menos que haja risco de lesão do duto biliar.

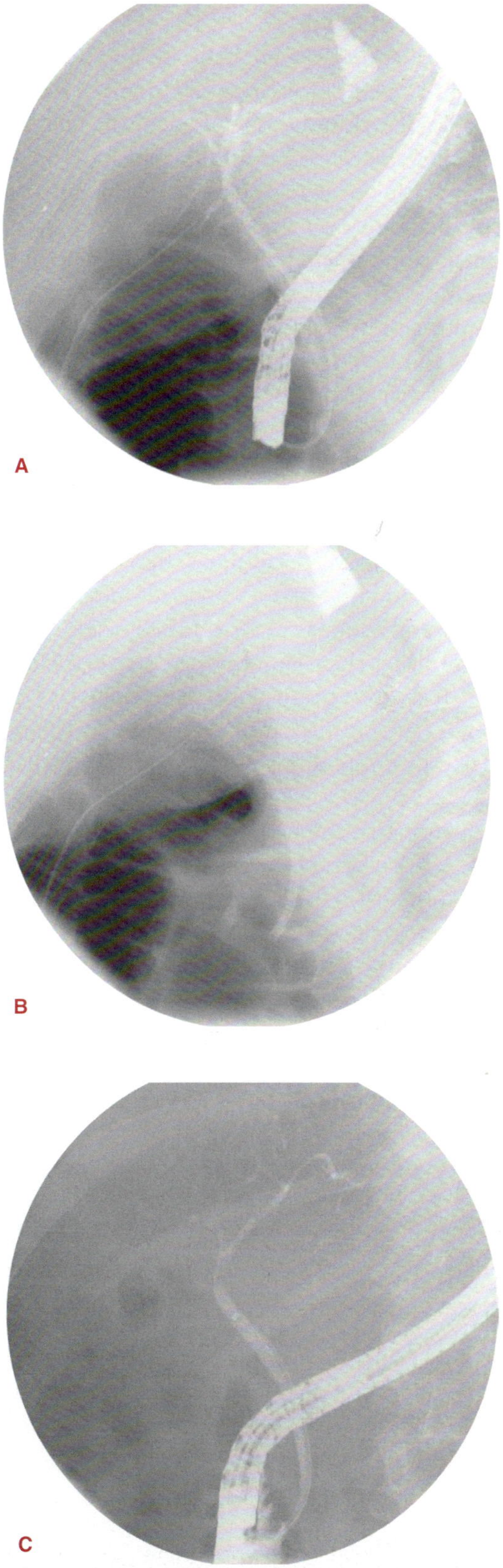

▲ **Figura 35-7.** Imagens de CPRE mostrando (**A**), extravasamento de bile após hepatectomia parcial esquerda, (**B**) tratamento com um *stent* plástico curto de 10 French, e (**C**) ausência de extravasamento presente no momento da remoção do *stent*.

7. Cistos de duto biliar

Cistos de colédoco são anomalias congênitas tipicamente observadas em crianças e adultos jovens, mas podem ser diagnosticados em qualquer idade. Eles podem afetar a árvore biliar intra-hepática, árvore biliar extra-hepática, ou ambas. Eles ocorrem em 1 entre 13.000 para 1 entre 2 milhões nascidos vivos e são três vezes mais comuns em mulheres do que em homens.

Os cistos são comumente classificados em cinco tipos, com o tipo I sendo o mais comum e o tipo V o menos comum. O tipo I (80–90%) envolve o duto biliar extra-hepático e é subclassificado em IA (tipo comum), IB (dilatação segmentar), e IC (dilatação difusa). O tipo II (2%) é um divertículo do duto biliar principal. Os cistos tipo III (1,4–5%) envolvem a porção intraduodenal do duto biliar e também são conhecidos como coledococeles. O tipo IV é o segundo tipo mais comum (13%) e observado de modo mais frequente em adultos. Ele é subclassificado em IVA (cistos intra-hepáticos múltiplos e cistos extra-hepáticos) e IVB (cistos extra-hepáticos múltiplos). O tipo V (< 1%), ou doença de Caroli, diz respeito a dilatações isoladas ou múltiplas dos dutos biliares intra-hepáticos (Figura 35-8).

A união pancreatobiliar anômala (UPBA) frequentemente está associada a um longo canal comum (> 15 mm). O risco de malignidade biliar (vesícula biliar e duto biliar) está aumentado na presença de UPBA, com um risco geral de 14% em pacientes com cistos de colédoco e de 50% naqueles sem cisto. Os sintomas clássicos na apresentação e sinais de icterícia, massa abdominal e dor são mais comuns em crianças do que em adultos (82% *versus* 25%, respectivamente). Os adultos geralmente se apresentam com dor abdominal vaga, colecistite, colangite e pancreatite.

Muitos cistos de colédoco são detectados nos estudos por imagens como a ultrassonografia e TC abdominal feitas por outros motivos. A CPRE geralmente estabelece o diagnóstico, classifica os cistos de duto biliar e detecta a presença de UPBA, mas a CPRM está sendo cada vez mais utilizada como uma modalidade de imagem não invasiva, uma vez que possui índice de precisão de 96% para detecção de cistos de colédoco.

O tratamento cirúrgico (excisão do cisto e reconstrução biliar) é a abordagem recomendada para todos os cistos, exceto os do tipo III para evitar o risco de malignidade no trato biliar. O tratamento da coledococele por esfincterotomia biliar é recomendado e a excisão completa não é necessária pelo risco extremamente baixo de malignidade.

PÂNCREAS

1. Pancreatite por litíase biliar

O objetivo da CPRE terapêutica na presença de pancreatite aguda por litíase biliar é remover os cálculos do duto biliar que, se não forem removidos, podem piorar a severidade da pancreatite e aumentar o risco de novos ataques. Foi demonstrado que o papel da CPRE de urgência e esfincterotomia na pancreatite por litíase biliar melhora a morbidade e a mortalidade em alguns pacientes com ataques severos, mas apresenta pouco ou nenhum benefício em pacientes com pancreatite leve, uma vez que a maioria desses pacientes elimina os cálculos espontaneamente e se recuperam com o tratamento de suporte. As Tabelas 35-1 e 35-2

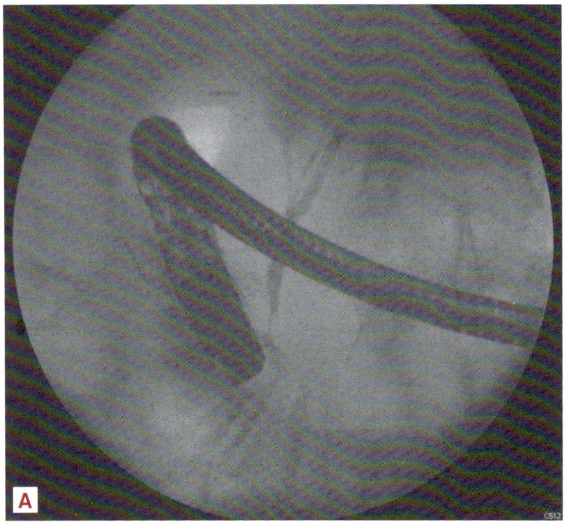

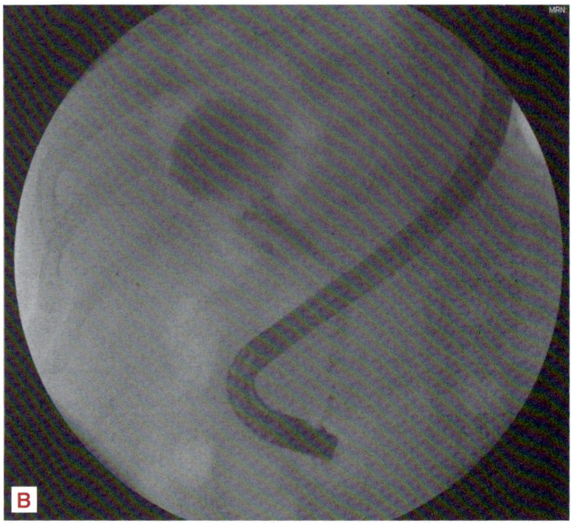

▲ **Figura 35-8.** Imagens de CPRE de cistos de colédoco. (**A**) Tipo I com união anômala dos dutos biliar e pancreático. (**B**) Tipo V com um único e grande cisto intra-hepático.

Tabela 35-1. CPRE na pancreatite biliar leve.

País	N	Morbidade (%)		Mortalidade (%)	
		CPRE	Convencional	CPRE	Convencional
Reino Unido[a]	68	11,8	11,8	0	0
Hong Kong[b]	69	17,6	17,1	0	0
Polônia[c]	155	10[e]	25,3	0	5,3
Alemanha[d]	160	41,7	47,4	2,4	0

[a]Dados de Neoptolemos JP, Carr-Locke DL, London NJ, et al. Controlled trial of urgent endoscopic retrograde cholangiopancreatography and endoscopic sphincterotomy versus conservative treatment for acute pancreatitis due to gallstones. *Lancet*. 1988;2:979–983. [PMID:2902491]
[b]Dados de Fan ST, Lai EC, Mok FP, et al. Early treatment of acute biliary pancreatitis by endoscopic papillotomy. *N Engl J Med*. 1993;328:228–232. [PMID 8418402].
[c]Dados de Nowak A, Marek TA, Nowakowska-Dulawa F, et al. Biliary pancreatitis needs endoscopic retrograde cholangiopancreatography with endoscopic sphincterotomy for cure. *Endoscopy*. 1998;30:A256–A259. [PMID: 9932792]
[d]Dados de Folsch UR, Nitsche R, Ludtke R, et al. Early ERCP and papillotomy compared with conservative treatment for acute biliary pancreatitis. The German Study Group on Acute Biliary Pancreatitis. *N Engl J Med*. 1997;336:237–242. [PMID: 8995085].
[e]P < 0,05 em comparação com o tratamento convencional.

Tabela 35-2. CPRE na pancreatite biliar severa.

País	N	Morbidade (%)		Mortalidade (%)	
		CPRE	Convencional	CPRE	Convencional
Reino Unido[a]	53	24[e]	60,7	4	17,9
Hong Kong[b]	58	13,3	53,6	0	17,9
Polônia[c]	50	39,1[e]	74	4,3[a]	33,3
Alemanha[d]	46	65,4	70	23,1	14,3

[a]Dados de Neoptolemos JP, Carr-Locke DL, London NJ, et al. Controlled trial of urgente endoscopic retrograde cholangiopancreatography and endoscopic sphincterotomy versus conservative treatment for acute pancreatitis due to gallstones. *Lancet*. 1988;2:979–983. [PMID:2902491]
[b]Dados de Fan ST, Lai EC, Mok FP, et al.. Early treatment of acute biliary pancreatitis by endoscopic papillotomy. *N Engl J Med*. 1993;328:228–232. [PMID 8418402].
[c]Dados de Nowak A, Marek TA, Nowakowska-Dulawa F, et al. Biliary pancreatitis needs endoscopic retrograde cholangiopancreatography with endoscopic sphincterotomy for cure. *Endoscopy*. 1998;30:A256–A259. [PMID: 9932792]
[d]Dados de Folsch UR, Nitsche R, Ludtke R, et al. Early ERCP and papillotomy compared with conservative treatment for acute biliary pancreatitis. The German Study Group on Acute Biliary Pancreatitis. *N Engl J Med*. 1997;336:237–242. [PMID: 8995085].
[e]P < 0,05 em comparação com o tratamento convencional.

sumarizam os resultados. Uma pesquisa randomizada mais recente excluindo pacientes com colangite confirmou a ausência de benefício da CPRE precoce na pancreatite por litíase biliar. A colecistectomia deve ser planejada, se possível, para a mesma internação, mas pode ser adiada para depois da esfincterotomia, uma vez que esta confere certo grau de proteção contra outras pancreatites.

Oria A, Cimmino D, Ocampo C, et al. Management in patients with acute gallstone pancreatitis and biliopancreatic obstruction: a randomized clinical trial. *Ann Surg*. 2007;245:10–17. [PMID: 17197959]

2. Pancreatite aguda não biliar

A CPRE desempenha um papel no delineamento e tratamento dos pacientes com DEO tipo pancreático que se apresentam com pancreatite não explicada e outras causas mais raras de pancreatite, como um adenoma ampular, pâncreas *divisum*, doença autoimune, tumores raros e helmintos, se não forem detectados por imagens não invasivas.

3. Pancreatite crônica

A pancreatite crônica é uma doença progressiva caracterizada por inflamação persistente, fibrose, atrofia da glândula e anormalidades dutais. A pancreatite crônica causa morbidade significante relacionada com dor abdominal crônica, perda da função exócrina e endócrina e complicações como litíase pancreática, estenoses e coleções líquidas.

A pressão do duto pancreático pode estar elevada por causa de estenoses, litíase ou obstrução do fluxo de saída no nível da papila principal. O objetivo da CPRE terapêutica é descomprimir o sistema dutal pancreático e aliviar a obstrução com a esperança de minimizar os ataques de pancreatite recorrente e de aliviar a dor abdominal crônica.

Estenoses benignas e a presença de litíase no duto pancreático principal (Figura 35-9) podem resultar em hipertensão dutal, que pode ser a base da dor e pancreatite recorrentes. As estenoses podem ser tratadas por dilatação com cateter ou balão e a inserção de um ou mais *stents* plásticos que são trocados a cada 2–4 meses durante até 1 ano. A extração dos cálculos é tecnicamente possível se eles forem pequenos, número reduzido, localizados na cabeça do pâncreas e não impactados. Uma esfincterotomia pancreática geralmente é necessária e os cálculos são removidos com um *basket* ou balão, de modo similar à remoção dos cálculos biliares. Cálculos localizados no duto proximal a uma estenose necessitam de dilatação desse estreitamento antes da extração. A pancreatoscopia e a litotripsia eletro-hidráulica dos cálculos do duto pancreático são opções adicionais, embora a litotripsia extracorpórea de ondas de choque isolada pareça ser tão efetiva quanto a terapia combinada com CPRE para cálculos do duto pancreático. Apesar de a maioria dos estudos demonstrar um alívio geral a longo prazo da dor em, aproximadamente, 67% dos pacientes submetidos à terapia endoscópica, a cirurgia parece oferecer alívio mais durável da dor com menos procedimentos.

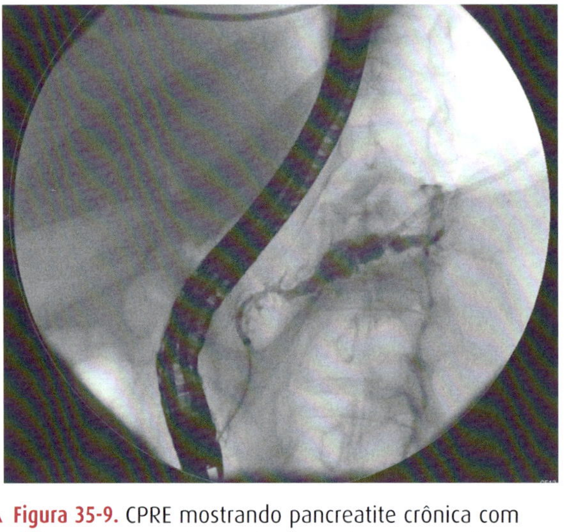

▲ **Figura 35-9.** CPRE mostrando pancreatite crônica com estreitamento do duto principal na cabeça, ramos laterais ectáticos, e um duto pancreático principal irregular e dilatado no corpo e cauda. Um *stent* transgástrico foi instalado.

Dumonceau JM, Costamagna G, Tringali A, et al. Treatment for painful calcified chronic pancreatitis extracorporeal shock wave lithotripsy versus endoscopic treatment: a randomized controlled trial. *Gut.* 2007;56:545–552. [PMID: 17047101]

Rosch T, Daniel S, Scholz M, et al. Endoscopic treatment of chronic pancreatitis: a multicenter study of 1000 patients with long-term follow-up. *Endoscopy.* 2002;34:765–771. [PMID: 12244496]

4. Ruptura do duto pancreático & coleção de líquido

A ruptura do duto pancreático e coleções líquidas podem resultar de pancreatite aguda ou crônica. A ruptura do duto pancreático pode ser curada em 78–92% dos casos com a colocação de *stent* através da ruptura; os índices de sucesso caem para 23–44% com os *stents* transpapilares que não cobrem o vazamento. Um pseudocisto é uma coleção de suco pancreático rico em amilase envolto por uma parede de tecido não epitelizado, fibroso ou de granulação. Os pseudocistos sintomáticos podem ser drenados por via percutânea (radiologicamente), cirurgicamente ou por via endoscópica. A drenagem endoscópica dos pseudocistos pancreáticos pode ser feita com a instalação de endopróteses por via transpapilar ou transmural (transgástrica, transduodenal). A abordagem transpapilar é utilizada para os pseudocistos que se comunicam com o duto pancreático principal, com a ponta do *stent* posicionado na cavidade do cisto após uma esfincterotomia pancreática. As coleções líquidas que não se comunicam claramente com o duto pancreático são drenadas com o uso da abordagem transmural. O objetivo é estabelecer uma comunicação entre a cavidade do cisto e o lúmen gástrico ou duodenal para a drenagem contínua de suco pancreático. O principal pré-requisito para esse procedimento é uma distância entre o cisto e o trato gastrointestinal de 10 mm ou inferior mais bem determinada durante a ultrassonografia endoscópica (USE), e estudos recentes sugerem que o sucesso técnico é maior com a drenagem guiada por USE, em comparação com a abordagem não guiada por USE (Figura 35-10, Lâminas 88 e 89).

Park DH, Lee SS, Moon SH, et al. Endoscopic ultrasound-guided versus conventional transmural drainage for pancreatic pseudocysts: a prospective randomized trial. *Endoscopy.* 2009;41:842–848. [PMID: 19798610]

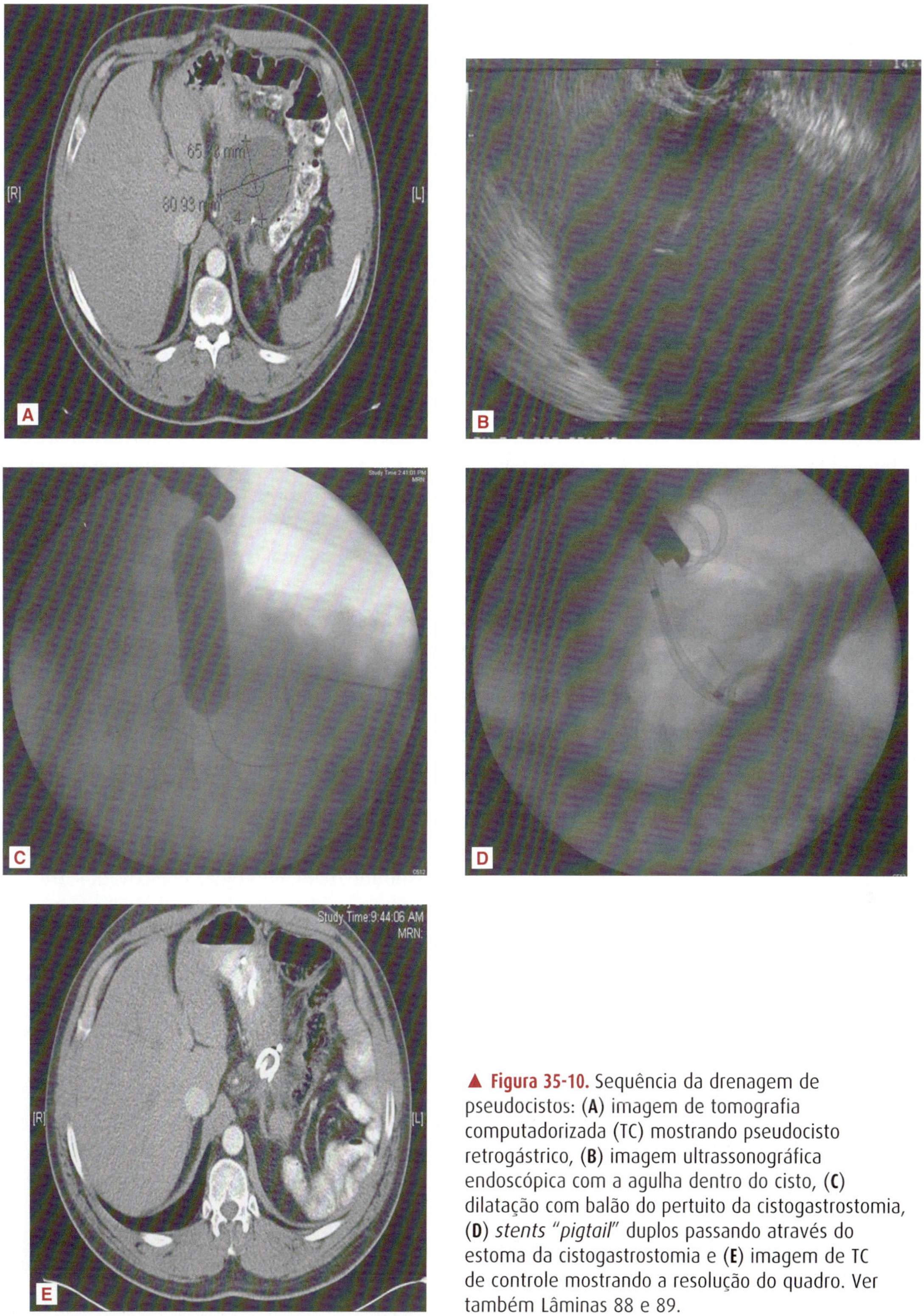

▲ **Figura 35-10.** Sequência da drenagem de pseudocistos: (**A**) imagem de tomografia computadorizada (TC) mostrando pseudocisto retrogástrico, (**B**) imagem ultrassonográfica endoscópica com a agulha dentro do cisto, (**C**) dilatação com balão do pertuito da cistogastrostomia, (**D**) *stents "pigtail"* duplos passando através do estoma da cistogastrostomia e (**E**) imagem de TC de controle mostrando a resolução do quadro. Ver também Lâminas 88 e 89.

5. Pâncreas *divisum*

O pâncreas *divisum*, a falha na fusão entre os sistemas dutais dorsal e ventral do pâncreas durante a embriogênese, é a variante mais comum da anatomia dutal pancreática e ocorre em aproximadamente 10% dos indivíduos (Lâminas 90, 91 e 92). A relação entre o pâncreas *divisum* e a pancreatite permanece controversa, mas a terapia endoscópica em pacientes com pancreatite recorrente e um duto dorsal normal está direcionada para a descompressão do duto pancreático dorsal mediante uma pequena papilotomia e inserção temporária de *stent* com mais de 80% de sucesso a longo prazo. Esses pacientes formaram o primeiro grupo que desenvolveu alterações dutais resultantes da terapia com *stent* e deve se tomar cuidado para evitar essa complicação não deixando os *stents* por mais tempo que o necessário.

Gerke H, Byrne MF, Stiffler HL, et al. Outcome of endoscopic minor papillotomy in patients with symptomatic pancreas divisum. *JOP*. 2004;5:122–131. [PMID: 15138333]

6. Pancreatite autoimune

O primeiro caso de esclerose inflamatória crônica do pâncreas com possível mecanismo autoimune subjacente foi publicado em 1961, mas a terminologia da "pancreatite autoimune" (PAI) não foi proposta até 1995. A epidemiologia da PAI não é bem conhecida, mas uma prevalência de 5% foi registrada entre pacientes com pancreatite crônica (ver Capítulo 27). Os critérios diagnósticos incluem (1) estudos de imagens pancreáticas demonstrando estreitamento difuso do duto pancreático principal com paredes irregulares e dilatação difusa do pâncreas, (2) dados laboratoriais que mostram níveis anormalmente elevados de gamaglobulina sérica ou imunoglobulina G, ou a presença de autoanticorpos, (3) exame histopatológico do pâncreas mostrando alterações fibróticas com infiltração de linfócitos e plasmócitos e (4) resposta à terapia esteroide em alguns pacientes. Para o diagnóstico de PAI, várias combinações dos critérios acima são utilizadas na Mayo Clinic, Japan Pancreas Society e Korean Criteria. Apesar de a CPRE fazer parte dos critérios diagnósticos utilizados na Japan Pancreas Society, a CPRM é mais comumente utilizada nos países ocidentais. Atualmente não há papel terapêutico para a CPRE nessa condição, a menos que haja uma obstrução biliar concomitante.

Park DH, Kim MH, Chari ST. Recent advances in autoimmune pancreatitis. *Gut*. 2009;58:1680–1689. [PMID: 19240063]

7. Neoplasia mucinosa papilar intraductal

A neoplasia mucinosa papilar intraductal (NMPI) é uma neoplasia cística do pâncreas que envolve o duto pancreático principal, ramos laterais ou ambos. Ela se caracteriza pelo crescimento intradutal de epitélio produtor de mucina, dilatação dutal segmentar ou difusa e, quando o tumor se localiza na cabeça do pâncreas, uma papila aberta ou em "boca de peixe" por onde fluem grandes quantidades de muco (Figura 35-11). A NMPI ocorre mais comumente em homens idosos que podem se apresentar com pancreatite recorrente e/ou diabetes. Icterícia e perda de peso podem ser os sintomas iniciais nos casos com transformação maligna.

Várias modalidades de imagens são utilizadas para diagnosticar a NMPI, incluindo a TC, USE, imagens de ressonância magnética e CPRE. Uma pancreatografia geralmente é notável para dutos pancreáticos dilatados, defeitos de preenchimento intraluminares e nódulos murais. Durante a CPRE, o suco pancreático pode ser aspirado para citologia, e escovados transpapilares e biópsias podem ser obtidos de lesões suspeitas observa-

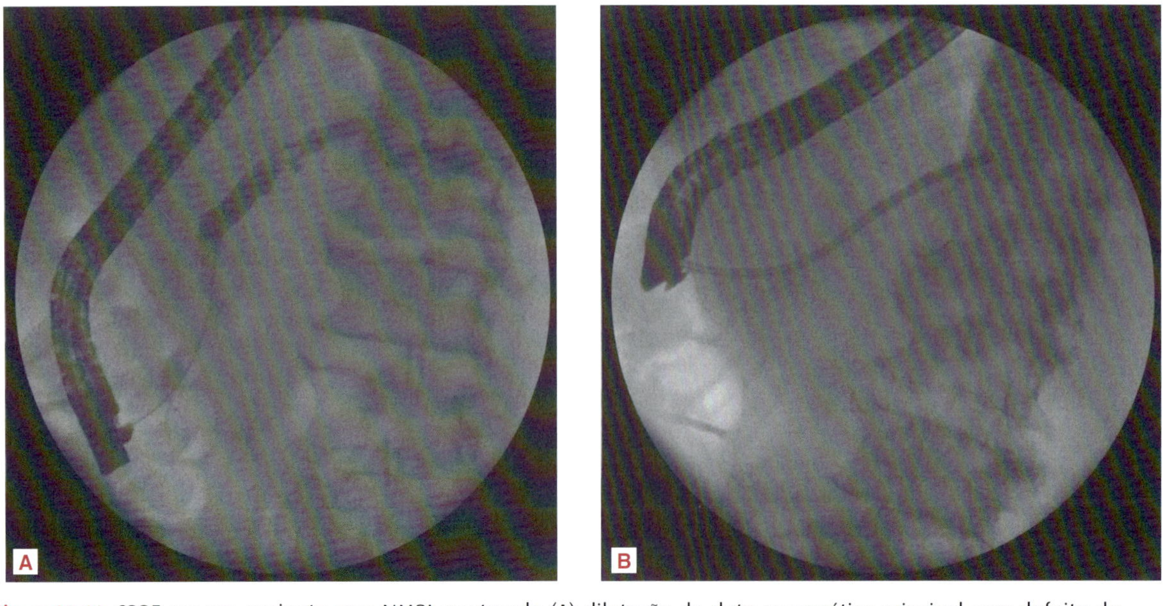

▲ **Figura 35-11.** CPRE em um paciente com NMPI mostrando (**A**) dilatação do duto pancreático principal com defeito de enchimento de muco, e (**B**) pancreatoscopia direta, que mostrou o tumor dutal.

das na pancreatografia. A pancreatografia direta envolve o uso de um endoscópio ultrafino com diâmetro de 10 French ou inferior introduzido através do canal de trabalho de um duodenoscópio e avançado pelo duto pancreático através da papila maior. O epitélio dutal pode ser examinado e biópsias direcionadas de nódulos ou massas murais suspeitas podem ser realizadas. A pancreatoscopia tem sido cada vez mais utilizada como adjunto para outras modalidades de imagens para o diagnóstico e determinação da extensão da NMPI, porque o tumor é facilmente observado como uma aparência de "conjunto de ovos" quando afeta o duto principal e a ressecção cirúrgica atualmente é direcionada para ser a mais conservadora possível. Um estudo recente sugere que a ultrassonografia intradutal durante a CPRE também pode se mostrar útil na definição da extensão da NMPI durante o pré-operatório.

Yasuda K, Sakata M, Ueda M, et al. The use of pancreatoscopy in the diagnosis of intraductal papillary mucinous tumor lesions of the pancreas. *Clin Gastroenterol Hepatol.* 2005;3:S53–S57. [PMID: 16012998]

Ultrassonografia endoscópica

36

Linda S. Lee, MD

CRITÉRIOS DE DIAGNÓSTICO

- A ultrassonografia endoscópica (USE) é uma ferramenta importante no estadiamento do câncer, sendo superior à tomografia computadorizada (TC), e à tomografia de emissão de pósitrons (PET) no estadiamento do câncer esofagiano.
- A aspiração por agulha fina guiada por USE (AAF-USE) é o método mais sensível para o diagnóstico do câncer pancreático; a precisão da USE é similar à da TC para a avaliação da invasão vascular.
- A USE ajuda a avaliar lesões da submucosa, apesar da capacidade diagnóstica da AAF-USE ser inferior para lesões na submucosa quando comparada com lesões extraluminares.
- A USE está emergindo como uma ferramenta importante no diagnóstico da pancreatite crônica.
- A capacidade diagnóstica para a USE é similar à da CPRM na detecção da coledocolitíase, mas a USE inicial apresenta maior custo-efetividade.

Considerações gerais

A ultrassonografia endoscópica (USE) emergiu como a primeira ferramenta para o estadiamento do câncer e revolucionou o papel da endoscopia gastrointestinal nas imagens dentro e fora do trato gastrointestinal. A USE funde a endoscopia, que é limitada na visualização do lúmen do trato gastrointestinal, com a ultrassonografia, que permite a realização de imagens das camadas da parede gastrointestinal e das estruturas ao seu redor. O diagnóstico dos tecidos pode ser estabelecido com a aspiração por agulha fina guiada pela USE (AAF-USE), que utiliza um cateter com agulha retrátil que pode ser avançada na direção dos tecidos visualizados. Avanços importantes na aplicação terapêutica da USE surgiram a partir dessa técnica, incluindo a drenagem endoscópica de pseudocistos e mais recentemente técnicas de encontro com a colangiopancreatografia retrógrada endoscópica (CPRE), bem como possibilidades de terapia por meio de injeção por agulha fina guiada por USE (IAF-USE).

A. Equipamento

Os endoscópios com capacidade de realização de imagens radiais foram os primeiros instrumentos utilizados com o advento da USE na década de 1980 (Figura 36-1). O transdutor de ultrassom é montado na ponta do endoscópio e roda 360 graus para gerar imagens transversais perpendiculares ao eixo longo do endoscópio (Figura 36-2). A óptica de visualização endoscópica é montada proximalmente ao transdutor de ultrassom e gera uma visualização oblíqua do lúmen. Recentemente, um novo endoscópio que permite a visualização frontal foi desenvolvido. Para superar o problema das ondas de ultrassom que viajam através de um lúmen repleto de ar, um balão que pode ser preenchido com água circunda o transdutor de ultrassom. Várias frequências ultrassônicas entre 5–20 mHz são utilizadas.

Endoscópios com antenas lineares geram imagens de ultrassom ao longo do eixo longo do endoscópio, geralmente em um arco de 80–105 graus (Figuras 36-2 e 36-3). Isso é importante para permitir a realização de imagens simultâneas da agulha e da lesão alvo durante a AAF-USE. Uma variedade de agulhas, incluindo as de calibres 19, 22 e 25, pode ser passada através do canal de trabalho endoscópico.

Na sonografia de sonda de ultrassom de alta frequência, um cateter com um diminuto transdutor de ultrassom mecanicamente rotacional na ponta é inserido através do canal de trabalho endoscópico (Figura 36-4). A sonda realiza imagens com frequências entre 12–30 mHz e a maior resolução permite a realização de imagens mais detalhadas, mas com menor profundidade de penetração. As sondas de nova geração incluem sondas guiadas por fios que podem ser introduzidas nos dutos biliar e pancreático para a realização da ultrassonografia intradutal.

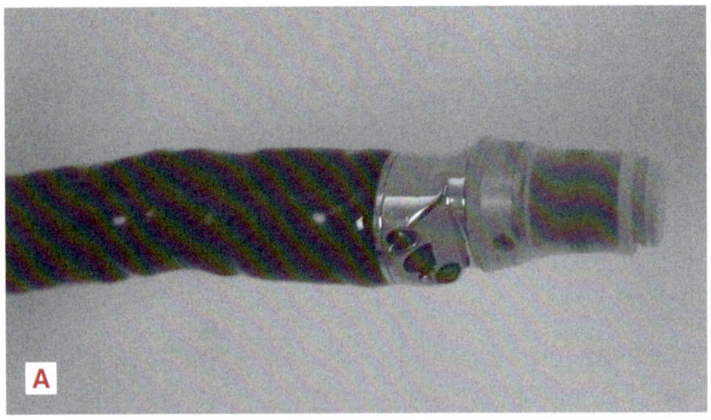

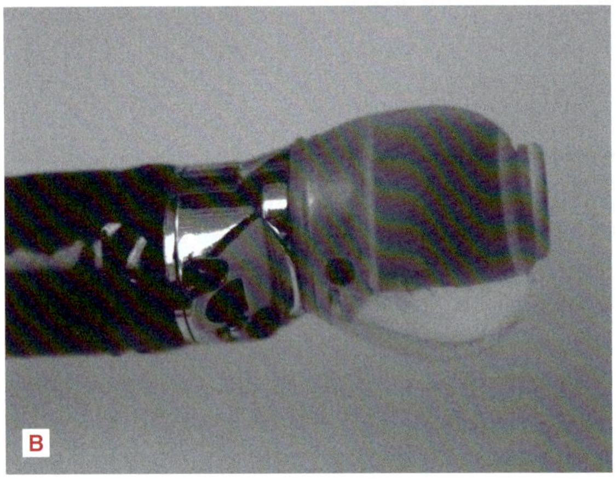

▲ **Figura 36-1.** **A:** Endoscópio radial. **B:** Endoscópio radial com o balão insuflado.

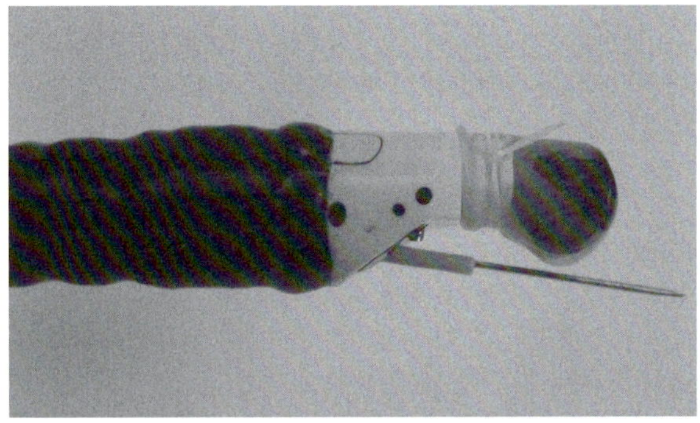

▲ **Figura 36-3.** Ecoendoscópio linear.

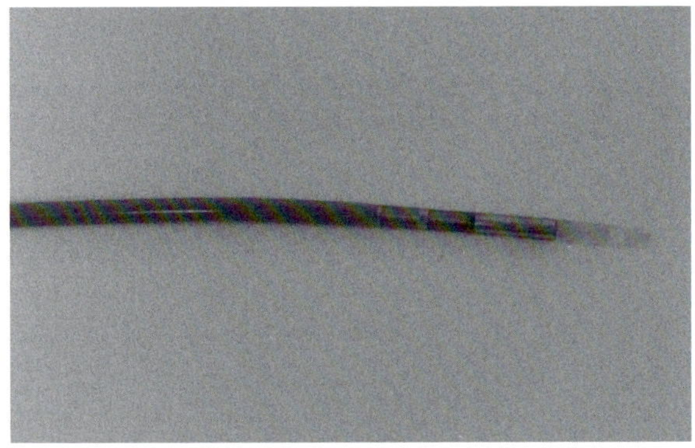

▲ **Figura 36-4.** Sonda de ultrassom de alta frequência.

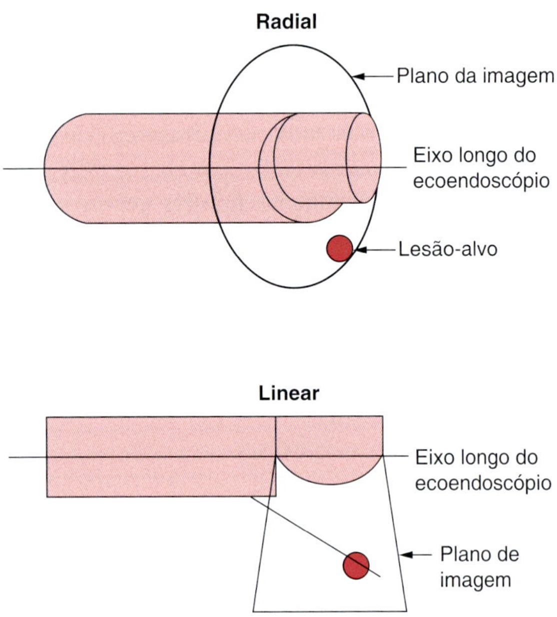

▲ **Figura 36-2.** Planos de imagens para os ecoendoscópios radial e linear. O ecoendoscópio radial proporciona imagens em um plano perpendicular ao eixo longo. O ecoendoscópio linear proporciona imagens ao longo do eixo longo em um ângulo de 80-105 graus com capacidade de aspiração por agulha fina.

B. Técnica

Tipicamente, uma endoscopia superior padrão ou sigmoidoscopia flexível para a USE retal é feita antes da USE para identificar a área de interesse e para assegurar que o endoscópio possa ser passado com segurança pelo trato gastrointestinal. O endoscópio é passado de maneira "cega" similar à do duodenoscópio. Assim que o endoscópio é avançado até a área a ser examinada, uma interface líquida é estabelecida entre o transdutor de ultrassom e a parede gastrointestinal. Isso pode ser feito mediante insuflação do balão na ponta do transdutor ou pelo preenchimento do lúmen gastrointestinal com água, ou ambos. Assim que uma interface suficiente de líquido é estabelecida, as imagens de USE devem ser obtidas perpendicularmente à lesão porque imagens oblíquas comumente distorcem a parede gastrointestinal e levam a falsas interpretações.

A AAF-USE é feita com o endoscópio linear. A agulha é avançada sob orientação endossonográfica até a lesão de interesse, o estilete é retirado e a aspiração pode ser aplicada com o uso de uma seringa de 10–25 cc enquanto se avança a agulha para a frente e para trás dentro da lesão.

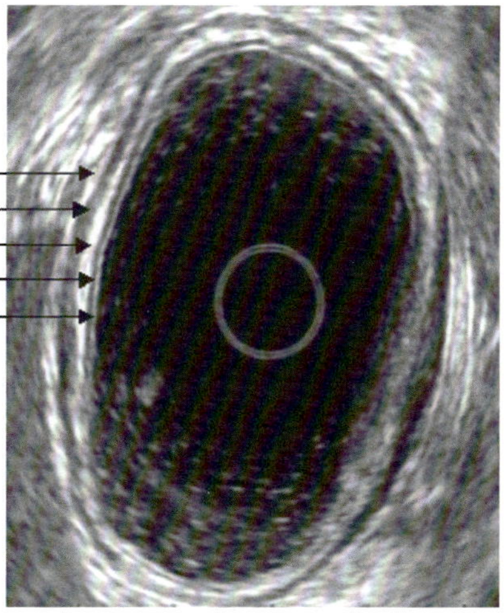

▲ **Figura 36-5.** Imagem USE das camadas gastrointestinais normais.

C. USE da anatomia normal

As imagens USE da camada da parede gastrointestinal tipicamente revela cinco camadas alternando bandas claras e escuras (Figura 36-5). A primeira camada clara ou hiperecoica mais próxima à sonda representa a mucosa superficial; a segunda camada escura ou hiperecoica corresponde à mucosa profunda ou *muscularis mucosa*; a terceira camada hiperecoica é a submucosa; a quarta camada hipoecoica é a *muscularis propria* e a quinta camada hiperecoica representa a serosa ou adventícia. A espessura normal da parede gastrointestinal varia de 2–4 mm.

ESTADIAMENTO DO CÂNCER

A maioria dos cânceres é estadiada de acordo com o sistema TNM da American Joint Commission on Cancer. A profundidade ou extensão da invasão do tumor (T), presença ou ausência de linfonodos locorregionais (N) e a presença ou ausência de metástases (M) distantes são capturadas pelo sistema TNM. Os estágios da invasão do tumor são definidos como Tis: limitado à mucosa, lâmina própria intacta; T1, invade a lâmina própria ou submucosa; T2, invade a *muscularis propria*; T3, invade a adventícia e serosa e T4, invade as estruturas circundantes.

1. Câncer esofagiano

Assim como em muitos cânceres, o prognóstico do câncer esofagiano está correlacionado com o estágio no momento do diagnóstico. Alterações recentes no estadiamento do câncer esofagiano incluem: subdivisão do estágio N com base no número de linfonodos; separação do T4 em T4a para tumor ressecável invadindo a pleura, pericárdio ou diafragma e T4b para tumor irressecável, invadindo outras estruturas adjacentes como a aorta, traqueia etc.; e classificando os linfonodos celíacos como linfadenopatia regional. Apesar do tratamento ideal dos pacientes com câncer esofagiano localmente avançado permanecer controverso, a quimiorradiação pré-operatória parece melhorar a sobrevivência em comparação com a cirurgia isolada em pacientes com câncer estágios IIb ou estágio III e possivelmente estágio IIa. Assim, o estadiamento preciso é importante na seleção dos pacientes apropriados para o tratamento pré-operatório. O estadiamento TNM inclui tumores na junção gastroesofágica (GE) e os 5 cm proximais ao estômago se estendendo para a junção GE ou esôfago. Vários estudos confirmaram a superioridade da USE sobre a TC no estadiamento T e N do câncer esofagiano (Tabela 36-1). A TC e a tomografia de emissão de pósitrons com fluorodeoxiglicose (FDG-PET) identificam metástases mais distantes do que a USE e a FDG-PET parece ser superior à TC.

O carcinoma *in situ* (Tis) geralmente não é visível na USE. Com sondas de ultrassom de alta frequência, o estágio T1 pode ser separado em T1m (tumor confinado à mucosa) e T1sm (tumor invadindo a submucosa). Aproximadamente 8–35% dos tumores T1sm apresentam metástases para linfonodos locais. Os

Tabela 36-1. Precisão das modalidades de imagens para o estadiamento T e N dos cânceres gastrointestinais.

Modalidade	Estágio T	Estágio N
Câncer esofagiano		
TC	50%	50-60%
PET	–	60%
USE	61-90%	75%
AAF-USE	–	87%
Câncer gástrico		
TC com fileira multidetecção	77-89%	50-75%
RM	71-83%	52%
USE	65-92%	50-87%
Câncer retal		
TC	52-76%	54-70%
RM endorretal	75-91%	65-76%
USE	63-95%	70-75%

TC, tomografia computadorizada; USE, ultrassonografia endoscópica; AAF, aspiração por agulha fina; RM, imagem de ressonância magnética; PET, tomografia de emissão de pósitrons.

pacientes com câncer estágio T1sm apresentam menor índice de sobrevida para cinco anos de 58% em comparação com 91% para o estágio T1m; portanto, a terapia endoscópica local não deve ser feita para as lesões T1sm.

Para cada estágio T (Figura 36-6), linfonodos positivos aumentam o estágio geral do tumor e preveem um prognóstico pior. Características da USE sugestivas de um linfonodo maligno incluem tamanho > 1 cm, arredondados, bem definidos e hipoecoicos. A presença de todas as quatro características prevê malignidade em 80–100% dos casos, mas somente 20–40% de todos os linfonodos malignos apresentam todos os quatro achados. A AAF dos linfonodos aumenta a precisão do estadiamento nodal em comparação com a USE isolada. Se a AAF não é possível, o número de linfonodos se correlaciona com a sobrevida para 5 anos e a alteração recente no sistema de estadiamento agora incorpora o número de linfonodos regionais metastáticos no estadiamento nodal. O reestadiamento do câncer esofagiano após a quimiorradiação com USE é significantemente menos preciso do que o estadiamento pré-tratamento. A precisão do estadiamento T é de aproximadamente 37–60%, e a maioria dos tumores é hiperestimada presumivelmente por causa da inflamação peritumoral e fibrose que são confundidas com o tumor. A redução na área transversal ou espessura do tumor em mais de 50% está associada a resposta ao tratamento e possivelmente melhora na sobrevivência.

O impacto clínico da USE sobre o tratamento do câncer esofagiano foi demonstrado em vários estudos. A estratégia de tratamento mudou em aproximadamente 75% dos pacientes após a AAF-USE e a realização da USE está associada a aumento da sobrevida livre de recorrência e sobrevida geral. Isso foi atribuído ao maior uso da quimiorradiação após o estadiamento mais preciso com a USE.

Jost C, Binek J, Schuller JC, et al. Endosonographic radial tumor thickness after neoadjuvant chemoradiation therapy to predict response and survival in patients with locally advanced esophageal cancer: a prospective multicenter phase II study by the Swiss Group for Clinical Cancer Research (SAKK 75/02). *Gastrointest Endosc.* 2010;71:1114–1121.

Liu L, Hofstetter WL, Rashid A, et al. Significance of the depth of tumor invasion and lymph node metastasis in superficially invasive (T1) esophageal adenocarcinoma. *Am J Surg Pathol.* 2005;29:1079–1085. [PMID: 16006804]

Pfau PR, Perlman SB, Stanko P, et al. The role and clinical value of EUS in a multimodality esophageal carcinoma staging program with CT and positron emission tomography. *Gastrointest Endosc.* 2007;65:377–384. [PMID: 17321235]

Shimpi RA, George J, Jowell P, Gress FG. Staging of esophageal cancer by EUS: staging accuracy revisited. *Gastrointest Endosc.* 2007;66:475–482. [PMID: 17725937]

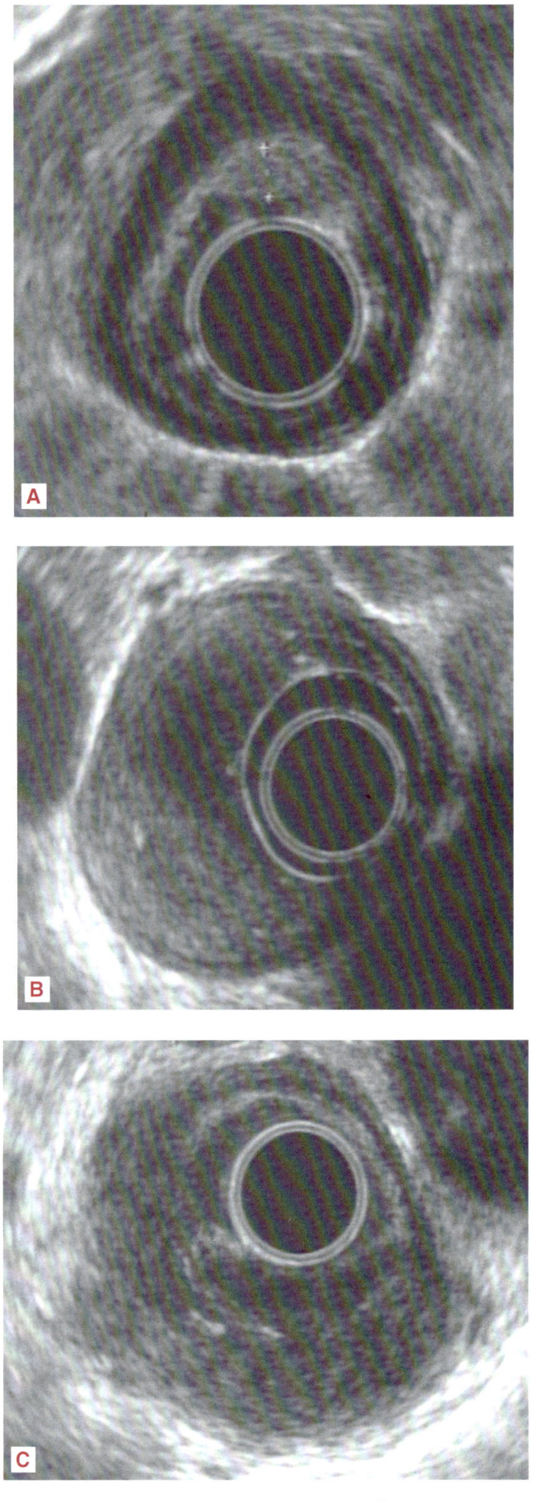

▲ **Figura 36-6.** Imagens USE do câncer esofagiano. **A:** Estágio T1. **B:** Estágio T2. **C:** Estágio T3.

2. Câncer gástrico

Com um estudo demonstrando uma melhor sobrevivência em pacientes submetidos à quimioterapia perioperatória com um adenocarcinoma gástrico operável com pelo menos estágio II, o estadiamento pré-

-operatório para o adenocarcinoma gástrico assume maior importância (ver estágios sob câncer esofagiano). A USE parece similar à TC de fileira de multidetecção e imagens de ressonância magnética para o estadiamento T e N. O USE-AAF dos linfonodos deve aumentar a precisão para o estadiamento N. Assim como no câncer esofágico, a USE pode identificar tumores superficiais da submucosa, que podem ser tratáveis por ressecção endoscópica da mucosa. As limitações na precisão do estadiamento USE no câncer gástrico incluem cânceres em estágios iniciais, lesões grandes ou ulceradas e lesões na cárdia ou incisura.

O estadiamento USE do linfoma gástrico primário tipo MALT (apresenta 95% de precisão para estadiamento T e parece prever a resposta ao tratamento do *Helicobacter pylori*. A remissão completa ocorre em 78% dos pacientes com doença T1m em comparação com 12,5% dos pacientes com tumor T1sm. Portanto, a USE pode permitir uma seleção mais precoce dos pacientes com doença com estágio T mais elevado para consideração de outros tratamentos.

Caletti G, Fusaroli P, Togliani T. EUS in MALT lymphoma. *Gastrointest Endosc.* 2002;56(Suppl 4):21–26. [PMID: 12269963]

Hwang SW, Lee DH, Lee SH, et al. Preoperative staging of gastric cancer by endoscopic ultrasonography and multidetector-row computed tomography. *J Gastroenterol Hep.* 2010;25:512–518. [PMID: 20370729]

3. Câncer retal

A recorrência local do câncer retal ocorre em 10–40% dos casos a despeito da excisão cirúrgica. A quimiorradiação pré-operatória seguida pela ressecção radical para tumores que se estenderam para o tecido adiposo perirretal ou que apresentam linfonodos locais (T3/T4, N1 ou ambos) diminui a recorrência local pela metade e possivelmente melhora a sobrevida. Existem dados limitados sobre os benefícios da quimiorradiação adjuvante em pacientes com tumores T1 ou T2 desfavoráveis. Um tamanho de tumor > 3 cm, histologia mal diferenciada, e invasão linfovascular estão associados a risco elevado de metástases para linfonodos. A recorrência local pode chegar a até 11–29% para tumores T1 e a 25–62% para tumores T2, que provavelmente reflete envolvimento de linfonodos ocorrendo em 0–12% dos tumores T1 e 12–28% dos tumores T2. Portanto, a excisão local, que não remove o mesorreto que contém os linfonodos, em vez de uma ressecção radical, deve ser realizada somente em pacientes selecionados com tumores T1 favoráveis.

O estadiamento preciso do câncer de reto novamente é importante para a seleção correta do paciente e para o tratamento apropriado no pré-operatório e durante a cirurgia. A USE permanece superior à TC para estadiamento T e N; entretanto, a precisão da USE parece comparável à da RM endorretal para estadiamentos T e N.

A modesta precisão da USE para o estadiamento do câncer retal é atribuída a vários fatores, incluindo inflamação ao redor do tumor, levando a uma estimativa exagerada no estadiamento; experiência do operador e nível do tumor no reto, com as lesões distais sendo estadiadas de modo menos preciso. Em contraste com sua utilidade no câncer esofagiano, a AAF-USE de linfonodos regionais no câncer retal não parece melhorar significantemente a precisão do estadiamento N. O maior impacto da AAF-USE pode residir nos tumores iniciais estágio T que, quando o linfonodo é positivo, pode necessitar de tratamento pré-operatório. Um estudo recente sugeriu que antibióticos não são necessários para os procedimentos de AAF-USE por causa dos baixos índices de bacteremia.

A AAF-USE pode ser um método poderoso de pesquisa para recorrência local do câncer retal, que geralmente ocorre extraluminarmente após a ressecção cirúrgica. A endoscopia padrão é inadequada para a detecção dessas recorrências, e a imagem de TC é limitada por causa dos artefatos de clipes cirúrgicos e da incapacidade de diferenciação entre alterações pós-operatórias e recorrência. A sensibilidade da USE para a detecção da recorrência é de 91–100% em comparação com 82–85% para a TC, com especificidade limitada para a USE de 57% que aumenta para 93% com a AAF-USE. Não há recomendação padrão para vigilância com USE após ressecção cirúrgica; entretanto, os pacientes que podem se beneficiar incluem aqueles com tumores em estágio mais avançado no momento do diagnóstico. O maior risco de recorrência acontece nos primeiros 2 anos após a cirurgia; portanto a USE pode ser feita a cada 3–6 meses durante esse período.

Bianchi P, Ceriani C, Palmisano A, et al. A prospective comparison of endorectal ultrasound and pelvic magnetic resonance in the preoperative staging of rectal cancer. *Ann Ital Chir.* 2006;77: 41–46. [PMID: 15910358]

Mutusamy VR, Chang KJ. Optimal methods for staging rectal cancer. *Clin Cancer Res.* 2007;13:6877s–6884s. [PMID: 18006793]

4. Câncer pancreático

O papel da USE no câncer pancreático inclui diagnóstico (Figura 36-7) e estadiamento. O diagnóstico histológico é importante para confirmar a malignidade e afastar a presença de lesões metastáticas para o pâncreas, que compreendem 11% dos encaminhamentos para AAF-USE em um estudo. A AAF-USE é a moda-

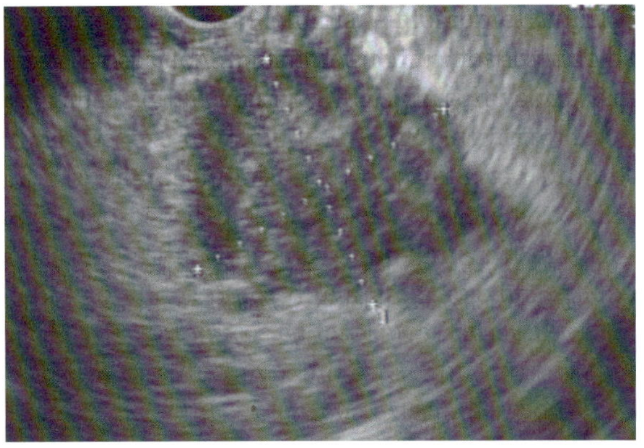

▲ **Figura 36-7.** Imagem USE de uma massa pancreática.

lidade diagnóstica mais precisa, com sensibilidade de 80–95% e especificidade de quase 100% em comparação com a TC ou a AAF guiada por ultrassom, que possuem sensibilidades variando de 62–81%. A sensibilidade diagnóstica diminui para 73% na presença de pancreatite crônica. A presença de um citopatologista no momento do exame aumenta a precisão diagnóstica e reduz o tempo do procedimento, número de agulhas utilizadas e o custo total do procedimento. A AAF-USE é a modalidade preferida pela capacidade de detecção precisa de lesões pequenas < 1,5 cm e porque o pertuito da agulha ao longo do qual teoricamente pode ocorrer contaminação é ressecado para as lesões na cabeça do pâncreas. A disseminação do tumor ao longo do pertuito da agulha foi suspeitada em um caso que desenvolveu recorrência dentro da parede gástrica 16 meses após a ressecção completa de um tumor pancreático T1N0M0 localizado na cauda pancreática. Portanto, para tumores potencialmente ressecáveis localizados no corpo pancreático ou cauda, as opções de prosseguir diretamente para a cirurgia sem um diagnóstico tecidual *versus* AAF-USE deve ser considerado de modo cuidadoso.

O melhor resultado no câncer pancreático ocorre em pacientes sem metástases nodais, vasculares ou sistêmicas (sobrevida de cinco anos de até 25%). Uma seleção mais precisa do paciente pode reduzir cirurgias desnecessárias em pacientes com tumores irressecáveis. Uma revisão recente dos estudos que comparam USE e TC para o estadiamento pré-operatório do câncer pancreático concluiu que não está claro qual modalidade é superior para o estadiamento do tumor e dos linfonodos.

Os critérios USE para invasão vascular incluem contorno anormal do vaso, desaparecimento da interface hiperecoica entre o tumor e o vaso sanguíneo, tumor no lúmen do vaso e presença de vasos colaterais na ausência de uma estrutura vascular principal. A presença de qualquer um desses critérios indica invasão vascular. Uma meta-análise recente, examinando a precisão desses critérios USE para a avaliação da invasão vascular demonstrou sensibilidade de 73% e especificidade de 90%. A USE é mais confiável para a avaliação de invasão da veia porta e da confluência esplênica do que da artéria ou veia mesentérica superior. Com os avanços recentes na TC helicoidal e da RM, essas modalidades provavelmente superarão a USE para o estadiamento vascular. O estadiamento inicial deve ser realizado com um protocolo de imagem de TC do pâncreas. A USE ainda apresentará um impacto potencialmente importante no estadiamento mediante identificação e coleta de amostras dos linfonodos, ascite e lesões hepáticas.

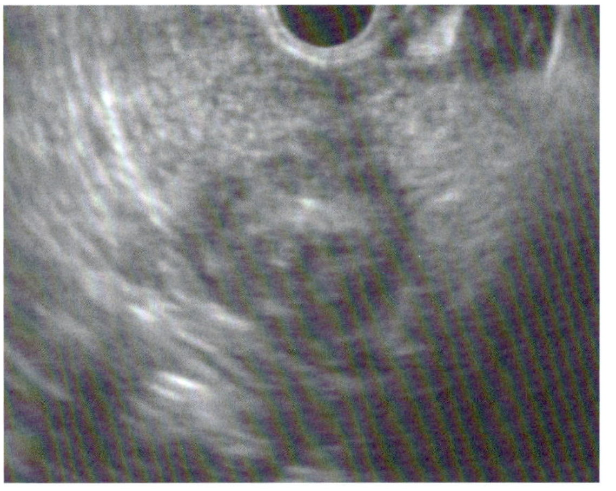

▲ **Figura 36-8.** Imagem USE de um tumor neuroendócrino do pâncreas.

Os tumores neuroendócrinos do pâncreas são notoriamente difíceis de diagnosticar e a USE é particularmente útil na avaliação desses tumores (Figura 36-8). Como a maioria dos insulinomas ocorre no pâncreas, a sensibilidade da USE é maior para esses tumores neuroendócrinos em 83%. Os gastrinomas e os glucagonomas ocorrem mais comumente em sítios extrapancreáticos levando a menor sensibilidade diagnóstica para USE e um papel mais importante no diagnóstico para a cintilografia do receptor da somatostatina, TC e RM.

Horwhat JD, Paulson EK, McGrath K, et al. A randomized comparison of EUS-guided FNA versus CT or US-guided FNA for the evaluation of pancreatic mass lesions. *Gastrointest Endosc.* 2006;63:966–975. [PMID: 16733111]

5. Outras malignidades gastrointestinais

A detecção precoce dos pequenos carcinomas hepatocelulares permanece problemática, com mais de 70% das lesões < 1 cm não sendo detectadas pela RM. Os estudos preliminares com USE na detecção precoce do carcinoma hepatocelular mostram resultados promissores. Em um estudo, pacientes com cirrose e alto risco para carcinoma hepatocelular por níveis elevados de alfafetoproteína ou achados radiológicos anormais foram submetidos a ultrassom, TC, RM e USE ou AAF-USE; a precisão diagnóstica foi de 38%, 69%, 92% e 94%, respectivamente. A USE isolada apresentou menor precisão, principalmente pela baixa especificidade. Complicações após a AAF-USE das lesões hepáticas ocorreram em aproximadamente 4% dos pacientes e incluíram sangramento, febre, dor abdominal e morte em um paciente com icterícia obstrutiva que desenvolveu colangite. Outros estudos são necessários para definir o papel e a segurança da AAF-USE no carcinoma hepatocelular.

O colangiocarcinoma também permanece como um difícil dilema diagnóstico. Vários pequenos estudos sugerem que a AAF-USE é segura e útil no diagnóstico das estenoses biliares após citologia do escovado por CPRE, com a sensibilidade variando entre 43–86% e sensibilidade de 100% caseada na patologia cirúrgica. O achado na USE de espessura da parede do duto biliar de 3 mm ou maior apresenta sensibilidade e especificidade de 79%. A ultrassonografia intradutal (USID) oferece dados sobre a profundidade da invasão do tumor e a invasão para o pâncreas e veia porta, com precisões > 85%. Portanto, USE, AAF-USE e provavelmente USID devem ser incluídas no arsenal para a avaliação de estenoses biliares potencialmente malignas.

DeWitt J, Misra VL, LeBlanc JK, et al. EUS-guided FNA of proximal biliary strictures after negative ERCP brush cytology results. *Gastrointest Endosc.* 2006;64:325–333. [PMID: 16923477]

Inui K, Miyoshi H, Yoshino J. Bile duct cancers: what can EUS offer? Intraductal US, 3D-IDUS? FNA—is it possible? *Endoscopy.* 2006;38(Suppl 1):47–49. [PMID: 16802223]

Thuluvath PJ. EUS-guided FNA could be another important tool for the early diagnosis of hepatocellular carcinoma. *Gastrointest Endosc.* 2007;66:274–276. [PMID: 17643699]

6. Câncer de pulmão

O escopo da USE não se limita ao trato gastrointestinal, e pode apresentar grande impacto no estadiamento do câncer pulmonar, que permanece a principal causa de mortalidade relacionada com câncer nos Estados Unidos. Assim como nos cânceres gastrointestinais, o estadiamento preciso é importante na determinação do prognóstico e tratamento apropriado para pacientes com câncer de pulmão. Métodos de estadiamento padrão incluem CT, PET, AAF transbrônquica, mediastinoscopia e toracoscopia. A AAF-USE pode acessar áreas complementares às das outras técnicas e aproximadamente 14% das toracotomias podem ser evitadas acrescentando a AAF-USE à mediastinoscopia.

Annema JT, van Meerbeeck JP, Rintoul RC, et al. Mediastinoscopy vs endosonography for mediastinal nodal staging of lung cancer. *JAMA.* 2010;304:2245–2252.

LESÕES NÃO MALIGNAS

1. Lesões submucosas

Para lesões submucosas, o diagnóstico pré-operatório preciso pode prevenir ressecção cirúrgica desnecessária de lesões benignas. Antes da USE, isso era difícil porque as lesões submucosas crescem abaixo da mucosa e não podem ser prontamente diagnosticadas pela endoscopia nem pela biópsia. A USE parece mais útil para a diferenciação das lesões submucosas da compressão extrínseca e para a caracterização da lesão submucosa. A compressão extrínseca de órgãos adjacentes ou vasos sanguíneos é corretamente diferenciada de uma lesão submucosa em 94% dos casos. Com o uso da USE, o tamanho, a camada de origem, as margens e o padrão de eco da lesão submucosa são determinados; a camada de origem e a ecotextura são mais úteis na sugestão do diagnóstico (Tabela 36-2) embora os exames de imagens sejam precisos para o diagnóstico em somente 45,5% dos casos. A malignidade pode ser deduzida nas lesões maiores (> 3 cm) com margens irregulares. A AAF guiada por USE possui limitações diagnósticas com um diagnóstico definitivo possível em somente 34–43% dos casos, apesar de um estudo recente sugerir maior capacidade de até 68%.

A lesão submucosa mais comum é um tumor do estroma gastrointestinal (GIST), que tem origem em

Tabela 36-2. Características das lesões submucosas no ultrassom endoscópico (USE).

Lesão	Característica USE
GIST	Hipoecoico, quarta camada
Lipoma	Hiperecoico, terceira camada
Carcinoide	Levemente hipoecoico; primeira, segunda ou terceira camada
Cisto	Anecoico, segunda ou terceira camada
Resto pancreático	Hipoecoico ou heterogêneo; segunda, terceira, quarta camada; estrutura dutal
Tumor de célula granular	Heterogêneo, terceira camada

GIST, tumor do estroma gastrointestinal.

células mesenquimais. Na USE, os GISTs são hipoecoicos e tipicamente se originam da quarta camada *muscularis propria* (Figura 36-9). As presenças de bordo irregular, espaços císticos, focos ecogênicos e tamanho < 3 cm são sugestivas de malignidade. O lipoma é a segunda lesão submucosa mais comum e pode ser prontamente diagnosticada durante a endoscopia por sua coloração amarelada e textura amolecida. Se o diagnóstico é obscuro, a USE deve ser realizada; ela revelará uma lesão hiperecoica se originando na terceira camada submucosa (Figura 36-10 e Lâmina 93). Cistos também são facilmente diagnosticados pela USE como estruturas anecoicas localizadas dentro da segunda ou terceira camadas.

Os carcinoides são levemente hipoecoicos, homogêneos e tipicamente se originam da primeira, segunda ou terceira camada (Figura 36-11 e Lâmina 94). O tamanho geralmente é preditivo da malignidade, e eles geralmente são benignos se forem < 2 cm. Outros tumores malignos da submucosa incluem metástases, que são raras, e os linfomas, que podem aparecer como massas heterogêneas hipoecoicas dentro da parede gastrointestinal.

Algumas outras lesões benignas da submucosa incluem os restos pancreáticos e os tumores de células granulares. Os restos pancreáticos são depósitos submucosos de tecido pancreático ectópico que tipicamente ocorrem no antro e apresentam aparência umbilicada característica na endoscopia. Na USE eles aparecem hipoecoicos ou heterogêneos, se originam da segunda, terceira ou quarta camada e podem conter estruturas dutais anecoicas (Figura 36-12 e Lâmina 95).

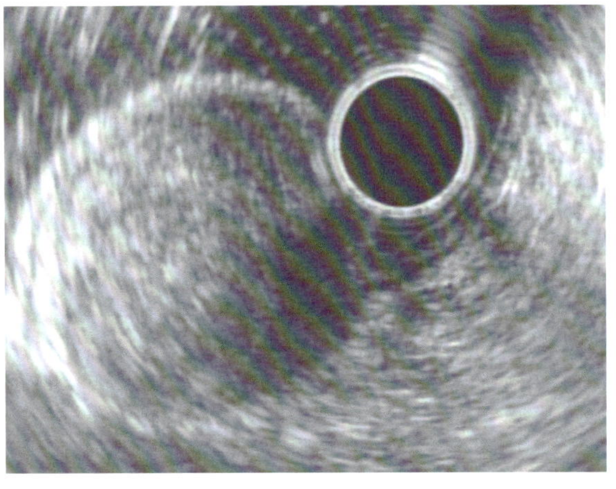

▲ **Figura 36-9.** Imagem USE de um tumor do estroma gastrointestinal.

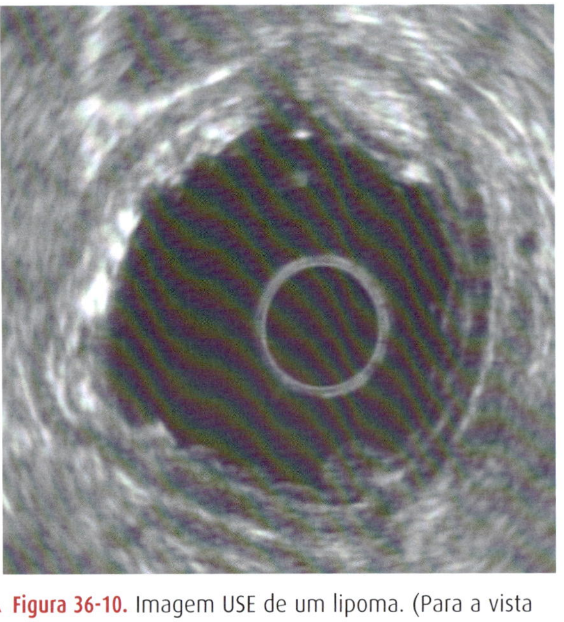

▲ **Figura 36-10.** Imagem USE de um lipoma. (Para a vista endoscópica, ver Lâmina 93.)

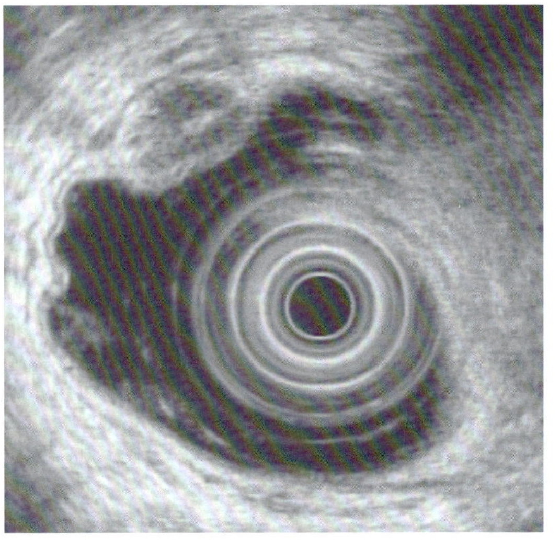

▲ **Figura 36-11.** Imagem USE de um carcinoide retal. (Para uma vista endoscópica, ver Lâmina 94.)

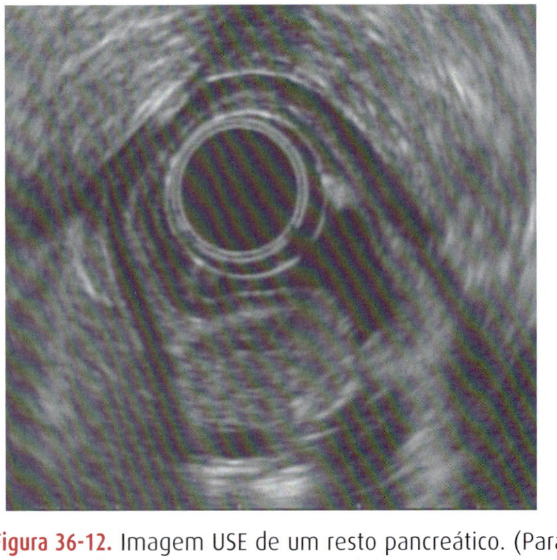

▲ **Figura 36-12.** Imagem USE de um resto pancreático. (Para uma vista endoscópica, ver Lâmina 95.)

Acredita-se que os tumores de células granulares se originem do tecido neural e aparecem heterogêneos dentro da terceira camada submucosa.

O tratamento dessas lesões submucosas é orientado pelo diagnóstico, tamanho, localização e potencial para malignidade. GISTs com várias características USE que apresentam potencial para malignidade devem ser removidos cirurgicamente. GISTs menores de aparência benigna podem ser observados, apesar do intervalo apropriado de acompanhamento ser desconhecido. Os lipomas somente devem ser removidos se forem sintomáticos. Os carcinoides < 2 cm confinados às três primeiras camadas podem ser removidos endoscopicamente, enquanto as lesões maiores envolvendo a quarta camada *muscularis propria* devem ser ressecados cirurgicamente.

Mekky MA, Yamao K, Sawaki A, Mizuno N, Hara K, Nafeh MA, Osman AM, Koshikawa T, Yatabe Y, Bhatia V. Diagnostic utility of EUS-guided FNA in patients with gastric submucosal tumors. *Gastrointest Endosc*. 2010;71:913–919. [PMID: 20226456]

Philipper M, Hollerbach S, Gabbert HE, et al. Prospective comparison of endoscopic ultrasound-guided fine-needle aspiration and surgical histology in upper gastrointestinal submucosal tumors. *Endoscopy*. 2010;42:300–305. [PMID: 20306384]

2. Espessamento das pregas gástricas

Grandes pregas gástricas representam um dilema diagnóstico que geralmente necessita de vários estudos diagnósticos. O diagnóstico diferencial é amplo e inclui condições benignas e malignas (Tabela 36-3). A aparência endoscópica geralmente não permite a diferenciação entre condições malignas e benignas e as biópsias da mucosa superficial podem não capturar uma malignidade. A ressecção com alça ou ressecção endoscópica da mucosa assistida-cap aumenta a capacidade diagnóstica de 17 para 87%, mas apresenta um risco maior de complicações por sangramento e potencial perfuração.

Existem poucos estudos que examinam a utilidade da USE na avaliação do espessamento da parede gástrica (Figura 36-13). O principal previsor de malignidade é um espessamento das camadas gástricas profundas, incluindo a submucosa, *muscularis propria* e serosa, enquanto a dilatação das camadas mucosas superficiais está associada a condições benignas ou linfoma MALT, que, em geral, é prontamente diagnosticado com biópsias. Ascite e linfonodos estão presentes em mais de 60% dos pacientes com espessamento da parede gástrica por causa da malignidades.

Tabela 36-3. Causas de espessamento das pregas gástricas.

Malignas	Benignas
Adenocarcinoma Linfoma	Gastrite hipertrófica Doença de Ménétrier Hiperplasia linfoide Síndrome de Zollinger-Ellison Varizes gástricas Hiperrugosidade benigna Doença granulomatose (Crohn, sarcoidose, sífilis secundária) Gastrite eosinofílica Gastrite aguda por *Helicobacter pylori*

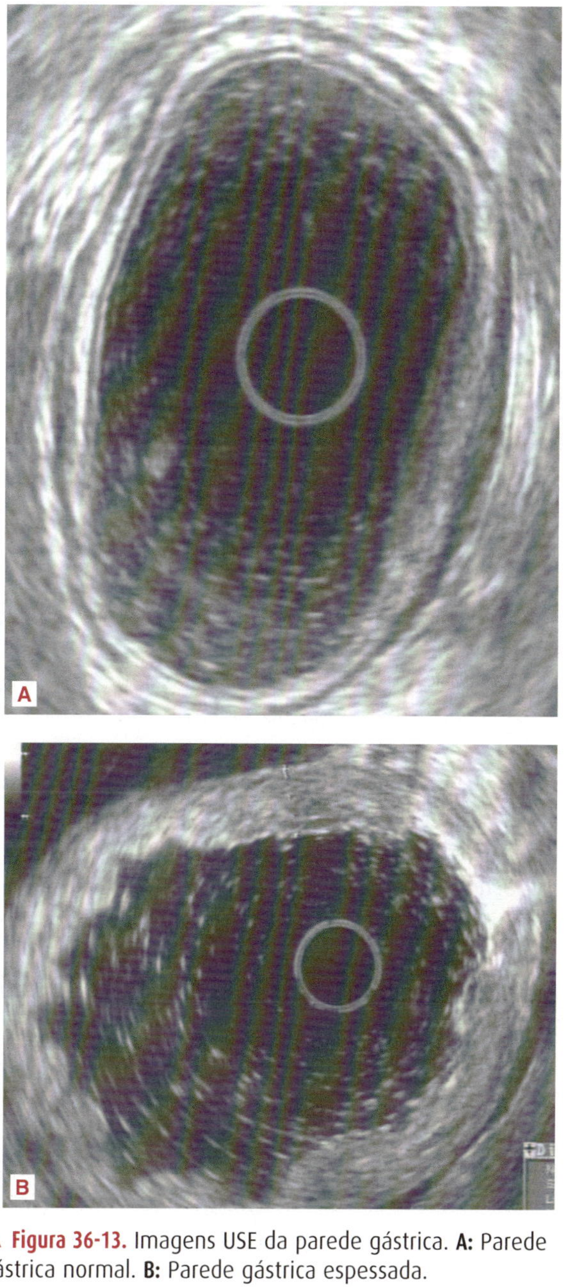

▲ **Figura 36-13.** Imagens USE da parede gástrica. **A:** Parede gástrica normal. **B:** Parede gástrica espessada.

Ginès A, Pellise M, Fernández-Esparrach G, et al. Endoscopic ultrasonography in patients with large gastric folds at endoscopy and biopsies negative for malignancy: predictors of malignant disease and clinical impact. *Am J Gastroenterol.* 2006;101:64–69. [PMID: 16405535]

3. Cistos pancreáticos

Os cistos pancreáticos são descobertos com frequência cada vez maior, uma vez que os estudos abdominais melhoraram em qualidade e se passaram a ser mais utilizados. Essas lesões geralmente apresentam significância clínica obscura e representam um dilema diagnóstico. Os pseudocistos são responsáveis pela maioria dos cistos pancreáticos enquanto uma minoria crescente é formada pelas neoplasias císticas pancreáticas, que podem ser cistadenomas serosos benignos ou lesões mucinosas pré-malignas ou malignas que incluem as neoplasias císticas mucinosas ou neoplasias mucinosas intrapapilares (NMIP). Portanto, é importante diferenciar entre esses diferentes cistos.

Os cistadenomas serosos ocorrem em qualquer localização do pâncreas, tipicamente em mulheres com mais de 60 anos de idade. Nas imagens radiológicas ou imagens USE, eles geralmente aparecem como microcísticos e menos comumente como macrocísticos ou sólidos pela presença de vários microcistos que geram a aparência de uma massa homogênea hiperecoica. Uma calcificação central é patognomônica, mas é observada somente em aproximados 10% dos cistadenomas serosos. A transformação maligna é muito rara, e esses cistos tipicamente podem ser acompanhados.

As neoplasias císticas mucinosas são lesões pré-malignas que geralmente ocorrem em mulheres entre 40–50 anos de idade. Elas tipicamente aparecem macrocísticas no corpo e na cauda do pâncreas com uma rara, mas patognomônica calcificação excêntrica periférica. A NMIP também é uma neoplasia cística mucinosa que se origina do epitélio dutal do pâncreas e se comunica com o duto principal, ramos laterais ou ambos (Figura 36-14). Ela ocorre mais comumente em homens com idades entre 50–60 anos. Aproximadamente 40% das NMIPs contêm malignidade no momento do diagnóstico. Características sugestivas de malignidade no ramo lateral das NMIPs incluem a presença de massa, nódulos murais, dilatação do duto pancreático principal e tamanho do cisto > 3 cm, apesar de um estudo recente demonstrar a presença de malignidade em cistos menores.

O diagnóstico pré-operatório preciso de cistadenoma seroso, cistadenoma mucinoso e cistadenocarcinoma mucinoso, utilizando imagens de TC ocorre em aproximadamente 20–30% dos casos. A CPRM pode ser mais útil do que a pancreatografia endoscópica retrógrada (PER) no diagnóstico da NMIP por delinear o duto pancreático principal, ramos laterais e lesões císticas comunicantes. As imagens de USE isoladas não são suficientes para diagnosticar lesões císticas pancreáticas. AAF-USE provavelmente melhora a capacidade diagnóstica das lesões císticas pancreáticas; entretanto, os marcadores ideais para o líquido cístico permanecem desconhecidos. As evidências atuais sugerem que o antígeno carcinoembrinogênico (CEA) pode ser mais útil enquanto a citologia apresenta a pior sensibilidade e precisão na diferenciação entre lesões mucinosas e não mucinosas, bem como entre as lesões benignas das malignas ou pré-malignas (Tabela 36-4). A análise molecular do DNA do cisto pancreático para mutações, incluindo mutação *k-ras* precoce seguida por perda alélica, foi similarmente desapontadora na diferenciação entre lesões císticas mucinosas das não mucinosas.

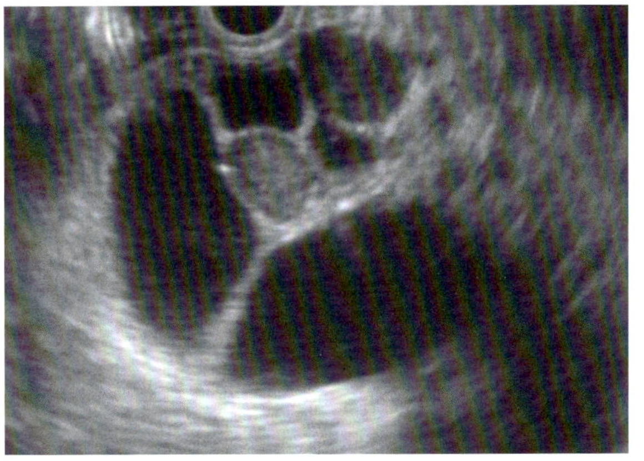

▲ **Figura 36-14.** Imagem USE de uma neoplasia mucinosa intradutal papilar.

Tabela 36-4. Marcadores diagnósticos para cistos pancreáticos.

Marcador	Sensibilidade	Especificidade
CEA < 5 ng/mL (seroso × outras lesões)	100%	86-93%
CEA > 400 ng/mL (mucinoso × outras lesões)	57%	100%
Citologia (mucinoso × outras lesões)	27%	100%
Amilase > 5.000 unidades/mL (pseudocisto × outras lesões)	61-94%	58-74%
Mutação *k-ras* (mucinoso × outras lesões)	11-45%	45%
Perda da amplitude alélica	67%	66%

CEA, antígeno carcinoembriogênico.

Mais trabalhos são necessários para descobrir novos e mais precisos marcadores de malignidade e lesões císticas mucinosas conforme as lesões císticas pancreáticas vêm sendo cada vez mais descobertas em achados de imagens feitas por outros motivos.

Noh KW, Pungpapong S, Raimondo M. Role of endosonography in non-malignant pancreatic diseases. *World J Gastroenterol.* 2007;13:165–169. [PMID: 17226895]

4. Pancreatite crônica

O diagnóstico da pancreatite crônica permanece desafiador, especialmente porque não existe um padrão-ouro definido. A histologia pode ser considerada o verdadeiro padrão-ouro; entretanto, ela está disponível em uma minoria de pacientes, e os erros de amostra podem ocorrer se somente um espécime de "*core* biópsia" for obtido, não havendo consenso sobre a escala de gradação histológica para a severidade da pancreatite crônica. A PER é uma modalidade diagnóstica menos atrativa por causa de suas complicações potenciais e menor sensibilidade para a pancreatite crônica em estágio inicial. Além disso, a classificação de Cambridge para alterações na PER na pancreatite crônica se baseou no consenso entre especialista e não foi validada. Somente um estudo comparou os estudos funcionais da secretina estimulada com a histologia; ele encontrou que a precisão do teste funcional foi de 81%.

A USE é uma alternativa diagnóstica atraente possivelmente por sua morbidade relativamente baixa e a capacidade de avaliar características parenquimatosas e dutais. Os critérios USE para pancreatite crônica incluem as seguintes alterações parenquimatosas e dutais: focos hiperecoicos, bandas hiperecoicas, lobulação, cistos, calcificações, dilatação do duto principal, irregularidade do duto principal, paredes hiperecoicas do duto principal e ramos laterais visíveis (Figura 36-15). Estudos retrospectivos mostraram que a presença de quatro ou mais critérios USE apresentam sensibilidade de 84–91% e especificidade de 86–100% para o diagnóstico de pancreatite crônica utilizando a histologia como o padrão-ouro. O limiar para o diagnóstico da pancreatite crônica pode ser variado dependendo da tentativa de estabelecer ou excluir o diagnóstico. No estudo prévio, a presença de cinco ou mais critérios apresentou 100% de especificidade. Em uma população em risco baixo a moderado de pancreatite crônica, a USE é mais precisa quando normal com dois ou menos critérios ou anormal com cinco ou mais critérios presentes. Isso é especialmente verdadeiro em pacientes idosos, nos quais até três critérios USE para pancreatite crônica podem estar presentes sem doença pancreática atual. Certas características incluindo calcificação e lobulação são mais indicativas de pancreatite crônica, e recentemente foi proposto um sistema de classificação ponderado levando em consideração esses fatores.

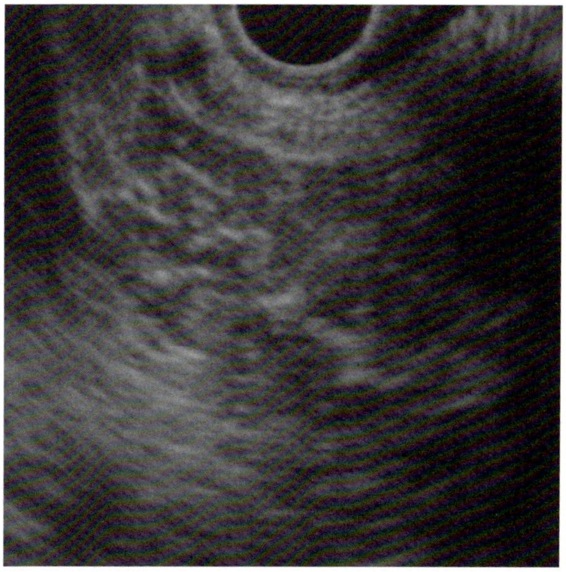

▲ **Figura 36-15.** Imagem USE de uma pancreatite crônica demonstrando lobularidade.

O significado clínico da presença de 3–4 critérios USE para pancreatite crônica ainda não está claro. O acréscimo da AAF não parece aumentar a capacidade diagnóstica para pancreatite crônica. Um estudo comparando a USE e a CPRM utilizando os padrões-ouro da PER, histologia, ou acompanhamento clínico a longo prazo durante em média 15 meses mostrou maior sensibilidade de 93% para a USE em comparação com sensibilidade de 65% para CPRM, e especificidade similar de 90–93%. A combinação de ambos os estudos gerou maior sensibilidade e especificidade, de 98 e 83%. Portanto, as modalidades menos invasivas de USE e CPRM suplantaram enormemente a CPRE no diagnóstico da pancreatite crônica. O consenso de especialistas Rosemont para critérios USE da pancreatite crônica foi proposto, entretanto, ainda não foi validado e a variabilidade entre observadores para o diagnóstico da pancreatite crônica não melhorou com o uso da classificação Rosemont quando comparada com os critérios USE padrões. Estudos mais recentes sugerem que o acréscimo dos testes endoscópicos de função pancreática, que podem ser realizados durante a endoscopia de rotina ou ultrassonografia endoscópica, pode gerar um diagnóstico mais precoce da pancreatite crônica.

Wallace MB. Chronic pancreatitis. *Gastrointest Endosc*. 2009; 69:S117–S120. [PMID: 19179134]

5. Pancreatite autoimune

A pancreatite autoimune (PAI) pode ser extremamente difícil de ser diagnosticada e geralmente simula o câncer pancreático na apresentação com uma massa pancreática. Os achados da AAF-USE geralmente não são específicos. Uma pequena série publicada relata que o uso de uma agulha *trucut* calibre 19 confirmou o diagnóstico de PAI. Além disso, um pequeno estudo japonês propôs novos critérios USE para PAI, que ainda não foram validados. Certamente a apreciação de um pâncreas difusamente hipoecoico e dilatado com células inflamatórias crônicas na citologia deve levantar preocupações para PAI.

Mizuno N, Bhatia V, Hosoda W, et al. Histological diagnosis of autoimmune pancreatitis using EUS-guided trucut biopsy: a comparison study with EUS-FNA. *J Gastroenterol*. 2009;44: 742–750. [PMID: 19434362]

6. Litíase do duto biliar

Similarmente foi comprovado que a USE é um método poderosamente preciso e seguro para a detecção da coledocolitíase. Uma meta-análise de pesquisas clínicas controladas randomizadas comparando a USE com a CPRM com o padrão-ouro da CPRE ou colangiografia intraoperatória em pacientes com suspeita de cálculos no duto biliar mostrou sensibilidade para a USE e CPRM de 93% e 85%, com especificidades similares de 96% e 93%, respectivamente. Um estudo de análise de custo indicou que a USE inicial em vez da CPRM apresentou melhor relação custo-benefício, reduzindo a necessidade de procedimentos CPRE.

Arguedas MR, Dupont AW, Wilcox CM. Where do ERCP, endoscopic ultrasound, magnetic resonance cholangiopancreatography, and intraoperative cholangiography fit in the management of acute biliary pancreatitis? A decision analysis model. *Am J Gastroenterol*. 2001;96:2892–2899. [PMID: 11693323]

Verma D, Kapadia A, Eisen G, Adler D. EUS vs. MRCP for detection of choledocholithiasis. *Gastrointest Endosc*. 2006;64:248–254. [PMID: 16860077]

ULTRASSONOGRAFIA ENDOSCÓPICA TERAPÊUTICA

Com o advento da AAF-USE, uma nova gama de possibilidades diagnósticas foi descoberta, seguida mais recentemente por várias técnicas terapêuticas inovadoras. A seguir são abordados os usos terapêuticos bem estabelecidos e experimentais para a AAF-USE.

1. Neurólise e bloqueio do plexo celíaco

A neurólise do plexo celíaco (NPC) diz respeito à destruição permanente do plexo celíaco utilizando etanol absoluto. O bloqueio temporário do plexo com injeção de corticosteroide é denominado bloqueio do plexo celíaco (BPC). A dor pancreática é controlada predominantemente pelo plexo celíaco. A NPC utilizando abordagens cirúrgicas e transcutâneas tem sido utilizada por muitos anos; entretanto, grandes complicações incluindo paralisias, ocorrem em aproximadamente 1% dos casos, o que torna a abordagem endoscópica uma opção potencialmente mais atraente.

A técnica USE envolve primeiro a lavagem com uma agulha calibre 22 com solução salina normal para remover o ar da agulha, seguida pela inserção da agulha 1 cm cranial e anterior à saída da artéria celíaca e aspiração para assegurar que o sangue não retorne. Recentemente houve interesse de injetar os gânglios celíacos visíveis durante a USE, entretanto, são necessárias mais pesquisas para validar essa abordagem. Para a NPC, 10 mL de bupivacaína a 0,25% são injetados seguidos de 20 mL de etanol absoluto. Para o BPC, 20 mL de bupivacaína a 0,25% são injetados seguidos por 80 mg de triancinolona. Essa é uma técnica segura sem incidências registradas de paralisia. Pequenas complicações incluem diarreia transitória em 4–15% dos pacientes, aumento transitório da dor em 9% e ortostase transitória em 1%. Solução salina normal é administrada durante o procedimento, e os pacientes devem ser monitorados por 2 horas após o procedimento para ortostase. Grandes complicações incluem sangramento retroperitoneal e abscesso peripancreático.

Uma meta-análise recente sugere que a NPC-USE oferece alívio seguro e efetivo da dor para pacientes com câncer pancreático e pancreatite crônica. Quase 80% dos pacientes com câncer pancreático experimentam alívio da dor enquanto o índice de resposta e durabilidade são menores na pancreatite crônica, com um índice inicial de resposta de 55% que cai para 10% após 24 semanas. A redução da dor dura aproximadamente 20 semanas após a NPC-USE no câncer pancreático em comparação com 2 semanas de pancreatite crônica com o BPC-USE.

Penman ID. Coeliac plexus neurolysis. Best Practice and Research Clinical. *Gastroenterology*. 2009;23:761–766. [PMID: 19744638]

Puli SR, Reddy JBK, Bechtold ML, Antillon MR, Brugge WR. EUS-guided celiac plexus neurolysis for pain due to chronic pancreatitis or pancreatic cancer pain: a meta-analysis and systematic review. *Dig Dis Sci*. 2009;54:2330–2337. [PMID: 19137428]

2. Drenagem de pseudocisto

Os pseudocistos pancreáticos são os cistos mais comuns do pâncreas e estudos sugerem que mesmo grandes pseudocistos, > 6 cm, podem ser acompanhados de modo conservador até que sintomas se desenvolvam ou que o cisto aumente de tamanho. A drenagem cirúrgica é o padrão do tratamento, mas possui índice de morbidade de 10% e de mortalidade de 1%; portanto, as drenagens radiológica e endoscópica substituíram a drenagem cirúrgica como tratamento inicial. Complicações da drenagem endoscópica dos pseudocistos incluem sangramento precoce, perfuração de estruturas adjacentes e infecção. Tradicionalmente, a drenagem endoscópica de pseudocistos foi realizada pela perfuração de um abaulamento endoscopicamente visível. O acesso ao pseudocisto pode ser obtido com o uso de uma agulha-faca com eletrocautério ou com a técnica de Seldinger, que avança um fio-guia através de uma agulha calibre 19. Estudos retrospectivos sugerem que o índice de sangramento é reduzido para 4,6% com o uso da técnica de Seldinger em comparação com 15,7% utilizando a agulha-faca. Após o estabelecimento do acesso à cavidade, a abertura é dilatada com um balão seguido pela instalação de vários *stents pigtail.*

A USE permite a drenagem de pseudocistos que não criam um abaulamento visível e mudou o tratamento de aproximadamente 25% dos pacientes submetidos à drenagem endoscópica do pseudocisto. A USE é útil por vários motivos, incluindo a detecção dos vasos sanguíneos na parede do pseudocisto ou pertuito da drenagem, confirmação da distância entre a parede do pseudocisto e a parede gástrica é < 1 cm, e caracterização do pseudocisto e seu conteúdo. A presença de detritos necróticos dentro do pseudocisto necessita de desbridamento cirúrgico ou necrosectomia endoscópica, que envolve a entrada na cavidade com o endoscópio e remoção dos detritos necróticos com uma variedade de acessórios. Essa técnica ainda está evoluindo e precisa ser comparada com o tratamento cirúrgico. Duas pesquisas randomizadas comparando a drenagem de pseudocistos guiada por USE com técnicas não guiadas por USE sugerem que o índice de sucesso da técnica é mais alto para a drenagem guiada por USE, embora os índices de complicações sejam similares.

Park DH, Lee SS, Moon SH, et al. Endoscopic ultrasound-guided versus conventional transmural drainage for pancreatic pseudocysts: a prospective randomized trial. *Endoscopy.* 2009;41:842–848. [PMID: 19798610]

Varadarajulu S, Christein JD, Tamhane A, Drelichman ER, Wilcox CM. Prospective randomized trial comparing EUS and EGD for transmural drainage of pancreatic pseudocysts. *Gastrointest Endosc.* 2008;68:1102–1111. [PMID: 18640677]

3. Procedimento de encontro (*rendezvous*) & drenagem transluminar guiada por USE

A descompressão endoscópica de obstruções biliares e pancreáticas tradicionalmente foi realizada via CPRE, com mais de 90% de sucesso na drenagem biliar por endoscopistas habilidosos. A drenagem endoscópica malsucedida resulta de anatomia cirurgicamente alterada, invasão por tumor, divertículo periampular, inexperiência do endoscopista ou outras causas. Opções terapêuticas alternativas incluem drenagem trans-hepática percutânea ou cirurgia. A morbidade da drenagem trans-hepática percutânea não é insignificante, variando de 4–32% com um índice de mortalidade de até 5,6%. Portanto, a descompressão guiada por USE oferece uma alternativa endoscópica potencialmente atraente para procedimentos de CPRE que tenham falhado.

Até o momento, houve somente pequenas séries de casos detalhando a técnica da drenagem biliar e pancreática guiada por USE, que envolve seja um procedimento de encontro com CPRE ou a criação de uma fístula enterobiliar ou enteropancreática. Durante um procedimento de encontro, uma agulha calibre 19 ou 22 é utilizada para o acesso do duto pancreático ou duto biliar via abordagem intra ou extra-hepática sob orientação USE. A seguir, um fio-guia é avançado até o duodeno, seguido pela troca do endoscópio por um duodenoscópio para completar o procedimento. Um estudo sugeriu que a punção do duto biliar próximo ao ponto de obstrução pode aumentar o sucesso técnico enquanto outro sugeriu que a entrada no duto biliar extra-hepático pode levar a maiores complicações.

Outra técnica guiada por USE envolve a criação de uma fístula enterobiliar ou enteropancreática. O duto biliar ou pancreático intra-hepático é puncionado com uma agulha calibre 19 seguido pela colocação do fio-guia, dilatação do pertuito da punção para 4–6 mm e colocação de *stents* metálicos ou plásticos *pigtail.* Vários pequenos estudos mostraram um índice de sucesso de 90% com a abordagem USE e complicações em 10–17% incluindo colangite, extravasamento de bile e pneumoperitônio autolimitado.

Barkay O, Sherman S, McHenry L, et al. Therapeutic EUS-assisted endoscopic retrograde pancreatography after failed pancreatic duct cannulation at ERCP. *Gastrointest Endosc.* 2010;71:1166–1173. [PMID: 20303489]

Kim YS, Gupta K, Mallery S, Li R, Kinney T, Freeman ML. Endoscopic ultrasound rendezvous for bile duct access using a transduodenal approach: a cumulative experience at a single center. A case series. *Endoscopy.* 2010;42:496–502. [PMID: 20419625]

4. Injeção por agulha fina guiada por USE

A IAF-USE engloba a injeção de qualquer material através da agulha. A injeção bissemanal guiada por USE de cianoacrilato nas varizes gástricas até que elas estejam obliteradas pode reduzir os índices de novos sangramentos em comparação com as injeções não guiadas por USE administradas somente durante os episódios de sangramento. Mais estudos adicionais são necessários para determinar a eficácia e as complicações dessa técnica.

A USE revolucionou o estadiamento de vários cânceres e pode permitir tratamentos anticâncer mais direcionados e mais eficazes como a braquiterapia e a injeção local de terapia antitumoral. Algumas séries pequenas de casos mostraram a possibilidade de colocação de sementes radioativas no câncer da cabeça e pescoço, linfonodos e do pâncreas. A técnica envolve a retirada do estilete por aproximadamente 1 cm e a inserção de uma semente radioativa pela parte posterior de uma agulha calibre 19. Similarmente, traçadores radiográficos inativos, chamados fiduciais, que servem como alvos para a radioterapia CyberKnife, podem ser inseridos sob orientação da USE. O sistema CyberKnife libera altas doses de pequenos feixes precisamente direcionados de radiação utilizando orientação por imagens em tempo real. Essa técnica revolucionária reduz a exposição dos órgãos circundantes, o tempo total do tratamento de radiação e os efeitos adversos em comparação com a radioterapia convencional. Os fiduciais tradicionalmente eram inseridos cirurgicamente ou por via percutânea; entretanto, a liberação segura de fiduciais guiada por USE nos tumores mediastinais (predominantemente o câncer pancreático) e mediastinais foi demonstrada recentemente em vários estudos.

A injeção local direcionada de terapia antitumoral sob orientação USE é possível. A USE tem sido utilizada para liberar cultura de linfócitos mistos alógenos (citoimplante), terapia viral antitumoral e células dentríticas para adenocarcinoma pancreático e um novo agente de terapia genética, TNFerade, que é um adenovetor com deficiência de replicação contendo o gene do fator de necrose tumoral-α nos adenocarcinomas pancreáticos e esofagianos. Uma pesquisa fase I utilizando citoimplante em pacientes com câncer pancreático foi interrompida logo no início porque os pacientes no braço controle que recebiam terapia com gemcitabine apresentaram melhores resultados. Outra pesquisa utilizando terapia viral antitumoral também foi interrompida precocemente em função da má resposta e do alto índice de complicações, incluindo sepse e perfuração duodenal. As pesquisas iniciais com TNFerade no câncer pancreático e esofagiano sugerem a possibilidade de melhores índices de remissão e sobrevivência, necessitando de mais estudos.

Chang KJ, Irisawa A. EUS 2008 working group document: evaluation of EUS-guided injection therapy for tumors. *Gastrointest Endosc.* 2009;69:S54–S58. [PMID: 19179171]

DIREÇÕES FUTURAS

A USE continua a crescer como uma modalidade diagnóstica e terapêutica. No futuro, a USE será conjugada com outras modalidades de imagens para permitir um diagnóstico mais preciso de lesões benignas e malignas. O domínio da USE terapêutica necessitará do desenvolvimento de equipamentos inovadores e acessórios, e talvez de novos endoscópios, permitindo que muitos procedimentos potenciais se tornem uma realidade.

1. Novos usos diagnósticos da USE

O recente desenvolvimento de *softwares* tridimensionais (3D) permite a transformação de imagens USE bidimensionais (2D) em imagens 3D, que podem levar a um estadiamento mais preciso do tumor. Um estudo sobre o estadiamento do câncer retal com USE radial 2D e 3D não demonstrou diferença no estadiamento para tumores T1 e T2. Entretanto, 40% dos pacientes com tumores identificados como T3N0 pela USE 2D foram revisados para T3N1 com o uso da USE 3D. A precisão geral do estadiamento USE 2D e 3D foi de 71,4 a 88,6%, respectivamente.

A combinação da USE com imagens de TC e um sistema de orientação em tempo real chamado *image-registerd gastroscopic ultrasound* (IRGUS) pode melhorar a capacidade diagnóstica da USE. O sistema utiliza um sensor de rastreamento miniaturizado que é preso à ponta de um endoscópio e permite a demonstração em tempo real da posição do endoscópio dentro de uma imagem de TC previamente obtida. Em um modelo porcino, os endossonógrafos foram mais eficientes e efetivos, identificando 25% a mais de estruturas básicas em uma pesquisa utilizando o sistema IRGUS comparado com a USE, padrão, e 90% dos usuários preferiram o sistema IRGUS.

As técnicas que utilizam agentes de contraste, elastografia e análise de imagens digitais (AID) com hibridização *in situ* por fluorescência (FISH – *fluorescence in situ hybridization*) parecem ser promissoras na capacidade de detectar malignidades (Tabela 36-5). Vários agentes de contraste diferentes foram utilizados, incluindo Levovist, Albunex, Optison e Sonovue. Após a injeção

Tabela 36-5. Novas técnicas diagnósticas para a detecção de malignidades.

Técnica diagnóstica	Sensibilidade	Especificidade
Agentes de contraste	94%	89-100%
Elastografia (massa pancreática)	80,6-100%	92,9%
AID/FISH (várias malignidades)	97%	100%
Citologia padrão	87%	100%

AID, análise de imagens digitais; FISH, hibridização por fluorescência *in situ* (*fluorescence in situ hybridization*).

do contraste, as lesões benignas como as alterações crônicas da pancreatite crônica contrastam e parecem hiperecoicas enquanto os tumores malignos são mal perfundidos e hipoecoicos.

A elastografia baseia-se no princípio de que o câncer muda as propriedades elásticas ou a consistência do tecido. A leve compressão do tecido pelo transdutor de ultrassom desloca o tecido e a distribuição da elasticidade do tecido antes e depois da compressão pode ser comparada. Além de destacar as diferentes propriedades teciduais entre o tecido maligno e o tecido normal, a procura por novos marcadores moleculares para malignidade continua. As técnicas da AID e FISH avaliam o conteúdo de DNA e a presença de aneuploidia para diagnosticar a malignidade.

Finalmente, os horizontes para a USE podem estar se expandido com um estudo que explora a aplicação da AAF-USE no coração. Seis animais sobreviveram por 2 semanas após a introdução de uma agulha sob orientação USE no átrio esquerdo e artéria coronária. Em um estudo separado feito em humanos, três pacientes foram submetidos à aspiração bem-sucedida de líquido pericárdico e punção de uma massa no átrio esquerdo com o uso da AAF-USE.

Giovannini M. Contrast-enhanced endoscopic ultrasound and elastosonoendoscopy. *Best Prac Res Clin Gastroenterol.* 2009;23: 767–779. [PMID: 19744639]

2. Futuros usos terapêuticos da USE

O domínio da USE terapêutica está em sua infância e pode ser lento seu desenvolvimento devido ao número relativamente limitado dos endossonógrafos e a ausência de incentivos para que os fabricantes de instrumentos invistam tempo e recursos nessa área. Houve alguns estudos animais utilizando um novo sistema de sutura guiado por USE para criar anastomoses gastrojejunais, realização de gastropexia posterior para refluxo gastroesofágico e remoção de linfonodos.

Expandindo a premissa da IAF-USE, modelos experimentais em porcos demonstraram a possibilidade da ablação por radiofrequência guiada por USE, terapia fotodinâmica e embolização da veia porta utilizando o copolímero etilenovinil álcool (Enteryx). Houve alguns registros de casos de tratamento bem-sucedido de pseudoaneurismas de artéria esplênica e artéria mesentérica superior utilizando trombina injetada nos vasos sob orientação USE. Em um estudo randomizado recente sobre a injeção de etanol guiada por USE *versus* solução salina em cistos pancreáticos, a técnica parece segura e potencialmente efetiva na diminuição do tamanho do cisto, apesar de somente 33% dos cistos terem resolvido completamente durante o curto período de acompanhamento. Além disso, a USE foi utilizada para drenar uma variedade de coleções intra-abdominais incluindo abscessos pélvicos e intra-abdominais, bilomas e hematomas.

Hawes RH, VanDam J, Varadarajulu S. EUS 2008 working group document: interventional EUS—a road map for the future. *Gastrointest Endosc.* 2009;69:S1–S2. [PMID: 19179130]

Kaul V, Adler DG, Conway JD, et al. Interventional EUS. *Gastrointest Endosc.* 2010;72:1–4. [PMID: 20381044]

Abordagem para o paciente com icterícia & testes hepáticos anormais

37

Norton J. Greenberger, MD

CRITÉRIOS DE DIAGNÓSTICO

- A icterícia, na maioria dos casos, é causada por descompensação de doença hepática crônica preexistente, hepatite alcoólica e litíase biliar.
- Anamnese cuidadosa, exame físico, e testes laboratoriais de rotina levam a um diagnóstico preciso em 85% dos pacientes com icterícia.
- A cirrose pode ser diagnosticada com base em dois achados físicos (asterixe, ascite) e dois achados laboratoriais (diminuição da albumina sérica [< 2,8 g/dL, tempo de protrombina prolongado [INR > 1,6]).
- Dutos biliares intra-hepáticos dilatados indicam obstrução por causas extra-hepáticas (cálculo, estenose, tumor).
- Ausência de dutos dilatados em pacientes ictéricos com bilirrubina sérica > 10 mg/dL, sugere colestase intra-hepática.
- Sepse, medicamentos, anemia falciforme e hepatite cirrótica são as causas mais comuns de colestase intra-hepática.

Considerações gerais

Icterícia é uma descoloração amarelada dos tecidos resultante da deposição de bilirrubina nos tecidos; isso indica que a bilirrubina sérica provavelmente é de 3 mg/dL ou superior. A icterícia na maioria dos casos resulta de uma doença hepática aguda ou crônica, doença do trato biliar e, menos comumente, resulta de distúrbios hemolíticos. O diagnóstico diferencial da icterícia mudou significantemente durante a última década, em grande parte, por causa de um declínio acentuado na incidência de hepatite viral dos tipos A e B decorrente da imunização. As causas mais comuns de icterícia na população adulta no momento são descompensação de doença hepática crônica preexistente, hepatite alcoólica, sepse e condições hemodinâmicas anormais e litíase biliar.

Patogênese

A icterícia pode ocorrer como decorrência de doença crônica ou aguda do parênquima hepático, obstrução extra-hepática do trato biliar (causada por cálculo, estenose ou tumor), colestase intra-hepática (de diversas causas, descritas a seguir), e anemia hemolítica. A bilirrubina sérica deriva da degradação de hemácias senescentes no sistema reticuloendotelial. A cada dia, um indivíduo normal destrói 50 mL de hemácias, que dão origem a 7,5 g de hemoglobina. Cada grama de hemoglobina que é degradado resulta na produção de 35 mg de bilirrubina. A bilirrubina não conjugada é solúvel em líquidos, insolúvel em água e consequentemente circula ligada à albumina. O processamento hepático da bilirrubina envolve a captação da bilirrubina não conjugada, conjugação com a uridino difosfato glucuronil transferase, transfere para os canalículos biliares e é excretada na árvore biliar intra-hepática (Figura 37-1). A bilirrubina é excretada na bile primariamente como bilirrubina diglucuronídeo (80%), bilirrubina monoglucuronídeo (20%) e bilirrubina não conjugada (< 1%). Qualquer processo patológico que resulte em aumento da carga de bilirrubina não conjugada apresentada ao fígado, dano na conjugação ou dificuldade na excreção da bilirrubina não conjugada, seja intra ou extra-hepática, pode provocar acúmulo de bilirrubina no sangue, levando à icterícia.

Achados clínicos

A. Sinais e sintomas

Com base em uma anamnese detalhada e um exame físico cuidadosamente conduzido, juntamente com os testes rotineiros de função hepática sumarizados a seguir, o examinador deve ser capaz de formular um diagnóstico diferencial e estar correto em mais de 85% dos pacientes que se apresentem com icterícia e

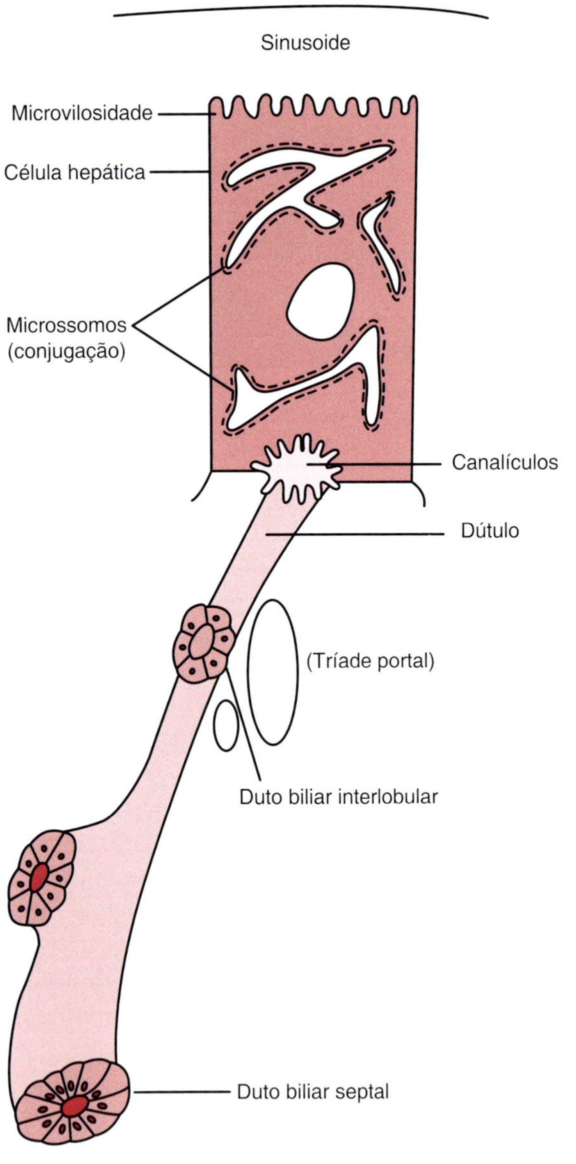

▲ **Figura 37-1.** Anatomia do sistema intra-hepático. (Reproduzida, com permissão, de Sherlock S, Dooley J. *Diseases of the Liver and Biliary System*, 10th ed. London: Blackwell Science, 1997:218).

Tabela 37-1. Informações específicas a serem obtidas de pacientes com icterícia ou doença hepática.

Hepatite viral

Perguntar sobre:
- Transfusão sanguínea (especialmente antes de 1990)
- Uso de drogas intravenosas
- Práticas sexuais:
  - Relação anal-receptiva
  - Sexo com uma prostituta
  - História de doença sexualmente transmissível
  - Múltiplos parceiros sexuais (> 5/ano)
  - Relação sexual com pessoas infectadas com hepatite B ou C
- Contato com pessoas com icterícia
- Exposição a agulhas hipodérmicas
- Trabalho em unidades de diálise renal
- Trabalho em unidades de trauma, salas de cirurgia ou outros locais nos quais pode ocorrer a exposição a usuários de drogas IV
- Compartilhamento de lâminas de barbear ou escovas de dentes
- Uso de *piercings* no corpo (orelhas, nariz)
- Tatuagens
- Uso de cocaína intranasal
- Fatores de risco especiais para hepatite A:
- Não imunização (idosos)
  - Viagens para áreas endêmicas
  - Ingestão de frutos do mar crus (pescados em águas contaminadas)
  - Exposição a ambientes onde possam ocorrer grupos infectados por hepatite (p. ex., penitenciárias)

Uso de medicamentos

Rever:
- Todos os medicamentos prescritos

Perguntar especificamente sobre:
- Todos os medicamentos de venda livre (*over-the-counter*)
- Vitaminas (especialmente vitamina A)
- Quaisquer alimentos, preparações com ervas, ou medicamentos caseiros comprados em uma loja de produtos naturais

Uso de álcool

Obter uma história *quantitativa* detalhada de uso recente e prévio de álcool pelos pacientes e pelos membros familiares

Perguntar se o paciente passou por sintomas de abstinência, ou foi citado por dirigir sob a influência de álcool

Informações diversas

Perguntar sobre:
- Prurido (sugere colestase intra ou extra-hepática)
- Avaliação da icterícia (urina escura, fezes claras)
- Alterações recentes no ciclo menstrual (amenorreia sugere doença hepática crônica, geralmente cirrose)

Rever:
- História de anemia, anemia falciforme, hemoglobinopatia conhecida, válvulas cardíacas artificiais
- Sintomas sugestivos de cólica biliar, colecistite crônica
- História familiar de doença hepática, patologia de vesícula biliar.

Adaptada, com permissão, de Greenberger NJ. History taking and physical examination for the patient with liver disease. In: Schiff ER, Sorrell MF, Maddrey WC (eds). *Schiff's Diseases of the Liver*, 10th ed, vol 1. Philadelphia: Lippincott Williams & Wilkins, 2007:4.

evidência de doença hepática. A importância de uma anamnese cuidadosa e do exame físico juntamente com a avaliação crítica dos testes de função hepática padrão não pode ser desprezada.

A Tabela 37-1 sumariza as informações específicas a serem obtidas de pacientes com icterícia ou doença hepática. A informação é agrupada de modo a relacionar com hepatite viral, medicamentos, uso de álcool e informações relevantes diversas.

A Tabela 37-2 sumariza os achados característicos no exame físico de pacientes com icterícia. A atenção deve ser tomada com estigmas periféricos de doença hepática, incluindo angiomas em forma de aranha, que caracteristicamente ocorrem acima das clavículas na distribuição da veia cava superior.

A presença de mais de 15 angiomas em forma de aranha indica doença hepática significante e provavelmente hipertensão portal. A tríade de ginecomastia, contratura de Dupuytren e uma dilatação de

Tabela 37-2. Achados físicos característicos no paciente com icterícia.

Inspeção geral
Icterus scleral
Palidez
Debilidade
Pertuitos de agulhas
Evidências de escoriações de pele
Equimose ou petéquias
Sensibilidade e fraqueza muscular
Linfadenopatia
Evidência de pneumonia
Evidência de insuficiência cardíaca congestiva
Estigmas periféricos de doença hepática
Angiomas em formato de aranha
Eritema palmar
Ginecomastia
Contratura de Dupuytren
Dilatação de parótida
Atrofia testicular
Diminuição dos pelos púbicos e axilares
Sinais oculares simulando hipertireoidismo
Exame abdominal
Hepatomegalia
Esplenomegalia
Ascite
Veias colaterais abdominais proeminentes
Sopros e atritos
Massas abdominais
Vesícula biliar palpável
Sinais de doença hepatocelular descompensada
Icterícia
Ascite
Insuficiência hepática oligúrica
Encefalopatia hepática
• *Fetor hepaticus*
• Asterixe
• Alterações comportamentais (confusão, desorientação, incapacidade de completar tarefas mentais simples)

Adaptada, com permissão, de Greenberger NJ. History taking and physical examination for the patient with liver disease. In: Schiff ER, Sorrell MF, Maddrey WC (eds.). *Schiff's Diseases of the Liver*, 10th ed, vol 1. Philadelphia: Lippincott Williams & Wilkins, 2007:6.

parótida é uma clara indicação de que o álcool é a causa mais provável da doença hepática do paciente. Esplenomegalia, ascite e veias colaterais abdominais proeminentes indicam a presença de hipertensão portal e, em todos, probabilidade para a presença de varizes esofágicas ou gástricas. Encefalopatia hepática é sugerida pela presença de asterixe e alterações comportamentais.

Os seguintes pontos necessitam de ênfase especial. Um médico pode estabelecer um diagnóstico firme de cirrose com base em dois achados físicos e dois achados laboratoriais. Essas quatro características – presença de *asterixe* e *ascite*, juntamente com *diminuição da albumina sérica (< 2,8 g/dL)* e um *tempo de protrombina prolongado* – indicam claramente cirrose. Essa constatação baseia-se em um antigo estudo da Mayo Clinic no qual mais de 500 pacientes com doença hepática crônica foram avaliados: a compilação acima das características clínicas esteve presente em aproximadamente 98% dos pacientes com cirrose hepática comprovada.

B. Achados laboratoriais

Os testes da função hepática que são úteis no diagnóstico diferencial da icterícia são sumarizados na Tabela 37-3. Quatro testes hepáticos alterados apontam para um diagnóstico de doença hepática crônica (p. ex., cirrose): (1) diminuição da albumina sérica, (2) elevação das globulinas séricas, (3) tempo de protrombina prolongado e (4) diminuição do colesterol.

O nível de bilirrubina sérica raramente excede os 20 mg/dL em pacientes com hepatite viral aguda, em pacientes com cirrose e em pacientes com icterícia obstrutiva causada por um cálculo em duto comum ou câncer pancreático. Os altos níveis de bilirrubina sérica são observados na cirrose acompanhada por insuficiência hepática oligúrica (*i.e.*, síndrome hepatorrenal). O motivo é que se existe uma obstrução extra-hepática, o nível de bilirrubina sérica se elevará para aproximadamente 15 mg/dL, mas o mecanismo compensatório é o rim e o excesso de bilirrubina será excretado, resultando em bilirrubinemia. Na insuficiência hepática oligúrica, não se observa esse mecanismo de compensação, o que explica por que se observam os mais elevados níveis de bilirrubina sérica nos pacientes com cirrose hepática avançada com síndrome hepatorrenal.

Aminotransferases séricas caracteristicamente estão elevadas para valores > 400 UI/L na hepatite viral aguda e geralmente estão < 400 UI/L na cirrose e em mais de 90% dos pacientes com icterícia obstrutiva. A se destacar, nos pacientes com coledocolitíase com ou sem colangite, as aminotransferases séricas podem estar na variação encontrada na hepatite (*i.e.*, 800–1.000 UI/L); entretanto, em 2–3 dias os valores elevados cairão abruptamente.

A fosfatase alcalina sérica está desproporcionalmente elevada na icterícia obstrutiva, com valores entre 4–10 vezes superiores ao normal, enquanto esses valores geralmente estão normais ou minimamente elevados na hepatite viral aguda ou cirrose. Os níveis de albumina e globulina sérica são muito úteis, pois, geralmente, ambos estão normais na hepatite viral aguda e na icterícia obstrutiva de curta duração. O nível de albumina sérica frequentemente está diminuído na cirrose, enquanto as globulinas estão elevadas, e o achado de hipergamaglobulinemia e hipoalbuminemia em pessoas com doença hepática quase sempre significa que o paciente apresenta doença hepática crônica.

Tabela 37-3. Resultados de testes diferenciais em pacientes com patologia hepatobiliar aguda, crônica e obstrutiva.

	Doença hepática aguda	Doença hepática crônica	Doença hepática obstrutiva
	Hepatite viral	Cirrose	Cálculo em DBC, câncer pancreático
Bilirrubina sérica (mg/dL)	<20	<20[a]	<20
ALT/AST (UI/L)	> 400	< 400	< 400[a]
Fosfatase alcalina	LN ↑ 2×	LN 4↑×	4↑10×
Albumina sérica/globulinas séricas (g/dL)	LN/LN	↓/↑	Geralmente LN
TP/TTP	LN/LN[a]	↑/↑	LN pode ser ↑[a]
Colesterol	LN	LN↓	LN
Sorologias para hepatite (A,B,C) EBV, CMV	Pode ser útil	—	—
Ultrassom abdominal	—	Pode ser útil	93% de sensibilidade e 95% de especificidade se bilirrubina > 10 mg/dL por 10 dias

ALT, alanino aminotransferase; AST, aspartato aminotransferase; DBC, duto biliar comum; CMV, citomegalovírus; EBV, vírus de Epstein-Barr; LN, limites normais; TP, tempo de protrombina; TTP, tempo de tromboplastina parcial; ↓ reduzido; ↑ elevado.
[a] Podem se aplicar circunstâncias especiais.

O tempo de protrombina e o de tromboplastina parcial geralmente estão normais na hepatite viral aguda. Entretanto, em um paciente com hepatite viral aguda, um tempo de protrombina prolongado e uma razão internacional normalizada (INR) > 1,8 podem ser prenúncios de necrose hepática submaciça e insuficiência hepática iminente. O tempo de protrombina e o tempo parcial de tromboplastina estão prolongados na doença hepática crônica e na cirrose. O tempo de protrombina pode estar prolongado em pacientes com icterícia obstrutiva prolongada pela incapacidade de absorção da vitamina K. Nesses casos, entretanto, o tempo de protrombina normalizará com a administração de vitamina K.

O colesterol sérico frequentemente é baixo nos pacientes com doença hepática crônica. As sorologias usuais a serem obtidas em pacientes com icterícia incluem testes para hepatites A, B e C, bem como para vírus Epstein-Barr e citomegalovírus.

C. Exames de imagem

A ultrassonografia abdominal é um exame bastante útil em pacientes com icterícia e bioquímica do tipo obstrutivo. Em um paciente com bilirrubina sérica de 10 mg/dL ou superior no qual a elevação persiste por mais de 2 semanas, a ultrassonografia tem sensibilidade e especificidade de aproximadamente 95%. A presença de dutos dilatados indica que o processo é extra-hepático. A ausência de dutos dilatados pode indicar que o paciente apresenta distúrbio que causa colestase intra-hepática (Tabela 37-4).

Tabela 37-4. Espectro dos distúrbios e causas que resultam em colestase intra-hepática.

Categoria (ver Figura 37-1)	Causa
Hepatocelular	Hepatite viral (especialmente tipo A) Doença hepática alcoólica Hepatite crônica Deficiência de α_1-antitripsina
Canalicular	Induzida por medicamento (fenotiazina, esteroides alquilados) Pós-operatório Sepse Nutrição parenteral Doença de Hodgkin Anemia falciforme Síndrome do choque tóxico Amiloidose
Dútulo	Cirrose biliar primária Sarcoidose
Dutos	Colangite esclerosante primária Doença de Caroli Atresia intra-hepática
Recorrente	Colestase recorrente da gestação Síndrome de Dubin-Johnson Colestase intra-hepática recorrente benigna

Diagnóstico diferencial

A. Diagnóstico diferencial da icterícia

Conforme descrito previamente, o diagnóstico diferencial da icterícia mudou significantemente desde o advento da imunização para a hepatite A e B. Antes de 2000, a hepatite viral era a causa de hepatite em 85–90% dos pacientes com menos de 30 anos de idade. Nos pacientes que se apresentavam com icterícia entre 40–60 anos de idade, a doença hepática alcoólica foi o diagnóstico mais comum, ocorrendo em 50–70%. Em pacientes entre 60–80 anos de idade sem história de transfusão sanguínea, o uso excessivo de álcool, contato com pessoa com icterícia ou uso de medicamentos desencadeadores, o diagnóstico em mais de 80% foi de litíase biliar e suas complicações ou câncer de pâncreas. A hepatite crônica foi a causa de icterícia em 5% dos pacientes através do espectro etário. A icterícia induzida por medicamentos ocorreu em menos de 5% dos indivíduos (Tabela 37-5).

Estudos recentes destacam as mudanças de tendências no diagnóstico diferencial da icterícia (Tabela 37-6). Em uma revisão de 732 pacientes com níveis de bilirrubina sérica > 3 mg/dL, a causa mais comum foi descompensação da doença hepática, ocorrendo em 20,5% dos pacientes. A hepatite alcoólica estava presente em 16,5%. A hepatite viral aguda foi uma causa menos frequente de icterícia de início agudo em 8,8% dos pacientes, diminuição na incidência atribuída ao aumento da imunização em crianças e gestantes contra a hepatite A e B. Outras causas hepáticas de icterícia incluíram hepatite autoimune aguda e icterícia induzida por medicamentos. Uma etiologia extra-hepática foi evidente em quase a metade dos pacientes, com sepse, litíase biliar, hemólise e malignidade, sendo responsáveis pela maioria dos casos.

Tabela 37-5. Diagnóstico diferencial de icterícia.[a]

Causa	Idade		
	< 30	40-60 anos	60-80 anos
Hepatite viral	85-90%		
Doença hepática alcoólica		50-70%	
Cálculos biliares			80%
Câncer de pâncreas			(80%, junto com cálculos biliares)
Hepatite crônica	5%	5-10%	
Icterícia medicamentosa		< 5%	< 5%
Anemia falciforme	< 5%	< 5%	< 5%
Síndrome de Gilbert	2-7%	2-7%	
Cirrose biliar primária[a]		1%	1%
Colangite esclerosante primária[b]		1%	1%

[a] Reflete a incidência de icterícia registrada entre 1991 e 2000.
[b] Dados sobre a incidência são insuficientes.

Tabela 37-6. Causas de icterícia identificadas em uma pesquisa recente.

Causa	Porcentagem de casos
Etiologia hepática (n = 406; 55%)	
Descompensação de doença hepática crônica preexistente	**20,5%**
Hepatite alcoólica	**16,5%**
Doença hepática viral aguda	**8,8%**
HBV	[5]
HCV	[2]
HAV	[1]
EBV	[0,5]
HIV	[0,3]
Hepatite aguda autoimune	**0,3%**
Induzida por medicamentos	**3,9%**
Acetaminofeno	[3,3]
HAART	[0,4]
Valproato	[0,1]
Metabólito	[0,1]
Etiologia extra-hepática (n = 326; 45%)	
Sepse/estado hemodinâmico anormal	**22%**
Litíase biliar	**14%**
Hemólise	**2,5%**
Malignidade	**6,2%**
Pancreática biliar	[2,9]
Metastática	[3,5]

EBV, vírus de Epstein-Barr; HAART, terapia antirretroviral altamente ativa; HAV, vírus da hepatite A; HBV, vírus da hepatite B; HCV, vírus da hepatite C;
HIV, vírus da imunodeficiência humana.
Adaptada, com permissão, de Vuppalanchi R, Liangpunsakul S, Chalasani N. New onset jaundice. *Am J Gastroenterol.* 2007;102: 558-562.

A sepse é uma causa de icterícia por colestase intra-hepática (ver Tabela 37-4). Anemia falciforme, que é comum entre afro-americanos, também pode ser caracterizada por uma colestase intra-hepática (ver Tabela 37-4).

A síndrome de Gilbert, ou hiperbilirrubinemia idiopática não conjugada, ocorre em 2–7% da população e está associada a testes de função hepática completamente normais e ausência de bilirrubinúria. A importância de fechar esse diagnóstico é que os pacientes são identificados e testes desnecessários são evitados.

A cirrose biliar primária e a colangite esclerosante primária estão sendo cada vez mais detectadas como causas importantes de icterícia, embora em ambos os distúrbios o diagnóstico esteja sendo feito de modo mais precoce com o uso de testes bioquímicos, biópsia hepática e estudos por imagens.

B. Diagnóstico diferencial da colestase intra-hepática

O espectro de distúrbios que causam colestatse intra-hepática está sumarizado na Tabela 37-4. Em qualquer local da árvore biliar intra-hepática observam-se distúrbios associados à icterícia. Assim, causas hepatocelulares, incluindo hepatite viral (especialmente tipo A), doença hepática alcoólica, hepatite crônica e deficiência de α_1-antitripsina podem estar associadas à colestase intra-hepática. A colestase canalicular pode ser induzida por medicamentos (p. ex., causada por fenotiazinas ou esteroides alquilados) ou associada ao estado pós-operatório, sepse, nutrição parenteral, doença de Hodgkin, anemia falciforme, síndrome do choque tóxico ou amiloidose. Os dútulos são a fonte de icterícia na cirrose biliar primária e na sarcoidose; os dutos maiores na colangite esclerosante primária, doença de Caroli e atresia biliar intra-hepática. A icterícia recorrente acontece com a colestase recorrente da gestação, colestase intra-hepática recorrente benigna e síndrome de Dubin-Johnson. A icterícia pode ocorrer em pacientes com sepse, especialmente sepse por organismos gram-negativos, porque os bacilos gram-negativos elaboram toxinas que interferem com a função canalicular (*i.e.*, ATPases da membrana canalicular). Também deve ser lembrado que pacientes com sangramento intratorácico ou intra-abdominal podem desenvolver icterícia em decorrência da grande carga de pigmento de bilirrubina. Cada 50 mL de perda sanguínea produz até 250 mg de bilirrubina; assim, um paciente que tenha sofrido um sangramento intraperitoneal ou intratorácico de 5 unidades pode ter até 2.500 mg de bilirrubina a serem excretadas, sobrecarregando os mecanismos de captação, conjugação e excreção dos organismos para lidar com a bilirrubina.

C. Diagnóstico diferencial da hepatite crônica

O diagnóstico diferencial da hepatite crônica é demonstrado com o uso de um instrumento mnemônico na Tabela 37-7. As letras na coluna à esquerda – A, B, C, D1, D2, E1, E2, F e H – correspondem às categorias de possíveis causas de hepatite crônica.

A hepatite crônica pode ser causada por doença autoimune na qual subtipos são anticorpo antinuclear de musculatura lisa positivo, antiactina positivo, anti-LKM-1 positivo e antiantígeno de superfície hepática positivo. A entidade mais comum nos Estados Unidos são doença antinuclear e músculo liso (actina F) positiva. Aproximadamente 5% dos pacientes com hepatite C aguda desenvolve hepatite crônica. A hepatite D ocorre somente com a hepatite B. Vários medicamentos, incluindo a α-metildopa, isoniazida, Augmentin® e nitrofurantoína, estão associados à icterícia. Nos Estados Unidos, o medicamento mais frequentemente associado à icterícia é a amoxicilina e seus vários derivados. A doença de Wilson é causa rara de icterícia, mas precisa ser considerada porque é eminentemente tratável. A deficiência de α_1-antitripsina também precisa ser considerada. A doença hepática gordurosa não alcoólica (DHGNA) é a causa mais comum de anormalidades nos testes de função hepática e é discutida em detalhes no Capítulo 43. A hemocromatose é outra causa importante de doença hepática, que é detalhada no Capítulo 41.

Tabela 37-7. Diagnóstico diferencial da hepatite crônica.

A	Autoimune • ANA-SMA positivo • Antiactina positivo • Anti-LKM-1 positivo • Anti-SLA positivo
B	Hepatite B
C	Hepatite C
$D_{(1)}$	Hepatite D (somente com hepatite B)
$D_{(2)}$	Medicamentos (α-metildopa, isoniazida, nitrofurantoína)
$E_{(1)}$	Doença de Wilson
$E_{(2)}$	α_1-antitripsina
F	Doença hepática gordurosa não alcoólica (DHGNA)
H	Hemocromatose

ANA, anticorpo antinuclear; SLA, antígeno hepático solúvel.

Considerações diagnósticas em pacientes com elevação das aminotransferases séricas

Uma elevação na aminotransferase em indivíduos assintomáticos é comum, ocorrendo em mais de 8% da população norte-americana. Pesquisas recentes feitas pela National Health and Nutrition Examination Survey (NHANES) forneceram informações importantes sobre elevações nas aminotransferases em indivíduos assintomáticos nos Estados Unidos. A terceira pesquisa anual da NHANES registrou 15.676 adultos com mais de 17 anos de idade. A elevação da aminotransferase foi definida como um valor da aspartato aminotransferase (AST) > 37, um valor da alanino aminotransferase (ALT) > 42 e foi classificada na presença de (1) evidência de hepatite B, (2) hepatite C, (3) sobrecarga de ferro (*i.e.*, saturação da transferrina > 50%), ou (4) consumo de álcool > 2 drinques por dia para os homens e > 1 drinque por dia para as mulheres. A elevação da aminotransferase foi classificada como inexplicada na ausência de qualquer um dos quatro fatores anteriormente descritos.

A prevalência da elevação da aminotransferase nos Estados Unidos foi de 7,9%. As elevações da aminotransferase foram mais comuns entre os homens (9,3%) em comparação com mulheres (6,6%) e entre hispano-americanos (14,9%) e negros não hispânicos (8,1%) em comparação com brancos não hispânicos (7,1%). Causas conhecidas ocorreram em 31% dos pacientes, com as causas mais comuns sendo álcool, vírus da hepatite C, hemocromatose e vírus da hepatite B. A causa foi inexplicada em dois terços dos casos, mas foi associada a maior índice de massa corporal, dislipidemia, diabetes, hipertensão e resistência à insulina. Entre os pacientes com um índice de massa corporal superior a 40, mais da metade apresentava DHGNA. Muitos pacientes com estes achados apresentam síndrome metabólica. Cinquenta por cento destes pacientes podem já apresentar cirrose.

Causas incomuns, mas importantes de elevações assintomáticas da aminotransferase incluíram uso crônico de acetaminofeno > 4 g/dia, espru celíaco, e uso de estatinas. Elevações nos valores das aminotransferases nos usuários de estatinas variou de 0,5–3% e foram dependentes em grande parte da dose de estatina. Merece destaque que, a despeito das elevações na aminotransferase observadas em usuários de estatinas, somente alguns casos com doença hepática significante foram registrados nesses pacientes e, nesses casos, outra causa geralmente foi identificada.

Clark JM, Brancati FL, Diehl AM. The prevalence and etiology of elevated aminotransferase levels in the United States. *Am J Gastroenterol.* 2003;98:960–967. [PMID: 12809815]

Greenberger NJ. History taking and physical examination for the patient with liver disease. In: Schiff ER, Sorrell MF, Maddrey WC (eds). *Schiff's Diseases of the Liver,* 10th ed. Philadelphia: Lippincott Williams & Wilkins, 2007:3–18.

Vuppalanchi R, Liangpunsakul S, Chalasani N. New onset jaundice: how often is it caused by idiosyncratic drug-induced liver injury in the United States. *Am J Gastroenterol.* 2007; 102:558–562. [PMID: 17156142]

Insuficiência hepática aguda

38

Sonal Kumar, MD
Amir A. Qamar, MD

CRITÉRIOS DE DIAGNÓSTICO

- Drogas, toxinas, hepatite viral e hipoperfusão são as causas mais comuns da insuficiência hepática aguda (IHA).
- Os achados laboratoriais podem confirmar a causa e a severidade da apresentação.
- Considere toxicidade pelo acetaminofeno em todos os pacientes, mesmo sem história de ingestão tóxica, particularmente quando os níveis séricos de aminotransferase estiverem muito altos (> 1.000 unidades).
- Dependendo do momento da ingestão, os níveis de acetaminofeno podem não estar elevados, mesmo nos casos de *overdose*.
- Na apresentação do paciente é necessária a rápida avaliação diagnóstica e psiquiátrica.

Considerações gerais

A cada ano, a insuficiência hepática aguda (IHA) afeta aproximadamente 2.000 pessoas nos Estados Unidos. A definição mais amplamente aceita de IHA inclui evidências de anormalidade da coagulação (razão internacional normalizada [INR] $\geq 1{,}5$) e encefalopatia em um paciente sem cirrose preexistente e com uma doença hepática manifesta por uma hiperbilirrubinemia com menos de 26 semanas de duração.

O U.S. Acute Liver Failure Study Group (ALFSG) foi formado em 1997 como um consórcio de centros direcionados para a captura de dados nacionais sobre a IHA. Resultados de 1.147 pacientes inclusos de 1998 a 2007 demonstraram que as causas mais comuns de IHA foram uso excessivo de acetaminofeno (46%), indeterminada (14%), reações medicamentosas idiossincrásicas (11%) e hepatite viral A ou B (10%).

Atualmente, nos Estados Unidos, uma sobrevida espontânea ocorre em aproximadamente 45% sem transplante hepático. Entretanto, o resultado da IHA varia por etiologia com prognósticos favoráveis, sendo encontrados no uso excessivo de acetaminofeno, hepatite A e isquemia, e prognósticos ruins com a IHA induzida por drogas, hepatite B e casos indeterminados.

Larson AM, Polson J, Fontana RJ, et al. Acute Liver Failure Study Group. Acetaminophen–induced acute liver failure: results of a United States multicenter, prospective study. *Hepatology*. 2005;42:1364–1372. [PMID: 16317692]

Lee WM. Acute liver failure in the United States. *Semin Liver Dis.* 2003;23:217–226. [PMID: 14624381]

Lee WM, Squires RH, Jr, Nyberg SL, et al. Acute liver failure: Summary of a workshop. *Hepatology*. 2008;47:1401–1415. [PMID: 18318440]

Ostapowicz G, Fontana RJ, Schiødt FV, et al. Results of a prospective study of acute liver failure at 17 tertiary care centers in the United States. *Ann Intern Med.* 2002;137:947–954. [PMID: 12484709]

Achados clínicos

A constelação de achados clínicos da IHA inclui icterícia em uma pessoa previamente saudável, geralmente precedida por mal-estar ou náusea, e alteração do estado mental e coma de início rápido acompanhados por evidências laboratoriais de coagulopatia e lesão hepática aguda.

A. Sinais e sintomas

A coleta da história inclui revisão de todas as exposições possíveis à infecção viral, drogas e ingestões tóxicas, bem como fatores de risco para doença hepática crônica subjacente. Se o paciente mostra evidências de encefalopatia severa, uma história deve ser obtida a partir dos membros familiares.

A icterícia e a sensibilidade no quadrante superior direito podem estar presentes ou não. Um fígado dilatado pode ser observado no início do curso da hepatite viral, infiltração maligna, insuficiência cardíaca congestiva ou síndrome de Budd-Chiari aguda. Alternativamente,

Tabela 38-1. Análise laboratorial inicial na insuficiência hepática aguda.

Tempo de protrombina/INR
Bioquímica
• Sódio, potássio, cloro, bicarbonato, cálcio, magnésio, fosfato
• Glicose
• AST, ALT, fosfatase alcalina, GGT, bilirrubina total, albumina
• Creatinina, ureia
Gasometria arterial
Lactato arterial
Hemograma completo
Tipagem sanguínea
Nível de acetaminofeno
Rastreamento toxicológico
Sorologias para hepatite viral
• Anti-HAV IgM
• HBsAg
• Anti-HBc IgM
• Anti-HEV
• Anti-HCV[a]
Nível de ceruloplasmina[b]
Testes para gestação (mulheres)
Amônia (arterial, se possível)
Marcadores autoimunes
• ANA
• ASMA
Níveis de imunoglobulinas
Estado HIV
Amilase e lipase

ANA, anticorpo antinuclear; ASMA, anticorpo antimusculatura lisa; ALT, alanina aminotransferase; AST, aspartato aminotransferase; GGT, γ-glutamil transferase; HAV, vírus da hepatite A; HBc, antígeno central da hepatite B; HCV, vírus da hepatite C; HEV, vírus da hepatite E; HBsAg, antígeno de superfície da hepatite B; IgM, imunoglobulina M; INR, razão internacional normalizada.

[a] Feito para reconhecer potencial infecção não reconhecida.

[b] Feito somente quando se considera doença de Wilson (p. ex., em pacientes com menos de 40 anos sem qualquer outra explicação óbvia para a insuficiência hepática aguda); nesse caso o nível de ácido úrico e a proporção bilirrubina/fosfatase alcalina também podem ser úteis.

Reproduzida, com permissão, de Polson J, Lee WM; American Association for the Study of Liver Diseases. AASLD position paper: the management of acute liver failure. *Hepatology*. 2005;41:1179-1197. [PMID: 15841455]

pode-se observar diminuição da macicez hepática à percussão, indicando diminuição da massa hepática. A parte mais importante do exame físico é a avaliação periódica do estado mental.

B. Achados laboratoriais

A análise laboratorial inicial deve ser direcionada para determinar a causa da IHA, a severidade da apresentação e a necessidade de tratamento das complicações associadas (Tabela 38-1).

Biópsia hepática, geralmente feita via rota transjugular decorrente de coagulopatia, pode estar indicada quando certas condições como hepatite autoimune, doença hepática metastática, linfoma ou vírus herpes simples são suspeitadas.

Complicações

Sequelas neurológicas, cardiopulmonares e renais significantes estão associadas a IHA. Edema cerebral e hipertensão intracraniana são as mais sérias dessas complicações. A mortalidade está relacionada com o estado neurológico e infecção, que necessitam de monitoramento cuidadoso (ver a seguir). A insuficiência renal aguda complica a IHA em aproximadamente 30–50% dos pacientes e pode ser sinal de prognóstico ruim.

Tratamento

A. Preocupações gerais com o tratamento

Como a IHA geralmente envolve a rápida deterioração do estado mental e o potencial de falência múltipla de órgãos, os pacientes devem ser acompanhados em unidade de tratamento intensivo. A Tabela 38-2 delineia as recomendações gerais do tratamento para pacientes em unidades de tratamento intensivo com IHA. Para pacientes que não estejam em um centro de transplantes, a possibilidade de rápida progressão da IHA torna crítico o contato com uma instituição que realize esses procedimentos. De acordo, planos para a transferência a um centro de transplante devem começar no paciente com qualquer alteração no estado mental.

A instituição de antídotos ou terapia específica precoce pode prevenir contra a necessidade de transplante hepático e reduzir a probabilidade de um resultado ruim. A *N*-acetilcisteína (NAC) é o antídoto para a insuficiência hepática aguda induzida pelo acetaminofeno, mas alguns dados sugerem que a NAC intravenosa melhora a sobrevida livre de transplantes em pacientes com insuficiência renal não induzida pelo acetaminofeno, particularmente aqueles em estágios iniciais. Outras medidas apropriadas para causas específicas de IHA serão descritas em detalhes mais adiante neste capítulo.

Jalan R. Acute liver failure: current management and future prospects. *J Hepatol.* 2005;42(Suppl):S115–S123. [PMID: 15777566]

Lee WM, Hynan LS, Rossaro L, et al. Intravenous *N*-acetylcysteine improves transplant-free survival in early stage non-acetaminophen acute liver failure. *Gastroenterology.* 2009;137:856–864. [PMID: 19524577]

Polson J, Lee WM. American Association for the Study of Liver Diseases. AASLD position paper: the management of acute liver failure. *Hepatology.* 2005;41:1179–1197. [PMID: 15841455]

B. Tratamento das complicações comuns

1. Complicações neurológicas — Pacientes com encefalopatia graus I–II (Tabela 38-3) devem ser transferidos

Tabela 38-2. Cuidados intensivos da insuficiência hepática aguda.

Complicações	Medidas de tratamento
Edema cerebral e hipertensão intracraniana	Encefalopatia grau I/II • Considerar transferência para instituição que realize transplante hepático e inscrição para transplante • TC cerebral - afastar outras causas de diminuição do estado mental; pouca utilidade para identificar edema cerebral • Evitar estimulação; evitar sedação se possível • Antibióticos - necessidade de vigilância e tratamento da infecção; profilaxia possivelmente útil • Lactulose - possivelmente útil na encefalopatia Grau III/IV • Manejo contínuo das estratégias listadas acima • Intubação traqueal (pode necessitar de sedação) • Elevar a cabeceira do leito • Considerar a colocação de equipamento para monitoramento da PIC • Necessidade de tratamento imediato das convulsões; profilaxia de valor incerto • Manitol - uso para elevação severa da PIC ou primeiros sinais clínicos de herniação • Hiperventilação - efeitos de curta duração, pode utilizar para herniação iminente
Infecção	Vigilância e pronto tratamento antimicrobiano da infecção. Profilaxia antibiótica possivelmente útil, mas não comprovada
Coagulopatia	Vitamina K - administrar pelo menos 1 dose PFC - administrar somente para procedimentos invasivos ou sangramento ativo Plaquetas - administrar para contagens de plaquetas < 10.000/mm³ ou procedimentos invasivos Fator ativado recombinante VII - possivelmente efetivo para procedimentos invasivos Profilaxia para úlceras de estresse - administrar bloqueador H_2 ou IBP
Alteração da hemodinâmica e insuficiência renal	Cateterização da artéria pulmonar Reposição de volume Suporte pressório (dopamina, epinefrina, norepinefrina) conforme a necessidade para manter pressão arterial média adequada Evitar agentes nefrotóxicos Modos contínuos de hemodiálise, se necessário NAC, efetividade de prostaciclinas desconhecida Vasopressina - não útil na IHA; potencialmente danoso
Preocupações metabólicas	Acompanhar intensivamente - glicose, potássio, magnésio, fosfato Considerar nutrição - alimentação enteral se possível ou nutrição parenteral total

IHA, insuficiência hepática aguda; TC, tomografia computadorizada, PFC, plasma fresco congelado; PIC, pressão intracraniana; NAC, *N*-acetilcisteína; IBP, inibidor da bomba de prótons.
Adaptada, com permissão, de Polson J, Lee WM; American Association for the Study of Liver Diseases. AASLD position paper: the management of acute liver failure. *Hepatology*. 2005;41:1179–1197. [PMID: 15841455]

Tabela 38-3. Graus da encefalopatia.

Grau	Descrição
I	Alterações no comportamento com mínima alteração no nível de consciência
II	Desorientação evidente, torpor, possivelmente asterixe, comportamento inapropriado
III	Confusão acentuada, fala incoerente, dorme durante a maior parte do tempo, mas acorda após estímulos vocais.
IV	Comatoso, não responde a estímulos dolorosos, postura de decorticação ou decerebração

Reproduzida, com permissão, de Polson J, Lee WM; American Association for the Study of Liver Diseases. AASLD position paper: the management of acute liver failure. *Hepatology*. 2005;41:1179–1197. [PMID: 15841455]

para uma instituição que realize transplantes hepáticos. Sepse, sangramento gastrointestinal, hipoglicemia, hipoxemia e anormalidades eletrolíticas podem piorar a encefalopatia. Considere uma imagem de tomografia computadorizada (TC) cerebral para afastar a possibilidade de outras causas de diminuição do estado mental. Estímulos e hiper-hidratação podem causar elevações na pressão intracraniana (PIC) e devem ser evitados. Uma agitação não gerenciável pode ser tratada com benzodiazepínicos de curta duração em pequenas doses, mas pode mascarar a severidade da encefalopatia, limitando seu valor prognóstico. A lactulose também pode ser considerada nesse estágio, mas a presença de distensão abdominal deve ser avaliada em intervalos regulares, e a dose de lactulose deve ser titulada para evitar depleção intravascular. Um artigo do ALFSG sobre 117 pacientes sugere que o uso da lactulose nos primeiros 7 dias após o diagnóstico está associado a um pequeno aumento no tempo de sobrevida, sem diferença na severidade da encefalopatia ou no resultado geral.

Para pacientes que progridem para encefalopatia graus III–IV, a intubação para proteção das vias aéreas geralmente é necessária. Muitos centros utilizam o propofol para sedação, pois ele reduz a quantidade de sangue na circulação cerebral. A cabeceira do leito deve ser elevada a 30 graus e, eletrólitos, gasometria, glicose e estado neurológico devem ser monitorados frequentemente.

A causa de hipertensão intracraniana em IHA provavelmente é multifatorial, combinando edema cerebral citotóxico causado por aumento no volume sanguíneo cerebral e fluxo sanguíneo cerebral decorrente da inflamação e produtos tóxicos do fígado acometido. Edema cerebral dentro da abóbada craniana eleva a PIC e diminui a perfusão cerebral avaliada pela pressão de perfusão cerebral (PPC; definida como a pressão arterial média menos a pressão intracraniana).

Fatores que aumentam a PIC precisam ser evitados, incluindo pressão expiratória final positiva alta, movimentos frequentes, compressão das veias cervicais, febre, hipertensão arterial, hipóxia, tosse, espirros, convulsões, posição no leito com a cabeceira baixa, e aspiração pulmonar.

Evidências de PIC elevada incluem tamanho desigual das pupilas e ausência de reação pupilar à luz. Pacientes com edema cerebral podem apresentar hipertensão sistêmica e bradicardia (reflexo de Cushing), aumento do tônus muscular seguido por rigidez e postura descerebrada, reflexos pupilares anormais (em geral dilatação) e finalmente padrões respiratórios de tronco cerebral e apneia. A herniação cerebral pela PIC elevada é a causa de morte imediata em 35% dos pacientes com IHA e 15–20% dos pacientes listados para transplante morrem em decorrência do aumento da PIC. O edema cerebral raramente é observado em pacientes com encefalopatia graus I–II, mas aumenta para 65–75% em pacientes com coma grau IV e é a principal causa de morte nesses pacientes.

A convulsão é comum em pacientes com IHA, embora a apresentação geralmente seja subclínica e provavelmente causada pelo uso de sedativos e paralisantes em pacientes intubados. As convulsões agravam a hipertensão intracraniana e, portanto, devem ser prontamente controladas com fenitoína. Pequenas pesquisas clínicas com o uso profilático da fenitoína não demonstraram benefício sobre a mortalidade e um impacto obscuro sobre o edema cerebral ou prevenção de convulsões.

O uso do monitoramento da PIC em pacientes com IHA é comum, mas não universal. Sinais clínicos de PIC elevada nem sempre estão presentes, e alterações neurológicas como dilatação papilar ou postura descerebrada geralmente estão presentes apenas no curso tardio. Os riscos do monitoramento da PIC em pacientes com IHA incluem sangramento e infecção, com monitores subdurais e intraparenquimatosos demonstrando maior confiabilidade, mas com índices elevados de complicações, quando comparados com os cateteres epidurais. Não foi demonstrado benefício sobre a sobrevida com o uso do monitoramento da PIC.

O objetivo é manter a PIC < 20 mmHg e PPC > 70 mmHg. Evidências de PIC elevada como anormalidades pupilares, postura descerebrada, ou monitoramento sugerindo PIC > 20–25 mmHg e PPC < 50–60 mmHg, devem desencadear pronta intervenção.

As intervenções podem incluir o suporte da pressão arterial sistêmica para manter uma PPC adequada ou o uso de manitol, que nas doses de 0,5–1 g/kg diminui o edema cerebral a curto prazo e melhora a sobrevida. A eficácia do manitol em pacientes com PIC pode ser afetada por insuficiência renal aguda ou oligúria. A dose pode ser repetida conforme a necessidade, desde que a osmolaridade sérica não exceda os 320 mOsm/L. Para se utilizar o manitol de modo repetido, líquidos devem ser removidos com hemofiltração, que também reduz a PIC. A administração profilática de manitol não está indicada.

A hiperventilação também causa rápida redução na PIC, mas o efeito é de curta duração e, portanto, pode ter benefício terapêutico somente em situações potencialmente letais de hipertensão intracraniana para prevenir contra herniações.

Agentes barbitúricos como o tiopental ou fenobarbital podem ser considerados quando uma hipertensão intracraniana severa não responde a outras medidas.

Outras terapias estão sendo exploradas, mas atualmente não há dados adequados que suportem as recomendações de uso, incluindo a indometacina, hipotermia e solução salina hipertônica.

Detry O, De Roover A, Honore P, et al. Brain edema and intracranial hypertension in fulminant hepatic failure: pathophysiology and management. *World J Gastroenterol.* 2006;12:7405–7412. [PMID: 17167826]

Jalan R. Intracranial hypertension in acute liver failure: pathophysiological basis of rational management. *Semin Liver Dis.* 2003;
23:271–282. [PMID: 14523680]

Jalan R, Olde Daminck SW, Deutz NE, et al. Moderate hypothermia prevents cerebral hyperemia and increase in intracranial pressure in patients undergoing liver transplantation for acute liver failure. *Transplantation.* 2003;75:2034–2039. [PMID: 12829907]

Jalan R, Olde Daminck SW, Deutz NE, et al. Moderate hypothermia in patients with acute liver failure and uncontrolled intracranial hypertension. *Gastroenterology.* 2004;127:1338–1346. [PMID: 15521003]

Murphy N, Auzinger G, Bernal W, et al. The effect of hypertonic sodium chloride on intracranial pressure in patients with acute liver failure. *Hepatology.* 2002;39:464–470. [PMID: 14767999]

Wijdicks EF, Nyberg SL. Propofol to control intracranial pressure in fulminant hepatic failure. *Transplant Proc.* 2002;34:1220–1222. [PMID: 12072321]

2. Complicações cardiovasculares — Elevação do débito cardíaco e baixa resistência vascular sistêmica são características da IHA. A cateterização da artéria pulmonar deve ser considerada para monitorar o estado de volume. A hipotensão deve ser tratada preferencialmente com líquidos, mas um suporte vasopressor sistêmico com agentes como a epinefrina, norepinefrina ou dopamina deve ser utilizado, se a reposição de líquidos falhar em manter uma pressão arterial média de 50–60 mmHg. Agentes vasoconstritores (especialmente vasopressina) devem ser evitados. A insuficiência adrenal relativa ocorre, com frequência em pacientes com IHA, e pode contribuir para o colapso cardiovascular. Doses moderadas (200–300 mg/dia) de hidrocortisona melhoram a resposta vasopressora à norepinefrina em pacientes hipotensos com sepse e IHA.

Stravitz RT, Kramer AH, Davern T, et al. Intensive care of patients with acute liver failure: recommendations of the U.S. Acute Liver Failure Study Group. *Crit Care Med.* 2007; 35:2498–2508. [PMID: 17901832]

3. Complicações pulmonares — Edema pulmonar e infecções pulmonares comumente são observados em pacientes com IHA. A ventilação mecânica pode ser necessária. Entretanto, a pressão expiratória final positiva pode piorar o edema cerebral e diminuir o fluxo sanguíneo hepático.

4. Coagulopatia e sangramento gastrointestinal — A diminuição da síntese hepática dos fatores da coagulação, aumento do consumo dos fatores, fibrinólise de baixo grau e coagulação intravascular são típicos da IHA. A trombocitopenia é comum e também pode ser disfuncional. A correção profilática da INR com plasma fresco congelado não é recomendada e a terapia de reposição somente está recomendada na presença de hemorragia ou procedimento invasivo prévio. Vitamina K deve ser administrada (5–10 mg por via subcutânea) no tratamento de um tempo de protrombina anormal, a despeito da presença de um estado nutricional ruim. A administração do fator recombinante VIIa mostrou-se promissora; entretanto, essa abordagem de tratamento requer maiores estudos. O uso da profilaxia da hemorragia gastrointestinal com um inibidor de bomba de prótons é recomendado.

Munoz SJ, Reddy KR, Lee WM and the Acute Liver Failure Study Group. The coagulopathy of acute liver failure and implications for intracranial pressure monitoring. *Neurocrit Care.* 2008;9: 103–107. [PMID: 18379899]

Shami VM, Caldwell SH, Hespenheide EE, et al. Recombinant activated factor VII for coagulopathy in fulminant hepatic failure compared with conventional therapy. *Liver Transpl.* 2003;9: 138–143. [PMID: 12548507]

5. Insuficiência renal — A prevenção da insuficiência renal assegurando uma pressão arterial sistêmica adequada, tratamento das infecções e evitando agentes nefrotóxicos é importante. Os déficits de volume intravascular geralmente estão presentes na internação e a reposição de volume é necessária. A insuficiência renal aguda pode ocorrer por desidratação, síndrome hepatorrenal, ou necrose tubular aguda. A insuficiência renal pode ser ainda mais comum com uma sobredosagem de acetaminofeno ou outras ingestões tóxicas decorrentes de nefrotoxicidade direta, causando distúrbios ácido-básicos e acidose lática. A pronta reanimação com líquidos como cristaloides para pressão arterial baixa, ou coloides na síndrome pré-renal juntamente com midodrina e octreotida, foi sugerida. Se a disfunção renal, desequilíbrio de líquidos e desarranjos metabólicos necessitarem de transplante renal, terapias contínuas como a hemofiltração venovenosa ou arteriovenosa contínua deve ser utilizada, uma vez que causam menos flutuação na hemodinâmica e PIC do que a hemodiálise intermitente.

6. Nutrição, eletrólitos e desarranjos metabólicos — A IHA é um estado catabólico elevado e a nutrição adequada é essencial. O objetivo calórico para os pacientes deve ser de aproximadamente 25–30 kcal/kg/d. Nos pacientes com encefalopatia grau I ou II, a alimentação enteral deve ser iniciada precocemente. A nutrição parenteral somente deve ser utilizada se a alimentação enteral estiver contraindicada, uma vez que aumenta o risco de infecção. A restrição severa de proteína não é benéfica; 60 g/dia de proteína geralmente é razoável. A reposição líquida com coloides (p. ex., albumina) é preferida aos cristaloides (p. ex., solução salina); todas as soluções devem conter dextrose para manter a euglicemia.

Várias anormalidades eletrolíticas são comuns na IHA. A correção da hipocalemia é essencial porque essa condição aumenta a produção renal de amônia, que potencialmente exacerba a encefalopatia. A hiponatremia é um indicador prognóstico ruim e os níveis desejáveis ficam acima de 125 mEq/L. A hipofosfatemia é especialmente comum em pacientes com IHA induzida pelo acetaminofeno e naqueles com função renal intacta. A hiperglicemia ocorre em muitos pacientes com IHA e geralmente acontece por depleção dos depósitos hepáticos de glicogênio e prejuízo à gliconeogênese. A concentração plasmática de glicose deve ser monitorada e glicose hipertônica administrada conforme necessário.

Pathikonda M, Munoz SJ. Acute liver failure. *Ann Hepatol.* 2010; 9:7–14. [PMID: 20308717]

Schilsky ML, Honiden S, Arnott L, Emre S. ICU management of acute liver failure. *Clin Chest Med.* 2009;30(1):71–87. [PMID: 19186281]

7. Infecção — As infecções bacterianas e fúngicas são comuns na IHA com apenas um estudo demonstrando infecção comprovada por culturas em 80% dos pacientes com IHA. A infecção permanece como uma das principais causas de mortalidade em pacientes com IHA. Imunidade celular e humoral defeituosa, bem como presença de cateteres de demora, coma, antibióticos de amplo espectro, e medicamentos que suprimam a imunidade, predispõem à infecção. Sintomas localizadores de infecção como febre e produção de escarro frequentemente estão ausentes, e as únicas pistas para um processo infeccioso subjacente pode ser a piora da encefalopatia ou da função renal. Deve haver baixo limiar para a obtenção de culturas frequentes (sangue, urina e escarro), radiografias de tórax e paracentese. Bactérias que invadem através da pele, como estreptococos e estafilococos, tendem a predominar e, portanto, antibióticos de amplo espectro (quinolona e cefalosporinas de terceira geração) geralmente são utilizados. Infecções fúngicas, particularmente na presença de antibióticos de amplo espectro, também são comuns e fungemia disseminada é um sinal prognóstico ruim. A vigilância agressiva é essencial, uma vez que antibióticos profiláticos demonstraram pouco benefício, embora a administração empírica de antibióticos possa ser considerada onde infecção ou a probabilidade de sepse iminente é alta.

A Tabela 38-2 sumariza essa e outras estratégias no tratamento em unidade de terapia intensiva de pacientes com IHA.

C. Transplante hepático

O advento do transplante hepático mudou a sobrevida de menos de 15% na era pré-transplante para mais de 60% nos dias de hoje. O transplante de fígado está indicado para muitos pacientes com IHA, e índices de sobrevida de 56–90% podem ser atingidos. Além do transplante, melhor tratamento do paciente crítico e a tendência para causas mais benignas, como o acetaminofeno, contribuem para o aumento das taxas de sobrevida. A sobrevida espontânea nos dias de hoje está por volta dos 45%.

A aplicação do transplante entre pacientes com IHA permanece baixa, sugerindo que todo o potencial dessa modalidade ainda não possa ser mensurado. A disponibilidade em tempo adequado de um aloenxerto é um dos principais fatores que determinam o resultado do transplante. No maior estudo feito nos EUA, somente 29% dos pacientes receberam enxerto hepático, enquanto 10% do grupo total (um quarto dos pacientes listados para transplante) faleceu durante a espera. Outras séries registraram índices de mortalidade dos pacientes inscritos para transplante de até 40%.

Os critérios da Current United Network for Organ Sharing (UNOS) para prioridade na lista (Status 1) são (1) início de qualquer grau de encefalopatia hepática em até 8 semanas após o início de lesão hepática aguda; (2) ausência de doença hepática preexistente; (3) expectativa de vida < 7 dias; e (4) internação em unidade de tratamento intensivo (UTI) necessitando de ventilação mecânica, diálise renal ou coagulopatia severa (INR 2).

No ALFSG, o índice de transplantes foi maior nos grupos com menor sobrevida espontânea a curto prazo, tornando a sobrevida total similar em todos os grupos: acetaminofeno, 73%; induzida por medicamentos, 64% e outras causas, 61%. Causas de morte para os 101 pacientes que faleceram dentro do período de 3 semanas incluíram edema cerebral, falência múltipla de órgãos, sepse, arritmia ou parada cardíaca e insuficiência respiratória. O tempo médio até a morte após a internação foi de 5 dias.

Brown RS Jr, Russo MW, Lai M, et al. A survey of liver transplantation from living adult donors in the United States. *N Engl J Med.* 2003;348:818–825. [PMID: 12606737]

Farmer DG, Anselmo DM, Ghobrial RM, et al. Liver transplantation for fulminant hepatic failure: experience with more than 200 patients over a 17-year period. *Ann Surg.* 2003;237:666–675. [PMID: 12724633]

Lee WM, Squires RH, Jr, Nyberg SL, et al: Acute liver failure: Summary of a workshop. *Hepatology.* 2008; 47:1401–1415. [PMID: 18318440]

D. Sistemas de suporte hepático

A experiência clínica com sistemas bioartificiais está confinada principalmente ao pequeno número de pacientes em pesquisas não controladas. Uma revisão sistemática de 12 pesquisas randomizadas (com um total de 483 pacientes) avaliando sistemas de suporte artificiais e bioartificiais para insuficiência hepática aguda ou aguda-em-crônica como uma "ponte" para o transplante não demonstrou efeito significante sobre a mortalidade em comparação com a terapia clínica padrão. Atualmente, os sistemas de suporte hepático disponíveis não são recomendados para o tratamento da IHA.

Prognóstico

Por causa da escassez de órgãos e da importância do momento ideal e tomada de decisão sobre o transplante, a capacidade de avaliar o prognóstico da IHA é crítica. O determinante mais importante do resultado a curto prazo (3 semanas) parece ser a causa da IHA. Nos pacientes do ALFSG com sobredosagem de acetaminofeno, infecção pelo vírus da hepatite A, choque hepático ou IHA relacionada com gestação, a sobrevida a curto prazo sem transplante foi de 50% ou maior. Pacientes com outras etiologias apresentaram índice de sobrevivência < 25% sem transplante. A idade e a duração de tempo entre o início da doença e o início da encefalopatia, previamente considerados como prognósticas, não foram prognósticas no ALFSG.

Os tradicionais critérios do King's College Hospital (Tabela 38-4) foram os mais comumente utilizados e mais frequentemente testados entre vários critérios propostos para a determinação do prognóstico na IHA. Vários estudos avaliando esses critérios demonstraram valores preditivos positivos variando de 70 a quase 100% e valores preditivos negativos de 25–94%. O preenchimento desses critérios sugere que, sem transplante, o paciente apresenta um risco de mortalidade muito alto. O modelo para doença hepática em estágio terminal (MELD – *model for end-stage liver disease*) não demonstrou os mesmos benefícios conclusivos em todos os pacientes IHA.

Critérios alternativos baseados em menores níveis de fator V em pacientes com encefalopatia demonstraram melhor sensibilidade na determinação de um prognóstico ruim na hepatite viral aguda.

Shakil AO. Predicting the outcome of fulminant hepatic failure. *Liver Transpl.* 2005;11:1028–1030. [PMID: 16123964]

Tabela 38-4. Indicadores potencialmente úteis[a] de prognóstico ruim (livre de transplante) em pacientes com insuficiência hepática aguda.

Etiologia	Lesão medicamentosa idiossincrásica Hepatite B aguda (e outras infecções virais não hepatite A) Hepatite autoimune Envenenamento por cogumelos Síndrome de Budd-Chiari Causa indeterminada
Coma no momento da internação	III IV
Critérios do King's College	**IHA induzida pelo acetaminofeno:** • pH arterial < 7,3 (após reanimação com reposição adequada de volume), a despeito da gradação do coma OU • TP > 100 segundos (INR 6,5) + creatinina sérica > 300 mol/L (93,4 mg/dL) em pacientes com coma grau III/IV **IHA não induzida pelo acetaminofeno:** • TP > 100 segundos a despeito da gradação do coma OU • Qualquer uma das 3 situações abaixo, a despeito da gradação do coma: - Toxicidade medicamentosa, causa indeterminada de IHA - Idade < 10 ou > 40 anos - Icterícia para intervalo de coma > 7 dias - TP > 50 segundos (INR 3,5) - Bilirrubina sérica > 300 mol/L (17,5 mg/dL)

IHA, insuficiência hepática aguda; INR, razão internacional normalizada; TP, tempo de protrombina.
[a]Nenhum desses fatores, com a exceção da doença Wilson e possivelmente envenenamento por cogumelo, são necessários ou suficientes para indicar a necessidade de transplante hepático imediato.
Adaptada, com permissão, de Polson J, Lee WM; American Association for the Study of Liver Diseases. AASLD position paper: the management of acute liver failure. *Hepatology*. 2005;41:1179–1197. [PMID: 15841455]

CAUSAS ESPECÍFICAS DE INSUFICIÊNCIA HEPÁTICA AGUDA

1. Acetaminofeno

O ALFSG registrou elevação na porcentagem anual de IHA relacionada com o acetaminofeno de 28% em 1998 para 39% em 2003, com estudos subsequentes relatando que o uso excessivo é responsável por até 46% de todos os casos. Esses números podem subestimar a contribuição para a IHA. Em um estudo utilizando um novo ensaio para a detecção do acetaminofeno, foi determinado que 20% dos pacientes com IHA de etiologia indeterminada apresentavam produtos proteicos contendo acetaminofeno pelos hepatócitos em falência, sugerindo que o envenenamento não reconhecido pelo acetaminofeno pode ter contribuído para a IHA. O acetaminofeno também pode contribuir para uma IHA causada por hepatite viral, uma vez que os pacientes podem estar utilizando produtos contendo acetaminofeno para alívio dos sintomas virais. Um artigo da França demonstrou que IHA em pacientes com hepatite aguda foi associada significantemente ao uso do acetaminofeno.

Uso de álcool, inanição, e doença aguda podem depletar a glutationa, predispondo à lesão hepática pelo acetaminofeno. No ALFSG, os participantes que desenvolveram IHA induzida pelo acetaminofeno após a ingestão < 4 g de acetaminofeno por dia antes da apresentação, na maioria dos casos, utilizaram álcool (65 *versus* 37%), relataram com maior frequência uma dosagem excessiva não intencional (74 *versus* 40%) e eram mais velhos (em média 46 anos *versus* 34 anos) do que os outros participantes do estudo.

Achados clínicos

Os sinais e sintomas clínicos dependem do tempo desde a ingestão, que é definido em diferentes fases. Na fase 1 (primeiras 24 horas), os sintomas incluem anorexia, náuseas/vômitos, letargia e diaforese. Durante a fase 2 (24–72 horas), os sintomas podem melhorar, mas existem anormalidades laboratoriais. Na fase 3 (72–96 horas), náuseas e vômitos podem recorrer e podem ser mais severos. Podem ser acompanhados por icterícia, mal-estar e sintomas em sistema nervoso central. Os testes de função hepática atingem seu pico nesse estágio. Na fase 4 (4–14 dias), o dano hepático se resolve.

A toxicidade pelo acetaminofeno deve ser considerada em todos os pacientes com IHA mesmo sem uma história de ingestão tóxica, particularmente em pacientes com valores muito elevados de aminotransferase (*i.e.*, > 1.000 unidades/mL). Os níveis de acetaminofeno devem ser analisados na avaliação inicial; entretanto, mantenha em mente que, dependendo do momento da ingestão, os níveis de acetaminofeno podem não estar elevados, mesmo na sobredosagem.

Tratamento

Se a ingestão é suspeitada algumas horas após a apresentação, a administração de carvão ativado (1 g/kg por via oral) pode ser útil por até 3–4 horas após a ingestão e não reduz a efetividade da *N*-acetilcisteína oral (NAC). A administração de NAC, que repõe os suprimentos de glutationa, é recomendada em qualquer paciente com IHA nos quais se suspeita de uma sobredosagem de acetaminofeno. Apesar da administração no início do tratamento aumentar a eficácia, algum benefício foi demonstrado mesmo quando a NAC é administrada após 36 horas e, possivelmente, mesmo 48 horas após a ingestão. Um regime de dosagem intravenoso de 20 horas pode ser a terapia de escolha quando a administração oral não é possível. Nenhum estudo demonstrou diferenças entre as rotas oral e intravenosa de administração. As reações alérgicas à NAC podem ser tratadas com anti-histamínicos e epinefrina para broncoespasmo ou, se necessário, o uso do medicamento é suspenso.

Prognóstico

No ALFSG, entre 275 pacientes com IHA induzida pelo acetaminofeno, 65% sobreviveram, 27% morreram sem transplante e 8% foram submetidos a transplante. Entretanto, quase um terço daqueles que atingiram o limiar da encefalopatia morreu. Uso prolongado de acetaminofeno, demora em busca por tratamento médico, e falha em instituir a terapia NAC estão associados a incidência maior de morbidade e mortalidade. Tendência suicida, história de tentativas prévias de suicídio, e evidências de abuso de substâncias podem impedir a consideração para transplante. Os resultados parecem ser similares entre pacientes com tendências suicidas e com sobredosagem não intencional após o desenvolvimento da IHA.

Chun LJ, Tong MJ, Busuttil RW. Acetaminophen toxicity and acute liver failure. *J Clin Gastroenterol.* 2009;43:342–349. [PMID: 19169150]

Lee WM. Acetaminophen and the US Acute Liver Failure Study Group: lowering the risks of hepatic failure. *Hepatology.* 2004;40:6–9. [PMID: 15239078]

Sato RL, Wong JJ, Sumida SM, et al. Efficacy of superactivated charcoal administration late (3 hours) after acetaminophen overdose. *Am J Emerg Med.* 2003;21:189–191. [PMID: 12811710]

Schmidt LE, Dalhoff K. Serum phosphate is an early predictor of outcome in severe acetaminophen-induced hepatotoxicity. *Hepatology.* 2002;36:659–665. [PMID: 12198658]

2. Hepatite viral

A. Hepatite A

A IHA é rara na hepatite A (0,35%), mas alguns estudos sugerem que mulheres, idosos e pacientes com doença hepática subjacente podem estar em maior risco de morbidade e mortalidade com infecção aguda pela hepatite A. Desde a introdução das vacinas contra a hepatite A em 1995, casos registrados de hepatite A nos Estados Unidos diminuíram em mais de 85% e, com isso, a incidência de insuficiência hepática associada à hepatite A também diminuiu. Pacientes com infecção pela hepatite A nos quais se desenvolve uma insuficiência hepática têm bom prognóstico (> 60% de sobrevida), apesar de alguns necessitarem de transplante hepático. As recomendações para a imunização no início da infância começando entre os 12–23 meses de vida, reduziram ainda mais o número de casos de IHA causados pela hepatite A.

Eisenbach C, Longerich T, Fickensher H, et al. Recurrence of clinically significant hepatitis A following liver transplantation for fulminant hepatitis A. *J Clin Virol.* 2006;35:109–112. [PMID: 16185915]

Rezende G, Roque-Afonso AM, Samuel D, et al. Viral and clinical factors associated with the fulminant course of hepatitis A infection. *Hepatology.* 2003;38:613–618. [PMID: 12939587]

Taylor RM, Davern T, Munoz S, et al. Fulminant hepatitis A virus infection in the United States: incidence, prognosis, outcomes. *Hepatology.* 2006;44:1589–1597. [PMID: 17133489]

B. Hepatites B e D

A infecção aguda por hepatite B é a causa viral mais comum de IHA, responsável por 8% dos casos no ALFSG. Também nos Estados Unidos e Reino Unido, é uma das causas mais importantes de IHA. A incidência de IHA causada pela hepatite B pode ser subestimada; alguns estudos demonstraram evidência de infecção pela hepatite B por reação em cadeia de polimerase (PCR) em pacientes submetidos a transplante para os quais foram classificados como hepatite não A, não B. Os vírus mutantes precore ou pré-S da hepatite B causam infecção, mas não produzem hepatite B e antígeno e podem ser de difícil diagnóstico pela sorologia de rotina. Por causa da rápida destruição que ocorre em pacientes com hepatite fulminante, alguns pacientes não apresentam antígeno de superfície para hepatite B detectáveis e menores níveis de vírus DNA da hepatite B; entretanto, altas titulações de imunoglobulina M antiantígeno nuclear da hepatite B são necessárias para o diagnóstico da hepatite B aguda.

Um estudo norte-americano comparando duas coortes separadas de pacientes com IHA associada à hepatite B *versus* infecção crônica demonstraram que pacientes com IHA apresentavam maior probabilidade de não possuírem descendência asiática e maior probabilidade de possuírem um genótipo D do que os pacientes com hepatite B crônica. Em geral, o tratamento de pacientes com hepatite B viral é de suporte já que o transplante hepático é a única opção efetiva de tratamento. Lamivudine, entecavir e adefovir, utilizados para tratar a hepatite B crônica também foram utilizados na IHA, mas os dados são conflitantes.

Lee HC. Acute liver failure related to hepatitis B virus. *Hepatol.* 2008;38:S9–S13. [PMID: 19125959]

Ozasa A, Tanaka Y, Orito E, et al. Influence of genotypes and pre-core mutations on fulminant or chronic outcome of acute hepatitis B virus infection. *Hepatology.* 2006;44:326–334. [PMID: 16871568]

Wai CT, Fontana RJ, Polson J, et al. Clinical outcome and virological characteristics of hepatitis B related acute liver failure in the United States. *J Viral Hepatol.* 2005;12:192–198. [PMID: 15720535]

C. Hepatite C

O papel da infecção pela hepatite C na IHA é controverso. Estudos japoneses e indianos registram a presença do anticorpo anti-hepatite C ou vírus RNA da hepatite C entre pacientes com IHA, mas estudos na França, Estados Unidos e Reino Unido não demonstraram a hepatite C como uma causa significante de IHA.

D. Hepatite D

Nos Estados Unidos, a infecção com o vírus da hepatite D é responsável por menos de 10% de todos os casos de hepatite aguda relacionados com vírus da hepatite B. Foi sugerido que a maioria dos casos de IHA em pacientes positivos para hepatite B é causada pelo vírus delta ao invés do vírus da hepatite B isolado.

E. Hepatite E

A hepatite E ocorre epidemicamente onde alta incidência de IHA é observada, particularmente entre gestantes. Na gestação, o índice de mortalidade se aproxima dos 40%. A hepatite E é identificada raramente nos Estados Unidos e deve ser considerada em qualquer pessoa com viagem recente a áreas endêmicas como a Rússia, Paquistão, México ou Índia.

Chau TN, Lai ST, Tse C, et al. Epidemiology and clinical features of sporadic hepatitis E as compared with hepatitis A. *Am J Gastroenterol.* 2006;101:292–296. [PMID: 16454833]

F. Hepatites virais atípicas

A IHA induzida pelo adenovírus é rara, mas vários casos já foram registrados após transplantes de células-tronco alogênicas, transplante hepático, quimioterapia e transplante renal. Possui curso clínico agressivo e prognóstico ruim.

Similarmente, citomegalovírus, vírus Epstein-Barr e herpesvírus 1, 2 e 6 ocasionalmente são implicados como causas de IHA. A IHA relacionada com infecção pelo herpesvírus geralmente está associada a terapia imunossupressora ou gestação, apesar de ocorrências de IHA induzidas pelo vírus herpes terem sido registradas em pacientes saudáveis. Lesões cutâneas estão presentes em somente 50% dos casos, e a biópsia hepática geralmente é útil no diagnóstico. O tratamento deve ser iniciado com aciclovir para os casos suspeitos ou documentados. O vírus da varicela raramente é implicado na insuficiência hepática e também pode ser tratado com aciclovir.

Nakazawa H, Ito T, Makishima H, et al. Adenovirus fulminant hepatic failure: disseminated adenovirus disease after unrelated allogeneic stem cell transplantation for acute lymphoblastic leukemia. *Intern Med.* 2006;45:975–980. [PMID: 16974062]

3. Toxicidade medicamentosa não relacionada com acetaminofeno

Muitos medicamentos produzem insuficiência hepática idiossincrática (Tabela 38-5), incluindo halotano, sulfonamidas, fentoína e isoniazida. No ALFSG, 13% dos casos de IHA foram atribuídos à hepatoxicidade idiossincrática induzida por medicamentos.

Medicamentos mais frequentemente associados a IHA idiossincrática, conforme o ALFSG, foram antibióticos (especialmente isoniazida), analgésicos não esteroidais, antiepiléticos, estatinas, e preparações com ervas. Dois medicamentos proeminentemente implicados nesse estudo, bromfenac e troglitazone, foram retirados do mercado pela U.S. Food and Drug Administration. A combinação de amoxicilina-clavulanato é o medicamento mais comumente implicado em outro registro que incluiu 461 pacientes com lesão hepática induzida por medicamentos. Os hidrocarbonetos fluorados tricloroetileno e tetracloroetano também produzem IHA, geralmente associada a insuficiência renal, em pessoas que cheiram cola ou outras expostas a solventes de limpeza industrial.

Tabela 38-5. Medicamentos que podem causar lesão hepática idiossincrática levando a insuficiência hepática aguda.

Agentes isolados associados a hepatotoxicidade	
Ácido nicotínico	Halotano
Ácido valproico	Imipramina
Alopurinol	Isoflurano
Amiodarona	Isoniazida
Anfetaminas/*ecstasy*	Labetalol
Cetoconazol	Lisinopril
Dapsona	Metformina
Diclofenaco	Metildopa
Didanosina	Nefazodona
Dissulfiram	Ofloxacina
Efavirenz	Propiltiouracil
Estatinas	PZA
Etopósido	Quetiapina
Fentoína	Sulfonamidas
Flutamida	Tocapone
Gemtuzumab	Troglitazona
Agentes combinados com toxicidade elevada	
Amoxicilina-clavulanato	
Rifampina-isoniazida	
Trimetroprima-sulfametoxazol	
Produtos derivados de ervas/suplementos alimentares associados a hepatotoxicidade	
Celandina maior	Kava kava
Chaparral	Lipo Kinetix
Comfrey	Ma Huang
Ervas Bai Fang	Pennyroyal
Germander	Rattleweed
He Shan Wu	Senecio
Helítrope	Skullcap
Impila	Sunnhemp
Jin Bu Huan	

Adaptada, com permissão, de Polson J, Lee WM; American Association for the Study of Liver Diseases. AASLD position paper: the management of acute liver failure. *Hepatology*. 2005;41:1179–1197. [PMID: 15841455]

Achados clínicos

A identificação da IHA induzida por medicamentos requer a coleta cuidadosa de história, incluindo todos os medicamentos, preparações de medicamentos de venda livre (*over-the-counter*), suplementos vitamínicos, suplementos à base de ervas e alimentação natural. Eosinofilia periférica, eritema cutâneo e febre podem ser observados quando associados a hipersensibilidade; entretanto, muitos casos de hepatotoxicidade induzida por medicamentos não são alérgicos e idiossincrásicos. Em geral, os níveis de aminotransferase estão levemente elevados (em contraste com a insuficiência hepática induzida pelo acetaminofeno e a maioria das causas de IHA).

Tratamento

O tratamento inicial da doença hepática induzida por medicamentos inclui cuidados de suporte, exclusão de outras causas de lesão hepática e suspensão do uso do agente ofensor. Corticosteroides não estão indicados, a menos que haja evidência de uma reação de hipersensibilidade.

Pacientes com IHA induzida por medicamentos não relacionada com acetaminofeno apresentam mau resultado geral, com somente 25% se recuperando espontaneamente, e um índice de mortalidade de 60–80% sem transplante hepático. O resultado da insuficiência hepática aguda induzida por medicamentos é previsto pelo grau de disfunção hepática, mas não pela classe dos medicamentos, padrão de lesão do medicamento, idade, gênero, obesidade, ou momento da interrupção do uso do medicamento. Hyman Zimmerman, em uma observação conhecida como a "regra de Hy", destacou que na presença simultânea de lesão hepatocelular induzida por medicamentos e icterícia sem obstrução biliar (ou hemólise) um índice de mortalidade de pelo menos 10% pode ser esperado.

Andrade RJ, Lucena MI, Fernández MC, et al. Drug-induced liver injury: an analysis of 461 incidences submitted to the Spanish registry over a 10-year period. *Gastroenterology*. 2005;129: 512–521. [PMID: 16083708]

Andrade RJ, Robles M, Fernández-Castañer A, et al. Assessment of drug-induced hepatotoxicity in clinical practice: a challenge for gastroenterologists. *World J Gastroenterol.* 2007;13:329–340. [PMID: 17230599]

Bernal W, Donaldson N, Wyncoll D, et al. Blood lactate as an early predictor of outcome in paracetamol-induced acute liver failure: a cohort study. *Lancet.* 2002;359:558–563. [PMID: 11867109]

Björnsson E, Olsson R. Outcome and prognostic markers in severe drug-induced liver disease. *Hepatology.* 2005;42:481–489. [PMID: 16025496]

Ohmori S, Shiraki K, Inoue H, et al. Clinical characteristics and prognostic indicators of drug-induced fulminant hepatic failure. *Hepatogastroenterology.* 2003;50:1531–1534. [PMID: 14571779]

Ranganathan SS, Sathiades MJ, Sumanasena S, et al. Fulminant hepatic failure and paracetamol overuse with therapeutic intent in febrile children. *Indian J Pediatr.* 2006;73:871–875. [PMID: 17090896]

Reuben A, Koch DG, Lee WM. Drug-induced acute liver failure: results of a U.S. multicenter, prospective study. *Hepatology.* 2010;52:2065–2076. [PMID: 20949552]

4. Envenenamento por cogumelos

O envenenamento por cogumelos é comum na Europa Ocidental, com 50–100 casos fatais registrados a cada ano. *Amanita phalloides* é a espécie implicada mais comum. A insuficiência hepática é precedida por efeitos muscarínicos como sudorese profusa, vômitos e diarreia. O diagnóstico deve ser suspeitado em pacientes com história de vômitos, diarreia e cólicas abdominais severas, horas ou um dia após a ingestão de cogumelos selvagens. Lavagem gástrica e o uso de carvão ativado via sonda nasogástrica para remover o conteúdo estomacal e para diminuir a quantidade de toxinas na circulação entero-hepática são as medidas utilizadas apesar de não haver estudos definitivos sobre sua utilidade. A diarreia tipo cólera vista mais comumente como efeito da faloidina durante as primeiras 24 horas da doença pode produzir uma profunda alcalose metabólica necessitando vigorosa reanimação com líquidos e reposição de eletrólitos. Penicilina G, em doses de 250.000–1.000.000 unidades/kg/dia, é utilizada no tratamento e acredita-se que ela atue pelo deslocamento da amanitina dos sítios de ligação às proteínas do plasma, levando a maior excreção renal. Sibilin também possui capacidades citoprotetoras contra amatoxina. Ambos os antídotos são comumente utilizados, a despeito de nenhuma pesquisa controlada ter demonstrado benefício. Os pacientes devem ser considerados para transplante, pois índices muito baixos de sobrevida foram registrados sem essa abordagem. A se destacar, a encefalopatia nem sempre está presente nos casos severos e não deve ser um pré-requisito absoluto para a indicação do transplante. Um estudo de 27 casos demonstrou que um intervalo entre a ingestão e o início de diarreia < 8 horas foi um previsor bastante precoce de resultado fatal. Mais adiante no curso da doença, o índice de protrombina e os critérios do King's College para não acetaminofeno e acetaminofeno mostraram-se indicadores mais confiáveis do prognóstico.

Escudié L, Francoz C, Vinel JP, et al. Amanita phalloides poisoning: reassessment of prognostic factors and indications for emergency liver transplantation. *J Hepatol.* 2007;46:466–473. [PMID: 17188393]

Soysal D, Cevik C, Saklamaz A, et al. Coagulation disorders secondary to acute liver failure in Amanita phalloides poisoning: a case report. *Turk J Gastroenterol.* 2006;17: 198–202. [PMID: 16941253]

5. Hepatite autoimune

A maioria dos pacientes com hepatite autoimune exibe características clínicas de hepatite crônica, mas alguns se apresentam com IHA ou uma apresentação crônica agudizada. O diagnóstico da IHA causada por hepatite autoimune pode ser difícil e outras causas precisam ser afastadas. Autoanticorpos podem estar ausentes, e a biópsia hepática geralmente é necessária para obter um diagnóstico. Corticosteroides devem ser iniciados (prednisona, 40–60 mg/dia), mas muitos pacientes não respondem mesmo a grandes doses em pulso de esteroides. Portanto, a inclusão dos pacientes em listas de transplante deve ser considerada em todos os pacientes com essa apresentação.

Czaja AJ. Treatment of autoimmune hepatitis. *Semin Liver Dis.* 2002;22:365–378. [PMID: 12447708]

Kotoh K, Enjoji M, Nakamuta M, et al. Arterial steroid injection therapy can inhibit the progression of severe acute hepatic failure toward fulminant liver failure. *World J Gastroenterol.* 2006;12:6678–6682. [PMID: 17075983]

6. Doença de Wilson

A IHA é rara na doença de Wilson e parece ser mais comum entre mulheres. Está frequentemente associada a anemia hemolítica uma vez que a necrose dos hepatócitos resulta em liberação maciça de íons de cobre na circulação. Sinais clínicos incluem icterícia, hemoglobinúria e insuficiência renal. O diagnóstico pode ser difícil porque os níveis de ceruloplasmina, cobre sérico, cobre urinário, e mesmo a presença de cobre em biópsias de fígado podem não ser confiáveis. Assim como na hepatite autoimune, os pacientes podem apresentar evidência de cirrose e ainda apresentar sinais de IHA, na ocorrência de uma rápida deterioração. Anéis de Kayser-Fleischer estão presentes em 50% dos pacientes que se apresentam com IHA causada por doença de Wilson. Achados sugestivos da doença incluem níveis muito elevados de bilirrubina (> 20 mg/dL), diminuição acentuada da albumina sérica e níveis de colesterol, diminuição da fosfatase alcalina sérica, diminuição do ácido úrico, e AST sérica maior do que a ALT (proporção superior a 4:1) decorrente de hemólise. Alta proporção de bilirrubina (mg/dL)/fosfatase alcalina alta (UI/L) (> 2) é um indicador confiável da doença de Wilson nesses casos.

A IHA causada por doença de Wilson quase sempre é fatal sem transplante, tornando a identificação precoce e inclusão imediata na lista para transplantes críticos. O tratamento para diminuir agudamente o cobre sérico e limitar a possibilidade de hemólise deve incluir hemofiltração contínua, plasmaférese ou troca de plasma. A penicilamina não é recomendada na IHA, pelo risco de hipersensibilidade.

Roberts EA, Schilsky ML. American Association for the Study of Liver Diseases. Diagnosis and treatment of Wilson disease: an update. *Hepatology.* 2008;47:2089–2111. [PMID: 18506894]

7. Malignidades & causas vasculares

Causas vasculares de IHA incluem trombose de veia porta, trombose da veia hepática, doença veno-oclusiva e hepatite isquêmica. A lesão hepática isquêmica produz acentuadas elevações da aminotransferase, necrose centrilobular e IHA geralmente com insuficiência renal concorrente, infarto do miocárdio, parada cardíaca, cardiomiopatia, insuficiência cardíaca congestiva, hipovolemia e embolismo pulmonar. A hipotensão ou hipoperfusão induzida por drogas causando IHA pode ser observada com o uso constante de niacina, cocaína e metanfetamina.

Síndrome de Budd-Chiari ou trombose aguda da veia hepática também pode se apresentar na forma de IHA e geralmente é causada por um problema protrombótico subjacente. Dor abdominal, ascite e hepatomegalia geralmente estão presentes, bem como acidose lática. O diagnóstico deve ser confirmado pelos exames de imagens. A derivação intra-hepática portossistêmica transjugular, descompressão cirúrgica, derivação portocaval ou trombólise podem ser benéficas em pacientes com síndrome de Budd-Chiari aguda. O transplante pode ser necessário em pacientes que não respondem à descompressão venosa ou nos quais tenha ocorrido uma insuficiência hepática significante. É importante afastar a possibilidade de câncer antes do transplante.

A infiltração maligna pode causar IHA. Pode se observar dilatação hepática maciça. O diagnóstico deve ser feito por meio de imagens e biópsia, e o tratamento para a doença subjacente está indicado. Causas comuns incluem câncer de mama, câncer de pequenas células do pulmão, linfoma e melanoma. O transplante não é uma opção nesses pacientes.

Kavanagh PM, Roberts J, Gibney R, et al. Acute Budd-Chiari syndrome with liver failure: the experience of a policy of initial interventional radiological treatment using transjugular intrahepatic portosystemic shunt. *J Gastroenterol Hepatol.* 2004;19: 1135–1139. [PMID: 15377290]

Murad SD, Valla DC, de Groen PC, et al. Determinants of survival and the effect of portosystemic shunting in patients with Budd-Chiari syndrome. *Hepatology.* 2004;39:500–508. [PMID: 14768004]

8. Gestação

A hepatite viral é a causa mais comum de IHA na gestação e é responsável por 40% das icterícias. O resultado da infecção aguda fulminante pela hepatite E na gestação é ruim. O tratamento é de suporte e a interrupção da gestação, parto cesáreo, ou desencorajar o uso da amamentação não estão indicados. A gestação também pode aumentar o risco de IHA em decorrência da infecção pelo vírus herpes, que deve ser tratada com aciclovir. O fígado gorduroso agudo da gestação (FGAG) ocorre durante o terceiro trimestre e raramente se apresenta como uma IHA. Ele se caracteriza por início súbito de icterícia e coagulopatia, alteração do estado mental, hipoglicemia e elevação das transaminases, mas não à extensão observada na hepatite viral ou hepatite relacionada com medicamentos. A esteatose documentada por exames de imagens ou biópsia suporta o diagnóstico de FGAG. A antecipação do parto é o tratamento, mas em 40% dos casos o feto morre antes do parto. O fígado gorduroso da gestação pode ser tratado com transplante, se pronta recuperação não ocorre logo após o parto. Alternativamente, síndrome HELLP, que envolve níveis muito altos de aminotransferases, hemólise, trombocitopenia, hipertensão e pré-eclâmpsia, ocorre em 0,1–0,6% de todas as gestações e em 4–12% das mulheres com pré-eclâmpsia severa. O único tratamento definitivo é o parto de emergência juntamente com a estabilização anteparto da hipertensão e CID, profilaxia contra convulsões e monitoramento fetal.

Pathikonda M, Munoz SJ. Acute Liver Failure. *Ann Hepatol.* 2010; 9:7–14. [PMID: 20308717]

9. Causa indeterminada

Outras causas de IHA incluem hepatite ou arterite de células gigantes, abscessos amebianos, tuberculose disseminada, sepse, hipertermia e transplante de medula óssea. A causa da IHA é indeterminada em quase 20% dos pacientes adultos nos Estados Unidos. A IHA indeterminada apresenta um prognóstico ruim, com índice de sobrevida espontânea de 20% ou menos. Vários artigos implicaram variedade de vírus na IHA indeterminada, incluindo os tongavírus, paramixovírus, vírus do herpes simples, vírus SEN e vírus da hepatite C. A presença de muitos desses vírus foi descoberta mais tarde pela PCR, depois que os resultados dos testes sorológicos de rotina foram negativos.

Este capítulo foi uma versão revisada do capítulo escrito pelo Dr. Jaya R. Agrawal e Dr. Amir A. Qamar encontrado na edição anterior de Current Diagnosis & Treatment: Gastroenterology, Hepatology, & Endoscopy.

Hepatites virais

39

Anna Rutherford, MD, MPH
Jules L. Dienstag, MD

CRITÉRIOS DE DIAGNÓSTICO

- As hepatites A–E provocam a maioria dos casos reconhecidos de hepatite viral aguda; as hepatites B, C e D provocam os casos mais reconhecidos de hepatite viral crônica.
- As hepatites A e E são transmitidas pela rota fecal-oral; nenhuma delas causa infecção crônica.
- Hepatite B, C, e D são adquiridas de modo percutâneo; todas podem resultar em infecção crônica.
- A hepatite D pode ocorrer apenas em um hospedeiro já infectado pela hepatite B.
- Todas as cinco formas podem causar hepatite fulminante, mas B, D e E são causas comuns, enquanto A e C são causas muito raras.
- Testes diagnósticos apropriados para diferentes situações clínicas detectam antígenos e anticorpos virais específicos no soro por imunoensaios enzimáticos sensíveis ou radioimunoensaios e DNA/RNA viral por ensaios de amplificação sensíveis (p. ex., reação em cadeia de polimerase).

Considerações gerais

Embora os vírus da hepatite tenham sido extensivamente caracterizados, a patogênese, o diagnóstico e o tratamento da hepatite viral crônica continuam a ser foco de pesquisas. Ensaios sensíveis e específicos estão disponíveis para todas as cinco formas de hepatite viral (A a E) (Tabela 39-1). Porém, pelo menos aproximadamente 5–10% dos casos de hepatite aguda e crônica não podem ser atribuídos a nenhuma forma conhecida de hepatite viral e não parecem resultar de condições tóxicas, metabólicas ou genéticas. Uma causa específica não pode ser identificada para aproximadamente 50% dos casos de hepatite fulminante. Ainda não existe resposta se outros vírus não identificados causam doença hepática aguda ou crônica; até o momento, a despeito das intensas investigações, nenhum outro vírus para a hepatite foi identificado. Este capítulo focaliza as características clínicas dos cinco vírus conhecidos que causam quase todas as causas reconhecidas de hepatite aguda e crônica (Tabela 39-2).

Achados clínicos

A. Hepatite viral aguda

1. Sinais e sintomas — Os sintomas de hepatite viral aguda geralmente são inespecíficos e incluem mal-estar, fadiga, náusea, anorexia e artralgias. A febre, se presente, geralmente é de baixo grau. Com a progressão da doença, prurido, urina escura, íctero escleral e icterícia podem ocorrer.

2. Achados laboratoriais — Na hepatite viral aguda, os níveis séricos de aminotransferase tipicamente excedem 500 unidades/L e geralmente 1.000 unidades/L, com a alanina aminotransferase (ALT) caracteristicamente superior do que a aspartato aminotransferase (AST). A elevação dos níveis de aminotransferases começa na fase prodrômica e precede a elevação nos níveis de bilirrubina nos pacientes com hepatite ictérica. A fosfatase alcalina sérica pode estar normal ou levemente elevada. A bilirrubina sérica pode estar normal (casos anictéricos) ou elevada (casos ictéricos), mas a albumina e o tempo de protrombina geralmente estão normais, a menos que a hepatite aguda seja suficientemente severa para danificar a função sintética hepática. Na maioria dos casos, a bilirrubina é dividida igualmente entre frações conjugada e não conjugada; valores > 20 mg/dL que persistem com a progressão da hepatite viral apresentam maior probabilidade de estarem associados a doença severa. O prolongamento do tempo de protrombina (> 3 segundos acima do valor controle ou razão internacional normalizada [INR] > 1,7) deve desencadear preocupações e o pronto monitoramento do paciente para piora da função hepática e insuficiência hepática iminente. Neutropenia e linfopenia

Tabela 39-1. Diagnósticos sorológicos da hepatite viral.

	IgM Anti-HAV	HBsAg	HBeAg	IgM Anti-HBc	IgG Anti-Hbc	Anti-HBs	Anti-HBe	Anti-HCV	Anti-HDV	IgM Anti-HEV
Hepatite A aguda	+	-	-	-	-	-	-	-	-	-
Hepatite B aguda	-	+	+	+	-	-	-	-	-	-
Hepatite B crônica HBeAg reativa	-	+	+	-	+	-	-	-	-	-
Hepatite B HBeAg--negativa	-	+	-	-	+	-	+	-	-	-
Portador da hepatite B inativa	-	+	-	-	+	-	+	-	-	-
Hepatite B resolvida	-	-	-	-	+	+	+	-	-	-
Pós-vacina da hepatite B	-	-	-	-	-	+	-	-	-	-
Hepatite C aguda ou crônica	-	-	-	-	-	-	-	+	-	-
Hepatite D aguda ou crônica	-	+	±	-	-	-	±	-	+	-
Hepatite E aguda	-	-	-	-	-	-	-	-	-	+

Anti-HAV, Anticorpo para vírus da hepatite A; Anti-HBc, anticorpo para o antígeno nuclear para a hepatite B; Anti-HBe, anticorpo para o antígeno e da hepatite B; Anti-HBs, anticorpo para o antígeno de superfície da hepatite B; Anti-HCV, anticorpo para o vírus da hepatite C; Anti-HDV, anticorpo para o vírus da hepatite D; Anti-HEV, anticorpo para o vírus da hepatite E; HBeAg, antígeno e da hepatite B; HBsAg, antígeno de superfície da hepatite B; IgG, imunoglobulina G; IgM, imunoglobulina M.

são transitórias e acompanhadas por uma linfocitose relativa. A hipoglicemia acontece de modo ocasional na hepatite aguda severa. Elevação leve e difusa da fração gamaglobulina é comum, especialmente nos pacientes com hepatite A aguda.

3. Achados das imagens — Os estudos de imagens radiológicas raramente são necessários, a menos que se suspeite de doença do trato biliar. Por exemplo, para pacientes com colestase profunda (como a que ocorre na hepatite A e mais comumente na hepatite E), a ultrassonografia pode ser útil na exclusão da obstrução extra-hepática do trato biliar.

4. Avaliação histológica — A biópsia hepática raramente é necessária na hepatite viral aguda, exceto quando o diagnóstico é questionável ou quando se suspeita de hepatite crônica.

B. Hepatite viral crônica

1. Sinais e sintomas — A hepatite viral crônica pode ser e geralmente é assintomática; muitos pacientes não têm ciência de suas condições até que o diagnóstico é feito acidentalmente ou até que a progressão para doença hepática avançada resulta em sintomas sistêmicos e características clínicas de disfunção hepática.

2. Achados laboratoriais — Os marcadores laboratoriais mais esclarecedores são os níveis de aminotransferases, que podem estar continuamente elevados ou podem flutuar; tipicamente, os níveis de ALT são mais elevados do que os níveis de AST até o desenvolvimento de cirrose, quando os níveis de AST tendem a ser mais elevados. Caso contrário, os valores laboratoriais que refletem a função hepática (bilirrubina, albumina, tempo de protrombina) podem ser normais.

Tabela 39-2. Propriedades e características clínicas dos vírus.

	Hepatite A	Hepatite B	Hepatite C	Hepatite D	Hepatite E
Tamanho	27 nm	42 nm	32 nm	36 nm	32-34 nm
Comprimento	7,5 kb	3,2 kb	10 kb	1,7 kb	7,6 kb
Genoma	RNA	DNA	RNA	RNA	RNA
Incubação	14-49 dias	30-180 dias	14-160 dias	21-42 dias	21-63 dias
Transmissão	Fecal-oral	Percutânea, sexual, perinatal	Percutânea (especialmente usuários de drogas injetáveis), sexual (rara), perinatal (rara)	Percutânea, intrafamiliar	Fecal-oral
Vacina	Disponível	Disponível	Nenhuma	Nenhuma (mas a vacina da hepatite B protege contra hepatite D)	Disponível fora dos Estados Unidos
Severidade da doença aguda	Geralmente leve, particularmente em crianças	Adultos: 70% subclínica; 30% clínica, < 1% severa Recém-nascidos: subclínica	Geralmente subclínica, 1% severa	Pode ser severa	Pode ser severa; 20% de mortalidade na gestação
Infecção crônica	Não	90% neonatal, 50% lactentes, 20% crianças, < 1% adultos saudáveis	> 85%	5% com coinfecção pelo HBV, > 90% com superinfecção pelo HBV	Não

HBV, vírus da hepatite B.

3. Achados das imagens — Imagens de ultrassonografia, tomografia computadorizada (TC) ou ressonância magnética (RM) são úteis para avaliar o parênquima hepático e para avaliar a existência de varizes, reversão do fluxo portal hepático, ascite, esplenomegalia e outros sinais de hipertensão portal; a oclusão da veia hepática e outras anormalidades vasculares; e lesões em massa focais.

4. Avaliação histológica — Apesar de seu papel estar evoluindo, a biópsia hepática é útil para a gradação da atividade e para o estadiamento da progressão da doença, para a identificação de características histológicas clinicamente relevantes (p. ex., esteatose, deposição de ferro, características patognomônicas de lesão hepática autoimune, inflamação granulomatosa etc.) ou para o acréscimo de informações úteis no diagnóstico de casos desafiadores.

Diagnóstico diferencial

A. Hepatite viral aguda

Infecções com outros vírus, como o citomegalovírus, vírus de Epstein-Barr, herpes simples ou zóster e coxsackievírus, podem resultar em síndrome de hepatite viral aguda e níveis elevados de aminotransferase sérica. Toxoplasmose e leptospirose também podem compartilhar características clínicas com hepatite aguda. Se os resultados dos testes sorológicos para vírus conhecidos da hepatite (discutidos a seguir) são negativos, e se as características clínicas são sugestivas, testes sorológicos para esses agentes devem ser considerados.

Vários medicamentos e agentes anestésicos podem produzir um quadro similar ao da hepatite aguda; portanto, a coleta cuidadosa da história medicamentosa é importante. Uma história passada de episódios não explicados e repetidos de hepatite levanta a possibilidade de hepatite crônica subjacente.

A hepatite alcoólica está associada a uma história de abuso pelo etanol e geralmente com estigmas clínicos do alcoolismo. Nos pacientes com doença hepática alcoólica, os níveis de aminotransferase sérica raramente se elevam acima das 300 unidades/L e, tipicamente, os níveis séricos de AST excedem os níveis séricos de ALT.

Quando a dor abdominal é proeminente, a hepatite viral aguda pode ser confundida com colecistite aguda, coledocolitíase, colangite ascendente, pancreatite ou outros distúrbios abdominais. A avaliação clínica e radiológica cuidadosa auxiliará no estabelecimento do diagnóstico correto, evitando cirurgias desnecessárias. A hepatite viral colestática pode ser confundida com icterícia obstrutiva secundária a um carcinoma pancreático, cálculo em duto biliar comum, outros distúrbios que obstruam a árvore biliar ou distúrbios infiltrativos hepáticos (p. ex., infiltração gordurosa, infiltração tumoral primária ou metastática, hematopoiese extramedular, distúrbios granulomatosos).

Características clínicas ajudam a distinguir a hepatite aguda da hepatopatia congestiva e lesão isquêmica aguda, que tendem a estar primariamente associadas a elevações da aminotransferase, não da fosfatase alcalina. Raramente, distúrbios metabólicos hereditários, como a doença de Wilson, simulam uma hepatite viral aguda.

B. Hepatite viral crônica

No diagnóstico diferencial da hepatite viral crônica temos a hepatite autoimune, cirrose biliar primária, colangite esclerosante, distúrbios genéticos como a doença de Wilson, hemocromatose, deficiência de α_1-antitripsina, doença hepática alcoólica, doença hepática gordurosa não alcoólica e hepatotoxicidade medicamentosa crônica. Sorologia, testes bioquímicos e histopatologia hepática ajudam no estabelecimento do diagnóstico correto na maioria dos casos.

HEPATITE A

CRITÉRIOS DE DIAGNÓSTICO

- O diagnóstico da infecção aguda depende da detecção de anticorpos imunoglobulina M (IgM) para o vírus da hepatite A (IgM anti-HAV).
- IgM anti-HAV, a resposta imune primária, é substituída pela imunoglobulina G (IgG) anti-HAV, correlacionada com uma imunidade subsequente por toda a vida.
- A presença de IgG anti-HAV em um paciente com hepatite aguda indica que a doença não é causada pelo HAV.

Considerações gerais

O vírus da hepatite A (HAV) é um vírus de RNA com 27 nm não envelopado (gênero *Hepatovirus*) que é transmitido pela rota fecal–oral através da ingestão de alimentos (p. ex., mariscos, morangos, cebolas) ou líquidos contaminados. O período de incubação é de 2–6 semanas, a duração da viremia é curta (5–7 dias) e não ocorre infecção crônica; portanto, a transmissão percutânea é extremamente rara.

A infecção é mais prevalente em áreas de baixo estado socioeconômico caracterizadas por recursos sanitários insuficientes e práticas de higiene inadequadas, que facilitam a disseminação de infecções entéricas. Nos países em desenvolvimento, a hepatite A é endêmica, infectando a maioria das crianças antes dos 5–10 anos de idade. Nos países desenvolvidos, melhores condições socioeconômicas e sanitárias levaram a um aumento na média de idade da infecção e a uma redução na prevalência da exposição ao HAV, conforme refletido pelos anticorpos séricos para HAV (anti-HAV) na população.

Patogênese

Como é verdadeiro para todos os vírus da hepatite, a replicação viral do HAV ocorre primariamente dentro dos hepatócitos. Exceto em circunstâncias extraordinárias, os vírus da hepatite não são citopáticos; em vez disso, o dano às células hepáticas resulta da citotoxicidade mediada pelas células do hospedeiro. Na hepatite A, as alterações necroinflamatórias e infiltrados de células mononucleares são proeminentes nas áreas periportais, mas necrose lobular focal, baloneamento de hepatócitos, e apoptose também são características regulares. Em alguns casos, a colestase centrilobular pode ser severa, particularmente em adultos. Anticorpos séricos neutralizantes protegem contra a infecção pelo HAV. O antígeno HAV pode ser demonstrado com o uso de corantes imuno-histoquímicos na forma de finos grânulos no citoplasma dos hepatócitos e células de Kupffer.

Achados clínicos

A. Infecção aguda pelo HAV

Apesar de mais de 70% dos adultos infectados com HAV apresentarem sintomas, aproximadamente 70% das infecções em crianças jovens são assintomáticas. Quando a hepatite A é clinicamente aparente, os pacientes se apresentam com fadiga, mal-estar, desconforto em quadrante superior direito e epigástrio, perda de apetite e, nos casos ictéricos, urina escura e icterícia. Menos comumente, a infecção pelo HAV pode ser profundamente colestática e acompanhada clinicamente por icterícia acentuada, fezes acólicas e prurido.

A hepatite A resulta muito raramente em uma hepatite fulminante e não causa doença hepática crônica, apesar de raros registros extraordinariamente sugerirem que a hepatite A aguda pode desencadear hepatite autoimune em indivíduos suscetíveis. Aproximadamente 10% dos pacientes podem apresentar um curso recorrente que dura vários meses (retorno da excreção viral nas fezes e elevação das aminotransferases após uma aparente resolução inicial) e invariavelmente culminando em recuperação eventual. Manifestações sistêmicas são raras e incluem artrite e, muito raramente, mielite transversa, anemia aplástica, e vasculite leucocitoclástica, apesar dos registros dessas complicações não serem confiavelmente ligados à hepatite A. Uma meningoencefalite concomitante raramente é registrada. Hepatite colestática com icterícia colestática protraída e prurido, apesar de autolimitada, pode ocorrer como uma variante da hepatite A aguda.

B. Ensaios sorológicos

O diagnóstico da infecção aguda pelo HAV depende da detecção dos anticorpos IgM para HAV (IgM anti-HAV). A IgM anti-HAV ocorre na forma de resposta imune primária e persiste por aproximadamente 3 meses, algumas vezes se estendendo para 6 meses após uma infecção aguda pelo HAV. Ela é substituída pela imunoglobulina G (IgG) anti-HAV, que está correlacionada com a subsequente imunidade durante toda a vida. Assim, se um paciente que se apresenta com hepatite aguda apresenta IgG anti-HAV, a doença aguda não é causada pelo HAV.

Prevenção

Medidas gerais para a prevenção da disseminação da infecção pelo HAV incluem um suprimento seguro de água e higiene ambiental apropriada (p. ex., rede de esgotos, eliminação de aglomerações de pessoas em um único domicílio etc.). Vacinas com o vírus morto da hepatite A apresentam uma eficácia protetora de 94–100% após duas doses, com efeitos adversos desprezíveis. Duas dessas vacinas foram licenciadas nos Estados Unidos em 1995–1996 e estão disponíveis em todo o mundo. A introdução dessas vacinas nos Estados Unidos coincidiu com um declínio nos novos casos registrados de hepatite A de uma média anual de 12 casos por 100.000 pessoas em 1995 para 1 caso por 100.000 pessoas em 2007. Em 2006, por causa de grupos residuais de casos de hepatite A, o Advisory Committee on Immunization Practices recomendou a vacinação rotineira da hepatite A para crianças de 1 ano de idade. As recomendações para a vacinação de outras pessoas em grupos de risco elevado para hepatite A estão listadas na Tabela 39-3.

Tabela 39-3. Indicações para vacinação contra hepatite A e B.

Hepatite A

- Viajantes para países com endemicidade alta ou intermediária de infecção, incluindo África, Ásia (exceto Japão), bacia mediterrânica, Europa oriental, Oriente Médio, México, Américas Central e do Sul e partes do Caribe.
- Todas as crianças com 1 ano de idade (12-23 meses) como parte das vacinações de rotina.
- Homens que têm relações sexuais com outros homens e outros com comportamento sexual de alto risco.
- Usuários de drogas injetáveis e não injetáveis.
- Pessoas com risco ocupacional para infecção (p. ex., manipuladores de alimentos, cuidadores de crianças, ou pessoas que trabalham com primatas não humanos).
- Pessoas com doença hepática crônica incluindo hepatite viral crônica, particularmente hepatite C, nos quais a hepatite A pode ser severa.
- Pessoas suscetíveis que recebem concentrados de fator da coagulação, especialmente preparações tratadas com solvente-detergente.

Hepatite B

- Todas as crianças ao nascer (antes da alta hospitalar) e continuada a partir desse momento como parte das vacinações de rotina da infância.
- Crianças não vacinadas < 19 anos de idade.
- Ao nascer (juntamente com imunoglobulina para hepatite B) bebês de mães HBsAg-positivas.
- Trabalhadores da área de saúde e de unidades de emergência.
- Funcionários da área de segurança pública que possam ser expostos a produtos sanguíneos.
- Clientes e funcionários de instituições para pessoas com incapacidade do desenvolvimento, creches e escolas.
- Pacientes submetidos à hemodiálise.
- Pessoas com distúrbios dos fatores da coagulação e aquelas que recebem concentrados de fatores da coagulação.
- Contatos domiciliares e parceiros sexuais de pessoas com hepatite B crônica.
- Crianças adotadas de países nos quais a infecção pelo HBV é endêmica.
- Crianças nativas do Alaska ou das ilhas do Pacífico ou residentes em domicílios com primeira geração de imigrantes de países nos quais a hepatite B é endêmica.
- Viajantes internacionais que passarão > 6 meses em áreas endêmicas e que possam entrar em contato próximo com a população local ou que provavelmente terão exposição sanguínea ou sexual com a população local.
- Homens que têm relações sexuais com outros homens.
- Pessoas infectadas pelo HIV.
- Homens e mulheres heterossexuais sexualmente ativos que recentemente tenham adquirido outras doenças sexualmente transmitidas, que sejam profissionais do sexo ou que possuam vários parceiros sexuais.
- Moradores e funcionários de instituições correcionais e habitações coletivas.
- Pessoas com doença hepática crônica, incluindo hepatite C crônica.

A imunoglobulina mostrou-se segura e efetiva na profilaxia pré e pós-exposição contra a infecção pelo HAV. Para a profilaxia pré-exposição, se uma proteção imediata é necessária, viajantes devem receber imunização passiva com imunoglobulina e devem receber imunização ativa com vacina; nesses casos, a imunização passiva pré-exposição requer uma dose intramuscular única de imunoglobulina (0,02 mL/kg). Para a profilaxia pós-exposição, a mesma dose, administrada entre 10–14 dias após a exposição, apresenta eficácia de 85% e geralmente aborta ou reduz a severidade da infecção pelo HAV, deixando-a clinicamente inaparente (gerando uma combinação de imunização passiva e imunidade durável que segue a infecção passiva). Na ausência dessa imunização ativa concomitante, a proteção passiva gerada pela imunoglobulina dura somente alguns meses.

Tratamento

O tratamento em grande parte é de apoio e consiste da suspensão do uso de medicamentos potencialmente hepatotóxicos e restrição da ingestão de álcool. O repouso no leito e as restrições dietéticas não são efetivos. A maioria dos casos não requer hospitalização, que está recomendada para pacientes com idade avançada, condições clínicas subjacentes, doença hepática crônica, desnutrição, gestação, terapia imunossupressiva, medicamentos hepatotóxicos, vômitos severos que previnem a ingestão de alimentos e achados clínicos e laboratoriais que sugiram hepatite fulminante. O ocasional paciente com insuficiência hepática fulminante, definida como início de encefalopatia dentro de 8 semanas após o início dos sintomas, deve ser encaminhado para consideração sobre transplante hepático.

Evolução & prognóstico

O índice geral de fatalidades por infecção pelo HAV é muito baixo (~0,3–0,8%), apesar de ser mais elevado em adultos com mais de 60 anos de idade (2,6%). Em alguns registros, a morbidade e a mortalidade aumentaram na presença de superinfecção pela hepatite A em pacientes com doença hepática crônica subjacente.

Advisory Committee on Immunization Practices (ACIP), Fiore AE, Wasley A, Bell B. Prevention of hepatitis A through active or passive immunization: recommendations of the Advisory Committee on Immunization Practices (ACIP). *MMWR Recomm Rep.* 2006;55:1–23. [PMID: 16708058]

Craig AS, Schaffner W. Prevention of hepatitis A with the hepatitis A vaccine. *N Engl J Med.* 2004;350:476–481. [PMID: 14749456]

Daniels D, Grytdal S, Wasley A. Surveillance for acute viral hepatitis—United States, 2007. *MMWR Surveill Summ.* 2009; 58:1–27. [PMID: 17363893]

Martin A, Lemon SM. Hepatitis A virus: from discovery to vaccines. *Hepatology.* 2006;43:S164–172. [PMID: 16447259]

Taylor RM, Davern T, Munoz S, et al. Fulminant hepatitis A virus infection in the United States: incidence, prognosis and outcomes. *Hepatology.* 2006;44:1589–1597. [PMID: 17133489]

HEPATITE B

CRITÉRIOS DE DIAGNÓSTICO

- O diagnóstico baseia-se na presença do antígeno de superfície para a hepatite B (HBsAg).
- A presença de anticorpos IgM *versus* IgG para o antígeno nuclear da hepatite B (anti-HBc) distingue a infecção aguda da crônica, e a IgM anti-HBc indica infecção recente (6 meses anteriores).
- O antígeno e da hepatite B (HBeAg) aparece no início do curso da infecção e nos casos autolimitados é substituído em 2-3 meses pelo anticorpo para o HBeAg (anti-HBe).
- Durante a hepatite B crônica em pacientes com infecção pelo HBV tipo selvagem, a replicação viral é alta, a infectividade é substancial e a lesão hepática é pronunciada; essa fase dá origem a uma fase de replicação viral, infectividade e lesão hepática mais baixas na qual os pacientes se tornam portadores inativos.
- Nos pacientes com mutações precore (hepatite B crônica HBeAg-negativa), os níveis do DNA do HBV flutuam e o anti-HBe é detectável no soro.
- A presença de anticorpos isolados para HBsAG (anti-HBs) é consistente com a imunidade induzida pela vacina.
- Anticorpos para proteínas de superfície e do núcleo (anti-HBs, anti-HBc e anti-HBe) indicam infecção prévia pelo HBV.
- A interpretação isolada da positividade da IgG anti-HBc é difícil e pode representar infecção de baixo nível em atividade pelo HBV, infecção prévia pelo HBV ou um teste falso-positivo.

Considerações gerais

Mais de 350 milhões de pessoas em todo o mundo – 5% da população mundial – atualmente são HBsAg-reativas, indicando que eles estão infectadas naquele momento com o vírus da hepatite B (HBV) e, cerca de 50% da população mundial teve infecção pelo HBV, conforme refletido de anti-HBs. O HBV é endêmico em áreas que contêm 45% da população mundial. Nas áreas endêmicas, os índices de infecção em curso variam de 8–25% e os índices de exposição (baseados na presença de anti-HBs) variam de 60–85%. Em áreas de baixa prevalência como os Estados Unidos, a prevalência da infecção crônica pelo HBV é de 0,1–0,2% (1,25 milhão) e a incidência anual de novas infecções pelo HBV é de 200.000–300.000.

O HBV é transmitido primariamente por rotas perinatal, percutânea e sexual. O vírus também pode ser transmitido por rotas percutâneas inaparentes e contato interpessoal íntimo, presumivelmente por meio de ferimentos abertos, especialmente entre crianças de áreas endêmicas (p. ex., África subsaariana, que tem prevalência de infecção crônica pelo HBV < 10%). Nos Estados Unidos, a maioria das infecções pelo HBV ocorre em adolescentes e adultos jovens, e os modos mais comuns de transmissão são sexual e percutâneo (exposição a instrumentos e agulhas contaminados, p. ex., em usuários de drogas injetáveis). Em contraste, na Ásia o modo mais comum é a transmissão perinatal para lactentes de mães com infecção crônica pelo HBV; nos países da África subsaariana, além da disseminação perinatal, outro modo comum de transmissão é a disseminação horizontal entre crianças novas. Usuários de drogas injetáveis estão em risco elevado de adquirir não somente a infecção pelo HBV, mas também outros agentes causadores de hepatite de transmissão sanguínea, hepatites C e D (ver a seguir).

Patogênese

O HBV é um vírus de DNA composto parcialmente por dupla hélice e parcialmente por hélice única (*hepadnavirus tipo 1*) que replica por meio da transcrição reversa por um RNA intermediário. Apesar de o HBV ser fortemente hepatotrópico, sequências virais, incluindo os intermediários da replicação do HBV, estão presentes nos tecidos extra-hepáticos (linfonodos, células mononucleares do sangue periférico); entretanto, a maior parte – e a única fisiopatologicamente relevante – da replicação do HBV está confinada ao fígado. O genoma do HBV contém quatro estruturas de leitura abertas que codificam quatro grandes proteínas: (1) o gene S, que codifica para o envelope proteico, antígeno de superfície da hepatite B (HBsAg); (2) o gene C, que codifica para o antígeno da proteína nucleocapsídea (HGcAg) e antígeno e da hepatite B (HBeAg); (3) o gene P (ou pol) que codifica para a polimerase do DNA que, por sua vez, catalisa as etapas da transcrição e da transcrição reversa envolvidas na replicação viral; e (4) o gene X, que codifica para a proteína X, uma proteína de relevância clínica limitada, mas que regula para cima a transcrição dos genes celular do hospedeiro e do vírus, incluindo aqueles de outros vírus como o HIV.

O envelope proteico do vírus, HBsAg, no soro é o marcador primário da infecção HBV. No hepatócito, o HBsAg é expresso no citoplasma e pode ser histologicamente reconhecido pela presença de hepatócitos em vidro-fosco. Oito genótipos HBV (A a H) foram identificados; a prevalência do genótipo HBV varia dependendo da localização geográfica. Nos Estados Unidos, as prevalências dos genótipos A, B, C, D e outros são de 35, 22, 31, 10 e 2%, respectivamente. Dados recentes sugerem que genótipos HBV podem desempenhar um papel importante na progressão da doença hepática relacionada com o fígado, bem como em resposta à terapia com interferon. Associações semelhantes não foram esclarecidas de modo definitivo nos pacientes tratados com agentes orais (análogos de nucleosídeos e nucleotídeos); portanto, o teste do genótipo HBV ainda não foi adotado rotineiramente como um prelúdio para a terapia antiviral (ver a seguir).

A região C possui dois códons de iniciação e, portanto, dois genes transcritos (precore e core), a translação resulta em dois produtos proteicos (HBeAg e HBcAg). HBcAg, a proteína expressa nas partículas centrais do núcleocapsídeo 27 nm, não é secretada no soro, mas se localiza predominantemente no núcleo do hepatócito e é expressa em menores quantidades na membrana de superfície do hepatócito. Dessa forma, o HBcAg é o alvo da resposta imune do hospedeiro para a infecção, desempenhando um importante papel na patogênese do dano hepático induzido pelo HBV. A outra proteína nucleocapsídea, HBeAg, uma proteína não particulada de baixo peso molecular, é codificada pela região precore e core do gene C, entra no aparato secretório do hepatócito e circula no soro; a presença de HBeAg é indicativa de replicação viral ativa e está correlacionada com maior infectividade e lesão hepática. Os produtos do mesmo gene, HBcAg e HBeAg, possuem considerável homologia de aminoácidos e reatividade cruzada imune no nível da célula T. O anticorpo para HBcAg (anti-HBc) aparece no início da hepatite clínica, logo após o aparecimento do HBsAg, e pode ser o único marcador detectável entre o desaparecimento do HBsAg e o surgimento do anti-HBs (menor probabilidade de ser encontrado agora que a sensibilidade dos ensaios para HBsAg e anti-HBs é tão alta). Durante a hepatite B, o anti-HBe aparece na forma de sintomas clínicos e os níveis de aminotransferase diminuem; seu aparecimento marca a transição para replicação, infecitividade e lesão hepática menores.

As variantes HBeAg-negativas resultam de mutações na região precore do gene C, com falha da síntese de HBeAg (o marcador sorológico ligado à replicação ativa do vírus) com manutenção de alto nível de replicação viral e lesão hepática. O HBV mutante "HBe-negativo" foi associado a hepatite fulminante (raramente) e hepatite crônica (comumente).

A lesão hepática associada a infecção HBV é o produto de uma combinação de respostas imunes inatas e adaptativas, a última das quais é efetuada por células T citotóxicas direcionadas nos complexos de membrana hepática de antígenos de histocompatibilidade do hospedeiro e HBcAg. O resultado clínico da infecção pelo HBV depende do equilíbrio entre a atividade viral e a resposta imune, conforme refletido pela robustez da resposta de células T citotóxicas $CD8^+$ e a liberação de citocinas antivirais de células T; entretanto, além de certas características clínicas (p. ex., idade, infecção ao nascer, imunocompetência), ainda não está bem definido o que distingue aqueles que se recuperarão daqueles que progredirão para doença crônica. Na infecção adquirida perinatalmente, a imaturidade do sistema imune neonatal e a presença do HBV nos hepatócitos logo após o nascimento se combinam para produzir um nível de tolerância imunogênica ao HBV que limita a adequação da resposta imune do hospedeiro ao HBV. Esse estado de tolerância imunológica pode persistir indefinidamente. Nenhuma resposta robusta citotóxica de célula T ocorre contra o HBV, não se desenvolve doença clínica, mas uma infecção crônica é quase invariável

(> 90%). Em contraste, entre adultos jovens com hepatite B aguda, a resposta citotóxica de célula T ao HBV expressa nas membranas do hepatócito é substancial e eficiente, levando a uma hepatite aguda e, tipicamente, recuperação, cronicidade após uma hepatite B aguda clinicamente aparente em adultos jovens imunocompetentes ocorre em menos de 1% dos casos.

A. Carcinoma hepatocelular

Epidemiologicamente e clinicamente, a infecção crônica pelo HBV está fortemente ligada ao desenvolvimento do carcinoma hepatocelular (CHC), que pode ocorrer em até 50% dos pacientes com cirrose induzida pelo HBV após infecção durante toda a vida adquirida perinatalmente (ver Capítulo 49). O mecanismo da oncogênese viral foi extensivamente estudado; é necessária integração viral ao genoma do hospedeiro (p. ex., adjacente a um promotor tumoral do hospedeiro ou gene supressor). O *turnover* celular associado a inflamação crônica provavelmente contribui para a patogênese do CHC, da mesma forma que cofatores como uso de álcool e exposição ambiental à aflatoxina.

B. Variantes do vírus da hepatite B

1. Mutantes precore ou HBV crônica HBeAg-negativa — Uma mutação no nucleotídeo precore ou uma mutação promotora-core pode levar ao término prematuro da proteína precoce, impedindo a produção do HBeAg. O HBV HBeAg-negativo é encontrado com maior frequência em genótipo HBV diferentes do genótipo A, e sua prevalência foi concentrada inicialmente nos países mediterrâneos. Atualmente, a hepatite B crônica HBeAg-negativa é a forma predominante de hepatite B crônica na Europa e representa uma proporção crescente (~40%) de infecções crônicas de hepatite B nos Estados Unidos. A hepatite B crônica do tipo selvagem (HBeAg-positiva) está associada a níveis mais elevados de replicação HBV ($\geq 10^6$ vírions/mL) do que a hepatite B crônica HBeAg-negativa ($\leq 10^5$ vírons/mL), enquanto a hepatite B crônica HBeAg-negativa apresenta maior probabilidade de estar associada a níveis flutuantes do DNA HBV e atividade da aminotransferase. Além disso, na hepatite B crônica HBeAg-negativa, os pacientes tratados com terapia antiviral (ver a seguir) não experimentam soroconversão HBeAg induzida pelo tratamento que, na hepatite B crônica HBeAg-positiva pode ser utilizada como o ponto final do tratamento. Portanto, a duração ideal da terapia permanece indefinida na hepatite B crônica HBeAg-negativa.

2. Mutantes S — Uma mutação no gene S foi verificada em lactentes nascidos de mães infectadas pelo HBV, mas que adquiriram a infecção pelo HBV após a vacinação e em receptores de transplantes hepáticos que adquirem uma reinfecção pelo HBV a despeito do tratamento com imunoglobulina para a hepatite B (HBIG). Essas mutações alteram a antigenicidade do envelope HVB, evadindo anti-HBs neutralizadores. Felizmente, a frequência dessas mutações é limitada.

3. Mutantes P — Mutações no gene da polimerase estão associadas a resistência contra agentes antivirais para HBV, como lamivudina, adefovir e telbivudina (ver a seguir).

Achados clínicos

A. Hepatite B aguda

O período de incubação da hepatite B aguda é entre 4–6 meses. Os sintomas clínicos são similares aos descritos anteriormente para a hepatite A aguda (p. ex., fadiga, anorexia, icterícia) e as elevações das aminotransferases são os marcos bioquímicos da doença. Em 5–10% dos pacientes com hepatite B aguda, uma síndrome sérica tipo doença com artralgias, eritema, angioedema e, raramente, proteinúria e hematúria pode se desenvolver na fase prodrômica. Em crianças, a hepatite B raramente pode se apresentar como uma hepatite anictérica associada a eritema papular não pruriginoso na face, nádegas e membros (acrodermatite papular da infância).

B. Hepatite B crônica

A progressão de hepatite aguda para crônica pode ser sugerida pela persistência de anorexia, perda de peso e fadiga, apesar de a maioria dos pacientes ser assintomática. Os achados físicos podem incluir hepatomegalia e esplenomegalia. Os achados laboratoriais incluem persistência de HBsAg, HBeAg detectável na hepatite HBeAg-positiva e elevações dos níveis de aminotransferase, bilirrubina e globulina. As características histológicas incluem presença de inflamação portal, formação de pontes ou, nos casos severos, necrose hepática multilobular e presença de fibrose.

Muitos pacientes com infecção crônica pelo HBV são portadores inativos que não apresentam sintomas, atividade normal da aminotransferase sérica, baixos níveis de HBV DNA ($\leq 10^3$ vírions/mL), anti-HBe circulantes e histologia hepática normal ou quase normal.

Manifestações extra-hepáticas, quando ocorrem, podem incluir artralgias, artrite, púrpura de Henoch-Schönlein, vasculite generalizada (poliarterite nodosa), glomerulonefrite, derrames pleurais, pericardite, e anemia aplástica (esta última não definitivamente ligada à infecção pelo HBV). Complicações incomuns da infecção pelo HBV incluem pancreatite, miocardite, pneumonia atípica, mielite transversa e neuropatia periférica.

C. Ensaios sorológicos

O diagnóstico da infecção pelo HBV baseia-se na presença do HBsAg. Infecções agudas e crônicas são distinguidas pela presença de IgM *versus* anticorpos IgG para HBcAg (anti-HBc). A presença de IgM anti-HBc indica infecção recente, em geral dentro dos 6 meses anteriores. O HBeAg aparece precocemente durante a hepatite B aguda, enquanto a replicação viral está em seus níveis máximos, e nos casos autolimitados é substituído dentro de 2–3 meses pelo anticorpo para HBeAg (anti-HBe).

Durante a hepatite B crônica, nos pacientes com a infecção pelo HBV do tipo selvagem, a presença de HBeAg corresponde a um período, de modo relativo, altamente replicativo, durante o qual níveis de HBV DNA excedem 10^6 vírions/mL, a infectividade é substancial, e a lesão hepática é pronunciada. Com o passar do tempo, essa fase altamente replicativa dá origem a uma fase de replicação relativamente baixa, caracterizada por baixos níveis de HBV DNA ($\leq 10^3$ vírions/mL) e uma infectividade desprezível e lesão hepática. Pacientes nessa fase são considerados portadores inativos.

Nos pacientes com mutações precore (hepatite B crônica HBeAg-negativos), os níveis de HBV DNA flutuam entre indetectável e aproximadamente 10^5 vírions/mL, e anti-HBe é detectado no soro. Na hepatite B crônica, o anti-HBc é da classe IgG (exceto, raramente, durante a reativação da hepatite B crônica [p. ex., sororreversão de anti-HBe reativo para HBeAg reativo ou durante a reativação de hepatite B crônica clinicamente quiescente HBeAg-negativa], quando IgM anti-HBc pode reaparecer transitoriamente). A presença de anti-HBs isolado é consistente com imunidade induzida pela vacina. Anticorpos para as proteínas da superfície e do núcleo (anti-HBs, anti-HBc e anti-HBe) indicam infecção prévia pelo HBV.

A interpretação da positividade isolada da IgG anti-HBc é difícil e pode representar infecção HBV ativa de baixo grau, infecção prévia pelo HBV ou um teste falso-positivo. O anti-HBc isolado com infecção ativa de baixo grau é mais comum em áreas de alta prevalência, em pessoas com história de uso de drogas injetáveis e em pacientes com infecção pelo HIV.

Prevenção

A vacina para a hepatite B é protetiva em mais de 90% dos adultos normais e em quase 100% dos recém-nascidos. Vacinas recombinantes suplantaram largamente a vacina original derivada do plasma na maior parte do mundo. Efeitos adversos comuns são reações no sítio da injeção (incômodo, sensibilidade, prurido e edema). A imunogenicidade das vacinas para hepatite B é menor em adultos com mais de 40 anos de idade; entre adultos jovens saudáveis, aproximadamente 2,5–5% não adquirem anticorpos protetores e essa ausência de resposta mostrou-se geneticamente determinada.

A despeito da disponibilidade de vacinas altamente efetivas há 30 anos, programas direcionados de vacinação para as pessoas de maior risco de infecção falharam em reduzir a frequência da infecção pelo HBV na população dos EUA. Atualmente, o U.S. Public Health Service recomenda a vacinação universal de todos os neonatos e adolescentes pré-puberais. Além disso, a vacinação HBV atualmente está recomendada para pacientes imunocomprometidos; pacientes em hemodiálise; pacientes com doença hepática crônica coexistente, incluindo hepatite C crônica; profissionais da área de saúde; usuários de drogas injetáveis e aqueles com exposição sexual de alto risco (ver Tabela 39-3). Atualmente, um reforço da imunização não é recomendado, apesar de poder ser útil em imunocomprometidos que tenham perdido o anti-HBs detectável ou em pessoas imunocompententes que sofrem inoculação HBsAg após a perda do anticorpo detectável (apesar de este subgrupo parecer estar protegido mesmo após a perda do anti-HBs detectável).

Tratamento

A. Hepatite B fulminante

Na hepatite B fulminante, cuidados intensivos em uma unidade especializada e consideração precoce para transplante hepático ortotópico provavelmente reduzem a mortalidade. Somente 25% dos pacientes acometidos por hepatite fulminante sobrevivem sem transplante hepático. Os pacientes devem receber suporte com manutenção do balanço hídrico e eletrolítico e da função cardiorrespiratória, controle de sangramentos, tratamento profilático com antibióticos de amplo espectro, monitoramento para edema cerebral e manejo de outras complicações. Apesar do tratamento antiviral com interferon não ter se mostrado benéfico na hepatite B fulminante, o tratamento com agentes nucleosídeos ou nucleotídeos orais (descritos a seguir) pode ser benéfico e deve ser recomendado na maioria dos centros especializados de tratamento.

A terapia com corticosteroide não somente é inefetiva, mas perigosa, conforme demonstrado em pesquisas clínicas. Similarmente, transfusões de troca, perfusão de plasma, circulação humana cruzada, perfusão cruzada com fígado porcino e equipamentos de assistência hepática extracorpórea não se mostraram efetivos.

O transplante hepático ortotópico está sendo realizado com frequência cada vez maior, apresentando excelentes resultados a longo prazo. Assim, pacientes devem receber tratamento de suporte máximo até a recuperação espontânea ou até que fatores prognósticos indiquem piora do resultado necessitando transplante; o limiar para encaminhamento a um centro de transplante deve ser muito baixo. Durante e após o transplante, devem ser tomadas medidas para prevenir contra a infecção do enxerto pelo HBV (ver a seguir).

B. Hepatite B crônica

Os objetivos do tratamento para a hepatite B crônica são suprimir a replicação HBV e reduzir a lesão hepática. Entre os pontos finais da terapia temos (1) profunda redução no HBV DNA circulante, preferivelmente para níveis não detectáveis por ensaios de amplificação altamente sensíveis; (2) hepatite B crônica HBeAg-positiva, soroconversão HBeAg (perda do HBeAg e aquisição de anti-HBe); (3) normalização dos níveis de ALT; (4) melhora na histologia hepática (redução no grau de atividade necroinflamatória e limitação da progressão, ou mesmo melhora, do estágio da fibrose). Apesar de não ter sido comprovado de modo conclusivo, dados sugerem que a terapia antiviral bem-sucedida tem o potencial de prevenir ou retardar a progressão para cirrose, descompensação hepática, e mesmo CHC. Recomendações para pacientes com hepatite B crônica candidatos para tratamento são sumarizadas na Tabela 39-4; existem sete terapias aprovadas e atualmente disponíveis para o tratamento da hepatite B crônica (Tabela 39-5).

1. Interferon-α2b — O primeiro medicamento antiviral para a hepatite B, o interferon-α2b (INF-α), foi aprovado pela Food and Drug Administration (FDA) em 1992. Nos pacientes com hepatite B crônica compensada (incluindo aqueles com cirrose precoce), HBeAg detectável e elevação da atividade das aminotransferases, injeções subcutâneas de INF-α de 10 milhões de unidades 3 vezes por semana ou 5 milhões de unidades diárias por 16–24 semanas resultaram na perda do HBeAg em aproximadamente 30% (juntamente com a supressão do HBV DNA a níveis indetectáveis por ensaios de hibridização relativamente intensivos) e soroconversão HBeAg em aproximadamente 18–20%. Pacientes com hepatite B crônica HBeAg-negativos devem ser tratados durante pelo menos 12–24 meses. No início da experiência com o interferon, quase 10% dos pacientes HBeAg reativos limparam seu HBsAg após o curso inicial da terapia; entretanto, esses níveis de soroconversão HBsAg não foram observados nas experiências mais recentes. O mais forte previsor da resposta ao IFN-α em pacientes HBeAg positivos são altos níveis pré-tratamento de ALT, mas outros fatores que favorecem uma resposta incluem alto índice de atividade histológica, baixo nível de HBV DNA e genótipos HBV A e B. O retratamento dos não respondedores com

Tabela 39-4. Recomendações para o tratamento da hepatite B crônica.

HBeAg	HBV DNA	ALT	Estratégia de tratamento
Positivo	> 20.000 UI/mL	≤ 2 × LSN	Baixa eficácia de tratamento Se ALT < LSN, observar Se ALT 1-2 × LSN: • Considerar biópsia para > 40 anos de idade, história familiar de CHC • Tratar se a biópsia mostrar inflamação substancial ou fibrose
	> 20.000 UI/mL	> 2 × LSN	Tratar com qualquer um dos agentes recomendados Dos agentes antivirais orais, entecavir e tenofovir são favorecidos em relação aos medicamentos de primeira geração com menores barreiras à resistência; INF PEG suplantou o IFN padrão Biópsia hepática opcional
Negativo	> 20.000 UI/mL	> 2 × LSN	Tratar com qualquer um dos agentes recomendados (Dos agentes antivirais orais, entecavir e tenofovir são favorecidos em relação aos medicamentos de primeira geração com menores barreiras à resistência; INF PEG suplantou o IFN padrão) Biópsia hepática opcional
	> 2.000 UI/mL	1-2 × LSN	Considerar biópsia Tratar na presença de inflamação substancial ou fibrose
	< 2000 UI/mL +	< LSN	Não tratar Observar (portador inativo)

ALT, alanina aminotransferase; HBeAg, antígeno e da hepatite B; HBV, vírus da hepatite B; CHC, carcinoma hepatocelular; IFN, interferon; IFN PEG, interferon peguilado; LSN, limite superior da normalidade.

Tabela 39-5. Terapia antiviral aprovada entre pacientes virgens de tratamento com hepatite B crônica HBeAg-positivos.

	IFN-α	IFN-α PEG	Lamivudina	Adefovir	Entecavir	Telbivudina	Tenofovir
HBV DNA Negativo	37%	25%	44%	13-21%	67%	60%	76%
HBV DNA Redução Log_{10}		-4,5	-5,5	-3,5	-6,9	-6,5	-6,2
Perda HBeAg	30%	30%	17-32%	24%	22%	26%	NA
Soroconversão HBeAg		30%	16-21%	12%	21%	22%	21%
Normalização ALT	23%	39%	50%	48%	68%	77%	68%
Melhora histológica	NA	38%	49-56%	53%	72%	65%	74%
Perda do HBsAg (1 ano)	8%	3%	<1%	0%	2%	0%	3%
Resistência	Nenhuma	Nenhuma	~14-32% ano 1,~60-70% ano 5	0% ano 1, 29% ano 5	0% ano 1, 1,2% durante o ano 5	5% ano 1, 25% ano 2	0% ano 3, ND após o ano 3

ALT, alanina aminotransferase; HBeAg, antígeno e da hepatite B; IFN-α, interferon α; ND, não disponível; IFN-α PEG, interferon α peguilado.

um segundo curso de INF-α não apresenta probabilidade de gerar benefício clínico.

Nos pacientes com hepatite B HBeAg-negativa, curtos cursos de IFN-α têm pouco benefício e não geram supressão durável do HBV DNA e ALT; nesse grupo de pacientes, o tratamento de longa duração (p. ex., 12–18 meses) é preferível, mas a durabilidade do efeito do tratamento degrada com o passar do tempo para menos de 20%, 5 anos após a terapia. Pacientes cirróticos compensados respondem da mesma forma que pacientes pré-cirróticos com infecção crônica pela hepatite B; entretanto, na cirrose descompensada, IFN-α pode precipitar uma insuficiência hepática ou ser complicada por uma infecção potencialmente letal ou efeitos psiquiátricos e, portanto, não é recomendado.

Efeitos adversos do interferon que, além de ser administrado por meio de injeções, são as principais limitações ao uso e incluem: (1) sintomas tipo gripe de febre, mialgia, fadiga e cefaleia; (2) supressão da medula óssea (leucopenia, neutropenia e trombocitopenia); (3) ansiedade, labilidade emocional ou depressão; e (4) distúrbios autoimunes, primariamente da tireoide. O IFN-α é acompanhado por um aumento dos níveis de ALT em 30–40% dos pacientes e, embora esses aumentos sejam considerados preditivos de uma resposta favorável, em pacientes com cirrose avançada ou marginalmente compensada, uma elevação aguda pode precipitar a descompensação.

Contraindicações para a terapia IFN-α incluem supressão imune ou doença autoimune, e doença psiquiátrica severa, descontrolada ou depressão.

Antes da disponibilidade dos novos agentes antivirais, o IFN-α era considerado boa opção terapêutica para pacientes com doença hepática leve, baixos níveis de replicação HBV e altos níveis de aminotransferase sérica. Algumas autoridades recomendam terapia à base de interferon para pessoas jovens, considerando que uma chance de aproximadamente 30% de perda de HBeAg com um curso de terapia por tempo confinado pode ser preferível para um indivíduo jovem à terapia indefinida com um agente oral (ver a seguir). Um argumento igualmente atraente pode ser feito para preservar um indivíduo jovem da inconveniência e dos efeitos adversos da terapia INF-α utilizando um agente oral livre de efeitos adversos, que pode necessitar meio ano a um ano extra para obter o mesmo benefício de um curso de IFN-α.

Para todos os propósitos práticos, o IFN-α foi suplantado pelo interferon peguilado de longa duração administrado 1 vez por semana para aqueles que recebem terapia com interferon e pelos vários inibidores altamente potentes da polimerase para aqueles que utilizam agentes orais. Os primeiros estudos sobre IFN-α demonstraram que a terapia antiviral bem-sucedida pode melhorar a história natural da hepatite B crônica, melhorando a sobrevida e a sobrevida livre de complicações.

2. Interferon alfa peguilado (IFN-αPEG) — Os interferons peguilados são produzidos pela ligação de um grande meio de polietileno glicol à molécula de interferon, aumentando dessa forma o peso molecular do composto, diminuindo sua eliminação renal, alterando sua degradação metabólica e aumentando sua meia-vida. Portanto, os interferons peguilados podem ser administrados por injeção subcutânea 1 vez por semana.

O IFN-α2a PEG é o único interferon peguilado aprovado para o tratamento da hepatite B crônica nos Estados Unidos. Pesquisas clínicas demonstraram que a eficácia do IFN-α2a PEG é similar ou ligeiramente melhor do que a do IFN-α, além de sua administração mais conveniente. Para pacientes HBeAg-positivos, a pesquisa mais definitiva representou uma comparação de 48 semanas de INF-α2a PEG isolado, *versus* lamivudina isolada, *versus* terapia combinada. Durante as 48 semanas de terapia, o nível de supressão do HBV DNA foi mais elevado no braço do tratamento combinado, e a soroconversão HBeAg ocorreu em uma porcentagem similar dos três grupos: 27%, 20% e 24%, respectivamente. Vinte e quatro semanas após a interrupção do tratamento, entretanto, a soroconversão estava mantida em 32, 19 e 27% dos três grupos, respectivamente, indicando que 48 semanas de monoterapia IFN-α2a PEG foi superior a 48 semanas de monoterapia com lamivudina, bem como a 48 semanas de terapia combinada. Em um estudo de pacientes HBeAg-negativos, a monoterapia IFN-α2a PEG foi comparada com a monoterapia com lamivudina *versus* terapia combinada por 48 semanas; uma resposta mantida, definida como uma supressão do HBV DNA para abaixo de 10^5 cópias/mL ou indetectável por amplificação de reação de cadeia de polimerase (PCR) (10^2 cópias/mL) e um retorno ao normal da ALT, foi comparável nos pacientes que receberam IFN-α2a PEG isolado ou em combinação com lamivudina (100 mg), e ambos foram melhor do que o lamivudina isolada. Em ambos os estudos, HBeAg-reativo e HBeAg-negativo, uma pequena proporção dos indivíduos tratados com INF-α2a PEG experimentaram soroconversão HBsAg durante (na pesquisa HBeAg-negativa) ou após (na pesquisa HBeAg-positiva) a terapia. Efeitos adversos e previsões da resposta de tratamento são similares aos da terapia padrão com IFN-α, mas o IFN-α2a PEG é mais bem tolerado pela maioria dos indivíduos.

Embora a maioria dos pacientes possa optar por um ano de terapia com IFN-α2a PEG, essa terapia requer um ano de injeções semanais e monitoramento clinicamente intenso, bem como aceitar os efeitos adversos do interferon. Nessas pesquisas de IFN-α2a PEG, o tratamento foi confinado a um período finito de 48 semanas, que é típica do modo em que o IFN-α2a PGN é utilizado, mas não do modo que os agentes orais são utilizados. Em vez disso, os agentes orais, muito bem tolerados, são administrados por períodos mais longos (p. ex., até uma soroconversão HBeAg ou para manter a responsividade nos pacientes HBeAg-negativos). De fato, os mesmos índices de soroconversão obtidos após 48 semanas de injeção de IFN-α2a PGN ocorrem quando a terapia com agente oral é estendida para 18–24 meses. Além disso, a supressão do HBV DNA e ALT após uma terapia baseada no interferon em pacientes HBeAg-negativos se perde gradualmente com o passar do tempo na grande maioria dos pacientes. Portanto, as vantagens de um ano de IFN-α2a PEG. A terapia INF-α2a pode ser superada pelas vantagens de um tratamento ligeiramente maior com agentes orais substancialmente. A dose recomendada de IFN-α2a PEG é 180 mcg por semana durante 48 semanas.

3. Lamivudina — A lamivudina, um análogo nucleosídeo oral que inibe a síntese do DNA bloqueando a transcriptase reversa e que é eliminado por via renal, foi aprovado pela FDA originalmente para o tratamento do HIV (150 mg/dia) em 1995 e depois para o tratamento da hepatite B (100 mg/dia) em 1998.

Várias pesquisas controladas randomizadas, grandes, de pacientes HBeAg-positivos tratados por 1 ano documentaram soroconversão HBeAg (com supressão do HBV DNA para níveis indetectáveis determinada por ensaios de hibridização insensíveis) em 16–20% dos pacientes tratados (perda do HBeAg em até um terço) em comparação com soroconversão espontânea de 4–6% nos indivíduos controles. Além disso, perda do HBV DNA detectável ocorre na maioria dos pacientes, normalização do ALT $\geq$ 50% e a melhoria dos escores histológicos necroinflamatórios em 49–56% dos pacientes em comparação com 23–25% dos controles. Estudos recentes nos quais a lamivudina foi o braço comparador para novos análogos nucleosídeos orais, demonstrando que a lamivudina suprime HBV DNA e aproximadamente 5,5 $\log_{10}$ cópias/mL. Reduções na progressão da fibrose e progressão da cirrose também foram demonstradas. Após a soroconversão HBeAg, esse estado sorológico é mantido em aproximadamente 80% dos pacientes desde que um período de consolidação acompanhe a soroconversão (pelo menos 6 meses nos pacientes ocidentais, maior tempo em pacientes asiáticos). Para pacientes que não chegam a uma soroconversão HBeAg durante o primeiro ano de terapia, os índices de soroconversão HBeAg aumentam com cursos estendidos de terapia, mas a duração ideal do tratamento com lamivudina, assim como com outros agentes orais, ainda deve ser definida.

Em pacientes HBeAg-negativos, a lamivudina suprime o HBV DNA em aproximadamente 4,5 $\log_{10}$ cópias/mL, suprime o HBV DNA para níveis indetectáveis (conforme determinado por ensaios de amplificação sensíveis) em aproximadamente 70% e reduz o ALT para níveis normais em aproximadamente 75%. Quando a terapia é suspensa, entretanto, em geral o efeito terapêutico é perdido conforme o HBV DNA e

ALT retornam aos valores basais. Portanto, quase todos os pacientes HBeAg-negativos e a maioria dos pacientes HBeAg-positivos necessitam de extensão indefinida da terapia para além do primeiro ano.

A lamivudina é segura para uso em pacientes com cirrose. Pesquisas clínicas demonstraram que a terapia com lamivudina durante vários anos pode reverter a cirrose e que, ao contrário do interferon, esse medicamento pode ser utilizado em pacientes com descompensação hepática, salvando-os de um maior declínio e levando à reversão da descompensação. Além disso, uma pesquisa prospectiva de lamivudina *versus* placebo em pacientes compensados com fibrose avançada e cirrose demonstrou o princípio que terapia antiviral pode prevenir a incidência de descompensação hepática com o passar do tempo; nesse estudo importante, uma tendência foi aparente na prevenção ou retardo no desenvolvimento de CHC.

A seleção de mutações lamivudina-resistentes é a principal preocupação na monoterapia com lamivudina. A resistência genotípica pode ser detectada em 14–32% dos pacientes após 1 ano de tratamento com lamivudina e aumenta para 60–70% após 5 anos de tratamento. A mutação mais comum envolve a substituição da metionina por valina ou isoleucina no *motif* tirosina-metionina-aspartato-aspartato (YMDD) da polimerase HBV DNA. Fatores associados a resistência incluem longa duração do tratamento, altos níveis séricos pré-tratamento de HBV DNA e, mais importante, altos níveis residuais de vírus (> 10^3 – 10^4 vírions/mL) após o início do tratamento. Embora a mutação YMDD *in vitro* na realidade diminua a capacidade de replicação do HBV, mutações compensatórias restauram a capacidade do HBV mutante, e o benefício clínico se perde eventualmente após o surgimento da resistência à lamivudina. A resistência à lamivudina geralmente é detectada pelo avanço virológico acompanhado pelo avanço bioquímico e, em alguns pacientes, pode estar associada à exacerbação aguda da hepatite ou, em pacientes cirróticos marginalmente compensados, à descompensação hepática.

A maioria dos pacientes com resistência confirmada à lamivudina deve receber terapia de resgate com agentes antivirais, como adefovir ou o atualmente preferido tenofovir, que são efetivos contra HBV mutantes resistentes à lamivudina. Quando o adefovir ou tenofovir é utilizado no tratamento de pacientes com resistência à lamivudina, o novo medicamento deve ser acrescentado à terapia com lamivudina; por exemplo, a troca para monoterapia com adefovir deixa o paciente suscetível à resistência ao adefovir.

Por causa da necessidade de longos cursos de tratamento com lamivudina na maioria dos pacientes, secundária à sua baixa barreira para resistência, e eficácia inferior à dos antivirais mais recentes, a lamivudina não é mais a primeira linha de tratamento para HBV crônica; agora que agentes antivirais mais potentes e menos propensos à resistência estão disponíveis, a lamivudina, a despeito de sua segurança estabelecida, foi suplantada como agente antiviral para a hepatite B.

4. Adefovir dipivoxil — O adefovir é um análogo nucleotídeo da adenosina monofosfato que pode inibir a atividade da transcriptase reversa e da DNA polimerase e é incorporado ao HBV DNA, resultando em terminação da cadeia. O adefovir é efetivo na supressão da HBV do tipo selvagem, bem como no HBV resistente à lamivudina. A dose recomendada para adultos com função renal normal é de 10 mg orais por dia. O adefovir produz resposta histológica em 53% dos pacientes HBeAg-positivos *versus* 25% de receptores de placebo após 48 semanas de terapia, soroconversão HBeAg em 12% dos pacientes *versus* 6% dos pacientes que receberam placebo, uma diminuição de 3,5 $\log_{10}$ cópias/mL no HBV DNA em pacientes *versus* 0,6 $\log_{10}$ cópias/mL nos pacientes que receberam placebo e normalização dos níveis de ALT em 48% dos pacientes *versus* 16% dos pacientes que receberam placebo. Aproximadamente 30% dos pacientes sem tratamento prévio com análogo de nucleotídeo apresentam uma ausência de resposta primária ao adefovir (queda < 2 $\log_{10}$ no HBV DNA após 6 meses de tratamento), e em aproximadamente a metade dos pacientes tratados com adefovir, a resposta antiviral é lenta. Esse perfil abaixo do ideal, que reduziu o apelo do adefovir inicialmente, levou à sua substituição pelo tenofovir (ver a seguir) quando esse novo agente foi lançado.

Em pacientes HBeAg-negativos, também ocorrem a supressão do HBV DNA, normalização do ALT e a melhora histológica, mas o efeito terapêutico é perdido assim que o medicamento é interrompido. Assim, como no caso de terapias com outros agentes orais, em pacientes HBeAg-negativos, é necessário o tratamento continuado para manter a resposta antiviral. Nos pacientes HBeAg-negativos que completaram 5 anos de tratamento com adefovir, o HBV DNA foi indetectável em 67% e o ALT foi normal em 69%.

O adefovir mostrou-se efetivo em receptores de aloenxerto de fígado e em pacientes coinfectados com HIV-HBV, bem como em pacientes com HBV resistente à lamivudina. A resistência ao adefovir ocorre em uma velocidade mais lenta do que no tratamento com lamivudina; as probabilidades cumulativas de resistência para adefovir em 1, 2, 3, 4 e 5 anos foram registradas como 0, 3, 11, 18 e 29%, respectivamente, em pacientes HBeAg-negativos (dados em pacientes HBeAg-reativos não estão disponíveis). Conforme mencionado previamente, em pacientes com HBV resistente à lamivudina, se for utilizado o adefovir, a lamivudina não deve ser *trocada* para adefovir; em vez disso, o adefovir deve ser *acrescentado* à terapia com lamivudina.

5. Entecavir — O entecavir, um análogo carbocíclico da 2'-desoxiguanosina, inibe a replicação HBV em três etapas: "*priming*" da HBV polimerase, transcrição reversa da hélice negativa do HBV DNA a partir do RNA pré-genômico e síntese de hélice positiva do HBV DNA. O entecavir, que suprime o HBV DNA em quase 7 $\log_{10}$ cópias/mL em pacientes HBeAg-positivos (5,2 $\log_{10}$ cópias/mL em pacientes HBeAg-negativos), é mais potente do que a lamivudina e adefovir e, apesar de ocorrer resistência cruzada entre o entecavir e outros L-nucleosídeos, apresentam uma concentração efetiva média tão baixa *in vitro* que os níveis *in vivo* da droga são suficientes contra o VHB resistente à lamivudina. Como outros L-nucleosídeos, o entecavir também é efetivo contra mutantes HBV resistentes ao adefovir. A dosagem oral diária aprovada do entecavir é de 0,5 mg para o tratamento de pacientes virgens de terapia, mas de 1 mg para pacientes com resistência à lamivudina.

Nos pacientes HBeAg-positivos, após 48 horas de tratamento, quando comparados com lamivudina, o entecavir apresenta índices significantemente maiores de respostas histológicas (72% *vs.* 62%), virológica (67% *vs.* 36% HBV DNA indetectável por ensaio de amplificação altamente sensível) e bioquímica (68% *versus* 60% com ALT normal). Entre os pacientes HBeAg-positivos que sofreram soroconversão HBeAg durante o primeiro ano (21%) e que interromperam o tratamento após 48 semanas, 70% permaneceram HBeAg-negativos. Nos pacientes HBeAg-negativos, índices semelhantes de melhora histológica, virológica e bioquímica foram observados; entretanto, a maioria dos casos recorre se o tratamento é interrompido após 1 ano.

O entecavir possui uma barreira bastante alta para resistência; em pacientes virgens de tratamento com nucleosídeos, a resistência ao entecavir não foi encontrada durante o primeiro ano de terapia e emergiu em 1,2% dos pacientes durante o ano 5. Nos pacientes com resistência à lamivudina, entretanto, a resistência ao entecavir foi observada em 7% dos pacientes após 1 ano, 16% dos pacientes após 2 anos e 51% dos pacientes após 5 anos. Portanto, apesar do entecavir ser favorecido em relação aos outros L-nucleosídeos para o tratamento de pacientes previamente não tratados, o entecavir não é recomendado e não deve ser utilizado como terapia de substituição para a hepatite B resistente à lamivudina, não obstante a aprovação pela FDA para essa indicação.

6. L-desoxitimidina (telbivudina) — A telvibudina é um análogo L-nucleosídeo que demonstrou nas pesquisas clínicas ser mais potente do que a lamivudina na supressão da replicação HBV. A dosagem aprovada da telbivudina é de 600 mg diários por via oral.

Nos pacientes HBeAg-positivos, o HBV DNA foi indetectável em 60% dos receptores de telbivudina *versus* 40% dos receptores de lamivudina após 1 ano e em 54% *versus* 8% após 2 anos. Pacientes que utilizam telvibudina também apresentaram índices significantemente maiores de ALT normal após 1 e 2 anos de tratamento em comparação com aqueles que utilizam a lamivudina; entretanto, assim como é verdadeiro com o entecavir, a despeito da potência substancialmente maior da telbivudina sobre a lamivudina na supressão do HBV DNA, não foi observada diferença entre pacientes que receberam telbivudina e lamivudina no índice de soroconversão HBeAg no final de 1 e 2 anos de tratamento. Nos pacientes HBeAg-negativos, a telbivudina foi superior à lamivudina nas medidas de tratamento pelo mesmo grau que o entecavir excedeu a lamivudina.

Infelizmente, a telbivudina está associada a substancial resistência, e mutações resistentes à telbivudina apresentam resistência cruzada à lamivudina. Como a lamivudina, a telbivudina seleciona para mutações YMDD e uma resistência genotípica foi observada em 5% e 25% dos pacientes HBeAg-positivos após 1 e 2 anos de terapia, respectivamente, e em 2,3% e 10,8% dos pacientes HBeAg-negativos após 1 e 2 anos. Embora seja um dos inibidores potentes HBV DNA (apesar de não o mais potente), a telbivudina apresenta um perfil de resistência desapontador e, portanto, não tem papel na monoterapia para a infecção pelo HBV; ela não é utilizada como terapia de primeira linha.

7. Tenofovir disoproxil fumarato — O tenofovir é um análogo de nucleotídeo, estruturalmente similar ao adefovir que foi primeiro aprovado para o tratamento da infecção pelo HIV isolado ou em combinação com a emtricitabina em um único comprimido. O tenofovir foi aprovado para o tratamento da hepatite B crônica em 2008. A dose oral aprovada do tenofovir para o tratamento da hepatite B crônica é de 300 mg diários, apesar da necessidade de ajustes para um *clearance* de creatinina < 50 mL/min (assim como para outros agentes antivirais para a hepatite B).

Na hepatite B crônica HBeAg-positiva, após 48 semanas de tratamento, os pacientes utilizando tenofovir, quando comparados aos pacientes tratados com adefovir, apresentaram índices significantemente maiores de perda virológica (HBV DNA indetectável, 76% *versus* 13%), bioquímica (normalização ALT 74% *versus* 68%) e HBsAg (3% *versus* 0%), com índices similares de resposta histológica (74% *versus* 68%) e soroconversão HBeAg (21% *versus* 18%). Na hepatite B crônica HBeAg-negativa, após 48 semanas de tratamento, os pacientes tratados com tenofovir, quando comparados com aqueles tratados com adefovir, apresentaram maior probabilidade de experimentar supressão do HBV DNA para níveis indetectáveis (93% *versus* 63%); entretanto, as respostas bioquímicas e histológicas foram similares nos dois grupos. Três por cento dos pacientes HBeAg-reativos tratados com tenofovir durante 1 ano perderam HBsAg; nos pacientes HBeAg-negativos, nenhum perdeu HBsAg.

Adefovir e tenofovir apresentam resistência cruzada. Nas duas principais pesquisas clínicas fase III do tenofovir, 7 pacientes apresentaram elevação virológica durante os 2 primeiros anos de tratamento, mas não apresentavam mutações resistentes ao tenofovir. Nessas grandes pesquisas com tenofovir, qualquer um que apresentou detecção persistente de HBV DNA sérica após 72 semanas recebeu tratamento adicional com emtricitabina; portanto os dados sobre a resistência para a monoterapia com tenofovir além de 72 semanas são limitados; ainda assim, nas coortes originais acompanhadas após pesquisas fase III, a resistência não foi encontrada durante o terceiro ano de monitoramento. Devido à sua potência e ao limitado perfil de resistência, a aprovação do tenofovir em 2008 foi uma alternativa bem-vinda e igualmente potente ao entecavir, particularmente como primeira linha de tratamento da hepatite B crônica em pacientes com resistência à lamivudina. Atualmente o entecavir e o tenofovir são considerados os tratamentos orais de primeira linha para a hepatite B crônica.

8. Outras terapias — Outras terapias que atualmente estão sendo consideradas para aprovação para o tratamento da infecção HBV incluem emtricitabina (muito similar em estrutura, potência/eficácia e perfil de resistência à lamivudina) e terapias combinadas. Uma combinação de emtricitabina e tenofovir, licenciada para o tratamento da infecção pelo HIV, possui a vantagem potencial da combinação, sem resistência cruzada para a terapia L-nucleosídeo e nucleotídeo análogo. Conforme os pacientes começam a aparecer – em diminutos números até o momento – com mutações para ambas as classes desses agentes antivirais orais, o interesse nessa combinação e outras combinações que possam impedir a emergência de resistência antiviral atrairão a atenção e podem ser estudadas em pesquisas clínicas. Até o momento, não foi encontrada vantagem para combinações de IFN-α, ou IFN-α PEG e agentes orais.

C. Grupos especiais

1. Coinfecção HBV-HIV — Os índices de resposta ao INF-α padrão são menores em pacientes com coinfecção HBV-HIV. Lamivudina, emtricitabina (atualmente disponível somente em uma combinação com o tenofovir) e tenovofir são todos análogos de nucleosídeos com atividade contra HIV e HBV; entretanto, o índice de resistência HBV para lamivudina em pacientes coinfectados se aproxima dos 90% após 4 anos. Como os regimes antirretrovirais podem incluir medicamentos com atividade contra HBV e quase todo regime oral selecionado incluirá um agente com atividade contra o HIV, os médicos devem optar por uma combinação de regime antiviral para a infecção pelo HBV, a despeito do tratamento para o HIV estar em curso ou estar sendo planejado. Inicialmente pensou-se que o entecavir não possuía atividade anti-HIV, ele também foi considerado uma monoterapia potencial para pacientes coinfectados HBV-HIV que não estivessem recebendo HAART; entretanto, eventualmente observou-se que o entecavir possuía atividade modesta contra o HIV, contraindicando seu uso (devido ao potencial de emergência precoce de resistência ao HIV) como monoterapia em pacientes com coinfecção HIV-HBV que não estivessem recebendo HAART. Para reiterar, a seguir, em pacientes coinfectados HBV-HIV a terapia antiviral combinada é a opção recomendada para o tratamento da hepatite B.

2. Coinfecção HBV-HDV — Ver abordagem, a seguir, sobre a hepatite D.

3. Coinfecção HBV-HCV — As informações para guiar o tratamento nessas situações são limitadas. Geralmente, esses pacientes apresentam hepatite B crônica relativamente não replicativa e precisam ser tratados para hepatite C. Quando ambos os vírus precisam ser tratados, IFN-α PEG (com ribavirina para a hepatite C) pode ser utilizada para ambas as infecções; alternativamente ambas as doenças podem ser tratadas independentemente com IFN-α PEG mais ribavirina para a hepatite C e um dos agentes orais para a hepatite B. Geralmente, a terapia antiviral para a hepatite C em pacientes coinfectados HCV-HBV gera respostas virológicas mantidas similares àquelas obtidas em pacientes tratados somente para o HCV; entretanto, foi registrado que supressão da replicação do HCV raramente resulta em uma replicação rebote do HBV.

4. Quimioterapia imunossupressiva, citotóxica ou imunomodulatória — Aproximadamente 20–50% dos pacientes com hepatite B crônica, incluindo portadores inativos, apresentam reativação da replicação do HBV associada a quimioterapia imunossupressiva, citotóxica (especialmente se o regime inclui corticosteroides em altas doses) ou imunomodulatória (anticitocina). Esse evento ocorre primariamente conforme a quimioterapia é retirada e a responsividade imune citolítica se recupera. Podem ocorrer reativações subclínicas, clinicamente severas ou mesmo fatais, refletidas inicialmente por elevações no HBV DNA sérico e ALT. A terapia antiviral profilática deve ser administrada para os pacientes com hepatite B crônica no início da quimioterapia e deve ser mantida por pelo menos 6 meses a partir daí; de fato, a duração do tratamento não é conhecida e, em alguns casos, a suspensão da terapia se mostra difícil. A maior parte da experiência publicada nessa área inclui a lamivudina, mas entecavir, similar à lamivudina em seu rápido início de ação e ausência de nefrotoxicidade, também se mostra efetivo como terapia na prevenção da reativação da hepatite B associada à quimioterapia e representa uma alternativa atraente.

D. Transplante hepático

Atualmente o transplante hepático é uma terapia bem-sucedida para a doença hepática em estágio terminal associada à infecção crônica pelo HBV. Mesmo com a redução de 30% nos pacientes inclusos na lista de espera para transplante hepático na década após a introdução da terapia antiviral oral para a hepatite B, a hepatite B permanece a sétima indicação mais comum para transplante hepático nos Estados Unidos, compreendendo aproximadamente 4–5% dos casos. Até o início da década de 1990, o transplante resultou em um índice de reinfecção de 80% na ausência de profilaxia. A hepatite resultante podia ser severa e quase invariavelmente era crônica. O risco de reinfecção foi mais elevado em pacientes com doença hepática crônica *versus* doença fulminante e menos elevado naqueles com coinfecção HBV-HDV do que naqueles com infecção somente pelo HBV. A introdução em 1993 das altas doses de imunoglobulina para a hepatite B (HBIG) pré e pós-operatoriamente para o tratamento da hepatite B, reduziu os índices de infecção do enxerto para menos de 5% em pacientes que receberam HBIG e um análogo nucleosídeo após o transplante. Por causa da necessidade de terapia a longo prazo e do risco e consequências da resistência à lamivudina nos receptores de órgãos alógenos, novas drogas com maiores barreiras para a resistência (p. ex., entecavir ou tenofovir) e especialmente aqueles com potente atividade antiviral e nefrotoxicidade limitada (p. ex., entecavir) são preferidos como a primeira linha de tratamento na prevenção da infecção recorrente pelo HBV após o transplante.

As desvantagens do uso prolongado do HBIG incluem custo, inconveniência para o paciente e intolerabilidade. Em alguns centros, a troca do HBIG intravenoso para HBIG intramuscular foi bem-sucedida e associada a maior conveniência e tolerabilidade. Não existem diretrizes claras para a duração do tratamento HBIG pós-transplantes; entretanto, o risco de reinfecção pelo HBV foi desprezível quando o HBIG foi suspenso após 2 anos e seguido pelo uso continuado de um tratamento análogo de nucleosídeo ou nucleotídeo.

Pacientes submetidos a transplante hepático para HBV ou coinfecção HBV-HDV devem ter HBV DNA ou HDV RNA, ou ambos, acompanhados a cada 3 meses. Continuam os estudos da combinação da terapia nucleosídeo-nucleotídeo após o transplante hepático.

E. Profilaxia pós-exposição

Para neonatos nascidos de mães infectadas e qualquer pessoa com exposição percutânea ou sexual, o HBIG está disponível e é útil para a obtenção imediata de altos níveis de anti-HBs circulante (imunização passiva). Simultaneamente, a imunização ativa com a vacina da hepatite B também deve ser administrada.

Evolução & prognóstico

Noventa e cinco a 99% dos pacientes adultos jovens imunocompetentes com infecção aguda clinicamente aparente pelo HBV apresentarão curso favorável e se recuperarão completamente. O índice caso–fatalidade é baixo (0,1%), mas aumenta com a idade e comorbidades sistêmicas associadas (p. ex., diabetes melito, insuficiência cardíaca congestiva). O risco de cronicidade está relacionado com a idade de aquisição (> 90% em recém-nascidos, ~50% em crianças jovens e 1–5% em adultos imunocompetentes). Além disto, a cronicidade é mais provável (> 50%) em adultos imunocomprometidos como os receptores de transplantes-órgãos, pessoas HIV-positivas e pacientes submetidos à quimioterapia citotóxica. Pacientes cronicamente infectados podem ser portadores inativos ou apresentar hepatite crônica com ou sem cirrose.

A hepatite B é responsável aproximadamente pela metade de todos os casos de hepatite viral fulminante (ver Capítulo 38). O diagnóstico é sugerido pela elevação da bilirrubina, aumento no tempo de protrombina (INR) e sinais de encefalopatia. O edema cerebral é comum e a morte geralmente resulta de uma combinação de compressão do tronco cerebral, sangramento gastrointestinal, sepse, insuficiência respiratória, colapso cardiovascular e insuficiência renal. Os sobreviventes apresentam recuperação bioquímica e histológica completa.

Pacientes com hepatite B crônica, com ou sem HBeAg, que apresentem infecção altamente replicativa pelo HBV provavelmente experimentam as consequências negativas da infecção crônica, cirrose, descompensação hepática e CHC; sem dúvida, pacientes com altos níveis de HBV DNA apresentam maior probabilidade de progredir para cirrose ou apresentar CHC. Por sua vez, pacientes com alto nível de replicação HBV tendem a progredir histologicamente, e aqueles com um estágio histológico mais avançado apresentam um prognóstico pior. Em um estudo sobre a história natural, pacientes com cirrose apresentaram sobrevida de 5 anos de somente 55% e sobrevida de 15 anos de somente 40%.

A hepatite B é um grande fator de risco para CHC. Nas regiões endêmicas para o HBV, o CHC é a principal causa de morte relacionada com câncer. A cirrose está presente em 70–80% dos CHC relacionados com HBV e a inflamação crônica e proliferação celular regenerativa associadas a cirrose podem predispor à transformação celular e malignidade. Uma proporção de pacientes com CHC associado a HBV, até 20–30% em algumas séries, não apresentam cirrose, contrastando com o CHC associado a hepatite C, na qual quase todos os casos ocorrem em pacientes cirróticos. Em portadores inativos de hepatite B, a incidência de CHC é de 0,06–0,3% ao ano; em pacientes com hepatite crônica, a incidência anual é de 0,5–0,8%; e naqueles com cirrose, o índice de CHC é 1,5–6,6% por ano. O risco cumulativo de CHC quase duplica durante 15 anos em pacientes com altos níveis de HBV DNA em comparação com aqueles com baixos níveis de HBV DNA. Além disso, o risco de CHC também é significantemente maior entre pacientes do sexo masculino e idosos, bem como naqueles com história familiar de CHC, uma história de reversão sorológica de anti-HBe para HBeAg, HBV genótipo C e coinfecção com HCV. Programas de rastreamento baseados na população e clínica que se baseiam na alfafetoproteína (AFP) sérica e imagens hepáticas (primariamente ultrassom) levaram à identificação de pacientes com tumores pequenos e potencialmente ressecáveis. A despeito de obter uma detecção mais precoce do CHC, entretanto, esses programas de rastreamento não demonstraram redução na mortalidade por CHC (ver Capítulo 49). Além disso, por causa da não especificidade das elevações AFP na hepatite viral crônica, o rastreamento AFP não é mais recomendado como parte da vigilância para o CHC.

Dienstag JL. Hepatitis B virus infection. *N Engl J Med.* 2008;359: 1486–1500. [PMID: 18832247]

EASL clinical practice guidelines: management of chronic hepatitis B. *J Hepatol.* 2009;50:227–242. [PMID: 19054588]

Farrell G. Hepatitis B e antigen seroconversion: effects of lamivudine alone or in combination with interferon alpha. *J Med Virol.* 2000;61:374–379. [PMID: 10861649]

Lau DT, Khokhar MF, Doo E, et al. Long-term therapy of chronic hepatitis B with lamivudine. *Hepatology.* 2000;32:828–834. [PMID: 11003630]

Lau GK, Piratvisuth T, Luo KX, et al. Peginterferon alfa-2a, lamivudine and the combination for HBeAg-positive chronic hepatitis B. *N Engl J Med.* 2005;352:2682–2695. [PMID: 14987917]

Lok AS, McMahon BJ. Chronic hepatitis B. *Hepatology.* 2009;50: 661–662. [PMID: 19714720]

Marcellin P, Heathcote EJ, Buti M, et al. Tenofovir disoproxil fumarate versus adefovir dipivoxil for chronic hepatitis B. *N Engl J Med.* 2008;359:2442–2455. [PMID: 19052126]

Tan J, Lok AS. Antiviral therapy for pre- and post-liver transplantation patients with hepatitis B. *Liver Transpl.* 2007;13:323–326. [PMID: 17318864]

Wong SN, Chu CJ, Wai CT, et al. Low risk of hepatitis B virus recurrence after withdrawal of long-term hepatitis B immunoglobulin in patients receiving maintenance nucleos(t)ide analogue therapy. *Liver Transpl.* 2007;13:374–381. [PMID: 17318855]

HEPATITE C

CRITÉRIOS DE DIAGNÓSTICO

- O imunoensaio enzimático (EIA) para anticorpo para o vírus da hepatite C (anti-HCV) indica infecção em atividade (raramente, exposição passada).
- Testes EIA falso-positivos ocorrem com maior frequência em doadores sanguíneos saudáveis e pacientes com fator reumatoide; testes falso-negativos ocorrem com maior frequência em pacientes imunocomprometidos (p. ex., pacientes em hemodiálise, receptores de órgãos alógenos).
- O ensaio imunoblot recombinante (RIBA) foi suplantado pelo teste para HCV RNA para confirmar testes positivos para anti-HCV.
- HCV RNA geralmente é detectável no soro 7–21 dias após a exposição com um dos três ensaios de amplificação disponíveis (PCR, amplificação mediada pela transcrição [TMA], e DNA de cadeia ramificada [bDNA]).
- O limiar clinicamente relevante entre altos e baixos níveis de HCV RNA é 800.000 UI/mL.
- A biópsia hepática permite a avaliação precisa do grau de inflamação e fibrose, mas não é mandatória antes de iniciar a terapia.

Considerações gerais

Com base nos rastreamentos sorológicos (NHANES, National Health and Nutrition Examination Survey) entre 1999 e 2002 de uma coorte representativa da população, o U.S. Public Health Service calculou que 4,1 milhões de pessoas nos Estados Unidos (1,6% da população) possuem anticorpos para o vírus da hepatite C (anti-HCV) e que aproximadamente 3,2 milhões (1,3%) apresentam infecção crônica pelo vírus C (HCV). O pico de prevalência observado foi entre pessoas com 40–49 anos de idade. Quando uma pesquisa similar foi feita anteriormente durante a década de 1990, o pico de prevalência da infecção pelo HCV ocorreu entre aqueles com idades de 30–39 anos. De fato, essa mudança reflete o envelhecimento da coorte infectada pelo HCV que foi infectada no passado remoto, nas décadas de 1960 e 1970, durante uma epidemia de uso de drogas injetáveis. Em todo o mundo, estima-se que aproximadamente 3% da população (170 milhões de pessoas) apresentam hepatite C crônica.

Nos Estados Unidos, o HCV é a infecção com transmissão por via sanguínea mais comum, a principal causa de doença hepática crônica e a indicação mais comum para transplante hepático. O Centers for Disease Control and Prevention estima que o número de casos novos de infecção aguda pelo HCV diminuiu substancialmente (de 5,2 casos por 100.000 pessoas em 1995 para 0,5 caso por 100.000 pessoas em 2007) entre pessoas com idades de 25–39 anos, o grupo etário que historicamente apresenta os maiores índices de infecção aguda. O declínio nos novos casos de hepatite C aguda é diretamente paralelo ao declínio nos casos entre usuários de drogas injetáveis, que se considera refletir a adoção de precauções nessa subpopulação para minimizar o risco de adquirir infecção pelo HIV. Quase todos os casos recém-diagnosticados de hepatite C ocorrem entre indivíduos que adquiriram suas infecções há várias décadas, mas que somente agora foram clinicamente diagnosticados ao procurarem um atendimento de saúde por outros motivos.

Grupos em risco para infecção pelo HCV incluem receptores de transfusão (particularmente aqueles transfundidos antes de 1992, quando começaram os testes de rastreamento sorológicos do sangue do doador, virtualmente eliminando a hepatite C do suprimento sanguíneo), usuários de drogas injetáveis, pacientes em hemodiálise, veteranos da era do Vietnã e profissionais da área de saúde. Pessoas com hemofilia que receberam infusões de fator VIII antes de o rastreamento para HCV ter sido iniciado apresentam prevalência de 74–90% de infecção pelo HCV. Nos usuários de drogas intravenosas, a prevalência é de 72–90%. A aquisição da hepatite C por profissionais da área de saúde como resultado de acidentes com agulhas contaminadas é ineficiente, ocorrendo em cerca de 3% daqueles expostos e sendo responsável por uma proporção muito pequena das infecções pelo HCV (~1%).

A infecção esporádica pelo HCV, na qual o modo de transmissão é desconhecido, é responsável por aproximadamente 10% dos casos, mas em muitos deles, o uso de drogas injetáveis há muito tempo foi a fonte.

A transmissão perinatal é rara e ineficiente, com ocorrência estimada em apenas 5% dos nascidos de mães infectadas pelo HCV, independentemente da via do parto.

A transmissão sexual do HCV pode ocorrer, mas o risco é extremamente baixo (< 5% no total e próximo a 1% entre parceiros sexuais monogâmicos estáveis), o HCV é transmitido de modo muito menos eficiente por via sexual do que o HBV. Nos raros casos em que ambos os parceiros sexuais estão infectados pelo HCV (0,4–3% dos parceiros sexuais de pacientes com infecção pelo HCV também são infectados), quase invariavelmente outros fatores de risco são identificados. Por causa do baixo risco de transmissão sexual da hepatite C, o U.S. Public Health Service atualmente não recomenda mudança nas práticas sexuais de parceiros estáveis. Nos sexualmente promíscuos, aqueles com doenças sexualmente transmissíveis e profissionais do sexo, entretanto, o risco de transmissão pode chegar aos 10%. Nos dados mais recentes do NHANES, o risco de infecção pelo HCV estava associado mais fortemente, e independentemente, ao uso de drogas injetáveis. O anti-HCV também está independentemente associado a etnia mexicana-americana, nascida nos Estados Unidos, com baixa renda familiar, usuária de drogas ilícitas não injetáveis e um número de 20 ou mais de parceiros sexuais durante a vida.

Patogênese

O vírus da hepatite C é um vírus de RNA com 9.600 pares de base (gênero *Hepacivirus*). Seu genoma codifica proteínas estruturais para o núcleo e envelope na extremidade 5' e cinco proteínas não estruturais (incluindo uma helicase, protease e RNA polimerase) na extremidade 3' que são importantes na replicação viral. Seis grandes genótipos HCV foram descritos, designados 1–6, que são divididos em outros subtipos (1a, 1b, 2a, etc.) dos quais mais de 50 foram descritos. Existem variações consideráveis nessa distribuição geográfica dos genótipos HCV; nos Estados Unidos, aproximadamente 70% dos pacientes são infectados com o genótipo 1 e os outros 30% com genótipos 2 e 3. Apesar de não ser preditivo para o resultado da infecção pelo HCV, o genótipo não prevê a probabilidade de resposta ao tratamento e também determina a duração do tratamento e da dose de ribavirina, um dos dois medicamentos utilizados para o tratamento da hepatite C (ver a seguir). Os genótipos 1 e 4 são mais refratários à terapia baseada no interferon em comparação com os genótipos 2 e 3. Além de sua diversidade genotípica, a heterogeneidade do HCV é exagerada pelas várias quasiespécies que circulam no soro, refletindo a hipervariabilidade das regiões das proteínas do envelope HCV que surge como um produto das mudanças evolucionárias no vírus conforme ele invade a contenção imunológica do hospedeiro. A diversidade viral é responsável pela alta probabilidade de persistência do HCV após infecções agudas e a capacidade limitada do hospedeiro em montar anticorpos neutralizantes duráveis contra o HCV. Como resultado, uma recuperação de infecção aguda é incomum (< 15%) e tentativas de desenvolver uma vacina protetora foram frustrantemente desapontadoras.

Níveis de HCV no soro são mais baixos (até 10^5–10^6, raramente 10^7, vírions/mL) do que níveis de HBV (geralmente excedendo 10^6 e variando até > 10^9) e antígenos HCV não são detectáveis no sangue. As características clínicas da hepatite C aguda e crônica são similares às da hepatite B, exceto que a hepatite C aguda tende a ser mais leve e a progressão para cronicidade a regra, ao invés da exceção. Várias características histológicas da hepatite C crônica, incluindo a presença de esteatose microvesicular ou macrovesicular, lesão do duto biliar e folículos linfocíticos. Assim como é verdadeiro para outras hepatitides virais, a lesão hepática associada a infecção pelo HCV é imunologicamente mediada; diferenças na diversidade e na robustez das respostas citolíticas de células T parecem ser importantes na distinção entre os raros pacientes que se recuperam de uma hepatite C aguda e a grande maioria dos pacientes que progride para infecção crônica. Recentemente, foi demonstrado que variações no gene IL28B afetam não somente a responsividade para a terapia antiviral baseada em interferon (ver abaixo), mas também a probabilidade de recuperação por uma infecção aguda pelo HCV; > 50% dos pacientes com o haplotipo C/C nesse alelo experimentam infecção aguda autolimitada pelo HCV, enquanto ~80% dos pacientes com o haplotipo T/T progridem para infecção crônica. Um efeito citopático direto do HCV também pode contribuir para dano em algumas situações (p. ex., estados imunossupressivos, como após transplante hepático).

Achados clínicos

A. Infecção aguda pelo HCV

A hepatite aguda pela hepatite C é assintomática em aproximadamente 84% dos casos e, em geral, não é reconhecida clinicamente. Pode ocorrer icterícia, fadiga, febre, náusea, vômitos e desconforto no quadrante superior direito, geralmente dentro de 2–12 semanas de exposição e durando de 2–12 semanas. O diagnóstico é estabelecido pela demonstração de anti-HCV, HCV RNA ou ambos.

B. Infecção crônica pelo HCV

A hepatite C crônica também é assintomática na maioria dos pacientes. Os valores ALT flutuam em uma proporção substancial dos pacientes. Manifestações extra-hepáticas, que se desenvolvem em aproximadamente 15% dos pacientes com infecção crônica, incluem distúrbios complexos imunes como crioglobulinemia mista essencial, glomerulonefrite membranoproliferativa e vasculite leucocitoclástica. Outros distúrbios extra-hepáticos associados a hepatite C crônica incluem tireoidite, líquen plano e porfiria cutânea tarda.

C. Ensaios sorológicos

A primeira etapa no diagnóstico da infecção HCV é EIA (*enzyme immunoassay*) para anti-HCV, que indica exposição passada (raramente) ou infecção em atividade (geralmente). A EIA atual de terceira geração é aproximadamente 99% sensível e específica. Na hepatite C, distinções entre anti-HCV IgM e IgG não são úteis; portanto, ensaios para IgM anti-HCV não estão disponíveis. Testes EIA falso-positivos são vistos com maior frequência em populações com menor probabilidade prévia de infecção verdadeira, como em doadores de sangue saudáveis, e em pacientes com fator reumatoide, que podem resultar em ligação não específica no ensaio. Testes falso-negativos são vistos com maior frequência em pacientes imunocomprometidos, incluindo aqueles em hemodiálise e receptores de órgãos alógenos. No passado, um ensaio immunoblot recombinante (RIBA) foi utilizado para confirmar testes positivos para anti-HCV; entretanto, o RIBA foi suplantado pelo teste para HCV RNA.

A próxima etapa no diagnóstico da infecção pelo HCV é a detecção do HCV RNA no soro. O HCV RNA geralmente é detectável entre 7–21 dias após a exposição. Atualmente, três tipos de ensaios de amplificação estão disponíveis para a detecção do HCV RNA: PCR, amplificação mediada por transcrição (TMA) e DNA de cadeia ramificada (bDNA). Os ensaios PCR e TMA mais sensíveis apresentam sensibilidade de 10–50 UI/mL e ampla variação dinâmica; para todos os propósitos práticos, o bDNA, menos sensível (10^3 cópias/mL) está sendo suplantado por ensaios mais sensíveis.

A quantificação do HCV RNA baseia-se em unidades internacionais (UI) padronizadas por mililitros da

OMS; o limiar clinicamente relevante entre altos e baixos níveis de HCV RNA é 800.000 UI/mL. O genótipo HCV não é necessário para o diagnóstico da infecção pelo HCV, mas gera as informações clínicas necessárias para as decisões de tratamento sobre a terapia e doses de medicamentos.

D. Biópsia hepática

Como a severidade do dano hepático não pode ser determinada de modo não invasivo com confiabilidade adequada, uma biópsia hepática é necessária para avaliar o grau de inflamação (grau histológico) e fibrose (estágio histológico) de modo preciso. De acordo com as diretrizes atuais da American Association for the Study of Liver Diseases (AASLD), uma biópsia hepática deve ser feita quando os resultados influenciarem as recomendações de tratamento ou fornecerem informações sobre o prognóstico, mas uma biópsia não é mandatória para o início da terapia para a hepatite C.

Apesar de algumas autoridades terem emitido recomendações contra a realização de biópsias hepáticas antes da terapia para a hepatite C crônica, muitos médicos, ponderando os riscos, benefícios e custos da biópsia *versus* aqueles do tratamento para a hepatite C, optam por obter uma biópsia hepática em pacientes com infecção HCV genótipo 1 para informar as decisões de tratamento. Para os pacientes com genótipos 2 e 3, com maior probabilidade de resposta, algumas autoridades defendem o tratamento de todos os pacientes sem biópsia hepática. Para os pacientes com pouca ou nenhuma fibrose (*i.e.*, escoe Metavir < 2 ou Ishak < 3), nos quais o prognóstico para progressão é relativamente bom e para os quais, portanto, o tratamento pode ser adiado, a biópsia hepática pode ser utilizada para monitorar a progressão da doença; entretanto, a frequência desse monitoramento histológico ainda não foi estabelecida.

Prevenção

Como a população usuária de drogas injetáveis representa o maior reservatório da infecção pelo HCV, a prevenção de comportamentos de alto risco relacionado com drogas é o melhor modo de prevenir contra a maioria das novas infecções pelo HCV nos Estados Unidos. Mesmo antes do início do rastreamento de doadores de sangue para a hepatite C, as transfusões nunca foram responsáveis por mais de uma pequena proporção de todos os casos de infecção pelo HCV nos Estados Unidos. Desde o advento do rastreamento de rotina do *pool* de sangue doador na década de 1990, a incidência anual de infecção relacionada com transfusão tornou-se desprezível e uma maior redução na frequência da infecção pós-transfusão pelo HCV improvavelmente terá impacto sobre a prevalência geral da doença.

Apesar do sucesso registrado em estudos de casos da terapia com interferon pós-exposição, a eficácia dessa abordagem não foi estudada sistematicamente, e o início da terapia antiviral não é recomendado até que o diagnóstico de infecção pelo HCV seja estabelecido (na presença de hepatite C aguda, a terapia antiviral é quase universalmente efetiva). A administração padrão de imunoglobulina após exposição a agulhas contaminadas, sexual ou perinatal ao HCV não é efetiva e não é recomendada. Atualmente, uma vacina preventiva efetiva não está disponível e a perspectiva para uma vacina é obscura (ver Patogênese, anteriormente).

Tratamento

A. Interferon-α ou interferon-α peguilado e ribavirina

O objetivo do tratamento em pacientes com hepatite C é prevenir a progressão da doença e das complicações da infecção, o que é obtido pela erradicação da infecção. A infecção pelo HCV é considerada erradicada quando o paciente atinge uma resposta virológica mantida (RVM), definida pela ausência de HCV RNA no soro, demonstrada pela maioria dos ensaios de amplificação sensíveis, no final do tratamento, bem como 6 meses mais tarde. Uma RVM está associada a melhora dos achados histológicos em até 94% dos pacientes, incluindo índice de atividade para fibrose e histológica, bem como risco reduzido de progressão para cirrose, insuficiência hepática e morte relacionada com o fígado.

Pacientes que atingem uma RVM quase sempre apresentam redução precoce no nível de HCV RNA, definida como uma queda $\geq$ 2-$\log_{10}$ ou perda do HCV RNA após 12 semanas de terapia, definida como resposta virológica precoce (RVP). Em um estudo com 453 pacientes submetidos a 12 semanas de terapia, 86% apresentaram uma RVP. Desses 86%, 65% progrediram para RVM. Dos 14% que não apresentaram RVP, somente 3% obtiveram RVM; em outra grande pesquisa similar, nenhum dos indivíduos que falharam em atingir RVP experimentou uma RVM. Além disso, nos pacientes com o genótipo 1 de mais difícil tratamento, a obtenção de uma resposta virológica rápida (RVR), definida como uma redução no HCV RNA para níveis indetectáveis na semana 4, está associada a uma RVM de $\geq$ 95%, mesmo se o tratamento durar apenas 24 semanas.

Atualmente, IFN-α e IFN-α PEG formam a espinha dorsal do tratamento para a hepatite C crônica. Conforme discutido anteriormente, na seção sobre hepatite B, o IFN-α apresenta atividade antiviral direta, bem como atividade moduladora imune (que pode ou não estar envolvida em sua atividade contra hepatite viral). Os interferons peguilados são produzidos pela ligação de um meio inerte de polietileno glicol às moléculas de interferon, aumentando dessa forma o peso molecular da molécula, diminuindo sua eliminação renal e aumentando sua meia-vida no soro.

Na década de 1990, o único tratamento para a hepatite C era a monoterapia com interferon (3 milhões de unidades 3 vezes por semana inicialmente por 24 semanas, depois por 48 semanas), que produziram baixos índices de RVM de 10–20%, respectivamente. No final da década de 1990, a ribavirina foi acrescentada ao interferon como uma terapia de combinação para a infecção do HCV. A ribavirina, um análogo sintético da guanosina, pode inibir vários vírus RNA e DNA, incluindo flavivírus, para o qual o HCV é similar. A ribavirina isolada não produz nada além de um efeito sutil sobre a replicação do HCV; entretanto, a combinação de ribavirina com o regime padrão com interferon dobrou a RMV para 38–42%. Apesar do mecanismo para a atividade da ribavirina não ser compreendido, a ribavirina reduz o índice de recorrência ao término da terapia, aumentando a RVM.

O interferon padrão, administrado por via injetável 3 vezes por semana nos pacientes com hepatite C, foi eclipsado pelo IFN-α PEG. Dois tipos de interferon peguilado, que diferem em farmacocinética e propriedades químicas, foram aprovados pela FDA em 2001, o IFN-α2a PEG e o IFN-α2b PEG. Em grandes pesquisas randomizadas controladas, a combinação de injeções semanais de IFN-α PEG e ribavirina oral 2 vezes ao dia gerou maiores índices de RMV do que três injeções semanais de IFN-α padrão com ribavirina oral ou IFN-α PEG como monoterapia. Nessas pesquisas, 12 kD IFN-α2b foram dosados pelo peso (1,5 mcg/kg) e conjugado com 800 mcg de ribavirina; o maior 40 kD IFN-α2a PEG foi administrado como uma dose fixa de 180 mcg com uma dose maior ajustada pelo peso de ribavirina (1.000 mg se < 75 kg e 1.200 mg se o paciente tiver peso ≥ 75 kg) durante 48 semanas. Nas duas pesquisas iniciais, o genótipo foi o previsor mais forte da resposta. Nos pacientes com infecções pelo genótipo 1, as RVMs ocorreram em 42–46%, enquanto o índice de RVM naqueles com genótipos 2 e 3 foi de 76–82%. Na pesquisa subsequente de IFN-α2a PEG, os indivíduos foram randomizados para receber 24 ou 48 semanas de IFN-α PGN e ribavirina e para receber uma dose fixa de 800 mg ou doses padrões de 1.000–1.200 mg (com base no peso < 75 kg ou ≥ 75 kg) de ribavirina. Nos pacientes com genótipo 1, a RVM foi mais elevada (51%) nos pacientes submetidos a 48 semanas de tratamento com IFN-α PEG e 1.000–1.200 mg de ribavirina; pacientes tratados durante 24 semanas com somente 800 mg de ribavirina apresentaram menores índices de RVM. Em contraste, entre pacientes com genótipos HCV 2 ou 3, o IFN-α PEG com uma dose de ribavirina de somente 800 mg por 24 semanas foi adequado em obter um índice de RVM de ~80%; a extensão da terapia para 48 semanas ou o aumento da dose de ribavirina não aumentou a frequência de RVM nesses genótipos. Em uma pesquisa clínica, publicada em 2009, doses diárias baseadas no peso de ribavirina variando até 1.400 mg foram utilizadas com IFN-α2b PEG.

Diversas variáveis estão associadas a uma probabilidade elevada de obter RVM, entre elas genótipo HCV diferente de 1, baixos níveis de HCV RNA pré-tratamento (< 8×10^5 UI/mL), idade < 40 anos, peso corporal < 75 kg, ausência de fibrose em ponte ou cirrose no início do tratamento, etnia não afro-americana, ausência de esteatose hepática e resistência à insulina e genótipo C/C IL28B favorável (~80% RVM em comparação com < 30% com o genótipo T/T ou menos de 40% para heterozigotos T/C). A presença desses previsores ruins para a responsividade, entretanto, não elimina absolutamente a responsividade e não deve ser um motivo para não oferecer a terapia ao paciente.

Atualmente, com base nas pesquisas de registros descritas acima, um curso completo de 48 semanas com IFN-α PEG e 1.000–1.200 mg de ribavirina são recomendados para pacientes com HCV genótipo 1 (e 4) mas somente 24 semanas de IFN-α PEG e 800 mg de ribavirina para pacientes com HCV genótipos 2 e 3. Reconhecida mais recentemente, a moldagem da terapia com base na rapidez da resposta de um paciente pode aumentar a RVM, encurtar a terapia, ou ambos. A probabilidade de uma RVM aumenta se o nível de HCV RNA cair para valores indetectáveis em 4 semanas (ou uma resposta virológica rápida – RVR). Nos pacientes com genótipos 2 ou 3 que atingem uma RVR, um curso de terapia de 12–16 semanas pode ser tão efetivo quanto um que dura 24 semanas, mas somente se o nível inicial de HCV RNA for baixo. Inversamente, nos pacientes com genótipos 2 ou 3 que possuem cirrose, alguns especialistas optam pelo tratamento por 48 semanas completas; entretanto, na maioria dos pacientes cirróticos com genótipo 2, e um número menor com genótipo 3, as 24 semanas recomendadas de terapia serão suficientes para obter uma RVM. Nos pacientes com genótipo 1, entre aqueles com uma RVR, especialmente no subgrupo com um baixo nível de HCV RNA no início do tratamento, 24 semanas de IFN-α PGN com ribavirina pode ser suficiente para gerar RVMs de até 90%. No mesmo caminho, a falha em obter uma RVR sinaliza refratariedade à terapia; para esses pacientes com genótipo 1, a extensão da terapia além de 48 semanas para 72 semanas aumenta a probabilidade de uma RVM. Pesquisas clínicas também demonstraram que, nos pacientes com fatores de risco para responsividade reduzida (p. ex., altos níveis de HCV RNA, obesidade), o aumento da dose de IFN-α PEG (p. ex., para 270 mcg por semana) e ribavirina (p. ex., para 1.600 mg diários) melhora os índices de RVM.

Nos pacientes que falharam em responder durante a terapia ou que apresentaram recorrência com terapia utilizando INF-α padrão e ribavirina, o retratamento com IFN-α PEG e ribavirina pode resultar em uma RVM em 25–40%. Para aqueles que apresentam recorrências ou não respondem ao tratamento com IFN-α PGN e ribavirina, entretanto, é improvável que o retratamento gere uma RVM bem-sucedida. Ocasionalmente, o retratamento com durações mais longas da terapia, maiores doses de ribavirina ou tentativas agressivas de manter doses adequadas de tratamento com suporte de medula óssea (eritropoietina) pode gerar uma RVM nesses casos, mas nenhuma dessas abordagens foi validada ou recomendada.

Apesar da erradicação do HCV RNA ser o objetivo primário do tratamento de pessoas com hepatite C crônica, os primeiros estudos sugerem que o tratamento com baixas doses de interferon por longos períodos pode reduzir a progressão da fibrose ou risco de descompensação hepática, a despeito da ausência de uma resposta virológica para o tratamento. Várias pesquisas foram projetadas para avaliar o uso potencial da terapia de manutenção em não respondedores virológicos, mas nenhuma demonstrou eficácia. Por exemplo, em 2008, os resultados da HALT-C Trial foram publicados; essa foi uma grande pesquisa controlada randomizada de 1.050 pacientes com fibrose avançada que não responderam à terapia prévia com IFN-α PEG e ribavirina. Esses pacientes receberam baixas doses de interferon ou nenhuma terapia durante 3,5 anos, mas não emergiram diferenças entre o grupo tratado e o grupo controle não tratado nos índices de morte, carcinoma hepatocelular, descompensação hepática ou aumento $\geq$ 2 pontos no escore de fibrose Ishak. Portanto, a manutenção de baixas doses de interferon não é recomendada em pacientes que não respondem à terapia padrão com IFN-α PEG e ribavirina.

B. Efeitos adversos e monitoramento

Efeitos adversos do interferon e do IFN-α PEG foram descritos anteriormente na seção relacionada com o tratamento da hepatite B. Efeitos adversos adicionais estão associados à terapia combinada, especificamente, anemia hemolítica causada pela ribavirina, que reduz a hemoglobina para menos de 10 g/dL em 25% dos pacientes. A contagem de hemácias tipicamente se recupera em 4 semanas após a interrupção do tratamento. Como a anemia hemolítica associada a ribavirina pode ser severa, a ribavirina é contraindicada em pacientes que não possam tolerar anemias, incluindo aqueles com doença coronariana instável, doença cerebrovascular, pulmonar ou renal, bem como anemia no início do tratamento. A ribavirina pode causar prurido e eritemas (ocasionalmente severos), congestão pulmonar ou tosse. Além disso, a ribavirina é um teratógeno documentado; todos os pacientes devem ser orientados sobre o perigo de defeitos gestacionais, e pacientes tanto do sexo masculino como do sexo feminino e seus parceiros sexuais em idade fértil devem fazer uso de um controle efetivo da natalidade durante o tratamento e por 6 meses após o término do tratamento.

Assim que o paciente inicia a terapia, o acompanhamento intensivo é essencial. O monitoramento do hemograma completo é necessário a cada 2–4 semanas durante os 2 primeiros meses e depois a cada 4–8 semanas durante o tratamento. Testes periódicos da tireoide (níveis de hormônio estimulante da tireoide) na mesma frequência também são recomendados. A resposta virológica deve ser avaliada na semana 4 (RVR), semana 12 (RVE), final da terapia (resposta ao final do tratamento), e 24 semanas após o término da terapia (RVM); muitos médicos checam os níveis de HCV RNA mais frequentemente, incluindo nas semanas 24 e 36 de terapia e nas semanas 4 e 12 após o término da terapia. Se uma RVE não é visível após 12 semanas, a terapia pode ser interrompida, especialmente em pacientes que toleram mal o tratamento. Se o paciente atinge uma RVR, deve se considerar a redução da duração da terapia, e se o paciente não atingiu uma RVR (ou se o HCV RNA, apesar de reduzido em $\geq 2 \log_{10}$ ainda é detectável na semana 12 [ausência de uma RVE "completa"]), alguns médicos optam por prolongar a terapia além do período recomendado de tratamento.

C. Considerações especiais sobre o tratamento

1. Hepatite C aguda — Em um pequeno estudo de 60 pacientes com hepatite C aguda, 85% dos quais se apresentaram com doença sintomática, o tratamento com interferon isolado ou em combinação com ribavirina foi iniciado imediatamente após o diagnóstico em 6 pacientes. Dos 54 que não foram tratados, 37 (68%) eliminaram espontaneamente o HCV em uma média de 8 semanas após o diagnóstico; 13 apresentaram recorrência mais adiante no curso do estudo, deixando 24 (44%) persistentemente HCV RNA-negativos. Embora os números fossem pequenos e interpretados com cuidado, nenhum dos 9 pacientes com hepatite C aguda assintomática eliminou HCV RNA de modo espontâneo, enquanto 52% daqueles com doença sintomática perdeu o vírus de modo espontâneo, todos dentro de 12 semanas. O tratamento administrado àqueles que não se recuperam de modo espontâneo, começando 3–6 meses após o início da doença, levou à RVM em 81%. Com base nesses resultados, os autores recomendaram o adiamento do início do tratamento por 2–4 meses após o início agudo de hepatite C aguda para permitir resolução espontânea. Outros apresentaram evidências demonstrando que o tratamento precoce (dentro de 8 semanas) é superior em eficácia ao tratamento iniciado após esse período. O importante é que a maioria dos estudos sobre terapia antiviral nos casos de hepatite C aguda mostra frequência muito alta de eliminação viral, quando a terapia é administrada durante os 3 primeiros meses após o diagnóstico; apesar das primeiras pesquisas terem envolvido altas doses de interferon, as pesquisas subsequentes sugerem que um curso de 6 meses de IFN-α PEG mais ribavirina gera o mesmo alto índice de RVM. Estudos adicionais confirmando esses resultados continuam a ser publicados.

2. Doença renal — Historicamente, as pessoas com doença renal apresentam risco elevado de adquirir infecção pelo HCV, predominantemente por meio de transfusões sanguíneas e exposição a equipamento contaminado pelo HCV durante hemodiálise. A ribavirina está contraindicada nessa população, porque o medicamento não é removido durante a diálise convencional, e sua acumulação causa anemia hemolítica dependente de droga. O tratamento dos pacientes com dano leve a moderado na função renal deve ser individualizado; entretanto, a ribavirina não é recomendada em pessoas com *clearance* de creatinina < 50 mL/min. Consequentemente, a terapia para pacientes com dano renal substancial ou em hemodiálise deve ser monoterapia com IFN-α PEG em uma dose reduzida com o monitoramento íntimo para toxicidade pelo interferon. Como poderia se esperar, nessas circunstâncias, a eficácia é reduzida.

3. Cirrose descompensada — Atualmente, a terapia antiviral baseada em interferon não é recomendada para pacientes com cirrose descompensada (pacientes com uma ou mais complicações clínicas de doença hepática crônica, como ascite, encefalopatia, sangramentos variciais ou coagulopatia). Por esse motivo, o transplante hepático é o tratamento de escolha para esses pacientes.

Nos pacientes com cirrose descompensada, a terapia antiviral pode ser complicada por um risco elevado de infecções potencialmente letais, bem como aceleração da descompensação hepática. A reinfecção do aloenxerto do fígado doador com HCV é quase certa e a doença progressiva pós-transplante do aloenxerto é comum. A erradicação do vírus antes do transplante está associada a baixa probabilidade de infecção pós-transplante, sendo forte incentivo para o tratamento da infecção HCV antes do transplante; entretanto, o tratamento de um paciente com doença hepática descompensada não é recomendado de modo rotineiro, pode estar associado a intolerabilidade e morbidade substancial ao tratamento e apenas deve ser feito em centros especializados que tenham experiência no tratamento de pacientes descompensados, começando com baixas doses de medicamento que aumentam progressivamente conforme o tolerado. Além disso, mesmo em pacientes com essa ausência de curta duração de HCV RNA associada ao tratamento antes do transplante, o vírus provavelmente torna-se novamente aparente após o transplante depois de um tempo de acompanhamento mais longo. Se essa terapia antiviral pré-transplante é iniciada, baixas doses devem ser utilizadas no início e somente em pacientes com leves graus de comprometimento hepático, com monitoramento vigilante para eventos adversos, preferivelmente naqueles que já tenham sido aceitos como candidatos para transplante hepático.

A terapia antiviral para hepatite C está indicada definitivamente em pacientes com cirrose compensada relacionada com HCV que apresentem contagens suficientes de plaquetas e leucócitos para tolerar a terapia.

4. Pós-transplante de órgão sólido — A imunossupressão administrada para prevenir contra a rejeição do aloenxerto desempenha um papel na doença hepática acelerada observada nos pacientes infectados pelo HCV após transplantes. O interferon precipita a rejeição de enxertos renais; assim, a ausência de um benefício claro e as preocupações sobre uma precipitação da rejeição pesam contra o tratamento da infecção do HCV nos receptores de aloenxertos cardíacos, pulmonares ou renais. O risco de precipitar rejeição com interferon nos receptores de aloenxertos hepáticos parece ser baixo. Como, tipicamente, a doença hepática relacionada com HCV nesse grupo é mais progressiva do que a observada em pessoas imunologicamente competentes – suas limitações e preocupações sobre a tolerabilidade não obstante – é instituída assim que uma doença recorrente se estabelece.

D. Tratamentos futuros

Antivirais de atuação direta (AADs) atualmente estão sendo desenvolvidos contra as enzimas do vírus da hepatite C, incluindo a protease viral NS3/4A e NS4 polimerase, bem como outras proteínas críticas para a replicação e montagem viral. Vários dos AADs administrados em conjunto com INF-α PEG e ribavirina mostraram em pesquisas fase III diminuição rápida e profunda dos níveis de HCV RNA, gerando níveis mais elevados de RVM com uma terapia de menor duração. Os dois novos inibidores da protease são efetivos primariamente em pacientes com hepatite C crônica genótipo 1.

Telaprevir, um inibidor da protease NS3/4A para o qual pesquisas clínicas fase III estão completas, está sendo avaliado pela FDA. Em indivíduos virgens de tratamento, quando o telaprevir foi utilizado em combinação com IFN-α PEG e ribavirina por 12 semanas e acompanhados por 12–36 semanas para IFN-α PEG e ribavirina ("guiada pela resposta" *i.e.*, outras 12 semanas para os ~60% daqueles em que HCV RNA não foi detectável nas semanas 4 e 12 [duração total do tratamento 24 semanas] *versus* outras 36 semanas para ~40% sem essa resposta virológica rápida estendida [duração total do tratamento 48 semanas]), a frequência de RVM chegou aos 75%, em comparação com somente 44% com IFN-α PEG e ribavirina isolada. Nas pesquisas fase II, os braços de tratamento sem ribavirina eram substancialmente menos efetivos e a terapia de combinação com telaprevir por somente 12 semanas foi efetiva, mas menos do que os regimes de 24 semanas (12 de combinação tripla seguidas por 12 de tratamento padrão com IFN-α PEG e ribavirina). Dados de outra pesquisa fase III em indivíduos virgens de tratamento demonstraram que, para aqueles tratados com base na terapia "guiada pela resposta" e nos quais uma RVR estendida (HVC RNA indetectável nas semanas 4 e 12) foi obtida, a RVM foi ~90%; não foi obtido benefício com a extensão do padrão de tratamento IFN-α PEG e ribavirina (após 12 semanas de terapia tripla combinada) de 12 para 36 semanas. Nos pacientes submetidos a tratamento (não respondedores [que falharam em eliminar HCV RNA durante o tratamento prévio] e recorrentes [que eliminaram HCV RNA durante o tratamento, mas que experimentaram um retorno do HCV RNA após o tratamento]), o telaprevir combinado com IFN-α PEG e ribavirina (12 semanas de terapia tripla combinada, seguida por 36 semanas de IFN-α PEG e ribavirina) obteve RVM em 65% dos indivíduos em comparação com somente 17% dos pacientes tratados com o padrão de tratamento anterior. Entre os não respondedores, a frequência de RVM foi de 31% para respondedores previamente nulos (que falharam em experimentar uma redução de 2-$\log_{10}$ de 12 semanas com a terapia padrão prévia, *i.e.*, o subgrupo mais refratário), 67% nos respondedores parciais prévios (redução ≥ 2-$\log_{10}$ no HCV RNA na 12ª semana, mas o vírus ainda é detectável na semana 24) e 86% nos casos prévios de recorrência. Nessa pesquisa, um tratamento com fase de indução (*lead-in*) de 4 semanas com IFN-α PEG e ribavirina não foi mais efetivo do que um braço de tratamento sem uma fase de indução. O efeito adverso mais comum do tratamento com telaprevir é eritema cutâneo, que ocorre em um terço dos indivíduos, mas é suficientemente severo para resultar em suspensão da terapia tripla em somente 0,5–1,5% dos pacientes. A anemia ocorre em ~40% durante uma terapia de combinação tripla com telaprevir, que dura somente 12 semanas.

Boceprevir, outro inibidor da protease que está sendo submetido a pesquisas clínicas fase III, também está sendo avaliado pela FDA. Para esse medicamento, 4 semanas de fase de indução com IFN-α2b PEG e ribavirina precedem a administração de AAD e o regime triplo AAD-IFN-α PEG/ribavirina continua por 24 (duração total 28) ou 44 (duração total 48) semanas, baseado em critérios "guiados pela resposta" (28 semanas de HCV RNA é indetectável na semana 8 e em todos os pontos de tempo a partir daí *versus* 48 semanas se esse critério não foi atingido). A terapia de combinação tripla resultou em uma RVM de 65%, em comparação com uma RVM de 38% para IFN-α PEG e ribavirina. Menos da metade dos indivíduos foi qualificada, com base nos critérios guiados pela resposta, para suspender a terapia após 28 semanas. Nos pacientes que falharam em obter uma RVM durante a terapia prévia – dois terços recorrentes, um terço respondedor parcial, nenhum não respondedor – 4 semanas de terapia de indução com IFN-α PEG e ribavirina foram seguidas por 32 semanas de terapia combinada tripla (duração total 36 semanas) ou 44 semanas de terapia combinada tripla (duração total 48 semanas). Uma RVM ocorreu em 59% dos pacientes no braço de 36 semanas (46% dos pacientes tratados com boceprevir) e 66% do braço de 48 semanas (comparados com 21% daqueles tratados com IFN-α PEG e ribavirina). O pico de resposta para a terapia tripla baseada no boceprevir nos respondedores parciais foi de 52% e em recorrentes de 75%. O efeito adverso mais proeminente da terapia com boceprevir é a anemia, que ocorre na metade dos pacientes tratados, persiste durante toda a terapia e, em pesquisas clínicas, na maioria dos casos foi tratada com eritropoietina.

Com a aprovação da FDA esperada para 2011, o acréscimo de um inibidor da protease à estrutura do tratamento com IFN-α PEG/ribavirina emergirá como o novo padrão de tratamento para pacientes com infecção HCV genótipo 1, sejam eles virgens de tratamento ou que já foram submetidos a tratamento (não respondedores ou recorrentes prévios). Os inibidores da polimerase nucleosídeos com alta barreira para resistência e com atividade pangenômica também estão se mostrando promissores, e os inibidores da polimerase não nucleosídeos também estão sob estudo. Até o momento, a terapia ADD de dupla combinação sem IFN-α PEG e ribavirina tem sido prejudicada pela proliferação viral. Entretanto, pesquisas com potentes combinações ADD com mecanismos complementares de ação e maior barreira de resistência são esperadas e a expectativa é que todos os regimes orais eliminarão a necessidade da terapia baseada em IFN ± ribavirina.

E. Aspectos atuais no tratamento

Os pacientes questionam frequentemente sobre o uso de medicamentos naturais à base de ervas; entretanto, nenhum dos medicamentos chamados complementares e alternativos melhora os níveis de HCV RNA ou ALT, e eles não melhoram o resultado ou acrescentam algo à terapia antiviral padrão.

A despeito de melhorias muito importantes e substanciais nos tratamentos medicamentosos, a maioria dos pacientes não se beneficia dessas terapias. Primeiro, para muitos pacientes, o tratamento está contraindicado – especialmente aqueles com grande depressão inadequadamente controlada ou risco de suicídio; distúrbios autoimunes severos e não controlados; citopenias acentuadas; doença cardiovascular, cerebrovascular ou renal em atividade; ou abuso de substâncias em curso ou inadequadamente tratado. Segundo, muitos pacientes não aceitam o tratamento por preocupações sobre os efeitos adversos ou não toleram o tratamento. Terceiro, até o recente progresso das AADs, aproximadamente a metade dos pacientes tratados não apresentava uma resposta mantida a despeito do término bem-sucedido da terapia.

Entre pacientes tratados para hepatite C, aqueles com ancestralidade europeia ou asiática apresentaram maior probabilidade de resposta à terapia antiviral do que aqueles descendentes de africanos. Em 2009, descobriu-se que um polimorfismo genético próximo ao gene IL28B, que codifica para interferon lambda, está intimamente ligado à responsividade para IFN na hepatite C. Conforme destacado acima (a variabilidade genética nesse locos está associada a eliminação espontânea do HCV após infecção aguda e RVM após terapia antiviral baseada em IFN), pacientes com o alelo C/C apresentam uma RVM muito alta em comparação com aqueles que possuem alelo contendo T (T/T ou T/C). Fornecendo uma explicação parcial para as diferenças entre grupos étnicos na responsividade ao tratamento, europeus e asiáticos possuem maiores frequências do alelo C/C, em comparação com indivíduos de origem africana, nos quais T/T é predominante. Esse polimorfismo IL28B está associado à resposta virológica durante o tratamento, bem como aos índices de recorrências e parece ser o mais poderoso previsor pré-tratamento de RVM. Apesar de ainda não ter sido introduzida no uso clínico de rotina, a genotipagem IL28B pode se tornar uma ferramenta importante para determinar quais pacientes apresentarão maior probabilidade de benefício do padrão de tratamento atual, regimes de tratamento baseados em IFN PEG. Ainda será determinado se a associação entre os genótipos IL28B e a RVM será mantida com os novos regimes contendo ADD tornando-se o novo padrão de tratamento.

F. Outros aspectos do manejo da doença

Apesar de a maioria dos pacientes com hepatite C ser assintomática, os objetivos do tratamento da doença vão além das possibilidades de tratamento descritas anteriormente. Orientação e educação comandam a atenção e recursos nos cuidados de pacientes com hepatite C. Em função do risco registrado (mas não universalmente experimentado) de maior morbidade e mortalidade associadas à superinfecção pela hepatite A, pacientes suscetíveis (IgG anti-HAV-negativos) devem ser vacinados contra a hepatite A. Similarmente, por causa do risco da hepatite B quando superposta à hepatite C crônica, pacientes suscetíveis à infecção pelo HBV (p. ex., HBsAg, anti-HBs, anti-HBc-negativos) devem ser vacinados contra a hepatite B. O consumo excessivo e frequente de álcool promove a progressão da hepatite C crônica; portanto, recomenda-se evitar o álcool. A maioria dos pacientes questiona sobre a dieta, mas nenhuma restrição dietética ou suplementos se mostraram benéficos. Finalmente, o rastreamento para CHC é recomendado para pacientes com cirrose ou fibrose avançada. Imagens radiológicas periódicas (ultrassom, imagem de TC ou RM) a cada 6–12 meses são recomendadas. Apesar de a maioria dos médicos ainda monitorarem os níveis de alfafetoproteína (AFP) como parte dos programas de vigilância CHC, o rastreamento AFP em pacientes com hepatite C crônica se mostrou altamente inespecífico e não é mais recomendado de modo oficial.

▶ Evolução & prognóstico

Em aproximadamente 85% das pessoas com hepatite C aguda, a infecção crônica se desenvolve; os outros 15% eliminam o vírus espontaneamente dentro dos 6 primeiros meses de infecção, apesar do índice de eliminação viral parecer menos comum entre afro-americanos e aqueles infectados pelo HIV. Conforme destacado antes, polimorfismos genéticos IL28B estão associados a probabilidade de eliminação viral após infecções agudas pelo HCV.

Em aproximadamente 20% dos pacientes com hepatite C crônica, a cirrose se desenvolve durante 20–25 anos de infecção. No momento em que o paciente busca assistência médica e é submetido à biópsia hepática, ele geralmente é portador de hepatite C crônica por mais de 2–3 décadas, e a biópsia fornece uma janela sobre o nível da lesão hepática durante as décadas anteriores. Além disso, os níveis de atividade necroinflamatórias e de fibrose nessa biópsia fornecem informações prognósticas para a progressão futura; quanto mais severo for o nível de atividade necroinflamatórias e fibrose encontrado na biópsia inicial, maior o risco de progressão para cirrose durante os próximos 20 anos. A progressão para cirrose é mais comum em pessoas infectadas em idades mais avançadas (particularmente homens), aqueles que ingerem mais de 50 g de álcool por dia, aqueles que são obesos ou que apresentam esteatose hepática substancial e aqueles com coinfecção pelo HIV. Quando a cirrose se desenvolve, o prognóstico para 10 anos permanece muito bom (sobrevivência de 80%) até que sinais de descompensação hepática comecem a aparecer (declinando a função sintética hepática, sangramentos gastrointestinais associados a hipertensão portal, ascite e edema, coagulopatia, encefalopatia hepática, infecções bacterianas potencialmente letais e insuficiência hepatorrenal); quando a descompensação hepática se inicia, o prognóstico para 10 anos cai para 50% ou menos.

Finalmente, a cirrose associada a hepatite C crônica aumenta dramaticamente o risco de CHC. Entre os pacientes com cirrose e infecção pelo HCV, o CHC se desenvolve em uma velocidade estimada entre 1–4% a cada ano, afetando 2–7% dos pacientes cirróticos em 10 anos. A ocorrência de CHC está confinada primariamente a pacientes com hepatite C crônica por 2–3 décadas e que apresentem cirrose ou, pelo menos, fibrose avançada. CHC raramente ocorre em pacientes com hepatite C crônica na ausência de cirrose ou fibrose avançada. A terapia antiviral bem-sucedida em pacientes com hepatite C crônica reduz, mas não elimina, o risco de CHC; portanto, nos pacientes com fibrose avançada, o rastreamento CHC deve ser continuado mesmo após a obtenção de uma RVM.

A. Crianças

Crianças infectadas pelo HCV apresentam maior probabilidade de eliminar o vírus de modo espontâneo, de apresentar hepatite mais leve e de progredir de modo menos frequente para cirrose. Em um estudo entre crianças alemãs que adquiriram o genótipo 1 da hepatite C como resultado de cirurgia cardíaca durante a infância, 45% eliminaram o vírus espontaneamente e em uma média de 21 anos após a infecção, somente 3 de 17 apresentavam evidências histológicas de doença hepática avançada.

B. HCV-HIV

A coinfecção com HCV e HIV é comum. Aproximadamente 25% das pessoas infectadas pelo HIV no mundo ocidental apresentam infecção concomitante pelo HCV. Aproximadamente 6% das pessoas infectadas pelo HIV falham em adquirir anti-HCV detectável; portanto o HCV RNA deve ser testado nos pacientes HIV-positivos com fator de risco para infecção pelo HCV ou doença hepática não explicada. Desde o advento do HAART em 1996, a doença hepática tornou-se uma causa cada vez mais importante de morbidade e mortalidade em pacientes com HIV/AIDS. Além disso, a infecção pelo HIV acelera o curso da doença associado a infecção pelo HCV. Em uma série, a cirrose se desenvolveu em 15 anos em 25% dos pacientes coinfectados em comparação com somente 6,5% daqueles com infecção isolada pelo HCV. Finalmente, a probabilidade de obter uma RVM após o tratamento para hepatite C crônica é menor na coinfecção HCV-HIV do que na infecção isolada pelo HCV; 14–29% no genótipo 1 e 43–73% nos genótipos 2 e 3, após 48 semanas de terapia com IFN-α PEG e ribavirina.

C. HCV-HBV

Conforme discutido anteriormente, a coinfecção com HCV e HBV aumenta o risco e a velocidade de desenvolvimento de cirrose e CHC, relativa à observada em pacientes infectados somente com um dos dois vírus.

D. Esteatose hepática

Pacientes com hepatite C e alto índice de massa corporal, esteatose hepática, ou ambos, estão em risco elevado para o desenvolvimento de fibrose e sua progressão acelerada. Além disso, conforme destacado anteriormente, a esteatose moderada a severa foi associada à fibrose avançada e à diminuição na resposta à terapia baseada no uso de interferon.

Adinolfi LE, Gambardella M, Andreana A, et al. Steatosis accelerates the progression of liver damage of chronic hepatitis C patients and correlated with specific HCV genotype and visceral obesity. *Hepatology.* 2001;33:1358–1364. [PMID: 11391523]

Di Bisceglie AM, Shiffman ML, Everson GT, et al. Prolonged therapy of advanced hepatitis C with low-dose peginterferon. *N Eng J Med.* 2008;359:2429–2441. [PMID: 19052125]

Dienstag JL, McHutchison JG. American Gastroenterological Association medical position statement on the management of hepatitis C. *Gastroenterology.* 2006;130:225–230. [PMID: 16401485]

Dienstag JL, McHutchison JG. American Gastroenterological Association technical review on the management of hepatitis C. *Gastroenterology.* 2006;130:231–264. [PMID: 16401486]

Fried MW, Shiffman ML, Reddy R, et al. Peginterferon alfa-2a plus ribavirin for chronic hepatitis C virus infection. *N Engl J Med.* 2002;347:975–982. [PMID: 12324553]

Ge D, Fellay J, Simon JS, et al. Genetic variation in IL-28B predicts hepatitis C treatment-induced viral clearance. *Nature.* 2009;461:399–401. [PMID: 19684573]

Ghany MG, Strader DB, Thomas DL, et al. Diagnosis, management, and treatment of hepatitis C: an update. *Hepatology.* 2009;49:1335–1374. [PMID: 19330875]

Hadziyannis SJ, Sette H Jr, Morgan TR, et al. Peginterferon-alpha-2a and ribavirin combination therapy in chronic hepatitis C: a randomized study of treatment duration and ribavirin dose. *Ann Intern Med.* 2004;140:346–355. [PMID: 14996676]

Hezode C, Forestier N, Dushieko G, et al. Telaprevir and peginterferon with or without ribavirin for chronic HCV infection. *N Engl J Med.* 2009;360:1839–1850. [PMID: 19403903]

Kwo PY, Lawitz EJ, McCone J, et al. Efficacy of boceprevir, an NS3 protease inhibitor, in combination with peginterferon alfa-2b and ribavirin in treatment-naïve patients with genotype 1 hepatitis C infection (SPRINT-1): an open-label, randomized, multicentre phase 2 trial. *Lancet.* 2010;376:705–716. [PMID: 20692693]

Mangia A, Santoro R, Minerva N, et al. Peginterferon alfa-2b and Ribavirin for 12 weeks vs. 24 weeks in HCV genotype 2 or 3. *N Engl J Med.* 2005;352:2609–2617. [PMID: 15972867]

Manns MP, McHutchinson JG, Gordon SC, et al. Peginterferon alfa-2b plus ribavirin compared with interferon alfa-2b plus ribavirin for initial treatment of chronic hepatitis C: a randomised trial. *Lancet.* 2001;358:958–965. [PMID: 11583749]

McHutchinson JG, Everson GT, Gordon SC, et al. Telaprevir with peginterferon and ribavirin for chronic HCV genotype 1 infection. *N Engl J Med.* 2009;360:1827–1838. [PMID: 19403902]

McHutchinson JG, Manns MP, Muir AJ, et al. Telaprevir for previously treated chronic HCV infection. *N Engl J Med.* 2010;362: 1292–1303. [PMID: 20375406]

O'Leary JG, Chung, RT. Management of hepatitis C virus coinfection in HIV-infected persons. *AIDS Read.* 2006;16:313–316. [PMID: 16795921]

Shiratori Y, Imazeki F, Moriyama M, et al. Histologic improvement of fibrosis in patients with hepatitis C who have sustained response to interferon therapy. *Ann Intern Med.* 2000;132:517–524. [PMID: 10744587]

Thomas DL, Thio CL, Martin MP, et al. Genetic variation in IL28B and spontaneous clearance of hepatitis C virus. *Nature.* 2009;461:798–801. [PMID: 19759533]

HEPATITE D

CRITÉRIOS DE DIAGNÓSTICO

- A infecção ocorre somente na presença de HBV e é detectada pela demonstração de anti-HDV (distinções entre IgM e IgG anti-HDV não são úteis).
- HDN RNA detectado no soro por hibridização molecular ou ensaios PCR é útil na confirmação do diagnóstico.
- O teste para IgM e IgG ant-HBc ajuda a distinguir entre coinfecção aguda e simultânea HBV-HDV (IgM anti-HBc-positivo) e superinfecção HDV em pacientes com infecção crônica pelo HBV (IgG anti-HBc-positivo).

Considerações gerais

O vírus da hepatite D (HDV) requer a função *helper* do vírus da hepatite B, portanto, na natureza, a hepatite D ocorre exclusivamente em pacientes com hepatite B. A infecção com HDV ocorre em todo o mundo, mas os dados sobre a incidência e a prevalência variam substancialmente de região para região e são influenciados periodicamente pelos padrões de imigração de pacientes oriundos de áreas altamente endêmicas. Em uma base mundial, 15 milhões de pessoas com hepatite B crônica abrigam uma infecção HDV concomitante. Apesar da hepatite D inicialmente ter sido identificada e reconhecida no sul da Europa durante a década de 1970, a prevalência e a incidência da infecção por HDV diminuem de modo dramático, presumivelmente em paralelo com as medidas introduzidas para controlar a infecção pelo HDV com desvios nos padrões de migração que amplificaram sua disseminação na década de 1970. Maior prevalência de infecção pelo HDV persiste em populações mais velhas do sul da Europa, representando infecção residual na coorte de pacientes infectados há várias décadas, quando a infecção pelo HDV era endêmica nessas áreas.

Nas áreas não endêmicas, o HDV é transmitido primariamente por rotas percutâneas, especialmente nos usuários de drogas injetáveis e seus contatos sexuais. Em partes do Mediterrâneo ou outras áreas endêmicas, a transmissão é perpetuada pelo contato pessoal íntimo (p. ex., dentro das próprias famílias).

Patogênese

HDV, o agente que causa a hepatite D ou "delta" conforme foi batizada originalmente, é um vírus singular da hepatite com o menor genoma conhecido (1,7 kb) de qualquer vírus RNA animal. O vírion HDV de 36 nm compreende um genoma de RNA, um antígeno codificado-HDV único e um envelope de lipoproteína fornecido pelo HBV.

Embora sob circunstâncias incomuns (p. ex., associadas a imunossupressão após transplante hepático) o HDV passa replicar de modo autônomo, geralmente é um vírus defeituoso que necessita da presença simultânea do HBV para completar a montagem e secreção do vírion. Consequentemente, conforme observado, a infecção e a replicação do HDV somente podem ocorrer em um hospedeiro com infecção pelo HBV. A infecção pelo HDV pode ser adquirida durante (a) coinfecção simultânea HDV-HBV, que é limitada ao tempo de duração da infecção pelo HBV e (b) superinfecção aguda pelo HDV de uma pessoa com hepatite B crônica (incluindo portadores inativos), nos quais a infecção pelo HDV quase sempre se torna crônica, durando pelo tempo que durar a infecção pelo HBV. Como o HDV "utiliza" o maquinário replicativo do HBV, a infecção pelo HDV geralmente resulta na supressão da replicação do HBV; assim, pacientes com infecção pelo HBV e HDV tendem a apresentar marcadores de baixos níveis de replicação HBV (HbsAg-positivos; HBeAg-negativos, anti-HBe-positivos) e baixos níveis ou níveis indetectáveis de HBV RNA.

Na infecção aguda pelo HDV, esteatose microvesicular e necrose eosinofílica granular podem ser vistas histologicamente. Na hepatite D crônica, a atividade necroinflamatória geralmente é severa, mas não são observadas características histológicas específicas, e o antígeno HDV (HDVAg) é localizado pelo uso de corantes imuno-histoquímicos nos núcleos dos hepatócitos. Genótipos HDV (I–III) e características clínicas específicas da hepatite D parecem se agrupar em áreas geográficas distintas. O genótipo I é mais comum no mundo ocidental e África, onde a hepatite D aguda apresenta maior probabilidade de ser fulminante e a infecção crônica tem maior probabilidade de progredir rapidamente para cirrose. O genótipo II é predominantemente um genótipo oriental e é considerado menos patogênico do que o genótipo I. O genótipo III é visto quase exclusivamente nas Américas Central e do Sul, onde a superinfecção pelo HDV em pessoas com hepatite B crônica subjacente tende a estar associada a hepatite severa e, em geral, fulminante.

Achados clínicos

A. Coinfecção aguda HBV-HDV

A coinfecção aguda é caracterizada por hepatite, que pode ser severa com necrose hepatocelular e inflamação. Entretanto, a maioria dos casos é autolimitada com eliminação do HBV antes do HDV. A hepatite fulminante é infrequente, registrada em somente 5% dos surtos de coinfecção entre usuários de drogas injetáveis e seus parceiros sexuais, mas ainda é 10 vezes mais comum do que em pacientes com hepatite B aguda isolada.

B. Infecção crônica HBV-HDV

A maioria dos casos emana de uma superinfecção aguda pelo HDV de um paciente com hepatite B crônica subjacente, incluindo aqueles com hepatite crônica e portadores inativos. Na infecção crônica pelo HBV-HDV, a viremia pelo HDV continua, apesar de ocorrer em níveis mais baixos do que os vistos durante o período de superinfecção aguda pelo HDV. Na biópsia, lesões necroinflamatórias são notáveis e tipicamente mais severas do que as observadas em pacientes com infecção crônica isolada pelo HBV. Episódios que se assemelham a uma hepatite aguda também podem marcar o curso na coinfecção crônica. Febre lábrea é uma forma incomum da hepatite delta (superinfecção pelo HDV em uma população com infecção endêmica pelo HBV) descrita na bacia amazônica e na qual uma hepatite fulminante resulta em icterícia, febre e vômitos negros.

C. Ensaios sorológicos

A infecção pelo HDV é detectada pela demonstração da presença do anti-HDV. Distinções entre IgM e IgG anti-HDV não são úteis. A proteína nucleocapsídeo HDV está sempre encapsulada dentro de um envelope de HBsAg; portanto, níveis circulantes de HDVAg são indetectáveis e não existem ensaios HDVAg disponíveis no mercado. O HDV RNA pode ser detectado no soro tanto por hibridização molecular como por ensaios PCR, que são úteis na confirmação do diagnóstico e no monitoramento da viremia durante um curso de terapia antiviral.

Nos pacientes com infecção pelo HDV, o teste para IgM e IgG anti-HBc ajuda a distinguir entre uma coinfecção simultânea aguda HBV-HDV (IgM anti-HBc-positivo) e superinfecção HDV em um indivíduo que já abriga uma infecção crônica pelo HBV (IgG anti-HBc-positivo).

Prevenção

Por causa da necessidade de infecção crônica pelo HBV, a infecção pelo HDV pode ser evitada através da vacinação das pessoas suscetíveis com a vacina para a hepatite B. Não existe vacina efetiva para a prevenção da superinfecção pelo HDV em pessoas que já sejam HBsAg-positivas.

Tratamento

A despeito da infecção pelo HDV basear-se em uma infecção concomitante pelo HBV, os inibidores orais da polimerase que suprimem a replicação do HBV não se mostraram efetivos no tratamento da HDV. O IFN-α atualmente é o único medicamento licenciado para o tratamento do HDV. Pesquisas clínicas no início da década de 1990 geraram evidências de que o IFN-alfa é efetivo no tratamento da infecção pelo HDV, mas o índice de recorrência é alto, e a eficácia é proporcional à dose e à duração do tratamento; a terapia com altas doses e longa duração, durando pelo menos 1 ano é necessária. Mais recentemente, a monoterapia com IFN-α PEG por 12 meses mostrou resultar em uma RVM de 43%; o acréscimo da ribavirina não oferece benefício adicional. Pacientes com cirrose descompensada resultante de hepatite D crônica são bons candidatos para o transplante hepático; mesmo antes do uso disseminado do HBIG e inibidores da polimerase para a prevenção de hepatite B recorrente após transplante hepático, pacientes com hepatite B apresentaram menor probabilidade de experimentar reinfecção pelo HDV-HBV do aloenxerto. Concomitantemente, com uma terapia antiviral eficiente para prevenir uma infecção recorrente pelo HBV após o transplante, a hepatite D recorrente após o transplante não representa ameaça alguma.

A marcação de etapas específicas do ciclo de vida do HDV foi contemplada como a base para novas terapias em potencial para o HDV, como os inibidores da fenilação. A fenilação é uma modificação lipídica específica de um sítio de proteínas, e os vírus também podem fazer uso dessa modificação pós-translacional fornecida pelas células de seu hospedeiro. Impedir o acesso de um vírus à fenilação pode gerar efeitos dramáticos sobre o ciclo de vida do vírus marcado e inibidores farmacológicos das enzimas feniladoras foram desenvolvidos e apresentam potentes efeitos antivirais tanto em sistemas *in vitro* como *in vitro*. Como os inibidores da fenilação marcam uma função celular do hospedeiro, estão disponíveis na forma oral e são surpreendentemente bem tolerados nas pesquisas com humanos, esses compostos representam uma nova classe atraente de agentes antivirais com potencial de atividade de amplo espectro.

Evolução & prognóstico

A. Coinfecção aguda HBV-HDV

A coinfecção aguda resolve em 80–95% dos casos, seguindo a eliminação do HBV, sem o qual a infecção pelo HDV não pode continuar. Entretanto, em 2–20% dos casos, a hepatite fulminante se desenvolve; em séries de áreas endêmicas, 30% dos casos de hepatite B fulminante representam hepatite D aguda. Além disso, 2–5% dos casos de coinfecção aguda pelo HBV-HDV resulta em infecção crônica. Finalmente, na infecção simultânea aguda HBV-HDV entre usuários de drogas injetáveis, foram registrados índices de fatalidade próximos a 5%.

B. Superinfecção aguda pelo HDV

Ao contrário da coinfecção aguda, a superinfecção pelo HDV resulta em HDV-HBV crônica em quase todos os casos, estimulada pela persistência da infecção pelo HBV. Similar à coinfecção aguda, a superinfecção aguda pelo HDV resulta em hepatite fulminante em 2–20% dos casos. A superinfecção pela hepatite D raramente resolve, a menos que a infecção pelo HBV resolva. Em alguns surtos de superinfecção severa pelo HDV em populações com altos índices de infecção pelo HBV, foram registrados índices de mortalidade > 20%.

C. Infecção crônica HBV-HDV

As descrições iniciais da hepatite D crônica foram consistentes com doença hepática severa; entretanto, alguns pacientes com infecção crônica pelo HDV apresentam doença hepática muito leve e podem mesmo ser portadores inativos do HDV. Geralmente, a hepatite D crônica progride mais frequentemente e mais rapidamente para cirrose do que a hepatite B crônica, mas após alguns anos de infecção, a severidade e a progressão parecem diminuir conforme a doença se torna mais quiescente. Apesar da infecção crônica pelo HBV ser um fator de risco bem reconhecido para o desenvolvimento de CHC, uma associação similar foi demonstrada para a infecção crônica pelo HDV. No geral, o padrão de progressão da doença parece variar com a geografia, genótipo e modo de transmissão. A doença leve e lentamente progressiva é mais comum em áreas endêmicas. Por outro lado, a doença associada ao HDV parece ser mais severa em áreas não endêmicas, onde o uso de drogas injetáveis é a principal forma de transmissão.

Bordier BB, Ohkanda J, Liu P, et al. In vivo antiviral efficacy of prenylation inhibitors against hepatitis delta virus. *J Clin Invest.* 2003;112:407–414. [PMID: 12897208]

Canbakan B, Senturk H, Tabak F, et al. Efficacy of interferon alpha 2b and lamivudine combination treatment in comparison to interferon alpha-2b alone in chronic delta hepatitis: a randomized trial. *J Gastroenterol Hepatol.* 2006;21:657–663. [PMID: 16677149]

Castelnau C, Le Gal F, Ripault MP, et al. Efficacy of peginterferon alpha-2b in chronic hepatitis delta: relevance of quantitative RT-PCR for follow-up. *Hepatology.* 2006;44:728–735. [PMID: 16941695]

Farci P. Treatment of chronic hepatitis D: new advances, old challenges. *Hepatology.* 2006;44:536–539. [PMID: 16941704]

Lau DT, Doo E, Park Y, et al. Lamivudine for chronic delta hepatitis. *Hepatology.* 1999;30:546–549. [PMID: 10421666]

Niro GA, Ciancio A, Gaeta GB, et al. Pegylated interferon alpha-2b as monotherapy or in combination with ribavirin in chronic delta hepatitis. *Hepatology.* 2006;44:713–720. [PMID: 16941685]

Rizzetto M. Hepatitis D: thirty years after. *J Hepatol.* 2009;50:1043. [PMID: 19285743]

Taylor JM. Hepatitis delta virus. *Virology.* 2006;344:71–76. [PMID: 16364738]

Wedemeyer H, Heidrich B, Manns MP. Hepatitis D virus infection—not a vanishing disease in Europe! *Hepatology.* 2007;45:1331–1333. [PMID: 17464980]

HEPATITE E

CRITÉRIOS DE DIAGNÓSTICO

- O diagnóstico é estabelecido pela demonstração da presença do anticorpo IgM para o vírus da hepatite E no soro (anti-HEV) por meio de imunoensaio ou HEV RNA por PCR (esses ensaios não estão rotineiramente disponíveis nos Estados Unidos).
- A IgM anti-HEV é detectável por somente alguns meses após a aquisição do HEV e a IgG anti-HEV por ~1 ano.
- Uma vacina foi desenvolvida e é efetiva na prevenção da hepatite E, mas esta vacina não está disponível para uso nos Estados Unidos.

Considerações gerais

Surtos ocorrem no subcontinente indiano, América Central, África, noroeste da China e repúblicas da Ásia Central (a antiga União Soviética), onde a infecção pelo vírus da hepatite E (HEV) é endêmica. O HEV é transmitido predominantemente pela rota fecal-oral e a maioria dos surtos de infecção registrados está relacionada com o consumo de água contaminada por fezes. Incomum para vírus entéricos, o HEV não é prontamente disseminado por transmissão pessoa a pessoa. O maior índice de ataque ocorre em adultos jovens, uma subpopulação que ordinariamente seria imune a agentes endêmicos transmitidos entericamente. Os genótipos 3 e 4, mais comuns nos Estados Unidos, são relativamente não virulentos e associados a infecção inaparente, enquanto os genótipos 1 e 2, comuns em áreas endêmicas, são relativamente virulentos, responsáveis pela doença clinicamente aparente, geralmente severa nessas regiões.

Nos países onde a infecção pelo HEV não é endêmica, a doença foi observada em viajantes retornando de regiões endêmicas. Em países não endêmicos, o HEV é responsável por menos de 1% dos casos de hepatite viral aguda. O HEV infecta porcos, sugerindo que alguns casos de transmissão humana podem resultar do contato entre espécies. Embora a hepatite E clinicamente aparente seja incomum nos Estados Unidos, aproximadamente 20% da população abriga anticorpos para HEV, teoricamente atribuível aos genótipos de baixa patogenicidade adquiridos via exposição a um reservatório suíno.

Patogênese

O HEV é um pequeno vírus RNA de 7.600 pares de base, esférico e não envelopado (gênero *Hepacivirus*) que foi identificado em 1983. A transmissão ocorre pela rota fecal–oral e, como outros vírus da hepatite, as principais células-alvo são hepatócitos. Vários isolados geograficamente distintos foram classificados em pelo menos quatro genótipos humanos (mais um quinto em hospedeiros não humanos), mas todos os genótipos compartilham pelo menos uma grande epítope que sorologicamente apresenta reação cruzada, a despeito da substancial variabilidade genômica, permitindo o desenvolvimento de uma vacina efetiva.

Achados clínicos

O período de incubação para a hepatite E varia de 2–10 semanas; o curso clínico da hepatite E aguda é similar ao da hepatite A aguda, mas geralmente a hepatite E aguda é mais severa. Como a hepatite A, a hepatite E possui início mais insidioso, comumente começando com uma fase prodrômica de vários dias com sintomas tipo gripe, febre, dor abdominal, náuseas e vômitos, urina escura e fezes com cor de argila, diarreia e, em uma pequena proporção dos casos um eritema cutâneo macular transitório. A fase prodrômica é seguida pelo desenvolvimento de icterícia nos casos ictéricos, resolução dos sintomas prodrômicos, elevação pronunciada dos níveis de aminotransferases, níveis elevados de bilirrubina e em um proporção de pacientes com características colestáticas, mais frequentemente nos pacientes com hepatite E do que em outras hepatites virais, elevações na fosfatase alcalina. Histologicamente, colestase com hepatócitos em formação de roseta e leucócitos polimorfonucleares podem ser proeminentes. A hepatite E aguda pode ser muito severa em gestantes, nas quais o índice de mortalidade pode chegar aos 15–25%.

O diagnóstico da infecção pelo HEV é estabelecido mediante demonstração da presença de IgM anti-HEV por imunoensaio ou HEV RNA por PCR. A IgM anti-HEV não é detectável após alguns meses e mesmo a IgG anti-HEV não persiste por mais de 1 ano. Esses ensaios não estão rotineiramente disponíveis nos Estados Unidos, mas podem ser obtidos em laboratórios especializados (p. ex., no Centers for Disease Control and Prevention).

Prevenção

Imunoglobulina, produzida nos países em que o HEV é endêmico, não confere proteção contra o HEV. Medidas profiláticas para minimizar a ocorrência da infecção HEV envolvem melhores medidas sanitárias e manipulação de alimentos e da água seguindo medidas de higiene. A fervura da água parece reduzir o risco de infecção. Como a transmissão interpessoal é rara, o isolamento dos pacientes afetados não está indicado.

Uma vacina com polipeptídeo recombinante mostrou-se efetiva em uma pesquisa randomizada, duplo-cega, placebo-controlada envolvendo quase 2.000 membros predominantemente masculinos do exército do Nepal. Os voluntários receberam três doses de vacina ou placebo nos meses 0, 1 e 6. Um total de 69 casos de infecção pelo HEV ocorreram a pelo menos 14 dias após a terceira injeção, 3 no grupo da vacina (0,3%) e 66 no grupo placebo (7,4%). A eficácia da vacina foi de 85,7% após duas doses e de 95,5% após as três. A vacina é bem tolerada, com eventos adversos sérios similares nos dois grupos. Estudos estão em curso para determinar a duração da eficácia protetora da vacina e sua segurança em diferentes grupos subpopulacionais, incluindo gestantes. A vacina está disponível em regiões endêmicas, mas não nos Estados Unidos.

Tratamento

O tratamento em grande parte é de suporte (ver Abordagem sobre o tratamento da hepatite A anteriormente neste capítulo).

Evolução & prognóstico

A hepatite E aguda é autolimitada; a doença aguda geralmente dura 1–4 semanas, apesar de alguns pacientes apresentarem hepatite colestática prolongada durando 2–6 meses. Nem viremia persistente (hepatite E crônica) nem cirrose acompanham a infecção aguda. Entretanto, pode ocorrer hepatite fulminante, com um índice total de fatalidade de 0,1–4%. Por motivos obscuros, conforme previamente destacado, a hepatite fulminante ocorre com maior frequência durante a gestação, resultando em um índice de mortalidade alta de 15–25%, afetando primariamente mulheres no terceiro trimestre. Além disso, a hepatite E aguda pode causar descompensação hepática em pacientes com doença hepática preexistente e em pessoas desnutridas.

Chau TN, Lai ST, Tse C, et al. Epidemiology and clinical features of sporadic hepatitis E as compared with hepatitis A. *Am J Gastroenterol.* 2006;101:292–296. [PMID: 16454833]

Emerson SU, Purcell RH. Running like water—the omnipresence of hepatitis E. *N Engl J Med.* 2004;351:2367–2368. [PMID: 15575050]

Krawczynski K. Hepatitis E vaccine—ready for prime time? *N Engl J Med.* 2007;356:949–951. [PMID: 17329703]

Shrestha MP, Scott RM, Joshi DM, et al. Safety and efficacy of a recombinant hepatitis E vaccine. *N Engl J Med.* 2007;356: 895–903. [PMID: 17329696]

Hepatites não virais crônicas

40

Chinweike Ukomadu, MD, PhD

Este capítulo discute um grupo de condições que resultam em inflamação crônica do fígado, levando a fibrose, cirrose e insuficiência hepática. Serão descritos a epidemiologia, a patogênese e o tratamento da hepatite autoimune, da doença de Wilson e da deficiência de α_1-antitripsina.

HEPATITE AUTOIMUNE

CRITÉRIOS DE DIAGNÓSTICO

- Caracterizada pela presença de autoanticorpos e níveis séricos elevados de IgG.
- Mais comum em mulheres do que em homens.
- O diagnóstico é feito com base nos achados sorológicos (testes bioquímicos hepáticos anormais, autoanticorpos, elevação da IgG) e achados histológicos, e afastando outras doenças hepáticas crônicas (lesão hepática induzida por medicamentos, hepatite viral, distúrbios hepáticos hereditários e metabólicos).
- Síndromes de superposição incluem características de outros distúrbios hepáticos crônicos (p. ex., cirrose biliar primária, colangite esclerosante primária).

Considerações gerais

A hepatite autoimune (HAI) é um grupo heterogêneo de distúrbios inflamatórios hepáticos crônicos identificados pela presença de autoanticorpos circulantes e níveis séricos elevados de gamaglobulina. A patogênese da doença é obscura, apesar de se acreditar que uma predisposição genética em indivíduos suscetíveis leva a um processo imunológico direcionado contra hepatócitos. Entre os vários fatores desencadeadores suspeitos naqueles geneticamente predispostos temos toxinas e agentes infecciosos. O distúrbio inflamatório pode resultar em necrose hepatocelular e colapso ou em fibrose e cirrose. A doença está presente em todos os grupos raciais e etários; mas é mais comum entre mulheres do que entre homens, com uma frequência de 3,6:1. É responsável por aproximadamente 5,9% dos transplantes hepáticos realizados nos Estados Unidos.

Krawitt EL. Autoimmune hepatitis. *N Engl J Med.* 2006;354:54–66. [PMID: 16394302]

Manns, MP, Czaja AJ, Gorham JD, et al. Diagnosis and management of autoimmune hepatitis. *Hepatology.* 2010;51:2193–2213. [PMID: 20513004]

Patogênese

A HAI é classificada em dois subtipos distintos baseados na presença de autoanticorpos. A relevância clínica desse sistema de classificação é, entretanto, obscura já que não é certo que autoanticorpos desempenhem um papel na patogênese da doença. A doença tipo 1 está presente em pacientes com testes positivos para anticorpo antinuclear (AAN) ou anticorpo antimusculatura lisa (AAML), ou ambos. Essa é a forma mais comum e está ligada aos genes HLA DRB 10301 (DR3) e DRB 10401 (DR4). A doença tipo 2 está presente em pacientes positivos para o anticorpo microssomal antifígado rim (AMFR). Essa forma é comum na Europa e geralmente se apresenta em mulheres mais jovens na segunda e terceira décadas de vida. A ligação é para o gene HLA DRB 10701. Uma terceira variante (tipo 3) caracterizada pela presença do anticorpo para o antígeno hepático solúvel (AAHS) foi abandonada porque o AAHS também está presente em alguns pacientes com HAI tipo 1 ou 2. Atualmente, o AAHS é considerado um marcador prognóstico positivo para a identificação de pacientes que possam apresentar recorrência após a interrupção de terapia corticosteroide.

É válido destacar que, em alguns pacientes, a hepatite autoimune pode fazer parte de uma manifestação sindrômica maior de poliendocrinopatia autoimune, candidíase, e distrofia ectodérmica (APECDE). Esse distúrbio, causado por uma mutação no gene para a proteína reguladora autoimune (REAI), é herdado de modo autossômico recessivo. Na HAI clássica (não sindrômica), a predisposição genética é inferida por associações aos alelos HLA conforme discutido anteriormente. Entretanto, a herança da HAI não tem natureza mendeliana, mas poligênica. Portanto, o rastreamento genético de indivíduos afetados e seu parentesco para HAI clássica não sindrômica tem importância clínica limitada.

A frequência com a qual os autoanticorpos ocorrem varia na população geral. Por exemplo, um AAN positivo é encontrado em 67% dos pacientes com HAI. Está presente isoladamente em 13% dos pacientes, mas é acompanhado por AAML em outros 54%. Pode estar presente em pacientes com cirrose biliar primária, colangite esclerosante primária, hepatite viral, hepatite medicamentosa e esteato-hepatite não alcoólica (NASH). AAML está presente em 87% dos pacientes com HAI. É observado isoladamente em 33% dos pacientes e em combinação com AAN em 54% dos pacientes. Considera-se que os antígenos-alvo sejam componentes actina e não actina da musculatura lisa. De fato, testes sorológicos para um componente da actina (F-actina) atualmente são utilizados no lugar do ensaio AAML por muitos laboratórios para o rastreamento para HAI. O anticorpo AMFR é observado em 4% dos pacientes e, em geral, é visto na ausência de AAN e AAML. Considera-se que o alvo seja a enzima CYP2D6, que compartilha homologia para a hepatite C. Como resultado, o anticorpo AMFR pode ser falsamente positivo em pacientes cronicamente infectados com o vírus da hepatite C. Entretanto, é importante ter em mente que a presença de autoanticorpos não é diagnóstica (ver, a seguir, Critérios diagnósticos e Tabela 40-1).

Finnish-German APACED consortium. An autoimmune disease, APECED, caused by mutations in a novel gene featuring two PHD-type zinc-finger domains. *Nature Genetics.* 1997;17:399–403. [PMID: 9398840]

Manns MP, Czaja AJ, Gorham JD, et al. Diagnosis and management of autoimmune hepatitis. *Hepatology.* 2010;51:2193–3023. [PMID: 20513004]

Achados clínicos

Além da presença dos autoanticorpos e da elevação de gamaglobulinas; o gênero do paciente, uma história clínica detalhada; uma variedade de testes sorológicos diagnósticos; achados da biópsia hepática; e a resposta a uma tentativa de esteroides ajudam no diagnóstico de HAI. O objetivo da avaliação clínica é solidificar o diagnóstico da HAI enquanto elimina processos que possam simular HAI (Tabela 40-1). Assim, várias outras causas de hepatite precisam ser excluídas (ver, Diagnóstico diferencial, a seguir).

Tabela 40-1. Critérios diagnósticos simplificados para hepatite autoimune (HAI).

Variável	Resultado	Escore[a]
AAN ou AML	≥ 1:40	1
AAN ou AML ou MFR ou AHS	≥ 1:80 ≥ 1:40 Positivo	2*
IgG	> limite superior normal > 1,10 vez o limite superior normal	1 2
Histologia hepática (evidência de hepatite é uma condição necessária)	Compatível com HAI AIH típica	1 2
Ausência de hepatite viral	Sim	2 ≥ 6: provável HAI ≥ 7: HAI definida

*Soma dos pontos obtidos por todos os autoanticorpos (máximo, 2 pontos). Para detalhes, ver referência citada abaixo.
[a]Escores por critérios acima são somados. Antes da terapia esteroide um diagnóstico definitivo requer um escore > 7, enquanto um diagnóstico provável requer um escore ≥ 6.
HAI, hepatite autoimune; AAN, anticorpo antinuclear; AML, anticorpo de musculatura lisa; MFR, microssomal fígado-rim (anticorpo); AHS, antígeno hepático solúvel; IgG, imunoglobulina G.
Adaptada, com permissão, de Hennes EM, Zeniya M, Czaja AJ, et al. Autoimmune, cholestatic and biliary disease: simplified criteria for the diagnosis of autoimmune hepatitis. *Hepatology*. 2008;48:169-176. [PMID: 18537184]

Informações históricas ajudam a elucidar as potenciais causas de hepatite induzidas por toxinas, incluindo álcool. Avaliações sorológicas ajudam a eliminar hepatite viral e doenças hepáticas hereditárias (p. ex., doença de Wilson, hemocromatose, deficiência de α_1-antitripsina). Além disto, a colangite esclerosante primária e a cirrose biliar primária precisam ser excluídas. A história pessoal e familiar de HAI deve ser pesquisada.

A. Sinais e sintomas

Os sintomas iniciais mais comuns são fadiga (vista em 87% dos pacientes), urina escura e fezes claras (77%), dor no quadrante superior direito (48%) e anorexia (30%). Os achados do exame físico incluem hepatomegalia (vista em 78% dos pacientes), angiomas em formato de aranhas (58%), baço palpável (40%), íctero escleral (46%), ascite (20%) e encefalopatia (14%).

A HAI está associada a outros distúrbios autoimunes. Entre os mais comuns temos a tireoidite autoimune, a artrite reumatoide e a colite ulcerativa. Condições adicionais, apesar de raras, incluem o diabetes melito dependente de insulina, síndrome de Sjögren, doença de Graves, dermatite herpetiforme, vitiligo, miastenia grave, anemia perniciosa e espru celíaco.

B. Achados laboratoriais

A apresentação da HAI é variável. A HAI severa caracteriza-se por uma elevação acentuada das transaminases (> 10 vezes o limite superior do normal) é a apresentação em cerca de 40% dos pacientes. Cerca de 3% desses pacientes têm insuficiência hepática na apresentação. Por volta de 40% daqueles com doença HAI severa não tratada morre em 6 meses; 40% dos sobreviventes são cirróticos na apresentação e 54% apresentam varizes em 2 anos. A mortalidade para 5 anos é de aproximadamente 58%. Nos pacientes com nível de alanina aminotransferase (ALT) 10 vezes o limite superior normal ou gamaglobulinas séricas 3 vezes o limite superior normal ou que apresentam necrose em ponte na histologia, 82% são cirróticos dentro de 5 anos, e a mortalidade é de 45% durante esse período de tempo.

C. Achados histológicos

A biópsia hepática deve ser realizada e a avaliação histológica resultante deve ser consistente com os achados sabidamente presentes na HAI. Achados consistentes com hepatite na interface, e a presença de um infiltrado linfoplasmacítico na área portal, são pistas confiáveis e achados histológicos úteis. Alterações histológicas sugestivas de doença do trato biliar (p. ex., granulomas), conforme vistas em pacientes com cirrose biliar primária, não devem estar presentes na forma canônica de HAI.

D. Critérios diagnósticos

Entre os pacientes nos quais o diagnóstico não é direto, a resposta aos corticosteroides pode auxiliar determinar se a HAI é provável. Como resultado das discrepâncias de dificuldades no diagnóstico, um sistema de classificação para a HAI foi criado. Um sistema de classificação original desenvolvido por Alvarez *et al.* foi considerado confuso por várias pessoas. Uma versão revisada e simplificada desse sistema de classificação é apresentada na Tabela 40-1. Antes do tratamento com corticosteroides, um diagnóstico definido implica um escore > 7; um diagnóstico provável implica um escore ≥ 6.

Alvarez F, Berg PA, Bianchi FB, et al. International Autoimmune Hepatitis Group Report: review of criteria for diagnosis of autoimmune hepatitis. *J Hepatol.* 1999;31:929–938. [PMID: 10580593]

Hennes EM, Zeniya M, Czaja AJ, et al. Autoimmune, cholestatic and biliary disease: simplified criteria for the diagnosis of autoimmune hepatitis. *Hepatology.* 2008;48:169–176. [PMID: 18537184]

Diagnóstico diferencial

O diagnóstico diferencial da HAI inclui várias formas de hepatite aguda e crônica, como hepatite induzida por toxinas, hepatite hepatotrópica (hepatites pelos vírus A–E) e hepatite viral não hepatotrófica (citomegalovírus, vírus de Epstein-Barr, vírus do herpes simples e vírus da varicela), distúrbios metabólicos do fígado como NASH e distúrbios hepáticos hereditários, como a hemocromatose, doença de Wilson e deficiência de α_1-antitripsina.

Tratamento

A base do tratamento é o uso de agentes imunossupressivos (Tabela 40-2). A indução da remissão deve incluir corticosteroides. Agentes imunorregulatórios não esteroidais como a azatioprina e o micofenolato mofetil podem ser utilizados para a manutenção.

Em três pesquisas clínicas randomizadas distintas em adultos com HAI severa, aqueles que receberam prednisona como parte da terapia inicial apresentaram melhora clínica e histológica, além de menor mortalidade quando comparados com aqueles que não receberam o medicamento. A Tabela 40-3 resume os resultados clínicos de duas pesquisas publicadas. A melhora nos índices também ocorre em pacientes que já apresentam cirrose no momento do diagnóstico. Como resultado, os corticosteroides permanecem a terapia padrão para HAI, tanto utilizados isoladamente como em combinação com azatioprina.

Tabela 40-2. Tratamento da hepatite autoimune.

Agente	Dose	Efeitos adversos
Prednisona	40-60 mg/dia com retirada progressiva subsequente	Aparência cushingoide Diabetes melito Hipertensão Osteopenia
Budesonida	3 mg 2-3 vezes ao dia	Os mesmos descritos para a prednisona, mas acentuadamente menores em grau e frequência
Azatioprina	50-100 mg/dia (1-2 mg/kg/dia)	Leucopenia Hepatite medicamentosa Pancreatite Desconforto gastrointestinal
Microfenolato mofetil	1 g 2 vezes ao dia	Leucopenia Diarreia/colite Náusea
Ciclosporina	3-5 mg/kg/dia	Hipertensão Insuficiência renal
Ciclofosfamida	1-1,5 mg/kg/dia	Cistite Pancitopenia

Tabela 40-3. Resultado clínico do uso da prednisona na hepatite autoimune.

Soloway *et al.*[a]		
Evento clínico	**Prednisona ou prednisona e azatioprina (35 pacientes)**	**Azatioprina ou placebo (28 pacientes)**
Morte em 6 meses	1	12
Hemorragia de varizes de esôfago	0	3
Resolução da ascite	5	0
Desenvolvimento de ascite	1	12
Murray-Lyon *et al.*[b]		
Evento clínico	**Prednisona (22 pacientes)**	**Azatioprina (25 pacientes)**
Morte em 2 anos	1	6
Hemorragia de varizes de esôfago	0	5

[a]Dados de Soloway RD, Summerskill WH, Baggenstoss AH, et al. Clinical, biochemical, and histological remission of severe chronic active liver disease: a controlled study of treatments and early prognosis. *Gastroenterology*. 1972;63:820-833. [PMID: 4538724]
[b]Dados de Murray-Lyon IM, Stern RB, Williams R. Controlled trial of prednisone and azathioprine in active chronic hepatitis. *Lancet*. 1973;1:735-737. [PMID: 4121073]

Apesar de a terapia ser efetiva, os efeitos adversos da terapia com corticosteroides incluem osteopenia, diabetes melito, hipertensão e síndrome de Cushing. A budesonida (um glicocorticoide com alta eliminação de primeira passagem pelo fígado) e deflazacort (um derivado da prednisolona com menor risco de osteopenia e diabetes melito) foram utilizados para ajudar a limitar os efeitos adversos associados a prednisona. Até recentemente, não houve evidência suficiente que quaisquer desses glicocorticoides fossem equivalentes ou superiores à prednisona. Entretanto, um estudo recente mostrou que a budesonida em combinação com a azatioprina foi superior ao regime de retirada progressiva de prednisona e azatioprina na indução e manutenção da remissão em pacientes com HAI não cirrótica.

A azatioprina foi utilizada como monoterapia para o tratamento da HAI, mas somente após a remissão ter sido induzida e mantida, com a retirada progressiva dos corticosteroides. Muitos profissionais não utilizam a azatioprina isoladamente, a menos que haja algum motivo convincente para evitar corticosteroides, pois os corticosteroides são superiores a vários outros imunomoduladores para a indução da remissão. Efeitos adversos potenciais da azatioprina incluem leucopenia, pancreatite e hepatite medicamentosa.

A ciclosporina tem sido utilizada com alguns resultados promissores, especialmente em crianças, devido às preocupações quanto a efeitos adversos dos esteroides. A melhora bioquímica, evidenciada pela diminuição dos níveis de ALT e gamaglobulina e elevação da albumina, é observada com frequência. Observa-se melhora na velocidade média de crescimento e os efeitos adversos (hipertensão e dano renal) são mínimos quando os níveis séricos são mantidos baixos.

O micofenolato foi tentado como terapia de resgate em pacientes com HAI. Ele normaliza a ALT e melhora a capacidade da diminuição progressiva da prednisona para doses mais baixas. Além disso, a histologia melhora e o medicamento é bem tolerado, exceto por uma leve leucopenia.

Ciclofosfamida, tacrolimus e metotrexato têm sido utilizados isoladamente ou em combinação com corticosteroides com sucesso limitado.

Manns, MP, Czaja AJ, Gorham JD, et al. Diagnosis and management of autoimmune hepatitis. *Hepatology*. 2010;51:2193–2213. [PMID: 20513004]

Manns MP, Woynarowski M, Kreisel W, et al. Budesonide induces remission more effectively than prednisone in a controlled trial of patients with autoimmune hepatitis. *Gastroenterology*. 2010;139:1198–1206. [PMID: 20600032]

Prognóstico

A resposta à prednisona é excelente, com 80–100% dos pacientes respondendo. Mesmo entre pacientes cirróticos, a reversão dos sinais de descompensação (ascite, icterícia, coagulopatia) pode ocorrer com o tratamento. A falha em diminuir a bilirrubina para menos de 15 mg após 2 semanas de terapia com corticosteroides sugere um prognóstico muito ruim.

Para muitos pacientes com HAI, uma terapia imunossupressiva por toda a vida geralmente tem sido a norma. Isso levou os investigadores a questionar se a remissão pode ser mantida em alguns pacientes após a retirada completa da terapia. Sem dúvida, estudos sugerem que entre 10–40% das pessoas permanecem em remissão após a suspensão da terapia. Índices laboratoriais, AST, ALT, bilirrubina e gamablobulina devem estar normais antes que se tente a retirada da terapia medicamentosa.

A recorrência após a suspensão do tratamento não impede a obtenção de uma remissão mantida, apesar de geralmente necessitar da reinstituição de altas doses de terapia esteroide. Os marcadores laboratoriais que se correlacionam com a remissão são níveis séricos de gamaglobulina e estágio da doença fibrótica. Pacientes com níveis acentuadamente elevados de globulina e cirrose estão em maior risco. Muitos profissionais obtêm biópsia hepática para assegurar que não há atividade inflamatória antes de suspender a terapia. Para pacientes que falham com o uso da terapia imunossupressiva, o transplante hepático é uma opção se eles forem considerados candidatos adequados.

Czaja AJ, Menon KV, Carpenter HA. Sustained remission after corticosteroid therapy for type 1 autoimmune hepatitis: a retrospective analysis. *Hepatology*. 2002;35:890–897. [PMID: 11915036]

Feld JJ, Dinh H, Arenovich T, Marcus VA, Wanless IR, Heathcote EJ. Autoimmune hepatitis: effect of symptoms and cirrhosis on natural history and outcome. *Hepatology*. 2005;42:53–62. [PMID: 15954109]

Síndromes de superposição da HAI

Anteriormente HAI foi descrita em sua forma clássica. Entretanto, existem variantes do distúrbio nos quais características sorológicas e clínicas se misturam com outras formas de distúrbios hepáticos crônicos (geralmente com mediação imune). Esses grupos de síndromes são conhecidos como síndromes de superposição. A prevalência das síndromes de superposição entre pacientes com HAI, colangite esclerosante primária (CEP), e cirrose biliar primária (CBP) é estimada em aproximadamente 18%. As duas variantes mais comuns são as superposições HAI-CBP e HAI-CEP.

A. Superposição HAI-CBP

Na maioria desses pacientes, as avaliações sorológicas mostram a presença de anticorpos antimitocondriais (AAMs), mas as características histológicas de HAI estão presentes. Esses pacientes são tratados como uma HAI clássica e apresentam excelente resposta à terapia esteroide. Um segundo grupo de pacientes frequentemente classificados como superposição HAI-CBP é negativo para AAM, positivo para AAN ou AAML, ou ambos, mas apresenta achados histológicos consistentes com CBP. Essa entidade tem sido denominada colangite autoimune ou colangiopatia imune. Muitos profissionais não consideram essa uma síndrome de superposição, mas sim uma forma AAM negativa de CBP. A heterogeneidade desse grupo de distúrbios levou os investigadores a buscarem formas de melhorar a precisão diagnóstica. Um desses estudos concluiu que o uso dos critérios de Paris, que necessitam da presença de 2 entre 3 critérios para o diagnóstico da CBP e HAI foi efetivo para o diagnóstico da superposição HAI/CBP. Para esse estudo, os critérios para CBP foram (1) elevação de 2 vezes na fosfatase alcalina e de 5 vezes na gamaglutamiltransferase, (2) um AAM positivo e (3) biópsia hepática com lesões do duto biliar conforme as observadas na CBP. Para HAI, os critérios diagnósticos foram (1) elevação da ALT em pelo menos 5 vezes o limite superior da normalidade, (2) pelo menos um aumento de 2 vezes no nível IgG ou AAML, (3) biópsia hepática com achados clássicos sugerindo HAI. Esses critérios geraram sensibilidade e especificidade no diagnóstico da superposição HAI/CBP de 92 e 97%, respectivamente.

B. Superposição HAI-CEP

Pacientes com essa síndrome de superposição apresentam achados sorológicos sugestivos de HAI (presença de AAN ou AAML, ou ambos), mas achados radiográficos sugestivos de CEP. Essa entidade deve ser suspeitada em pacientes com diagnóstico clínico de HAI que se apresente com prurido ou achados histológicos de CEP; doença inflamatória intestinal conhecida (especificamente colite ulcerativa) e elevação da fosfatase alcalina. O tratamento desses pacientes é difícil. Corticoides utilizados isoladamente ou em combinação com a azatioprina se mostraram bastante eficazes. O acréscimo do ursodiol aos corticosteroides e azatioprina, entretanto, mostrou-se útil em um pequeno estudo (ver Capítulo 52).

Cjaza AJ. Frequency and nature of the variant syndromes of autoimmune liver disease. *Hepatology.* 1998;28:360–365. [PMID: 9695997]

Floreani A, Rizzotto ER, Ferrara F, et al. Clinical course and outcome of autoimmune hepatitis/primary sclerosing cholangitis overlap syndrome. *Am J Gastroenterol.* 2005;100:1516–1522. [PMID: 15984974]

Talwalkar JA, Keach JC, Angulo P, et al. Overlap of autoimmune hepatitis and Primary biliary cirrhosis: an evaluation of a modified scoring system. *Am J Gastroenterol.* 2002;97:1191–1197. [PMID: 12014727]

Kuiper EM, Zondervan PE, Van Buuren HR. Paris criteria are effective in diagnosis of primary biliary cirrhosis and autoimmune hepatitis overlap syndrome. *Clin Gastroenterol Hepatol.* 2010;8:530–534. [PMID: 20304098]

DOENÇA DE WILSON

CRITÉRIOS DE DIAGNÓSTICO

- Distúrbio autossomicamente herdado do metabolismo do cobre.
- O defeito genético é uma mutação em uma ATPase dependente de cobre tipo P, ATP7B.
- A deposição de cobre em muitos tecidos, com doença hepática e neurológica são as manifestações mais proeminentes.
- Considerar em qualquer pessoa jovem com hepatite crônica ou cirrose.
- O diagnóstico é desafiador e requer a mensuração dos níveis séricos de ceruloplasmina, mensuração do cobre urinário, e um exame oftálmico; todos os três testes são necessários, uma vez que somente 40% dos pacientes apresentam anormalidades em todos os três.
- A biópsia hepática geralmente é necessária para confirmar o estágio da doença.

Considerações gerais

A doença de Wilson é uma patologia rara de dano da excreção biliar de cobre. É um distúrbio autossômico recessivo com prevalência aproximada de 1 em 30.000. O gene defeituoso localiza-se no cromossomo 13 e foi identificado como uma ATPase dependente de cobre do tipo P. O cobre é um cofator para muitas proteínas e é obtido mediante consumo diário. Na média, humanos ingerem entre 2–5 mg por dia, muito acima das necessidades diárias, que são por volta de 0,9 mg por dia. A absorção do cobre ocorre no intestino delgado (duodeno e jejuno proximal), entra na circulação portal, e depois o cobre é utilizado para processos sintéticos no fígado. O excesso de cobre é secretado na bile para eliminação subsequente.

Ala A, Walker AP, Ashkan K, et al. Wilson's disease. *Lancet.* 2007; 369:397–408. [PMID: 17276780]

Patogênese

O gene defeituoso, *ATP7B*, codifica uma proteína transmembrana com dois importantes papéis fisiológicos: (1) transporte de cobre através da membrana canalicular para o trato biliar, e (2) transporte de cobre para a rede trans-Golgi, onde forma complexos com uma proteína de fase reentrante aguda e de ligação ao cobre, a ceruloplasmina. Quando o ATP7B está ausente, o cobre se acumula dentro dos lisossomos da célula e se ausenta das secreções biliares. Isso leva ao acúmulo do cobre hepatocelular. Além disso, como o cobre é necessário para a estabilidade da ceruloplasmina, sua meia-vida é acentuadamente menor nas pessoas com doença de Wilson. O baixo nível de ceruloplasmina em pacientes com doença de Wilson é o motivo para seu uso como um teste de rastreamento (ver a seguir).

Achados clínicos

A doença de Wilson é uma doença de pessoas jovens, que se manifesta mais comumente entre a segunda e a terceira décadas de vida. É incomum que a doença de Wilson se manifeste após os 40 anos de idade e quando isso ocorre, as complicações neurológicas geralmente são os sintomas iniciais principais. A deposição do cobre no tecido hepático pode levar à doença hepática na forma de hepatite crônica ou cirrose, ou pode se apresentar de modo fulminante, conhecido como doença de Wilson fulminante.

A. Doença fulminante

Na doença de Wilson fulminante, observa-se elevação acentuada da transaminase, com nível de aspartato aminotransferase (AST) geralmente superior ao da ALT (AST adicional está presente como resultado da anemia hemolítica Coombs-negativa que acompanha o quadro). A fosfatase alcalina é baixa, icterícia e insuficiência hepática invariavelmente resultam e a sobrevida quase sempre depende da disponibilidade de um transplante hepático.

B. Doença cirrótica

Uma forma mais indolente de doença hepática resulta em cirrose. Os pacientes podem se apresentar com doença compensada ou apresentarem evidências de disfunção hepática no momento do diagnóstico. Sinais físicos de doença hepática avançada são comuns, com angiomas em formato de aranhas, esplenomegalia e ascite.

C. Outras manifestações patológicas

Além da doença hepática, pacientes com doença de Wilson podem apresentar manifestações neurológicas que representam as características iniciais em 40–50% dos pacientes. As manifestações clínicas resultantes ocorrem como consequência da deposição do cobre em muitas partes do cérebro, incluindo, mas não se limitando ao putâmen, globo pálido, núcleo caudado e tálamo. Distúrbios neurológicos associados incluem (1) distúrbio do movimento tipo Parkinson, (2) ataxia, (3) distonia e (4) tremores. Manifestações psiquiátricas também podem ocorrer e, de modo ocasional, podem dominar a apresentação, com declínio do estado de desempenho (p. ex., piora nos resultados escolares) e alterações comportamentais.

Tabela 40-4. Espectro clínico da doença de Wilson.

Órgão afetado	Manifestações clínicas
Fígado	Hepatite crônica Cirrose Insuficiência hepática fulminante
SNC	Espasticidade e rigidez Ataxia Distonia Tremores Alterações comportamentais Diminuição do desempenho pessoal
Oftálmicas	Anéis de Kayser-Fleischer Cataratas em girassol
Hematológicas	Anemia hemolítica Coombs-negativa
Renais	Acidose tubular proximal renal Nefrolitíase Aminoacidúria Hipouricemia
Musculoesqueléticas	Condrocalcinose Osteoartrite Osteomalácia Osteoporose

Além do fígado e do sistema nervoso central, o cobre é depositado em outros locais, levando a uma variedade de manifestações patológicas. A deposição no olho pode resultar nos anéis de Kayser-Fleischer e cataratas em girassol; ambos visíveis nos exames de lâmpada de fenda. O primeiro é um pigmento marrom-dourado no bordo externo da córnea, enquanto o último é visualizado na forma de cataratas multicoloridas. A deposição de cobre também ocorre nos rins, predominantemente túbulos proximais, nos quais uma síndrome tipo Fanconi pode se manifestar. Acidose tubular renal proximal e nefrolitíase são possíveis consequências. Condrocalcinose, osteomalácia e osteoartrite também são comuns nos pacientes com doença de Wilson. A Tabela 40-4 resume o espectro clínico da doença de Wilson.

D. Testes diagnósticos

O diagnóstico da doença de Wilson geralmente é desafiador, mas baseia-se em uma combinação de suspeita clínica e dados laboratoriais. A doença deve ser suspeitada em qualquer pessoa jovem que se apresente com hepatite crônica ativa ou cirrose inexplicada. A ceruloplasmina sérica é um reagente de fase aguda e pode estar normal em aproximadamente 20% dos pacientes com doença de Wilson decorrente de níveis elevados em condições inflamatórias. A despeito disso, o teste de rastreamento inicial é a mensuração da ceruloplasmina sérica.

Nos pacientes com baixos níveis de ceruloplasmina ou naqueles em que há alta suspeita de doença de Wilson, testes adicionais são necessários para a confirmação. Estes incluem exames com lâmpada de fenda para procura de anéis de Kayser-Fleischer e coleta de urina de 24 horas, que demonstrará excreção urinária elevada de cobre (> 100 mcg/24 h). Anormalidades em todos os três testes – ceruloplasmina, exame com a lâmpada de fenda e mensuração do cobre urinário – estão presentes em cerca de somente 40% dos pacientes.

Para alguns pacientes uma biópsia hepática é necessária e pode demonstrar evidências histológicas de deposição de cobre dentro do fígado. Além disso, a mensuração do conteúdo de cobre no tecido hepático pode demonstrar níveis elevados de cobre (normalmente ~55 mcg de cobre/g de fígado seco *versus* > 250 mcg de cobre/g de fígado seco na doença de Wilson). Essa mensuração geralmente é útil quando existem dúvidas sobre o diagnóstico.

Apesar de o locos genético ser conhecido, a análise mutacional não é amplamente utilizada em situações clínicas porque foram identificadas várias mutações. A mutação mais comum, uma substituição da histidina pela glutamina no aminoácido 1069 da sequência de codificação (H1069Q), está presente em 30% dos pacientes com doença de Wilson. Apesar do uso disseminado dos testes genéticos na clínica não ser comum, a identificação de uma mutação dentro de uma família ajuda no rastreamento de parentes do caso em questão.

Ferenci P, Czlokowska A, Merle U, et al. Late-onset Wilson's disease. *Gastroenterology*. 2007;132:1294–1298. [PMID: 17433323]

Page RA, Davie CA, MacManus D, et al. Clinical correlation of brain MRI and MRS abnormalities in patients with Wilson disease. *Neurology*. 2004;63:638–643. [PMID: 15326235]

Roberts EA, Schilsky ML. Diagnosis and treatment of Wilson's disease: an update. *Hepatology*. 2008;47:2089–2111. [PMID: 18506894]

Diagnóstico diferencial

O diagnóstico diferencial da doença de Wilson inclui as hepatites aguda e crônica e depende da forma de apresentação. Nos pacientes com doença de Wilson fulminante, lesão tóxica aguda, hepatite viral aguda, lesão vascular hepática aguda e HAI devem ser consideradas. Para aqueles que se apresentam com hepatite crônica, as considerações devem incluir lesão tóxica, hepatite viral crônica, NASH, outros distúrbios hepáticos hereditários e HAI.

Tratamento

O tratamento da doença de Wilson é direcionado para a mobilização do cobre tecidual acumulado (Tabela 40-5). Ao mesmo tempo, tentativas devem ser feitas para prevenir contra uma absorção ainda maior de cobre através do trato gastrointestinal. O primeiro objetivo é atingido pelo uso de agentes quelantes como a D-penicilamina e trientina. Esses agentes se ligam ao cobre tecidual e levam à eliminação através do trato urinário.

A D-penicilamina é o primeiro agente de escolha, apesar de seu uso algumas vezes ser limitado pelos efeitos adversos, os quais incluem reações alérgicas de hipersensibilidade, proteinúria, imunossupressão e uma pletora de alterações dermatológicas. A penicilamina também interfere com o metabolismo da piridoxina, de modo que é comum o suplemento de vitamina B_6, especialmente em crianças e em gestantes.

Tabela 40-5. Tratamento da doença de Wilson.

Agente	Dose inicial	Dose de manutenção	Comentário
Penicilamina	Adulto: 250-500 mg/dia até um máximo de 1.200-1.500 mg/dia divididos em 2-4 doses. Crianças: 20 mg/kg/dia	Adulto: 750-1.000 mg/dia divididos em 2 doses	Administrar 1 h ou 2 h após alimentações Muitos possíveis efeitos adversos de início agudo e retardado Monitorar: hemograma completo, proteinúria Administrar vitamina B_6, 50 mg por semana
Trientina	Adulto: 1.200-800 mg/dia divididos em 2-3 doses Crianças: 20 mg/kg/dia	Adulto: 900-1.200 mg/dia divididos em 2-3 doses	Administrar 1 h antes ou 2 h após alimentações Menos efeitos adversos do que a penicilamina Segurança na gravidez não estabelecida
Zinco	150 mg (elementar) divididos em 3 doses	A mesma	Seguro na gestação Algumas preparações podem causar desconforto gastrointestinal

Nos pacientes incapazes de tolerar a D-penicilamina, deve se utilizar trientina. Zinco, que compete com o cobre pela absorção intestinal e, portanto, reduz a quantidade de cobre a ser absorvida, também é uma opção terapêutica amplamente utilizada. Estudos recentes sugerem que a monoterapia com zinco não é tão eficaz quanto agentes quelantes na prevenção da deterioração hepática nos pacientes com doença de Wilson. Para esses pacientes nos quais o zinco é utilizado, muitas preparações estão disponíveis, e um desconforto gastrointestinal está associado especialmente a forma acetato.

Finalmente, instruções sobre a dieta devem orientar sobre a não utilização de alimentos ricos em cobre, que incluem fígado, chocolate, frutos do mar e nozes.

Roberts EA, Schilsky ML. Diagnosis and treatment of Wilson's disease: an update. *Hepatology*. 2008;47:2089–2111. [PMID: 18506894]

Weiss KH, Gotthardt DN, Klemm D, et al. Zinc monotherapy is not as effective as chelating agents in the treatment of Wilson's Disease. *Gastroenterology*. Dec 23,2010. epub ahead of print.

DEFICIÊNCIA DE α_1-ANTITRIPSINA

CRITÉRIOS DE DIAGNÓSTICO

- Doença autossômica codominante que resulta de defeitos no gene *SERPINA1*.
- Produz um espectro de doença; complicações hepáticas, pulmonares, hematológicas e dermatológicas são possíveis.
- As complicações hepáticas geralmente resultam da deposição de uma mutação fracamente degradável da α_1-antitripsina (α_1-AT) nos hepatócitos.
- O diagnóstico é feito pela mensuração dos níveis séricos de α_1-AT seguida pela tipagem pi para alelos mutantes.
- A biópsia hepática mostra característicos grânulos PAS-positivos resistentes à diastase.

Considerações gerais

A deficiência de α_1-antitripsina é uma doença autossômica codominante que afeta aproximadamente 1 entre 2.000–5.000 pessoas. É mais comum em descendentes de pessoas do norte europeu.

Stoller JK, Aboussouan LS. Alpha1-antitrypsin deficiency. *Lancet*. 2005;365:2225–2236. [PMID: 15978931]

Patogênese

Até o momento mais de 100 alelos mutantes do gene responsável *SERPINA1* foram identificados e implicados no pulmão, fígado ou doença hematológica. Os alelos caracterizam-se fenotipicamente com base em sua migração em géis de gradiente de pH, com variantes de migração mais rápida, A (anodal) até variantes de migração mais lenta, Z. Normalmente, os alelos migrantes são denotados como M; assim, indivíduos homozigotos para o defeito genético são denotados como MM. Indivíduos com alelos ZZ possuem severa deficiência de α_1-antitripsina (α_1-AT).

Funcionalmente os alelos α_1-AT podem ser categorizados em quatro grandes grupos:

1. Normal, com níveis de α_1-AT superiores a 80 mg/dL.
2. Deficiência de alelos caracterizada por níveis séricos de α_1-AT inferiores a 80 mg/dL ou atividade reduzida (p. ex., alelos Z). O alelo Z é a variante de deficiência mais comum, responsável por 95% de todas as deficiências de α_1-AT. Uma mutação única da lisina para glutamato na posição 342 é a responsável.
3. Variantes nulas nas quais há ausência completa de α_1-AT.
4. Variantes disfuncionais nas quais a proteína mutante resulta em uma nova função, como o alelo *Pittsburgh*, que atua como um inibidor da trombina.

Lomas DA, Mahadeva R. Alpha 1-antitrypsin polymerization and the serpinopathies: pathobiology and prospects for therapy. *J Clin Invest*. 2002;110:1585–1590. [PMID: 12464660]

Achados clínicos

A. Sinais e sintomas

A deficiência de α_1-antitripsina causa vários problemas clínicos crônicos significantes, incluindo enfisema, que ocorre principalmente entre a quarta e quinta décadas de vida como resultado da atividade sem oposição da elastase dos leucócitos. Essa doença pulmonar é acelerada em pacientes que fumam. Uma segunda entidade clínica é a paniculite, que se caracteriza pelo surgimento de nódulos cutâneos dolorosos em locais de trauma. Além disso, problemas hematológicos podem ocorrer em pessoas que possuem o alelo *Pittsburgh* conforme destacado anteriormente.

A doença hepática crônica, ao contrário da doença hepática associada, ocorre em decorrência do acúmulo de uma proteína mutante insolúvel e não degradável dentro dos hepatócitos. O espectro das anormalidades hepáticas inclui hepatite, cirrose, e carcinoma hepatocelular. Entre os pacientes com hepatite crônica, o risco de cirrose foi estimado entre 12–50%. Mais de 25% dos pacientes com hepatite neonatal morrem na primeira década de vida.

B. Achados laboratoriais

A avaliação dos níveis de α_1-AT geralmente é a primeira etapa na avaliação diagnóstica de pacientes com suspeita de deficiência de α_1-AT. Para os indivíduos com baixos níveis circulantes de α_1-AT, a tipagem pi é realizada a seguir para a pesquisa por alelos anormais que possam levar tanto a ausência quanto a formas anormais de α_1-AT. Para pacientes com doença hepática, a avaliação histológica de amostras de biópsia hepática demonstram a presença de glóbulos que são positivos para ácido periódico Schiff e resistentes à diastase.

American Thoracic Society; European Respiratory Society. American Thoracic Society/European Respiratory Society statement: standards for the diagnosis and management of individuals with alpha-1 antitrypsin deficiency. *Am J Respir Crit Care Med.* 2003;168:818–900. [PMID: 14522813]

Diagnóstico diferencial

O diagnóstico diferencial é o mesmo que de outras formas de hepatite crônica, conforme abordado anteriormente.

Tratamento

A única terapia efetiva para a doença hepática é o transplante na cirrose avançada. Entretanto, a α_1-antitripsina recombinante pode ser utilizada em pacientes cuja apresentação principal é o enfisema.

Terapias futuras: em um modelo em camundongo de doença hepática causada por agregados de AIAT enovelado, o peso do enovelamento proteico e o grau de fibrose hepática podem ser reduzidos pelo uso do medicamento carbamazepina que potencializa a autofagia. Esses estudos sugerem que esses grupos de potencializadores da autofagia podem se mostrar úteis no tratamento de pessoas com doença hepática α_1-antitripsina.

Hidvegi T, Ewing M, Hale P, et al. An autophagy-enhancing drug promotes degradation of mutant alpha1-antitrypsin Z and reduces hepatic fibrosis. *Science.* 2010;329:229–232. [PMID: 20522742]

Perlmutter D. Alpha-1-antitrypsin deficiency: importance of proteasomal and autophagic degradative pathways in disposal of liver disease-associated protein aggregates. *Ann Rev Med.* 2010. epub ahead of print [PMID: 20707674]

Hemocromatose hereditária

41

Benjamin Smith, MD
Norman D. Grace, MD

CRITÉRIOS DE DIAGNÓSTICO

- Classicamente, a hemocromatose diz respeito a uma sobrecarga de ferro genética mediada pelo *HFE*, mas várias síndromes de sobrecarga de ferro mediadas geneticamente foram descritas.
- A C282Y é a mutação maior e H63D a mutação menor do gene *HFE*; indivíduos com duas cópias do C282Y ou uma cópia de ambas as mutações (heterozigoto composto) estão em risco para sobrecarga de ferro.
- A deposição excessiva de ferro nos tecidos leva a dano em órgão terminal; a hemocromatose avançada tipicamente envolve o fígado primeiro, mas também pode envolver o pâncreas, coração, glândula pituitária e outros órgãos.
- A maioria dos pacientes é identificada por rastreamento laboratorial ou história familiar e são assintomáticos no momento do diagnóstico.
- Pacientes sintomáticos geralmente se apresentam com queixas inespecíficas de fadiga, artralgias e dor abdominal.
- Os estudos de rastreamento incluem capacidade de ligação do ferro sérico/ferro total (anormal se > 45% em mulheres, > 50% em homens) e ferritina sérica (anormal se > 200 mcg/dL em mulheres, > 300 mcg/dL em homens); se um dos testes for positivo, o teste genético deve ser solicitado.
- A biópsia hepática para avaliar a concentração de ferro e o índice de ferro hepático estão indicados se a ferritina sérica for > 1.000 mcg/dL, os testes hepáticos forem anormais ou uma hepatomegalia seja observada no exame físico.

Considerações gerais

Oitenta por cento dos casos clinicamente estabelecidos de hemocromatose em todo o mundo e mais de 90% dos casos nos Estados Unidos resultam da herança autossômica recessiva de duas cópias da mutação maior (C282Y) do gene *HFE*. Indivíduos com esse genótipo são descritos como homozigotos C282Y. Dez a 15% das populações caucasianas são heterozigotas, possuindo uma cópia da mutação maior. Acredita-se que essa mutação tenha se originado há mais de 6.000 anos entre ancestrais célticos ou vikings. Foi postulado que a mutação pode representar potencial vantagem seletiva, prevenindo contra a deficiência de ferro na presença de fontes escassas, como a carne vermelha.

As estimativas de prevalência para homozigotos para a mutação C282Y nas populações descendentes do norte europeu são de 1 em 260 pessoas. Os índices de prevalência variam entre os gêneros e etnias. A doença é mais comum entre os homens, atribuído ao maior consumo de ferro na dieta, bem como às perdas de ferro nas mulheres durante os períodos menstruais. A doença raramente é observada em afro-americanos, americanos hispânicos e asiáticos. Aproximadamente 90–95% dos casos de hemocromatose relacionada com *HFE* nos Estados Unidos estão relacionados com homozigosidade para C282Y e 80% nas populações europeias (EASL, p. 4).

Uma cópia da mutação H63D, a mutação menor do gene *HFE*, pode ser encontrada em 15–40% das populações caucasianas. Aproximadamente 4% dos casos de hemocromatose resultam da herança de uma cópia da mutação maior, C282Y e uma cópia da mutação menor, H63D. Esses indivíduos são descritos como heterozigotos compostos. Entretanto, a grande maioria dos heterozigotos compostos não desenvolverá uma sobrecarga de ferro clinicamente significante. O risco está estimado em 200 vezes inferior do que nos homozigotos C282Y. Os homozigotos H63D tipicamente não desenvolvem sobrecarga de ferro clinicamente significante. Indivíduos com esse genótipo podem apresentar saturação elevada da transferrina, mas uma ferritina elevada deve desencadear uma pesquisa por causas secundárias de sobrecarga de ferro.

A expressão fenotípica desses estados genéticos alterados é variável e, como resultado, a proporção de pacientes que desenvolve hemocromatose clinicamente significante permanece obscura. Estima-se que 38–50% dos homozigotos C282Y desenvolverão sobrecarga de ferro, mas somente 10–33% manifestarão morbidade relacionada com hemocromatose. Homens apresentam maior probabilidade do que mulheres para desenvolver doença relacionada com sobrecarga de ferro (28 *versus* 1%). A maioria dos indivíduos que desenvolvem dano em órgão terminal provavelmente apresenta cofatores como ingestão significante de álcool ou NASH. No geral, causas secundárias de sobrecarga de ferro ainda são mais comuns do que as síndromes de sobrecarga primária de ferro.

Allen KJ, Gurrin LC, Constantine CC, et al. Iron-overload-related disease in HFE hereditary hemochromatosis. *N Engl J Med.* 2008;358:221–230. [PMID: 18199861]

Jackson HA, Carter K, Darke C, et al. HFE mutations, iron deficiency and overload in 10,500 blood donors. *Br J Haematol.* 2001;114:474–484. [PMID: 11529872]

Patogênese

A. Metabolismo normal do ferro

A quantidade de ferro corporal total é regulada de modo intensivo e estimada em aproximadamente 3 g nas mulheres e 5 g nos homens. A maior parte do ferro está incorporada às hemácias. O restante fica armazenado no fígado e uma pequena quantidade na musculatura esquelética. Quase toda a absorção do ferro ocorre no duodeno. Depois que o ferro é absorvido, ele circula ligado à proteína carreadora transferrina para distribuição aos tecidos. Além de captar o ferro inorgânico dessa forma, os enterócitos duodenais também podem captar o ferro na forma heme.

A maior parte do ferro circulante é levada para sítios de eritopoiese, onde é incorporado à hemoglobina para desenvolver eritrons. O fígado serve como um reservatório de armazenagem que libera o ferro na circulação de acordo com a necessidade. Conforme as hemácias envelhecem, elas são fagocitadas pelos macrófagos, que, a seguir, processam e liberam o ferro para reciclagem em novas células em desenvolvimento em velocidade controlada.

A quantidade de ferro absorvida a partir dos alimentos pode ser ajustada rapidamente quando o excesso de ferro é perdido ou utilizado, como nos casos de menstruação, gestação ou sangramento gastrointestinal. Pequenas quantidades de ferro, na ordem de 1–2 mg/dia, são perdidas conforme células dos tratos gastrointestinal e urogenital são depostas. Uma quantidade adicional de 1–2 mg de ferro é perdida diariamente por mulheres durante o período reprodutivo. Entretanto, o corpo humano não possui mecanismo fisiológico efetivo para a excreção do excesso de ferro. Os enterócitos duodenais podem absorver quantidades suficientes de ferro para repor as perdas, mas não podem absorver ferro em excesso.

Os enterócitos duodenais, hepatócitos e macrófagos parecem desempenhar papéis importantes na homeostase do ferro. Como eles atuam em sítios distantes entre si, foi teorizado que eles se comunicam por meio de hormônio ou hormônios. Vários fatores influenciam a absorção do ferro, incluindo fatores sistêmicos e intestinais. Fatores sistêmicos incluem o nível de ferro corporal armazenado, atividade eritopoiética, concentração de hemoglobina, e saturação de oxigênio, bem como a presença ou ausência de citocinas inflamatórias. Fatores intestinais incluem insuficiência pancreática e distúrbios no pH. Distúrbios no metabolismo do ferro se desenvolvem quando estados patológicos superam os mecanismos homeostáticos. Por exemplo, infecções ou inflamação crônica induzem o sequestro de ferro pelos macrófagos e sinalizam diminuição da absorção de ferro, levando à anemia da doença crônica. Inversamente, distúrbios da eritropoiese, como talassemias, liberam sinais que promovem a absorção de ferro, desenvolvendo eritrons que superam os sinais inibitórios gerados pelo acúmulo excessivo de reservas de ferro.

Sharma N, Butterworth J, Cooper BT, et al. The emerging role of the liver in iron metabolism. *Am J Gastroenterol.* 2005;100: 201–206. [PMID: 15654801]

B. Hemocromatose hereditária

Na hemocromatose hereditária, uma ou mais mutações genéticas levam a um excesso de absorção de ferro em relação às reservas corporais de ferro. O excesso de ferro é armazenado inicialmente no fígado mas, se essa condição não for reconhecida e tratada, o ferro pode se depositar em vários órgãos finais, quando a capacidade de armazenagem do fígado se esgota, levando à expressão fenotípica da doença. A deposição de ferro em outros tecidos é observada quando as reservas corporais totais atingem 4,5 g com níveis hepáticos > 400 mcg/g de tecido.

Em 1996, Feder *et al.* publicaram a descoberta de um gene candidato à hemocromatose, localizado no braço curto do cromossomo 6, atualmente chamado *HFE*. Conforme destacado anteriormente, duas mutações são reconhecidas no momento. A mutação maior resulta de uma substituição da tirosina pela cisteína na posição do aminoácido 282 no gene e é abreviada como Cys282Tyr ou simplesmente C282Y. A mutação menor resulta da substituição de um aspartato por histidina na posição do aminoácido 63 e é abreviada como His63Asp ou simplesmente H63D.

Feder JN, Gnirke A, Thomas W, et al. A novel MHC class I-like gene is mutated in patients with hereditary hemochromatosis. *Nat Genet.* 1996;13:399–408. [PMID: 8696333]

C. Fisiopatologia da sobrecarga de ferro na hemocromatose hereditária

No modelo inicial para sobrecarga de ferro na hemocromatose relacionada com *HFE* postula-se que a mutação *HFE* atuou no nível das criptas das células duodenais. Essas células elaboram transportadores de ferro (DMT-1), conforme se diferenciam e migram na direção da ponta da vilosidade (Figura 41-1). Dentro desse modelo, também chamado de programação da cripta, as células da cripta "avaliam" ou "sentem" corretamente a quantidade de ferro na circulação através da captação *HFE* dependente do ferro ligado à transferrina na membrana basolateral e, consequentemente, programa a produção do número apropriado de transportadores na célula em diferenciação. A mutação *HFE* desabilita a captação normal do ferro pelas células em formação da cripta, levando a uma "sensação" incorreta de um estado de deficiente de ferro e programação de um número excessivo de transportadores de ferro (Figura 41-2).

O modelo de programação da cripta foi questionado por dados experimentais recentes. Alterações na absorção de ferro ocorrem dentro de horas após uma mudança no *status* do ferro, enquanto a maturação dos enterócitos leva dias. Além disso, outras formas de sobrecarga de ferro, como a hemocromatose juvenil, ocorrem na ausência de mutações *HFE*. Isso sugere a existência de outros fatores com um papel mais fundamental na homeostase do ferro.

Investigadores desviaram seus focos do duodeno para o fígado, onde a proteína hepcidina atualmente é considerada o regulador-chave da absorção do ferro. Ela foi inicialmente descrita por Park *et al.*, que a batizaram de acordo com seu sítio de síntese no fígado e suas propriedades antibacterianas. A hepcidina é um peptídeo de 25 aminoácidos codificado pelo gene *HAMP*. Existe uma relação inversa entre o nível de hepcidina e a absorção de ferro. Em modelos de hemocromatose hereditária estudados em camundongos, a diminuição da produção de hepcidina pelo silenciamento da codificação da hepcidina pelo gene *HAMP* resulta em severa sobrecarga de ferro. No camundongo com deficiência de ferro, a produção de hepcidina também está elevada,

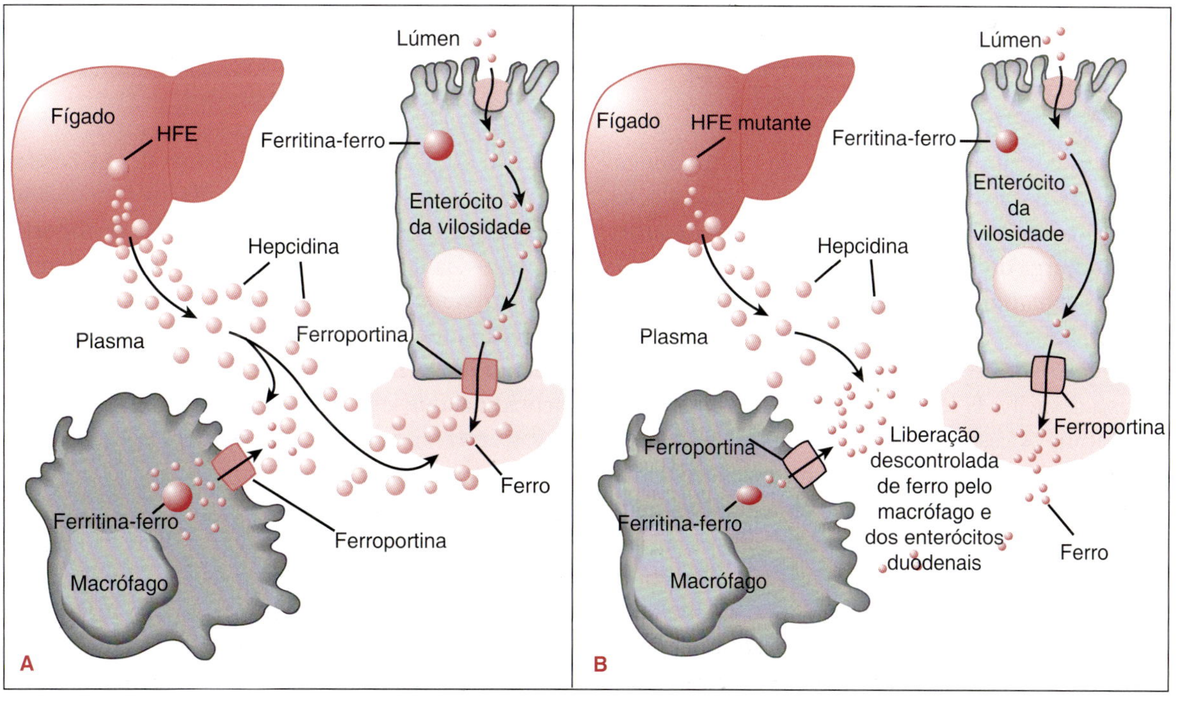

▲ **Figura 41-1.** Modelo da hepcidina. A hepcidina normalmente funciona como uma proteína regulatória, inibindo a liberação do ferro pelos enterócitos das vilosidades e macrófagos, que por sua vez inibem a absorção do ferro. **A:** Normal. **B:** Hemocromatose relacionada com *HFE*. (Adaptada, com permissão, de Pietrangelo A. Hereditary hemochromatosis — a new look at an old disease. *N Engl J Med.* 2004;350:2389.)

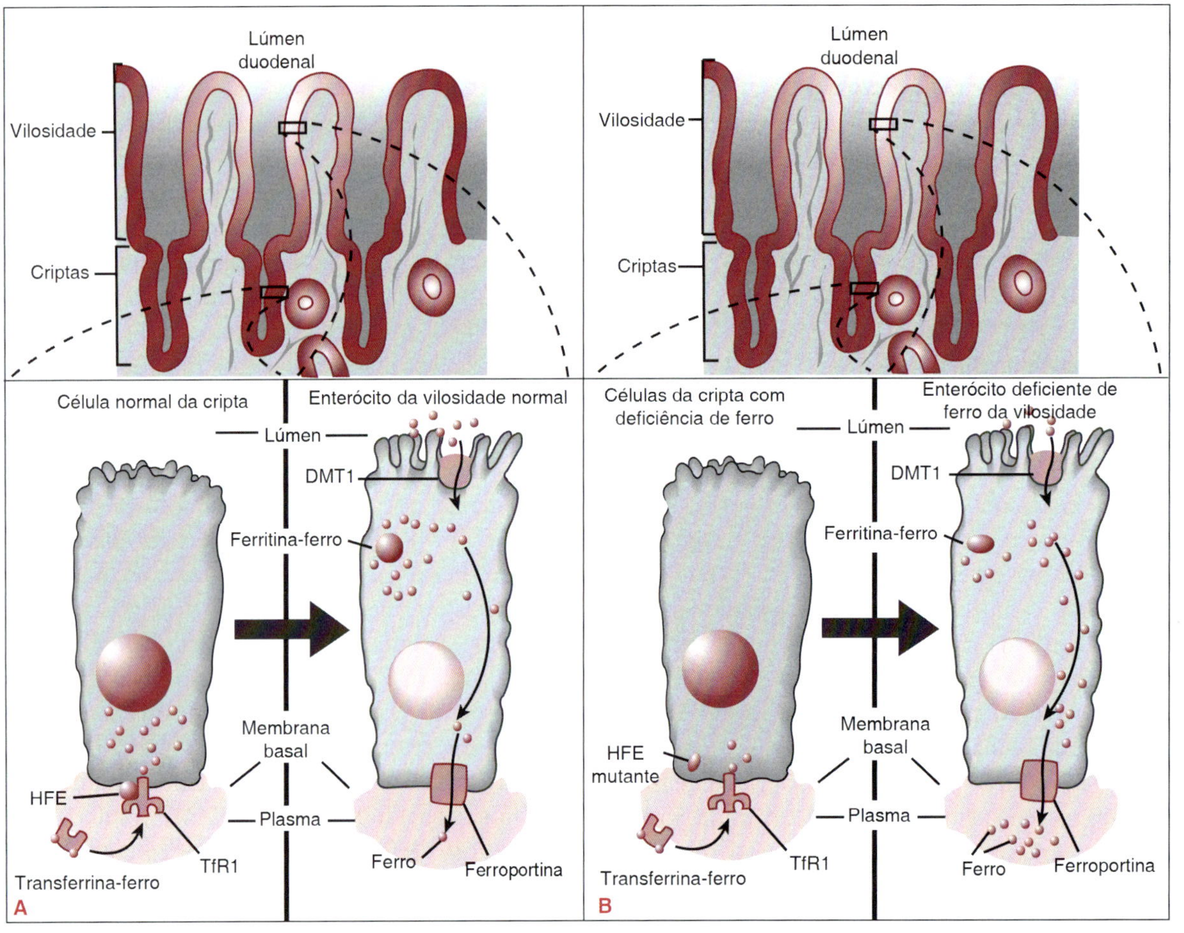

▲ **Figura 41-2.** Modelo de programação da cripta. A mutação *HFE* interfere com a captação duodenal de ferro. **A:** Normal. **B:** Hemocromatose relacionada com *HFE*. (Adaptado com permissão, de Pietrangelo A. Hereditary hemochromatosis — a new look at an old disease. *N Engl J Med.* 2004;350:2389.)

levando a maior absorção de ferro. No camundongo *knockout HFE* com sobrecarga de ferro, a estimulação da produção de hepcidina reverte de modo bem-sucedido a sobrecarga de ferro.

Similarmente, humanos com hemocromatose hereditária relacionada com o *HFE* apresentam baixos níveis de RNAm da hepcidina em espécimes de biópsias hepáticas a despeito da sobrecarga de ferro. Weinstein *et al.* publicaram os casos de dois pacientes com grandes adenomas hepáticos. Eles expressavam excessivamente hepcidina e se apresentaram com severa anemia microcítica. A ressecção das massas reverteu as anormalidades hematológicas.

A hepcidina parece possuir vários alvos. O alvo primário é a ferroportina, o principal exportador de ferro pelas células de mamíferos como os enterócitos duodenais. Quando a hepcidina se liga à ferroportina na superfície celular basolateral dos enterócitos, isso leva a internalização e degradação da ferroportina, o que, por sua vez, limita a exportação de ferro pelos enterócitos, levando ao acúmulo de ferro dentro dessas células e a menor absorção de ferro. Macrófagos reticuloendoteliais também possuem receptores para a ferroportina, e os efeitos da hepcidina são considerados similares.

O mecanismo pelo qual as mutações *HFE* levam à sobrecarga de ferro ainda não é completamente compreendido. As mutações *HFE* levam a baixos níveis de hepcidina, que leva à liberação não controlada de ferro pelos enterócitos duodenais e macrófagos, a qual, por sua vez, leva à absorção descontrolada de ferro e ao fenótipo da hemocromatose (ver Figura 41-2). Entretanto, as vias pelas quais as mutações *HFE* diminuem os níveis de hepcidina ainda não foram elucidadas. Uma teoria é que o *HFE* é um participante no sensoriamento do hepatócito sobre o *status* do ferro corporal, talvez uma parte da unidade de sensoriamento do hepatócito junto com o TfR1 e TfR2. Os hepatócitos elaboram receptores TfR2 em suas superfícies que podem ligar-se à transferrina diférrica (Tf) no sangue portal, possivelmente fazendo o sensoriamento do nível circulante do ferro por esses meios. As mutações *HFE teoricamente* podem influenciar a ligação e, consequentemente, o sensoriamento da Tf diférrica pelos hepatócitos e levar a níveis menores de hepcidina. Outra unidade de sensoriamento pode incluir a hemojuvelina (HJV) juntamente com duas outras proteínas, BMP6 e neogenina (ver Hemocromatose não *HFE*, a seguir, para mais informações sobre HJV). Essas duas unidades de sensoriamento podem trabalhar independentemente ou em conjunto para modular a expressão da hepcidina no núcleo do hepatócito mediante uma cascata de transdução intracelular do sinal. Os níveis intermediários dessa cascata provavelmente incluem um ligante BMP na superfície celular e mediadores e moduladores intracelulares, conhecidos como proteínas SMAD.

Bridle KR, Frazer DM, Wilkins SJ, et al. Disrupted hepcidin regulation in HFE-associated hemochromatosis and the liver as a regulator of body iron homoeostasis. *Lancet.* 2003;361:669–673. [PMID: 12606179]

Fleming RE, Bacon BR. Orchestration of iron homeostasis. *N Engl J Med.* 2005;352:1741–1744. [PMID: 15858181]

Nemeth E, Tuttle MS, Powelson J, et al. Hepcidin regulates cellular iron efflux by binding to ferroportin and inducing its internalization. *Science.* 2004;306:2090–2093. [PMID: 15514116]

Park CH, Valore EV, Waring AJ, et al. Hepcidin, a urinary antimicrobial peptide synthesized in the liver. *J Biol Chem.* 2001; 276:7806–7810. [PMID: 11113131]

Pietrangelo A. Hereditary hemochromatosis: pathogenesis, diagnosis and treatment. *Gastroenterology.* 2010;139:393–408. [PMID: 20542038]

Roy CN, Enns CA. Iron homeostasis: new tales from the crypt. *Blood.* 2000;96:4020–4027. [PMID: 11110669]

Weinstein DA, Roy CN, Fleming MD, et al. Inappropriate expression of hepcidin is associated with iron refractory anemia: implications for the anemia of chronic disease. *Blood.* 2002; 100:3776–3781. [PMID: 12393428]

D. Agentes modificadores da doença

O fato de somente uma pequena porcentagem dos homozigotos C282Y desenvolver sinais e sintomas da sobrecarga de ferro sugere que outros modificadores genéticos e ambientais estão presentes. Talvez outras proteínas que influenciam a expressão da hepcidina podem compensar os efeitos da mutação *HFE*.

O consumo de álcool é um grande fator ambiental que modifica a atividade da doença. Taxas muito mais elevadas de cirrose foram observadas em pacientes com hemocromatose hereditária que consomem mais de 60 g de álcool por dia. Investigações sobre o mecanismo da ação do álcool na exacerbação da atividade da doença demonstraram regulação para baixo da atividade da hepcidina, bem como elevação da expressão da C/EBPα, DMT-1 e ferroportina em modelos animais. Além disso, acredita-se que o álcool e a deposição de ferro podem atuar de modo sinérgico na promoção de fibrose, mediante aumento do estresse oxidativo e ativação das células estreladas do fígado.

E. Hemocromatose não *HFE*

Embora as mutações *HFE* sejam responsáveis pela grande maioria dos casos de hemocromatose em todo o mundo, a disponibilidade comercial de testes para mutações *HFE* logo identificou indivíduos e subpopulações com sobrecarga significante de ferro na ausência dessas mutações. Três outras mutações genéticas foram identificadas como causadoras de sobrecarga de ferro autossômica recessiva com um fenótipo muito similar ao da hemocromatose relacionada com *HFE*. Elas são o gene *HJV* no cromossomo 1, o gene *HAMP* no cromossomo 19 e o gene *TfR2* no cromossomo 7. Todas as três mutações diminuem os níveis de hepcidina e levam primariamente à deposição hepatocelular primária do excesso de ferro (Tabela 41-1).

O termo *hemocromatose juvenil* foi inicialmente utilizado em 1979 para descrever uma síndrome de sobrecarga que se assemelhava à hemocromatose relacionada com *HFE*, mas com carregamento de ferro e dano em órgão final em um estágio mais precoce. Essa forma de hemocromatose severa parece ser causada por mutações ou no gene *hemojuvelina* (*HJV*) ou no gene *HAMP*. As mutações *HJV* foram identificadas em 12 famílias da França, Grécia e Canadá. O possível mecanismo pelo qual o hemojuvelina modula a expressão de hepcidina é delineado anteriormente, em C, Fisiopatologia da sobrecarga de ferro. As mutações no *HJV* parecem ser mais comuns do que as mutações do gene *HAMP*, que codifica a hepcidina. As mutações *HAMP* podem levar a uma sobrecarga severa e potencialmente fatal de ferro antes dos 30 anos, corroborando o papel crítico da hepcidina na homeostase do ferro.

Mutações *TfR2* levam a uma forma mais leve de sobrecarga de ferro similar à *HFE*. As mutações foram identificadas em indivíduos da França e Japão. O sítio predominante da expressão do *TfR2* é sobre os hepatócitos. O mecanismo potencial pelo qual as mutações *TfR2* leva a baixos níveis de hepcidina e sobrecarga de ferro foi delineado anteriormente, em C, Fisiopatologia da sobrecarga de ferro.

A ferroportina é o alvo da hepcidina nos enterócitos duodenais e macrófagos. Duas mutações foram identificadas como desencadeadoras de sobrecarga de ferro autossômica dominante. Uma mutação inativa a ferroportina e leva à retenção de ferro nos enterócitos duodenais e macrófagos, chamada doença da ferroportina.

Tabela 41-1. Classificação da OMIM para as síndromes primárias de sobrecarga de ferro.

OMIM	Gene implicado	Produto genético	Nível de hepcidina	Padrão de herança	Potencial para dano orgânico	Deposição hepática de ferro
Tipo 1	***HFE***, 6p21.3	HFE	Baixo	AR	Variável	Parênquima
Tipo 2A	***HJV***, 1q21	Hemojuvelina	Baixo	AR	Alto	Parênquima
Tipo 2B	***HAMP***, 19q13.1	Hepcidina	Ausente	AR	Alto	Parênquima
Tipo 3	***TfR2***, 7q22	Receptor 2 da transferrina	Baixo	AR	Variável	Parênquima
Tipo 4	***SLC40A1***, 2q32	Ferroportina	Alto	AD	Baixo	Reticuloendotelial

AD, autossômico dominante; AR, autossômico recessivo; OMIM, Online Mendelian Inheritance in Man database. Dados da OMIM database, disponível em: http://www.ncbi.nln.nih.gov/omim/online, e de Pietrangelo A. Hereditary hemochromatosis — a new look at an old disease. *N Engl J Med.* 2004;350:2383.

O resultado é uma distribuição primariamente reticuloendotelial de ferro dentro das populações de macrófagos do fígado, baço e medula óssea. Níveis circulantes de ferro tendem a ser menores do que os níveis encontrados na hemocromatose relacionada com HFE com alta ferritina sérica, mas com saturação de transferrina normal ou baixa. Como as células parenquimatosas dos órgãos finais afetados não acumulam ferro na doença da ferroportina, observa-se pouco dano em órgão final e flebotomia agressiva na realidade pode levar à anemia com restrição de ferro. A doença da ferroportina é a segunda causa mais comum de hiperferritinemia hereditária após hemocromatose causada por mutações HFE. A segunda mutação da ferroportina desabilita parcialmente a interação entre a ferroportina e a hepcidina, desencadeando resistência à hepcidina. Isso gera efeitos similares aos dos baixos níveis de hepcidina com uma distribuição primariamente hepatocelular do ferro semelhante à da doença relacionada com *HFE*.

O reconhecimento desses diferentes genes, e a influência de suas proteínas sobre o metabolismo do ferro, levou a uma nova classificação para as síndromes de sobrecarga de ferro na base de dados Online Mendelian Inheritance in Man (OMIM) (ver Tabela 41-1).

Conforme destacado, anteriormente, em Fisiopatologia da sobrecarga de ferro, é provável que a expressão constitutiva da hepcidina ou regulação para cima em resposta ao ferro dependa das atividades reguladoras da hepcidina pelas proteínas constantes no OMIM, incluindo HFE, TfR2 e HJV, as quais podem atuar de modo independente ou interdependente. A importância relativa de proteínas diferentes sobre a expressão da hepcidina e, portanto, o metabolismo de ferro é refletido pela severidade da sobrecarga de ferro que se desenvolve nas suas ausências: mutações no gene *HJV* (ou *HAMP*) levam ao desenvolvimento precoce de sobrecarga severa de ferro, enquanto a mutação *HFE* ou *TfR2* isoladas levam ao desenvolvimento de um fenótipo mais leve, que evolui em uma idade mais avançada.

No momento é aparente que, além das mutações em múltiplos genes desencadeando o fenótipo da hemocromatose, várias combinações das mutações podem ser responsáveis pela apresentação variável da doença. Merryweather-Clarke *et al.*, por exemplo, descreveram duas famílias de heterozigotos C282 com diferentes mutações do gene *HAMP*. Os membros familiares que herdam uma cópia do C282Y e um alelo com a mutação *HAMP* desenvolvem sobrecarga significante de ferro. Pietrangelo *et al.* descreveram pacientes com "hemocromatose juvenil", mas sem mutações *HAMP* ou *HJV*. O fenótipo severo nesses casos se desenvolveu pela herança de mutações *HFE* ou *TfR2* e seus efeitos aditivos sobre o metabolismo do ferro.

A velocidade na qual o ferro se acumula nos diferentes tipos de hemocromatose afeta o fenótipo. Mutações nos genes hemojuvelina e *HAMP* tipicamente levam a uma doença sintomática em atividade antes dos 20 anos de idade, afetando o coração e órgãos endócrinos. O fígado fica relativamente preservado. Por outro lado, o acúmulo gradual de ferro que tipicamente ocorre com as mutações *HFE* e *TfR2*, leva a uma doença minimamente sintomática que afeta o fígado primeiro e dificilmente afeta outros órgãos finais. Fenótipos intermediários podem ocorrer com outras combinações de mutações.

Merryweather-Clarke AT, Cadet E, Bomfor A, et al. Digenic inheritance of mutations in HAMP and HFE results in different types of hemochromatosis. *Hum Mol Genet.* 2003;12:2241–2247. [PMID: 12915468]

Pietrangelo A. Hereditary hemochromatosis—a new look at an old disease. *N Engl J Med.* 2004;350:2383–2397. [PMID: 15175440]

Achados clínicos

A. Sinais e sintomas

A sobrecarga de ferro tipicamente é um processo insidioso. Os pacientes comumente estão assintomáticos até que se acumulem 10–20 g de ferro nos tecidos do parênquima. O diagnóstico tipicamente é feito mais precocemente no homem, uma vez que a sobrecarga de ferro geralmente ocorre mais tarde nas mulheres em decorrência das perdas menstruais e da menor ingestão de ferro na dieta. Como resultado, enquanto os homens tipicamente são diagnosticados entre a quarta e quinta décadas de vida, mulheres são diagnosticadas em média uma década depois. Por causa do aumento cada vez maior do uso de medidas laboratoriais de rastreamento, mais pacientes estão sendo diagnosticados em um estágio assintomático.

1. Apresentação — As manifestações clínicas da sobrecarga de ferro incluem fadiga inexplicada, artralgias, perda de peso, dor abdominal e diminuição da libido. A identificação das anormalidades genéticas mais comuns associadas à hemocromatose hereditária levou a mais diagnóstico em indivíduos assintomáticos.

A hemocromatose hereditária pode levar à deposição de ferro dentro de vários órgãos. As complicações por sistema orgânico são revistas a seguir.

2. Fígado — Elevação de enzimas hepáticas, hepatomegalia ou cirrose estão presentes em mais de 95% dos pacientes com hemocromatose hereditária clinicamente avançada. Manifestações hepáticas geralmente não se manifestam até que as reservas hepáticas se tornem saturadas (6–7 g). A maioria das mortes relacionada com hemocromatose hereditária (89%) é atribuída às complicações da cirrose. No total, o risco de carcinoma hepatocelular em pacientes com hemocromatose hereditária que desenvolve cirrose é 200 vezes o da população em geral (risco anual de 5% após o desenvolvimento de cirrose). Patologicamente, a presença de nódulos "livres de ferro" no exame histológico se correlaciona com o início de carcinoma hepatocelular.

Com o tratamento, as elevações nos testes de função hepática e a hepatomegalia são reversíveis. Não existem fortes evidências no momento em relação à reversibilidade da hipertensão portal com o tratamento.

3. Cardíaca — A deposição de ferro dentro do tecido cardíaco pode levar à cardiomiopatia dilatada ou a um quadro dilatado-restritivo misto. Distúrbios da condução como a fibrilação atrial ou síndrome do nódulo sinusal também foram ligados à hemocromatose hereditária. A extensão do envolvimento cardíaco é altamente variável e não necessariamente se correlaciona com a extensão do envolvimento de outros órgãos. Disritmias e cardiomiopatia são as principais causas de morte súbita nos pacientes com sobrecarga de ferro.

Com o tratamento, elevações nos testes de função hepática e a hepatomegalia são reversíveis. Atualmente, não existem evidências consistentes em relação à reversibilidade da hipertensão portal com tratamento.

4. Endócrina — Diabetes melito e hipogonadismo são as endocrinopatias mais comumente descritas associadas à hemocromatose hereditária. A prevalência é significante no diabetes tipo 1 enquanto a prevalência do gene *HFE* no diabetes tipo 2 é similar à da população em geral. O início do diabetes foi descrito em até 65% dos pacientes com sobrecarga sintomática de ferro. Acredita-se que o mecanismo seja duplo: tanto dano direto às células das ilhotas pancreáticas pela deposição de ferro, como aumento da resistência à insulina decorrente de níveis circulantes mais elevados de ferro. A incidência de diabetes é maior em pacientes com história familiar de diabetes, sugerindo que uma predisposição genética é pelo menos parcialmente responsável. Ao contrário dos distúrbios cardíacos, o diabetes associado a hemocromatose hereditária geralmente é irreversível a despeito da terapia para a sobrecarga de ferro.

A secreção reduzida da gonadotrofina como resultado da interferência do ferro no eixo hipotalâmico pituitário pode levar a hipogonadismo. Essa é a segunda forma mais comum de endocrinopatia associada à hemocromatose hereditária e pode se apresentar como impotência, amenorreia e diminuição da libido, bem como osteoporose. O hipotireoidismo secundário é uma forma menos comum de endocrinopatia observada em homens com hemocromatose hereditária. Pacientes que desenvolvem hipogonadismo ou hipotireoidismo geralmente necessitam de suplementação hormonal por toda a vida.

5. Artropatia — Vinte a 70% dos pacientes sintomáticos se apresentam com queixas de artropatia. Classicamente, a segunda e terceira articulações metacarpofalangianas e interfalangianas proximais das mãos estão envolvidas. Além disso, os punhos, ombros, joelhos e tornozelos podem ser afetados. Radiograficamente, o estreitamento do espaço articular é acompanhado por extremidades ósseas quadradas e osteófitos tipo ganchos. Essas alterações se assemelham às da doença de deposição de cristais de pirofosfato de cálcio (pseudogota). É difícil separar a contribuição da hemocromatose hereditária para a artropatia por causa da prevalência relativamente alta de doença articular na população geral. Uma melhoria significante nos sintomas geralmente não é observada com o tratamento da sobrecarga de ferro subjacente.

6. Pigmentação — A coloração metálica ou acinzentada classicamente descrita como "bronzeamento" é o resultado do aumento da melanina na derme. Além disso, a deposição direta do ferro na derme contribui para a aparência acinzentada. Apesar de ser mais bem apreciada pelo exame da porção volar (não exposta) dos antebraços, sítios adicionais e envolvimento incluem a face, pescoço, dorso das mãos, pernas e regiões genitais. Atrofia cutânea, achatamento das placas ungueais e perda dos pelos corporais também foram descritos. Estimativas sobre a prevalência do bronzeamento em indivíduos sintomáticos variam de 18–47%. Os dados são esparsos em relação as mudanças na pigmentação com a terapia de flebotomia.

B. Achados laboratoriais

1. Abordagem geral — Pacientes com suspeita de sobrecarga de ferro, com base nos sintomas ou nos testes laboratoriais de rotina, devem ser submetidos a uma completa coleta da história e revisão dos sistemas. A ênfase deve recair sobre os sintomas desencadeantes que sugerem o envolvimento dos sistemas gastrointestinal, cardíaco, endócrino e reumatológico. Como o estado homozigoto C282Y não necessariamente se traduz para doença clínica, o diagnóstico de hemocromatose hereditária é determinado pela combinação de características genéticas, sorológicas e clínicas. Marcadores diagnósticos atuais incluem a análise genética, estudos do ferro, biópsia hepática e resposta à terapia.

2. Estudos sorológicos do ferro — A avaliação inicial geralmente começa com testes sorológicos do ferro. Todos os testes sorológicos devem ser conduzidos em jejum. A saturação da transferrina é considerada o melhor teste de rastreamento para a hemocromatose hereditária. Apesar de ser amplamente aceito como um marcador preciso do defeito genético na hemocromatose associada ao *HFE* há controvérsia sobre o ponto de corte ideal. Níveis previamente sugeridos incluem saturação de transferrina ≥ 45%, ≥ 55% ou ≥ 60% como limiares. Com limiares cada vez maiores, a sensibilidade é sacrificada em benefício de uma maior especificidade. Entretanto, a saturação da transferrina não reflete a extensão das reservas hepáticas de ferro. A capacidade de ligação do ferro não saturado (CLFN) também foi examinada como um teste isolado para rastreamento de pacientes para hemocromatose hereditária com resultados similares aos da saturação da transferrina.

A ferritina sérica tem sido empregada como um indicador das reservas de ferro do organismo com alta sensibilidade, mas com especificidade relativamente baixa. Apesar do nível de ferritina tipicamente estar muito elevado na hemocromatose hereditária, a ferritina também pode estar elevada como um reagente da fase aguda em estados inflamatórios adicionais na ausência de doença genética, notavelmente doença hepática alcoólica, esteato-hepatite não alcoólica e hepatite C crônica. A mensuração combinada do percentual da saturação de transferrina e ferritina sérica fornece um modo simples para excluir pacientes de análises adicionais. Se um dos dois estiver elevado na ausência de alguma condição inflamatória conhecida, outros testes genéticos para hemocromatose hereditária estão indicados. Geralmente aplicamos uma combinação de limiar de saturação da transferrina > 45% com uma ferritina > 200 mcg/L para mulheres e uma saturação de transferrina > 50% com uma ferritina > 300 mgc/L para homens.

C. Exames de imagem e testes especiais

1. Biópsia hepática — A biópsia hepática fornece informações relevantes para o diagnóstico e estadiamento da hemocromatose. A amostragem de tecido hepático documenta fibrose ou cirrose. Ela também ajuda a avaliar causas adicionais de doença hepática. A biópsia também permite a determinação do índice de ferro hepático (proporção entre a concentração de ferro hepático/idade do paciente). Um índice > 1,9 é altamente sugestivo de hemocromatose hereditária e ajuda a distinguir essa doença da doença hepática alcoólica.

Com a ampla disponibilidade dos testes genéticos, a biópsia hepática para propósitos diagnósticos atualmente fica reservada para casos nos quais os testes genéticos não estão disponíveis ou na suspeita de sobrecarga de ferro não relacionada com *HFE* em pacientes com estudos de ferros sugestivos, mas como uma análise normal para o gene *HFE*. As diretrizes atuais também recomendam a biópsia nos homozigotos C282Y ou heterozigotos compostos C282Y/H63D com mais de 40 anos de idade, com um nível de ferritina sérica > 1.000 e enzimas hepáticas anormais ou hepatomegalia, ou ambos. Se nenhum desses indicadores de doença hepática crônica estiver presente, estudos sugeriram que a presença de fibrose significante ou cirrose é improvável e que a biópsia hepática não é necessária, desde que o tratamento para depletar as reservas de ferro seja iniciado. As presenças de enzimas hepáticas anormais e hepatomegalia em qualquer idade são indicadores para biópsia. Homozigotos C282Y mais jovens com estudos para ferro normais podem adiar a biópsia com repetição dos estudos do ferro a cada 5 anos. As diretrizes europeias sugerem uma mensuração anual da ferritina. As diretrizes da American Association for the Study of Liver Disease (AASLD) recomendam biópsias para heterozigotos C282Y simples com estudos de ferro e enzimas hepáticas elevados.

2. Flebotomia quantitativa — Apesar de não fornecer informação quanto a extensão da doença, a flebotomia quantitativa pode ser utilizada para diagnosticar uma sobrecarga de ferro. As reservas calculadas de ferro podem ser avaliadas pela determinação do número de flebotomias necessárias para produzir deficiência de ferro. Quatro sessões de flebotomia de 500 mL cada removerão aproximadamente 1 g de ferro. Reservas calculadas de ferro > 5 g são consideradas anormais.

3. Exames de imagem — Técnicas de imagens não invasivas ainda não atingiram uso disseminado no diagnóstico ou estadiamento da hemocromatose hereditária. Em geral, as imagens não invasivas são úteis para a doença avançada, mas não são adequadas para o rastreamento da doença em estágio inicial.

Estudos de RM encontraram concordância relativamente alta entre a RM e a biópsia hepática quanto a detecção de níveis hepáticos de ferro. A RM também possui a capacidade de distinguir a sobrecarga parenquimatosa da mesenquimal e de detectar nódulos neoplásicos livres de ferro.

A elastografia transitória mostrou-se promissora para a detecção da fibrose avançada e da cirrose. Similarmente o dispositivo suseptômero supercondutor de interferência quântica (SQUID) permite a mensuração *in vivo* do ferro hepático que parece ser quantitativamente equivalente à mensuração do ferro hepático por biópsia do fígado. Essa técnica ainda não foi validada para pacientes HCH.

Estudos iniciais sugerem que os níveis séricos de ácido hialurônico parecem se correlacionar bem com o grau de fibrose hepática em pacientes HCH com doença avançada. Se esses dados forem corroborados, o exame será outra ferramenta não invasiva para a avaliação da fibrose e cirrose.

4. Testes genéticos — A descoberta do gene *HFE* e das mutações C282Y e H63D, revolucionou o diagnóstico da hemocromatose hereditária. Os testes genéticos para essas mutações devem ser realizados em qualquer paciente com documentação de sobrecarga de ferro baseada nos resultados dos testes laboratoriais. Os resultados dos testes genéticos, entretanto, devem ser combinados com a apresentação clínica do paciente, já que a penetrância do defeito genético é variável, em algumas estimativas recentes abaixo de 1%. Os testes genéticos não são recomendados para a população geral. Entretanto, deve ser considerado em pacientes com porfiria cutânea tardia, *condrocalcinose*, carcinoma hepatocelular ou diabetes melito tipo 1.

5. Rastreamento para a hemocromatose hereditária

A. RASTREAMENTO FAMILIAR — O rastreamento dos parentes de primeiro grau de homozigotos C282Y é universalmente recomendado. Descendentes possuem uma chance de 1 em 4 para 1 em 2 de herdar a mutação, dependendo se os pais são homozigotos ou heterozigotos para a mutação. Crianças de homozigotos C282Y possuem chance de aproximadamente 1 para 20 de herdar duas cópias da mutação C282Y.

Quando um indivíduo é identificado com hemocromatose, seu cônjuge deve ser genotipado se o casal possui mais de um filho. Se o cônjuge possui pelo menos uma cópia da mutação maior ou menor, a criança deve ser submetida a teste genético para *HFE*. Essa abordagem apresenta maior custo-efetividade do que a genotipagem direta apenas da criança. O rastreamento genético dos membros familiares é preferido sobre os métodos de rastreamento fenotípico em função da melhor eficiência, uma vez que a sobrecarga bioquímica do ferro nem sempre está presente desde o início. O rastreamento de parentes de primeiro a terceiro grau para portadores pode detectar até 40% dos indivíduos em risco.

B. RASTREAMENTO POPULACIONAL — A hemocromatose hereditária satisfaz vários dos critérios estabelecidos pelo U.S. Preventative Services Task Force and World Health Organization para determinar doenças apropriadas para rastreamento populacional. A hemocromatose hereditária possui prevalência adequada com uma fase latente prolongada. Além disso, o tratamento da doença mostrou-se altamente bem-sucedido para a prevenção das complicações associadas que, se não forem tratadas, podem estar associadas a morbidade e mortalidade significantes. Além disso, o teste para a hemocromatose é relativamente barato, amplamente disponível e confiável.

Aspectos que prejudicaram a ampla aceitação das diretrizes de rastreamento para a hemocromatose hereditária incluíram definições variáveis de casos, expressão fenotípica relativamente baixa, preocupações sobre discriminações (*i.e.*, cobertura dos seguros de saúde) para pacientes *HFE* que não expressam fenotipicamente, bem como discórdias sobre a custo-efetividade do rastreamento da população em geral.

EASL clinical guidelines for HFE hemochromatosis. *J Hepatol.* 2010:53:3–22. [PMID: 20471131]

Ombiga J, Adams LA, Tang K, et al. Screening for HFE and iron overload. *Semin Liver Dis.* 2005;25:402–410. [PMID: 16315134]

Qaseem A, Aronson M, Fitterman N, et al. Screening for hereditary hemochromatosis: a clinical practice guideline from the American College of Physicians. *Ann Intern Med.* 2005;143: 517–521. [PMID: 16204164]

Tratamento

A flebotomia foi a principal modalidade de tratamento para a sobrecarga de ferro. O início da flebotomia terapêutica mostrou ter significante benefício sobre a sobrevida em pacientes com ou sem cirrose. Cada quatro tratamentos de flebotomia removem aproximadamente 1 g de ferro. Apesar de um regime ideal ainda não ter sido especificado, a depleção precoce e rápida das reservas de ferro é o objetivo do tratamento. A flebotomia semanal geralmente é instituída na fase inicial do tratamento, com monitoramento frequente da hemoglobina, bem como nos níveis de ferritina. Na maioria dos casos, o objetivo terapêutico é um nível sérico de ferritina < 50 mcg/L. Após a depleção inicial das reservas de ferro, a manutenção da flebotomia pode ser feita entre 2–4 vezes por ano com o monitoramento periódico dos níveis séricos de ferritina. Apesar de não haverem dados confiáveis para guiar o objetivo final dos regimes de terapia de manutenção, uma prática comum é manter a ferritina sérica entre 50–100 mcg/L. Alguns pacientes podem reacumular ferro de modo muito lento, talvez por causa da menor absorção de ferro na presença de terapia inibidora da bomba de prótons ou perda de ferro por uso crônico de AINEs. Na suspeita de perda de ferro, deve se fazer uma investigação apropriada, guiada pelas circunstâncias clínicas. A manutenção de um acompanhamento apropriado é a chave para evitar os efeitos danosos a longo prazo da deposição de ferro, evitando a cirrose, e melhorando a sobrevida geral.

Com o sucesso geral e o custo relativamente baixo da flebotomia, a terapia de quelação para a hemocromatose hereditária raramente é empregada. A desferrixamina subcutânea (1–2 g diários infundidos durante 8 horas) tipicamente é utilizada quando a flebotomia está contraindicada ou nos casos de doença cardíaca específica que possa melhorar com uma depleção agressiva de ferro.

Prognóstico

A hemocromatose relacionada com o *HFE* é o distúrbio autossômico recessivo mais comum em caucasianos com uma incidência de aproximadamente 1:260 da população. Permanece subdiagnosticada, embora um diagnóstico precoce antes do desenvolvimento de cirrose, seja essencialmente curativo. A descoberta do *HFE* levou a uma rápida evolução de nossa compreensão e do tratamento da doença.

Atualmente parece que a hepcidina é o regulador chave da homeostase do ferro, influenciada por várias proteínas, incluindo HFE, TfR2 e HJV. Mutações em vários genes podem levar ao fenótipo de hemocromatose. A característica unificadora é uma sobrecarga de ferro que começa com uma expansão precoce do compartimento de ferro plasmático, resultando da liberação inapropriada de ferro pelos enterócitos das vilosidades e macrófagos. A deposição progressiva de ferro no parênquima é acompanhada pelo potencial de dano orgânico severo.

A expressão fenotípica da hemocromatose pode ser influenciada por vários outros fatores ambientais relacionados com o hospedeiro. Por exemplo, homozigotos C282Y experimentam índices elevados de cirrose e um prognóstico pior quando recebem outros insultos sobre o fígado como nos casos da esteato-hepatite alcoólica e não alcoólica. Além disso, pacientes com hemocromatose hereditária e hepatite C são menos responsíveis ao tratamento com combinação de interferon e ribavarina.

Áreas para futuras investigações incluem maior elucidação dos mecanismos moleculares de ação da hepcidina e das proteínas que influenciam sua produção, incluindo HFE, TfR2, HJV e possivelmente outras. Os testes para múltiplos genes implicados no fenótipo de hemocromatose podem se tornar comercialmente disponíveis em um futuro próximo. Aplicações terapêuticas em potencial de nosso conhecimento rapidamente crescente sobre o metabolismo do ferro incluem a administração de hepcidina exógena para o tratamento da sobrecarga de ferro e antagonistas da hepcidina para o tratamento da anemia associada a estados inflamatórios crônicos.

Adams PC. Review article. The modern diagnosis and management of hemochromatosis. *Aliment Pharmacol Ther.* 2006;23: 1681–1691. [PMID: 16817911]

Yen AW, Fancher TL, Bowlus CL. Revisiting hereditary hemochromatosis: current concepts and progress. *Am J Med.* 2006;119: 391–399. [PMID: 16651049]

Este capítulo é uma versão revisada do capítulo de Dr. Bechien U. Wu, Dr. Benjamin Smith e Dr. Norman D. Grace constante na edição anterior de Current Diagnosis & Treatment: Gastroenterology, Hepatology, & Endoscopy.

Doença hepática alcoólica

42

Timothy T. Kuo, MD
Norman D. Grace, MD

CRITÉRIOS DE DIAGNÓSTICO

- Nos Estados Unidos, o uso excessivo de álcool é definido como a ingestão de > 14 drinques/semana para as mulheres e > 21 drinques/semana para os homens (1 drinque = 350 mL de cerveja, 30 mL de cerveja escura, 150 mL de vinho ou 45 mL de destilados).
- Fatores que aceleram a lesão hepática na doença hepática alcoólica (DHA) incluem gênero feminino, etnia latina e afro-americana, infecção crônica pela hepatite C, sobredosagem de acetaminofeno e hemocromatose hereditária.
- 75% dos asiáticos possuem menor capacidade de metabolizar o etanol, resultando no acúmulo de acetaldeído e subsequente eritema.
- O diagnóstico do uso excessivo de álcool é sugerido por níveis séricos elevados de ALT e AST, proporção AST:ALT de 2-3:1 e MCV > 100.
- A história precisa de ingestão de substância e o uso de questionários "CAGE" ou AUDIT (teste de identificação de distúrbios por uso de álcool) auxiliam no diagnóstico do abuso de álcool.
- Biópsia hepática e estudos por imagens do fígado não podem distinguir entre a DHA da esteato-hepatite não alcoólica (NASH).
- Apesar de 90–100% das pessoas que consomem álcool de modo excessivo desenvolverem esteatose hepática, somente 10–35% desenvolverá hepatite alcoólica e 5–15% desenvolverá cirrose.

Considerações gerais

O uso de álcool na história da humanidade desempenhou um papel importante nas interações sociais, política, religião, medicina e nutrição. O primeiro uso do álcool data o final da idade da pedra no período Neolítico (circa, 10.000 a.C.) com a descoberta arqueológica de jarros de cerveja. Pictografias egípcias sugerem o consumo de vinho por volta do ano 4000 a.C. O uso do vinho e da cerveja para propósitos médicos começou por volta do ano 2000 a.C. O sentimento na direção da moderação do consumo de álcool foi documentado em um édito imperial chinês no século 12 a.C. A associação de álcool com doença hepática parece ter sido observada pelos antigos egípcios, que ligaram o uso da cerveja à ascite, e os antigos gregos, que descreveram a associação com icterícia e sangramento gastrointestinal.

A. Incidência e custos sociais

Os problemas de saúde relacionados com o uso de álcool contribuem para significantes custos sobre os sistemas de saúde em todo o mundo. Em 2003, a prevalência de distúrbios relacionados com o álcool era de 1,7% em todo o mundo, e o álcool foi a terceira maior causa de morte nos Estados Unidos. Dados do estudo NESARC patrocinado pelo NIH sugerem que 4,65% e 3,81% dos adultos norte-americanos atingem os critérios para abuso de álcool e dependência de álcool, respectivamente. Os estudos demonstraram que o consumo de álcool *per capita* tanto em homens como em mulheres está associado à mortalidade por cirrose hepática.

Nem todos aqueles que consomem álcool desenvolverão doença hepática alcoólica (DHA) e cirrose hepática. Entre os usuários intensivos, 90–100% desenvolverão esteatose hepática em 10 anos, mas somente 10–35% desenvolverão esteato-hepatite e 5–15% desenvolverão cirrose no mesmo período (Figura 42-1).

B. Definição

As pesquisas epidemiológicas envolvendo o uso de álcool apresentam limitações. A definição de um drinque alcoólico varia global e individualmente. Nos Estados Unidos, a definição utilizada pelo Centers for Disease Control and Prevention é de 13,7 g (0,5 onça) de álcool puro. Isso é equivalente a 350 mL de cerveja, 30 mL de cerveja escura, 150 mL de vinho ou 45 mL de destilados. No Reino Unido e no Japão, um drinque é igual a 8 g e 19,75 g, respectivamente.

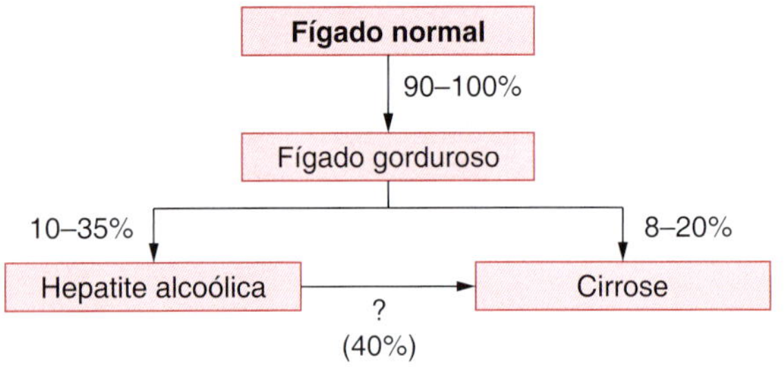

▲ **Figura 42-1.** Progressão da doença hepática alcoólica. (Reproduzida, com permissão, de McCullough AJ, O'Connor JF. Alcoholic liver disease: proposed recommendations for the American College of Gastroenterology. *Am J Gastroenterol.* 1998;93:11.)

Lucey MR, Mathurin P, Morgan TR. Alcoholic hepatitis. *N Engl J Med.* 2009;360:2758–2769. [PMID:20347501]

Mandayam S, Jamal MM, Morgan TR. Epidemiology of alcoholic liver disease. *Semin Liver Dis.* 2004;24:217–232. [PMID: 15349801]

McCullough AJ, O'Connor JF. Alcoholic liver disease: proposed recommendations for the American College of Gastroenterology. *Am J Gastroenterol.* 1998;93:2022–2036. [PMID: 9820369]

O'Shea RS, Dasarathy S, McCullough AJ. Alcoholic liver disease. *Hepatology.* 2010;51:307–328. [PMID:20034030]

Patogênese

A. Cofatores que potencializam o desenvolvimento da doença hepática alcoólica

A quantidade de consumo de álcool necessária para a progressão para cirrose hepática relatada por Lelback *et al.* em 1975 foi de 80 g diárias de etanol (equivalente a 1 L de vinho, 250 mL de bebida destilada ou 8 cervejas) consumidos por 10–20 anos. Entretanto, conforme observado, nem todos que ingerem quantidades significantes de álcool desenvolverão cirrose. Vários cofatores sabidamente aceleram a progressão da doença hepática, e o risco de DHA aumenta com a ingestão de mais de 35 drinques por semana. Acredita-se que uma quantidade "segura" seria de 21 drinques por semana para homens e 14 drinques para mulheres, na ausência dos cofatores listados a seguir:

1. Idade — A despeito da idade legal para consumo de álcool nos Estados Unidos ser de 21 anos, um estudo de 2004 revelou que 50% dos estudantes de *high school* (ensino médio) bebiam alguma quantidade de álcool e havia suspeitas de que indivíduos com menos de 21 anos eram responsáveis por 20% de todo consumo de álcool. O uso precoce de álcool está associado ao alcoolismo na vida adulta. Na extremidade oposta do espectro, um estudo de rastreamento feito por um departamento de emergência revelou que 24,5% dos indivíduos com mais de 65 anos de idade preenchiam os critérios para abuso de álcool. Entretanto, o maior índice de morbidade por abuso de álcool ocorre entre indivíduos com 45–64 anos de idade, com um índice de prevalência de 94,8 por 100.000.

2. Gênero — A prevalência geral de abuso de álcool e doença hepática relacionada é maior entre os homens do que entre as mulheres. Entretanto, as mulheres estão mais propensas do que os homens às lesões hepáticas relacionadas com o álcool e progressão para fibrose para a mesma quantidade de consumo de álcool. Isso pode ocorrer por causa das velocidades diferentes no metabolismo do álcool, do menor índice de massa corporal, do efeito dos estrogênios ou da maior permeabilidade intestinal à endotoxina.

3. Etnia — Acredita-se que a suscetibilidade à DHA varie entre diferentes grupos étnicos. Nos Estados Unidos, as mortes relacionadas com cirrose alcoólica são mais elevadas entre hispânicos do sexo masculino, seguidos por negros não hispânicos, brancos não hispânicos e negros hispânicos. A prevalência entre as mulheres é maior em negras não hispânicas, seguidas pelas brancas hispânicas, brancas não hispânicas e negras hispânicas. Estudos no Reino Unido sugerem que homens do sul da Ásia apresentam maior suscetibilidade à lesão hepática relacionada como álcool do que os homens europeus. Não está claro se essas diferenças ocorrem por polimorfismos genéticos, tipo de álcool consumido ou acesso a serviços de saúde.

4. Infecção pela hepatite C (HCV) — Entre 14–36% dos indivíduos com DHA também são portadores de hepatite C crônica. A combinação de HCV e DHA acelera a progressão e severidade da doença hepática, aumenta o risco para carcinoma hepatocelular e diminui a probabilidade de resposta virológica à terapia com interferon alfa. Postula-se que a aceleração da doença hepática seja causada por aumento na replicação viral, diminuição na capacidade regenerativa hepática e aumento da complexidade quasiespécies. Pacientes com HCV que consomem álcool em excesso sucumbem em uma idade mais precoce. Isso afeta a mortalidade mais em mulheres do que em homens.

5. Infecção pela hepatite B (HBV) — Em um estudo feito em grande população em Taiwan, os dados sugerem que a infecção crônica pelo HBV e consumo de álcool aumentam o risco para o desenvolvimento de carcinoma hepatocelular.

6. Carcinoma hepatocelular — DHA e hepatite C são as duas causas mais comuns de carcinoma hepatocelular. Em um estudo feito pela Veterans Administration com pacientes entre 1993 e 1998, a prevalência de carcinoma hepatocelular em pacientes com cirrose secundária ao uso de álcool foi de 9,1 por 100,000, enquanto a frequência foi de 7 por 100.000 em pacientes com HCV. O risco de carcinoma hepatocelular aumenta após o consumo de mais de 60 g de álcool por dia por mais de 10 anos. Estudos recentes também demonstraram que houve aumento dramático na incidência de carcinoma hepatocelular associado à infecção pela hepatite C e a incidência pode ser comparável com a da DHA. O efeito do álcool e HCV no desenvolvimento do carcinoma hepatocelular parece ser sinérgico.

7. Medicamentos — Pacientes com DHA parecem estar em maior risco para lesão hepática após a ingestão de várias doses ou doses acima das recomendadas de acetaminofeno. Acredita-se que esteja relacionado com a rápida depleção das reservas de glutationa e a competição com o citocromo P450 (CYP) 2E1. Apesar de outros medicamentos também poderem competir com o CYP450, existem dados limitados sobre o aumento da hepatotoxicidade na presença de DHA.

8. Sobrecarga de ferro — O fígado é capaz de tolerar altos níveis de ferro intra-hepático sem progressão para fibrose. Entretanto, quando um cofator como o álcool, está envolvido, o dano hepático é acelerado. Efeitos sinérgicos similares também são observados na doença hepática gordurosa não alcoólica, HCV crônica e porfiria cutânea tarda. Tanto o ferro como o álcool geram espécies reativas de oxigênio que promovem a peroxidação lipídica com consequente dano à integridade celular. O álcool também suprime a atividade da hepcidina em modelos animais. O consumo excessivo de álcool (> 60 g/dia) em pacientes com hemocromatose está associado a fibrinogênese acelerada, risco elevado para câncer hepatocelular, e menor sobrevivência a longo prazo. Como o consumo > 3 drinques por dia está associado a elevação dos marcadores séricos (ferritina) da sobrecarga de ferro por DHA, o teste genético *HFE* pode diferenciar a DHA da hemocromatose hereditária. A sobrecarga primária de ferro pode ser distinguida da sobrecarga secundária de ferro quando o índice hepático de ferro é > 1,9 micromol por grama de peso seco de fígado por ano de vida.

9. Dieta e estilo de vida — Existem dados limitados sobre fatores relacionados com dieta e estilo de vida que possam influenciar a história natural da DHA. O café pode ser protetor na DHA e na cirrose relacionada. Estudos sobre o efeito do tabaco são conflitantes. Alguns estudos sugerem que a obesidade (índice metabólico basal > 25 kg/m^2) por mais de 10 anos acelera a progressão da DHA. Produtos derivados de suínos, por outro lado, estão associados a hepatite alcoólica e cirrose, mas não à esteatose. Outros fatores do estilo de vida que podem estar associados à progressão da DHA incluem estado civil solteiro, habitação urbana, desemprego, cenário socioeconômico desfavorável, ingestão diária de álcool e ingestão variável de bebidas alcoólicas.

Anand BS, Thornby J. Alcohol has no effect on hepatitis C virus replication: a meta-analysis. *Gut.* 2005;54:1468–1472. [PMID: 16162952]

Anand BS, Velez M. Assessment of correlation between serum titers of hepatitis C virus and severity of liver disease. *World J Gastroenterol.* 2004;10:2409–2411. [PMID: 15285030]

Chen CM, Yoon YH, Yi HY, et al. Alcohol and hepatitis C mortality among males and females in the United States: a life table analysis. *Alcohol Clin Exp Res.* 2007;31:285–292. [PMID: 17250621]

Donato F, Tagger A, Gelatti U, et al. Alcohol and hepatocellular carcinoma: the effect of lifetime intake and hepatitis virus infections in men and women. *Am J Epidemiol.* 2002;155: 323–331. [PMID: 11836196]

Douds AC, Cox MA, Iqbal TH, et al. Ethnic differences in cirrhosis of the liver in a British city: alcoholic cirrhosis in South Asian men. *Alcohol Alcohol.* 2003;38:148–150. [PMID: 12634262]

Fletcher LM, Dixon JL, Purdie DM, et al. Excess alcohol greatly increases the prevalence of cirrhosis in hereditary hemochromatosis. *Gastroenterology.* 2002;122:281–289. [PMID: 11832443]

Morgan TR, Mandayam S, Jamal MM. Alcohol and hepatocellular carcinoma. *Gastroenterology.* 2004;127(Suppl 1):S87–S96. [PMID: 15508108]

B. Metabolismo do álcool

A degradação metabólica dos produtos do álcool é essencial na progressão da DHA. O etanol é metabolizado pelo álcool desidrogenase no citossol hepático em acetaldeído, que subsequentemente é metabolizado na mitocôndria pela acetaldeído desidrogenase. Existem várias isoformas acetaldeído desidrogenase. Setenta e cinco por cento dos asiáticos possuem deficiência na acetaldeído desidrogenase 2, que resulta no acúmulo de acetaldeído, causando eritemas. Um mecanismo similar é observado com o medicamento dissulfiram (Antabuse), que inibe a acetaldeído desidrogenase, causando o acúmulo de acetaldeído, levando a eritema, taquicardia, náuseas, vômitos, hipotensão e cefaleia 15–30 minutos após a ingestão de álcool.

O etanol também pode ser metabolizado nas pequenas vias hepáticas envolvendo o sistema de oxidação enzimática microssomal, via CYP2E1, e a enzima catalase. O estômago pode metabolizar o etanol via desidrogenase alcoólica gástrica. Mulheres possuem menos desidrogenase alcoólica gástrica do que homens, oferecendo possível explicação pela elevação da suscetibilidade ao efeito do álcool observada entre as mulheres.

C. Mecanismos celulares

Apesar de os mecanismos detalhados da lesão hepática induzida pelo álcool ainda não serem completamente compreendidos, recentes avanços científicos aumentaram nossa compreensão sobre os mecanismos celulares e imunológicos por meio do uso de modelos *in vitro* e *in vivo*.

Modelos animais da ingestão alcoólica demonstraram suscetibilidade da área pericentral hepática à hipoxemia em decorrência do consumo competitivo do oxigênio pelo metabolismo do etanol. A menor permeabilidade intestinal durante a ingestão de álcool resulta em aumento na endotoxina sérica (lipopolissacarídeos), levando, por sua vez, à ativação das células de Kupffer, que secretam citocinas como fator de necrose tumoral alfa (TNF-α). Acredita-se que a TNF-α possa induzir citotoxicidade através de vias dependente e independente de caspase, levando a maior permeabilidade mitocondrial e a morte celular. Tanto o etanol quanto os níveis reduzidos de glutationa podem sensibilizar o fígado à citotoxicidade induzida pelo TNF-α.

D. Mecanismos imunológicos

Na hepatite alcoólica, níveis elevados de interleucina (IL)-18 resultam no acúmulo de neutrófilos no fígado. Subsequentemente, a liberação de neutrófilos de espécies reativas de oxigênio também podem resultar em uma resposta suprimida de células-T, menor função de monócitos e níveis elevados de IL-1 e IL-6.

Metabólitos do etanol, acetaldeído e hidroxietil, potencialmente podem desempenhar um papel central na lesão hepática alcoólica. Esses metabólitos se ligam a proteínas para formar adutos que resultam em alteração da função intracelular de proteínas, e esses adutos também podem atuar como um neoantígeno que pode estimular uma lesão de mediação imune. Autoanticorpos para várias estruturas do fígado, como antígeno de membrana hepática, proteína hepática específica e CYP450 podem ser encontrados em pacientes com DHA.

Frezza M, di Padova C, Pozzato G, et al. High blood alcohol levels in women. The role of decreased gastric alcohol dehydrogenase activity and first-pass metabolism. *N Engl J Med.* 1990;322: 95–99. [PMID: 2248624]

Hoek JB, Pastorino JG. Cellular signaling mechanisms in alcohol induced liver damage. *Semin Liver Dis.* 2004;24:257–272. [PMID: 15349804]

Thiele GM, Freeman TL, Klassen LW. Immunologic mechanisms of alcoholic liver injury. *Semin Liver Dis.* 2004;24:273–287. [PMID: 15349805]

Achados clínicos

A. Sinais e sintomas

Nos estágios iniciais, pacientes com DHA exibem sinais sutis e geralmente ausência de achados físicos anormais. Em geral, somente depois do desenvolvimento de doença hepática avançada que os estigmas de doença hepática crônica se tornam aparentes. No início, a DHA geralmente é descoberta durante exames de rotina, quando os níveis das enzimas hepáticas são considerados elevados. Estes geralmente refletem hepatoesteatose alcoólica. As esteatoses microvesicular e macrovesicular com inflamação são observadas em espécimes de biópsia hepática. Essas características histológicas da DHA são indistinguíveis das características da doença hepática gordurosa não alcoólica. A presença de colestase pode favorecer o diagnóstico de hepatite alcoólica, uma vez que não é observada na esteato-hepatite não alcoólica. A esteatose geralmente é resolvida após a interrupção do uso de álcool. A continuação do uso de álcool resultará em maior risco de progressão da doença hepática e da cirrose.

Nos pacientes com hepatite alcoólica aguda, as manifestações clínicas incluem febre, icterícia, hepatomegalia e possível descompensação com encefalopatia hepática, sangramento de varizes e acúmulo de ascite. Uma hepatomegalia com sensibilidade local pode estar presente, mas a dor abdominal é incomum. Ocasionalmente, o paciente pode estar assintomático. A Tabela 42-1 sumariza as características diagnósticas da DHA.

B. Achados laboratoriais

Nos pacientes com hepatite alcoólica, a proporção da aspartato aminotransferase sérica (AST)/alanina aminotransferase (ALT) sérica é > 2:1. Os níveis de AST e ALT quase sempre são < 500. A elevação da proporção AST/ALT ocorre por deficiência da piridoxal-6-fosfato, que é necessária na via sintética da enzima ALT. Além disso, a lesão induzida por metabólitos das mitocôndrias hepáticas resulta em liberação da isoenzima AST. Outros achados laboratoriais incluem macrocitose de hemácias (volume corpuscular médio > 100) e elevações dos níveis séricos da gama glutamil transferase, fosfatase alcalina e bilirrubina. O nível de folato está reduzido em pacientes alcoólicos por causa da menor absorção intestinal, do aumento das necessidades de folato pela medula óssea na presença de álcool e maior perda urinária. A magnitude da leucocitose reflete a severidade de lesão hepática.

Características histológicas incluem corpos de Mallory, mitocôndrias gigantes, necrose de hepatócitos e infiltrações de neutrófilos na área perivenular. Corpos de

Tabela 42-1. Achados característicos na doença hepática alcoólica.

Hematologia	Pancitopenia VCM > 100
Bioquímica	↑ GGT AST:ALT × 2 Albumina ↓ ou normal ↑ Gamaglobulina ↑ PT e PTT
Achados físicos	
Hepatobiliar	Hepatomegalia Esplenomegalia
Estigmas periféricos	Eritema palmar Angiomas em aranha Ginecomastia Dilatação da parótida Contratura de Dupuytren Impotência Atrofia testicular Diminuição dos pelos corporais Atrofia de musculatura periférica
Estudos por imagens	
Ultrassom	Fígado dilatado ou encolhido Ecogenicidade aumentada Superfície nodular Nódulos (em regeneração ou displásicos) Lobo caudado dilatado Incisura hepática posterior direita
Imagem de TC	Dilatação do espaço periportal hilar Dilatação ou encolhimento hepático Fissura intra-hepática proeminente Aumento do tamanho do lobo caudal e segmento lateral Superfície nodular Retração capsular Lucência periportal hepática (decorrente de edema)
RM	Nódulos regenerativos circundados por septos fibrosos Parênquima hepático heterogêneo
Cintilografia fígado-baço	Desvio coloide
Achados extra-hepáticos	Esplenomegalia Ascite Varizes

ALT, alanina aminotransferase; AST, aspartato aminotransferase; TC, tomografia computadorizada; VCM, volume corpuscular médio; RM, ressonância magnética; PT, tempo de protrombina; PTT, tempo de tromboplastina parcial.

Mallory, que também estão presentes em outras doenças hepáticas, são condensações dos componentes de citoqueratina no citoplasma do hepatócito e não contribuem para a lesão hepática. Até 70% dos pacientes com hepatite alcoólica moderada a severa já apresentam cirrose identificável por biópsia no momento do diagnóstico.

C. Exames de imagem

As imagens radiográficas podem apresentar características sugestivas de cirrose, como superfície hepática nodular, reversão do fluxo da veia porta, esplenomegalia e edema da parede da vesícula biliar. Outros achados como dilatação do lobo caudado e da incisura hepática posterior são sugestivos de doença hepática. Achados característicos na ultrassonografia, tomografia computadorizada e imagens de ressonância magnética estão sumarizados na Tabela 42-1.

D. Biópsia hepática

A biópsia hepática não é mandatória para o diagnóstico de DHA ou hepatite alcoólica aguda, mas pode ser útil quando o diagnóstico é incerto. A histologia pode ajudar a determinar o prognóstico e talvez encorajar a interrupção do uso de álcool. Na presença de trombocitopenia severa ou de um estado de hipercoagulação, a biópsia hepática transjugular é o procedimento de escolha. A necessidade de biópsia hepática nessa situação deve ser decidida individualmente, considerando o risco do procedimento e os efeitos adversos potenciais da terapia com corticosteroides.

E. Rastreamento para abuso de álcool

O rastreamento para abuso de álcool é uma parte importante da coleta da história e exame físico de rotina. Vários questionários padronizados para o rastreamento foram desenvolvidos. O mais comumente utilizado é o questionário "CAGE". Quase todos os pacientes alcoólatras responderão positivamente a duas perguntas e 50% responderão positivamente às quatro questões listadas a seguir:

1. Você já sentiu a necessidade de parar (*cut* down) de beber?
2. Você já ficou incomodado (*annoyed*) com as críticas quando bebe?
3. Você já teve sentimento de culpa (*guilty*) quando bebe?
4. Você costuma beber ao acordar (morning *eye* opener)?

A Organização Mundial da Saúde desenvolveu o Alcohol Use Disorders Identification Test (AUDIT) que contém 10 questões direcionadas para identificar pessoas que consomem álcool em excesso e aqueles com dependência alcoólica. Esse questionário possui maior sensibilidade e especificidade do que os instrumentos reduzidos e fornece informações mais detalhadas sobre o risco.

Deve-se enfatizar que a avaliação precisa do uso de álcool ainda requer a obtenção de uma história cuidadosa com o paciente ou membros da família. Novos testes laboratoriais foram desenvolvidos para rastrear o uso recente ou crônico de álcool, mas eles raramente são utilizados, pois não são encontrados com facilidade. O teste da transferrina carboidrato–deficiente (TCD) baseia-se em uma diminuição do nível de carboidratos para transferrina causada pelo abuso crônico de álcool. Entretanto, os níveis de TCD podem ser afetados pelas concentrações séricas de transferrina, hipertensão, cirrose biliar hepática, malignidade hepática, hepatite viral crônica, doença hepática descompensada, gênero feminino e idade. O novo ensaio TCD turbidimétrico parece apresentar menos limitações. Outros testes sorológicos experimentais para uso recente de álcool incluem 5-hidroxitriptofol, etil glicorunídeo, fosfatidil etanol, nível de ácido siálico, β-hexosaminidase, níveis mitocondriais de AST e metabólitos do álcool como acetaldeído de eritrócitos e adutos de acetaldeído.

Niemelä O. Biomarkers in alcoholism. *Clin Chim Acta.* 2007;377: 39–49. [PMID: 17045579]

Diagnóstico diferencial

A. Esteato-hepatite não alcoólica

A hepatite alcoólica geralmente é indistinguível da esteato-hepatite não alcoólica (NASH) por meio dos exames histológicos. Entretanto, a ALT geralmente é o dobro do encontrado na NASH e a AST raramente é > 500 em pacientes alcoólatras. A revisão cuidadosa da história do paciente pode revelar fatores de risco sugestivos de uma ou de outra doença.

B. Hemocromatose

Pacientes com DHA podem apresentar elevações da saturação da transferrina e dos níveis de ferritina similares às observadas na hemocromatose. Em modelos murinos, o álcool causa a regulação para baixo da expressão da hepcidina no fígado e aumento subsequente nos transportadores de ferro ferroportina e DMT-1 no duodeno. Os testes genéticos podem revelar o gene *HFE*, mas isso não afasta a possibilidade de doença hepática relacionada com álcool concorrente. Quando os testes genéticos são equivocados, uma concentração de ferro hepático (CFH) > 71 mcg de ferro por grama de peso seco do fígado e índice de ferro hepático > 1,9 (CFH dividido pela idade do paciente) podem ajudar a determinar a quantidade de sobrecarga corporal total de ferro e estabelecer o diagnóstico de hemocromatose hereditária.

C. Toxicidade pelo acetaminofeno

A ingestão concorrente de álcool pode diminuir o limiar de toxicidade do acetaminofeno, resultando em níveis de AST significantemente > 500 UI/L. Uma história cuidadosa sobre a quantidade de ingestão de álcool e acetaminofeno, bem como mensurações do nível sérico de acetaminofeno, podem ajudar a determinar as opções terapêuticas, incluindo a necessidade de encaminhamento para transplante hepático.

Complicações

As complicações da DHA são similares às da doença hepática crônica não relacionada com álcool. Durante uma hepatite alcoólica severa, as principais causas de morte são insuficiência hepática, sangramento gastrointestinal, síndrome hepatorrenal e sepse. Até a introdução da função discriminante de Maddrey (MDF) não havia um método para a previsão da severidade da hepatite alcoólica. O MDF, que é calculado como 4,6 × [tempo de protrombina do paciente – tempo de protrombina controle] + bilirrubina total (mg/dL), identifica pacientes com risco elevado de mortalidade precoce. Um MDF ≥ 32 está associado a uma sobrevida espontânea de 50–65%, enquanto um MDF < 32 está associado a uma sobrevida de aproximadamente 90%.

Tratamento

A Tabela 42-2 sumariza a eficácia das diversas terapias clínicas utilizadas no tratamento da DHA.

A. Abstinência

A reversão da doença hepática e melhoria na sobrevivência ocorrem com a abstinência. Com a interrupção do uso de álcool, menos de 20% dos pacientes demonstra progressão da doença hepática. A sobrevida de cinco anos melhora de 34% para 60% naqueles com doença hepática descompensada. Seis meses de sobriedade, juntamente com programas de tratamento e redes de apoio, são bons previsores do sucesso a longo prazo. Pacientes com infecção crônica pelo HCV devem se abster totalmente da ingestão de álcool, pelo risco de rápida aceleração da doença hepática.

Tabela 42-2. Eficácia das várias terapias clínicas para doença hepática alcoólica.

Eficácia comprovada	Necessidade de maiores estudos	Terapia ineficaz
Abstinência Corticosteroides	Fator antinecrose tumoral	Vitamina E SAMe Polienilfosfatidilcolina Propiltiouracil Cardo do leite mariano Esteroides Anabolizantes Dissulfiram

Pacientes com doença hepática alcoólica podem ou não admitir sua dependência ao álcool. A orientação psicossocial e grupos de apoio (p. ex., Alcoólicos Anônimos) podem ajudar a manter a abstinência. O uso de medicamentos para evitar reincidências deve ser monitorado com a colaboração de um psiquiatra ou especialista com adictos. Acamprosate, que modula o receptor NMDA, parece ajudar pacientes dependentes de álcool a evitar recorrência, de acordo com uma análise recente da Cochrane. Não foi demonstrado que um antagonista opiáceo, como o dissulfiram, aumentou a abstinência, e o Naltrexone pode ser hepatotóxico.

B. Nutrição

A reposição padrão de líquidos, minerais e vitaminas e precauções com a síndrome da abstinência são mandatórias para pacientes hospitalizados com cirrose hepática descompensada. Alimentações oral e enteral estão associadas a menor mortalidade. O suporte enteral continuado após a hospitalização também melhora a morbidade a longo prazo. A proteína da dieta não deve ser restringida na hepatite alcoólica em função do receio de encefalopatia hepática. Na presença de encefalopatia hepática, aminoácidos de cadeia ramificada (AACRs) podem ser considerados.

Pacientes com cirrose hepática geralmente apresentam desnutrição proteica com redução de AACRs (leucina, isoleucina e valina). Diminuição nos AACRs está associada a hipoalbuminemia sérica e elevação dos níveis de amônia. Formulações recentes resolveram a questão do gosto ruim pela incorporação de AACRs nos grânulos. A despeito de alguns estudos clínicos sugerirem benefícios na melhora do perfil metabólico e da encefalopatia hepática, não existem evidências convincentes para justificar o uso desse suplemento caro para melhorar significantemente a morbidade e a mortalidade. Nos pacientes com hepatite alcoólica e insuficiência hepática fulminante, o AACR não influencia na sobrevida a curto e longo prazos.

Charlton M. Branched-chain amino acid enriched supplements as therapy for liver disease. *J Nutr.* 2006;136:295S–298S. [PMID: 1635102]

C. Corticosteroides

Treze pesquisas controladas randomizadas examinaram a terapia com corticosteroides na hepatite alcoólica aguda. Apesar de cinco estudos terem demonstrado benefício na sobrevida, principalmente em populações rurais e/ou em pacientes com encefalopatia hepática concomitante, os estudos restantes foram equivocados. Uma melhoria significante na função hepática é evidente 7 dias após o início da terapia. No geral, a terapia corticosteroide é benéfica na melhoria da mortalidade para 30–60 dias somente em pacientes com hepatite alcoólica aguda severa e um MDF > 32, na ausência de sangramento gastrointestinal agudo, insuficiência renal, infecção aguda ou pancreatite. A sobrevida para dois meses com terapia corticosteroide é de aproximadamente 80%, mas até 40% dos pacientes ainda morrerá em 6 meses. O benefício da terapia corticosteroide pode estar presente por até 1 ano. Entretanto, o benefício dos corticosteroides pode não se estender a todos aqueles com MDF > 32. Em um estudo cooperativo VA, a mortalidade após 6 meses foi maior no grupo com MDF > 54 que receberam prednisolona do que placebo. Um algoritmo recém-publicado para determinar o uso de corticosteroides é recapitulado na Figura 42-2.

Um estudo recente demonstrou o uso do modelo Lille (fórmula disponível online em http://www.lillemodel.com) em uma tentativa de identificar um resultado ruim após 6 meses e acompanhamento em pacientes com MDF ≥ 32 tratados com prednisolona (40 g/dia por via oral) ou metilprednisolona (32 mg/dia por via intravenosa) por 28 dias. Pacientes com um escore > 0,45 utilizando o modelo Lille apresentam índice de mortalidade de 76% após 6 meses. Esse estudo sugere que terapias alternativas devem ser consideradas em pacientes com escores > 0,45 após 1 semana de tratamento com esteroides. Recentemente, o modelo Lille também foi considerado previsor do benefício sobre a sobrevida após 28 dias de tratamento com esteroides.

A prednisolona pode ter uma vantagem benéfica sobre a prednisona, porque não requer metabolismo hepático para o componente ativo. Ela é administrada em uma dose de 40 mg/dia durante 4 semanas e pode ser suspensa ou diminuída progressivamente durante um período de 2–4 semanas. Apesar do uso dos corticosteroides no tratamento da DHA ter sido recomendado em uma diretriz de 1998 do American College of Gastroenterology, o uso clínico é infrequente.

Maddrey WC, Boitnott JK, Bedine MS, et al. Corticosteroid therapy of alcoholic hepatitis. *Gastroenterology.* 1978;75: 193–199. [PMID: 352788]

Mathurin P. Corticosteroids for alcoholic hepatitis—what's next? *J Hepatol.* 2005;43:526–533. [PMID: 16026887]

Mathurin P, O'Grady J, Carithers RL, et al. Corticosteroids improve short-term survival in patients with severe alcoholic hepatitis: meta-analysis of individual patient data. *Gut.* 2011;60:255–260. [PMID: 20940288]

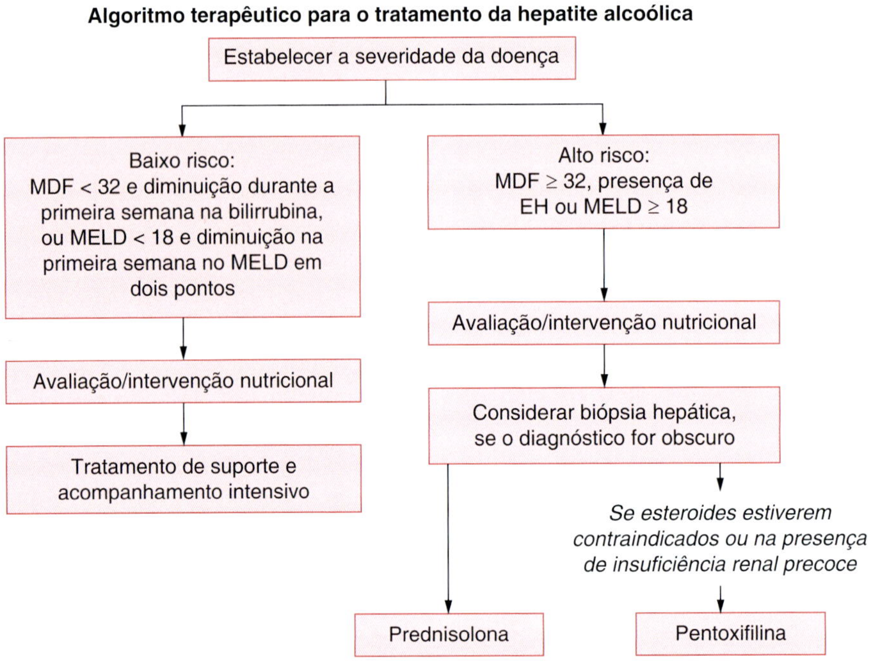

▲ **Figura 42-2.** Diretrizes da Prática da AASLD para o tratamento da hepatite alcoólica. (Reproduzida, com permissão, de O'Shea RS, Dasarathy S, McCullough AJ, Alcoholic liver disease. *Hepatology*. 2010;51:319.)

D. Terapia com fator antinecrose tumoral

O TNF foi implicado na patogênese da DHA e níveis elevados são encontrados em pacientes com hepatite alcoólica. O tratamento anti-TNF previne contra lesão hepática em um modelo murino de DHA, e essa terapia também foi estudada em humanos.

A pentoxifilina, um inibidor do TNF, em doses de 400 mg por via oral, 3 vezes ao dia, diminui o risco de síndrome hepatorrenal em pacientes cujo MDF é > 32. A mortalidade para 28 dias para o grupo pentoxifilina foi de 24% em comparação com 46% para o grupo placebo. O benefício sobre a sobrevida foi relacionado com uma redução na mortalidade associada à síndrome hepatorrenal. A diminuição nos níveis séricos de TNF-α não foi estatisticamente significante, quando comparada com o placebo. Pentoxifilina, 400 mg via oral/dia é uma alternativa razoável aos corticosteroides naqueles com contraindicações para esteroides ou insuficiência renal aguda. O tratamento com anticorpo monoclonal anti-TNF (infliximab, um anticorpo de rato quimérico e humano que neutraliza o TNF-α solúvel) e etanercept (um receptor solúvel p75 do TNF) ainda precisa revelar benefício sobre a sobrevida em pesquisas clínicas para a DHA, que geralmente são formatadas de modo inadequado e incluem alguns pacientes que sofrem de complicações fatais.

Naveau S, Chollet-Martin S, Dharancy S, et al. Foie-Alcool group of the Association Française pour l'Etude du Foie. A double-blind randomized controlled trial of infliximab associated with prednisolone in acute alcoholic hepatitis. *Hepatology*. 2004; 39:1390–1397. [PMID: 15122768]

E. Outras terapias

Com base no envolvimento de espécies reativas para oxigênio nas vias da DHA, foram realizados estudos pilotos utilizando antioxidantes. A vitamina E (1.000 UI diárias durante 3 meses) falhou em demonstrar benefício, a despeito da melhora dos níveis séricos da bilirrubina e do tempo de protrombina.

Em um pequeno estudo, SAMe, um precursor para glutationa, 1.200 mg/dia por via oral melhorou a sobrevida de pacientes com cirrose alcoólica com Childs-Pugh classe A ou B. Entretanto, esse benefício não foi substanciado em uma Revisão da Cochrane. A colchicina também foi considerada ineficaz na cirrose hepática alcoólica.

Polienilfosfatidilcolina (PPC), administrada em 789 pacientes com fibrose hepática alcoólica em uma pesquisa da Veterans Administration Cooperative, beneficiou àqueles que se abstiveram do uso de álcool, mas não àqueles que continuaram a consumir quantidades moderadas de álcool.

Como os hepatócitos pericentrais (zona 3) recebem quantidades relativamente baixas de oxigênio e são sensíveis à lesão hipóxica causada pelo álcool e hormônio tireoidiano, a supressão do hormônio tireoidiano utilizando propiltiouracil foi tentada em uma pesquisa clínica. O benefício sobre a sobrevida foi observado após 2 anos, quando comparado com placebo, mas apenas em pacientes que se abstiveram do álcool. Entretanto, esses achados não foram replicados em outras pesquisas.

A semente do cardo de leite mariano tem sido utilizada por 2000 anos na Europa no tratamento das doenças hepáticas. Acredita-se que o ingrediente ativo seja o silimarin, que é formado por silibin, silidianin e silicristin. Acredita-se também que o silimarin aumente a capacidade de regeneração do fígado e que proteja os hepatócitos da toxicidade, embora o mecanismo ainda seja obscuro. Entretanto, pesquisas clínicas ainda não demonstraram um benefício claro.

Não foi observado benefício com o uso de esteroides anabolizantes para a hepatite alcoólica ou cirrose. O tratamento com dissulfiram, que inibe a acetaldeído desidrogenase, está contraindicado nos pacientes com doença hepática.

As terapias relacionadas com regeneração hepática (insulina, glucagons e malotilato) e suporte extracorpóreo (sistema recirculante absorvente molecular) foram avaliadas nas pesquisas clínicas, mas o uso desses agentes permanece experimental. Terapias futuras podem incluir agentes antifibróticos, IL-10, teofilina e possivelmente talidomida.

Resumindo, somente esteroides ou pentoxifilina estão recomendados atualmente para o tratamento farmacológico da hepatite alcoólica. A combinação desses dois medicamentos não foi investigada.

F. Transplante

Apesar de a cirrose hepática ser reversível em raros casos, o processo patológico permanece em grande parte irreversível. O transplante hepático permanece sendo a única terapia definitiva. Atualmente a sobrevida após o transplante hepático é similar para pacientes com DHA e DH não alcoólica. Os requisitos para inscrição nas listas de transplante são os mesmos utilizados para outros tipos de doença hepática, exceto por um pré-requisito de sobriedade de 6 meses juntamente com avaliação psiquiátrica e assistência de reabilitação (Alcoólicos Anônimos). Requisitos específicos variam entre os centros de transplantes. A recorrência do uso de álcool após a inscrição nas listas para transplantes resulta na exclusão do candidato. A reinscrição é possível em muitas instituições, mas somente após 3-6 meses de sobriedade.

Existem dados limitados sobre a sobrevida dos transplantes em pacientes transplantados para hepatite alcoólica aguda, mas acredita-se que seja similar à da DHA não aguda, DHA não alcoólica e hepatite alcoólica com MDF < 32.

Pesquise pelo Capítulo 50 para abordagem maior sobre o transplante de fígado.

Neuberger J, Schulz KH, Day C, et al. Transplantation for alcoholic liver disease. *J Hepatol.* 2002;36:130–137. [PMID: 11804676].

Prognóstico

O prognóstico para pacientes com DHA depende da histologia hepática, bem como de cofatores, como hepatite viral crônica concomitante. Entre os pacientes com hepatite alcoólica, a progressão para cirrose hepática ocorre em 10–20% por ano, e 70% eventualmente desenvolverão cirrose. A despeito da interrupção do uso de álcool, somente 10% apresentarão normalização da histologia e dos níveis séricos de enzimas hepáticas.

Conforme destacado previamente, o MDF tem sido utilizado para prever a mortalidade a curto prazo (MDF ≥ 32 associado a sobrevivência espontânea de 90%). O escore do Model for End-Stage Liver Disease (MELD) também demonstrou uma precisão preditiva similar na mortalidade para 30 dias (MELD > 11) e 90 dias (MELD > 21). O escore de hepatite alcoólica de Glasgow também é considerado útil na previsão da sobrevida.

A cirrose hepática se desenvolve em 6–14% daqueles que consomem mais de 60–80 g de álcool por dia para homens e mais de 20 g para mulheres. Mesmo aqueles que ingerem mais de 120 g por dia, somente 13,5% sofrerão lesão hepática séria relacionada com o álcool. Porém, a mortalidade relacionada com o álcool foi a terceira maior causa de morte em 2003 nos Estados Unidos. Estima-se que a mortalidade em todo o mundo seja de 150.000 por ano.

Dunn W, Jamil LH, Brown LS, et al. MELD accurately predicts mortality in patients with alcoholic hepatitis. *Hepatology.* 2005;41:353–358. [PMID: 15660383].

Sheth M, Riggs M, Patel T. Utility of the Mayo End-Stage Liver Disease (MELD) score in assessing prognosis of patients with alcoholic hepatitis. *BMC Gastroenterol.* 2002;2:2. [PMID: 11835693

Doença hepática gordurosa não alcoólica

43

David E. Cohen, MD, PhD
Frank A. Anania, MD

CRITÉRIOS DE DIAGNÓSTICO

- A doença hepática gordurosa não alcoólica (DHGNA) é um conceito que abrange a esteatose simples e a esteato-hepatite não alcoólica (EHNA).
- A DHGNA comumente está associada a síndrome metabólica, obesidade, diabetes e hiperlipidemia; 80% dos pacientes com síndrome metabólica apresentam DHGNA.
- Os pacientes geralmente se apresentam sem sintomas clínicos, mas com leves elevações das transaminases; a DHGNA é a causa mais comum de elevação dos níveis séricos de transaminases.
- DHGNA é um diagnóstico clínico após a exclusão de outras causas de doença hepática.
- Ultrassonografia, tomografia computadorizada e imagens de ressonância magnética são úteis para a detecção.
- A biópsia hepática atualmente é necessária para distinguir entre esteato-hepatite não alcoólica da DHGNA.

Considerações gerais

A doença hepática gordurosa não alcoólica (DHGNA) caracteriza-se por esteatose hepática, o acúmulo hepatocelular de triglicerídeos na ausência de um consumo significante de álcool. A esteatose hepática simples conota o acúmulo de gordura na ausência de inflamação no fígado. Em contraste, a esteato-hepatite não alcoólica (EHNA) indica a presença de inflamação e fibrose associada à esteatose hepática. DHGNA algumas vezes é utilizada de modo mais abrangente, designando esteatose simples e EHNA, mas também é comumente empregada para conotar uma esteatose simples.

Apesar das histopatologias da DHGNA e da EHNA serem similares às da doença hepática relacionada com o álcool, a etiologia é bastante distinta. Várias pesquisas básicas e clínicas demonstraram que os fundamentos metabólicos da DHGNA estão enraizados na resistência à insulina. Sem dúvida, a DHGNA está comumente associada a outras manifestações de resistência à insulina, incluindo obesidade, diabetes e hiperlipidemia. Apesar de estudos iniciais terem sugerido que a DHGNA é uma condição benigna, no momento é aparente que ela é grande causa de morbidade e mortalidade relacionada com o fígado.

A. Epidemiologia

A ausência de sinais e sintomas, combinada com a inexistência de testes diagnósticos sensíveis e específicos, dificulta a estimativa da prevalência de DHGNA. A elevação das enzimas hepáticas não é sensível para sua detecção e atualmente não há consenso de que a histopatologia seja o padrão-ouro para o diagnóstico. Apesar de provavelmente subestimada pelos motivos descritos anteriormente, a prevalência de DHGNA é considerada na faixa de 20% nos Estados Unidos e entre 11,5–46% na população geral. Em contraste, a prevalência de EHNA é muito menor, variando entre 2–3%. Como resultado, as prevalências da DHGNA e EHNA são facilmente superadas pela infecção da hepatite C (HCV) crônica, que afeta 1,8% da população norte-americana. Recentemente, um polimorfismo comum no gene que codifica a patatin-tipo fosfolipase 3 (*PNPLA3*) (sinônimo adiponutrin) demonstrou estar fortemente associado a DHGNA e sua severidade histológica.

Estudos populacionais revelaram que a DHGNA é mais comum em homens do que entre mulheres, em hispânicos em comparação com brancos, e em brancos do que entre negros. Considera-se que a prevalência de DHGNA aumentará com o passar do tempo em paralelo com a epidemia de obesidade e diabetes. Particularmente preocupante é que a DHGNA está aumentando na população pediátrica, com prevalências estimadas em aproximadamente 3% das crianças e 20–50% das crianças obesas.

Argo CK, Caldwell SH. Epidemiology and natural history of non-alcoholic steatohepatitis. *Clin Liver Dis.* 2009;13:511–531. [PMID: 19818302]

Browning JD, Szczepaniak LS, Dobbins R, et al. Prevalence of hepatic steatosis in an urban population in the United States: impact of ethnicity. *Hepatology.* 2004;40:1387–1395. [PMID: 15565570]

Koutsari C, Lazaridis KN. Emerging genes associated with the progression of nonalcoholic fatty liver disease. *Hepatology.* 2010;52:807–810. [PMID: 20812353]

Ruhl CE, Everhart JE. Determinants of the association of overweight with elevated serum alanine aminotransferase activity in the United States. *Gastroenterology.* 2003;124:71–79. [PMID: 12512031]

B. Associação da DHGNA a síndrome metabólica, obesidade, diabetes e hiperlipidemia

A resistência à insulina representa o fator de risco mais importante para o desenvolvimento da DHGNA. Como a resistência à insulina também é o marco da síndrome metabólica, não é de surpreender que haja conexão íntima entre DHGNA e síndrome metabólica. Sem dúvida, a esteatose pode simplesmente caracterizar a manifestação hepática da síndrome metabólica. A síndrome metabólica geralmente é definida como a coexistência de três ou mais dos seguintes achados: (1) aumento da circunferência da cintura, (2) hipertrigliceridemia, (3) hipertensão, (4) elevação da glicose em jejum e (5) baixos níveis de colesterol de lipoproteína de baixa densidade (HDL). Pacientes com síndrome metabólica apresentam risco de 4–11 vezes maior de desenvolver DHGNA e a prevalência da síndrome metabólica em pacientes com DHGNA varia entre 18–67%, dependendo do peso corporal. Nos pacientes com DHGNA e síndrome metabólica, o risco de EHNA é 3 vezes maior.

Existe íntima associação entre DHGNA e obesidade. A prevalência da obesidade em pacientes com DHGNA varia entre 30–100%. Em pacientes obesos (índice de massa corporal [IMC] $\geq$ 30) o risco de DHGNA é 4,6 vezes maior. O mais importante é que a frequência de EHNA também varia em proporção ao peso. A prevalência de EHNA é de 3% na população magra, mas sobe para 19% nos obesos e para quase 50% nos indivíduos obesos mórbidos. Consistente com a íntima relação entre DHGNA e síndrome metabólica, a DHGNA é mais comum em indivíduos com concentração abdominal de gordura, mesmo com IMC baixo.

A prevalência da DHGNA é alta na população com diabetes tipo 2 (50%) e a prevalência da diabetes tipo 2 nos pacientes com DHGNA varia de 10–75%. A prevalência de DHGNA parece aumentar como uma função contínua da glicose plasmática em jejum. O mais importante é que a EHNA é desproporcionalmente representada no diabetes do tipo 2, com fibrose e cirrose significantes presentes em aproximadamente 20%. Nos pacientes hiperlipidêmicos, a prevalência geral de gordura hepática é de 50% com hipertrigliceridemia e dislipidemia mista, conferindo um risco 5 vezes maior de DHGNA. A prevalência de hiperlipidemia associada à DHGNA varia de 20–90%. Mantendo um forte elo com a síndrome metabólica, baixos níveis de colesterol HDL também são comumente observados em pacientes com DHGNA. As evidências que surgem sugerem que a hipertensão está ligada à DHGNA através de sua relação com a resistência à insulina.

Gholam PM, Flancbaum L, Machan JT, et al. Nonalcoholic fatty liver disease in severely obese subjects. *Am J Gastroenterol.* 2007; 102:399–408. [PMID: 17311652]

Hamaguchi M, Kojima T, Takeda N, et al. The metabolic syndrome as a predictor of nonalcoholic fatty liver disease. *Ann Intern Med.* 2005;143:722–728. [PMID: 16287793]

Marchesini G, Bugianesi E, Forlani G, et al. Nonalcoholic fatty liver, steatohepatitis, and the metabolic syndrome. *Hepatology.* 2003;37:917–923. [PMID: 12668987]

Parekh S, Anania FA. Abnormal lipid and glucose metabolism in obesity: implications for nonalcoholic fatty liver disease. *Gastroenterology.* 2007;132:2191–2207. [PMID: 17498512]

Patogênese

Os conceitos atuais indicam que a resistência à insulina é o defeito metabólico primário que leva à DHGNA (Figura 43-1). Isso provoca um influxo no fígado de ácidos graxos livres que são liberados pelos tecidos adiposos, por causa de uma falha da insulina em suprimir a lipase sensível ao hormônio. Além disso, níveis elevados de insulina associados a resistência à insulina promovem a síntese continuada de triglicerídeos pelo fígado. Essas duas fontes de triglicerídeos resultam em hepatócitos ingurgitados por lipídeos (esteatose hepática macrovesicular isolada). A presença de DHGNA parece ser uma ocorrência relativamente inócua e não parece que esteja necessariamente ligada a uma lesão hepática progressiva. Apesar de muitos pacientes com DHGNA apresentarem diabetes tipo 2 coexistente, isso não é universalmente verdadeiro. Sem dúvida, esteatose e resistência à insulina podem estar presentes na ausência de outros componentes da síndrome metabólica.

Uma hipótese sugere que a EHNA evolui como uma progressão da DHGNA. A esse respeito, a presença de DHGNA representa o primeiro "golpe". De acordo com esta teoria, a EHNA se desenvolve por causa de um segundo "golpe", ondem hepatócitos carregados com triglicerídeos estão vulneráveis ao insulto adicional. Apesar de não existirem dados definitivos para

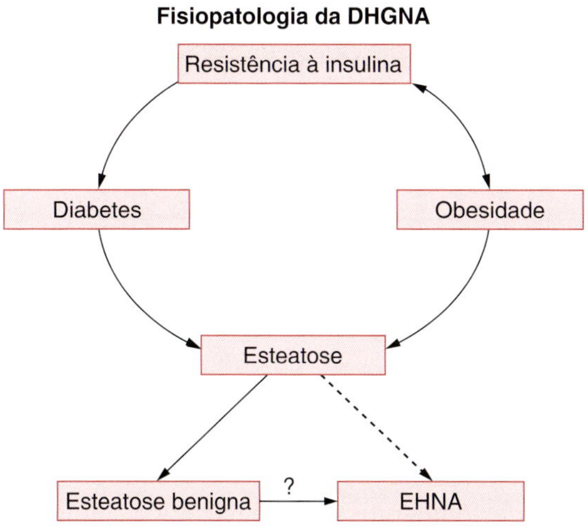

▲ **Figura 43-1.** A resistência à insulina é a base da esteatose hepática. O diabetes tipo 2 é uma consequência da resistência à insulina, mas a obesidade também pode resultar em resistência à insulina. Conforme indicado pelo ponto de interrogação, não se sabe se há uma progressão da esteatose benigna para esteato-hepatite não alcoólica (EHNA). DHGNA, doença hepática gordurosa não alcoólica. (Reproduzida, com permissão, de Parekh S, Anania FA. Abnormal lipid and glucose metabolism in obesity: implications for nonalcoholic fatty liver disease. *Gastroenterology*. 2007;132:2191-2207. [PMID: 17498512])

dar suporte aos segundos "golpes", duas categorias foram descritas e ganharam certa aceitação. São elas o estresse oxidativo e citocinas específicas somadas a lipopolissacarídeos. Ácidos graxos livres e a hiperinsulinemia potencializam a peroxidação dos lipídeos e a liberação de radicais livres hidroxi, que lesionam diretamente os hepatócitos pelo recrutamento de mediadores necroinflamatórios. A lesão hepática crônica sofrida com o passar do tempo levará à ativação de células estreladas hepáticas, criando o potencial para fibrose hepática.

Pelo menos em certos modelos animais de EHNA, lipopolissacarídeos são liberados na veia porta e são potentes agonistas para a produção de fator de necrose tumoral alfa (TNF-α), com a subsequente liberação de interleucina. O mais interessante é que os mesmos mecanismos parecem ser patogênicos na hepatite alcoólica e produzem lesões histopatológicas bastante similares. A combinação do estresse oxidativo e das citocinas necroinflamatórias está associada ao compromisso da função mitocondrial, que dificulta o transporte de elétrons e depleta a adenosina-trifosfato, tornando os hepatócitos incapazes de lidar com o maior estresse oxidativo. Nesse cenário, o maior estresse oxidativo pode superar a capacidade antioxidante do fígado. Ácidos graxos livres intracelulares dentro do fígado também promovem o estresse sobre o retículo endoplasmático, que leva a um aumento na síntese de lipídeos e apoptose de hepatócitos via ativação da c-Jun-N-terminal quinase (JNK).

A maioria dos pacientes com DHGNA, mas uma menor fração daqueles com EHNA, nunca progride para fibrose, o que resulta de uma série complexa de eventos moleculares em resposta a todos os tipos de lesão hepática. Entretanto, na presença de excesso de estresse oxidativo, as células estreladas do fígado podem se ativar, resultando em aumento da deposição de matriz extracelular. O excesso de matriz extracelular eventualmente rompe a transdução normal de sinal entre a célula e a matriz onde se apoiam, bem como no fluxo normal de nutrientes e sangue pelos sinusoides hepáticos. O resultado é uma resposta cicatricial que pode comprometer a função hepática.

A leptina é um hormônio tipo citocina que circula em concentrações elevadas nos pacientes com síndrome metabólica. Evidências emergentes sugerem que a leptina pode desempenhar importante papel patogênico no desenvolvimento e progresso da EHNA. A leptina é sintetizada pelos adipócitos, mas também pelas células estreladas hepáticas ativadas. Entre suas diversas atividades, a leptina promove fibrose hepática, aparentemente como parte de uma resposta cicatricial.

A adiponectina, também conhecida como proteína relacionada com o complemento de adipócitos (ACRP30), é um hormônio produzido pelo tecido adiposo omental. A adiponectina estimula a utilização de glicose e oxidação de ácidos graxos no fígado por meio da proteína quinase ativada pela adenosina monofosato (AMPK). A adiponectina está relacionada com sensibilidade à insulina e negativamente com a gordura abdominal. A expressão e a secreção do gene da adiponectina estão diminuídas na obesidade e são mais baixas em pacientes com resistência à insulina, diabetes tipo 2 e outras condições associadas à síndrome metabólica nos controles combinados para idade e sexo. Os níveis de adiponectina mensurados em pacientes com DHGNA ou EHNA foram mais baixos do que os encontrados nos controles combinados para idade e sexo. Baixos níveis da expressão de adiponectina podem predispor os pacientes à progressão para EHNA.

Abdelmalek MF, Diehl AM. Nonalcoholic fatty liver disease as a complication of insulin resistance. *Med Clin North Am.* 2007; 91:1125–1149. [PMID: 17964913]

Cheung O, Sanyal AJ. Recent advances in nonalcoholic fatty liver disease. *Curr Opin Gastroenterol.* 2010;26:202–208. [PMID: 20168226]

Achados clínicos

A. Sinais e sintomas

A maioria dos pacientes com DHGNA se apresentam porque níveis anormais de transaminase sérica são descobertos acidentalmente ou em painéis de testes laboratoriais enviados por propósitos de rastreamento. Em geral, pacientes com DHGNA são assintomáticos. Se presentes, os sintomas tendem a ser inespecíficos e constitucionais, mas podem incluir desconforto no quadrante superior. Ao exame físico, achados associados se limitam a hepatomegalia.

Como DHGNA é um diagnóstico de exclusão, a informação histórica é importante. Vários fatores de risco que aumentam a probabilidade de DHGNA podem ser levantados na história. O mais importante, o uso de álcool deve ser limitado para qualificar como DHGNA, assim a ingestão máxima de álcool é de 2 drinques padrões por dia (140 g de etanol/semana) para homens e 1 drinque padrão por dia (70 g de etanol/semana) para mulheres. Outros fatores de risco importantes para DHGNA incluem idade, obesidade e diabetes tipo 2. Uma história familiar de diabetes, obesidade e doença hepática sem etiologia clara fornece importantes pistas.

B. Achados laboratoriais

Elevações modestas na alanina aminotransferase (ALT) e aspartato aminotransferase (AST) tipicamente estão presentes em níveis na variação entre 2–3 vezes o limite superior do normal. Entretanto, a ALT e a AST podem variar em até 10 vezes o limite normal na DHGNA. A proporção AST/ALT tipicamente é $< 1,0$ e isso ajuda a distinguir a DHGNA da doença hepática alcoólica (DHA). Como a DHGNA é muito comum na população em geral, também é importante excluir outras causas comuns e incomuns de elevação dos níveis de transaminase, que incluem as hepatites virais, hepatite autoimune, hemocromatose, doença tireoidiana, drogas e, se apropriado, doença de Wilson e deficiência de α_1-antitripsina. Geralmente é útil obter um perfil lipídico e concentração de glicose plasmática em jejum. Enquanto pacientes com EHNA comprovada por biópsia apresentam maior probabilidade de níveis mais elevados de aspartato e alanino aminotransferases, fosfatase alcalina, gama glutamil transpeptidase e modelo de avaliação da homeostase para resistência à insulina (HOMA-IR), os testes laboratoriais disponíveis no momento não são adequados para a previsão da presença da EHNA e sua severidade.

Neuschwander-Tetri BA, Clark JM, Bass NM, et al. Clinical, laboratory and histological associations in adults with non-alcoholic fatty liver disease. *Hepatology.* 2010;52:913–924. [PMID: 20648476]

C. Exames de imagem

Os estudos por imagens desempenham papéis-chave no diagnóstico da DHGNA. O principal exame é a ultrassonografia, que revela um padrão ecogênico difuso na presença de acúmulo adiposo hepático. A ultrassonografia também é a modalidade de imagens menos invasiva e relativamente barata. A sensibilidade para a detecção da DHGNA por ultrassom varia entre 60–90% com uma especificidade por volta de 90%. Esses números dependem do grau de infiltração gordurosa e declinarão nos casos leves de DHGNA. Na presença de obesidade mórbida, a sensibilidade e a especificidade da ultrassonografia são menores em função do hábito corporal. A tomografia computadorizada é uma modalidade de imagens razoável, mas cara, para a detecção da infiltração gordurosa hepática, que aparece como uma atenuação radiográfica baixa do fígado, quando comparada com a atenuação do baço ou da região paraespinal. A sensibilidade da tomografia computadorizada para a detecção da DHGNA se aproxima dos 90%. As imagens de ressonância magnética permitem a quantificação da gordura hepática e é a modalidade mais sensível, apesar de ser a mais cara para a detecção da esteatose. Essas técnicas radiográficas compartilham limitações importantes que não podem distinguir uma esteatose simples de uma EHNA, nem podem avaliar o estágio da doença (grau da inflamação) ou presença de fibrose.

Browning JD. New imaging techniques for non-alcoholic steatohepatitis. *Clin Liver Dis.* 2009;13:607–619. [PMID: 19818308]

D. Testes especiais

O valor da biópsia hepática no tratamento da DHGNA é controverso. Características histológicas que podem ser apreciadas na DHGNA incluem esteatose hepatocelular e degeneração em balão, infiltrados mistos de células inflamatórias, necrose, núcleos de glicogênio, e hialino Mallory. A biópsia hepática também pode avaliar o grau de fibrose. Uma limitação importante da biópsia hepática é que o erro da amostra pode ser substancial, levando a superestimativa ou subestimativa do grau de severidade. Apesar de a biópsia hepática ser o único procedimento que pode distinguir entre a esteatose simples e EHNA, seu valor na prática clínica permanece obscuro. A EHNA é responsável por uma fração relativamente pequena dos pacientes quando comparada com a alta prevalência da DHGNA na população. Portanto, a maioria dos pacientes apresentará esteatose isolada pela biópsia e isso representa um prognóstico favorável. Além disso, não existem terapias aprovadas para DHGNA ou EHNA, de modo que a distinção entre essas duas entidades provavelmente não influenciará no tratamento. Por outro lado, a histopatologia fornece informações prognósticas e, mais importante, pode excluir condições coexistentes. A última consideração pode se tornar ainda mais importante conforme as prevalências da obesidade e do diabetes aumentarem na população. Com o progresso na área dos marcadores alternativos para a inflamação e fibrose, a decisão sobre sujeitar pacientes à biópsia hepática pode ser simplificada.

Adams LA, Angulo P. Role of liver biopsy and serum markers of liver fibrosis in non-alcoholic fatty liver disease. *Clin Liver Dis.* 2007;11:25–35. [PMID: 17544970]

Angulo P, Hui JM, Marchesini G, et al. The NAFLD fibrosis score: a noninvasive system that identifies liver fibrosis in patients with NAFLD. *Hepatology.* 2007;45:846–854. [PMID: 17393509]

Tratamento

Apesar da prevalência e a compreensão da DHGNA terem aumentado, as terapias para essa condição comum permanecem bastante limitadas. No momento, não existem tratamentos confiáveis baseados em evidências. Esforços para desenvolver estratégias efetivas de tratamento, incluindo a melhora da resistência à insulina e redução dos estresses oxidantes baseiam-se na compreensão atual da patogênese da DHGNA. As abordagens atuais incluem a perda de peso e farmacoterapias.

A. Perda de peso

Considerando a forte associação entre obesidade, DHGNA e diabetes tipo 2, é lógico que a melhora da resistência à insulina deve representar a base da terapia para a DHGNA. Como a perda rápida de peso pode induzir ou exacerbar a EHNA, a perda de peso gradual constitui o principal objetivo. A perda gradual de peso pode ser obtida mediante modificações terapêuticas do estilo de vida, tratamento farmacológico e cirurgia bariátrica.

1. Modificações terapêuticas do estilo de vida — As modificações geralmente são aceitas como meritórias para o tratamento da DHGNA. Como a perda de peso pela diminuição da ingesta calórica e aumento da atividade física melhora a resistência à insulina, é lógico pensar que ela também possa levar a melhorias na DHGNA. Um artigo da American Gastroenterology Association de 2002 sobre DHGNA defendeu a perda de peso na ausência de estudos randomizados, citando os benefícios da perda de peso sobre o perfil de risco cardiovascular. Essa recomendação agora é suportada por duas pesquisas clínicas randomizadas sobre perda de peso durante 1 ano pela intervenção intensiva no estilo de vida. Em pacientes obesos com EHNA, uma redução de 9% no peso levou a melhorias significantes na histopatologia hepática em comparação com os controles. Nos pacientes com diabetes tipo 2, uma redução de 8% no peso foi associada à redução 25% maior na esteatose hepática em comparação com os controles, conforme mensurado pela espectroscopia por RM.

Lazo, M, Solga SF, Horska A, et al. Effect of a 12-month intensive lifestyle intervention on hepatic steatosis in adults with type 2 diabetes. *Diabetes Care.* 2010;33:2156–2163. [PMID: 20664019]

Promrat K, Kleiner DE, Niemeier HM, et al. Randomized controlled trial testing the effects of weight loss on nonalcoholic steatohepatitis. *Hepatology.* 2010;51:121–129. [PMID: 19827166]

2. Redução farmacológica do peso — Verificando que a perda de peso mediante modificações terapêuticas do estilo de vida nem sempre é bem-sucedida, opções farmacológicas frequentemente são buscadas. No momento, dois medicamentos, orlistat e sibutramina, estão aprovados pela U.S. Food and Drug Administration para a perda de peso.

O orlistat reduz a absorção dos triglicerídeos da dieta pela inibição da lipase gástrica e pancreática. Em pesquisas randomizadas comparando somente com modificações da dieta, o orlistat diminuiu modestamente o peso durante um período de 1 ano, por volta de 2–4 quilos. Essa perda de peso foi acompanhada por reduções significantes na pressão arterial e do colesterol plasmático, com melhor controle da glicose. O orlistat foi estudado para o tratamento da DHGNA em pequenas séries de casos e estudos pilotos. Reduções significantes do peso obtidas com o uso do orlistat foram associadas a melhoria das enzimas hepáticas e da gordura hepática na ultrassonografia. Melhorias na histologia hepática parecem necessitar de reduções de aproximadamente 9% do peso corporal. Limitações para o uso de orlistat incluem dispepsia, flatulência, diarreia e esteatorreia; diminuição da absorção das vitaminas solúveis em lipídeos; bem como necessidade de dosagem 3 vezes ao dia.

A sibutramina é um inibidor da recaptação serotonérgica e noradrenérgica, que promove a saciedade. A sibutramina chega a modestas reduções de peso entre 3–6 quilos durante 1 ano. As melhorias nos parâmetros metabólicos incluem diminuição nas concentrações plasmáticas de insulina em pacientes com diabetes tipo 2. Quando utilizada para DHGNA, a sibutramina apresentou resultados similares ao orlistat na promoção da perda de peso, redução das elevações das transaminases, e diminuição da esteatose hepática após avaliação ultrassonográfica. O perfil de segurança da sibutramina mostrou-se favorável, com efeitos adversos que incluíram xerostomia, cefaleia, insônia e constipação. Observa-se ainda leve elevação da pressão arterial diastólica (+ 2 mmHg) associada à administração da sibutramina. É importante observar que nenhuma dessas farmacoterapias é aprovada pela FDA para DHGNA e devem ser utilizadas como terapias *off-label* se prescritas para DHGNA ou EHNA.

Patel AA, Torres DM, Harrison SA. Effect of weight loss on nonalcoholic fatty liver disease. *J Clin Gastroenterol.* 2009;43:970–974. [PMID: 19727004]

Sabuncu T, Nazligul Y, Karaoglanoglu M, et al. The effects of sibutramine and orlistat on the ultrasonographic findings, insulin resistance and liver enzyme levels in obese patients with nonalcoholic steatohepatitis. *Rom J Gastroenterol.* 2003; 12:189–192. [PMID: 14502318]

3. Cirurgia bariátrica — A cirurgia para promover a perda de peso é considerada para pacientes incapazes de perder peso mediante modificações terapêuticas no estilo de vida. As evidências atuais sugerem que a cirurgia bariátrica é benéfica para muitos pacientes obesos mórbidos com DHGNA. A cirurgia bariátrica inclui procedimentos que restringem a ingesta calórica e aqueles que dificultam a absorção de nutrientes. Para que pacientes obesos se qualifiquem para cirurgia bariátrica, o IMC geralmente deve exceder a 40. Os pacientes também devem ser candidatos se seus IMCs excederem 35 e sofrerem de uma patologia significante relacionada com a obesidade.

Dependendo do tipo de procedimento, a cirurgia bariátrica levou a perda de peso (definida como uma porcentagem de quilos acima do peso corporal ideal) na variação entre 48–70%, com uma média de 61%. As mortalidades pós-operatórias variaram de 0,5–1,1%. O mais importante é que os parâmetros metabólicos melhoraram acentuadamente: diabetes tipo 2 e hipertensão resolveram em 77% e 62% dos pacientes, respectivamente, com melhora do colesterol e triglicerídeos em 70%. A resolução da síndrome metabólica foi registrada em 96% dos pacientes 1 ano após a cirurgia. A cirurgia bariátrica pode diminuir os índices de mortalidade em comparação com pacientes tratados clinicamente em até 89%.

A DHGNA melhora acentuadamente nos pacientes submetidos à cirurgia bariátrica, com menor esteatose, inflamação e fibrose observadas em vários estudos que utilizaram abordagens cirúrgicas diferentes. Embora a cirurgia bariátrica geralmente pareça segura, a reserva hepática subjacente deve ser considerada na seleção dos pacientes, de modo a evitar insuficiência hepática nos pacientes com cirrose.

Klein S, Mittendorfer B, Eagon JC, et al. Gastric bypass surgery improves metabolic and hepatic abnormalities associated with nonalcoholic fatty liver disease. *Gastroenterology.* 2006;130: 1564–1572. [PMID: 16697719]

Mathurin P, Gonzalez F, Kerdraon O, et al. The evolution of severe steatosis after bariatric surgery is related to insulin resistance. *Gastroenterology.* 2006;130:1617–1624. [PMID: 16697725]

B. Agentes sensibilizadores da insulina

Como a resistência à insulina é central para a patogênese, a atenção é focalizada em agentes antidiabéticos que reduzem a resistência à insulina como terapias para DHGNA e EHNA. Apesar de a metformina ter demonstrado resultados iniciais promissores em animais, os resultados em pesquisas humanas não foram tão animadores. Maior sucesso foram obtidos com tiazolidinedionas (TZDs), rosiglitazone e pioglitazone. Esses medicamentos ativam o receptor gama ativado pelo proliferador de peroxissomo (PPARγ). Um mecanismo fundamental através do qual os agonistas PPARγ atuam é o aumento da sensibilidade da insulina pelo aumento da produção de adiponectina no tecido adiposo subcutâneo e visceral. As TZDs mostraram-se efetivas no tratamento do diabetes tipo 2, apesar do ganho de peso ser um efeito adverso bem reconhecido. A pesquisa PIVENS comparou a pioglitazona *versus* vitamina E *versus* placebo para o tratamento de pacientes não diabéticos com esteato-hepatite não alcoólica. Essa é uma pesquisa clínica fase-3, multicêntrica, randomizada, placebo–controlada, duplo-cega entre a pioglitazona ou vitamina E (α-tocoferol) para o tratamento de adultos sem diabetes com esteato-hepatite não alcoólica confirmada por biópsia. A pesquisa concluiu que o tratamento com pioglitazona reduziu a esteatose hepática e inflamação lobular, mas não chegou ao ponto final primário da pesquisa (melhoria nas características histológicas da esteato-hepatite não alcoólica, avaliada com o uso de escores padronizados para esteatose, inflamação lobular, balonamento hepatocelular e fibrose).

Sanyal AJ, Chalasani N, Kowdley KV, et al. Pioglitazone, vitamin E, or placebo for nonalcoholic steatohepatitis. *N Engl J Med.* 2010;362:1675–1685. [PMID: 20427778]

C. Terapia clínica direcionada para o estresse oxidativo hepático

Várias terapias clínicas buscaram melhorar os resultados mediante redução do estresse oxidante no fígado, que parece desempenhar um papel importante na patogênese da EHNA. A vitamina E é um antioxidante que se mostrou superior ao placebo para o tratamento da esteato-hepatite não alcoólica em adultos sem diabetes na pesquisa PIVENS. O ácido ursodeoxicólico (UDCA) é um ácido biliar hidrofílico com propriedades hepatoprotetoras. O UDCA apresentou baixa eficácia no tratamento da DHGNA ou EHNA. Uma combinação de UDCA e vitamina E mostrou-se promissora no tratamento da EHNA. A betaína é um precursor da *S*-adenosil metionina e um metabólito da colina. Ela mostrou-se promissora no tratamento da EHNA em um estudo limitado, que sugeriu a necessidade de mais pesquisas clínicas, especialmente considerando seu limitado perfil de efeitos adversos.

D. Terapias para a diminuição dos lipídeos

Com base na forte associação entre DHGNA e dislipidemia, concentrações elevadas de triglicerídeos e baixas concentrações de HDL no plasma, o uso de agentes para a redução dos lipídeos foi testado em estudos pilotos. Em geral, o uso das estatinas e fibratos levou a melhorias nas transaminases séricas. Entretanto, resultados mistos e dados histopatológicos limitados impedem a recomendação destas terapias para o tratamento da DHGNA. Como os pacientes com DHGNA apresentam risco elevado para eventos adversos cardiovasculares, é importante destacar que o uso de estatinas não parece apresentar nenhum risco adicional de hepatotoxicidade nesses pacientes.

Cohen DE, Anania FA, Chalasani N. National Lipid Association Statin Safety Task Force Liver Expert Panel. An assessment of statin safety by hepatologists. *Am J Cardiol.* 2006;97:77C–81C. [PMID: 16581333]

Evolução & prognóstico

Um aspecto desafiador no tratamento de pacientes com DHGNA é a previsão da história natural (Figura 43-2). No momento, não existe consenso sobre os biomarcadores que permitam ao médico determinar o prognóstico de modo preciso. Em vez disso, é necessária a realização de exames histopatológicos para prever quais pacientes com DHGNA provavelmente progredirão para cirrose. A progressão da doença hepática é dependente do grau de dano presente em um espécime de biópsia hepática. A esteatose hepatocelular na ausência de inflamação e fibrose sugere que a DHGNA não progredirá e que o curso clínico será benigno. Em contraste, a presença de esteato-hepatite e fibrose mais avançada representam um prognóstico pior, com maior probabilidade de pro-

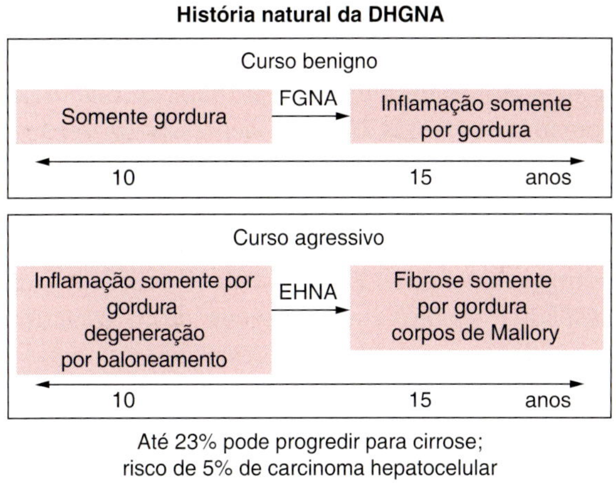

▲ **Figura 43-2.** A história natural da doença hepática gordurosa não alcoólica depende da histopatologia. O fígado gorduroso não alcoólico (FGNA) progride muito lentamente, se progredir, quando somente gordura está presente na biópsia hepática. Em contraste, a presença de esteato-hepatite hepática (EHNA) está associada à progressão mais acelerada para a fibrose. (Reproduzida, com permissão, de Parekh S, Anania FA. Abnormal lipid and glucose metabolism in obesity: implications for nonalcoholic fatty liver disease. *Gastroenterology*. 2007;132:2191–2207. [PMID: 17498512])

gressão para cirrose. Enquanto a prevalência geral da DHGNA se aproxima dos 20% da população, somente cerca de 10% dos indivíduos (2–3% dos adultos nos Estados Unidos) apresentam EHNA. Aproximadamente 20% dos pacientes com EHNA progredirão para cirrose. Apesar do risco geral de cirrose causada por DHGNA ser modesto, certos grupos estão em risco particular. Fatores de risco importantes para EHNA incluem obesidade, diabetes e idade avançada. Nos casos de obesidade mórbida, a esteatose está presente em até 90% dos pacientes, com a EHNA em até 40% e fibrose avançada ou cirrose variando entre 13–14%. A prevalência de DHGNA em pacientes diabéticos é de aproximadamente 50%, com uma representação desproporcionalmente alta de EHNA. Fibrose ou cirrose está presente em até 20% dos pacientes diabéticos. Pacientes severamente obesos com diabetes apresentam índices de esteatose hepática de quase 100%, dos quais 50% apresentam EHNA e 19% com cirrose. A idade também é um indicador prognóstico negativo com índices acentuadamente elevados de fibrose (10 vezes) nos pacientes com EHNA com mais de 45 anos de idade (40%) em comparação com somente 4% dos pacientes com EHNA com menos de 45 anos.

As avaliações dos prognósticos em pacientes com DHGNA também podem ser orientadas pela demografia da cirrose criptogênica. Antes da apreciação da DHGNA como entidade patológica, a base fisiopatológica da cirrose em muitos pacientes era caracterizada como criptogênica. Atualmente é considerado provável que 67–75% destes indivíduos sofriam de EHNA, que levou à cirrose e as biópsias hepáticas progrediram além do ponto no qual a etiologia pode ser discernida. Sem dúvida, pacientes com cirrose criptogênica apresentam maior probabilidade de exibir características de síndrome metabólica. Nos pacientes que esperam por transplante hepático em decorrência de cirrose criptogênica, observa-se uma maior prevalência de obesidade e diabetes em comparação com os controles combinados. A EHNA pode ocorrer mesmo após um transplante hepático para cirrose criptogênica, como já foi descrito em pacientes com diagnóstico de EHNA que foram encaminhados para transplante.

Atualmente o carcinoma hepatocelular é reconhecido como complicação potencial da DHGNA que progride para EHNA com cirrose. Esse risco é composto na presença de diabetes, sugerindo a possibilidade de que uma hiperinsulinemia crônica possa gerar um estímulo carcinogênico.

No total, até 40% dos pacientes com cirrose atribuível à EHNA morrerão das complicações relacionadas com doença hepática ou receberão um transplante hepático. De todos os transplantes hepáticos, aproximadamente 10% são atribuíveis à cirrose induzida por EHNA. A sobrevivência para pacientes com DHGNA é menor em comparação com a população geral.

Bugianesi E. Non-alcoholic steatohepatitis and cancer. *Clin Liver Dis.* 2007;11:191–207. [PMID: 17544979]

Burke A, Lucey MR. Non-alcoholic fatty liver disease, non-alcoholic steatohepatitis and orthotopic liver transplantation. *Am J Transplant.* 2004;4:686–693. [PMID: 15084161]

Fassio E, Alvarez E, Dominguez N, et al. Natural history of nonalcoholic steatohepatitis: a longitudinal study of repeat liver biopsies. *Hepatology.* 2004;40:820–826. [PMID: 15382171

Encefalopatia portal sistêmica & encefalopatia hepática

44

Norton J. Greenberger, MD

CRITÉRIOS DE DIAGNÓSTICO

- O diagnóstico geralmente pode ser feito durante o exame físico mediante checagem de *fetor hepaticus* e asterixe, além da avaliação do estado mental utilizando os testes dos 7 esses e da deleção do "A".
- Fatores precipitantes incluem sangramento gastrointestinal, sepse, azotemia, uso de sedativos ou analgésicos e não colaboração com o uso dos medicamentos.
- Considerar outras causas (p. ex., infecções, sangramento intracraniano, anormalidades metabólicas), em pacientes com história conhecida de cirrose e evidência prévia de encefalopatia do sistema portal que se apresentem com alteração do estado mental.
- Alterações mentais em pacientes com encefalopatia hepática subclínica ou mínima podem prejudicar a habilidade em dirigir automóveis; os pacientes e suas famílias devem ser orientados sobre esse risco.

Considerações gerais

A encefalopatia hepática, também conhecida como encefalopatia portal sistêmica (EPS) é um distúrbio neuropsiquiátrico complexo que resulta de uma doença crônica do parênquima hepático com insuficiência de células renais, geralmente em conjunção com derivações portossistêmicas, tanto ocorrendo naturalmente como criados cirurgicamente. Entretanto a EPS pode ocorrer em indivíduos com testes hepáticos normais ou com grandes derivações espontâneas ou criadas cirurgicamente. A EPS caracteriza-se por alterações na personalidade, nível de consciência, função motora e cognição. Alterações na cognição podem ser bastante sutis, como destacado a seguir.

A encefalopatia hepática pode ser caracterizada como episódica ou crônica resistente. A forma episódica pode ser espontânea, precipitada ou recorrente; na forma crônica resistente, os pacientes apresentam um estágio leve persistente 1–2 ou doença severa estágio 2–4. Os pacientes podem apresentar encefalopatia mínima ou subclínica sem anormalidades óbvias na cognição, personalidade ou comportamento, mas com testes psicométricos normais. Pacientes com doença hepática avançada crônica e derivação portal sistêmica de longa duração também podem desenvolver evidências de degeneração hepatolenticular não wilsoniana.

Patogênese

A Tabela 44-1 sumariza as toxinas implicadas na patogênese da encefalopatia hepática. Embora a patogênese precisa da encefalopatia hepática seja desconhecida, o acúmulo de produtos nitrogenados derivados das alças intestinais pode ter efeitos adversos sobre a função cerebral e acredita-se que desempenhe um papel central.

A amônia produzida no intestino pode entrar na circulação sistêmica como resultado da diminuição da função hepática ou de derivações portossistêmicas. No tecido cerebral, pode bloquear canais de cloro, modular o receptor do ácido gama-aminobutírico (GABA), fazer uma regulação para cima dos receptores periféricos da benzodiazepina e aumentar a glutamina cerebral. Várias linhas de evidência suportam o conceito de que a amônia desempenha um papel-chave na patogênese da encefalopatia hepática. Os níveis de amônia estão elevados no sangue portal, sangue periférico e líquido cefalorraquidiano (LCR). Fatores que precipitam a EPS geralmente são aqueles que resultam em maior carga de nitrogênio e elevação dos níveis de amônia. As estratégias de tratamento são direcionadas para a diminuição da produção intestinal de amônia, bem como a diminuição dos níveis plasmáticos de amônia. Entretanto, deve ser destacado que geralmente não há correlação direta entre os níveis de amônia no sangue periférico e os estágios da encefalopatia hepática.

Tabela 44-1. Toxinas putativas que causam encefalopatia hepática.

Toxina	Efeitos e considerações sobre o tratamento
Amônia (NH_3)	Produzida pelo intestino; de origem bacteriana Bloqueia os canais de cloro Modula o receptor GABA Faz regulação para cima dos receptores benzodiazepínicos periféricos Aumenta a glutamina cerebral Elevada no sangue portal Elevada no sangue periférico e LCR Fatores precipitantes geralmente aumentam a carga de NH_3/H_2 Estratégias de tratamento direcionadas para a diminuição dos níveis sanguíneos de NH_3
Benzodiazepinas (BZDs) que ocorrem naturalmente	Ligam-se ao sítio benzodiazepínico do receptor GABA Níveis elevados no sangue e LCR Antagonistas BZDs induzem melhora, apesar de transitória Assuntos não resolvidos - fonte e identificação dos BZDs atuais; mecanismo da elevação na EPS é incerto
Ácidos graxos de cadeia curta	Efeitos sinérgicos com NH_3 causando obnubilação Lactulose diminui níveis Ausência de correlação entre níveis plasmáticos e grau da encefalopatia hepática
Mercaptans	Efeitos sinérgicos com NH_3 Ausência de correlação entre níveis plasmáticos e grau da encefalopatia hepática
Aminoácidos aromáticos	Pacientes com insuficiência hepática apresentam elevação dos aminoácidos aromáticos e diminuição dos aminoácidos de cadeia ramificada Falsos neurotransmissores não são encontrados no cérebro humano
Manganês	Provavelmente envolvido no desenvolvimento de sinais extrapiramidais Resulta da derivação portossistêmica e redução da secreção biliar

LCR, líquido cefalorraquiano; GABA, ácido gama aminobutírico.

Outro mediador derivado do intestino que ocorre naturalmente, implicado na patogênese da EPS é um composto tipo benzodiazepina. Níveis elevados de benzodiazepinas foram encontrados no sangue e no LCR. Os antagonistas da benzodiazepina podem melhorar a encefalopatia, embora esse efeito geralmente seja transitório.

Outros mediadores putativos incluem ácidos graxos de cadeia curta, mercaptans, aminoácidos aromáticos e manganês. O manganês pode se depositar nos gânglios basais e induzir sintomas extrapiramidais.

Achados clínicos

A. Sinais e sintomas

1. Achados físicos — O diagnóstico da EPS geralmente pode ser feito com base somente no exame físico. Os pacientes podem apresentar um *fetor hepaticus*; ou seja, um odor respiratório pungente causado pela degradação de produtos de aminoácidos contendo enxofre como cisteína e metionina, consistindo de dimetil sulfídeos metanetiol e etanetiol. Asterixe e ou um tremor metabólico são característicos, mas não patognomônicos da EPS. Também pode ocorrer em pacientes com insuficiência renal crônica, insuficiência pulmonar e insuficiência cardíaca congestiva.

Pacientes com EPS podem apresentar anormalidades neurológicas focais como aumento dos reflexos tendinosos profundos, sinal de Babinski uni ou bilateral e outros achados como ataxia, disartria, tremor ou miopatia, geralmente com derivação sistêmica de longa duração. Esses são infrequentemente encontrados na prática clínica.

2. Alterações no estado mental — Os estágios da encefalopatia hepática são sumarizados na Tabela 44-2. O teste cuidadoso do estado mental deve ser realizado em todos os pacientes com doença crônica do parênquima hepático e cirrose do fígado. Uma abordagem é pedir para o paciente fazer séries de cálculos com o número 7. Também pode ser pedido para o paciente escrever seu nome, desenhar um quadrado, uma estrela e uma espiral. Outro teste no leito bastante útil é o teste da deleção do "A", no qual se pede que o paciente apague todas as letras "A" de um parágrafo de uma reportagem em um período de 1 a 2 minutos. A seguir, o médico calcula a quantidade de "As" não apagados.

B. Abordagem diagnóstica

A Tabela 44-3 sumariza a abordagem diagnóstica para um paciente com suspeita de EPS crônica. Os critérios usuais incluem doença do parênquima hepático; evi-

Tabela 44-2. Gradações da encefalopatia hepática.

Grau	Manifestações
Subclínico (0)	Testes psicométricos anormais, mas sem anormalidades óbvias na consciência, personalidade ou comportamento
1	Ausência trivial da consciência, curtos períodos de atenção, reversão do ciclo do sono dia-noite
2	Letargia, desorientação, alteração da personalidade, comportamento inapropriado
3	Sonolência a semiestupor, confusão, resposta a estímulos nocivos preservada
4	Coma, sem resposta a estímulos nocivos

Tabela 44-3. Achados diagnósticos na encefalopatia portal sistêmica (EPS) crônica.

Critérios diagnósticos usuais
Doença crônica documentada do parênquima hepático
Evidência de derivação portal sistêmica
• Ocorrendo naturalmente (varizes, colaterais venosas)
• DIPT
• Derivações cirurgicamente criadas
Alterações do estado mental
• Subclínica (0) → graus 1-4
Melhora clínica com medidas direcionadas para a diminuição da produção de NH_3/carga de N_2
ERG anormal (↓ da frequência média do ciclo), mas o teste geralmente não é necessário)
Diagnóstico da EPS no leito
Fetor hepaticus graus 1-4 + (dimetil sulfídeos, metanetiol, etanetiol)
Asterixe
Alterações do estado mental
• 7 seriado
• Teste da deleção do "A"
• Assinatura, estrela, espiral
Anormalidades neurológicas
• Focais (tendões profundos, reflexos de Babinski)
• Gerações hepatolenticulares não wilsonianas (ataxia, disartria, tremor)
• Mielopatia (paraparesias espásticas)

EEG, eletroencefalograma; TIPS, derivação intra-hepática portossistêmica transjugular.

Tabela 44-4. Encefalopatia portal sistêmica; fatores precipitantes.

Fator precipitante	Mecanismo
Sangramento gastrointestinal	Carga de N_2, hiperfusão hepática
Sepse	Catabolismo proteico, citocinas
Azotemia	Geração de amônia (uerases)
Narcóticos, benzodiazepinas, antidepressivos	Ativação de neurotransmissores inibitórios
Aumento das proteínas na dieta	Carga de N_2
Hipocalemia	Geração de amônia pelos rins
Diuréticos	Azotemia, hipocalemia, desidratação
Constipação	Geração de NH_3 por bactérias colônicas
Cirurgia	Anestesia, hipoperfusão hepática
Hepatite aguda	Droga, vírus → lesão hepática, citocinas
Suspensão do uso de medicamentos	Não cooperação, derivação portossistêmica, TPIS, carga de N_2

TIPS, derivação intra-hepática portossistêmica transjugular.

dência de derivações portossistêmicas; alterações do estado mental, que podem ser subclínicas; e melhora clínica com medidas direcionadas para a diminuição da produção de amônia pelos intestinos. O eletroencefalograma (EEG) em pacientes com encefalopatia estágios 2, 3 ou 4 geralmente é anormal e mostra diminuição na frequência média dos ciclos. Geralmente não é necessário realizar um EEG.

1. Fatores precipitantes para encefalopatia portal sistêmica — Em qualquer paciente com EPS é importante identificar os fatores precipitantes. A Tabela 44-4 sumariza os fatores precipitantes e os mecanismos pelos quais eles podem desencadear um episódio de EPS. Um problema comum é a não aderência ao uso das medicações prescritas (p. ex., lactulose, decorrente de efeitos adversos como diarreia).

A alta prevalência de derivação portal sistêmica espontânea em pacientes com encefalopatia hepática persistente, em geral, não é apreciada. Um estudo de caso controlado recente comparou a prevalência de derivações portossistêmicas em pacientes cirróticos com EPS recorrente ou persistente com a prevalência em pacientes cirróticos sem sinais manifestos de EPS. Quatorze pacientes com EPS persistente ou recorrente foram combinados com 14 pacientes sem evidência de EPS. A avaliação da EPS incluiu testes psicométricos, EEG, exame do estado mental, tomografia computadorizada helicoidal, níveis de amônia arterial e venosa e imagens de ressonância magnética cerebral. Dez dos 14 pacientes (71%) com EPS recorrente apresentavam derivações espontâneas em comparação com 2 dos 14 controles cirróticos (14%). Os pacientes com derivações portossistêmicas espontâneas também apresentaram incidência muito maior de resultados anormais nos testes psicométricos (71% *versus* 7%). O achado-chave é que grandes derivações espontâneas geralmente podem sofrer a cronicidade da EPS; devem ser procuradas grandes derivações em pacientes com cirrose e EPS recorrente ou persistente. Exemplos são apresentados na Figura 44-1 A e B.

Riggio O, Efrati C, Catalano O, et al. High prevalence of spontaneous portal systemic shunts in persistent hepatic encephalopathy: a case control study. *Hepatology*. 2005;42:1158–1165. [PMID: 16250033]

2. Encefalopatia hepática subclínica ou mínima — É importante avaliar todos os pacientes com cirrose estabelecida para a presença de encefalopatia mínima ou subclínica (EHM). Esta é subestimada por um recente estudo que avaliou se a capacidade em dirigir um carro é prejudicada em pacientes cirróticos com EHM. Em um teste de direção padronizado cobrindo 22 milhas em 90 minutos criado para pacientes com dano cerebral, um instrutor

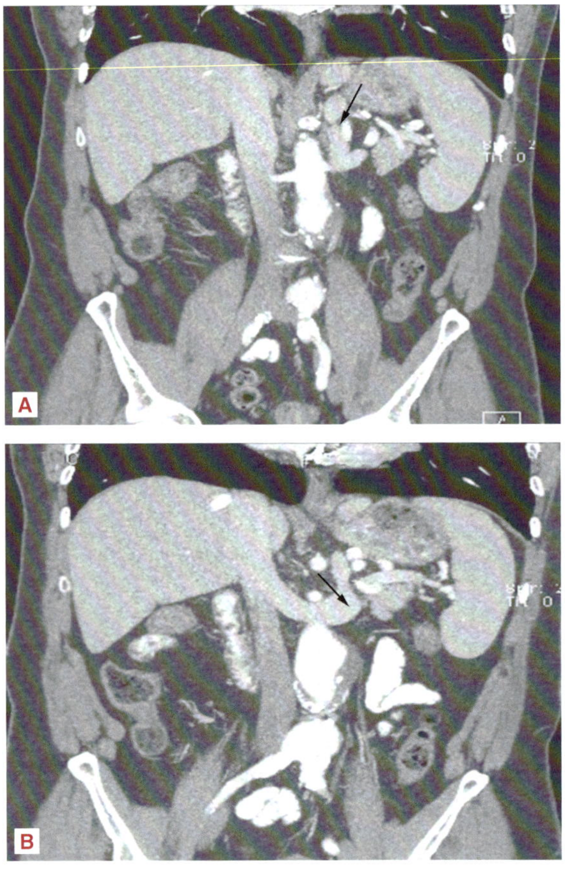

▲ **Figura 44-1. A** e **B:** Grandes derivações venosas esplênicas-mesentéricas-renais.

de direção profissional que desconhece o diagnóstico do paciente e os resultados do teste avaliou o desempenho do paciente na direção. Quatro categorias globais de direção (manejo do carro, adaptação às faixas da rua, ultrapassagem, cuidado com pedestres e ciclistas) e o escore total para o desempenho na direção foram classificados com o uso de uma escala de 6 pontos. Dos 274 pacientes consecutivos com cirrose hepática, 48 preencheram os critérios clínicos e de direção, 14 deles com e 34 sem EHM. Quarenta e nove indivíduos com doença gastrointestinal e achados hepáticos normais serviram como controles. A EHM foi avaliada pelo teste de execução da trilha, teste de símbolos digitais, e teste de reação de opções complexas. Os achados mais impressionantes foram que a EHM resultou em prejuízo na capacidade de direção de automóveis e adaptação às situações de tráfico. O instrutor teve de interferir na direção de 5 entre 14 pacientes com EHM para evitar acidentes. É importante enfatizar que a capacidade de dirigir um carro pode estar claramente prejudicada em pacientes com cirrose e EHM e esses pacientes e suas famílias devem ser orientados sobre esse risco.

Nos pacientes com cirrose conhecida e evidência prévia de EPS que se apresentam com alteração do estado mental, causas diferentes de EPS também podem necessitar consideração. Pacientes com cirrose e doença hepática avançada podem desenvolver hemorragias intracranianas, infecções (incluindo meningite), sepse e anormalidades metabólicas (incluindo hipocalemia e hipoglicemia). Além disso, pacientes com cirrose relacionada com o álcool podem se apresentar com problemas duais de abstinência ao álcool e EPS, que é uma combinação muito difícil de distúrbios a serem tratados. A única benzodiazepina que pode ser utilizada em pacientes com EPS e abstinência ao álcool é o lorazepam porque é mais excretado pelos rins do que outros benzodiazepínicos.

Wein C, Koch H, Popp B, et al. Minimal hepatic encephalopathy: fitness to drive. *Hepatology*. 2004;39:739–745. [PMID: 14999692]

Tratamento

O tratamento da EPS é sumarizado na Tabela 44-5. Inicialmente inclui a identificação e o tratamento de quaisquer fatores precipitantes. A atenção à nutrição também é importante. A restrição rígida às proteínas não é apropriada. Os pacientes necessitam de pelo menos 25–35 kcal/kg e mais de 200 g de carboidratos para preservar o metabolismo proteico.

O tratamento clínico para EPS baseia-se em grande parte em esforços para controlar a geração de toxinas neuroativas putativas, mais notavelmente a amônia. Lactulose, um dissacarídeo sintético que consiste de galactose e frutose, não é metabolizada pelas dissacaridases intestinais e, portanto, chega ao cólon, onde é degradada pela flora fecal. A degradação da lactulose em ácidos graxos de cadeia curta resulta em diminuição do pH fecal que inibe a produção de amônia por micro-organismos que dividem a ureia, e captura a amônia fecal, acidificando-a para cloreto de amônio e resultando em um aumento na excreção fecal de nitrogênio. O mais interessante é que a lactose pode ser utilizada em pacientes com deficiência de lactase com bons resultados. A dose de lactulose precisa ser titulada de modo que o paciente experimente 2–3 movimentos intestinais por dia. Se necessário, o pH fecal pode ser checado; se a lactulose estiver, de fato, resultando em acidificação das fezes, o pH fecal deve ser 5 e não os 7 usuais. Pacientes em uso de lactulose devem ser orientados a ingerir alimentos que apresentem efeito laxativo (p. ex., excesso de açúcares simples contendo frutose, que pode aumentar a diarreia). Se a diarreia persistir, a dose de lactulose deve ser reduzida.

Tabela 44-5. Manejo da encefalopatia portossistêmica crônica.

Terapia	Considerações
Tratamento inicial	
Fatores precipitantes	Identificar e tratar, se presentes
Nutrição	Restrição proteica (40-60 g) não apropriado restringir a ingestão de proteínas para < 0,75 g/kg durante longos períodos (60-80 g/dia) Pacientes necessitam de > 25-35 kcal/kg e ≥ 200 g de carboidrato para impedir que haja catabolismo proteico Dieta à base de vegetais aumenta a eliminação de produtos nitrogenados nas fezes Aminoácidos de cadeia ramificada são caros e os dados sobre a eficácia são controversos
Dissacarídeos não absorvíveis	Lactulose (galactose, frutose), 15-30 mL 4 vezes ao dia • Diminui o pH fecal pela inibição da produção de NH_3 pela flora fecal • Aumenta a excreção fecal de N_2 A lactose é efetiva em pacientes com deficiência de lactase
Antibióticos	
Neomicina	Potencial para nefrotoxicidade; afilar a dose (1-2 g/dia) para uso prolongado Ausência de evidências de potenciação da resposta à lactulose
Metronidazol	250 mg 2 vezes ao dia
Rifaximina	Antibiótico mal absorvido (550 mg 2 vezes ao dia)
Outros tratamentos	
Zinco	Sem grandes PRCs
Benzoato de sódio	Algumas pequenas pesquisas sugerem que 5 g 2 vezes ao dia seria benéfico; ausência de grandes PRCs.
Vancomicina	Somente pequenas pesquisas

PCR, pesquisa randomizada controlada.

Uma pesquisa randomizada controlada de lactulose *versus* placebo confirmou a eficácia da lactulose no tratamento da encefalopatia hepática. Enquanto 12 de 61 (19,6%) pacientes recebendo lactulose em uma dosagem de 30–60 mL, 2–3 vezes ao dia, desenvolveram um episódio de encefalopatia hepática, 30 de 64 (46,8%) dos pacientes que receberam placebo desenvolveram encefalopatia hepática.

Rifaximina, um antibiótico minimamente absorvido, tem se mostrado efetiva no tratamento de episódios agudos de encefalopatia hepática. Um estudo recente estabeleceu sua eficácia na prevenção de episódios dessa doença. Em uma pesquisa randomizada, duplo-cega, placebo controlada de pacientes em remissão de encefalopatia hepática recorrente, 159 pacientes receberam placebo e 140 pacientes receberam rifaximina em uma dosagem de 550 mg 2 vezes ao dia por seis meses. A rifaximina reduziu significantemente o risco de um episódio de encefalopatia hepática para 22,1% (31 dos 140 pacientes) no grupo rifaximina em comparação com 45,8% no grupo placebo (73 de 159 pacientes). Similarmente, a hospitalização envolvendo encefalopatia hepática foi registrada em somente 19 dos 140 pacientes no grupo rifaximina (13,6%) em comparação com 36 a 159 pacientes no grupo placebo (22,6%).

Nem o estudo feito por Bass *et al.*, nem o estudo feito por Sharma *et al.* tratou sobre o efeito da lactulose ou terapia combinada de lactulose–rifaximina sobre a flora intestinal e a produção de amônia e como as alterações na flora e produção se correlacionam com a eficácia clínica da terapia.

Antibióticos como a neomicina e o metronidazol, que podem alterar a flora fecal, não estão recomendados para uso de rotina em pacientes com EPS. Estudos controlados demonstraram que neomicina em doses de 6 g/dL não é significantemente melhor do que o placebo na redução dos níveis de amônia. Outros tratamentos incluíram o zinco, benzoato de sódio e vancomicina, mas nenhuma grande pesquisa randomizada controlada foi feita de modo a permitir maior avaliação dessas modalidades de tratamento.

Índices substanciais de falha de tratamento permanecem com o uso de lactulose e/ou rifaxamina, destacando a necessidade de estratégias adicionais de tratamento para esta condição debilitante e potencialmente letal.

Bass NM, Mullen KD, Sanyal A, et al. Rifaximin treatment in hepatic encephalopathy. *N Engl J Med*. 2010;362:1071–1081. [PMID: 20335583]

Prasad S, Dhiman RK, Duseja A, et al. Lactulose improves cognitive functions and health-related quality of life in patients with cirrhosis who have minimal hepatic encephalopathy. *Hepatology*. 2007;45:549–559. [PMID: 17326150]

Sharma BC, Sharma P, Agrawal A, et al. Secondary prophylaxis of hepatic encephalopathy: an open-label randomized controlled trial of lactulose versus placebo. *Gastroenterology*. 2009;137:885–891. [PMID: 19501587]

Ascites e peritonite bacteriana espontânea

45

Norton J. Greenberger, MD

CRITÉRIOS DE DIAGNÓSTICO

- Todos os pacientes com cirrose e ascite no momento da internação devem ser submetidos à paracentese diagnóstica.
- O diagnóstico da peritonite bacteriana espontânea (PBE) geralmente é estabelecido por elevada contagem de leucócitos polimorfonucleares (PMN) > 250 células/mL. Apesar de alguns pacientes com ascite apresentarem contagens de PMN no líquido peritoneal > 250 células/mL, *todos* os pacientes com PBE apresentam esse achado.
- O parâmetro mais útil para a classificação da ascite é o gradiente de albumina no líquido peritoneal – albumina sérica (GAAS).
- Com uma precisão de 98%, um valor GAAS > 1,1 g/dL é consistente com ascite secundária à hipertensão portal.
- Valores GAAS < 1,1 g/dL podem ocorrer na ascite causada por infecção, inflamação ou neoplasia.

ASCITE

Considerações gerais

As principais causas de ascite estão listadas na Tabela 45-1. Na América do Norte e Europa, 90% dos casos de ascite são causados por cirrose, malignidade e insuficiência cardíaca congestiva. Na Europa e outros países, a peritonite tuberculosa não é rara. A ascite é uma manifestação cardeal da cirrose descompensada do fígado. Aproximadamente 50% dos pacientes com cirrose desenvolverão ascites dentro de 10 anos. O desenvolvimento da ascite em pacientes com cirrose fornece importantes informações prognósticas, uma vez que até 50% desses pacientes morrerão em 5 anos.

Patogênese

A. Desenvolvimento das ascites cirrotogênicas

Cinco fatores principais estão envolvidos na patogênese da ascite cirrótica: hipertensão portal, hipoalbuminemia, retenção de sódio, retenção de água e aumento da formação de linfa.

A *hipertensão portal* está universalmente presente em pacientes com ascite secundária à cirrose do fígado. Dois grandes mecanismos contribuem para o desenvolvimento de hipertensão portal: (1) distorção da arquitetura vascular hepática causada pela redução no leito arterial intra-hepático como resultado da fibrose e formação de nódulos e (2) aumento da produção de substâncias vasodilatadoras, principalmente a óxido nítrico sintase.

A *hipoalbuminemia* resulta da síntese reduzida de albumina que, por sua vez, é secundária ao dano da função sintética hepatocelular. Deve ser enfatizado que não há nível crítico de albumina sérica no qual ocorre a formação de ascite. Em uma grande série de pacientes cirróticos com ascite, os níveis de albumina sérica variaram de 2,3–3,8 g%.

O aumento da *retenção de sódio* parece estar relacionado primariamente com anormalidades da função tubular e aumento da reabsorção tubular proximal de sódio. Este último ocorre em decorrência da secreção de aldosterona em resposta às alterações no volume efetivo de sangue circulante. A ativação do sistema renina-angiotensina-aldosterona contribui para a retenção anormal de sódio.

Há muito tempo se observa que pacientes cirróticos apresentam menor capacidade de excretar carga de água. Um grande fator na *retenção anormal de água* é a liberação anormal de sódio no túbulo distal com uma incapacidade consequente de gerar água livre. Esta é ampliada pela secreção de vasopressina (hormônio antidiurético [ADH]) em resposta a menor volume efetivo de sangue circulante.

O aumento da *formação de linfa* ocorre no fígado e na circulação esplâncnica.

Tabela 45-1 Causas de ascite.

Hipertensão portal
Cirrose
Hepatite alcoólica
Hepatite fulminante e subfulminante
Doença hepática veno-oclusiva (incluindo síndrome de Budd-Chiari)
Insuficiência cardíaca congestiva
Pericardite constritiva
Hipoalbuminemia
Síndrome nefrótica
Enteropatia perdedora de proteínas
Desnutrição severa
Doenças peritoneais
Ascite maligna (carcinomatose, mesotelioma)
Doença ovariana (cancinoma, tumores benignos)
Peritonite infecciosa (tuberculosa, fúngica etc.)
Gastroenterite eosinofílica
Peritonite granulomatosa do amido
Rara na sarcoidose e doença de Whipple
Patologias diversas
Mixedema
Ascite pancreatogênica (pseudocisto, duto rompido)
Ascite nefrogênica
Ascite quilosa (linfoma, linfangiectasia etc.)
Ascites pseudoquilosas (cor turva)

B. Alterações hormonais

A Tabela 45-2 lista as alterações hormonais-chave na ascite cirrotogênica. Na cirrose descompensada, os níveis séricos de renina, aldosterona, ADH e norepinefrina estão elevados. Nos pacientes que respondem à terapia diurética, há normalização desses níveis. Entretanto, nos pacientes com ascite refratária, a despeito da expansão do volume intravascular, a renina sérica, o ADH, aldosterona e norepinefrina permanecem inapropriadamente elevados.

A disfunção circulatória é importante na ascite cirrotogênica. Inicialmente, volume plasmático, débito cardíaco e frequência cardíaca aumentam porque a circulação esplâncnica se comporta funcionalmente como uma grande fístula arteriovenosa. Com a progressão da doença hepática, a pressão portal aumenta ainda mais, assim como a vasodilatação esplâncnica. Observa-se maior retenção de sódio e formação de ascite. O sistema renina-angiotensina-aldosterona e o sistema nervoso simpático tornam-se ativados em paralelo com intensa redução na excreção de sódio urinário para valores > 10 mEq/24 h. A maior secreção de ADH ocorre nos estágios avançados, o que explica por que a hiponatremia é um evento tardio na cirrose descompensada.

C. Menor volume circulante sanguíneo efetivo

A Tabela 45-3 contrasta as alterações na pressão arterial média, volume plasmático, índice cardíaco, nível plasmático de renina e nível de norepinefrina em pacientes cirróticos com ou sem síndrome hepatorrenal com valores em indivíduos saudáveis. Nos pacientes com cirrose, o volume plasmático aumenta em 50% em relação ao normal; além disso, o índice cardíaco está elevado, assim como a renina plasmática e os níveis de norepinefrina. Nos pacientes com síndrome hepatorrenal, alterações similares persistem a despeito da reposição do volume intravascular.

Os fatores-chave que levam ao desenvolvimento de ascite cirrotogênica são sumarizados a seguir. A cirrose dá origem à hipertensão portal, que resulta em vasodilatação arterial esplâncnica. A vasodilatação arterial esplâncnica leva uma diminuição do volume sanguíneo arterial circulante efetivo e a ativação dos sistemas renina-angiotensina e nervoso simpático que, por sua vez, resulta em vasocontrição renal e retenção de sódio. A vasodilatação arterial esplâncnica causa aumento da pressão e permeabilidade capilar que contribuem para a ascite. A vasodilatação arterial esplâncnica também resulta em aumento do retorno venoso e aumento do débito cardíaco, já que atua como uma fístula arteriovenosa. Esta, por sua vez, pode resultar em vasodilatação pulmonar e, infrequentemente, em síndrome hepatopulmonar.

Apesar de o volume sanguíneo circulante estar aumentado na ascite cirrotogênica, o volume sanguíneo efetivo (a fração presente dentro da circulação intratorácica que é capaz de influenciar os barorreceptores, o sistema nervoso simpático e o sistema renina-angiotensina [ADH]) na realidade está reduzido. Esse mecanismo promove a retenção de sódio

Tabela 45-2. Alterações hormonais chave na ascite cirrotogênica.

Hormônio	Cirrose descompensada	Cirrose compensada	Ascite refratária
Renina	↑	LN	↑
Aldosterona	↑	LN	↑
Hormônio antidiurético	↑	LN	↑
Norepinefrina	↑	LN	↑

LN, limite normal, ↑, aumentado.

Tabela 45-3. Achados comparativos na ascite cirrótica com e sem síndrome hepatorrenal.

	Indivíduos saudáveis	Indivíduos com cirrose e ascite	
		Sem SHR	SHR
Pressão arterial média	83 ± 3	82 ± 2	69 ± 5
Volume plasmático (mL/kg)	44 ± 2	66 ± 2	59 ± 4
Índice cardíaco (L/min/m²)	3 ± 0,2	5,7 ± 0,2	5,5 ± 0,5
Renina plasmática	0,5 ± 0,1	8,2 ± 2	31,7 ± 10,4
Norepinefrina (pg/mL)	200 ± 22	512 ± 39	1.141 ± 134

SHR, síndrome hepatorrenal.
Reproduzida, com permissão, de Arroyo V, Navasa M. Ascites and spontaneous bacterial peritonitis. In: Schiff ER (editor). *Schiff's Diseases of the Liver*, 10th ed. Lippincott Williams & Wilkins, 2007:542.

e água. Um grande volume de sangue entra e sai do sistema venoso portal rapidamente por causa de menor resistência esplâncnica. A circulação hiperdinâmica leva à vasodilatação da circulação pulmonar para permitir um maior retorno venoso. O aumento do retorno venoso e a hipertensão arterial da circulação sistêmica levam a aumento do volume sanguíneo, taquicardia e aumento do débito cardíaco, conforme sumarizado na Tabela 45-3.

Achados clínicos

A. Sinais e sintomas

Pacientes com cirrose descompensada e ascite geralmente exibem estigmas periféricos de doença crônica do parênquima hepático, que incluem, aranhas vasculares, eritema palmar, ginecomastia, dilatação da parótida, contratura de Dupuytren, diminuição dos pelos axilares e púbicos e atrofia testicular, com diâmetro norte-sul dos testículos > 3 cm. A tríade de achados de *dilatação da parótida, ginecomastia e contratura de Dupuytren* geralmente implica em etiologia alcoólica desencadeando a cirrose do paciente. A tríade de achados de *hepatomegalia, ascite* e *aumento da circulação colateral da parede abdominal anterior* sempre indica a presença de hipertensão portal.

Um diagnóstico de cirrose pode ser feito com base em dois achados físicos e dois achados laboratoriais. Os dois achados físicos são asterixe e ascite e os dois achados laboratoriais são hipoalbuminemia (níveis de albumina sérica < 2,8 g/dL) e prolongamento do tempo de protrombina (razão normalizada internacional [INR] > 1,6). A presença dos achados físicos "clássicos" (p. ex., abaulamento dos flancos, desvio da macicez, e uma onda líquida), entretanto apresenta precisão de somente 60–70% na previsão das ascites.

B. Achados laboratoriais

Pacientes com ascites sempre devem ser avaliados com paracentese diagnóstica para determinar a causa. O parâmetro mais útil para a classificação da ascite é o gradiente albumina sérica–albumina do líquido peritoneal ascético (GASA), que é calculado pela subtração da concentração de albumina na ascite do valor sérico. Com uma precisão aproximada de 98% uma diferença > 1,1 g/dL é consistente com ascite secundária à hipertensão portal. Inversamente, gradientes < 1,1 g/dL estão associados a ascite por inflamação, infecção, malignidade e distúrbios como ascites pancreatogênicas, peritonite tuberculosa com ascite. Assim, a causa subjacente pode ser prontamente diferenciada.

Nos pacientes a ascite cirrotogênica, a mensuração dos eletrócitos é importante. Se a ascite for causada por cirrose, a excreção de sódio na urina será baixa (p. ex., frequentemente < 10 mEq/ 24 h) e uma excreção aumentada de potássio a um valor > 30 mEq/24 h. Ela também pode ser utilizada como uma mensuração basal para determinar a efetividade da terapia diurética como agentes de atuação distal como a espironolactona que frequentemente causa reversão da proporção anormal entre o sódio e o potássio. Além disto, se pacientes com ascite cirrotogênica apresentarem alta excreção de sódio na urina, esse achado deve sugerir outro fator complicador, como uma malignidade.

C. Exames de imagem

Nos pacientes com ascite é importante obter um exame ultrassonográfico não somente para confirmar o diagnóstico da ascite, mas também para avaliar a patência das veias porta e hepática. Isso porque a trombose da veia porta ou hepática pode ocorrer na presença de cirrose do fígado. A ultrassonografia pode detectar diminutas quantidades de até 100 mL de líquido na cavidade peritoneal enquanto o exame físico do volume do líquido ascítico geralmente precisa exceder os 2 litros para ser evidente. Pacientes com cirrose podem desenvolver hérnias umbilicais, quando ascites de longa duração estão presentes. Na realidade essas hérnias podem aumentar de tamanho se a ascite permanecer fora de controle.

Tratamento

A. Manejo do equilíbrio do sódio

Como a retenção de sódio é um dos principais fatores no desenvolvimento da ascite, um objetivo-chave da terapia é obter um balanço negativo de sódio. Para isso, a excreção de sódio deve exceder sua ingestão. De acordo, a restrição apropriada de sódio é muito importante no tratamento da ascite e na manutenção de pacientes cirróticos livres de ascite. Em estudos anteriores uma severa restrição de sal (22 mmol/24 h) estava associada ao menor tempo para a resolução da ascite. Entretanto, estudos mais recentes demonstraram que há pouca diferença na responsividade diurética com ingestões de 50–90 mmol/dia de sódio. A maioria das autoridades acredita ser razoável uma restrição do sal a 4 g/dia. Isso se traduz a uma ingestão de sódio de 2.000 mg/dia (ou 20 mEq/dia). Os pacientes precisam de instruções detalhadas sobre suas dietas, além de fontes ocultas de sódio em suas dietas.

O repouso no leito geralmente facilita a diurese, pois a postura ereta ativa sistemas de retenção de sódio e dificulta a perfusão renal e a excreção de sódio. Geralmente não é necessário restringir a ingestão de água, a menos que o sódio sérico seja < 125 mEq/L. A restrição de água não deve ser prescrita na presença de febre, sepse, sangramento ou azotemia.

Diuréticos geralmente são necessários em pacientes com ascite, especialmente aqueles com ascite moderada a severa que retenham avidamente o sódio e para os quais a restrição de sódio não será suficiente para manter um equilíbrio de sódio negativo. Nesses casos, é razoável começar com um diurético que preserva potássio como a espironolactona, em uma dosagem de 100–200 mg/dia. Essa dosagem pode ser aumentada cuidadosamente até chegar a 400 mg/dia, mas há necessidade de se vigiar em busca de hipercalemia e acidose metabólica. A dose de espironolactona não precisa ser dividida e pode ser administrada uma vez ao dia. Um efeito da espironolactona pode ser observado já no terceiro dia após o início do tratamento. Uma terapia efetiva com espironolactona geralmente resulta na reversão das anormalidades de sódio e potássio na urina, com aumento da excreção de sódio para mais de 10 mEq/dia e diminuição da secreção de potássio. Outros diuréticos que preservam o potássio incluem a amilorida e o triamtereno. Geralmente é necessário acrescentar um diurético de alça, como a furosemida ou torsemida. A furosemida inicialmente é administrada em uma dosagem de 20–40 mg/dia e pode ser aumentada até 160 mg. A torsemida é administrada em uma dosagem de 10–20 mg/dia e pode chegar a até 80 mg/dia.

Pacientes com cirrose, ascite e edema inicialmente perdem o excesso de líquido de suas extremidades em vez de eliminar o líquido abdominal. É razoável esperar que pacientes com cirrose e ascite que tenham sido colocados em um regime com diuréticos e restrição de sódio percam entre 0,5–1 kg/dia. Podem ocorrer perdas maiores, especialmente com a diurese em forma de espuma e pode precipitar um episódio de insuficiência hepática oligúrica.

B. Tratamento de pacientes que não respondem à restrição ao sal e líquidos e diuréticos

A ingestão e a excreção de líquidos e a excreção urinária de sódio devem ser monitoradas intensivamente, sobretudo se a excreção urinária de sódio excede os 50 mEq/dia. Isso deve sugerir que o paciente está obtendo alimentos com excesso de sal no hospital ou ingerindo quantidades excessivas de líquidos (p. ex., > 2.500 mL/24 h). Em relação a isso, os pacientes também podem estar ingerindo grandes quantidades de gelo, uma vez que a ingesta de um copo de gelo gera mais de 800 mL de líquido. Favor verificar a Tabela 45-4 para considerações sobre o tratamento das ascites de difícil controle.

1. Definição e tratamento das ascites refratárias — Cinco por cento dos pacientes cirróticos com ascite desenvolvem ascite refratária. Os seguintes critérios geralmente são empregados para estabelecer o diagnóstico das ascites refratárias. A falha em responder à espironolactona, 200–400 mg/dia; furosemida, 160 mg/dia; restrição da ingestão de sódio na dieta a 10 mEq/dia e restrição de água a 1,5–2 L por dia, acompanhados por uma excreção de sódio inferior a 10 mEq/24 h.

Se o paciente está estável, as seguintes opções estão disponíveis. Os pacientes podem responder a uma paracentese de grande volume. A furosemida administrada por via intravenosa em *bolus* resulta em maiores concentrações iniciais do medicamento liberadas no túbulo renal, mas essas concentrações podem não se manter. De acordo, um *drip* de furosemina infundindo 20 mg/h pode ser efetivo na restauração da responsividade diurética mediante obtenção de níveis elevados e mantidos de furosemida na medula renal.

Tabela 45-4. Considerações no tratamento das ascites de difícil controle.

Problema	Abordagem sugerida
1. Falha em manter uma dieta pobre em sódio (≤ 2 g Na^+/dia)	Checar o Na^+ urinário para verificar se ele excede os 50 mEq/dia
2. Maximizar a efetividade dos duréticos	Evitar dividir as doses de furosemida
3. Maximizar o uso espironolactona	Uma concentração elevada de K^+ (> 30 mEq/dia) e baixa de Na^+ (< 20 mEq/dia) sugere quantidade muito pequena de espironolactona para não dividir sua dosagem
4. Desenvolvimento de hiponatremia	• Evitar diurese excessiva e líquidos hipotônicos. • Considerar um antagonista relativo do receptor da vasopressina V_2 (ver Antagonistas seletivos do receptor V_2 da vasopressina)
5. Piora da função renal	• Considerar uso de AINEs ou aspirina • Evitar diurese excessiva • Excluir PBE • Com a piora da doença hepática, *i.e.*, encefalopatia, icterícia, anormalidades da coagulação, considerar transplante hepático
6. Ascite refratária	Ver abaixo

Adaptada, com permissão, de Boyer TD. Difficult to manage ascites: causes, evaluation and management. *American Association for the Study of Liver Diseases Postgraduate Course Syllabus*, 2009:100.

Nessas situações, é razoável considerar o acréscimo de metolazona ou hidroclorotiazida que atuam sobre o membro ascendente, além da administração intravenosa de 20 mg/h de furosemida.

2. Paracentese de grande volume — Foi demonstrado que a paracentese de grande volume (a remoção de 4–6 L/dia de líquido) com reposição de albumina a uma razão de 8 g/L de líquido ascítico removido é uma abordagem efetiva em pacientes com ascite refratária. O motivo de incluir a albumina decorre de estudos indicando que efeitos adversos ocorreram em 30% dos pacientes submetidos à paracentese de grande volume isolada em comparação com 16% em pacientes submetidos à paracentese com a reposição de albumina. A paracentese de grandes volumes é mais efetiva do que o uso de diuréticos na eliminação de ascites e diminuição do tempo de hospitalização. Entretanto, deve ser enfatizado que esse procedimento não elimina a necessidade de terapia diurética continuada. As contraindicações para a paracentese de grande volume incluem sepse, peritonite bacteriana espontânea (PBE), sangramento gastrointestinal recente, azotemia, debilidade acentuada, e baixa pressão arterial.

3. Derivação intra-hepática portossistêmica transjugular (TIPS) — A North American Study for the Treatment of Refractoty Ascites foi uma pesquisa randomizada multicêntrica na qual 109 pacientes com ascite refratária foram randomizados para terapia clínica (restrições de sódio, diuréticos e paracentese total) ou terapia clínica mais TIPS. Apesar de a TIPS ser considerada efetiva em 60% dos pacientes com ascite refratária e mais efetiva do que a paracentese, não houve diferença na sobrevida e, o mais importante, foi observado um risco elevado de encefalopatia portal sistêmica e problemas com a derivação nos pacientes TIPS. Os autores do estudo concluíram que apesar da TIPS somado à terapia clínica parecer superior à terapia clínica isolada para o controle da ascite, ele não melhorou a qualidade de vida total.

Em contraste, uma meta-análise recente comparou o efeito da TIPS e paracentese de grande volume em pacientes cirróticos com ascite refratária utilizando dados de quatro pesquisas randomizadas controladas de 305 pacientes (149 alocados para TIPS e 156 para paracentese). As probabilidades cumulativas de sobrevivência livre de transplante e de encefalopatia hepática foram estimadas com o uso da metodologia de Kaplan-Meyer. Os dados são demonstrados na Tabela 45-5. Essa meta-análise fornece evidências que demonstram que a TIPS melhora significantemente a sobrevida livre de transplantes.

4. Antagonistas seletivos do receptor V_2 da vasopressina — Um fator patogênico principal responsável pela ascite cirrotogênica é uma hipersecreção não osmótica de vasopressina arginina (hormônio antidiurético) relacionada com a vasodilatação arterial esplâncnica e subpreenchimento arterial, levando por sua vez à ativação dos barorreceptores e liberação de ADH. Os vaptans atuam mediante antagonização específica dos efeitos do ADH sobre os receptores V_2 localizados nos túbulos renais.

Tabela 45-5 Resultados em pacientes submetidos a derivação intra-hepática portossistêmico transjugular (TIPS) para ascite refratária.

	Paracentese (N = 156)	TIPS (N = 149)
Ascite recorrente	139 (89%)	63 (42%)
Morte	78 (50%)	65 (44%)
Sobrevida livre de transplante durante 36 meses[a]	28%	38%
Número médio de episódios de EPS por pacientes	0,63	1,13

EPS, encefalopatia portal sistêmica
[a]Fatores associados a sobrevida livre de transplante: idade, bilirrubina sérica e Na^+ sérico.
Dados de Salerno F, Cammá C, Enea M, et al. Transjugular intrahepatic portosystemic shunt for refractory ascites: a meta-analysis of individual patient data. *Gastroenterology*. 2007;133:825–834.

Em duas pesquisas multicêntricas randomizadas, duplo-cegas, placebo controladas, a eficácia do tolvaptan foi avaliada em pacientes com hiponatremia euvolêmica ou hipervolêmica. Os pacientes receberam placebo oral (233 pacientes) ou tolvaptan oral (255) em uma dose de 15 mg/dia; 63 dos pacientes apresentava ascite cirrótica. Os dois pontos finais primários para todos os pacientes foram a mudança da área média diária sob a curva para a concentração sérica de sódio do valor basal até o dia 4 e a mudança do valor basal até o dia 30. As concentrações séricas de sódio aumentaram significantemente mais no grupo do tolvaptan do que no grupo placebo durante os quatro primeiros dias e após os 30 dias de terapia com um aumento médio de 4–6 mEq/L. Durante a semana após a interrupção do tolvaptan no dia 30, ocorreu hiponatremia. Efeitos adversos associados ao tolvaptan incluíram sede exagerada, xerostomia, aumento da diurese e risco elevado de sangramento gastrointestinal possivelmente relacionado com o efeito do tolvaptan nos fatores de coagulação dependentes da vitamina K na função plaquetária.

Por causa do risco de efeitos colaterais, foi recomendado que o uso do tolvaptan seja limitado para pacientes internados para correção da hiponatremia severa ($Na^+ < 125$ mEq/L). Além disso, um objetivo razoável para o tratamento seria uma elevação gradual do sódio sérico de 6–10 mEq/L até um valor > 130 mEq/L.

C. Complicações da terapia diurética

Complicações significantes podem resultar do uso inapropriado da terapia diurética. Deve-se ter muito cuidado com a administração de diuréticos em pacientes cirróticos hospitalizados com debilidade acentuada, caquexia e ascite tensa, uma vez que a insuficiência hepática oligúrica pode ser desencadeada nesses pacientes frágeis. Outras complicações da terapia diurética incluem hiponatremia, hipocalemia, acidose metabólica, cãbras musculares e precipitação de encefalopatia portal sistêmica. Essa última pode ocorrer se hipocalemia induzida por diuréticos se desenvolver.

Evolução & prognóstico

Um artigo recente ajudou a definir a história natural da ascite cirrótica e identificar fatores prognósticos (Tabela 45-6). Duzentos e sessenta e três pacientes cirróticos foram acompanhados por em média 40,9 meses após o início do primeiro episódio de ascite. O escore médio de Child-Pugh foi de 8,3 e o escore Model for End-Stage Liver Disease (MELD) médio foi de 10,6. A incidência de hiponatrenia dilucional foi de 28%. A ascite refratária ocorreu em 11,4% e síndrome hepatorrenal em 7,6%. A probabilidade geral de sobrevida após 1 ano foi de 85% e de 5 anos foi de 56,5%. A probabilidade de sobrevida foi de 26,5% após hiponatremia dilucional, 31,6% após ascite refratária e 38,5% após síndrome hepatorrenal tipo 2. Os autores concluíram que a sobrevida de pacientes cirróticos com um primeiro episódio de ascite é relativamente alta e é minimamente influenciada pela idade, escore de Child-Pugh e desenvolvimento de hiponatremia dilucional.

Boyer TD. Difficult to manage ascites: causes, evaluation and management. *American Association for the Study of Liver Diseases Postgraduate Course Syllabus*. 2009;99–104.

Tabela 45-6. Resultados e sobrevivência em pacientes hospitalizados para o tratamento da ascite cirrótica.

	Incidência (n=263)	Probabilidade de sobrevida[a]	
		1 ano	5 anos
Hiponatremia dilucional	74 (28%)	26,5%	37%
Ascite refratária	30 (4%)	31,6%	11,4%
Síndrome hepatorrenal	20 (7,6%)	38,5% (tipo 2)[b]	11,4%

[a]Probabilidade de sobrevida após 1 ano para todos os pacientes foi de 85%; após 5 anos, 56,5%.
[b]Para síndrome hepatorrenal tipo 1, a sobrevida foi de 7 dias.
Dados de Planas R, Montoliu S, Ballesté B, et al. Natural history of patients hospitalized for management of cirrhotic ascites. *Clin Gastroenterol Hepatol*. 2006;4:1385–1394. [PMID: 17081806]

Boyer TD. Tolvaptan and hyponatremia in a patient with cirrhosis. *Hepatology*. 2010;51:699–702. [PMID: 20101750]

Planas R, Montoliu S, Ballesté B, et al. Natural history of patients hospitalized for management of cirrhotic ascites. *Clin Gastroenterol Hepatol*. 2006;4:1385–1394. [PMID: 17081806]

Salerno F, Cammà C, Enea M, et al. Transjugular intrahepatic portosystemic shunt for refractory ascites: a meta-analysis of individual patient data. *Gastroenterology*. 2007;133:825–834. [PMID: 17678653]

Sanyal AJ, Genning C, Reddy KR, et al. The North American Study for the treatment of Refractory Ascites. *Gastroenterology*. 2003;124:634–641. [PMID: 12612902]

Schrier RW, Gross P, Gheorghiade M, et al. Tolvaptan, a selective oral vasopressin V_2-receptor antagonist, for hyponatremia. *N Engl J Med*. 2006;355:2099–2112. [PMID: 17105757]

PERITONITE BACTERIANA ESPONTÂNEA

Considerações gerais

A PBE é definida como uma infecção do líquido ascítico previamente estéril sem uma fonte intra-abdominal aparente de infecção. A prevalência da PBE em pacientes hospitalizados não selecionados com cirrose e ascite varia entre 10–30%. O diagnóstico é estabelecido mediante contagem elevada de leucócitos polimorfonucleares (PMN) no líquido ascítico, > 250 células/mL. As culturas do líquido ascítico são positivas em 50–90% dos casos, dependendo do volume da cultura do líquido ascítico. Inoculações de 10–20 mL de líquido em frascos de cultura de 100 mL levam a um índice de positividade de cultura muito maior do que a inoculação de 1–3 mL (3% *versus* 53%).

A grande maioria dos pacientes com PBE apresenta hipertensão portal, concentração da albumina no líquido ascítico < 1 g/dL e GAAS > 1,1 g/dL. As ascites neutrocíticas são definidas como líquido ascítico contendo mais de 250 PMN/mL. Muitos pacientes com ascite neutrocítica, sobretudo pacientes ambulatoriais, apresentam ascite neutrocítica sem positividade de cultura ou evidência de PBE. Em contraste, todos os pacientes com PBE apresentam contagens de PMN no líquido ascítico superiores a 250 células/mL e geralmente outros achados também. Em uma pesquisa, a prevalência de PBE em uma população de 427 pacientes ambulatoriais cirróticos (definida como PMN > 250 células/mL) foi de 3,5%. Dos 15 pacientes com ascites neurocíticas, 6 apresentavam culturas positivas (1,4%) e 9 apresentavam culturas negativas (2,1%). Outros 8 pacientes (1,9%) apresentavam ascites bacterianas. Os organismos cultivados a partir do líquido ascítico em pacientes assintomáticos com culturas positivas para ascites neutrocíticas e ascite bacteriana eram predominantemente organismos gram-positivos. A conclusão tirada foi que a PBE em pacientes ambulatoriais com ascite cirrótica é muito menos frequente, ocorre em pacientes com doença hepática menos avançada e pode apresentar melhor resultado do que sua contraparte em pacientes hospitalizados.

É importante reconhecer a distinção entre PBE e peritonite bacteriana primária (PBP). A PBP se desenvolve em pacientes com ascite e uma víscera perfurada, em uma diverticulite ou apendicite rota. O líquido peritoneal na PBP de pacientes cirróticos com ascite que desenvolveram perfuração visceral apresentava as seguintes características: concentração superior a 1 g/dL e frequentemente superior a 3 g/dL; concentração de glicose < 50 g/dL; elevação acentuada dos leucócitos no líquido ascítico geralmente > 5.000 PMNs/mL; conteúdo de desidrogenase lática (LDH) no líquido ascítico três vezes superior à concentração sérica de LDH. Na suspeita de PBP, deve ser solicitada uma imagem por tomografia computadorizada ou ressonância magnética para excluir a possibilidade de ruptura de víscera, e uma ampla cobertura antibiótica contra organismos anaeróbicos deve ser instituída.

Patogênese

Translocação bacteriana, que é a passagem de micro-organismos viáveis do lúmen intestinal para linfonodos mesentéricos e outras localizações extra-intestinais, é um grande fator no desenvolvimento da PBE. Na maioria das vezes são organismos gram-negativos da flora intestinal. Esta translocação é facilitada pela depressão do sistema reticuloendotelial hepático, bem como pela alteração da permeabilidade intestinal causada por edema e hipervolemia. O sistema reticuloendotelial hepático está deprimido em pacientes com cirrose. Reconhece-se que 90% da função das células reticuloendoteliais residam nas células de Kupffer e células endoteliais e sinusoidais. A derivação intra-hepática com hipertensão portal resulta em menor contato de microrganismos com células reticuloendoteliais. Além disso, observa-se menor atividade fagocítica. Fatores adicionais incluem menor atividade no líquido ascítico e redução do complemento (fibronectina), o que se correlaciona diretamente com o nível de proteína total no líquido ascítico. Conforme destacado previamente, a proteína no líquido ascítico na PBE caracteristicamente é < 1 g/L. A disfunção de neutrófilos também resulta em menor quimiotaxia e menor capacidade fagocítica e *killing* dos neutrófilos.

Achados clínicos

As características clínicas da PBE estão sumarizadas na Tabela 45-7. Deve ser enfatizado que a PBE pode

Tabela 45-7. Características clínicas da peritonite bacteriana espontânea (PBE).[a]

Características clínicas[b]	% de pacientes
Febre	69
Dor abdominal	59
Alteração do estado mental	54
Sensibilidade abdominal	49
Diarreia	32
Íleo	30
Hipotensão	21
Hipotermia	17

[a]A apresentação clínica pode variar de minimamente sintomático ou assintomático para dor abdominal severa e febre.
[b]Sinais e sintomas em 489 pacientes com PBE.
Dados de McHutchinson JG, Runyon BA. Spontaneous bacterial peritonitis. In: Surawicz CM, Owen, RL (editors). *Gastrointestinal and Hepatic Infections*. WB Saunders, 1994:17.

Tabela 45-8. Preditores de um primeiro episódio de peritonite bacteriana espontânea (PBE).

Parâmetro	Valor preditivo de PBE
Bilirrubina	> 2,5 mg/dL
Tempo de protrombina	> 1,6
Proteína total no líquido ascítico	< 1 g/dL
Na sérico	< 130
Albumina sérica	< 2,6
Plaquetas	< 100.000

ocorrer em pacientes que estão minimamente sintomáticos com dor abdominal presente em apenas metade dos pacientes com PBE. Certos achados laboratoriais também podem prever o primeiro episódio de PBE (Tabela 45-8).

Um estudo caso-controle recente com 70 cirróticos com PBE comprovada por paracentese e 70 cirróticos combinados sem PBE demonstrou que pacientes com PBE apresentam um índice significantemente maior de uso pré-hospitalar de inibidores de bomba de prótons (69%) em comparação com cirróticos ascíticos hospitalizados sem PBE (31%). O mais importante: 47% dos pacientes que receberam um inibidor de bomba de prótons nesse estudo não apresentaram indicação documentada para o tratamento com esse tipo de medicamento.

A. Sinais e sintomas

Embora a PBE possa ocorrer em pacientes com ascites cirróticas assintomáticas, o diagnóstico deve ser suspeitado em todos os pacientes cirróticos hospitalizados com ascite, especialmente na presença de dor abdominal e sensibilidade. O diagnóstico também deve ser suspeitado na presença de febre, leucocitose, sinais de sepse, piora da função renal, piora da encefalopatia e sangramento gastrointestinal recente. Em particular, pacientes cirróticos internados em decorrência de sangramento de varizes e ascite apresentaram uma chance de 40% de desenvolver PBE. Assim, todos os pacientes cirróticos com sangramento gastrointestinal recente devem receber profilaxia antibiótica para prevenir contra PBE.

B. Testes diagnósticos

Uma paracentese diagnóstica deve ser realizada em todos os pacientes com cirrose e ascite que sejam internados em ambiente hospitalar, mesmo se a internação for por outra causa. Evidências de que o diagnóstico de PBE está correto e que o tratamento antibiótico é apropriado podem ser obtidas com a repetição da paracentese 48 h após o início do tratamento. Nos pacientes que estão respondendo ao tratamento, uma diminuição nos PMNs de pelo menos 50% deve ser evidente após 48 h de tratamento. Se a contagem de neutrófilos da ascite for > 250 células/mL, a terapia antibiótica deve ser iniciada, especialmente se na presença de qualquer uma das características clínicas delineadas anteriormente estiver presente. A maioria dos casos de PBE é causada por bactérias intestinais como *E. coli* e *Klebsiella*, com ocasionais casos de infecção por estreptococos e, raramente, infecções estafilocócicas. Nesses casos, recomenda-se o uso de terapia de amplo espectro.

Tratamento

As diretrizes atuais recomendam o uso de uma cefalosporina de terceira geração, como a cefotaxima ou ceftazidima, administrada em uma dosagem de 2 g/8 h. Outras cefalosporinas de terceira geração, como a ceftizoxima ou ceftriaxona, também são antibióticos adequados. As cefalosporinas mostraram-se tão efetivas, se não mais efetivas, quanto combinações de ampicilina e um aminoglicosídeo.

A terapia antibiótica pode ser suspensa após 5 dias. O uso da albumina intravenosa no tratamento da PBE é suportado por pesquisas controladas randomizadas mostrando que antibióticos e albumina intravenosa em uma dosagem de 1,5 g/kg no momento do diagnóstico e depois 1 g/kg no dia 3 reduzem a incidência de dano renal e melhoram a sobrevida hospitalar em comparação com a terapia apenas com antibióticos. Isso é especialmente importante em pacientes com bilirrubina sérica ≥ 4 mg/dL.

Fatores preditivos da resolução e sobrevida na PBE incluem pacientes mais jovens, ausência de acidemia e dano renal, níveis séricos máximos de bilirrubina de 5 mg% ou inferiores e PBE adquirida na comunidade, não em ambiente hospitalar. O índice de sobrevida para 1 ano é de aproximadamente 40%.

Pacientes que se recuperaram de um episódio de PBE estão em alto risco de recorrência. A profilaxia a longo prazo com norfloxacina ou trimetoprima-sulfametoxazol é efetiva na prevenção da recorrência da PBE.

Pacientes com cirrose que desenvolvem PBE recorrente em uso de norfloxacina e terapia profilática podem ser tratados com cefotaxima e metronidazol. Conforme previamente destacado, pacientes com cirrose e sangramento gastrointestinal têm predisposição para desenvolver infecções bacterianas. Aproximadamente 20% desses pacientes já estão infectados no momento da infecção e outros 50% desenvolverão a infecção durante a hospitalização. Para esses pacientes, um curso de 7 dias de profilaxia antibiótica é apropriado.

Está bem estabelecido que a norfloxacina é altamente efetiva na prevenção da PBE em pacientes com cirrose. Um estudo recente feito por Fernández *et al.* mostrou que a profilaxia primária com norfloxacina não somente reduz a incidência de PBE, mas também retarda o desenvolvimento de síndrome hepatorrenal e melhora a sobrevida. Sessenta e oito pacientes que atingiram os critérios de inclusão foram randomizados para receber norfloxacina (400 mg/dia) ou placebo. Os resultados são delineados no Capítulo 46, que aborda a síndrome hepatorrenal (ver Tabela 46-2). A profilaxia primária da PBE com norfloxacina foi efetiva por causar descontaminação intestinal e reduzir a translocação bacteriana.

Bajaj JS, Zadvornova Y, Heuman DM, et al. Association of proton pump inhibitor therapy with spontaneous bacterial peritonitis in cirrhotic patients with ascites. *Am J Gastroenterol.* 2009;104:1130–1134. [PMID: 19337238]

Evans LT, Kim WR, Poterucha JJ, et al. Spontaneous bacterial peritonitis in asymptomatic patients with cirrhotic ascites. *Hepatology.* 2003;37:897–901. [PMID: 12668984]

Fernández J, Navasa M, Planas R, et al. Primary prophylaxis of spontaneous bacterial peritonitis delays hepatorenal syndrome and improves survival in cirrhosis. *Gastroenterology.* 2007;33: 818–824. [PMID: 17854593]

Runyon BA. Ascites and spontaneous bacterial peritonitis. In: Feldman M, Friedman LS, Brandt LJ (editors). *Sleisenger and Fordtran's Gastrointestinal and Liver Disease,* 8th ed, vol 2. Saunders Elsevier, 2006;1935–1964.

Sort P, Navasa M, Arroyo V, et al. Effect of intravenous albumin on renal impairment and mortality in patients with cirrhosis and spontaneous bacterial peritonitis. *N Engl J Med.* 1999;341: 403–409. [PMID: 10532325]

Síndrome hepatorrenal

46

Norton J. Greenberger, MD

CRITÉRIOS DE DIAGNÓSTICO

- Síndrome hepatorrenal tipo 1 – dano rápido e progressivo da função renal, definido pela duplicação do nível inicial de creatinina sérica para > 2,5 mg/dL ou redução de 50% no *clearance* de creatinina inicial de 24 horas para < 20 mL/min em menos de 2 semanas.
- Síndrome hepatorrenal tipo 2 – dano da função renal levando a um nível de creatinina sérica > 1,5 mg/dL que não atinge os critérios para o tipo 1.
- Fatores precipitantes incluem sangramento gastrointestinal, sepse, peritonite bacteriana espontânea, diurese agressiva e paracentese, medicamentos anti-inflamatórios não esteroidais (AINEs) e agentes de contraste intravenosos.
- Albumina intravenosa, 1 g/kg, deve ser administrada no primeiro dia do diagnóstico de síndrome hepatorrenal, tipo 1 seguido por 20–40 g/dia.

Considerações gerais

A síndrome hepatorrenal caracteriza-se por insuficiência funcional renal em pacientes com doença hepática em estágio final. Ela resulta em intensa vasoconstrição renal sem nenhuma outra patologia renal identificável. Características clínicas da síndrome hepatorrenal incluem oligúria, hiponatremia dilucional, azotemia progressiva e hipotensão. Fatores precipitantes frequentes incluem sangramento gastrointestinal, sepse, diurese agressiva e paracentese. Entretanto, muitos pacientes desenvolvem síndrome hepatorrenal como consequência de doença hepática crônica em estágio final sem fatores precipitantes identificáveis.

A. Incidência

A síndrome hepatorrenal desenvolve-se em 5% dos pacientes com doença hepática crônica que se apresentam com sangramento gastrointestinal superior, 30% dos pacientes internados com peritonite bacteriana espontânea, 10% dos pacientes com ascite tratados com paracentese total e 25% dos pacientes com hepatite alcoólica severa. A probabilidade da síndrome hepatorrenal se desenvolver em um paciente com cirrose e ascite de início recente é de 7–10%. A probabilidade para 5 anos de desenvolvimento de síndrome hepatorrenal em um paciente com cirrose e ascite recorrente é de 40%.

B. Definição

1. Síndrome hepatorrenal tipo 1 — O tipo 1 caracteriza-se pelo dano rápido e progressivo da função renal definido pela duplicação da creatinina sérica inicial para um nível > 2,5 mg/dL ou uma redução de 50% do *clearance* de creatinina de 24 horas inicial para um nível < 20 mL/min em menos de 2 semanas.

2. Síndrome hepatorrenal tipo 2 — O tipo 2 é definido como um dano na função renal (creatinina sérica > 1,5 mg/dL) que não atinge os critérios para o tipo 1. A insuficiência pré-renal é um estado pré-isquêmico e pode levar à necrose tubular isquêmica.

Salerno F, Gerbes A, Ginès P, et al. Diagnosis, prevention and treatment of hepatorenal syndrome in cirrhosis. *Gut*. 2007;56:1310–1318. [PMID: 17389705]

Patogênese

Nos pacientes com cirrose e ascite há uma ativação do sistema renina-angiotensina e sistema nervoso simpático, resultando em níveis elevados de renina, aldosterona e norepinefrina. Se os pacientes cirróticos apresentam diurese bem-sucedida, os níveis de renina, aldosterona, norepinefrina e hormônio antidiurético diminuem. Entretanto, em pacientes com doença hepática em estágio final complicada por síndrome hepatorrenal, os níveis de renina, aldosterona, hormônio antidiurético e norepinefrina se elevam e permanecem persistentemente elevados, a despeito de tentativas vigorosas de expansão de volume. Essa consequência ocorre em parte por causa da menor resistência vascular sistêmica e vasodilatação arteriolar esplâncnica. A vasodilatação esplâncnica resulta do aumento da síntese de óxido nítrico. A combinação da queda da resistência vascular sistêmica ao não preenchimento arterial leva ao estímulo de vasoconstritores sistêmicos que, por sua vez, causa vasoconstrição renal.

Nos estágios iniciais da cirrose, o aumento dos vasodilatadores sistêmicos e locais pode atuar na preservação da função renal. Os vasodilatadores incluem a prostaciclina, prostaglandina E_2, óxido nítrico, peptídeo natriurético atrial e o sistema calicreína-quinina. Os vasoconstritores incluem a angiotensina II, norepinefrina, neuropeptídeo Y, endotelina-1, adenosina, tromboxano A_2, leucotrienos cisteinil e isoprostanos F_2. Com o desenvolvimento da síndrome hepatorrenal, observa-se diminuição da produção local de vasodilatadores e aumento da produção de vasoconstritores. O resultado em rede é uma intensa vasoconstrição renal afetando primariamente o córtex renal. AINEs e aspirina, por causa de seus efeitos inibidores sobre a síntese de prostaglandinas, interferir com a produção de vasodilatadores locais nos rins e podem desencadear ou precipitar um episódio de síndrome hepatorrenal em pacientes cirróticos com função renal marginal.

Planas R, Montoliu S, Ballesté B, et al. Natural history of patients hospitalized for management of cirrhotic ascites. *Clin Gastroenterol Hepatol.* 2006;4:1385–1394. [PMID: 17081806]

Achados clínicos

Os critérios principais e secundários para o diagnóstico de síndrome hepatorrenal são sumarizados na Tabela 46-1. A síndrome hepatorrenal caracteriza-se por oligúria (< 500 mL/24 h), sedimento urinário não significante, baixos índices de secreção de sódio (< 10 mEq/L), baixo débito urinário na ausência de diuréticos e elevação progressiva na creatinina plasmática.

O início de insuficiência renal tipicamente é insidioso, mas pode ser precipitado por insultos agudos como sangramento gastrointestinal, sepse, peritonite espontânea e diurese excessivamente rápida, sobretudo em pacientes com ascite acentuada, mas sem edema periférico. Embora os diuréticos possam causar azotemia e pareçam disparar um episódio de síndrome hepatorrenal, a síndrome geralmente progride mesmo após a suspensão do uso dos diuréticos e a expansão ocorreu com a infusão de expansores plasmáticos.

Tabela 46-1. Critérios diagnósticos para síndrome hepatorrenal.

1. Cirrose com ascite.
2. Creatinina sérica > 1,5 mg/dL
3. Síndrome hepatorrenal tipo 1 se caracteriza pela duplicação da creatinina sérica para > 2,5 mg/dL em menos de duas semanas; o tipo 2 caracteriza-se por um curso estável ou mais lento do que o tipo 1.
4. A não melhora da creatinina sérica (para ≤ 1,5 mg/dL) após pelo menos 2 dias com a suspensão dos diuréticos e expansão de volume com 1 g/kg de peso corporal de albumina por dia até um máximo de 100 g/dia.
5. Ausência de choque.
6. Ausência de tratamento em curso ou recente com medicamentos nefrotóxicos.
7. Ausência de doença do parênquima renal, *i.e.*, ausência de proteinúria > 50 mg/dia, micro-hematúria (> 50 hemácias por campo de alta potência), ou rins anormais na ultrassonografia.

Modificada, com permissão, de Salerno F, Gerbes A, Ginès P, et al. Diagnosis, prevention and treatment of hepatorenal syndrome in cirrhosis. *Gut.* 2007;56:1310–1318.

Tabela 46-2. Tipos de insuficiência renal na cirrose.

1. Síndrome hepatorrenal - tipo 1 ou tipo 2, ver Tabela 46-1.
2. Hipovolemia - insuficiência renal induzida (sangramento gastrointestinal ou perdas de líquidos por diarreia, ou perdas renais por terapia diurética excessiva).
3. Doença do parênquima renal - ver Tabela 46-1.
4. Insuficiência renal induzida por medicamentos - tratamento atual/recente com medicamentos anti-inflamatórios não esteroidais (AINEs), aminoglicosídeos, ácido acetilsalicílico ou contraste intravenoso.

Adaptada, com permissão, de Ginès P, Schrier RW. Renal failure in cirrhosis. *N Engl J Med.* 2009;361:1279–1290. [PMID: 19776409]

Os tipos de insuficiência renal na cirrose são sumarizados na Tabela 46-2.

A incidência de prognóstico de diferentes tipos de insuficiência renal funcional em pacientes cirróticos com ascite foi estudada em 263 pacientes cirróticos consecutivos acompanhados por 41 +/– 3 meses após o início da ascite. Durante o acompanhamento, 129 (49%) desenvolveram algum tipo de insuficiência renal funcional, o que foi caracterizado da seguinte forma: (1) insuficiência pré-renal 72 (27%); insuficiência renal induzida por infecção 37 (14,1%); e (3) síndrome hepatorrenal 20 (7,6%).

Montoliu S, Ballesté B, Planas R, et al. Incidence and prognosis of different types of functional renal failure in cirrhotic patients with ascites. *Clin Gastroenterol Hepatol.* 2010;8:616–622. [PMID: 20399905]

Diagnóstico diferencial

O diagnóstico diferencial de síndrome hepatorrenal inclui necrose tubular aguda e outras formas de doença renal como glomerulonefrite e vasculite. Pacientes com cirrose e ascite podem desenvolver necrose tubular aguda após um curso de terapia com aminoglicosídeos, a administração de um agente de radiocontraste ou um episódio de sepse ou de sangramento. Uma excreção fracional de sódio > 2% e castas de células granulares e epiteliais no sedimento da urina apontam para um diagnóstico de necrose tubular aguda. No início do curso da síndrome hepatorrenal, a excreção fracional de sódio geralmente é < 1% e o sedimento urinário é benigno. Foi sugerido que uma síndrome hepatorrenal persistente com sobrevivência entre 2–4 semanas ou mais pode resultar em isquemia renal severa suficientemente persistente e necrose tubular aguda, e as alterações resultantes na excreção fracional de sódio.

Tratamento

A. Medidas preventivas

É importante reconhecer a síndrome hepatorrenal em pacientes internados e tomar medidas preventivas. A síndrome hepatorrenal desenvolve-se em pacientes com infecções bacterianas (peritonite bacteriana espontânea, hepatite alcoólica severa ou ambas) e é importante fornecer tratamento profilático para prevenir contra seu desenvolvimento. Essa profilaxia inclui a administração de albumina intravenosa (1 g/kg) no primeiro dia do diagnóstico de peritonite bacteriana espontânea ou sepse e outra dose de albumina (1 g/kg) após 48 horas de tratamento. A melhora na doença hepática subjacente foi documentada em pacientes com síndrome hepatorrenal e hepatite alcoólica severa que tenham recebido pentoxifilina (400 mg 3 vezes ao dia durante 28 dias).

Está bem estabelecido que a norfloxacina é altamente efetiva na prevenção da peritonite bacteriana espontânea nos pacientes com cirrose. Um estudo recente realizado por Fernández *et al.* demonstra que a profilaxia primária com norfloxacina não somente reduz a incidência de peritonite bacteriana espontânea, mas também retarda o desenvolvimento de síndrome hepatorrenal e melhora a sobrevida. Sessenta e oito pacientes que atingiram os critérios de inclusão foram randomizados para receber norfloxacina (400 mg/dia) ou placebo. Os resultados são apresentados na Tabela 46-3. Observe menor probabilidade de peritonite bacteriana espontânea após um ano, menor incidência de síndrome hepatorrenal e sobrevida nos pacientes que receberam norfloxacina em comparação com pacientes que receberam placebo.

Fernández J, Navasa M, Planas R, et al. Primary prophylaxis of spontaneous bacterial peritonitis delays hepatorenal syndrome and improves survival in cirrhosis. *Gastroenterology.* 2007;33: 818–824. [PMID: 17854593]

Tabela 46-3. Efetividade da norfloxacina na prevenção da peritonite bacteriana espontânea (PBE).[a]

	Placebo (N = 33)	Norfloxacina (N = 35)
Probabilidade de PBE após 1 ano	77%	61%
Síndrome hepatorrenal	41%	28%
Probabilidade de sobrevida		
3 meses	62%	94%
1 ano	48%	60%

[a]Pacientes randomizados para receber norfloxacina (400 mg/dia) ou placebo. Os principais pontos finais da pesquisa foram as probabilidades de sobrevivência para 3 meses e 1 ano. Pontos finais secundários foram probabilidade de desenvolver PBE e síndrome hepatorrenal após 1 ano.

Dados de Fernández J, Navasa M, Planas R, et al. Primary prophylaxis of spontaneous bacterial peritonitis delays hepatorenal syndrome and improves survival in cirrhosis. *Gastroenterology.* 2007;33:818–824. [PMID: 17854593]

B. Terapia vasopressora

Os dados que se acumulam sugerem que a terapia de combinação de midodrina e octreotida pode ser efetiva e segura. O motivo para essa terapia é que a midodrina é um vasoconstritor sistêmico e lida com a questão da vasodilatação inapropriada e a octreotida é um inibidor dos vasodilatadores endógenos. O uso da terlipressina, uma vasopressina, também foi estudado.

Algumas considerações gerais em relação ao uso da midodrina e da octreotida são apresentadas a seguir. Esses medicamentos devem ser utilizados durante pelo menos 7–14 dias porque a melhora na função renal geralmente ocorre lentamente. A terapia deve ser direcionada para a redução do nível sérico de creatinina para valores > 1,5 mg/dL (130 μmol/L). As doses efetivas desses medicamentos variaram em diversos estudos. A dosagem recomendada para a midodrina geralmente é de 7,5 mg por via subcutânea, 3 vezes ao dia e para a octreotida, 200 mcg por via subcutânea, 3 vezes ao dia.

A dosagem da terlipressina é de 0,5 ou 1 mg por via intravenosa a cada 4–6 horas e é dobrada no quarto dia, se a creatinina sérica não diminuir 30% em relação aos valores iniciais. A duração usual da terapia é de 5–15 dias.

A administração concomitante de albumina (1 g/kg no primeiro dia seguida por 20–40 g/dia) como um expansor plasmático parece ser necessária para que os medicamentos vasoconstritores obtenham um efeito benéfico. A recorrência da síndrome hepatorrenal após a suspensão da terapia em pacientes cujos níveis de creatinina sérica se normalizam é incomum.

Em um estudo em 13 pacientes com síndrome hepatorrenal publicado por Wong *et al.*, cinco pacientes receberam midodrina (7,5–12,5 mg 3 vezes ao dia) e octreotida (100–200 mcg por via subcutânea 3 vezes ao dia). A dose de midodrina foi aumentada até atingir uma pressão arterial média de pelo menos 15 mm Hg.

Esrailian *et al.* compararam a sobrevida de pacientes com síndrome hepatorrenal que receberam tratamento com octreotida e midodrina com um grupo controle concorrente de pacientes com síndrome hepatorrenal que não receberam esse tratamento. Dos 81 pacientes, 60 foram tratados com octreotida e midodrina e 21 foram os controles. A mortalidade foi significantemente menor no grupo de tratamento (43%) do que nos controles (71%) ($P < 0,05$). Além disso, 24 pacientes do estudo (40%) apresentaram redução mantida da creatinina sérica em comparação com somente 2 controles (10%). Esse estudo retrospectivo sugere fortemente que o tratamento com octreotida e midodrina pode melhorar a sobrevida para 30 dias. Conforme os autores enfatizam, uma pesquisa controlada randomizada é necessária para avaliar essa modalidade de tratamento.

Dois estudos recentes demonstraram que a terlipressina é um tratamento efetivo para a melhora da função renal na síndrome hepatorrenal do tipo 1. Sanyal *et al.* estudaram 112 pacientes com síndrome hepatorrenal do tipo 1, definida pela dobra da creatinina sérica para valores > 2,5 mg/dL em menos de 2 semanas, a despeito da expansão do volume plasmático. Os pacientes foram randomizados para receber terlipressina (1 mg por via intravenosa a cada 6 horas) mais albumina (100 g no dia 1 e 25 g diários até o final do tratamento) ou placebo mais albumina. A dose de terlipressina era dobrada no dia 4 se a creatinina sérica não diminuísse 30% em relação ao valor inicial. O tratamento era mantido por 14 dias, a menos que ocorresse sucesso no tratamento, morte, diálise ou transplante. O sucesso do tratamento foi definido como uma diminuição na creatinina sérica para 1,5 mg/dL ou menos por pelo menos 48 horas sem diálise, morte ou recorrência da síndrome hepatorrenal. O sucesso do tratamento no dia 14 foi observado em 14 dos 56 pacientes que receberam terlipressina (25%) *versus* 7 dos 56 pacientes que receberam placebo (12,5%). Entretanto, a sobrevida após 6 meses foi marginalmente melhor nos receptores da terlipressina comparados com aqueles que receberam placebo (42,9% *versus* 37,5%, respectivamente).

Martín-Llahí *et al.* estudaram 46 pacientes com síndrome hepatorrenal tipo 1. A melhora da função renal ocorreu em 10 dos 23 pacientes (43,5%) que receberam terlipressina mais albumina *versus* 2 de 23 pacientes (8,7%) que receberam somente albumina. A sobrevida após 3 meses foi marginalmente melhor nos receptores de terlipressina em comparação com o grupo tratado com placebo (27% *versus* 19%, respectivamente).

Angeli P, Volpin R, Gerunda G, et al. Reversal of type 1 hepatorenal syndrome with administration of midodrine and octreotide. *Hepatology.* 1999;29:1690–1697. [PMID: 10347109]

Esrailian E, Pantangco ER, Kyulo NL, et al. Octreotide/Midodrine therapy significantly improves renal function and 30-day survival in patients with type 1 hepatorenal syndrome. *Dig Dis Sci.* 2007;52:742–748. [PMID: 17235705]

Martín-Llahí M, Pépin MN, Guevara M, et al. Terlipressin and albumin vs albumin in patients with cirrhosis and hepatorenal syndrome: a randomized study. *Gastroenterology.* 2008;134: 1352–1359. [PMID: 18471512]

Moreau R, Durand F, Poynard T, et al. Terlipressin in patients with cirrhosis and type 1 hepatorenal syndrome: a retrospective multicenter study. *Gastroenterology.* 2002;122:923–930. [PMID: 11910344]

Sanyal AJ, Boyer T, Garcia-Tsao G, et al. A randomized, prospective, double-blind, placebo-controlled trial of terlipressin for type 1 hepatorenal syndrome. *Gastroenterology.* 2008;134:1360–1368. [PMID: 8471513]

C. Derivação intra-hepática transjugular (TIPS)

Wong *et al.* estudaram a eficácia da TIPS para a síndrome hepatorrenal tipo 1 em pacientes cirróticos ascéticos após melhora na hemodinâmica sistêmica com uma combinação de midodrina, octreotida e albumina. Nesse estudo, 14 pacientes cirróticos ascéticos com síndrome hepatorrenal tipo 1 receberam terapia clínica até que a creatinina sérica diminuísse < 1,5 mg/dL por pelo menos 3 dias seguido por TIPS, se não houvesse contraindicações. Os pacientes foram avaliados na semana 1 e 1, 3, 6 e 12 meses após TIPS com mensurações seriadas. Todos os pacientes receberam midodrina oral (2,5 mg/dL), octreotida intravenosa (25 mcg/h) e albumina intravenosa (50 g/dia). A terapia clínica com midodrina e octreotida levou a uma melhora em 10 dos 14 pacientes evidenciada por queda na creatinina sérica de 2,6 mg/dL para 0,84 mg/dL após o tratamento clínico. Os autores concluíram que a TIPS foi um tratamento efetivo para a síndrome hepatorrenal do tipo 1 em pacientes com cirrose e ascite, após a melhora da função renal com o tratamento combinado de midodrina, octreotida e albumina.

Existem informações dispersas sobre o uso da TIPS em pacientes que preencham os critérios de síndrome hepatorrenal. Em dois artigos, um descrevendo 16 desses pacientes e outro descrevendo 7, a melhora na creatinina sérica foi observada durante um período de 16 semanas. Entretanto, a maioria dos pacientes morreu dentro de 6 semanas ou 6 meses após o procedimento.

Brensing KA, Textor J, Strunk H, et al. Transjugular intrahepatic portosystemic stent-shunt for hepatorenal syndrome. *Lancet.* 1997;349:697–698. [PMID: 9078203]

Guevara M, Gines P, Bandi JC, et al. Transjugular intrahepatic portosystemic shunt for hepatorenal syndrome: effects on renal function and vasoactive systems. *Hepatology.* 1998;28:416–422. [PMID: 9696006]

Wong F, Pantea L, Sniderman K. Midodrine, octreotide, albumin, and TIPS in selected patients with cirrhosis and type 1 hepatorenal syndrome. *Hepatology.* 2004;40:55–64. [PMID: 15239086]

D. Diálise

Pacientes com síndrome hepatorrenal podem ser tratados com diálise; é a terapia mais executada quando um paciente está a espera de transplante hepático. Apesar das evidências sugerirem que pode haver melhora da função hepática, a maioria dos pacientes com síndrome hepatorrenal submetidos à diálise não sobrevivem na ausência do transplante de fígado.

Hipertensão portal & hemorragia de varizes esofágicas

47

Norman D. Grace, MD
Melissa A. Minor, MD, MPH

CONCEITOS ESSENCIAIS

- Tanto betabloqueadores não seletivos quanto a ligadura das varizes esofágicas podem ser o tratamento de primeira linha para a profilaxia primária das hemorragias de varizes em pacientes com varizes esofágicas médias a grandes e varizes pequenas de alto risco.
- A ligadura endoscópica das varizes é uma alternativa à terapia farmacológica para pacientes intolerantes aos betabloqueadores.
- O tratamento das hemorragias agudas de varizes inclui reanimação, profilaxia antibiótica, uso de agentes vasoativos e tratamento endoscópico com ligadura elástica.
- O tamponamento com balão pode ser utilizado como uma ponte para a derivação portossistêmica intra-hepática transjugular (TIPS) ou terapia de derivação cirúrgica.
- As mensurações do gradiente de pressão venosa hepática (GPVH) possuem valor prognóstico e terapêutico.
- TIPS, procedimentos cirúrgicos de derivação, ou transplante hepático são as opções de tratamento para pacientes que não respondem à terapia clínica.
- Varizes gástricas contíguas com varizes esofágicas podem ser tratadas como varizes esofágicas; aquelas abaixo da junção gastroesofágica são mais bem tratadas com injeção endoscópica de uma cola.
- TIPS é o procedimento de resgate preferido para o sangramento descontrolado de varizes e pode ser a primeira linha de terapia para pacientes de alto risco.
- A gastropatia hipertensiva portal geralmente é leve e resolve de modo espontâneo.
- O sangramento crônico de uma gastropatia hipertensiva portal é tratado com betabloqueadores ou TIPS com base na severidade da hemorragia.

Considerações gerais

A doença hepática crônica e a cirrose formam a 12ª principal causa de morte nos Estados Unidos. A hipertensão portal e suas consequências são complicações progressivamente debilitantes da cirrose (Tabela 47-1). Hemorragia de varizes, peritonite bacteriana espontânea e síndrome hepatorrenal as principais responsáveis pela alta morbidade e mortalidade dos pacientes com cirrose.

As varizes esofágicas se desenvolvem em um índice de 5–8% ao ano nos pacientes com cirrose e hipertensão portal, e até 80% dos pacientes com cirrose eventualmente desenvolverão essa complicação. As hemorragias das varizes ocorrem em 25–35% dos pacientes com cirrose e grandes varizes esofagogástricas. A maioria dos episódios de sangramento ocorre dentro do primeiro ano após o diagnóstico das varizes. O sangramento de varizes esofágicas está associado a uma mortalidade precoce de 15–20% e é responsável por um terço de todas as mortes. Se nenhuma terapia a longo prazo for instituída após o controle da hemorragia aguda, 60–70% dos pacientes experimentarão hemorragia recorrente das varizes. A maioria desses episódios ocorre dentro de 6 meses após o sangramento inicial.

Patogênese

A hipertensão portal se desenvolve como resultado de dois principais fatores: (1) aumento na resistência intra-hepática e (2) aumento no fluxo sanguíneo portal. Na cirrose, o evento desencadeador é um aumento na resistência hepática e portocolateral. Ocorre aumento na resistência, em parte, pela invasão sinusoidal, deposição de colágeno, poda da árvore vascular, e regeneração nodular. Esses elementos, junto com a expressão exagerada de vasoconstritores endógenos (p. ex., endotelinas e leucotrienos) e a subprodução de vasodilatadores endógenos (primariamente óxido nítrico), são responsáveis pelo aumento da resistência intra-hepática e portocolateral, uma vasodilatação sistêmica se segue com aumento da liberação de vasodilatadores neuro-hormonais (p. ex.,

Tabela 47-1. Causas de hipertensão portal.

	Pré-sinusoidal	Sinusoidal ou mista
Infecciosa (exceto hepatites)	Esquistossomíase	-
Mediada por toxinas	Azatioprina Ingestão crônica de arsênico Cloreto de vinil	Metotrexato Hepatite alcoólica Hipervitaminose A
Cirrótica	Cirrose biliar inicial	Hepatite crônica Cirrose alcoólica Cirrose criptogênica Cirrose biliar primária
Autoimune, oncológica, fibrótica primária	Sarcoidose Doenças mieloproliferativas Fibrose hepática congênita Colangite esclerosante primária em estágio inicial	Fibrose septal incompleta Hiperplasia nodular regenerativa Colangite esclerosante primária
Vascular	Trombose da veia esplênica Trombose da veia porta Transformação cavernosa da veia porta Compressão extrínseca da veia porta	-
Outros	Hipertensão portal idiopática	-

Reproduzida, com permissão, de Wolf AT, Grace ND. Portal hypertension. In: Bayles TM, Diehl, AM (editors). *Advanced Therapy in Gastroenterology and Liver Disease*. BC Decker, 2005:675.

óxido nítrico, glucagon, fator de necrose tumoral, prostaglandinas e outras citocinas) e resulta em um sistema circulatório hiperdinâmico. Isso é complicado ainda mais pela angiogênese, que aumenta o fluxo sanguíneo esplâncnico. Esses fatores levam ao desenvolvimento de ascite ou hidrotórax, ou ambos, e a formação de varizes e gastropatia hipertensiva portal (GHP). O objetivo da terapia é interromper o processo mediante diminuição do fluxo sanguíneo na veia porta e/ou redução da resistência intra-hepática e portocolateral.

Bosch J, Abraldes JG, Fernandez M, et al. Hepatic endothelial dysfunction and abnormal angiogenesis: new targets in the treatment of portal hypertension. *J Hepatol*. 2010;53:558–567. [PMID: 20561700]

Achados clínicos

A. Sinais e sintomas

Pacientes com cirrose apresentam sintomas inespecíficos para a presença de hipertensão portal. Achados físicos na cirrose que podem sugerir hipertensão portal incluem atrofia muscular, angiomas em forma de aranha, icterícia, esplenomegalia, ascite, vasos colaterais abdominais e alterações no estado mental.

B. Achados laboratoriais

Os achados laboratoriais incluem hiperbilirrubinemia, hipoalbuminemia, trombocitopenia e um tempo de protrombina prolongado. Outras anormalidades que podem coexistir incluem anemia, níveis elevados de creatinina e hiponatremia. Embora a presença dessas anormalidades possa indicar hipertensão portal, esses valores geralmente permanecem normais nos pacientes com cirrose compensada ou em estágios iniciais.

C. Estudos não invasivos para a previsão da cirrose

Estudos radiográficos que sugerem fortemente a cirrose incluem um fígado pequeno e nodular, esplenomegalia, varizes intra-abdominais, ou trombose de veia porta e hepática; entretanto, nenhum teste é considerado padrão-ouro diagnóstico. Atualmente, o melhor teste para o diagnóstico da cirrose é a biópsia hepática.

1. Ultrassonografia abdominal — Os achados da ultrassonografia abdominal que suportam um diagnóstico de cirrose incluem um fígado nodular, com aumento da ecogenicidade. Nos pacientes com cirrose mais avançada e hipertensão portal, achados de ascite, esplenomegalia e varizes intra-abdominais podem ser detectados. Infelizmente, a ultrassonografia é limitada pela variabilidade entre operadores, com uma precisão diagnóstica de 85–91%. O acréscimo das imagens Doppler dos fluxos das veias porta e hepática permite a avaliação das alterações hemodinâmicas que ocorrem com a cirrose. A reversão do fluxo da veia porta ocorre com o aumento da resistência hepática. Essa resistência resulta na diversão do fluxo da veia porta por meio das colaterais portossistêmicas. Este mecanismo é observado em pacientes com hipertensão portal avançada. Variabilidade entre observadores, posição do paciente, fase da respiração, débito cardíaco e hora das refeições podem limitar a precisão da ultrassonografia com Doppler.

2. Imagem de tomografia computadorizada com imagem de ressonância magnética — Esses estudos são limitados em sua capacidade de detectar alterações associadas a estágios iniciais de cirrose, mas mostram, com precisão, as alterações tardias na arquitetura hepática, ascite e varizes. A angiotomografia computadorizada e a angiorressonância magnética podem avaliar a patência da veia porta.

3. Fibroscan — Elastografia transitória, conhecida como Fibroscan, é uma técnica que utiliza a ultrassonografia ecopulsada para mensurar a rigidez hepática como uma forma de detectar fibrose. Esse método de mensuração da fibrose tem baixa variabilidade entre observadores e se correlaciona bem com a severidade da fibrose e presença de hipertensão portal.

Castera L, Le Bail B, Roudot-Thoraval F, et al. Early detection in routine clinical practice of cirrhosis and oesophageal varices in chronic hepatitis C: comparison of transient elastography (fibroscan) with standard laboratory tests and non-invasive scores. *J Hepatol.* 2009;50:59–68. [PMID: 19013661]

Ziol M, Handra-Luca A, Kettaneh A, et al. Non-invasive assessment of liver fibrosis by measurement of stiffness in patients with chronic hepatitis C. *Hepatology.* 2005;41:48–54. [PMID: 15690481]

D. Previsores não invasivos das varizes esofágicas

As diretrizes da prática atual recomendam o rastreamento endoscópico para a presença de varizes esofágicas em todos os pacientes com cirrose. Na ausência de varizes, a endoscopia de rastreamento deve ser repetida em um período de 2–3 anos ou antes quando há evidência de descompensação. Vários estudos recentemente tentaram identificar previsores não invasivos das varizes esofágicas. Uma baixa contagem de plaquetas foi associada à presença de varizes, apesar do limiar discriminativo para a presença de varizes variar entre 68.000–160.000/mm^2. Um estudo recente concluiu que pacientes com varizes esofágicas apresentavam menor contagem média de plaquetas e maior índice de redução das plaquetas com o passar do tempo em comparação com aqueles que não apresentavam varizes. Entretanto, vários pacientes com cirrose desenvolveram varizes, a despeito de apresentarem contagem de plaquetas normal (> 150.000). Marcadores séricos não invasivos (índices combinando vários testes bioquímicos) foram úteis na identificação de pacientes cirróticos nos quais o risco de desenvolver varizes esofágicas clinicamente significantes é baixo. Entretanto, seus valores preditivos positivos ou negativos são insuficientes para evitar a endoscopia de rastreamento. Outros achados não invasivos, como esplenomegalia, dilatação do diâmetro da veia porta > 13 mm nas imagens de ultrassom, e classe de Child-Plugh avançada, não foram previsores reprodutíveis de varizes esofágicas. A precisão preditiva dos marcadores não invasivos sugeridos permanece baixa, e nenhum dos marcadores disponíveis no momento substituem a necessidade do diagnóstico endoscópico das varizes.

Um promissor previsor das varizes esofágicas é a proporção entre a contagem de plaquetas/diâmetro do baço mensurado pela ultrassonografia abdominal. Nos pacientes com cirrose compensada, quanto maior a proporção, menor a probabilidade de o paciente desenvolver varizes.

A cápsula endoscópica *wireless* foi comparada com a endoscopia convencional na identificação e caracterização das varizes esofágicas. Foram registradas sensibilidade e especificidade altas para a capacidade da cápsula endoscópica *wireless* para determinar a presença de varizes esofágicas (precisão de 84–96%), tamanho das varizes esofágicas e a presença de sinais da faixa vermelha. Os benefícios potenciais da cápsula endoscópica incluem menor tempo de estudo, melhor tolerância do paciente, evitar sedação intravenosa e, possivelmente, menores custos. Entretanto, a cápsula endoscópica *wireless* é limitada pela incapacidade de insuflar o esôfago, pela dificuldade de mensurar o comprimento das varizes e pela presença de artefatos de imagens.

D'Amico G, De Franchis R; Cooperative Study Group. Upper digestive bleeding in cirrhosis. Post-therapeutic outcome and prognostic indicators. *Hepatology.* 2003;38:599–612. [PMID: 12939586]

D'Amico G, Garcia-Tsao G, Pagliaro L. Natural history and prognostic indicators of survival in cirrhosis. A systematic review of 118 studies. *J Hepatol.* 2006;44:217–231. [PMID: 16298014]

Lapalus MG, Ben Soussan E, Gaudric M, et al. Esophageal capsule endoscopy vs EGD for the evaluation of portal hypertension: a French prospective multicentre comparative study. *Am J Gastroenterol.* 2009;104:1112–1118. [PMID: 19337246]

Qamar AA, Grace ND, Groszmann RJ, et al; Portal Hypertension Collaborative Group. Platelet count is not a predictor of the presence of development of gastroesophageal varices in cirrhosis. *Hepatology.* 2008;47:153–159. [PMID: 18161700]

Sebastiani G, Tempesta D, Fattovich G, et al. Prediction of oesophageal varices in hepatic cirrhosis by simple serum non-invasive markers: results of a multicenter, large-scale study. *J Hepatol.* 2010;53:630–638. [PMID: 20615567]

E. Estudos invasivos para mensurar a hipertensão portal: gradiente de pressão da veia hepática

As mensurações do gradiente de pressão venosa hepática (GPVH) fornece informações sobre diagnóstico, prognóstico e tratamento da hipertensão portal. O GPVH é a diferença entre a pressão de encunhamento ou oclusão da veia hepática e a pressão da veia hepática livre. A pressão portal normal (GPVH) varia de 1–5 mm Hg com pressões > 5 mm Hg indicando presença de hipertensão portal. Nos pacientes com cirrose sinusoidal, o GPVH prevê de modo preciso o gradiente de pressão da veia porta. Um GPVH > 10 mm Hg identifica pacientes com hipertensão portal clinicamente significante e é preditivo do desenvolvimento de varizes. A redução farmacológica do GPVH em mais de 10% durante um ano em comparação com a mensuração inicial diminui significantemente o risco de desenvolver varizes. Similarmente, um aumento de 10% no GPVH aumenta significantemente o risco de desenvolver varizes.

A determinação do GPVH de um paciente também prevê sangramentos varicosos, desenvolvimento de descompensação hepática, desenvolvimento de carcinoma hepatocelular, determinação da resposta ao tratamento clínico e estimativas da sobrevida do paciente. O sangramento de varizes pode ocorrer em pacientes com GPVH > 12 mm Hg. Nos pacientes com sangramento agudo ou em curso, um GPVH > 20 mm Hg está associado a ressangramento precoce ou sangramento descontrolado, maior tempo de estadia na unidade de tratamento intensivo, maior tempo de internação hospitalar e menor probabilidade de sobrevida.

Pacientes que obtêm redução de 20% no GPVH após a terapia farmacológica apresentam menor probabilidade de desenvolver sangramento recorrente de varizes esofágicas, ascite, peritonite bacteriana espontânea, síndrome hepatorrenal e encefalopatia hepática. Infelizmente, só 35–45% dos pacientes tratados responde com diminuição de 20% no GPVH. Pacientes que não atingem um GPVH < 12 mm Hg ou uma redução de 20% no GPVH basal após o tratamento farmacológico apresentam risco elevado para sangramento recorrente e maior risco de desenvolver complicações de hipertensão portal e maior probabilidade de morte. A repetição das mensurações do GPVH obtida 1–3 meses após o início do tratamento ajudam a guiar as decisões terapêuticas.

Abraldes JG, Tarantino I, Turnes J, et al. Hemodynamic response to pharmacological treatment of portal hypertension and longterm prognosis of cirrhosis. *Hepatology*. 2003;37:902–908. [PMID: 12668985]

Ripoll C, Groszmann R, Garcia-Tsao G, et al. Hepatic venous pressure gradient predicts clinical decompensation in patients with compensated cirrhosis. *Gastroenterology*. 2007;133:481–488. [PMID: 17681169]

Tratamento

A. Objetivo e opções

O tratamento da hipertensão portal inclui medicamentos direcionados para a diminuição da pressão portal e terapia endoscópica direcionada para as varizes esofágicas obliterantes. Quando o tratamento clínico falha, procedimentos de derivação podem ser utilizados para descomprimir uma pressão portal alta. O objetivo do tratamento é interromper o processo que leva ao desenvolvimento de varizes, ascite refratária e hidrotórax.

De Franchis R. Revising consensus in portal hypertension: report of the Baveno V consensus workshop on methodology of diagnosis and therapy in portal hypertension. *J Hepatol*. 2010; 53:762–768. [PMID: 20638742]

Garcia-Tsao G, Bosch J. Management of varices and variceal hemorrhage in cirrhosis. *N Engl J Med*. 2010;362:823–832. [PMID: 20200386]

1. Terapia farmacológica — Betabloqueadores não seletivos (propranolol, nadolol e timolol) formam a base do tratamento a longo prazo de pacientes com hipertensão portal (Tabela 47-2). Betabloqueadores atuam, mediante diminuição do débito cardíaco, bloqueando os receptores B_1 e pela vasoconstrição dos vasos esplâncnicos pelo bloqueio dos receptores B_2, deixando uma atividade α-adrenérgica sem oposição. Infelizmente, nem todos os pacientes respondem às doses maximamente toleradas de betabloqueadores. Nos pacientes que falham em demonstrar redução no GPVH, geralmente se observa aumento na resistência portocolateral. O mononitrato de isossorbida de longa atuação, quando utilizado em conjunção com os betabloqueadores, atua contra esse aumento na resistência portocolateral. Os nitratos orais podem causar hipotensão sistêmica, o que limita sua utilidade clínica. Carvedilol, um betabloqueador não seletivo com atividade antialfa-1-adrenérgica intrínseca, produz maior redução no GPVH do que os betabloqueadores não seletivos utilizados como monoterapia e se mostrou bem tolerado nas pesquisas clínicas.

O uso de betabloqueadores em pacientes com cirrose é limitado pelo seu perfil de efeitos adversos, que incluem hipotensão, fadiga, letargia, depressão e dispneia em pacientes com doença pulmonar associada. Em função das doenças concomitantes, como doença reativa das vias aéreas, insuficiência cardíaca congestiva,

Tabela 47-2. Medicamentos utilizados no tratamento da hipertensão portal.

Medicamento	Classe do medicamento	Dose inicial	Dose máxima
Propranolol	Betabloqueador não seletivo	40 mg duas vezes ao dia	640 mg/dia
Nadolol	Betabloqueador não seletivo	40 mg/dia	320 mg/dia
Timolol	Betabloqueador não seletivo	10 mg/dia	40 mg/dia
Mononitrato de isossorbida	Nitrato de longa atuação	20 mg/dia	240 mg/dia
Espironolactona	Antagonista da aldosterona	25 mg/dia	400 mg/dia
Furosemida	Diurético de alça	40 mg/dia	80 mg/dia
Octreotida	Vasoconstritor esplâncnico	50 mcg em *bolus*, seguidos por 50 mcg/h	50 mcg/h
Norfloxacina	Antibiótico quinolona	400 mg duas vezes ao dia	–

bradicardia e bloqueio cardíaco, 15–20% dos pacientes são incapazes de utilizar betabloqueadores. Nos pacientes candidatos à terapia com betabloqueadores, a titulação da dose deve ser ajustada conforme a tolerância do paciente.

A vasopressina e seu análogo, terlipressina e a somatostatina e seus análogos, octreotida e vapreotida, foram os agentes utilizados para o tratamento do sangramento agudo das varizes. Esses medicamentos vasoconstritivos atuam na diminuição do fluxo sanguíneo, que resulta na queda da pressão portal, e na diminuição da hiperemia esplâncnica. A vasopressina diminui o GPVH em até 23%. Entretanto, seu uso é limitado por causa das complicações significantes, incluindo infarto do miocárdio, hipertensão, hiponatremia, isquemia vascular periférica, bradicardia e retenção de líquidos. Esses efeitos adversos podem ser melhorados com o uso concorrente de nitroglicerina, mas recomenda-se cuidado com seu uso por causa do risco de hipotensão.

A terlipressina possui um perfil de efeitos adversos mais leve do que a vasopressina e não parece alterar a excreção renal de sódio. Sua meia-vida intravenosa é de 4 horas e seu uso resulta em diminuição de 21% no GPVH. Pesquisas controladas randomizadas comparando a terlipressina com um placebo ou ausência de tratamento farmacológico com hemorragia aguda de varizes demonstraram um benefício significante para a sobrevida com a terlipressina. É mais segura e efetiva do que a vasopressina ou do que a vasopressina com nitroglicerina.

A somatostatina diminui a pressão portal em pacientes com hipertensão portal, mas em menor grau do que a vasopressina. Ela atua mediante inibição de peptídeos vasodilatadores do trato gastrointestinal que contribuem para a manutenção da hipertensão portal. Por causa de sua curta meia-vida (2 minutos), a somatostatina é utilizada como uma infusão contínua após *bolus* inicial para tratar hemorragias agudas de varizes.

Análogos da somatostatina, octreotida, lanreotida e vapreotida, apresentam propriedades farmacológicas similares às da somatostatina.

Condidera-se que a octreotida, amplamente utilizada nos Estados Unidos, atua por meio da inibição do vasodilatador glucagon. Sua meia-vida intravenosa, assim como a da somatostatina, é curta; portanto, ela é administrada por infusão contínua e, embora possa diminuir a pressão portal e o sangramento por varizes esofágicas, não foi comprovado que seu uso diminuia a sobrevida geral. Similarmente, a vapreotida em combinação com a terapia endoscópica diminui o sangramento por varizes esofágicas de modo mais específico do que a terapia endoscópica isolada, mas sem um benefício na sobrevida.

Juntamente com uma dieta baixa de sódio, o tratamento contínuo com espironolactona (100 mg/dia) resulta em modesta diminuição na pressão portal. A eficácia e a segurança da losartana e irbesatano, bloqueadores do receptor da angiotensina II, na diminuição da pressão portal foi estabelecida em pacientes classe A de Child Pugh, mas o risco de hipotensão sistêmica e insuficiência renal impede seu uso em pacientes com cirrose descompensada. Pesquisas controladas randomizadas com pontos finais clínicos estabelecidos são necessárias para estabelecer a eficácia clínica.

Calés P, Masliah C, Bernard B, et al. Early administration of vapreotide for variceal bleeding in patients with cirrhosis. *N Engl J Med.* 2001;244:23–28. [PMID: 11136956]

Groszmann RJ, Garcia-Tsao G, Bosch J, et al. Portal Hypertension Collaborative Group. Beta-blockers to prevent gastroesophageal varices in patients with cirrhosis. *N Engl J Med.* 2005;353: 2254–2261. [PMID: 16306522]

2. Ligadura endoscópica de varizes (LEV) e escleroterapia — A LEV e a escleroterapia são tratamentos locais para varizes e não alteram os processos fisiopatológicos que levam aos seus desenvolvimentos. Dessa forma, mesmo com uma LEV, as varizes eventualmente recorrem. A LEV consiste da colocação de bandas elásticas nas colunas variciais que levam a necrose mucosa e submucosa localizada e à substituição da variz por tecido cicatricial. A ligadura com banda pode causar ulcerações esofágicas que têm o potencial de sangrar.

A escleroterapia envolve a injeção de agente esclerosante (oleato de etanolamina, sulfato tetradecil de sódio, morruato de sódio) dentro ou na região adjacente à variz. A escleroterapia leva a trombose localizada e inflamação com subsequente formação de tecido cicatricial. Complicações locais e sistêmicas ocorrem em 20–40% dos pacientes. Efeitos adversos incluem bacteremia, febre, dor torácica, mediastinite, ulceração esofágica aguda (com potencial de sangramento) e estreitamentos esofágicos. Maior eficácia e menos efeitos adversos fizeram com que a LVE substituísse a escleroterapia como o tratamento endoscópico de escolha.

Garcia-Pagán JC, Bosch J. Endoscopic band ligation in the treatment of portal hypertension. *Nat Clin Pract Gastroenterol Hepatol.* 2005;2:526–535. [PMID: 16355158]

3. Terapia radiológica — A derivação portossistêmica intra-hepática transjugular (TIPS) foi inicialmente introduzida na década de 1980, como uma alternativa para as derivações cirúrgicas. A TIPS deve ser reservada para pacientes nos quais falham o tratamento farmacológico e endoscópico dos sangramentos agudos e recorrentes de varizes.

A colocação da TIPS desvia o fígado fibrosado e permite um fluxo sanguíneo sem impedimento entre as veias porta e hepática. Um cateter é inserido na veia jugular interna direita e avançado até o sistema venoso hepático (geralmente a veia hepática direita). A seguir uma agulha é utilizada para canular o fígado, criando um trato para a veia porta. O trato trans-hepático é dilatado e um *stent* metálico flexível é colocado, resultando em derivação entre as veias hepática e porta. A colocação da TIPS é bem-sucedida em mais de 90% dos casos e é efetiva na diminuição aguda da pressão portal.

As complicações precoces da TIPS incluem febre, infecção, disfunção renal, hemorragia intra-hepática ou intraperitoneal, e insuficiência hepática. Além disso, hiperbilirrubinemia, secundária à anemia hemolítica, pode persistir até que o *stent* da TIPS seja reepitelizado. Complicações a longo prazo da colocação da TIPS incluem encefalopatia hepática e oclusão do *stent*. Mais de 20% dos pacientes com TIPS desenvolvem ou apresentam piora da encefalopatia hepática e devem ser tratados de modo profilático com lactulose, neomicina, ou rifaximina. Fatores de risco para o desenvolvimento de encefalopatia hepática incluem idade avançada, maior diâmetro de *stent* e episódios prévios de encefalopatia hepática. Setenta por cento dos pacientes submetidos à TIPS utilizando *stents* não recobertos desenvolverão oclusão do *stent* dentro de um ano e 90% após 2 anos. A angioplastia ou a colocação de um *stent* adicional são medidas bem-sucedidas no tratamento da oclusão do *stent* e diminuem o índice de reoclusão para 10% após 2 anos. Entretanto, esses índices de complicação são significantemente reduzidos com o uso de *stents* recobertos que substituíram os *stents* não recobertos como a terapia padrão. Pacientes tratados com TIPS devem ser submetidos a exames periódicos de ultrassonografia com Doppler para confirmar a patência do *stent*, uma vez que disfunção da TIPS pode resultar em sangramento de varizes. Entretanto, a avaliação angiográfica e mensurações da pressão portal são mais precisas no estabelecimento da disfunção da TIPS.

Contraindicações absolutas para a colocação da TIPS incluem insuficiência cardíaca direita e doença hepática policística. Contraindicações relativas incluem infecção sistêmica, trombose da veia porta, obstrução biliar e encefalopatia hepática severa. Embora a TIPS possa ser colocada de modo bem-sucedido na maioria dos pacientes, essa colocação está associada a um índice de mortalidade de 30 dias de 3–15% e mortalidade relacionada com o procedimento de 2–5%.

Boyer TD, Haskal ZJ; American Association for the Study of Liver Diseases. The role of transjugular intrahepatic portosystemic shunt in the management of portal hypertension. *Hepatology.* 2005;41:386–400. [PMID: 15660434]

Bureau C, Garcia-Pagan JC, Otal P, et al. Improved clinical outcome using polytetrafluoroethylene coated stents for TIPS: results of a randomized study. *Gastroenterology.* 2004;126: 469–475. [PMID: 14762784]

4. Transplante hepático — Varizes hemorrágicas não configuram indicação para transplante hepático. Entretanto, em candidatos apropriados, conforme determinado pelo sistema de pontuação Model for End-Stage Liver Disease (MELD), o transplante hepático pode chegar a um controle de 95% dos sangramentos variciais. O transplante hepático continua a ser limitado pela disponibilidade de órgãos.

5. Profilaxia pré-primária — O tratamento precoce com betabloqueadores antes do desenvolvimento de complicações de hipertensão portal pode interromper ou retardar a progressão da hipertensão. Infelizmente, os resultados de uma grande pesquisa multicêntrica controlada não respaldaram o uso de betabloqueadores não seletivos na profilaxia primária da hipertensão portal. Entretanto, dados dessa pesquisa demonstram que as mensurações do GPVH preveem o desenvolvimento de varizes esofágicas e descompensação hepática.

B. Profilaxia primária para hemorragia varicial

1. Betabloqueadores não seletivos — Em função da alta morbidade e mortalidade em pacientes com cirrose associada ao sangramento agudo de varizes, a terapia farmacológica direcionada para a prevenção do sangramento inicial das varizes é primordial (Figura 47-1). Betabloqueadores não seletivos são a única terapia farmacológica estabelecida para a profilaxia primária dos sangramentos de varizes. Uma meta-análise de pesquisas controladas randomizadas demonstrou a eficácia desses medicamentos na diminuição dos índices de primeiros sangramentos variciais de 24 para 15%. Esses estudos envolveram primariamente pacientes com cirrose classes A e B de Child-Pugh.

As diretrizes atuais da prática sobre o tratamento da hipertensão portal recomendam que os pacientes com pequenas varizes que estejam em risco elevado de sangramento (sinal da faixa vermelha na endoscopia, descompensação hepática), devem ser tratados profilaticamente com betabloqueadores. Pacientes com pequenas varizes que não estejam em alto risco podem ser tratados inicialmente com betabloqueadores, mas a eficácia a longo prazo desses medicamentos ainda não foi estabelecida. Todos os pacientes com varizes de médio a grande porte considerados colaborativos e sem contraindicações ou intolerância a betabloqueadores não seletivos devem ser tratados com esses medicamentos. A terapia deve ser continuada durante toda a vida, uma vez que o risco de sangramento recorre se o tratamento for suspenso.

Embora a combinação de um nitrato de longa atuação com o betabloqueador não seletivo aumente o número de respondedores hemodinâmicos, essa combinação não resultou em maior benefício clínico (pela prevenção de hemorragia inicial ou levando a melhor sobrevida). Similarmente, a combinação de espironolactona com betabloqueadores não demonstrou benefício na diminuição dos índices de episódios de sangramento ou sobrevida em comparação com o tratamento utilizando somente betabloqueadores. Os dados atuais não respaldam o uso da terapia combinada ou monoterapia com nitratos para a prevenção de um primeiro sangramento varicial. Um estudo recente sugere que o carvedilol pode ser superior à ligadura endoscópica das varizes para a profilaxia primária, mas são necessários mais dados para estabelecer seu papel clínico.

Grace ND, Garcia-Pagan JC, Angelico M, et al. Primary prophylaxis for variceal bleeding. In: de Franchis R (editor). *Portal Hypertension IV: Proceedings from the 4th Baveno International Consensus Workshop.* Blackwell Science, 2006:168–200.

2. Ligadura de varizes esofágicas — Betabloqueadores não seletivos ou ligadura de varizes esofágicas são consideradas as terapias de primeira linha para a prevenção de uma hemorragia de varizes. Entretanto, 15%

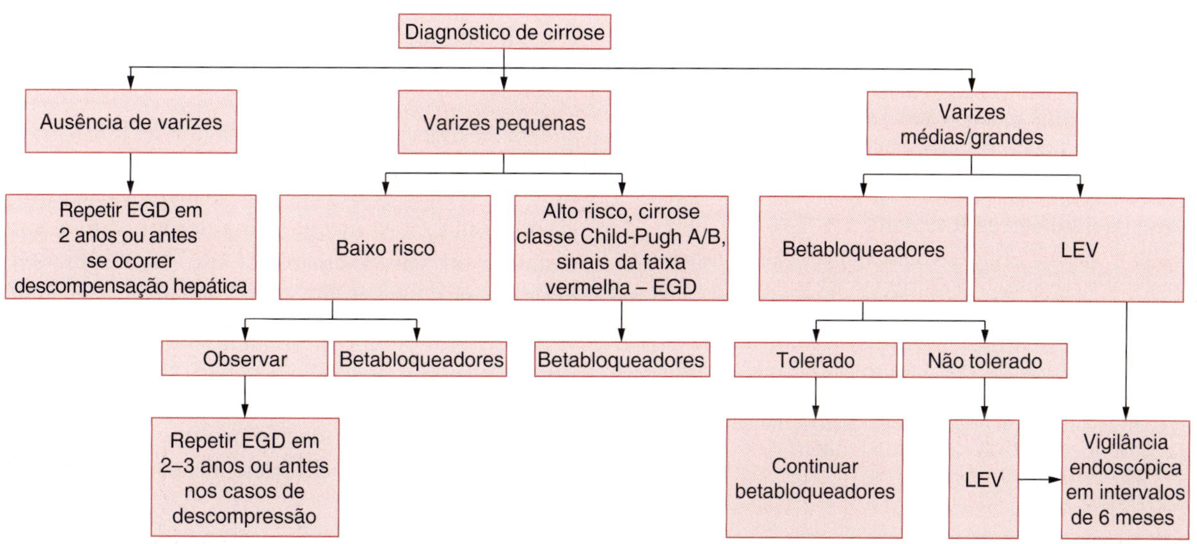

▲ **Figura 47-1.** Algoritmo de tratamento para a profilaxia primária das hemorragias de varizes. EGD, esofagogastroduodenoscopia; LEV, ligadura endoscópica de varizes.

dos pacientes possuem contraindicações e adicionais 15–20% são intolerantes a terapia com betabloqueadores. A LVE é uma terapia excelente para esses pacientes.

Para pacientes submetidos à ligadura endoscópica de varizes é recomendado que o procedimento seja realizado 2 vezes por semana até que a variz fique obliterada. Conforme novas varizes se desenvolvem após o tratamento de erradicação, é importante continuar a vigilância para varizes a cada 6 meses. A ultrassonografia endoscópica pode ser utilizada para confirmar a erradicação das varizes esofágicas, mas provavelmente tenha utilidade limitada na prática clínica.

Meta-análises recentes mostraram um benefício para a LVE em relação à terapia com betabloqueadores na prevenção da primeira hemorragia de varizes, mas a LVE está associada aos efeitos adversos mais sérios e não oferece vantagem em relação à sobrevida do paciente. Pesquisas controladas randomizadas para LVE foram limitadas pela curta duração do acompanhamento. Os estudos com maiores números de pacientes e maior tempo de acompanhamento falharam em demonstrar diferença entre a LVE e os medicamentos betabloqueadores não seletivos, tanto para a prevenção do sangramento inicial de varizes como para a sobrevida. A terapia combinada utilizando betabloqueadores mais LVE, em comparação com a LVE isolada não diminuiu o risco de primeira hemorragia de varizes e está associada a maior risco de efeitos adversos.

Não há papel para a escleroterapia endoscópica, TIPS, derivações cirúrgicas ou transplante hepático na profilaxia primária da hemorragia de varizes.

dela Peña J, Brullet E, Sanchez-Hernández R, et al. Variceal ligation plus nadolol compared with ligation for prophylaxis of variceal rebleeding: a multicenter trial. *Hepatology*. 2005;41:572–578. [PMID: 15726659]

Garcia-Tsao G, Sanyal AJ, Grace ND, et al; Practice Guidelines Committee of the American Association for the Study of Liver Diseases; Practice Parameters Committee of the American College of Gastroenterology. Prevention and management of gastroesophageal varices and variceal hemorrhage in cirrhosis. *Hepatology*. 2007;46:922–938. [PMID: 17879356]

Gonzalez R, Zamora J, Gomez-Camarero J, et al. Meta-analysis: combination endoscopic and drug therapy to prevent variceal rebleeding in cirrhosis. *Ann Intern Med*. 2008;149:109–122. [PMID: 18626050]

Lo GH, Lai KH, Cheng JS, et al. Endoscopic variceal ligation plus nadolol and sucralfate compared with ligation alone for the prevention of variceal bleeding: a prospective, randomized trial. *Hepatology*. 2000;32:461–465. [PMID: 10960435]

C. Hemorragia aguda de varizes

Pacientes com sangramento varicial agudo podem se apresentar com hematêmese, melena e hematoquezia. O tratamento inicial inclui reanimação imediata, administração de antibióticos profiláticos e agentes vasoativos e endoscopia diagnóstica (Figura 47-2). É importante considerar a intubação seletiva em pacientes com sangramento ativo para proteger as vias aéreas da aspiração, especialmente nos casos de encefalopatia hepática concomitante.

1. Reanimação — Medidas de reanimação devem ser direcionadas para a reposição do volume sanguíneo com um objetivo de hematócrito de 25% evitando, dessa forma, elevações na pressão portal e potencial exacerbação do sangramento varicial associado a transfusão agressiva. A correção da trombocitopenia e da coagulopatia melhora a sobrevida após um sangramento agudo de varizes. Porém, a transfusão de plaquetas para aumentar os níveis para mais de 50.000 e a transfusão de plasma fresco congelado para reverter a coagulopatia podem ser benéficas nos quadros agudos. O uso excessivo de solução salina deve ser evitado na reanimação, uma vez que pode piorar ou precipitar a formação de ascite e sobrecarga de volume.

2. Profilaxia antibiótica — A infecção na presença de sangramento de varizes está associada a novos sangramentos e alto índice de mortalidade. Pacientes com sangramentos de varizes estão em alto risco de desenvolver infecção, incluindo peritonite bacteriana espontânea. Antibióticos administrados por curtos períodos devem ser utilizados em todos os pacientes com cirrose e sangramento agudo de varizes. Norfloxacina (400 mg 2 vezes ao dia durante 7 dias) ou quinolona com um espectro similar de atividade (p. ex., levofloxacina, ciprofloxacina) são os agentes preferidos. Em um estudo recente, ceftriaxona intravenosa (1 g/dia) foi considerada superior à norfloxacina em pacientes com cirrose severamente descompensada.

3. Agentes vasoativos — Assim que a hemorragia de varizes é suspeitada, a administração de agentes vasoativos deve ser iniciada. Esses agentes incluem a vasopressina, vasopressina mais nitroglicerina, terlipressina e somatostatina ou seus análogos. O uso da vasopressina é limitado por seus sérios efeitos adversos, que podem ser parcialmente contrabalançados pelo acréscimo da nitroglicerina. O análogo da vasopressina, terlipressina, apresenta menos efeitos adversos do que a vasopressina e é o único agente farmacológico que apresenta benefício para a sobrevida em pacientes com sangramentos agudos de varizes.

A octreotida demonstrou eficácia igual à da escleroterapia no controle dos sangramentos. Ela é segura, com muito poucos efeitos adversos e pode ser utilizada

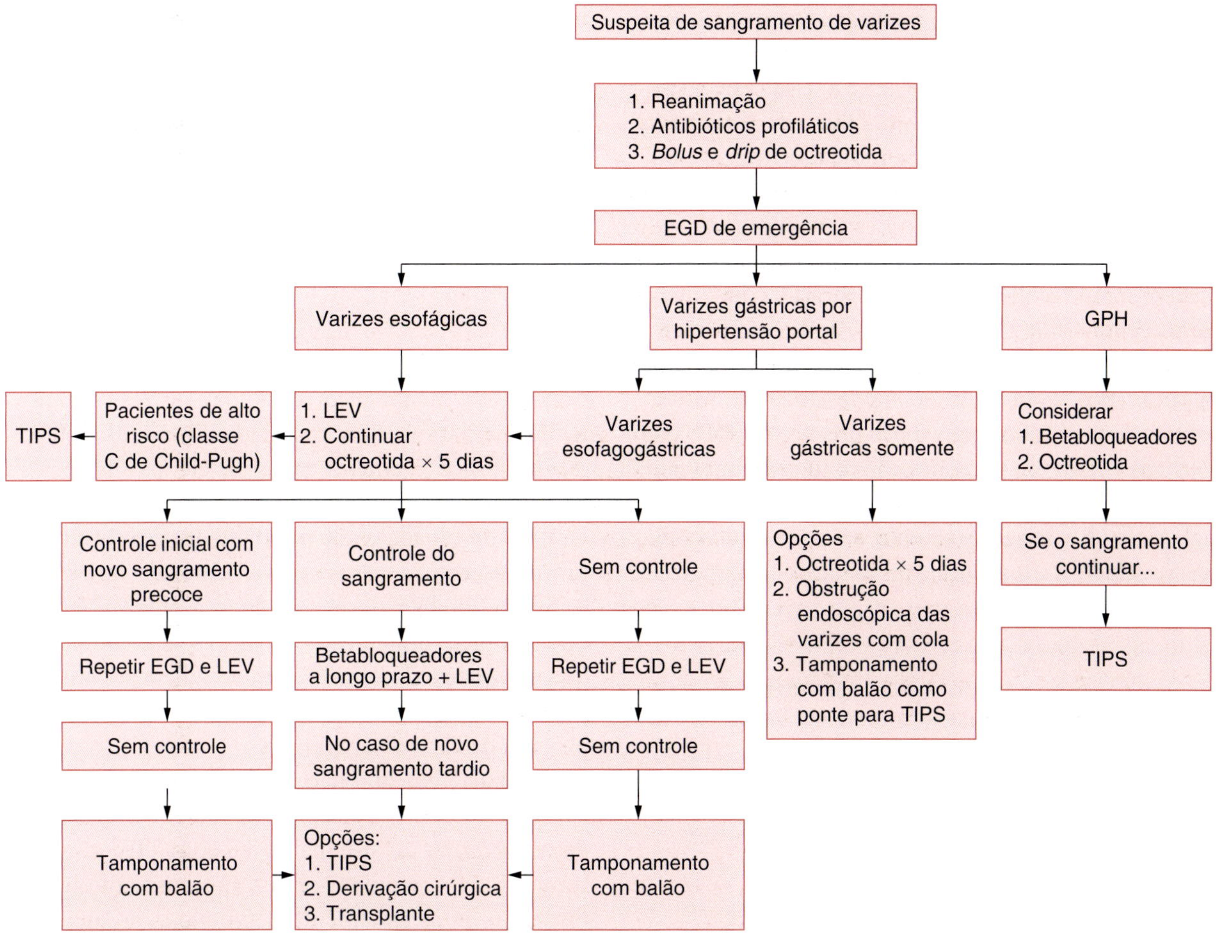

▲ **Figura 47-2.** Algoritmo de tratamento para hemorragia aguda de varizes. EGD, esofagogastroduodenoscopia; LEV, ligadura endoscópica de varizes; GPH, gastropatia hipertensiva portal; TIPS, derivação portossistêmica intra-hepática transjugular.

de modo contínuo por até 5 dias. Entretanto, seu uso está associado a taquifilaxia e seus efeitos vasoativos podem ser transitórios. Quando combinada com a terapia endoscópica, a octreotida melhora o tratamento dos sangramentos agudos em comparação com a LVE isolada, mas sem benefício sobre a sobrevida.

Betabloqueadores não devem ser administrados durante um sangramento ativo por causa da ação depressora sobre a frequência cardíaca na presença de hipotensão.

4. Terapia endoscópica — A avaliação endoscópica deve ocorrer assim que possível e dentro das primeiras 12 horas após a apresentação do paciente com um sangramento agudo de varizes. Além de confirmar a fonte de sangramento, os tratamentos endoscópicos são bem-sucedidos no controle da hemorragia em 90% dos casos. A LVE é o procedimento de escolha. A combinação de LVE e um análogo da somatostatina mostrou-se mais efetiva do que a LVE ou um agente farmacológico, na forma de monoterapia, sendo o tratamento de escolha.

5. Tamponamento com balão — O tamponamento com balão apresenta efetividade de 80% no controle imediato da hemorragia por varizes esofágicas. Entretanto, ocorrem sérias complicações quando o balão é deixado insuflado por mais de 24 horas. As complicações, que ocorrem em 20 dos casos incluem aspiração, ulceração e necrose esofágica e perfuração esofágica. O tamponamento com balão é mais bem utilizado como uma estratégia de curta duração antes de uma TIPS ou transplante hepático.

6. Derivação portossistêmica intra-hepática transjugular (TIPS) — A TIPS é utilizada no tratamento dos sangramentos de varizes quando os tratamentos endoscópico e farmacológico falham. Em 90% dos casos de sangramento descontrolado, a TIPS é bem-sucedida na interrupção do sangramento. Infelizmente, a mortalidade permanece alta (27–50%), provavelmente em função da severidade da doença, além de que novos sangramentos podem ocorrer a curto e longo prazos. Preditores da mortalidade inicial incluem creatinina

> 1,7 mg/dL, bilirrubina > 5 mg/dL, escore de Child-Pugh > 12, um escore APACHE II > 18 e um índice prognóstico de Patch > 18. A TIPS é a terapia de resgate de escolha após duas tentativas falhas de tratamento endoscópico e farmacológico combinado.

O uso de *stents* recobertos com politetrafluoroetileno resulta em disfunção significantemente menor do *stent* e menores índices de recorrência. Pacientes que recebem *stents* recobertos, em comparação com aqueles que recebem *stents* não recobertos, apresentam menores índices de sangramento recorrente e encefalopatia hepática após 2 anos de acompanhamento. Estudos recentes demonstraram que o uso precoce da TIPS com *stents* recobertos em pacientes com alto risco para falha de tratamento (pacientes Child Pugh classe C ou Child Pugh classe B com sangramento ativo na endoscopia) está associado à diminuição na falha de tratamento e na mortalidade.

Bureau C, Garcia-Pagan JC, Otal P, et al. Improved clinical outcome using polytetrafluoroethylene coated stents for TIPS: results of a randomized study. *Gastroenterology*. 2004;126:469–475. [PMID: 14762784]

Garcia-Pagan JC, Caca K, Bureau C, et al. Early use of TIPS in patients with cirrhosis and variceal bleeding. *N Engl J Med. 2010*; 362:2370–2379. [PMID: 20573925]

D. Prevenção das hemorragias recorrentes de varizes

Após o controle do sangramento, a prevenção secundária para novos sangramentos é primordial. A terapia de primeira linha para a prevenção da hemorragia recorrente de varizes é a combinação de terapia farmacológica e LVE. Para pacientes que falham em responder à terapia clínica, TIPS, derivações cirúrgicas ou transplante hepático para candidatos apropriados são opções (Figura 47-3A).

O tratamento farmacológico para a prevenção da hemorragia recorrente de varizes é iniciado pela administração de um betabloqueador não seletivo, titulado até a dose de tolerância máxima. Os betabloqueadores diminuem os índices de recorrência de sangramentos de 63% para 42% e de mortalidade de 27% para 20%. O objetivo hemodinâmico da terapia com betabloqueadores é diminuir o GPVH em mais de 20% ou para um nível < 12 mm Hg (Figura 47-3B). A obtenção desse objetivo reduz os índices de sangramentos recorrentes para menos de 15%.

Nos pacientes com resposta incompleta à monoterapia com betabloqueadores, pode se considerar o acréscimo do mononitrato de isossorbida. Com a terapia combinada, o índice de novos sangramentos parece menor, mas ao custo de um índice significantemente maior de efeitos adversos e nenhum benefício em relação à sobrevida do paciente.

Se os pacientes não forem capazes de tolerar betabloqueadores, a LVE é o tratamento endoscópico preferido na prevenção das recorrências de hemorragias variciais. Apesar de a LVE ser mais efetiva do que a escleroterapia na prevenção de novos sangramentos, o risco de novos sangramentos após a LVE permanece alto, chegando a 30–50% após 2 anos. A combinação de um betabloqueador não seletivo à LVE resulta em menor índice de novos sangramentos variciais, menor necessidade de transfusões, menor recorrência das varizes esofágicas e tendência para melhor sobrevida. Entretanto, observa-se um índice levemente maior de efeitos adversos com a terapia combinada. As diretrizes atuais recomendam a terapia combinada como o tratamento de escolha para a prevenção contra novos sangramentos de varizes.

Sessões de LVE devem ser feitas a cada 7–14 dias até que completa obiteração das varizes seja obtida. Assim que as varizes são erradicadas, a vigilância continuada a cada 6–12 meses é necessária para o rastreamento a procura de varizes recorrentes.

Nos pacientes que não respondem à terapia farmacológica ou endoscópica, isolada ou em combinação, a descompressão do sistema portal com TIPS com *stents* recobertos é a próxima opção. O transplante hepático fornece o único tratamento definitivo para sangramentos recorrentes já que está direcionado diretamente para a patologia hepática subjacente que leva à hipertensão portal e à formação das varizes. Entretanto, o sangramento de varizes não é uma indicação para o transplante hepático, que deve ser reservado para candidatos apropriados.

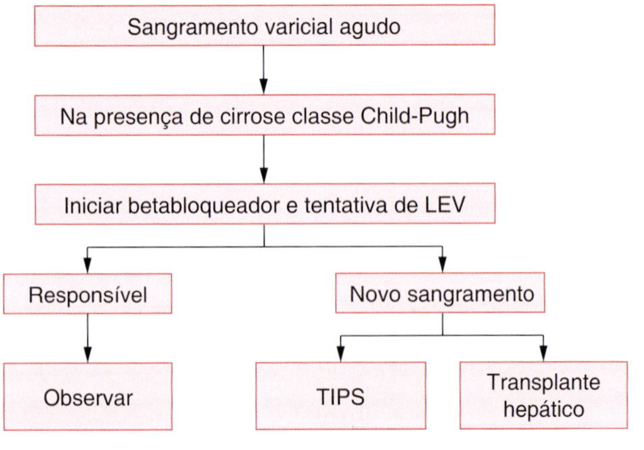

▲ **Figura 47-3A.** Papel das mensurações do gradiente de pressão venosa hepática na prevenção da recorrência de hemorragias de varizes. LEV, ligadura endoscópica de varizes; TIPS, derivação portossistêmica intra-hepática transjugular.

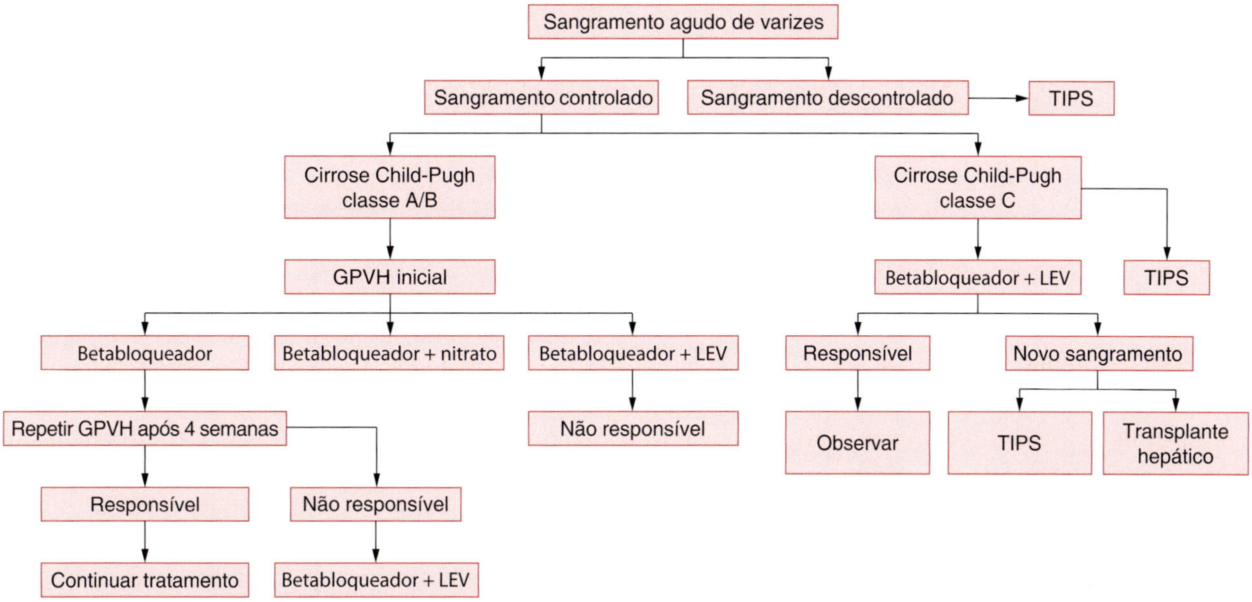

▲ **Figura 47-3B.** Prevenção da recorrência de hemorragias de varizes. LEV, ligadura endoscópica de varizes; GPVH, gradiente de pressão venosa hepática; TIPS, derivação portossistêmica intra-hepática transjugular.

Várias meta-análises demonstraram que a TIPS é mais efetiva do que a terapia endoscópica na prevenção de sangramentos recorrentes pelas varizes. A desvantagem da TPIS é um aumento nos índices de encefalopatia hepática e a ausência de benefício na sobrevida do paciente. A terapia endoscópica e farmacológica permanece sendo a abordagem de primeira linha para a prevenção da recorrência de sangramentos, com a TIPS reservada como uma terapia de resgate.

VARIZES GÁSTRICAS

Considerações gerais

As varizes gástricas estão presentes em 20% dos pacientes com hipertensão portal e são responsáveis por 10–15% dos sangramentos variciais. As varizes gástricas podem ocorrer isoladamente ou em combinação com varizes esofágicas. Apesar do risco de sangramento pelas varizes gástricas ser menor do que o das varizes esofágicas, as hemorragias de varizes gástricas estão associadas a maiores índices de sangramento recorrente (entre 34–89%) e maior índice de mortalidade. As varizes gástricas são mais comuns em pacientes com obstrução extra-hepática da veia porta do que em pacientes com cirrose.

A. Etiologia

O tratamento depende da etiologia subjacente das varizes gástricas; portanto, é importante identificar a causa das varizes antes do tratamento. As varizes que se desenvolvem em decorrência de hipertensão portal são tratadas com LEV, administração de agentes vasoativos ou cola de cianoacrilato ou TIPS (ver Figura 47-2). As varizes que se desenvolvem após trombose ou estenose de veia esplênica, levando à hipertensão portal isolada à esquerda, são mais bem tratadas com esplenectomia ou embolização da artéria esplênica.

B. Classificação

As varizes gástricas são classificadas de acordo com sua localização anatômica no estômago e sua relação com as varizes esofágicas. As varizes gástricas do tipo I, GOV1, se estendem das varizes esofágicas até a curvatura menor do estômago. Dessa forma, elas devem ser tratadas de modo similar ao das varizes esofágicas (utilizando LEV). As varizes gástricas tipo 2, GOV2, se estendem das varizes esofágicas até o *fundus* gástrico. Varizes tipo 1 isoladas (IGV1) localizam-se no *fundus* gástrico, enquanto as varizes gástricas isoladas tipo 2 (IGV2) ficam em qualquer outra localização do estômago. Os fatores de risco para sangramento dessas varizes incluem a localização no *fundus* (GOV2, IGV1), tamanho > 5 mm, presença de sinais endoscópicos da faixa vermelha e cirrose classe C de Child-Pugh.

Ao contrário das varizes esofágicas, as varizes gástricas podem sangrar com um GPVH < 12 mm Hg. Considera-se que esse fenômeno seja o resultado de maior prevalência de derivações espontâneas (derivações gastrorrenais) que diminuem a pressão portal, mas não diminuem a reversão de fluxo nas veias esplênicas, resultando em varizes gástricas.

Tratamento

A. Terapia farmacológica

Em função da alta morbidade e mortalidade observadas nos sangramentos de varizes gástricas, é razoável tratar empiricamente pacientes com agentes vasoativos que comprovadamente melhoram os resultados nas hemorragias de varizes esofágicas. Similarmente, betabloqueadores não seletivos têm sido utilizados para a prevenção do sangramento recorrente de varizes.

B. Terapia endoscópica

A endoscopia é essencial para a identificação das varizes gástricas. Entretanto, como essas varizes podem se localizar profundamente na submucosa, a endoscopia padrão pode subestimar verdadeira prevalência. A maioria das varizes gástricas que sangra está próxima à superfície mucosa e é prontamente identificável.

A LEV está associada a alto índice de sangramentos recorrentes, e é menos bem-sucedida no tratamento de sangramentos de varizes gástricas em comparação com os sangramentos de varizes esofágicas. A obturação endoscópica de varizes diz respeito à injeção de agentes adesivos dentro da variz. Adesivos teciduais, incluindo *N*-butil-cianoacrilato, isobutil-2-cianoacrilato e trombina resultaram em melhor controle dos sangramentos de varizes gástricas do que a LEV. Além disso, a obturação de varizes gástricas, com *N*-butil-cianoacrilato apresenta menor incidência de sangramentos recorrentes e benefício geral na sobrevida em comparação com a LEV. Efeitos adversos documentados pelo uso da cola incluem febre, sepse, formação de abscesso retroperitoneal e embolização distal. Complicações embólicas para as artérias cerebrais, artérias pulmonares, veias renais e veia cava inferior foram documentadas. O único agente disponível (*off-label*) nos Estados Unidos é o 2-octil-cianoacrilato (Dermabond). O uso de injeções de trombina foi considerado efetivo no controle de sangramento de varizes gástricas, mas os dados são limitados, sendo necessários mais estudos.

Se a terapia endoscópica falhar, a colocação de uma sonda de Linton-Nachas ou sonda de Sengstaken-Blakemore pode salvar o paciente como um procedimento temporizador. O tamponamento com balão somente deve ser utilizado como procedimento temporário antes de uma terapia mais definitiva (TIPS ou transplante hepático) por causa de suas complicações associadas.

Lo GH, Lai KH, Cheung JS, et al. A prospective, randomized trial of butyl cyanoacrylate injection versus band ligation in the management of bleeding gastric varices. *Hepatology*. 2001;33: 1060–1064. [PMID: 11343232]

Ramesh J, Limdi JK, Sharma V, et al. The use of thrombin injections in the management of bleeding gastric varices: a single-center experience. *Gastrointest Endosc*. 2008;68:877–882. [PMID: 18534583]

Tan PC, Hou MC, Lin HC, et al. A randomized trial of endoscopic treatment of acute gastric variceal hemorrhage: N-butyl-2-cyanoacrylate injection versus band ligation. *Hepatology*. 2006;43:690–697. [PMID: 16557539]

C. Derivação portossistêmica intra-hepática transjugular

O controle de hemorragias com o uso da TIPS pode ser obtido em mais de 90% dos casos. Entretanto, a TIPS é recomendada após uma tentativa falha de tratamento endoscópico dos sangramentos de varizes gástricas ou após recorrência precoce. Infelizmente, ainda existem complicações de encefalopatia hepática e ausência de benefício para a sobrevida. Derivações cirúrgicas são abordagens alternativas para a TIPS em pacientes com cirrose classe A de Child-Pugh.

Ryan BM, Stockbrugger RW, Ryan JM. A pathophysiologic, gastroenterologic, and radiologic approach to the management of gastric varices. *Gastroenterology*. 2004;126:1175–1189. [PMID: 15057756]

GASTROPATIA HIPERTENSIVA PORTAL

A gastropatia hipertensiva portal (GHP) descreve o surgimento de eritema gástrico com um padrão tipo mosaico esbranquiçado encontrado em 51–98% dos pacientes com hipertensão portal cirrótica e não cirrótica. Em parte, a GHP se desenvolve como resultado do aumento da resistência ao fluxo portal, mas não existe correlação linear entre o desenvolvimento de GHP e o nível de pressão portal. O desenvolvimento de GHP está correlacionado com a duração e severidade da doença hepática, presença e tamanho das varizes gastroesofágicas e erradicação prévia das varizes com o uso de banda ou escleroterapia. A patogênese da GHP não é claramente compreendida, mas pode estar relacionada com a produção excessiva de óxido nítrico, que resulta em dilatação capilar, ou níveis elevados de fator de crescimento do endotélio vascular, que resulta em maior angiogênese.

A GHP caracteriza-se por congestão mucosa, com capilares dilatados e vênulas na mucosa e submucosa do estômago. Endoscopicamente, a mucosa gástrica aparece eritematosa e edemaciada, com um padrão em mosaico característico, geralmente descrito como uma aparência tipo pele de cobra. À GHP, a mucosa gástrica é friável e pode apresentar pontos hemorrágicos associados. A mucosa gástrica de pacientes com

GHP sangra facilmente ao contato e é mais suscetível a lesões por estímulos nocivos como ácidos biliares, aspirina e medicamentos anti-inflamatórios não esteroidais. A GHP é mais proeminente no corpo e *fundus* gástrico, mas pode ser observada de modo difuso. Vários sistemas de classificação endoscópica para a GHP foram propostos, mas não há consenso sobre o melhor deles.

Pacientes com GHP tipicamente se apresentam com anemia crônica e, mais raramente, com perda sanguínea aguda. Estimam-se 8% de hemorragia gastrointestinal superior em pacientes com cirrose causada por GHP e tende a ocorrer em pacientes com GHP severa. A mortalidade pelo sangramento na GHP é muito baixa.

O tratamento de primeira linha para a GHP inclui terapias clínicas direcionadas para a diminuição do fluxo sanguíneo gástrico (p. ex., betabloqueadores, octreotida, vasopressina). Pequenos estudos demonstraram a eficácia do propranolol na diminuição dos índices de sangramentos crônicos e recorrentes por GHP. Se a terapia clínica não for tolerada ou falhar em reduzir os índices de sangramento, a TIPS pode ser benéfica.

Derivações cirúrgicas ou transplante hepático não são recomendados para o tratamento da GHP, e a terapia endoscópica não demonstrou benefício comprovado ou perfil de segurança. Ainda não foram demonstrados como os avanços na coagulação com plasma de argônio, crioterapia e terapia fotodinâmica podem evoluir no futuro como opções terapêuticas para a GHP.

Primignani M, Carpinelli L, Preatoni P, et al. Natural history of portal hypertensive gastropathy in patients with liver cirrhosis. The New Italian Endoscopic Club for the Study and Treatment of Esophageal Varices (NIEC). *Gastroenterology*. 2000;119: 181–187. [PMID: 10889167]

Sarin SK, Shahi HM, Jain M, et al. The natural history of portal hypertensive gastropathy: influence of variceal eradication. *Am J Gastroenterol*. 2000;95:2888–2893. [PMID: 11051364]

FUTURAS TENDÊNCIAS DE TRATAMENTO

Durante os últimos 30 anos, os principais avanços na terapia farmacológica e endoscópica para a profilaxia primária e secundária da hemorragia de varizes, juntamente com uma melhor compreensão das medidas de reanimação, levaram a melhora acentuada na morbidade e mortalidade associadas as hemorragias de varizes. A mortalidade inicial causada por sangramentos de varizes diminuiu de 50% para os 15% atuais. O advento da TIPS como um procedimento de resgate reduziu significantemente o número de derivações cirúrgicas. Pesquisas futuras serão direcionadas para a busca de medicamentos alternativos para pacientes que não tolerem ou não se beneficiem do uso de betabloqueadores. Carvedilol e sinvastatina são medicamentos com futuro promissor. Além disso, a literatura sobre a TIPS deverá ser reavaliada com o desenvolvimento dos *stents* recobertos. Finalmente, um teste não invasivo é necessário para fornecer informações similares às atualmente obtidas pelas mensurações do GPVH para o diagnóstico, prognóstico e manejo de pacientes com cirrose e hipertensão portal.

Doença hepática induzida por medicamentos

48

Willis C. Maddrey, MD, MACP, FRCP

CRITÉRIOS DE DIAGNÓSTICO

- Uma gama considerável de medicamentos causa lesões hepáticas de vários tipos. Não existem testes diagnósticos específicos que estabeleçam a presença de uma lesão hepática induzida por medicamentos; portanto, o diagnóstico geralmente é feito por exclusão.
- A evidência de lesão hepática que surge dias a meses após o início de um medicamento com potencial conhecido ou suspeito de lesão hepática sugere possível lesão induzida por medicamentos.
- A melhoria após a suspensão do uso do medicamento suspeito de causar lesão hepática (desaceleração) geralmente é útil no diagnóstico.
- Nos pacientes com poucos ou sem sinais ou sintomas de lesão hepática, a hepatotoxicidade pode ser detectada somente mediante testes bioquímicos demonstrando elevação das aminotransferases, bilirrubina ou fosfatase alcalina.
- Uma etiologia medicamentosa deve ser considerada em qualquer paciente que desenvolva hepatite aguda a icterícia (lesão hepatocelular) ou icterícia associada a prurido e elevação dos níveis de fosfatase alcalina (lesão colestática ou mista).

Considerações gerais

Quase todos os medicamentos em uso corrente foram sugeridos como causa de algumas alterações hepáticas, na maioria dos casos elevações das aminotransferases. A conscientização das reações induzidas por medicamentos que afetam o fígado recebe mais atenção. Vários dos medicamentos com eficácia comprovada foram retirados do mercado por causa do reconhecimento de poucos casos de lesão hepática severa. As consequências econômicas após a remoção de um medicamento aprovado no mercado ou a acentuada restrição de seu uso são enormes. Lesões induzidas por medicamentos que levam à doença hepática clinicamente severa reúnem muita atenção mesmo se poucos casos forem reconhecidos (ou mesmo sugeridos). Um desafio é aprimorar os métodos pelos quais o risco de hepatotoxicidade relacionada com um medicamento específico é avaliada (e esperançosamente prevista) de modo que sejam desenvolvidos planos efetivos para minimizar o risco.

Está bem reconhecido que com muitos medicamentos, alterações bioquímicas transitórias (geralmente elevações nas transaminases) ocorrem em pacientes nos quais não existem sintomas sugestivos de lesão hepática e que com o uso contínuo, essas elevações, geralmente pequenas, diminuem conforme o fígado se adapta ao agente recém-introduzido. A determinação dos limiares de tolerância (fator de risco-benefício) para a lesão leve a moderada causada pelos medicamentos efetivos no tratamento das doenças sérias é uma tarefa difícil, mas importante.

A lesão hepática que ocorre raramente (< 1 em 10.000) é designada como reação idiossincrásica definida como resposta ou reação dependente do hospedeiro e independente da dose. A frequência da hepatotoxicidade é influenciada pela idade, padrões de uso (cursos curtos ou administração a longo prazo), idade, sexo, etnia e determinação cada vez maior dos fatores genéticos que governam o metabolismo do medicamento e as respostas imunes para o medicamento ou seus produtos metabólicos. Além disso, o transporte de medicamentos específicos para o hepatócito a partir do sangue e do hepatócito para a bile depende de transportadores geneticamente influenciados. Evidências de eventos severos clinicamente aparentes com o uso de um medicamento aprovado são raras. Eventos significantes podem não ser detectados no desenvolvimento pré-aprovação durante o qual um número limitado (várias centenas) de pacientes é exposto e evidências de lesão hepática aparecem após a liberação quando grandes números de pacientes são tratados. As causas dessas raras reações permanecem desconhecidas. O desafio dos pesquisadores é identificar por que um agente que é bem tolerado por centenas de pacientes pode causar uma lesão devastadora em alguns. O foco atual sobre as variações genéticas no metabolismo medicamentoso, respostas imunes e transportadores está recebendo muita atenção.

A doença hepática induzida por medicamentos geralmente é indistinguível (clinicamente e histologicamente) da lesão hepática por outras causas e pode somente ser detectada pela vigilância para a possibilidade, suspeita, história cuidadosa, exclusão de outras causas prováveis e persistência inquisitiva do médico.

A avaliação deve ser cuidadosa com o momento do início, duração da terapia e natureza da lesão hepática, bem como considerar os papéis de outros medicamentos que possam amplificar a produção ou acúmulo de intermediários reativos ou interferir com o transporte do medicamento. A maioria dos médicos prescreve um painel relativamente limitado de medicamentos. É essencial que os médicos sejam familiarizados com o perfil de risco hepático e com os padrões de manifestação dos agentes que utiliza. Dificuldades no estabelecimento de um diagnóstico são compostas pelo estado da doença subjacente, doenças concomitantes e polimedicação.

Existem consideráveis evidências de apoio implicando um medicamento como causa de lesão hepática quando ocorre uma resolução das manifestações de lesão hepática (desaceleração) após a suspensão do uso do medicamento. Existem problemas em um paciente que recebe várias drogas no momento de decidir qual agente remover na presença de evidências de lesões hepáticas.

O perfil da frequência, tipo de reação e possível extensão da lesão para determinados medicamentos devem ser considerados. Pequenas anormalidades bioquímicas, especialmente pequenas elevações nas aminotranferases séricas (menos de 3 vezes o limite superior normal), não necessariamente indicam que uma lesão hepática clinicamente importante está ocorrendo. Pacientes com níveis elevados de aminotransferase e icterícia clínica estão em um grupo de risco considerável de resultado adverso.

A estrutura conceitual dos diferentes tipos de reações hepáticas adversas em lesões predominantemente hepatocelulares (níveis elevados de aminotransferase) e aqueles com lesão predominantemente colestática (elevação dos níveis de fosfatase alcalina) é útil. Com alguns medicamentos, existem elementos de ambos os padrões de lesão, levando a uma categoria de reação mista.

Os distúrbios colestásicos variam de leves elevações dos níveis da fosfatase alcalina encontrados nos testes bioquímicos de rotina até síndromes colestáticas sintomáticas com icterícia e prurido que se assemelham com a cirrose biliar primária e colangite esclerosante primária. A esteatose hepática (fígado gorduroso) dos tipos micro e macrovesicular frequentemente é observada na biópsia hepática e é um achado quase constante em pacientes obesos e diabéticos. Medicamentos que causam lesão mitocondrial podem levar ao acúmulo microvesicular de gordura. Alguns medicamentos (p. ex., amiodarona) levam à fosfolipidose adquirida. Vários medicamentos são causas estabelecidas de inflamação granulomatosa hepática indistinguível da encontrada em uma variedade de infecções e sarcoidose.

Tumores induzidos ou promovidos por medicamentos variam dos adenomas hepáticos, associados ao uso prolongado de contraceptivos orais aos angiossarcomas, colangiocarcinoma e carcinomas hepatocelulares.

Várias observações úteis sobre a doença hepática induzida por medicamentos incluem:

1. Manifestações clínicas da hepatotoxicidade medicamentosa geralmente são clinicamente indistinguíveis daquelas da doença hepática por outras etiologias.
2. O risco de desenvolvimento de lesão hepática séria decorrente de lesão medicamentosa que seja predominantemente hepatocelular é consideravelmente maior do que nos pacientes com lesão colestática.
3. A aparência da doença hepática clinicamente perceptível em pacientes com lesão predominantemente hepatocelular com icterícia clínica requer atenção imediata.

A lesão hepática por um medicamento pode apresentar uma "assinatura" tanto quanto específica relacionada com o momento de início, tipo de lesão e propensão de desenvolver doença severa. Entretanto, as exceções ocorrem e muitos medicamentos, mesmo aqueles com causa predominantemente hepatocelular, ocasionalmente se apresentarão com uma lesão hepatocelular e colestática mista ou mesmo com uma lesão colestática predominante.

Pode ser difícil ou impossível avaliar a contribuição de um medicamento à lesão hepática em um paciente com doença subjacente ou uma condição que conhecidamente cause lesão hepática (p. ex., carcinoma disseminado ou doenças fúngicas, hepatite crônica ou cirrose, infecção pelo HIV e AIDS e envolvimento multiorgânico por um processo autoimune). Além disso, nos casos em que muitos medicamentos são utilizados, especialmente nos idosos, atribuir a causa a um único agente é difícil. Considerações adicionais devem ser dadas para um papel para os compostos de ervas, que podem ser um desencadeador dos achados hepáticos. A obtenção de uma história precisa junto ao paciente sobre os produtos à base de ervas pode ser especialmente difícil. Os tempos variáveis da interrupção, reinício e substituição dos medicamentos aumentam as dificuldades. O conhecimento dos riscos hepáticos relativos de agentes individuais que o paciente está utilizando e o tempo esperado de início é útil. Os dilemas são maiores quando um ou mais medicamentos suspeitos de terem causado hepatotoxicidade são necessários no tratamento de uma patologia subjacente séria.

Abboud G, Kaplowitz N. Drug-induced liver injury. *Drug Saf.* 2007;30:277–294. [PMID: 17408305]

Andrade RJ, Lucena MI, Fernandez MC, et al. Drug-induced liver injury: an analysis of 461 incidences submitted to the Spanish Registry over a 10-year period. *Gastroenterology.* 2005;129:512–521. [PMID: 16083708]

Bjornsson E, Olsson R. Outcome and prognostic markers in severe drug-induced liver disease. *Hepatology.* 2005;42:481–489. [PMID: 16025496]

Daly AK, Day CP. Genetic association studies in drug-induced liver injury. *Seminars in Liver Disease.* 2009;29(4):400–411.

Daly AK, Aithal GP, Leathart JB, et al. Basic-liver, pancreas, and biliary tract: genetic susceptibility to diclofenac-induced hepatotoxicity: contribution of UGTY2B7, CYP2C8, and ABCC2 genotypes. *Gastroenterology.* 2007;132:272–281. [PMID: 17241877]

Farrell GC. Drugs and steatohepatitis. *Seminars in Liver Disease.* 2002;22(2):185–194.

Kaplowitz N. Idiosyncratic drug hepatotoxicity. *Nat Rev Drug Discov.* 2005;4:489–499. [PMID: 15931258]

Maddrey WC. Drug-induced hepatotoxicity 2005. *J Clin Gastroenterol.* 2005;39:S83–S89. [PMID: 15758665]

Russmann S, Jetter A, Kullak-Ublick GA. Pharmacogenetics of drug-induced liver injury. *Hepatology.* 2010;52:748–761.

Stickel F, Patsenker E, Schuppan D. Herbal hepatotoxicity. *J Hepatol.* 2005;43:901–910. [PMID: 16171893]

Temple R. Hy's law: predicting serious hepatotoxicity. *Pharmacoepidemiol Drug Saf.* 2006;15:241–243. [PMID: 16552790]

Watkins PB. Idiosyncratic liver injury: challenges and approaches. *Toxicol Pathol.* 2005;33:1–5. [PMID: 15805049]

Zimmerman HJ. Drug-induced liver disease. *Clin Liver Dis.* 2000;4:73–96. [PMID: 11232192]

Achados físicos

A. Sinais e sintomas

Os sintomas iniciais algumas vezes associados a lesões medicamentosas são inespecíficos e incluem perda de apetite, fadiga, lassitude e, ocasionalmente, um desconforto no quadrante superior direito do abdome. Todos esses sintomas podem ser atribuídos a uma condição subjacente. Podem haver alguns sinais ou sintomas clínicos sugestivos de lesão hepática, mesmo em um paciente com evidências bioquímicas e histológicas de dano considerável. Estes são os mesmos sintomas em geral encontrados em pacientes com hepatite viral crônica B ou C ou na doença hepática induzida pelo álcool. Com alguns medicamentos, encontramos a presença concomitante de febre, eritema ou eosinofilia – os marcos das reações de hipersensibilidade.

B. Testes genéticos

Para vários medicamentos implicados na patogênese da lesão hepática, existem evidências de que as vias geneticamente controladas de resposta metabólica ou imune desempenham papéis importantes na determinação de quais indivíduos provavelmente apresentarão uma reação adversa afetando o fígado (p. ex., flucloxacilina, isoniazida, diclofenaco e ximelagatran). A expressão de genes que controlam o metabolismo de um medicamento (elevado ou diminuído) influencia a suscetibilidade do indivíduo à lesão, e os padrões dos genes afetados podem permitir a previsão de um grupo de indivíduos em risco elevado. Muita atenção foi colocada sobre as variações nos níveis de citocromo p450 envolvidos no metabolismo.

Avaliações extensas dos polimorfismos genéticos focalizando nas enzimas que metabolizam ou transportam produtos metabólicos e aqueles que influenciam as respostas à lesão estão sendo realizadas como partes de esforços para revelar os mistérios das causas de uma rara reação designada como idiossincrásica.

Uma abordagem utilizando os testes genéticos é identificar um grupo de indivíduos que experimentaram uma reação adversa em comparar o perfil genético desses pacientes com o daqueles que receberam o medicamento e não apresentaram problemas. Até o momento, não existe experiência suficiente para avaliar completamente o valor dessa abordagem, que no momento é o foco de uma quantidade considerável de pesquisas.

Diagnóstico diferencial

O desenvolvimento de testes confiáveis para detectar hepatites A-E tornou a tarefa de excluir a hepatite viral mais direta e certa. O achado de anticorpos antimitocondriais em um paciente com evidência bioquímica de colestase e icterícia podem progredir para resolver se o paciente apresenta cirrose biliar ou síndrome medicamentosa que se assemelha ao distúrbio. Entretanto, deve ser lembrado que pacientes com distúrbios hepáticos de todos os tipos podem desenvolver lesões medicamentosas superpostas, que, em pacientes com cirrose e diminuição da reserva hepática, apresentam maior probabilidade de se manifestar como uma doença clinicamente significante.

A. Hepatite medicamentosa crônica

Vários medicamentos causam síndromes de hepatite crônica que podem ser em grande parte indistinguíveis da hepatite autoimune. Medicamentos que causam um padrão de hepatite crônica incluem a minociclina, nitrofuratoína e metildopa. O erro diagnóstico desses pacientes como portadores de hepatite autoimune pode levar à instituição de terapia com corticosteroides e a manutenção do uso do medicamento. Os corticosteroides servem para embotar as manifestações das lesões subjacentes enquanto o uso continuado do medicamento leva a um dano maior. Geralmente os medicamentos que causam hepatite crônica são utilizados por intervalos estendidos.

A maioria dos pacientes que desenvolve hepatite medicamentosa crônica é do sexo feminino, e muitos apresentam níveis elevados de globulina sérica, bem como a presença de autoanticorpos. O início clínico da lesão hepática pode ocorrer na forma de uma hepatite aguda em um paciente cujas alterações da biópsia hepática sugerem uma doença de longa duração (padrão crônico agudizado). As alterações histológicas podem ser indistinguíveis da hepatite autoimune. Em alguns pacientes a hepatite crônica pode se apresentar na forma de insuficiência hepática progressiva insidiosa em um paciente que desenvolve hepatoesplenomegalia e evidência de hipertensão portal ou ascite.

Maddrey WC. Drug-induced hepatotoxicity 2005. *J Clin Gastroenterol.* 2005;39:S83–S89. [PMID: 15758665]

Tratamento

A grande maioria das elevações das aminotransferases séricas induzidas por medicamentos ocorre em pacientes minimamente assintomáticos ou assintomáticos que não necessitam de tratamento além da identificação e suspensão do uso do agente causador. A remoção do agente causador geralmente é acompanhada pela resolução das anormalidades bioquímicas durante dias a semanas (desaceleração). Alguns medicamentos causam reação hepática que se assemelha a das lesões autoimunes. Mesmo nessas situações, a retirada do provável culpado geralmente é seguida por uma resolução gradual. Com alguns medicamentos que causam hepatite sintomática, especialmente se o aumento nas aminotransferases está associado à presença concomitante de icterícia clínica, a avaliação clínica e geralmente hospitalização para permitir o monitoramento cuidadoso são necessários.

Quando ocorre uma insuficiência hepática aguda medicamentosa, o paciente deve ser visto como candidato para transplante hepático e encaminhado a um centro de referência. A terapia com corticosteroides não foi definitivamente estabelecida como útil no tratamento da lesão hepática medicamentosa. Esses agentes geralmente foram utilizados nos pacientes com lesões hepáticas induzidas por medicamentos que também manifestam reações de hipersensibilidade, por exemplo, em pacientes com lesão induzida por medicamentos causada pelo halotano ou difenil-hidantoína.

Em muitos pacientes que apresentam uma lesão hepatocelular medicamentosa, uma diminuição gradual nos níveis de aminotransferases ocorre em 1–2 semanas após a retirada do medicamento. A diminuição pode não ocorrer imediatamente, em especial com os medicamentos cujos componentes principais ou produtos do metabolismo se acumulam nos hepatócitos. Durante os primeiros dias após a suspensão do uso do medicamento, processos já em andamento podem prosseguir, levando ao questionamento se o medicamento realmente era a causa. A manutenção das evidências de lesões hepáticas pode persistir por semanas a meses e causar um padrão de lesão crônica. Quanto maior a persistência das anormalidades, maior a possibilidade de que uma lesão hepática persistente se apresente ou se desenvolva ou que o diagnóstico de lesão medicamentosa não estava correto.

O teste com um medicamento suspeito para estabelecer o diagnóstico de lesão medicamentosa raramente é necessário se o evento inicial foi severo (como apresentação com icterícia clínica e elevações acentuadas das aminotransferases), pode ser perigoso.

MEDICAMENTOS DE ESPECIAL INTERESSE

1. Acetaminofeno

A hepatotoxicidade pelo acetaminofeno é a causa mais frequente de insuficiência hepática aguda nos Estados Unidos e provavelmente é a causa (ou um grande contribuinte) de elevações nas aminotransferases frequentemente encontradas nas avaliações de rotina. A ingestão de quantidades excessivas de acetaminofeno (> 10–15 g), utilizadas em tentativas de suicídio, leva de um modo previsível à lesão hepática, que varia desde uma elevação das aminotransferases até a insuficiência hepática aguda, com alguns pacientes morrendo ou necessitando de transplante hepático. Em doses terapêuticas (≤ 4 g/dia), o acetaminofeno geralmente é seguro e bem tolerado. A margem de segurança de pacientes que utilizam regularmente álcool parece ser menor e esses indivíduos estão em risco elevado para desenvolvimento de lesão hepática induzida pelo acetaminofeno.

Fatores que predispõem pacientes à lesão hepática pelo acetaminofeno em situações não suicidas incluem a dose ingerida e a maior probabilidade de ocorrer em um paciente que foi usuário regular de álcool. Primeiro e mais importante é a dose de acetaminofeno. Pacientes podem declarar uma quantidade subestimada ou subnotificada de ingestão, especialmente porque o acetaminofeno está presente em várias combinações medicamentosas. A ingestão de 4 g de acetaminofeno como agente isolado ou em combinação com opiáceos por indivíduos saudáveis e assintomáticos demonstrou elevar os níveis de aminotransferase em mais de 3 vezes o limite normal em 31–44%. Segundo é o papel do uso concomitante de álcool. O uso crônico de álcool pode induzir alterações nos níveis de CYP2E1 (a maior subespécie do citocromo P450 envolvida no metabolismo do etanol e no metabolismo do acetaminofeno). Portanto, nessa situação, a elevação induzida pelo álcool da CYP2E1 potencialmente leva à maior metabolização do acetaminofeno para gerar o metabólito reativo *N*-acetil-p-benzoquinona imina (NAPQI). Além disso, a concentração intracelular de glutationa (que têm um papel central na ligação ao NAPQI, levando a sua excreção na forma de ácido mercaptúrico) possivelmente é reduzida em pacientes que utilizam álcool de modo regular, promovendo ainda mais o potencial para lesão.

A *N*-acetilcisteína mostrou-se efetiva na redução da extensão da lesão hepática pelo acetaminofeno.

Larson AM, Polson J, Fontana RJ, et al. Acetaminophen-induced acute liver failure: results of a United States multicenter, prospective study. *Hepatology*. 2005;42:1364–1372. [PMID: 16317692]

Watkins PB, Kaplowitz N, Slattery JT, et al. Aminotransferase elevations in healthy adults receiving 4 grams of acetaminophen daily: a randomized controlled trial. *JAMA*. 2006;296:87–93. [PMID: 16820551]

2. Isoniazida

A isoniazida (INH) é reconhecida como uma causa estabelecida de lesão hepática durante as últimas cinco décadas. Elevações nos níveis de aminotransferases são encontradas em 10–20% dos pacientes que recebem o medicamento, com o início dessas elevações dentro de várias semanas após o início do tratamento. Na maioria dos pacientes, a elevação dos níveis de aminotransferase não está associada a sintomas sugestivos de lesão hepática, e geralmente os níveis retornam ao normal durante a continuação do tratamento (adaptação). Nos pacientes com níveis elevados de ALT, a suspensão da INH geralmente é seguida pela resolução após algumas semanas. Alguns pacientes desenvolvem doença hepática clinicamente evidente. Muitos anos de observação dos pacientes que receberam INH permitiram as seguintes conclusões:

1. Pacientes com mais de 50 anos no momento da terapia estão em risco elevado de desenvolver lesão hepática induzida pelo INH clinicamente importante (~1%).
2. Crianças com menos de 16 anos de idade raramente demonstram evidências de lesão hepática pela INH.
3. Sinais e sinais prodrômicos são vagos e incluem perda de apetite. Se uma icterícia clinicamente aparente se desenvolve, observa-se aproximadamente 10% de mortalidade.
4. O uso continuado de INH após o aparecimento de sintomas e sinais não específicos de lesão hepática e, especialmente após a presença de icterícia, está associado à probabilidade aumentada de desenvolvimento de lesão severa.
5. Pacientes com hepatite B, hepatite C e HIV estão em risco elevado de desenvolvimento de lesão hepática pela INH.
6. A combinação da INH com vários outros medicamentos também utilizados no tratamento da tuberculose (p. ex., rifampin e pirazinamida) aumenta a probabilidade de lesão.

O principal mecanismo por trás da lesão hepática induzida pela INH deriva dos efeitos de um metabólito intermediário. O intermediário tóxico específico ainda não foi definitivamente estabelecido, mas provavelmente é um derivado da hidrazina. Polimorfismos genéticos dos genes para *N*-acetiltransferase e CYP2E1, ambos possuindo papéis importantes no metabolismo da INH, influenciam a suscetibilidade. Acetiladores lentos da INH pela enzima *NAT2* estão em maior risco de desenvolver hepatotoxicidade do que os indivíduos acetiladores rápidos e apresentam maior probabilidade de desenvolver lesão severa. Indivíduos que são CYP2E1 c1/c1 (tipo selvagem) apresentam maiores níveis de atividade CYP2E1 do que aqueles que são CYP2E1 c1/c2 ou c2/c2 e estão em risco elevado.

A ciência do risco de lesão hepática induzida pela INH e o monitoramento regular dos níveis de aminotransferase em pacientes que recebem o medicamento se mostraram efetivos na identificação precoce de evidências de lesão hepática, momento no qual a suspensão do medicamento leva à resolução.

Huang YS, Chern HD, Su WJ, et al. Cytochrome p450 2E1 genotype and the susceptibility to antituberculosis drug-induced hepatitis. *Hepatology.* 2003;37:924–930. [PMID: 12668988]

Huang YS, Chern HD, Su WJ, et al. Polymorphism of the *N*-acetyltransferase 2 gene as a susceptibility risk factor for antituberculosis drug-induced hepatitis. *Hepatology.* 2002;35: 883–889. [PMID: 11915035]

Maddrey WC. Drug-induced hepatotoxicity 2005. *J Clin Gastroenterol.* 2005;39:S83–S89. [PMID: 15758665]

3. Minociclina

A minociclina, um derivado da tetraciclina utilizada em várias situações incluindo o tratamento de longa duração da acne, causa vários tipos de dano hepático incluindo hepatite aguda, ocasionalmente com características de uma reação de hipersensibilidade que inclui síndrome de Stevens-Johnson com febre e linfadenopatia, hepatite crônica simulando hepatite autoimune e, raramente, insuficiência hepática aguda. Em alguns pacientes, características colestáticas podem ser proeminentes ou mesmo predominar.

De interesse particular é a síndrome induzida pela minociclina que estimula uma hepatite autoimune. A maioria dos pacientes afetados é do sexo feminino e geralmente utiliza o medicamento por meses. Hiperglobulinemia e presença de anticorpos antinucleares e anticorpos anti-DNA são encontrados em alguns pacientes. O papel da minociclina no desencadeamento ou desmascaramento de uma hepatite autoimune é importante, uma vez que o erro diagnóstico e o tratamento de uma presumível hepatite autoimune tipo 1 com corticosteroides pode mascarar a lesão hepática induzida pela minociclina, que prossegue relativamente despercebida.

4. Estatinas e ezetimibe

A era do uso disseminado e de longa duração das estatinas para diminuir a lipoproteína de baixa densidade e os níveis de colesterol pela inibição da HMG-CoA começou na década de 1980. Elevações nos níveis de aminotransferases para mais de 3 vezes o limite normal superior ocorre em 1–3% dos pacientes que recebem estatinas. A extensão da elevação parece estar diretamente relacionada com a dose.

As elevações das aminotransferases induzidas pelas estatinas são observadas após semanas ou meses do início da terapia, e as elevações parecem estar ligadas em alguns indivíduos a uma forma ainda não determinada às alterações nos lipídeos. Houve alguns casos notáveis de lesão hepática clinicamente significante confiavelmente atribuída às estatinas. O risco de lesão hepática aguda induzida pelas estatinas é inferior a 1 em 1 milhão e casos de lesão hepática induzida por estatina são infrequentes nas grandes séries de pacientes com insuficiência hepática aguda.

Em pacientes assintomáticos recebendo estatinas que apresentam elevações das aminotransferases, a suspensão do uso do medicamento é acompanhada por um retorno das ALTs ao normal. Em alguns pacientes, a adaptação ocorre durante a continuação do tratamento ou após a diminuição da dose. Elevações da bilirrubina associada a elevações das aminotransferases são extremamente incomuns.

Não existem evidências convincentes de que pacientes com valores basais anormais de aminotransferases, esteato-hepatite subjacente, ou hepatite C crônica estejam em risco elevado de hepatotoxicidade pelas estatinas. Foram publicados alguns artigos sugerindo que a hepatite autoimune possa ser desencadeada pelas estatinas.

Ezetimibe, um inibidor da captação intestinal do colesterol intestinal e biliar, é outro agente amplamente utilizado para diminuir o colesterol e geralmente é administrado juntamente com uma estatina. Houve registros isolados de ezetimibe em lesões hepáticas individuais. No geral, o agente possui um excelente registro de segurança.

Chalasani N, Aljadhey H, Kesterson J, et al. Patients with elevated liver enzymes are not at higher risk for statin hepatotoxicity. *Gastroenterology.* 2004;126:1287–1292. [PMID: 15131789]

Cohen DE, Anania FA, Chalasani N. An assessment of statin safety by hepatologists. *Am J Cardiol.* 2006;97:77C–81C. [PMID: 16581333]

Larson AM, Polson J, Fontana RJ, et al. Acetaminophen-induced acute liver failure: results of a United States multicenter, prospective study. *Hepatology.* 2005;42:1364–1372. [PMID: 16317692]

Stolk MF, Becx MC, Kuypers KC, et al. Severe hepatic side effects of ezetimibe. *Clin Gastroenterol Hepatol.* 2006;4:908–911. [PMID: 16797241]

Tolman KG. The liver and lovastatin. *Am J Cardiol.* 2002;89: 1374–1380. [PMID: 12062731]

Vuppalanchi RA, Teal E, Chalasani N. Patients with elevated baseline liver enzymes do not have higher frequency of hepatotoxicity from lovastatin than those with normal baseline liver enzymes. *Am J Med Sci.* 2005;329:62–65. [PMID: 15711421]

5. Amoxacilina-Clavulanato

A hepatotoxicidade decorrente do uso extenso da combinação da amoxacilina e do ácido clavulânico é amplamente reconhecida e é atribuída ao componente do ácido clavulânico. Amoxacilina–clavulanato está entre os medicamentos mais frequentemente identificados como causadores de lesão hepática.

A frequência da lesão hepática pela amoxacilina–clavulanato é baixa (~1–3 em 100.000) e as variações das manifestações clínicas e laboratoriais são amplas. O medicamento geralmente é utilizado como uma terapia de curta duração (7–10 dias). O surgimento de evidências de lesão hepática geralmente ocorre dias a semanas após o início da terapia; portanto, muitos casos de lesão hepática surgem muito depois do término do curso da terapia, e o papel eixo da amoxacilina–clavulanato pode não ser detectado. Os tipos de lesão hepática pela amoxacilina–clavulanato incluem necrose hepatocelular, reações colestáticas, e em alguns pacientes, uma apresentação hepatocelular–colestática mista. Alguns pacientes (um a dois terços) apresentam sinais de hipersensibilidade, com eritema e febre no momento que a lesão hepática é reconhecida, enquanto outros se apresentam com icterícia e evidência de uma colestase branda. Em geral, a lesão hepática pela amoxacilina–clavulanato é leve e autolimitada, com uma resolução gradual e completa do processo durante dias a semanas.

A idade avançada e a terapia prolongada são fatores associados ao desenvolvimento de lesão colestática. A lesão predominantemente hepatocelular é mais frequente em pacientes mais jovens. Alguns casos de lesão hepatocelular severa levando a morte ou necessidade de transplante foram relatados.

Abboud G, Kaplowitz N. Drug-induced liver injury. *Drug Saf.* 2007; 30:277–294. [PMID: 17408305]

Maddrey WC. Drug-induced hepatotoxicity. *J Clin Gastroenterol.* 2005;39:S83–S89. [PMID: 15758665]

Robles M, Toscano E, Cotta J, et al. Antibiotic-induced liver toxicity: mechanisms, clinical features and causality assessment. *Curr Drug Saf.* 2010;5:212–222. [PMID: 20210729]

6. Riscos com produtos à base de ervas

A lesão hepática pelo uso de produtos à base de ervas em todo o mundo está associada à hepatotoxicidade. Na maioria dos casos, esses produtos não são bem caracterizados quimicamente e não foram submetidos a pesquisas clínicas. Por exemplo, alcaloides de pirrolizidina utilizados nos chás de ervas na África e no Caribe foram associados ao desenvolvimento de síndrome de obstrução sinusoidal. Extratos de kava, uma planta encontrada no Pacífico Sul, são amplamente utilizados para aliviar o estresse, ansiedade e a insônia. Existem vários registros de hepatotoxicidade, incluindo casos de insuficiência hepática aguda, que é atribuída ao uso da kava. Existe uma relação de dose entre as kavalactonas e o risco de lesão hepática.

Pacientes que ingerem mais de 250 mg diárias de kavalactonas estão em risco elevado. Os processos variáveis de extração e variação nos produtos kava exemplificam as dificuldades de avaliação do risco com problemas relacionados com ervas. Vários produtos à base de ervas para a redução do peso, incluindo o Hidroxicut, foram banidos do mercado após a detecção de lesão hepática.

A lição importante para o médico é questionar (geralmente de forma repetida) sobre o uso de ervas e vitaminas. Por exemplo, o uso excessivo de vitamina A pode levar à compressão sinusoidal, fibrose, cirrose e ascite.

Fong TL, Klontz KC, Canas-Coto A, et al. Hepatotoxicity due to Hydroxycut: a case series. *Am J Gastroenterol.* 2010;105: 1561–1566. [PMID: 20104221]

Teschke R, Schulze J. Risk of kava hepatotoxicity and the FDA consumer advisory. *JAMA.* 2010;304:2174–2175. [PMID: 21081732]

Teschke R. Kava hepatotoxicity—a clinical review. *Ann Hepatol.* 2010;9:251–265. [PMID: 20720265]

Teschke R. Kava hepatotoxicity: pathogenetic aspects and prospective considerations. *Liver Int.* 2010;30:1270–1279. [PMID: 20630022]

Neoplasias hepáticas

49

Amir A. Qamar, MD
Chinweike Ukomadu, MD, PhD

Considerações gerais

O uso cada vez maior de modalidades de imagens – ultrassom, tomografia computadorizada (TC) e ressonância magnética (RM) – durante as últimas décadas levou a aumento na detecção de massas hepáticas. No paciente não cirrótico ou naqueles sem histórias de malignidades extra-hepáticas, a maioria dessas lesões é benigna. O diagnóstico geralmente é feito com base na aparência radiográfica e somente em raros casos duvidosos a análise histológica é necessária. Nos pacientes com cirrose ou naqueles com hepatite B crônica, a detecção de uma massa hepática geralmente levanta a suspeita de câncer hepatocelular e frequentemente são necessárias intervenções diagnósticas (incluindo histológicas) e terapêuticas adicionais.

As lesões hepáticas geralmente são classificadas com base na aparência (cística ou sólida) e na composição histológica (hepatocelular ou biliar). Elas também podem ser classificadas com base no potencial maligno (benignas ou malignas) e, quando malignas, podem ser classificadas com base na origem das células cancerosas (primárias ou metastáticas). Em adultos, os tumores malignos são mais comuns que os tumores benignos, e lesões metastáticas são responsáveis pela maioria das formas de neoplasias hepáticas. O diagnóstico diferencial das lesões hepáticas inclui lesões benignas (p. ex., hemangioma, hiperplasia nodular focal, adenoma, hiperplasia regenerativa focal, cistos hepáticos simples, doença hepática policística, cistadenoma dutular biliar e hamartomas do duto biliar) e lesões malignas (p. ex., câncer hepatocelular primário, colangiocarcinoma, tumores metastáticos, linfoma).

Shaked O, Reddy KR. Approach to a liver mass. *Clin Liver Dis.* 2009;13:193–210. [PMID: 19442914]

TUMORES HEPÁTICOS BENIGNOS

CRITÉRIOS DE DIAGNÓSTICO

- Hemangiomas cavernosos, hiperplasia nodular focal, adenomas hepáticos e hiperplasia nodular regenerativa são os tumores benignos mais comuns do fígado.
- Os hemangiomas cavernosos geralmente são assintomáticos e podem ser identificados pela sua aparência clássica na TC ou na RM.
- A hiperplasia nodular focal é comum em mulheres jovens e pode ser identificada pela presença de uma cicatriz central estrelada na TC ou RM.
- Os adenomas hepáticos são comuns em mulheres em idade fértil, especialmente após uso prolongado de contraceptivos orais. Como pode ocorrer necrose, hemorragia ou ruptura, eles devem ser excisados cirurgicamente quando identificados.
- A hiperplasia regenerativa nodular está associada a muitas doenças sistêmicas. Os pacientes se apresentam com sinais de hipertensão portal. As características radiográficas são inespecíficas e a avaliação histológica não demonstra fibrose.

Na prática clínica as lesões mais comumente encontradas são os hemangiomas cavernosos, hiperplasia nodular focal (HNF), adenoma hepático e hiperplasia nodular regenerativa.

Mortele KJ, Ros P. Benign liver neoplasms. *Clin Liver Dis.* 2002; 6:119–145. [PMID: 11933585]

1. Hemangiomas cavernosos

Considerações gerais

Hemangioma cavernoso é a lesão benigna mais comum do fígado, com prevalência que varia de 1–20% da população geral. Aproximadamente dois terços de todos

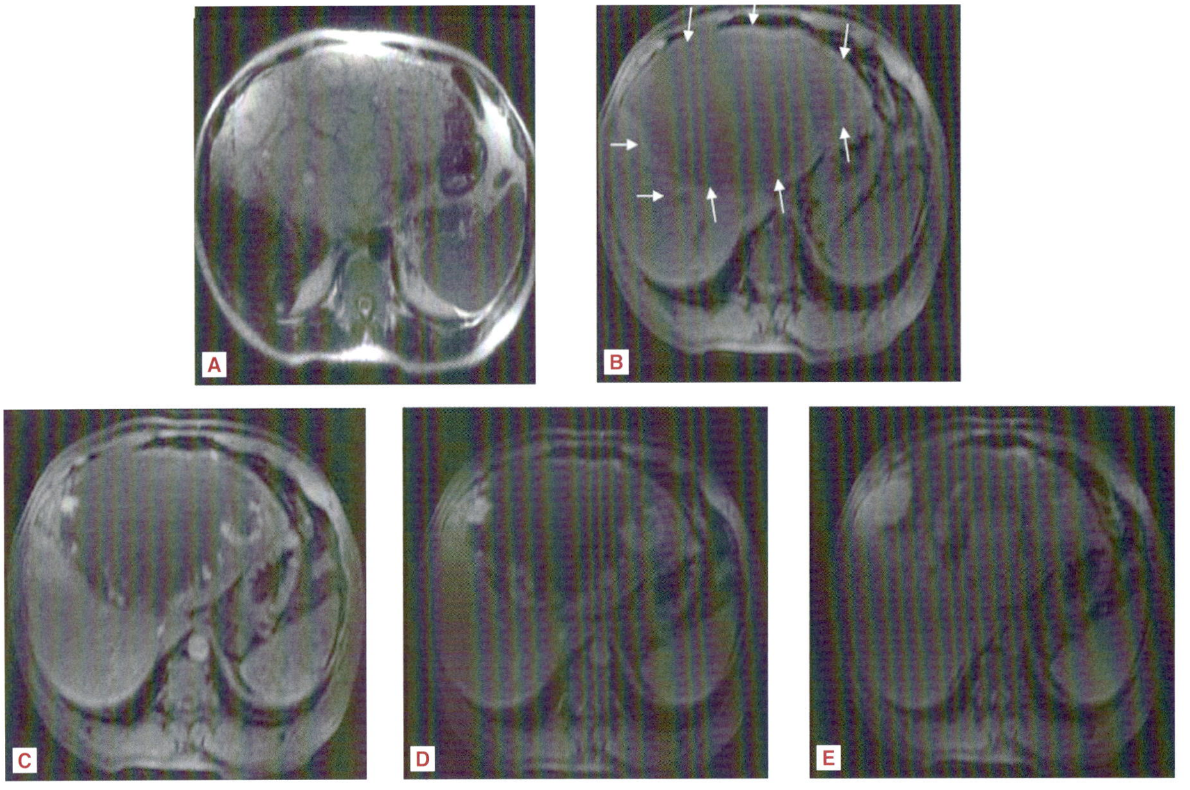

▲ **Figura 49-1.** Imagens de ressonância magnética de um hemangioma gigante de 25 cm do lobo hepático esquerdo. As lesões são muito brilhantes na imagem ponderada T2 (**A**), mas são escuras na imagem T1 pré-contraste (**B**). As imagens dinâmicas pós-gadolínio mostram realce gradual que parte da periferia para o centro da lesão nas incidências de fase arterial precoce (**C**), arterial tardia (**D**) e fase de demora (**E**). As setas em B indicam a área do hemangioma. (Utilizada com permissão de Dr. Cheryl Sadow, Department of Radiology, Brigham and Women's Hospital.)

os hemangiomas cavernosos são encontrados no lobo direito do fígado e mais de 90% são solitários. Mais de 80% ocorrem em mulheres. Apesar de as lesões poderem ser pequenas (geralmente ≤ 1 cm), lesões maiores, especialmente aquelas > 4 cm (hemangiomas gigantes), também ocorrem; algumas podem chegar a até 25 cm (Figura 49-1).

Achados clínicos

Os achados na avaliação laboratorial geralmente são normais, mas sinais de hipertensão portal como trombocitopenia, podem ser observados em pacientes com hemangiomas muito grandes. As modalidades diagnósticas disponíveis incluem a ultrassonografia, TC, e RM. A ultrassonografia possui sensibilidade de 60–70% e especificidade de 60–80% para a detecção dos hemangiomas. Por causa dos achados não específicos na ultrassonografia, a TC ou RM contrastada geralmente é necessária para o diagnóstico dos hemangiomas cavernosos.

Na imagem de TC, as lesões se caracterizam pelo contraste progressivo durante a fase arterial que começa na periferia da lesão e progride internamente. A intensidade do contraste durante essa fase arterial se assemelha à da aorta. Pequenos hemangiomas são de diagnóstico difícil na TC contrastada por causa da impossibilidade de detecção do contraste progressivo observado nas lesões maiores. Em decorrência desse contraste aparentemente homogêneo, eles podem se assemelhar a massas hepáticas hipervasculares. No total, a sensibilidade da TC contrastada para o diagnóstico dos hemangiomas cavernosos é estimada em 90%, com especificidade de 90%.

Na RM, os hemangiomas cavernosos aparecem hipodensos nas imagens ponderadas em T1, hiperdensos em T2 e com gadolíneo demonstram o realce periférico clássico com contraste progressivo na direção interna (ver Figura 49-1).

Tratamento

A maioria dos hemangiomas cavernosos é assintomática. Eles geralmente são descobertos durante exames de imagens abdominais para sintomas não relacionados. O tratamento geralmente não é necessário, e não é necessária a vigilância continuada. Em poucos casos nos quais as lesões são muito grandes (> 10 cm), sintomas como náuseas, vômitos e saciedade precoce podem ocorrer. Nesses casos, a ressecção cirúrgica pode ser realizada para aliviar os sintomas.

2. Hiperplasia nodular focal

Considerações gerais

Uma lesão comum benigna do fígado, a hiperplasia nodular focal (HNF) é observada em 0,9% da população. É a segunda lesão hepática mais comum após os hemangiomas cavernosos. A HNF é mais comum em mulheres, ocorrendo em uma frequência de 8:1. As lesões geralmente são solitárias, mas aproximadamente 20% dos pacientes apresentam lesões múltiplas.

Patogênese

Os mecanismos que levam ao desenvolvimento da HNF não são bem compreendidos. Foi sugerido que a proliferação dos hepatócitos secundária a malformações vasculares ou lesões vasculares pode levar à HNF. Em função da maior incidência entre mulheres, uma ligação correlativa foi feita para o uso de contraceptivos orais. Entretanto, dados sugerindo uma ligação causal ou mesmo a influência dos contraceptivos orais sobre o crescimento da HNF são controversos. Muitos médicos consideram não haver ligação.

Achados clínicos

Em mais de 70% dos pacientes com HNF, as lesões são detectadas acidentalmente. Nos pacientes restantes, sintomas (especialmente desconforto no quadrante superior direito) desencadeiam a avaliação. A HNF pode ser classificada em duas amplas categorias: a HNF clássica e mais prevalente e a HNF não clássica. As lesões clássicas são lesões nodulares vasculares com proliferação do duto biliar. Radiograficamente, as lesões geralmente são identificadas pela presença de uma cicatriz central; entretanto, 95% das lesões não clássicas não apresentam essa característica. Histologicamente as lesões são bem circunscritas com hepatócitos proliferantes e células de Kupffer. Uma cicatriz vascular central está invariavelmente presente na forma clássica de HNF.

A ultrassonografia pode ser utilizada para o diagnóstico da HNF. A cicatriz central é observada em somente 20% das ultrassonografias. As imagens com Doppler mostram aumento do fluxo sanguíneo com um padrão de vasos sanguíneos anormais que emanam radialmente a partir de uma artéria alimentadora central ("raios de aro de bicicleta"). Como a ultrassonografia não é considerada a modalidade diagnóstica preferida para afastar a possibilidade de HNF, imagens adicionais com TC ou RM geralmente são necessárias.

Na TC contrastada, a lesão é isodensa com o fígado nas imagens pré e pós-contraste, mas mostra realce homogêneo durante a fase arterial, juntamente com a cicatriz central (Figura 49-2). A Figura 49-3 mostra as características típicas da RM da HNF. A lesão é isointensa nas imagens ponderadas T3 com uma cicatriz central clara (ver Figuras 49-3A). E isointensa ou hipointensa com uma cicatriz central escura nas imagens ponderadas em T1 (ver Figura 49-3B), homogeneamente vascular, exceto para a cicatriz central na fase arterial (ver Figura 49-3C), isointensa na fase portal (ver Figura 49-3D) e mostra um realce tardio subsequente da cicatriz central (ver Figura 49-3E).

Tratamento

Não há indicação para tratamento de um paciente com HNF, pois não ocorre transformação maligna nas lesões

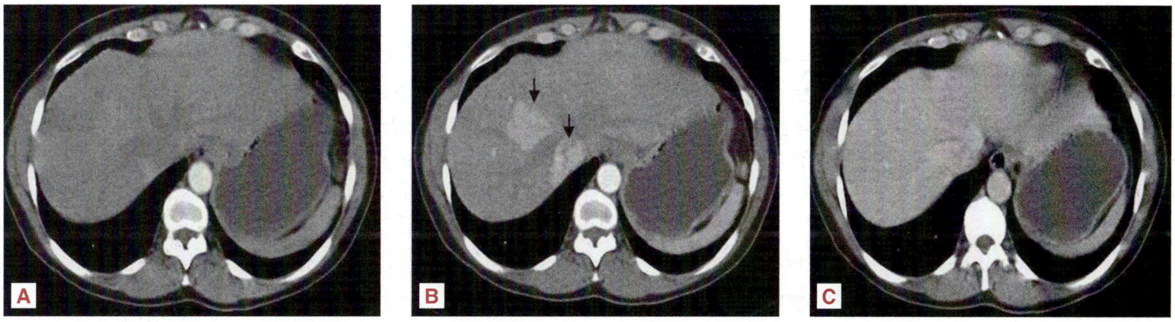

▲ **Figura 49-2.** Imagens de tomografia computadorizada de uma hiperplasia nodular focal. As lesões são fracamente visíveis na imagem da fase arterial precoce (**A**) e não visível na fase pós-venosa (**C**), mas podem ser detectadas como duas imagens hipervasculares homogêneas na fase arterial tardia com contraste (**B**, *setas*). Observa-se uma cicatriz central. (Utilizada com permissão de Dr. Cheryl Sadow, Department of Radiology, Brigham and Women's Hospital.)

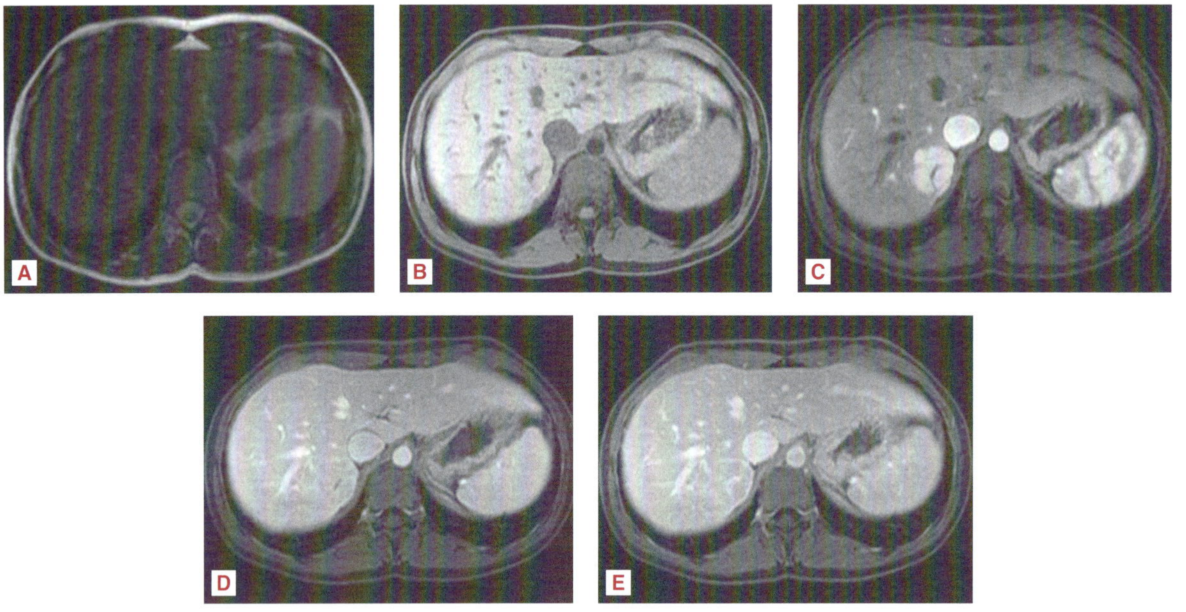

▲ **Figura 49-3.** Imagens de ressonância magnética de hiperplasia nodular focal. A lesão é isointensa com o fígado na imagem ponderada T2, mas uma cicatriz clara é visível (**A**). Na imagem ponderada T1 pré-contraste, a lesão permanece isointensa a levemente hipointensa com fígado, mas uma cicatriz central escura é visível (**B**). A imagem T1 dinâmica pós-gadolínio mostra uma lesão hipervascular homogênea, exceto para uma cicatriz central escura (**C**). A lesão se torna isointensa na fase portovenosa (**D**), com realce retardado da cicatriz central (**E**). As setas indicam a localização da lesão. (Utilizada com permissão de Dr. Cheryl Sadow, Department of Radiology, Brigham and Women's Hospital.)

HNF típicas. Sintomas causados pela HNF estão presentes em 30% dos pacientes. Esses pacientes geralmente se apresentam com dor no quadrante superior direito. A ressecção cirúrgica está indicada se os pacientes apresentarem dor secundária às lesões HNF, ou quando há dúvida sobre o diagnóstico de HNF.

Mathieu D, Kobeiter H, Maison P, et al. Oral contraceptive use and focal nodular hyperplasia of the liver. *Gastroenterology.* 2000; 118:560–564. [PMID: 10702207]

Nguyen BN, Fléjou JF, Terris B, et al. Focal nodular hyperplasia of the liver: a comprehensive pathology study of 305 lesions and recognition of new histologic forms. *Am J Surg Path.* 1999; 23:1441–1454. [PMID: 10584697]

Nino-Murcia M, Olcott EW, Jeffrey RB Jr, et al. Focal liver lesions: pattern-based classification scheme for enhancement at arterial phase CT. *Radiology.* 2000;215:746–751. [PMID: 10831693]

3. Adenomas hepáticos

Considerações gerais & patogênese

Esses raros tumores hepáticos são mais comumente diagnosticados em mulheres entre 20–40 anos de idade. Os principais fatores de risco são uso de contraceptivos orais, doenças do armazenamento do glicogênio, diabetes e uso de androgênios. Entre os pacientes que utilizam contraceptivos orais existe aumento de 30 vezes na prevalência dos adenomas hepáticos. Os tumores geralmente são solitários e aumentam de tamanho durante estados de níveis elevados de estrogênio, com a gestação e uso de contraceptivos orais (ver Figura 9-28). A se destacar, a adenomatose hepática é uma entidade distinta dos adenomas hepáticos. Apesar da primeira síndrome se caracterizar pela presença de vários adenomas hepáticos, não há associação ao uso de contraceptivos orais e ocorre igualmente entre homens e mulheres. Além disso, os dados laboratoriais geralmente mostram elevação nos níveis de fosfatase alcalina.

Achados clínicos

Em aproximadamente 20% dos casos, os adenomas hepáticos são detectados durante imagens radiográficas para problemas não relacionados com pacientes assintomáticos. Entretanto, muitos pacientes se apresentam com dor abdominal que resulta da invasão sobre tecidos vizinhos ou hemorragia do tumor. A avaliação laboratorial geralmente é normal em pacientes sem hemorragia. A avaliação histológica dos adenomas hepáticos geralmente mostra tumor capsular circunscrito contendo hepatócitos que parecem normais mas são arquitetonicamente distorcidos, de modo que os

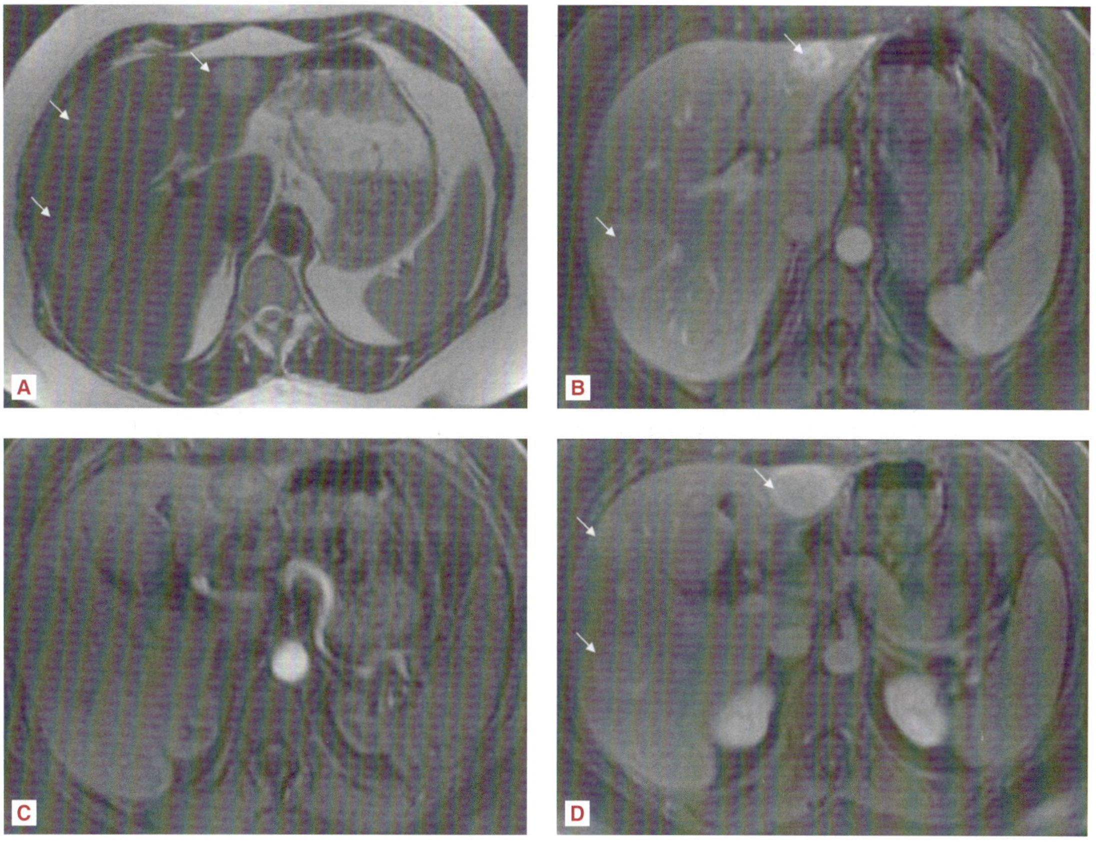

▲ **Figura 49-4.** Imagens de ressonância magnética de um adenoma hepático: imagens ponderadas em T2 (**A**) mostram três massas heterogêneas (*setas*). Imagens T1 dinâmicas pós-gadolínio mostram um realce arterial precoce (**B** e **C**) com eliminação na imagem de demora (**D**). (Utilizada com permissão de Dr. Koenraad Mortele, Department of Radiology, Brigham and Women's Hospital).

dutos biliares, tratos da veia porta e veias hepáticas terminais são ausentes. A lesão geralmente apresenta alto conteúdo de tecido adiposo e de glicogênio, podendo se observar necrose e hemorragia franca.

A avaliação ultrassonográfica pode mostrar massa hiperecoica causada pelo tecido adiposo intracelular, com áreas que são hipoecoicas como resultado da hemorragia. Na ausência de contraste, a TC geralmente mostra lesão hipodensa para o parênquima hepático na ausência de sangue intramural. Com contraste se observa um leve realce inicial como resultado da natureza vascular do tumor, seguido por eliminação igualmente rápida causada pela derivação arteriovenosa. Na RM, os adenomas hepáticos aparecem como lesões hiperintensas nas imagens ponderadas T2 (Figura 49-4A). Nas imagens pós-gadolínio, elas mostram realce arterial precoce que rapidamente é eliminado (Figura 49-4B e C).

Complicações e tratamento

Ao contrário de outras lesões hepáticas benignas, os adenomas hepáticos produzem morbidade associada significante. A lesão pode levar à hemorragia potencialmente letal resultante da necrose e ruptura do tumor. Além disso, os adenomas hepáticos possuem o potencial de transformação maligna. Embora os adenomas possam ser descobertos acidentalmente, uma dor superior direita resultante da invasão necrótica dos tecidos vizinhos é comum. O choque pela hemorragia resultante por ruptura é uma emergência potencialmente letal que requer reanimação de emergência e terapia cirúrgica. Para os pacientes assintomáticos, a ressecção cirúrgica do adenoma é a terapia de escolha. Os contraceptivos orais podem ser interrompidos e a lesão é acompanhada de modo expectante; entretanto, essa abordagem é mais adequada em pacientes cuja excisão cirúrgica não é uma opção válida.

4. Hiperplasia nodular regenerativa

Considerações gerais

Essa descoberta caracteriza-se pela proliferação benigna dos hepatócitos, resultando em nódulos que variam em tamanho de 0,1–1 cm. Está associada a várias doenças sistêmicas, incluindo, mas não se limitando, a artrite reumatoide, síndrome de Felty, fenômeno de Raynaud, doenças mieloproliferativas, lúpus eritematoso, poliartrite nodosa, telangiectasia hemorrágica hereditária e amiloidose, bem como uso de esteroides anabolizantes.

Achados clínicos

Os pacientes geralmente se apresentam com sinais acentuados de hipertensão portal, varizes esofágicas, sangramento gastrointestinal superior, trombocitopenia e ascite. A aparência radiológica não é específica, mostrando nódulos múltiplos por todo o fígado que podem ser confundidos com cirrose. Entretanto, a avaliação histológica mostra nódulos sem fibrose associada.

Tratamento

O tratamento focaliza sobre o manejo das complicações da hipertensão portal associada e disfunção hepática, conforme abordado nos Capítulos 44–47.

CARCINOMA HEPATOCELULAR

CRITÉRIOS DE DIAGNÓSTICO

- Condições predisponentes incluem hepatite B com ou sem cirrose, cirrose pela hepatite C, doença hepática alcoólica, hemocromatose, cirrose biliar primária e possivelmente deficiência de α_1-antitripsina e esteato-hepatite não alcoólica.
- Programas de rastreamento e vigilância para a detecção precoce utilizam a ultrassonografia com ou sem alfafetoproteína a cada 6–12 meses.
- A TC ou RM das lesões suspeitas pode identificar características radiológicas típicas.
- A biópsia pode ser necessária para estabelecer o diagnóstico.

Considerações gerais

Nos Estados Unidos, o carcinoma hepatocelular (CHC) apresenta incidência de aproximadamente 2,4 a cada 100.000 pessoas. Globalmente, é o terceiro câncer mais comum, com incidência muito maior no Oriente Médio e África. O mais interessante é que durante as últimas décadas a média de idade de ocorrência do câncer diminuiu. Idade avançada, gênero masculino, cirrose avançada compensada e doença hepática ativa preveem CHC a despeito da causa de doença hepática.

A. Condições predisponentes

1. Hepatite B — A incidência anual de CHC varia entre 1–15% dependendo da presença de cirrose e da atividade da doença. Mesmo entre pacientes sem cirrose que sejam somente portadores do vírus da hepatite B (HBV), a incidência varia entre 0,5–1% a cada ano. Grupos etários mais velhos parecem estar em maior risco de desenvolvimento de CHC. Em contraste, norte-americanos e europeus apresentam incidência menor de CHC, com várias coortes apresentando índices de 0–0,46% ao ano. A diferença nos índices de CHC pode estar relacionada com a aquisição de infecção pelo HBV em um estágio mais avançado da vida entre pacientes não asiáticos e não africanos. Entre pacientes asiáticos que perdem o antígeno de superfície HBV, o risco de CHC permanece inalterado. Com base no risco elevado de CHC entre pacientes infectados pelo HBV, recomenda-se vigilância (Tabela 49-1).

2. Hepatite C — Pacientes com hepatite C estão em risco mais elevado de desenvolver CHC. A incidência cumulativa para 5 anos registrada foi de 17–30%. Apesar de indivíduos infectados com o vírus da hepatite C (HCV) que apresentam fibrose em ponte, mas não apresentam cirrose, esse risco parece ser muito baixo. Todos os pacientes com hepatite C e cirrose devem sofrer vigi-

Tabela 49-1. Vigilância recomendada para pacientes em risco para carcinoma hepatocelular (nível III[a]).

Portadores da hepatite B
Homens asiáticos > 40 anos
Mulheres asiáticas > 50 anos
Todos os cirróticos portadores da hepatite B
História familiar de CHC
Africanos > 20 anos
Para portadores não cirróticos da hepatite B não listados acima, o risco de CHC varia dependendo da severidade da doença subjacente e atividade inflamatória hepática passada e atual; pacientes com altas concentrações de DNA HBV e aqueles com atividade inflamatória hepática em curso permanecem em risco para CHC
Cirrose não-hepatite B
Hepatite C
Cirrose alcoólica
Hemocromatose genética
Cirrose biliar primária
Embora os grupos abaixo estejam em risco elevado para CHC não existem recomendações para ou contra a vigilância porque a falta de dados impede a avaliação se a vigilância seria benéfica: • Deficiência de α_1-antitripsina • Esteato-hepatite não alcoólica • Hepatite autoimune

HBV, vírus da hepatite B; CHC, carcinoma hepatocelular
[a]American Association for the Study of Liver Diseases level III: opinion of respected authorities, descriptive epidemiology.
Reproduzida, com permissão, de Bruix J, Sherman M; Practice Guidelines Committee; American Association for the Study of Liver Diseases. Management of hepatocellular carcinoma. *Hepatology*. 2005;42:1210.

lância. Ainda é controverso se pacientes com fibrose em ponte devem ser submetidos a rastreamento.

3. Doença hepática alcoólica — A incidência cumulativa para 5 anos de CHC em pacientes com doença hepática alcoólica sem hepatite B ou C associada é de 8%. Entretanto, a infecção com HBV ou HCV aumenta ainda mais o risco de desenvolver CHC.

4. Esteato-hepatite não alcoólica — A incidência anual de CHC em pacientes com esteato-hepatite não alcoólica (NASH) é de 2,4%. Diabetes melito, uma condição comumente associada a NASH, é um fator de risco para CHC. Não está claro se isso sugere que pacientes NASH estão em risco mais elevado de desenvolver CHC, mas a vigilância dos pacientes NASH com cirrose é recomendada.

5. Doenças hepáticas genéticas ou herdadas — Pacientes com hemocromatose que desenvolvem cirrose apresentam incidência cumulativa para 5 anos de CHC de 21%. Em contraste, na doença de Wilson e na deficiência de α_1-antitripsina, os índices de CHC não são muito claros no momento. O CHC foi registrado em pacientes com deficiência de α_1-antitripsina com ou sem cirrose. Na doença de Wilson, a incidência de CHC é extremamente baixa. A vigilância de pacientes com hemocromatose e cirrose é recomendada. Para pacientes com deficiência de alfa$_1$-antitripsina, a American Association for the Study of Liver Diseases (AASLD) não recomenda vigilância já que os dados são insuficientes. Finalmente, pacientes com tirosinemia hereditária podem desenvolver CHC e, em um estudo, os cânceres primários de fígado ocorreram em até 40% dos pacientes.

6. Hepatite autoimune e cirrose biliar primária — A vigilância de CHC em pacientes com cirrose biliar primária que são cirróticos é recomendada com base em um estudo que demonstra incidência similar à observada em pacientes com cirrose pelo CHC. A associação entre hepatite autoimune e CHC não está clara, mas artigos sobre casos ilustraram a ocorrência de CHC nesses pacientes com cirrose. Embora a vigilância de pacientes com hepatite autoimune e cirrose não seja recomendada, a maioria dos profissionais a faz por causa das preocupações de que a cirrose em todas suas formas possa elevar o risco de CHC.

7. Outras condições — Aflatoxina, produzida pelo *Aspergillus flavus*, está claramente associada ao CHC, particularmente entre pacientes infectados pelo HBV.

8. Carcinoma hepatocelular fibrolamelar — Esse tumor, que é um CHC primário distinto, tende a ocorrer em pacientes sem cirrose que estão entre os 20–40 anos de idade. O prognóstico a longo prazo geralmente é bom tanto com a ressecção como com o transplante.

Degos F, Christidis C, Ganne-Carrie F, et al. Hepatitis C virus related cirrhosis: time to occurrence of hepatocellular carcinoma and death. *Gut.* 2000;47:131–136. [PMID: 10861275]

Elmberg M, Hultzcrantz R, Ekbom A, et al. Cancer risk in patients with hereditary hemochromatosis and in their first-degree relatives. *Gastroenterology.* 2003;125:1733–1741. [PMID: 14724826]

El-Serag HB, Mason AC. Rising incidence of hepatocellular carcinoma in the United States. *N Engl J Med.* 1999;340:745–750. [PMID: 10072408]

El-Serag HB, Mason AC. Risk factors for the rising rates of primary liver cancer in the United States. *Arch Intern Med.* 2000; 160:3227–3230. [PMID: 11088082]

Hassan MM, Hwang LY, Hatlen CJ, et al. Risk factors for hepatocellular carcinoma: synergism of alcohol with viral hepatitis and diabetes mellitus. *Hepatology.* 2002;36:1206–1213. [PMID: 12395331]

Sherman M. Hepatocellular carcinoma: epidemiology, risk factors, and screening. *Semin Liver Dis.* 2005;25:143–154. [PMID: 15918143]

Shibuya A, Tanaka K, Miyakawa H, et al. Hepatocellular carcinoma and survival in patients with primary biliary cirrhosis. *Hepatology.* 2002;35:1172–1178. [PMID: 11981767]

B. Rastreamento e vigilância

Por causa do risco elevado em CHC em certas populações (risco de CHC > 1,5% por ano para cirrose não HBV, > 0,2% para portadores de HBV), medidas de vigilância foram recomendadas, geralmente utilizando uma combinação de testes sorológicos e radiológicos. Entretanto, a despeito dessas recomendações, um estudo recente registrou que menos de 20% dos pacientes cirróticos com um novo diagnóstico de CHC foram submetidos a vigilância regular.

No único estudo em grande escala realizado até o momento na China, 18.816 pacientes foram randomizados para vigilância com ultrassonografia e alfafetoproteína a cada 6 meses ou para ausência de monitoramento. Uma diminuição de 37% na mortalidade relacionada com CHC foi observada naqueles que foram rastreados em comparação com a coorte não rastreada. Os índices de mortalidade para 1, 3 e 5 anos no grupo não rastreado foram 66%, 53% e 46% em comparação com índices de 31%, 7% e 0%, respectivamente no grupo controle. Esses dados necessitam de mais estudos confirmatórios. Entretanto, com base na premissa de que o diagnóstico precoce de CHC levará ao tratamento mais precoce e à diminuição na mortalidade, medidas de vigilância são amplamente implementadas nos grupos de pacientes identificados na Tabela 49-1. O mais interessante é que durante as duas últimas décadas os índices de sobrevida para 2 e 4 anos dobraram, sugerindo que mais pacientes estão sendo diagnosticados com CHC localizado e regional, melhorando o prognóstico.

1. Rastreamento sorológico — Um nível de alfafetoproteína elevado é um fator de risco para CHC subsequente. Níveis absolutos de alfafetoproteína apresentam sensibilidade e especificidade inadequadas para a detecção do CHC. Entretanto, níveis muito altos (> 500 ng/mL) geralmente estão associados à presença de CHC, e se uma massa é identificada na imagem subsequente, a biópsia não é necessariamente obrigatória para confirmar o diagnóstico. Outros estudos sorológicos como a des-gama-carboxi protrombina (uma protrombina anormal induzida em pacientes com deficiência de vitamina K), proporção de alfafetoproteína glicosilada α-flucosidase e glipican 3 necessitam de maiores investigações antes de serem consideradas para o rastreamento do CHC.

2. Imagens radiográficas — A ultrassonografia é amplamente utilizada para a vigilância do CHC. Na ultrassonografia, podemos observar lesão hiperecoica ou hipoecoica. A ultrassonografia possui baixa sensibilidade (~65%), mas excelente especificidade para a detecção das lesões hepáticas (> 90%). Entretanto, existem preocupações de que sua precisão possa ser limitada em pacientes obesos e naqueles com múltiplos nódulos cirróticos.

A vigilância para o CHC é recomendada nas populações em risco, com a ultrassonografia realizada a cada 6–12 meses. Entretanto, a maioria dos hepatologistas utiliza uma combinação de ultrassonografia e alfafetoproteína a cada 6 meses para vigilância. Se uma lesão > 1 cm for identificada ou um nódulo previamente conhecido dilata, mais avaliações diagnósticas com TC contrastada ou RM devem ser realizadas.

Davila JA, Morgan RO, Richardson PA, et al. Use of surveillance for hepatocellular carcinoma among patients with cirrhosis in the United States. *Hepatol.* 2010;52:132–141. [PMID: 20578139]

Zhang BH, Yang BH, Tang ZY. Randomized controlled trial of screening for hepatocellular carcinoma. *J Cancer Res Clin Oncol.* 2004;130:417–422. [PMID: 15042359]

Achados clínicos

A. Sinais e sintomas

Por causa da significante fração de pacientes com CHC diagnosticados nos estágios iniciais pela vigilância, muitos são assintomáticos na apresentação. Entretanto, qualquer paciente com cirrose compensada que subitamente desenvolve sinais e sintomas de piora da função hepática deve ser submetido a estudos apropriados para excluir o desenvolvimento de CHC.

Entre os pacientes que se apresentam com sintomas, perda de peso, fadiga, anorexia, dor em quadrante superior direito, icterícia, e prurido podem ser observados. Os pacientes também podem se apresentar com varizes hemorrágicas, ascite ou encefalopatia hepática. Os achados do exame físico geralmente mostram estigmas de hipertensão portal e cirrose. Ocasionalmente, uma hepatomegalia pode estar presente. Nos pacientes com suspeitas de CHC que se apresentam com sinais peritoneais, o hemoperitônio deve ser suspeitado como consequência de hemorragias relacionadas com o tumor. Achados clínicos adicionais podem ser secundários a síndromes paraneoplásicas associadas, incluindo hipercolesterolemia, crioglobulinemia, síndrome carcinoide, hipercalcemia, disfibrinogenemia, eritrocitose e hipoglicemia.

B. Abordagem diagnóstica

Com exceção da alfafetoproteína, os testes laboratoriais geralmente não são muito úteis e estudos radiológicos são necessários para o diagnóstico. Porém, o diagnóstico de CHC pode ser feito com o uso de uma combinação de estudos radiográficos, laboratoriais ou patológicos. O tamanho do tumor influencia a avaliação diagnóstica.

1. Lesões > 1 cm — Um nódulo > 1 cm de tamanho com características de TC ou RM típicas de CHC (realce arterial precoce) geralmente é CHC; nesses casos, uma biópsia para confirmar o diagnóstico geralmente não é necessária. Entretanto, se as características de CHC não são observadas no estudo radiológico inicial, um segundo estudo de TC ou RM (aquele que não foi realizado inicialmente) é recomendado. Se o CHC típico característico é observado no estudo de acompanhamento, o diagnóstico de CHC é confirmado. Se o segundo estudo ainda não confirma o diagnóstico de CHC, uma biópsia está recomendada. Quando um resultado negativo de biópsia é obtido em um indivíduo com fatores de risco para CHC (p. ex., infecção crônica pelo HBV ou cirrose), um acompanhamento com RM ou TC contrastadas é recomendado em intervalos muito curtos para assegurar a estabilidade da lesão.

2. Lesões < 1 cm — Essas lesões apresentam possibilidade muito baixa de serem CHC. A AASLD recomenda uma ultrassonografia a cada 3–6 meses durante até 2 anos e, na ausência de crescimento documentado, reversão para as diretrizes típicas para CHC a partir daí. Alternativamente, se a lesão aumentar, testes diagnósticos adicionais com TC, RM ou biópsia são recomendados.

3. Metástases — Muitos pacientes com CHC apresentam metástases para veias porta e hepática e veia cava inferior. As metástases para os linfonodos portais, pancreáticos e para-aórticos também foram observadas. Outros sítios de metástases incluem os pulmões, ossos, miocárdio e glândula adrenal. Imagens por ultrassonografia Doppler, TC contrastada ou RM podem ser utilizadas para identificar um trombo nos grandes vasos. Uma imagem de TC ou RM contrastada geralmente é necessária para o envolvimento nodal.

Diagnóstico diferencial

O diagnóstico diferencial do CHC é muito amplo e inclui lesões benignas e malignas. Entre elas temos o colangiocarcinoma, adenoma hepático, hemangiomas, HNF, neoplasias císticas, tumores metastáticos e linfoma.

Tratamento

A abordagem terapêutica do CHC é influenciada pelo tamanho e extensão do tumor, função hepática subjacente e o estado do paciente. O melhor sistema de estadiamento de pacientes parece ser o Barcelona Clinic Liver Cancer Proposal (Figura 49-5). As opções de tratamento incluem ressecção, transplante, ablação percutânea, embolização transarterial, quimioterapia e radiação.

Bruix J, Sherman M. Practice Guidelines Committee, American Association for the Study of Liver Diseases. Management of hepatocellular carcinoma. *Hepatology.* 2005;42:1208–1236. [PMID: 1625051]

A. Ressecção

A ressecção cirúrgica é uma opção em pacientes com CHC sem cirrose ou uma cirrose classe A de Child Pugh. Entretanto, isso constitui somente uma pequena proporção dos pacientes com CHC. O risco de descompensação hepática após a cirurgia é de 35–40%. Os estudos mostraram que a ressecção cirúrgica pode ser uma opção viável para pacientes cuidadosamente escolhidos. Com base nos dados disponíveis, parece que pacientes com cirrose compensada com uma bilirrubina normal e gradiente hepatovenoso portal (discutido no Capítulo 47) > 10 mmHg podem ser candidatos apropriados desde que haja somente um tumor solitário. Após a ressecção, o índice de recorrência é de aproximadamente 70%. Entretanto, os estudos clínicos não mostraram nenhuma terapia adjuvante pré ou pós-cirúrgica efetiva; assim a terapia adjuvante geralmente não é recomendada.

Imamura H, Matsuyama Y, Tanaka E, et al. Risk factors contributing to early and late phase intrahepatic recurrence of hepatocellular carcinoma after hepatectomy. *J Hepatol.* 2003;38:200–207. [PMID: 12547409]

B. Transplante

O transplante hepático cadavérico ou de doador vivo foi utilizado em pacientes com CHC. Com base nos critérios Milan, pacientes cuidadosamente escolhidos com CHC que se submetem a transplante hepático apresentam índice de sobrevida de 5 anos de 70%. Os pacientes que preenchem esses critérios geralmente apresentam um nódulo solitário não > 5 cm de tamanho ou três nódulos ≤ 3 cm cada e ausência de sinais de metástase. A United Network for Organ Sharing (UNOS) criou um sistema de prioridades para esses pacientes. Entretanto, conforme destacado previamente, as lesões precisam ser > 2 cm para que pontos do Model for End-Stage Liver Disease (MELD) (sistema utilizado para priorizar a necessidade de transplante, abordado no Capítulo 50) sejam concedidos. Para pacientes que atingem os critérios, um escore MELD de 22 é conferido no momento da inscrição com um aumento de 10% no escore MELD a cada 3 meses na lista de espera.

Em muitos sistemas de transplantes, o tempo de espera pode ser longo mesmo com prioridade estabelecida pelo sistema MELD, se estendo por 12 meses ou mais. A maioria dos centros com tempos de espera > 6 meses praticam alguma forma de terapia pré-operatória. Para pacientes com tumores pequenos, técnicas ablativas percutâneas utilizando a ablação por radiofrequência ou etanol podem ser consideradas. As principais preocupações com essas técnicas são hemorragia, insuficiência hepática e disseminação tumoral. Para pacientes com tumores múltiplos ou grandes tumores, a quimioembolização transarterial pode ser considerada. Essa técnica está associada ao risco significante de descompensação hepática e insuficiência hepática.

Llovet JM, Brù C, Bruix J. Prognosis of hepatocellular carcinoma: the BCLC staging classification. *Semin Liver Dis.* 1999;19: 329–338. [PMID: 10518312]

C. Ablação percutânea

As técnicas ablativas percutâneas para CH utilizando etanol ou radiofrequência permanecem opções viáveis como uma ponte para o transplante ou para candidatos cirúrgicos ruins. O índice de sobrevida para 5 anos é satisfatório, particularmente para tumores com < 2 cm, e pode chegar até os 50%. Os principais riscos com esse

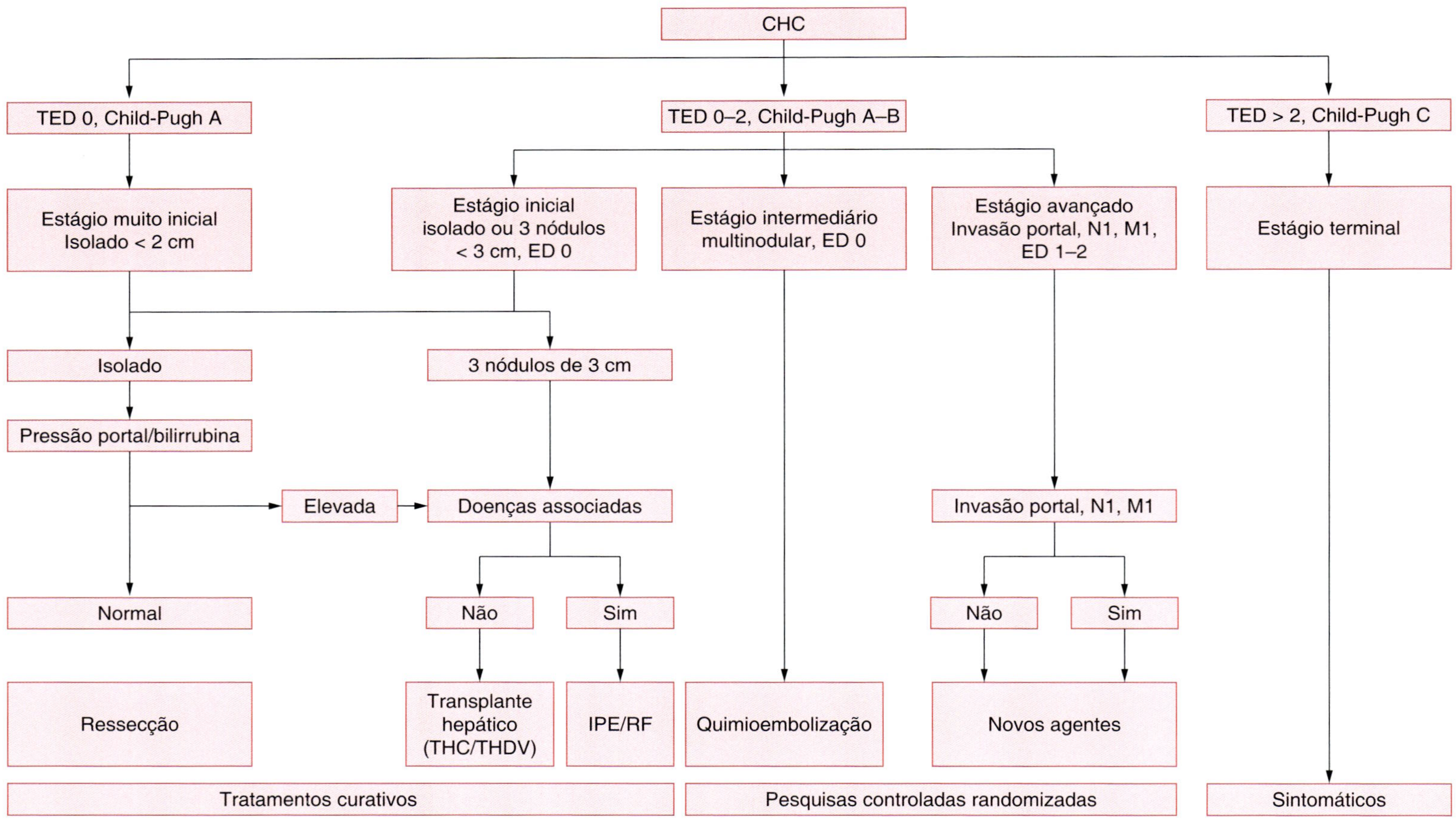

▲ **Figura 49-5.** Algoritmo para estadiamento e tratamento do carcinoma hepatocelular (CHC). THC, transplante hepático cadavérico, THDV, transplante hepático de doador vivo, M, metástase, N, linfonodo, IPE, injeção percutânea de etanol, ED, estado de desempenho, TED, teste do estado de desempenho, RF, radiofrequência (ablação). (Reproduzida, com permissão, de Bruix J, Sherman M; Practice Guidelines Committee; American Association for the Study of Liver Diseases. Management of hepatocellular carcinoma. *Hepatology*. 2005;42:1210.)

procedimento são hemorragia, hemoperitônio e disseminação do tumor ao longo da trilha da agulha.

Sala M, Llovet JM, Vilan R, et al; Barcelona Clínic Liver Cancer Group. Initial response to percutaneous ablation predicts survival in patients with hepatocellular carcinoma. *Hepatology.* 2004;40:1352–1360. [PMID: 15565564]

D. Embolização transarterial

A embolização transarterial parece ser uma opção não curativa efetiva para um determinado subgrupo de pacientes com CHC. Candidatos sem evidências de doença vascular ou metastática ou derivação portossistêmica podem ser considerados para o procedimento. A insuficiência hepática após a embolização é um grande risco. Pacientes com doença hepática avançada estão em maior risco de morbidade e mortalidade com o procedimento. Agentes quimioterápicos como a doxorrubicina e cisplatina podem ser administrados diretamente nos ramos arteriais que suprem o tumor; nesses casos, o procedimento é chamado quimioembolização transarterial. Os índices de sobrevida parecem melhorar em 20–60% após 2 anos com essa intervenção. Efeitos adversos relacionados com o procedimento incluem insuficiência hepática, efeitos adversos da quimioterapia e síndrome pós-embolização relacionada com oclusão da artéria hepática.

Bruix J, Sala M, Llovet JM. Chemoembolization for hepatocellular carcinoma. *Gastroenterology.* 2004;127(Suppl 1):S179–188. [PMID: 15508083]

E. Quimioterapia e radioterapia

Geralmente a quimioterapia e a radioterapia não possuem papel no tratamento do CHC. Entretanto, estudos recentes sugerem que o sorafenib pode ser uma opção paliativa efetiva. Em uma pesquisa randomizada, placebo-controlada multicêntrica fase III recente com 602 pacientes, a sobrevida geral foi melhor com o sorafenib. Efeitos adversos sérios foram raros, e efeitos adversos comuns incluem diarreia, fadiga e reação cutânea mão-pé.

Llovet JM, Ricci S, Mazzaferro V, et al; SHARP Investigators Study Group. Sorafenib in advanced hepatocellular carcinoma. *N Engl J Med.* 2008;359:378–390. [PMID: 18650514]

COLANGIOCARCINOMA

CRITÉRIOS DE DIAGNÓSTICO

- Fatores de risco incluem doenças biliares e hepáticas (p. ex., colangite esclerosante primária [CEP], coledocolitíase, hepatolitíase, hepatite C), infecção parasítica crônica e estado portador de tifoide.
- O diagnóstico geralmente requer imagens abdominais e amostra de tecido por biópsia percutânea ou por CPRE.
- Associado a prognóstico ruim.

Considerações gerais

Embora a incidência de colangiocarcinoma esteja aumentando em todo o mundo, ela permanece como um câncer raro com uma incidência de aproximadamente 8 por milhão de pessoas.

Os fatores de risco para colangiocarcinoma incluem CEP, coledocolitíase, hepatolitíase, cisto colédoco, doença Caroli, adenoma do duto biliar, *thorostrat*, infecção pelo HCV, infecção parasítica crônica e estado portador tifoide. Idade e tabagismo também são fatores de risco.

Shaib Y, El-Serag HB. The epidemiology of cholangiocarcinoma. *Semin Liver Dis.* 2004;24:115–125. [PMID: 15192785]

Achados clínicos

Os pacientes podem ser assintomáticos, com achados anormais que são descobertos acidentalmente em um estudo bioquímico hepático ou testes por imagens. Alternativamente, os sintomas podem estar presentes, sobretudo aqueles sugestivos de obstrução biliar ou descompensação hepática. O colangiocarcinoma extra-hepático tipicamente se apresenta com sintomas obstrutivos.

Imagens abdominais com TC ou RM são necessárias. A colangiopancreatografia retrógrada endoscópica (CPRE) com escovado citológico da árvore biliar pode ser necessária. O papel dos testes sorológicos não está completamente esclarecido mas, dos muitos marcadores, o CA 19-9 pode ter alguma utilidade clínica. Sua sensibilidade parece ser melhor nos pacientes com CEP do que nos não CEP com colangiocarcinoma quando um nível de 100 UI/mL é utilizado como valor de corte.

Malhi H, Gores GJ. Cholangiocarcinoma: modern advances in understanding a deadly old disease. *J Hepatol.* 2006;45:856–867. [PMID: 17030071]

Diagnóstico diferencial

O diagnóstico diferencial é similar ao do CHC (ver anteriormente).

Tratamento

A melhor opção de tratamento no colangiocarcinoma é a ressecção cirúrgica, mas mesmo quando pacientes são cuidadosamente selecionados, o índice de sobrevida de 5 anos é de somente 20–45%. A ausência de linfonodos positivos, uma margem de ressecção clara (> 1 cm), ausência de invasão vascular, e lesões isoladas são preditores de boa resposta para a cirurgia. Pacientes com função hepática comprometida, CEP e envolvimento bilobar não são candidatos para ressecção cirúrgica e transplante pode ser considerado. Entretanto, em função do alto índice de recorrência da doença, o transplante geralmente não é associado a um bom resultado. Um protocolo recente utilizando quimioterapia neoadjuvante e radioterapia seguida por laparotomia exploratória para confirmar a diminuição do estadiamento do tumor e subsequente transplante está associado a um bom prognóstico. Novos estudos avaliando essa abordagem são necessários antes de seu uso disseminado. Em outras situações, parece haver pouca resposta à quimioterapia e radiação nessa doença.

Prognóstico

No geral, o prognóstico é ruim. A maioria dos pacientes desenvolve insuficiência hepática ou complicações biliares, resultando em índice de sobrevida de 5 anos de aproximadamente 5%.

Jarnagin WR, Fong Y, DeMatteo RP, et al. Staging, resectability, and outcome in 225 patients with hilar cholangiocarcinoma. *Ann Surg.* 2001;234:507–517. [PMID: 11573044]

Rea DJ, Heimbach JK, Rosen CB, et al. Liver transplantation with neoadjuvant chemoradiation is more effective than resection for hilar cholangiocarcinoma. *Ann Surg.* 2005;242:451–458. [PMID: 16135931]

Silva MA, Tekin K, Aytekin F, et al. Surgery for hilar cholangiocarcinoma: a 10-year experience of a tertiary referral centre in the UK. *Eur J Surg Oncol.* 2005;31:533–539. [PMID: 15922889]

Sudan D, DeRoover A, Chinnakotla S, et al. Radiochemotherapy and transplantation allow long-term survival for nonresectable hilar cholangiocarcinoma. *Am J Transplant.* 2002;2:774–779. [PMID: 12243499]

Yeh CN, Yan YY, Yeh TS, et al. Hepatic resection of the intraductal papillary type of peripheral cholangiocarcinoma. *Ann Surg Oncol.* 2004;11:606–611. [PMID: 15172934]

Transplante hepático

50

Amir A. Qamar, MD

CONCEITOS ESSENCIAIS

- Hepatite C e carcinoma hepatocelular estão entre as principais indicações para transplante hepático nos Estados Unidos.
- Por meio da avaliação clínica, psiquiátrica e social é requerida a inclusão prévia de pacientes nas listas de transplante.
- O escore para Model for End-Stage Liver Disease (MELD) é amplamente utilizado para priorização de pacientes na lista de espera para transplantes.
- A biópsia hepática é necessária para confirmar o diagnóstico de rejeição aguda, que é comum e ocorre em até 60% dos pacientes.
- Complicações clínicas e cirúrgicas após o transplante podem ocorrer imediatamente ou após alguns anos.
- Estenoses e vazamentos biliares ocorrem em 15% dos pacientes após o transplante.
- A imunossupressão de longa duração, particularmente com inibidores da calcineurina, está associada a risco elevado de insuficiência renal.

Considerações gerais

A. Cenário

O transplante hepático mudou radicalmente o tratamento de pacientes com doença hepática crônica de insuficiência hepática crônica. Após o primeiro procedimento de transplante hepático em 1963, vários avanços clínicos, cirúrgicos e técnicos foram necessários até que o transplante se tornasse uma terapia viável na doença hepática. A sobrevida de 1 ano permaneceu baixa, por volta de 25% até a introdução da ciclosporina como imunossupressor de longa duração na década de 1980. Novos desenvolvimentos clínicos na imunossupressão, incluindo o micofenolato mofetil, sirolimus, tacrolimus e azatioprina, bem como o tratamento e profilaxia contra infecções, resultaram em índices de sobrevida de 5 anos entre 85–90%.

B. Papel da UNOS

A United Network for Organ Sharing (UNOS) é uma organização científica sem fins lucrativos, baseada na Virgínia, responsável pela combinação entre doadores e receptores e pela coordenação do processo de transplante de órgãos. A UNOS dividiu os Estados Unidos em 11 regiões para facilitar a alocação de órgãos (Figura 50-1).

INDICAÇÕES PARA TRANSPLANTE

Existem diversas indicações para o transplante hepático; as indicações comuns e incomuns estão listadas na Tabela 50-1.

1. Hepatite C

O vírus da hepatite C (HCV) infecta aproximadamente 170 milhões de pessoas em todo o mundo e até 4 milhões de pessoas (1–1,5%) nos Estados Unidos. Com base em estudos histopatológicos, acredita-se que 5–20% dos pacientes com hepatite C desenvolvem cirrose após 20 anos de infecção. Depois da ocorrência da cirrose, descompensação (varizes esofágicas, ascite e encefalopatia hepática) ocorre em 25–28% dos pacientes em uma média de 3–9 anos. O HCV contribui significantemente para a ocorrência de carcinoma hepatocelular (CHC). Os estudos atuais sugerem que a cada ano a incidência para cinco anos de CHC é de 17–30% no CHC induzido por cirrose.

A hepatite C é uma das principais indicações para transplante hepático na maioria dos países, incluindo os Estados Unidos, sendo responsável por até 40% dos procedimentos de transplantes realizados a cada ano. Espera-se que a proporção de transplantes hepáticos que resultam do HCV aumente durante os próximos 10–15 anos em resposta às elevações na incidência de cirrose e eventual descompensação ou ocorrência de CHC.

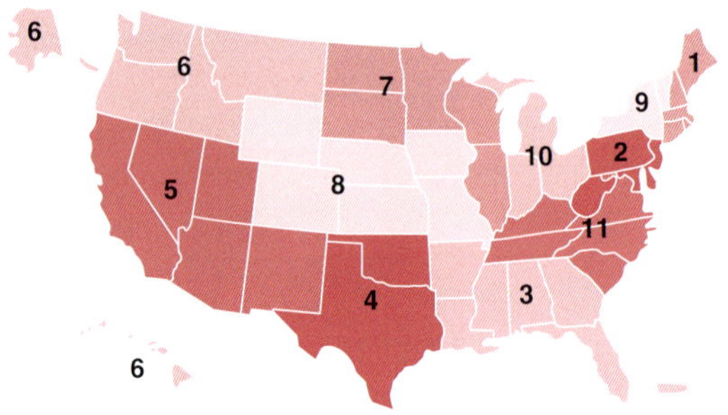

▲ **Figura 50-1.** Regiões UNOS (Fonte: United Network for Organ Sharing).
Nota: *Escore MELD = 9,57 × log_e de creatinina mg por dL + 3,78 × log_e bilirrubina mg por dL + 11,20 × log_e INR + 6,43 (constante para etiologia de doença hepática: 0 = colestática ou alcoólica; 1 = todas as outras).*

Tabela 50-1. Indicações para transplante hepático.

Comuns	Incomuns
Hepatite B crônica Hepatite C crônica Hepatite autoimune Doença hepática alcoólica Doença hepática gordurosa não alcoólica Cirrose biliar primária Colangite esclerosante primária Carcinoma hepatocelular Insuficiência hepática aguda	Hemocromatose hereditária Doença de Wilson Deficiência de α_1-antitripsina Doença da armazenagem de glicogênio Tirosinemia Defeitos do ciclo da ureia Amiloidose Hiperoxalúria Distúrbios dos aminoácidos de cadeia ramificada Fibrose cística Síndrome de Alagille Colestase intra-hepática familiar progressiva Doença hepática policística Síndrome de Budd-Chiari Tumor neuroendócrino metastático

Fattovich G, Pantalena M, Zagni I, et al. European Concerted Action on Viral Hepatitis (EUROHEP). Effect of hepatitis B and C virus infections on the natural history of compensated cirrhosis: a cohort study of 297 patients. *Am J Gastroenterol.* 2002;97:2886–2895. [PMID: 12425564]

Lawson A, Hagan S, Rye K, et al. Trent HCV Study Group. The natural history of hepatitis C with severe hepatic fibrosis. *J Hepatol.* 2007;47:37–45. [PMID: 17400322]

2. Hepatite B

Até aproximadamente 10 anos atrás, o transplante de pacientes infectados pelo vírus da hepatite B (HBV) era controverso. A recorrência quase universal da hepatite B geralmente resultava em perda precoce do enxerto. Um grande avanço no campo do transplante foi a introdução da imunoglobulina para a hepatite B e terapia antiviral com análogos nucleosídeos e nucleotídeos. Isso resultou em melhoria dramática nos resultados dos transplantes e atualmente a infecção pelo HBV é uma indicação bem aceita com um bom prognóstico.

Apesar de ser menos prevalente do que o HCV nos Estados Unidos, o HBV permanece como causa comum de doença hepática descompensada e CHC globalmente. Cerca de 350 milhões de pessoas em todo o mundo e 730 mil pessoas nos Estados Unidos estão infectadas pelo HBV. A ocorrência de cirrose é um indicador prognóstico significante, com sobrevida de 5 anos de 50% entre pacientes com hepatite B e doença antígeno-positiva e cirrose. Tanto a incidência de descompensação e os índices de HCH são levemente menores para o HBV do que para o HCV. Embora nos Estados Unidos o número de procedimentos de transplantes realizados para o HBV seja pequeno, ele continua sendo indicado em uma grande proporção dos transplantes realizados em vários países da Ásia e Europa.

3. Doença hepática alcoólica

A doença hepática alcoólica é a causa mais comum de cirrose nos Estados Unidos e resulta em estimadas 12.000 mortes a cada ano. Embora haja preocupações de que os pacientes com doença hepática alcoólica são candidatos de alto risco para resultados ruins após um transplante hepático, a perda do enxerto como resultado do abuso de álcool é incomum. De fato, a sobrevida do enxerto após 7 anos é muito boa e melhor do que a observada para várias outras indicações para transplante hepático. No momento, aproximadamente 85% dos centros de transplantes recomendam um período de abstinência de álcool de 6 meses antes de considerar um paciente para o procedimento. Esse período estipulado de abstinência permanece não comprovado, pois não existem dados conclusivos sugerindo que nenhum período de abstinência algum está associado a um menor risco de recorrência após o transplante. A American Association for the Study of Liver Diseases (AASLD) recomenda uma avaliação cuidadosa desses pacientes por um médico experiente no tratamento de pacientes com comportamento de vício de consumo de álcool.

4. Doença metabólica hepática

O transplante hepático tem sido efetivamente utilizado no tratamento de várias doenças genéticas e metabólicas associadas ao envolvimento hepático (ver Tabela 50-1).

5. Hemocromatose

A hemocromatose é uma doença primariamente de caucasianos, com uma prevalência de 1 entre 200–300 pessoas. Entre os pacientes com hemocromatose não tratada, uma proporção significante pode desenvolver cirrose descompensada ou CHC. Para esses pacientes, o transplante hepático é uma opção de tratamento. A sobrevida para os pacientes submetidos a transplante hepático por hemocromatose não é comparável à de pacientes com outras doenças genéticas ou metabólicas do fígado tratados com transplante. Isso pode ser atribuível à presença de cardiomiopatia em pacientes com hemocromatose. Entre as condições genéticas e metabólicas, a hemocromatose é o motivo mais comum para transplantes.

6. Deficiência de α_1-antitripsina

Essa condição autossômica recessiva é uma indicação comum para transplante hepático em crianças. Pacientes que não desenvolvem doença hepática na infância podem desenvolver cirrose, que tende a ocorrer entre a sexta e sétima décadas. Os resultados para o transplante hepático nesses casos são muito bons.

7. Doença de Wilson

A doença de Wilson é uma doença autossômica recessiva que pode causar doença hepática aguda ou crônica. Nos pacientes com insuficiência fulminante ou cirrose descompensada, o transplante hepático é uma terapia efetiva com bom prognóstico. O transplante cura o defeito na secreção de cobre e a terapia antiquelante a longo prazo geralmente não é necessária.

8. Doença hepática autoimune & doença hepática colestática

Uma proporção significante de pacientes com hepatite autoimune desenvolve cirrose descompensada a despeito da terapia imunossupressora. Nos pacientes com doença descompensada, o transplante hepático permanece uma opção viável; resultados de sobrevida excelentes e sobrevida de 5 anos de 90% são registrados.

Similarmente, a cirrose biliar primária e a colangite esclerosante primária são indicações excelentes para o transplante hepático e estão associadas a boa sobrevida do enxerto.

9. Carcinoma hepatocelular

Em decorrência do elevado risco de HCH nos pacientes com cirrose, a maioria dos pacientes é submetida a alguma forma de rastreamento, que inclui imagens radiológicas ou uma avaliação da alfafetoproteína, ou ambos (ver Capítulo 49). O uso do rastreamento resultou na detecção precoce de tumores. Isso melhorou a sobrevida na HCH, sobretudo em pacientes com tumores menores. A AASLD e UNOS endossam o transplante hepático como um tratamento efetivo para pacientes com "HCH inicial", definido como um tumor solitário < 5 cm ou três tumores < 3 cm. O índice de sobrevida para 5 anos nesse grupo de pacientes é de 70%. Em 2005, a UNOS permitiu que pacientes que apresentassem qualquer um desses critérios recebessem um escore Model for End-Stage Liver Disease (MELD) mais alto no momento da inscrição em uma lista de transplante para aumentar a chance de um transplante hepático mais rápido.

Sangiovanni A, Del Ninno E, Fasani P, et al. Increased survival of cirrhotic patients with a hepatocellular carcinoma detected during surveillance. *Gastroenterology.* 2004;126:1005–1014. [PMID: 15057740]

10. Insuficiência hepática aguda

A insuficiência hepática aguda é um evento raro, mas potencialmente letal que em muitos casos pode levar à morte sem um transplante hepático. Uma revisão detalhada dos transplantes hepáticos na insuficiência hepática aguda é apresentada no Capítulo 38.

11. Eventos descompensadores

Desde 2002, a UNOS utiliza o escore MELD para determinar a necessidade de transplante hepático em pacientes com cirrose. Conforme apresentado na Figura 50-2, a sobrevida de 3 meses de pacientes diminui com os escores MELD mais elevados. Muitos centros de transplante utilizam um escore MELD de 15 como o limiar mínimo para inscrição na lista de transplantes. Entretanto, continua havendo um papel para o escore de

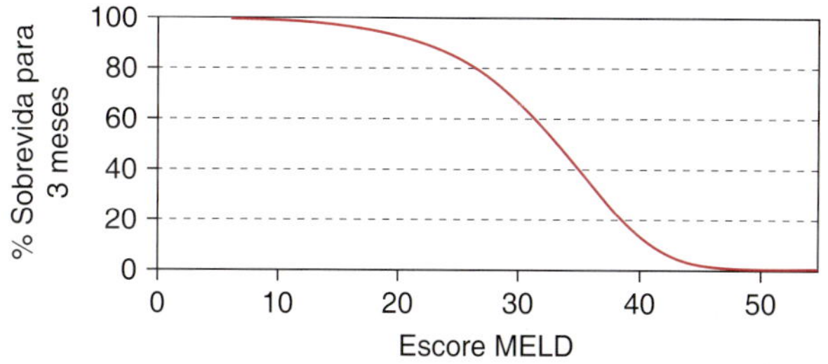

NOTA: escore *MELD* = 9,57 × $\log_e$ *creatinina mg/dL* + 3,78 × $\log_e$ *bilirrubina mg/dL* + 11,20 × $\log_e$ *INR* + 6,43 (*constante para etiologia da doença hepática*: 0 = *colestática ou alcoólica*; 1 = *todas as outras*).

▲ **Figura 50-2.** Sobrevida estimada para 3 meses como função do escore MELD. INR, proporção internacional normalizada, MELD, Model for End Stage Liver Disease. (Adaptada, com permissão, de Wiesner R, Edwards E, Freeman R, et al; for the United Network for Organ Sharing Liver Disease Severity Score Committee. Model for end-stage liver disease (MELD) and allocation of donor livers. *Gastroenterology*. 2003;124:94.)

Tabela 50-2. Sistema de classificação de Child-Pugh.

	1	2	3
Bilirrubina	< 2	2-3	> 3
Albumina	> 3,5	3,5-2,8	< 2,8
Tempo de protrombina	< 4 segundos	4-6 segundos	> 6 segundos
Ascite	Ausente	Leve-moderada	Moderada-severa
Encefalopatia	Ausente	Leve (graus I-II)	Severa (graus III-IV)

Escore: 5-6 = Classe Child A; 7-9 = Classe Child B; >10 = Classe Child C.

Child-Pugh (Tabela 50-2). Pacientes com cirrose classe B ou C de Child apresentam baixos níveis de sobrevida em comparações com pacientes mais compensados de classe A de Child. Além disso, pacientes com história de hemorragia de varizes e peritonite bacteriana espontânea apresentam menor sobrevida de 1 ano e se beneficiariam de um transplante hepático.

Kamath PS, Kim WR. Advanced Liver Disease Study Group. The model for end-stage liver disease (MELD). *Hepatology*. 2007;45:797–805. [PMID: 17326206]

12. Qualidade de vida prejudicada

Um dos principais objetivos do transplante hepático é melhorar a qualidade de vida do paciente. Estudos mostraram que antes do transplante, vários pacientes experimentam danos significantes pelo estresse físico e emocional. Uma meta-análise sobre a qualidade de vida mostrou que os pacientes melhoraram após o transplante hepático.

AVALIAÇÃO PRÉ-TRANSPLANTE

A avaliação dos pacientes candidatos para transplante hepático ocorre em um ambiente multidisciplinar e envolve hepatologistas, cirurgiões de transplantes, anestesistas, psiquiatras, assistentes sociais e subespecialistas conforme a necessidade.

Vários testes diagnósticos e procedimentos são utilizados para avaliar o paciente; os quais estão listados na Tabela 50-3 e descritos a seguir.

1. Avaliação laboratorial

A avaliação laboratorial fornece informações sobre a doença hepática subjacente e avaliação das funções hepática e renal (ver Tabela 50-3).

Tabela 50-3. Avaliação do receptor de transplante hepático.

Sorologias para hepatite viral A, B, C, D e E
Testes para HIV
Testes sorológicos para imunoglobulina G do citomegalovírus, vírus de Epstein-Barr, vírus da herpes simples
Radiografia de tórax
Testes de função pulmonar com gasometria arterial
Eletrocardiograma
Ecocardiografia de estresse com dobutamina
Imagem de ressonância magnética e angiografia do fígado
Esofagogastroduodenoscopia e colonoscopia
Rastreamento para câncer cervical
Mamografia
Ensaio para antígeno prostático específico
Avaliação dentária
Vacinação contra hepatites A e B, *Pneumococcus, Haemophilus influenzae*, influenza
Teste cutâneo de derivativo purificado de proteína (PPD) para tuberculose
Completa avaliação psiquiátrica e social

Mais importante, é necessária a avaliação do risco de desenvolvimento de complicações relacionadas com imunossupressão. Os estudos de rotina incluem os testes sorológicos para citomegalovírus (CMV), vírus do herpes simples (VHS) e vírus Epstein-Barr (VEB). Testes para histoplasmose, esquistossomose e estrongiloidíase devem ser considerados em pacientes de áreas endêmicas. Todos os pacientes devem ser submetidos a testes cutâneos para tuberculose com derivado purificado de proteína (PPD) e, se positivos, com uma imagem de tomografia computadorizada (TC) do tórax. Testes adicionais e a avaliação de um pneumologista podem estar indicados, caso permaneça a suspeita de tuberculose.

2. Avaliação cardiopulmonar

As complicações cardíacas e pulmonares do transplante hepático são as principais causas de mortalidade. A meticulosa avaliação cardiopulmonar é necessária em todos os pacientes considerados para transplante hepático. Dados recentes mostraram que a frequência cardíaca máxima obtida durante ecocardiografia de estresse com dobutamina e o escore MELD identificam adequadamente os pacientes em risco elevado para mortalidade cardíaca 4 meses após o transplante. Um benefício adicional desse teste é que ele pode identificar pacientes com anormalidades cardíacas do coração como a patência do forame oval. Na presença de anormalidades, elas podem ser corrigidas e os pacientes reconsiderados para o transplante.

Muñoz SJ, ElGenaidi H. Cardiovascular risk factors after liver transplantation. *Liver Transpl.* 2005;(Suppl 1):S52–56. [PMID: 16237716]

Tsutsui JM, Mukherjee S, Elhendy A, et al. Value of dobutamine stress myocardial contrast perfusion echocardiography in patients with advanced liver disease. *Liver Transpl.* 2006;12: 592–599. [PMID: 16555336]

3. Avaliação psicossocial

É necessária a abrangente avaliação psicossocial do candidato antes da inclusão na lista para transplante. O uso abusivo de álcool é comum entre candidatos a transplante hepático. Estudos produziram evidências controversas de que uma abstinência com duração < 6 meses esteja associada a risco elevado de recorrência após a cirurgia. O retorno à ingestão excessiva de álcool não é uma situação ideal, pois aumenta os riscos de não utilização dos medicamentos imunossupressores e hepatite alcoólica pós-transplante.

É necessário um forte suporte social após o transplante hepático a fim de assegurar a adesão aos regimes medicamentosos e visitas médicas. Uma avaliação abrangente dos serviços de apoio social deve ser considerada em todos os pacientes submetidos à avaliação para transplante hepático.

Rocca P, Cocuzza E, Rasetti R, et al. Predictors of psychiatric disorders in liver transplantation candidates: logistic regression models. *Liver Transpl.* 2003;9:721–726. [PMID: 12827559]

4. Avaliação do risco infeccioso

Por causa do risco de complicações infecciosas nos pacientes que utilizam medicamentos imunossupressores, é necessária uma avaliação abrangente do risco de infecção. Essa avaliação deve incluir testes sorológicos para CMV, VHS, varicela-zóster e VEB. Os pacientes devem ser submetidos à avaliação para infecção pelo *Mycobacterium tuberculosis* utilizando teste cutâneo PPD e radiografias de tórax. Pacientes de regiões nas quais estrongiloidíase, esquistossomose e histoplasmose são endêmicas devem ser submetidos a avaliação e tratamento profilático, se necessário.

Sharma P, Rakela J. Management of pre-liver transplantation patients–part 1. *Liver Transpl.* 2005;11:124–133. [PMID: 15666386]

Sharma P, Rakela J. Management of pre-liver transplantation patients–part 2. *Liver Transpl.* 2005;11:249–260. [PMID: 15719412]

CONTRAINDICAÇÕES

As contraindicações para o transplante hepático diferem entre os vários centros de transplante hepático. Apesar de existirem certas contraindicações absolutas (Tabela 50-4), algumas condições que podem ser consideradas contraindicadas em uma instituição não o são em outras. Essas contraindicações relativas também estão listadas na Tabela 50-4. Muitas dessas contraindicações relativas podem ser tratadas com transplantes multiorgânicos em centros especializados.

Tabela 50-4. Contraindicações para o transplante hepático.

Contraindicações absolutas	Contraindicações relativas
Infecções bacterianas ou fúngicas descontroladas não envolvendo o sistema hepatobiliar Malignidade não hepatobiliar ativa (exceção: tumores neuroendócrinos) Doença cardiopulmonar avançada não corrigível Abuso de álcool ou drogas ilícitas	Idade > 70 anos Trombose da veia porta Hipertensão pulmonar Hipoxemia severa não causada por síndrome hepatopulmonar Anomalias cardíacas congênitas Não aderência ao tratamento médico Condições psiquiátricas que impeçam a capacidade do paciente consentir com o tratamento ou ser capaz de aderir aos cuidados pós-transplante Infecção pelo HIV Carcinoma hepatocelular com extensão da doença além dos critérios estabelecidos pela UNOS Colangiossarcoma

UNOS, United Network for Organ Sharing.

PROCEDIMENTOS PARA O TRANSPLANTE

As opções cirúrgicas para o transplante sofreram enormes mudanças desde a primeira cirurgia. No momento, as opções incluem o transplante de doadores cadavérico e vivo. O transplante cadavérico é diferenciado ainda em transplante de fígado completo ou dividido.

1. Adequação e busca do doador

A avaliação cuidadosa do doador é necessária antes de considerar a busca. Certos fatores como instabilidade hemodinâmica, idade avançada e esteatose-hepática estão associados ao não funcionamento do enxerto ou à manutenção da lesão. A esteatose macrovesicular > 30% está associada a função inicial ruim do enxerto, perda do enxerto e maiores índices de mortalidade após 3 meses. A esteatose microvesicular não parece afetar a função do enxerto. Testes para HCV, HBV e HIV são padrões. Na presença de anormalidades de enzimas hepáticas, uma biópsia do fígado deve ser considerada para assegurar que alterações histopatológicas avançadas não estão presentes. Entretanto, em geral, a presença de enzimas hepáticas anormais no doador não impede o transplante hepático. A Tabela 50-5 resume os componentes da avaliação do fígado doador.

Tabela 50-5. Componentes da avaliação do doador hepático.

Seleção do doador
ABO compatível
Doador com morte cerebral e pressão arterial-oxigenação satisfatórias
Tamanho de fígado compatível com a cavidade hepática do receptor
Fatores que afetam a seleção do doador
Doença hepática preexistente
Diabetes melito
Hipertensão descontrolada
Malignidade ativa, excluindo tumores cerebrais
Infecção bacteriana, viral ou fúngica ativa
Isquemia por assistolia ou hipotensão
Abuso ativo de álcool ou substâncias ilícitas
Obesidade mórbida

Verran D, Kusyk T, Painter D, et al. Clinical experience gained from the use of 120 steatotic donor livers for orthotopic liver transplantation. *Liver Transpl.* 2003;9:500–505. [PMID: 12740794]

2. Transplante cadavérico

O transplante hepático cadavérico ou ortotrópico é a técnica mais comumente utilizada. Após a identificação de um enxerto adequado, o potencial candidato para o transplante é preparado para a cirurgia. A técnica envolve a remoção do fígado cirrótico com uma cuidadosa dissecação. Antes da cirurgia uma derivação venovenosa é considerada por alguns cirurgiões. A seguir o enxerto é colocado com anastomoses da veia porta, artéria hepática e duto biliar comum. O fluxo da bile durante a cirurgia é indicador de um enxerto funcionante.

O transplante de fígado dividido envolve o uso do enxerto por dois receptores separados. Tipicamente, o lobo direito é utilizado para um receptor adulto e o lobo esquerdo para uma criança. Apesar de os princípios da cirurgia permanecerem os mesmos, a técnica é diferente e sua discussão está além dos objetivos deste capítulo.

3. Transplante com doador vivo

Em geral, a técnica para transplante com doador vivo é a mesma utilizada para o transplante cadavérico; entretanto, ao contrário do transplante cadavérico, existem riscos consideráveis para o doador. Esses riscos são consideráveis e incluem a morte. A avaliação inclui uma abordagem abrangente tanto do doador como do receptor. Além da avaliação padrão do receptor e da avaliação pré-operatória do doador, o transplante com doador vivo requer uma completa avaliação psicossocial do doador.

O transplante com doador vivo pode reduzir o tempo de espera para pacientes com cirrose. Entretanto, é mais bem utilizado para candidatos com função hepática relativamente preservada.

COMPLICAÇÕES

As complicações do transplante hepático podem ocorrer de modo precoce ou tardio e podem estar relacionadas com problemas técnicos envolvendo o procedimento cirúrgico, sequelas clínicas ou o transplante propriamente dito. A maioria das complicações que ocorre imediatamente após o transplante é técnica e está relacionada com a cirurgia.

1. Complicações cirúrgicas

A. Não funcionamento primário do enxerto

Essa complicação é aparente durante a cirurgia. Um dos primeiros sinais de funcionamento do enxerto é a produção de bile. O cirurgião notará essa produção durante a cirurgia. A ausência de produção de bile é consistente com não funcionamento do enxerto. Essa é uma emergência verdadeira e a maioria dos pacientes necessita ser inscrita para retransplante. O tratamento de suporte e a terapia clínica agressiva para complicações infecciosas e hemodinâmicas são necessários.

B. Trombose da artéria hepática

Essa complicação geralmente ocorre dentro dos primeiros dias após o transplante e complica entre 1,6–8,9% dos procedimentos. Fatores de risco incluem complicações técnicas durante o procedimento cirúrgico, baixa proporção entre o tamanho do sítio doador e do sítio receptor, fatores imunológicos, anormalidades da coagulação, tabagismo e infecção. Tipicamente os pacientes mostram ausência de melhoria nas enzimas hepáticas após a cirurgia. Além disso, a necessidade de fatores de coagulação não diminui e podem ocorrer alterações no estado mental. O diagnóstico geralmente requer imagens diagnósticas utilizando a ultrassonografia com Doppler, RM ou arteriografia. A trombose pode ser tratada com o uso de técnicas intervencionais, incluindo trombólise, angioplastia ou colocação de *stent*. Entretanto, a maioria dos pacientes requer reoperação e reanastomose. Se essas medidas não forem bem-sucedidas, o paciente pode necessitar ser reinscrito para um segundo transplante.

Pastacaldi S, Teixeira R, Montalto P, et al. Hepatic artery thrombosis after orthotopic liver transplantation: a review of nonsurgical causes. *Liver Transpl.* 2001;7:75–81. [PMID: 11172388]

2. Complicações biliares

As complicações biliares após o transplante hepático ocorrem em até 15–25% dos pacientes. Estenoses biliares e vazamentos biliares são as complicações biliares mais comuns.

Entre os primeiros dias a semanas após o transplante, estenoses anastomóticas são comuns; sua ocorrência é sugerida por enzimas hepáticas anormais. Imagens abdominais com o uso da ultrassonografia ou TC são necessárias para detectar dilatação biliar. É preciso cuidado na interpretação das imagens abdominais uma vez que a dilatação biliar pode não ser aparente após o transplante. Geralmente, esses pacientes necessitam de colangiopancreatografia retrógrada endoscópica ou colangiografia trans-hepática percutânea. Se for encontrado estenose ou vazamento, a inserção de um *stent* deve ser considerada. A reanastomose cirúrgica ou conversão para um Y de Roux é necessário para os casos não tratáveis por meios endoscópicos ou radiológicos.

Acredita-se que uma segunda forma de estenose biliar pós-transplante seja resultado de uma lesão isquêmica e imunológica. Várias estenoses são encontradas na árvore biliar intra e extra-hepática. A menos que se encontre uma estenose dominante, as opções endoscópicas, percutâneas ou cirúrgicas são limitadas. Fatores de risco identificados em um estudo recente incluíram colangite esclerosante primária no fígado nativo, hepaticojejunostomia em Y de Roux, uso de uma solução de preservação de alta viscosidade, e infecção pós-operatória por CMV. A ocorrência de colangite esclerosante e cirrose foi registrada, algumas vezes resultando em retransplante. Índices de perda do enxerto de até 46% 2 anos após o transplante foram registrados.

Abdalian R, Heathcote EJ. Sclerosing cholangitis: a focus on secondary causes. *Hepatology.* 2006;44:1063–1074. [PMID: 17058222]

Park JS, Kim MH, Lee SK, et al. Efficacy of endoscopic and percutaneous treatments for biliary complications after cadaveric and living donor liver transplantation. *Gastrointest Endosc.* 2003;57: 78–85. [PMID: 12518136]

3. Complicações clínicas

A. Rejeição do aloenxerto

Uma das complicações mais comuns após o transplante é a rejeição do aloenxerto. Existem três formas de rejeição: hiperaguda, aguda e crônica.

1. Rejeição hiperaguda — A rejeição hiperaguda resulta da pré-sensibilização do receptor para os antígenos do receptor. Com uma melhor combinação antigênica entre o doador e o receptor, sua incidência se tornou muito rara. Essa condição requer a remoção do enxerto doador e um segundo transplante. Os pacientes geralmente são inscritos com maior prioridade para um enxerto.

2. Rejeição aguda e crônica — A rejeição aguda é encontrada após o transplante em até 60% dos receptores. Episódios de rejeição aguda que ocorrem dentro de 3 meses de transplante geralmente não estão associados ao risco elevado de falha do enxerto ou mortalidade. Após o transplante, células apresentadoras de antígeno (CAPs) apresentam os antígenos HLA do doador às células CD4 T do receptor. As CAPs também liberam interleucina (IL)-1, que amplifica a ativação das células T em resposta ao antígeno. As células T ativadas produzem IL-2, que recruta ainda mais células T ativadas (CD4, CD8) para o enxerto. As células CD8 também são chamadas de células citotóxicas e podem causar dano ao enxerto. A IL-2 também é responsável pela proliferação clonal de células T. A severidade da lesão está relacionada com a expansão clonal dos linfócitos citotóxicos.

A patogênese da rejeição crônica não é completamente compreendida. Acredita-se que a expressão aberrante de antígenos HLA classe II nos dutos biliares desempenhe um papel. Também se acredita que diferenças nos antígenos classe I do doador e do receptor possam contribuir para o processo.

B. Prevenção da rejeição

Para que o enxerto sobreviva e funcione no receptor, o sistema imune do receptor precisa ser suprimido, particularmente no início do período pós-transplante. Isso é feito pelo tratamento das várias etapas da rejeição descritas anteriormente. Um protocolo de imunossupressão típico é demonstrado na Tabela 50-6. O protocolo pode variar entre as instituições, mas os princípios permanecem os mesmos. Corticosteroides são utilizados pelos seus potentes efeitos anti-inflamatórios na supressão da IL-1, IL-2, IL-6, fator de necrose tumoral e interferon-gama. Ciclosporina e tacrolimus são inibidores da calcineurina que suprime a proliferação de células-T dependentes de IL-2. Micofenolato mofetil e azatioprina inibem a proliferação de células B e células T interferindo na síntese das purinas. O sirolimus geralmente não é utilizado como um imunossupressor de primeira linha devido a preocupações iniciais com trombose da artéria hepática e dificuldades com a cicatrização de feridas. Ele parece interromper as vias de sinalização do receptor IL-2.

A Tabela 50-7 lista os efeitos adversos comuns dos diversos medicamentos imunossupressores.

Perry I, Neuberger J. Immunosuppression: towards a logical approach in liver transplantation. *Clin Exp Immunol.* 2005;139: 2–10. [PMID: 15606606]

Tabela 50-6. Amostra do protocolo de imunossupressão para transplante.

Mês	Ciclosporina e tacrolimus (Variação terapêutica[a,b])	Micofenolato mofetil e azatioprina	Prednisona
0-1	C: 300-350 mg/dL T: 12-15 mg/dL	M: 1 g via oral 2 vezes ao dia A: 75-100 mg via oral por dia	Reduzir progressivamente até 15 mg orais 2 vezes ao dia
1-3	Mesmo	Mesmo	Reduzir progressivamente para 15 mg orais por dia
3-6	Mesmo	Mesmo	Reduzir até retirar totalmente
6-12	C: 200-300 mg/dL T: 8-12 mg/dL	Reduzir progressivamente	Sem medicamento
>12	C: 150-250 mg/dL T: 8-12 mg/dL	Sem medicamento	Sem medicamento

A, azatioprina; C, ciclosporina; M, micofenolato mofetil; T, tacrolimus.
[a]Dose titulada até os níveis.
[b]Dose inicial típica é ciclosporina, 6 mg/kg/dia dividida em duas doses diárias; tacrolimus, 0,06 mg/kg/dia divididos em duas doses diárias. Os ajustes da dose baseiam-se na variação terapêutica.

Tabela 50-7. Efeitos adversos comuns dos imunossupressores.

Medicamento	Efeito adverso
Azatioprina	Supressão da medula óssea
Ciclosporina	Nefrotoxicidade, hipertensão, hipercolesterolemia, tremor, cefaleia, hiperplasia gengival, hirsutismo
Micofenolato mofetil	Náuseas, vômitos, diarreia, supressão de medula óssea, alopecia
Prednisona	Hiperglicemia, doença de úlcera péptica, osteoporose, fragilidade cutânea, cataratas, miopatia, depressão, psicose
Rapamune	Supressão da medula óssea, anormalidades eletrolíticas, edema, hiperlipidemia
Tacrolimus	Nefrotoxicidade, hipertensão, alopecia, hipercolesterolemia, neurotoxicidade (incluindo tremor, convulsões, cefaleias), diabetes, náusea, vômitos

1. Rejeição aguda — A maioria dos pacientes com rejeição aguda se apresenta com enzimas hepáticas anormais. Uma via direcionada para a avaliação das enzimas hepáticas anormais após o transplante é apresentada na Figura 50-3. Para confirmar a rejeição, uma biópsia de fígado é necessária. Alterações histopatológicas de rejeição incluem infiltrado portal e lobular misto, lesão dutular na primeira, inflamação do endotélio e dutopenia. O tratamento típico inclui esteroides em pulso e, se malsucedido, o uso de agentes imunossupressores mais potentes, os quais incluem OKT3, que bloqueia o receptor CD3. Timoglobulina, que causa depleção não seletiva dos linfócitos ou daclizumab e basiliximab, que são anticorpos monoclonais quiméricos inibidores do receptor IL-2.

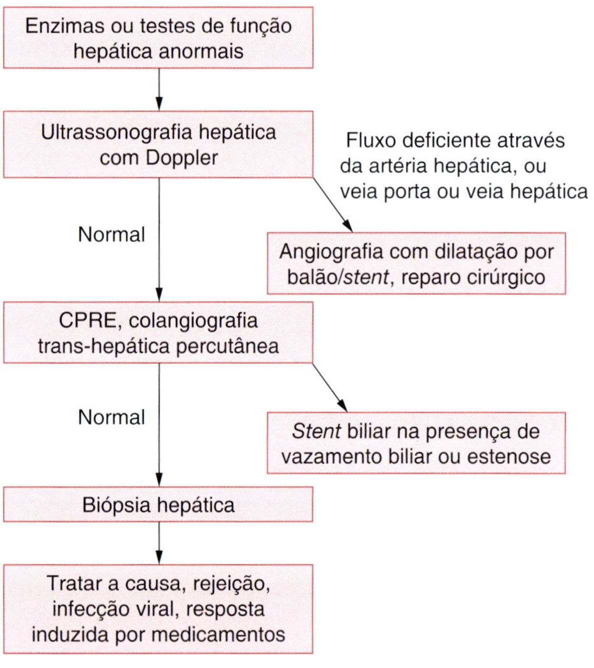

▲ **Figura 50-3.** Avaliação das enzimas hepáticas anormais ou testes de função hepática após o transplante hepático. CPRE, colangiopancreatografia retrógrada endoscópica.

2. Rejeição crônica — Assim como na rejeição aguda, o diagnóstico da rejeição crônica requer biópsia hepática. Infelizmente, não existem terapias efetivas para a rejeição crônica e a maioria dos pacientes necessitará de retransplante.

INFECÇÃO & TRANSPLANTE HEPÁTICO

O risco de infecção entre pacientes transplantados está relacionado com a exposição aos patógenos e

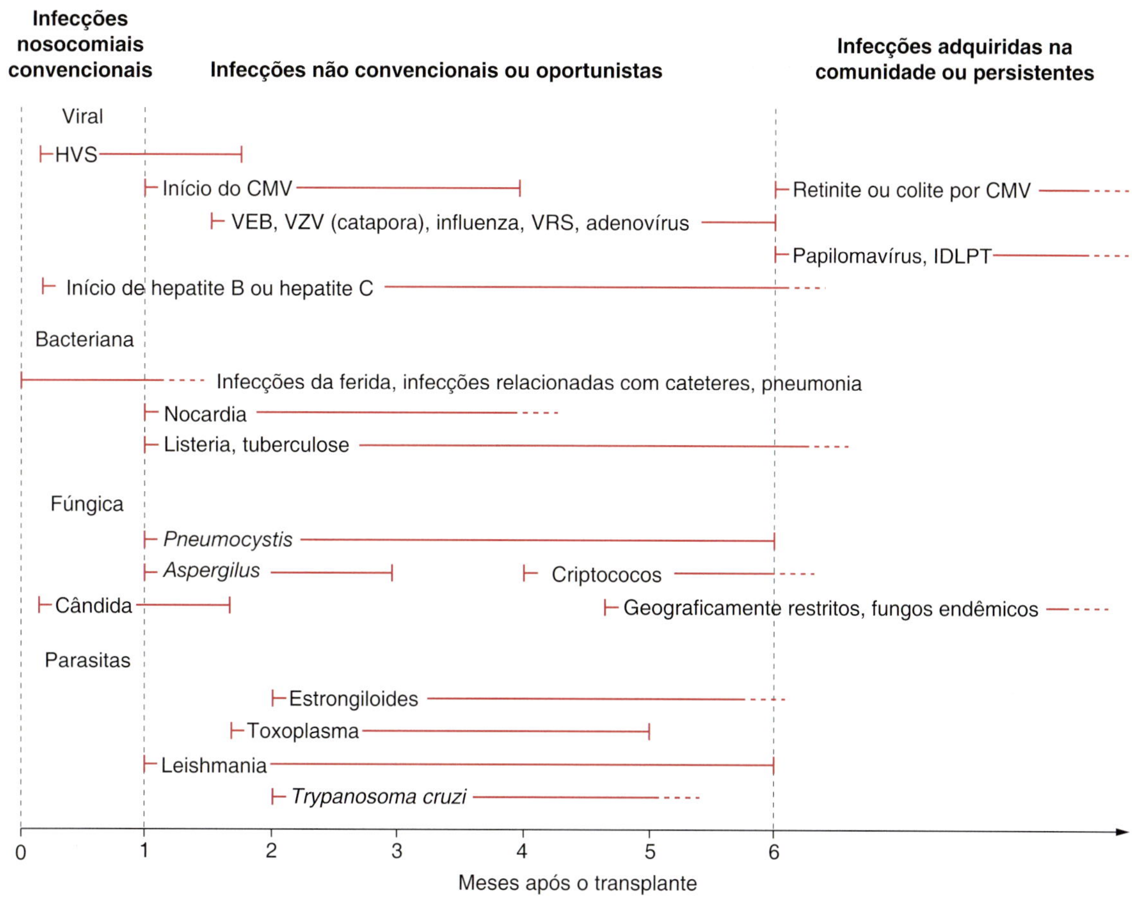

▲ **Figura 50-4.** Sequência usual de infecções após o transplante hepático. Exceções para a sequência usual de infecções após o transplante sugerem a presença de uma exposição epidemiológica incomum ou imunossupressão excessiva. CMV, citomegalovírus; VEB, vírus de Epstein-Barr; VHS, vírus da herpes simples; DLPT, doença linfoproliferativa pós-transplante; VRS, vírus respiratório sincicial; VZV, vírus da varicela-zóster. Zero indica o momento do transplante. As linhas sólidas indicam o período mais comum para o início da infecção; as linhas pontilhadas e as setas indicam períodos de risco continuado em níveis reduzidos. (Reproduzida, com permissão, de Rubin RH, Fishman JA. Infection in organ-transplant recipients. *N Engl J Med.* 1998;338:1743.)

com o estado em rede da imunossupressão. Além da imunossupressão, interrupção da integridade das barreiras musculocutâneas e epiteliais, instrumentação, uremia, diabetes e infecções com vírus imunomoduladores estão entre os fatores que afetam o risco infeccioso. O padrão típico da infecção é apresentado na Figura 50-4.

Abordagens comumente utilizadas contra infecção por *Pneumocystis carinii*, CVM e VEB serão discutidas a seguir.

1. *Pneumocystis carinii*

A pneumonia por *Pneumocystis carinii* (PPC) é rara nas situações de transplante. Isso ocorre porque a profilaxia contra a PPC é praticada por todos os centros de transplante. Na ausência de profilaxia, a incidência de PPC é 10–12%. O regime padrão é feito com trimetoprima-sulfametoxazol (TMP-SMZ) diariamente durante 4–12 meses. Atovaquona pode ser considerada em pacientes com insensibilidade ao TMP-SMZ. Um benefício adicional do TMP-SMZ é o menor risco de toxoplasmose, *Listeria monocytogenes* e *Nocardia asteroides*.

2. Citomegalovírus

O citomegalovírus (CMV) é o patógeno mais importante que afeta pacientes após o transplante hepático. O vírus pode ser adquirido após o transplante a partir do doador ou reativado no receptor pela imunossupressão (Tabela 50-8). A severidade da infecção é afetada por vários fatores, incluindo o uso de medicamentos citotóxicos e antilinfócitos, infecção sistêmica e inflamação. Casos de infecções "de novo" e superinfecção geralmente estão associados a doença clínica. Até 50% dos receptores que são soronegativos e recebem um enxerto doador soropositivo desenvolverão a infecção. O risco para receptores que são anticorpo positivos para CMV

Tabela 50-8. Profilaxia antiviral para o citomegalovírus (CMV).

Estado CMV	Risco	Profilaxia
Doador negativo/ receptor negativo	Baixo	Valaciclovir
Doador negativo/ receptor positivo	Moderado	Valaciclovir
Doador positivo/ receptor positivo	Moderado	Valganciclovir
Doador positivo/ receptor negativo	Alto	Valganciclovir ± globulina hiperimune anti-CMV (CytoGam)

é muito menor e muitos centros de transplante não praticam a profilaxia de rotina.

O diagnóstico é obtido pela demonstração de viremia (antigenemia CMV, amplificação da reação em cadeia de polimerase, ou biópsia de tecido). A infecção clínica pelo CMV pode se manifestar de diversas formas diferentes. A apresentação pode ser na forma de leucopenia, trombocitopenia, pneumonite, gastroenterite, pancreatite, colite, dermatite, neurite ou oftalmite.

Além de seu efeito direto, o CMV também está associado a risco elevado de rejeição aguda e crônica, distúrbio linfoproliferativo pós-transplante (DLPT) e HCV recorrente.

O tratamento consiste do ganciclovir intravenoso até que a eliminação do vírus seja documentada. Alguns centros de transplante também consideram o uso de globulina hiperimune anti-CMV para doença severa ou recorrente. Pacientes com intolerância ao ganciclovir podem ser tratados com foscarnet.

O regime ideal para a prevenção do CMV é desconhecido, mas o papel da profilaxia geralmente é bem aceito. A intensidade da imunossupressão pode determinar a duração da profilaxia. A profilaxia deve ser iniciada antes da reativação e continuada durante um bom tempo após a documentação de estudos de vigilância negativos para o CMV. A duração exata não é bem conhecida.

3. Distúrbio linfoproliferativo pós-transplante e infecção pelo vírus de Epstein-Barr

O distúrbio linfoproliferativo pós-transplante (DLPT) é um grupo heterogêneo de distúrbio hematológico de órgãos linfoides e não linfoides policlonais ou monoclonais que afetam sítios nodais e particularmente extranodais. É uma complicação séria após o transplante e ocorre em 1–3% dos receptores de transplante hepático. Fatores de risco incluem a severidade da imunossupressão e o uso de anticorpos antilinfócitos. A apresentação clínica do DLPT é ampla, variando de sintomas sugestivos de mononucleose para aqueles consistentes com linfoma ou relacionados com um órgão afetado. Os envolvimentos extranodais do fígado, cérebro, trato gastrointestinal e medula óssea são comuns. Em um estudo recente, 77% dos pacientes com DLPT tinham doença extranodal.

A DLPT tem íntima associação ao VEB, mas nem todos os pacientes com essa condição são positivos para VEB. O diagnóstico requer exame histopatológico. O tratamento geralmente consiste da redução da imunossupressão, que pode ser efetiva na indução de longo índice de resposta completa em 20–50%. A terapia antiviral na DLPT VEB-positiva também pode ser considerada. Se ela for malsucedida, a quimioterapia pode ser considerada, apesar de o regime ideal permanecer incerto.

Lim W, Russ GR, Coates PT. Review of Epstein-Barr virus and post-transplant lymphoproliferative disorder post-solid organ transplantation. *Nephrology (Carlton)*. 2006;11:355–366. [PMID: 16889577]

CUIDADOS CLÍNICOS A LONGO PRAZO APÓS TRANSPLANTE HEPÁTICO

Pacientes submetidos a transplante hepático permanecem em risco de desenvolver problemas clínicos comuns vistos na população em geral.

1. Diabetes melito

A incidência de diabetes melito após os transplantes fica entre 4–20%. Esse risco pode estar relacionado com o uso do tacrolimus e da ciclosporina. Estudos prospectivos demonstraram uma incidência elevada de hiperglicemia após a administração desses agentes. O tratamento inclui dieta, perda de peso, agentes hipoglicemiantes orais e insulina.

Reuben A. Long-term management of the liver transplant patient: diabetes, hyperlipidemia, and obesity. *Liver Transpl.* 2001;7(Suppl 1):S13–21. [PMID: 11689772]

2. Hipertensão

A hipertensão é uma ocorrência comum após o transplante, provavelmente resultante da idade e do uso de inibidores da calcineurina. Regimes anti-hipertensivos, padrão, são eficazes nos pacientes após transplantes. A nifedipina é o agente de escolha e betabloqueadores são os agentes de segunda linha.

Galioto A, Angeli P, Guarda S, et al. Comparison between nifedipine and carvedilol in the treatment of de novo arterial hypertension after liver transplantation: preliminary results of a controlled clinical trial. *Transpl Proc.* 2005;37:1245–1247. [PMID: 15848684]

3. Hiperlipidemia

A hiperlipidemia é uma ocorrência comum após o transplante hepático, com uma incidência de até 50%. Perda de peso e alterações na dieta são recomendadas; se essas estratégias não forem bem-sucedidas, o tratamento com um inibidor da CoA HMG é recomendado.

Reuben A. Long-term management of the liver transplant patient: diabetes, hyperlipidemia, and obesity. *Liver Transpl.* 2001;7 (Suppl 1):S13–21. [PMID: 11689772]

4. Insuficiência renal

Em um artigo fundamental publicado por Ojo *et al.*, foi demonstrado que a incidência de insuficiência renal crônica após transplante de órgão sólido foi de 7–21% entre receptores de transplantes não renais. Um risco elevado de insuficiência renal foi associado ao gênero feminino, idade avançada, hepatite C, hipertensão, diabetes melito, e insuficiência renal aguda pós-transplante. O estudo também mostrou que pacientes que experimentaram insuficiência renal crônica apresentaram risco de mortalidade quatro vezes superior.

Estratégias para prevenir a insuficiência renal são limitadas pela necessidade de utilização de um inibidor da calcineurina para a prevenção contra rejeições. O sirolimus, um medicamento menos nefrotóxico, não é utilizado como um imunossupressor de primeira linha por causa de preocupações com trombose da artéria hepática e de problemas com a cicatrização da ferida. Entretanto, nos pacientes com insuficiência renal leve, a transição de um inibidor da calcineurina para sirolimus pode ser considerada quando o risco de trombose da artéria hepática é reduzido, geralmente vários meses ou anos após o transplante.

Ojo AO, Held PJ, Port FK, et al. Chronic renal failure after a transplantation of a nonrenal organ. *N Engl J Med.* 2003; 349:931–940. [PMID: 12954741]

5. Osteoporose

A doença óssea pré-transplante resultante de uma dificuldade na absorção de vitamina D na doença hepática colestática, baixa ingestão de cálcio e atividade ou uso de diuréticos e prednisona na hepatite autoimune é comumente observada. Inatividade após o procedimento do transplante e uso de altas doses de esteroides aceleram ainda mais a perda óssea. Consequentemente, a osteoporose pós-transplante é uma grande causa de morbidade em pacientes submetidos a transplantes. Todos os pacientes devem receber suplementação de cálcio e vitamina D após o transplante. Uma densitometria óssea deve ser considerada e bifosfonatos prescritos nos casos diagnosticados de osteoporose.

Guichelaar MM, Kendall R, Malinchoc M, et al. Bone mineral density before and after OLT: long-term follow-up and predictive factors. *Liver Transpl.* 2006;12:1390–1402. [PMID: 16933236]

6. Gestação

Já ocorreram gestações iniciadas algumas semanas após o transplante hepático. Como o transplante está associado a incidência elevada de partos prematuros e crianças com baixo peso ao nascer, as gestantes devem ser tratadas por um obstetra especializado em gestações de alto risco. Para minimizar o risco de rejeição e falha do enxerto, a imunossupressão é mantida. A Tabela 50-9 lista as teratogenicidades e efeitos sobre o crescimento fetal na gestação dos vários imunossupressores.

7. Condições neurológicas

Cefaleias crônicas são observadas com os inibidores da calcineurina e podem necessitar de modificações na dosagem. Um tremor geralmente é observado na toxicidade pela calcineurina. Já foram relatados distúrbios convulsivos após transplantes.

8. Condições psiquiátricas

Depressão e ansiedade são comuns após o transplante. A identificação e o tratamento precoces podem prevenir contra a recorrência do abuso de substâncias pós-transplante. Vários antidepressivos se mostraram efetivos em pacientes após transplantes.

Erim Y, Beckmann M, Valentin-Gamazo C, et al. Quality of life and psychiatric complications after adult living donor liver transplantation. *Liver Transpl.* 2006;12:1782–1790. [PMID: 17133566]

9. Malignidade

A malignidade é a segunda causa mais comum de morte tardia em pacientes pós-transplante e está intimamente associada ao uso a longo prazo dos imunossupressores. A incidência de câncer em pacientes

Tabela 50-9. Risco da gestação por categoria FDA para medicamentos imunossupressivos comumente utilizados após transplante hepático.

Medicamento	Usos	Categoria FDA
Corticosteroides	Manutenção, antirrejeição	
Prednisona, prednisolona		B
Metilprednisolona		B
Azatioprina	Manutenção	D
Imuran		
Ciclosporina A (CyA)	Manutenção	C
Formulação Novartis		
Sandimmune		
Cápsulas de ciclosporina	Manutenção	C
Microemulsão genérica		
Formulação de ciclosporina		
Neoral		
Tacrolimus ou FK506	Manutenção, antirrejeição	C
Prograf		
Micofenolato mofetil	Manutenção	C
CellCept		
Sirolimus	Manutenção	C
Agentes de resgate utilizados para o tratamento da rejeição ou indução		
Moromonab-CD3 (OKT-3)		C
Orthoclone OKT-3		
Globulina antitimócito		C
Atgam, ATG		
Globulina antitimócito		C
Timoglobulina		C

Dados de Mastrobattista JM, Katz AR. Pregnancy after organ transplantation. *Obstet Gynecol Clin North Am.* 2004;31:14. Original data from Armenti VT, Radomski JS, Moritz MJ, et al. Report from the National Transplantation Pregnancy Resister (NTPR): Outcomes of pregnancy after transplantation. In: Cecka JM, Terasaki PI (editors). *Clinical Transplants* 2002. UCLA Immunogenetics Center, 2003:121-130; and Armenti VT, Moritz MJ, Davison JM. Renal transplantation and pregnancy. In: Gleicher N (editor). *Principles and Practice of Medical Therapy in Pregnancy*, 3rd ed. Appleton & Lange, 1998:1081-1091.

submetidos a transplante fica entre 4–16%. A incidência de DLPT, sarcomas, displasia cervical uterina e cânceres de pele é claramente maior do que na população em geral. Entretanto, não existem dados conclusivos para outras formas de câncer. Fatores de risco para o desenvolvimento de cânceres pós-transplante incluem tabagismo, uso de álcool e doença intestinal inflamatória.

No geral, o câncer de cólon não é mais comum em pacientes pós-transplantes do que na população em geral. Entretanto, pacientes com colangite esclerosante primária e colite ulcerativa submetidos a transplante apresentam uma incidência de câncer de cólon variando entre 5,3–13% após transplantes hepáticos.

A Tabela 50-10 delineia as diretrizes recomendadas para o rastreamento de pacientes após o transplante hepático.

Oo YG, Gunson BK, Lancashire RJ, et al. Incidence of cancers following orthotopic liver transplantation in a single center: comparison with national cancer incidence rates for England and Wales. *Transplantation.* 2005;80:759–764. [PMID: 16210962]

Trotter JF. Cancer surveillance following orthotopic liver transplantation. *Gastrointest Endosc Clin N Am.* 2001;11:199–214. [PMID: 11175982]

Vallejo GH, Romero CJ, de Vicente JC. Incidence and risk factors for cancer after liver transplantation. *Crit Rev Oncol Hematol.* 2005;56:87–99. [PMID: 15979889]

Tabela 50-10. Rastreamento do câncer após transplantes.

Câncer	Rastreamento recomendado
Pele e lábio	Autoexames mensais e exames médicos anuais
Carcinoma anogenital	Exame médico anual da área anogenital
Sarcoma de Kaposi	Exame médico anual da pele, conjuntiva e mucosa orofaríngea
Distúrbio linfoproliferativo pós-transplante	Avaliação médica a cada 3 meses
Câncer cervical	Esfregaço de Papanicolau anual para todas as mulheres > 18 anos e qualquer mulher < 18 anos que seja sexualmente ativa
Câncer de mama	Mamografia a cada 1-2 anos
Câncer de cólon	Colonoscopia a cada 5 anos
Câncer de próstata	Antígeno prostático específico e exame retal digital anuais

Reproduzida, com permissão, de Kasiske BL, Varquez MA, Harmon WE, et al. Recommendations for the outpatient surveillance of renal transplant recipients. American Society of Transplantation. *J Am Soc Nephrol.* 2000;11:S1-S86.

Tabela 50-11. Recorrência e índices de sobrevida de 5 anos após transplantes hepáticos.

Etiologia da doença	Índice de recorrência	Sobrevida de 5 anos	Sobrevida do enxerto para 5 anos
Hepatite C	> 90%	70%	57%
Hepatite B	< 5% com profilaxia	79%	68%
Carcinoma hepatocelular	8-15%	52%	46%
Cirrose biliar primária	11-23%	86%	73%
Colangite esclerosante primária	9-47%	86%	73%
Hepatite autoimune	16-46%	77%	68%
Cirrose induzida pelo álcool	< 5%	72%	65%
Esteato-hepatite não alcoólica	11-38%	73%	66%

Adaptada, com permissão, de Kotlyar DS, Campbell MS, Reddy KR. Recurrences of diseases following orthotopic liver transplantation. *Am J Gastroenterol.* 2006;101:1370–1378. [PMID: 16771963]

PROGNÓSTICO

Durante a última década o prognóstico para pacientes submetidos a transplante hepático melhorou consideravelmente. Para certas condições, como a amiloidose, o transplante hepático é uma cura; para outros, a recorrência da doença é uma possibilidade. A recorrência da hepatite C ou câncer hepatocelular está associada a um prognóstico reservado; outras condições como a hepatite autoimune, cirrose biliar primária, e colangite esclerosante primária apresentam bons índices de sobrevida de 5 anos (Tabela 50-11).

A maioria dos pacientes submetidos a transplante hepático não apresenta morbidade relacionada com o fígado, mas sofrem de complicações da imunossupressão de longa duração.

Kotylar DS, Campbell MS, Reddy KR. Recurrence of diseases following orthotopic liver transplantation. *Am J Gastroenterol.* 2006;101:1370–1378. [PMID: 16771963]

1. Hepatite C recorrente

A hepatite C recorrente é quase universal após o transplante. Idade avançada do doador, uso de esteroides e rejeição são previsores de um prognóstico pior. Pelo impacto dos esteroides, muitos centros de transplante limitam a dose e a duração dos esteroides nos protocolos de imunossupressão. Protocolos imunossupressivos livres de esteroides foram considerados, mas permanecem controversos.

O tratamento da hepatite C recorrente é mais difícil após o transplante. O uso de medicamentos imunossupressores e comorbidades deixam os pacientes mais suscetíveis aos efeitos adversos do interferon e ribavirin. O suporte com fator de crescimento hematopoiético geralmente é necessário para a continuação do tratamento.

Dienstag JL, McHutchinson JG. American Gastroenterological Association technical review on the management of hepatitis C. *Gastroenterology.* 2006;130:231–264. [PMID: 16401486]

2. Hepatite B recorrente

A hepatite B recorrente é incomum após o transplante. O risco de recorrência é maior entre pacientes com hepatite B e antígeno positivos ou apresentam altas cargas virais no momento do transplante.

A terapia profilática tornou-se rotina para a maioria dos centros de transplante após o procedimento. Tipicamente, os pacientes recebem imunoglobulina para hepatite B (HBIG) por até 6 meses ou indefinidamente após o transplante. Geralmente, os níveis de anticorpos de superfície para a hepatite B são acompanhados e HBIG transfundido quando os níveis caem abaixo dos 500 UI/mL. O uso de análogos de nucleotídeos e nucleosídeos varia entre os centros. Entretanto, muitos programas atuais utilizam uma combinação de HBIG e análogos de nucleotídeos ou nucleosídeos como entecavir, lamivudina e adefomir. Adefomir é utilizado com menor frequência devido ao leve risco de nefrotoxicidade. Lamivudina geralmente deve ser evitada pelo alto índice de resistência viral.

Cirrose biliar primária

51

Daniel S. Pratt, MD

CRITÉRIOS DE DIAGNÓSTICO

- A maioria dos pacientes com cirrose biliar primária (CBP) é assintomática no momento do diagnóstico, mas eventualmente desenvolve sintomas, incluindo fadiga e prurido.
- Considerar CBP em qualquer paciente no qual as enzimas hepáticas estão elevadas em um padrão colestático; um nível elevado isolado de fosfatase alcalina sempre requer avaliação mais acurada.
- Anticorpos antimitocondriais apresentam sensibilidade de 95% para CBP e são centrais para o diagnóstico.

Considerações gerais

A cirrose biliar primária (CBP) é uma doença autoimune clássica. Apesar de predominantemente ser uma doença de mulheres de meia-idade, com média de idade de 50 anos no diagnóstico, 5–10% dos pacientes são homens, e a variação de idade registrada é de 22–93 anos. A doença é registrada em todo o mundo, mas com incidências geográficas e prevalências variáveis; as maiores incidências e prevalências são registradas no norte da Europa. Estudos sugeriram que a incidência e a prevalência da CBP estão aumentando em todo o mundo. Autoanticorpos antimitocondriais (AAMs) são encontrados em 95% dos pacientes com CBP. Os alvos dos autoanticorpos são membros da família dos complexos 2-oxo-ácido desidrogenase, mais particularmente as subunidades E2 do complexo da piruvato desidrogenase (PDC-E2). A lesão imunológica é marcada por destruição dos dutos biliares intra-hepáticos mediada por células T. A única terapia comprovada da CBP é o ácido ursodesoxicólico (UDCA). A despeito do diagnóstico e tratamento precoces, a maioria dos pacientes apresenta progressão inexorável da doença levando a cirrose e doença hepática em estágio terminal.

Kaplan MM, Gershwin ME. Primary biliary cirrhosis. *N Engl J Med.* 2005;353:1261–1273. [PMID: 16177252]

Lindor KD, Gershwin ME, Poupon R, Kaplan M, Bergasa NV, Heathcote EJ. Primary biliary cirrhosis. *Hepatology.* 2010;50: 291–306. [PMID: 19554543]

Patogênese (Figura 51-1)

A. Fatores genéticos

Existem vários estudos indicando o papel da genética na determinação da suscetibilidade para CBP. Observações particularmente importantes incluem:

1. Parentes de primeiro grau com CBP apresentam prevalência de 4–6% da doença.
2. A CBP apresenta o maior índice de concordância registrada (62,5%) em gêmeos monozigóticos entre todas as doenças autoimunes.
3. A prevalência de AAMs em parentes de primeiro grau de pacientes com CBP foi de 13,1% em comparação com 1% entre os controles.

Vários genes candidatos foram implicados na CBP incluindo CTLA4 e IL12A.

B. Fatores ambientais

Assim como em outras condições autoimunes, considera-se que um mimetismo molecular seja o mecanismo para o desencadeamento da autoimunidade. Vários gatilhos ambientais candidatos foram sugeridos, incluindo agentes infecciosos (vírus e bactérias) e químicos. Esses gatilhos potenciais possuem homologia significante para proteínas mitocondriais humanas, particularmente a PDC-E2. O papel dos agentes ambientais transitórios na patogênese da CBP foi suportado por um estudo recente que demonstrou um agrupamento espaço-tempo altamente significante

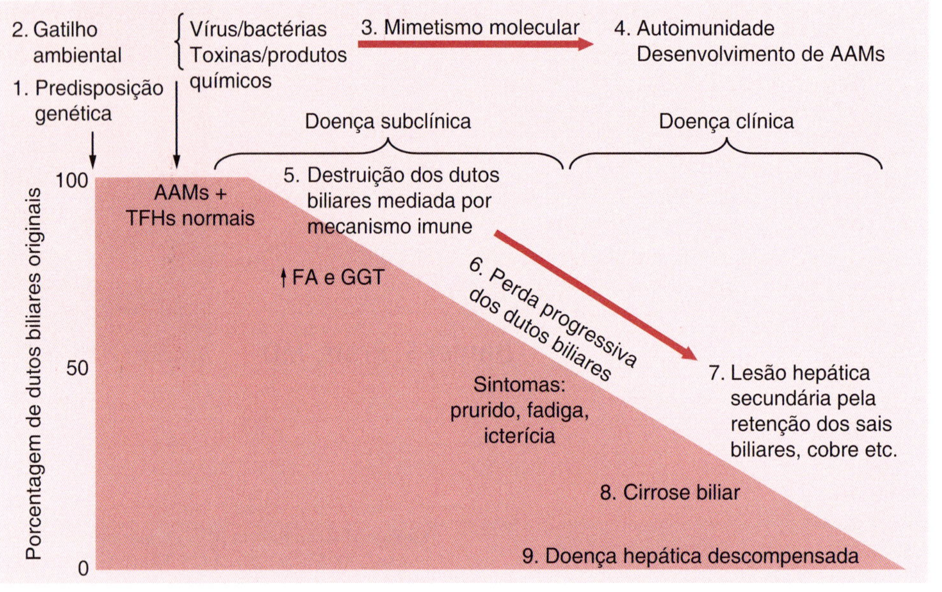

▲ **Figura 51-1.** Patogênese e história natural da cirrose biliar primária. Acredita-se que pacientes geneticamente suscetíveis se expostos a determinados gatilhos ambientais podem desenvolver autoimunidade pelo mimetismo molecular, com o alvo primário dos anticorpos antimitocondriais resultantes sendo o complexo da piruvato desidrogenase 2 (PDC-E2). Embora esse processo ainda esteja indeterminado, ele leva à destruição persistente dos dutos biliares intra-hepáticos mediada por células T. Se não for tratado, esse processo destrutivo eventualmente destrói uma porcentagem importante dos dutos biliares, ocorrendo lesão secundária causada pela retenção dos sais biliares. A lesão progride para cirrose biliar e eventualmente para doença hepática descompensada. FA, fosfatase alcalina; AA, anticorpo antimitocondrial; GGT, gamaglutamiltransferase; TFHs, testes de função hepática.

sob o ponto de vista estatístico em 1.015 casos de CBP no nordeste da Inglaterra.

C. Fatores imunológicos

As células T que infiltram as tríades portais são específicas para o autoepítope PDC-E2. Entretanto, não está claro por que o ataque imune tem essa especificidade para o epitélio biliar, quando as proteínas mitocondriais, que são alvos, estão presentes em todas as células nucleadas. Estudos sugeriram que o mecanismo do processamento metabólico do PDC-E2 no epitélio biliar resulta no autoantígeno que permanece imunologicamente intacto e disponível para apresentação para as células apresentadoras do antígeno. Em todos os outros tipos celulares o autoepítope é destruído durante a apoptose.

Lazaridis KN, Juran BD, Boe GM, et al. Increased prevalence of antimitochondrial antibodies in first-degree relatives of patients with primary biliary cirrhosis. *Hepatology.* 2007;46:785–782. [PMID: 17680647]

McNally RJQ, Ducker S, James OFW. Are transient environmental agents involved in the cause of primary biliary cirrhosis? Evidence from space-time clustering analysis. *Hepatology.* 2009;50:1169–1174. [PMID: 19711423]

Parés A, Rodés J. Natural history of primary biliary cirrhosis. *Clin Liver Dis.* 2003;7:779–794. [PMID: 14594131]

Selmi C, Mayo MJ, Bach N, et al. Primary biliary cirrhosis in monozygotic and dizygotic twins: genetics, epigenetics, and environment. *Gastroenterology.* 2004;127:485–492. [PMID: 15300581]

Achados clínicos

A. Sinais e sintomas

A prática comum de checagem dos testes séricos das enzimas hepáticas como parte dos exames físicos anuais aumentou a porcentagem de pacientes com CBP que são assintomáticos no momento do diagnóstico, levando-a para mais de 50%. A maioria dos pacientes desenvolverá sintomas com o passar do tempo. Para aqueles que são sintomáticos, fadiga e prurido são as queixas mais comuns, cada uma encontrada em aproximadamente 20% dos pacientes. Ambos os sintomas podem ser encontrados mesmo na doença em estágio inicial. A fadiga pode ser severa o suficiente para interferir com a qualidade de vida. O prurido pode ser local ou difuso, pior durante a noite, exacerbado pelo calor e ser profundamente incômodo. Outros sintomas observados de modo menos comum são ressecamento ocular e xerostomia (sintomas de sica) e desconforto inexplicado no quadrante superior direito. A icterícia é um achado tardio e carrega um prognóstico ruim, assim como outros sintomas de descompensação hepática incluindo retenção de líquido (ascite e edema periférico), sangramento gastrointestinal e encefalopatia.

O paciente assintomático quase sempre não apresenta achados físicos. Os achados nos estágios iniciais incluem hiperpigmentação da pele, escoriações pelo prurido, xantelasmas, xantomas e hepatomegalia. Os estágios mais avançados são marcados pelos achados de hipertensão portal e descompensação hepática: esplenomegalia, cabeça de medusa, nevo em aranha, eritema palmar, icterícia, atrofia muscular proximal e temporal, e asterixe.

B. Achados laboratoriais

As enzimas hepáticas nos pacientes com CBP tipicamente estão em um padrão colestático; ou seja, a fosfatase alcalina (ALP) está desproporcionalmente elevada em relação às aminotranferases. Um nível elevado isolado de fosfatase alcalina deve ser avaliado inicialmente para verificar sua origem biliar pela obtenção de valores para gamaglutamiltransferase (GGT), 5' nucleotidase, ou fracionamento da ALP. O grau de elevação da ALP não se correlaciona com a severidade da doença; casos raros foram registrados em pacientes com ALP normal diagnosticados com CBP em estágio inicial com base em AAMs positivos e histologia consistente.

A presença de autoanticorpos, particularmente anticorpos antimitocondriais é o marco da CBP. A titulação de AAM não se correlaciona com a atividade da doença nos pacientes com CBP. Além disso, a ausência de AAMs não afasta a possibilidade do diagnóstico de CBP. Existem casos bem descritos de pacientes com "CBP AAM-negativos" que apresentam as características clínicas, bioquímicas e histológicas típicas de CBP. Outros autoanticorpos – mais comumente anticorpos antinucleares (AANs) – são registrados na CBP. Padrões de bordo nuclear e pontos nucleares do AANs são altamente específicos para a CBP. Os níveis séricos de imunoglobulina M geralmente estão elevados.

C. Achados histológicos

Existem vários estágios histológicos da CBP. O estágio 1 é marcado pela presença da lesão florida do duto biliar (um duto biliar no centro de um infiltrado linfocítico denso). A CBP inicialmente é um processo dutocêntrico; a inflamação não se estende além dos tratos portais. O estágio 2 é marcado pelo desaparecimento dos dutos biliares normais, desenvolvimento de reduplicação do duto biliar e extensão da inflamação para o parênquima hepático. O estágio 3 é marcado por fibroses em ponte das tríades portais e perda progressiva dos dutos biliares. O estágio 4 é caracterizado por cirrose franca e doença hepática em estágio terminal. A presença de deposição de cobre dá suporte para um processo colestático.

O fígado não é envolvido de modo uniforme na CBP, um fato que aumenta a probabilidade de variabilidade da amostra. Todos os quatro estágios da CBP podem ser vistos em uma única biópsia grande. A convenção é relatar o estágio mais avançado da doença ou a variação de estágios. Apesar de alguns terem questionado a necessidade de estadiamento histológico no diagnóstico da CBP, ele pode ajudar na determinação do prognóstico e na orientação do tratamento, fornecendo achados histológicos basais contra os quais a resposta ao tratamento pode ser avaliada.

Tratamento

A. Terapia primária

UDCA é a única terapia aprovada pela U.S. Food and Drug Administration para o tratamento da CBP. O mecanismo de ação do UDCA permanece desconhecido. É um agente colerético. Ele demonstrou retardar a progressão da doença em pacientes no estágio inicial, além de ser altamente efetivo como monoterapia em 25–30% dos pacientes. Assim como todas as terapias utilizadas para a CBP, o UDCA não é tão efetivo na doença avançada. Claramente há um ponto na história natural da CBP no qual números suficientes de dutos biliares estão destruídos e a condição passou do ponto de reversibilidade. A dosagem apropriada de UDCA é 13–15 mg/kg/dia dividida em duas doses. Ele é bem tolerado, e a diarreia é seu efeito adverso mais comum.

Embora muitos hepatologistas não recomendem a consideração de nenhuma terapia além do UDCA (Figura 51-2), é crescente o consenso de que é importante para o médico diferenciar entre pacientes que responderam ao UDCA e aqueles que não o fizeram; estudos demonstraram que pacientes com resposta bioquímica e histológica ao UDCA apresentam melhor prognóstico do que aqueles que não respondem. Esses dados suportam uma abordagem mais agressiva para o tratamento nesses pacientes selecionados que estão em maior risco de progressão da doença e em pacientes jovens com doença em estágio inicial com o objetivo final de melhorar os resultados (Figura 51-3). Se os pacientes apresentam resposta bioquímica ou histológica incompleta ao UDCA, o uso de terapias alternativas, incluindo a colchicina, metotrexato e budesonida, deve ser considerado.

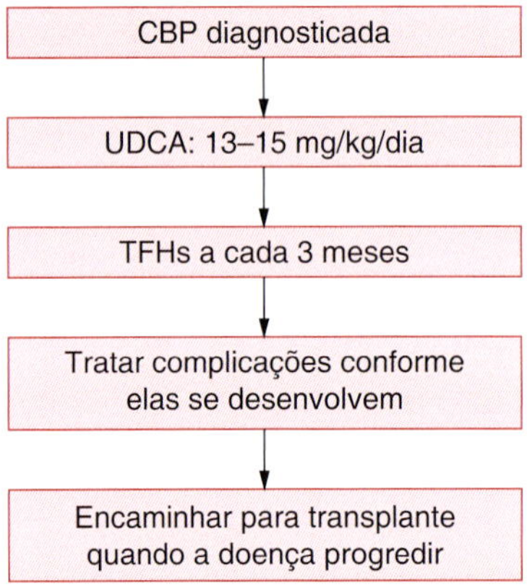

▲ **Figura 51-2.** Tratamento da cirrose biliar primária (CBP). O algoritmo mais amplamente aceito é ilustrado. O ácido ursodesoxicólico (UDCA) está indicado e a seguir os pacientes são monitorados para a progressão da doença e complicações. A única outra intervenção nesse algoritmo é o encaminhamento dos pacientes para transplante quando a doença hepática descompensa. TFHs, testes de função hepática.

Em contraste com alguns estudos que falharam em demonstrar benefício da colchicina, várias pesquisas duplo-cegas prospectivas concluíram que a colchicina melhorou os perfis bioquímicos, sintomas (prurido) e achados histológicos. Uma meta-análise relatou que a colchicina retardou a necessidade de transplante e reduziu a incidência de grandes complicações.

Alguns estudos demonstraram que o metotrexato melhora os achados bioquímicos e histológicos em pacientes com uma resposta incompleta à monoterapia UDCA. Outros estudos falharam em demonstrar benefício com o uso do metotrexato, tanto isoladamente como em combinação com UDCA. Um estudo de 10 anos sugeriu que os pacientes com doença em estágio inicial apresentaram maior probabilidade de se beneficiar do uso do metotrexato.

Pesquisas randomizadas placebo-controladas de curta duração com budesonida demonstraram que ela melhora os achados bioquímicos e histológicos na CBP. Pesquisas mais longas serão necessárias para avaliar o impacto sobre a sobrevivência e assegurar que a osteopenia não será um problema. A budesonida está contraindicada em pacientes com cirrose.

A Figura 51-3 destaca uma abordagem progressiva para pacientes com doença estágios 1–3. Essa abordagem se baseia na observação de que a resposta clínica à terapia clínica varia muito de paciente a paciente e que uma porcentagem significante dos pacientes progredirá com a monoterapia UDCA. Nessa abordagem, a histologia é um componente crítico no processo de tomada de decisões, tanto na determinação sobre o acréscimo de agentes adicionais ao UDCA como sobre a manutenção de uso desses agentes. A severidade da inflamação portal tipicamente é o principal fator decisório na determinação do acréscimo das terapias adicionais.

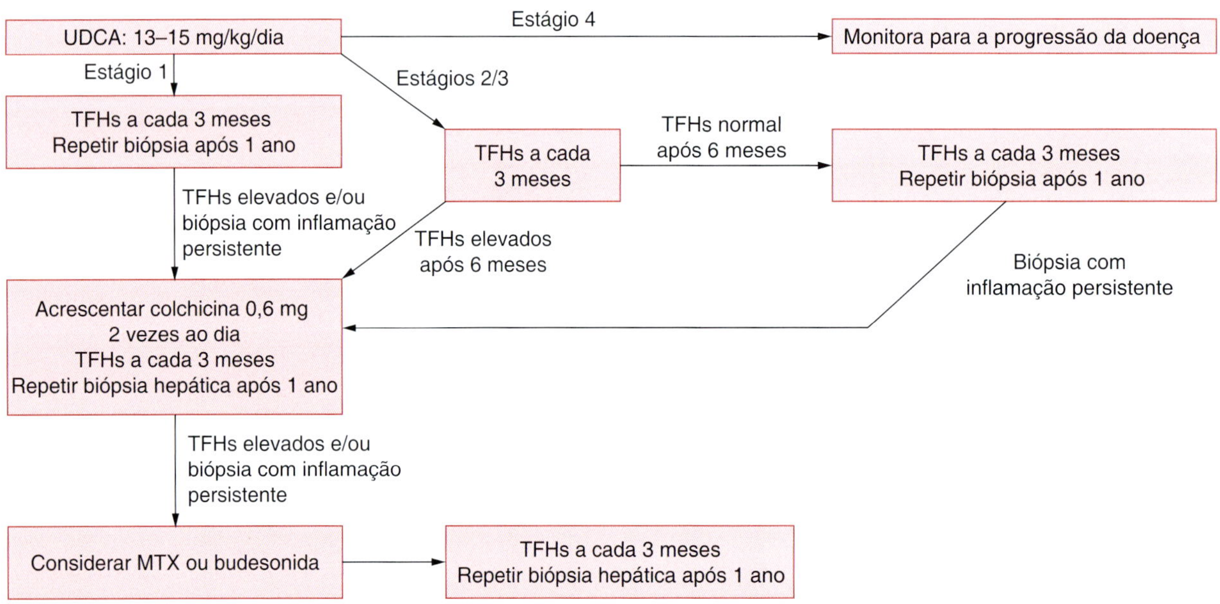

▲ **Figura 51-3.** Tratamento da cirrose biliar primária (CBP): uma abordagem progressiva. Este algoritmo destaca o uso do estadiamento histológico basal para direcionar o tratamento, bem como monitorar a resposta à terapia. Ele também reflete a realidade da monoterapia com ácido ursodesoxicólico (UDCA) e efetiva em somente uma minoria dos pacientes e existem subgrupos de pacientes que respondem à colchicina, metotrexato (MTX) ou budesonida, mas não há um modo de prever a resposta. TFHs, testes de função hepática.

O transplante hepático é a única terapia eletiva para pacientes com CBP em estágio terminal. Esses pacientes apresentam resultados pós-transplante que excedem a maioria das outras indicações. A recorrência da doença foi observada – 30% após 10 anos em uma série – mas é extremamente rara a perda de um enxerto por recorrência da doença.

Corpechot C, Abenavoli L, Rabahi N, et al. Biochemical response to ursodeoxycholic acid and longterm prognosis in primary biliary cirrhosis. *Hepatology*. 2008;48:871–877. [PMID: 18752324]

Corpechot C, Carrat F, Bahr A, et al. The effect of ursodeoxycholic acid therapy on the natural course of primary biliary cirrhosis. *Gastroenterology*. 2005;128:297–303. [PMID: 15685541]

Kuiper EM, Hansen BE, de Vries RA, et al. Improved prognosis of patients with primary biliary cirrhosis that have a biochemical response to ursodeoxycholic acid. *Gastroenterology*. 2009;136:1281–1287. [PMID: 19208346]

Lindor K. Ursodeoxycholic acid for the treatment of primary biliary cirrhosis. *N Engl J Med*. 2007;357:1524–1529. [PMID: 17928600]

B. Terapia secundária

1. Prurido — Assim como na terapia primária, o tratamento do prurido é mais efetivo quando se prossegue de modo lógico e progressivo. A colestiramina é efetiva em mais de 90% dos pacientes e deve ser o agente de primeira linha. A dosagem inicial tipicamente é de 4 g, 2–3 vezes ao dia, e alguma melhora dos sintomas geralmente é observada em 2–4 dias. A tolerância pode ser um problema, com efeitos adversos gastrointestinais (gosto desagradável e constipação) sendo proeminentes. É importante orientar os pacientes em relação à necessidade de separar as doses de colestiramina dos outros medicamentos. Um agente de segunda linha para o prurido é o rifampin; uma dosagem de 150 mg 2 vezes ao dia é bem tolerada e possui baixo risco de toxicidade. Os antagonistas orais dos receptores opiáceos são agentes de terceira linha razoáveis. A sertralina, 75–100 mg por dia mostrou-se benéfica em um estudo sobre o prurido em pacientes com hepatite colestática. Os anti-histamínicos têm pequeno papel, além do uso como auxiliares no sono. A plasmaferese pode ser efetiva nos casos verdadeiramente refratários.

2. Fadiga — Esse sintoma pode ser incapacitante, mesmo em pacientes com doença em estágio inicial. O modafinil foi considerado efetivo em duas pequenas pesquisas piloto não controladas e em experiências pessoais. São esperadas pesquisas controladas. A dosagem é de 100–200 mg/dia.

3. Osteoporose — Aproximadamente um terço dos pacientes com CBP desenvolve osteoporose, que pode se manifestar antes do início da icterícia. A densidade óssea deve ser checada a cada 2 anos em pacientes com CBP e a osteopenia deve ser tratada agressivamente. Apesar do benefício ainda não estar comprovado, esses pacientes devem receber suplementação com cálcio (1.500 mg/dia) e vitamina D (1.000 UI/dia). O alendronato mostrou-se benéfico em duas pesquisas e a reposição de estrogênio em dois estudos feitos em mulheres pós-menopausais; entretanto, esse benefício precisa ser ponderado contra o risco elevado de doença vascular e câncer.

4. Hiperlipidemia — Apesar dos níveis séricos de lipídeos geralmente estarem elevados na CBP, aparentemente os pacientes não apresentam risco elevado de aterosclerose. Esse achado é explicado parcialmente pela presença de altos níveis de lipoproteínas de alta densidade e parcialmente pela presença de uma subfração das lipoproteínas de baixa densidade, chamada lipoproteína X, que possui propriedades antiaterogênicas. Assim, é raro que pacientes com CBP necessitem de agentes para diminuição dos lipídeos. Entretanto, estatinas podem ser utilizadas com segurança, se indicado, desde que seja feito o monitoramento padrão para hepatotoxicidade.

5. Deficiência de vitaminas solúveis em gordura — A deficiência de vitaminas solúveis em gordura ocorre em pacientes com CBP, particularmente aqueles com doença em estágio avançado. A deficiência de vitamina A pode ocorrer em até um terço dos pacientes e casos de cegueira noturna foram registrados. Níveis de vitaminas solúveis em gordura devem ser checados a cada 2 anos e suplementados conforme a necessidade.

Colangite esclerosante primária

52

Norton J. Greenberger, MD
John R. Saltzman, MD

CRITÉRIOS DE DIAGNÓSTICO

- Patologia inflamatória, esclerosante e obliterativa progressiva dos dutos biliares extra e intra-hepáticos, ou de ambos.
- Elevação desproporcional da fosfatase alcalina sérica (4-10 vezes o normal) é observada em quase todos os pacientes.
- CPRM e CPRE demonstram estenoses multifocais dos dutos biliares intra e extra-hepáticos.
- A patologia dos pequenos dutos é diagnosticada por biópsia hepática.
- Os achados da biópsia hepática altamente específicos incluem obliteração fibrosa dos pequenos dutos biliares com substituição concêntrica por tecido conjuntivo em um padrão de "casca de cebola".
- Os pacientes apresentam um risco de 8-15% durante a vida de desenvolver colangiocarcinoma e geralmente é difícil distinguir uma estenose dominante de um colangiocarcinoma.

Considerações gerais

A colangite esclerosante primária (CEP) é um distúrbio de etiologia desconhecida caracterizado por um processo inflamatório, esclerosante, obliterativo e progressivo que afeta dutos biliares médios ou grandes, extra, intra-hepáticos ou ambos. A vasta maioria dos pacientes (os índices de prevalência variam de 70–90%) apresenta patologia inflamatória intestinal subjacente, especialmente colite ulcerativa. A CEP também está associada (apesar de raramente) com síndromes de fibroesclerose multifocal, como fibrose retroperitoneal, mediastinal e periureteral. Em retrospecto, parece que alguns desses últimos casos na realidade representam pacientes com pancreatite autoimune e estenoses do duto biliar simulando uma CEP.

A sobrevida média de pacientes com CEP do momento do diagnóstico até a morte em várias séries variou de 9–12 anos. No curso avançado da doença, pode ocorrer obstrução biliar completa, cirrose biliar secundária, hipertensão portal com sangramento de varizes, insuficiência hepática e desenvolvimento de colangiocarcinoma.

Maggs JR, Chapman RW. Sclerosing cholangitis. *Curr Opin Gastroenterol.* 2007;23:310–316. [PMID: 17414848]

Achados clínicos

A. Sinais e sintomas

Pacientes com CEP geralmente são assintomáticos no momento do diagnóstico. O distúrbio geralmente é suspeitado nos pacientes com patologia inflamatória intestinal que apresentam elevação anormal persistente e inexplicada na fosfatase alcalina sérica (valores de pelo menos duas vezes o limite superior do normal) e com valores anormais persistindo por mais de 6 meses. Pacientes assintomáticos com elevações persistentes da fosfatase alcalina sérica geralmente são rastreados a procura de CEP, e muitos na realidade apresentam a patologia.

Os pacientes sintomáticos com CEP geralmente se apresentam com sinais e sintomas de obstrução biliar crônica, dor no quadrante abdominal superior direito, prurido, icterícia e colangite aguda. Fadiga e prurido são características comuns na apresentação.

B. Achados laboratoriais

Os testes hepáticos mostram um padrão colestático, com fosfatase alcalina sérica desproporcionalmente elevada para níveis 4–10 vezes acima do normal e aminotransferase sérica geralmente de 300 UI/L ou inferior. A albumina sérica e os níveis de globulina geralmente estão normais, exceto em pacientes com patologia avançada. Conforme destacado anteriormente na abordagem sobre o diagnóstico diferencial, a presença de testes positivos para anticorpos antinucleares ou anticorpos para musculatura lisa, ou ambos, deve levantar suspeitas para uma síndrome de superposição de CEP–hepatite autoimune (HAI).

C. Exames de imagem

O diagnóstico da CEP geralmente é estabelecido pela demonstração da característica estenose multifocal com áreas normais e/ou dilatadas de dutos biliares intra ou extra-hepáticos, ou ambos, na colangiografia. A aparência típica revela estreitamento e tumefações dos dutos biliares (Figura 52-1). Essas anormalidades podem ser demonstradas pela colangiopancreatografia por ressonância magnética (CPRM) ou colangiopancreatografia retrógrada endoscópica (CPRE). A CPRM atualmente é o método preferido, por ser um procedimento não invasivo que não traz o risco de pancreatite ou colangite. Oitenta e cinco por cento dos pacientes, a grande maioria, apresentam estenoses intra e extra-hepáticas do duto biliar, aproximadamente 10–20% apresentam somente estenoses intra-hepáticas do duto biliar e 2–4% apresentam somente estenoses biliares extra-hepáticas.

Deve ser enfatizado que pacientes com CEP dos pequenos dutos não demonstram anormalidades colangiográficas. Nesses pacientes, o diagnóstico é suspeitado com base em uma elevação no nível sérico de fosfatase alcalina e estabelecido por biópsia hepática em conjunção com outras características clínicas.

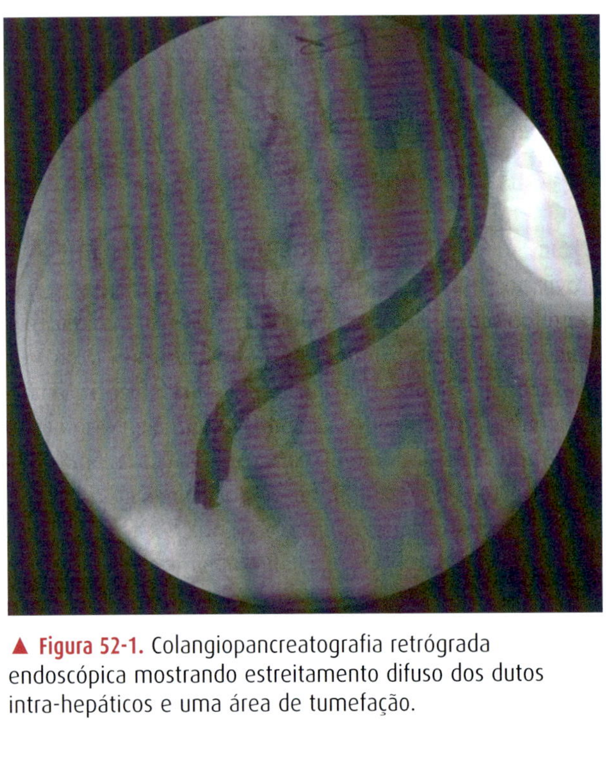

▲ **Figura 52-1.** Colangiopancreatografia retrógrada endoscópica mostrando estreitamento difuso dos dutos intra-hepáticos e uma área de tumefação.

D. Achados histológicos

Os achados da biópsia hepática geralmente suportam o diagnóstico de CEP. O achado histológico mais característico é uma obliteração fibrosa dos pequenos dutos biliares com substituição concêntrica por tecido conjuntivo em um padrão tipo "casca de cebola" (Lâmina 96). Geralmente, as anormalidades histológicas na CEP são inespecíficas e podem ser similares àquelas observadas na cirrose biliar primária.

A CEP frequentemente é estadiada de acordo com os achados histopatológicos. Na doença estágio 1, observa-se dilatação, infiltração de células mononucleares e presença de tecido cicatricial nas tríades portais. A doença estágio 2 é caracterizada por fibrose que se estende para o parênquima circundante, o estágio 3 por pontes de fibrose e o estágio 4 por cirrose (Figura 52-2).

Diagnóstico diferencial

Quatro diagnósticos precisam ser considerados no diagnóstico diferencial de pacientes que apresentam um quadro colestático: CEP de pequenos dutos, síndrome de superposição CEP-HAI e síndrome da imunodeficiência adquirida (AIDS).

A. Colangite esclerosante primária de pequenos dutos

Uma CEP de pequenos dutos é definida pela presença de colestase crônica e achados histológicos hepáticos consistentes com CEP, mas com achados normais na colangiografia. A CEP de pequenos dutos é encontrada em aproximadamente 5% dos pacientes com CEP, e representa um estágio inicial da CEP associada a um prognóstico a longo prazo significantemente melhor. Entretanto, esses pacientes podem progredir para CEP clássica ou doença hepática em estágio terminal, ou ambas, com consequente necessidade de transplante hepático.

Angulo P, Maor-Kendler Y, Lindor KD. Small duct primary sclerosing cholangitis: a long-term follow-up. *Hepatology.* 2002; 35:1494–1500. [PMID: 12029635]

B. Pancreatite autoimune (Colangite associada a imunoglobulina G_4 e CEP)

A pancreatite autoimune (PAI) caracteriza-se por uma dilatação pancreática focal ou generalizada, estreitamento ou estenoses do duto pancreático, elevação dos níveis séricos da imunoglobulina IgG_4 (> 140 mg/dL) e estenoses dos dutos biliares similares às presentes na CEP. A icterícia está presente em 60% dos casos. Anormalidades pancreáticas não são encontradas em 10% dos casos que são apropriadamente denominados como colangite

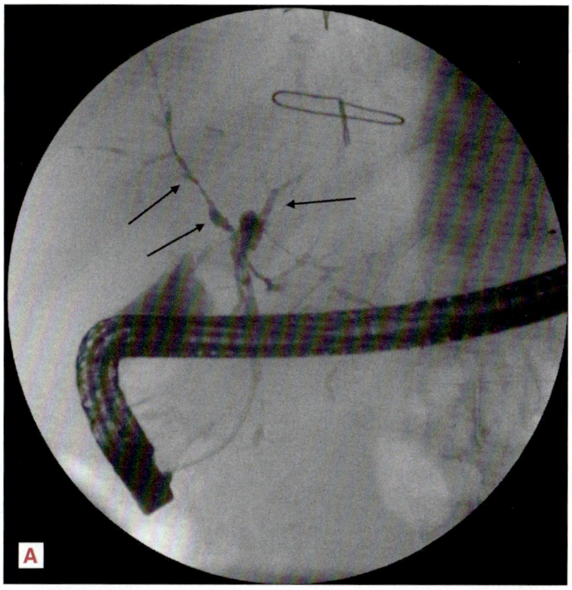

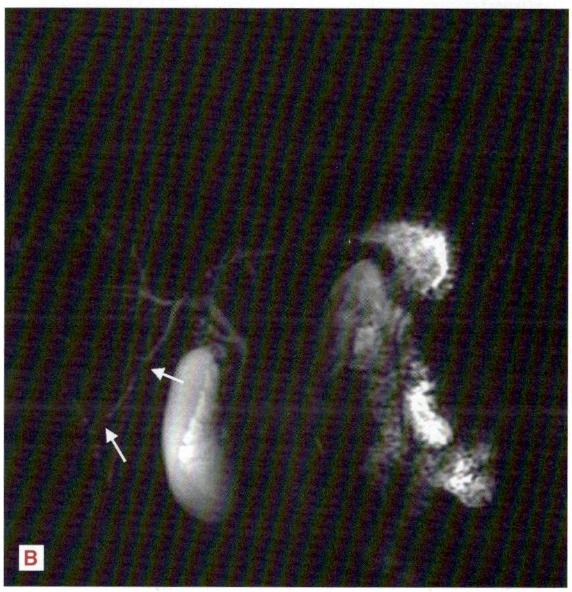

▲ **Figura 52-2.** Achados das imagens. **A:** CPRE mostrando estenoses e formação de áreas de tumefação nos dutos intra-hepáticos (setas mostram as estenoses). **B:** CPRM mostrando estenoses (setas) da árvore biliar. (Utilizada com permissão de Dr. John R. Saltzman, Brigham and Women's Hospital.)

associada a IgG_4 (CAI). Como os pacientes com PAI frequentemente respondem ao uso de corticosteroides, é importante mensurar os níveis de IgG_4 em todos os pacientes com possibilidade de CEP. Ver no Capítulo 27 abordagem detalhada sobre pancreatite autoimune.

C. Síndrome da superposição de colangite esclerosante primária — hepatite autoimune

O diagnóstico da síndrome de superposição pelo uso de um escore modificado para hepatite autoimune (HAI) foi demonstrado em 8 de 113 pacientes com CEP na Holanda, 1,4% de 211 pacientes com CEP nos Estados Unidos e 17% de 41 pacientes com CEP na Itália (ver adiante).

Pacientes com síndrome de superposição CEP-HAI apresentam anormalidades colangiográficas de CEP, mas com características sorológicas de HAI. A síndrome de superposição deve ser suspeitada em pacientes com diagnósticos de CEP que apresentem níveis elevados de anticorpos antinuclerares ou anticorpos para musculatura lisa (titulação $\geq$ 1:40), níveis elevados de imunoglobulina G, e evidências de hepatite de interface severa na biópsia hepática. Além disso, uma amostra de biópsia hepática pode revelar anormalidades do duto biliar como fibrose e colestase. Achados anormais de colangiografia estão presentes na grande maioria dos casos, com exceção dos pacientes com CEP de pequenos dutos. Além disso, anormalidades nos testes hepáticos colestáticos, como níveis desproporcionalmente elevados de fosfatase alcalina sérica, geralmente estão presentes.

Artigos descreveram pacientes com características clínicas de HAI na apresentação, mas com um diagnóstico subsequente de CEP quando a supressão imune falhou em obter remissão clínica. Isso é especialmente observado em pacientes com HAI e colite ulcerativa. Se um nível sérico desproporcionalmente elevado de fosfatase alcalina é demonstrado nesses pacientes, o médico deve ter uma suspeita elevada de CEP. Essa sequência foi descrita, particularmente em crianças, adolescentes e adultos jovens. Finalmente, a falha em um paciente responder à terapia imunossupressora deve levantar suspeitas de uma síndrome de superposição, e especialmente síndrome de superposição CEP-HAI.

Floreani A, Rizzoto ER, Ferrera F, et al. Clinical course and outcome of autoimmune hepatitis/primary sclerosing cholangitis overlap syndrome. *Am J Gastroenterol.* 2005;100:1515–1522. [PMID: 15984974]

D. Síndrome da imunodeficiência adquirida

Nos pacientes com AIDS, a colangiopancreatografia pode mostrar ampla variedade de alterações do trato biliar, bem como obstrução do duto pancreático e, ocasionalmente, pancreatite. As lesões do trato biliar na AIDS incluem alterações colangiopancreatográficas similares às da CEP. Essas alterações incluem (1) envolvimento difuso e isolado dos dutos biliares intra-hepáticos, (2) envolvimento dos dutos biliares intra e extra-hepáticos, (3) estenose da ampola e (4) estenose da porção intrapancreática do duto biliar comum.

Organismos infecciosos associados que foram demonstrados nesses casos incluem *Cryptosporidium*, complexo *Mycobacterium avium–intracellulare,* citomegalovírus, microsporidia e *Isospora.*

Tratamento

A. Terapia clínica

Em todos os pacientes com diagnóstico recente de CEP e ausência de história ou sintomas prévios de doença inflamatória intestinal, colonoscopia completa com biópsias deve ser realizada. O risco de câncer de cólon é significantemente maior em pacientes com CEP e colite ulcerativa ou doença de Crohn. Nesses pacientes a vigilância com colonoscopia e biópsias deve ser realizada em intervalos de 1–2 anos.

A expressão *osteodistrofia hepática* engloba osteopenia (escore T entre 1–2,5) e osteoporose (escores T < 2,5). A incidência de osteoporose na CEP varia entre 4–10%. A incidência aumenta com a idade e com a progressão da doença. Assim, a osteodistrofia hepática deve ser checada por exames da densidade óssea para excluir osteopenia ou osteoporose em todos pacientes recém-diagnosticados com CEP. Apesar de não haver dados disponíveis sobre os intervalos subsequentes apropriados, parece razoável a repetição do exame em intervalos de 2–3 anos após uma avaliação inicial.

A CEP é uma patologia progressiva e debilitante para a qual existem poucas opções de tratamento no momento. Apesar de terem sido estudadas várias classes de medicamentos, nenhuma mostrou eficácia em retardar a progressão da doença. Um dos focos principais do tratamento clínico, portanto, é o manejo dos sintomas.

Prurido é comum em pacientes com CEP e geralmente de difícil controle; é especialmente incômodo quando causa sintomas noturnos e interfere com o sono. Os medicamentos que se mostraram úteis em alguns pacientes incluem sais biliares – agentes sequestradores como a colestiramina, bem como naltrexona e rifampin. Um agente que pode ser útil na promoção de um sono melhor é a doxepina.

O ácido ursodesoxicólico (UDCA) é o tratamento mais extensivamente avaliado em pacientes com CEP. Dosagens de 10–15 mg/kg/dia não mostraram benefício, enquanto doses de 20-30 mg/kg/dia demonstraram modesta melhora nos testes bioquímicos hepáticos. Entretanto, esses tratamentos não resultaram em benefícios relacionados com a sobrevida ou em um maior tempo para a necessidade de transplante hepático. A mais recente diretriz da AASLD (American Association for the Study of Liver Disease) não recomenda o AUDC para terapia clínica.

Outros agentes estudados incluem corticosteroides, budesonida, ciclosporino, metotrexato, azatioprina e 6-mercatopurina, penicilamina, tacrolimus, pentoxifilina, colchicina, colestiramina, micofenolato e anticorpos monoclonais anti-TNF. Nenhuma dessas terapias mostrou interrupção consistente da progressão da doença.

Nos pacientes com elevações na bilirrubina sérica e/ou piora do prurido ou dilatação progressiva do duto biliar, é apropriada a realização de uma CPRE para excluir estenose proximal dominante. Nos pacientes com estenose dominante, geralmente se recomenda o tratamento com dilatação endoscópica com ou sem colocação de *stent*. A abordagem percutânea fica reservada para pacientes com estenose proximal dominante na qual uma abordagem endoscópica tenha falhado. O mais importante, a citologia do escovado e/ou biópsia endoscópica deve ser realizada para excluir malignidade superposta antes da terapia endoscópica para estenose dominante.

A colangite associada à imunoglobulina G_4 (CAI) pode simular CEP. Aproximadamente 60% dos pacientes com CAI tratados com corticosteroides apresentam resolução das estenoses e normalização das enzimas hepáticas. Assim, a aparente variante de CEP parece responder ao uso de corticosteroides (ver Capítulo 27 para mais detalhes).

Chapman R, Fevery J, Kalloo A, et al. Diagnosis and management of primary sclerosing cholangitis. *Hepatology*. 2010;51:660–678. [PMID: 20101749]

Ghazale A, Chari ST, Zang L, et al. Immunoglobulin G_4-associated cholangitis: clinical profile and response to therapy. *Gastroenterology*. 2008;134:706–715. [PMID: 18222442]

Smith T, Befeler AS. High-dose ursodeoxycholic acid for the treatment of primary sclerosing cholangitis. *Curr Gastroenterol Rep*. 2007;9:54–59. [PMID: 17335678]

B. Transplante hepático

O transplante hepático é a melhor opção para os pacientes com CEP avançada; foram registrados índices de sobrevida para 5 anos de aproximadamente 85% e para 10 anos de aproximadamente 70%.

Evolução & prognóstico

A CEP geralmente é uma patologia progressiva que leva a obstrução biliar, cirrose biliar secundária, insuficiência hepática, hipertensão portal com sangramento de varizes e ao desenvolvimento de colangiocarcinoma. Vários estudos identificaram variáveis que parecem prever a progressão da CEP, que incluem idade no momento do diagnóstico, hepatomegalia, esplenomegalia, fosfatase alcalina sérica, estágio histológico da doença e níveis de bilirrubina sérica. Em particular, um nível de bilirrubina de 3 mg/dL ou superior geralmente prevê uma doença irreversível. O escore de risco da Mayo é um modelo estatístico bem validado que identifica variáveis associadas ao prognóstico e CEP. Esse escore é valioso na avaliação do prognóstico e na determinação para o momento ideal do transplante hepático.

Pacientes com CEP estão em risco elevado de desenvolvimento de colelitíase e coledocolitíase. Entretanto, a colangite bacteriana pode se desenvolver em pacientes com CEP sem evidência de colelitíase ou coledocolitíase. O risco está elevado após manipulação endoscópica da árvore biliar extra-hepática. Entretanto, a colangite também pode se desenvolver de modo espontâneo com estenoses obstrutivas de alto grau. Pacientes com CEP que experimentam menor secreção de sais de bile conjugados no intestino delgado podem desenvolver esteatorreia, bem como prejuízos à absorção de vitaminas solúveis em água – A, D, E e K. A doença óssea metabólica também é uma complicação da CEP avançada, com evidências radiográficas de osteopenia, especialmente na coluna lombar, crista ilíaca e fêmur.

Durante a vida, os pacientes com CEP apresentam risco de desenvolver colangiocarcinoma de 8–15%. Pacientes com doença inflamatória intestinal coexistente e cirrose estão em maior risco. O risco anual de desenvolvimento de colangiocarcinoma foi estimado em 1,5%. Nos estudos por imagens, geralmente é difícil distinguir estenose dominante de colangiocarcinoma. A citologia do escovado biliar pode facilitar o diagnóstico; entretanto, avaliação citológica, juntamente com testes de rastreamento com imagens de tomografia computadorizada ou ressonância magnética e marcadores tumorais séricos (antígeno carcinoembriogênico [CEA] ou Ca 19-9) não é uniformemente útil em afastar um diagnóstico de colangiocarcinoma associado.

Dois estudos de longa duração descreveram a história natural da CEP. O primeiro com 305 pacientes suecos com CEP. Cento e trinta e quatro (44%) dos pacientes eram assintomáticos no momento do diagnóstico e 22 dos 134 (22%) se tornaram sintomáticos durante um período médio de acompanhamento de 63 meses. O índice médio de sobrevida desde o momento do diagnóstico para morte ou transplante hepático foi de 12 anos. Os fatores preditores independentes que influenciaram o prognóstico foram idade, concentração sérica de bilirrubina e alterações histológicas hepáticas. O colangiocarcinoma foi encontrado em 24 pacientes (8%). A doença inflamatória intestinal foi intimamente associada à CEP e teve uma prevalência de 81% nesta população estudada.

Um estudo mais recente, que descreveu a história natural dos pacientes com CEP e avaliou o significado prognóstico dos achados clínicos, bioquímicos e colangiográficos, gerou a oportunidade de construir um modelo prognóstico. Duzentos e setenta e três pacientes alemães com CEP foram submetidos a um acompanhamento médio de 76 meses (variação, 1–280). A sobrevida média desde o momento do diagnóstico até a morte ou transplante hepático foi de 9,6 anos. Cento e oito pacientes (39,6%) foram submetidos à transplante hepático e 39 (14,3%) desenvolveram malignidades biliares hepáticas. Idade no momento do diagnóstico, baixa albumina sérica, elevação persistente da bilirrubina por mais de 3 meses, hepatomegalia, esplenomegalia, estenose abdominal do duto biliar e alterações dutais no momento do diagnóstico foram considerados fatores de risco independentes. Em particular, elevações persistentes dos níveis séricos de bilirrubina com mais de 3 meses de duração identificaram um novo fator de risco correlacionado com um resultado ruim.

Broomé U, Olsson R, Lööf L, et al. Natural history and prognostic factors in 305 patients with primary sclerosing cholangitis. *Gut.* 1996;38:610–615. [PMID: 870797]

Kim WR, Therneau TM, Wiesner RH, et al. A revised natural history model for primary sclerosing cholangitis. *Mayo Clin Proc.* 2000;75:689–694. [PMID: 10907383]

Tischendorf JJ, Hecker H, Krüger M, et al. Characterization, outcome and prognosis in 273 patients with primary sclerosing cholangitis. *Am J Gastroenterol.* 2007;102:107–114. [PMID: 17037993]

Litíase biliar

53

Gustav Paumgartner, MD
Norton J. Greenberger, MD

CONCEITOS ESSENCIAIS

- Grandes fatores de risco para litíase biliar incluem idade > 50 anos, gênero feminino, etnia mexicana ou americana nativa, predisposição genética, história familiar, gestação e paridade, estrogênios, obesidade e síndrome metabólica.
- A litíase biliar geralmente é encontrada de modo acidental durante uma ultrassonografia abdominal, que apresenta sensibilidade > 95% para cálculos de colesterol ≥ 1,5 mm.
- Em aproximadamente 80% dos casos a litíase biliar permanece assintomática; nos pacientes sintomáticos, a cólica biliar quase sempre está presente, em geral se irradiando para a escápula ou ombro direito.
- A colecistectomia laparoscópica está indicada em pacientes com litíase biliar sintomática.
- As principais complicações da litíase biliar que necessitam de tratamento são colecistite aguda, coledocolitíase, icterícia obstrutiva, colangite e pancreatite.
- A colangite aguda, causada por uma litíase biliar obstrutiva deve ser tratada mediante remoção endoscópica do cálculo sob cobertura antibiótica o mais rapidamente possível.

Considerações gerais

A litíase biliar representa um considerável problema de saúde nos países industrializados ocidentais. Com prevalência de 10–15% nos adultos dos Estados Unidos e Europa, é uma das doenças mais comuns do sistema digestivo. Nos Estados Unidos é o distúrbio gastrointestinal, após a doença do refluxo gastroesofágico, responsável pelos maiores gastos em saúde. As manifestações clínicas da litíase biliar incluem dor abdominal episódica, colecistite aguda, icterícia obstrutiva, colangite e pancreatite.

Nos países industrializados ocidentais, > 90% das litíases biliares consistem principalmente de colesterol. Assim, na maioria dos pacientes, a colelitíase pode ser considerada um distúrbio da eliminação do colesterol. Um complexo sistema de solubilização na bile é necessário para manter o colesterol em solução. Se esse sistema falhar, ou se sua capacidade for excedida pela hipersecreção de colesterol na bile, o colesterol se precipita e cálculos podem se desenvolver.

A. Epidemiologia e genética

Na terceira National Health and Nutrition Examination Survey (NHANES III), uma grande pesquisa epidemiológica que compilou dados incluindo achados ultrassonográficos sobre a vesícula biliar, a prevalência geral da litíase biliar nos Estados Unidos foi de 7,9% entre os homens e 16,6% entre as mulheres, com um aumento progressivo após os 20 anos de idade. A prevalência foi alta em americanos de origem hispânica (8,9% em homens, 26,7% em mulheres), intermediária para pessoas de raça branca e não hispânicas (8,6% para homens e 16,6% para mulheres) e baixa para afro-americanos (5,3% para homens e 13,9% para mulheres). Os índices de prevalência gerais na Europa, após grandes pesquisas com o uso do ultrassom em adultos entre 30–69 anos de idade, são similares aos observados no estudo NHANES III. A prevalência da litíase biliar é menor entre asiáticos (variando de 3–15%) e muito baixa (< 5%) entre africanos. Certos grupos étnicos são particularmente suscetíveis; entre americanos nativos no oeste dos Estados Unidos, a prevalência da litíase biliar excede os 75%.

Pesquisas epidemiológicas e agrupamentos familiares apontam para o papel crítico da genética na determinação da suscetibilidade para a litíase biliar. O componente genético na patogênese da litíase biliar sintomática na população sueca foi estimado em aproximadamente 25%. Um polimorfismo de nucleotídeo único conferindo risco elevado de formação de litíase biliar foi identificado no transportador ABCG5/G8 do colesterol hepático em pacientes com litíase biliar. Em recente análise ampla do genoma dos níveis de bilirrubina sérica, a uridino difosfato-glucoroniltransferase

1A1 (*UGT1A1*) a variante do gene da síndrome de Gilbert foi associada à litíase biliar e à presença de bilirrubina entre homens. Como as litíases biliares associadas à variante *UGT1A1*, em sua maioria, eram cálculos de colesterol, esse achado aponta para o papel das partículas de pigmentos na patogênese dos cálculos renais, possivelmente como fatores de nucleação.

Embora na grande maioria dos pacientes a predisposição para litíase biliar pareça ser poligênica, existem formas raras de litíase biliar monogênica. Assim, um único defeito genético, ou seja, a mutação no gene que codifica o transportador de fosfolipídeos canaliculares (ABCB4) do hepatócito, foi identificado por Rosmorduc *et al.* em uma forma rara de colelitíase de colesterol. Esse defeito genético está associado a baixos níveis de fosfatidilcolina na bile e foi denominado *GBD1* (*gallbladder disease 1*) na base de dados Online Mendelian Inheritance in Man (OMIM) (http://www.ncbi.nml.nih.gov/sites/entrez?db=OMIM). Os níveis extremamente baixos de fosfolipídeos na bile desses pacientes causam precipitação do colesterol.

B. Fatores de risco

A prevalência da litíase biliar aumenta com a idade. Ela apresenta incidência quase duas vezes maior entre as mulheres do que entre os homens. A diferença entre os gêneros é causada, parcialmente, pelos estrogênios endógenos, que aumentam a secreção biliar de colesterol e a saturação de colesterol na bile. A gestação aumenta o risco de litíase biliar em função das dificuldades no esvaziamento da vesícula biliar, causadas pela progesterona, combinada com a influência do estrogênio, que aumenta a hipersecreção de colesterol. Em pessoas obesas uma produção excessiva de colesterol causa a hipersecreção de colesterol na bile, predispondo à formação de cálculos. Em muitos pacientes obesos, a litíase biliar pode ser considerada um componente da síndrome metabólica (Tabela 53-1).

Attili AF, De Santis A, Capri R, et al. The natural history of gallstones: the GREPCO experience. The GREPCO Group. *Hepatology*. 1995;21:655–660. [PMID: 7875663]

Buch S, Schafmayer C, Volzke H, Seeger M, Miquel JF, Sookoian SC, Egberts JH, et al. Loci from a genome-wide analysis of bilirubin levels are associated with gallstone risk and composition. *Gastroenterology*. 2010;139:1942–1951. [PMID: 20837016]

Everhart JE, Khare M, Hill M, et al. Prevalence and ethnic differences in gallbladder disease in the United States. *Gastroenterology*. 1999;117:632–639. [PMID: 10464139]

Grünhage F, Acalovschi M, Tirziu S, et al. Increased gallstone risk in humans conferred by common variant of the hepatic ABC transporter for cholesterol. *Hepatology*. 2007;46:793–801. [PMID: 17626266]

Tabela 53-1. Principais fatores de risco para a litíase biliar.

Gerais
Progressão da idade
Gênero feminino
Etnia
História familiar
Dieta
Hipernutrição
Altos níveis calóricos
Baixos níveis de fibras
Carboidratos altamente refinados
Estilo de vida
Baixo grau de atividade física
Jejum prolongado
Rápida perda de peso
Ciclagem de peso
Gestação e paridade
Contraceptivos orais
Condições associadas
Obesidade
Síndrome metabólica
Terapia de reposição de estrogênio

Katsika D, Grjibovski A, Einarsson C, et al. Genetic and environmental influences on symptomatic gallstone disease: a Swedish study of 43,141 twin pairs. *Hepatology*. 2005;41:1138–1143. [PMID: 15747383]

Rosmorduc O, Hermelin B, Boelle PY, et al. ABCB4 gene mutation associated cholelithiasis in adults. *Gastroenterology*. 2003;125: 452–459. [PMID: 12891548]

Sandler RS, Everhart JE, Donowitz M, et al. The burden of selected digestive diseases in the United States. *Gastroenterology*. 2002;122:1500–1511. [PMID: 11984534]

Schafmayer C, Hartleb J, Tepel J, et al. Predictors of gallstone composition in 1025 symptomatic gallstones from Northern Germany. *BMC Gastroenterol*. 2006;6:36. [PMID: 17121681]

Patogênese

A litíase biliar classificada como cálculos de colesterol contém mais de 50% de colesterol com misturas variáveis de sais de cálcio, pigmentos da bile, proteínas e ácidos graxos. Os cálculos de colesterol são responsáveis por mais de 90% de todos os casos de litíase biliar nos países industrializados ocidentais. Cálculos de pigmentos são compostos primariamente de bilirrubinato de cálcio, contendo menos de 20% de colesterol.

A. Cálculos de colesterol

Como o colesterol é praticamente insolúvel em água, lipídeos solubilizantes (ácidos biliares e fosfolipídeos) são necessários para sua incorporação na bile. A secreção de lipídeos biliares é regulada pelos transportadores de cassete de ligação-ATP (ABC – *ATP-binding cassette*) na membrana canalicular dos hepatócitos. A bomba de exportação dos sais biliares (BESB; AVCB11) transporta os sais biliares para a bile, a glicoproteína-p 3 (MDR3; ABCB4) transloca a fosfatidilcolina do folheto interno

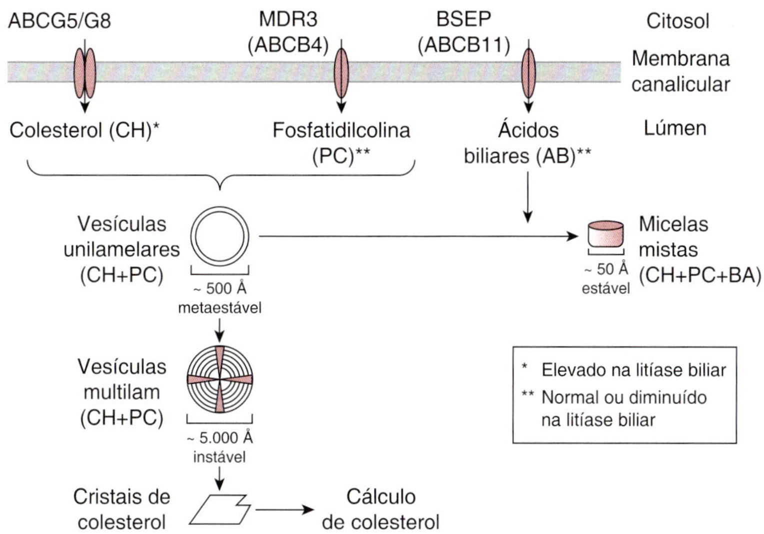

▲ **Figura 53-1.** Secreção e solubilização biliar do colesterol. O colesterol é secretado pelo transportador do cassete de ligação-ABC (ABCG5/G8), fosfatidilcolina pela glicoproteína-p 3 (MDR3; ABCB4) e ácidos biliares pela bomba de exportação de sais biliares (BSEP; ABCB11). O colesterol e a fosfatidilcolina chegam à bile na forma de vesículas unilamelares metaestáveis, que são convertidas em micelas mistas estáveis solúveis em água pelos ácidos biliares. Se a secreção do colesterol na bile excede a capacidade de solubilização dos ácidos biliares e fosfolipídeos, vesículas ricas em fosfolipídeos, que se agregam em grandes vesículas multilamelares instáveis de onde os cristais de colesterol se precipitam. Esses cristais podem se agregar e formar cálculos de colesterol. Evidências recentes indicam que uma variante no gene transportador de colesterol hepatocanalicular *ABCG8* contribui para a formação de cálculos biliares (ver texto).

para o folheto externo da membrana canalicular e o transportador ABCG5/G8 secreta colesterol na bile.

O colesterol e a fosfatidilcolina chegam à bile na forma de vesículas unilamelares que subsequentemente são convertidas em micelas mistas solúveis em água pelos ácidos biliares (Figura 53-1). A supersaturação da bile com colesterol é a necessidade termodinâmica para a formação dos cálculos de colesterol. Ela pode resultar da secreção de colesterol na bile que excede a capacidade de solubilização dos ácidos biliares e fosfolipídeos. Se todas as vesículas de fosfatidil colesterol não podem ser convertidas em micelas mistas solúveis em água, elas permanecem vesículas instáveis ricas em colesterol. As vesículas instáveis agregam grandes vesículas multilamelares de onde os cristais de colesterol se precipitam. Esses cristais – se não forem expelidos pela vesícula biliar – ficam encarcerados no gel de mucina da vesícula biliar, onde crescem e aglomeram para formar os cálculos.

A patogênese da hipersecreção de colesterol é multifatorial, com componentes genéticos e ambientais.

1. Supersaturação de colesterol da bile — Um excesso de colesterol biliar em relação aos seus carreadores (fosfolipídeos e ácidos biliares) é uma condição *sine qua non* para a formulação dos cálculos de colesterol. Pode resultar da hipersecreção de colesterol, hipossecreção de ácidos biliares ou fosfolipídeos, ou uma combinação desses dois. Uma *hipersecreção de colesterol* relativa é de longe a causa mais comum de supersaturação da bile. Pode resultar da síntese aumentada de colesterol, aumento da captação pelo fígado de colesterol endógeno (via lipoproteínas de baixa densidade) ou exógeno (via quilomícrons), e aumento do transporte hepatocanalicular de colesterol. Um índice inapropriadamente baixo de colesterol 7α-hidroxilação, a etapa limitadora do ritmo de conversão do colesterol em ácidos biliares, também pode aumentar a secreção de colesterol na bile. Isso pode ocorrer em um defeito genético raro, mas também com o envelhecimento. Um defeito no íleo caracterizado por dano à absorção e aumento da perda fecal de ácidos biliares, com a diminuição da quantidade de ácidos biliares na circulação êntero-hepática, também pode desempenhar um papel. Indivíduos obesos secretam mais colesterol na bile porque ingerem e sintetizam mais colesterol. Durante a perda de peso, observa-se excreção elevada de colesterol na bile, geralmente combinada com diminuição do esvaziamento da vesícula biliar.

2. Desestabilização da bile — A supersaturação da bile é um pré-requisito para a formação de cálculos, mas isoladamente não é suficiente para a litogênese. Aproximadamente 50% dos adultos possuem bile supersaturada pelo menos durante alguns momentos do dia, mas somente 10–15% formam cálculos. A maioria das pessoas com bile supersaturada não possui cálculos porque o tempo necessário para que os cristais de colesterol formem núcleos e cresçam é maior do que o tempo de permanência da bile na vesícula biliar. A estabilidade das vesículas de colesterol fosfolipídeo depende do conteúdo de colesterol e do equilíbrio entre os inibidores e os promotores da formação de cristais de colesterol. Normalmente, os inibidores da formação e crescimento dos cristais de colesterol parecem superar a ação dos promotores. A influência dos fatores promotores e inibidores sobre o surgimento dos cristais na bile foi avaliada pelo "tempo de nucleação" ou "tempo de observação" do cristal. Ele é muito mais curto na bile da vesícula biliar de pacientes com cálculos de colesterol na vesícula biliar do que na bile igualmente supersaturada da vesícula biliar de indivíduos normais. Uma proteína que promove a nucleção, o crescimento de cristais, ou ambos, é a mucina da vesícula biliar. A mucina da vesícula biliar, uma mistura de glicoproteínas mucosas de alto peso molecular, é depositada na superfície mucosa da parede da vesícula biliar, onde forma um leito viscoso que facilita a nucleação e a agregação de cristais de colesterol (Figura 53-2). A liberação da mucina e talvez de outras glicoproteínas pela vesícula biliar é estimulada pelo ácido desoxicólico.

3. Estase de bile na vesícula biliar — Se a vesícula biliar esvaziou bile supersaturada completamente antes da formação dos cristais, os cálculos não serão capazes de crescer. Assim, uma retenção prolongada de parte ou de todo o conteúdo da vesícula biliar parece ser outro pré-requisito importante para a litogênese.

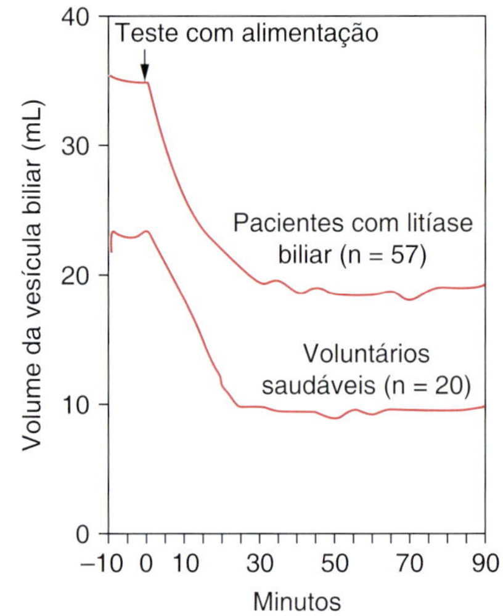

▲ **Figura 53-3.** Diminuição do esvaziamento da vesícula biliar após um teste com refeição em pacientes com litíase biliar diagnosticada por ultrassonografia. (Dados de Paumgartner G, Pauletzki J, Sackmann M. Ursodeoxycholic acid treatment of cholesterol gallstone disease. *Scand J Gastroenterol Suppl.* 1994;204:27-31.)

Alta porcentagem de pacientes com litíase biliar exibe anormalidades no esvaziamento da vesícula biliar. Estudos sobre a motilidade da vesícula biliar utilizando ultrassonografia mostraram que pacientes com litíase biliar apresentavam longos períodos de jejum e volume residual na vesícula biliar e que o esvaziamento fracional da vesícula era reduzido (Figura 53-3). A incidência de litíase biliar é elevada nas condições associadas a esvaziamento infrequente ou deficiente da vesícula biliar, como no jejum, nutrição

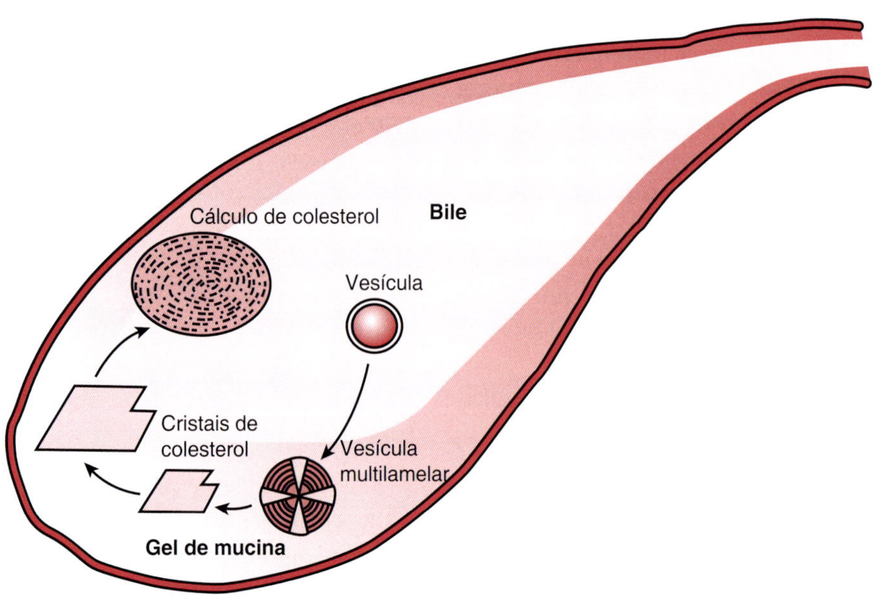

▲ **Figura 53-2.** Formação, crescimento e agregação dos cristais de colesterol no gel de mucina depositado na superfície mucosa da parede da vesícula biliar (para detalhes, ver texto).

parenteral ou gestação e nos pacientes que utilizam medicamentos que inibem a motilidade da vesícula biliar. A hipomobilidade da vesícula biliar durante os períodos de jejum resulta da falta de estímulo sobre o órgão. Consequentemente, o risco de formação de cálculos durante a nutrição parenteral pode ser reduzido com a administração de colecistoquinina. Durante a gestação, tanto o volume em jejum como o volume residual da vesícula biliar se elevam com a progesterona sérica, que inibe a contratilidade da musculatura lisa e dificulta o esvaziamento.

B. Cálculos de pigmentos

Os cálculos de pigmentos podem ser *cálculos de pigmentos negros*, que são compostos por bilirrubinato de cálcio puro ou por complexos tipo polímeros contendo principalmente cálcio e glicoproteínas da mucina. Eles são mais comuns em pacientes com um estado hemolítico crônico (com elevação da bilirrubina conjugada na bile), cirrose hepática, síndrome de Gilbert ou fibrose cística (Tabela 53-2). Os cálculos de vesícula biliar em pacientes com doença ileal, ressecção ileal ou *bypass* ileal geralmente também são cálculos de pigmentos negros. A ciclagem êntero-hepática da bilirrubina contribui para a patogênese.

Os *cálculos de pigmentos marrons* consistem de sais de cálcio e bilirrubina não conjugada com graus variáveis de colesterol e proteínas. Eles são causados pela presença de quantidades elevadas de bilirrubina insolúvel não conjugada na bile. A desconjugação do glucoronídeo de bilirrubina conjugada solúvel pode ser causada por enzimas bacterianas quando a bile está infectada, mas também pode ocorrer por hidrólise alcalina espontânea. Os cálculos de pigmentos marrons são frequentes na Ásia, onde há alta prevalência de infecção da árvore biliar. Eles geralmente se formam nos dutos biliares, enquanto os cálculos de colesterol geralmente se originam na vesícula biliar.

Tabela 53-2. Principais fatores de risco para cálculos de pigmentos.

Condições associadas
Hemólise crônica
Anemia perniciosa
Cirrose hepática
Fibrose cística
Infecções crônicas do trato biliar
Parasitas biliares
Doença ileal
Ressecção ou *bypass* ileal
Fatores demográficos
Ásia, ambientes rurais

Grundy SM. Cholesterol gallstones: a fellow traveler with metabolic syndrome? *Am J Clin Nutr.* 2004;80:1–2. [PMID: 15213019]

Paumgartner G, Sauerbruch T. Gallstones: pathogenesis. *Lancet.* 1991;338:1117–1121. [PMID: 1682550]

Portincasa P, Moschetta A, Palasciano G. Cholesterol gallstone disease. *Lancet.* 2006;368:230–239. [PMID: 16844493]

Achados clínicos

A. Sinais e sintomas

Somente 20–25% das pessoas com litíase biliar apresentam sintomas que podem ser atribuídos aos seus cálculos. Nem todos os sintomas em pacientes com litíase biliar são causados pelos cálculos. A litíase biliar geralmente é descoberta acidentalmente durante uma ultrassonografia abdominal e permanece assintomática em quase 80% dos casos. Sintomas gastrointestinais inespecíficos, como eructações, queimações epigástricas e meteorismo na ausência de dor biliar não devem ser atribuídos à litíase biliar sem que sejam considerados outros diagnósticos (p. ex., doença de refluxo). A descoberta de litíase biliar nos estudos por imagens não significa, portanto, a presença de doença.

O primeiro sintoma de litíase biliar quase sempre é uma cólica biliar. Somente em cerca de 10% dos pacientes é a primeira manifestação da colecistite por litíase biliar, icterícia obstrutiva ou pancreatite. A cólica biliar resulta da obstrução do duto cístico ou do duto biliar comum por um cálculo que, pela distensão da vesícula, causa dor visceral geralmente severa, um incômodo constante ou plenitude no epigástrio ou região do quadrante superior direito do abdome, frequentemente irradiado para área interescapular, escápula direita ou ombro. Geralmente começa de modo súbito e pode persistir por 15 minutos a 5 horas, cedendo de modo gradual ou rápido. A dor é constante em vez de intermitente como seria sugerido pela palavra *cólica*, que deve ser considerada um termo impreciso, apesar do amplo uso. A expressão *dor biliar* parece mais apropriada. Pode haver náusea concomitante com ou sem vômitos. A apresentação noturna, acordando o paciente é comum. Muitos pacientes desenvolvem dor após refeições, alimentos gordurosos geralmente são os culpados. Alguns pacientes apresentam dor não relacionada com as refeições.

Após a primeira manifestação de dor biliar, aproximadamente 30% dos pacientes não apresentam outro episódio, mas a maioria dos pacientes apresenta outros ataques de dor e o índice de complicações de um portador de litíase biliar é de 1–3% por ano. Em contraste, o índice de complicações de um portador de litíase biliar que nunca apresentou cólica biliar é de somente 0,1–0,3% por ano. Se não houver outros episódios de cólica biliar dentro de 5 anos após o primeiro ataque, a história natural do paciente pode ser considerada como as da litíase biliar assintomática.

A *litíase biliar sintomática* é chamada *não complicada* se caracterizada por episódios de dor biliar com duração < 5 horas. A *litíase biliar complicada* deve ser suspeitada se um episódio de dor biliar persiste por mais de 5 horas e quando se desenvolvem achados clínicos ou laboratoriais de colecistite aguda, pancreatite biliar aguda, obstrução biliar ou sinais e sintomas de outras complicações.

B. Exames laboratoriais e de imagem

1. Ultrassonografia — A ultrassonografia do quadrante superior direito é o método de escolha para o diagnóstico dos cálculos biliares (ver Figura 9-35). Sua sensibilidade é superior a 95% para a detecção da litíase biliar com diâmetro ≥ 1,5 m. A realização de imagens completas da vesícula biliar em vários planos e em pelo menos duas posições do paciente é mandatória. O achado característico é um foco ecogênico móvel com uma sombra acústica dentro do lúmen da vesícula biliar que se move de modo dependente da gravidade com a posição do paciente. A mobilidade dependente de gravidade dos focos ecogênicos permite a diferenciação de pólipos ou carcinomas da vesícula biliar.

A ultrassonografia também oferece informações sobre o tamanho da vesícula biliar, a presença de uma parede espessada da vesícula biliar e líquido pericolecístico (sinais de colecistite aguda). A ultrassonografia apresenta alta sensibilidade (94%) e alta especificidade (78%) para o diagnóstico da colecistite aguda.

Complicações como a perfuração para a cavidade abdominal podem ser detectadas ou excluídas. A dilatação do duto biliar pode apontar para uma obstrução do duto biliar. Para a detecção de cálculos no duto biliar, entretanto, a ultrassonografia oferece apenas sensibilidade baixa a moderada (ver a seguir).

A ultrassonografia funcional possibilita informações adicionais sobre o esvaziamento da vesícula biliar e patência do duto cístico.

2. Tomografia computadorizada (TC) — A TC ocasionalmente é útil para a detecção ou exclusão dos cálculos biliares, especialmente cálculos calcificados, mas é menos sensível e mais cara do que a ultrassonografia, além de necessitar de exposição à radiação. É valiosa para a visualização do sistema biliar na suspeita de obstrução biliar. Deve ser utilizada se uma pancreatite biliar ou obstrução por cálculo do duto biliar comum forem suspeitadas.

3. Imagens de ressonância magnética (RM) e colangiopancreatografia (CPRM) — A RM não é recomendada para o rastreamento dos cálculos biliares, mas é útil na visualização dos dutos pancreáticos e dutos biliares, com excelente sensibilidade para as dilatações do duto biliar ou pancreático. Sua sensibilidade para a detecção de cálculos do duto biliar é de aproximadamente 85%. A CPRM pode ser utilizada como alternativa à CPRE para excluir cálculos do duto biliar no rastreamento pré-operatório de pacientes submetidos a colecistectomia laparoscópica na presença de suspeita baixa a intermediária de cálculos do duto biliar.

4. Colangiopancreatografia retrógrada endoscópica (CPRE) — A CPRE não é útil para a detecção de cálculos biliares na vesícula biliar, mas é o método de escolha para a detecção de cálculos no duto biliar. Em contraste com a RM, ela tem valor diagnóstico e terapêutico para visualização e extração de cálculos do duto biliar.

5. Ultrassonografia endoscópica — Esse é o método mais sensível para a detecção dos cálculos ampulares.

6. Cintilografia hepatobiliar — Este teste não possui papel na detecção da litíase biliar e apresenta papel limitado no diagnóstico da colecistite. Na suspeita de colecistite com bloqueio do duto cístico por um cálculo biliar, a colecistocintilografia (imagem HIDA) apresenta sensibilidade para a detecção de obstrução do duto cístico.

7. Colecistografia oral — Esta modalidade foi substituída pela ultrassonografia e é considerada obsoleta.

Kalimi R, Gecelter GR, Caplin D, et al. Diagnosis of acute cholecystitis: sensitivity of sonography, cholescintigraphy, and combined sonography-cholescintigraphy. *J Am Coll Surg.* 2001; 193:609–613. [PMID: 11768676]

Lammert F, Neubrand MW, Bittner R, et al. S3-guidelines for diagnosis and treatment of gallstones. German Society for Digestive and Metabolic Diseases and German Society for Surgery of the Alimentary Tract. *Z Gastroenterol.* 2007;45:971–1001. [PMID: 17874360]

Lowenfels AB, Lindström CG, Conway MJ, et al. Gallstones and risk of gallbladder cancer. *J Natl Cancer Inst.* 1985;75:77–80. [PMID: 3859698]

Rickes S, Treiber G, Mönkemüller K, et al. Impact of the operator's experience on value of high-resolution transabdominal ultrasound in the diagnosis of choledocholithiasis: a prospective comparison using endoscopic retrograde cholangiography as the gold standard. *Scand J Gastroenterol.* 2006;41:838–843. [PMID: 16785198]

Verma D, Kapadia A, Eisen GM, et al. EUS vs MRCP for detection of choledocholithiasis. *Gastrointest Endosc.* 2006;64:248–254. [PMID: 16860077]

Diagnóstico diferencial

O diagnóstico diferencial da dor abdominal aguda no quadrante superior direito deve incluir úlcera duodenal, pancreatite aguda, apendicite, obstrução duodenal, síndrome da margem costal inferior, pneumonia do lobo inferior direito, isquemia vascular mesentérica e gastroparesia. Um exame de ultrassonografia e, se necessário, uma varredura HIDA (HIDA-SCAN) ajudarão a estabelecer o diagnóstico de colecistite aguda.

Complicações

A. Colecistite aguda

A colecistite aguda é a complicação mais frequente da litíase biliar. Em 90% dos pacientes é causada por obstrução permanente ou transitória do duto cístico por um cálculo. Representa uma resposta inflamatória a causas mecânicas, químicas ou bacterianas. O aumento da pressão intraluminar e a distensão da vesícula biliar resultam em isquemia da mucosa e parede da vesícula biliar. Agentes inflamatórios, como a lisolecitina e fatores teciduais locais podem ser liberados. A inflamação bacteriana que desempenha um papel em 50–85% dos pacientes com colecistite aguda, em geral, é um evento secundário que ocorre tardiamente no curso. O organismo mais frequentemente isolado pela cultura da bile da vesícula biliar nesses pacientes incluem *Escherichia coli*, espécies *Klebsiella*, espécies *Streptococcus* e espécies *Clostridium*.

A colecistite aguda geralmente começa como um ataque de dor biliar que piora de modo progressivo. A maioria dos pacientes apresenta episódios prévios de dor biliar. Quando a colecistite se desenvolve, a dor que inicialmente é mais difusa torna-se localizada no quadrante superior direito. Sinais peritoneais de inflamação, como dor aumentada durante a inspiração profunda, podem se tornar aparentes. Náuseas e vômitos são frequentes.

O exame físico de pacientes com colecistite aguda normalmente revela sensibilidade no quadrante superior direito. Geralmente são observadas sensibilidade acentuada e inibição da inspiração durante a palpação profunda sob a margem subcostal direita (sinal de Murphy). Uma vesícula biliar dilatada e tensa é palpável em aproximadamente um terço dos pacientes, em geral associada a um cálculo no colo da vesícula biliar (ver Figura 9-37).

Febre de baixo grau geralmente está presente, mas calafrios ou rigores podem ocorrer. Leucocitose de leve a moderada é comum. A bilirrubina sérica e as enzimas hepáticas séricas podem estar levemente elevadas em alguns pacientes, mas elevações substanciais sugerem obstrução do duto biliar concomitante com colecistite aguda. Elas podem ocorrer quando alterações inflamatórias com edema envolvem os dutos biliares. Os níveis séricos de amilase geralmente estão normais; se estiverem substancialmente elevados, sugerem pancreatite.

A colecistite crônica é uma inflamação crônica da parede da vesícula biliar que resulta de ataques repetidos de colecistite aguda e subaguda ou irritação mecânica da mucosa da vesícula biliar pelos cálculos biliares. Pode progredir de uma situação assintomática para sintomática.

Em 10–30% dos pacientes com colecistite aguda ocorrem complicações severas como gangrena da vesícula biliar, empiema ou perfuração. A fistulização entre a vesícula biliar e alças intestinais ocorre em menos de 1% de todos os pacientes com litíase biliar. Uma fístula biliodigestiva pode se manifestar na forma de colangite ascendente ou uma síndrome da má absorção de ácidos biliares. Em aproximadamente 60% dos casos, as fístulas se localizam entre a vesícula biliar e o duodeno e permanecem assintomáticas. A passagem de grandes cálculos através de uma fístula pode causar íleo por litíase biliar, especialmente no íleo terminal. Aerobilia é um importante sinal de fístula biliodigestiva. Nessa situação, a colangiografia por ressonância magnética (CRM) pode ser valiosa.

A síndrome de Mirizzi é uma rara complicação na qual os cálculos biliares ficam impactados no colo da vesícula biliar ou duto cístico, causando a compressão do duto biliar comum e icterícia obstrutiva.

B. Coledocolitíase

A passagem de cálculos biliares para o duto biliar comum ocorre em aproximadamente 10–15% dos pacientes com litíase biliar. Em até 25% dos pacientes idosos que são submetidos à colecistectomia, são encontrados cálculos no duto comum. A grande maioria destes são cálculos de colesterol que se originam na vesícula biliar. Cálculos que se formam primariamente nos dutos biliares geralmente são cálculos de pigmentos (ver "Patogênese"). Uma exceção é a formação de cálculos de colesterol nos dutos biliares de pacientes com um defeito genético ABCB4 causando dano à secreção biliar de fosfolipídeos. A maioria dos pacientes com cálculos em duto biliar comum se apresenta com dor biliar acompanhada por testes hepáticos anormais com ou sem icterícia. Grandes complicações da coledocolitíase são icterícia obstrutiva, colangite, pancreatite e cirrose biliar secundária.

A apresentação de obstrução subaguda do duto biliar comum por um cálculo geralmente inclui dor biliar, similar à dor da obstrução do duto cístico e – se for de duração suficiente – é acompanhada por icterícia. A maioria dos pacientes com obstrução apresenta elevação das enzimas hepáticas (alanino aminotransferase [ALT], aspartato aminotransferase [AST]) na fase aguda da obstrução. No curso avançado ALT e AST diminuem na direção de níveis normais mesmo se a obstrução persistir, enquanto a fosfatase alcalina se eleva, seguida pela elevação da bilirrubina e eventualmente icterícia.

A ultrassonografia abdominal transcutânea apresenta uma precisão diagnóstica somente moderada para a detecção ou exclusão dos cálculos no duto biliar. Sensibilidades entre 38–82% foram registradas. Se o diâmetro do duto biliar comum for > 6 mm, o cálculo no duto biliar deve ser suspeitado (ver Tabela 53-3). A determinação da gamaglutamil transferase (GGT), fosfatase alcalina, ALT e dos níveis séricos de bilirrubina é mandatória para o diagnóstico diferencial nessa situação.

Se a prova direta ou exclusão dos cálculos no duto biliar por ultrassonografia não é possível, sinais e sintomas clínicos de obstrução biliar guiam o planejamento de novas medidas diagnósticas. Se existir forte suspeita para a presença de um cálculo em duto biliar, a colangiografia retrógrada endoscópica (CRE) está indicada porque permite uma intervenção terapêutica simultânea (papilotomia endoscópica e extração do cálculo). Sua sensibilidade e especificidade para a detecção dos cálculos do duto biliar superam os 90%. Entretanto, uma recomendação geral para a exclusão dos cálculos do duto biliar com CRE antes de uma colecistectomia laparoscópica exporia muitos pacientes aos riscos desnecessários desse procedimento diagnóstico, porque a prevalência de cálculos em dutos biliares em pacientes com cálculos na vesícula biliar, dependendo da idade, varia somente entre 5–15%. Se os achados são questionáveis e os cálculos do duto biliar são suspeitados, a endossonografia ou CRM (ver Figura 9-36) podem ser realizadas antes da CRE. A endossonografia apresenta a maior sensibilidade para a detecção de cálculos no duto comum. Está associada a menores riscos do que a CRE, especialmente para cálculos pequenos (< 5 mm) e cálculos ampulares. Uma meta-análise recente com cinco estudos controlados randomizados incluindo um total de 301 pacientes não encontrou diferença significante entre a ultrassonografia endoscópica e a CPRM em relação à sensibilidade (93% *versus* 85%) e especificidade (96% *versus* 93%) para o diagnóstico dos cálculos do duto biliar.

Tabela 53-3. Critérios para coledocolitíase simultânea em pacientes com litíase biliar.

Alta probabilidade de cálculos simultâneos no duto biliar
Dilatação do duto biliar comum (> 6-8 mm) + hiperbilirrubinemia + elevação da GGT, fosfatase alcalina e/ou ALT
Duto biliar comum > 10 mm na presença de litíase biliar
Evidência direta de cálculo nos dutos biliares na ultrassonografia.
Baixa probabilidade de cálculos simultâneos no duto biliar
Duto biliar comum não dilatado
GGT, fosfatase alcalina com ALT dentro dos limites normais

ALT, alanina aminotransferase; GGT, gamaglutamil transferase.

C. Colangite

A apresentação característica da colangite envolve dor biliar, icterícia e picos de febre com calafrios (a tríade de Charcot). A leucocitose é típica, com culturas positivas em aproximadamente 75% dos pacientes.

D. Pancreatite biliar

Existem evidências bioquímicas de que a inflamação pancreática complica casos de colecistite aguda em aproximadamente 15% dos pacientes e coledocolitíase em aproximadamente 30% dos pacientes. A causa comum parece ser a passagem de cálculos através do duto comum.

Tratamento

A. Terapia cirúrgica

1. Litíase biliar assintomática — O tratamento de pessoas com cálculos biliares assintomáticos, com algumas exceções (ver a seguir), não é recomendado porque os riscos de cólica biliar, complicações e câncer de vesícula biliar são baixos. Sessenta a 80% das pessoas com cálculos biliares permanecem assintomáticos durante períodos de acompanhamento de até 25 anos. A probabilidade de desenvolver sintomas dentro de 5 anos após o diagnóstico é de 2–4% por ano e diminui nos anos seguintes para 1–2%. A incidência anual de complicações é de aproximadamente 0,1–0,3%. O tratamento de pacientes com cálculos não prolonga a expectativa de vida porque o risco de complicações causadas pelos cálculos é contrabalançado pelos riscos cirúrgicos. Finalmente, os custos do tratamento expectante sem colecistectomia profilática até que sintomas ou complicações ocorram são menores do que aqueles de uma abordagem ativa. Nos países com baixa prevalência de carcinoma de vesícula biliar, um risco levemente elevado de carcinoma de vesícula biliar não justifica a intervenção cirúrgica em pacientes com cálculos biliares assintomáticos. Além disso, em pacientes diabéticos os cálculos biliares assintomáticos não devem ser abordados.

A colecistectomia profilática, entretanto, está indicada para pacientes assintomáticos com risco elevado de câncer de vesícula biliar (p. ex., pacientes com a chamada vesícula biliar de porcelana; ver Figura 9-38), pacientes com cálculos grandes (≥ 3 cm de diâmetro) ou americanos nativos, cujo risco de câncer é de 3–5%. É importante distinguir entre calcificações homogêneas e dispersas da parede da vesícula biliar. Especialmente nas calcificações dispersas parece haver alto risco de carcinoma (7%).

A colecistectomia profilática foi proposta para pacientes com cálculos biliares pequenos (≤ 5 mm de tamanho) e motilidade preservada da vesícula biliar, porque apresentam maior risco de pancreatite aguda. Entretanto, mais estudos são necessários para dar suporte a essa recomendação. Alguns profissionais também consideram a colecistectomia profilática em pacientes com alto risco de se tornarem sintomáticos, como crianças que serão expostas aos riscos de cálculos durante um longo tempo.

Pacientes com cálculos de vesícula biliar e pólipos de vesícula biliar > 1 cm devem ser colecitectomizados a despeito dos sintomas. Para os pólipos > 1 cm, a probabilidade de alteração neoplásica está acentuadamente elevada e um carcinoma pode ser encontrado em até 50%. Para pólipos com um diâmetro < 1 cm, o risco é consideravelmente menor, mas em pacientes com 50 anos de idade ou mais, a colecistectomia deve ser considerada.

Nos pacientes com cálculos biliares assintomáticos submetidos à cirurgia para obesidade mórbida, a colecistectomia profilática deve ser considerada porque esses pacientes apresentam risco de 10–15% de se tornarem sintomáticos ou de desenvolverem complicações após a cirurgia para obesidade. Durante grandes cirurgias abdominais (p. ex., cirurgia para obesidade, extensas ressecções de alças intestinais para doença de Crohn e gastrectomia radical com remoção de linfonodos), a colecistectomia simultânea para cálculos assintomáticos pode ser realizada.

Embora pacientes assintomáticos em geral devam ser tratados de modo expectante, a terapia litolítica pode ser considerada se os cálculos parecerem ideais para a dissolução pela terapia com ácido biliar oral com ácido ursodesoxicólico (UDCA), fatores psicossociais favorecem uma abordagem ativa, ou fatores clínicos apresentam risco elevado para a cirurgia.

Miller K, Hell E, Lang B, et al. Gallstone formation prophylaxis after gastric restrictive procedures for weight loss: a randomized double-blind placebo-controlled trial. *Ann Surg.* 2003;238: 697–702. [PMID: 14578732]

2. Cálculos biliares sintomáticos — Pacientes com cálculos biliares sintomáticos devem receber tratamento. Além da terapia analgésica, opções cirúrgicas ou médicas devem ser oferecidas. A colecistectomia laparoscópica eletiva é o método padrão de colecistectomia em pacientes com cálculos biliares sintomáticos. Ela fornece cura permanente para quase todos os pacientes, além de apresentar custo-efetividade em comparação com a colecistectomia aberta. Atualmente, mais de 93% de todas as colecistectomias são iniciadas por laparoscopia e somente 4–7% precisam ser convertidas para uma colecistectomia aberta. Uma meta-análise de estudos randomizados comparando a colecistectomia laparoscópica *versus* a aberta mostra índices de complicações idênticos para ambos os métodos, mas na média com um período de internação 3 dias menor e um período de convalescença < 3 semanas. Essas diferenças se refletem nos custos, que são 18% menores para os procedimentos laparoscópicos. Uma comparação histórica mostra que as complicações (vazamento de bile, 0,4–1,5%; infecção da ferida, 1,3–1,8%; pancreatite, 0,3%; sangramento, 0,2–1,4%) são menores após a colecistectomia laparoscópica do que após a colecistectomia aberta. O índice de lesões do duto biliar é baixo e comparável para os dois procedimentos, variando de 0,2–0,6%.

Nos pacientes com cirrose hepática (classe A ou B de Child) e hipertensão portal, a colecistectomia laparoscópica parece ser superior à colecistectomia laparoscópica. A colecistectomia laparoscópica não deve ser realizada na suspeita de carcinoma avançado de vesícula biliar.

3. Estudos diagnósticos pré-operatórios — A ultrassonografia pré-operatória deve ser realizada não somente para o diagnóstico dos cálculos da vesícula biliar, mas também para a detecção de complicações potenciais. A determinação pré-operatória das enzimas hepáticas (GGT, fosfatase alcalina, transaminases) e da bilirrubina sérica é mandatória para avaliar a probabilidade de cálculos simultâneos no duto biliar ou doença hepática preexistente. A probabilidade de cálculos simultâneos no duto biliar é alta se o diâmetro do duto biliar comum for > 6–8 mm e os valores da GGT, fosfatase alcalina ou bilirrubina sérica estiverem elevados. A probabilidade é baixa se o diâmetro do duto biliar comum estiver normal e as enzimas séricas indicativas de colestase não estiverem elevadas (Tabela 53-3). (Ver também "Complicações", anteriormente).

Lammert F, Neubrand MW, Bittner R, et al. S3-guidelines for diagnosis and treatment of gallstones. German Society for Digestive and Metabolic Diseases and German Society for Surgery of the Alimentary Tract. *Z Gastroenterol.* 2007;45:971–1001. [PMID: 17874360]

B. Terapia conservadora

1. Dissolução oral do ácido biliar — Em alguns pacientes que apresentam cálculos sintomáticos da vesícula biliar sem complicações e com leves e infrequentes episódios de dor biliar, a dissolução dos cálculos com UDCA pode ser empregada. Entretanto, o paciente deve ser informado sobre o alto risco de recorrência dos cálculos. O UDCA reduz a saturação de colesterol na bile e também produz uma fase cristalina lamelar líquida na bile que permite a dispersão do colesterol dos cálculos através de meios físico-químicos. Em pacientes cuidadosamente selecionados com cálculos radiolucentes inferiores a 5–10 mm de diâmetro em uma vesícula biliar funcionante, a dissolução completa pode ser obtida com UDCA em aproximadamente 50% dos pacientes. Em geral, 6–18 meses de terapia são necessários para que se obtenha uma dissolução completa dos cálculos com 5–10 mm de diâmetro, uma dissolução completa do cálculo biliar ocorre em uma velocidade média de 0,7 mm de diminuição do diâmetro a cada mês. Para bons resultados com um período de tempo razoável, essa terapia deve ser limitada a cálculos radiolucentes < 5 mm de diâmetro. A dose de UDCA deve ser de 10–15 mg/kg/dia. Cálculos > 15 mm de diâmetro raramente dissolvem. Cálculos de pigmentos não respondem à terapia com UDCA. A recorrência dos cálculos em 30–50% dos pacientes dentro de 3–5 anos após a dissolução deles tem reduzido o papel da dissolução em pacientes que desejam evitar ou não são adequados para a colecistectomia. Um artigo do Japão indicando que o UDCA pode reduzir o risco de dor biliar independentemente da dissolução dos cálculos não foi confirmado em um estudo recente, que não pode demonstrar diminuição na incidência de sintomas biliares em pacientes com cálculos biliares que aguardavam por uma colecistectomia eletiva.

2. Litotripsia por onda de choque extracorpórea — Após a introdução da colecistectomia laparoscópica, essa modalidade terapêutica não cirúrgica foi abandonada principalmente pelos altos índices de recorrência dos cálculos (11–29% após 2 anos, 60–80% após 10 anos). A litotripsia por onda de choque extracorpórea manteve um papel limitado no tratamento dos cálculos de duto biliar resistentes à extração endoscópica.

3. Profilaxia clínica dos cálculos biliares de colesterol — O UDCA pode prevenir contra a formação de cálculos biliares em pacientes obesos durante uma perda rápida de peso. Nos pacientes que completaram uma dieta de 520 kcal/dia por 3 meses, o UDCA em uma dose de 600 mg/dia mostrou-se altamente efetivo na prevenção da formação de cálculos biliares; os cálculos se desenvolveram em somente 3% dos pacientes que receberem UDCA em comparação com 28% que receberam placebo. Em um estudo mais recente sobre a profilaxia da formação de cálculos com UDCA em pacientes obesos tratados com banda gástrica, 500 mg/kg/dia de UDCA reduziram o risco de formação de cálculos biliares de 30% para 8% durante um acompanhamento de 6 meses. Para a profilaxia da formação de cálculos biliares durante uma perda de peso rápida (> 1,5 kg/semana) uma dose mínima de UDCA de 500 mg/kg/dia é recomendada até que se chegue a um peso corporal constante.

4. Tratamento sintomático da cólica biliar — Em geral, combinações de analgésicos com medicamentos espasmolíticos são utilizadas para o alívio da dor. Paracetamol pode ser suficiente, mas medicamentos antirreumáticos não esteroidais como o diclofenaco ou indometacina, também podem ser utilizados em combinação com a *N*-butil escopolamina. Geralmente opiáceos como a petidina ou buprenorfina são necessários. A nitroglicerina também pode ser efetiva porque relaxa o esfíncter de Oddi. O paciente deve ser mantido em jejum oral. Nos casos de vômitos, e reposição parenteral de líquidos e eletrólitos pode estar indicada.

Lammert F, Neubrand MW, Bittner R, et al. S3-guidelines for diagnosis and treatment of gallstones. German Society for Digestive and Metabolic Diseases and German Society for Surgery of the Alimentary Tract. *Z Gastroenterol.* 2007;45:971–1001. [PMID: 17874360]

May GR, Sutherland LR, Shaffer EA. Efficacy of bile acid therapy for gallstone dissolution: a meta-analysis of randomized trials. *Aliment Pharmacol Ther.* 1993;7:139–148. [PMID: 8485266]

Paumgartner G, Pauletzki J, Sackmann M. Ursodeoxycholic acid treatment of cholesterol gallstone disease. *Scand J Gastroenterol Suppl.* 1994;204:27–31. [PMID: 7824875]

Paumgartner G, Sauter GH. Extracorporeal shock wave lithotripsy of gallstones: 20th anniversary of the first treatment. *Eur J Gastroenterol Hepatol.* 2005;17:525–527. [PMID: 15827443]

Shiffman ML, Kaplan GD, Brinkman-Kaplan V, et al. Prophylaxis against gallstone formation with ursodeoxycholic acid in patients participating in a very-low-calorie diet program. *Ann Intern Med.* 1995;122:899–905. [PMID: 7755224]

C. Tratamento das complicações

1. Colecistite — Pacientes com colecistite aguda devem ser submetidos à colecistectomia laparoscópica eletiva precoce, idealmente dentro de 72 horas após o diagnóstico. Quatro estudos randomizados compararam a colecistectomia precoce e tardia (> 6 semanas após o diagnóstico) em um total de 388 pacientes. Uma meta-análise desses estudos confirma as vantagens da colecistectomia laparoscópica eletiva precoce. A estadia hospitalar para a cirurgia tardia foi 3 dias maior e 17,5% dos pacientes tiveram de ser submetidos a uma cirurgia de emergência durante o período pré-operatório. A cirurgia precoce não aumentou o índice de complicações (13,1%) em comparação com a colecistectomia tardia (17,8%). Quando a colecistectomia laparoscópica foi realizada em uma colecistite aguda, o índice de conversão variou entre 16,4–20,3%, sendo acentuadamente mais alto do que o observado para a cirurgia eletiva para cálculos biliares não complicados.

Desde a internação até a cirurgia o paciente deve ser mantido em dieta zero e hidratado intravenosamente com controle cuidadoso dos eletrólitos séricos. A administração de antibióticos de amplo espectro no início do curso é recomendada, porque uma infecção secundária geralmente surge naquele que era inicialmente um processo não infeccioso.

Após a terapia conservadora, aproximadamente 75% dos pacientes com colecistite aguda se recupera, mas aproximadamente um terço será reinternado por causa de dor biliar ou complicações; aproximadamente 20% dos pacientes apresentarão recorrência da colecistite em um período de um ano.

Se uma complicação da colecistite, como peritonite aguda com suspeita de perfuração, gangrena ou empiema se desenvolver, uma cirurgia de emergência deve ser realizada em 24 horas. Quando o paciente é preparado para a cirurgia, deve ser considerado que o volume sanguíneo circulante geralmente é reduzido nos pacientes com colecistite ou colangite. A substituição do volume com coloides ou solução de albumina pode, portanto, estar indicada para prevenir contra complicações renais. Nos pacientes > 65 anos ou com um risco cirúrgico acentuadamente elevado (risco classe ≥ IV da American Society of Anesthesiologists [ASA]), a drenagem percutânea da vesícula biliar é possível e associada a baixa mortalidade.

Se, devido ao diagnóstico tardio ou outros motivos médicos (alto risco cirúrgico), a colecistectomia não pode ser realizada entre 1–5 dias, ela deve ser realizada dentro de 6 semanas após a colecistite aguda regredir.

Johansson M, Thune A, Nelvin L, et al. Randomized clinical trial of open versus laparoscopic cholecystectomy in the treatment of acute cholecystitis. *Br J Surg.* 2005;92:44–49. [PMID: 15584058]

Macrì A, Scuderi G, Saladino E, et al. Acute gallstone cholecystitis in the elderly: treatment with emergency ultrasonographic percutaneous cholecystostomy and interval laparoscopic cholecystectomy. *Surg Endosc.* 2006;20:88–91. [PMID: 16333552]

Papi C, Catarci M, D'Ambrosio L, et al. Timing of cholecystectomy for acute calculous cholecystitis: a meta-analysis. *Am J Gastroenterol.* 2004;99:147–155. [PMID: 14687156]

2. Coledocolitíase — Cálculos sintomáticos do duto biliar devem ser removidos. Dados sobre a história natural dos cálculos do duto biliar mostram que esses cálculos causarão cólicas recorrentes em mais de 50% dos pacientes e complicações em 25%. Cálculos biliares assintomáticos parecem ser mais benignos do que os cálculos sintomáticos do duto biliar. Apesar de não existirem dados prospectivos de longa duração, estudos prospectivos de curta duração e retrospectivos de longa duração indicam que menos da metade dos pacientes se torna sintomática e mais de 20% dos cálculos passam espontaneamente. A partir desses dados, pode se concluir que pacientes com cálculos assintomáticos do duto biliar podem ser tratados, mas o tratamento não é necessário para todos os pacientes. A passagem espontânea dos cálculos para as alças intestinais parece ser comum, especialmente quando os cálculos são pequenos. O exame das fezes após a litotripsia extracorpórea para cálculos da vesícula biliar mostrou que fragmentos de cálculos de até 8 mm podem passar espontaneamente pela papila sem causar sintomas severos.

Pacientes com cálculos sintomáticos do duto biliar que já foram submetidos previamente a colecistectomia devem ser submetidos à papilotomia endoscópica (PTE) e extração do cálculo. Pacientes com cálculos simultâneos na vesícula biliar e duto biliar devem ser submetidos a também chamada divisão terapêutica. Nessa técnica, a CRE é realizada antes ou após a colecistectomia. Se a probabilidade de coledocolitíase simultânea é alta, a PTE pré-operatória e extração do cálculo é o método preferido na maioria dos hospitais. PTE e colecistectomia não devem ser realizadas no mesmo dia para excluir as complicações da PTE antes da cirurgia. Se a probabilidade de coledocolitíase é baixa, a CRE pré-operatória não deve ser o padrão; em vez disso – dependendo da disponibilidade – procedimentos menos invasivos devem ser utilizados. A endossongrafia ou a CRM apresentam alta sensibilidade e alta especificidade para a detecção dos cálculos do duto biliar. Na presença de cálculos no duto biliar, a PTE pré-operatória com remoção do cálculo, deve ser realizada. Nos centros com profissionais experientes, a colecistectomia laparoscópica pode ser combinada com a revisão laparoscópica do duto comum e remoção dos cálculos.

Se a terapia transpapilar endoscópica não é possível ou falha, a terapia percutânea, trans-hepática ou cirúrgica da coledocolitíase pode ser empregada. Nos pacientes de alto risco, a colocação de uma endoprótese pode ser considerada como terapia primária.

Após a remoção endoscópica ou percutânea bem-sucedida dos cálculos do duto biliar em pacientes com cálculos biliares, a colecistectomia deve ser realizada. Essa recomendação baseia-se em um estudo que randomizou pacientes (> 60 anos de idade) após a esfinterotomia endoscópica e a remoção dos cálculos dos dutos biliares para receber tratamento expectante ou colecistectomia laparoscópica precoce. Durante um acompanhamento médio de 5 anos, 24% dos pacientes com a vesícula biliar mantida *in situ* retornou com novos eventos biliares (colangite, colecistite aguda, dor biliar e icterícia) em comparação com somente 7% (colangite, dor biliar) no grupo da colecistectomia. A colecistectomia deve ser feita de modo precoce, preferivelmente durante a mesma internação hospitalar. Um estudo randomizado recente mostrou que eventos biliares recorrentes ocorreram em 17 entre 47 pacientes (36,2%) cuja colecistectomia laparoscópica foi adiada por 6–8 semanas, mas somente em um entre 49 pacientes submetidos à colecistectomia laparoscópica precoce dentro de 72 horas após a esfincteroromia endoscópica. A colecistectomia laparoscópica precoce após a esfincteroromia foi segura e preveniu contra a maioria dos eventos biliares no período após a esnficterotomia e remoção dos cálculos no duto biliar.

Lau JY, Leow CK, Fung TM, et al. Cholecystectomy or gallbladder in situ after endoscopic sphincterotomy and bile duct stone removal in Chinese patients. *Gastroenterology.* 2006;130: 96–103. [PMID: 16401473]

Reinders JS, Goud A, Timmer R, et al. Early laparoscopic cholecystectomy improves outcomes after endoscopic sphincterotomy for choledochocystolithiasis. *Gastroenterology.* 2010;138:2315–2320. [PMID: 20206179]

Schiphorst AH, Besselink MG, Boerma D, et al. Timing of cholecystectomy after endoscopic sphincterotomy for common bile duct stones. *Surg Endosc.* 2008;22:2046–2050. [PMID: 18270768]

3. Colangite — A colangite aguda causada por um cálculo biliar obstrutivo deve ser tratada o mais rapidamente possível (em pacientes sépticos, como um procedimento de emergência) mediante remoção endoscópica do cálculo. Um estudo randomizado mostrou uma vantagem significante da abordagem endoscópica *versus* cirúrgica em relação às complicações e mortalidade. Uma terapia antibiótica sistêmica concomitante está indicada para prevenir contra complicações sépticas. Se a extração do cálculo falhar, a drenagem nasobiliar ou colocação de *stent* biliar deve ser utilizada. A drenagem nasobiliar e a colocação de *stent* biliar são igualmente efetivas, mas a drenagem nasobiliar oferece a vantagem de coleta de amostra da bile para testes microbiológicos e limpeza do duto biliar.

Lai EC, Mok FP, Tan ES, et al. Endoscopic biliary drainage for severe acute cholangitis. *N Engl J Med.* 1992;326:1582–1586. [PMID: 1584258]

4. Pancreatite biliar — O tratamento da pancreatite biliar depende de sua severidade. A maioria dos casos de pancreatite biliar é leve, resolve espontaneamente e pode ser tratada de modo expectante. Após a resolução, pacientes com cálculos de vesícula biliar ou em duto biliar, ou ambos, devem ser submetidos a colecistectomia e remoção dos cálculos em duto biliar antes da alta hospitalar. Se a pancreatite biliar for severa e associada a coledocolitíase e sinais de colestase, CRE com papilotomia e extração de cálculos devem ser realizadas o mais rapidamente possível, na presença de colangite dentro de 24 horas.

Índice Remissivo

U

V

edelbra

Impressão e Acabamento

E-mail: edelbra@edelbra.com.br
Fone/Fax: (54) 3520-5000

IMPRESSO EM SISTEMA CTP